Miaojia Shiyong Caoyao

苗家实用草药

滕建甲　黄爱辉　主编

中医古籍出版社
Publishing House of Ancient Chinese Medical Books

图书在版编目（C I P）数据

苗家实用草药 / 滕建甲，黄爱辉主编. -- 北京 : 中医古籍出版社，2024. 9

ISBN 978-7-5152-2659-0

Ⅰ. ①苗… Ⅱ. ①滕… ②黄… Ⅲ. ①苗族一中草药一基本知识 Ⅳ. ① R291. 6

中国国家版本馆 CIP 数据核字 (2023) 第 081370 号

苗家实用草药

滕建甲　黄爱辉　主编

策划编辑　郑蓉
责任编辑　吴迪
封面设计　王磊
出版发行　中医古籍出版社
社　　址　北京市东城区东直门内南小街 16 号（100700）
电　　话　010-64089446（总编室）010-64002949（发行部）
网　　址　www.zhongyiguji.com.cn
印　　刷　北京中献拓方科技发展有限公司
开　　本　889mm × 1194mm　1/16
印　　张　35
字　　数　1247 千字
版　　次　2024 年 9 月第 1 版　2024 年 9 月第 1 次印刷
书　　号　ISBN 978-7-5152-2659-0
定　　价　480.00 元

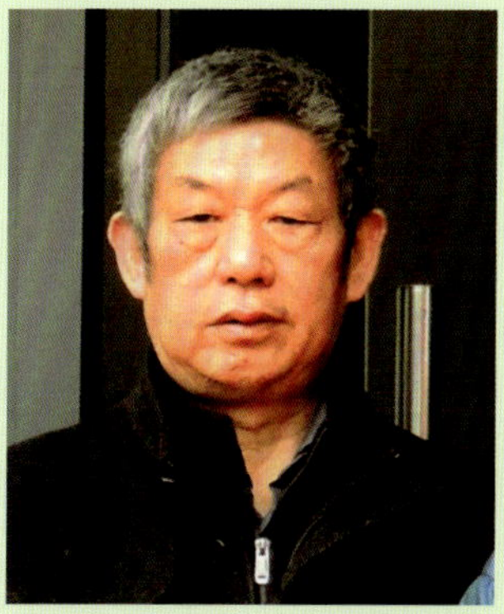

主编简介

ZHUBIAN JIANJIE

滕建甲

男，苗族，中国共产党党员，中医内科副主任医师。1975 年毕业于湖南中医学院，毕业后一直从事中医临床工作。现担任中国民族医药学会理事、中国民族医药学会苗医药分会副会长。多次参加全国民族医药学会苗族医药分会学术经验交流会。编写出版的苗族医药著作有：《苗家实用药方》《苗家养生秘录》《苗家整病技法》《苗乡采药习俗与方法》。2004 年被湖南省卫生厅、湖南省人事厅授予“湖南省农村名中医”称号。

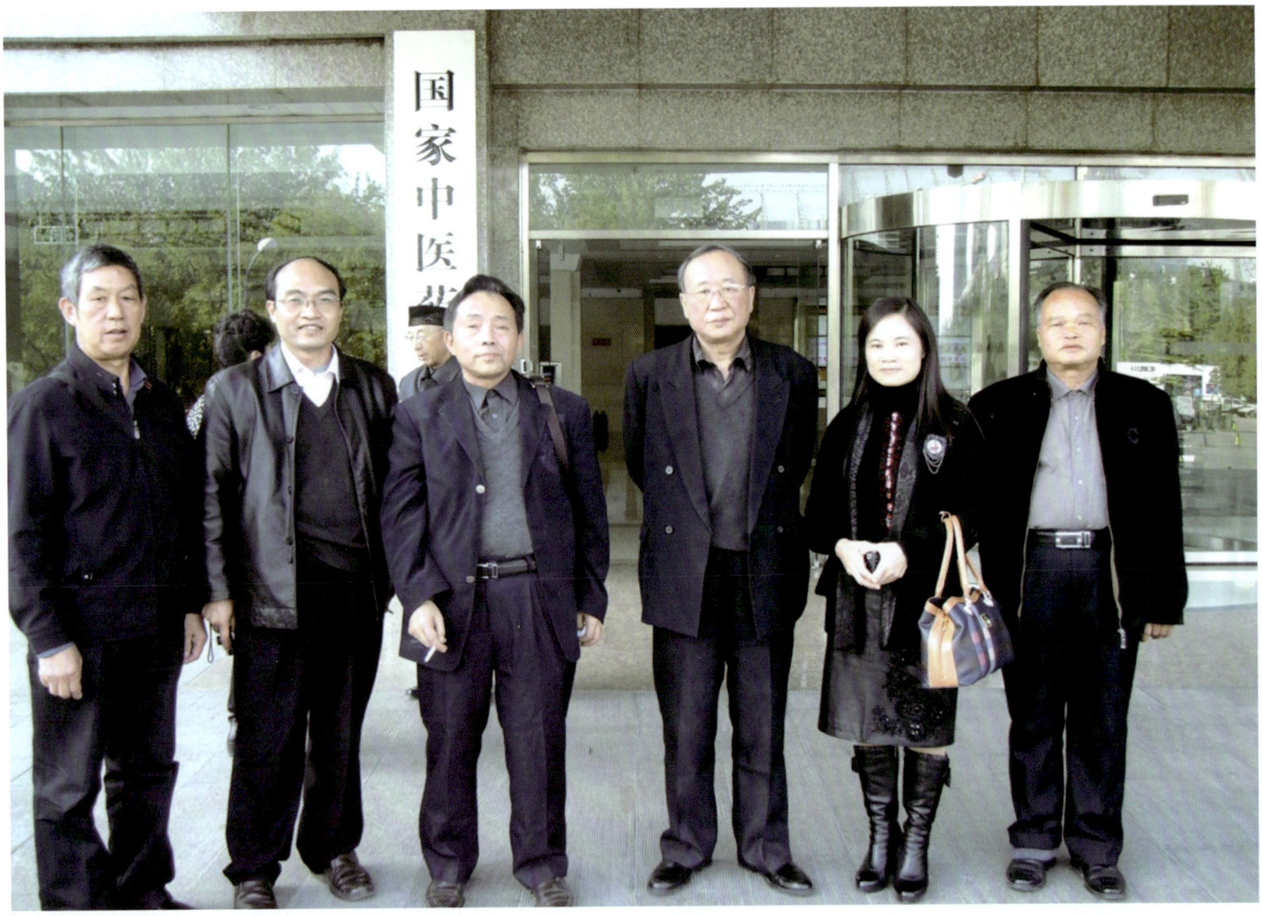

2010 年参观国家中医药管理局时滕建甲（左 1）与其他专家合影

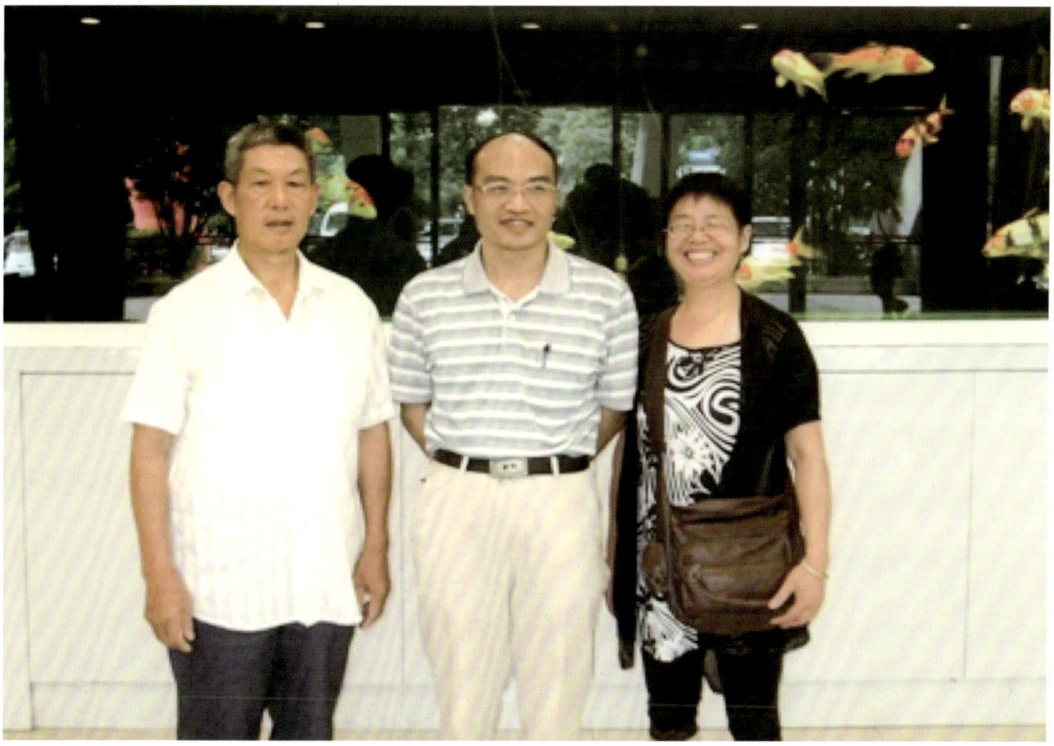

2012 年中国民族医药学会苗医药分会成立时滕建甲（左）与杜江教授（中）合影

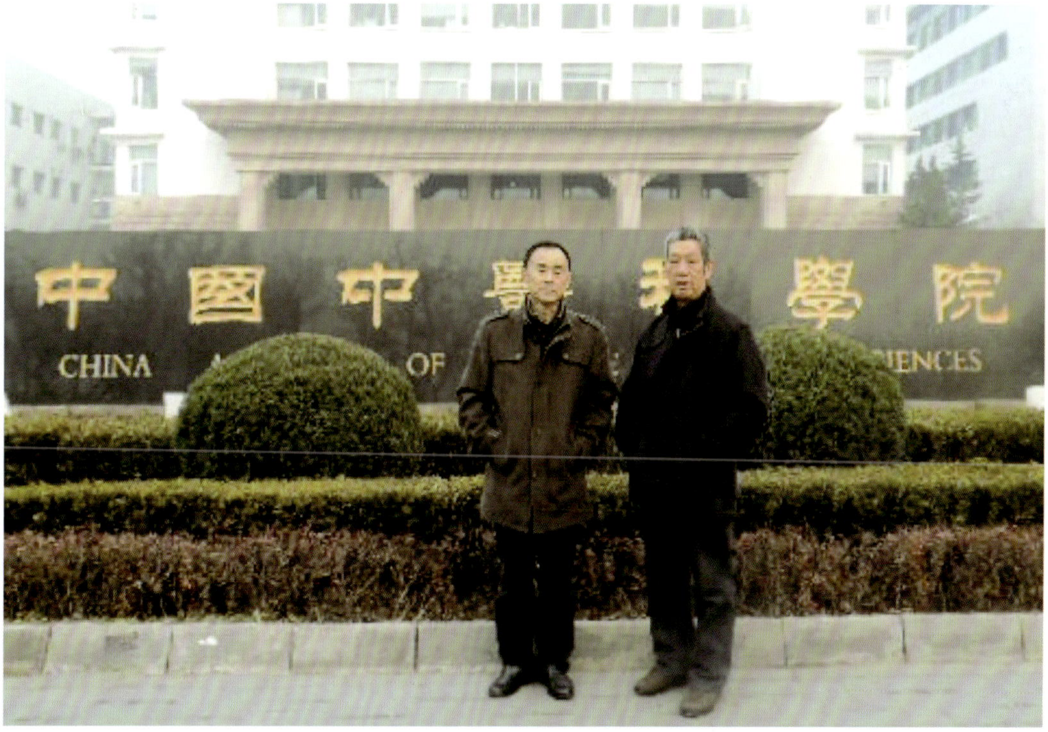

2013 年滕建甲（右）与田华咏研究员合影

编委会

/ 主编 /

滕建甲　黄爱辉

/ 编委 /

滕 敏　陈 亮　田 兰　滕佶成　刘 彤

序

千里苗疆药飘香

乙酉年春，滕建甲等人编著的苗医首部学术专著《苗家实用药方》付梓后，十余年来他又深入苗山识药采药，发掘苗医药文化遗产，收集苗家应用苗药防病治病经验，粹取苗医药精华，再现“千年苗医，万年苗药”“三千苗药，八百单方”的苗药的生机与活力，先后整理出版了《苗家养生秘录》《苗家采药习俗与方法》《苗家整病技法》，即将出版的《苗家实用草药》是他公开出版的第五部苗医药专著。身为临床医家，他五十余年坚持中医与苗医药相结合的临床实践，在繁忙的诊疗活动之余，不忘初衷，为传承苗医药不辞艰辛，带领后学，常年跋涉在苗家山水之间，利用与保护苗药资源，还为苗医药著书立说，为后人留下宝贵的苗医药文化遗产，为苗族同胞的生息繁衍及健康提供了精神与物质保障。

大湘西地处湖南省西北部，属于亚热带季风湿润气候，气候温和，雨量充沛，植被茂盛，品种繁多，药物资源丰富，药用植物 2000 余种，常用药材多达千余种，被誉为苗家天然药仓。《苗家实用草药》图文并茂，所载上千种药物均源于湘西苗疆的原生态药材，真正体现出“药材好，药才好”的价值。苗药好，好在湘西苗疆这块源头产地，保证高质量的原药材是保证苗药质量和疗效的第一关。滕建甲医师在辨证处方时突出苗药治疗，常奏奇效，除了他丰富的临床经验外，也彰显了苗药在治疗中的作用。

《苗家实用草药》是我国苗药学科中的一块新的基石，也是苗医药的重要文献。该书是我国苗医药临床、科研、教学的重要参考书，必将为中国苗医药学理论体系的构建起到积极的支撑作用。

千里苗疆，万年苗药，香飘万里，飘过苗疆，飘过海洋，造福世界！

田华咏
壬寅年八月

前言

百草皆为药，只要用得着；用得着就是宝，用不着就是草

在苗乡广泛流传的这段俗语，说明了两个问题：一、在苗乡生长着许多的植物，包括草本、木本、藤本等，它们的根、茎、叶、花、果实、种子、汁液等都是很好的药物，可以起到防病治病的作用；二、必须在认识这些草本、木本、藤本植物，并了解了它们的性能、功效之后，才能够将其作为药物用于临床，它们才能成为治病、防病的宝贵药材。如果不认识它们，不了解它们的性能、功效，那么它们也只能作为杂草，自生自灭，没有任何用处。

认识苗药，了解它们的性能、功效、主治病症，是每一位苗族医药人员的基本技能。在苗乡的村村寨寨，由于常年的山区生活、生产经历，加上原来交通不便、医药条件差，日常生活中如果有个三病两痛，都是自家采药治疗，或请村寨中有经验的老人、药师帮忙治疗。苗族同胞对于医药经验、药品知识一般不保留，只要你肯学习，随问随答，因此形成了村村有苗医、人人识苗药的群体传承现象。正因为苗族医药群体传承的方式，在历史的长河中，虽然历经战乱、迁徙、饥荒、瘟疫等严峻考验，苗族的人口依然众多，且民众体格十分健壮，作战勇敢、朴实而勤劳，社会上素有苗族同胞“霸得蛮，耐得烦”的说法。

苗族人民历经苦难，在与疾病、瘟疫、损伤、饥渴等各种有害人体因素的斗争中，积累了非常丰富的医药经验，形成了“百草皆为药”的药物认知理念，总结出了“神药两解”的心理治疗、药物治疗同时进行的概念，由于医疗经验的日积月累，很多日常生活中的普通物品（统称：金、木、水、火、土，包括人畜的排泄物等）都可成为实用的药物或器材。因为苗医用药因地制宜、就地取材的成分比较多，故俗称“苗药无成方”。

鉴于自身的经济条件、居住环境，苗医用药具备了自身的特点，一是“草药鲜用”，二是“就地取材”。苗族医药体系认为，新鲜的药物性味强烈，功效显著，并且不需要特殊加工、炮制，往往现采现用，或捣烂外敷，或煎水内服，即便是专职的医药人员，也只是当年采挖，当年使用，到第二年就舍弃、报废，重新采挖。反正大山里、水渠旁、田坎边到处都是药材。只要平时见到，记在心里，知道需要时到哪里去采来就可以了。就地取材，也就是“苗药无成方”的具体表现。作为苗族医药人员，往往对于周边山山岭岭的药物都了如指掌，对各种苗药的性能、功效都熟记在心。因为在春、夏、秋、冬各个季节里，各种草药的生长、成熟、凋谢的程度各不相同，也就是说，在春季可以找得到的草药枝叶，秋季可能就枯萎了，就只能够应用其根茎了。因此，苗族医药人员就总结出了“春用根茎，夏用花叶，秋用果实，冬用蔸娘”的药物实用经验。并且，苗药系统中，有很多药物的性味相同，功效相似，因此可以相互代替。具体来说，就是苗族医药人员往往是到了病家，在诊视病人、确定病情之后，就在病家附近采用新鲜药物，给病人服用治疗。在苗药的采集、应用方面，可以说是达到了“得心应手”的程度。

在很多地方，苗族人口存在“大分散、小聚居”的状况，大分散的地方的苗族同胞与居住地的其他民族同胞互相交流、共同学习，吸取了很多其他民族的医药经验，使自身的医药知识不断得到扩展、充实；小聚居的地方的苗族同胞则坚守着自己的医药领地，继承着祖上传下来的医药经验、药物知识。因此，在苗族医药体系中，也包含着其他民族的医药经验和常用药物。因此，编者认为：所谓“苗药”，主要是指生长在苗乡，并且为大多数苗族医药人员习惯使用的植物、动物以及矿物药材，另外也包括生长在其他地方的药物，由其他民族传进苗乡的医药文化，以及日常生活中的一些生活器材、日常用品。因此，从广义的角度上来说，凡是苗族医药人员用来预防和治疗疾病的物品，均可以称之为“苗药”。

由于历史的原因，苗族同胞居住得非常分散，并且很少往来（交通条件限制）。加上各个居住地的气候、水源、土壤等药物生长条件不同，对于各种药物的使用经验也就千差万别，并且自成体系。大体上可以分为“东部苗族文化圈”“中部苗族文化圈”“西部苗族文化圈”，即使在每一个文化圈内的苗族医药体系，也不十分相同，用药也有着很多不同之处。这就是苗族医药传统知识丰富多彩、博大精深的文化积淀。

随着国家中医药政策的推行，民族医药的继承、发展也受到重视。在国家民族医药学会的领导下，2014 年，中国民族医药学会苗医药分会正式成立。这为苗族医药的继承和发扬奠定了组织基础，也为苗族医药的沟通、交流、继承、发展，创造了良好的条件。

编写本书的目的在于将滕建甲老师几十年来在苗乡行医、采药时收集到的苗药应用经验、单方验方编写成册，供在广大苗族地区为人民群众防病、治病的医药人员临床时参考。还有许多苗族医药人员在临床中应用的苗药，因对其科属、性味等资料了解不详而没有收录。

本书在编写过程中，得到中国民族医药学会原会长诸国本先生、中国民族医药学会田华咏副会长、杜江副会长等的鼓励和大力支持，得到本地各位苗族医药人员的帮助，在此一并表示感谢。

由于水平有限，书中难免有疏漏、错误之处，恳请各位有识之士鉴之、改之。

编者

2022 年 10 月 28 日

编写说明

本书是以东部苗族文化圈的苗族医药文化为基础编写的一部以临床实用为主要目的的苗药读本。因此，书中的一些名词术语、病症名称、药物采集、加工技术、使用方法等均以此为基点。

每一味苗药均按照苗药名称、口诀、别名、科属与植物形态、生长或栽培环境、采制、性味、功效、主治、附方、备注等编写，务求通俗实用。附方则以单方、验方为主，复方或药物加工炮制工序复杂的方剂，一般不选入。

药物名称采用湖南西部、贵州东部的地方名称，以区别于其他苗族地区、中药以及其他民族的药物名称。同时，附上每种药物的苗语名称及对应汉语音译。

口诀，每一味苗药，按照苗乡传统习俗，均附有口诀一首，这些口诀均为编者所拟，由于编者对诗词韵律的应用不是很熟练，难免有不足之处，但这些口诀对于记忆药物，熟悉药性等，具有一定的帮助。

别名，由于各个苗族分支的居住环境不同，加之苗族没有自己的文字，历史上更是交通不便，与外界交流极少，因此各地的苗药名称各不相同，也就形成了苗药名称千差万别的现状，所搜集的药方中也存在别称混用的情况，为保留民族医药特色，编者在编写过程中以地方名称对其进行统一。针对苗药别名繁多的现实情况，为了加强交流，编者将搜集到的有关别名加以介绍，并以索引形式附在书后，以求达到互通有无，共同提高的目的。

科属，是根据目前的药物研究成果，以现今科技界通用的科属分类方法加以记载，以便校对、查证。科属的区分可以起到纲领的作用，将苗药的分类方法逐步纳入科学的轨道。

药物应用部分，以临床实用为主，因为苗族医药本身就有“苗药无成方”的特点。但搜集到的单方、验方还是有一定配比、名称和计量的，因此，单方和验方，还是按照原方加以介绍，目的在于尊重原创。

每一味苗药均经编者亲自辨认、采挖，然后经查书校对、核实。对于有疑问的，或者是一物多名、容易混淆的，或者多物同名、不易辨认的一般不编入本书，留待以后再行学习、研究，核实清楚。

每一味苗药后均附有一张或几张彩色图片，这些图片均为编者所拍摄。尽管摄像技术不是很好，但是本着科学务实的精神，将其附上，以期不致误己、误人。

书中的方剂一般以苗医介绍的原方为主，药物剂量原方有的，则换算成千克、克、毫克等国家标准计量单位，原方没有的，仍留白。随着山林开发，野生苗药的生长环境、生长条件越来越差，加上苗乡自古就有移植草药的传统习俗。因此，本书增加了栽培一项内容，目的在于介绍苗乡的一些草药移植经验。草药移植或栽种，可以解决急症病人的用药问题，也可以起到药源互补的作用。

苗族同胞行医治病，不拘形式，一切以病人为重，常常本着就地取材、就近治疗的原则，因此很多日常用品、饮食物都可以作为治病的工具或药物，并且具有一定的治疗效果。本书也简略介绍了一些常用的经验，尽管现今社会医疗条件大有改善，很多传统疗法已很少应用，但作为一种民族医药文化，作为祖祖辈辈积累下来的经验，有必要记录下来，传承下去。

苗族医药诗词二首

MIAOZU YIYAO SHICI ER SHOU

一、苗药颂

千年苗医，万年苗药，四海名扬。亘古颂药王，寻药山梁，造福苗乡。三千苗药，八百单方。内症外伤，危急时刻随手扯，煎与敷，祛病止痛显奇效，和谐安康。

传承古法，培育新苗。网络媒体作平台，共欣赏。愿天下苍生，如意吉祥。百草皆为良药，引九州名家来研讨：寻鲜花干果，叶短蔓长，根深茎粗，浓液清浆。

二、苗药情

神农深山尝百草，群体传承到今朝。山民耕田犁耙碰，樵夫伐薪刺与刀；渔翁江渚风雨急，炭客林下炉火烧。小伤小病就地治，身前腿后把药找。

酸甜苦辣皆含毒，严寒酷暑都难熬。旱涝虫荒年年有，毒蛇猛兽时时跳。祖宗留下单验方，危急时刻心不焦。瘟疫战乱何所惧，村寨和睦胜前朝。

高山密林云雾润，深涧峡谷藏凌霄。根茎花叶都是药，春夏秋冬随意找。鸡狗不闻少污染，生捣鲜煮汤汁膏。苗乡寿星世人慕，祖传秘方怀中抱。

时事变幻风云涌，千般苗药不可抛。万物有灵铭心底，世代经验脑中韬。返璞归真寻真谛，防病健身览妙招。三苗繁盛理何在？盘瓠故里药香飘。

目录

全草类苗药

根茎类苗药

茎秆类苗药

果实类苗药

藤茎类苗药

花类苗药

叶类苗药

菌类、虫类苗药

全草类苗药

矮地茶 | Ai di cha

Jia bib lik jib 加比利吉

植株低矮貌不扬，山涧林下悬崖旁。化痰止咳祛风湿，单双乳蛾调米汤。

矮地茶，为紫金牛科植物紫金牛 *Ardisia japonica*（Thunb.）Blume 的干燥全草。

苗乡各地均有野生，一般生长在阴暗、潮湿的疏林下、山崖边以及山路旁、灌木林中等处，或者山洞、悬崖旁。四季常青，植株低矮，高不过一尺，枝叶如茶叶，故称“矮地茶”。

别名 平地木、叶底珠、叶下红、地茶风、紫金牛。

采制 药用全草，四季可采，一般在果实成熟的季节采挖，捆成小把，阴干，切段，鲜用或晒干备用。

性味与归经 性平，味辛、微苦，无毒。入肺、肝经。

功效 化痰止咳，祛湿通络，活血调经，消痞积。

主治 肺痨咳嗽、痰中带血、慢性咳喘、跌扑损伤、风湿腰痛等。

用法用量 内服：水煎，10～30 克，也可泡酒服。外用：适量捣烂外敷。

附方

1. **目赤肿痛：**矮地茶 30 克，荠菜 30 克，谷精草 30 克，水煎服。
2. **单双乳蛾：**矮地茶根 10 克，磨米泔水服。如已口闭，将药汁由鼻孔灌入。
3. **乳少：**矮地茶 15～30 克，煮猪脚，吃肉喝汤，1 日 3 次。
4. **风湿腰痛：**矮地茶 30 克，牛膝 15 克，当归 30 克，凌霄花 30 克，威灵仙 15 克，酒 2 斤，浸 7 日后，日服 2 次，每次服药酒 15～30 毫升。
5. **脚气及筋骨痛：**矮地茶 30 克，水煎服。
6. **气紧：**矮地茶、桑枝、黄荆、白及、枇杷叶、吉祥草各 10 克，水煎，分 3 次服。
7. **水痘：**矮地茶根 3～6 克，水煎取汁，分 3 次服。药渣煎水外洗患处。
8. **中暑：**矮地茶叶烤干研末，每次 10 克，加砂糖拌匀，开水冲服。
9. **肺痨吐血：**矮地茶 30 克，红枣 60 克，猪肺 1 个，共炖内服。
10. **无名肿毒：**矮地茶叶适量，捣烂，敷患处。
11. **扯哈（哮喘）：**矮地茶 10 克，十大功劳 30 克，石仙桃 15 克，节儿根、七叶一枝花各 10 克，水煎 2 次，取液混合，分 3 次服。
12. **劳伤吐血：**矮地茶 45 克，野鸡泡 30 克，水煎取汁，分 3 次服。
13. **小儿疳积：**矮地茶 30 克，麦冬 15 克，桑白皮 15 克，绣花针 15 克，胡颓子根 15 克，淡竹叶根 15 克，鸡蛋 3 个，加水共煮，蛋熟后将蛋壳打破，再煮 10 分钟，吃蛋喝汤。
14. **皮肤瘙痒：**矮地茶 60～120 克，蛇不过、鬼针草各 60 克，水煎取汁，洗患处。

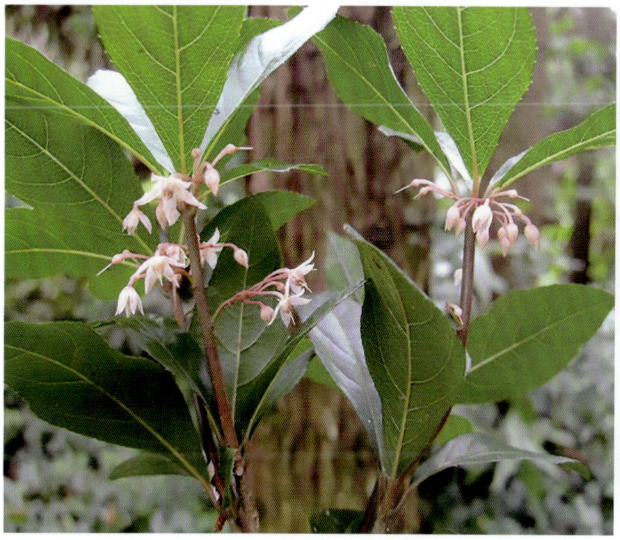
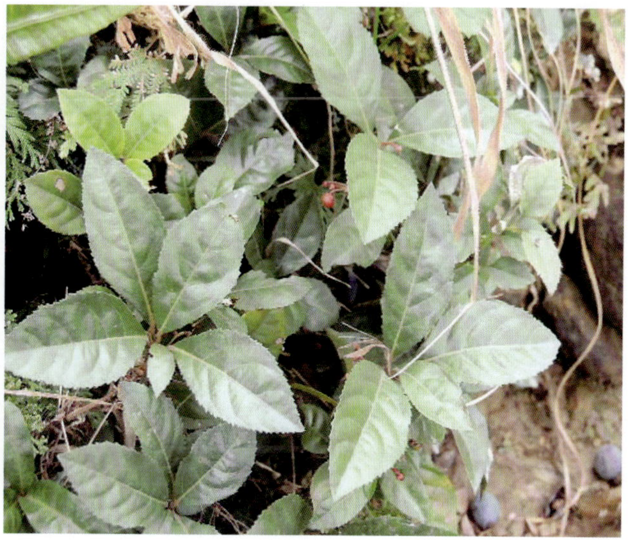

矮桃草 | Ai tao cao

Ghab sanb nqend ub 阿散青务

苗疆大地有仙桃，接骨化瘀有神效。水煎善止诸般血，泡酒能将月经调。

矮桃草，为玄参科植物蚊母草 *Veronica peregrina* L. 带虫瘿的干燥全草。

苗乡各地均有野生，一般生长于水田、沟渠、溪流、池塘等土地湿润、肥沃的地域。

别名 蚊母草、仙桃草、蟠桃草、无风自动草、八卦仙桃草。

采制 春、夏间采集果未开裂的全草（以带虫瘿者为佳），剪去根，拣净杂质，晒干或用文火烘干。

性味与归经 味甘、微辛，性平。入肝、胃、肺经。

功效 化瘀止血，清热消肿，活血止痛。

主治 跌打损伤、咽喉肿痛、痈疽疮疡、咳血吐血、肚胃气痛、疝气、痛经。

用法用量 内服：煎汤，10～30 克，或研末，或捣汁服。外用：鲜品适量，捣敷或煎水洗。

禁忌 矮桃草有破血化瘀的作用，孕妇忌服。

附方

1. **鼻出血、吐血：** 矮桃草 15 克，猪精肉 60 克，共煮或蒸熟，去渣吃肉喝汤。
2. **鼻炎：** 矮桃草 15 克，研末，加红糖适量，蒸鸡蛋服。
3. **胃痛：** 矮桃草 15 克，木香 6 克，水煎服。
4. **咽喉肿痛：** 鲜矮桃草 30 克，水煎服。
5. **胸痛吐血：** 广东紫珠 15 克，茜草 10 克，矮桃草 10 克，黄茅根 3 克，水煎服。
6. **疝气：** 矮桃草 15 克，小茴香（盐炒）9 克，水煎服。
7. **痈肿：** 矮桃草 15～30 克，水煎服；或用鲜矮桃草捣烂外敷。
8. **劳伤吐血：** 矮桃草 15 克，瓜子金 60 克，水煎服。
9. **劳损疼痛：** 矮桃草 100 克，烧酒 1 斤，浸 1 周，每次服 15～30 克，每日 2 次。
10. **妇女产后感冒：** 矮桃草煎水，加红糖服。
11. **跌打损伤、骨折：** 矮桃草 12 克，满天星 12 克，车前草 15 克，水煎服。
12. **打伤骨折：** 矮桃草 12 克，骨碎补 10 克，水煎兑甜酒温服；或用童便浸后，暴晒研末，每次 3～6 克，温开水送服。
13. **外伤出血：** 矮桃草 30 克，冰片 1 克，研末外敷患处。
14. **痛经：** 矮桃草、益母草各 15 克，当归 12 克，艾叶 6 克，水煎服。
15. **月经不调、经闭：** 矮桃草 30 克，泡酒服。
16. **经闭：** 矮桃草 30 克，血报木根 30 克，泡酒服。

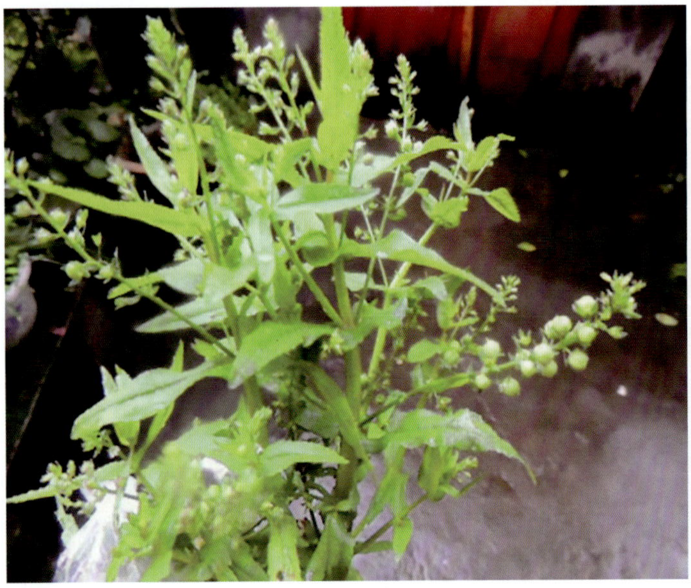

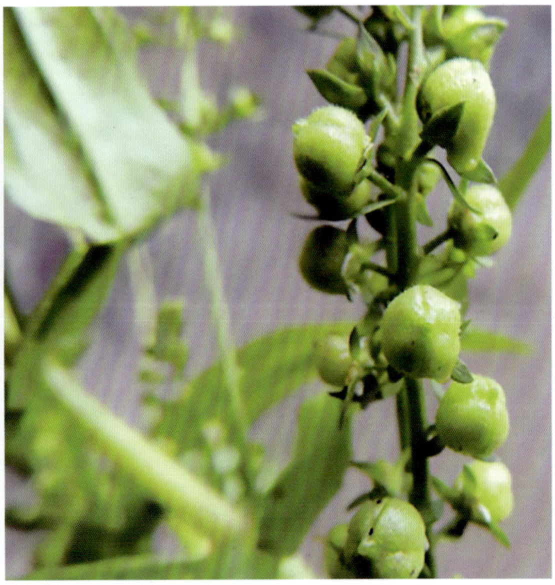

芭茅草 | Ba mao cao

Ghob nul 阿奴

雪压不倒芭茅草，辛温无毒药效好。发汗顺气调月经，小儿疝气不可少。

芭茅草，为禾本科植物五节芒 *Miscanthus floridulus*（Labill.）Warb. 的茎秆。

苗乡各地均有生长。一般生长在山坡、田坎、草地、道路边、溪流旁及开阔地。

别名 芭茅菇、芭茅、五节芒、芒草、管芒、管草、寒芒。

采制 药用根、茎。夏秋季节采集。采回后，用开水烫过，再行晒干备用。另，芭茅草茎部叶鞘内的虫瘿亦可入药，俗称芭茅果。

性味与归经 味辛，性温。入肺、肝、膀胱经。

功效 顺气，发表，除瘀。

主治 小儿疝气、麻疹不透、风热瘾疹、月经不调等。

用法用量 内服：水煎，10 克，或烧灰冲服。外用：适量煎水外洗。

禁忌 芭茅草性味平和，一般人均可服用。

附方

1. **风热外感：**芭茅草茎秆 10 克，六月雪 10 克，一枝黄花 10 克，水煎服。
2. **月经不调：**芭茅草 15 至 30 克，泡酒 250 克。每次服 15 毫升，1 日 2 次。
3. **小儿疹出不透：**芭茅果 3 个，言须菜 10 克，苏叶 6 克，煎水取汁，分 3 次服。
4. **小儿疝气：**芭茅果 3 个，茴香根 15 克，香附 3 个，甜酒适量，蒸服。1 日 3 次分服，药渣趁热敷患处。
5. **气滞腹胀：**芭茅草茎秆 10 克，新鲜柑橘叶 10 片，香油 6 毫升，水煎取汁，分 3 次服。

附注 芭茅草还是苗族民间常用的一种民俗用品

1. 在不同地区用芭茅草打成不同样式的草标，在保护苗族人民的发现权、所有权和隐私权方面起重要作用。
2. 草标作为民俗中重要的文化符号，在苗族民族传统禁忌和习惯规则的体现上发挥着重要的功能。
3. 用一棵或数棵挽成结，插在门边，即示意外人暂不得入内；插在地头或某些物体上，即示意为插者所有，别人不得侵犯，等等。
4. 整蛊：整蛊师边念巫词边用芭茅竿向“鬼”扫杀，然后将芭茅竿烧成灰给病人喝下，可以治疗中蛊、中“阴箭”等。

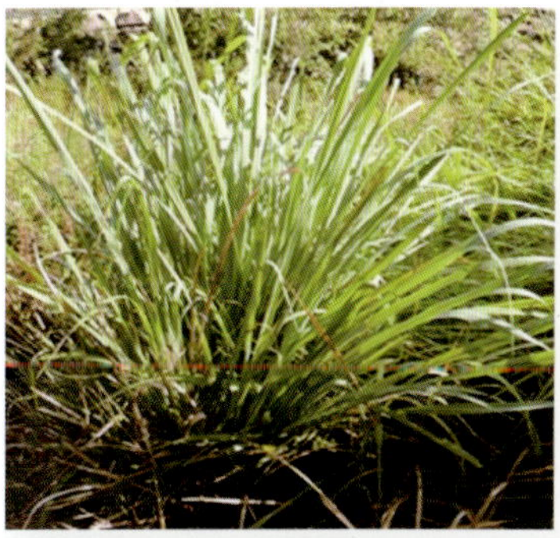
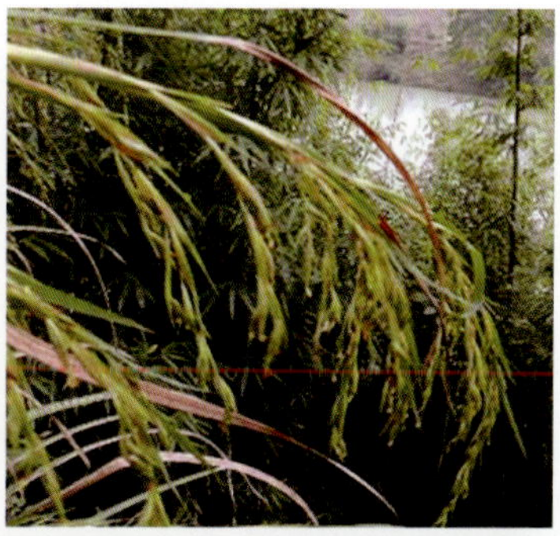
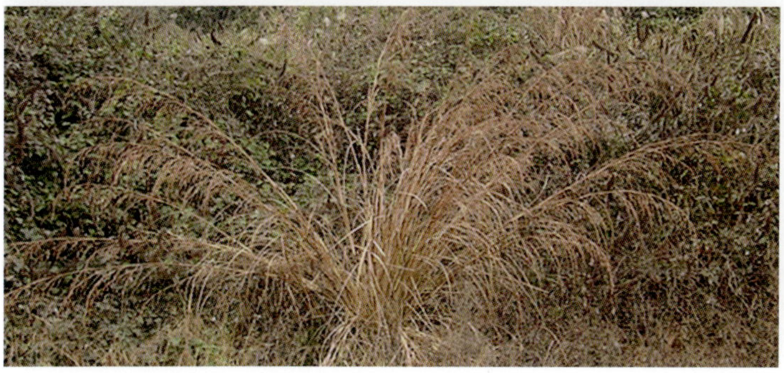
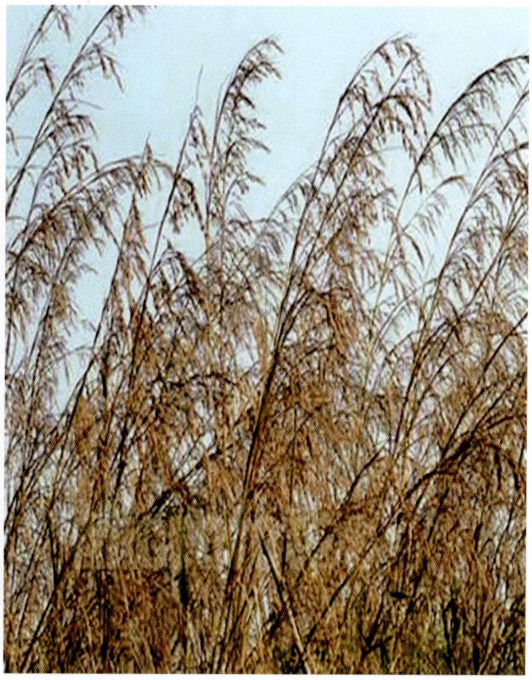

白蒿 | Bai hao

Reib shed wub 鋭赊务

枝叶粉白映石崖，荒山野地自成家。肺热咳嗽咽喉痛，黄疸痢疾吐血砉。

白蒿，为菊科植物大籽蒿 *Artemisia sieversiana* Ehrhart ex Willd. 的鲜品或干燥地上部分。

苗乡各地均有生长，一般生于山坡荒草地，沙质土壤中或路边石壁上。

别名 大白蒿、白艾蒿、蓬蒿、大子蒿、臭蒿子、大头蒿、山艾。

采制 夏、秋间枝叶茂盛时采割，鲜用或扎把晾干，切段，晒干备用。

性味与归经 味苦、微甘，性凉。入肺、大肠经。

功效 清热利湿，凉血止血。

主治 肺热咳嗽、咽喉肿痛、湿热黄疸、热痢、淋病、风湿痹痛、吐血咯血、外伤出血、疥癞恶疮。

用法用量 内服：煎汤，10～15 克，鲜品加倍。外用：适量捣汁涂或研末外撒。

禁忌 本品味苦性凉，身体虚寒者慎用。

附方

1. **痢疾：**白蒿鲜草 60 克或干品 30 克，雀儿脑 10 克，金银花藤 10 克，水煎取汁，分 2～3 次服，每日 1 剂。
2. **久痢不止：**白蒿 10 克，石榴皮 6 克，铁扫帚 6 克，淘米水煎，过滤取汁，分 2～3 次服。
3. **水泻：**白蒿 10 克，鲜枫树叶 6 克，淘米水煎，过滤取汁，分 2～3 次服。服药期间禁食酸冷食物。
4. **肺热咳嗽：**白蒿 10 克，枇杷叶 10 克，铁包金 10 克，夜关门 10 克，水煎取汁，分 2～3 次服。
5. **咽喉肿痛：**白蒿 10 克，三两银 2 克，红牛膝 6 克，淘米水煎，过滤取汁，时时含服。服药期间禁食辛辣食物。
6. **热淋：**白蒿 10 克，蛤蟆草 10 克，黄茅根 10 克，竹叶菜 10 克，水煎取汁，分 2～3 次服。
7. **吐血、咯血：**白蒿 10 克，雀儿脑 10 克，野鸡泡 6 克，水煎取汁，放冷，分 2～3 次服。忌食辛辣食物。
8. **外伤出血：**白蒿嫩枝叶一把，镰仄草、铁马鞭各适量，洗净后，用刀背捶烂或用口嚼烂，敷患处。
9. **风湿痹痛：**白蒿 10 克，夏天无 4 克，土牛膝 10 克，黑风藤 10 克，水煎服。药渣煎水外洗患处。

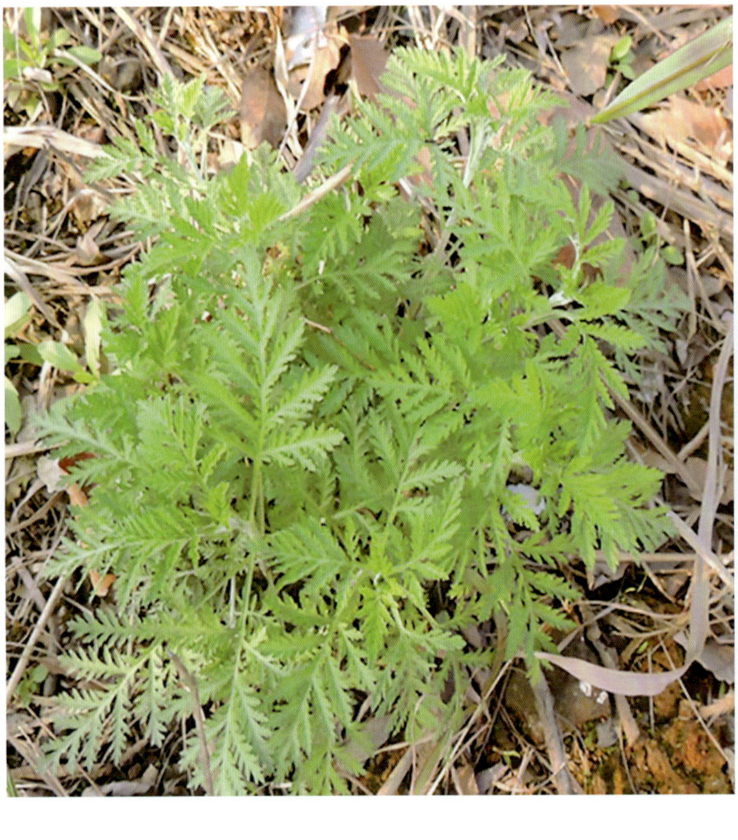
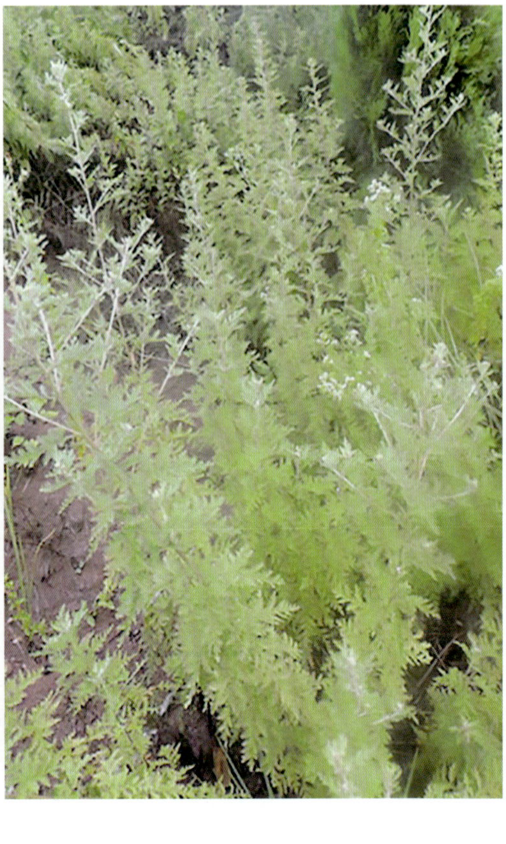

败酱草 | Bai jiang cao

Reib zangd naib 鋭丈奈

腐臭难闻败酱草，田野路边真不少。解毒消痈兼排脓，齿白痢疾疗效好。

败酱草，为败酱科败酱属植物黄花败酱 *Patrinia scabiosaefolia* Fisch. 的干燥全草。

苗乡各地均有野生，主要生长在路边、田边、荒地、沙土地、柑橘园等地。

别名 黄花败酱草、黄花龙牙、野黄花草、山芝麻、黄花苦菜、麻鸡婆、将军草、野芹。

采制 药用全草。秋季采收，连根拔起，或割取地上部分，除去杂质、枯叶，切段，晒干备用。

性味与归经 味辛、苦，性微寒。入肝、胃、大肠经。

功效 清热解毒，消痈排脓，祛瘀止痛。

主治 肠痈肺痈、痈肿疮毒、产后腹痛、目赤肿痛、赤白痢疾、感冒、腮腺炎、咽喉痛、肺热咳嗽、急慢性腹痛、老鼠子偷粪（肛瘘）、痔疮出血、急性肝炎等。

用法用量 内服：水煎，6～15 克，单用可用至 50 克，鲜品加倍。外用：适量，捣烂外敷，或煎水外洗。

禁忌 脾胃虚弱，食少腹泻者忌服。

附方

1. **蛾子：**败酱草 50 克，水煎取汁，加冰糖少许，分 3 次服。
2. **妇女腹痛：**败酱草 30 克，尿珠子 15 克，益母草 15 克，水煎取汁，分 3 次服。药渣煎水，趁热敷小腹部。
3. **口腔溃疡：**败酱草鲜品 60 克，芦根 30 克，淘米水煎取汁，分 3～4 次含服。此方亦可治疗皮肤溃疡、外部溃疡等。
4. **蛤蟆痣：**败酱草 15 克，香附子 15 克，木贼 50 克，水煎取汁，外洗患处，1 日数次。
5. **疮疡痈肿：**败酱草 30 克，水煎取汁，分 3 次服。药渣捣烂，外敷患处。

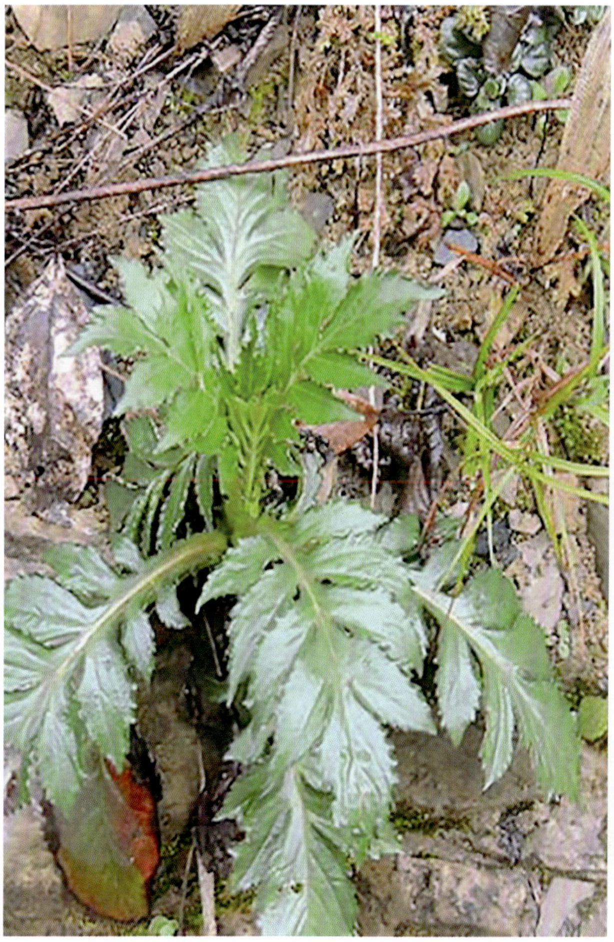

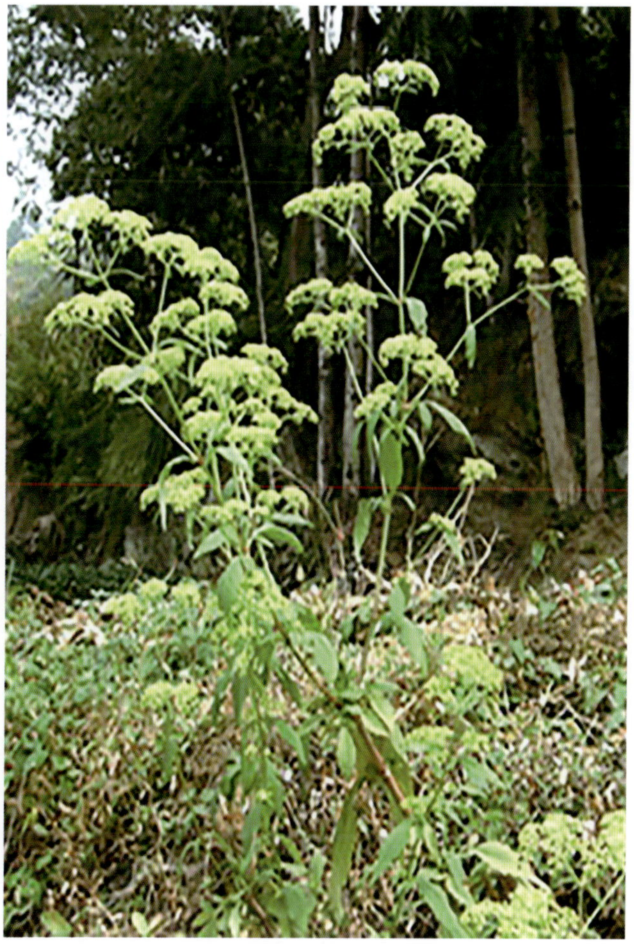

白辣蓼 | Bai la liao

Reib miex ghueub 鋭美谷

根茎淡白开白花，叶似辣椒溪河汉。吐泻腹痛脚转筋，外伤青肿蛇虫刺。

白辣蓼，为蓼科植物长鬃蓼 *Polygonum longisetum* De Br. 的鲜品或干燥全草。
苗乡各地均有野生，一般生于草地上、小河边、溪流旁、山谷中。

别名 长鬃蓼、蓼子草、马蓼、假长尾叶蓼、假长尾蓼、山蓼。
采制 春末采嫩苗，夏季采全草，秋后采茎秆。采回后，拣净杂质，洗去泥土，切段，鲜用或晒干备用。
性味与归经 味辛、辣，性温。入肝、胃、大肠经。
功效 解毒，除湿，止痛止泻。
主治 腹泻、痢疾、风湿骨痛、阴疽、无名肿毒、瘰疬、毒蛇咬伤。
用法用量 内服：煎汤，9 ～ 30 克。外用：适量，捣敷，或煎水洗。
禁忌 白辣蓼味辛辣，口腔溃疡、胃病患者禁用。

附方

1. **痢疾：** 白辣蓼 15 克，白蒿 10 克，淘米水浓煎取汁，趁热分 3 次服。
2. **吐泻腹痛：** 白辣蓼 15 克，青蒿 30 克，辣子蛇药 6 克，豆豉 10 克，共捣烂，用淘米水浸泡 1 小时，取浸液内服，每日 2 ～ 3 次。
3. **暑热水泻：** 白辣蓼 60 克，黄荆叶 60 克，铁扫帚 10 克，水煎取汁，分 2 ～ 3 次服。禁食酸冷食物。
4. **手脚转筋：** 白辣蓼茎叶 30 克，鹰爪风 10 克，土蟮 10 克，磨刀水煎取汁，分 2 ～ 3 次服。
5. **蜈蚣咬伤：** 白辣蓼 1 握，捣烂，从伤口周围向伤口揉搓，至伤口出血为止。并用药渣外敷患处周围。
6. **毒蛇咬伤：** 白辣蓼根 10 克，半边莲 30 克，蛇舌草 30 克，水煎取汁，分 3 次服，连服 3 剂。
7. **毒蛇咬伤肿痛：** 白辣蓼 15 克，鹅不食草 15 克，酢浆草 30 克，捣烂绞汁，先喝一口，然后将药渣敷患处。
8. **黄蜂蜇伤：** 白辣蓼 15 克，岩毛 15 克，水煎取汁，分 2 ～ 3 次服。每日 1 剂，连服 3 日。
9. **便血：** 白辣蓼 10 克，雀儿脑 10 克，锅底灰 10 克，淘米水煎取汁，分 3 次服。每日 1 剂，连服 3 ～ 5 剂。
10. **牙痛：** 白辣蓼 60 克，马蹄香 3 克，水煎取汁，频频含漱。
11. **撞伤青紫：** 白辣蓼 10 克，铁马鞭 10 克，土牛膝 10 克，水煎取汁，分 3 次服。药渣煎水，同米酒或甜酒糟，捣烂外敷伤处。
12. **关节肿痛：** 白辣蓼叶 10 克，夏天无 4 克，木瓜 15 克，四扇风 10 克，过墙风 10 克，水煎服。药渣煎水，加食盐少许，搓揉患处，至红为止。

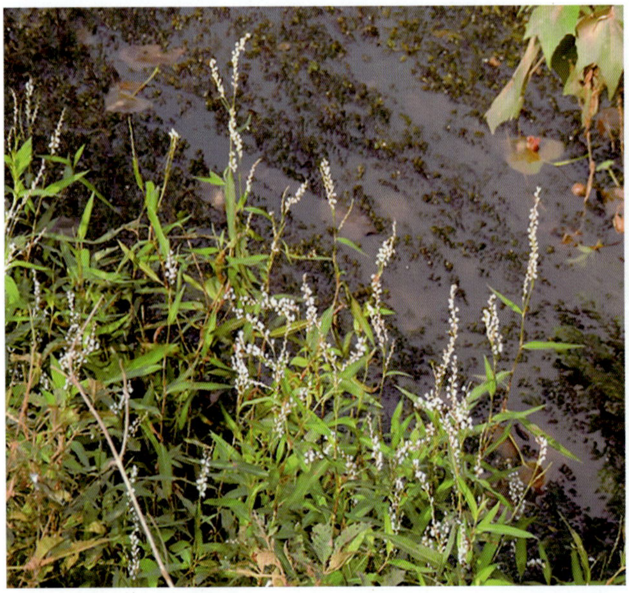

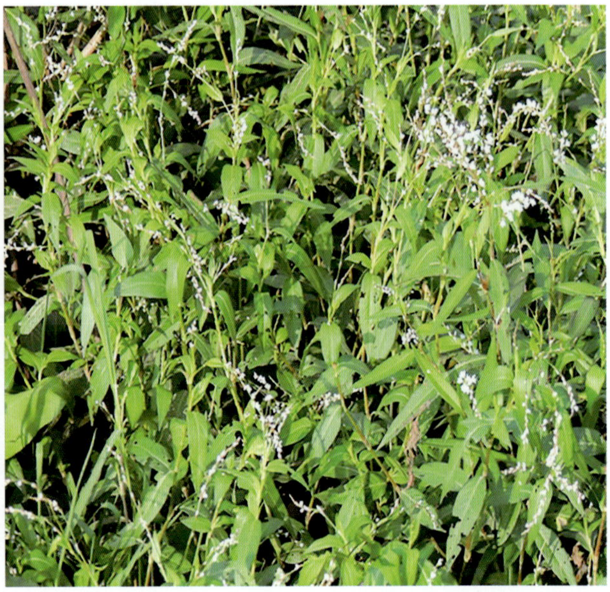

白苏 | Bai su

Reib sux maib 鋭苏麻

平淡无奇白苏叶，猪牛不吃生野外。理气消食解鱼毒，阴肿蛇伤屋边采。

白苏，为唇形科植物白苏 *Perilla frutescens*（L.）Britt. 的干燥茎叶。

苗乡各地均有生长，多半生于荒郊野外，沙土空地等处。

别名 苏麻、苏麻叶、荏叶。

采制 夏、秋季采收叶片，置通风处阴干，或连嫩茎采收，切成小段，晾干。

性味与归经 味辛，性温。入肺、脾经。

功效 疏风宣肺，理气消食，解鱼蟹毒。

主治 感冒风寒、咳嗽气喘、脘腹胀闷、食积不化、吐泻、冷痢、中鱼蟹毒、男子阴肿、无名肿毒、蛇虫咬伤。

用法用量 内服：煎汤，5～10克，或研末。外用：适量，和醋捣敷。

附方

1. **冷痢：**白苏茎叶10～15克，马蹄香3克，青木香6克，红糖少许，酌加开水炖服，1日3次。
2. **蛔虫病：**白苏叶研末，每次3克（小儿酌减），调白糖5克，用开水送下，每日2次。
3. **男子阴肿：**白苏叶适量，山乌龟根适量，洗净泥土，生捣如泥，和醋封之。
4. **乳痈肿痛：**白苏叶10克，蒲公英10克，水豆腐1块，水煎汤，频频内服，并将药渣捣烂封之。
5. **金疮出血：**嫩白苏叶、铁马鞭、桑叶各适量，洗净泥土，同捣烂，外贴患处，1日换药1次。
6. **跌扑伤损，皮开肉绽：**嫩白苏茎叶适量，捣烂外敷患处，疮口自合。
7. **蛇虫咬伤：**嫩白苏叶一把，洗净泥土，捣烂取汁饮。
8. **鱼蟹中毒：**白苏叶一把，煮汁100毫升，顿服，1日2～3剂。
9. **寒性腹泻：**白苏叶15克，小管仄10克，水煎加红糖6克冲服；或白苏叶60克，煎浓汁当茶饮；或加姜汁10滴调服。
10. **子宫下垂：**白苏叶60克，艾叶30克，银薄荷30克，煎汤熏洗阴部，1日2～3次。

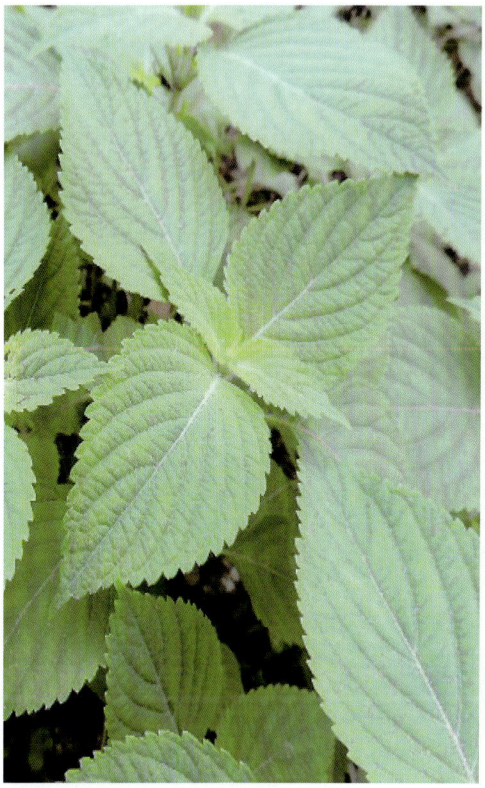

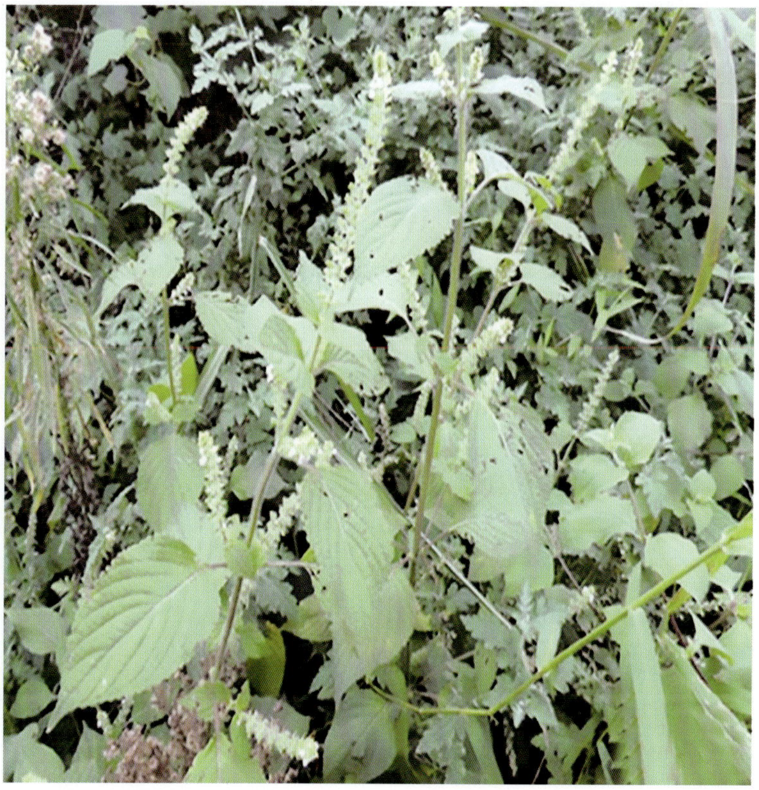

半边莲 | Ban bian lian

Reid jid gieas 鋭借改

此物原自天上来，民间用药取半边。蛇伤奶痈疔毒瘤，漆疮背花疥癞癣。

半边莲，为桔梗科植物半边莲 *Lobelia chinensis* Lour. 的带根全草。

苗乡各地均有野生，一般生于水田边、沟旁、路边、河边沙地、荒地等湿处。

别名 半边花、半边旗、顺风旗、单片芽、急解索、蛇利草、细米草、半边菊、小莲花草、金鸡舌、片莲花、偏莲、蛇啄草、长虫草。

采制 半边莲以全草入药，夏、秋季采挖，采回后洗净泥土，晒干，切段备用。

性味与归经 味辛，性平。入心、肺、小肠经。

功效 利尿消肿，清热解毒。

主治 黄疸、臌胀、泄泻、痢疾、蛇伤、疔疮、肿毒、湿疹、癣疾、跌打扭伤、面足浮肿、痈肿疔疮、蛇虫咬伤等。

用法用量 内服：煎汤，干品 15 克，鲜品 30 克，或捣烂绞汁服。外用：适量，捣敷，或捣汁调涂。

禁忌 虚证忌用半边莲。

附方

1. **偏头痛：**半边莲、五爪风、犁头草各 10 克，水煎兑酒服；或一枝黄花 30 克，半边莲 30 克，水煎服。
2. **烂头疡：**半边莲全草一把，洗净，捶烂取汁，先喝 1 口，再外敷患处。
3. **眉毛风：**半边莲、鹰爪风、枞葫芦、水灯草、凉棚草、枫木果各 10 克，煎服。

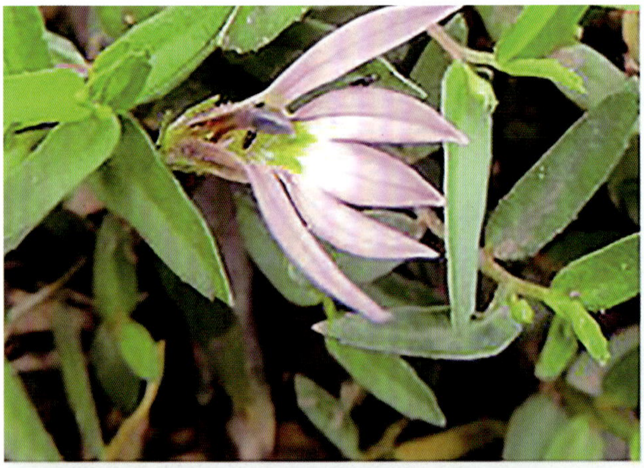
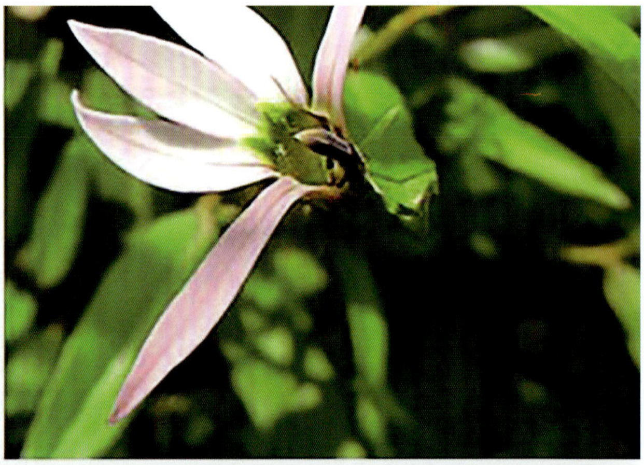
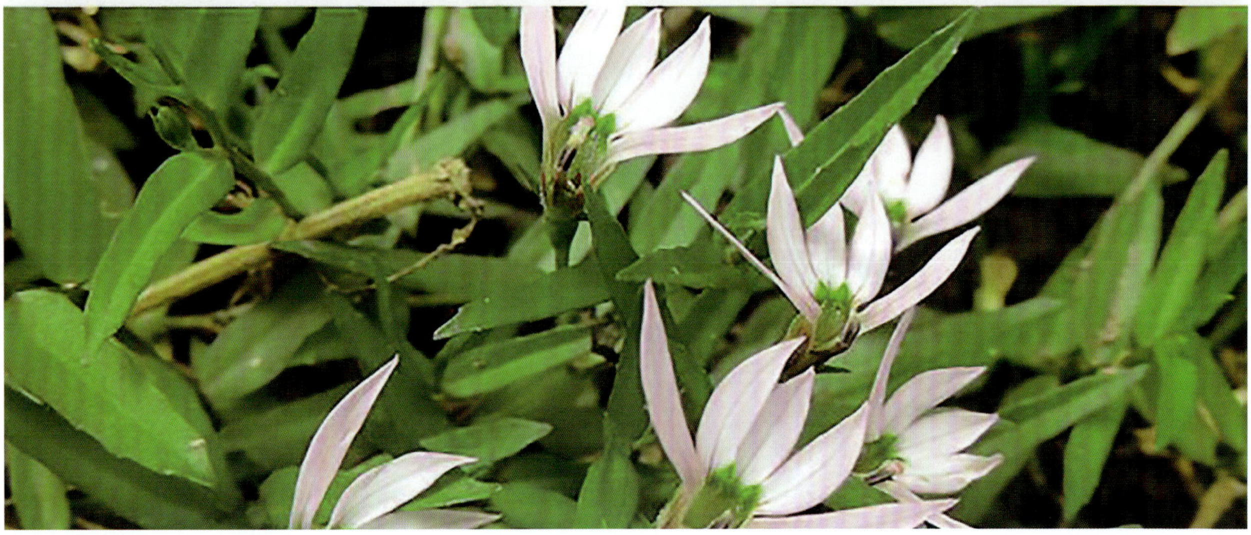

4. 目赤：半边莲、九里光、犁口草各适量，捶烂外敷。
5. 火眼红肿疼痛：半边莲适量，捣烂，揉作一小条，塞鼻腔内，左眼病塞右鼻，右眼病塞左鼻，3～4小时换1次。
6. 眼内出血：半边莲30克，水煎服，每日1剂，分3次服。
7. 蛇脑仄（指头炎）：半边莲一把，洗净泥土，口嚼外敷。
8. 背花、肚花：半边莲、水杨柳、青木香各30克，捣烂敷患处。
9. 水肿腹胀：半边莲60～120克，水煎服或炖猪精肉吃。
10. 脐痛：用芙蓉花叶、半边莲各适量，捣烂敷患处。
11. 呕泻：半边莲15克，水杨柳12克，车前草30克，萝卜10克，捣烂，丌水冲服。
12. 小儿疳积：半边莲15～30克，猪精肉120克，共煮，吃肉喝汤；或鲜半边莲全草30～60克，水煎服。
13. 脚癣：半边莲60克，酢浆草30克，捣烂敷患处，或捣汁外涂。
14. 奶痈：鲜半边莲（叶、根、花均可）、鲜木芙蓉、鲜芝麻叶、鲜仙人掌、鲜灯笼草各适量，捶烂外敷。
15. 痈疽肿毒：半边莲60克，白花蛇舌草30克，水煎服，每日1剂。
16. 漆疮：半边莲适量，捣汁搽患部，日数次，或捣烂敷患处。
17. 血瘤：半边莲、半枝莲、过路黄各适量，捣烂，外敷，每日1换。
18. 疥癞：半边莲适量，捣汁搽患部，日数次，或捣烂敷患处。
19. 心口痛：半边莲20克，和香油炒，兑甜酒服。
20. 刀伤断筋：半边莲全草30克，水煎取汁，分2～3次内服，药渣煎水外敷患处，每日1剂，连服8剂。
21. 蜈蚣蜇伤：半边莲60克，酢浆草30克，捣烂敷患处；或半边莲、酢浆草捣汁外涂。
22. 蛇咬伤：半边莲焙干研末，每用10克，烧酒兑服；或半边莲、蛇不过捣烂敷患处。
23. 产后腹痛：半边莲20克，黄瓜香20克，切碎，水煎取汁，兑甜酒少许，分3次冲服。
24. 搭带疮：半边莲枝叶30克，捶烂，兑茶油外搽。
25. 肾炎水肿：半边莲30～60克，水煎服。
26. 撑耳癀：鲜半边莲一把，洗净泥土，擂烂绞汁，和酒少许滴耳。
27. 痢疾：生半边莲60克，水煎和黄糖服。
28. 黄疸、水肿：半边莲30克，黄茅根30克，水煎，分2次用白糖调服。

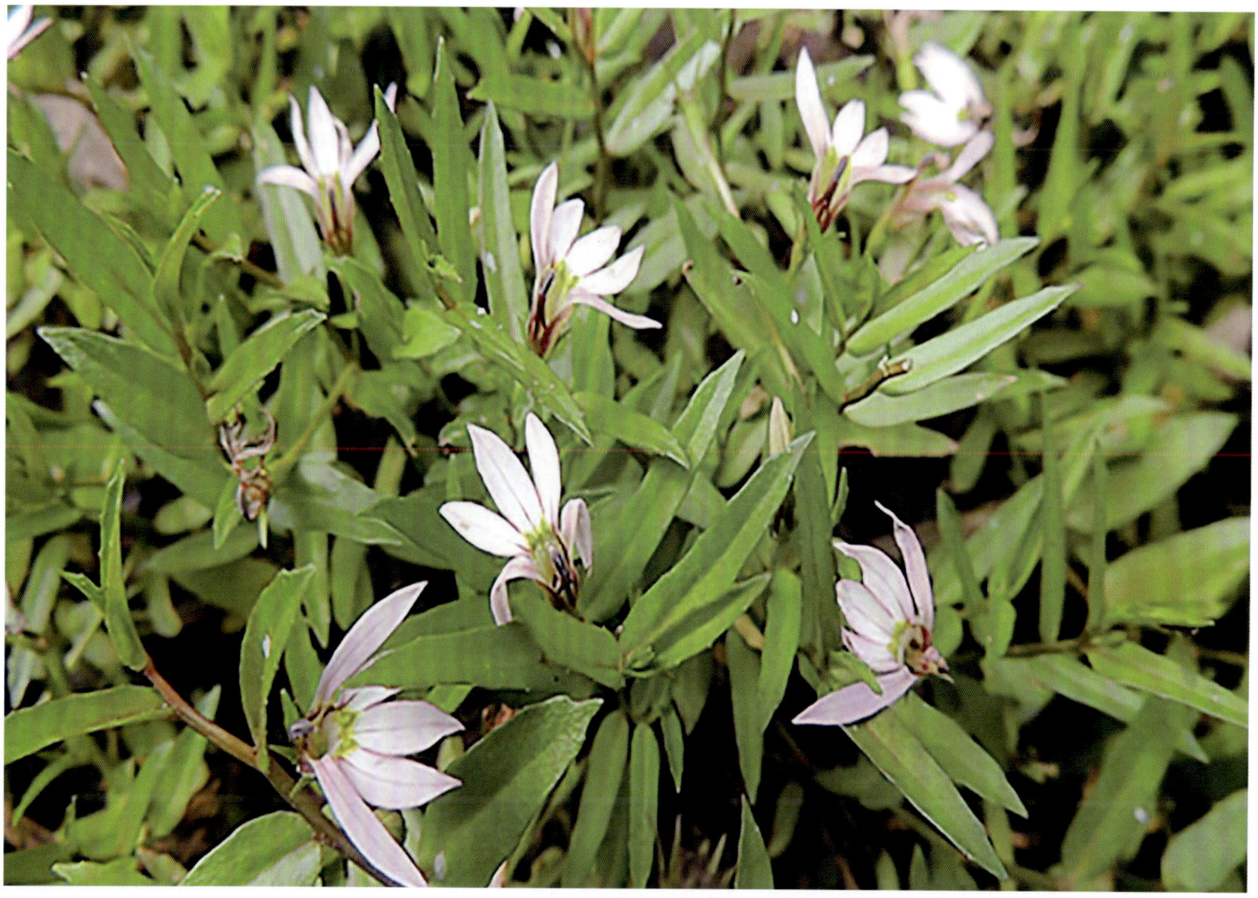

扳倒甑 | Ban dao zeng

Reib zangd naib 鋭江勒

麻疹未透头昏昏，咳嗽腹痛鼻涕清。药物过量口舌麻，路边快振扳倒甑。

扳倒甑，为败酱科败酱属植物白花败酱草 *Patrinia villosa* Juss. 的干燥全草。

苗乡各地均有野生，一般生于湿润稍阴的溪沟边、山坡疏林下、林缘、路边、灌木丛及草丛中。

扳倒甑是苗医的一味传统用药，主要用于麻疹未透，热毒内陷，药物反应等症。因为它有救治重症、扳回危机的作用，故称其为“扳倒甑”。

别名 苦荠公、苦斋、白花败酱草、胭脂麻、苦益菜、萌菜。

采制 药用全草。秋后开花季节，采割全草入药。采回后拣净杂质，切段，晒干备用。

性味与归经 味苦、辛，性微寒，无毒。入胃、大肠、肝经。

功效 清热解毒，散瘀消痈，活血排脓。

主治 肠痈腹痛、肺痈吐脓、心腹气痛、痢疾、肝痈、肝炎、胆囊炎、感冒、撑耳癀、痔疮、便血、吐血、鼻出血、咽喉痛、产后腹痛、目赤障膜、胬肉，以及痈肿疮毒、疥癣。

用法用量 内服：煎汤，6 ～ 15 克。外用：适量，捣烂外敷，或煎水洗。

禁忌 脾胃虚弱，食少泄泻者忌服。

附方

1. **肠痈：** 扳倒甑、金银花、生薏苡仁、瓜蒌仁各 30 克，水煎服。
2. **肺痈：** 扳倒甑、蛤蟆草、生薏苡仁、冬瓜仁各 30 克，芦根 60 克，桔梗 10 克，水煎服。
3. **腹泻、痢疾：** 扳倒甑 60 克，马齿苋 30 克，金银花 15 克，甘草 4 克，水煎服。
4. **疮疖肿毒：** 扳倒甑、忍冬藤、连翘各 15 克，水煎服。
5. **无名肿毒：** 鲜扳倒甑适量，捣烂敷患处。
6. **结膜炎：** 扳倒甑 60 克，蒲公英 30 克，金银花 15 克，水煎服。
7. **产后瘀血腹痛：** 扳倒甑、益母草各 30 克，水煎服。
8. **失眠：** 扳倒甑 15 克，开水泡服，当茶饮。
9. **蛇咬伤：** 扳倒甑 250 克，煎汤频服，另用全草捣烂外敷。
10. **麻疹不透：** 扳倒甑 10 克，言须 6 克，紫苏 6 克，浮漂 10 克，水煎服，并用药渣热熨全身。
11. **药物过量：** 扳倒甑 10 克，绿豆 10 克，生姜 3 片，煎水频服。
12. **出油麻（麻疹）：** 扳倒甑、红筷子、蓬壳草、茅根、猴樟木、斑鸡窠、金夏草、刺仄蛇药、血报木、毛管仄、通塔、葛根、益母草、大血藤、小血藤、水灯草、剪刀草根各 12 克，生姜 3 片，水煎内服。
13. **痈肿疮疡：** 扳倒甑 30 克，九里光 30 克，半边莲 30 克，水煎取汁，分 3 次服。

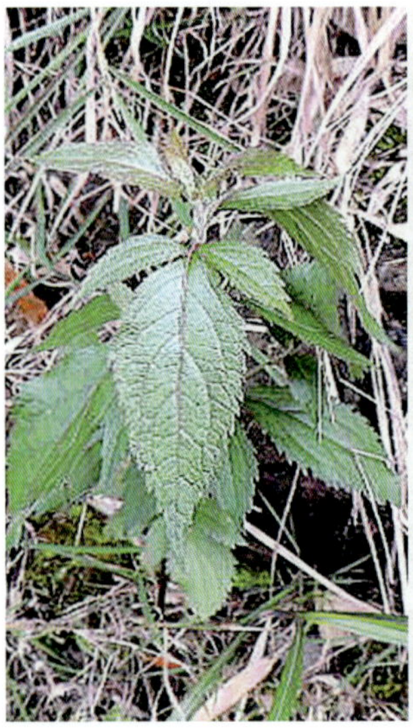
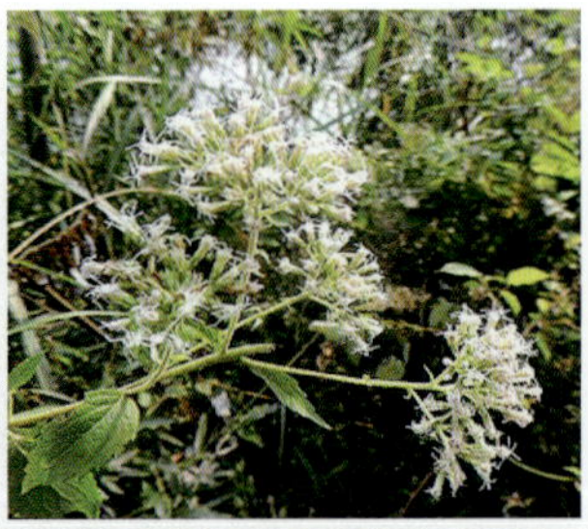
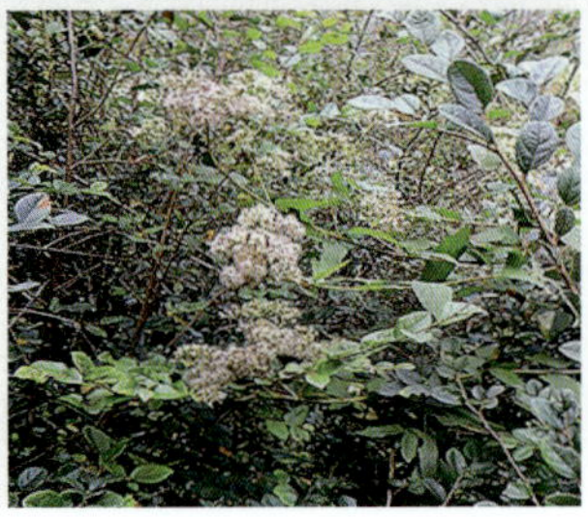
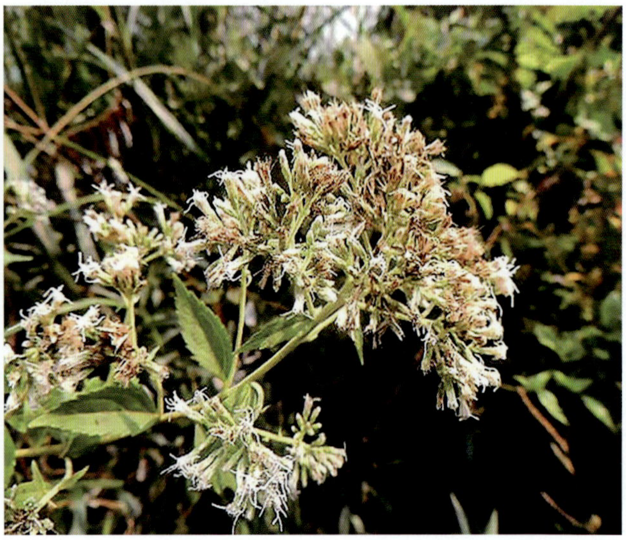

斑鸡窠 | Ban ji ke

Reib jid xid 銳敌西

林边草丛斑鸡窠，性味甘寒用途多。清热解毒缠腰带，砂石膏热血淋疴。

斑鸡窠，为海金沙科植物海金沙 *Lygodium japonicum*（Thunb.）Sw. 的全草或孢子（海金沙）。
苗乡各地均有生长，一般生于山坡草丛、路边、田坎上或灌木丛中。
本地苗医使用斑鸡窠，多用新鲜嫩叶，内服或外敷。

别名 海金沙、铁蜈蚣、金砂截、罗网藤、铁线藤、左转藤。

采制 药用嫩叶，或干燥成熟的孢子。嫩叶在枝叶茂盛时采摘，孢子在秋季采割枝叶，晒干，搓揉或打下孢子，除去茎叶，晒干备用。

性味与归经 味甘，性寒。入膀胱、小肠经。

功效 清热解毒，利水通淋。

主治 热淋、砂淋、血淋、膏淋、尿道涩痛、尿路结石、白带、肝炎、肾炎水肿、咽喉肿痛、痄腮、腹泻、痢疾、湿疹、搭带疮等。

用法用量 孢子，内服：煎服，6～15 克，宜包煎。全草，内服：煎汤，15～30 克。外用：适量，煎汤外洗或捣烂外敷。

禁忌 肾阴亏虚者慎服。

附方

1. **烫火伤：**斑鸡窠全草、金银花藤各适量，烧炭存性，研成细末，用麻油调匀，外搽患处，1 日数次。
2. **感冒咳嗽：**斑鸡窠枝叶 30 克，大青叶 15 克，紫苏叶 6 克，水煎取汁，分 3 次服。禁食酸冷食物。
3. **撑耳癀（痄腮）：**斑鸡窠藤根 30 克，水煎取汁，分 3 次服。药渣煎水外敷患处。
4. **热淋：**鲜斑鸡窠茎叶 30 克，捣烂取汁，冷开水冲服，1 日 3 次。
5. **奶痈：**斑鸡窠根 30 克，黄酒、冷开水各半煎服，暖睡取汗；另用鲜斑鸡窠茎叶、鲜犁口草各等分，捣烂外敷患处。
6. **小便膏淋如油：**斑鸡窠、滑石各 30 克，水灯草、黄毛根各 10 克，水煎服。
7. **尿血：**斑鸡窠全草 30 克，雀儿脑 10 克，墨斗草 10 克，老鼠王 10 克，水煎取汁，分 3 次服。
8. **肝炎：**斑鸡窠 15 克，土茵陈 30 克，蛤蟆草 10 克，一壶酒 15 克，水煎取汁，分 3 次服。
9. **牛皮癣：**斑鸡窠叶 3 枚，楝树叶 3 枚，椿木树叶 3 枝，黄荆条叶 3 枚，野烟叶适量，捣烂外敷患处，1 日 1 次。
10. **石淋：**斑鸡窠枝叶 30 克，连钱草 60 克，水煎取汁，分 3 次服。
11. **搭带疮（带状疱疹）：**斑鸡窠叶适量，捣烂如泥，用青布包，外搽。另用斑鸡窠叶煎水内服，1 日 3 次。

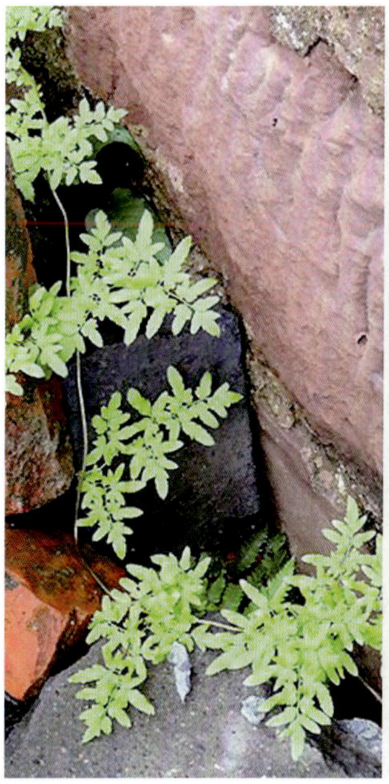
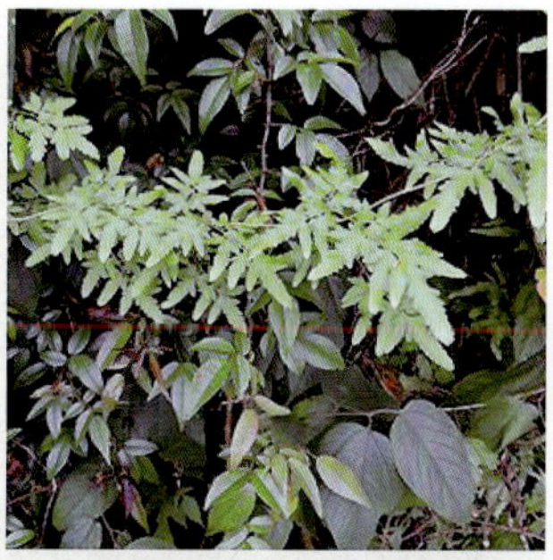
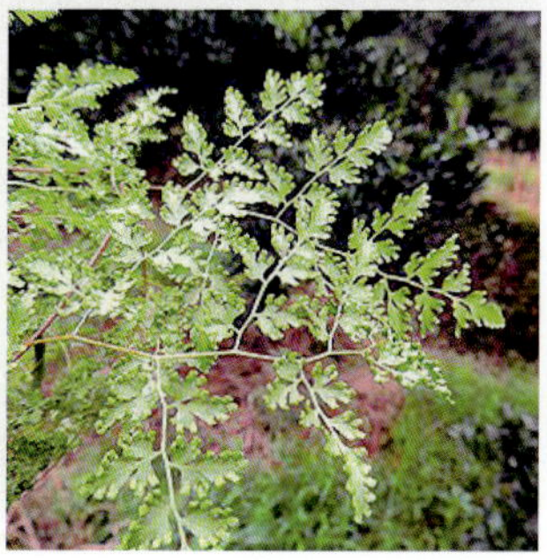
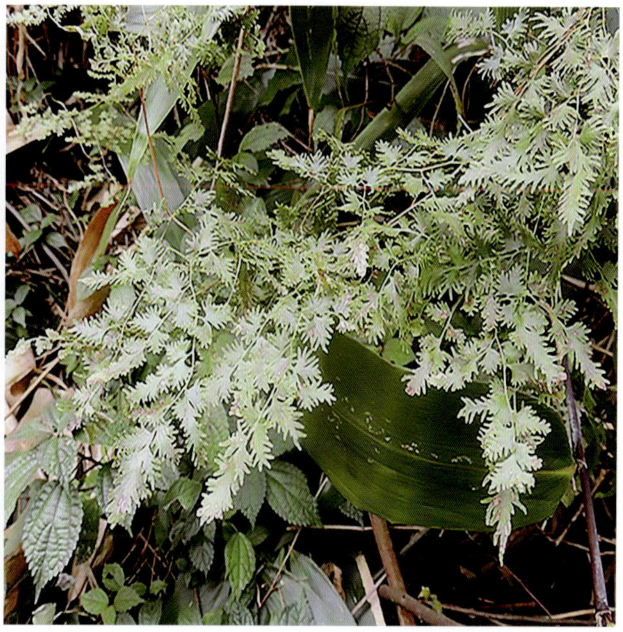

笔通草 | Bi tong cao

Reib did dongd kod 鋭笔筒壳

节节相套如笔筒，田边湿地总相逢。疏风清热散云皮，止血安胎鼻塞通。

笔通草，为木贼科植物木贼 *Equisetum hyemale* L. 的全草。

苗乡各地均有野生，一般生于山坡林下阴湿处，易生于河岸湿地、溪边，或杂草地。

苗乡还有一种同科植物问荆，也作为笔通草入药。两者的区别是：笔通草生长密度大，质地较柔软，常常成片生长；而问荆根茎较粗，质地较硬，生长密度小，很少成片。

别名 木贼、木贼草、锉草、节节草、节骨草、擦草、无心草。

采制 夏秋季节，笔通草生长旺盛，顶部有花序出现时采收，割取地上部分，除去杂质，阴半干，切段，再晒干。生用。

性味与归经 味甘、苦，性平。归肺、肝经。

功效 疏散风热，明目退翳，止血。苗医用其治疗鼻塞不通，阳痿症。

主治 外感风热之目赤多泪、目生翳膜、胎动不安。止血：用于肠风下血、痔疮出血。

用法用量 内服：煎汤，3～10克，或入丸、散。外用：研末撒。

禁忌 气血虚者慎服。

附方

1. **目赤生翳：**笔通草10克，蝉蜕6克，谷精草10克，甘草5克，苍术10克，蛇蜕4克，黄芩10克，水煎取汁，分3次服。
2. **肠风下血：**笔通草30克，血报木子10克，枳壳6克，槐角10克，茯苓、荆芥各15克，共炒黄，研为细末，每服6克，浓煎枣汤调下，每日3次。
3. **胎动不安：**笔通草（去节）、川芎各60克，炒黄为末、每用9克，加金银花3克，水煎取汁，分3次服。
4. **急性喉炎：**木贼60克，牛粪火上烧存性，每服3克，冷水送下，血出即安。
5. **目昏多泪：**笔通草（去节）、苍术（浸）各30克，焙干研细末，每服6克，茶水送服，每日3次。
6. **风寒外感：**笔通草（去节）30克，生姜、葱白各15克，苏叶6克，水煎取汁，热饮，即汗，1日3次。
7. **血痢不止：**笔通草15克，水煎取汁，分3次温服，每日1服。
8. **脱肛历年不愈：**笔通草不以多少，烧存性，为末，搽肛门上，按之。
9. **脚气、肾炎、水肿：**笔通草15克，浮萍10克，赤豆100克，红枣6枚，水煎，1日3次分服。

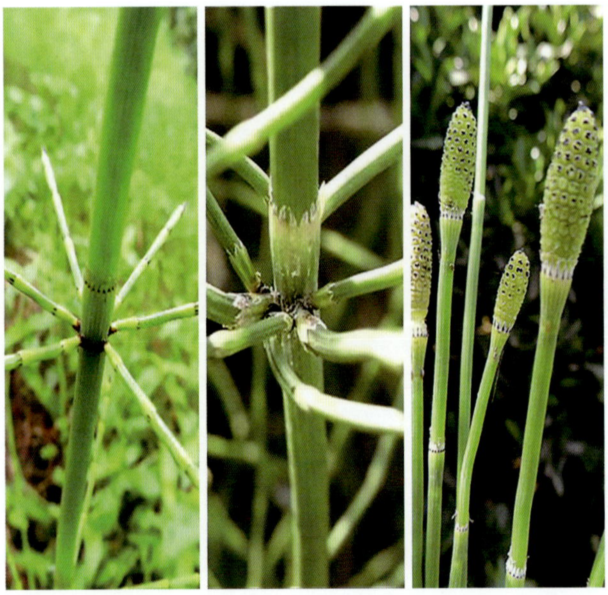

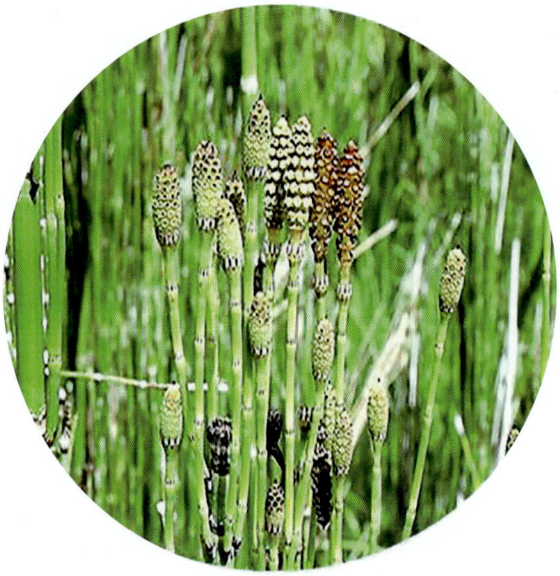

萹蓄 | Bian xu

Reib mianx reib dead 鋭面鋭单

扁平如竹路窾边，牛踩羊啃只等闲。苦寒能消诸般淋，痔肿黄疸腮腺炎。

萹蓄，为蓼科植物萹蓄 *Polygonum aviculare* L. 的干燥地上部分。

苗乡各地均有生长，一般生于山坡丘陵、山路旁、荒草地、田坎边。

别名 扁蓄竹、扁竹、编竹、扁畜、粉节草、扁竹蓼、乌蓼、野铁扫把、疳积药、七星草、竹节草、地蓼。

采制 药用全草，夏、秋季采收，洗净泥土，除去腐根、败叶及杂质，切段，鲜用或晒干备用。

性味与归经 味苦，性微寒。入膀胱经。

功效 利尿通淋，杀虫，止痒。

主治 膀胱热淋、小便短赤、淋沥涩痛、皮肤湿疹、阴痒带下、黄疸、阴蚀、白带、蛔虫、疳积、痔肿。

用法用量 内服：煎汤，6～9克，或捣汁。外用：捣敷或煎水洗。

禁忌 无湿热水肿者，体弱、津液亏损者不宜服用。

附方

1. **牙痛：** 萹蓄50克（鲜品不拘多少）水煎取汁，分2～3次服，连服3～5剂。并用牙签将牙龈肿胀处刺破，用力吸出血液，吐出。
2. **鞘膜积液：** 萹蓄30克，生薏苡仁30克，水煎取汁，分3次服，每日1剂，7天为1疗程。并将药渣捣烂，外敷患处。
3. **黄疸：** 萹蓄20克，土茵陈10克，黄菊子10克，半边莲30克，酸筒杆根茎20克，水煎取汁，分3次服。服药期间禁食酸冷食物。
4. **蛔虫病：** 萹蓄100克，切细，加水1000毫升，煎至500毫升，去渣，再次煎浓。头天晚上禁食，次日空心服下，虫即可打下。每月1次，每年1～2次。
5. **痔肿：** 嫩萹蓄枝叶100克，洗净泥土，捣烂取汁，每次服30毫升，每日1～2次。药渣捣烂，外敷患处，每日1次。
6. **恶疮痂痒：** 鲜萹蓄、鲜九里光各若干，捣烂封患处，痂落病愈。
7. **热淋：** 鲜萹蓄20克，金钱草30克，木通20克，老鼠王25克，蛤蟆草30克，蒲公英30克，则耳根30克，水煎服。
8. **撑耳癀：** 鲜萹蓄30克，洗净切细捣烂，加入生石灰水、蛋清，涂敷患处。
9. **小便短赤，淋沥涩痛：** 鲜萹蓄20克，黄毛根10克，竹叶菜15克，西瓜皮30克，水煎取汁，分3次服。服药期间禁食辛辣食物。
10. **皮肤湿疹：** 鲜萹蓄、鲜半边莲各适量，捣烂搽患处。药渣外敷，1日1换。

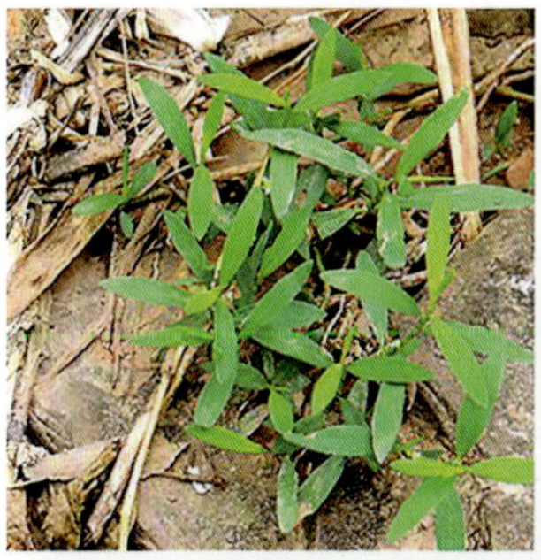
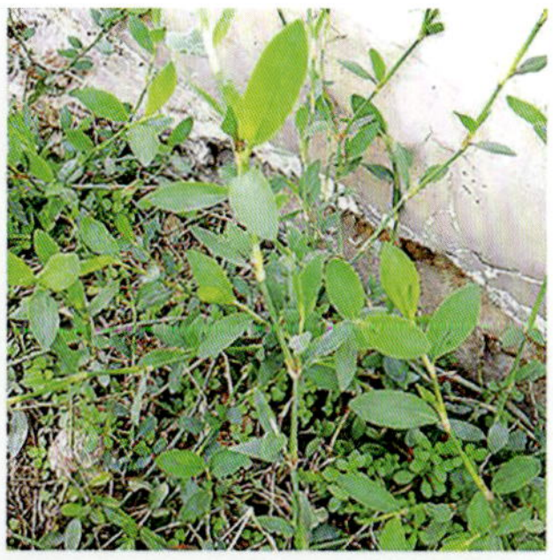
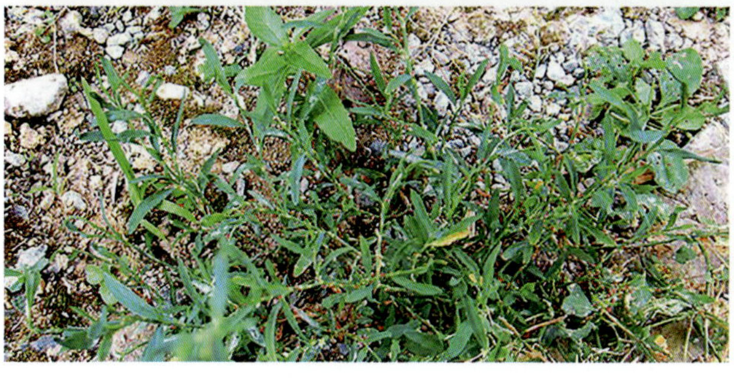
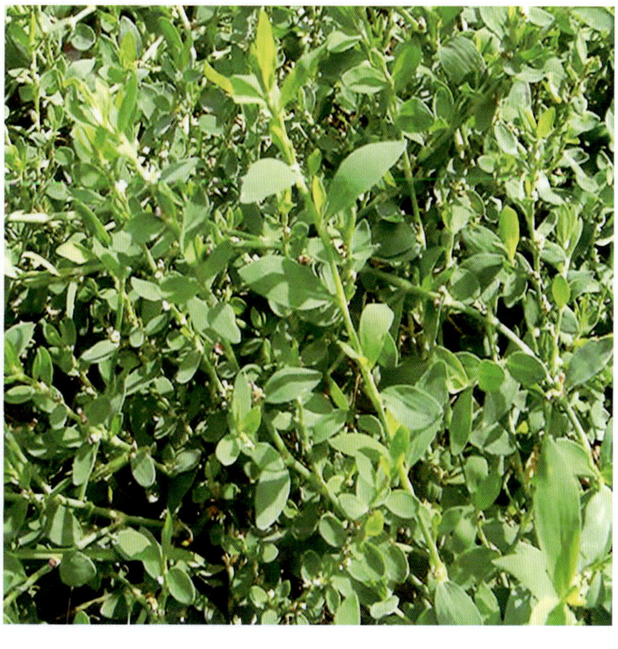

薄荷 | Bo he

Reib ncab wub 鋭乂务

枝叶青翠味清香，荒田湿地小溪江。解毒辟秽利咽喉，麻疹暑热口鼻疮。

薄荷，为唇形科植物薄荷 *Mentha haplocalyx* Briq. 的嫩叶或干燥全草。

苗乡各地均有野生，也有少数栽培。薄荷为一种药食两用的野生蔬菜。野生薄荷多生于小溪沟边、路旁及山野湿地，茎叶颜色淡白，味清香，苗医称其为母薄荷。家薄荷多栽培在庭院里，或花盆、药园中，茎叶颜色偏红，气味浓香，苗医称其为公薄荷。

别名 番荷菜、升阳菜、银丹草、鱼香草、南薄荷、草薄荷、水薄荷、土薄荷、鱼香菜、仁丹草、苏薄荷、蔢荷、夜息花。

采制 药用全草或叶片，在枝叶茂盛时，割取地上部分，洗净泥土，拣净杂质、枯叶，切段，晒干备用。因为薄荷气味芳香，保管时宜密封保存，以免泄气。

性味与归经 味辛，性凉。入肺、肝经。

功效 疏风散热，辟秽解毒，透疹解郁，清头目，利咽喉。

主治 外感风热、头痛、目赤、咽喉肿痛、食滞气胀、口疮、牙痛、疮疥、麻疹不透、中暑烦热、风疹瘙痒、肝郁气滞、胸胁胀痛等。

用法用量 内服：煎汤（不宜久煎），2～6克，或入丸、散。外用：捣汁或煎汁涂。

禁忌 阴虚血燥、肝阳偏亢、表虚汗多者忌服。

附方

1. **烂眼皮：** 薄荷叶 30 克，以生姜汁浸一宿，晒干为末，每用 3 克，沸汤泡洗。
2. **皮肤瘙痒：** 薄荷、蝉蜕各 30 克，研为细末，每次 3 克，温开水冲服。
3. **血痢：** 薄荷叶 6 克，雀儿脑 10 克，白蒿 10 克，水煎，分 3 次服。
4. **鼻衄不止：** 新鲜薄荷叶 10 克，绞汁滴之；或以干者 6 克，水煮，绵裹塞鼻。
5. **蜂蜇伤：** 嫩薄荷叶一片，按贴之。
6. **火毒疮，创面红肿热痛，汁水淋沥者：** 薄荷 10 克，九里光 10 克，接骨草 10 克，水煎取汁，分 3 次内服，药渣煎水，加冰片 2 克，外涂患处。
7. **耳痛：** 鲜薄荷叶 6 克，绞汁滴入。
8. **预防中暑：** 以薄荷 6 克，泡茶喝；或加甘草 6 克，金银花 10 克，香薷 6 克，水煎，当茶喝。

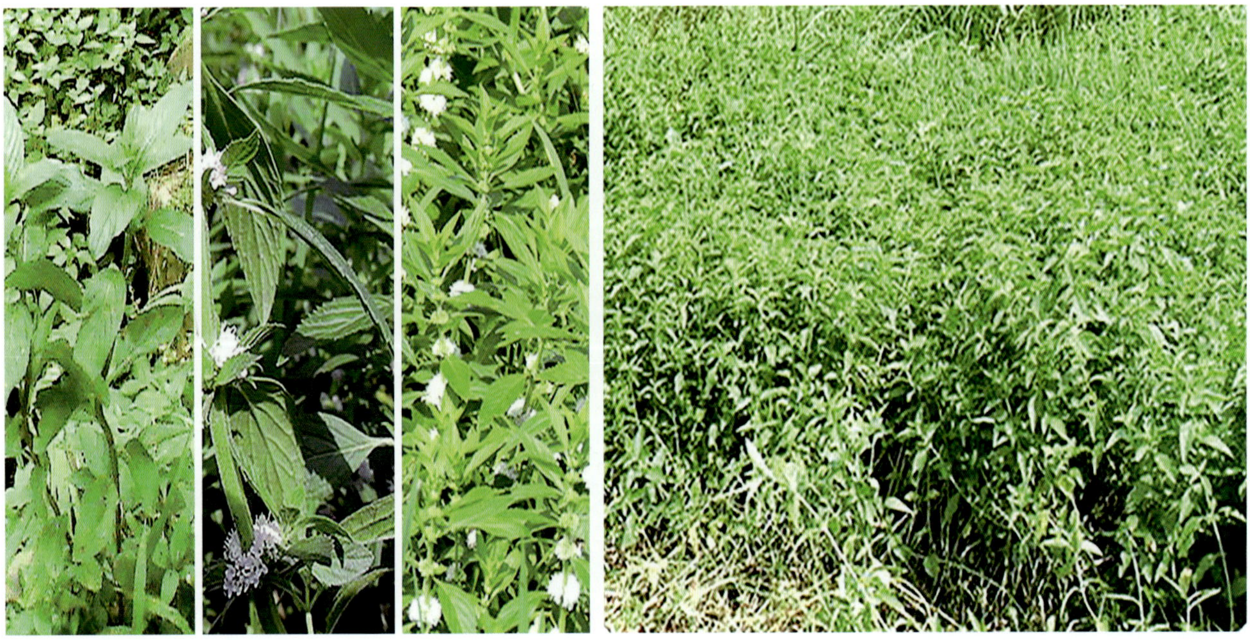

菜蕨 | Cai jue

Reib jues mao 鋭蕨猫

青翠欲滴过沟蕨，粗壮根茎直而黑。味甘无毒入脾胃，滑肠降气祛实热。

菜蕨，为蹄盖蕨科植物过沟菜蕨 *Anisogonium esculentum*（Retz.）Presl. 的全株或根茎。

苗乡各地均有野生，但数量稀少。一般生长在水质良好、空气新鲜、土地肥沃的低矮山区路旁，水沟、溪流边等处。

别名 蕨菜、过沟菜蕨、过猫菜、蕨儿菜、龙须菜、蕨猫、山风尾、过山猫、蕨萁。

采制 药用根茎、嫩叶片。四季可采，采回后洗净泥土，切片，晒干备用。叶片现采现用，鲜用为主。

性味与归经 味甘，性凉，无毒。入肺、脾、胃、肾、心经。

功效 根茎：清热，滑肠，降气，化痰。叶片：解热，利尿。

主治 根茎：隔食、痢疾肠炎、咽喉肿痛、鼻疖、脱肛。叶片：带下。

用法用量 根茎，内服：水煎，15～50 克。叶片，外用：适量，捣烂外敷，或焙干研细末，外撒患处。

禁忌 菜蕨性凉，脾胃虚寒之人，腹胀患者慎用。菜蕨新鲜叶片有毒，生吃可以引起腹痛、腹泻、血尿、神经麻痹等症状。嫩叶煮熟后可以食用，但必须去掉绒毛，先用开水焯一下，弃去汁液，然后煮熟，才能食用。

附方

1. **高热不退：**鲜菜蕨根 60 克，红糖 30 克，水煎取汁，加入红糖 29 克，溶化后分 3 次热服。
2. **老年性便秘：**鲜菜蕨 15 克，木耳 6 克，瘦猪肉 80 克，共炒熟，佐餐用。
3. **湿疹：**菜蕨叶、金银花藤各适量，焙干研细末。临用时，先将患处洗净，撒上干粉。
4. **水肿、疔疮：**菜蕨茎叶 30 克，芙蓉花叶 30 克，水煎取汁，分 3 次服。药渣捣烂外敷患处。
5. **白带红赤：**菜蕨根 15 克，白鸡冠花 6 克，白果肉 10 克，金樱子根 15 克，红鸡冠花 6 克，红糖 6 克，白糖 6 克。药物水煎取汁，加入白糖、红糖调匀，分 2 次服。
6. **白带多：**菜蕨根 30 克，白茶花 15 克，白鸡冠花 15 克，水煎取汁，分 3 次服。

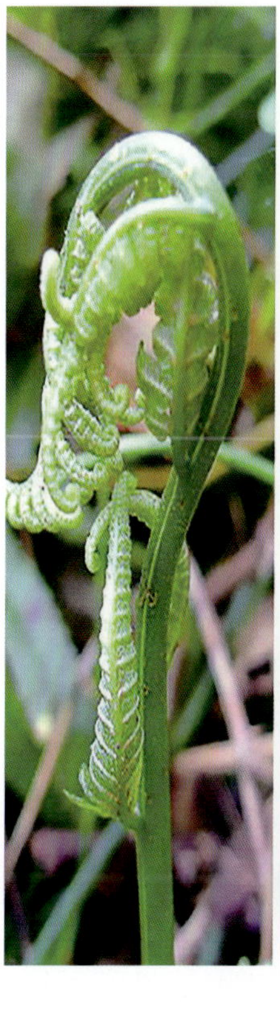
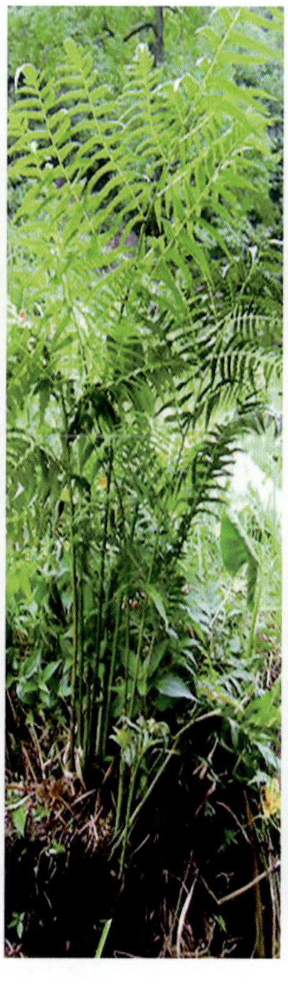
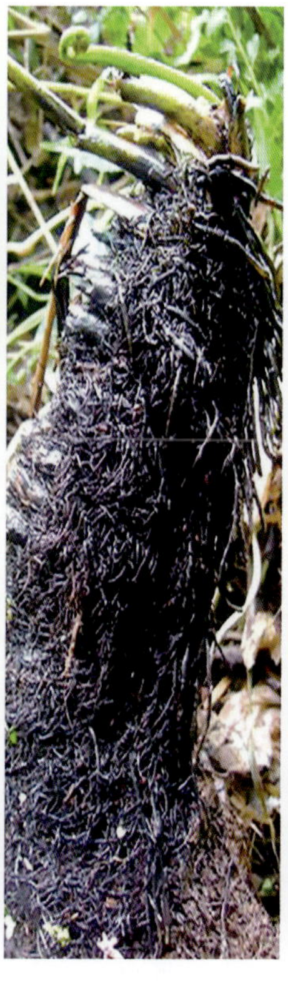
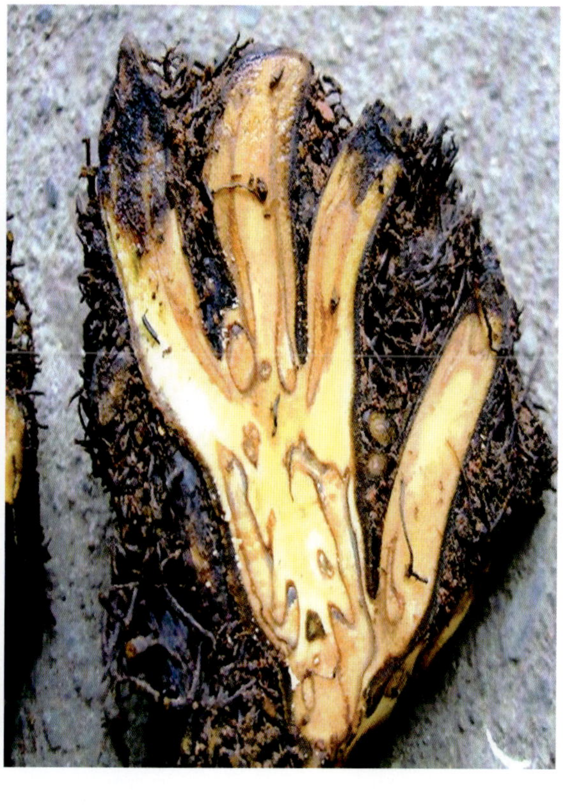

秤杆蛇药 | Cheng gan she yao

Reib xiangb longb 鋭降龙

枝叶娇嫩降龙草，紫红花纹如秤杆。暑热津伤呕与吐，外伤痈肿痛欲喊。

秤杆蛇药，为苦苣苔科植物降龙草 *Hemiboea subcapitata* Clarke 的全草。

苗乡各地山区均有生长，一般生于阴暗潮湿、阳光稀少、土地肥沃的山谷林下、山泉水边、小溪流旁及水渠边。

别名 浸骨头、冷水草、小梁药、虎山叶、四台花、山兰、散血毒莲、雪汀菜、马拐、牛耳朵、水泡菜、白雌雄草、降蛇草、降龙草。

采制 夏秋季采集全草，洗净泥土，拣净杂质，切碎，鲜用或晒干备用。

性味与归经 味甘、涩、微苦，性寒。入心、肺、膀胱经。

功效 清热解毒，利尿，止咳，生津。

主治 伤暑中暑、热病津伤、外感暑热、毒蛇咬伤、痈肿疮疖。

用法用量 内服：煎汤，20～30 克。外用：适量鲜品捣烂外敷。

禁忌 秤杆蛇药性寒，体虚无热者慎用。

附方

1. 急症（暑天急性发热、腹痛、腹泻、呕吐等）药：秤杆蛇药、红蛇药、青蛇药、水砣鸡、夜关门、三白草、水杨柳、羊靴鸡、水灯草、四支箭、马藤香、九盏灯、刺风蛇药、一颗针、益母草、艾叶、古藤、大血藤、小血藤、扳倒甑、羊屎木、凉棚树、牙藤各适量，水煎服。
2. 急症药：秤杆蛇药、乌蛇药、红蛇药、吊杆草、辣子蛇药、一颗针、八方箭、刺风蛇药、黄藤、车前草、水灯草、笔通草、水杨柳、马脚草、一支箭、马蹄香、青木香各适量。切碎，水煎服。
3. 感冒头痛：秤杆蛇药、辣子蛇药、薄荷、紫草、益母草、地枇杷、茅根、葛根、老鼠刺、猴樟木、水蜈蚣、一颗针、牛皮冻、金银藤各适量，水煎服。
4. 外伤肿痛：秤杆蛇药全草、铁马鞭、镰风草各适量，洗净泥土，捣烂，外敷患处，1 日 1 换。
5. 无名肿毒：秤杆蛇药全草、三爪风、五爪风各适量，捣烂，敷患处，1 日 1 换。禁食辛辣食物。
6. 热性腹痛：秤杆蛇药全草 20 克，辣子蛇药 6 克，水灯草 10 克，水煎服。
7. 热病津伤：秤杆蛇药 10 克，竹叶菜 10 克，黄茅根 10 克，水煎服。
8. 夏日感冒：秤杆蛇药 10 克，辣子蛇药 10 克，刺风蛇药 10 克，镰风草 10 克，水灯草 10 克，水竹叶 6 片，水煎服。
9. 痈肿疮疖：秤杆蛇药、半边莲、芙蓉花叶、三爪风各适量，捣烂外敷患处，1 日 1 换。禁食荤腥食物。

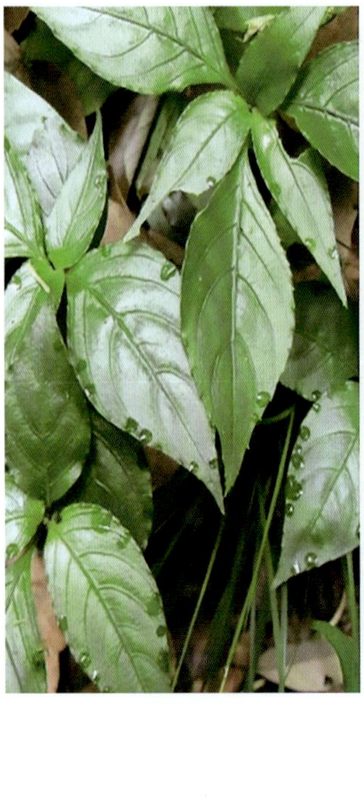
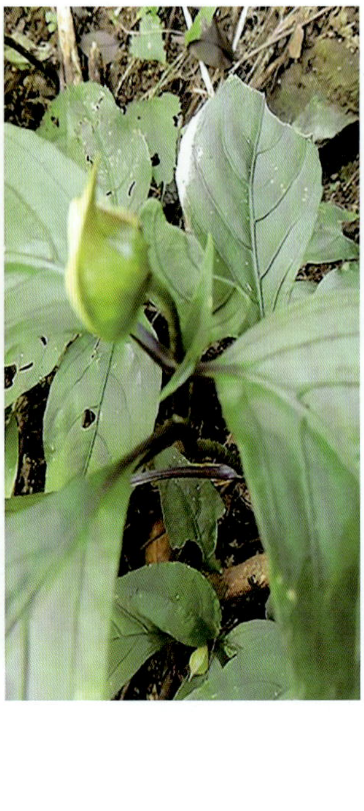
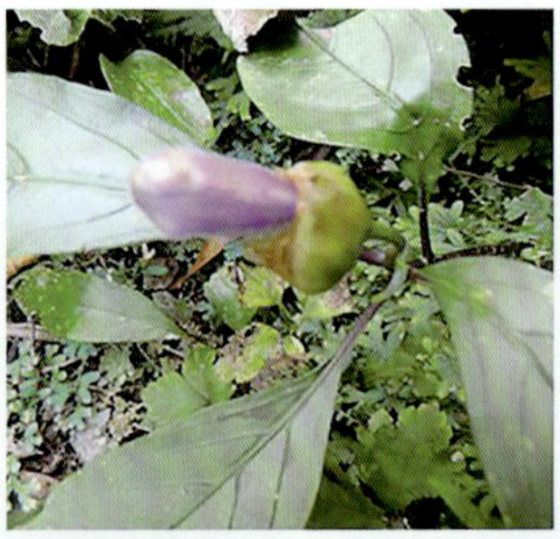
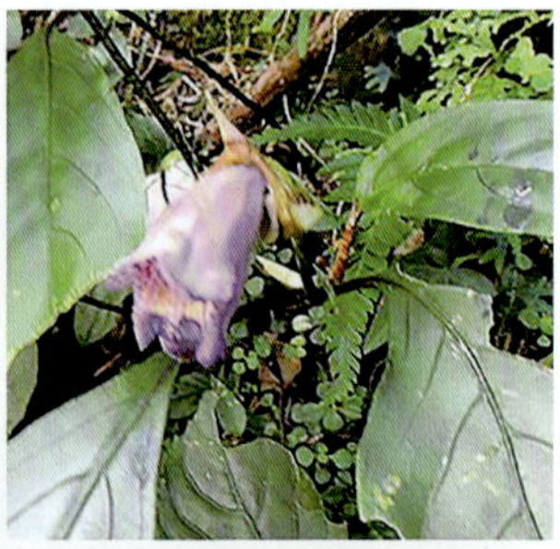
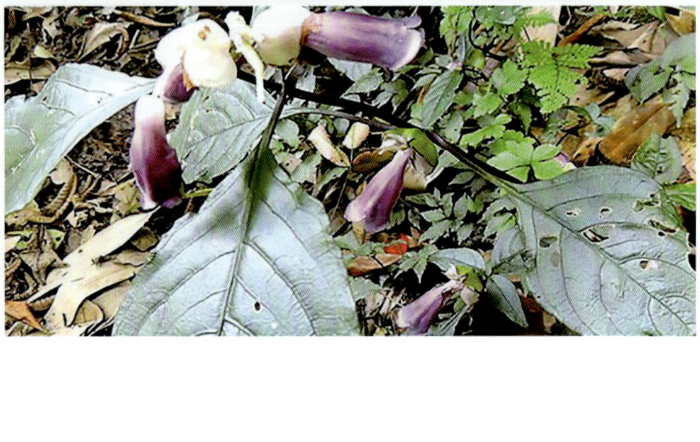

刺米草 | Ci mi cao

Reib cinb mil 鋭赐米

柑橘林下刺米草，午时花开胜似宝。肝胆湿热咽喉痛，奶痈瘰疬嫩茎捣。

刺米草，为锦葵科植物金午时花 *Sida szechuensis* Matsuda 的全草或根。

苗乡各地均有野生，一般生于路边荒草地、柑橘林下、玉米地以及红薯地里。

别名 赐米草、四米草、四美草、金午时花、脓见愁。

采制 药用全草或根茎。春、夏季采全草，秋、冬季采根。洗净泥土，晾干水分，切段，晒干备用。

性味与归经 味甘淡，性凉。入肝、心、肺、肾经。

功效 全草：清热利湿，解毒消肿，排脓生肌。根茎：清热利湿，疏风解表，活血祛瘀，拔毒排脓，消炎生肌。

主治 全草：感冒、流行性感冒、乳蛾、黄疸、肠炎痢疾、痔疮出血、血尿、乳痈、皮肤瘙痒、疔疮。根茎：感冒、乳痈、瘰疬、疮毒、痈疖溃疡、腹泻痢疾、实热黄疸、哮喘。

用法用量 内服：水煎，全草 15 ～ 30 克，根茎 10 ～ 15 克。外用：鲜草适量，捣烂外敷患处。

禁忌 单方使用时，不宜久服。

附方

1. 湿热黄疸：刺米草 30 克，虎杖根 15 克，茵陈 15 克，黄毛根 30 克，黄菊子 10 克，水煎服。
2. 劳伤咳血：刺米草全草 60 克，猪瘦肉 100 克，水炖熟，分 3 次服。
3. 肺热咳嗽：刺米草 30 克，桑树皮 15 克，则耳根 15 克，地枇杷 10 克，水煎，分 3 次服。
4. 气虚头晕：刺米草全草 60 克，淘米水煎，分 3 次服。
5. 气滞胃痛：刺米草根 30 克，两面针 15 克，怀毛筲 15 克，制首乌 15 克，小茴香 6 克，水煎，分 3 次服。
6. 腰部扭伤：刺米草 50 克，铁马鞭 10 克，大血藤 10 克，小血藤 10 克，水煎服。
7. 尿道结石：刺米草根 60 克，穿破石 10 克，石韦 10 克，金钱草 20 克，水煎，分 3 次服，连服 15 ～ 20 天。

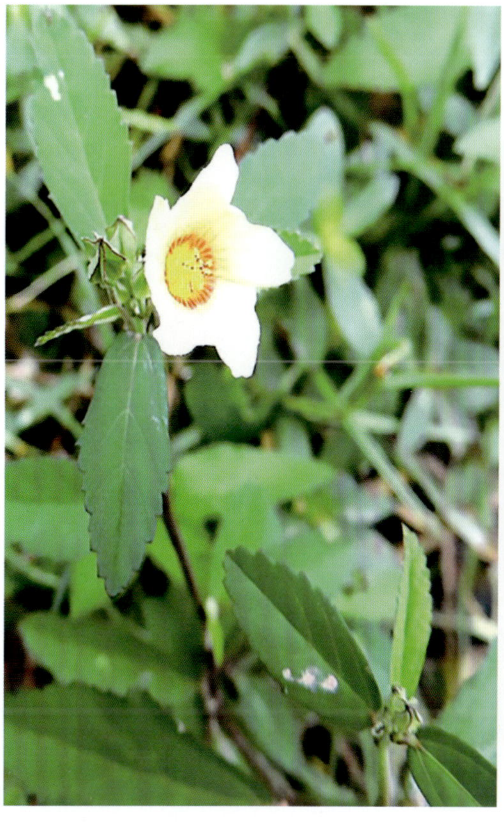
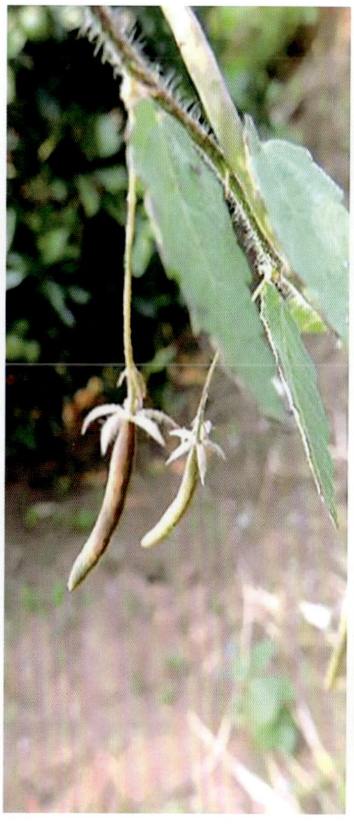
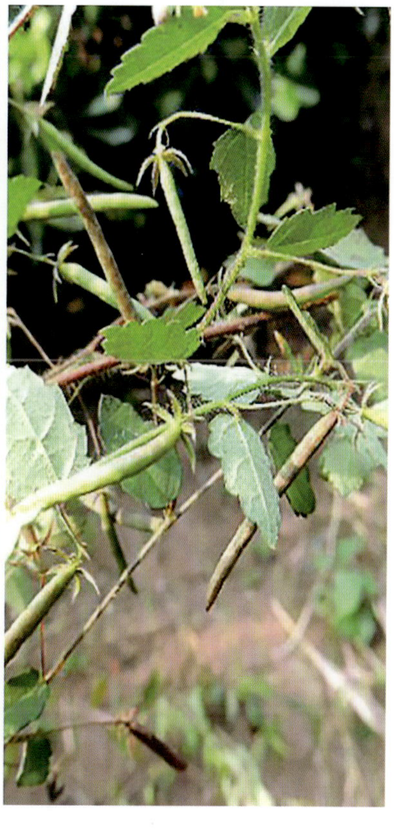

刺苋菜 | Ci xian cai

Reib nqoul gheab 鋭秋嘎

叶似苋菜小刺生，既用茎叶也用根。肠炎痢疾胃溃疡，痔疮胆石与湿疹。

刺苋菜，为苋科苋属植物刺苋 *Amaranthus spinosus* L. 的全草。

苗乡各地均有野生，一般生于路边草丛中、山坡上、菜园里以及果园中、疏林下等处。

别名 刺苋、野苋菜、野刺苋、假苋菜、猪母刺、白刺苋。

采制 药用全草，夏秋季生长茂盛时采割，或连根拔出，洗净泥土，晾干水分，切段，晒干备用，或根、茎、叶分别切碎，各自晒干，贮存备用。

性味与归经 味甘、淡，性凉。入肺、胃、大肠、膀胱经。

功效 清热利湿，解毒消肿，凉血止血。

主治 急性胃肠炎、细菌性痢疾、胃十二指肠溃疡、胃出血、便血、痔疮出血、咽喉炎、牙龈糜烂、目赤肿痛、胆囊炎、胆石症、尿道炎、小便涩痛、妇女宫颈炎，以及痈疖、毒蛇咬伤、皮肤湿疹、疖肿脓疡。

用法用量 内服：水煎，干品 10～20 克，鲜品 30～60 克。外用：适量，鲜品捣烂敷患处，或捣烂取汁，涂搽患处。

禁忌 孕妇禁服。服用过量会引起头昏、恶心、呕吐等，使用时应注意。

附方

1. **痢疾、肠炎：**鲜刺苋菜 30 克，金鸡尾 30 克，水煎服，1 日 1 剂。
2. **咽喉炎、扁桃体炎：**鲜刺苋菜 30 克，三两银 2 克，水煎，加少量蜂蜜服用。
3. **尿道炎、尿血尿痛：**鲜刺苋菜 30 克，蛤蟆草 30 克，黄茅根 30 克，水煎服。
4. **毒蛇咬伤：**鲜刺苋菜根 30 克，洗净捣烂，用淘米水浸泡，取汁一大杯，再用温开水送服。外用刺苋菜茎叶加白糖，捣烂，外敷患处，每日换药 3 次以上，以利排毒。
5. **痈疮疖肿：**鲜刺苋菜叶若干，洗净加白糖，一同捣烂，外敷患处，1 日更换 2～3 次。同时用鲜刺苋菜根 30 克，捣烂绞汁，以开水冲服。
6. **桐木脚杆（臁疮、小腿溃疡）：**鲜刺苋菜茎叶适量，捣烂，用蜂蜜调和，敷患处，布条包扎，每日更换1次。
7. **对口疮、背花：**生刺苋菜叶、生鲫鱼各适量，同捣烂，敷患处，每日更换 2～3 次。
8. **预防麻疹：**鲜刺苋菜 30～60 克，苏叶 6 克，观音柳 10 克，水煎服。
9. **便血、痔疮出血：**鲜刺苋菜 30 克，雀儿脑 10 克，瓜板根 10 克，水煎服。
10. **咽喉肿痛、牙龈炎：**鲜刺苋菜 30 克，薄荷 6 克，三两银 2 克，水煎含服。
11. **大便秘结：**鲜刺苋菜 30 克，红薯叶 30 克，水煎取汁，分 3 次服。禁食辛辣、煎炸食物。

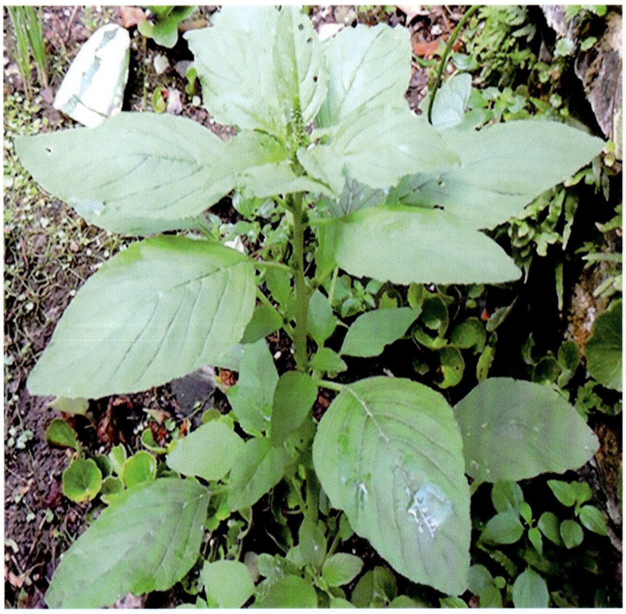
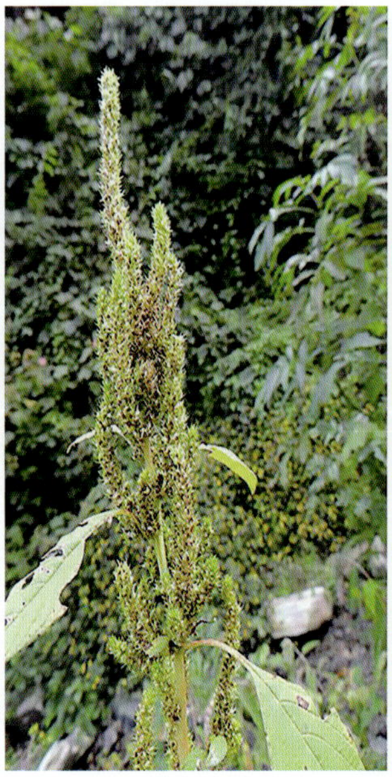
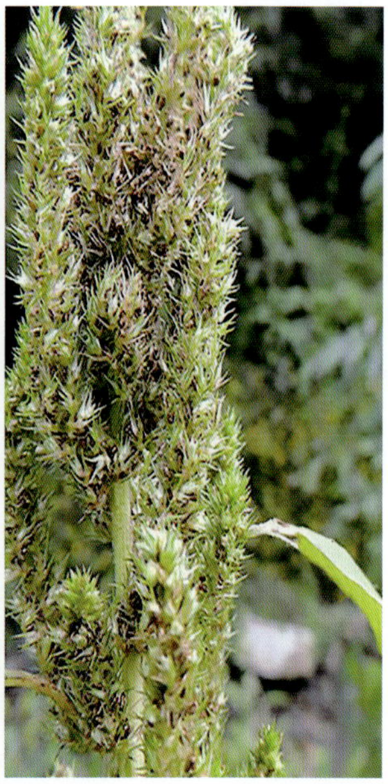

刺仄菜 | Ci ze cai

Reib minl ncab 鋭咪卡

叶面尖刺野红花，山野路旁牛不咭。凉血散瘀疗崩漏，痈疡外伤捣融巴。

刺仄菜，为菊科植物大蓟 *Cirsium japonicum* Fisch. ex DC. 的全草或根茎。

苗乡山区均有野生，多半生于山野、路旁、荒草地及菜园、果园边等地。

别名 大蓟、马蓟、老虎蓟、刺蓟、山牛蒡、刺萝卜、牛喳口、马刺草、野红花、老虎刺、草鞋刺、土红花、山萝卜、大刺儿菜、野刺菜。

采制 药用全草或根茎。夏秋季节枝叶茂盛时采割全草，或秋末挖根，除去杂质、枯叶，洗净泥土，切段，晒干备用。

性味与归经 味甘，微凉，无毒。入心、肝经。

功效 凉血止血，散瘀解毒。

主治 吐血、衄血、尿血、血崩、血淋、带下、肠痈、痈疡、外伤出血等。

用法用量 内服：水煎，干品 6 ～ 10 克，鲜品 30 ～ 60 克。外用：适量，鲜品捣烂外敷患处，或捣烂绞汁涂搽患处。

禁忌 刺仄菜性凉，脾胃虚寒而无瘀滞者禁用。

附方

1. **吐血衄血：** 刺仄菜全草 30 克，洗净捣烂绞汁，每次服 1 小杯，1 日 3 ～ 4 次。
2. **跌打损伤：** 鲜刺仄菜叶 50 克，红牛膝叶 30 克，洗净泥土，捣烂绞汁，加白酒调和后分 3 次饮用。
3. **漆疮、水火烫伤、疔疖疮疡、红肿疼痛：** 刺仄菜鲜根 30 克，洗净后捣烂，外敷患处，1 日 1 换。
4. **脓胸、鼻窦炎：** 刺仄菜 10 克，羊屎草 10 克，水菖蒲 3 克，笔通草 10 克，水煎取汁，分 3 次热敷。
5. **肺结核：** 刺仄菜根 10 克，沙参 10 克，牛眼珠 10 克，铁包金 10 克，夜关门 10 克，水煎取汁，分 3 次服。禁食辛辣、煎炸食物，戒烟酒。
6. **高血压：** 刺仄菜根 10 克，瓜板根 10 克，鹰爪风 10 克，芹菜根 20 克，水煎取汁，分 3 次服。禁食油腻、肥甘食物。
7. **肾炎蛋白尿、肝炎转氨酶持久不降者：** 刺仄菜根 15 克，薏苡根 30 克，水煎，分 3 次服。
8. **咳血、尿血：** 刺仄菜鲜根 30 克，黄毛根 30 克，洗净捣碎，加水煎服。
9. **妇女血崩：** 刺仄菜 10 克，艾叶 6 克，白鸡冠花子 6 克，黄柏 10 克，水煎服。

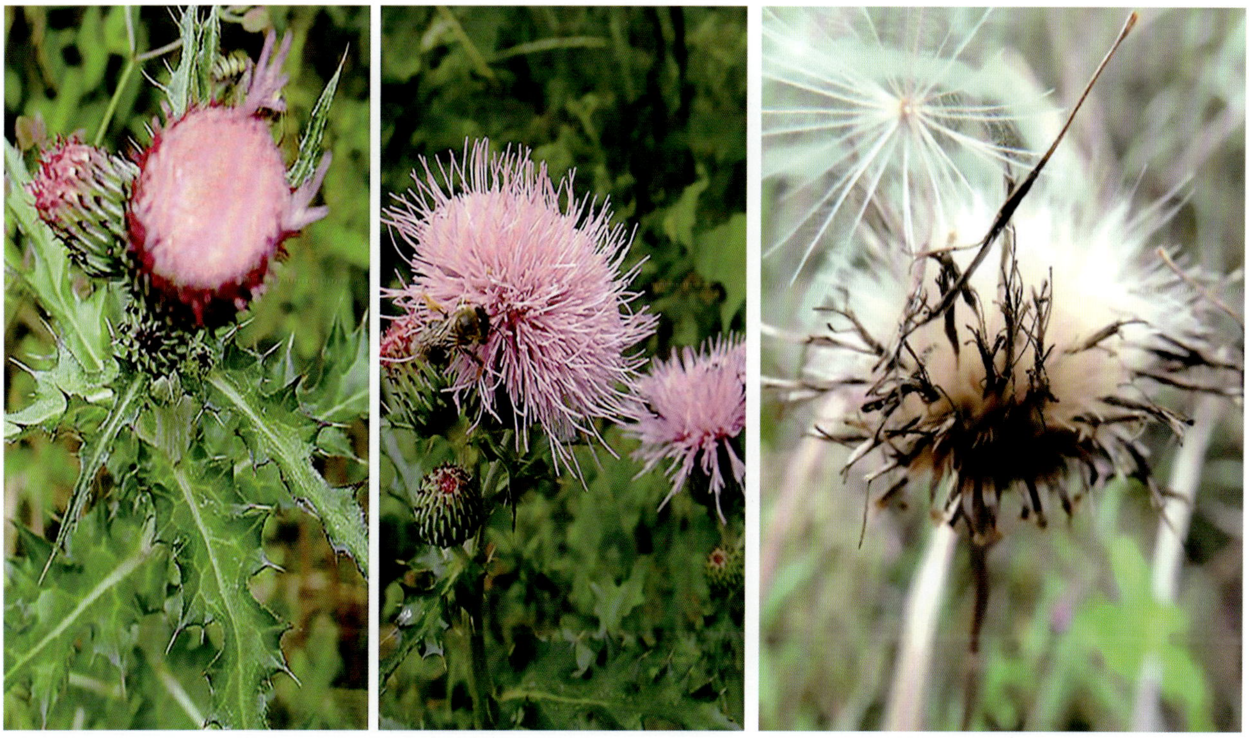

刺仄蛇药 | Ci ze she yao

Reib zheat bad giex liub 鋭歹巴经路

浑身倒刺蛇不过，味酸性凉满山坡。疔疮痈肿毒蛇咬，血淋痢疾兼口渴。

刺仄蛇药，为蓼科植物杠板归 *Polygonum perfoliatum* L. 的地上部分。

苗乡各地均有生长，刺仄蛇药很容易生长，什么地方都能生长，如乱石堆、石板缝、荒草坡、疏林下。

别名 杠板归、河白草、蛇倒退、梨头刺、蛇不过、蚂蚱簕、急解索、猫爪刺、蛇牙草、贯叶蓼。

采制 药用全草。夏秋季节，枝叶繁茂，花儿开放时采割地上部分，切段，鲜用或晒干备用。

性味与归经 味酸涩，性凉。入肺、肾、大肠经。

功效 利水消肿，清热解毒，止咳。

主治 肾炎水肿、黄疸、疟疾、百日咳、泻痢、淋浊、湿疹、丹毒、瘰疬、疖肿、毒蛇咬伤、疥癣。

用法用量 内服：水煎，干品 15～25 克，鲜品 30～60 克。外用：适量，鲜品捣烂敷或干品研细末调敷，或煎水熏洗。

禁忌 刺仄蛇药味酸、性凉，体质虚弱、风湿及胃酸过多之人少用。

附方

1. **血淋：**刺仄蛇药、小通草、杉树胶、车前草各 6 克，水煎，冲甜酒服。
2. **痢疾：**刺仄蛇药全草，晒干研末，炼蜜为丸，每次内服 6 克。
3. **麻风：**刺仄蛇药 10 克，山乌龟 10 克，苍耳子 10 克，牛毛毡 6 克，核桃壳 10 克，水煎当茶饮。
4. **痈肿疔毒：**刺仄蛇药、银花、芙蓉花、土茯苓各 6 克，水煎服。并用刺仄蛇药适量，捣烂外敷患处。
5. **乳腺癌：**刺仄蛇药 30 克，土牛膝 30 克，白花蛇舌草 30 克，水煎分 3 次服，每日 1 剂，连服 10～15 天。
6. **黄水疮：**刺仄蛇药适量，煎水外洗；或以刺仄蛇药叶 30 克，研成细末，加冰片 2 克，混合，用麻油调搽。
7. **巴硅癀（骨髓炎）：**刺仄蛇药 15 克，黑风藤 10 克，燕子尾 10 克，大血藤 10 克，水煎服。并用药渣煎水，加冰片调匀，外洗患处。禁食酸冷食物。
8. **蛇咬伤：**刺仄蛇药、报木树叶、蒲公英各适量，煎水，先服 3 口，再用药水外洗患处。
9. **跌伤：**刺仄蛇药 6 克，水煎酒服。另用刺仄蛇药嫩叶，铁马鞭嫩叶适量，捣烂搽患处。
10. **暑热口渴：**刺仄蛇药嫩叶一把，洗净后，生吃咽汁。
11. **搭带疮：**鲜刺仄蛇药叶适量，捣烂绞汁，调雄黄末少许，涂患处，1 日数次。
12. **慢性湿疹：**鲜刺仄蛇药 120 克，水煎外洗，每日 1 次。

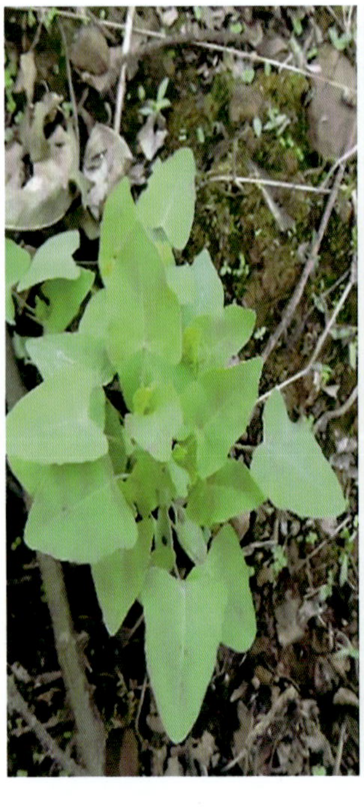
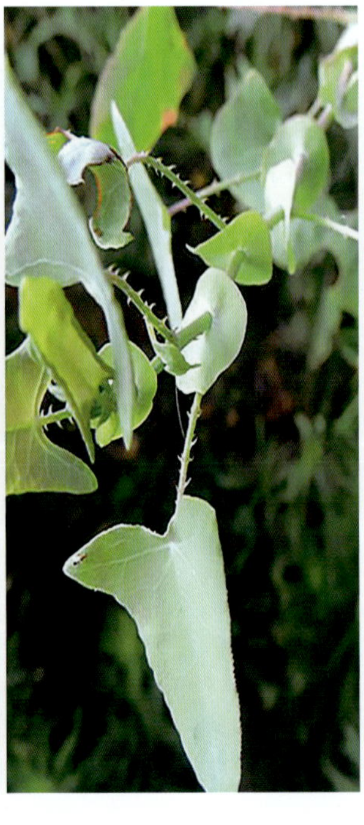
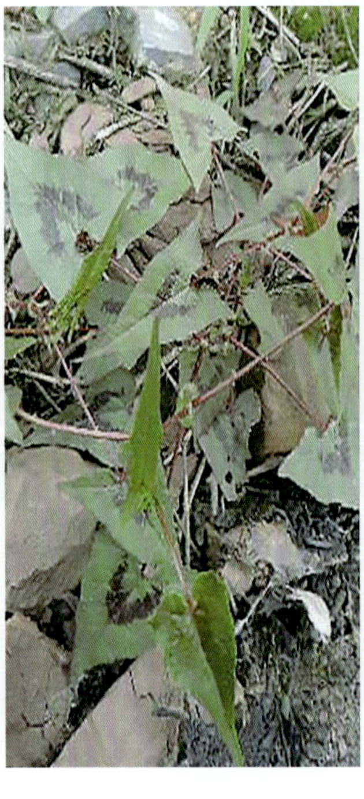
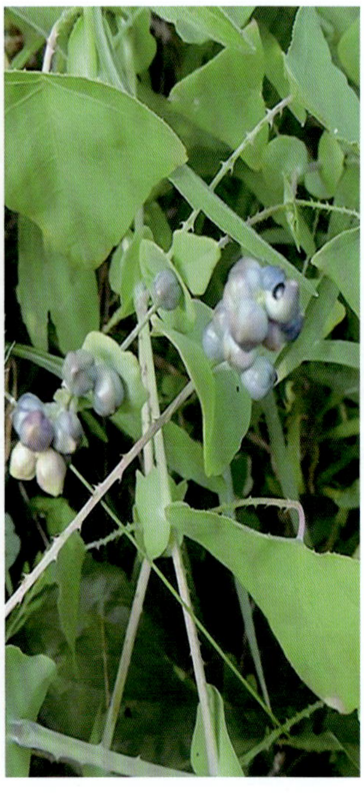

葱兰 | Cong lan

Reib jiub liang 鋭韭莲

翠叶似葱花如兰，冰清玉洁阶亭前。迎风斗雨显挚爱，疳热惊风与癫痫。

葱兰，石蒜科葱莲属植物葱兰 *Zephyranthes candida*（Lindl.）Herb. 干燥全草。

苗乡各地均有野生，也有不少栽培。野生者一般生于老宅基地旁、林荫道边或荒草地。栽培者多种植在花盆中，或作为花坛的镶边植物，绿地丛植，或于庭院小径旁栽植。

别名 葱莲、玉帘、白花菖蒲莲、韭莲、肝风草、风雨花、葱葱花。

采制 药用全草。四季可采，以秋后春初较宜。采回后洗净泥土，剥去老皮、枯叶，切片，鲜用或晒干备用。

性味与归经 味甘，性平。入心、肝经。

功效 清热平肝，宁心息风。

主治 小儿急惊风、羊角风、小儿肝热、小儿夜啼、高血压、心悸怔忡、虚烦失眠等症。

用法用量 内服：水煎，1～3 株（2～6 克）。

禁忌 不可生用。误食、超量服用可引起呕吐、腹泻、昏睡、乏力等反应。

附方

1. **小儿急惊风：** 葱兰（洗净泥土）2 克，鹰爪风 3 克，土蟮 3 克，镰仄草 3 克，水煎取汁，分 3 次服。服药期间禁食辛辣食物。
2. **羊角风、猪婆疯：** 葱兰 6 克，洗净泥土，灶心土 15 克，倒钩藤 15 克，鹰爪风 10 克，猪心 1 只（连血，切碎），水煎取汁，分 3 次服。
3. **小儿肝热：** 葱兰（洗净泥土）2 克，水竹叶 5 片，镰仄草 3 克，铁马鞭 3 克，则耳根 3 克，水煎取汁，分 3 次冷服。服药期间禁食辛辣、油腻食物。
4. **小儿慢惊风：** 葱兰 2 克，薯仄 5 克，灶心土 5 克，鹰爪风 3 克，猪肝 1 只，同入水煎，取汁 100 毫升，分 3～4 次内服。服药期间禁食酸冷食物。
5. **高血压：** 葱兰 6 克，鹰爪风 10 克，水芹菜 10 克，白菊花 10 克，铁包金 10 克，一包针 10 克，水煎取汁，分 3 次服。
6. **小儿夜啼：** 葱兰 2 克，水灯草 3 克，枞葫芦 3 克，蝉蜕 2 克，白菊花 3 克，水煎取汁，分 3 次服用。并用药渣煎水，临睡前，泡洗足心。
7. **心悸怔忡：** 葱兰 6 克，枞葫芦 10 克，滩螺壳 6 克，水灯草 10 克，老鼠王 10 克，水竹叶 6 克，水煎取汁，分 3 次服用。服药期间，禁食辛辣、油腻、煎炸食物。并用新鲜侧柏叶适量，洗净泥土，切碎，制成枕头，每晚用以枕睡。
8. **虚烦失眠：** 葱兰 6 克，灯心草 6 克，滩螺壳 10 克，牛心子 10 克，水煎取汁，分 3 次服。

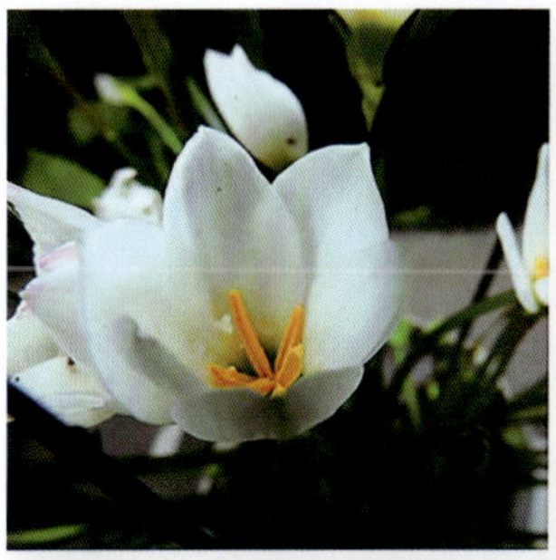
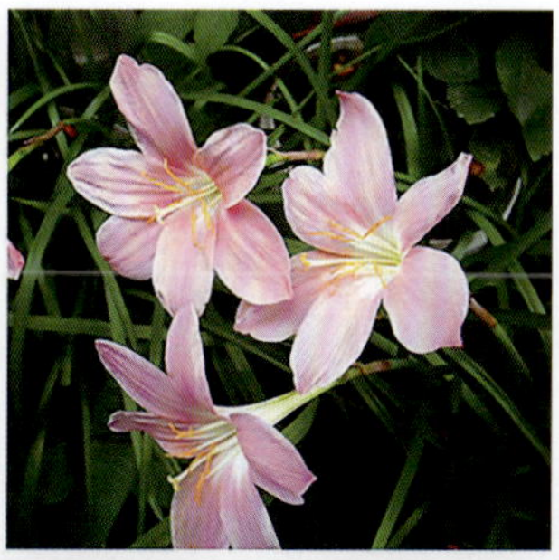
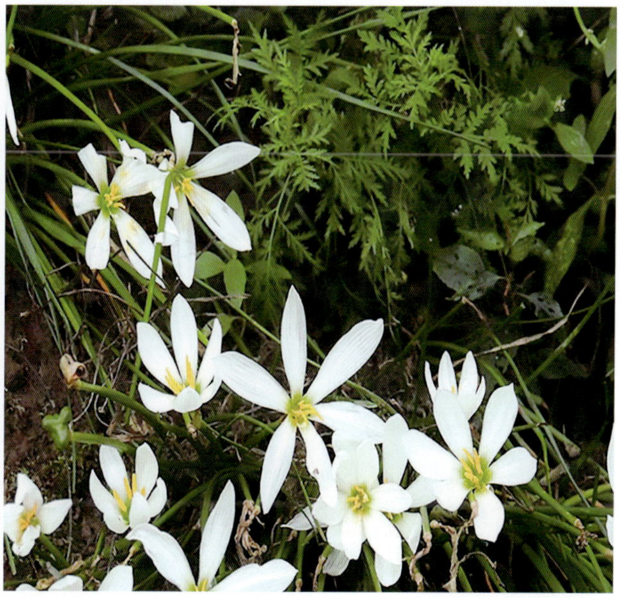
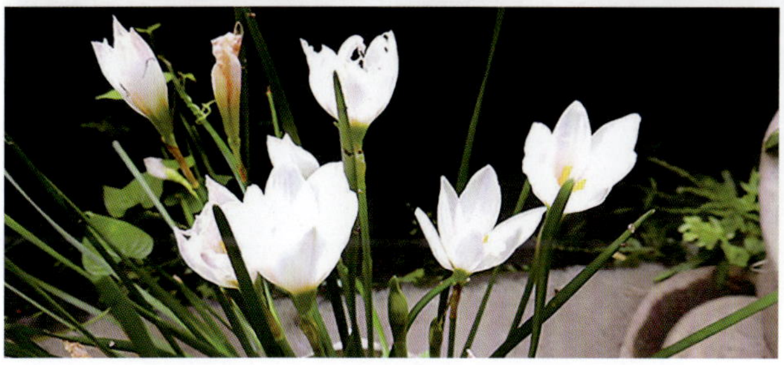

粗香薷 | Cu xiang ru

Reib nggab shongb mangd 鋭嘎松芒

枝叶翠绿蓬蓬生，口味辛甘性本温。不似香薷名气大，散寒解暑效也真。

粗香薷，为唇形科植物大叶香薷 *Mosla dianthera*（Buch.-Ham.）Maxim. 全草。

苗乡各地均有野生，一般生于山野、路边、草丛中或疏林下。苗乡草药医习惯采用粗香薷代替细叶香薷使用，效果还不错。

别名 大香薷、大叶香薷、青香薷、清香薷。

采制 夏秋季节，粗香薷枝叶茂盛或刚开花时割取地上部分，拣净杂质，除去残根，切段，晒干即得。

性味与归经 味辛、甘，性温，无毒。入肺、胃、脾经。

功效 发汗解表，化湿和中，利水消肿。

主治 夏月感寒、头痛发热、恶寒无汗、胸痞腹痛、呕吐腹泻、水肿、脚气。

用法用量 内服：煎汤，5～15 克，或研末。

禁忌 表虚者忌服。

附方

1. **外感寒邪：** 粗香薷 10 克，红筷子 10 克，玉叶金花 10 克，水煎，分 3 次服。
2. **腹泻腹痛：** 粗香薷 10 克，血报木子 10 克，藿香 10 克，红辣蓼 6 克，水煎取汁，分 3 次服。
3. **暑日饮冷腹痛：** 粗香薷 10 克，山姜子 4 克，银薄荷 10 克，木香 6 克，煎服。
4. **头痛面肿：** 粗香薷 10 克，蛤蟆草 10 克，黄茅根 10 克，山姜叶 6 克，水煎取汁，分 3 次服。
5. **胃炎吐酸：** 粗香薷 10 克，青木香 6 克，山姜子 4 克，水煎服。
6. **伤暑食少：** 粗香薷 10 克，隔山消 10 克，竹叶菜 10 克，淘米水煎服。
7. **眉棱骨痛：** 粗香薷 10 克，鹰爪风 10 克，六月雪 10 克，生姜 6 克，水煎服。药渣煎水敷患处。
8. **心烦欲吐：** 粗香薷 10 克，橘子皮 6 克，山姜子 4 克，木香 8 克，水煎频服。
9. **脚痛水肿：** 粗香薷 10 克，土牛膝 10 克，马蹄香 3 克，香樟根 10 克，水煎服。药渣煎水外洗患处。
10. **鼻塞喷嚏：** 粗香薷 10 克，笔通草 10 克，银薄荷 10 克，生姜 6 克，水煎取汁，分 3 次服。

附注 粗香薷与细叶香薷的区别

粗香薷：枝叶粗大，叶片浅绿色，分支多，往往成片生长，远远望去一片青翠。叶片揉碎后散发淡香味，枝叶老化后呈红色。

细叶香薷：叶片细小，叶浅绿色，分支少，生长稀少，很少成片。叶片揉碎后有浓郁香味，枝叶老化后呈淡灰色。

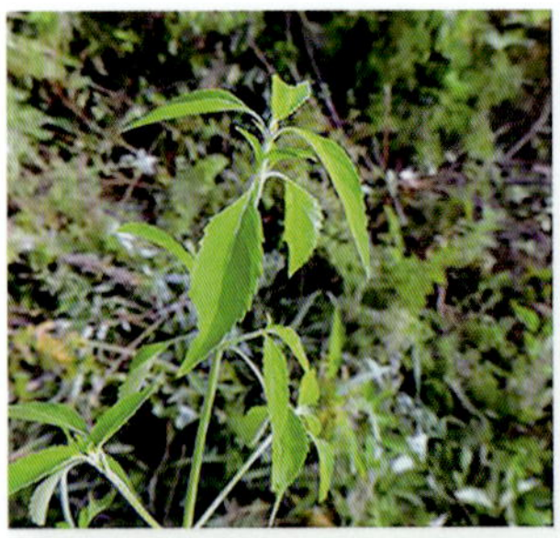
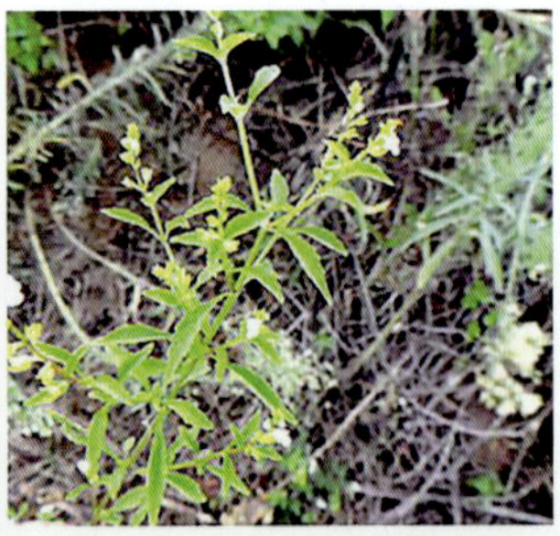
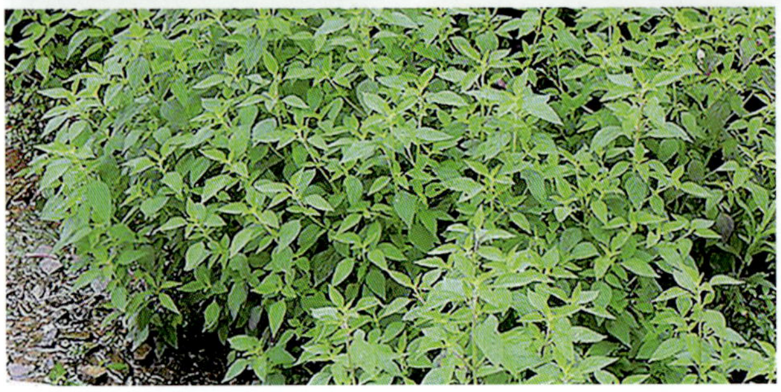
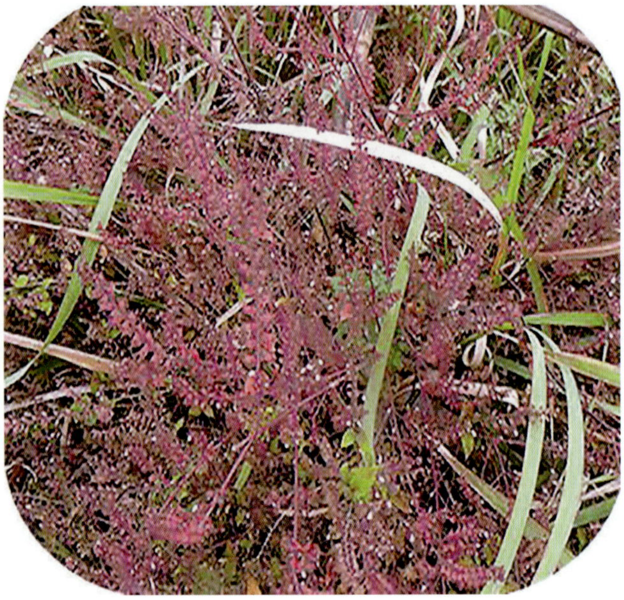

翠云草 | Cui yun cao

Reib njul dut 鋭祝都

溪边岩洞石缝中，茎叶翠绿与艳红。水火烫伤刀斧刃，黄疸咳嗽遇黄蜂。

翠云草，为卷柏科植物翠云草 *Selaginella uncinata*（Desv.）Spring 的全草。

苗乡各地均有生长，一般生于山谷林下、溪边阴湿处以及岩洞石缝内。

别名 金鸡独立草、翠翎草、矮脚凤毛、孔雀花、翠羽草、神锦花、鹤翎草、开屏凤毛、剑柏、岩萍、地柏叶、藤扁柏、水松、拦路枝、蓝地柏、龙鳞草、金扁柏、龙柏草、细风藤、金猫草、生扯拢、虱子草、蜂药。

采制 全草入药，全年均可采收，采回后洗净泥土，拣净杂质，切段，鲜用或晒干备用。

性味与归经 味甘、淡、微苦，性凉。入肺、大肠、膀胱经。

功效 清热，利湿，解毒，止血。

主治 急性黄疸型肝炎、胆囊炎、肠炎、痢疾、泄泻、肾炎水肿、淋病、风湿性筋骨痹痛、胃炎吐血、肺结核咯血、咳嗽带血、便血、跌打损伤、外伤出血、荨麻疹、痔漏、烫火伤、蛇咬伤。

用法用量 内服：煎汤，10～30克，鲜品可用至60克。外用：适量，晒干或炒炭存性，研末，调敷，或鲜品捣敷。

禁忌 体虚者慎用。

附方

1. 咳嗽吐血：翠云草30克，水煎服；或翠云草20克，百部10克，枇杷花10克，铁包金10克，水煎，分3次服。
2. 水火烫伤：翠云草研细末，麻油或凡士林调成20%软膏外敷。
3. 黄蜂蜇伤：鲜翠云草适量，口中嚼烂，揉搽患处；或鲜翠云草、鲜岩毛各适量，捣烂取汁，先喝一口，再将药渣外敷患处。
4. 淋病：翠云草30克，水煎服；或翠云草30克，水灯草10克，黄毛根10克，蛤蟆草10克，镰仄草10克，水煎取汁，分3次服。
5. 黄疸：翠云草30～50克，水煎服；或翠云草30克，土茵陈15克，黄菊子10克，酸筒杆根15克，水煎取汁，分3次服用。
6. 咳嗽：翠云草30克，羊奶子叶20克，水煎服。
7. 刀伤出血：翠云草鲜品适量，捣烂外包；或鲜翠云草、鲜金鸡尾、鲜镰仄草各适量，用柴刀背捣烂，外敷患处，外用布条包扎。

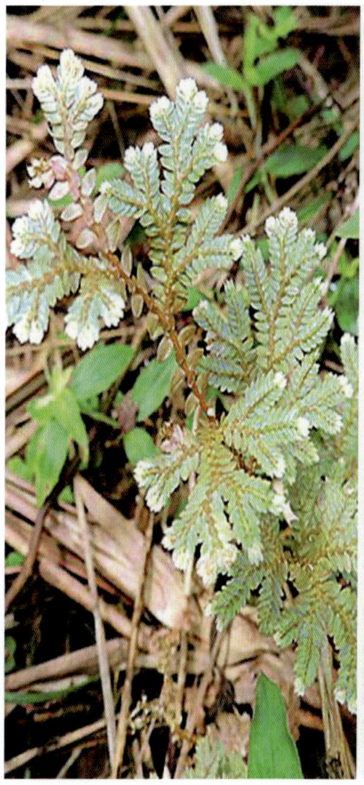

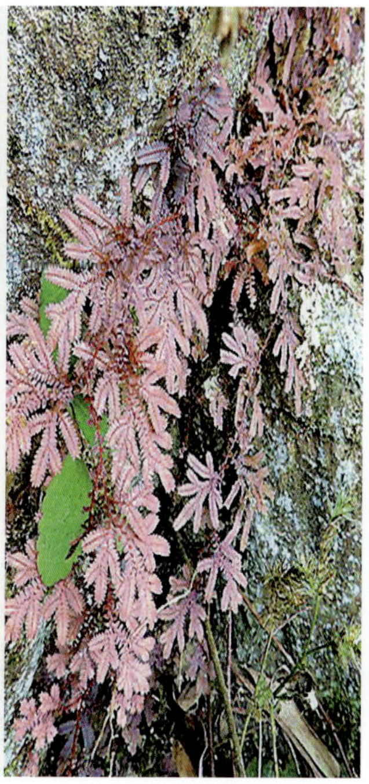

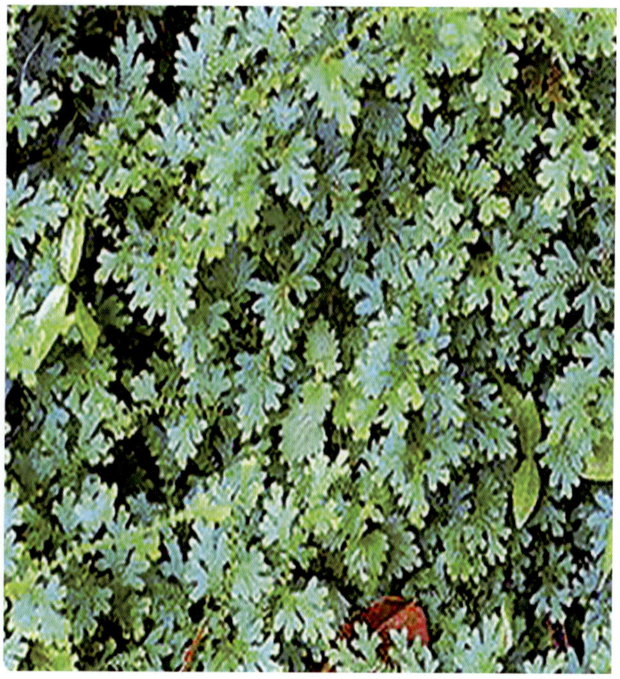

大老鸦酸 | Da lao ya suan

Reib npieas xaob 鋭板酵

叶似鸦脚味极酸，路边草地处处钻。喉炎牙痛痔疮肿，热淋痢疾蛇毒燔。

大老鸦酸，为酢浆草科植物红花酢浆草 *Oxalis corymbosa* DC. 的全草。

苗乡各地均有栽培，也有少数野生。栽培者一般栽种在庭院、路旁及花盆、花圃中。

别名 紫花酢浆草、红花酢浆草、大碱酸甜草、红花盐酸仔草、大本盐酸仔草、铜锤草、大酸味草、多花酢浆草。

采制 以全草或根茎入药，全年可采。采回后洗净泥土，切碎，鲜用为主。

性味与归经 味酸，性寒。入肺、肝、肾、大肠经。

功效 清热解毒，散瘀消肿，凉血安神。

主治 咽喉肿痛、肾盂肾炎、痛风、牙痛、痔疮肿痛、脱肛、痢疾、白带、跌打损伤、水火烫伤、热淋沙淋、蛇头疔、痈肿疮疖、毒蛇咬伤。

用法用量 内服：水煎，鲜品 60 ～ 100 克，干品 30 ～ 60 克。

禁忌 大老鸦酸草性寒，脾胃虚寒者、肾阳不足者少用。孕妇及月经期间的妇女禁用。

附方

1. **肾盂肾炎：**鲜大老鸦酸 15 克，鸡蛋 1 个。将大老鸦酸切碎、调鸡蛋，炒熟服用，1 日 3 次。
2. **跌打损伤：**鲜大老鸦酸 100 克，半边莲 100 克，水、酒各半煎服，1 日 3 次。另用鲜老鸦酸草适量，捣烂外敷患处。
3. **感冒发热，肠炎腹泻：**干大老鸦酸草 30 ～ 60 克，水煎取汁，分 2 ～ 3 次服。
4. **痔疮、脱肛：**鲜大老鸦酸草 100 克，猪大肠 30 克，共炖烂，分 2 ～ 3 次服食。
5. **水火烫伤：**鲜大老鸦酸草 30 克，捣烂取汁，外涂患处。
6. **脚癣、湿疹：**鲜大老鸦酸草 30 克，食盐少许，共捣烂如泥，外涂患处。
7. **蛇咬伤：**鲜大老鸦酸草适量，捣烂，外敷患处。
8. **痈肿疮疖：**鲜大老鸦酸草，鲜犁口草各适量，共捣烂，外敷患处，1 日 1 换。
9. **咽喉肿痛：**鲜大老鸦酸草 100 克，水煎取汁，徐徐含服。
10. **中暑、消渴：**鲜大老鸦酸草 100 克，甜瓜 100 克，捣烂取汁或煎水取汁，分 2 ～ 3 次服。

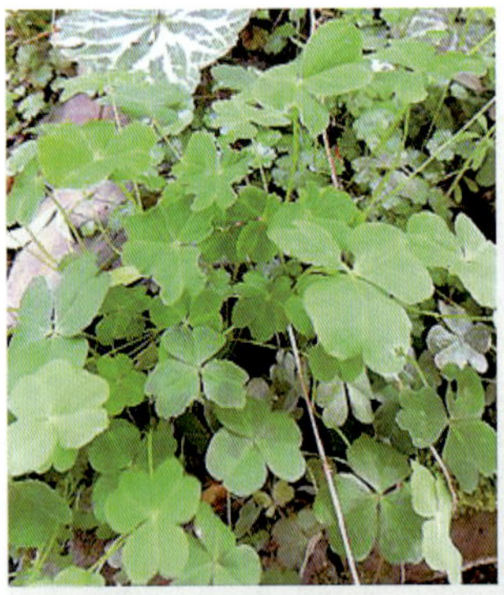
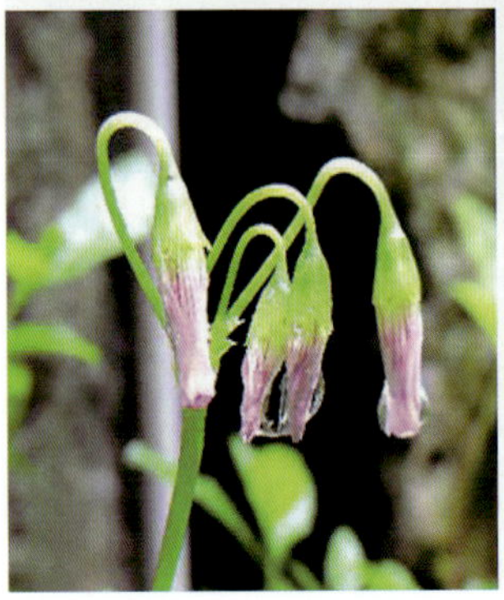
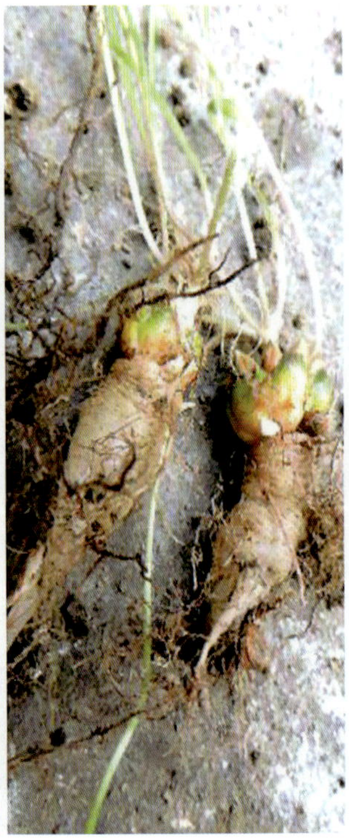
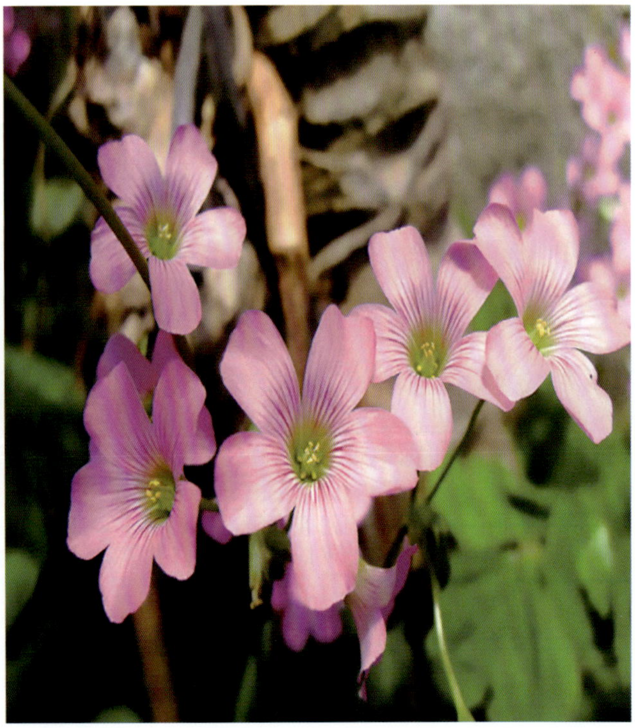

大毛菜 | Da mao cai

Reib daib maob 鋭代毛

蓬松脆嫩一年蓬，喳猪催肥饲料捲。肝炎肠炎打摆子，齿痛痨子尿血通。

大毛菜，为菊科植物一年蓬 *Erigeron annuus*（L.）Pers. 的全草。

苗乡各地均有野生，一般生于山坡、荒地、路边及田野中、水沟边。

别名 一年蓬、女菀、野蒿、牙肿消、牙根消、油麻草、治疟草。

采制 药用全草。夏、秋季节，枝叶茂盛时采割地上部分，洗净泥土，拣净杂质，切段，鲜用或晒干备用。

性味与归经 味甘、苦，性凉。入胃、大肠经。

功效 消食止泻，清热解毒，截疟。

主治 消化不良、呕吐腹泻、急性肝炎、齿龈炎、疟疾、毒蛇咬伤、淋巴结炎、血尿等。

用法用量 内服：水煎，干品 10 ～ 15 克，鲜品 30 ～ 60 克。外用：适量，鲜草洗净，捣烂外敷患处。

禁忌 大毛菜味苦性凉，脾胃虚寒者慎用。

附方

1. **消化不良：** 大毛菜 30 克，隔山消 10 克，水煎，分 3 次服。
2. **胃肠炎：** 大毛菜 30 克，则耳根 15 克，雀儿脑 15 克，水煎，冲白糖服，1 日 2 次。
3. **淋巴结炎：** 嫩大毛菜 60 克，加黄酒 30 毫升，水煎取汁，分 3 次服。
4. **血尿：** 大毛菜 30 克，黄毛根 15 克，雀儿脑 10 克，竹叶菜 10 克，水煎取汁，放凉后，分 3 次服。
5. **齿龈炎：** 鲜大毛菜全草适量，捣烂取汁，涂患处；或鲜大毛菜 15 克，镰仄草 10 克，黄毛根 10 克，水煎取汁，分 3 次服。
6. **疟疾：** 大毛菜 30 克，水蜈蚣 15 克，益母草 15 克，鸡蛋 1 个，水煎，分 3 次服，每日 1 剂。
7. **疟疾：** 大毛菜 60 克，加水煎成 300 毫升左右，发作前 4 小时、2 小时各服 1 次，连服 5 ～ 7 天。
8. **跌打损伤：** 大毛菜全草适量捣烂，敷患处；或大毛菜 15 克，大血藤 10 克，小血藤 10 克，铁马鞭 10 克，水煎取汁，分 3 次服。药渣捣烂，外敷患处。
9. **蛇咬伤：** 大毛菜根捣烂，与雄黄调匀外搽。
10. **黄疸型肝炎：** 大毛菜 60 克，水煎分 2 次服，连服 14 天；或大毛菜 30 克，土茵陈 15 克，黄菊子 10 克，水煎取汁，分 3 次服。服药期间禁食酸冷食物。

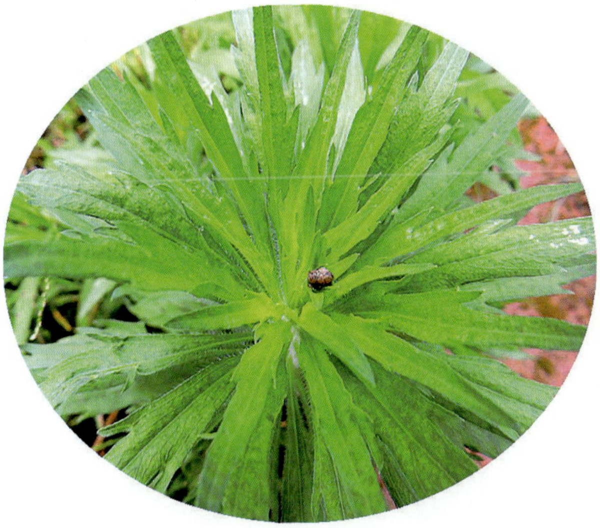
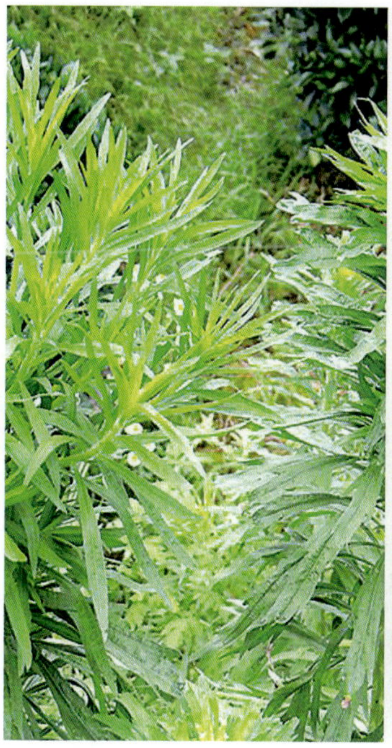
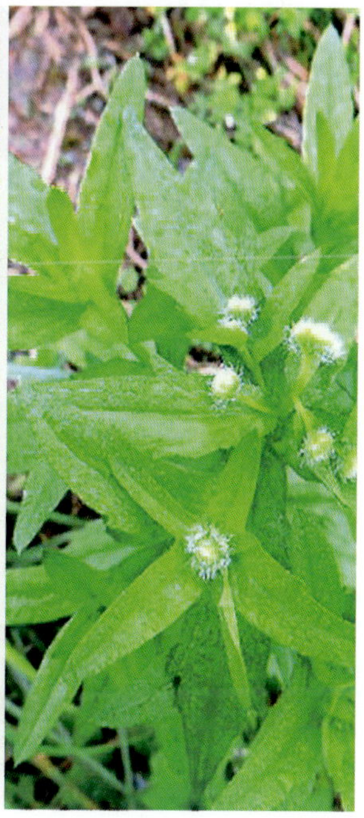

大蒜 | Da suan

Bid guangl shud 比广苏

辛辣刺鼻胡难闻，温胃暖肠饭菜香。痢疾肿满脚抽筋，手足癣症毒蛇伤。

大蒜，为百合科葱属植物大蒜 *Allium sativum* L. 的全草或鳞茎。

苗乡各地均有栽培，一般栽种在菜园里、房前屋后、山路边或果园里。

苗乡习俗，将多瓣蒜称为“重瓣蒜”，单个球茎的称为“独瓣蒜”，将嫩苗称为“蒜苗”，将花茎称为“蒜标”，将鳞茎称为“蒜瑙”。药用以“紫皮大蒜”“独瓣大蒜”为好。

别名 蒜、葫、胡蒜、独蒜、独头蒜、独瓣蒜。

采制 以全草或鳞茎入药。夏季大蒜叶枯萎后，挖取鳞茎，扎把，悬挂在通风干燥的屋檐下、板壁上或杂屋里阴干或晒干。应用时，剥去外皮，切碎或捣烂，或浸泡在醋水中。大蒜叶一般鲜用，现采现用。

性味与归经 味辛辣，性温。入脾、胃、肺经。

功效 行气滞，暖脾胃，消癥积，解毒杀虫。

主治 饮食积滞、脘腹冷痛、水肿胀满、痢疾腹泻、肺痨症、百日咳、产风、蛇虫咬伤、癣疮。

用法用量 内服：煎汤，4～9 克；生吃或煨熟。外用：适量，捣烂外敷或浸泡，取汁涂搽。

禁忌 大蒜辛辣散气，伤肺损目，故阴虚火旺者，以及眼病、咽喉痛、舌炎、痔疮、高血压等患者禁用。外用可引起皮肤发红、灼热、起疱，故不宜敷之过久，皮肤过敏者慎用。

附方

1. **心腹冷痛：** 大蒜 100 克，醋泡 60 天。发作时，每次 3～4 粒嚼服，1 日 3 次。
2. **肺痨病：** 新鲜大蒜 2 粒捣碎，用鼻子闻其辣味，每次闻 30 分钟，1 日 2 次。
3. **产风（角弓反张，口不能言）：** 鲜大蒜 2 瓣捣碎，加水煎开，用筷子撬开牙齿，灌服。
4. **水气肿满：** 大蒜、田螺、蛤蟆草子各等分，熬成膏，摊贴脐部，二便通，则消。
5. **脚转筋：** 大蒜 3 粒，捣烂取汁，涂脚心，感觉发热即止，否则起疱。如已起疱，用消过毒的缝衣针挑破，挤出液体，涂以茶油即可。
6. **咳嗽气喘：** 用大蒜 2 粒，捣烂如泥，涂敷脚板心（先涂点茶油，防止起疱）。
7. **手足癣症：** 用大蒜 100 克，花椒 50 克，泡醋 250 毫升，30 天后使用。每取 20 毫升，用棉签蘸药液，涂搽患处，1 日 1 次。

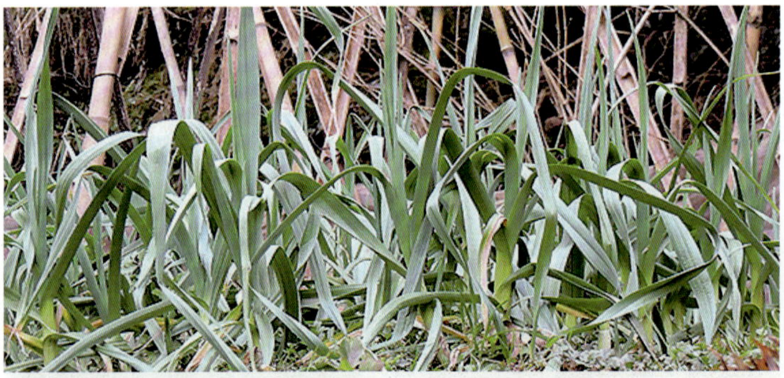
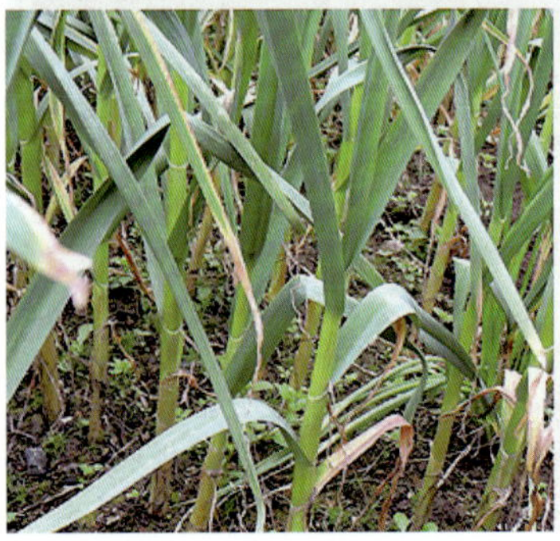
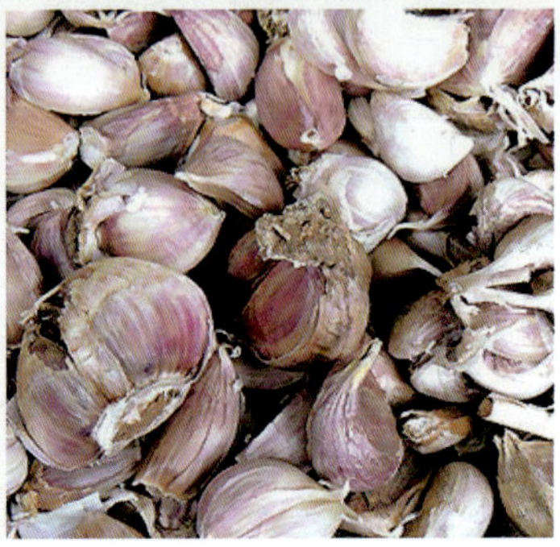
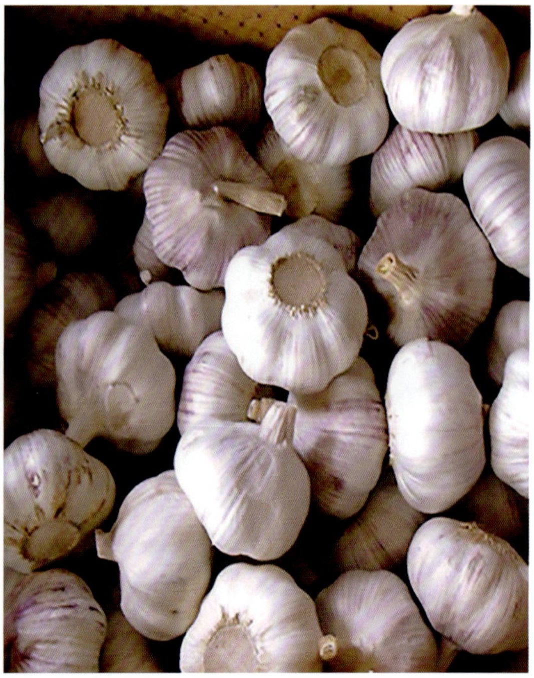

灯心草 | Deng xin cao

Reib dend xinb 鋭灯芯

自古苗乡出桐油，铁盏灯芯照千秋。心烦失眠舌口疮，肾炎喉痹热惊风。

灯心草，为灯心草科植物灯心草 *Juncus effusus* L. 的干燥茎髓。

苗乡各地均有野生，以前较多栽培。野生的灯心草主要生长在河边、水池旁、水沟、稻田旁、草地及沼泽湿处。

别名 灯草、水灯芯、野席草、龙须草、水葱。

采制 灯心草以茎髓或全草入药。在秋季茎尖开始枯黄时采割，把割下的茎秆稍晾干后，在两竹片中间绑上一根大针，把灯心草放在两竹片中间，用针尖刺破灯心草，两手同时向相反方向拉开，灯心即脱出，把灯心扎成小把，晒干即成。保管灯心草时，应打成捆，外包草席，放置干燥处，禁止重压。

性味与归经 味甘、淡，性微寒。入心、肺、小肠、膀胱经。

功效 清心降火，利尿通淋。

主治 淋病、水肿、小便不利、尿少涩痛、湿热黄疸、心烦不寐、小儿夜啼、喉痹、创伤等症。

用法用量 内服：煎汤，2～3 克（鲜者 15～30 克），或入丸、散剂。外用：适量，煅存性研细末，外撒或吹喉。

禁忌 虚寒者慎用。

附方

1. **肾炎、水肿：**鲜灯心草 30 克，鲜蛤蟆草 30 克，鲜地胆草 30 克，水煎取汁，分 3 次服。
2. **心烦、失眠：**鲜灯心草 15 克，水煎，当茶服。
3. **急性咽喉炎、舌炎、口疮：**灯心草 3 克，牛眼珠草 10 克，水煎服；或用灯心草 10 克，煅存性，加冰片 1 克，研细末，时时吹喉。
4. **鼻出血：**灯心草 30 克，焙干研细末，加朱砂 3 克，研细调匀，每次 1 克，米汤水送服。
5. **尿血、尿痛：**鲜灯心草 30 克，鲜蛤蟆草 30 克，鲜金鸡尾 30 克，淘米水煎服。
6. **小儿热惊风：**灯心草 3 克，鲜蛤蟆草 3 株，水煎服。
7. **湿热黄疸：**鲜灯心草 15 克，鲜枸杞根 30 克，阴行草 15 克，水煎服；或鲜灯心草 30 克，鲜猫耳朵 30 克，水煎服。
8. **喉痹：**灯心草 10 克，壁钱 10 克，明矾 10 克，焙干研细末调匀，时时吹喉。
9. **创伤出血：**灯心草 3 克，用口嚼烂，外敷患处，布条包扎。

附注 灯心草与水灯心草的区别

灯心草茎秆较大，茎直立，茎皮柔弱，极易折断，茎髓较大，可以单独抽出，一般以髓心作为药物应用。

水灯草茎秆较小，茎直立或倒伏，茎皮较韧，不宜折断，髓心很小，难以抽出，一般以全草作为药物应用。

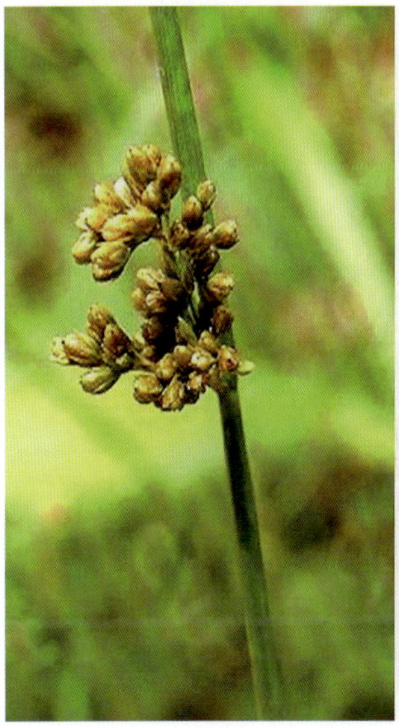
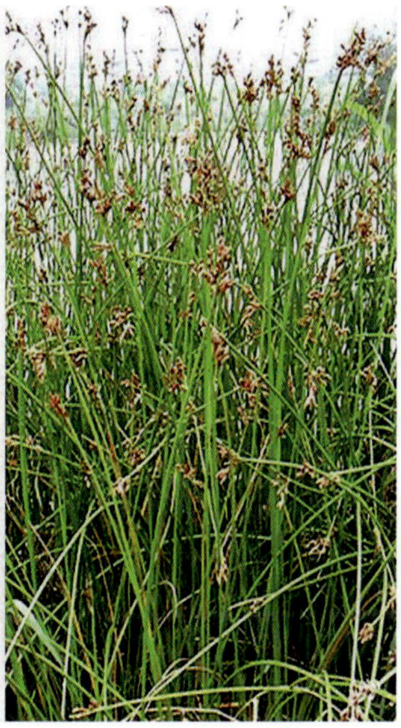
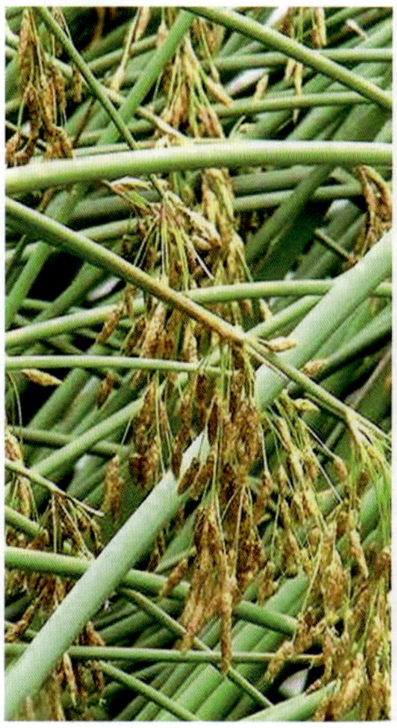
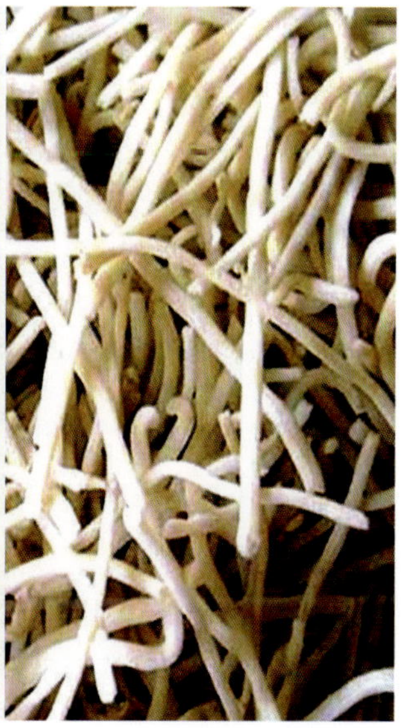

地地菜 | Di di cai

Reib nex kheat 鋭奶改

阳春三月地菜香，红糖鸡蛋煮成汤。利尿止血消水肿，红眼痢疾称妙方。

地地菜，为十字花科植物荠菜属荠菜 *Capsella bursa-pastoris*（Linn.）Medic. 的全草。

苗乡各地均有野生，一般生长在菜园、田头、荒地或庭院里。

苗乡民间素有“三月三，地菜煮鸡蛋”的传统，据说地地菜煮鸡蛋有预防疾病，强筋健骨的功效。地地菜是最早报春的时鲜野菜，也是一种地道的药材。民谚说：“三月三，荠菜当灵丹。” 荠菜被称为“护生草”，也是取其能治百病，对身体大有益处的意思。

别名 地菜、地丁菜、荠、荠菜、花花菜、净肠草、地米才、菱角菜、鸡脚才、鸡心菜、蓟菜、护生菜。

采制 药用全草。早春三月，地地菜生长旺盛时采挖，洗净泥土，拣净杂质，晾干水分，切段，鲜用或晒干备用。

性味与归经 味甘、淡，性凉，无毒。入心、肺、肝经。

功效 清热解毒，利尿止血，软坚散结，清肝明目。

主治 痢疾肠炎、肾炎水肿、热淋湿浊、肺热咳血、吐血便血、月经过多、崩漏、妇女带下、肝热头昏、目赤肿痛。

用法用量 内服：水煎，干品 10 ～ 15 克，鲜品 15 ～ 30 克，或入丸、散剂。外用：适量，鲜品捣烂外敷，或捣烂取汁点眼，或焙干研细末，加水调涂。

禁忌 便溏者慎食，孕妇不宜食用。

附方

1. **小儿麻疹火盛：**鲜地地菜 30 克，白茅根 20 克，水煎，当茶服。
2. **崩漏及月经过多：**地地菜 30 克，雀儿脑 30 克，益母草 20 克，水煎服。
3. **产后恶露：**地地菜 30 克，马齿苋 60 克，水煎取汁，分 3 次服。
4. **跌打吐血：**地地菜 30 克，土牛膝 10 克，铁马鞭 10 克，水煎服。
5. **眼生翳膜：**地地菜不拘多少，洗净，焙干，碾为细末。每夜卧时，先洗净眼睛，挑药粉半米许，安眼角内。点药粉后，有点刺痛感，无碍。
6. **阳证水肿：**地地菜 30 克，蛤蟆草 30 克，冬瓜皮 30 克，水煎服。
7. **红眼病（红肿疼痛）：**用地地菜根，捣烂取汁，点眼角内，1 日 3 次，点后闭目静养，禁食辛辣刺激食物。
8. **痢疾：**地地菜 60 克，枫木叶 20 克，铁扫把 10 克，水煎取汁，分 3 次服。
9. **热淋尿疾：**地地菜 20 克，镰爪草 10 克，水灯草 10 克，蛤蟆草 10 克，则耳根 10 克，水煎服。
10. **咳血衄血：**地地菜 30 克，黄毛根 30 克，藕节 60 克，水煎取汁，分 3 次服。

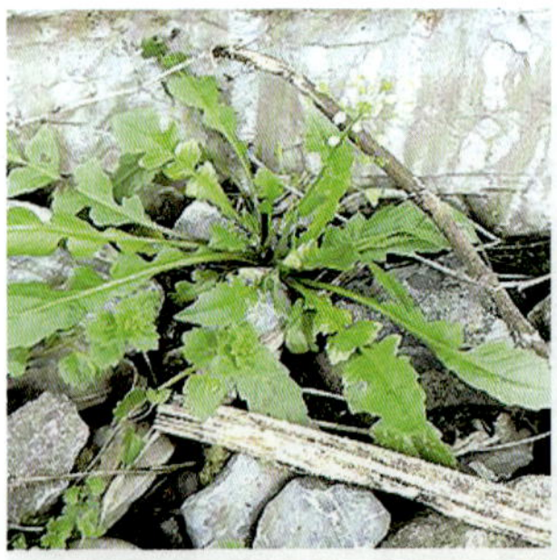
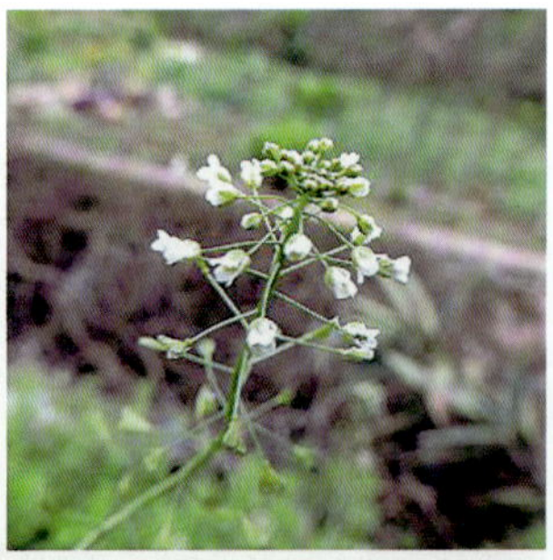
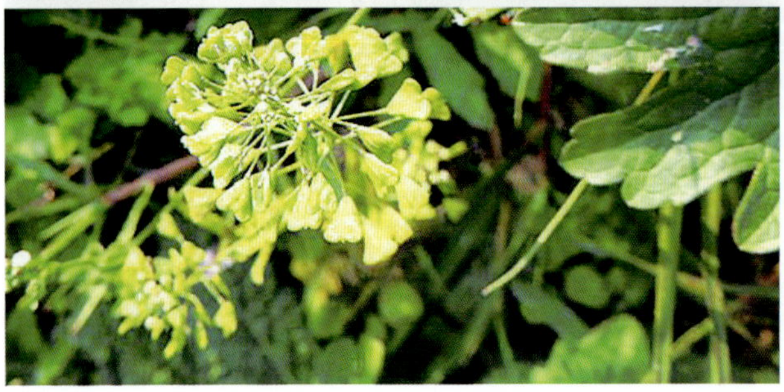
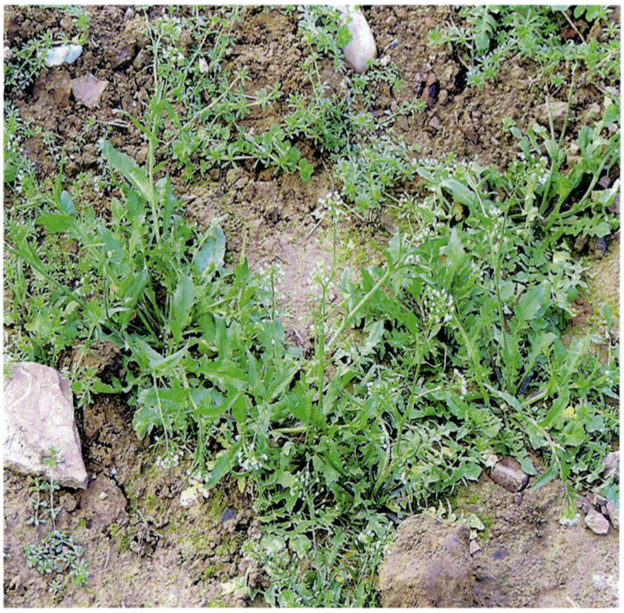

地胡椒 | Di hu jiao

Reib jid nghad 鋭鸡嘎

麻辣辛温地胡椒，鸭鹅不吃路边找。鼻塞不通嗅取嚏，扭挫顽癣嫩叶捣。

地胡椒，菊科植物石胡荽 *Centipeda minima*（L.）A. Br. et Aschers. 的带花全草。

苗乡各地均有野生，一般生长在村庄周围、小路旁、房前屋后等地面上。

别名 石胡荽、野园荽、鸡肠草、鹅不食、地芫荽、满天星、沙飞草、大救驾、三节剑、山胡椒、球子草、小救驾，砂药草、白地茜、通天窍、雾水沙、蚊子草、白珠子草、鹅不食草。

采制 药用全草，生长茂盛或开花时采集，洗净泥土，切段，鲜用或晒干。

性味与归经 味辛、性温。入肝、肺、大肠经。

功效 通窍散寒，祛风利湿、散瘀消肿，止咳，去翳。

主治 感冒、寒哮、喉痹、百日咳、痧气腹痛、阿米巴痢疾、疟疾、疳泻、鼻渊、鼻息肉、目翳涩痒、臁疮、疥癣、跌打。

用法用量 内服：煎汤，5～10 克，或捣汁。外用：适量，捣烂塞鼻，研末搐鼻或捣敷。

禁忌 地胡椒对胃黏膜有刺激作用，会引起胃痛。因此，有胃炎、胃溃疡的人慎用。

附方

1. 翳状胬肉：地胡椒 60 克，白花龙胆草 10 克，蛇螺草 6 克，百草霜适量。将前 3 味药研细，用绿叶包好，放火上烘成半生半熟，置竹筒中熏眼，直熏至药冷止。
2. 鼻炎：用新鲜地胡椒适量，揉烂嗅其气；或塞入鼻中，令患者喷嚏即愈。
3. 小儿疳积：地胡椒 30 克，野韭菜 45 克，夏枯草 30 克，小牵牛藤叶 15 克，以鲜品煎水服，连服 3～4 剂。
4. 伤内病：地胡椒 30 克，研成细末，每次 3 克，用酒冲服，1 日 1 次。
5. 伤寒：地胡椒 10 克，小金刚 10 克，紫草 12 克，肺经草 15 克，小杆子 10 克，水煎热服。
6. 打伤：地胡椒 30 克，鸭屎木 10 克，散血莲 20 克，泡酒 500 克，一七后，每晚服 20 毫升。
7. 锐器伤：用地胡椒、啥菜、半边莲、四眼草各适量，捶烂外敷。
8. 扭挫伤：地胡椒、金钱草、破铜钱、大血藤、小血藤、石菖蒲各适量，捶敷。
9. 日翳：鲜地胡椒搓揉至烂，用鼻孔嗅其气，引起喷嚏，每日 2 次。
10. 牛皮癣：地胡椒适量，捣烂涂患处。
11. 鸡眼：先将鸡眼厚皮削平，再用地胡椒捣烂，包敷患处，3～5 天取下。

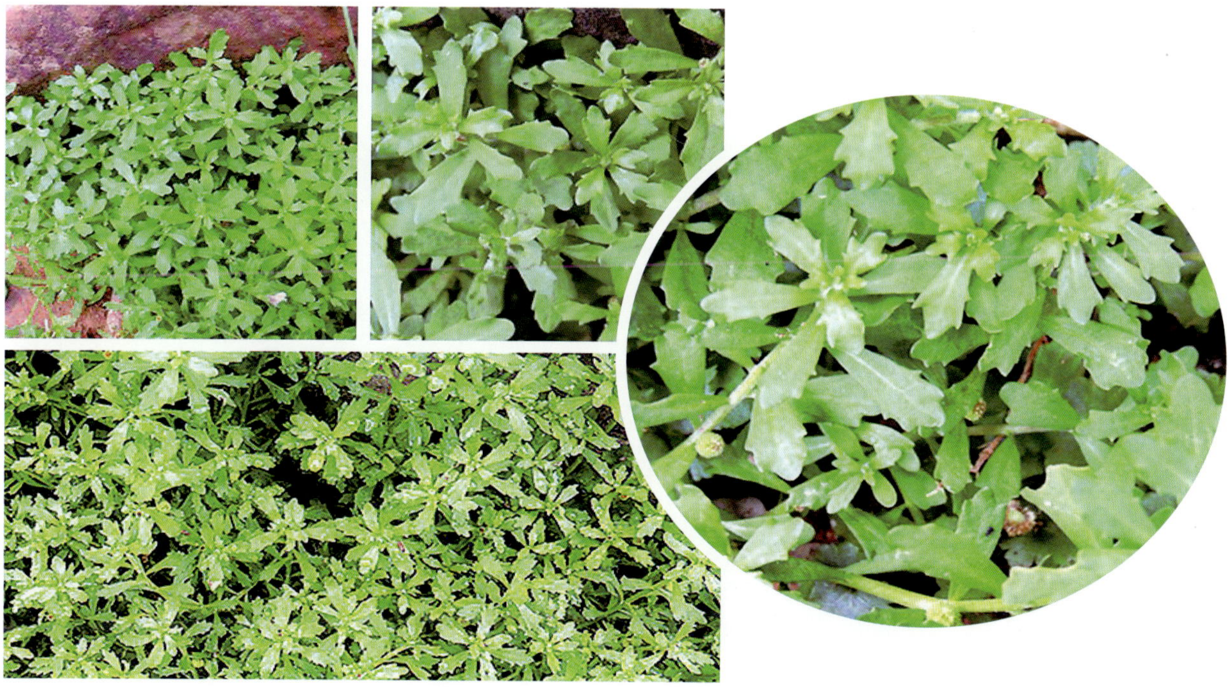

地锦草 | Di jin cao

Reib biud keibliul 鋭朴克了

匍匐地头色紫红，柔弱娇小不经风。痢疾肠炎诸般血，蛇咬刀伤缠腰龙。

地锦草，为大戟科植物地锦 *Euphorbia humifusa* Willd. 的带根全草。

苗乡各地均有生长，一般生于山路边、荒草地、沙砾中、田间。

别名 铁线草、血风草、蚂蚁草、草血竭、血见愁草、奶汁草、铺地锦、铺地红、地蓬草、铁线马齿苋、红斑鸠窝、九龙吐珠草、地瓣草、铺地草、被单草、星星草、斑雀草。

采制 除去杂质，洗净泥土，切碎，鲜用或晒干备用。

性味与归经 味辛，性平。入肝、大肠经。

功效 清热解毒，利湿退黄，凉血止血。

主治 痢疾、肠炎、咳血、尿血、便血、崩漏、痈肿疮疖。

用法用量 内服：煎汤，干品 10 ～ 15 克，鲜者可用 15 ～ 30 克，或入散剂。外用：适量，鲜品捣敷或研末撒。

禁忌 血虚无瘀及脾胃虚弱者慎服。

附方

1. **臁疮溃烂不愈：** 地锦草 500 克，焙干研末。先用浓茶洗净患处，再敷一厚层药末于疮面，外用敷料包好，每日换药 1 次，至愈为止。
2. **小儿腹泻：** 地锦草 6 克，独脚金 6 克，水煎服。
3. **腹泻：** 地锦草 100 克，茶叶 10 克，水煎服。
4. **小儿疳积：** 地锦草 30 克，鸡眼草 15 克，仙鹤草 6 克，水煎服。
5. **血淋、湿热黄疸：** 地锦草 30 ～ 60 克，水煎服。
6. **风湿痛：** 五叶地锦草 60 克，牵牛风 30 克，水煎，兑白酒服。
7. **风湿骨痛：** 五叶地锦草、九节风、八角风，煎水洗澡。
8. **痢疾：** 萹蓄 15 克，地锦草、瓜子金、管子风各 10 克，水煎，白痢加白糖 6 克，红痢加红糖 6 克服，1 日 3 次。
9. **赤痢便血：** 地锦草 10 ～ 12 克，同红糖炒焦，加水煎服。
10. **细菌性痢疾：** 鲜地锦草、鲜铁苋菜各 90 克。将药洗净切碎，加水 1500 毫升，文火煎 2 小时，取液 1000 毫升，每服 250 毫升，一日 2 次，连服 8 天。
11. **咳血、吐血、便血、崩漏：** 鲜地锦草 50 克，水煎或调蜂蜜服。
12. **蛇咬伤：** 鲜地锦草适量，捣烂外敷患处。
13. **脏毒赤白：** 地锦草采得后，洗，暴干，为末，米饮服 5 克。
14. **带状疱疹：** 鲜地锦草捣烂，加醋搅匀，取汁涂患处。

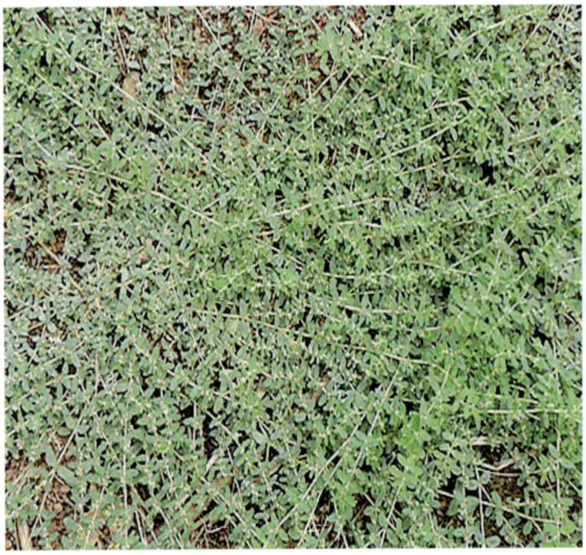
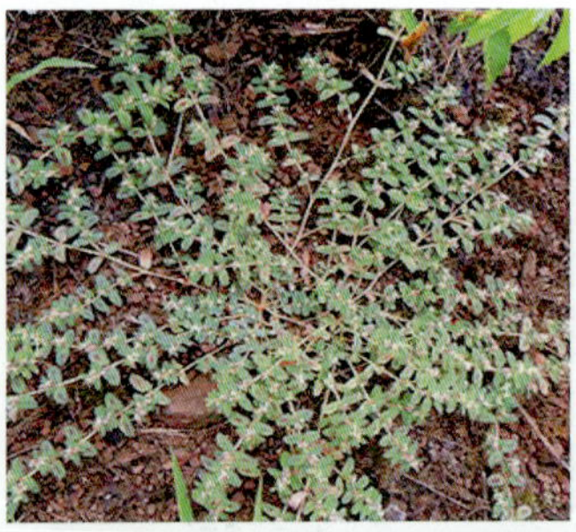
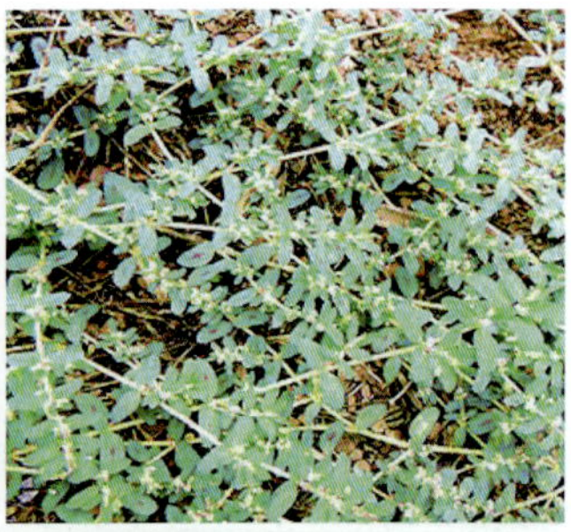
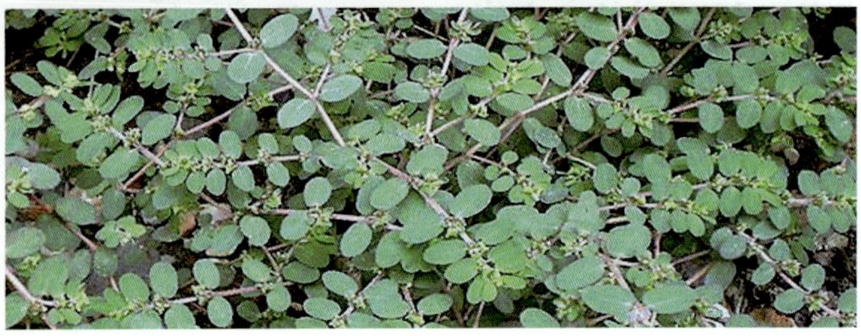

地杨梅 | Di yang mei

Reib shil liub 鋭石榴

矮小枝叶紫红花，成片成堆在山垭。疳积劳损与痢疾，疔疮黄疸兼痛牙。

地杨梅，为野牡丹科植物地菍 *Melastoma dodecandrum* Lour. 的全草。

苗乡山区均有生长，一般生长在低矮的山丘、树林下、道路旁、山沟、水渠边、荒草地等处。

别名 地石榴、地茄、多木影、提脚龙、遍地红、地茺草。

采制 药用全草。夏秋季节，枝叶繁茂，花朵盛开或果实成熟时采割地上部分，拣净杂质，洗净泥土，切段，鲜用或晒干备用。

性味与归经 味甘酸，性凉，无毒。入肺、肝、大肠经。

功效 清热解毒，止痛，利大小便。

主治 劳损、黄疸、水肿、疳积、白带、经漏、瘰疬。

用法用量 内服：水煎，10 ～ 20 克，鲜品 20 ～ 30 克。外用：适量，捣烂外敷或煎水洗。

禁忌 地杨梅性味温和，一般人均可应用。

附方

1. 黄疸：鲜地杨梅 100 克，白茅根 30 克，白糖 30 克，甜酒 30 克。先将地杨梅、白茅根煎水，再加白糖、甜酒水冲服，1 日 3 次。
2. 痢疾：鲜地杨梅 60 克，白蒿 10 克，水杨柳 10 克，水煎服。
3. 疔疮：地杨梅 30 克，半边莲 30 克，芙蓉叶 20 克，捣烂外敷患处。
4. 虚火牙痛：地杨梅根 30 克，黄毛根 10 克，救兵粮叶 10 克，水煎服。药渣外敷患处面部。
5. 痈疮肿毒：地杨梅 20 克，秤砣消叶 10 克，雷公稿叶 10 克，捣烂外敷患处。注意中间留孔，以利毒液外排。禁食辛辣食物。

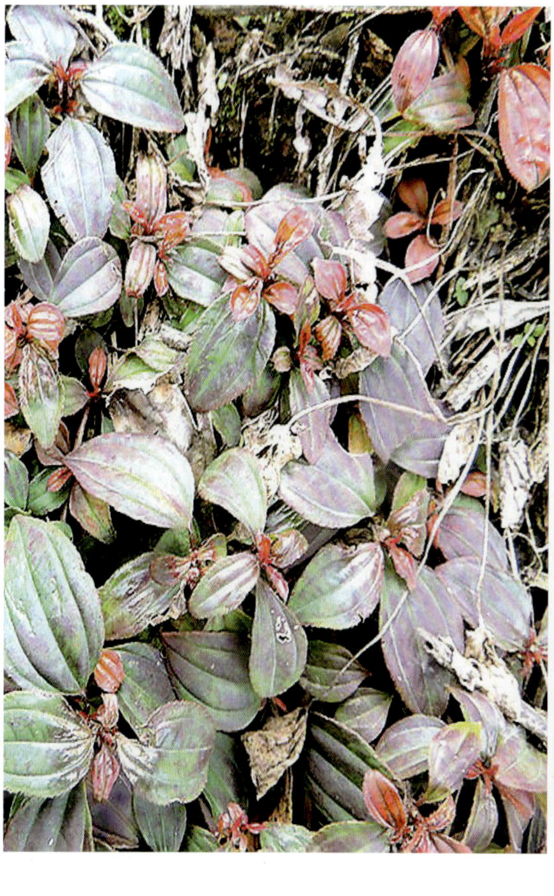

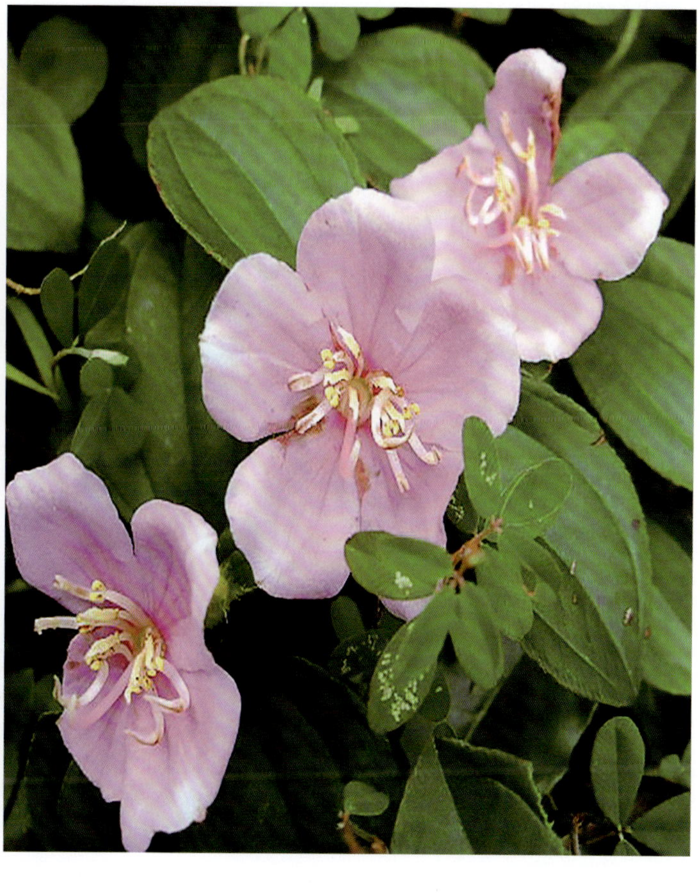

吊杆草 | Diao gan cao

Reib gongt nggiox 鋭龚嘎

落土生根倒地龙，秋后又见叶片红。行水消肿肝肾炎，散瘀解毒肚腹膨。

吊杆草，为玄参科植物爬红岩 *Veronicastrum axillare*（Sied.et Zucc.）Yamazaki 或毛叶腹水草 *Veronicastrum villosulum*（Miq.）Yamazaki 的全草。

苗乡各地均有野生，一般生在山谷阴湿处、小溪流、水渠、田坎等边缘处，也有生长在悬崖、石壁之上。

别名 两头根、钓鱼竿、吊线风、梅叶伸筋、倒地龙、吊杆风、叶下红、仙人搭桥、二头马兰、过山龙、天桥草、过天桥、一条筋、两头爬。

采制 药用全草。每年夏秋季枝叶茂盛时采割地上部分，拣净杂质，切段，鲜用或晒干备用。

性味与归经 味苦，性微寒，有小毒。入肝、脾、肾经。

功效 行水消肿，散瘀解毒。

主治 肝硬化腹水、肾炎水肿、跌打损伤、疔毒疮疡、水火烫伤、毒蛇咬伤。

用法用量 内服：水煎，干品 10 ～ 15 克，鲜品 30 ～ 60 克，或捣汁服。外用：适量，鲜品捣烂外敷患处，或干品研细末，冷开水调敷患处，或鲜品煎水外洗患处。

禁忌 孕妇及体质虚弱者禁用。

附方

1. **腹水：**吊杆草 30 克，水煎取汁，分 2 次，食前空腹服。
2. **臌胀：**吊杆草 15 克，陈葫芦 10 克，包谷杆芯 5 克，水煎服。
3. **小便不利：**吊杆草 15 克，水灯草 10 克，黄毛根 10 克，水煎服。
4. **白带多：**吊杆草 10 克，益母草 15 克，土茯苓 15 克，水煎服。
5. **经水不调：**吊杆草 15 克，土牛膝 10 克，大血藤 10 克，水煎取汁，加甜酒少许，分 3 次服。
6. **子宫脱垂：**吊杆草 24 克，野葡萄根 21 克，猪小肚 1 个，炖老酒服。
7. **小儿伤食：**鲜吊杆草 10 克，冰糖少许，米汤水煎取汁，分 3 ～ 4 次服。
8. **背花未溃：**鲜吊杆草 15 克，芙蓉花 10 克，金银花 10 克，水煎服。药渣捣烂外敷患处。
9. **跌打损伤：**鲜吊杆草 15 克，水煎服。另取鲜吊杆草叶适量，捣烂调酒，外搽患处。
10. **水火烫伤：**鲜吊杆草适量，捣烂敷患处；或干品研细末，桐油调匀搽患处。
11. **急性黄疸型肝炎：**吊杆草、乌韭各 15 克，白英 30 克，石韦、茵陈各 10 克，蛤蟆草 10 克，水煎，分 3 次服。
12. **急慢性肾炎水肿：**吊杆草 30 克，益母草 15 克，水煎取汁，分 3 次服。
13. **子宫癌：**吊杆草 30 克，七叶一枝花 10 克，龙葵 30 克，黄药子 30 克，煎服。

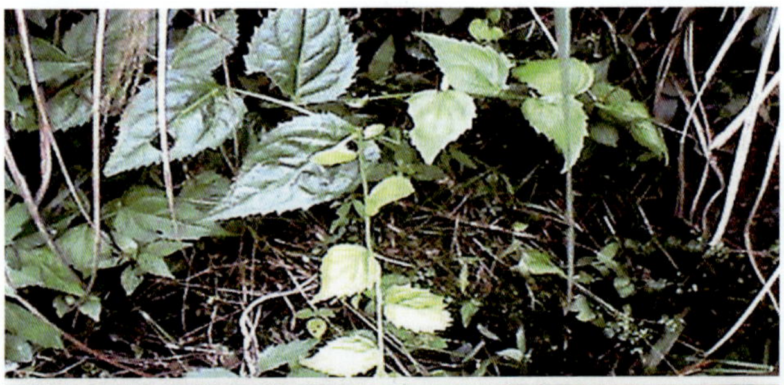
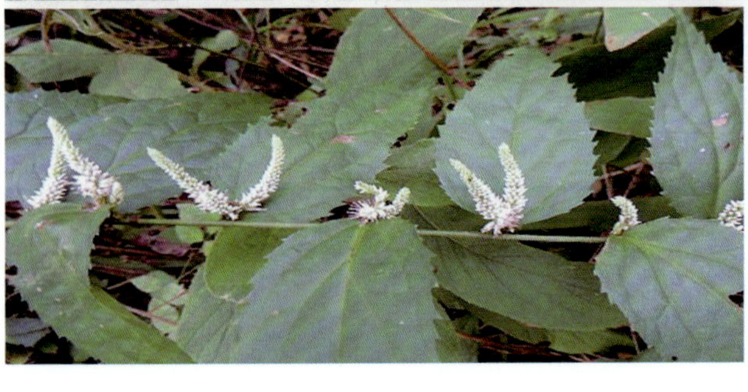
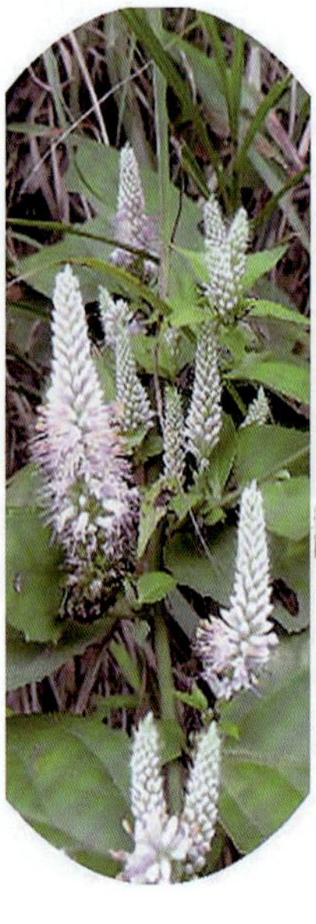
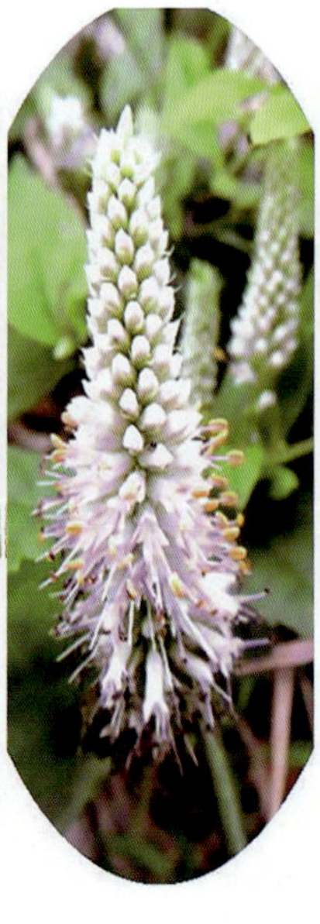
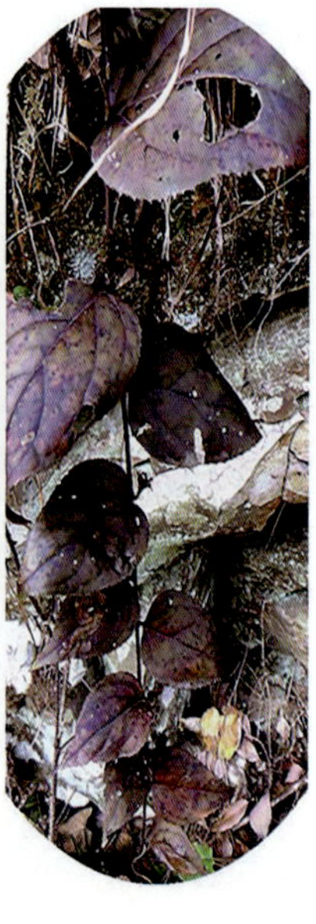

东风菜 | Dong feng cai

Reib panb longs 鋭盘龙

深谷沟渠溪流旁，东风菜叶随风漾。风湿痹痛毒蛇咬，头痛咽肿跌打伤。

东风菜，为菊科东风菜属植物东风菜 *Doellingeria scaber*（Thunb.）Nees 的根茎、嫩叶或全草。

苗乡各地均有野生，一般生于落叶阔叶林下、灌木丛及林缘草地等处，在树林与草地连接的小溪、沟谷、坡地或低洼的草丛中也较常见。

别名 土苍术、钻山狗、盘龙草、山蛤芦、白云草、仙白草、尖叶山苦荬、山白菜、小叶青、仙蛤芦、菊花暗消、冷水丹、野芋头、疙瘩药、草三七、土白前。

采制 药用全草，或嫩叶、根茎。夏秋季节生长茂盛时采挖，洗净，晾干水分，鲜用或切段，晒干备用。

性味与归经 味辛、甘，性寒。入心、胃、脾、肝、肺经。

功效 清热解毒，活血消肿，镇痛。

主治 跌打损伤、毒蛇咬伤、头痛眩晕、咽喉肿痛、关节疼痛、腰酸背痛、风湿痹痛、肝热目赤、寒痧腹痛。

用法用量 内服：水煎，15～30 克，鲜品加倍。外用：适量，捣烂外敷。

禁忌 东风菜性寒，脾胃虚寒者慎用。

附方

1. **腰酸背痛：** 东风菜根 15 克，扯丝皮 10 克，水煎汁，兑白酒少许，分 3 次服。
2. **风湿腰痛：** 东风菜根 15 克，夏天无 4 克，燕子尾 10 克，次红根 10 克，威灵仙 10 克，鱼秧草 6 克，水煎取汁，分 3 次服，1 日 2 次，连服 15～20 天。药渣煎水，热熨患处。
3. **跌打损伤、伤肿瘀痛：** 东风菜 15 克，铁马鞭 10 克，土牛膝 10 克，水煎汁，分 3 次服。局部用东风菜鲜品适量，捣烂外敷。
4. **跌打损伤：** 东风菜根 15 克，徐长卿 10 克，大血藤 10 克，小血藤 20 克，水煎取汁，分 3 次服。外用东风菜全草适量，捣烂揉搽患处。
5. **肝热目赤、肿痛：** 东风菜 30 克，九里光 15 克，野菊花 10 克，土茵陈 10 克，蓬壳草 10 克，水煎取汁，分 3 次服。
6. **毒蛇咬伤：** 鲜东风菜根或全草 15～30 克，捣烂，绞取汁液服。渣敷伤口周围。
7. **寒痧腹痛：** 东风菜根 15 克，辣子蛇药 6 克，秤杆蛇药 10 克，刺仄蛇药 10 克，水煎取汁，分 3 次服。服药期间禁食酸冷食物。
8. **咽喉肿痛：** 东风菜 10 克，三两银 2 克，威灵仙 10 克，薄荷 6 克，水煎服。
9. **关节疼痛：** 东风菜根 10 克，牛膝 10 克，黑风藤 10 克，蜈蚣 1 条，水煎服。

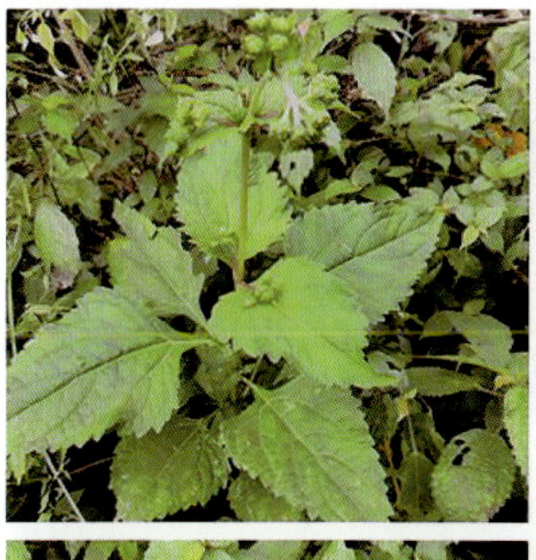
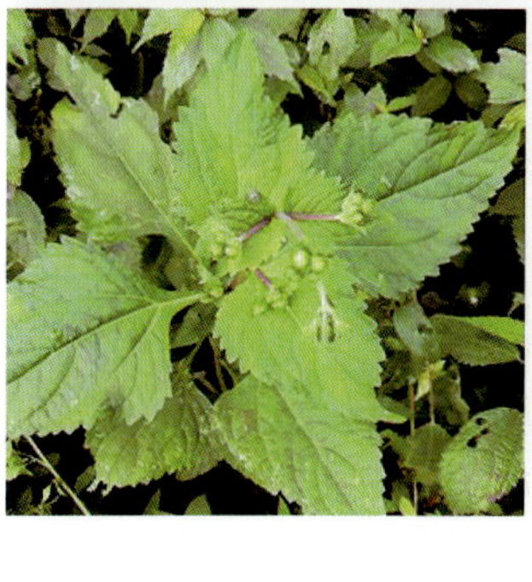
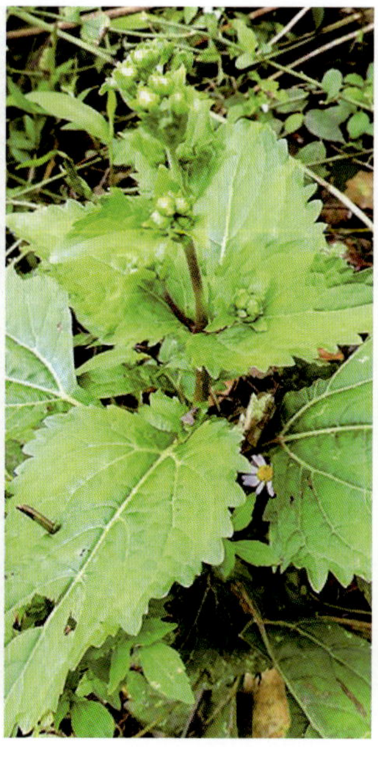
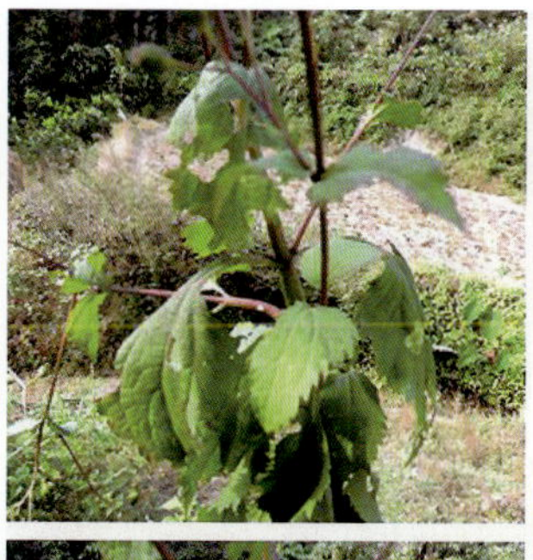
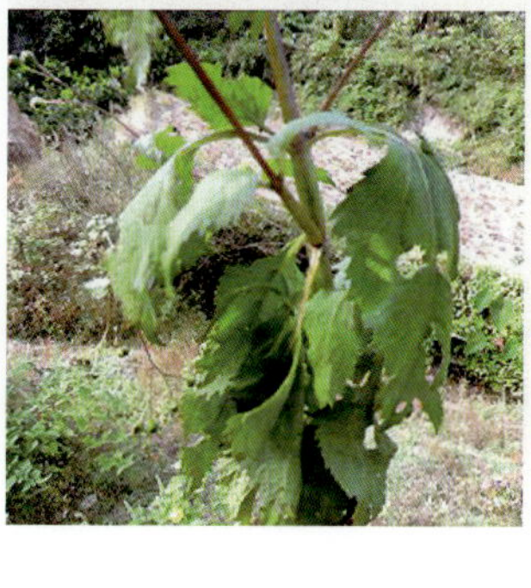
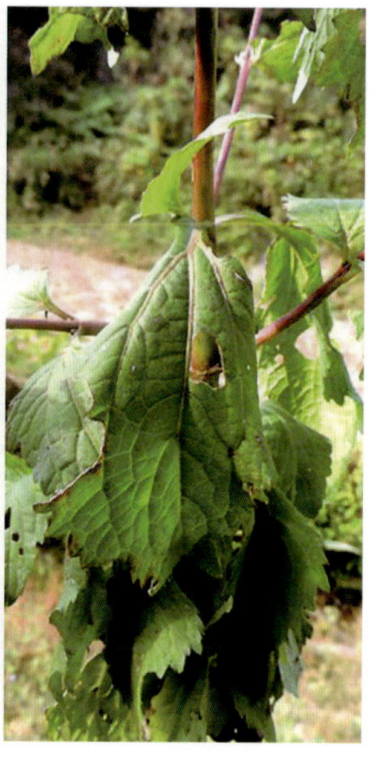

冬苋菜 | Dong xian cai

Reib nqoul cheab 鋭秋嘎

寒冬腊月觅苋菜，霜大雪压枝叶乖。尿少乳稀与黄疸，咳嗽下痢与滑胎。

冬苋菜，为锦葵科锦葵属植物野葵 *Malva verticillata* L. 及冬葵 *Melva crispa* L. 的全株。

苗乡各地均有栽培，一般栽培在菜园里、山路旁、果园中等处。

别名 冬葵、冬寒菜、葵菜、皱叶锦葵。

采制 冬苋菜以嫩茎叶、种子入药。嫩茎叶夏秋季随采随用，一般鲜用。种子在成熟时采摘果穗，晒干后打下种子，再晒干备用。

性味与归经 茎叶：味甘，性寒；根：味甘，性温，无毒。入肝、脾经。

功效 利尿，催乳，润肠通便。

主治 叶主治：肺热咳嗽、热毒下痢、湿热黄疸、二便不通、丹毒等症；种子主治：肝脾虚弱、体弱多病、二便不利、肾虚骨弱、妇女乳头内陷、滑胎。根茎主治：妇女带下、咳嗽、盗汗、恶疮、淋证、水肿，解蜀椒毒。

用法用量 内服：水煎，15～30 克。外用：适量，捣烂外敷患处。

禁忌 冬苋菜性寒，脾虚肠滑者忌食，孕妇慎用。

附方

1. **预防白喉：**冬苋菜 480 克，蒲公英 180 克，椿木芽 360 克，水煎作茶饮，连服 3～5 天。
2. **肺炎：**冬苋菜 30 克，百合 30 克，大米 100 克，煮稀饭吃，1 日 3 次。
3. **湿热黄疸：**冬苋菜全草 30 克，天胡椒 20 克，紫花地丁 30 克，蛤蟆草 20 克，精肉 90 克，同炖熟，分 3 次，吃肉，喝汤。
4. **小儿高热、发斑：**鲜冬苋菜茎叶少许，洗净绞汁，每次 5 毫升，1 日 3 次。服药期间禁食辛辣食物。
5. **咽喉肿痛：**冬苋菜嫩茎叶、花 30 克，阴干，水煎取汁，含漱，每日 3 次。
6. **痈肿疮毒：**先用淘米水洗净患处，再取冬苋菜嫩叶，微火烤软，贴疮顶部，脓汁即出，脓尽则肉生。用药期间禁食鱼腥、辛辣食物，禁忌房事。
7. **水火烫伤：**鲜嫩冬苋菜茎叶，捣烂如泥，外敷患处。如已溃烂、流水，则将冬苋菜茎叶焙干研细末，外撒患处。每日 2～3 次。
8. **毒蛇咬伤、蜂蝎蜇伤：**取嫩冬苋菜茎叶适量，捣烂取汁，每次 30 毫升，1 日 3 次内服。药渣捣烂，外敷患处，注意留口，以利毒液排出。
9. **误吞铜钱、铁针：**鲜冬苋菜适量，捣烂取汁，每次 30 毫升，1 日 3 次。

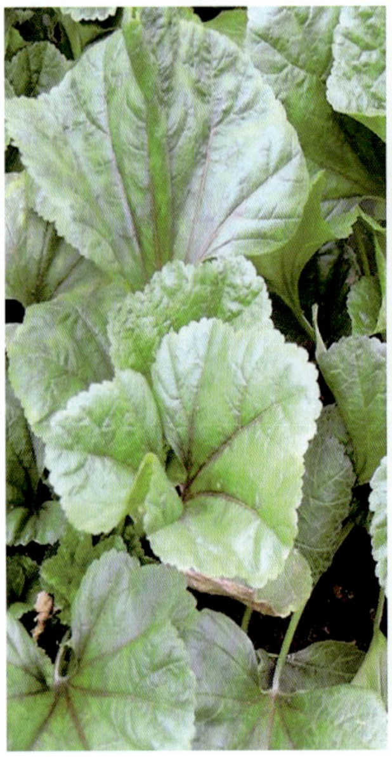
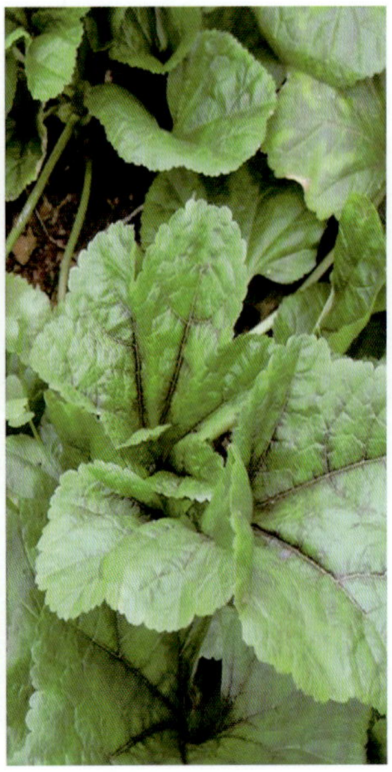
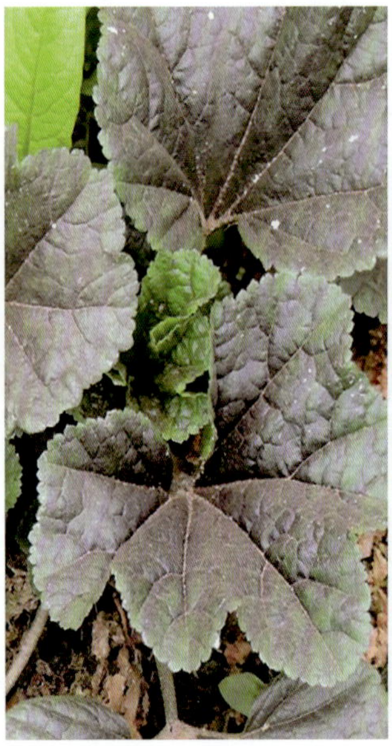
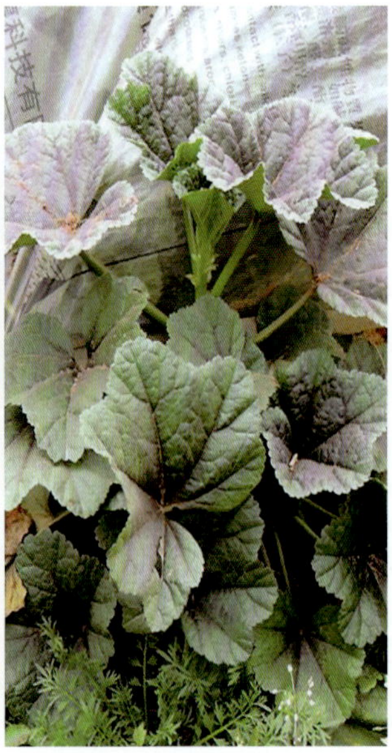

豆瓣风 | Dou ban feng

Reib bot zheit 鋭保腿

身材娇小不耐风，形似豆瓣深山中。风湿骨痛肺痨症，咳嗽尿血疡子瘤。

豆瓣风，为水龙骨科植物抱石莲 *Lepidogrammitis drymoglossoides*（Baker）Ching 的全草。

苗乡各地均有生长，一般生于阴暗潮湿的峡谷中，生于阴湿树干和岩石上、山谷岩壁上，树皮或岩石上。

别名 抱石连、鱼鳖金星、瓜子金、石瓜子、金星草、瓜米菜、肉石斛、抱树莲、鱼鳖草、瓜子菜。

采制 药用全草。全年可采，洗净泥沙，鲜用或晒干备用。

性味与归经 味甘、苦，性寒。入肝、肺经。

功效 祛风化痰，清热解毒，凉血散瘀。

主治 瘰疬、肺痨、风湿骨痛、小儿高热、内外伤出血、跌打损伤、月家病（妇女“坐月子”期间所出现的病症）、外治疔疮痈肿。

用法用量 内服：水煎，干品 3～6 克，鲜品 15～30 克。外用：适量，煎水外洗患处，或捣烂外敷患处。

禁忌 豆瓣风性寒，体质虚寒者慎用。

附方

1. **风热外感：** 豆瓣风全草 3～6 克，水煎，分 3 次服。
2. **真月家病（产褥期同房所引发的病症）：** 豆瓣风、散血莲、吊杆草、当归、蛤蟆草、鸭屎木、五爪风、大血藤、小血藤、黄瓜香、半边莲、益母草、月月红、蜡梅木、蕲艾等。临症选用 5～7 种，水煎取汁，兑甜酒，分 3 次服。
3. **痢疾：** 豆瓣风全草 6 克，铁扫帚 6 克，白蒿 10 克，水煎服。
4. **月经不调：** 豆瓣风 6 克，益母草 15 克，月月红 6 克，水煎，分 3 次服。
5. **心口痛：** 豆瓣风 60 克焙干研细末，每次 3 克，白酒兑服，1 日 3 次。
6. **肺热咳嗽：** 豆瓣风、牛大王、则耳根、白凉棚各 10 克，水煎服。
7. **肺痨潮热：** 豆瓣风 30 克，阴石蕨 15 克，水煎服；或豆瓣风 30 克，水龙骨 15 克，水煎取汁，分 2 次服。
8. **肺痨咯血：** 豆瓣风、雀儿脑各 30 克，水煎取汁，分 3 次服。
9. **尿血：** 豆瓣风 15 克，蛤蟆草 30 克，雀儿脑 10 克，水煎取汁，分 3 次服。
10. **便血：** 豆瓣风 60 克，地榆 10 克，藕节 10 克，水煎服。
11. **胆囊炎：** 豆瓣风 60 克，豆腐 120 克，水煎取汁，分 3 次服。
12. **风湿性关节痛：** 豆瓣风 30 克，土牛膝 10 克，木瓜 15 克，水煎兑酒服。
13. **支气管炎咳嗽：** 豆瓣风、连钱草、枇杷叶各 10 克，水煎取汁，兑蜂蜜服。
14. **腹胀、腹痛：** 豆瓣风、雀儿脑各 15 克，广金钱草、大蓟各 6 克，水煎服。
15. **急性淋巴结炎：** 豆瓣风 15 克，紫花地丁 30 克，蒲公英 15 克，水煎，分 3 次服。药渣捣烂，外敷患处，1 日 1 换。

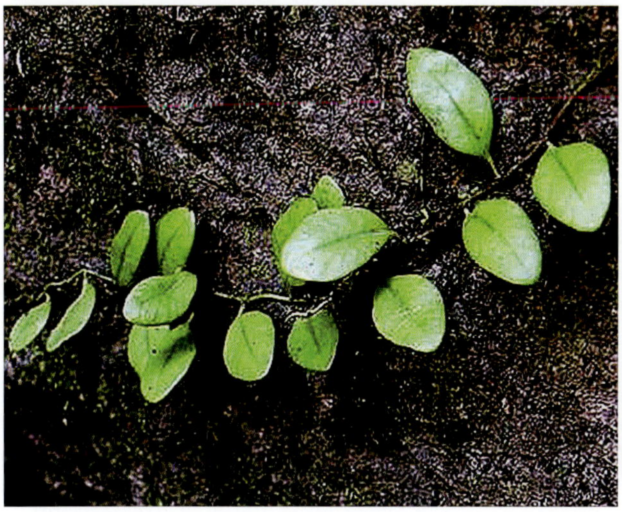

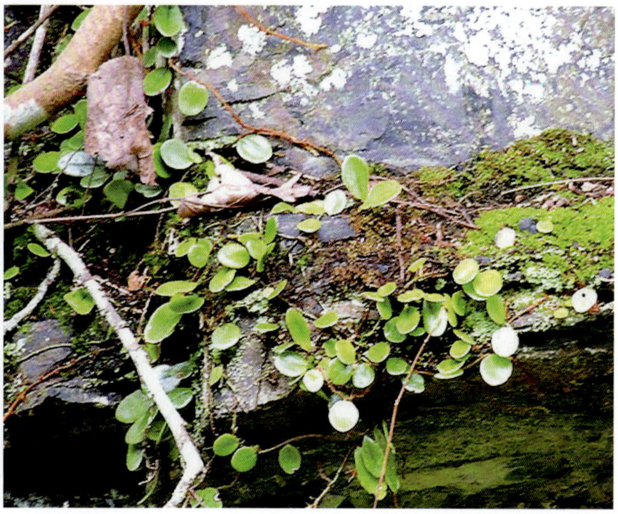

肥猪草 | Fei zhu cao

Reib zhangs nbeat 鋭涨板

根茎肥大山萝卜，催膘长肉肥猪吃。石痈圭痈肝腹水，头痛身痛喉如刺。

肥猪草，为商陆科植物商陆 *Phytolacca acinosa* Roxb. 的根。

苗乡各地均有野生，一般生于路旁、疏林下、林缘、山沟等湿润的地方，或栽培于庭园。

别名 苋陆、马尾、章柳、大苋菜、湿苋菜、山包谷、红苋菜、苋菜蓝、肥猪菜、当陆、章柳根、见肿消、山萝卜、水萝卜、湿萝卜、狗头三七、牛萝卜、下山虎、牛大黄、野萝卜。

采制 秋、冬或春季均可采收。挖取后，除去茎叶、须根及泥土，洗净，横切或纵切成片，晒干或阴干。生用或醋炙用。

性味与归经 味苦，性寒，有毒。入肺、脾、肾、大肠经。

功效 逐水消肿，通利二便，解毒散结。

主治 水肿胀满、二便不通、脚气、喉痹、痈肿、恶疮、瘰疬等。

用法用量 内服：煎汤，5～10 克，或入散剂。外用：适量，捣烂外敷。

禁忌 脾虚水肿及孕妇忌服。

附方

1. **头痛：**肥猪草 15 克，臭牡丹 15 克，煮乌鸡蛋 3 个，每餐 1 个，1 日 3 次。
2. **伤风感冒：**肥猪草 15 克，六月雪 15 克，紫苏 10 克，水煎服。盖被取汗。
3. **风湿关节痛：**肥猪草 15 克，土牛膝 15 克，水煎服。药渣煎水外敷患处。
4. **巴硅癀：**肥猪草、退水草、糯米草、五爪风、铁马线各适量，捣烂外敷患处。
5. **脑膜炎初期：**肥猪草 30 克，生石膏 30 克，黄菊子 30 克，艾叶 10 克，水煎取汁，分 3～4 次服。
6. **石痈（坚硬如石，不出脓）：**肥猪草根一节，捣烂如泥，涂患处，干则换。
7. **瘰疬：**肥猪草 10 克，红糖 10 克，水煎服。
8. **无名肿毒：**肥猪草根适量，加食盐少许，捣烂如泥，外敷患处，每日 2 次。
9. **跌打损伤：**肥猪草根适量，焙干研细末，临用时加白酒调匀，外涂患处。
10. **湿气脚软：**肥猪草根 15 克，切黄豆大煮熟，加绿豆煮成饭，痊愈为止。
11. **浮肿症结（硬如石块，刺痛异常）：**用肥猪草根捣烂如泥，或蒸熟捣烂，摊布上，敷在患处，药冷即换，昼夜不停。
12. **血小板减少：**肥猪草 12 克，五月苗 10 克，久煮取汁，分 3 次服用。
13. **腹胀水肿：**肥猪草根 15 克，陈葫芦 10 克，老姜 10 克，枞葫芦 10 克，水煎取汁，分 3 次服。
14. **水气肿满：**肥猪草根、红豆各 15 克，鲫鱼 1 条（约 60 克），将药放鲫鱼肚中煮熟，吃鱼、豆，喝汤，每日 3 次。

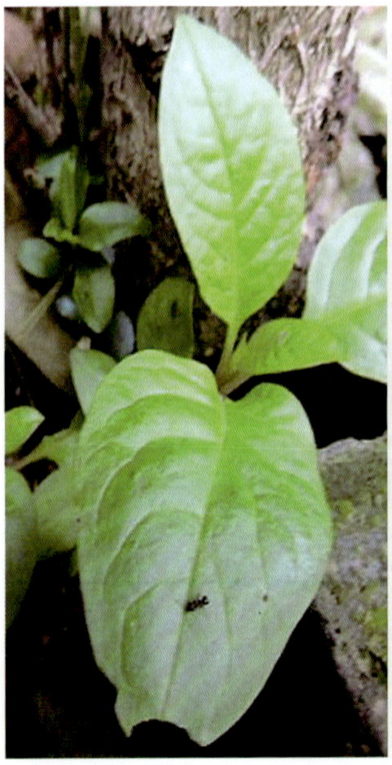
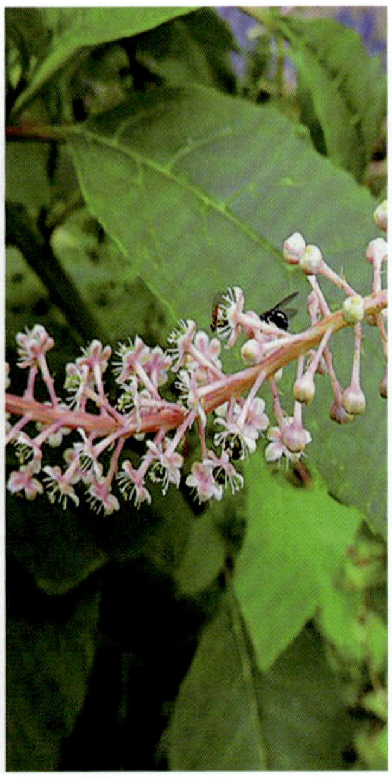
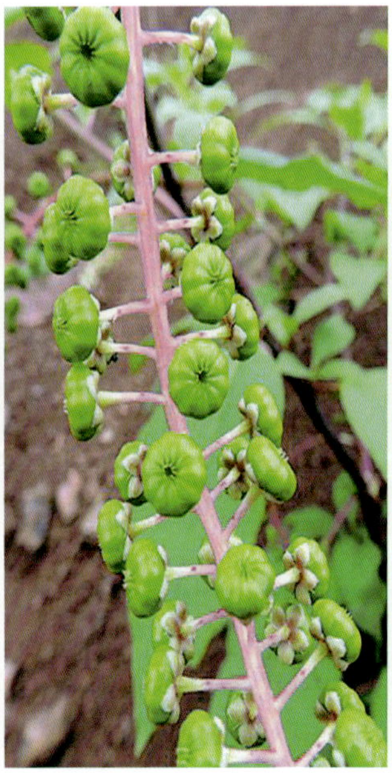
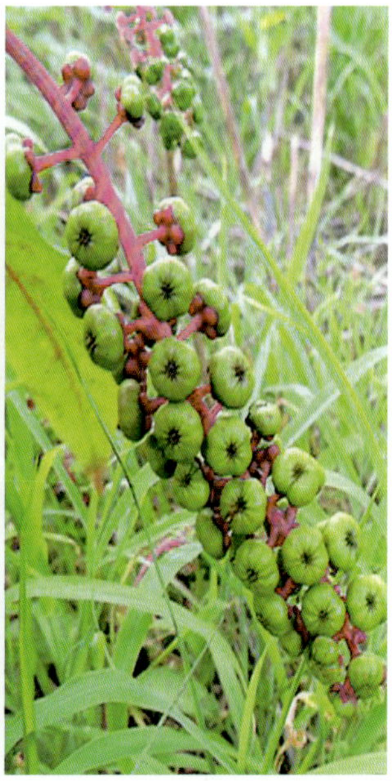

凤凰蛋 | Feng huang dan

Bid qiud jued 比球蕨

悬崖石壁丛丛青，圆形球茎累累生。清热止咳疳积除，利湿消肿瘰疬清。

凤凰蛋，为肾蕨科植物肾蕨 *Nephrolepis auriculata*（L.）Trimen 的全草或球茎。

苗乡各地均有野生，一般生长在低矮的山区岩石上、山寨边的石墙或岩石壁上，沙地和疏林下。也有少数栽培，作为观赏植物，栽种在花园、庭院中，或瓦盆、花盆里等。

别名 肾蕨、球蕨、雉鸡蛋、金鸡蛋、铁鸡蛋、山猪肾子、圆羊齿、夜明吐珠、耳基假石韦。

采制 药用全草或球茎。全年可采，球茎采回后洗净泥土，除去鳞片，鲜用或开水烫过，晒干备用。全草四季可采，鲜用或晒干备用。

性味与归经 味甘、淡、微涩，性凉。入肝、肾、胃、小肠经。

功效 球茎：清热利湿，润肺止咳，化湿消积。全草：清热利湿，消肿止痛，凉血解毒。

主治 球茎主治：咳嗽、疳积、痢疾、跌打内伤、疝气、高血压、睾丸炎、痛风、耳疔、瘰疬、肺痨咯血、奶痈。
全草主治：刀斧伤、瘰疬、肾炎、燥热咳嗽、高血压、肺热吐血、热淋、耳疔、尿积、痢疾、奶痈。

用法用量 内服：水煎，球茎 10 ～ 30 克，全草 30 ～ 100 克，或洗净鲜吃。外用：适量，捣烂外敷患处。

附方

1. **中耳炎：**鲜凤凰蛋球茎 1 个，捣汁，每次滴耳内 1 ～ 2 滴，1 日 2 ～ 3 次。
2. **感冒发热、咳嗽：**凤凰蛋 30 克，水煎，分 2 次服，1 日 1 剂。
3. **肠炎腹泻：**干凤凰蛋球茎 15 克，白蒿 10 克，老鼠刺 10 克，水煎，分 3 次服。
4. **小儿疳积：**干凤凰蛋 6 克，隔山消 6 克，山楂 6 克，水煎，分 3 ～ 4 次服。
5. **疝气：**鲜凤凰蛋球茎 60 克，白糖、白酒各适量，先将凤凰蛋球茎洗净，加白糖煎水取汁，调入白酒，分 3 次服。
6. **暑热消渴：**鲜凤凰蛋球茎 100 克，洗净、生吃。
7. **高血压：**鲜凤凰蛋 10 ～ 20 个，冰糖 30 克，煎水，分 3 次服；或鲜凤凰蛋 10 个，洗净，生吃。
8. **肠痈：**鲜凤凰蛋球茎 30 ～ 40 个，用第二次淘米水煎汁，分 3 次服。
9. **瘰疬：**鲜凤凰蛋 8 ～ 12 个，水煎，分 3 次服；或炖猪排骨，佐餐食用。

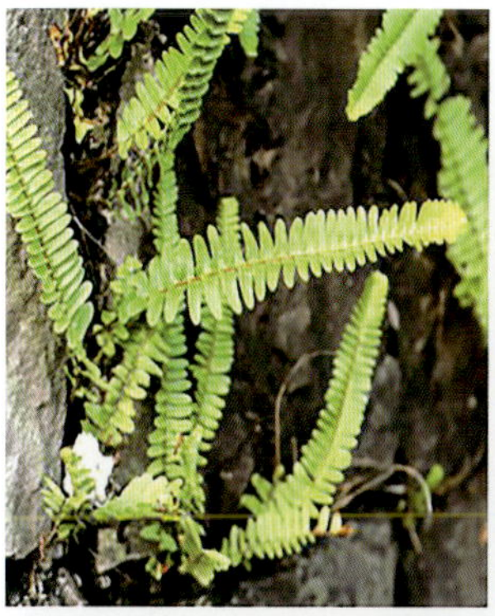
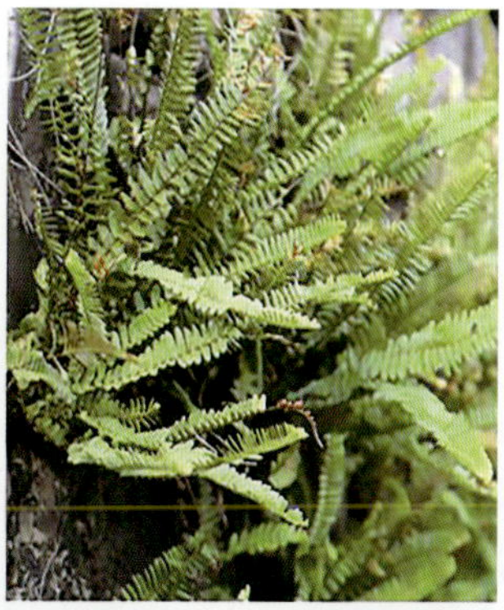
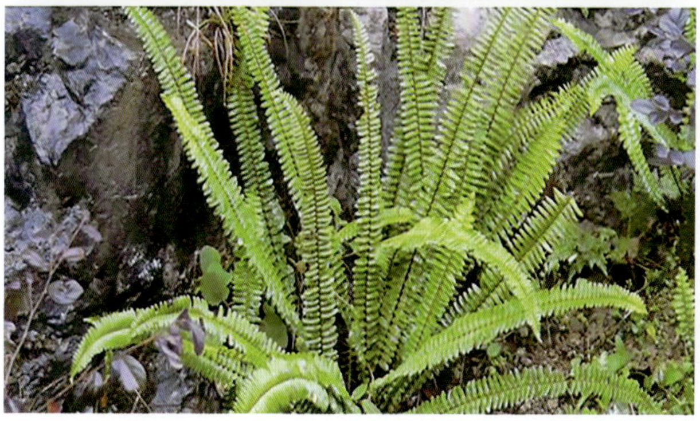
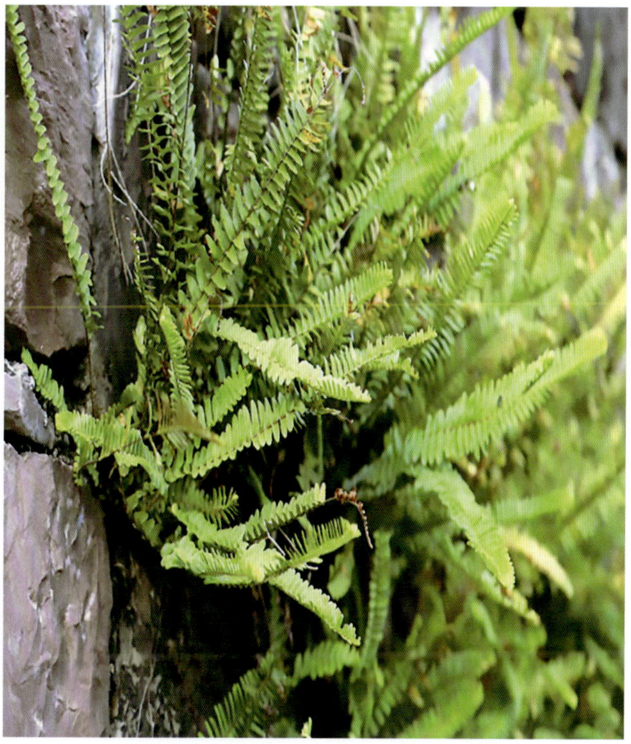

浮漂 | Fu piao

Benx ndenb benl 本顿奔

终身漂泊水浮萍，紫红叶片淡青根。散热透疹止身痒，退火止血肉攀睛。

浮漂，为浮萍科植物浮萍 *Lemna minor* L. 或紫背浮萍的全草。

苗乡各地均有生长，一般生长在池塘、水田、沟渠、河湾等水面上。药用以紫背浮漂为佳。

别名 浮萍、苹、萍、水萍、水花、浮群、藻、萍子草、水白、小萍子、浮萍草、水藓、九子萍、田萍、紫萍、青萍、水萍草、水上漂。

采制 浮萍以带根全草入药，9 月采收，除去杂质，晒干备用，一般不炒。

性味与归经 味辛，性寒。入肺、膀胱经。

功效 发汗解表，透疹止痒，利尿消肿。

主治 时行热病、斑疹不透、风热瘾疹、皮肤瘙痒、水肿、癃闭、疮癣、丹毒、烫伤。

用法用量 内服：水煎，干品 3～9 克，鲜品 15～30 克，捣汁或入丸、散。外用：适量，煎水浸洗，研末撒或调敷。

禁忌 表虚而自汗者不宜使用。

附方

1. **时行热病，发汗：** 浮漂 30 克，蛤蟆草 15 克，镰爪草 10 克，水煎服。
2. **皮肤风热，遍身瘾疹：** 浮漂、牛大王子各等分，研成细末，每次 6 克，以薄荷汤调下，每日 2 次。
3. **全身虚痒：** 浮漂末 9 克，接骨草 10 克，野菊花 10 克，老鼠王 10 克，水煎服。
4. **热渴烦躁：** 浮漂 9 克，老鼠王 10 克，竹叶菜 10 克，黄毛根 10 克，水煎服。
5. **消渴：** 干浮漂、瓜板各 10 克，黄蛤蟆草 3 克，水煎当茶喝。
6. **急性肾炎：** 干浮漂 30 克，黑豆 30 克，水煎服。
7. **疮疹入眼，痛楚不忍：** 干浮漂研细末，每次 6 克，用羊肝汤送服，1 日 3 次。
8. **汗斑癜风：** 紫背浮漂，晒干，每以 100 克煎水洗浴全身，并以浮漂末擦之。
9. **粉刺，酒渣鼻：** 干浮漂、为末，茶油调匀，每日早晚敷之。
10. **蛇毒入腹：** 鲜紫背浮漂若干，捣烂绞汁，频频饮之。
11. **鼻衄不止：** 干浮漂、黄茅草花各若干，研为细末，吹入鼻中，以血止为度。
12. **胬肉攀睛：** 鲜青萍 10 克研烂，入冰片 1 克调匀，每次用米粒大，压扁贴眼皮上，1 日 2 次。

附注 青萍

浮生小草本，根 1 条，长 3～4 厘米，纤细；叶状体对称，倒卵形、椭圆形或近圆形，长 2～6 毫米，宽 2～3 毫米，表面光滑，绿色，不透明，背面浅黄色。叶状体背面一侧具有囊状物，新叶状体于囊中形成浮出，以极短的细柄与母体相连，成熟后脱离。

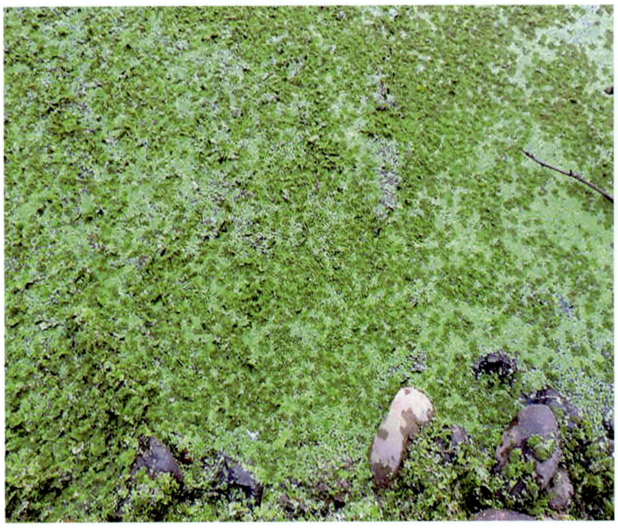

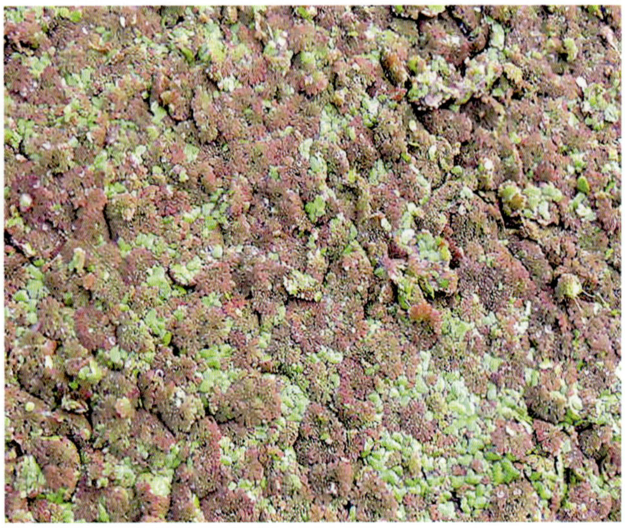

疳积草 | Gan ji cao

Reib hand gongs 鋭哈公

低矮匍匐似虾公，路边岩缝杂草中。跌打瘀血腰脊痛，小儿疳积有专攻。

疳积草，为爵床科明萼草属植物孩儿草 *Rungia pectinata*（L.）Nees 的全草。

苗乡各地均有野生，一般生长于山坡向阳处、田园边角、菜地边、山路边的岩石缝中等处。

别名 虾公草、哈公草、蓝色草、节节红、土夏枯草、黄蜂草、观音草、六能草、肝火草。

采制 药用全草。每年夏秋间，枝叶茂盛时采集，采回后拣净杂质，洗净泥土，切段，鲜用或晒干备用。

性味与归经 味甘，性平，无毒。入肺、胃经。

功效 清肝明目，消积止痢，除烦止渴，利尿。

主治 小儿疳积病、消化不良、肝炎、肠炎、腹胀、腹痛、感冒咳嗽、咽喉肿痛、胸闷气喘、发热口渴、红眼病、九子疡、尿少尿痛、疔疮痈疖。

用法用量 内服：煎汤，15～30克。外用：适量，捣烂敷患处。

禁忌 疳积草性质平和，一般人均可使用。

附方

1. **拔弹（枪伤后，用药物拔出残留的子弹或铁砂）：** 疳积草、蓖麻子、救兵粮叶各适量，捣烂敷伤口。
2. **腰脊疼痛：** 疳积草30克，土牛膝10克，铁马鞭10克，煎水，外洗患处。
3. **跌打瘀血：** 鲜疳积草30克，捣烂取汁，涂搽患处。
4. **打摆子：** 疳积草60克，水煎取汁，于发作前4～6小时服。
5. **肝硬化腹水：** 疳积草30克，煎水内服，15～30天为1疗程。
6. **背花疮、对口疮：** 疳积草30克，羊肉500克，苕酒500毫升，浓煎，分2次服。药渣捣烂敷贴疮口周围。
7. **神经痛、风湿痛：** 疳积草30克，加少许白酒，捣烂敷患处，干则换。
8. **小儿疳积：** 疳积草10克，土人参10克，隔山消10克，淘米水煎服。
9. **外感咳嗽：** 疳积草10克，枇杷花10克，小夜关门10克，水煎服。
10. **腹泻、腹痛：** 疳积草10克，辣子蛇药6克，白蒿6克，淘米水煎服。
11. **咽喉疼痛：** 疳积草10克，三两银2克，薄荷6克，牛眼珠10克，煎服。
12. **九子疡：** 疳积草10克，蓬壳草10克，八月瓜10克，水煎服。外用山乌龟20克，磨水外涂患处。
13. **尿少、尿痛：** 疳积草10克，黄毛根10克，蛤蟆草10克，镰仄草10克，加水煎服。
14. **无名肿毒：** 疳积草鲜草10～15克，水煎服，外用鲜全草适量，捣敷患处。
15. **毒蛇咬伤：** 疳积草、半边莲各30克，水煎服。外用疳积草、半边莲各适量，捣烂，外敷伤口周围，中间留口，以利排毒，干则换。

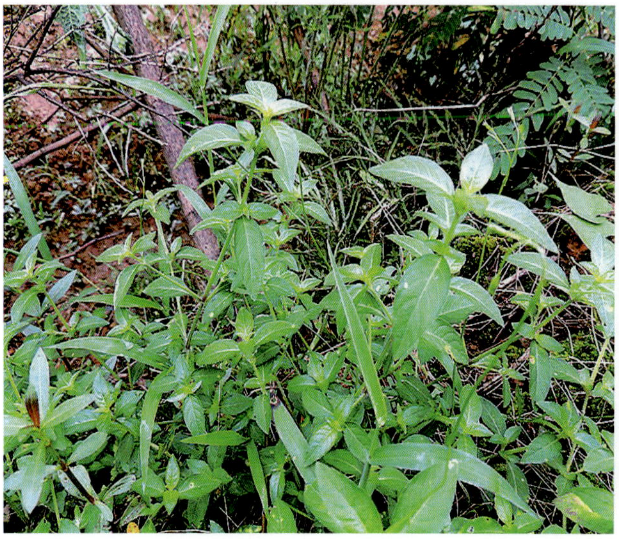

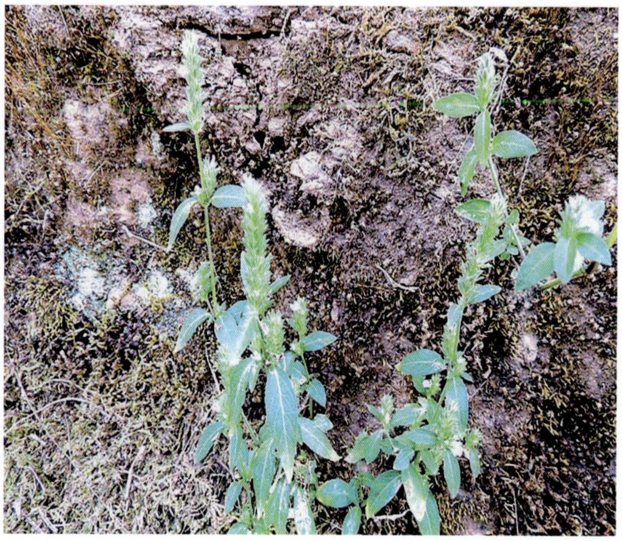

赶山鞭 | Gan shan bian

Reib giad sob 鋭加扫

始皇赶山摔神鞭，碎片飘落在山涧。高热惊风咽喉痛，尿积尿血关节类。

赶山鞭，为水龙骨科植物江南星蕨 *Lepisorus fortunei*（T. Moore）C. M. Kuo 的全草。

苗乡山区均有野生，一般生于阴暗、潮湿的山谷林中树干上、岩石壁上、小溪旁、杂草丛中。

别名 竹根七、蜘蛛抱蛋、牛尾伸筋、扁担伸筋、九龙盘、蓼叶伸筋、摇边竹、龙骨草、竹节伸筋、甘心蜈蚣、地蜈蚣、九节龙、蜈蚣草、一寸十八节。

采制 夏、秋季采收带根茎全草，洗净，切段，鲜用或晒干备用。

性味与归经 味苦，性寒。入肺、小肠经。

功效 清热解毒，利尿通淋，止血。

主治 小儿高热惊风、咽喉肿痛、痈肿疮疖、毒蛇咬伤、小便淋漓涩痛、尿血、咳嗽咳血、口腔溃疡。

用法用量 内服：水煎，干品 9 ～ 15 克，鲜品加倍。外用：适量，捣烂外敷，或煅存性研细末外撒患处。

禁忌 凡中寒泄泻者忌用。

附方

1. **砂淋：**赶山鞭 10 克，大通草 10 克，木通 10 克，水煎服。
2. **类风湿性关节炎：**赶山鞭 10 克，青风藤、大血藤、七叶莲、散血莲、八角风、走马胎、豨莶草、杜仲、牛膝各 10 克，水煎服。
3. **尿路结石：**赶山鞭 12 克，荞麦三七 10 克，四肢通 10 克，木贼 6 克，蛤蟆草 10 克，十大功劳 8 克，海金沙 10 克，地胆 3 克，金钱草 10 克，水煎服。
4. **经闭腹痛：**赶山鞭根茎 10 ～ 15 克，水煎，兑甜酒服。
5. **腰肌劳损：**赶山鞭、淫羊藿根、杜仲、三七、茅根、大血藤、小血藤、散血莲、狗脊、桑寄生、鸡血藤、沙参、天冬、天胆各 10 克，鸡爪七 5 克，朱砂莲 6 克，荞子七 10 克，泡酒 1000 毫升，一周后，每晚服 20 毫升。
6. **咳嗽吐血：**赶山鞭 10 克，肺经草 10 克，铁包金 10 克，夜关门 10 克，煎服。
7. **走马牙疳：**赶山鞭根茎 10 克，煅存性研细末，涂敷患处，1 日 3 次。
8. **小儿发热惊风：**鲜赶山鞭 30 克，鹰爪风 10 克，黄蛤蟆草 2 克，水煎取汁，冲红糖水，每小时服 1 次。
9. **眼目星翳：**鸡蛋 1 个，敲破一头，将赶山鞭 3 克研粗末塞入，用纸封好，加水煮熟，去草食蛋。
10. **尿积、尿血：**赶山鞭 10 克，蒲黄 10 克，黄毛根 10 克，水煎服。
11. **疮痈中毒：**赶山鞭 10 克，水煎服；或鲜赶山鞭适量，捣烂外敷患处。
12. **解硫黄中毒：**赶山鞭 10 克，绿豆 30 克，水豆腐 1 块，水煎服。

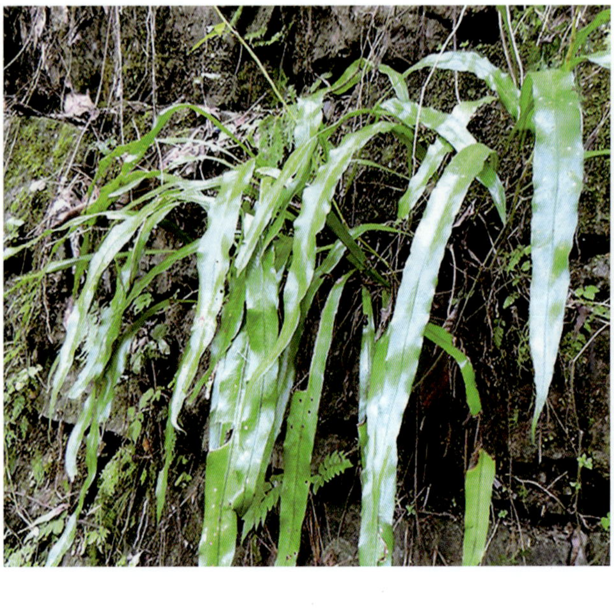

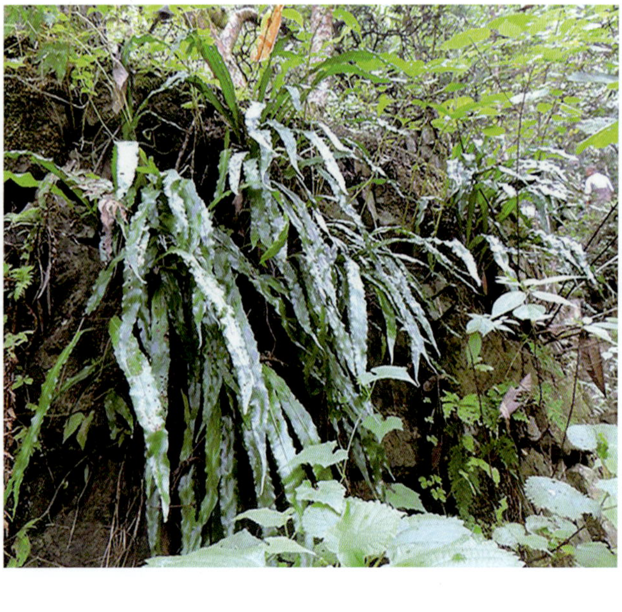

狗尾巴草 | Gou wei ba cao

Reib ghuoud ncoud 鋭骨抽

雨打风摇狗尾草，治病妙用山民晓。祛风明目蒸肝吃，面癣疮毒嫩叶捣。

狗尾巴草，为禾本科植物狗尾草 *Setaria viridis*（L.）Beauv. 的全草。
苗乡各地均有野生，一般生于路边、荒坡、菜地、果园、旱土之中。

别名 绿狗尾草、狗尾草、莠、光明草、狗尾半支、谷莠子、洗草、犬尾草、犬尾曲。

采制 每年夏秋季节，枝叶茂盛或果穗成熟时采收，拣净杂质，切段，鲜用，或晒干备用。

性味与归经 味甘，性平。入肺、肝、肾经。

功效 清热除火，利尿消肿，祛风明目。

主治 风热感冒、砂眼、目赤疼痛、黄疸肝炎、小便不利，外用治痈肿、疮癣、颈部淋巴结炎。

用法用量 内服：煎汤，干品 6 ～ 12 克，鲜品 30 ～ 60 克。外用：适量，煎水外洗或捣烂外敷。

禁忌 阴虚体质者慎用。

附方

1. **远年眼目不明：**狗尾巴草 10 克，羊肝一具。狗尾巴草焙干，研成细末，放羊肝内蒸熟，分 3 次趁热服。
2. **面上生癣：**取狗尾巴草嫩茎适量，用手揉软，不时搓患处；或狗尾巴嫩叶，适量捣烂，敷患处。
3. **羊毛痧：**狗尾巴草 10 克，辣子蛇药 6 克，煎汤内服，外用银针挑破红瘭，用麻线挤出瘭中白丝如羊毛状者，即愈。
4. **赤眼、倒睫：**翻转目睑，以狗尾巴草一二茎蘸水扫去恶血，再用九里光 30 克，煎水外洗。
5. **咳嗽：**狗尾巴草 60 克，水煎取汁，兑白糖 15 克，分 3 次服；或狗尾巴果穗 30 克，水煎取汁，分 3 次服。
6. **小儿腹泻：**狗尾巴草根 6 克，高粱 6 克，再生稻苗 6 克，水灯草 6 克，车前草 10 克，水煎取汁，分 3 次服。
7. **痈肿疮毒：**狗尾巴全草适量，捣烂，敷患处；或茎叶阴干，揉软搽患处。
8. **外痔：**狗尾巴草 30 克，无花果叶 10 克，煎水，外洗患处。
9. **狗咬伤：**狗尾巴草茎叶一把，捣烂，敷患处。
10. **撑耳癀：**狗尾巴草果实 10 克，肥皂荚 1 枚（煨），捣烂调匀，外敷患处。

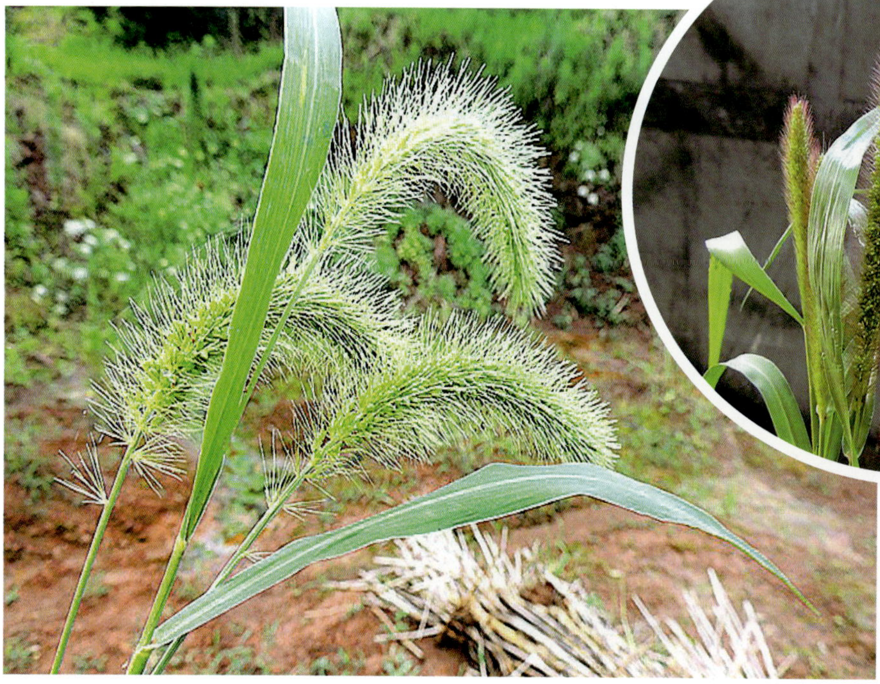
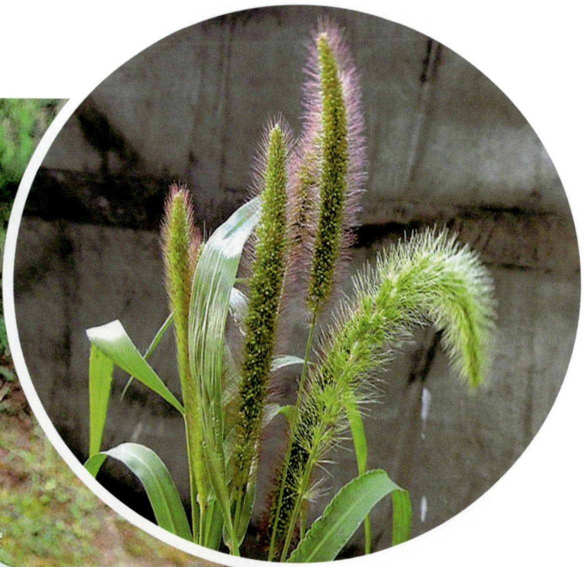

狗牙齿草 | Gou ya chi cao

Reib xand ghuoud 鋭仙故

三叶黄花佛甲草，石板沙滩均可找。甘凉多汁疗烧伤，肝炎蛇伤不可少。

狗牙齿草，为景天科佛甲草属植物垂盆草 *Sedum sarmentosum* Bunge 的全草。

苗乡各地均有野生，一般生于山坡岩石上、乱石堆、山沟边、河滩上、路边草丛中等地。

别名 狗牙半支、石指甲、三叶佛甲草、鼠牙半支莲、狗牙草、佛指甲、地蜈蚣草、太阳花、狗牙瓣、狗牙菜。

采制 药用全草。夏秋季节生长茂盛时采摘，采回后拣净杂质，鲜用或用开水速烫、速捞取，切段，晒干备用。

性味与归经 味甘、淡，性凉。入肝、胆、小肠经。

功效 清热利湿，解毒消肿。

主治 湿热黄疸、淋证、泻痢、肺痈、肠痈、疮疡肿毒、蛇虫咬伤、水火烫伤、咽喉肿痛、口腔溃疡、湿疹、带状疱疹，是苗医治疗肝炎的常用药物。

用法用量 内服：煎汤，干品 15 ～ 30 克，鲜品 50 ～ 100 克，或捣汁饮用。外用：适量，捣烂外敷，或研末调搽，或取汁外涂，或煎水湿敷。

禁忌 脾胃虚寒者慎服狗牙齿草。

附方

1. 水火烫伤：鲜狗牙齿草、半边莲各适量，捣烂敷患处，1 日 1 换。
2. 痈肿疮疡：鲜狗牙齿草、五爪风各适量，捣烂敷患处，1 日 1 换。
3. 毒蛇咬伤：鲜狗牙齿草 250 克，用冷开水洗净，捣烂绞汁内服，每日 1 ～ 2 次。
4. 传染性肝炎：鲜狗牙齿草 60 克，茵陈 20 克，淘米水煎，分 3 次内服。
5. 肝癌：狗牙齿草、半枝莲各 30 克，金线吊葫芦 4 克，八月瓜、小血藤各 6 克，水煎取汁，分 3 次内服。
6. 白血病：狗牙齿草、猪殃殃各 30 克，小人参 15 克，六月雪 10 克，朱砂莲 10 克，水煎取汁，分 3 次内服。
7. 肺癌：狗牙齿草、猫耳朵各 30 克，金线吊葫芦 4 克，水煎取汁，分 3 次内服。
8. 对口疮：狗牙齿草 100 克，捣烂外敷患处，或焙干研细末，茶油调搽。
9. 奶痈：鲜狗牙齿草适量，洗净泥土，捣烂外敷，1 日换药 2 次。
10. 撑耳癀：鲜狗牙齿草、熟石灰各适量，捣烂调匀，外敷患处，1 日 2 次。
11. 鼻咽癌：鲜狗牙齿草适量，捣烂外敷，灯心草捣碎口含，并配合药物内服。

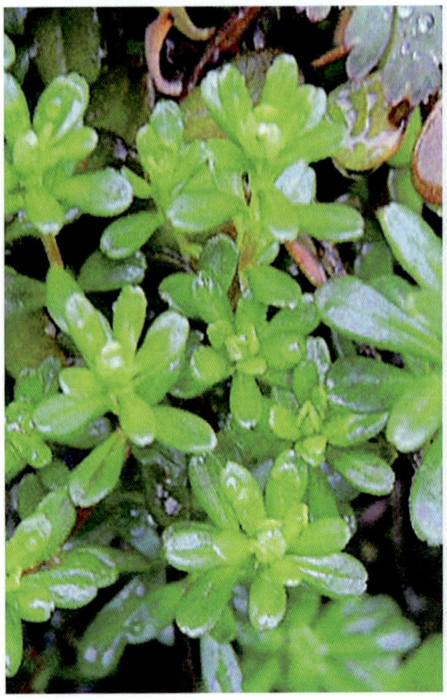
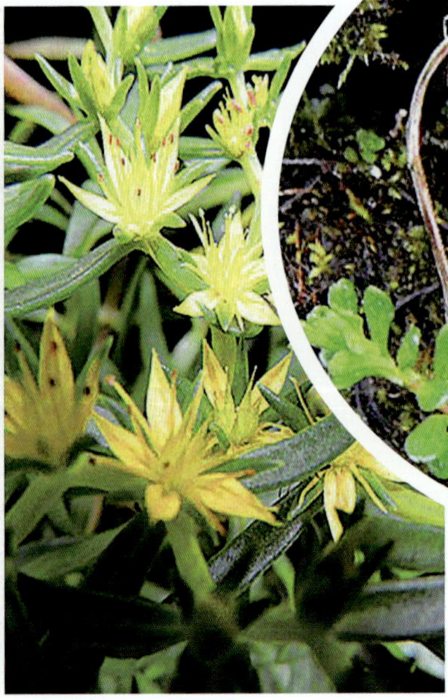
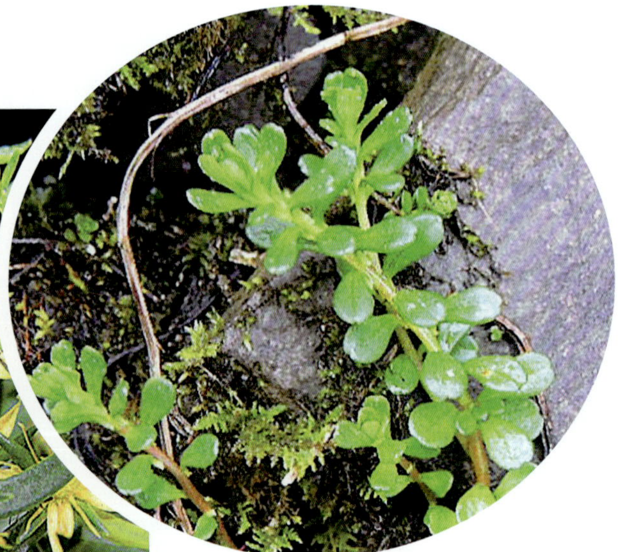

卦卦叶 | Gua gua ye

Reib pot nzhab 鋭跑扎

草地路边叶粘手，喳猪催肥豨莶草。祛风除湿关节痛，清热解毒肝炎好。

卦卦叶，为菊科植物豨莶草 *Siegesbeckia orientalis* L. 的地上部分。

苗乡各地均有野生，一般生于山坡、路旁、小河边、沙滩上、荒草地等处。

别名 肥猪草、肥猪苗、肥猪菜、粘苍子、黏糊菜、黄花仔、粘不扎、豨莶草。

采制 药用全草。夏秋季节，生长茂盛或刚开花时采割，采回后，拣净杂质，切段，鲜用或晒干备用。

性味与归经 味辛、苦，性寒。入肝、肾经。

功效 祛风除湿，强筋健骨，清热解毒，通络降压。

主治 风湿关节痛、腰膝酸软、四肢麻木、半身不遂、高血压病、急性黄疸型肝炎、疟疾、乳腺炎、风寒泄泻、反胃呕吐；外用治疗疮疖肿毒。

用法用量 内服：水煎，干品 9～12 克，鲜者 15～30 克，或捣汁，或入丸、散剂。外用：适量，捣烂外敷，或研细末撒，或煎水熏洗。

禁忌 阴血不足者禁服。

附方

1. 高血压：鲜卦卦叶 30 克，地骨皮 10 克，水煎取汁，分 2～3 次服。
2. 夜盲症：卦卦叶 100 克，焙干研末，每次 3 克，和猪肝 15 克煎服，每日 1 次。
3. 急性黄疸型肝炎：卦卦叶 30 克，紫草 30 克，鱼腥草 30 克，金钱草 30 克，龙胆草 20 克，甘草 10 克，每日 1 剂，水煎取汁，分 2 次服，15 天为 1 疗程。
4. 痹症：卦卦叶 12 克，海风藤、络石藤各 15 克，鸡血藤 20 克，寻骨风、透骨草各 12 克，水煎服，日 1 剂。
5. 风湿性关节炎：卦卦叶 15 克，老鹳草、白术、薏米、骨碎补各 15 克，三花利 10 克，夏天无 4 克，土牛膝 10 克，水煎服。药渣煎水外洗患处。
6. 疟疾：卦卦叶 30 克，水煎取汁，分 2 次服，每日 1 剂，连服 3 剂。
7. 奶痈：鲜卦卦叶 120 克，鸡蛋 2 个。先将卦卦叶水煎，去渣，放入鸡蛋煮熟。喝药汤，吃鸡蛋。

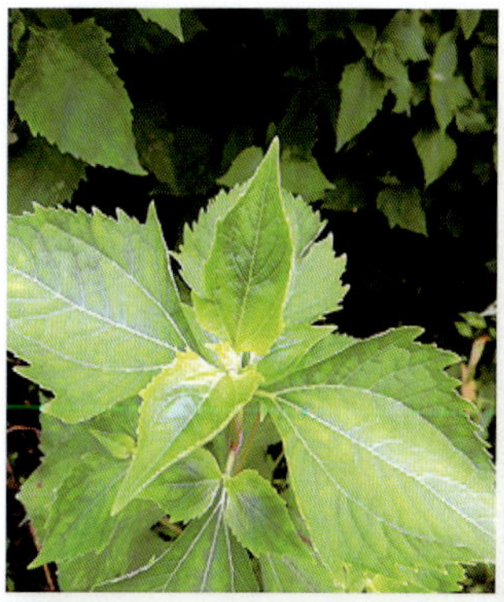
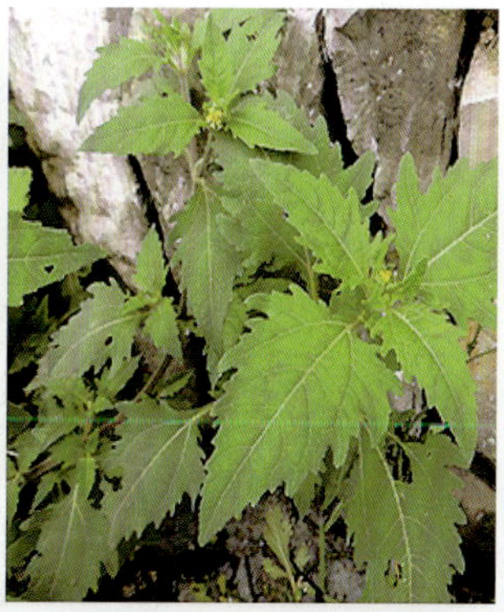
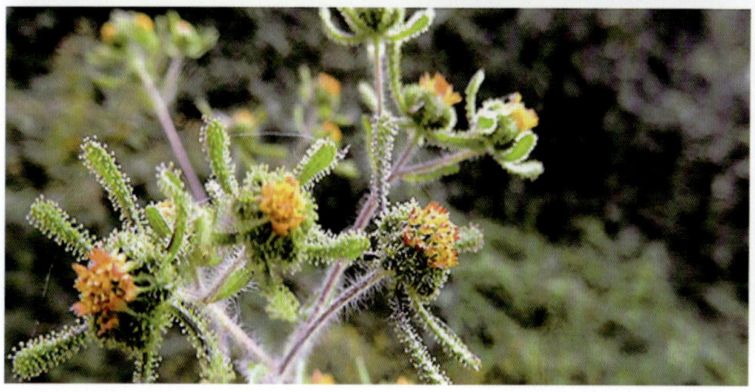
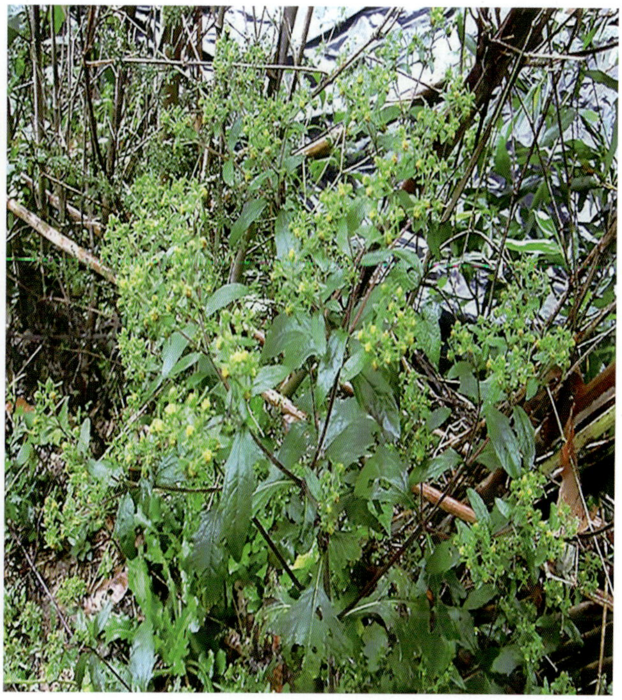

过路黄 | Guo lu huang

Reib xot qanx 鋭小钱

过路黄花金钱草，矮小植株胜似宝。肝胆结石与黄染，水火烫伤效也好。

过路黄，为报春花科植物过路黄 *Lysimachia christinae* Hance 的全草。

苗乡各地均有野生，一般生长在山坡、田野、路旁阴湿处、草丛中。

别名 金钱草、真金草、走游草、金银花、黄花草、铺地莲、小叶金钱草。

采制 药用全草。夏秋季，花叶茂盛时采收，拔取地上部分，拣净杂质，洗净泥土，晾干水分后，切段，晒干备用。

性味与归经 味辛、甘、微苦，性微凉。入肝、胆、肾、膀胱经。

功效 清热利湿，解毒消肿，祛风散寒。

主治 感冒咳嗽、头痛身疼、腹泻、膀胱癌、前列腺癌、尿路结石、胆囊炎、胆结石、黄疸型肝炎、跌打损伤、毒蛇咬伤、毒菌以及药物中毒、水火烫伤、化脓性炎症。

用法用量 内服：水煎，干品 15 ～ 30 克，鲜品 30 ～ 60 克，或捣烂绞汁服。外用：适量，捣烂敷患处。

禁忌 性味温和，但不可长期服用，否则会伤胃。

附方

1. **黄疸初期：**过路黄 20 克，白荷包草 10 克，茵陈 15 克，黄毛根 15 克，煎服。
2. **胆结石：**过路黄 30 克，狗宝 5 克，研细末，蒸猪肝吃。
3. **肾结石、膀胱结石：**过路黄 30 克，铁马鞭 10 克，黄毛根 10 克，水煎服。
4. **跌打损伤：**过路黄 10 克，铁马鞭 10 克，土牛膝 10 克，水煎兑童便服。
5. **膀胱癌、前列腺癌：**过路黄 30 克，半边莲 30 克，蛇舌草 30 克，黄毛根 10 克，尿珠子 10 克，鲜土蟮 15 克，水煎服。
6. **水火烫伤：**过路黄鲜茎叶适量，捣烂取汁，涂患处，保持湿润。
7. **痈肿疮疖：**过路黄嫩茎叶适量，捣烂如泥，外敷患处，以愈为度。

附注 过路黄的种类

过路黄因生长环境、品种的不同，可以分为：大过路黄、小过路黄、浙江过路黄、广西过路黄、点腺过路黄、苍白过路黄、聚花过路黄等。作用以及用法基本相同。

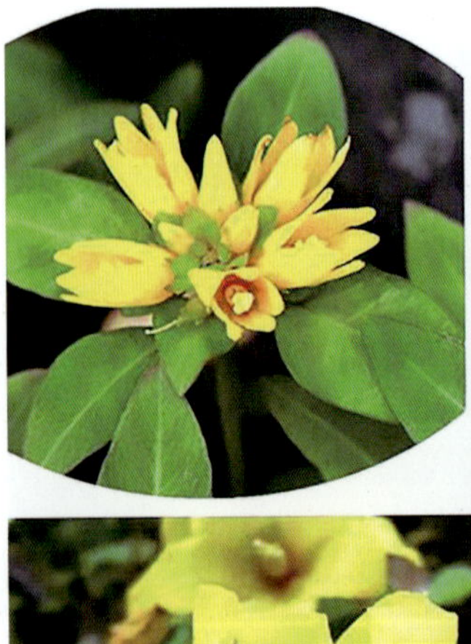
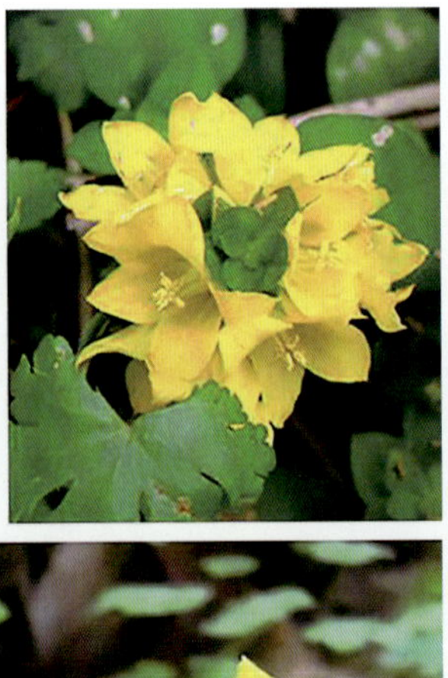
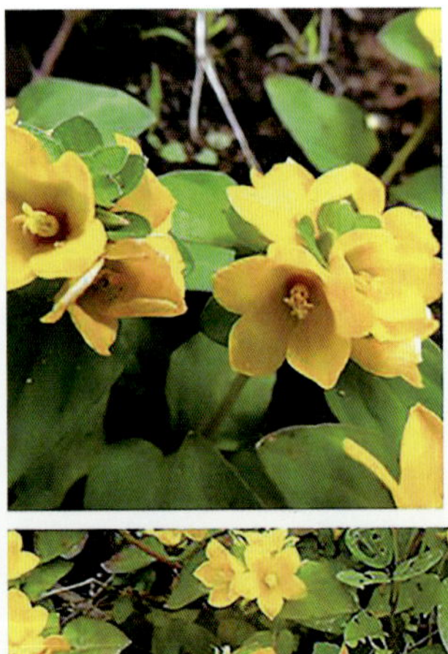
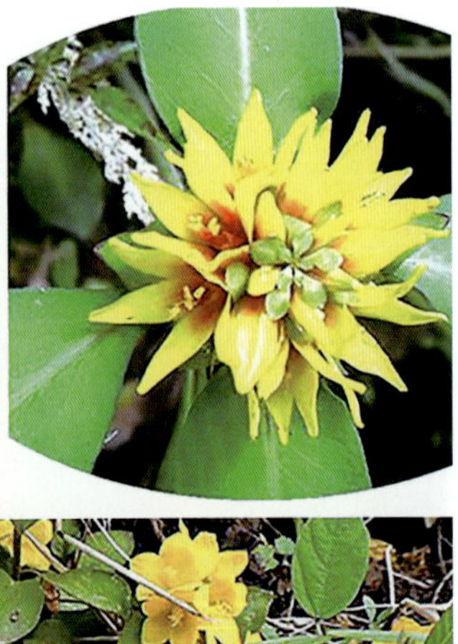
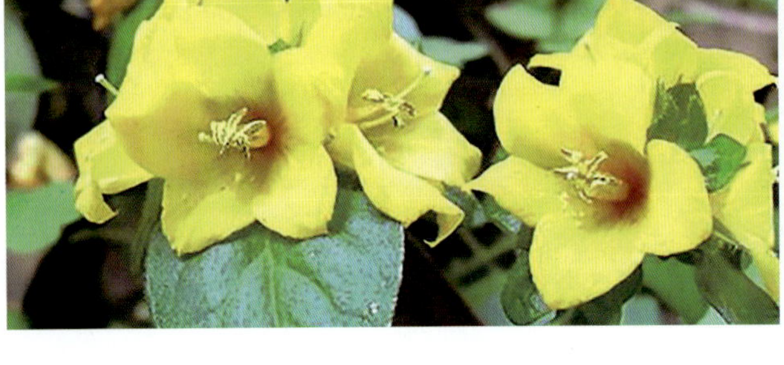
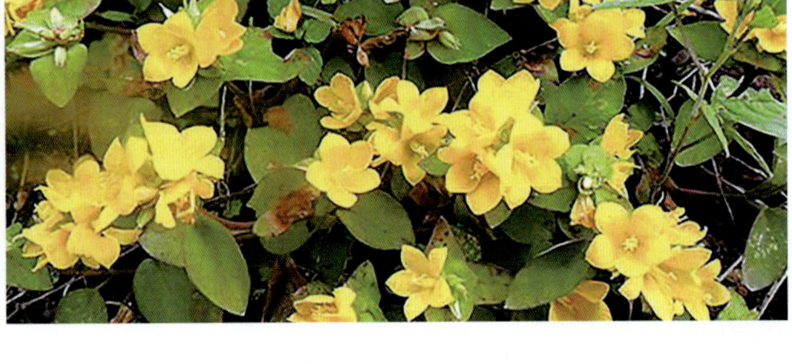

蛤蟆草 | Ha ma cao

Reib zheat met 鋭打脉

翠片匍匐在路边，车碾脚踩默无怨。暑湿泻痢小便少，肝热目赤痛喉咽。

蛤蟆草，为车前科植物车前 *Plantago asiatica* L. 或平车前 *Plantago depressa* Willd. 的全草或嫩芽叶。

苗乡各地均有生长。一般生长在山野、路边、菜园及池塘、水沟、田坎边。苗乡习惯将小叶车前草称为“蛤蟆草”，而将大叶车前草称为“猪耳朵草”。

苗乡习惯用连根全草入药，而对“车前子”则应用较少。

别名 车前草、车轮草、五更草、猪耳朵草。

性味与归经 味甘，性寒。入肝、肺、肾、膀胱经。

功效 清热利尿，凉血明目，祛痰解毒。

主治 热结膀胱、小便不利、淋浊带下、暑湿泻痢、衄血、尿血、肝热目赤、咽喉肿痛、痈肿疮毒。

用法用量 内服：煎汤，干品 10～30 克，鲜品加倍。外用：适量，煎水洗。

禁忌 体虚，滑精，气不固者禁用。

附方

1. **痛风：**干蛤蟆草 30 克，水煎 2 次，混合服用，每日 3 次。
2. **慢性气管炎：**干蛤蟆草 30 克，地枇杷 10 克，夜关门 10 克，先浸泡 30 分钟，再用急火煎煮 2 次，每日 1 剂，连用 3～5 天。
3. **撑耳癀：**干蛤蟆草 30 克，半边莲 20 克，铁马鞭 10 克，水煎 2 次，混合后服用，每日 3 次。
4. **百日咳：**干蛤蟆草 30 克，小夜关门 10 克，白凉棚 10 克，煎浓汁去渣，加蜂糖 30 克调匀，每日 1 剂，分 3～4 次服用。
5. **口舌生疮：**干蛤蟆草 30 克，土牛膝 10 克，刺灰蛇药 10 克，黄毛根 10 克，水煎 2 次去渣，加白糖 30 克，分 3 次服用，每日 1 剂。
6. **急性肝炎：**蛤蟆草 60 克，土茵陈 10 克，三叶青 4 克，镰灰草 10 克，水煎服。
7. **尿急、尿痛：**蛤蟆草 10 克，水灯草 10 克，黄毛根 10 克，镰灰草 10 克，淘米水煎，当茶喝。禁食辛辣食物。
8. **小儿腹泻：**蛤蟆草 6 克，水杨柳 6 克，石榴皮 3 克，烟锅巴 10 克，水煎频服。
9. **咽喉肿痛：**蛤蟆草 20 克，三两银 2 克，蓑衣藤根 10 克，水煎服，1 日 3 次。
10. **白带：**蛤蟆草根 10 克，捣烂，用糯米淘米水调匀，绞汁服。
11. **尿血：**蛤蟆草 10 克，黄毛根 10 克，雀儿脑 10 克，墨斗草 10 克，水煎服。
12. **金创出血不止：**嫩蛤蟆草叶适量，捣烂如泥，外敷患处，外用布条包扎。
13. **高血压：**蛤蟆草、则耳根各 30 克，水煎，分 3 次服。
14. **腹痛腹泻：**蛤蟆草 12 克，铁马鞭 6 克，共捣烂，冷开水调匀，绞汁服。

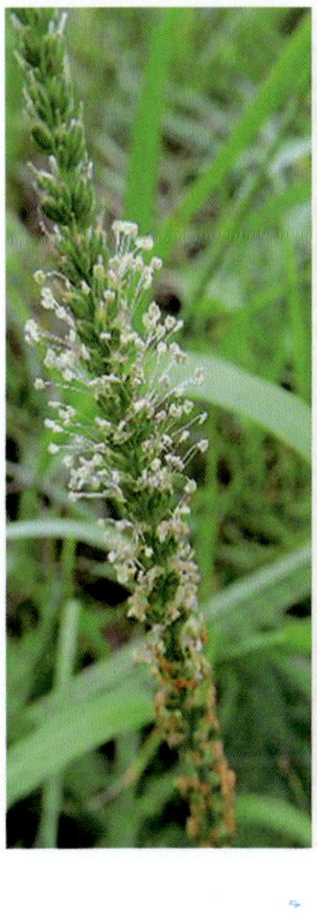
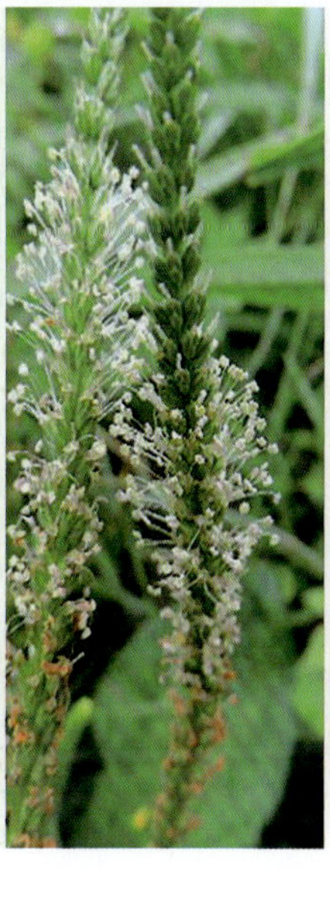
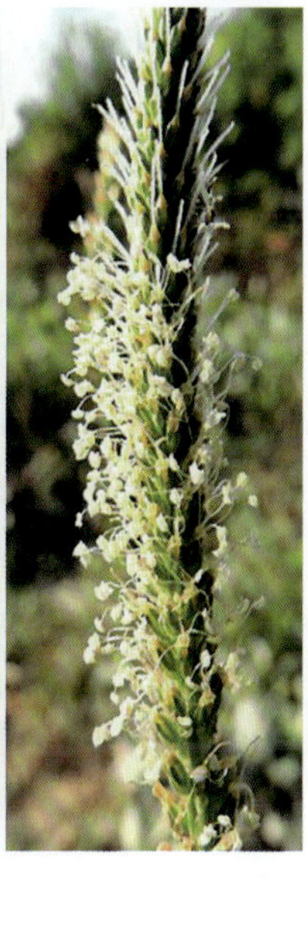
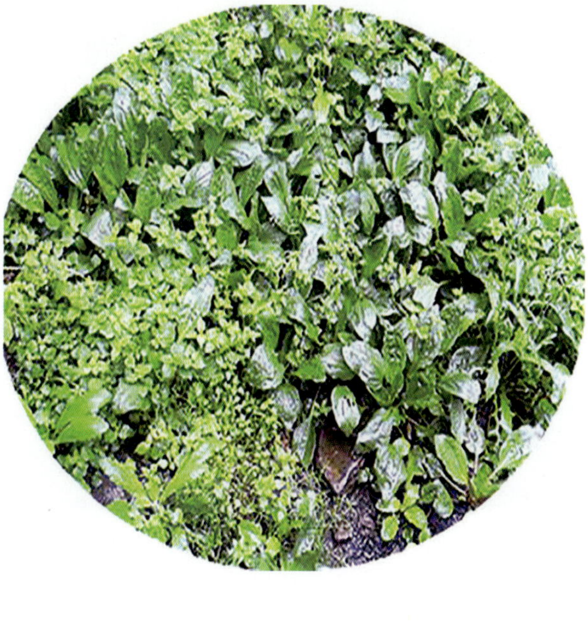

号筒杆 | Hao tong gan

Reib plead lieal 銳偏莲

枝叶娇嫩有大毒，号角洪亮震山川。齿疼耳痛蜈蚣咬，肝炎内伤少量餐。

号筒杆，为罂粟科博落回属植物 *Macleaya cordata*（Willd.）R. Br. 的带根全草。

苗乡各地均有野生，一般生于丘陵或低山林、灌木丛、草丛、村边或路旁等向阳之地。

别名 泡通稿、博落回、号筒草、勃勒回、号筒青、滚地龙、山号筒、山麻骨、猢狲竹、空洞草、角箩吹、亚麻筒、三钱三、山火筒、山梧桐、泡通珠、边天蒿、通天大黄、土霸王、号桐树。

采制 药用根茎、枝叶。秋冬季枝叶开始枯萎时采收，根茎与茎叶分开，切段，晒干备用。鲜用随时可采。

性味与归经 味辛、苦，性寒，有毒。入肺、心经。

功效 消肿，解毒，杀虫。

主治 内伤劳损、黄疸型肝炎、蜈蚣咬伤、蛇脑仄、蛇肚子、无名肿毒、脓疱疮、牙齿肿痛、炸耳癀、阴部瘙痒、皮肤顽癣等。

用法用量 内服：煎汤，根 3 ～ 4 克。外用：叶片适量，捣烂敷、煎水熏洗或研末调敷。

禁忌 茎汁有剧毒，误食可致命。内服用量宜少，以免发生中毒反应。

附方

1. **牙齿肿痛：**号筒杆，切片，塞牙痛处。（注：本药有毒，药汁不能咽）
2. **顽癣：**号筒杆叶浸醋内 7 天，捣烂搽患处，1 日 2 次；或号筒杆根适量，煎水洗，1 日 1 次。
3. **内伤血结便闭：**号筒杆根 3 克，黄常山根 10 克，水煎取汁，分 3 次服。
4. **蜈蚣咬伤：**鲜号筒杆茎 1 节，折断取汁，搽患处。
5. **急性黄疸型肝炎：**号筒杆根 10 克，铁扫帚根 10 克，煨鸡蛋 7 个。只吃鸡蛋，不吃药，早上 3 个，中午 2 个，晚上 2 个。（鸡蛋如果破壳，不能用）
6. **白癜风：**号筒杆、百丈青、鸡桑灰各等分。焙干研细末，茶油调搽，每日 2 次。
7. **蛇脑仄、蛇肚子：**号筒杆根皮、倒地拱根适量，食盐少许，捣烂，敷患处。
8. **炸耳癀（化脓性中耳炎）：**号筒杆叶 4 克研末，加白酒 10 毫升调匀，澄清后，用灯心草，蘸药液滴耳内。
9. **头癣：**先剃发，再用号筒杆 30 克，明矾 15 克，煎水洗，每日 1 次，共 7 日。
10. **水火烫伤：**号筒杆根研末，棉花籽油调搽。
11. **蜈蚣咬伤：**取新鲜号筒杆茎，折断，有黄色汁液流出，以汁搽患处。

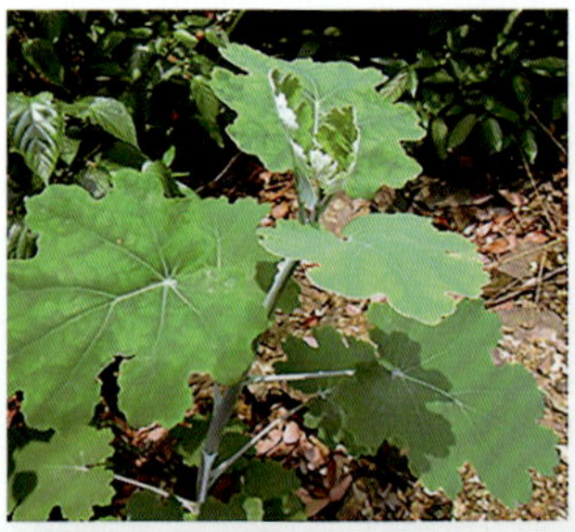
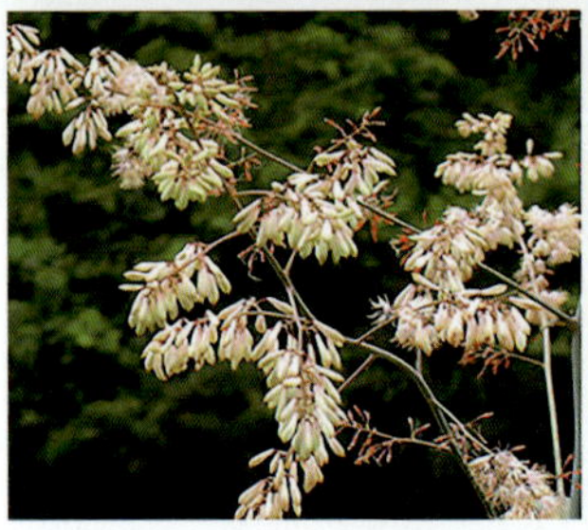
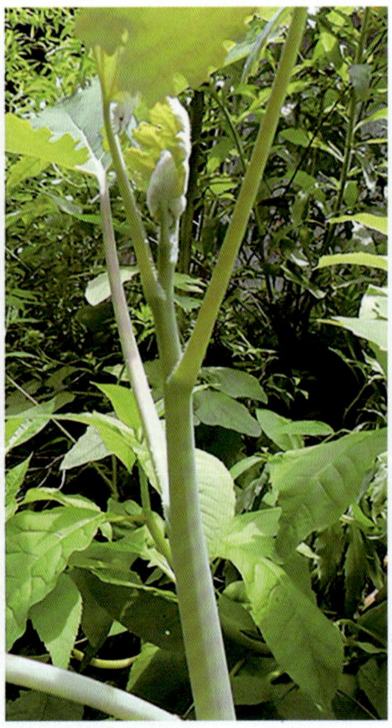
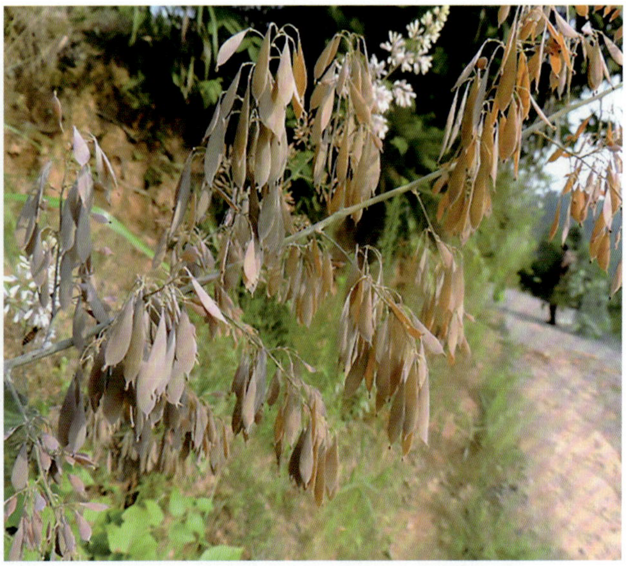

禾荪 | He sun

Reib nax nef 鋭那奴

秋后稻田萌禾荪，味甘性平可养生。脾胃虚弱儿疳积，燥渴虚烦痰喘闷。

禾荪，为禾本科植物水稻 *Oryza sativa* L. 的再生稻全草或稻穗。
苗乡各地均有栽培，培育。

别名 二道禾、再生稻、再生禾。

采制 药用全草。作为药用，在再生稻开花或灌浆之时即可采割全草，割回后拣净杂质，切段，晒干备用。作为粮食，必须等再生稻的稻穗成熟后，方可收割稻穗，晒干，碾米食用。

性味与归经 味甘，性平。入脾、胃、肺经。

功效 补中益气，健脾和胃，滋阴润肺，聪耳明目。

主治 脾胃虚弱、肺燥津伤、消化不良、小儿疳积、虚烦燥热、气虚食少。

用法用量 内服：水煎，10 ～ 15 克；或用再生稻米煮粥食用；或将禾荪焙干研细末，用温开水调服。

禁忌 禾荪性味平和，一般人均可应用。

附方

1. 小儿腹泻：禾荪 6 克，狗尾巴草根 6 克，高粱米 6 克，水灯芯 6 克，车前草 10 克煎服。
2. 糖尿病口渴：禾荪 10 克。将其切碎炒，沸水泡，当茶饮。
3. 鼻衄：禾荪根、野红稗根各 12 克，水煎，内服。
4. 脾胃虚弱：禾荪 10 克，绿豆壳 10 克，小米 10 克，煮成稀粥，每次 1 小碗，1 日 3 次。
5. 小儿疳积：禾荪 10 克，千年矮 6 克，水杨柳 6 克，泥鳅 2 条，水煎服。
6. 虚烦燥热：禾荪 10 克，南枸杞茎叶 10 克，黄茅根 10 克，水灯草 10 克，水煎服。禁食香燥食物。
7. 肺热干咳：禾荪 10 克，牛眼珠 10 克，竹叶菜 10 克，兰斯草 10 克，水煎服。
8. 咳嗽痰喘：禾荪 30 克，杏仁 10 个。先将禾荪煮成稀粥，将熟时加入杏仁，继续煮熟，最后加入白糖或食盐，分 3 次服用。
9. 风寒身痛：禾荪 50 克，防风 15 克，葱白 2 根，生姜 3 片。先将禾荪煮熟，加入防风、葱白与生姜煮熟，最后加入少量食盐调味。分 3 次服用。
10. 消化不良：禾荪 15 克，猪瘦肉 30 克。先将禾荪煮烂，再将剁烂的瘦肉放入锅中，慢火煮熟成稀粥，最后放入少许食盐、姜丝，稍煮片刻，起锅，分 3 次食用。

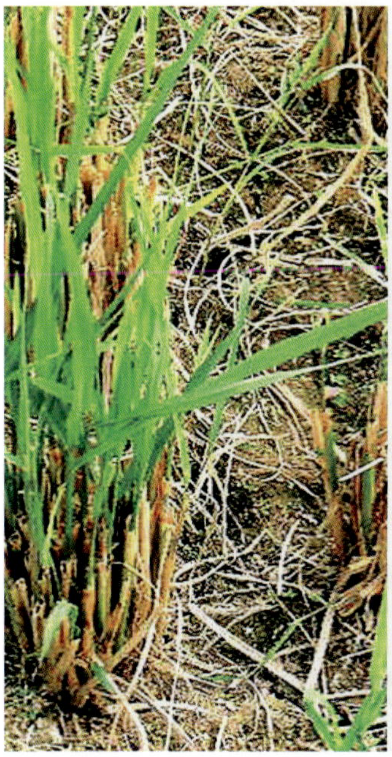
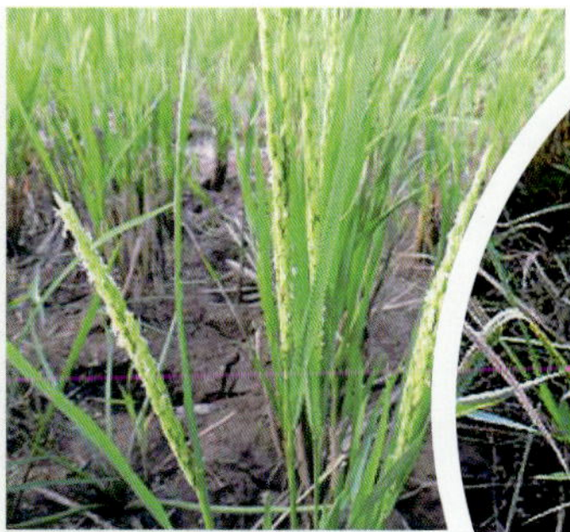
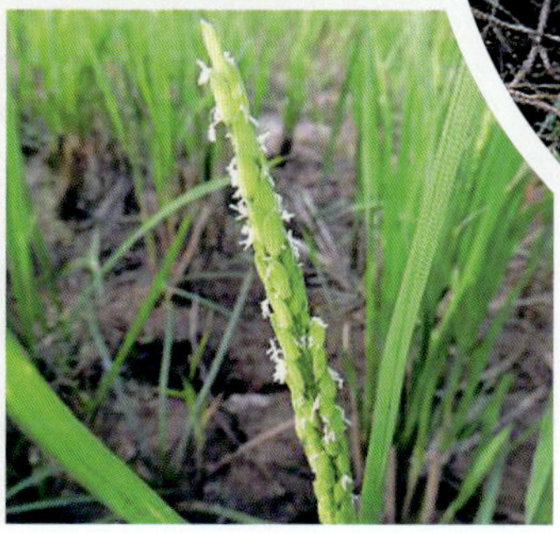
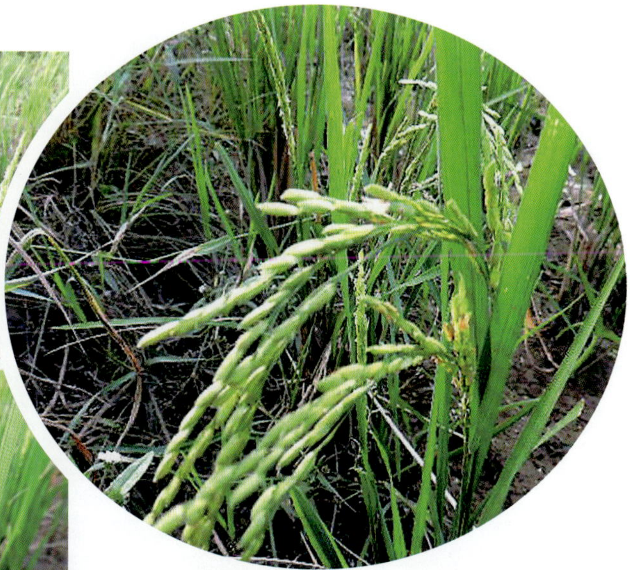

红蛤蟆草 | Hong ha ma cao

Reib xued penb 鋭雪溢

路边小草反背红，止血活血有奇功。诸般出血用水煎，赤白痢疾片糖冲。

红蛤蟆草，唇形科植物血盆草 *Salvia cavaleriei* Levl. var. *simplicifolia* Stib. 的全草。

苗乡各地均有野生，一般生于山坡草丛中，岩石壁阴湿处，路边疏林下。

别名 反背红、朱砂草、血盆草、叶下红、红青菜。

采制 药用全草。夏季采挖，采回后拣净杂质，洗去泥土，晾干水分后切段，鲜用或晒干备用。

性味与归经 味微苦，性平，无毒。入肺、肝经。

功效 清热止痢，活血止血，散血消肿。

主治 胃热吐血、肺热咳血、妇女血崩、刀伤出血、外伤出血、跌打损伤、鼻出血、赤白痢疾、痈肿疮疡。

用法用量 内服：水煎，10～30 克。外用：适量，鲜草捣烂，外敷患处，或研细末外撒。

禁忌 内无实热及瘀血者慎用。

附方

1. **胃热吐血：**红蛤蟆草 15 克，黄毛根 10 克，藕节 10 克，朱砂莲 10 克，水煎取汁，分 3 次服。
2. **肺热咳血：**红蛤蟆草 30 克，朱砂莲 10 克，小人参 10 克，水煎取汁，分 3 次服。服药期间禁食辛辣食物。
3. **妇女崩漏：**红蛤蟆草 20 克，朱砂莲 10 克，益母草 15 克，雀儿脑 10 克，水煎取汁，兑甜酒少许，分 3 次服。
4. **刀伤出血：**鲜红蛤蟆草适量，用柴刀背捣烂，外敷患处，外用布条包扎。
5. **外伤出血：**鲜红蛤蟆草、鲜镰仄草、鲜三爪风各适量，用柴刀背捣烂，外敷患处，外用布条包扎。
6. **鼻出血：**红蛤蟆草 10 克，包谷须 10 克，黄毛根 10 克，水煎取汁，分 3 次服。
7. **赤白痢疾：**红蛤蟆草 30 克，白痢加白鸡冠花 10 克，白糖 10 克；红痢加红鸡冠花 10 克，红糖 10 克，水煎取汁，分 3 次服。
8. **妇女崩漏：**红蛤蟆草 30 克，雀儿脑 10 克，墨斗草 15 克，小血藤 10 克，水煎取汁，分 3 次服。服药期间禁食辛辣食物。
9. **跌打损伤：**红蛤蟆草 30 克，大血藤 10 克，小血藤 10 克，土牛膝 10 克，飞龙掌血 10 克，水煎取汁，分 3 次服。药渣煎水外敷患处，1 日 2 次。
10. **痈肿疮疡：**鲜红蛤蟆草、鲜半边莲、鲜芙蓉叶各适量，捣烂外敷肿痛处。
11. **指头炎、甲沟炎：**鲜红蛤蟆草、鲜铁马鞭嫩枝叶各适量，用柴刀背捣烂，外敷患处，1 日 1 次。

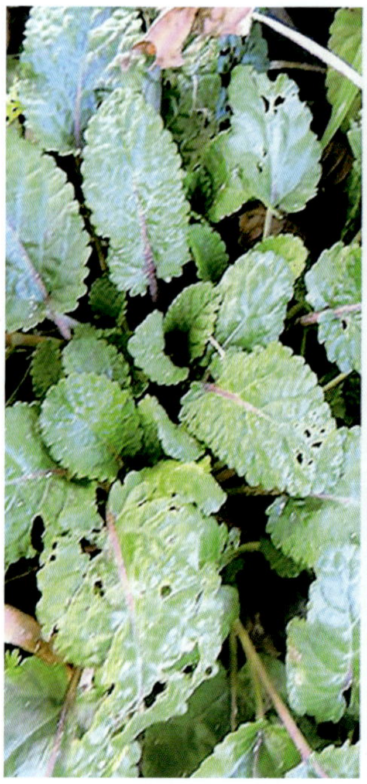
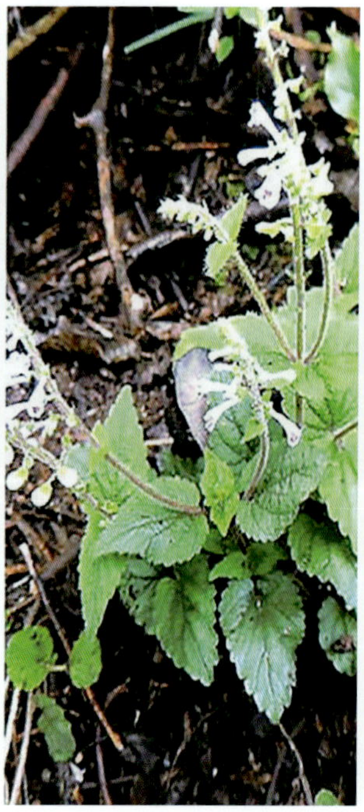
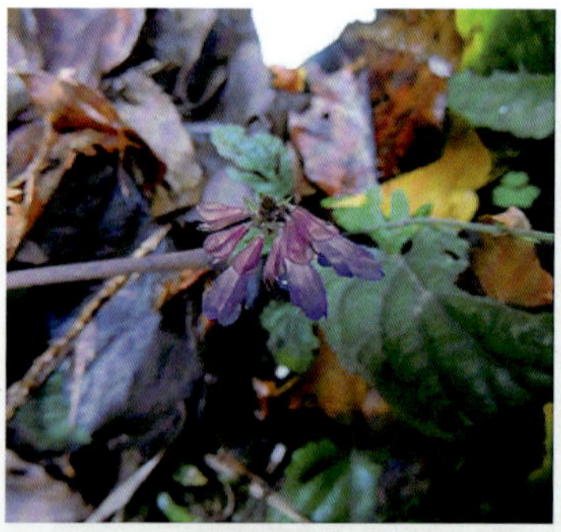
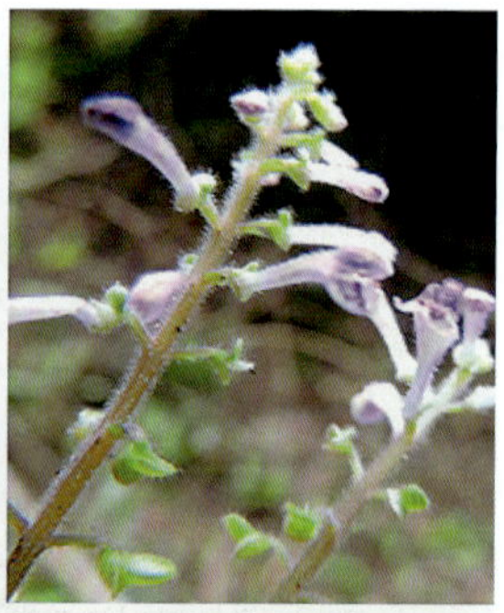
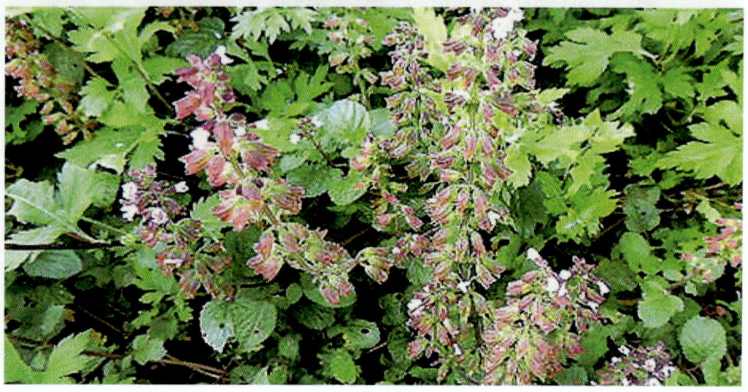

红筷子 | Hong kuai zi

Reib hlod nqint 鋭落清

茎秆一根红筷子，泽地沟旁亮身姿。活血渗湿消水肿，外伤出血捣烂敷。

红筷子，为柳叶菜科柳兰属植物柳兰 *Epilobium angustifolium* L. 的全草。

苗乡各地均有野生，一般生于水渠、田坎、河边或山谷沼泽地。

别名 柳兰、柳叶菜、糯芋、遍山红、山麻条。

采制 药用全草。夏秋季节，枝叶茂盛时采割，洗净泥土，拣净杂质，切段，鲜用或晒干备用。

性味与归经 味苦，性平，无毒。入肺、肝、肾经。

功效 利水渗湿，理气消胀，活血调经，下乳，润肠，止血，接骨。

主治 气虚水肿、泄泻、食积腹胀、月经不调、乳汁不通、阴囊肿大；外用治疗跌打损伤、骨折、关节扭伤、疱疹痒痛、刀伤出血。

用法用量 内服：煎汤，干品 15 ～ 30 克，鲜品 30 ～ 50 克。外用：适量，捣烂敷患处，或焙干研细末，白酒调匀，外敷患处。

禁忌 体虚食少之人慎用。

附方

1. **乳汁不通或乳汁稀少：**红筷子 30 克，猪蹄子 1 只。红筷子切碎，猪蹄子剁烂，同炖至烂，吃猪蹄肉、喝汤。
2. **关节扭伤、骨折：**鲜红筷子 30 克，树头发 20 克，五爪金龙 30 克，同捣烂，外敷患处，布条包扎，5 日换药 1 次。
3. **暑热伤津：**红筷子 10 克，辣子蛇药 3 克，水灯草 10 克，镰仄草 10 克，水煎，分 3 次服。
4. **感冒咳嗽：**红筷子 10 克，玉叶金花 10 克，夜关门 10 克，水煎取汁，趁热服，每日 3 次。
5. **水泻不止：**红筷子 10 克，水杨柳 10 克，煳锅巴 30 克，石榴叶 3 克，水煎取汁，分 3 次服，或用淘米水煎药，取汁，分 3 次服用。
6. **刀伤出血：**鲜红筷子适量，捣烂外敷患处，外用布条包扎，或用口将药嚼烂，外敷出血处，布条包扎。
7. **疮疹痒痛：**鲜红筷子叶适量，捣烂取汁，外搽红肿处，每日数次，保持湿润。另用九里光 10 克，接骨草 10 克，野菊花 10 克，薄荷 6 克，煎水取汁，分 3 次服。
8. **月经不调：**红筷子 15 克，益母草 15 克，月月红 10 克，扯丝皮 10 克，水煎取汁，分 3 次兑红糖服。
9. **大便秘结：**鲜红筷子 30 克，红薯藤 15 克，煎水取汁，趁热服用，每日 3 次。大便通畅之后，即停服。

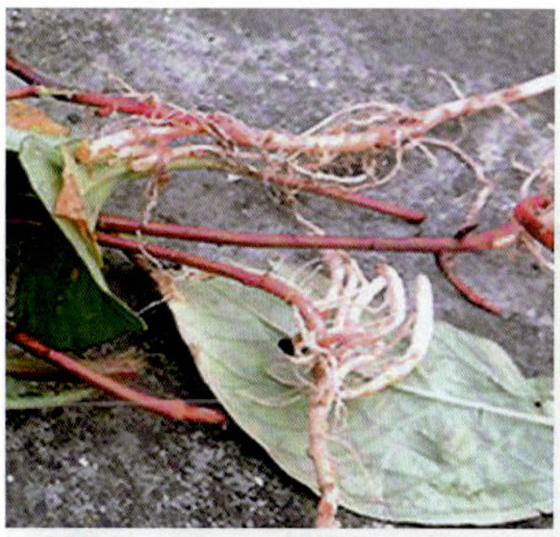
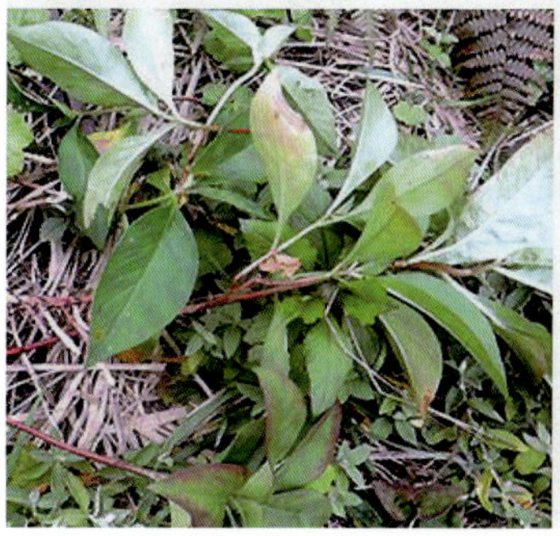
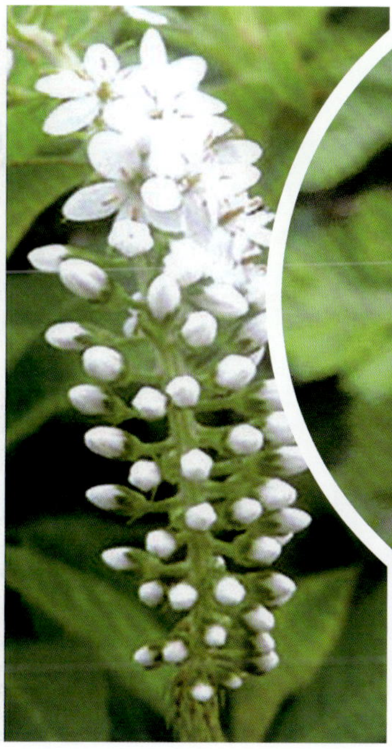
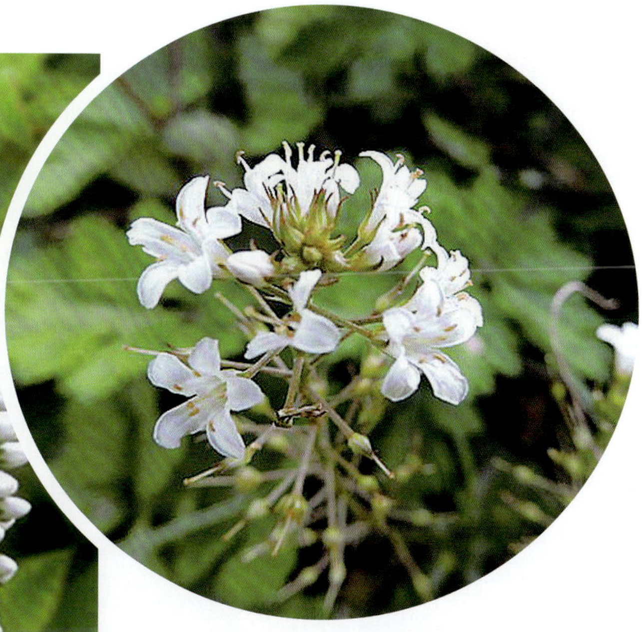

红辣蓼 | Hong la liao

Reib ghad tent wub 鋭阿太务

辛温刺喉似辣椒，水渠溪旁茎叶娇。吐泻腹痛与发痧，暑热便血蜈蚣瞧。

红辣蓼，为蓼科植物红辣蓼 *Polygonum hydropiper* L. 的全草。

苗乡各地均有生长，一般生长在土壤潮湿、肥沃的水渠、田坎、溪流旁。

别名 辣蓼草、琼柳草、蓼子草、斑蕉草、青蓼、蝙蝠草、辣马蓼、辣椒草。

采制 药用全草。春末采嫩苗，夏季采全草，秋后采茎秆，采回后，拣净杂质，洗去泥土，切段，鲜用或晒干备用。

性味与归经 味辛辣，性温，无毒。入肺、胃、大肠经。

功效 清热解毒、通经活络、利尿止血。

主治 痢疾、便血、胃痛、疟疾、跌打肿痛。

用法用量 内服：煎汤，10～30 克，或入丸、散。外用：捣敷或煎水含漱。

禁忌 红辣蓼辛辣刺激，胃肠不好的人慎用。

附方

1. **急性吐泻腹痛：** 红辣蓼 15 克，青蒿 30 克，香樟树二层皮 15 克，豆豉 10 克，共捣烂，用淘米水浸泡 1 小时，取浸液内服。
2. **霍乱吐泻腹痛：** 红辣蓼根 30 克，捣烂，米泔水 1 碗，泡服。
3. **暑热水泻：** 红辣蓼 60 克，黄荆叶 60 克，生半夏 60 克，焙干研细末，炼蜜为丸，黄豆大，日服 2 次，每次 6 克。
4. **手脚转筋：** 红辣蓼茎叶 30 克，水煎服；或红辣蓼嫩尖 30 克，明矾 3 克，共捣烂，开水泡取汁服。
5. **中暑：** 红辣蓼茎叶 30 克，水煎服；或红辣蓼嫩尖 30 克，明矾 3 克，共捣烂，开水泡取汁服。
6. **急性胃肠炎：** 红辣蓼、细叶香薷、青蒿各 15 克，水煎服。
7. **痢疾：** 红辣蓼 15 克，铁苋菜 30 克，凤尾草 30 克，水煎服。
8. **蜈蚣蜇伤、黄蜂蜇伤（未超过 4 小时者）：** 红辣蓼 1 握，捣烂，从伤口周围向伤口揉搓，至伤口出血为止，再用红辣蓼尖 10 数个捣烂，敷患处。另用红辣蓼根 30 克，乌桕根 30 克，水煎服，每日 1 剂，连服 3 日。
9. **毒蛇咬伤：** 红辣蓼根 10 克，小乌桕树根 30 克，水煎服，连服 3 剂。
10. **毒蛇咬伤肿痛：** 红辣蓼 15 克，鹅不食草 15 克，酢浆草 30 克，捣烂敷患处。
11. **便血：** 红辣蓼 30 克，同猪肉 30 克，炖服，每日 1 剂。
12. **胃痛，发痧：** 鲜红辣蓼枝头嫩叶 10 克，捣烂，加冷开水 1 大盅，擂汁服。
13. **关节肿痛：** 红辣蓼叶适量，开水泡片刻后，加食盐少许，搓揉患处，至红为止。
14. **跌打撞伤，青紫肿痛：** 鲜红辣蓼，同米酒或甜酒酿糟捣烂敷。

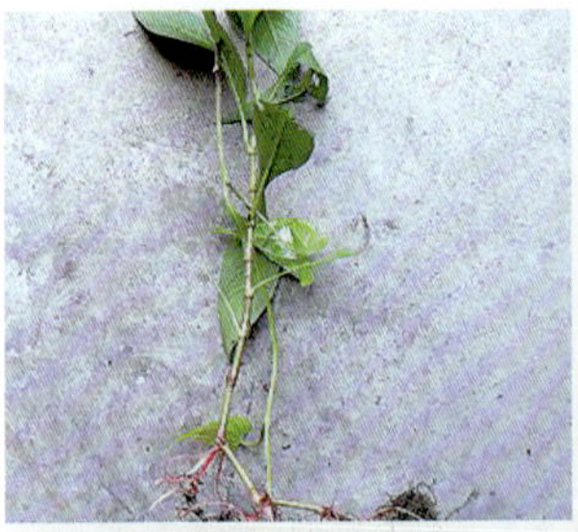
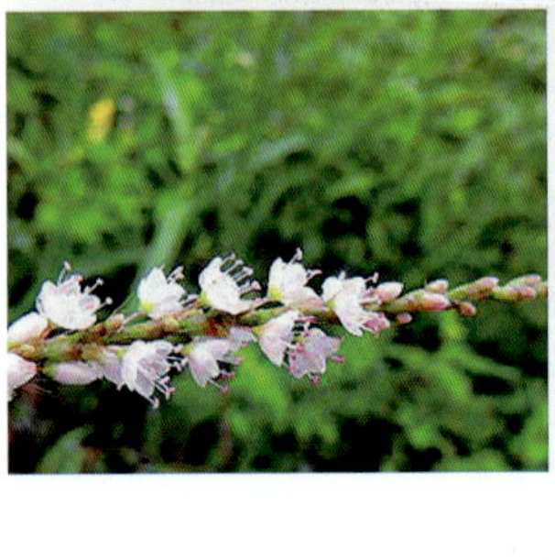
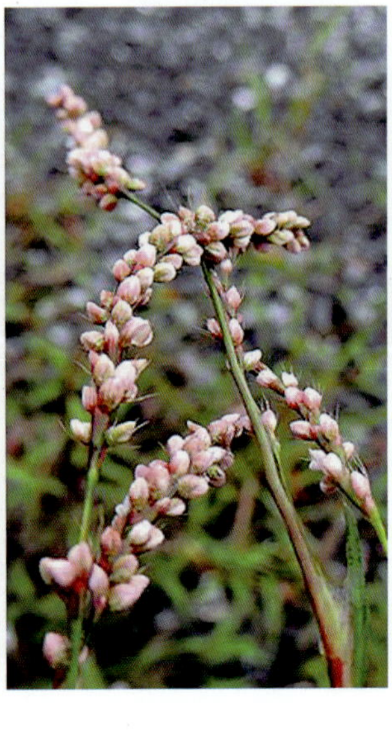
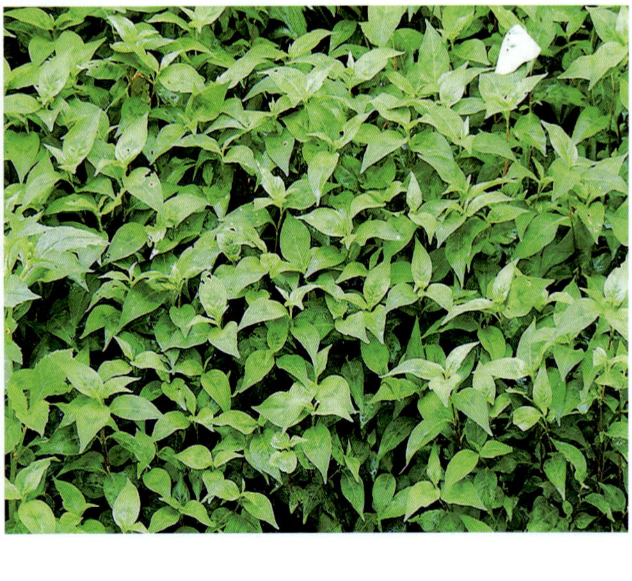

红苋菜 | Hong xian cai

Reib ghans nqint 鋭砍清

茎红味甘云香菜，山坡路边随处栽。咽喉不利气血少，肠炎痢疾红白带。

红苋菜，为苋科苋属植物苋 *Amaranthus tricolor* L. 的全草。

苗乡各地均有栽培，也有少数野生。

别名 苋、青香苋、汉菜、红菜、米苋、人旱菜、杏菜、荇菜、莹莹菜、玉米菜、米谷菜、云仙菜、雁来红、老来少、云香菜、云天菜。

采制 药用全草，夏秋季节，枝叶生长茂盛时采摘成熟枝叶，拣净杂质，洗净泥土，鲜用或晒干备用。

性味与归经 味微甘，性凉。入肺、大肠经。

功效 全草：养血补气，清热明目，滑胎，利大小便。种子：清肝明目。根茎：凉血解毒止痢。

主治 全草主治：赤白痢疾、二便不通、目赤肿痛、咽喉肿痛、鼻衄、湿热腹胀、热淋。种子主治：角膜云翳、目赤肿痛。根茎主治：痢疾肠炎、红崩白带、痔疮便血。

用法用量 内服：水煎，全草 10 ～ 15 克，种子 15 ～ 20 克，根茎 25 ～ 50 克，或煮粥，或捣烂绞汁服。外用：适量，捣烂外敷患处。

禁忌 平时易泻或便溏者慎用，孕妇禁服。红苋菜忌与甲鱼、龟肉同食。

附方

1. **眼痛、雀盲：**红苋菜子 20 克，猪肝 30 克，同蒸熟，吃猪肝喝汤，1 日 3 次。
2. **白喉：**红苋菜茎 30 克，焙干研细末，每日吹喉 3 次。用药期间禁食辛辣食物。
3. **对口疮：**红苋菜 30 克，鲫鱼 20 克，共捣烂，敷患处，每日 1 ～ 2 次。
4. **甲状腺肿大：**红苋菜根茎 60 克，冰糖 15 克。将药洗净切碎，加水浓煎，去渣取液，加冰糖混合，饭后分 3 次服。连服 20 天。孕妇及妇女月经期间忌服。
5. **乳汁不足：**红苋菜鲜品 15 ～ 30 克，或干品 6 ～ 9 克，水煎取汁，药水煮鱼服。
6. **寒热往来：**野苋菜 15 克，大青根 15 克，路边荆 12 克，枸骨 12 克，木通 10 克，钩藤 12 克，水煎取汁，分 3 次服。
7. **子肿、胎咳：**红苋菜、连钱草、尖凉药、花蝴蝶各 10 克，炖肉至熟，分 3 次服。
8. **附骨疽：**红苋菜叶 30 克，银花 20 克，水煎取汁，分 3 次服。
9. **疥疮癣癞：**红苋菜梗 100 克，煎水洗患处，每日 1 ～ 2 次。
10. **热淋：**红苋菜 30 克，竹叶菜 30 克，黄毛根 30 克，煮猪精肉食，1 日 3 次。
11. **创伤溃烂：**红苋菜花 100 克，牛肉 120 克，同焙干，研成细末，撒敷患处，1 日 2 ～ 3 次。用药期间禁食酸冷食物。

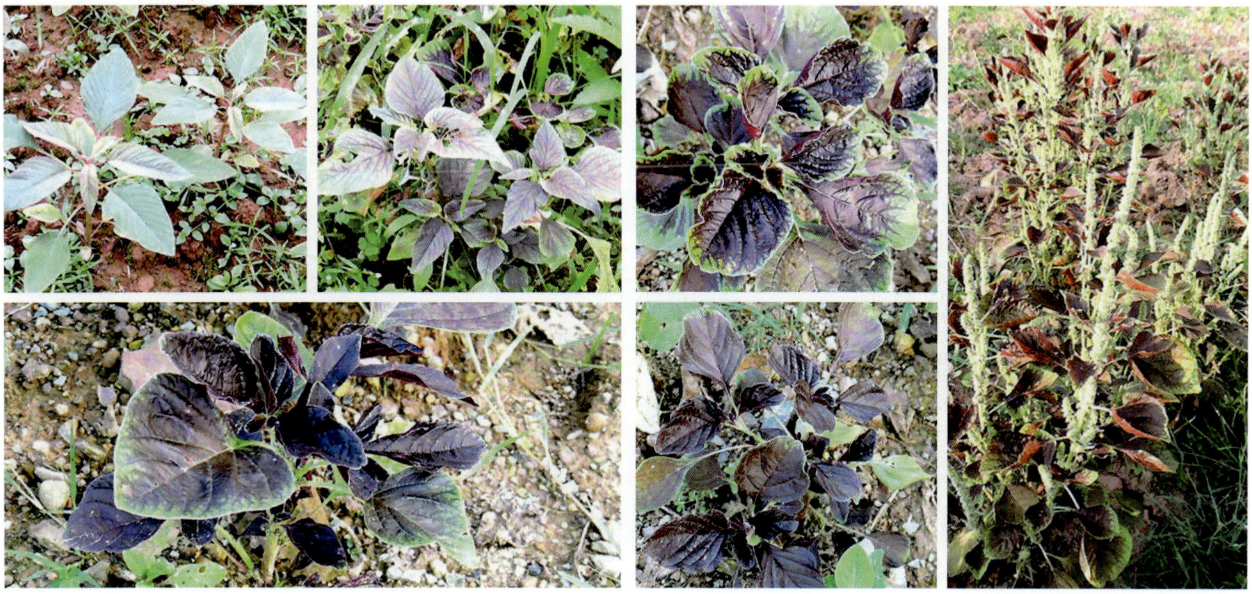

虎耳草 | Hu er cao

Reib jid dangt ghunb 鋭计档棍

溪旁石隙吊金钱，细长茎叶名震山。脓耳风疹肺脓疡，咳嗽崩漏冻疮烂。

虎耳草，为虎耳草科植物虎耳草 *Saxifraga stolonifera* Curt. 的全草。

苗乡各地均有野生，一般生于山谷阴湿处、路旁树荫下、山涧小溪旁或岩石上，也有在居家庭院中栽培。

虎耳草在苗乡有两种，一种为红色，一种为白色。苗医认为，红者为公，白者为母，药效不同。

别名 金丝荷叶、吊金钱、石荷叶、金线吊芙蓉、老虎耳、天荷叶、丝棉吊梅、耳聋草、猪耳草、金钱荷叶、金线莲、佛耳草、搽耳草、猫耳朵、耳朵草、水耳朵、月下红、金丝草、耳朵红、铜钱草。

采制 药用全草，全年可采。以夏秋季节开花时采为好。采回后，洗净泥土，拣净杂质，切段，鲜用或阴干备用。

性味与归经 味苦、辛，性寒，有小毒。入肺、脾、大肠经。

功效 祛风清热，凉血解毒。

主治 风疹、湿疹、中耳炎、丹毒、咳嗽吐血、肺痈、崩漏、痔疾。

用法用量 内服：煎汤，10～15 克。外用：适量，捣汁滴或煎水熏洗。

禁忌 虎耳草性凉，有小毒。体虚及无实热之人慎用。

附方

1. **中耳炎：**鲜虎耳草叶适量，捣烂取汁，滴入痛耳内，1 日数次。
2. **荨麻疹：**虎耳草 19 克，青黛 10 克，水煎服。
3. **风火牙痛：**鲜虎耳草 30 克，白茅根 10 克，水煎服。药渣捣烂，敷面部。
4. **湿疹：**鲜虎耳草 15 克，土茯苓 30 克，水煎服。药渣捣烂，外敷患处。
5. **肺热咳嗽：**虎耳草 15 克，水杨柳 10 克，冰糖 20 克，水煎，分 3 次服。
6. **百日咳：**虎耳草 10 克，鸡苦胆 1 个，冰糖 10 克，水煎服。
7. **肺脓疡吐臭脓：**虎耳草 12 克，金银花叶 30 克，鱼腥草 19 克，水煎服。
8. **冻疮溃烂：**鲜虎耳草叶适量，捣烂烤热，外敷患处，1 日 1 次。
9. **痔疮：**虎耳草 30 克，水煎，加食盐少许，放罐内，坐熏，1 日 2 次。
10. **血崩：**鲜虎耳草 30～60 克，益母草 30 克，鸡冠花 15 克，黄毛根 10 克，黄酒、水各半煎服，1 日 3 次。

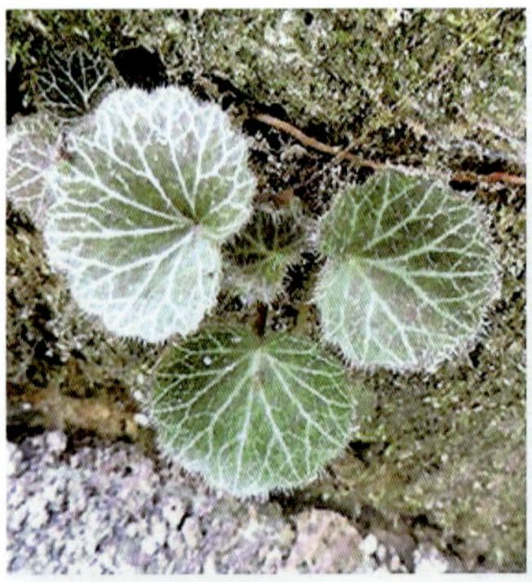
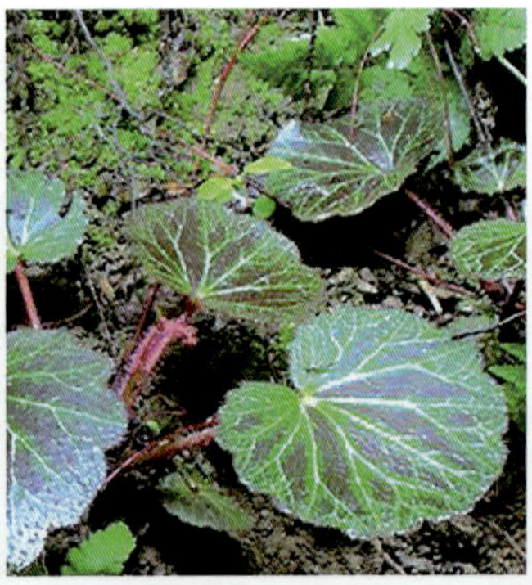
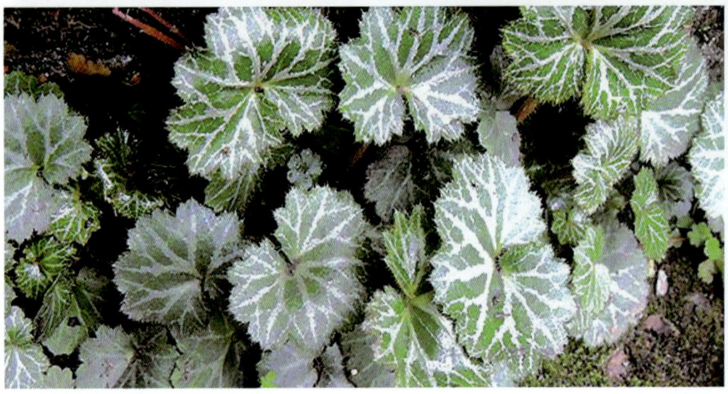
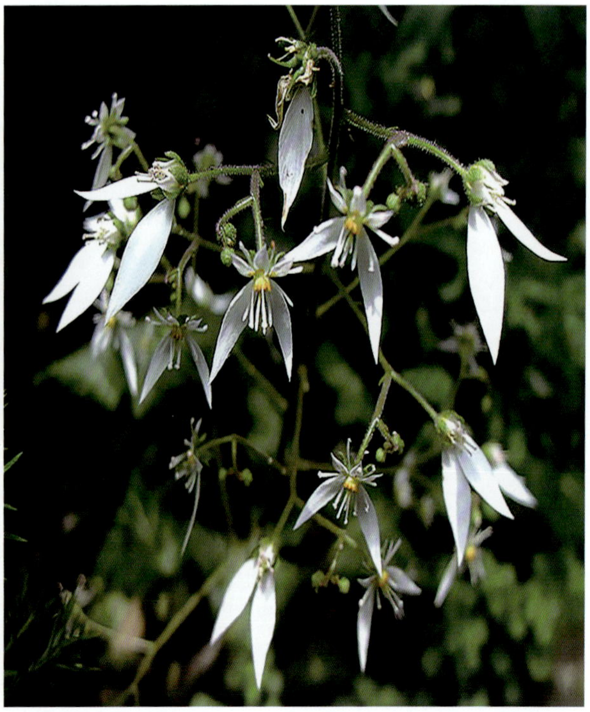

黄瓜香 | Huang gua xiang

Reib shib caib 鋭石菜

细嫩娇小黄瓜香，预防产风传苗乡。清热解毒疗疮痈，散瘀消肿跌打伤。

黄瓜香，为双子叶科植物匍伏堇 *Viola Diffusa* Ging. 的全草。

苗乡各地均有生长，一般生长在菜园、田坎、沙地、山地丛林或竹林等植物稀少、土地较湿润之处。

黄瓜香是苗乡治疗痈肿疮毒的主要药物。苗家老人还用其煎水，兑甜酒，给产妇服用，用于预防产风等。

别名 匍伏堇、七星莲、天芥菜草、白菜仔、黄瓜草、白地黄瓜、黄瓜菜、石菜、雪里青、野白菜、小黄瓜香、提脓草、地白菜、王瓜香。

采制 夏秋季挖取全草，洗净泥土，拣净杂质，晾干水分，切段，阴干备用。

性味与归经 味苦、辛，性寒。入肺、肝经。

功效 清热解毒，散瘀消肿。

主治 黄疸型肝炎、肺热咳嗽、百日咳、瘰疬、骨折、红眼病；外用治疗奶痈、疮疡肿毒、带状疱疹、水火烫伤、毒蛇咬伤、跌打损伤。

用法用量 内服：煎汤，干品 9～15 克，鲜品 30～60 克。外用：适量，捣烂敷患处。

禁忌 黄瓜香性偏寒，体虚及无湿热之人慎用。服药期间，注意禁食辛辣、油腻、煎炸制食品。

附方

1. 缠腰带：鲜黄瓜香 30 克，鲜辣子草 30 克，捣烂敷患处，干则换。
2. 水火烫伤：鲜黄瓜香适量，洗净捣烂，取汁淋患处，以热退痛消为度。
3. 跌打损伤：黄瓜香、铁马鞭各适量，捣烂兑白酒，敷患处。内服童便 1 杯。
4. 毒蛇咬伤：鲜黄瓜香适量捣烂取汁，先喝 3 口，再将药渣敷伤口周围。
5. 黄疸型肝炎：黄瓜香 30 克，半边莲 30 克，黄菊子 10 克，水煎服。
6. 肺热咳嗽：黄瓜香 10 克，玉叶金花 10 克，铁包金 10 克，水煎服。
7. 红眼病：黄瓜香 10 克，老鼠王 10 克，镰仄草 10 克，水煎服。药渣敷眼皮上。
8. 预防产风：小孩出生后，用黄瓜香 20 克，煎水兑甜酒，给产妇服用。
9. 奶痈：黄瓜香、半边莲、犁口草、蒲公英各适量，捣烂如泥，加口水调匀，外敷患处，每日 1 剂，连敷 3～7 天。
10. 瘰疬：黄瓜香、犁口草、镰仄草、八月瓜叶各适量，捣烂如泥，敷患处，1 日 1 剂，连敷 5～7 天。
11. 小儿久咳：黄瓜香鲜品 10 克，冰糖 10 克，水煎取汁，分 3 次内服。

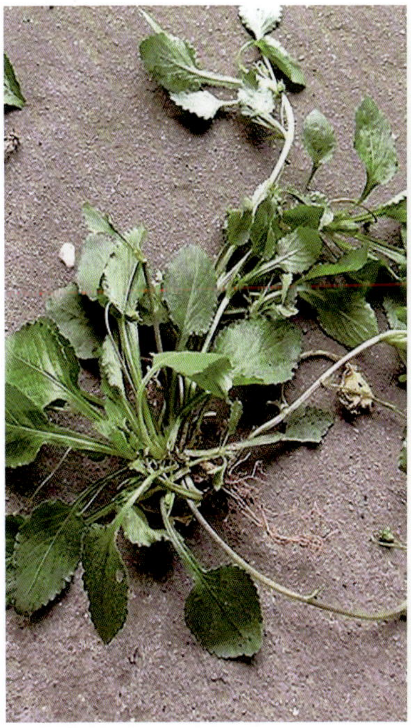
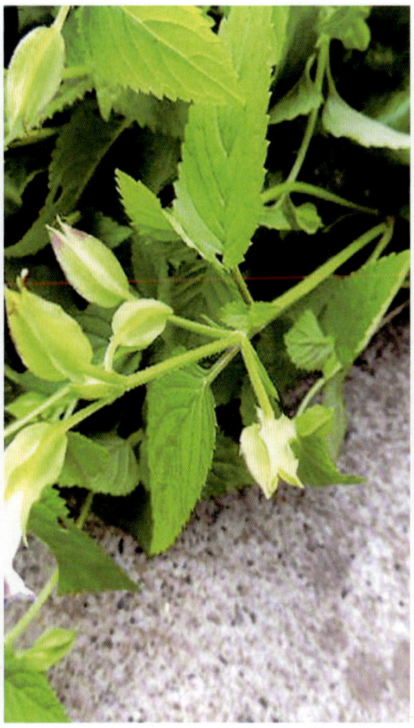
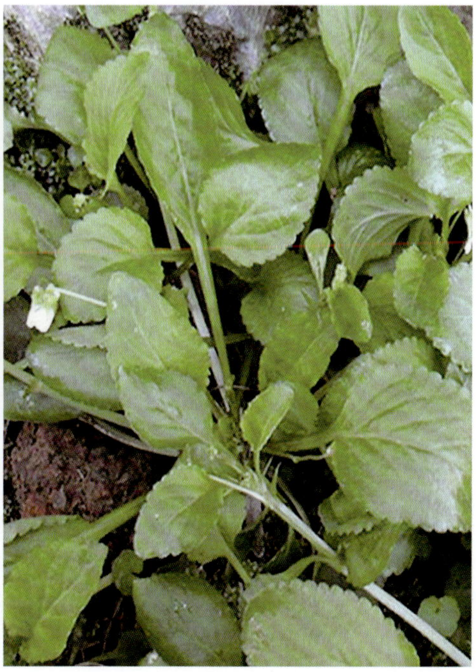

黄蛤蟆草 | Huang ha ma cao

Reib ghueb yenb 鋭怪英

苦寒退热大车前，平地不生长山巅。湿热痢疾兼腹痛，胃火牙痛与红眼。

黄蛤蟆草，为龙胆科獐牙菜属植物獐牙菜 *Swertia bimaculata*（Sieb. et Zucc.）Hook. f. et Thoms. ex C. B. Clarke 的全草。苗乡山区少有野生，一般生长在高寒山区的坡地、草甸、树林边。

别名 獐牙菜、当药、方茎牙痛草、凉荞、绿茎牙痛草、双斑獐牙菜、大车前、水红菜、翳子草、黑药黄、紫花青叶胆。

采制 药用全草，夏秋季节采割地上部分，或拔出全草，拣净杂质，洗净泥土，切段，鲜用或晒干备用。

性味与归经 味苦，性寒。入肝、心、胃经。

功效 清热利湿，健胃退黄。

主治 消化不良、流行感冒、感冒发热、咽喉肿痛、牙龈肿痛、痢疾肠炎、肾炎、尿积、胃炎、急性黄疸型肝炎、胆囊炎、火眼、口疮、舌炎、肺热咳嗽、水火烫伤。

用法用量 内服：煎汤，4～10 克，或研细末吞服，每次 1～2 克。外用：适量，捣烂敷患处。

禁忌 黄蛤蟆草味苦性寒，体质虚寒之人慎用。

附方

1. 痢疾腹痛：黄蛤蟆草 10 克，辣子蛇药 3 克，水煎服。
2. 感冒发热：黄蛤蟆草 4 克，水灯草 10 克，镰仄草 10 克，水煎服。
3. 高热抽筋：黄蛤蟆草 4 克，土蟮 10 克，苞茅根 10 克，水煎频服。
4. 胃炎口渴：黄蛤蟆草 4 克，瓜板 10 克，牛眼珠草 10 克，水煎频服。
5. 消渴症：黄蛤蟆草 2 克，苦瓜干 10 克，开水泡，当茶喝。
6. 红眼病：黄蛤蟆草 4 克，老鼠刺 10 克，水黄连 10 克，水煎，分 3 次服。
7. 口舌生疮：黄蛤蟆草 4 克，老鸦酸 4 克，酸揪泡叶 4 克，水煎取汁，含服。
8. 肺热咳嗽：黄蛤蟆草 4 克，金银花 10 克，瓜蒌壳 10 克，则耳根 10 克，水煎取汁，分 3 次服。
9. 胆囊炎：黄蛤蟆草 4 克，黄菊子 10 克，一壶酒 10 克，竹叶菜 10 克，水煎取汁，分 3 次服。
10. 肾炎发热：黄蛤蟆草 4 克，水灯草、黄毛根各 10 克，尿珠子 15 克，水煎服。
11. 水火烫伤：黄蛤蟆草鲜叶适量，榆槲树（女贞子树）叶适量，捣烂绞汁，涂搽患处，1 日数次，以保持伤处湿润为度。

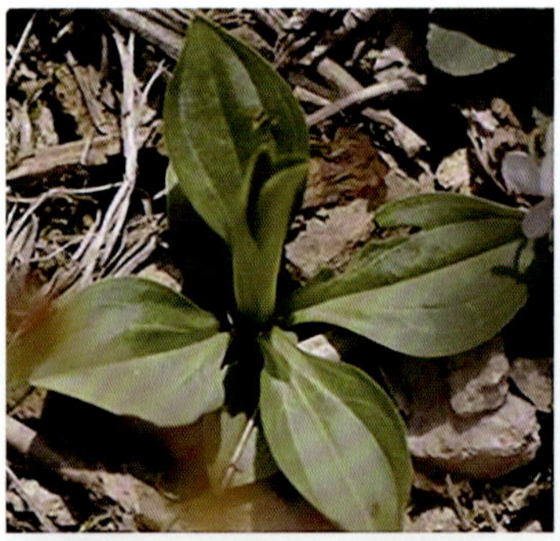
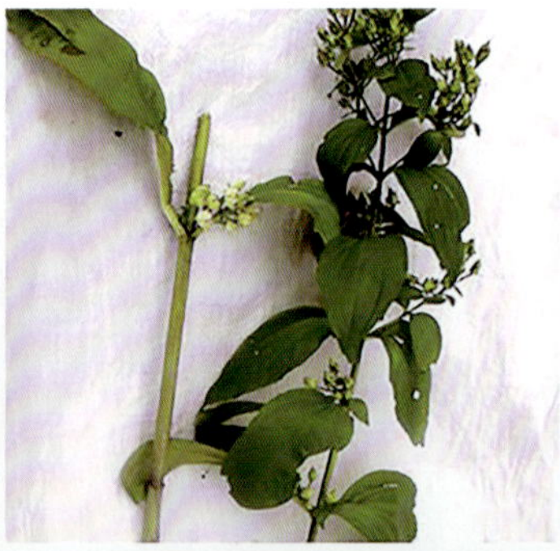
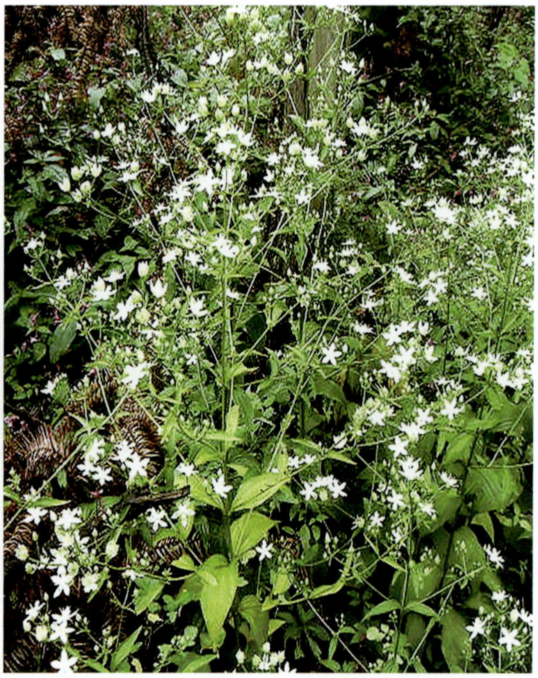
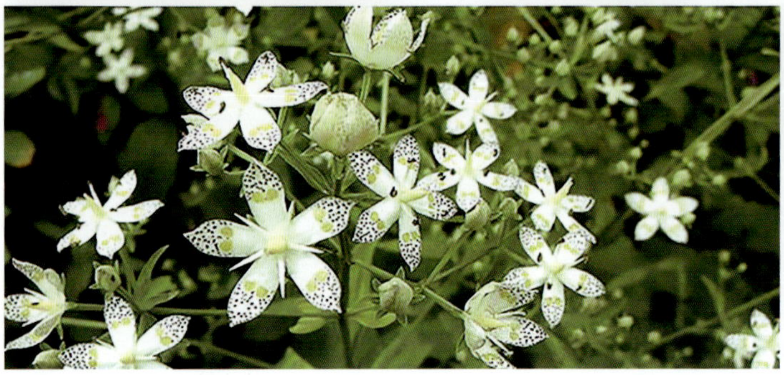

灰灰菜 | Hui hui cai

Reib hong linb 鋭红藜

茎叶灰灰杆杆红，荒田野地览行踪。味甘微寒解热毒，湿癣白斑与蚊虫。

灰灰菜，为藜科植物灰藜 *Chenopodium album* L. 的全草。

苗乡各地均有野生，一般生长在荒草地、田坎、沙土以及山路边、果园、菜园等地。

别名 灰菜、灰苋头、赤藜、中红藜、红藜、藜、灰苋菜、狗尿菜、胭脂菜、金锁天。

采制 药用全草、种子，夏季生长旺盛时采割，鲜用或切段，晒干备用。种子秋后成熟时割取果穗，晒干，打下种子，再晒干备用。

性味与归经 性微寒，味甘，有微毒。归脾、胃、肠经。

功效 全草：杀虫，降血压，消肿。茎叶：杀虫止痒，清热解毒，凉血散血。

主治 全草：高血压、动脉硬化、哮喘、虫牙、咽喉肿痛、蚊虫叮咬。茎叶：风热感冒、痢疾腹泻、白斑、湿癣。

用法用量 内服：水煎，全草 15～30 克。外用：茎叶适量，捣烂，外敷患处。

禁忌 本品有微毒，体弱者及孕妇禁服。

附方

1. 肺热咳嗽：鲜灰灰菜 15 克，六月雪 15 克，蜂蜜少许，前 2 味药水煎取汁，加蜂蜜调匀，分 2 次服。
2. 热淋尿涩：灰灰菜子 6 克，水灯草 10 克，黄毛根 10 克，萹蓄 6 克，斑鸡窠 15 克，水煎，分 3 次服。
3. 痢疾肠炎：灰灰菜 15 克，白蒿 10 克，金银花 10 克，铁扫帚 6 克，水煎，分 3 次服。
4. 高血压、动脉硬化：鲜灰灰菜 30 克，水煎，分 3 次服，连服 30 天。
5. 喉痛、虫牙：鲜灰灰菜全草适量，炒黄，水煎，分 3 次服。
6. 皮肤瘙痒：灰灰菜 60 克，九里光 50 克，野菊花 30 克，水煎，洗患处。
7. 白斑：鲜灰灰菜适量，雄黄少许，硫黄少许，灰灰菜捣烂取汁，加雄黄、硫黄调匀，外涂患处，1 日 3 次。
8. 湿疹：灰灰菜子 30 克，明矾 15 克，水煎调匀，外洗患处，1 日 2 次。
9. 风疹：灰灰菜子 50 克，花椒叶 70 克，九里光 100 克，接骨草 30 克，水煎取汁，洗患处，每日 2 次，以愈为度。
10. 蚊虫咬伤：鲜灰灰菜叶适量，捣极烂，涂搽患处。
11. 扁平疣（鸡眼）：干灰灰菜 60 克，加水煎浓汁，外洗患处，并外敷。

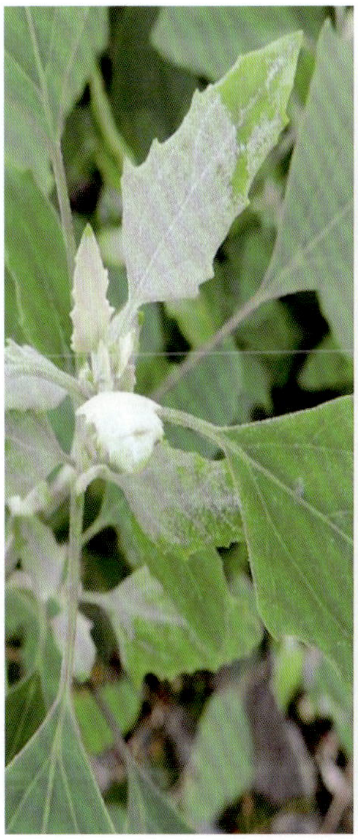
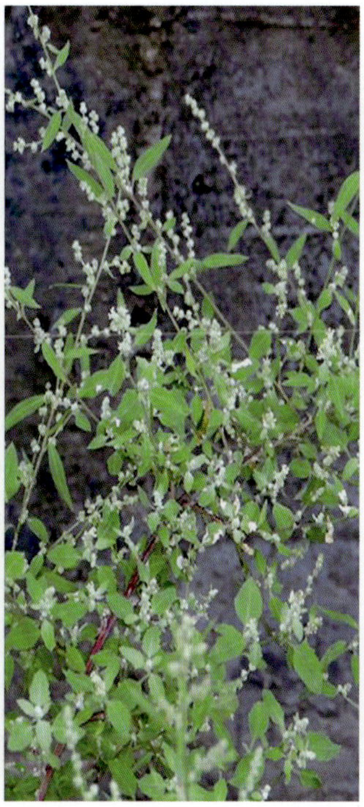
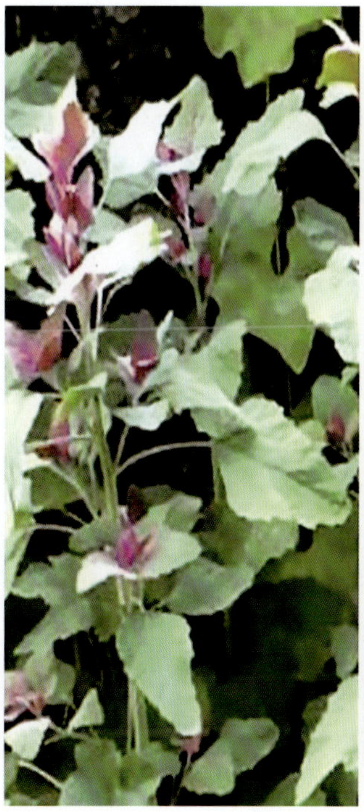
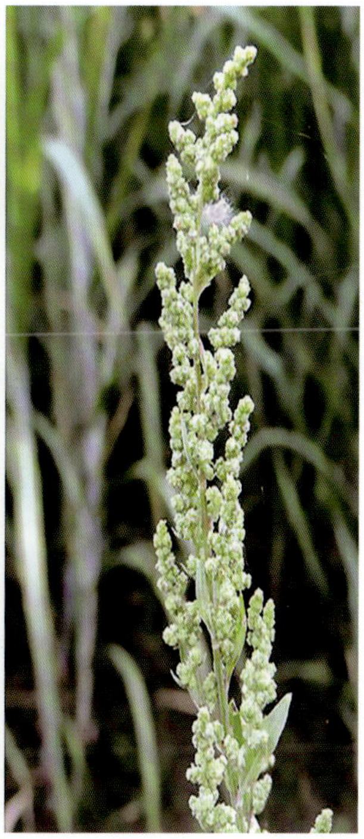

火炭母 | Huo tan mu

Reib niex ghuenb 鋭涅棍

叶脉鲜红似花脸，枝叶茂盛山野间。肠炎痢疾筋骨痛，湿疹黄疸痈疮烂。

火炭母，为蓼科植物火炭母草 *Polygonum chinense* L. 的地上部分。

苗乡山区均有生长，一般生于丘陵地带的向阳山坡、疏林边、山谷、水田边、湿地以及路边湿润地带。

别名 火炭毛、乌炭子、山荞麦草、火炭星、红梅子叶、乌饭藤、花脸晕药、火炭藤、花脸七。

采制 四季可采。割取地上部分，洗净，切段，晒干备用。

性味与归经 味酸、微涩，性凉。入脾、肺、胃、大肠经。

功效 清热利湿，凉血解毒，凉血止痒，明目退翳。

主治 泄泻、痢疾、黄疸、风热咽疼、白喉、虚弱头昏、小儿疰夏、惊搐、妇女白带、痈肿湿疮、跌打损伤、骨节疼痛、百日咳、角膜云翳、霉菌性阴道炎、白带、乳腺炎、疖肿、小儿脓疱疮、湿疹、毒蛇咬伤。

用法用量 内服：煎汤，15～30 克，或捣汁。外用：捣敷或煎水洗。

禁忌 脾胃虚寒者慎用。

附方

1. **筋骨痛：**火炭母 10 克，野荞麦根 10 克，泽兰 10 克，三七 3 克，大血藤 10 克，牛膝 10 克，水煎服。
2. **急性胃肠炎：**火炭母、大青叶、番石榴叶、鸭跖草各 10 克，水煎，分 2 次服。
3. **预防痢疾：**火炭母 10 斤，破铜钱 5 斤，用水 100 斤，煎成 60 斤，供 100 人 1 日量，代茶饮。
4. **痢疾：**火炭母 30 克，猪血数块，同煮，吃猪血喝汤。
5. **急性细菌性痢疾：**火炭母 150 克，十大功劳根茎 180 克，石榴皮 60 克，共为细末，每服 2 克，1 日 4 次。
6. **跌打损伤：**火炭母、算盘子树、三七各 10 克，水煎服。
7. **遍身烂疮：**火炭母 15 克，破铜钱 30 克，野鸦椿皮 30 克，雄黄 15 克，茶油 30 克，共捣烂，放锅内炒热，搽患处。
8. **湿热黄疸：**火炭母 30 克，鸡骨草 30 克，水煎服。
9. **妇女带下：**鲜火炭母 60～90 克，白鸡冠花 3～5 朵，酌加水煎成半碗，饭后服，日 2 次。
10. **流注、骨节疼痛：**火炭母叶 50 克，煎水洗。
11. **湿疹：**鲜火炭母草 30～60 克，水煎服。另取鲜全草水煎洗。
12. **痈肿：**鲜火炭母草 30 克，水煎，调酒服。渣调蜜或糯米饭捣烂，敷患处。
13. **白喉：**火炭母鲜叶捣烂，取汁 30 毫升，加蜂蜜适量，每天分 6 次服。
14. **霉菌性阴道炎：**用火炭母 1 两，煎水坐浴；火炭母粉于冲洗后局部喷撒。两者交替使用，3～5 次为 1 疗程。

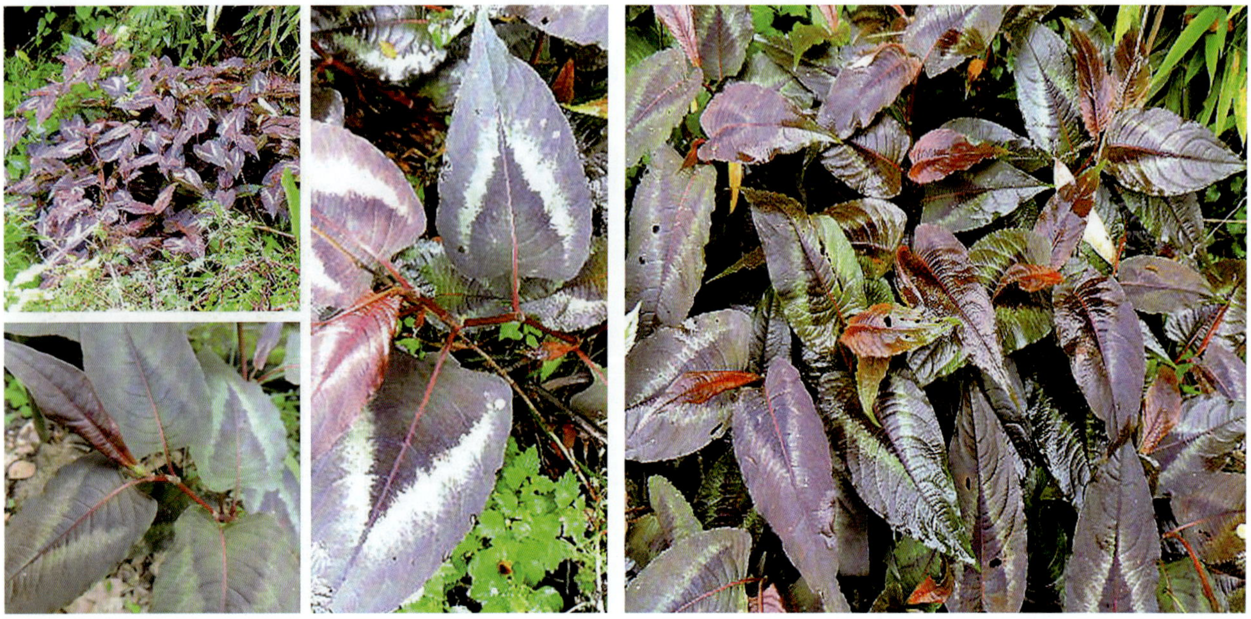

藿香 | Huo xiang

Reib xab qib 鋭虾替

山野荒地土藿香，方茎短毛橄榄装。辛温解暑兼消食，腹痛吐泻口不香。

藿香，为唇形科藿香属植物藿香 *Agastache rugosa*（Fisch. et Mey.）O. Ktze. 的全草。

苗乡各地均有野生，也有少数栽培。野生藿香一般生于低矮山坡、荒草地、山路边、田坎上等处。

别名 土藿香、排香草、大叶薄荷、兜娄婆香、猫尾巴香、山茴香、青茎薄荷、绿荷荷、川藿香、苏藿香、野藿香、鱼香、鸡苏。

采制 藿香以全草入药。夏秋季节枝叶茂盛时采割，鲜用，或阴干切段备用。

性味与归经 味辛，微温。入脾、胃、肺经。

功效 芳香化浊，和中止呕，发表解暑。

主治 暑湿外感、湿温初期、发热倦怠、胸闷不舒、寒湿闭暑、腹痛吐泻、鼻渊头痛、疟疾、痢疾、胃热口臭、妊娠呕吐、手足癣症。

用法用量 内服：水煎，9～15 克，或入丸、散剂。外用：适量，水煎外洗患处，或捣烂外涂。

禁忌 藿香性偏温，内无湿热者慎用。

附方

1. **暑热夹食，胸闷恶心：** 藿香、紫苏各 9 克，枳壳、陈皮各 6 克，水煎取服。
2. **暑热吐泻：** 藿香 9 克，大蛇药、阴蛇风、五爪风、蛤蟆草、细荆芥各 9 克，苏叶 6 克，青茶 3 克，水煎取汁，分 3 次服。
3. **中暑呕吐、腹痛腹泻：** 藿香 9 克，黄荆叶 9 克，扁豆衣 12 克，水煎，分 3 次服。
4. **小儿呕吐：** 藿香 9 克，荠子莲 15 克，水煎取汁，分 3 次服。
5. **胃气痛：** 藿香 10 克，砂仁 4 克，根朴 10 克，枳实 10 克，青木香 10 克，陈皮 3 克，水煎取汁，分 3 次服。
6. **急性胃肠炎：** 藿香、黄荆子、石榴皮各 10 克，水煎取汁，早晚服，每日 1 剂。
7. **经闭：** 大藿香 15 克，钩藤根 15 克，小血藤根 15 克，月月红根 15 克，泡酒 500 克，3 天后服，早晚各服 10 毫升。
8. **中暑烦热：** 藿香、青蒿、薄荷叶、荷叶各 300 克，甘草 100 克。将前 4 物切碎，文火微炒；甘草炒黄，研末调匀，分为 30 包。开水冲服，每日 1 包，日 2 次。
9. **口臭：** 藿香、薄荷各 6 克，洗净，煎汤，时时含服。
10. **小儿牙疳：** 藿香 10 克，入枯矾 1 克，同研细末，每用少许搽牙根上。

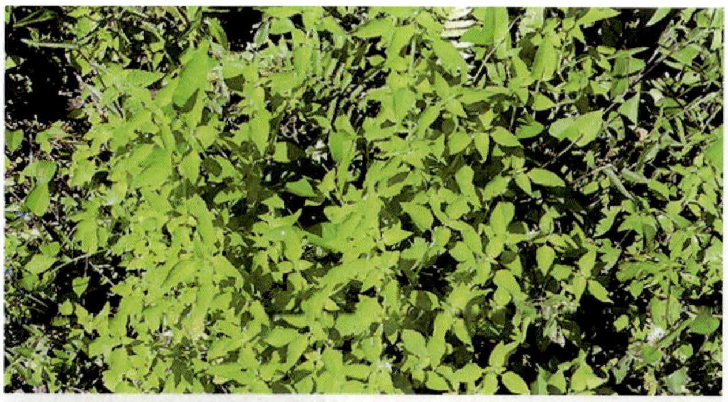
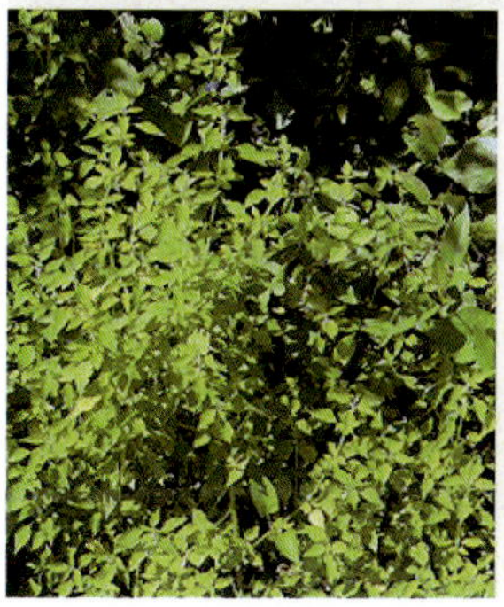
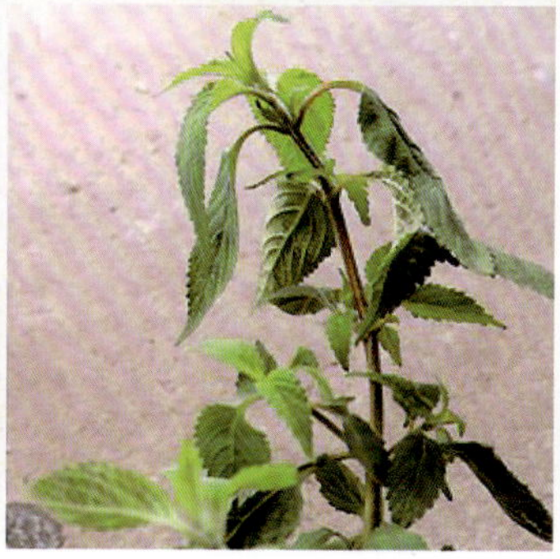
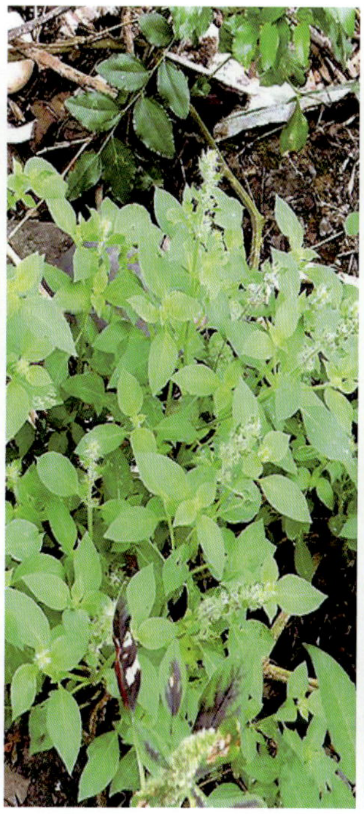
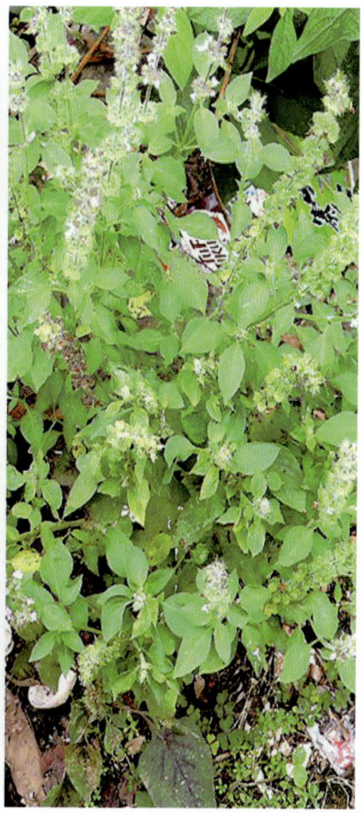

吉祥草 | Ji xiang cao

Reib youx sad 鋭油沙

溪涧清新吉祥草，又名三步九搭桥。清热止咳利咽喉，接骨软筋翳障消。

吉祥草，为百合科植物吉祥草 *Reineckia carnea*（Andr.）Kunth 的全草。

苗乡各地均有野生，也有不少栽培。野生者多半生于山林树荫下、小溪边、石壁上等阴湿地面。栽培者，多数栽培在花盆、玻璃缸、水池、花圃、绿化带等处，主要作为观赏植物，也可作为药物紧急时采用。

别名 洋吉祥草、解晕草、广东万年青、松寿兰、结实兰、竹叶草、佛顶珠、竹叶青、玉带草、九节莲、小青胆、小九龙盘、软筋草、竹节伤、竹根七、观音草、地蜈蚣、千里马。

采制 药用全草，全年可采。采回后，洗净泥土，拣净杂质，晾干水，切段，鲜用或晒干备用。

性味与归经 味甘，性凉。入肺、肾经。

功效 清热止咳，凉血止血，解毒利咽，接骨。

主治 肺热咳嗽、肺痨、哮喘、咯血、吐血、衄血、便血、咽喉肿痛、目赤翳障、风湿性关节炎、痈肿疮疖等。外用治跌打损伤、骨折。

用法用量 内服：煎汤，干品 6 ～ 12 克，鲜品 30 ～ 60 克。外用：适量，捣烂酒炒敷患处。

禁忌 吉祥草性凉，体质虚寒者慎用。

附方

1. **虚弱干呛咳嗽：** 吉祥草 10 克，麦冬 10 克，煎水去渣，炖猪肺服。
2. **喘咳：** 吉祥草 30 克，炖猪肺或肉吃。
3. **吐血、咳血：** 吉祥草 30 克，煨水服。
4. **黄疸：** 吉祥草 30 克，蒸淘米水吃。
5. **妇女干病：** 吉祥草 10 克，天冬 10 克，白及 6 克，三白草根 10 克，百合 30 克，加酒少许炖猪心、猪肺服。
6. **目翳、疳积：** 吉祥草根 10 克，猪肝 100 克，共煎汤服。
7. **跌打骨折：** 吉祥草、水冬瓜根皮、凤仙花秆各适量，捣绒，加酒炒热，包伤处。
8. **风湿性关节炎，筋骨萎缩：** 吉祥草根 30 克，土牛膝 30 克，大血藤 30 克，木瓜 50 克，接骨木 30 克，豹骨 10 克，浸白酒中，30 天后开始饮用。每次 15 毫升，1 日 1 次，晚餐后服用。
9. **肿毒疮疡：** 吉祥草鲜品适量，捣烂如泥，外敷患处，1 日 1 换。
10. **遗精：** 吉祥草干品 10 克，骨碎补 10 克，灯心草 10 克，水煎服。

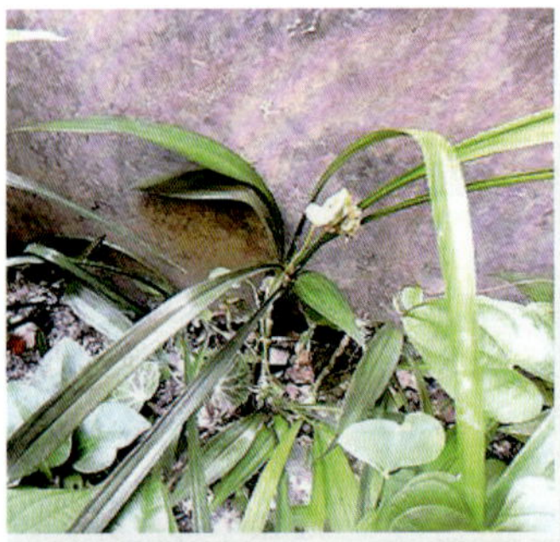
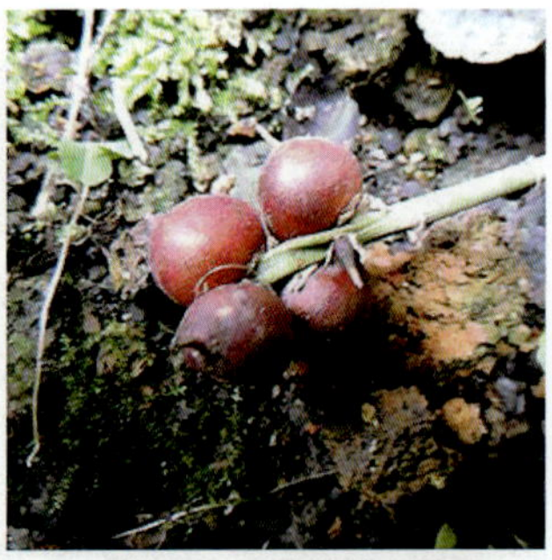
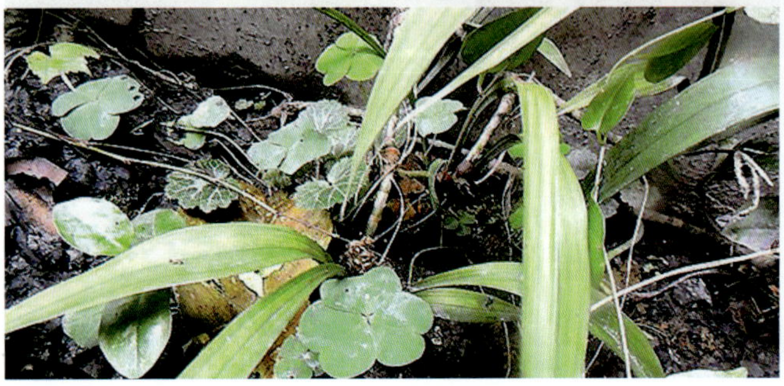
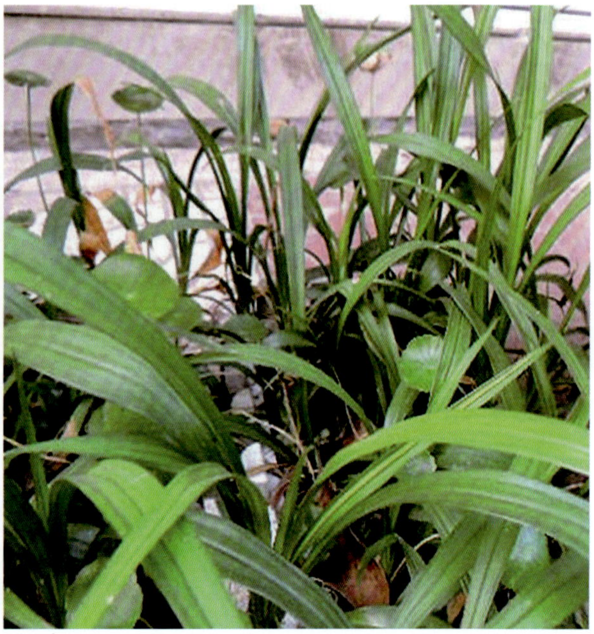

剪刀草 | Jian dao cao

Reit bad ghol gheab 鋭巴果界

天生绿叶似剪刀，池塘水沟着根苗。无名肿毒九子疡，黄肿蛇伤下衣胞。

剪刀草，为泽泻科慈姑属植物野慈姑 *Sagittaria trifolia* L. 的全草。

苗乡各地均有野生，一般生在水田、池塘、水渠的淤泥中，或者生长在江湖及近水河沟中。

别名 野慈菇、水慈姑、茨菰、慈姑苗、燕尾草、白地栗、芽菇。

采制 药用球茎或全草。一般夏秋季节采割全草，在秋后采挖球形根茎，洗净泥土，拣净杂质，鲜用或晒干备用。

性味与归经 味甘、苦，性微寒，无毒。入肺、肝、肾经。

功效 清热止血，活血散结，生津润肺，补中益气，滑胎通便。

主治 黄疸、瘰核瘰疬、蛇咬伤、产后瘀血、难产、胎盘不出、肺热咳嗽、咯血、吐血、尿路结石、小儿丹毒。外治：痈肿疮毒、毒蛇咬伤。对劳伤、咳喘等病有独特疗效。

用法用量 内服：煎汤，15～30 克，外用：适量，捣敷或研末调敷。

禁忌 妇女怀孕初期不宜多食，便秘者不宜多吃。

附方

1. **无名肿毒：** 鲜剪刀草适量，捣烂取汁，加入生姜汁搅合，敷患处，1 日 2 次。
2. **难产及产后胞衣不下：** 鲜剪刀草 30 克，洗净切碎，捣烂绞汁一小杯，以甜酒半杯调服。
3. **毒蛇咬伤：** 鲜剪刀草适量，捣烂，敷于伤口，2 小时 1 次。并用全草捣烂服。
4. **痱疹搔痒：** 鲜剪刀草适量，捣烂榨汁，以茶油调涂，每日数次。
5. **黄肿病：** 剪刀草、倒触伞各 30 克，小人参 10 克，煎水服。
6. **九子疡：** 剪刀草根、蓬壳草、铁灯台根各等分，研末，以适量调甜酒敷患处。
7. **咳嗽、痰中带血：** 剪刀草根 10 克，雀儿脑 10 克，镰仄草 10 克，煎服。
8. **贫血、营养不良性水肿：** 剪刀草根 15 克，薯仄根 15 克，小人参 15 克，土人参根 10 克，棉花根 10 克，水煎取汁，分 3 次服。

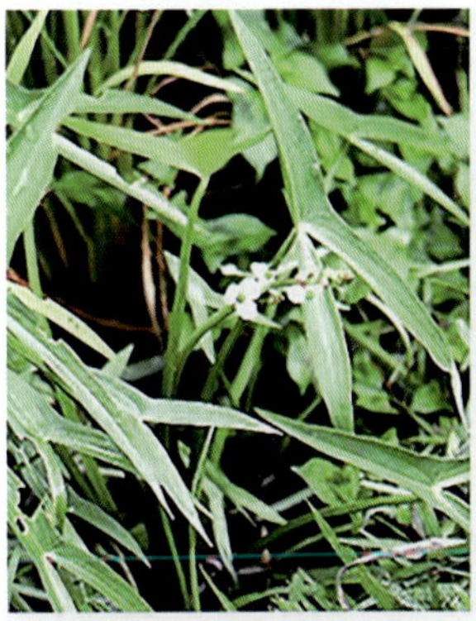
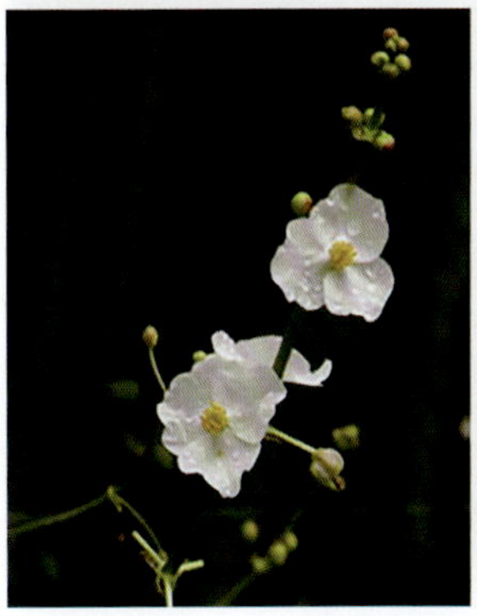
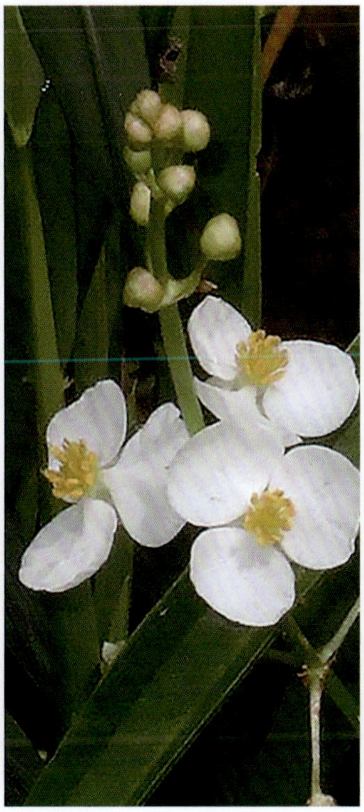
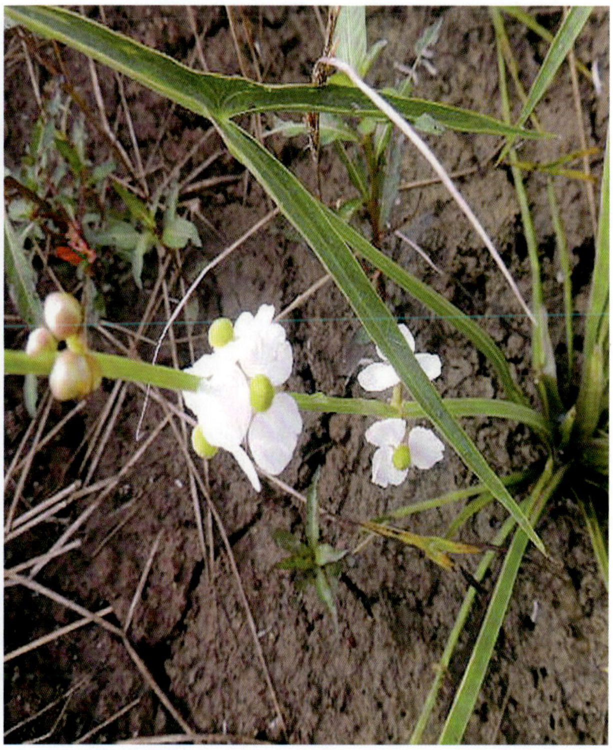

绞股蓝 | Jiao gu lan

Vob ghab did 窝杠底

枝叶纤细性缠绵，山谷密林多神仙。降脂降压升细胞，益气安神驱失眠。

绞股蓝，为葫芦科绞股蓝属植物绞股蓝 *Gynostemma pentaphyllum*（Thunb.）Makino 的全草。

苗乡各地均有野生，一般生于低矮山区的疏林下、小溪边、山谷密林、丘陵、山坡和石山地区的阴湿地带。

别名 天堂草、福音草、超人参、公罗锅底、遍地生根、七叶胆、五叶参、七叶参、小苦药、甘蔓茶、神仙草。

采制 药用全草。深秋季节采割全草，拣净杂质，切段，晒干备用。

性味与归经 味甘、苦，性微寒。入肺、脾、肾经。

功效 清热解毒，益气补虚，镇静安神。

主治 体虚乏力、虚劳失眠、白细胞减少症、高脂血症、病毒性肝炎、慢性胃肠炎、慢性气管炎、肾虚白发、偏头痛、神经衰弱、胃溃疡、慢性风湿性关节炎、支气管哮喘、糖尿病等。

用法用量 内服：煎汤，15～30克；或晒干研细末，每次3～6克；或泡茶饮用。外用：适量，捣烂外敷患处。

禁忌 少数病人服药后有不良反应，应注意观察，及时处理。

附方

1. **高脂血症**：绞股蓝15克，生山楂30克，水煎取汁，分3次服。禁油腻食物。
2. **动脉硬化**：绞股蓝15克，决明子30克，槐花10克，水煎取汁，分3次服。
3. **冠心病**：绞股蓝15克，红花10克，水煎取汁，加蜂蜜5克调匀，分2次服。
4. **慢性肾炎、肿瘤放疗后**：绞股蓝30克，鸡血藤30克，女贞子30克，补骨脂15克，水煎取汁，分3次服。
5. **血小板减少症**：绞股蓝30克，女贞子10克，六月雪10克，水煎取汁，分3次服。
6. **慢性胃炎**：绞股蓝15克，灵芝6克，山药15克，薏苡仁15克，水煎取汁，分3次服。服药期间禁食辛辣、香燥食物。

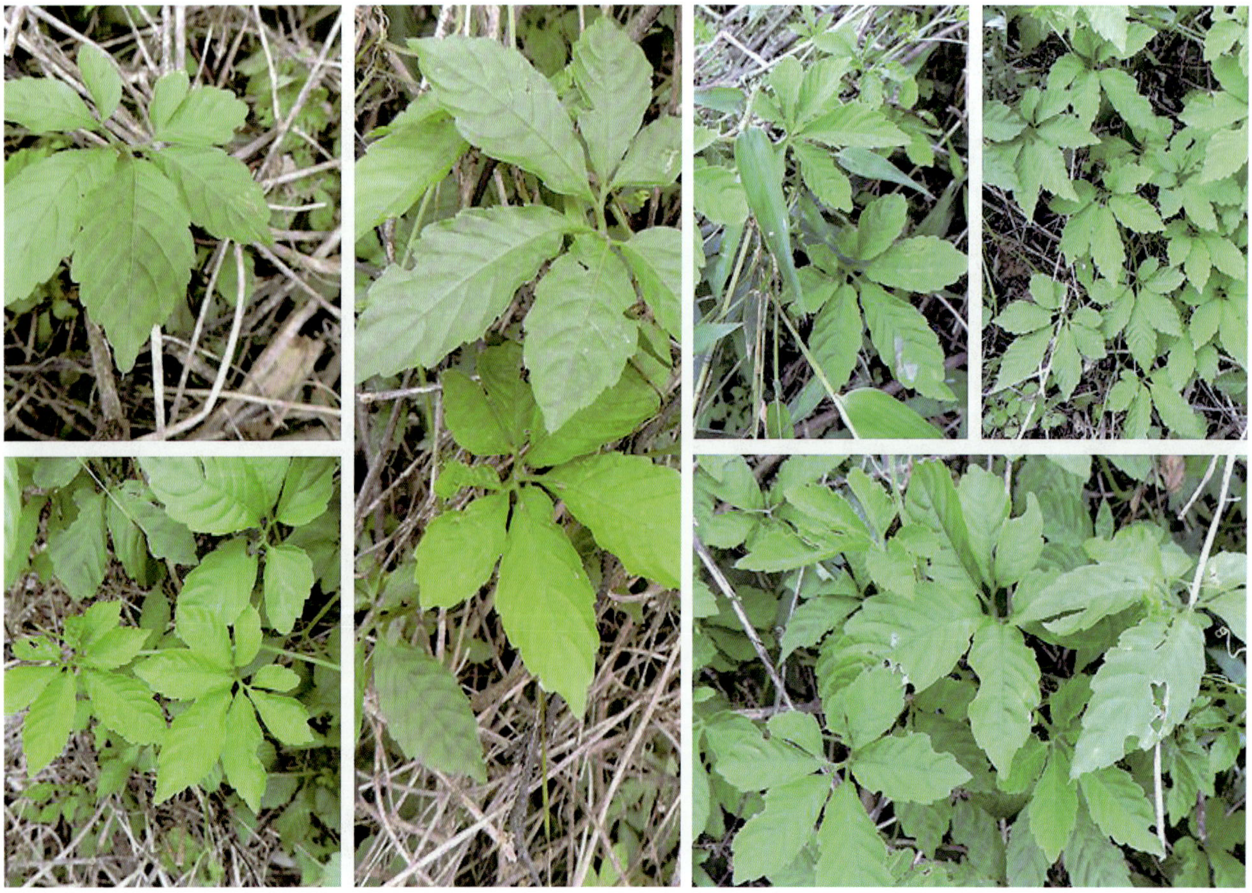

接骨草 | Jie gu cao

Reib yabgx fut 鋭羊虎

去瘀生新接骨草，河边路旁均可找。接筋续骨疗损伤，全身瘙痒洗个澡。

接骨草，为忍冬科接骨木属植物 *Sambucus javanica* Reinw.ex Blume. 的全草或茎秆。

苗乡各地均有野生，高山、平地、河边、荒野均有生长。

别名 接骨药、大血草、血管草、血满草、八稜麻、马鞭三七、壮阳草、红山花。

采制 全草入药，全年可采，一般秋后植株成熟，茎秆变硬时采割。割回后，剔除杂质，切段，鲜用或晒干备用。

性味与归经 味苦，性平。入肺、肝、肾经。

功效 去瘀生新，强筋健骨，舒筋活络。

主治 风湿骨痛、咳嗽、腮腺炎、跌打损伤、筋骨折断、风疹皮炎、全身瘙痒、肾炎等。

用法用量 内服：水煎，根茎 5 ～ 10 克，鲜者 30 ～ 60 克。外用：鲜叶适量，捣烂外敷患处，或煎水洗。

禁忌 孕妇禁用。

附方

1. **骨折：** 鲜接骨草根，苦参根各适量，黄酒少许，共捣烂，外敷患处。外以啥树皮做夹板固定，每日 1 换。
2. **咳嗽：** 鲜接骨草茎叶 50 克，炖猪肉服。
3. **挫伤、扭伤：** 鲜接骨草全草加食盐适量，捣烂外敷伤处。
4. **流行性腮腺炎：** 鲜接骨草全草，捣烂外敷患处。
5. **闭经：** 鲜接骨草全草 50 ～ 100 克，水煎，冲黄酒、红糖服。
6. **肺结核发热、咳嗽：** 鲜接骨草全草 50 ～ 100 克，水煎服。
7. **全身瘙痒：** 接骨草 30 克，九里光 30 克，水煎取汁，先喝 3 口，再用药渣煎水，外洗患处。
8. **水火烫伤：** 接骨草鲜叶适量，烘干研细末，加茶油少许调匀，外涂患处。
9. **创伤出血：** 鲜接骨草叶适量，烘干研细末，干撒伤口，或用冷开水调匀，外敷伤口。
10. **风湿筋骨痛：** 接骨草枝叶 100 克，香樟枝叶 100 克，金银花藤 100 克， 煎水，趁热熏洗患处。
11. **肾炎水肿：** 接骨草 15 克，黄毛根 10 克，蛤蟆草 10 克，鱼腥草 15 克，水煎分 3 次服。

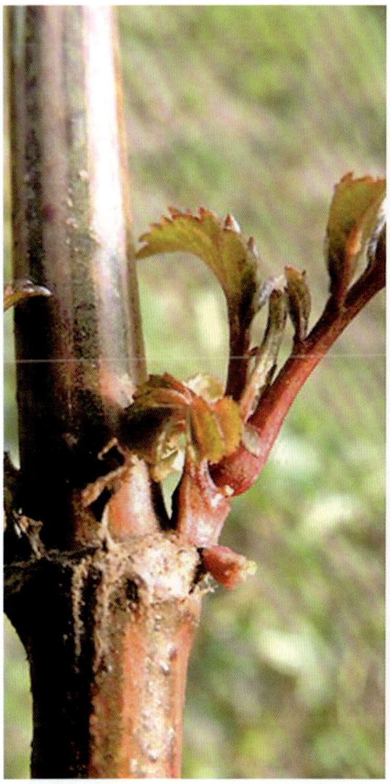
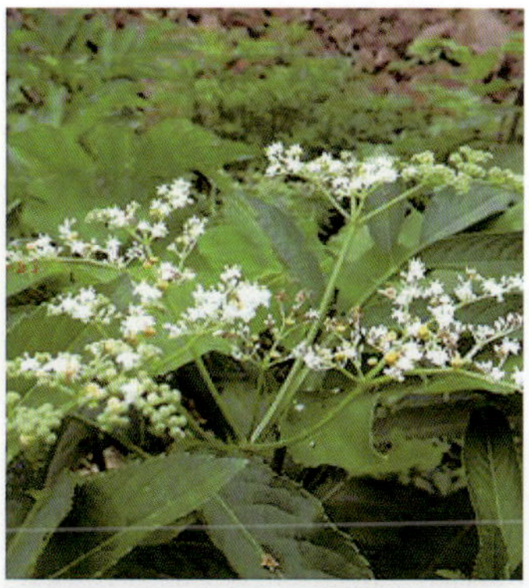
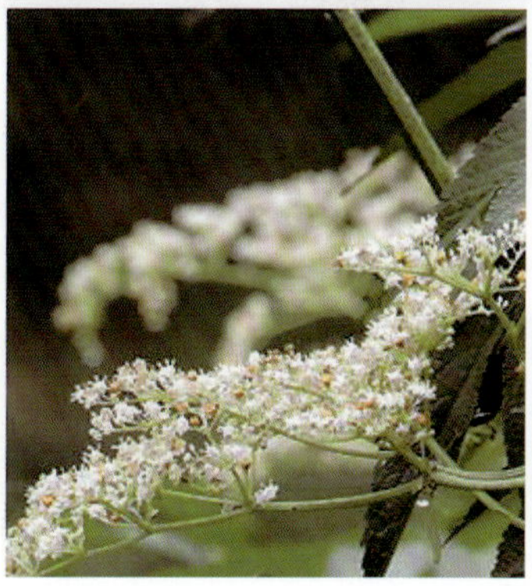
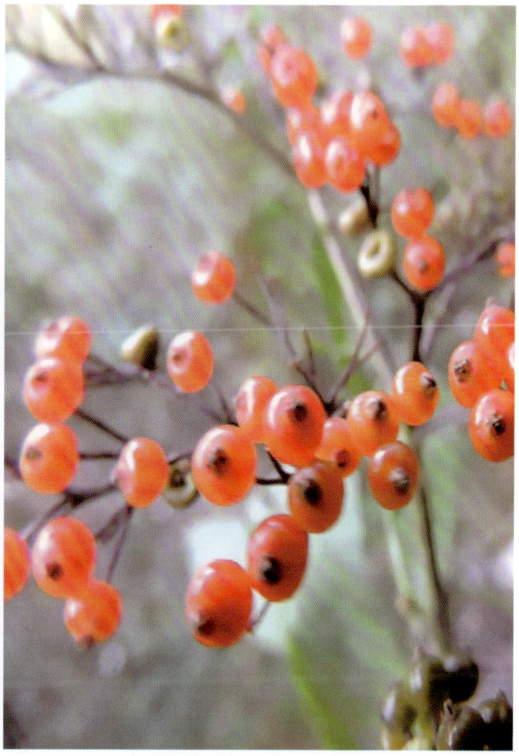

金鸡尾 | Jin ji wei

Minl ndat xanl 咪大专

金鸡展翅欲高飞，古宅老墙培其根。赤痢热淋鼻出血，水火烫伤与风疹。

金鸡尾，为凤尾蕨科植物凤尾草 *Pteris multifida* Poir. 的全草或根。

苗乡各地均有野生，一般生于低矮山区的石灰岩缝内或墙缝、水井边。尤以古老民居的巷子里生长较多，阴暗潮湿的水渠、河道边也较多生长。

别名 井口边草、铁脚鸡、山鸡尾、石长生、凤凰草、凤尾蕨、野鸡尾、青蕨、鸡脚草、百脚草、龙须草、百脚鸡、金鸡爪、小叶凤尾草、小凤尾、乌脚鸡、线鸡尾、小凤尾草、九把连环剑、背阴草。

采制 金鸡尾药用全草，四季可采，采回后拣净杂质，洗净泥土，晾干水分，一般鲜用。也可以切段，晒干备用。

性味与归经 味淡，微苦，性寒。入大肠、心、肝经。

功效 清热利湿，凉血止血，消肿解毒。

主治 痢疾、泄泻、淋浊、带下、黄疸、疔疮肿毒、喉痹乳蛾、淋巴结核、腮腺炎、乳腺炎、高热抽搐、蛇虫咬伤、吐血、衄血、尿血、便血、外伤出血。

用法用量 内服：煎汤，干品 9 ～ 15 克，鲜品 30 ～ 60 克；或捣汁。外用：适量，捣敷或煎水外洗。

禁忌 虚寒证忌服。

附方

1. **急性肾炎：**金鸡尾五份，铁线蕨一份，海金砂藤一份，炒黑，水煎服。
2. **痢疾：**鲜金鸡尾 60 ～ 90 克，水煎或擂汁服，每日 3 剂。
3. **急性肝炎：**鲜金鸡尾 100 克，捣汁服，每日 3 剂，5 天为 1 疗程。
4. **热淋、血淋：**鲜金鸡尾 60 ～ 90 克，水煎服。
5. **热淋、血淋：**金鸡尾 20 ～ 30 克，用第二次淘米水煎服。
6. **白带及五淋白浊：**金鸡尾 10 克，蛤蟆草、白鸡冠花各 10 克，萹蓄草、米仁根、贯众各 15 克，同煎服。
7. **崩漏：**金鸡尾 30 克，切碎，用水酒各半煎服。
8. **鼻出血：**金鸡尾 20 ～ 30 克，海带 30 克（洗净），水煎服。
9. **大便下血：**金鸡尾 20 ～ 30 克，同猪大肠炖熟去渣，食肠及汤。
10. **肺热咳嗽：**鲜金鸡尾 30 克，洗净，煎汤调蜜服，日服 2 次。
11. **咽喉肿痛：**鲜金鸡尾 15 ～ 20 克，洗净，煎汤，冲乌糖少许，日服 2 次。
12. **小儿口疮：**鲜金鸡尾 10 克，洗净，水煎，调蜜和朱砂少许内服。
13. **水火烫伤：**金鸡尾，焙干研末，麻油调敷；或用新鲜金鸡尾，捣烂外敷患处。
14. **狂犬咬伤：**鲜金鸡尾 60 克，水煎服，局部用金鸡尾，捣烂外敷。
15. **风疹：**金鸡尾适量，食盐少许，水煎洗。并用九里光、接骨草煎水服。
16. **秃发：**金鸡尾根适量，浸茶油中，一七后用药液涂头，1 日 2 次。

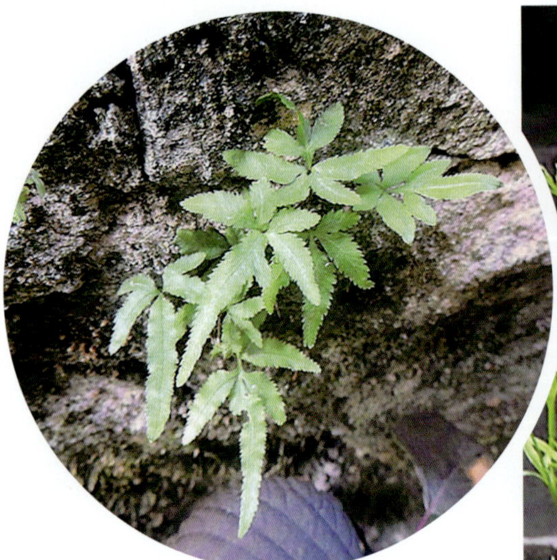
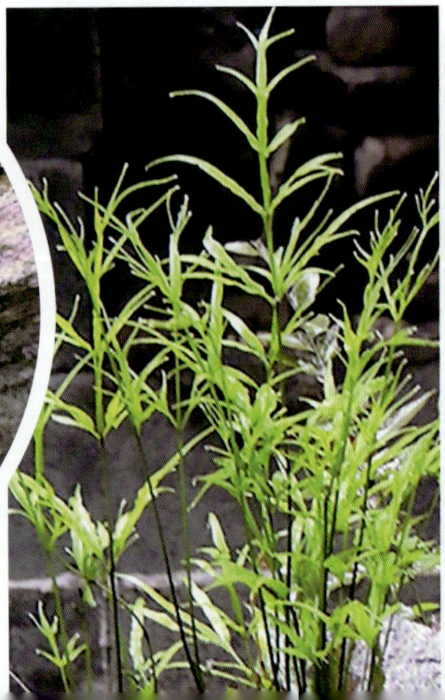
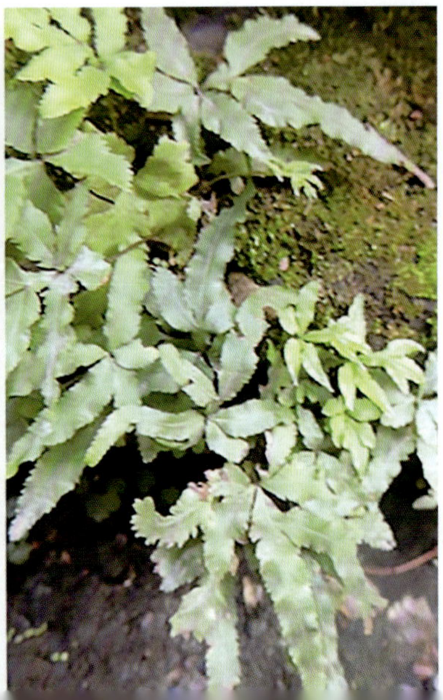

惊吓草 | Jing xia cao

Reib ncol lianx 鋭草莲

植株低矮惊吓草，山野路边很难找。小儿发热与惊风，跌打痈肿毒蛇咬。

惊吓草，为远志科远志属植物瓜子金 *Polygala japonica* Houtt. 的全草。
苗乡各地均有野生，一般生长于山坡草地、田埂上、山路边以及柑橘林边缘等地。

别名 瓜子金、辰砂草、金锁匙、瓜子草、挂米草、高脚瓜子草、产后草。

采制 夏秋季节，惊吓草开花或结果时采挖全草，除去泥沙，洗净晾干，鲜用或切段、晒干备用。

性味与归经 味微辛，性平。入肺、胃、心经。

功效 活血散瘀，祛痰镇咳，解毒止痛。

主治 慢性咽炎、扁桃体炎、口腔炎、咳嗽痰多、小儿肺炎、小儿疳积、泌尿系结石、乳腺炎、骨髓炎。外用治疗毒蛇咬伤、疔疮疖肿、跌扑损伤。

用法用量 内服：煎汤，干品 6～15 克，鲜品 30～60 克；或研末，入丸、散剂；或浸酒。外用：适量，捣敷或研末调敷。

禁忌 惊吓草味微辛，脾胃功能差者慎用。

附方

1. 伤风咳嗽：惊吓草全草、毛大丁草各 15 克，水煎取汁，分 3 次服。
2. 扯哈：惊吓草 15 克，四叶莲 15 克，水煎取汁，分 3 次服。
3. 月家病（真月家病：产后未满月同房引起。假月家病：月经未净同房引起）：惊吓草 15 克，大血藤、小血藤、血报木各 10 克，胡椒 3 克，尿珠子 10 克，雀儿脑、笔通草各 10 克，野棉花根 3 克，月月红 6 克，水煎，兑烧酒吃。
4. 小儿发热：惊吓草 10 克，蛤蟆草 10 克，铺地藿 10 克，五爪风 6 克，艾叶 4 克，益母草 15 克，老鼠刺 10 克，水煎取汁，分 3 次服。
5. 咳嗽气喘：惊吓草 60 克，猪精肉 120 克，共煮，吃肉喝汤，每日 3 次。
6. 腹泻：惊吓草 5 克，蛤蟆草 6 克，算盘子 10 克，夜关门 6 克，马齿苋 12 克，研细末，每日服细末 3 克。
7. 小儿急惊风：鲜惊吓草 3 克，鲜四叶草、鲜白英嫩枝叶各 10 克，水煎服。
8. 小儿疳积，夜盲：惊吓草根 15 克，猪肝 120 克，共煮熟，吃肝喝汤。
9. 毒蛇咬伤、痈疽疮疖：惊吓草适量捣烂，加酒少许，炒热外敷患处。
10. 劳伤吐血：惊吓草 60 克，仙桃草 15 克，水煎取汁，分 3 次服。
11. 痢疾：酢浆草、马齿苋各 30 克，惊吓草 15 克，水煎取汁，分 3 次服。
12. 内伤出血：惊吓草 10 克，水苋菜 6 克，水煎取汁服，每日 3 次。
13. 心悸失眠：惊吓草根 60 克，炙甘草 10 克，水煎服。

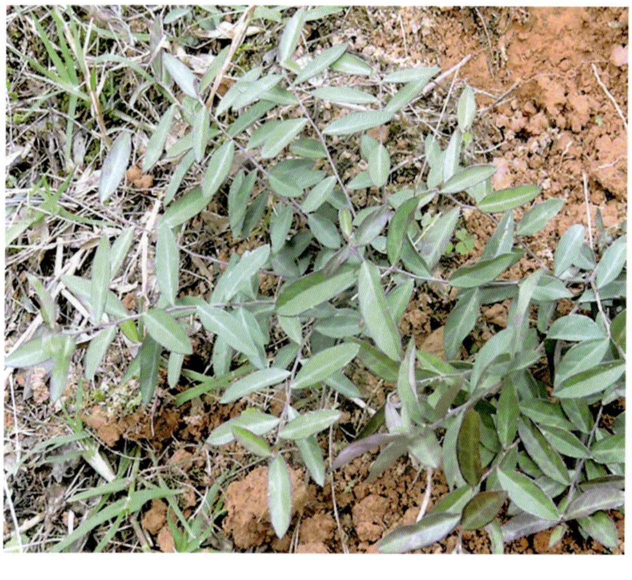

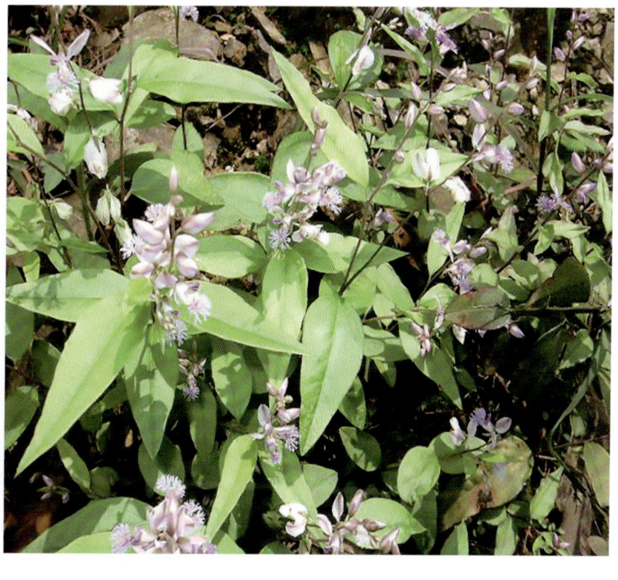

韭菜 | Jiu cai

Ghuangl gix ceab 菇根策

天旱水涝两无妨，反复收割效益长。温肾壮阳除早泄，消渴紫癜与掉肠。

韭菜，为百合科葱属植物韭菜 *Allium tuberosum* Rottl. ex Spreng 的茎叶。

苗乡各地均有栽培，少有野生，一般栽培在菜园中，也有栽培在花盆里，沙土地，或山路边、河边等零散之地的。

别名 起阳草、懒人菜、长生韭、壮阳草、丰草、草钟乳、扁菜。

采制 药用全草。韭菜叶一般鲜采鲜用，割回后，拣净杂质，洗净泥土，切段使用。韭菜籽在秋季果实成熟后采割，收取果穗，晒干，搓出种子，除去杂质，再晒干备用。韭菜根四季可采，挖回后洗净泥土，拣净杂质，一般鲜用。因为韭菜根是韭菜发芽的根本，非特殊情况，一般不挖。

性味与归经 味甘、辛，性温，无毒。入肝、肾、胃经。

功效 温中行气，散血解毒，止血止痛。

主治 盗汗、遗尿、尿频、阳痿、反胃、下痢、腹痛、妇女月经病、崩漏、带下及跌打损伤、吐血、鼻衄、蝎虿伤等症。

用法用量 内服：捣汁饮，30～60 克，或炒熟作菜食。外用：捣敷、取汁滴注、炒热熨或煎水熏洗。

禁忌 阴虚内热及疮疡、目疾患者忌食韭菜。

附方

1. 胸痛：生韭菜或根 5 斤（洗），捣汁，灌少许，即吐胸中恶血。
2. 阳虚肾冷，遗精梦泄：韭菜白 200 克，核桃肉 60 克，芝麻油 30 毫升，同炒熟，每日服用。
3. 反胃：韭菜汁 60 毫升，牛奶 30 毫升，生姜汁 15 毫升，调匀，1 次温服。
4. 急性乳蛾：韭菜一把，捣烂，煎热，敷喉部，冷则易。
5. 过敏性紫癜：鲜韭菜 500 克，洗净，捣烂取汁，加童便 50 毫升，分 2 次服。
6. 消渴，饮水无度：韭菜嫩叶 100 克，炒熟，佐餐食用，1 日 3 次。
7. 痔疮：韭菜不拘多少，先烧热汤，以盆盛汤在内，盆上用器具盖之，留一孔，再将韭菜放汤内浸泡，肛门对准小孔，以热气熏蒸痔疮肿痛处。汤冷则换，1 日数次。
8. 产后血晕：韭菜 30 克，切碎，放入瓶内，再加热醋，以瓶口对鼻熏之。
9. 漆疮作痒：韭菜叶 30 克，捣烂取汁，敷患处。
10. 金创出血：韭菜汁和风化石灰各适量，调匀晒干，研为细末，外敷患处。
11. 百虫入耳：韭菜适量，捣烂取汁，灌入耳内，虫自出。
12. 跌打损伤：鲜韭菜 3 份，面粉 1 份，共捣成糊状，敷于患处，每日 2 次。
13. 荨麻疹：韭菜、甘草各 5 克，水煎服；或用韭菜适量，炒熟佐餐食用。
14. 子宫脱垂：韭菜 200 克，煎热汤，熏洗外阴部，每日 1 次。

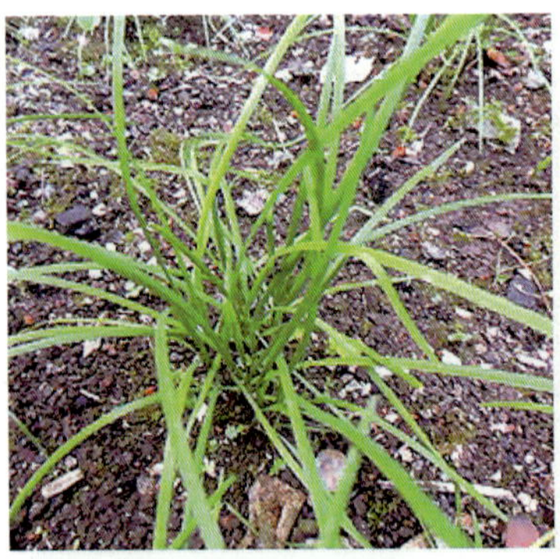
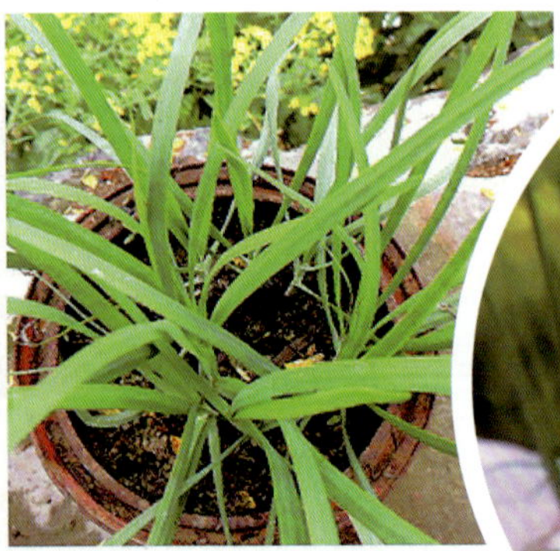
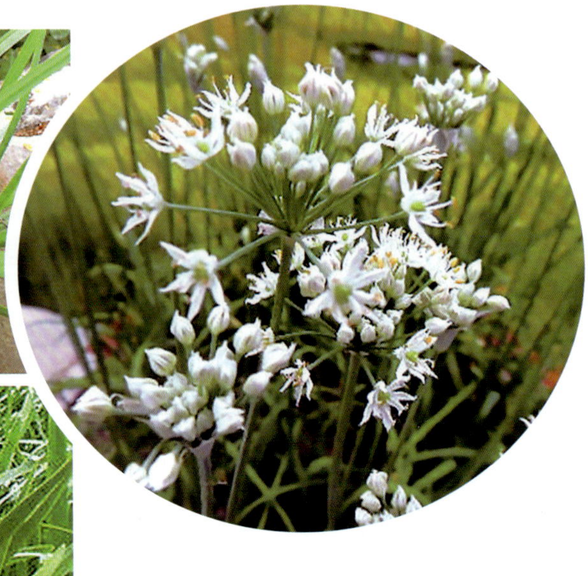
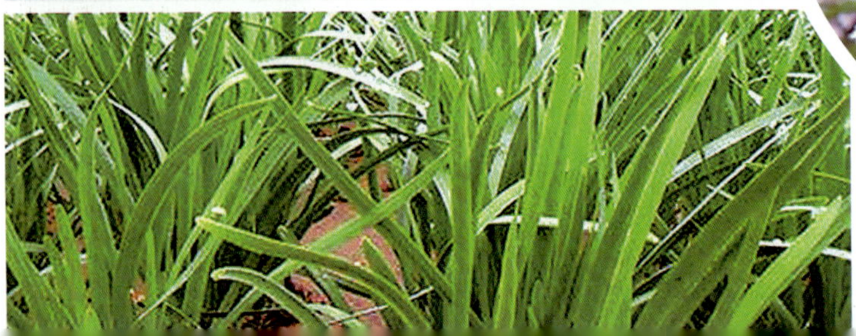

九里光 | Jiu li guang

Reib bad aot sed 鋭巴凹色

认得九里光，一世不生疮。退火祛热毒，明目治烫伤。

九里光，为菊科植物千里光 *Senecio scandens* Buch.-Ham. ex D. Don 的茎叶。

苗乡各地均有野生，四处可见。一般生于旷野荒地、山坡边缘、疏林下、山路边、田坎上及菜园、果园旁等的草丛中。

别名 千里光、九里明、黄花母、九龙光、九岭光、千里及、千里急、黄花演、眼明草、黄花草、一扫光、百花草、九龙明、七里光、黄花枝草、白苏杆、箭草、青龙梗、木莲草、软藤黄花草。

采制 九里光药用地上部分。夏秋季或枝叶茂盛、花将开放时采割，切段，鲜用或阴干、晒干，备用。

性味与归经 味苦，性寒。入肺、肝、大肠、膀胱经。

功效 清热解毒，明目，杀虫，止痒。

主治 风热感冒、高热烦渴、温病早期、目赤肿痛、目翳、伤寒、痢疾、肺痈、咽喉肿痛、肠炎腹泻、黄疸、毒血症、败血症、痈肿疮毒、湿疹、滴虫性阴道炎、丹毒、水火烫伤、干时癣疮。

用法用量 内服：水煎，15～30克，鲜品加倍。外用：适量，捣烂外敷或榨汁涂搽。

禁忌 中寒泄泻者勿服。

附方

1. **皮肤痒疹：**九里光30克，甘草15克，水煎服。药渣外洗患处。
2. **皮肤发热、红肿：**九里光30克，金银花、蒲公英各15克，老鼠王10克，水煎服。药渣捣烂外敷患处。
3. **痢疾：**九里光30克，水菖蒲4克，枫树叶10克，水煎服。
4. **肿痛：**九里光30克，野菊花15克，水灯草10克，煎服。
5. **风火眼痛：**九里光鲜品60克，煎水熏洗，每日2次。
6. **眼目失明：**九里光30克，鸡肝1个，同炖熟，分2～3次热服。
7. **干湿癣症，日久不愈：**九里光200克，水煎2次，取汁再煎成膏，用时取药膏加温开水调匀，外搽患处，每日2～3次。
8. **流行性感冒：**九里光鲜品30克，水煎取汁，分3次服用。

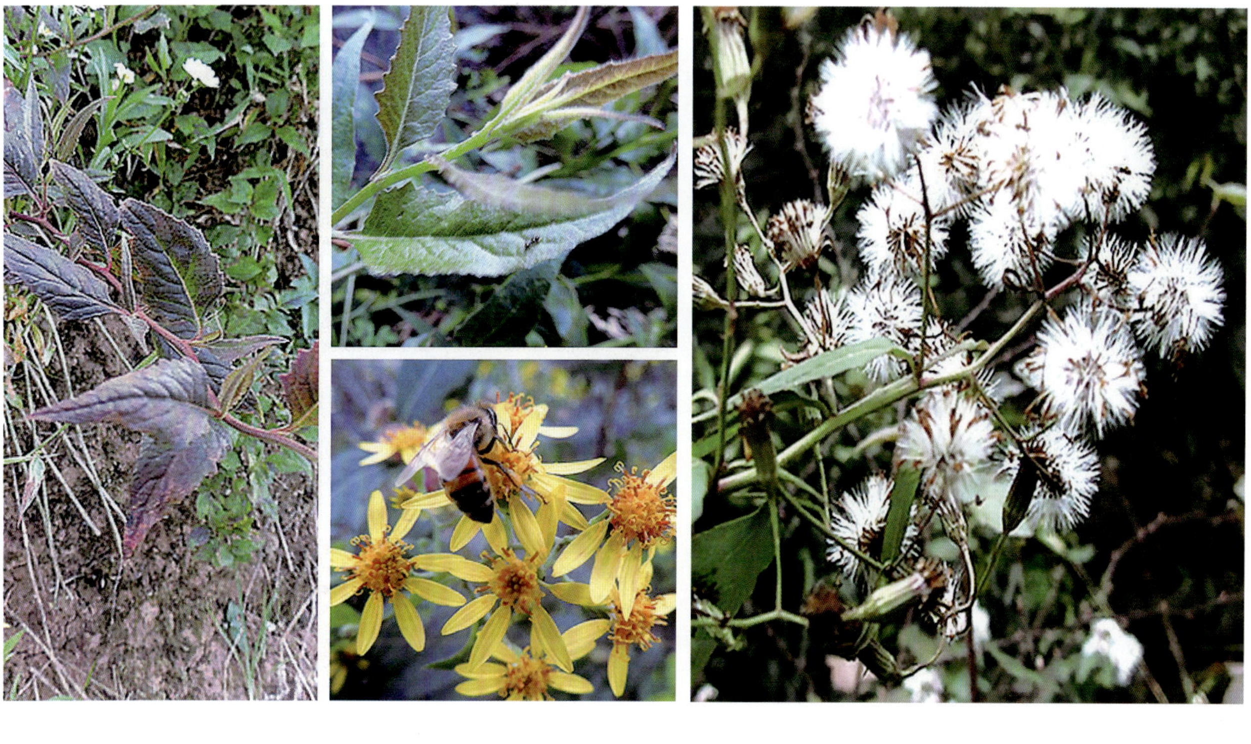

九头狮子草 | Jiu tou shi zi cao

Reib jinb chai 鋭金钗

多茎多叶狮子草，山谷溪旁真不少。闭汗咽痛热惊厥，尿积腹泻毒蛇咬。

九头狮子草，为爵床科观音草属植物九头狮子草 *Peristrophe japonica*（Thunb.）Bremek. 的全草。苗乡山区均有野生，也有少数栽培。野生者一般生于山坡、林下、路旁、溪边等阴湿处。

别名 川白牛膝、九节篱、六角英、化痰青、绿豆青、竹叶青接骨草、辣叶青药、尖惊药、天青菜、金钗草、蛇舌草、四季青、三面青、菜豆青、肺痨草。

采制 药用全草，野生品四季可采；栽培者夏、秋采收。拔取全草，除去杂质，洗净泥土，切段，鲜用或晒干备用。

性味与归经 味辛、微苦，性凉。入肺、肝、脾经。

功效 发汗解表，清热解毒，镇痉。

主治 风热感冒、咽喉肿痛、白喉、小儿消化不良、小儿高热、痈疖肿毒、毒蛇咬伤。

用法用量 内服：煎汤，干品 15～30 克，鲜品加倍。外用：适量，鲜品捣烂，外敷患处。

禁忌 九头狮子草性味温和，一般人均可应用。

附方

1. **肺热咳嗽：**鲜九头狮子草 30 克，加冰糖适量，水煎服。
2. **小儿肺炎：**九头狮子草 10 克，水灯草 5 克，白凉棚 6 克，水煎兑白糖服。
3. **肺虚咳嗽：**九头狮子草 10 克，小人参 10 克，粑合 15 克，水煎兑红糖服。
4. **小儿发热抽惊：**九头狮子草 6 克，黄蛤蟆草 2 克，鹰爪风 4 克，水煎服。
5. **疳积腹泻：**九头狮子草 15 克，隔山消 4 克，淘米水煎服。
6. **夏日尿积：**九头狮子草、水灯草、镰仄草、黄毛根、水竹叶、金银花藤各适量，水煎当茶喝。
7. **咽喉肿痛：**鲜九头狮子草 60 克，三两银 3 克，水煎兑蜂蜜，含服。
8. **痔疮：**九头狮子草 60 克，槐树根 60 克，则耳根 60 克，与猪粪门肠一节炖熟，分 2 天吃完，1 日 3 次。
9. **毒蛇咬伤：**鲜九头狮子草、半支莲、紫花地丁，3 种药草共捣烂，取药汁，先喝 3 口，再将药渣涂敷于伤口四周。
10. **白带多，月经不净：**九头狮子草 60 克，益母草 15 克，雀儿脑 10 克，猪瘦肉 100 克，共炖熟，分 2 天吃完，1 日 3 次。

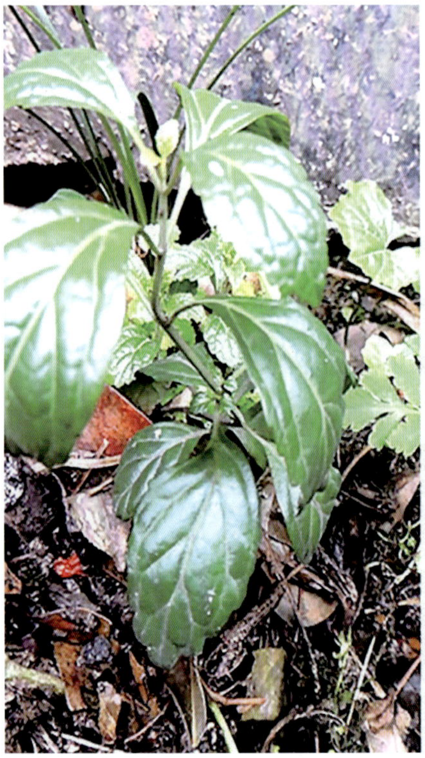

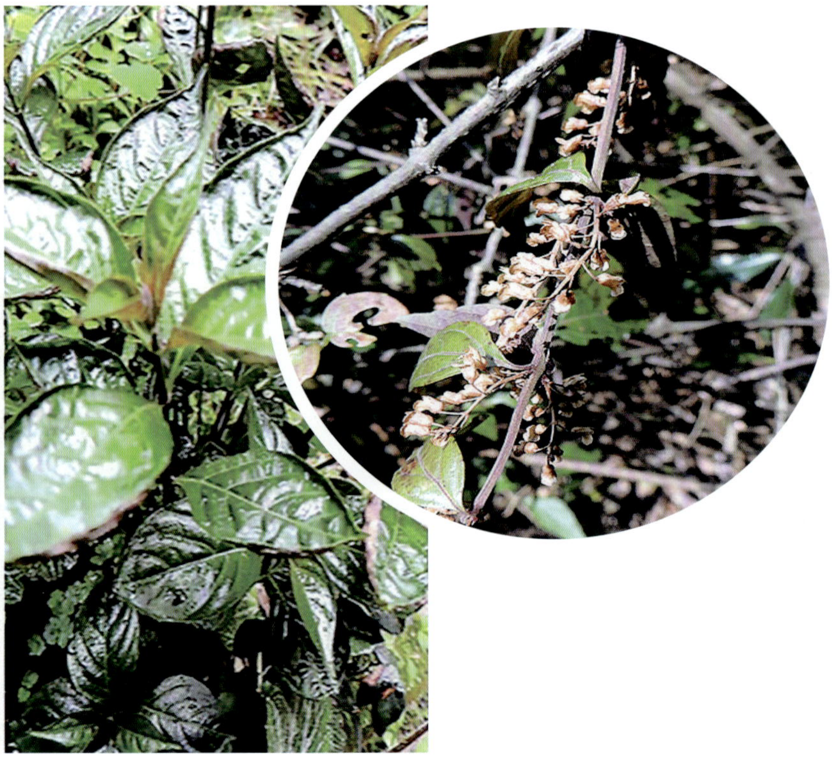

九盏灯 | Jiu zhan deng

Reib jinb beis 鋭金钡

潜心修行灯九盏，山坡路旁长天罐。暑热腹痛兼吐泻，咽痛产风与哮喘。

九盏灯，为野牡丹科金锦香属植物金锦香 *Osbeckia chinensis* L. 的全草。

苗乡各地均有野生，一般生于海拔 1000 米以下的荒草地、小山坡、山路旁、田坎边或疏林下等地，以向阳山坡多见。

别名 金锦香、张天罐、化痰草、金杯草、杯子草、紫金钟、天香炉、金石榴、柳叶花、芦柳叶花、向天石榴。

采制 全草入药。夏末秋初采集，拣净杂质，洗净根部泥土，鲜用，或切片，晒干备用。

性味与归经 味甘、涩，性平。入肺、脾、胃、大肠经。

功效 清热解毒，收敛止血，利湿止痛，化痰止咳。

主治 急性细菌性痢疾、阿米巴痢疾、阿米巴肝脓疡、肠炎腹泻、感冒咳嗽、咽喉肿痛、小儿支气管哮喘、肺结核咯血、阑尾炎、毒蛇咬伤、疔疮疖肿、外伤出血。

用法用量 内服：煎汤，10 ～ 15 克。外用：适量，鲜草捣烂，敷患处。

禁忌 九盏灯味微涩，胃酸过少者慎用。

附方

1. 头昏虚弱：九盏灯全株 10 克，辣子蛇药 6 克，土人参 15 克，茶叶 3 克，水煎取汁，分 3 次服。
2. 中暑：九盏灯 10 克，羊屎草、香附草、凉棚树各 10 克，水煎取汁，分 3 次服。服药期间禁食酸冷食物。
3. 斑症：九盏灯 15 克，半边莲 10 克，三爪风 10 克，水煎取汁，分 3 次服。
4. 小儿鹅口疮：九盏灯全株 15 克，水煎取汁，分 3 次服。药渣煎水，洗口。
5. 心腹热痛：九盏灯全草 3 克，马蹄香 3 克，水煎取汁，分 3 次服。
6. 肠炎腹泻：九盏灯全草 15 ～ 30 克，白蒿 10 克，水煎取汁，分 3 次服。
7. 吐泻腹痛：九盏灯 6 克，漆树子 6 克，八角莲 6 克，女儿红 10 克，共研末，每服 10 克，开水冲服。
8. 暑热腹痛：九盏灯、辣子蛇药、秤杆草、秋香草、一支箭各适量，煎水服。
9. 风寒咳嗽：九盏灯全草 15 克，枇杷叶 10 克，水煎取汁，分 3 次服。
10. 赤白痢疾、水泻：九盏灯全草 15 ～ 30 克，水煎服。
11. 产后腹痛：九盏灯全草 30 克，益母草 15 克，铺地藿 10 克，水煎服。

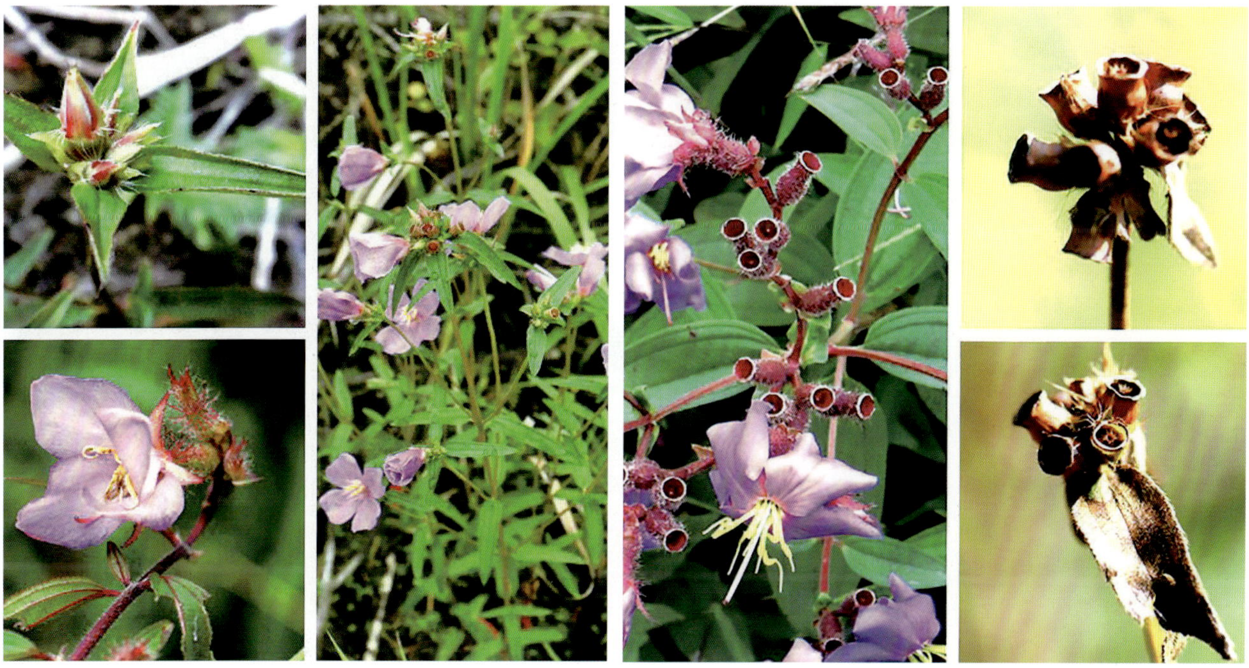

锯手草 | Ju shou cao

Minl sead 咪沙

满身倒刺四方剑，古时取汁把布染。凉血止血黑白发，祛瘀通经衄黄疸。

锯手草，为茜草科茜草属植物茜草 *Rubia cordifolia* L. 的全草或根茎。

苗乡各地均有野生，一般生于山路旁、沟沿、田边、灌木丛中及林缘，喜凉爽而湿润的环境。

别名 四方剑、茜草根、牛蔓、芦茹、血见愁、地苏木、活血丹、红龙须根、沙茜秧根、五爪龙、满江红、九龙根、土丹参、红茜根、入骨丹、红内消。

采制 药用全草或根茎。秋后及春季未发芽前采挖根茎及老枝，拣净杂质，洗净泥土，切段，鲜用或晒干备用。

性味与归经 味苦，性寒。入心、肝、脾、肾经。

功效 凉血止血，祛瘀通经，祛痰镇咳。

主治 肺热咯血、崩漏下血、吐血衄血、风湿痹痛、跌扑肿痛、外伤出血、经闭瘀阻、黄疸、崩漏。

用法用量 内服：水煎，干品 10 ～ 15 克，鲜品加倍，或入丸、散，或浸酒服用。

禁忌 脾胃虚寒者及无瘀滞者慎服。

附方

1. **吐血**：锯手草根、黑豆、甘草各等分，研末，每次 6 克，冷开水冲服。
2. **白发**：锯手草、生地黄各适量，煎水熬膏，每次 10 毫升，连服 30 天。
3. **鼻出血**：锯手草根、艾叶各 30 克，研末，每次 10 克，冷开水冲服。
4. **老人行经**：锯手草 10 克，益母草 15 克，侧柏叶 10 克，阿胶 6 克，水煎服。
5. **风湿腰痛**：锯手草根 10 克，猪瘦肉 30 克，同蒸熟，佐餐食用。
6. **肺热咳嗽**：锯手草 10 克，桑树皮 10 克，镰仄草 10 克，水煎服。
7. **妇女经闭**：锯手草根 30 克，月月红 6 克，土牛膝 10 克，水煎取汁，兑甜酒服，1 日 3 次。
8. **蛊毒、吐血，下血如猪肝者**：锯手草根 6 克，老荷叶 3 克，黄毛根 10 克，水煎取汁，分 3 次服用。
9. **脱肛**：锯手草根 30 克，石榴皮 15 克，棉花根 30 克，加酒煎服。
10. **奶痈**：锯手草根 15 克，蒲公英 15 克，金银花 15 克，紫花地丁 15 克，水煎取汁，分 3 次服。药渣煎水，外敷患处。

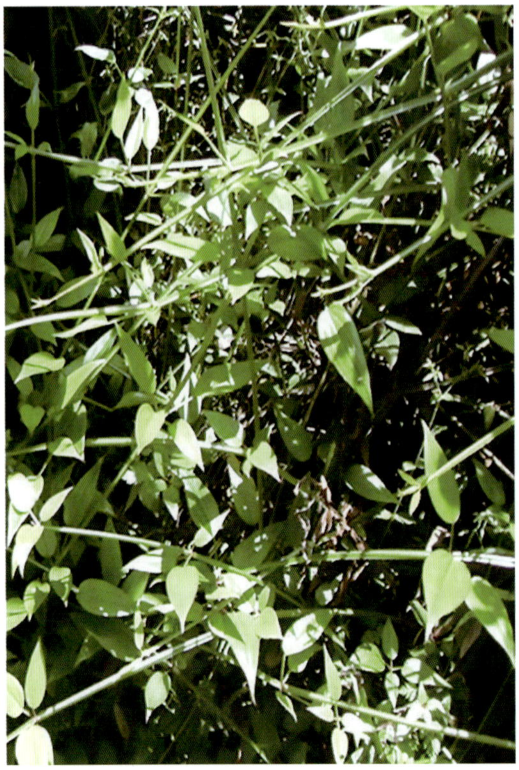
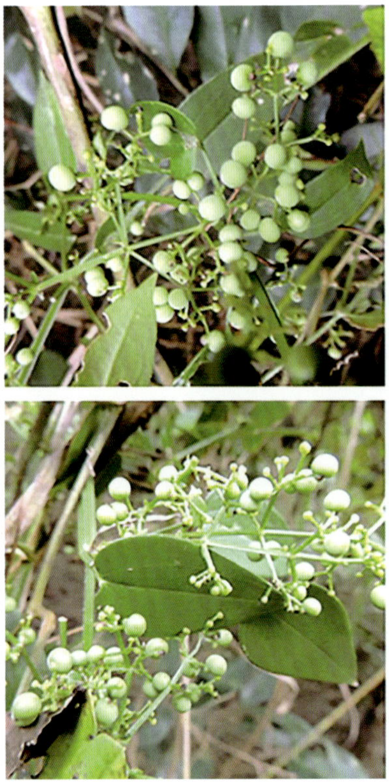
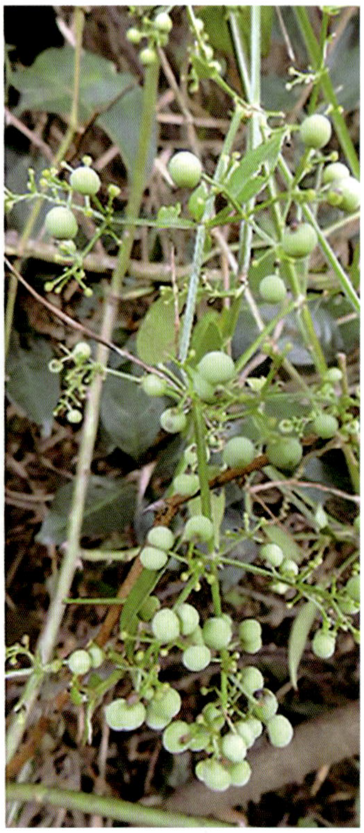

菊叶三七 | Ju ye san qi

Reib sanb pend 鋭散青

苗乡奇药血当归，庭院栽培少野生。散瘀止痛疗跌打，凉血止血通月经。

菊叶三七，为菊科菊三七属植物土三七 *Gynura japonica*（Thunb.）Juel. 的全草或根茎。

苗乡各地均有野生，也有不少栽培。野生者多半在老宅旁以及荒废的宅居地。栽培者，多半栽种在庭院、花盆或菜园旁、果园边、山路边等处。

别名 土三七、税三期、汉三七、紫背三七、金不换、血当归、破血丹、紫三七、艾叶三七、乌七。

采制 药用全草。茎叶夏秋季采收，一般鲜用，或者切段，晒干备用。根茎秋冬季采挖，挖回后洗净泥土，拣净杂质及须根，切片，鲜用或晒干备用。

性味与归经 味甘、微苦，性温，无毒。入肝、肾经。

功效 散瘀止痛，活血通经，凉血止血，解毒消肿。

主治 吐血、衄血、尿血、便血、风湿骨痛、闭经、血崩、产后瘀血腹痛、产后流血不止、大骨节病。外治跌打损伤、痈肿疮疖、毒蛇咬伤、外伤出血等。

用法用量 内服：煎汤，3～10 克，鲜品加倍，或用根茎 3～6 克，晒干研细末，温开水冲服。外用：适量，鲜品捣烂外敷患处。

禁忌 体虚及无瘀滞之人慎用。

附方

1. **跌打损伤**：菊叶三七、竹叶风、土牛膝、中血、两面针各适量，捣烂敷患处，每日 1 次。
2. **毒蛇咬伤、狗咬伤**：鲜菊叶三七叶适量，捣烂取汁，涂患处，每日 2～3 次。用药期间禁食辛辣食物。
3. **风湿骨痛**：菊叶三七根 10 克，黄酒煎水取汁，分 3 次服。药渣捣烂外敷患处。用药期间禁食酸冷食物。
4. **吐血**：菊叶三七根 10 克，捣烂如泥，兑童便适量，分 3 次服。
5. **劳伤腰痛**：菊叶三七根 10 克，捣烂，与鸡蛋一个调匀，用茶油煎熟，趁热服，1 日 3 次。
6. **产后血气痛**：菊叶三七根 10 克，捣烂如泥，开水冲泡，分 3 次服。用药期间禁食酸冷食物。
7. **奶痈肿痛**：菊叶三七全草适量，鲜半边莲适量，捣烂取汁，每次一杯，甜酒冲服，1 日 3 次。
8. **内伤出血**：菊叶三七干根 15 克，黄毛根 15 克，水煎取汁，兑白酒冲服，1 日 3 次。

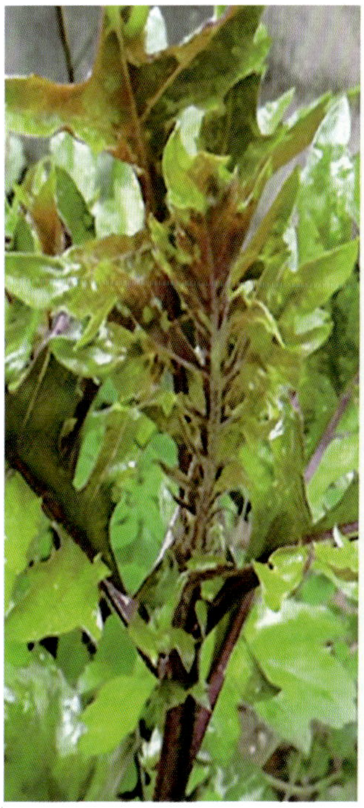

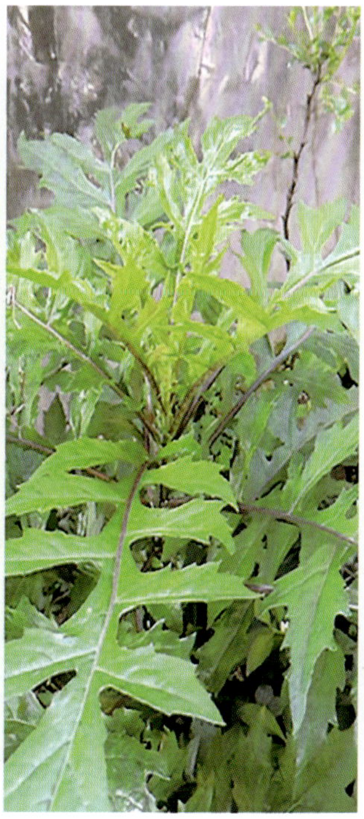

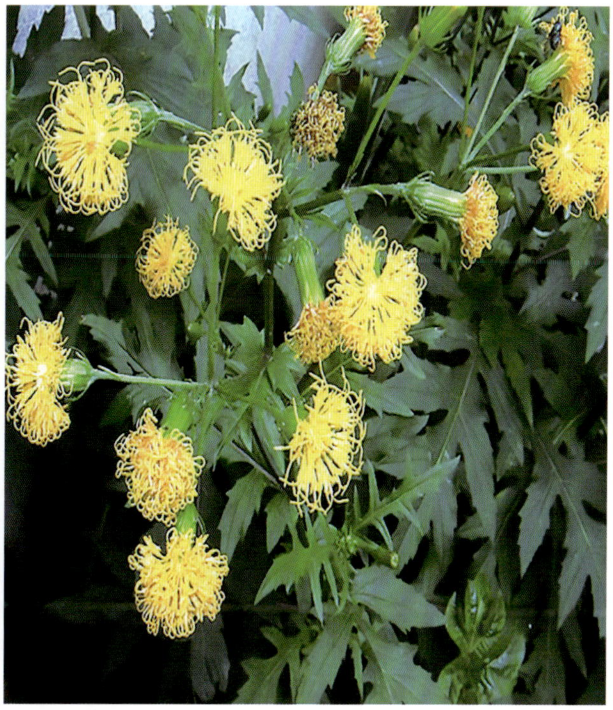

蕨菜 | Jue cai

Reib runb yil 鋭如意

形似龙爪生荒野，苗乡自古视为珍。黄疸痢疾赤白带，高热咯血头眩晕。

蕨菜，为凤尾蕨科植物蕨菜 *Pteridium aquilinum*（L.）的嫩叶或根茎。

苗乡各地均有野生，一般生于山地林下、荒坡草地以及向阳山坡上。

别名 龙爪菜、锯菜、三叉菜、蕨儿菜、粉蕨、如意菜、甜蕨、米蕨、就像菜。

采制 药用嫩芽，或蕨根粉。嫩芽2月、3月采摘，摘回后拣净杂质，用开水焯过，鲜用或晒干备用。蕨根秋冬季采挖，挖回后洗净泥土，用瓜锤打烂，将竹筛搁在王桶上，倒入蕨根渣，加水过滤。第二天早上，倒去王桶里的上层泥水，最下面一层沉淀很紧的白色凝膏状物质，就是蕨根粉。刮取蕨根粉，同草木灰搭干，或晒干备用。

性味与归经 味甘，性寒。入肝、胃、脾、大肠经。

功效 清热利湿，止血，降气化痰。

主治 感冒发热、湿热黄疸、痢疾腹泻、赤白带下、腹痛打嗝、肺痨咯血、肠风便血、风湿骨痛、头目眩晕。

用法用量 内服：煎汤，干品9～15克，鲜品加倍。外用：适量，捣烂外敷，或焙干研细末撒患处。

禁忌 蕨菜、蕨根粉不能生吃，必须经过开水焯洗，炒熟食用。体寒之人禁止服用。

附方

1. **发热不退：** 鲜蕨菜根30～60克，水煎服。
2. **水泻腹痛：** 蕨根粉90～120克，先用冷开水调匀，加红糖，开水冲服。
3. **热泻：** 蕨根粉研末，加白糖，冲开水服。
4. **肺痨咯血：** 生蕨30克，捣烂，开水冲服。
5. **湿疹：** 蕨根粉适量，晒干研末。先将患处用水、酒洗净，以蕨粉撒上；或用蕨粉适量，以甘油调敷。
6. **风湿性关节炎，小便黄：** 蕨菜15克，水煎服。
7. **痢疾：** 蕨根30克，蒜花10克，黄瓜根15克，兑红糖，水煎服。
8. **白带：** 蕨根、白鸡冠花、白茶花各9克，水煎服。
9. **肠风热毒：** 蕨菜花焙为末，每次6克，米饮下。
10. **高血压，头昏失眠：** 蕨菜15克，水煎服；或将蕨菜用油盐炒熟，当菜吃。

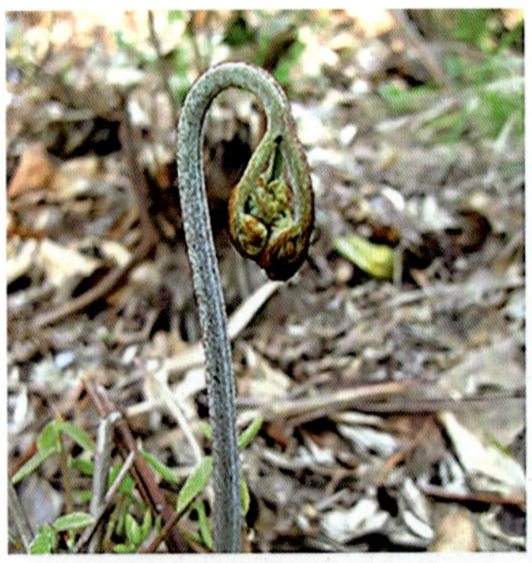

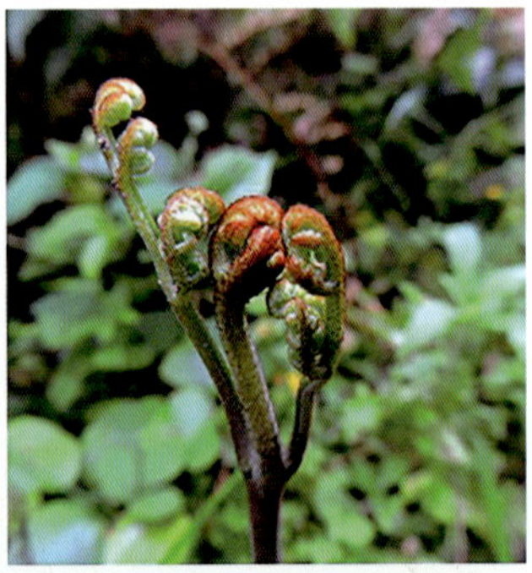

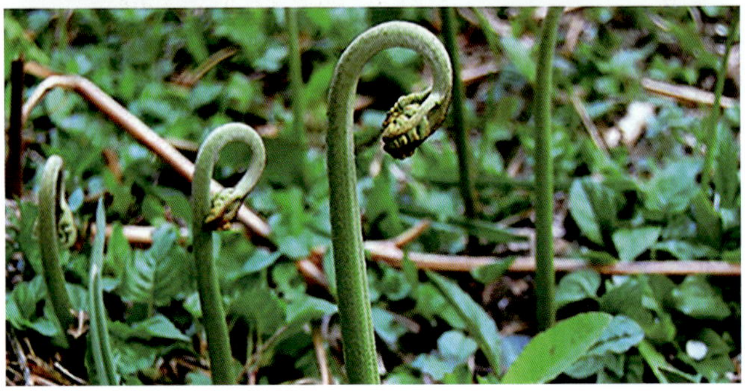

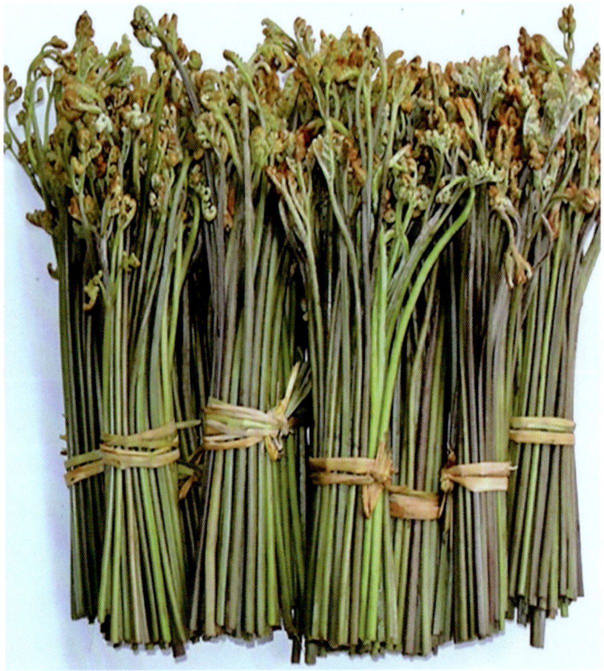

空心菜 | Kong xin cai

Reib kong tong 鋭空筒

茎秆中空植株矮，甘甜可口路边栽。斑麻热淋鼻出血，劳伤难产也睐哉。

空心菜，为旋花科甘薯属植物蕹菜 *Ipomoea aquatica* Forsk. 的茎、叶。

苗乡各地均有栽培，一般栽培在路边、菜地、田坎边、果园边等地。

别名 瓮菜、雍菜、蕹菜、无心菜、竹叶菜、通菜、通心菜、空筒菜、藤藤菜。

采制 以全草及根入药。夏、秋季茎叶茂盛时采摘嫩茎叶，洗净泥土，一般鲜用，或将老空心菜摘去黄叶、黑茎，鲜用或晒干备用。

性味与归经 味甘、淡，性凉。入肺、脾、小肠经。

功效 清热解毒，通便利尿，止咳化痰，止血活血。

主治 食物中毒（野菇等）、药物中毒（黄藤、钩吻、砒霜等）、高血压、糖尿病、小便不利、尿血、鼻衄、咳血、吐血、便秘、淋浊、带下；外治痔疮、痈肿、折伤、蛇虫咬伤、疮疡肿毒。

用法用量 内服：煎汤，干品 10 ～ 15 克，鲜品 60 ～ 120 克。解毒时可用鲜根或全草 1 ～ 2 斤绞汁服。外用：适量，鲜品捣烂敷患处。

禁忌 空心菜性寒凉，身体虚弱、体温偏低的人不宜多食。

附方

1. **鼻血不止：** 空心菜数根，和白糖捣烂，开水冲服。
2. **淋浊、尿血、便血：** 鲜空心菜 30 克，洗净泥土，捣烂取汁，蜂蜜适量调服。
3. **痔疮：** 空心菜 1000 克，清水 2000 毫升，煮烂去渣取汁，加白糖 120 克，再煎成膏状，每次 100 毫升，1 日 2 次，温开水冲服。
4. **斑麻：** 空心菜 20 克，野芋头 6 克，雄黄 2 克，朱砂 2 克，同捣烂，敷胸前，1 日 2 次。以热退、斑消为度。
5. **阴囊痈毒：** 空心菜 30 克，捣烂如泥，与蜂蜜适量调匀，外敷患处，1 日换药 1 次。
6. **毒蛇咬伤：** 空心菜 30 克，洗净捣烂，取汁约半碗，兑白酒适量冲服。药渣外敷患处。
7. **蜈蚣咬伤：** 鲜空心菜、食盐各适量，捣烂，布包外搽患处。
8. **痨伤咯血：** 鲜空心菜 250 克，鲜白菜根 120 克，鲜红苋菜根 120 克，鲜杜鹃根 60 克，鲜棕树根 30 克，同切碎，加猪肉 250 克炖熟，吃肉喝汤。
9. **食物中毒：** 鲜空心菜 500 克，捣烂取汁服，1 日数次，以毒除为度。

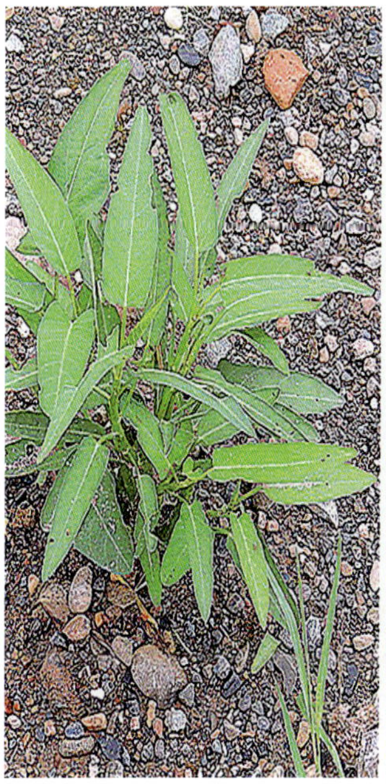

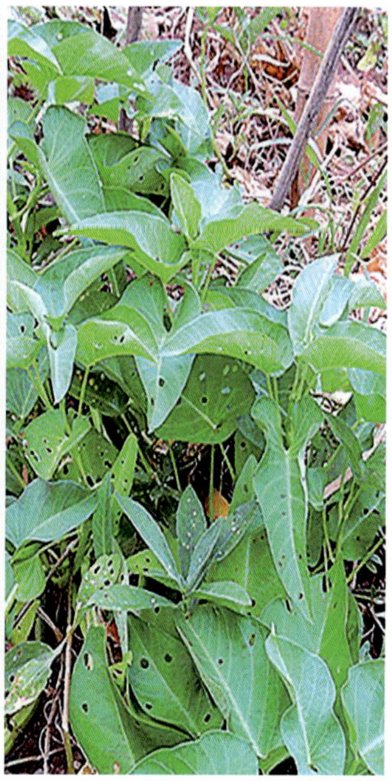

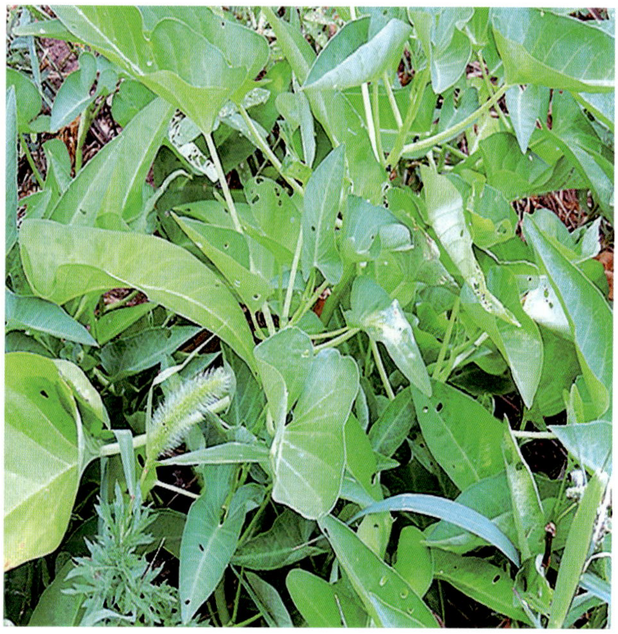

苦麻菜 | Ku ma cai

Reib jinb ying 鋭金颖

山野苦菜味甘寒，旱涝青翠度荒年。肺痈肠痈奶子痈，胆炎咽炎盆腔炎。

苦麻菜，为菊科苦买菜属植物山苦荬 *Ixeridium chinense*（Thunb.）Tzvel. 的全草或根。

苗乡各地均有栽培，也有不少野生苦麻菜。栽培一般栽种在菜园中、果园边、山路边等沙土地中；野生苦麻菜一般生于城乡的荒草地、田边地头、山路边等。

别名 苦买菜、麻菜、苣荬菜、苦菜、兔儿菜、兔子菜、小金英、鹅仔菜、黄鼠菜、限血丹、败酱菜、败酱、苦丁菜、活血草、小苦买菜、小苦菜。

采制 苦麻菜全草入药。四季可采，一般早春采收，洗净，鲜用，或切段晒干备用。

性味与归经 味辛、苦，性微寒。入肝、胃、大肠经。

功效 清热解毒，消痈排脓，祛瘀止痛，凉血止血。

主治 肠痈、肺脓疡、肺热咳嗽、肠炎、痢疾、胆囊炎、盆腔炎、疮疖肿毒、阴囊湿疹、衄血、血崩、产后腹痛、痛经、跌打损伤。

用法用量 内服：水煎，干品 9 ～ 15 克，鲜品加倍；或研细末。外用：适量，捣烂敷，或研细末调涂，或煎水熏洗。

禁忌 脾胃虚寒者禁服。不可与蜂蜜同用。

附方

1. **细菌性痢疾：** 苦麻菜根 25 克，洗净切碎，煎取 200 毫升，加红糖 30 克搅匀，1 次顿服，连服 3 天。
2. **疔疮：** 苦麻菜茎叶捣汁，搽患处。
3. **乳腺炎：** 苦麻菜全草 15 克，水煎服；或全草捣烂敷。
4. **肠痈：** 苦麻菜 30 克，大血藤 10 克，水煎服，1 日 3 次。
5. **奶痈：** 苦麻菜 30 克，蒲公英 15 克，水豆腐 1 块，煎服，1 日 3 次。
6. **盆腔炎：** 苦麻菜 30 克，金银花 10 克，蒲公英 14 克，水煎服，1 日 3 次。
7. **咽喉炎：** 苦麻菜 30 克，野菊花 10 克，水煎服，1 日 3 次。
8. **胆囊炎：** 苦麻菜 30 克，蒲公英 30 克，黄菊子 10 克，水煎服，1 日 3 次。
9. **慢性咳嗽：** 苦麻菜 30 克，大枣 20 枚。苦麻菜先煎至烂，取汁煎煮大枣，等大枣皮绽开后，取出大枣，熬成膏。每日 2 次，每次 1 调羹。

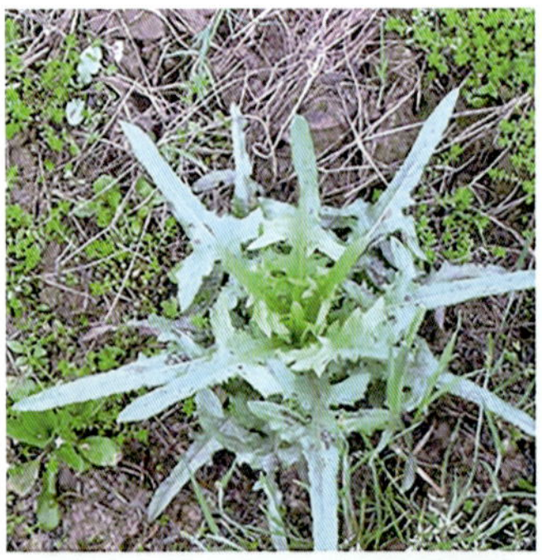
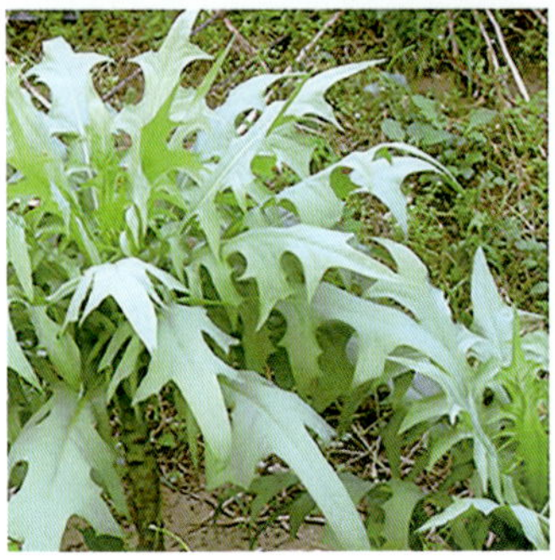
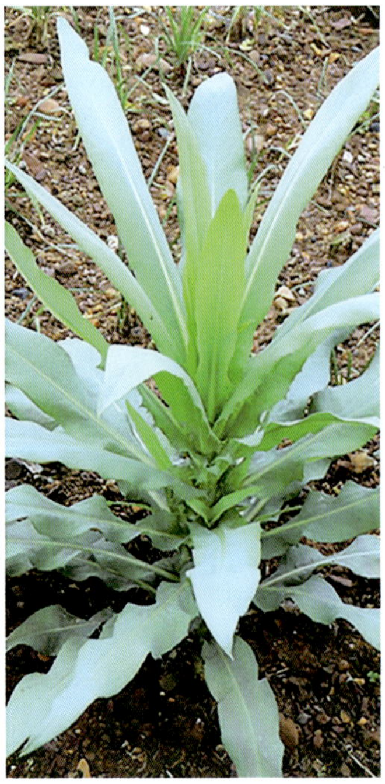
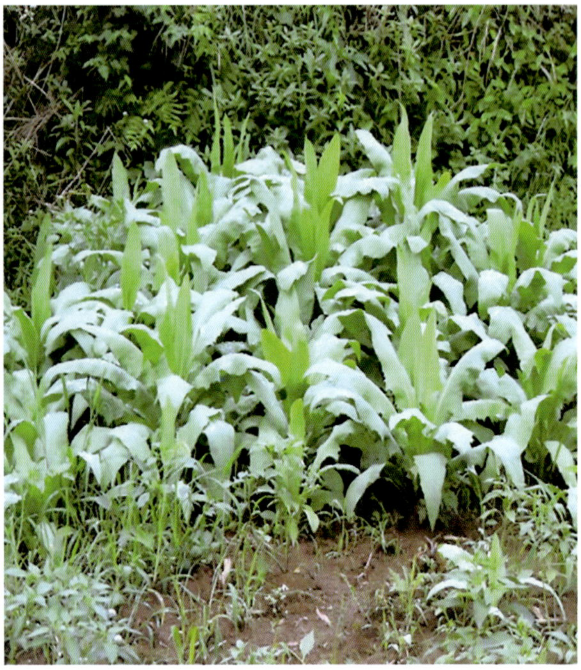

苦荞 | Ku qiao

Ghoud menl anb 高门安

头戴黑色三角帽，身穿丝光大红袍。味苦能将糖分化，性寒善把脂肪淘。

苦荞，为蓼科植物苦荞 *Fagopyrum tataricum*（L.）Gaertn. 的种子。
苗乡各地均有栽培。

别名 荞麦、乌荞子、花荞、荞子、三角荞、净肠草、花麦。

采制 苦荞以根茎、果实入药。荞麦是成熟后，收取地上部分，打下种子，晒干备用；收集茎秆，切段，晒干备用。前者称“苦荞子”，后者称“苦荞树”。也有将苦荞子磨成细末食用的，称为“苦荞粉”。

性味与归经 味甘、苦，性微寒。入脾、胃、大肠、肺、肾、膀胱、肝经。

功效 果实：开胃宽肠，化脂消积，益气提神。茎叶：滑肠下气，利耳目，止血，蚀恶肉。

主治 果实：肠胃积滞、酒痨、高血糖、高血脂、慢性肠炎、白浊白带、热淋、绞肠痧、丹毒热肿、瘰疬发背、痈疽疮毒、水火烫伤。茎叶：噎食、痈肿、恶痣。

用法用量 内服：水煎，果实 6 ～ 40 克，茎叶 15 ～ 60 克；或研细末，开水送服。外用：适量，捣烂，外敷患处；或研细末，冷开水调匀，外涂患处。

禁忌 苦荞粉味苦性寒，脾胃虚弱，内无热像者慎用。单味药不能久服。

附方

1. **痢疾：** 苦荞根茎 15 克，焦山楂 12 克，镰仄草 10 克，生甘草 6 克，水煎取汁，分 2 次服。服药期间禁食酸冷食物。
2. **无名肿毒：** 鲜苦荞茎叶、鲜三爪风各适量，洗净泥土，捣烂如泥，外敷患处，每日换药 2 次。
3. **饮食积滞、脘腹胀满：** 苦荞粉 12 克，萝卜籽 10 克，隔山消 10 克，共研细末，开水冲服。
4. **水火烫伤：** 苦荞子研细末，冷开水调匀，外涂患处，1 日 3 次。
5. **疗疮痈肿：** 苦荞粉适量，食盐少许，以冷开水调成糊状，敷患处。
6. **高血糖、高血脂：** 苦荞粉 250 克，加适量面粉，调匀，做成粑粑，蒸熟或煎熟，当零食或主餐食用。
7. **恶疮、腐肉难除：** 取苦荞茎叶适量，烧成灰，然后用冷开水调匀，外涂患处，可以起到腐蚀毒疮、剔除腐肉的作用。

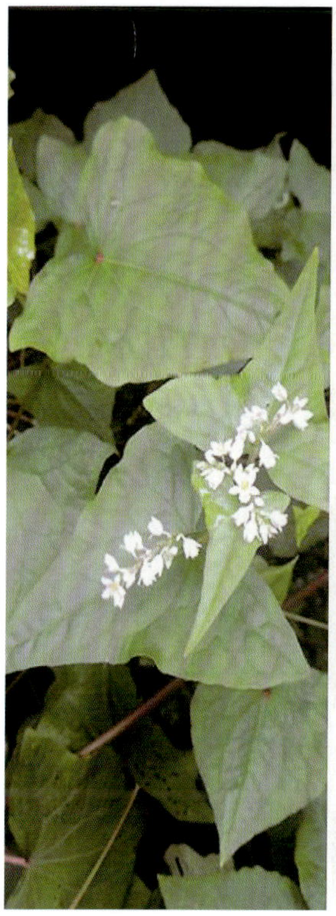
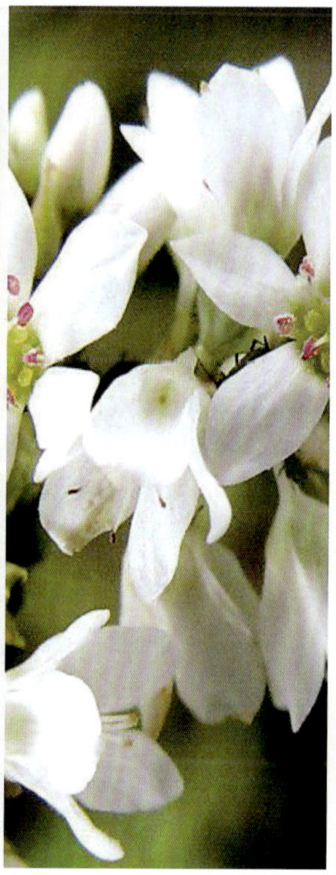
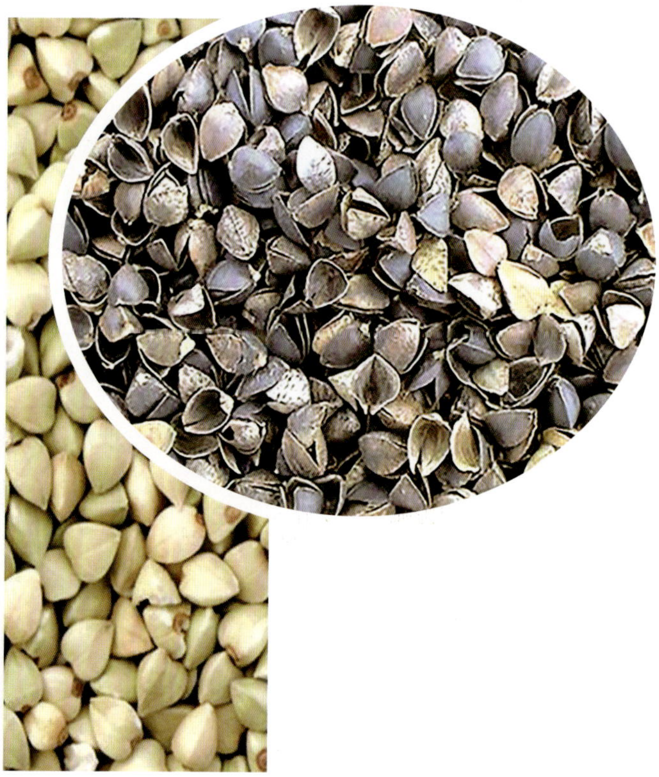

辣子蛇药 | La zi she yao

Reib nggab shongb mangd 鋭嘎宋忙

枝叶细小味辛辣，荒坡野岭来寻它。诸般暑症吐与泻，鼻塞尿少把汗发。

辣子蛇药，为唇形科植物石香薷 *Mosla chinensis* Maxim. 的干燥地上部分。

苗乡各地均有野生，很少有栽培。是苗医治疗急腹症的主要药物。

别名 香薷、细叶香薷、小香薷、小叶香薷、紫花香茅、香菜、香茅、香茸、香绒、石香茅、石香薷、满山香、土香薷、土香草、香草、香茹、蜜蜂草、青香薷。

采制 一般在夏季茎叶茂盛，花朵初开时采割。拔出全草，除去泥土，拣净杂质，捆成小把，晒干备用；也可切成段，密封保存。

性味与归经 味辛，性温，无毒。入胆、肺、大肠经。

功效 发汗解表，化湿和中，利水消肿。

主治 夏月感寒饮冷、暑湿感冒、头痛发热、恶寒无汗、胸痞腹痛、呕吐腹泻、小便不利、水肿脚气。

用法用量 内服：煎汤，3～9 克，或研末冲服。用于发表，量不宜过大，且不宜久煎；用于利水消肿，量宜稍大，且须浓煎。

禁忌 本品辛温发汗之力较强，表虚有汗及暑热证当忌用。

附方

1. **暑日感冒：** 辣子蛇药 6 克，水灯草 10 克，薄荷 6 克，镰仄草 10 克，水煎取汁，分 3 次服。
2. **胃炎呕吐：** 辣子蛇药 6 克，藿香 10 克，橘皮 4 克，生姜 3 片，水煎取汁，分 3 次服。
3. **尿少水肿：** 辣子蛇药 6 克，白茅根 10 克，蛤蟆草 10 克，陈葫芦 6 克，水煎取汁，分 3 次服。
4. **暑日腹泻：** 辣子蛇药 5 克，蛤蟆草 10 克，铁扫帚 6 克，白蒿 10 克，水煎取汁，分 3 次服。
5. **暑日鼻出血：** 辣子蛇药 10 克，雀儿脑 10 克，研细末。每次冷开水冲服 6 克。
6. **鼻炎鼻塞：** 辣子蛇药 6 克，笔通草 10 克，羊屎草 10 克，马蹄香 3 克，水煎服。药渣煎水，以棉签蘸药水塞鼻孔内。
7. **感寒头痛：** 辣子蛇药 6 克，马蹄香 3 克，猴樟木 10 克，黄荆条子 10 克，水煎服。药渣煎水，热敷头部。
8. **闭汗畏寒：** 辣子蛇药 6 克，生姜 3 片，丝葱 5 根，红糖 10 克，煎水热服。

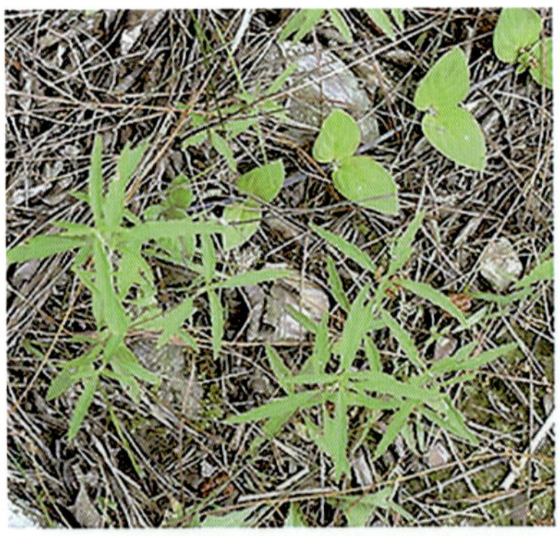
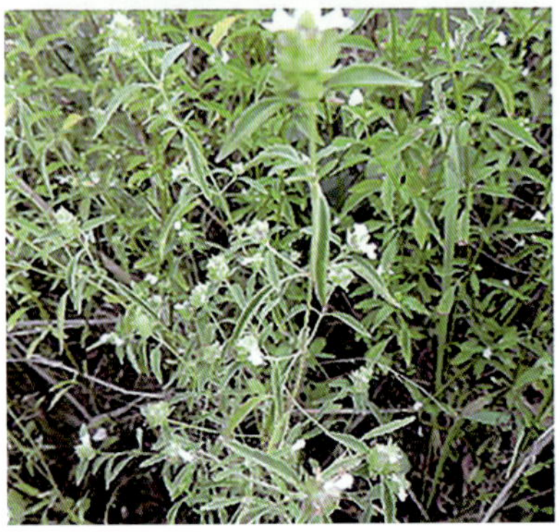
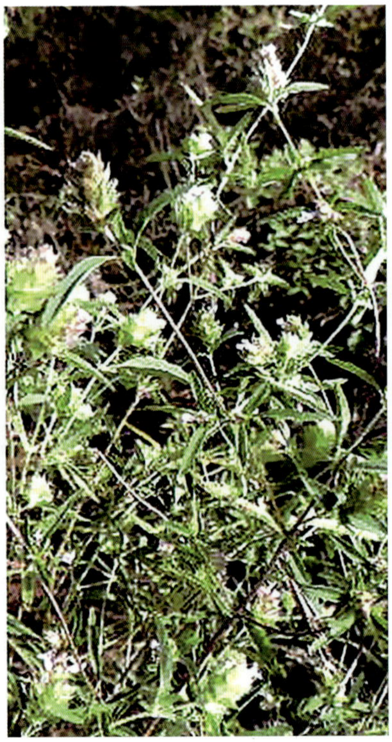
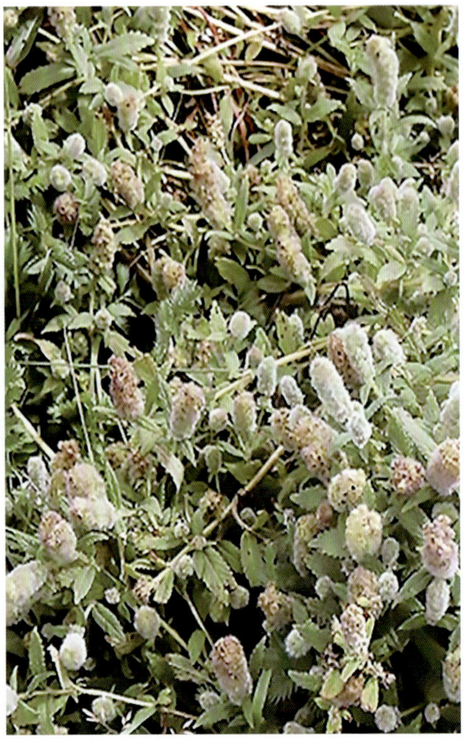

懒蛇上树 | Lan she shang shu

Niax niax bangx 牛牛榜

苗乡山珍蛇上树，花朵好似龙缠柱。烦渴干咳兼吐血，腰痛遗精带下去。

懒蛇上树，为兰科绶草属植物绶草 *Spiranthes sinensis*（Pers.）Ames 的根或全草。

苗乡各地均有生长，一般生于河边、田畔等沙土地或湿润草地。

别名 盘龙参、绶草、一线香、猪鞭草、猪潦子、龙抱柱、龙缠柱、扭兰、盘龙棍、过水龙、红龙盘柱、盘龙箭、海珠草、一支枪、一叶一枝花、盘龙花、九龙蛇、双肾草。

采制 懒蛇上树药用全草。在夏季开花、或秋季花朵还没有完全枯萎时采挖，洗净泥土，拣净杂质，扎成小把，阴干备用。临用时切段。

性味与归经 味甘、苦，性平，无毒。入肝、肺、肾经。

功效 益阴清热，润肺止咳，补肾涩精。

主治 病后虚弱、阴虚内热、咳嗽吐血、头目眩晕、腰酸背痛、遗精滑精、淋浊带下、疮疡痈肿。

用法用量 内服：煎汤，干品 6 ～ 10 克，鲜者 15 ～ 30 克。外用：适量，捣烂敷患处，每日 1 次。

禁忌 有湿热瘀滞者忌服。

附方

1. 虚热咳嗽：懒蛇上树 6 克，粑合 15 克，地枇杷 10 克，水煎服。
2. 病后体虚：懒蛇上树 10 克，臭牡丹根 10 克，猪肉半斤蒸熟，分多次内服；或懒蛇上树 30 克，棉花根 15 克，猪瘦肉 250 克，同蒸熟，吃肉喝汤，每日 1 剂，连服 3 ～ 5 剂。
3. 干八叶肚（消渴）：懒蛇上树 15 克，猪蓝天（猪胰腺）1 个，瓜板 10 克，水煎服。
4. 赤白带下：懒蛇上树 15 克，猪小肚 1 个，白线鱼 1 条，水煎至猪肚熟，加少许食盐，分 3 次服。
5. 气虚便血：懒蛇上树 10 克，小人参 10 克，猪大肠 100 克，煮熟，加红糖服。
6. 缠腰疱疹：懒蛇上树 10 克，龙葵嫩叶 10 克，捣烂外敷患处。
7. 肾虚遗精：懒蛇上树 10 克，泥鳅 30 克，鸡卵子 2 个，扯丝皮 10 克，水煎服。
8. 老人便血：懒蛇上树 15 克，新鲜鲫鱼 60 克，同煮熟，加白糖少许，分 3 次，吃鱼肉喝汤。
9. 夏季热：懒蛇上树 15 克，竹叶菜 15 克，水煎取汁，分 3 次服。
10. 毒蛇咬伤：懒蛇上树根适量，捣烂，加酒糟、雄黄末各少许，外敷患处。
11. 带状疱疹：懒蛇上树根适量，焙干研细末，用麻油调搽，每日数次。

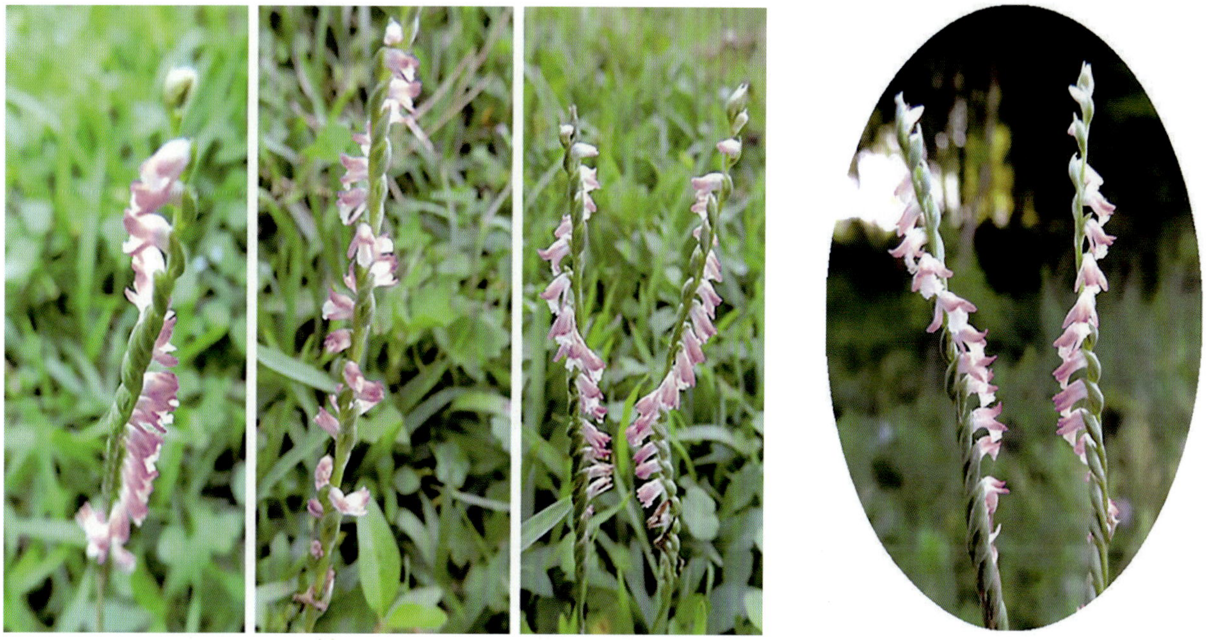

老鸦酸 | Lao ya suan

Reib npleas xaob 鋭板酵

三叶黄花酢浆草，矮小枝叶酸溜溜。涩肠止泻通小便，利湿退黄齿痛休。

老鸦酸，为酢浆草科植物酢浆草 *Oxalis corniculata* L. 的全草。

苗乡各地均有野生。一般生于山坡、草地、河谷、路边、田野等阴湿处。

别名 扭筋草、酸溜溜、三叶酸草、醋母草、鸠酸草、小酸茅、醋啾啾、田字草、酸浆草、雀儿草、酸母草、小酸苗、酸草、三叶酸、三角酸、酸迷迷草、斑鸠草、酸味草、酸酸草、酸斑苋、咸酸草、酸酢草。

采制 药用全草。春夏之际枝叶茂盛、花儿刚开时采收，洗净泥土，拣净杂质，阴干，切段备用。

性味与归经 味酸，性寒，无毒。入肺、大肠、小肠经。

功效 清热凉血，祛瘀止痛，利湿消肿，杀虫，解毒。

主治 泄泻、黄疸、淋病、带下、吐血、衄血、咽喉肿痛、痈肿、痔疮、脱肛、跌打损伤、水火烫伤。

用法用量 内服：煎汤，干品 6～10 克，鲜者 10～30 克。外用：适量，捣烂外敷。

禁忌 老鸦酸味极酸，胃酸过多者慎用。

附方

1. **小便带血：** 老鸦酸 10 克，蛤蟆草 10 克，茅根 10 克，镰仄草 10 克，水煎服。
2. **尿积病：** 老鸦酸 10 克，蛤蟆草 10 克，小通草 6 克，则耳根 10 克，水煎服。
3. **白带多：** 老鸦酸 10 克，杉木浆 6 克，天青地白 6 克，白线鱼 1 条，水煎服。
4. **痔疮出血：** 老鸦酸 6 克，藕节 10 克，猪大肠 1 节，共煮熟，分 3 次服。
5. **癣疮作痒：** 老鸦酸一把，捣烂涂敷，数次即愈。
6. **牙齿肿痛：** 老鸦酸一把，洗净，加花椒 10 粒，捣烂，搓成绿豆般小颗粒。痛时用一粒塞患处，口水不能吞下。
7. **水泻：** 老鸦酸 10 克，枫木叶 10 克，啥菜 10 克，水煎服，或共捣烂，用山泉水吞服。
8. **痢疾：** 老鸦酸 10 克，黄荆条叶 10 克，白蒿 10 克，淘米水煎服。
9. **湿热黄疸：** 老鸦酸 10 克，阴行草 10 克，黄菊子 10 克，水煎服。
10. **鼻出血：** 老鸦酸一把，捏烂塞鼻孔中，并用冷水淋后颈部。
11. **齿龈腐烂：** 鲜老鸦酸一把，和食盐少许。捣烂绞汁，棉签蘸汁，擦洗患处，1 日 3～5 次。
12. **咽喉肿痛，口腔溃烂：** 鲜老鸦酸 30 克，食盐少许，共捣烂，用纱布包好含于口中，或煎汤漱口。
13. **疔疮：** 鲜老鸦酸、芙蓉叶、半边莲各适量，捣烂如泥，敷患处。
14. **奶痈：** 鲜老鸦酸、五爪风、三爪风各 20 克，水煎服，药渣捣烂外敷患处。
15. **新旧损伤：** 老鸦酸 10 克，铁马鞭 10 克，土牛膝 10 克，水煎服，药渣煎水，加适量白酒，外敷患处。

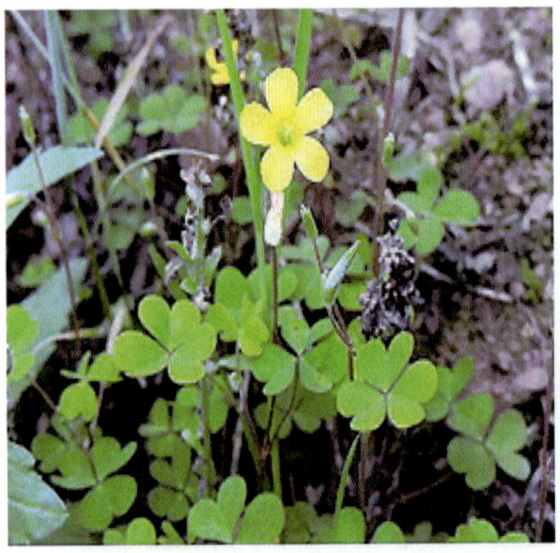
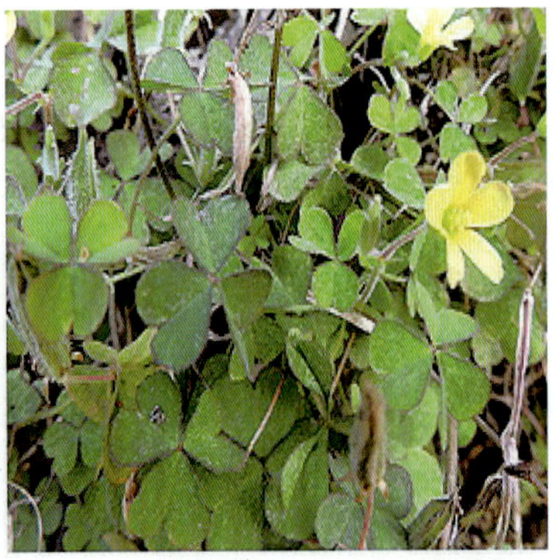
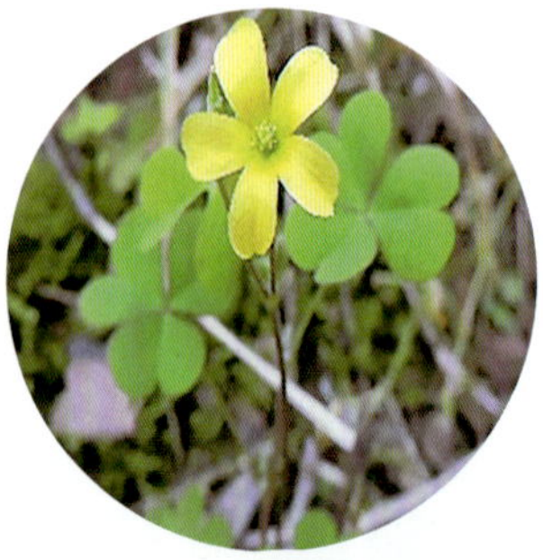
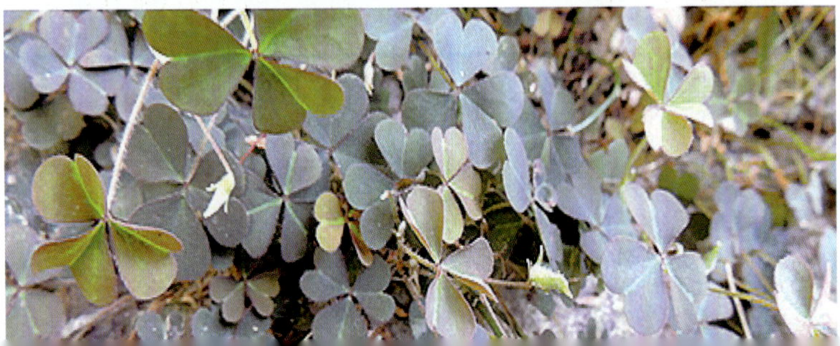
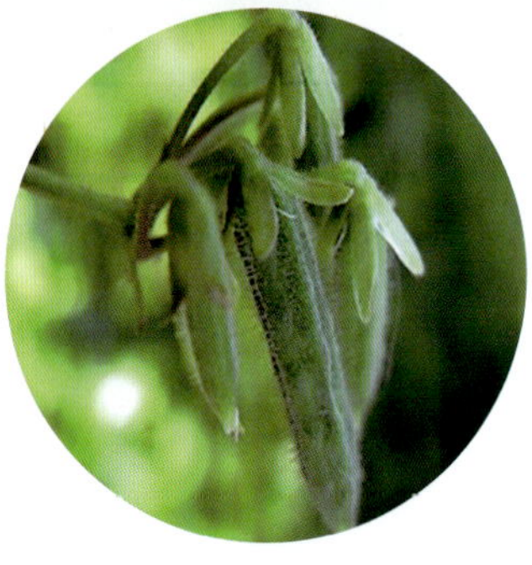

冷蕨藿 | Leng jue huo

Reib shanb mangx 鋭山芒

荒岭高坡冷蕨藿，路边林下一窝窝。白带崩漏尿道炎，痔漏阴痒蜈蚣嗑。

冷蕨藿，为里白科芒萁属植物芒萁 *Dicranopteris dichotoma*（Thunb.）Bernh. 的全草。

苗乡山区散有生长，冷蕨藿为野生杂草。喜酸性土壤，多半生于果园、茶园、路埂、瘠土的疏林下、丘陵荒坡，自成群落。

别名 芒萁、乌萁、芒仔、穿路萁、小里白、芒萁骨、草芒、山芒、山蕨、反蕨叶、反蕨藿、蜈蚣草、硬蕨萁、狼萁草、蕨叶草。

采制 冷蕨藿以全草或根状茎入药。四季可采，采回后洗净泥土，切段，鲜用或晒干备用。

性味与归经 味苦、涩，性平。入肝、膀胱经。

功效 清热解毒，利尿消肿，散瘀止血。

主治 痔疮、血崩、鼻衄、小儿高热、跌打损伤、痈肿、风湿瘙痒、毒蛇咬伤、水火烫伤、外伤出血。

用法用量 内服：煎汤，9～15 克，或研末。外用：适量，研末敷，或鲜品捣敷。

禁忌 冷蕨藿性味苦涩，胃肠功能不好的患者慎用。

附方

1. **阴部湿痒：**冷蕨藿根烧灰，每用 6～10 克，调入九里光膏内保存。临用时，先用九里光、臭牡丹、金银花藤适量，煎水洗患处，再用药膏外涂，1 日 2 次。
2. **疳积发肿：**冷蕨藿 30 克，小蓟 30 克，茅根 30 克，水煎取汁，兑甜酒少许，分 3 次服，连服 2 剂。
3. **痔瘘：**冷蕨藿叶柄 1 根，烧炭存性，插入瘘管内，每天 1 次。
4. **蜈蚣咬伤：**鲜冷蕨藿嫩叶适量，捶烂外敷伤口，1 日 1 次。
5. **急性肾炎：**冷蕨藿根 10 克，白薇 30 克，香附 10 克，海金沙 20 克，蛤蟆草 15 克，尿珠子根 20 克，一支箭 15 克。水煎取汁，分 3 次服。服药期间禁食辛辣食物。
6. **妇女血崩：**冷蕨藿幼芽或叶茎心，煅透研末，每次 6～10 克，温酒送服，1 日 3 次。
7. **妇女白带：**冷蕨藿茎心 12～15 克，龙眼肉 30 克，冰糖 30 克，炖熟分 3 次服。
8. **尿道炎、小便涩痛不利：**冷蕨藿叶柄中间白心 30 克，黄毛根 10 克，土蟮 10 克，水煎取汁，分 3 次服。服药期间禁食辛辣食物。
9. **水火烫伤：**冷蕨藿茎心烧灰研末，瓶装备用。临用时，先用淡盐水洗净患处，拭干水分，再用桐油调药末外敷，1 日 1 次。
10. **外伤出血：**鲜冷蕨藿幼芽、鲜铁马鞭嫩叶适量，洗净泥土，捣烂外敷患处。外用布条包扎。
11. **风疹瘙痒：**鲜冷蕨藿适量，煎水外洗，1 日 2 次。

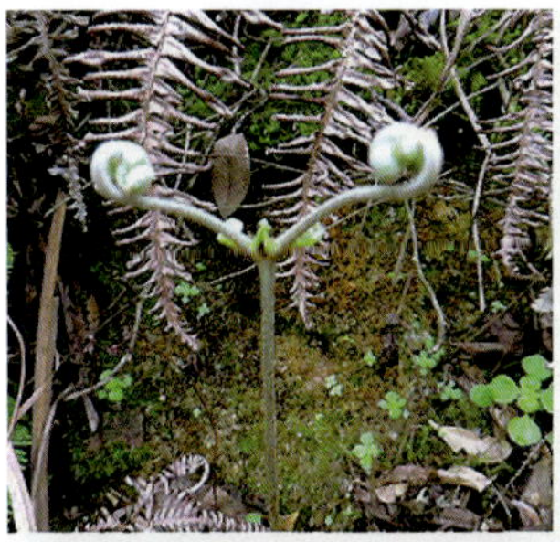
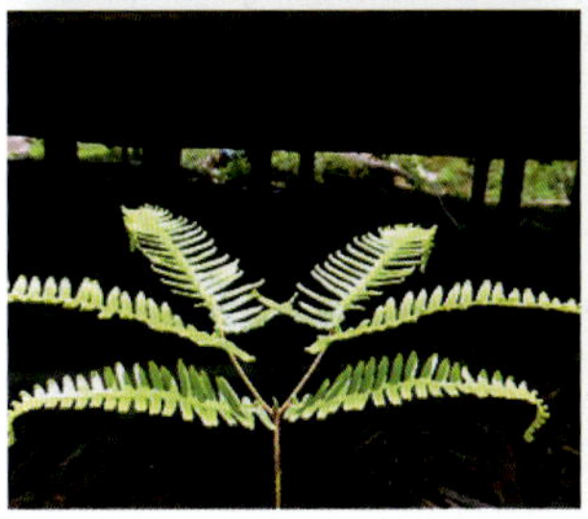
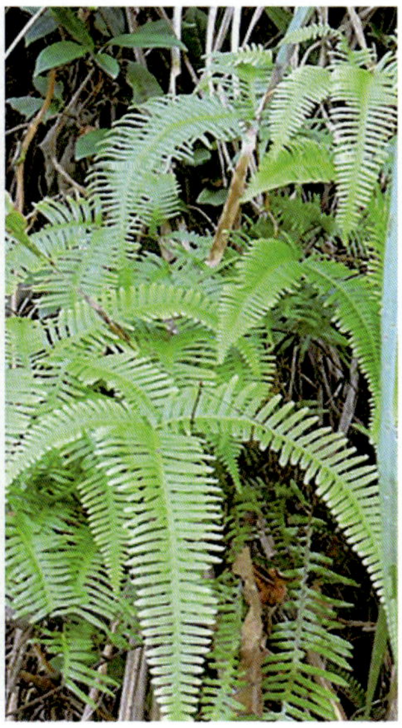
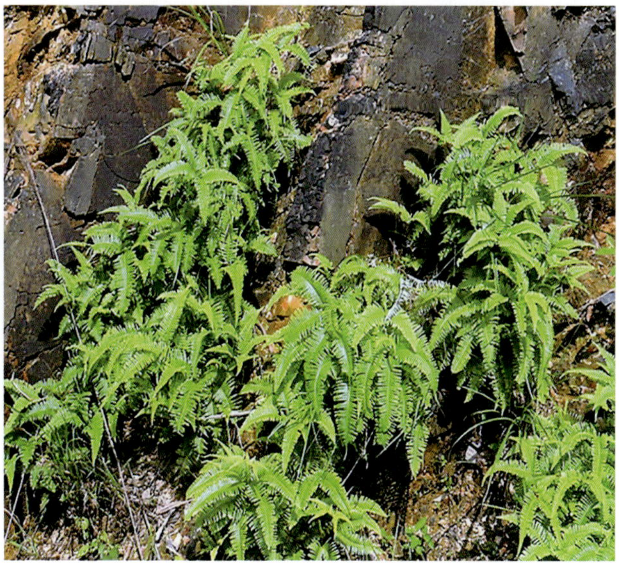

犁口草 | Li kou cao

Reib mlal lid 銳麻力

根茎粗壮开紫花，田间地头一扒拉。上疔下箭痛如绞，奶痈背花难离它。

犁口草，为堇菜科植物长萼堇菜 *Viola philippica* Cav. 的全草。

苗乡各地均有野生，一般生于草地、山坡的路边或小溪旁。

别名 紫花地丁、紫地丁、心叶堇菜、犁嘴草、剪刀菜、铧尖菜、犁头草、铧头草、犁铧尖、犁咀菜、箭头草、如意草、玉如意、耳钩草。

采制 药用全草。夏秋季节采挖，挖回后，洗净泥土，拣净杂质，鲜用或晒干备用。

性味与归经 味苦、辛，性寒。入肺、肝、肾经。

功效 清热解毒，凉血消肿，利湿化瘀。

主治 咽喉肿痛、湿热黄疸、目赤目翳、肠痈下血、奶花奶痈、化脓性骨髓炎、跌打损伤、外伤出血、产后腹痛、蛇虫咬伤、疔疮痈肿。

用法用量 内服：煎汤，干品 9 ～ 15 克，鲜品 30 ～ 60 克。外用：适量，鲜品捣烂外敷患处，或捣烂取汁，外搽患处。

禁忌 犁口草性寒，脾胃虚寒、体质虚弱之人慎用。服药后不可喝热水，吃热食。

附方

1. **奶痈：**犁口草 15 克，半边莲 15 克，水豆腐 1 块，水煎取汁，分 3 次服。
2. **红眼病：**犁口草 15 克，野菊花 10 克，水竹叶 10 克，水煎取汁，分 3 次服。
3. **背花：**犁口草 30 克，木芙蓉叶 30 克，半边莲 30 克，同捣烂，外敷患处。
4. **咽喉肿痛：**犁口草 10 克，三两银 2 克，薄荷 6 克，水煎含服。
5. **肠痈便血：**犁口草 20 克，雀儿脑 20 克，大血藤 10 克，水煎服。
6. **跌打破损：**犁口草 30 克，铁马鞭 10 克，捣烂，调茶油外敷患处。
7. **毒虫咬伤：**犁口草 30 克，洗净泥土，捣烂取汁服。药渣外敷患处。
8. **痈肿疔疮：**鲜犁口草、鲜野菊花叶各等分，同捣烂，外敷患处；或犁口草全草 30 克，加白糖少许，捣烂，敷患处。
9. **指头疔：**鲜犁口草适量，捣烂敷患处；或晒干研细末，鸡蛋清调敷，1 日换药 1 次。
10. **妇女产后瘀血腹痛如刀绞：**鲜犁口草 30 克，切碎，鸡蛋两个同搅合，加茶油略炒，再加水煎，取汁 300 毫升，分 3 次服。药渣趁热敷腹部。
11. **毒蛇咬伤：**鲜犁口草适量，捣烂敷患处，1 日换药 1 ～ 2 次。
12. **外伤出血：**犁口草、酢浆草各适量，捣烂，外敷患处，外用纱布加压包扎。
13. **盐卤中毒：**鲜犁口草 100 克，捣烂取汁 100 毫升，分 2 次，温开水冲服。

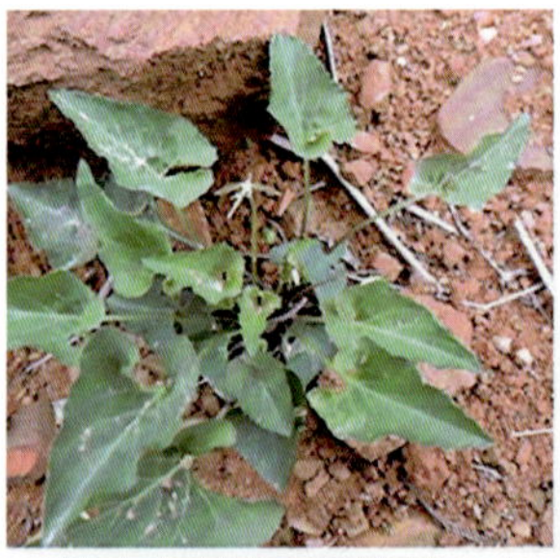
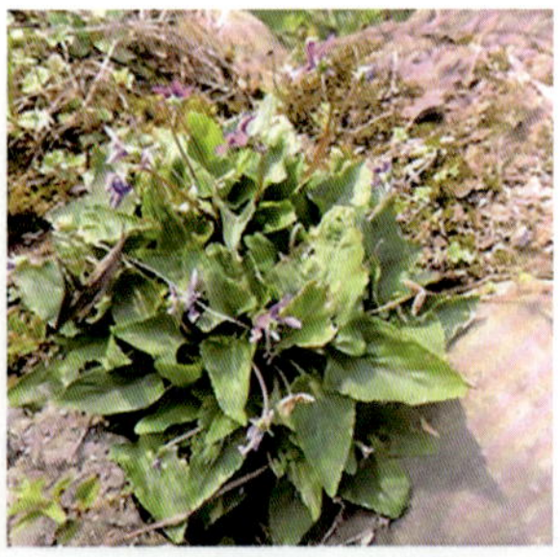
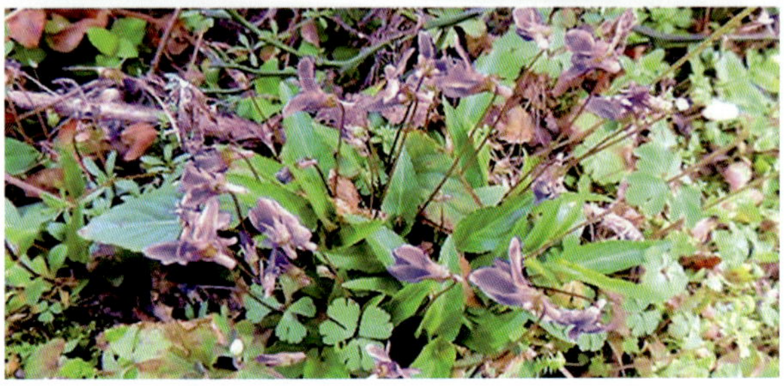
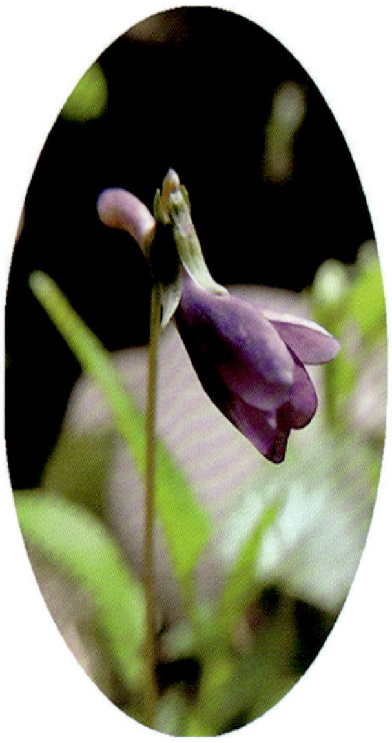
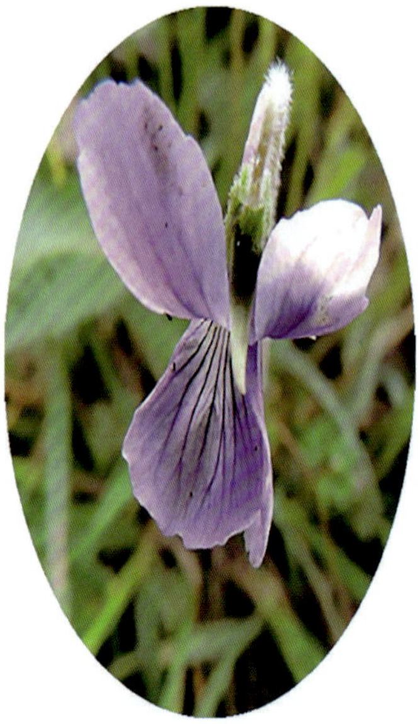

连钱草 | Lian qian cao

Reib jid dangt 鋭的党

溪旁林下连钱草，枝叶翠绿紫花小。利尿排石消黄疸，孕妇咳嗽毒蛇咬。

连钱草，为唇形科活血丹属植物活血丹 *Glechoma longituba*（Nakai）Kupr. 的地上部分。

苗乡各地均有野生，一般生长在菜园边、山路边、小溪旁的草地，或疏林下、竹林边等阴湿、肥沃的沙土处。

别名 金钱草、活血丹、透骨消、金钱薄荷、落地金钱、遍地香、地钱儿、铜钱草、乳香藤、九里香、半池莲、遍地金钱、透风坳、胡薄荷、对叶金钱草、接骨消、神仙对坐草、地蜈蚣、蜈蚣草、野花生、肺风草。

采制 药用全草。夏秋季节枝叶茂盛时，或花苞初开时采收地上部分，拣净杂质，鲜用或切段，阴干或晒干备用。

性味与归经 味辛、苦，性微寒。入肝、肾、膀胱经。

功效 清热解毒，利尿排石，散瘀消肿。

主治 尿路结石、肝胆结石、湿热黄疸、腮腺炎、小儿疳积、多发性脓肿、疮痈肿痛、婴儿湿疹、跌打损伤、产后惊风、腹痛、鹅掌风、牙龈肿痛、水火烫伤等。

用法用量 内服：煎汤，15～30克，鲜品加倍。外用适量，鲜品煎水洗，或捣烂外敷患处。

禁忌 连钱草味苦性寒，身体虚弱，脾胃虚寒之人慎用。

附方

1. **黄疸、臌胀：**连钱草20克，茅根、蛤蟆草各12克，阴行草10克，水煎服。
2. **肾炎水肿：**连钱草、萹蓄各30克，地地菜15克，水煎服。
3. **膀胱结石，小便不利：**连钱草、叶下红、蛤蟆草各15克，水煎服。
4. **伤风咳嗽：**鲜连钱草15克，辣子蛇药6克，地枇杷10克，水煎服。
5. **胎咳、子肿：**连钱草15克，桑白皮10克，麻根10克，瓜壳10克，水煎服。
6. **白带：**连钱草10克，扯丝皮10克，败酱草10克，水煎服。
7. **风湿性关节痛：**连钱草适量，捣烂加白酒调匀，外敷患处。
8. **小儿疳积：**连钱草10克，加动物肝脏适量，隔水炖熟，分3次服。
9. **腮腺炎：**连钱草30克，仙人掌30克（去皮刺），捣烂外敷患处。
10. **毒蛇咬伤：**鲜连钱草30克，生嚼烂，泉水吞服。并用药渣外敷伤口。
11. **腮腺炎：**连钱草适量，加食盐少许，捣烂，敷于患处。须两侧敷药。
12. **水火烫伤：**新鲜连钱草适量，捣烂取汁，涂搽患处，1日数次。
13. **月经不调：**连钱草15克，益母草15克，艾叶6克，泡酒服。
14. **皮肤外伤青肿：**鲜连钱草适量，捣烂，加白酒少许，外敷患处。
15. **湿疹、脓疱疮：**鲜连钱草、野菊花各250克，煎水取汁，揉搓患处。

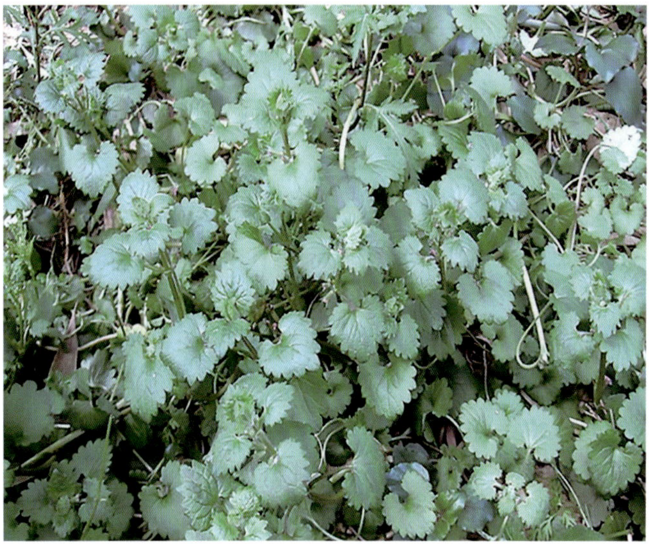

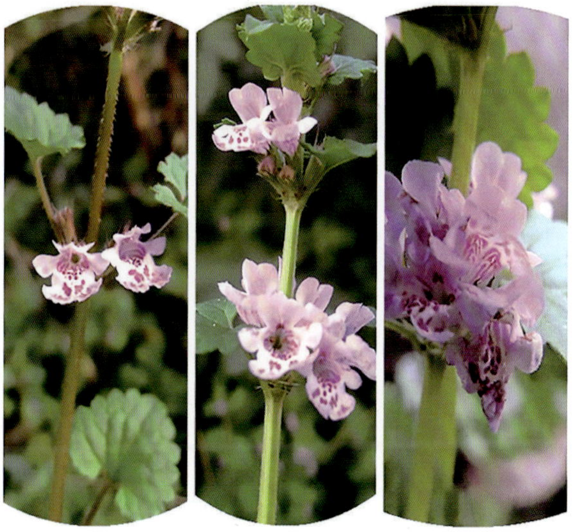

镰仄草 | Lian ze cao

Reib mas lans 鋭马兰

冒张晼堤冒张沙（不争阳光不争地），田边地头来安家。吐血呕血撑耳癀，痢疾尿积高血压。

镰仄草，为菊科植物马兰 *Kalimeris indica*（L.）Sch. -Bip. 的全草。

苗乡各地均有野生，一般生长于田坎上、山路边以及小溪、池塘的岸边等处。

别名 马兰、马莱、马兰丹、马郎头、红梗菜、鸡儿菜、路边菊、田边菊、山白菊、泥鳅串、紫菊、螃蜞头。

采制 药用全草，四季可采。采回后，拣净杂质，洗净泥土，鲜用或切段，晒干备用。

性味与归经 味苦、辛，性凉。入肺、肝、肾、心经。

功效 清热解毒，利尿，止血。

主治 上呼吸道感染、急性咽喉炎、口腔炎、牙周炎、结膜炎、支气管炎、扁桃体炎、腮腺炎、乳腺炎、吐血、衄血、血痢、创伤出血、高血压眼底出血、肝炎、黄疸、水肿、泌尿系感染。外用治痈疖肿毒、蛇咬伤、外伤出血。

用法用量 内服：煎汤，15～30 克。外用：鲜品，捣烂敷患处。

禁忌 镰仄草性凉，脾胃虚寒者慎用。

附方

1. **急性咽喉炎：**镰仄草全草 30 克，水煎服，1 日 3 次，连服 3 天。
2. **乳腺炎：**镰仄草根 60 克，荔枝核 10 枚，水煎服，连服数日。也可治睾丸炎。
3. **吐血，鼻出血：**镰仄草全草 60 克，洗净捣烂取汁，每次 100 毫升，以温开水冲服，连服数次。也可以治疗牙齿出血。
4. **鸡蒙眼：**镰仄草嫩叶 30 克，炒鸡肝、猪肝或羊肝，每日 3 次，下饭吃。
5. **黄疸型肝炎：**镰仄草、蛤蟆草各 1000 克，茵陈 500 克，煎水煎沸，再慢火煮 2 个小时，过滤得药汁 1000 毫升。每次 20 毫升，1 日 3 次，连服 20 天。
6. **疔疮痈肿：**镰仄草适量，加食盐少许，捣烂敷患处，1 日 2 次。
7. **外伤出血：**摘取镰仄草嫩叶适量，放口中嚼烂，敷在出血处。
8. **预防痢疾、肠炎：**每年春季，摘取镰仄草嫩叶，凉拌或小炒，或下火锅食用。

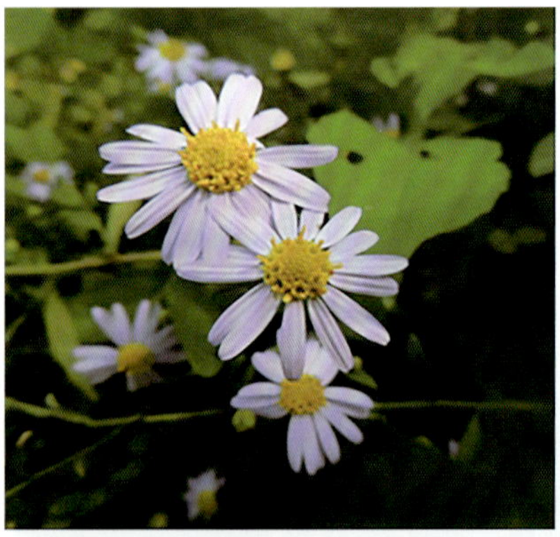
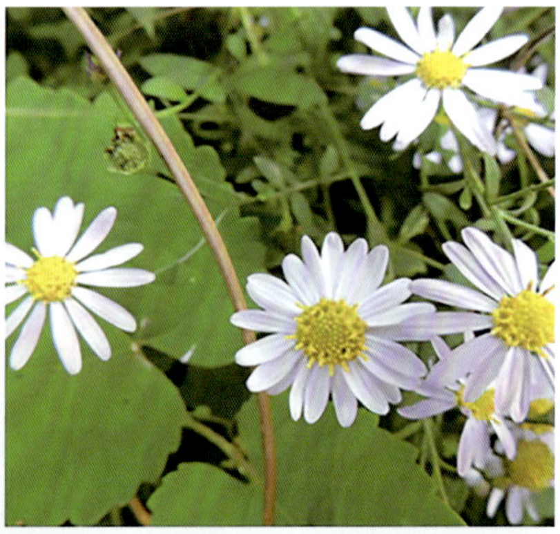
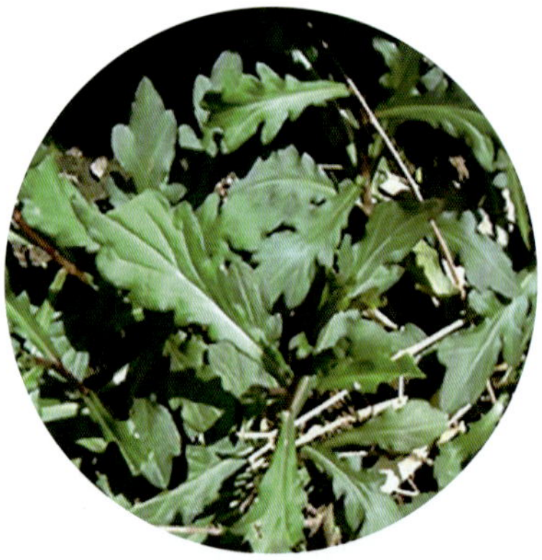
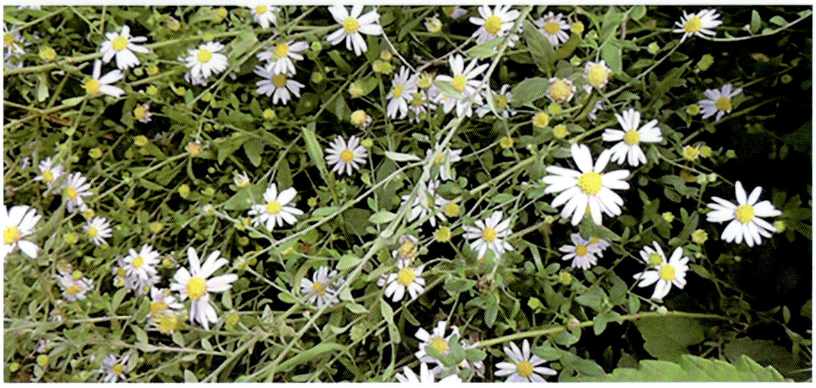
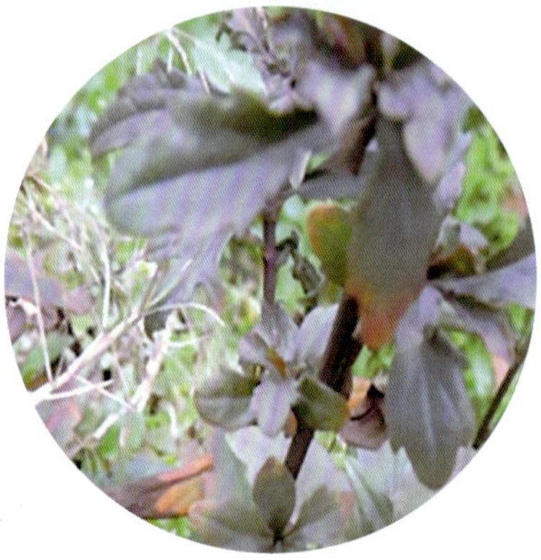

龙船花 | Long chuan hua

Nggab qinb pans 嘎棋盘

端午时节龙船花，亮丽身姿照万家。尿血水肿大便结，肠痈冷疽鼻酒渣。

龙船花，为锦葵科植物蜀葵 *Althaea rosea*（Linn.）Cavan. 的花朵。
苗乡各地广泛栽培，一般栽培在房前屋后、路边、花圃中。

别名 蜀葵、戎葵、吴葵、侧金盏、棋盘花、蜀其花、水芙蓉、栽秧花、胡葵、一丈红。

采制 夏秋季节，花朵开放时采摘，拣净杂质，晒干备用。龙船花的根苗、花、种子均可入药用。

性味与归经 花：甘寒；根苗：甘、微寒；种子：甘、凉。入肺、大肠、膀胱经。

功效 和血润燥，通利二便。

主治 痢疾、吐血、血崩、带下、二便不通、疟疾、小儿风疹。

用法用量 内服：煎汤，花 3 ～ 6 克，根茎、种子 6 ～ 10 克，或研细末吞服。苗叶外用，捣烂外敷患处。

禁忌 孕妇忌用。

附方

1. 小便淋痛：龙船花根 10 克，洗净，切细，水煎，分 3 次服。
2. 尿血：龙船花茎秆 10 克，水灯草 10 克，水煎，分 3 次服。
3. 肠痈：单叶红龙船花根 30 克，白芷 30 克，枯矾、白芍各 15 克，共研细末，加黄蜡为丸，梧桐子大，每服 20 丸，米汤送下。
4. 疔疮痈肿：龙船花根若干，削去外皮，捣烂如泥，加水调匀，外贴患处，1 日 2 次。
5. 二便不通：龙船花 6 克，隔山消 10 克，水煎，加蜂蜜服，1 日 3 次。
6. 白带，腹痛：龙船花 30 克，焙干研细末，每服 3 克，温酒送服，1 日 3 次。
7. 酒渣鼻：龙船花 30 克，研细末，加猪油调匀，晚上涂敷，白天洗去。
8. 冷疽不穿脓：龙船花子 10 克，研细末，水调敷患处，不时即穿。
9. 小儿大便不通：龙船花子 6 克，研细末，水煎取汁，1 日 3 次，以通为度。
10. 催生：龙船花子 6 克，滑石 10 克，焙干研末，温开水送服。不生再服。
11. 水肿、小便不利、尿路结石：龙船花子 200 克，焙干研末，每次 6 克，开水送服，1 日 2 次。

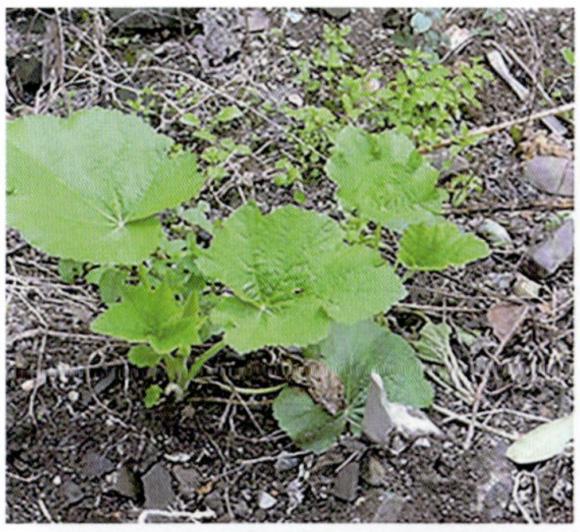

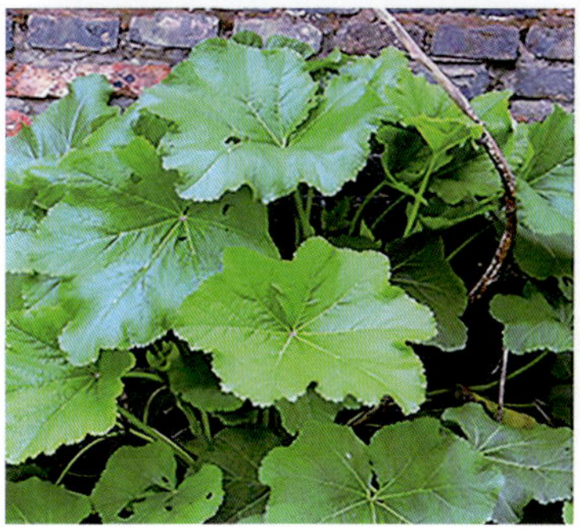

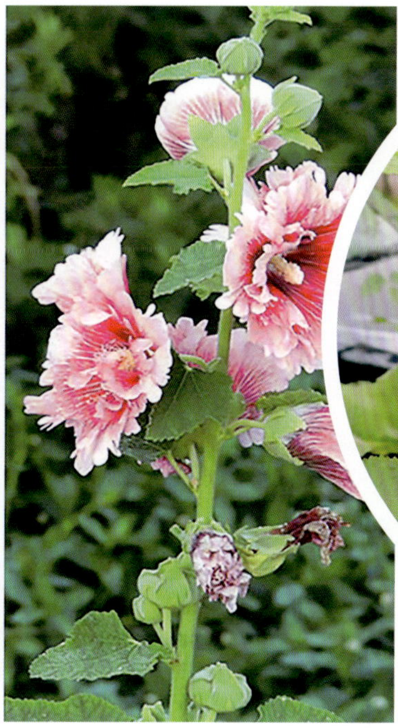

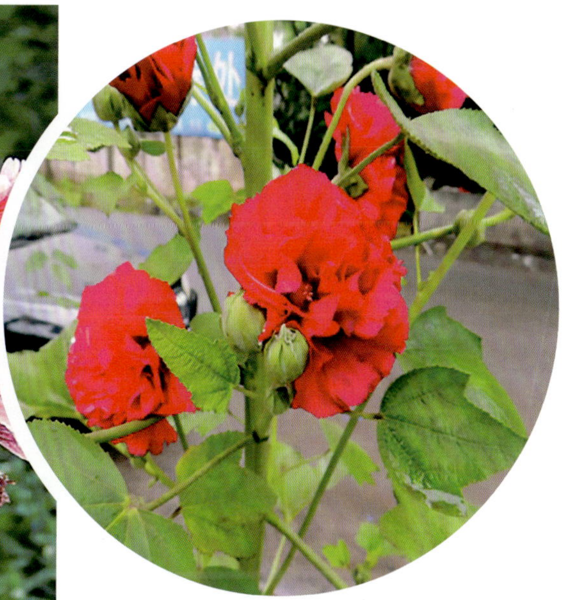

龙葵 | Long kui

Reib ghob ghed 鋭过街

经冬不谢龙葵草，田边湿地均可找。无名肿毒背花疮，缠腰疱疹不可少。

龙葵，为茄科植物龙葵 *Solanum nigrum* L. 的全草。
苗乡各地均有野生，一般生于田边、路旁或荒地。

别名 野辣子、野茄子、天茄子、酸浆草、天沦草、苦葵、天茄苗儿、水茄、野辣椒树、龙眼草、黑茄、地泡子、山辣椒、山海椒。

采制 药用全草。夏秋季枝叶茂盛时采收。拣净杂质，切段，晒干备用，或鲜用。无论春夏秋冬，苗乡各地均可找到新鲜龙葵，现采现用。

性味与归经 味苦、微甘，性寒，有小毒。入肺、肝、肾、大肠经。

功效 清热，解毒，活血，消肿。

主治 疔疮、痈肿、皮肤湿疹、丹毒、跌打扭伤、久咳、急性肾炎、小便不利、白带过多、痢疾等。

用法用量 内服：煎汤，9～15 克；大剂量，15～30 克。外用：适量，捣烂外敷或煎水洗。

禁忌 脾胃虚弱者勿服。

附方

1. **无名肿毒：** 鲜龙葵 30 克，捣烂外敷患处。注意在痈肿中心留孔，以利排脓。
2. **背花、肚花：** 龙葵 30 克，芙蓉花 20 克，犁口草 20 克，煎水内服。药渣捣敷。
3. **九子疡：** 龙葵、桃树皮、虎耳草各等分，研成细末，麻油调敷患处。
4. **天疱疮：** 龙葵苗叶一把，捣烂外敷肿处。须先挑破疱疹，放出脓液，然后敷药，并注意留孔，以利毒液外泄。
5. **湿疹：** 鲜龙葵适量，捣烂取汁，涂患处。如有疱，须先挑破。如创面渗液较多，则将龙葵叶烤干，研成细末，撒患处。
6. **扭伤肿痛：** 鲜龙葵 30 克，小血藤 20 克，切碎，加白酒适量，同捣烂敷患处，1 日 2 次。如有骨折，须先对位、固定，然后敷药。
7. **月经过多：** 龙葵 30 克，狗牙齿草 15 克，益母草 15 克，水煎冷服。
8. **痢疾：** 龙葵叶 30 克，白蒿 10 克，白糖 20 克，水煎服。
9. **急性肾炎：** 鲜龙葵 15 克，玉叶金花 10 克，镰仄草 10 克，水煎服。
10. **肝癌、胃癌：** 鲜龙葵 60 克，鲜半枝莲 120 克，鲜半边莲 30 克，水煎服。
11. **慢性咳嗽：** 干龙葵全草 30 克，矮地茶 10 克，铁包金 10 克，地枇杷 10 克，水煎服。
12. **皮肤瘙痒：** 鲜龙葵叶 30 克，九里光 10 克，接骨草 10 克，水煎服。
13. **缠蛇带：** 鲜龙葵枝叶 30 克，捣烂，调茶油外敷患处。可消炎、止痒、止痛。

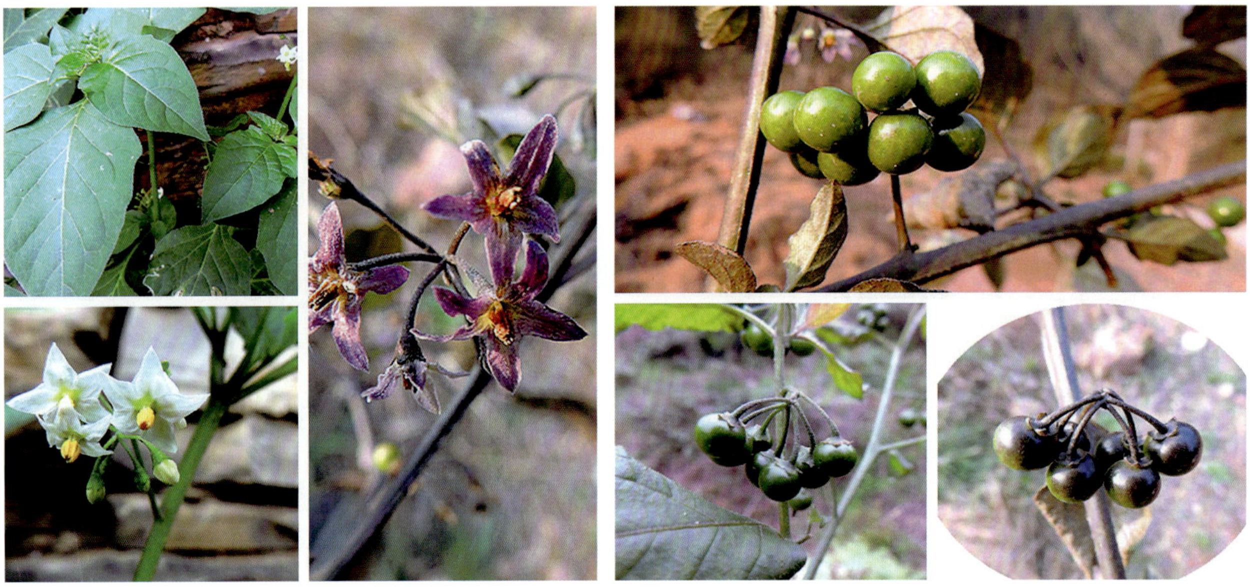

芦葱 | Lu cong

Reib nbad benx 鋭巴盆

相思焦虑夜无眠，找把黄花放枕前。崩漏带下睡多梦，体虚水肿少恰盐。

芦葱，为百合科植物萱草 *Hemerocallis fulva*（L.）L. 的根、花及叶。

苗乡各地均有野生，一般生于荒野、山路边或低矮山坡的草丛中、田坎上或菜园边等。

别名 萱草、鹿葱、忘忧草、丹棘、漏芦、疗愁、益男草、黄花菜、黄花草。

采制 药用全草。夏秋挖根，除去残茎、须根，洗净泥土，切片，鲜用或晒干备用。芦葱叶一般鲜用，随采随用。

性味与归经 味甘，性凉，有小毒。入脾、肾、肝经。

功效 利水除湿，清热凉血，解郁除烦。

主治 忧患过多、心烦失眠、体虚水肿、痔疮出血、小便不利、黄疸、妇女崩漏、带下病、便血。

用法用量 内服：煎汤，根 10～15 克；叶 3～6 克，鲜品加倍。外用：适量，捣烂敷患处，或焙干研细末，外撒患处。

禁忌 此物生品有一定毒性，久服可引起蓄积中毒，但如经煎煮加热处理，可使毒性减弱或消失。

附方

1. **水肿：**芦葱根 10 克，桑白皮 10 克，千年矮根 10 克，芭蕉根适量，炖豆腐吃。忌盐。
2. **体虚浮肿、小便少：**芦葱叶 6 克，水煎服。
3. **内痔出血：**芦葱根 30 克，水煎，加红糖适量，早饭前 1 小时服，连服 3～4 天。
4. **忧愁太过，闷闷不乐：**芦葱 50 克，倒钩藤 10 克，牛心子 10 克，白芍 5 克，郁金 7 克，合欢花 7 克，橘皮 3 克，贝母 7 克，茯神 7 克，柏子仁 7 克，煎汤代水饮。
5. **神经官能症：**芦葱叶 3～6 克，水煎服。
6. **心烦、失眠：**芦葱叶、合欢皮各 6 克，水煎服。

7 **黄疸：**芦葱根 10 克，土茵陈 10 克，老鼠王 10 克，黄菊子 6 克，淘米水煎服。

8. **崩漏：**芦葱根 10 克，益母草 15 克，雀儿脑 10 克，墨斗草 10 克，水煎服。
9. **带下：**芦葱根 10 克，杉木尖 6 克，枞葫芦 10 克，白果子 6 克，水煎服。
10. **便血：**芦葱根 10 克，锅底灰 10 克，雀儿脑 10 克，白蒿 10 克，镰刀草 10 克，淘米水煎，冷敷。禁忌雄鸡、鲤鱼。

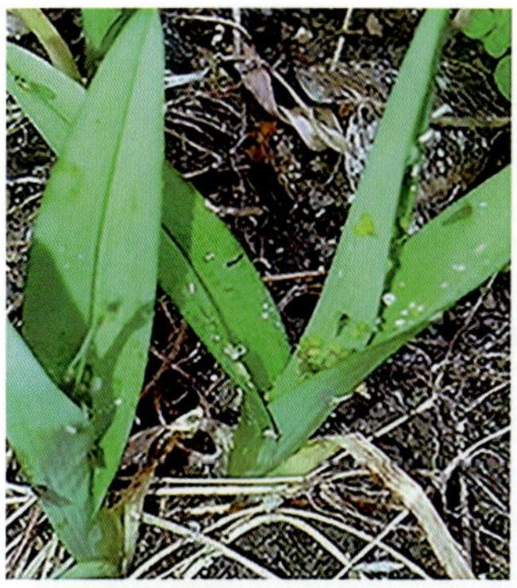
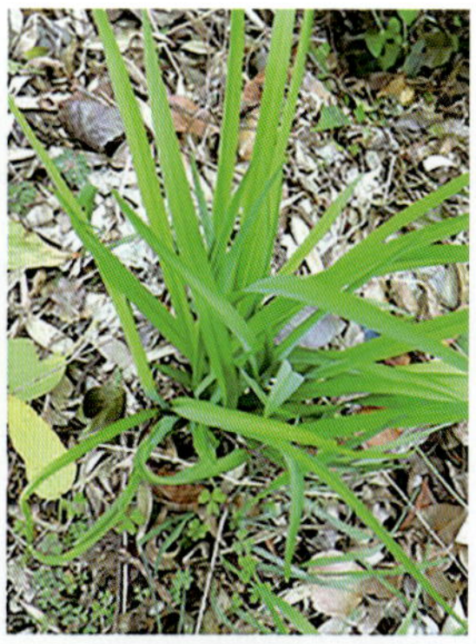
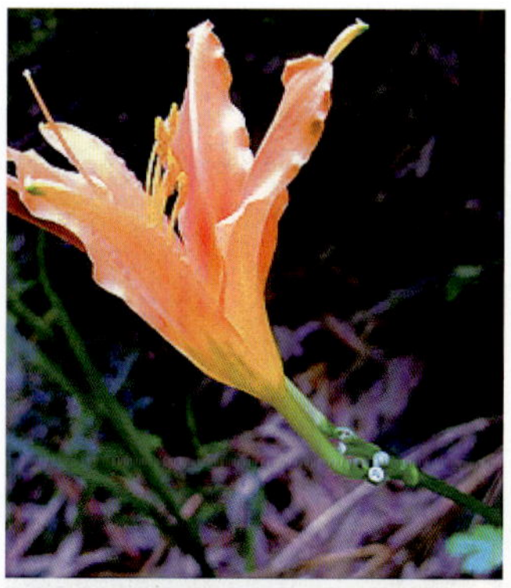
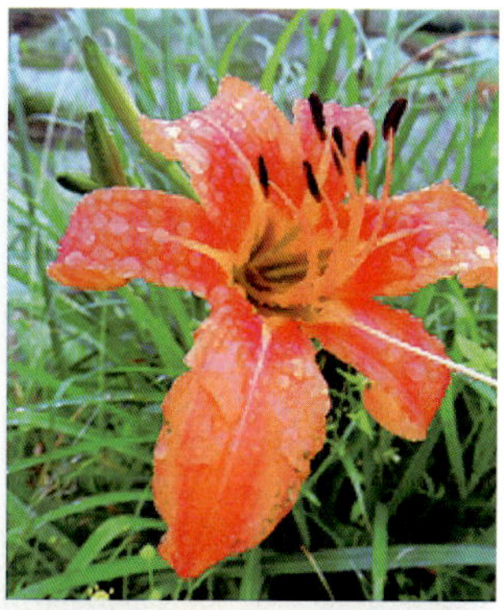
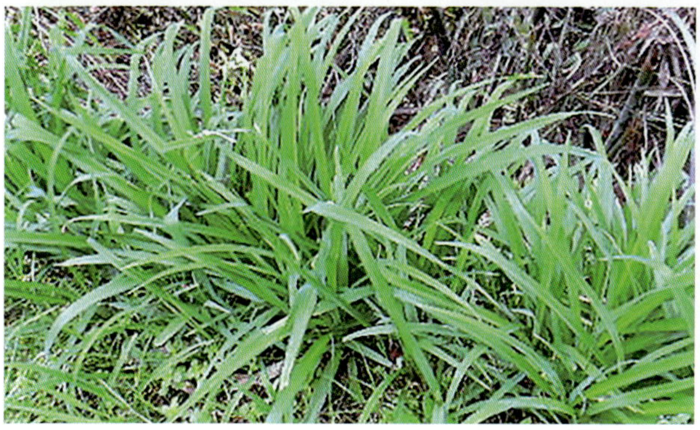
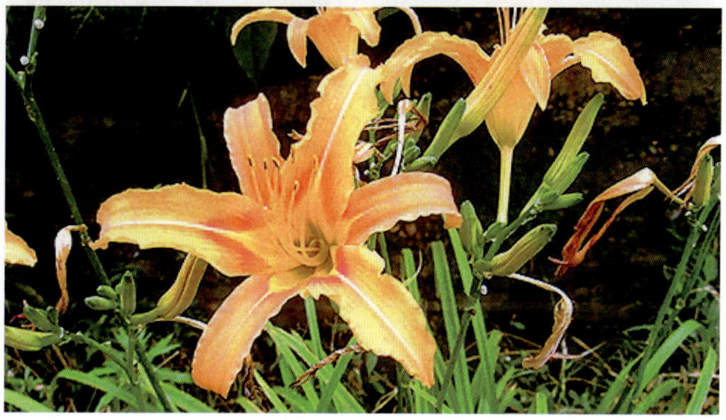

萝卜菜 | Luo bo cai

Hleat bout nqint 那波苓

红心萝卜泡酸汤，开胃消食胜药方。水火烫伤捶烂敷，咽喉肿痛捣汁尝。

萝卜菜，为十字花科萝卜属植物萝卜 *Raphanus sativus* L. 的全草。

苗乡各地均有栽培。萝卜菜主要作为蔬菜食用，但萝卜菜还是一味好药，俗话说“冬吃萝卜夏吃姜，不用医生开药方”。

别名 莱菔、芦菔、芦葩、白萝卜、红萝卜、青萝卜。

采制 药用全草。冬季采幼苗，春季采枝叶，夏季采根茎，秋季捡干枯根茎。洗净鲜用，也可将萝卜茎叶、根茎洗净，切片，晒干备用。

性味与归经 味甘、辛，性寒。入肺、脾经。

功效 下气消食，除痰润肺，解毒生津，利大小便。

主治 肺痿、肺热、便秘、吐血、气胀、食滞、消化不良、痰多、大小便不通畅、酒精中毒等。

用法用量 内服：煎汤，10～30 克，也可生吃。外用：适量捣烂敷，或榨汁涂。

禁忌 萝卜性寒，体虚、经期中、生产后的妇女要谨慎服用。

附方

1. **水火烫伤：** 萝卜菜生捣汁，涂患处。
2. **热疖：** 萝卜菜生捣汁，调醋搽患处。
3. **小儿食积：** 萝卜菜生捣汁，喝下 1 杯。亦可治食豆或食面后积滞饱胀。
4. **胃痛，高血压：** 萝卜菜捣汁，每次饭后饮 1 杯。
5. **急性喉炎：** 萝卜菜生捣汁 250 克，加白糖 30 克，或加生姜汁 1～2 滴，服下。
6. **热咳：** 萝卜菜、马蹄生捣汁各 60 克，炖热服。
7. **百日咳：** 萝卜菜生捣汁，加麦芽糖蒸熟服食。
8. **冻疮：** 萝卜菜生切片，烘热涂擦患处，每晚 1 次，擦至皮肤发红为止。
9. **脚气：** 萝卜菜煮浓汁，趁热泡洗。
10. **食物中毒、煤气中毒：** 萝卜菜 500 克，生捣汁，每次服 60 克，一日 2 次。
11. **菇类中毒：** 萝卜菜 30 克，红糖 10 克，水煎服。
12. **咳嗽、哮喘：** 经霜萝卜菜 30 克，水煎代茶饮。
13. **白喉、痢疾初起：** 萝卜菜幼苗 60 克，煎浓汁服食。
14. **胸腹饱闷、痢疾：** 萝卜叶晾干，用水煎浓汁服食。
15. **呕吐：** 萝卜叶捣烂取汁，用开水送服或加红糖水冲服。
16. **消暑解渴：** 萝卜菜切片晒干，夏天做汤食。
17. **防治流感、白喉：** 白萝卜、青橄榄各适量，煎水代茶饮。
18. **胃出血：** 萝卜菜捣烂取汁，鲜藕捣烂取汁各 1 杯，调匀，每日 2 次。

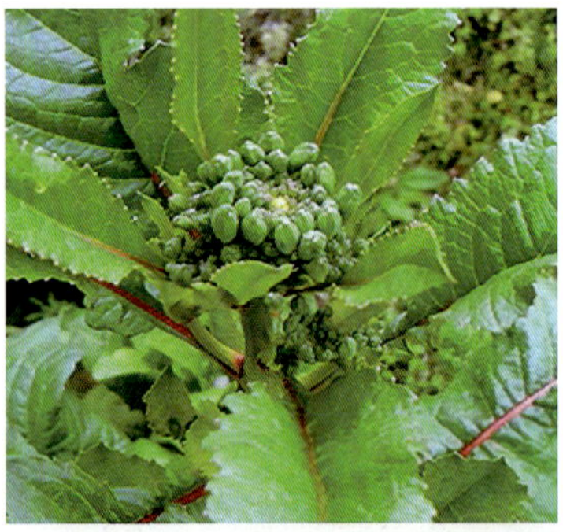

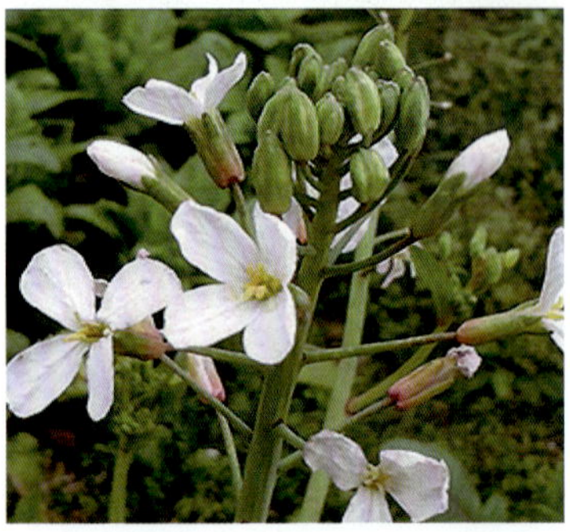

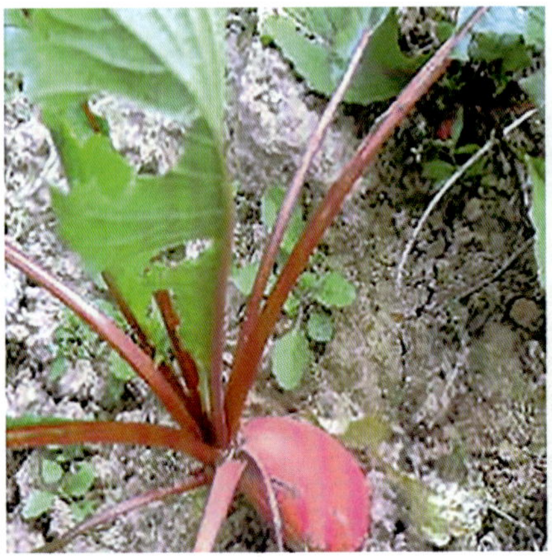

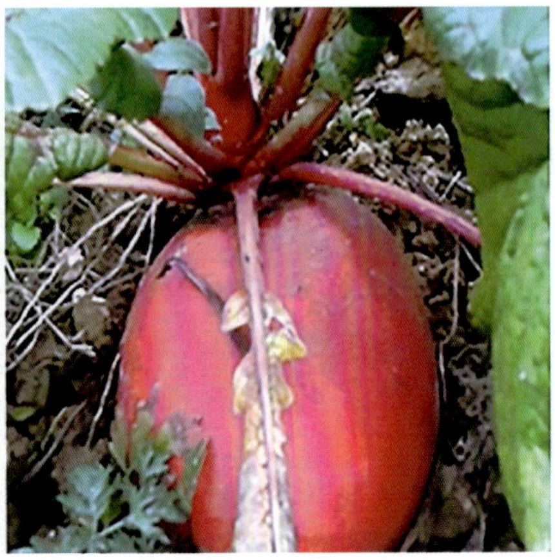

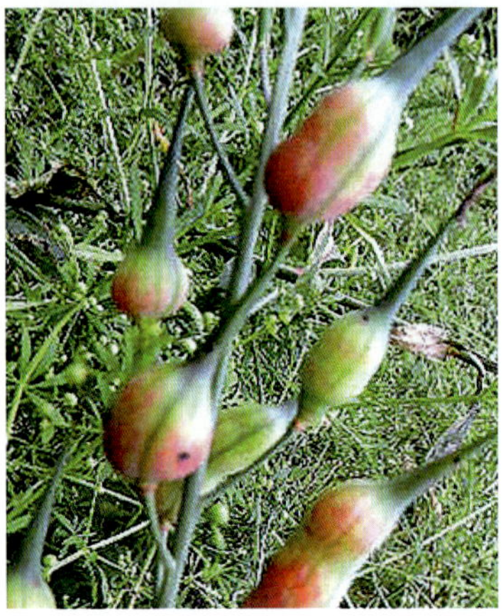

马齿苋 | Ma chi xian

Reib xand mel 鋭先脉

茎红叶绿花儿黄，庭院沙地与路旁。秃疮腹泻赤白痢，烧伤丹毒奶痈畅。

马齿苋，为马齿苋科马齿苋属植物马齿苋 *Portulaca oleracea* L. 的全草。

苗乡各地均有野生。一般生于田野、路边及庭园、废墟等向阳处。

别名 马齿菜、五行菜、酸苋、猪母菜、地马菜、马蛇子菜、长寿菜、老鼠耳、宝钏菜、蚂蚱菜。

采制 药用全草。春、夏、秋季，马齿苋枝叶茂盛时拔取全草，采回后洗净泥土，晾干水分，鲜用或用沸水焯一下，晒干备用。

性味与归经 味甘、酸，性寒。入心、肝、脾、大肠经。

功效 清热解毒，利水去湿，散血消肿，止痛止血。

主治 痢疾、肠炎、肾炎、小儿钩虫、湿热下注、带下色黄、小便短黄、口渴口苦、产后子宫出血、便血以及奶痈、丹毒、毒蛇咬伤等。

用法用量 内服：煎汤，10～15 克。外用：适量，捣烂外敷患处。

禁忌 马齿苋味酸性寒，脾胃虚寒者禁服。本品有滑胎作用，孕妇禁吃。感冒腹泻不可用。不可与鳖甲同用。

附方

1. 赤白痢疾：马齿苋 30 克，马鞭草根 30 克，茶叶 10 克，木香 10 克，水煎服。
2. 秃疮：马齿苋，黄柏末各等分，捣烂，以茶油调搽。
3. 腮腺炎：马齿苋、面粉各适量，将马齿苋捣烂，拌面粉成糊状敷，每日 1 次。
4. 产后脐痛：生马齿苋捣烂，取汁 300 毫升，煎一沸，下蜜 100 毫升调，顿服。
5. 百日咳：鲜马齿苋 300 克，水煎 2 次，合并浓缩至 150 毫升，1 天 3 次服。年幼者酌减，7 天为 1 疗程。
6. 扯哈：马齿苋、夜关门、铁包金各 10 克，马蹄香 3 克，水煎服。
7. 小儿腹泻：马齿苋 60 克，天蓬草 30 克，水煎服。
8. 腹泻：马齿苋 60 克，金银花藤 30 克，水煎服，每日 1 剂，连服数剂。
9. 丹毒肿痛：马齿苋 60 克，酢浆草 60 克，捣烂外敷，或捣汁外涂，1 日数次。
10. 乳痈：山马齿苋 30 克，酢浆草 30 克，过路黄 30 克，水煎服。渣敷患处。
11. 黄癣：鲜马齿苋、生石灰各适量，捣搽患处。
12. 痢疾：酢浆草、马齿苋各 30 克，瓜子金 15 克，水煎服。
13. 小儿肠炎、热痢：田边菊 30 克，马齿苋 15 克，车前草 15 克，水煎服。
14. 烧伤：大量马齿苋，捶烂外敷。
15. 蛇虫咬伤：鲜马齿苋适量，捣烂敷患处；或用马齿苋煎汤洗。
16. 钩虫病：鲜马齿苋 90 克，加水 2 碗，慢火煎剩 4/5，去渣后加白醋 15 克，白糖 15 克，每晚睡前服，连服 2 晚。儿童用量酌减。
17. 产褥热：马齿苋 120 克，蒲公英 60 克，水煎服。
18. 目中息肉：马齿苋一大握洗净，捣烂和芒硝末少许，棉裹按眼皮上，频易之。

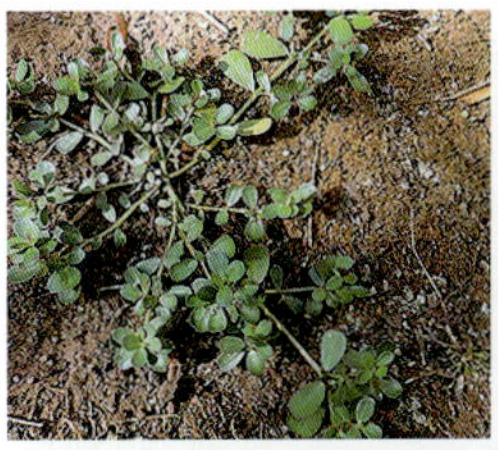
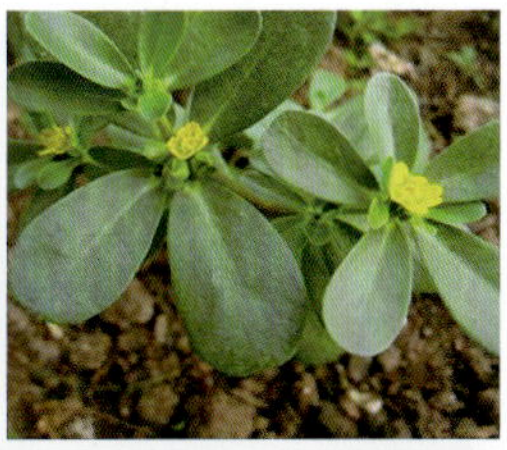
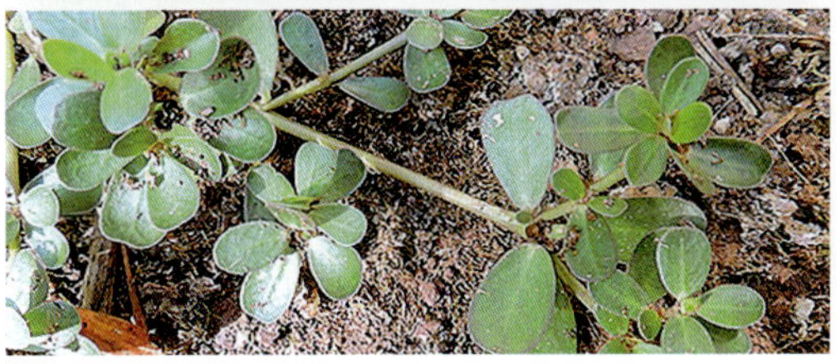
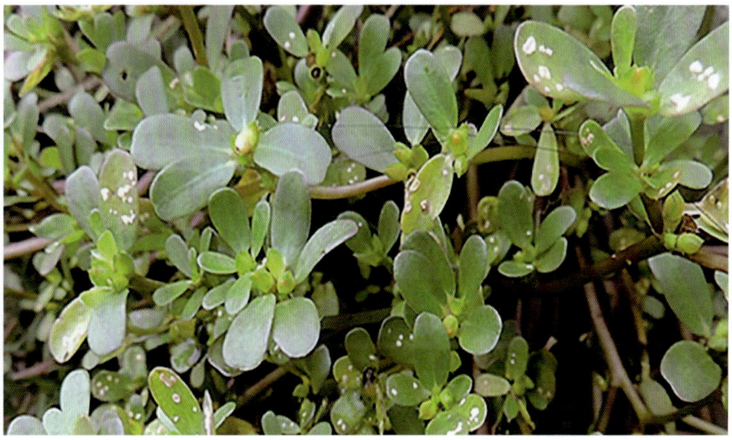

马脚草 | Ma jiao cao

Reib nbad wans 鋭巴箢

叶似马蹄遍地生，沙土石壁都牵根。疔毒外伤擂烂巴，眼睛蒙蒙炒蛋熏。

马脚草，为伞形科植物天胡荽 *Hydrocotyle sibthorpioides* Lam. 的全草。

苗乡各地均有生长，一般生于湿润的草地、路边、田坎上、沟边及林下等地。居民家庭里也有栽培，作为观赏植物。

别名 黄胆草、小半边莲、地不腊、小铜钱草、星子草、破钱草、滴滴金、翳子草、铺地锦、小金钱、满天星、明镜草、星秀草、小叶金钱草、小叶破铜钱、盘上芫荽、落地金钱、镜面草。

采制 药用全草。夏秋间采收全草，拣净杂质，洗净泥土，多数鲜用，也可晒干备用。

性味与归经 味辛，微苦，性凉。入肺、肝、肾经。

功效 清热利湿，解毒消肿，退翳。

主治 云翳、肾炎水肿、黄疸、淋证、咽喉肿痛、痈肿疔疮、带状疱疹、跌打损伤、漆疮、中耳炎。

用法用量 内服：煎汤，干品 10 ～ 15 克，鲜品 30 ～ 60 克，或捣汁服。外用：适量，捣烂敷，或捣汁外涂。

禁忌 马脚草味苦性凉，体质虚寒之人慎用。

附方

1. **风寒感冒，鼻塞**：鲜马脚草一把，捣烂塞鼻。
2. **外伤红肿**：鲜马脚草一把，洗净泥土，捣烂加白酒少许，外敷患处。
3. **中耳炎**：鲜马脚草 20 克，捣烂取汁，滴入患耳中，1 日数次。
4. **酒渣鼻**：鲜马脚草 30 克，捣烂如泥，外涂鼻梁上，1 日 2 次。
5. **视蒙**：鲜马脚草 20 克，拣净杂质，洗净泥土，切碎，打入鸡蛋搅匀，加少许食盐，下锅炒熟，盛入碗中，将眼睛对着热气熏，然后连药带蛋一起吃掉。
6. **耳后疮**：马脚草全草 30 克，捣烂，和香油调搽。
7. **痈毒、疔毒**：马脚草全草适量，捣烂外敷患处。
8. **产后感冒腹痛**：马脚草 30 克，水煎，兑甜酒少许，热服。
9. **一般外伤**：细马脚草、禾眉细、竹叶菜、枞毛尖各适量，捣烂兑白酒少许，先揉，后放瓦针，再敷药。
10. **蛇咬伤**：马脚草全草适量，捣烂，外敷患处。
11. **尿路结石**：马脚草、节儿根、公母草、金银藤、金钱草、海金砂、土牛膝、苦楝子、鸡内金各 10 克，水煎服。

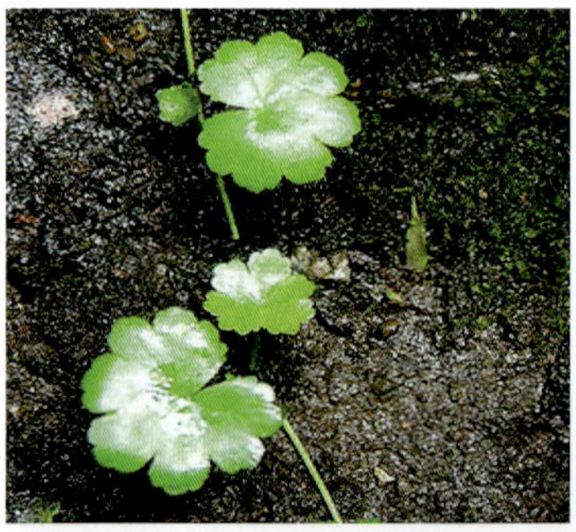
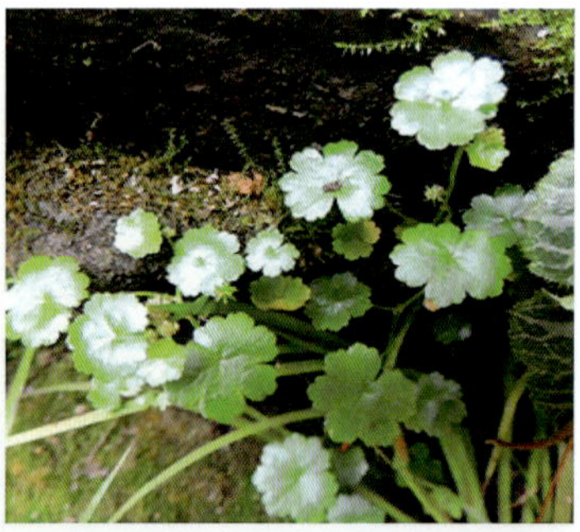
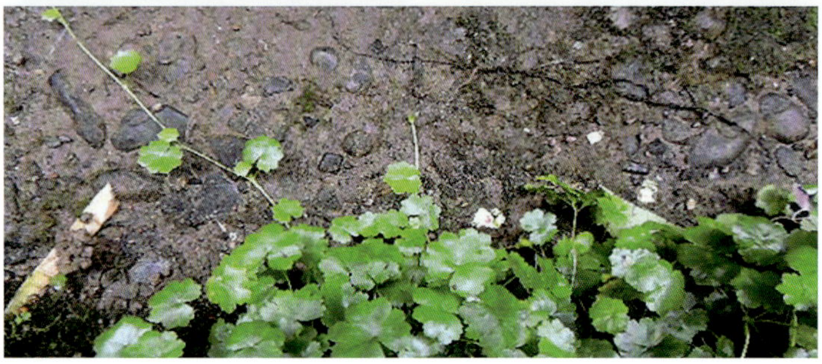
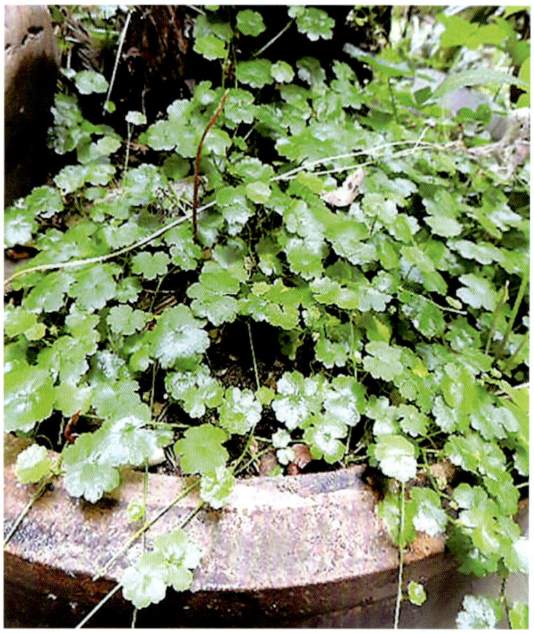

马蹄香 | Ma ti xiang

Max ndil xangd 马滴香

多年马蹄味辛香，疏林草丛是故乡。风寒咳嗽痰喘急，发痧腹痛跌打伤。

马蹄香，马兜铃科细辛属植物杜衡 *Asarum forbesii* Maxim. 及同属植物全草。

苗乡山区均有野生，一般生于阴湿、有腐殖质的疏林下、田边的草丛中，或栽在庭院中。

别名 杜衡、马辛、南细辛、马蹄细辛、土细辛、花脸细辛、花叶细辛、翻天印、小花细辛、白斑细辛。

采制 马蹄香全草入药，4～6 月间采挖，拣去杂质，拍去泥屑，用水洗净，晒干备用。

性味与归经 味辛，性温，有小毒。入肺、胃、肝、肾、膀胱经。

功效 散寒止痛，祛痰平喘，利水消肿。

主治 风寒感冒、痰饮咳喘、风湿水肿、跌打损伤、头痛齿痛、发痧腹痛、口舌生疮、毒蛇咬伤。

用法用量 内服：煎汤 1.5～6 克，研末 0.6～3 克，或浸酒。外用：适量，研末吹鼻，或鲜品捣敷。

禁忌 体虚多汗，咳嗽咯血及孕妇禁用。

附方

1. 毒蛇咬伤：马蹄香 15 克，捣烂敷蛇咬处。
2. 风寒头痛：马蹄香研为细末，每次 3 克，温酒调服，1 日 2 次。
3. 牙痛：马蹄香根茎一小段，塞在牙痛处。有口水，必须吐出，不得下咽。
4. 哮喘：马蹄香，焙干研细末，每次 3 克，用淡醋调服，不久，吐出痰涎为效。
5. 暑日发痧：马蹄香 1 克，研成细末，开水吞服。
6. 损伤疼痛：马蹄香研细末，每次 1 克，温开水吞服。外用鲜马蹄香，捣烂敷。
7. 虫牙痛：马蹄香、乌泡嫩尖、蓖麻油各少许，捣烂敷牙。
8. 肢冷腹痛：马蹄香 6 克，蛇根草 10 克，一颗针 10 克，荆芥 6 克，薄荷 6 克，水煎服。药渣揉擦四肢，由上而下。
9. 百日咳：马蹄香 3 克，虎耳草 10 克，克马草 10 克，岩防风 10 克，紫苏叶 10 克，小人参 10 克，水煎服，每日 1 剂，分 3 次服。
10. 麻疹初热：马蹄香 5 克，青须菜 15 克，水煎，代茶饮，疹出为度。
11. 心口痛：马蹄香 5 克，凉棚草 10 克，阴蛇风 10 克，水煎服。
12. 带状疱疹：马蹄香、花椒、人中白各等分，香油适量。前面 3 味焙干研末，用香油调匀，敷患处。
13. 扭伤：马蹄香、连钱草、天门精、打不死、蛤蟆草、盐各少许，捣烂外敷。
14. 脉管炎：马蹄香 6 克，山柰 2.4 克，水煎服，白酒为引，日服 3 次。

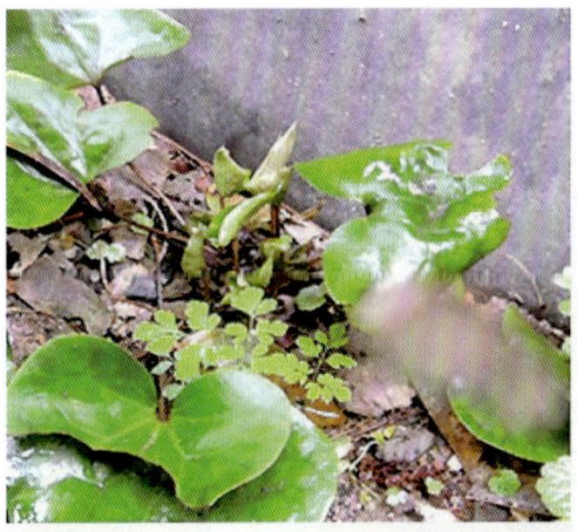
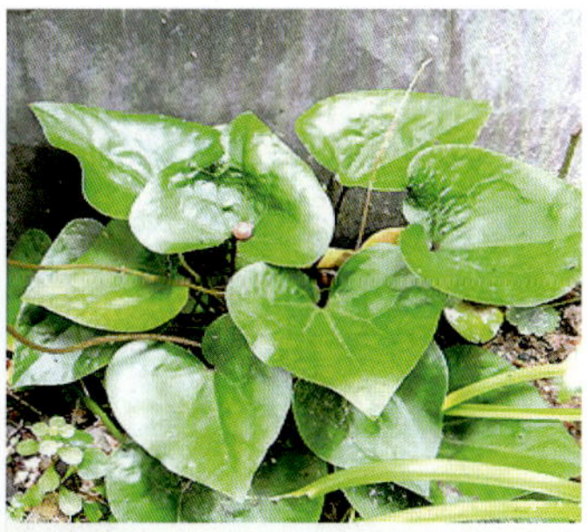
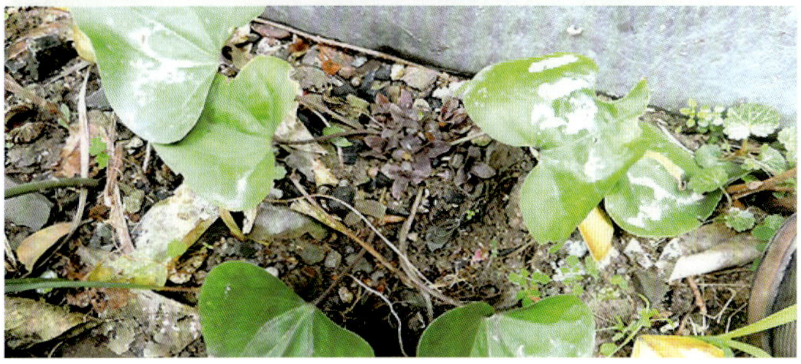
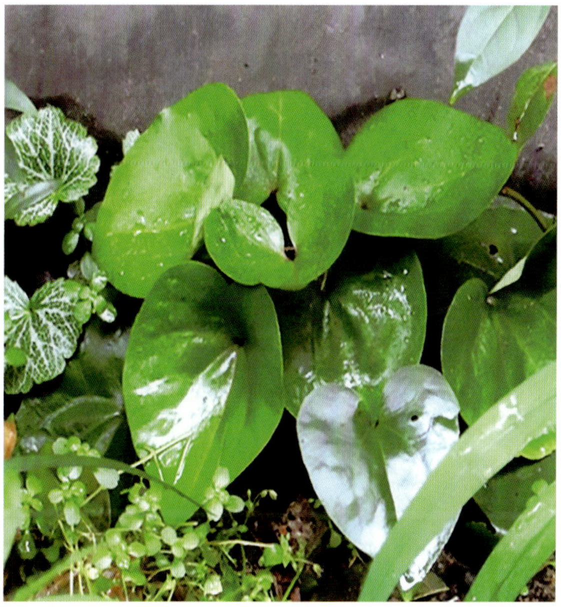

猫耳朵 | Mao er duo

Reib bid ghuoub 鋭比勾

浑身柔毛排风藤，球果鲜红味苦平。肝胆湿热黄染起，肾炎白带与癌症。

猫耳朵，为茄科植物白英 *Solanum lyratum* Thunb. 的全草。

苗乡各地均有野生，一般生长在山坡、路旁及房前屋后。

别名 白英、白毛藤、白草、毛千里光、毛风藤、排风藤、毛秀才、葫芦草、金钱绿毛龟、白毛箭、白石英。

采制 药用全草。夏秋季枝叶繁茂时采割全草，切段，鲜用或晒干备用。秋后采果实，采回后拣净杂质、枯叶，晒干备用。果实含水分较多，较难晒干，应分开晾晒。冬、春季挖根或采割茎条，切段，晒干备用。

性味与归经 味苦，性平，有小毒。入肺、肝、胆、肾经。

功效 清热利湿，解毒消肿，抗癌。

主治 感冒发热、黄疸型肝炎、胆囊炎、胆石症、癌症、子宫糜烂、白带、肾炎水肿。外用治痈疖肿毒。根：用于风湿性关节炎。

用法用量 内服：水煎，果实 6 ～ 10 克，全草、根 15 ～ 30 克，鲜品加倍。外用：适量，鲜全草捣烂敷患处。

禁忌 猫耳朵有小毒，体虚及寒湿较重者慎用。

附方

1. **肝硬化初期：** 鲜猫耳朵 30 克，半边莲 30 克，水煎服。
2. **黄疸初起：** 猫耳朵、对坐草、大茵陈、三白草、蛤蟆草各 10 克，白酒煎服。
3. **风火赤眼：** 猫耳朵鲜叶捣烂，调入乳汁，外涂患眼眼皮上。
4. **妇女白带：** 猫耳朵 30 克，桂圆 20 克，水煎熟，连渣带汁服用。
5. **风湿关节痛：** 猫耳朵 30 克，金银藤 30 克，五加皮 30 克，白酒 500 克浸服。
6. **小儿肝热：** 鲜猫耳朵 15 克，水竹叶 10 克，水煎服。
7. **疔疮肿毒：** 鲜猫耳朵 100 克，犁口草 50 克，炖服。另以鲜叶捣烂敷患处。
8. **疥疮：** 猫耳朵全草 30 克，肥猪肉 200 克，酌加水煎，分 2 次吃下。外用九里光 20 克，老鼠王 10 克，野菊花 10 克，煎水外洗患处。
9. **妇女阴道炎、子宫颈糜烂：** 鲜猫耳朵 30 ～ 60 克，红枣 6 枚，水煎服。
10. **乳腺炎、腮腺炎：** 猫耳朵 30 克，水煎服。
11. **风疹：** 猫耳朵、油豆腐各 30 克，水煎服。
12. **颈淋巴结核：** 猫耳朵 30 克，夏枯草 15 克，水煎浓汁，代茶饮。
13. **肾炎水肿：** 猫耳朵 15 克，蛤蟆草 10 克，黄毛根 10 克，水煎，分 3 次服。

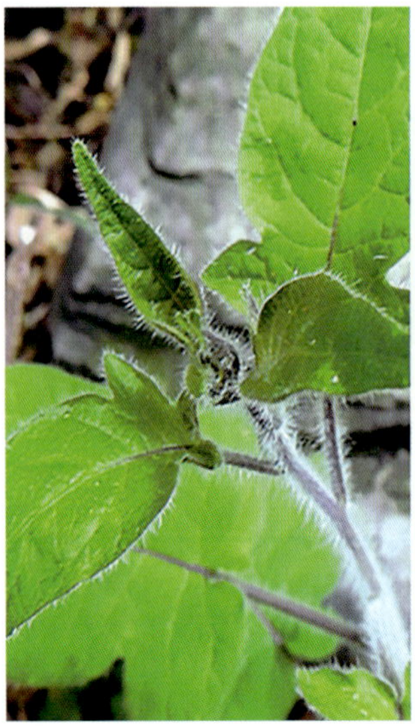
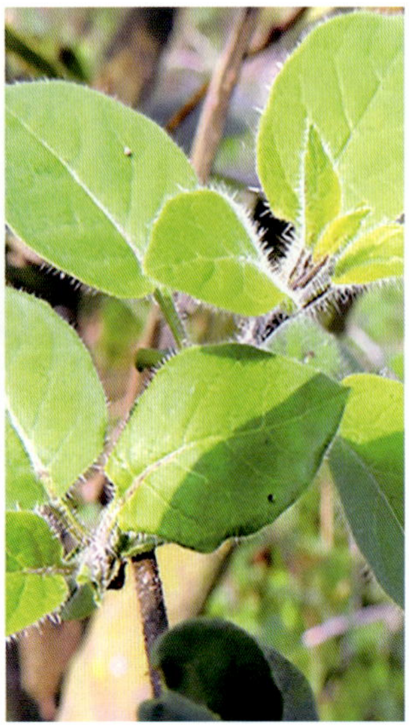
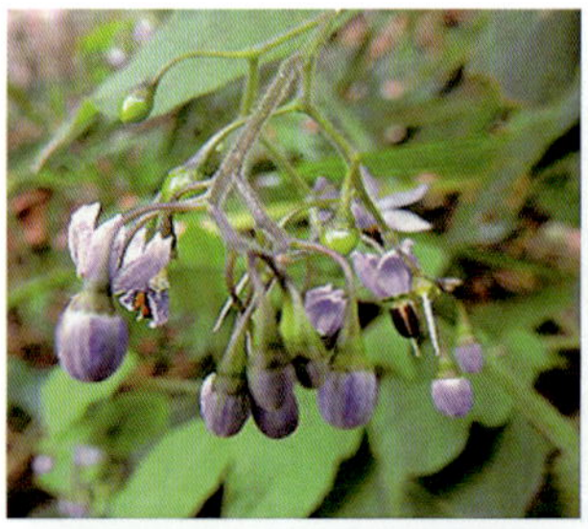
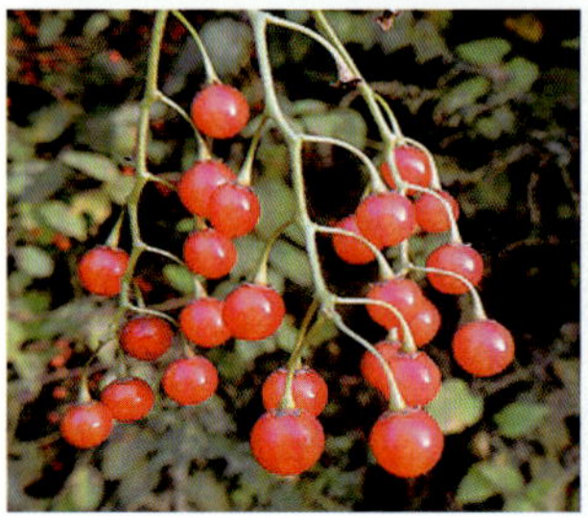
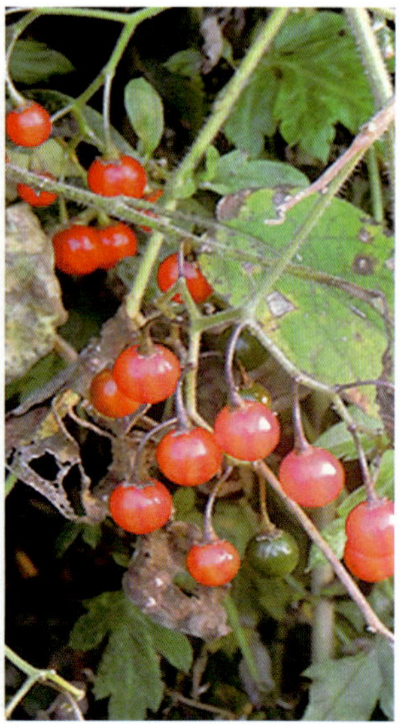

毛藿香 | Mao huo xiang

Reib nanb caob 鋭南风

身披粗毛土藿香，夏末秋初着绿装。利咽消肿除肺热，凉血活血跌打伤。

毛藿香，为菊科植物藿香蓟 *Ageratum conyzoides* L. 的全草。

苗乡各地均有野生，一般生于山野荒地、田坎边、道路旁、菜园、橘园之中。

别名 藿香蓟、胜红蓟、南风草、牛屎草、蜻蜓饭、毛麝香、熊耳草、土藿香。

采制 药用全草，夏秋季节收割全草，拣净杂质，切段，晒干备用。

性味与归经 味苦、涩，性凉。入肺、心、肝、肾经。

功效 清热解毒，利咽消肿，凉血止血，祛风止痛。

主治 感冒发热、咽喉肿痛、肺热咳嗽、咳嗽带血、小儿胎热、筋骨扭伤、子宫肌瘤、子宫下垂、毒蛇咬伤、痈肿疮疡、淋证、外伤出血。

用法用量 内服：水煎，干品 10 ～ 20 克，鲜品 30 ～ 60 克。外用：适量，鲜草捣烂，外敷患处。

禁忌 毛藿香性凉，身体虚寒者慎用。鲜毛藿香不能生吃，否则会引起腹痛、腹泻、胃肠出血等反应。

附方

1. **咽喉肿痛：** 鲜毛藿香花 60 克，洗净，去毛，绞取汁液，兑冰糖少许，含服。
2. **感冒发热：** 毛藿香全草 60 克，洗净泥土，揉去粗毛，水煎，分 2 次服。
3. **发热头痛：** 鲜毛藿香 30 克，田边菊 15 克，淡竹叶 15 克，竹叶菜 30 克，水煎，分 3 次服。
4. **骨折、风湿疼痛：** 鲜毛藿香全草适量，捣烂，加白酒少许调匀，外敷患处。
5. **痈肿疮毒：** 鲜毛藿香全草、半边莲各适量，食盐少许，共捣烂，外敷患处。
6. **毒蛇咬伤：** 鲜毛藿香适量，洗净泥土，揉去粗毛，捣烂取汁，先喝 3 口，然后将药渣外敷在伤口周边，中心留孔，以利排毒。
7. **跌打损伤，出血不止：** 鲜毛藿香适量，铁马鞭适量，同捣烂，外敷患处。
8. **胃癌、子宫颈癌：** 鲜毛藿香 24 克，鲜墨斗草 24 克，鲜蛇莓 24 克，鲜半边莲 24 克。将各药洗净泥土，捣烂取汁，早晚饭后服用。
9. **子宫下垂：** 干毛藿香、益母草各 5 克，土人参 20 克，细茶叶 3 克，水煎，分 3 次服。

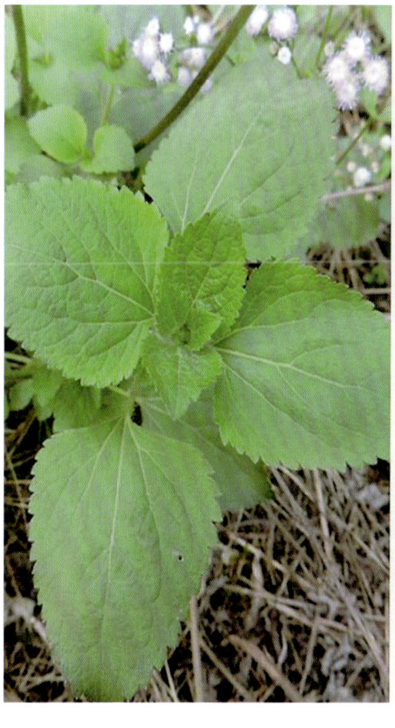

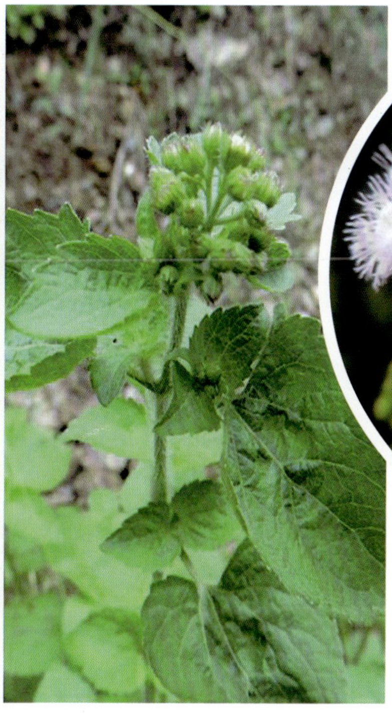

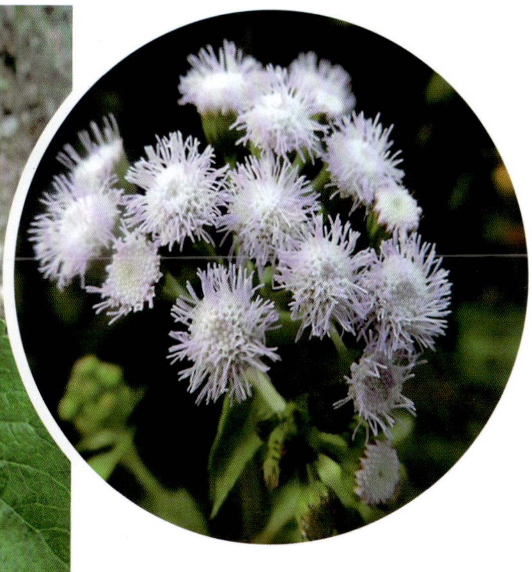

美人蕉 | Mei ren jiao

Benx deb joub 本呆就

叶如芭蕉花色艳，形似美人路边站。崩漏带下经不调，痢疾黄疸筋骨断。

美人蕉，为美人蕉科植物美人蕉 *Canna indica* L. 的根茎、花。

苗乡各地均有栽培，一般栽培在房前屋后、山路边、菜园旁、田坎上等。

别名 洋芭蕉、破血红、观音姜、小芭蕉头、状元红、白姜、兰蕉、水蕉、莲蕉、昙华、红蕉、虎头蕉、凤尾花、白芭蕉。

采制 药用根茎、花朵。根茎全年可采挖，除去茎叶，洗净，切片，晒干或鲜用。花朵在开放初期摘取，鲜用或晒干备用。

性味与归经 味甘、微苦、涩，性凉。入心、小肠、肝经。

功效 清热解毒，调经，利水。

主治 月经不调、血崩、带下、黄疸、痢疾、急性黄疸型传染性肝炎、咯血、疮疡肿毒。美人蕉花为止血药，主治金疮及其他外伤出血。

用法用量 内服：煎汤，干品 6 ～ 15 克，鲜品 30 ～ 120 克。外用：适量，捣烂外敷患处。

附方

1. 跌打损伤：美人蕉根适量，捣烂，加白酒少许，敷患处。
2. 急性黄疸型肝炎：美人蕉根 30 克，土茵陈 10 克，水煎，分 3 次服。
3. 崩漏：美人蕉根 15 克，映山红 6 克，小母鸡 1 只，同炖烂，吃鸡喝汤，每日 3 次。
4. 虚火牙痛：美人蕉根 15 克，糯米 30 克，小母鸡 1 只，同炖烂，吃鸡喝汤。
5. 白带：美人蕉根 15 克，小过路黄 10 克，猪瘦肉 30 克，同炖烂，吃肉喝汤。
6. 小儿腹胀发烧：鲜美人蕉花叶 10 克，鲜过路黄 10 克，捣绒，炒热，敷小儿肚脐上。
7. 急性黄疸型肝炎：美人蕉鲜根 100 克，水煎 1 次，早晚分服，20 天为 1 疗程。服药时忌吃鱼虾、辛辣物和荤菜、荤油。
8. 疮疡肿毒：鲜美人蕉根状茎适量，捣烂敷患处。
9. 子宫出血：美人蕉花 15 克，水煎服；或鲜美人蕉根状茎 250 克，糯米 60 克，炖鸡或猪肉服。
10. 急性黄胆型肝炎：鲜美人蕉根状茎 90 克，古山龙藤 30 克，加水 1000 毫升，煎至 400 毫升，每天分 2 次服完，14 天为 1 疗程。
11. 外伤出血：鲜美人蕉花适量，捣烂外敷患处，用布条包扎。
12. 痢疾：美人蕉根 15 克，铁扫帚 6 克，水杨柳 10 克，淘米水煎服。

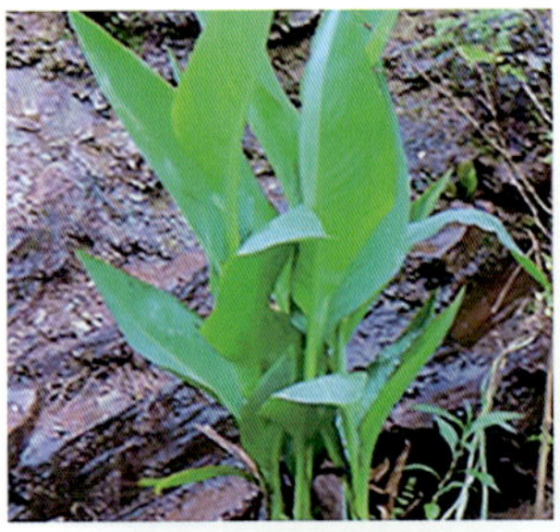
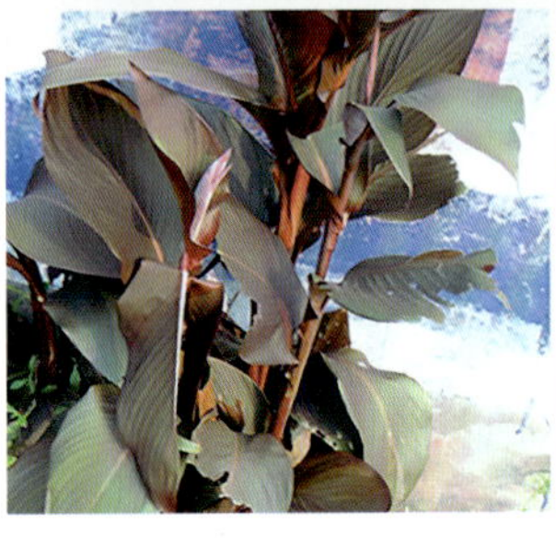
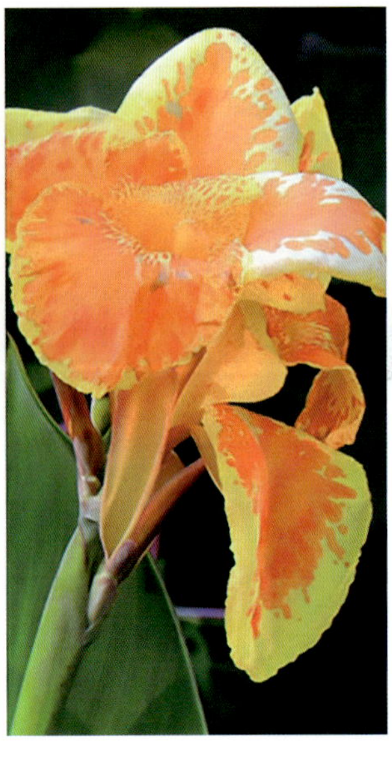
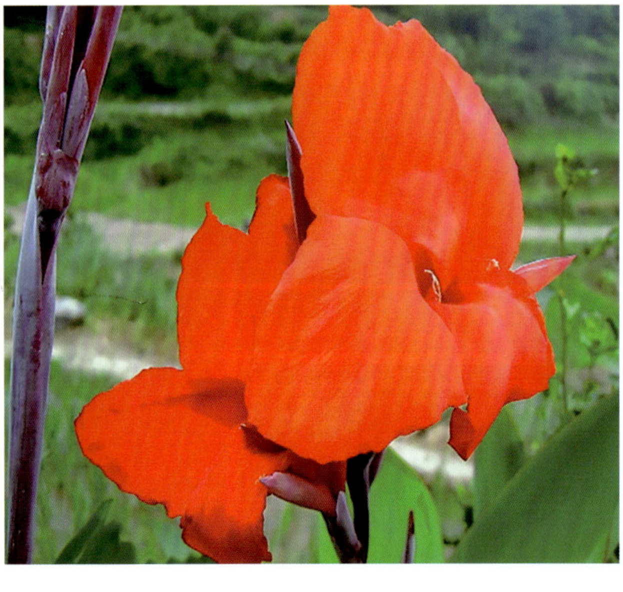

苗伤药 | Miao shang yao

Reib mil cex 鋭米菜

苗家伤药古有名，庭院栽培为救人。破血化瘀治外伤，消肿止痛效神灵。

苗伤药，为菊科植物血当归 *Rumex chalepensis* Mill. 的根茎或全草。

苗乡各地均有栽培，一般栽种在庭院中、花盆里、菜园边或果园边、山路旁等地。

别名 大泽、大泽兰、土三七、泽兰、血当归、救命王。

采制 药用全草。一般使用茎叶，不挖根，因为怕损伤根茎，影响来年生长。嫩茎叶在生长旺盛的春、夏、秋季采摘，现采现用。紧急情况下，四季可以挖根，挖出后，要将根茎受伤处用土培好，莫沾生水，以免根茎腐烂。挖回后洗净泥土，剔去老皮，捣烂外用或磨汁内服。也可将老枝叶切碎，晒干备用。

性味与归经 味苦、微酸，性平，无毒。入肝、肾、心经。

功效 破血行血，散瘀止痛，止血消肿。

主治 跌打损伤、咳血吐血、无名肿毒、毒虫咬伤。

用法用量 内服：煎汤，干品 15 ～ 30 克，鲜品加倍，或鲜品榨汁，每次饮 1 小杯。外用：适量，捣烂外敷，或捣烂取汁外搽。

禁忌 体质虚弱者、孕妇禁用。小儿忌内服。

附方

1. 跌打损伤：苗伤药根 15 ～ 30 克，土牛膝 10 克，大血藤、小血藤各 10 克，水煎取汁，兑白酒适量，分 3 次服。
2. 刀斧划伤：苗伤药嫩叶适量，用刀背捶烂，敷在伤口上，外用布条加压包扎，1 日换药 1 次。
3. 咳血、吐血：苗伤药根 10 克（或茎叶 15 克），黄毛根 15 克，雀儿脑 10 克，墨斗草 15 克，锅底灰 10 克（包），水煎取汁，分 3 次服。服药期间，禁食辛辣食物。
4. 产后腹痛，恶露不尽：苗伤药根 10 克，益母草 15 克，黄瓜香 5 克，水煎取汁，兑红糖 10 克，甜酒 20 克，分 3 次温服。服药期间，禁食酸冷食物。
5. 奶痈、奶花：苗伤药嫩茎叶、半边莲、雷公稿嫩叶、秤砣消嫩叶、芙蓉花嫩叶各适量，捣烂外敷患处。初期者不留口，化脓者须留脓头，以使排脓。
6. 毒蛇咬伤：苗伤药嫩茎叶、半边莲、七叶黄荆条嫩茎叶各适量，捣烂取汁，先喝 1 口，然后将药敷在伤口周围，1 日 1 换。
7. 皮肤擦伤：苗伤药嫩茎叶适量，捣烂如泥，加陈茶油少许调匀，外搽患处。
8. 关节扭伤：苗伤药嫩茎叶、铁马鞭嫩茎叶、镰仄草各适量，捣烂外敷患处。

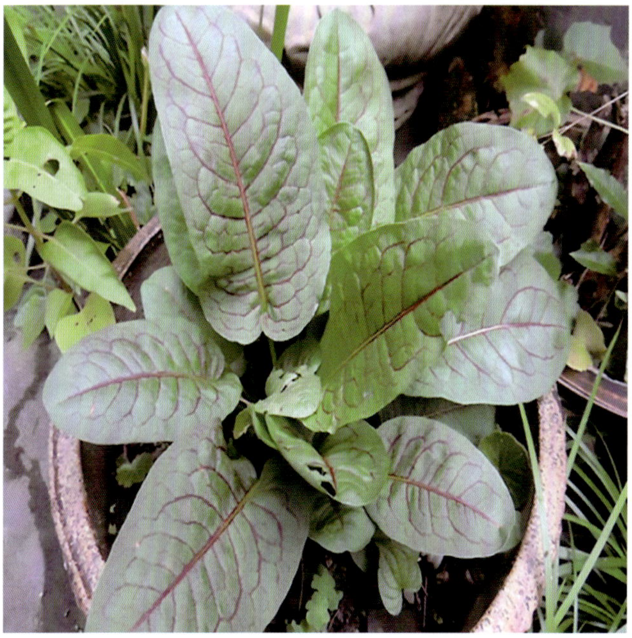

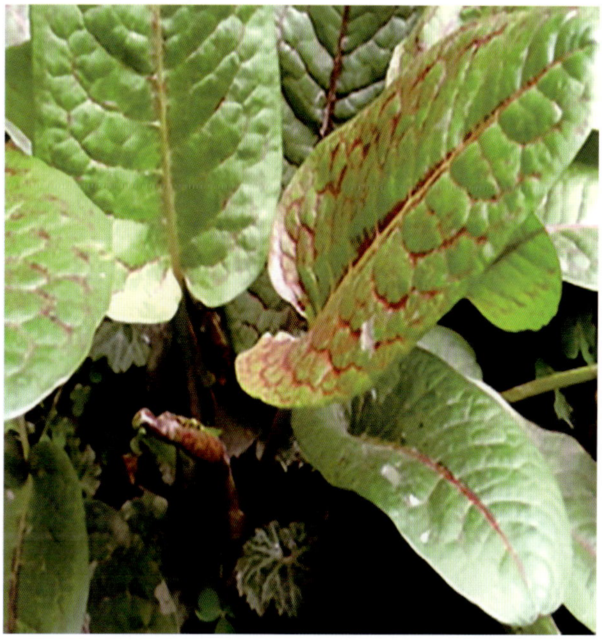

墨斗草 | Mo dou cao

Reib njout shonb 鋭就寿

草药墨斗味甘酸，名缘药汁黑如炭。养阴乌发止尿血，补肾养阴可延年。

墨斗草，为菊科植物鳢肠 *Eclipta prostrata*（L.）L. 的全草。
苗乡各地均有野生，一般生长于田野、路边、溪边及阴湿地上。

别名 旱莲草、金陵草、莲子草、旱莲子、白旱莲、莲草、墨烟草、墨菜、白花蟛蜞菊、墨记菜、黑墨草、黑头草、水旱蓬、墨汁草。

采制 夏秋季开花时期，割取全草，除净泥沙，拣净杂质，切段，晒干或阴干备用。

性味与归经 味甘、酸，性寒。入肝、肾经。

功效 养阴补肾，凉血止血。

主治 吐血、咳血、衄血、尿血、便血、血痢、刀伤出血、须发早白、白喉、淋浊、带下、阴部湿痒。

用法用量 内服：水煎，10～30 克，或榨汁、熬膏，兑白糖、蜂蜜服用；或入丸、散。外用：捣敷、研末撒或捣绒塞鼻。

禁忌 脾肾虚寒者忌服。

附方

1. 吐血成盆：墨斗草 30 克，兑童便 20 毫升，古墨汁 6 毫升，藕节 10 克，煎汤内服，1 日 3 次。
2. 咳嗽咯血：鲜墨斗草 60 克，捣烂，绞汁，开水冲服。
3. 鼻出血：鲜墨斗草 30 克，洗净后捣烂绞汁，炖热，饭后温服，日服 2 次；或墨斗草，捶烂塞鼻中。
4. 尿血：墨斗草叶 30 克，车前草叶 10 克，捣取汁 1 盏，空腹饮之。
5. 热痢：墨斗草 30 克，白蒿 10 克，水煎服。
6. 刀伤出血：鲜墨斗草捣烂，敷伤处；干者研末，撒伤处。
7. 赤白带下：墨斗草 30 克，同鸡汤或肉汤煎服。
8. 白带多：墨斗草 15 克，蛤蟆草 10 克，金银花 15 克，土茯苓 15 克，水煎服。
9. 妇女阴痒：墨斗草 120 克，煎水服。另用墨斗草 10 克，钩藤根 10 克，煎汁加白矾少许外洗。
10. 白喉：墨斗草 60 克，捣烂，加盐少许，开水冲服。服后吐出涎沫。
11. 少年白头：墨斗草、女贞子、桑椹子各 15 克，煎服。
12. 蛇脑仄：墨斗草、人字草各适量，捶烂外敷患处。
13. 外伤水毒：墨斗草 60 克，煎水洗患处；或干品 50 克研末，加枯矾拌撒患处。
14. 蛇咬伤：墨斗草全草适量，捣烂，敷伤口处。
15. 牙齿松动：墨斗草若干，研为细末，加食盐混合，搽牙。
16. 梦遗：墨斗草 60 克，白果 14 粒，冰糖 30 克，水煎服。
17. 病毒性肝炎：鲜墨斗草 30 克，水煎 2 次，取液混合，分 2 次服。

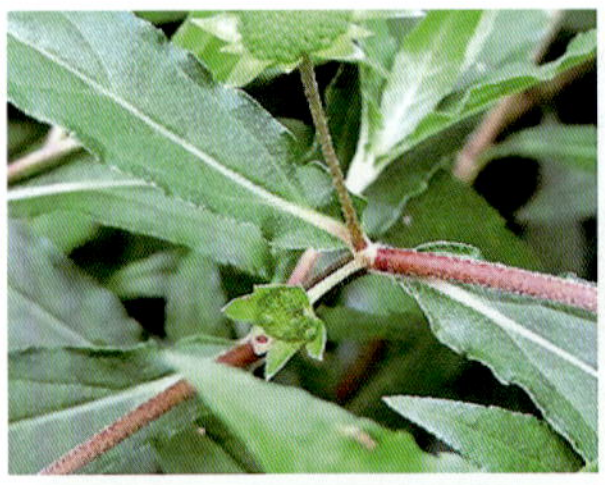
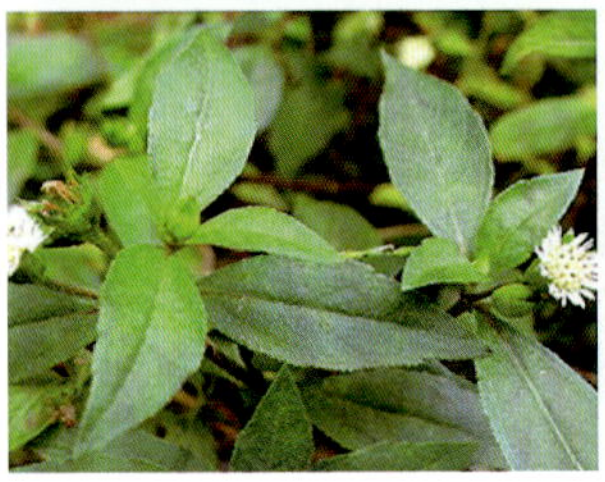
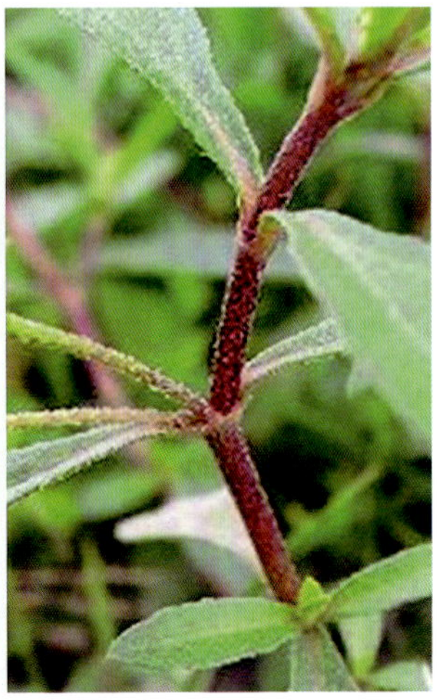
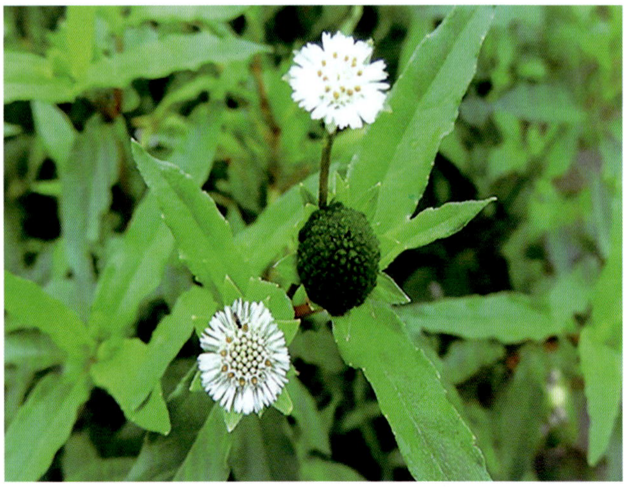

磨盘草 | Mo pan cao

Reib jiongs max 鋭囧麻

果似磨盘淡黄花，无名小草在荒沙。耳鸣耳痛流脓水，面癀卵肿起疙瘩。

磨盘草，为锦葵科植物金花草 *Abutilon indicum*（Linn.）Sweet 的全草。

苗乡各地均有野生，一般生于砂地、旷野或路旁。苗医用其全草、种子入药。

别名 金花草、磨挡草、耳响草、帽笼子、磨笼子、木磨子、磨盆草、苘麻、白麻、磨谷子、磨龙子、牛姑仔磨、磨爿果、半截磨、磨仔草、磨砻草、磨盘花、牛响草、金钱吊芙蓉。

采制 药用全草。夏秋季节枝叶茂盛时割取全草，割回后，拣净杂质，切段，鲜用或晒干备用。磨盘草种子待秋后果实成熟时采摘，采回后晒干打碎，筛出种子，再行晒干备用。

性味与归经 味甘，性平，无毒。入肺、脾、肾经。

功效 清热，利湿，开窍，活血。

主治 泄泻、淋病、耳鸣耳聋、疝气、痈肿、荨麻疹。

用法用量 内服：煎汤，30～60 克，或炖肉。外用：适量，捣烂外敷患处。

禁忌 磨盘草性味甘平，一般人均可应用。

附方

1. **胃痛：**磨盘草干根 30 克，鸡肉 30 克，清水炖熟，分 3 次服。服药期间禁食辛辣食物。
2. **荨麻疹：**磨盘草全草 30 克，猪瘦肉 50 克，水炖熟，分 3 次服，药渣煎水外洗患处。
3. **耳烂流脓：**磨盘草 60 克，清水 3 碗，煎成 1 碗，分 3 次服。另用鲜磨盘草叶适量，捣烂取汁点耳内。
4. **骨蒸潮热：**磨盘草 30 克，青蒿 10 克，竹叶菜 10 克，土牛膝 10 克，地骨皮 10 克，清水煎服。
5. **痄腮：**磨盘草 30 克，猫耳朵 10 克，大青叶 10 克，清水煎服。
6. **疝气痛：**磨盘草 30 克，橘核 10 克，苦楝子 10 克，干桃子 10 克，清水煎服。
7. **肝经风热：**磨盘草 30 克，黄菊花 10 克，蓬壳草 10 克，清水煎服。
8. **耳痛：**磨盘草 30 克，响铃草 10 克，石菖蒲 6 克，清水煎服。
9. **耳聋：**磨盘草 30 克，生鱼或塘虱鱼 1 条，清水煎，冲酒服。
10. **耳鸣：**磨盘草 50 克，猪耳朵 1 只，用砂罐熬水，吃猪耳朵，汤水当茶饮。
11. **泄泻：**磨盘草 30 克，铁扫帚 10 克，尿珠子 10 克，白蒿 10 克，水煎服。
12. **淋病：**磨盘草 30 克，土茯苓 30 克，土牛膝 10 克，竹叶菜 10 克，淘米水煎，分 3 次服。禁食酸辣、荤腥食物，忌房事 30 天。

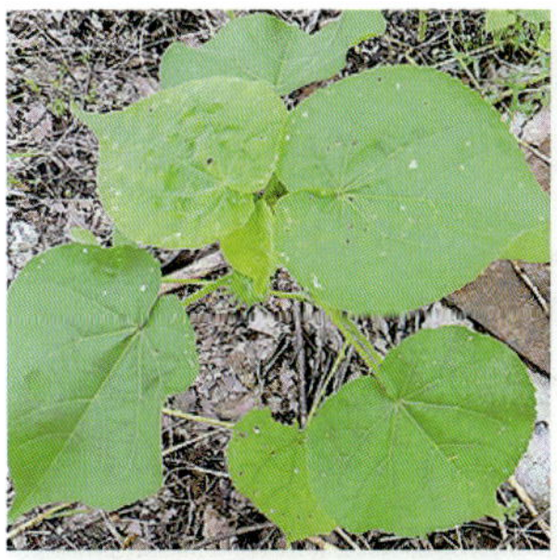
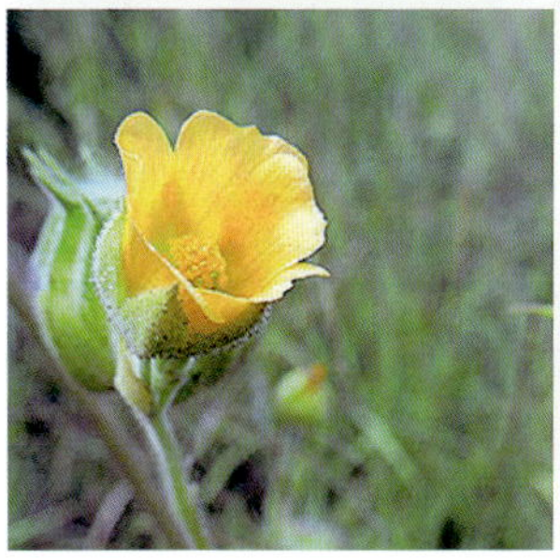
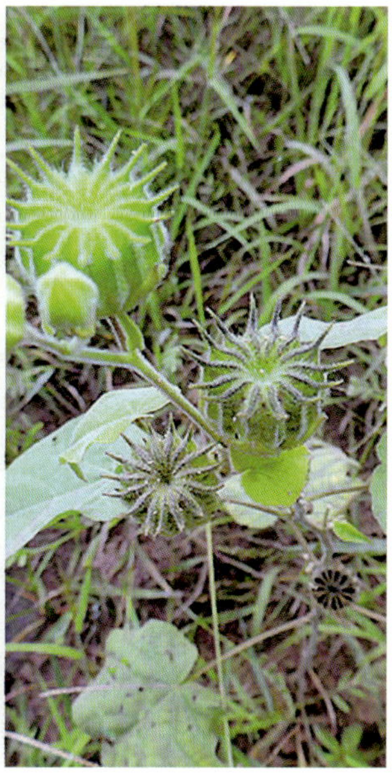
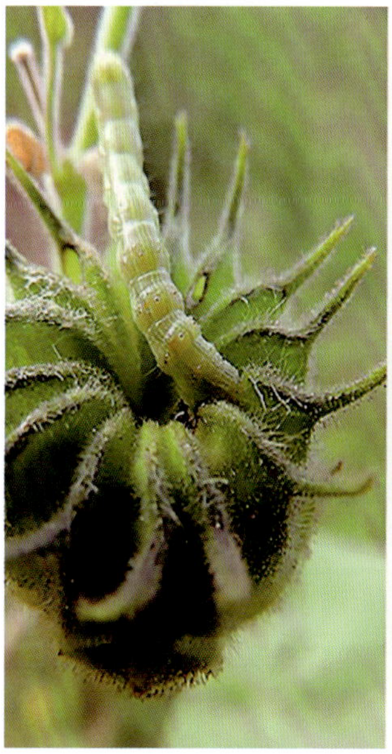
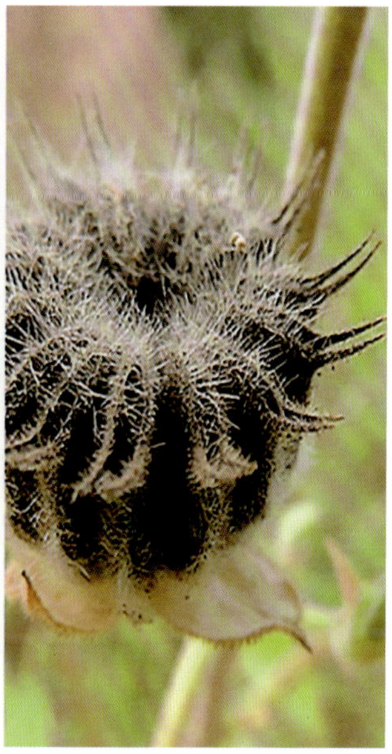

牛打架 | Niu da jia

Reib bad yul 鋭巴欲

头大颈柔似葵花，路边牧童戏绞杀。咽喉脓肿毒蛇咬，耳癀疱疹癫狗喇。

牛打架，为菊科植物金挖耳 *Carpesium divaricatum* Sieb. et Zucc. 的全草。

苗乡各地均有野生，一般生于山坡、荒地、路边、沙滩上、菜园旁、果园中等处。

别名 金挖耳、挖耳草、朴地菊、劳伤草、铁抓子草、野向日葵、铁骨消、翻天印、倒盖菊、黄牯牛打架。

采制 药用全草。8～9月开花期采收。采回后拣净杂质，切段，鲜用或晒干备用。

性味与归经 味苦、辛，性凉。入肺、肝、大肠经。

功效 清热解毒，祛风杀虫。

主治 感冒、头风、泄泻、咽喉肿痛、赤眼肿痛、痈肿疮毒、痔核出血。

用法用量 内服：煎汤，6～10克，或捣汁。外用：适量，煎水洗或捣敷。

禁忌 气虚者忌用。

附方

1. 脱肛：牛打架草6克，夜关门全草10克，天花粉6克，田螺3个，水煎取汁，分3次服。
2. 喉痈：鲜牛打架草茎叶10克，捶烂布包好，挤出药液含口中，慢慢下咽。
3. 关节痛：牛打架10克，路边荆10克，辣椒根10克，豨莶草10克，威灵仙10克，水煎服。
4. 打摆子：牛打架10克，虎掌草10克，小茜草10克，防风10克，白头翁10克，水煎服，每日3次。
5. 狂犬病：牛打架10～15克，水煎服。外用鲜草捣敷患处。
6. 无名肿毒：牛打架10～15克，水煎服。外用鲜草捣敷患处。
7. 毒蛇咬伤：牛打架30克，蛇莓（不结果的较好）30克，忍冬藤30克，加水少许捣汁内服。同时用汁从上向下涂搽肿处及伤口周围。
8. 水泻腹痛：牛打架10～15克，水煎取汁，分3次服。
9. 咽喉肿痛：鲜牛打架全草一把，捣烂绞汁，调蜜少许，慢慢吞服。
10. 痔核破溃出血：牛打架10克，煎水洗，1日2次。
11. 撑耳癀：牛打架叶250克，大葱头4个，与酒糟子捣融，炒熟外敷。并用挖耳草根头7个，捣烂泡开水饮汁。
12. 搭带疮：鲜牛打架30克，鲜龙葵30克，洗净泥土，捣敷患处，每日2次。

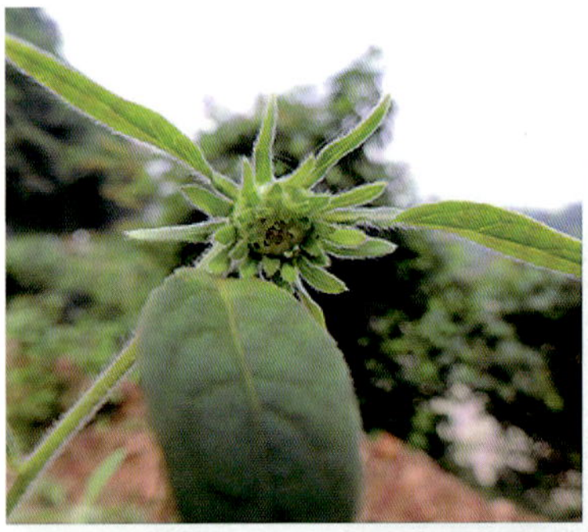
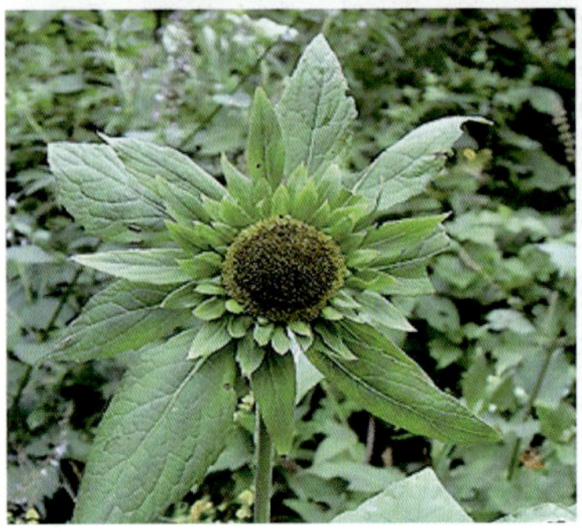
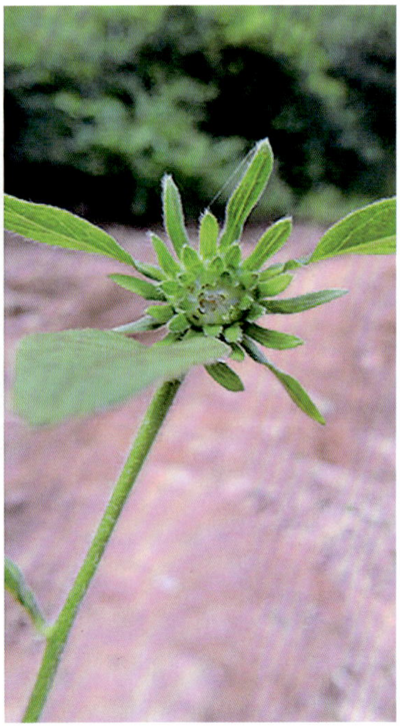
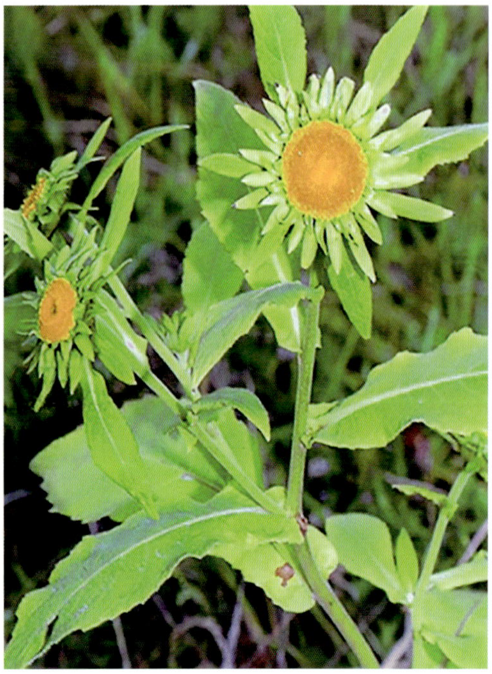

牛大王 | Niu da wang

Reib gob niex 鋭粪涅

珍稀苗药牛大王，宣肺透疹性本凉。颈项肿大如牛脖，牛泡牛箭疗效昶。

牛大王，为菊科植物牛蒡 *Arctium lappa* L. 的枝叶或成熟种子。

苗乡各地均有栽培，也有不少野生。

别名 牛蒡、牛蒡子、大力子、鼠黏子、恶实、粘苍子、鼠剪子、万把钩、大牛子、鼠粘草。

采制 药用枝叶、种子。枝叶一般鲜用，采回后洗净泥土，捣烂外敷。种子于秋后果实成熟时采摘，先将果实晒干，再搓破果壳，收取种子，晒干备用。急用时或秋后，挖取根茎，洗净泥土，切段，鲜用或晒干备用。

性味与归经 味辛、苦，性凉。入肺、胃经。

功效 疏风清热，宣肺透疹，消肿解毒。

主治 风热咳嗽、咽喉肿痛、斑疹不透、风疹作痒、痈肿疮毒、痄腮、面瘫。

用法用量 内服：水煎，根茎、种子，5～10 克，或入散剂，或煎水含漱。外用：枝叶适量，捣烂外敷肿胀处。

禁忌 气虚便溏者慎用。痈疽已溃，非便秘不宜服。

附方

1. **喉痹：**牛大王子 10 克，三两银 2 克，土牛膝 10 克，威灵仙 10 克，水煎服。
2. **麻疹不透：**牛大王子 10 克，鲜言须 15 克，紫草 6 克，丝葱 6 克，水煎服。
3. **风疹身痒：**牛大王子 10 克，紫背浮萍 10 克，薄荷 3 克，水煎服，1 日 2 次。
4. **头痛连睛，视物不清：**牛大王子、苍耳子、白菊花各 10 克，水煎服。
5. **风热头痛，颈项肿胀：**牛大王叶、土牛膝、金银花、黄菊子、蓬壳草各 10 克，水煎服。药渣煎水外敷患处。
6. **虫牙肿痛：**牛大王子（炒熟）10 克，煎水含漱，吐出口水。
7. **肛周脓肿：**牛大王子 10 克，炒熟研细末，加蜂蜜 10 毫升，温酒空心吞服。
8. **头晕痛：**牛大王根 120 克，老人头发（酒洗）30 克，熬水服。
9. **耳卒肿：**牛大王根洗净细切，捣绞取汁 500 毫升，于银锅中熬成膏，涂肿上。
10. **喉中热肿：**牛大王根（切）600 克，水 3000 毫升，煮取一半，分 3 次温服。
11. **齿龈肿痛不可忍：**牛大王根 500 克，捣汁，入盐花 3 克，银器中熬成膏，每涂齿龈上。
12. **腮腺炎、麻疹不透：**牛大王根 6～9 克，水煎服。
13. **急性乳腺炎（早期未化脓者）：**牛大王叶 30 克（干品 9 克），水煎服。
14. **背花疮、积年诸疮：**牛大王根熟捣，和腊月猪脂封疮上。
15. **脚软虚弱无力：**牛大王根适量，炖鸡或炖肉服。

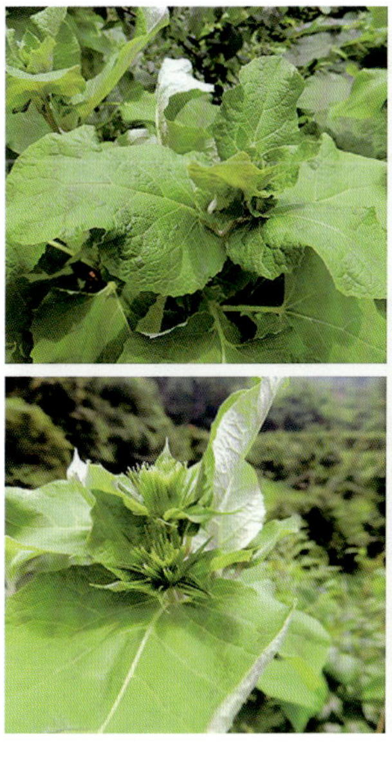

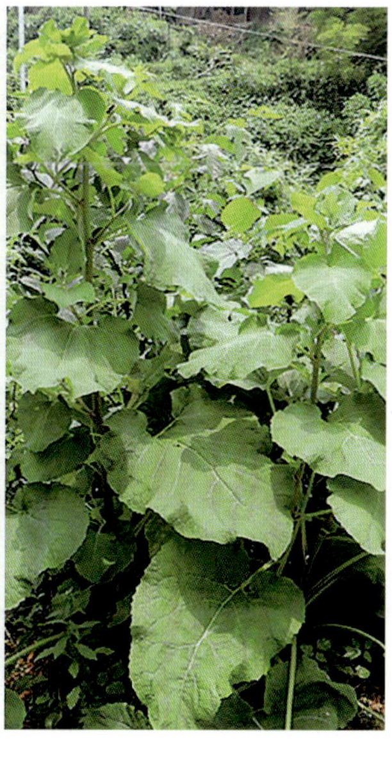

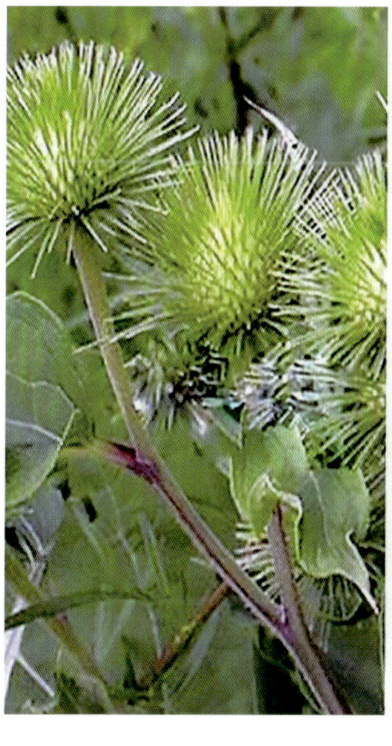

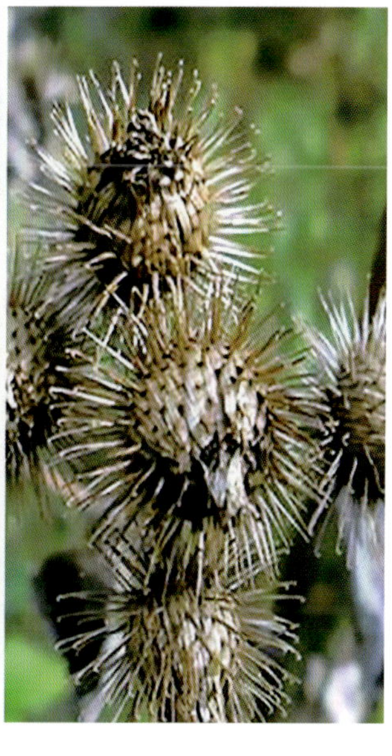

牛奶浆草 | Niu nai jiang cao

Reib guib das 鋭鬼打

味涩有毒奶浆草，山野路旁花不少。浮肿痰饮肝腹水，鸡眼痔疮用汁焘。

牛奶浆草，大戟科大戟属植物牛奶浆草 *Euphorbia hippocrepica* Hemsl. 的根茎。

苗乡各地均有野生，也有少数栽培者。野生者一般生于山野荒坡、水田边、山路旁等。

别名 见气消、柳州七、生死还阳、鬼打伞、搜山虎、铁凉伞。

采制 药用根茎或全草。根茎以两年以上的老根入药。冬、春二季采挖，将鲜根洗净，放清水中浸泡1小时左右，取出，用篾片刮去黑色外皮，取二层皮，弃去木心，晒干（雨天可用文火慢慢烘干，若烤成焦黄则无效）碾粉，瓶装备用。枝叶现采现用。

性味与归经 味微苦、涩，性寒，有毒。入肝、脾经。

功效 逐水消肿。

主治 肝硬化腹水、血吸虫病腹水、全身水肿、胸腔积液、奶痈、鸡眼等。

用法用量 内服：鲜牛奶浆草3～5克，水煎服；牛奶浆草干粉，2～5克，淘米水煎开，趁热冲服。外用：适量，捣烂敷，或取汁涂患处。

禁忌 本品有毒，一般少用。服药后有恶心，呕吐或头昏，腹痛，腹泻等反应。因此，在服药后，再服适量胡椒水，以防止呕吐。

附方

1. 清热解毒、消肿拔脓、乳痈：鲜牛奶浆草、鲜薯仄、鲜三爪风、鲜金鸡尾、鲜铁扫帚枝叶各适量，加淘米水少许，捶烂外敷患处，1日1换。
2. 刀斧伤：鲜牛奶浆草、鲜啥菜、鲜鸭屎木枝叶、鲜金鸡尾、鲜铁扫帚枝叶各适量，加茶油少许，捣烂敷患处，外用布条加压包扎。
3. 鸡眼：先将患处洗净，再取刚采集的牛奶浆草1节，取其白汁直接涂于鸡眼患处。如药草稍干汁少，可将其捣成泥敷于患处，外用纱布包扎，每日换药1次，一般2～5日即愈。
4. 肝腹水：牛奶浆草3克，陈葫芦10克，枞葫芦10克，尿珠子15克，淘米水煎取汁，分3次服。
5. 胸腔积水：牛奶浆草3克，瓜蒌壳10克，桑树皮10克，萝卜籽15克，芦苇根15克，淘米水煎服。
6. 全身水肿：牛奶浆草3克，小人参15克，朱砂莲10克，枞葫芦10克，薯仄15克，臭牡丹根10克，淘米水煎，兑猪油服。
7. 痔疮：用鲜牛奶浆草汁，点肿胀处。一般只点1次，2～3天痔肿即可消退。

注意 牛奶浆草毒性较大，内服必须经过严格加工、炮制，并且用量不宜过大，中病即止，严禁长期服用。外用时，用量也不宜过大，并且要与其他苗药同用，以减轻毒性。

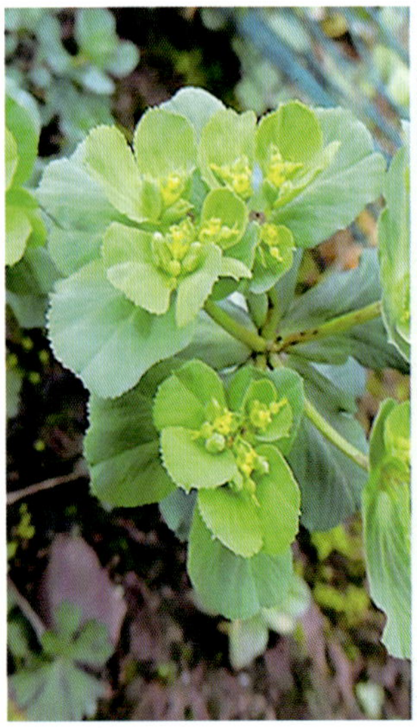

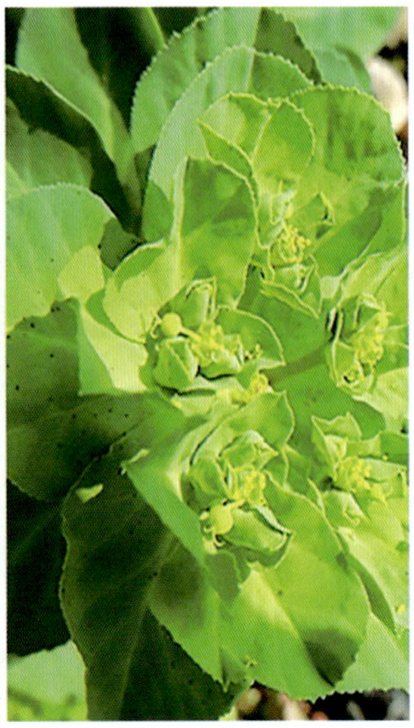

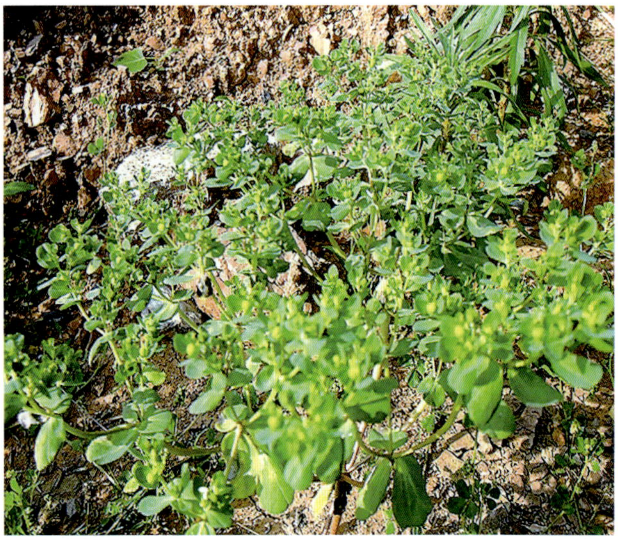

牛舌子 | Niu she zi

Reib mlad rongx 鋭马容

漂泊四海无冬夏，艰辛十年才开花。咳嗽咯血肉煎水，痈肿疮毒削刺巴。

牛舌子（龙舌兰），为龙舌兰科植物龙舌兰 *Agave americana* L. 或金边龙舌兰的叶。

苗乡各地均有栽培，一般栽培于庭园、菜园边、村寨小路旁以及果园的边缘。

别名 龙舌兰、剑兰、剑麻、龙舌掌、番麻、金边龙舌兰、金边连、金边假菠萝。

采制 药用其叶片，四季可采，采回后，洗净泥土灰尘，鲜用则用刀切成片状，水煎内服，或捣烂外敷。干用则用沸水烫后，切薄片，晒干备用。

性味与归经 味酸，性温。入肺、肾经。

功效 润肺止咳，凉血止血，清热解毒，解毒拔脓，杀虫。

主治 肺燥咳嗽、吐血咯血、虚喘、麻疹不透、盆腔炎、子宫出血。外用于痈肿疮毒、烫火伤、疥癣。

用法用量 内服：煎汤，干品 10 ～ 15 克，鲜者 30 ～ 60 克。外用：适量，捣烂外敷，或切片外敷。

禁忌 龙舌兰为有毒植物，主要是叶汁有毒，刺激皮肤产生灼热感。使时注意不可超量，并且要中病即止。如果皮肤反应严重，可用陈茶油涂抹。

附方

1. **胃出血：**牛舌子 10 克，雀儿脑 10 克，镰仄草 10 克，小血藤 10 克，水煎凉服，1 日 3 次。
2. **肺热咳嗽：**牛舌子 10 克，糖藤 10 克，芦根 10 克，铁包金 10 克，枇杷花 10 克，水煎，兑蜂蜜服，1 日 4 次。
3. **肺痨咯血：**牛舌子 10 克，铁包金 10 克，百部 10 克，枇杷叶 10 克，则耳根 10 克，水煎服。
4. **哮喘：**牛舌子 10 克，香樟根 10 克，马蹄香 3 克，白凉棚 10 克，三两银 2 克，水煎，慢慢含服。
5. **撑耳癀（腮腺炎）：**鲜牛舌子 30 克，削去外皮、尖刺，捣烂如泥，敷肿处。
6. **烧伤、烫伤：**鲜牛舌子若干，削去外皮、尖刺，捣烂如泥，敷患处，1 日 2 次。
7. **痈肿疮毒：**鲜牛舌子适量，削去外皮、尖刺，加芙蓉花、半边莲各适量，共捣烂如泥，外敷患处，以全部覆盖患处为度，干则换。
8. **疥癣：**鲜牛舌子叶 1 片，削去尖刺，每次切 1 片，涂搽患处，1 日多次。

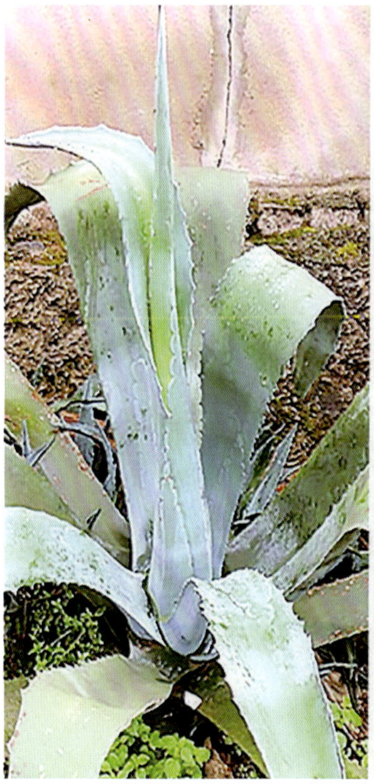
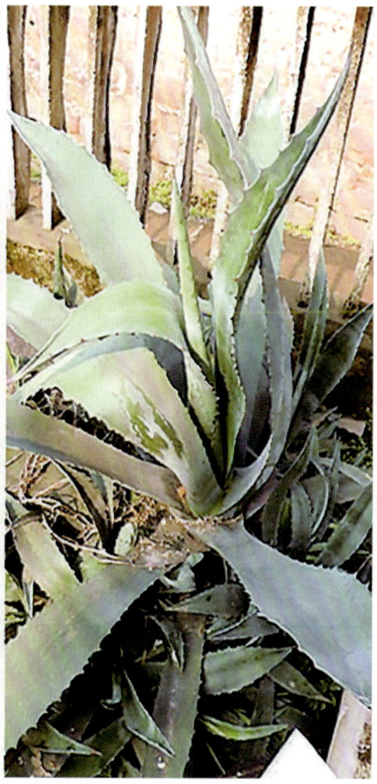
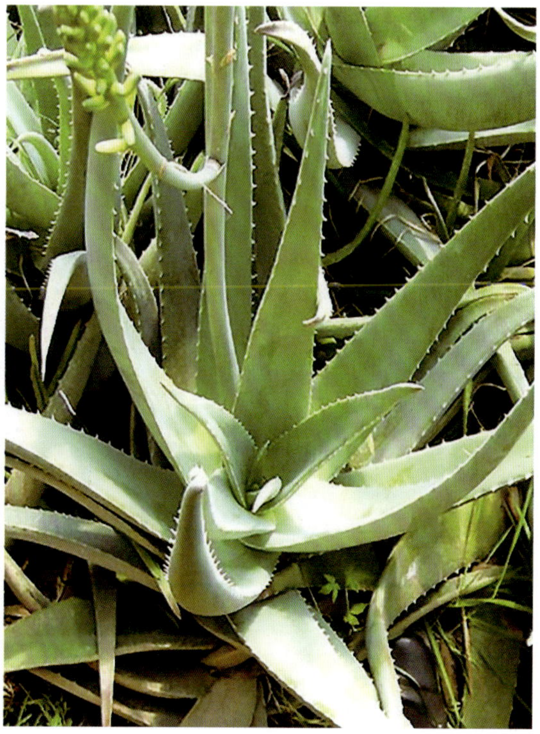

糯米草 | Nuo mi cao

Reib xuanb mas 鋭玄麻

味甘性凉糯米草，田间地头四处找。健脾消积散水肿，疮毒痔漏不可少。

糯米草，为荨麻科植物糯米团 *Gonostegia hirta*（Bl.）Miq. 的带根全草。

苗乡各地均有野生，一般生于菜园边、田坎上、荒草地及水渠边、溪流旁、溪谷林下阴湿处、山麓水沟旁。

别名 糯米团、捆仙绳、糯米菜、米浆藤、生扯拢、铁箍蔓草、玄麻根、红米藤、红饭藤、雾水葛、红石薯、猪仔菜、贯线草、小铁箍、小粘药、红头带、九股牛、小拔毒散。

采制 药用全草。全年均可采收，采回后洗净泥土，拣净杂质，鲜用或切段，晒干备用。冬季在地温较高的泉水旁、水渠边可以找到糯米草。

性味与归经 味甘、苦，性凉。入肺、胃、肠经。

功效 清热解毒，健脾消积，利湿消肿，散瘀下血。

主治 痢疾、消化不良、食积腹痛、疳积、带下、水肿、小便不利、痛经、跌打损伤、咳血吐血、外伤出血、奶痈、无名肿毒、跌打肿痛、骨折等。

用法用量 内服：煎汤，10～30 克，鲜品加倍。外用：适量，捣烂外敷患处，或煎水外洗患处。

禁忌 糯米草性凉，体质虚寒者慎用。

附方

1. 乳腺炎：鲜糯米草、鲜夏枯草、鲜龙芽草、鲜路边荆叶各等分，洗净泥土，捣烂如泥，敷患处，1 日 1 换。
2. 痢疾、水泻：糯米草根去粗皮 15～20 克，白蒿 10 克，铁扫帚嫩茎叶 6 克，水煎取汁，分 3 次服。
3. 小儿疳积：糯米草根去粗皮，焙干研细末，每次 3～10 克，鸡蛋 1 个或猪肝 60 克，蒸熟食，1 日 1 剂，连服 7 日。
4. 牛泡：鲜糯米草、鲜牛大王叶各适量，捶烂如泥，外敷患处，1 日 1 换。
5. 痔漏：糯米草根、犁头叶、黄柏、野葡萄根各等分，焙干研末，以人乳调敷。
6. 巴圭癀（骨膜炎）：糯米草、退水草、肥猪草、五爪风、铁马线各适量，捶烂外敷。
7. 挫伤：糯米草根、茭头根各适量，捣烂敷伤处。
8. 白带：鲜糯米草 30～60 克，猪瘦肉 120 克，甜酒 30 克，煮食，每日 1 剂。
9. 急性黄疸型肝炎：糯米草 10 克，石苇 10 克，栀子 10 克，老鼠刺 10 克，禾良草 6 克，煎水，兑白糖服。
10. 无名肿毒：糯米草鲜根捣烂外敷。
11. 对口疮：鲜糯米草叶适量，捣烂敷患处。
12. 血管神经性水肿：糯米草鲜根适量，食盐少许，捣烂敷患处，1 日 2 次。
13. 臁疮：糯米草、三月泡、桉树叶各适量，捣烂敷患处，1 日 1 换。

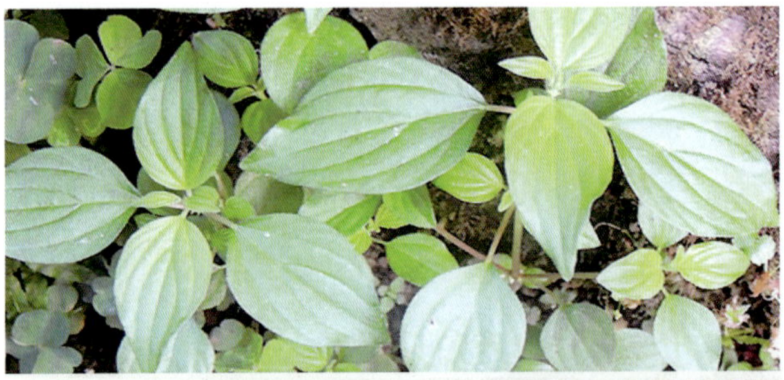
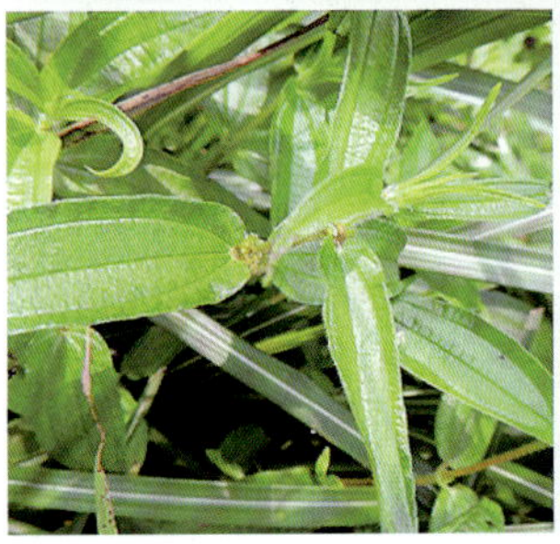
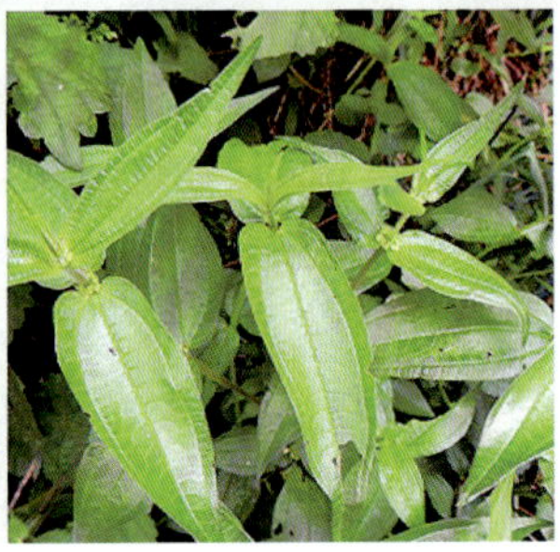
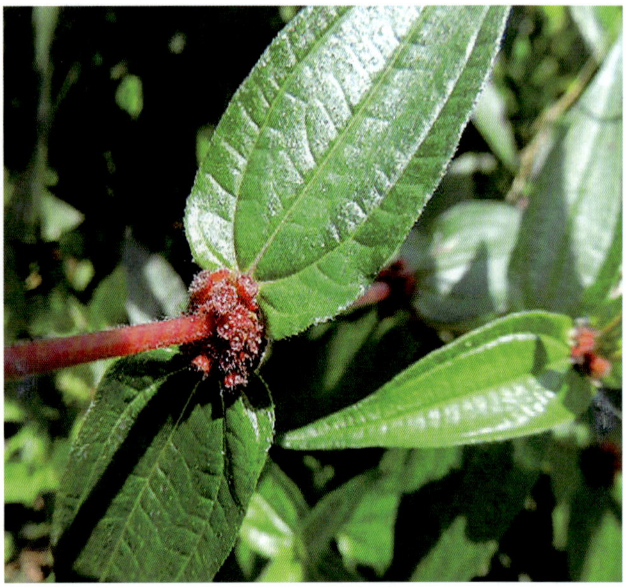

䅟子 | Pai zi

Reib paib zinb 鋭箄子

水田野生䅟子草，形似水稻花籽小。健脾和胃可充饥，齿衄鼻衄紫癜芼。

䅟子，为禾本科植物稗子 *Echinochloa crus-galli*（L.）Beauv. 的全草或种子。

苗乡各地均有野生，多生于沼泽、沟渠旁、低洼荒地及稻田等低湿的地方。

别名 稗子、箄子、蒎子、稗、稗草。

采制 药用全草或种子。种子在䅟子结子后不久，即可采割，不可等其成熟，因为䅟子成熟期不一，后期的还在开花，前期的已经成熟、散落。采收时连茎叶一起割下，割回后，扎成把晾晒至干，打下种子，碾出种仁，晒干备用。茎叶随采随用，割回后拣净杂质，切段，鲜用或晒干备用。

性味与归经 味甘，性凉。入脾、胃、大肠经。

功效 健脾和胃，补气润肠，凉血止血。

主治 脾虚食少、胃气虚弱、大便秘结、月经不调、崩漏带下、鼻衄齿衄、呕血便血、外伤出血等。

用法用量 内服：煎汤，20～30克，或研细末调服。

禁忌 䅟子性凉，脾胃虚寒之人慎用。

附方

1. **消化不良：** 䅟子仁20克，隔山消10克，土人参10克，水煎取汁，分3次服。
2. **脾虚食少：** 䅟子仁10克，再生稻10克，淘米水煎汁，分3次服。忌酸冷。
3. **月经不调：** 䅟子仁20克，益母草15克，鸡冠花6克，月月红6克，水煎服。
4. **紫癜：** 䅟子根50克，洗净切碎，浓煎取汁，分3次服。连服30天。
5. **气虚水肿：** 䅟子仁30克，枞葫芦10克，尿珠子15克，水煎服。
6. **鼻衄、齿衄：** 䅟子茎叶20克，雀儿脑10克，墨斗草10克，黄毛根10克，煎服。
7. **感冒咳嗽：** 䅟子仁10克，夜关门10克，报木子6克，水煎服。
8. **外伤出血：** 鲜䅟子叶或嫩苗若干，洗净捣烂敷患处；或研细末外撒患处。
9. **体质虚弱：** 䅟子仁10克，活虾10克，红饭豆10克，淘米水煎服，或兑甜酒水冲服，每日1剂，分3次服，连服一七。禁忌酸冷食物。
10. **度荒充饥：** 䅟子仁30克，尿珠子30克，土茯苓30克，食盐少许，加水煮熟，当饭吃。

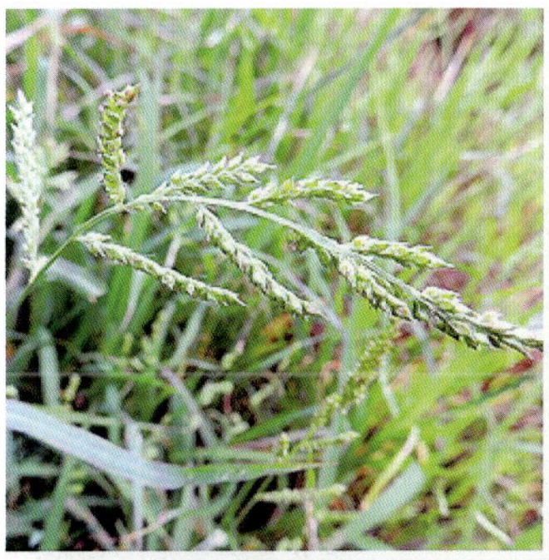
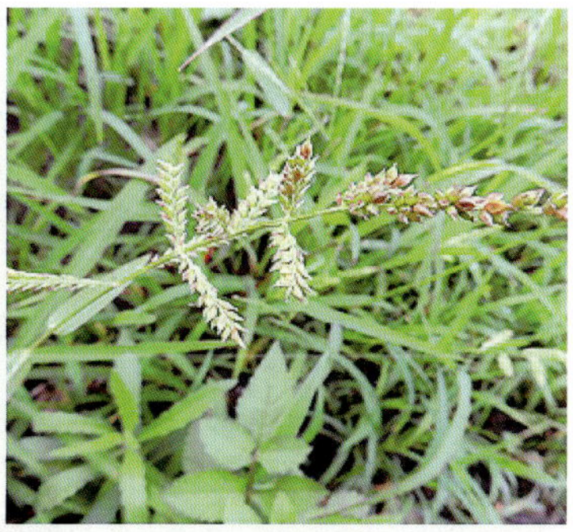
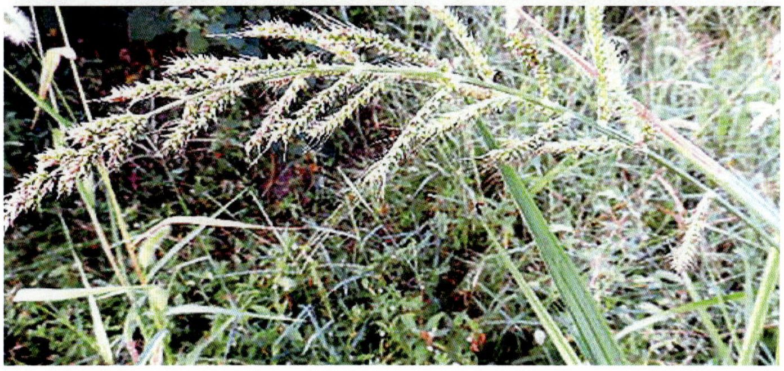
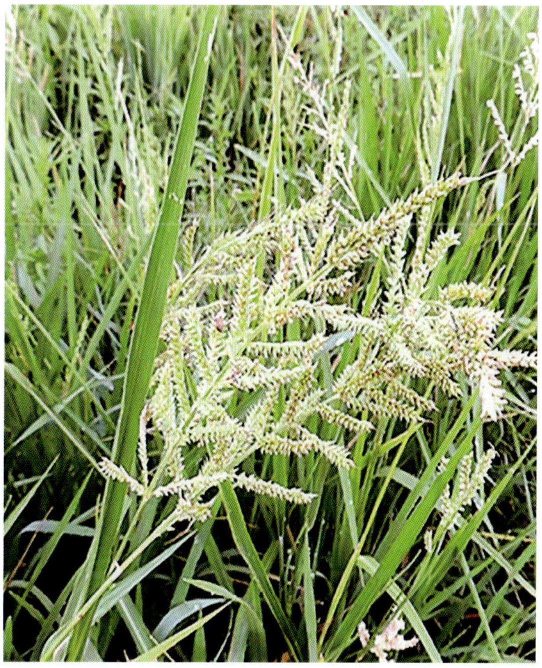

蓬壳草 | Peng ke cao

Reib dend longx 鋭灯笼

穗似灯笼仲夏枯，味苦性寒秋来无。散结消痈九子疡，凉肝止血又明目。

蓬壳草（夏枯草），为唇形科植物夏枯草 *Prunella vulgaris* L. 的全草、果穗。

苗乡山区均有野生，一般生于山坡、荒地、小路边、疏林、田埂旁。

别名 夏枯草、夏枯球、灯笼头、棒槌草、锣锤草、牛牯草、六月干、夏枯头、大头花、灯笼草。

采制 药用其果穗。夏季当蓬壳草果穗半枯时割下，拣净杂质，晒干备用。苗医也有使用蓬壳草全草入药的经验。

性味与归经 味苦、辛，性寒。归肝、胆经。

功效 清肝，散结，利尿。

主治 淋巴结核、甲状腺肿大、瘰疬、瘟病、乳痈、乳癌、目痛、目珠夜痛、羞明流泪、头目眩晕、口眼歪斜、筋骨疼痛、肺结核、黄疸、淋病、血崩、带下、高血压等症。

用法用量 内服：煎汤，6～15 克，熬膏或入丸、散。外用：煎水洗或捣敷。

禁忌 蓬壳草性寒凉，体质虚寒之人慎用。

附方

1. **肝虚目痛：** 蓬壳草 30 克，香附子 30 克，共研细末，每服 3 克，茶汤调下。
2. **赤白带下：** 蓬壳草开花时采来，阴干研末，每服 5 克，饭前服，米汤送下。
3. **血崩：** 蓬壳草、雀儿脑各 10 克，研细末，每服 6 克，米汤送服。
4. **产后血晕：** 蓬壳草 10 克，益母草 15 克，甜酒水煎服。
5. **打伤、刀伤：** 蓬壳草嫩叶，放在口中嚼烂后，敷在伤处，外用布条包扎。
6. **汗斑：** 蓬壳草嫩枝叶若干，煎成浓汁，每日洗患处。
7. **九子疡：** 蓬壳草 200 克，加水 200 毫升，煎成 150 毫升，饭后温服。
8. **奶痈：** 蓬壳草、蒲公英各 10 克，水豆腐 1 块，水煎服。
9. **口眼歪斜：** 蓬壳草 3 克，胆南星 2 克，防风 3 克，鹰爪风 3 克，水煎，点水酒临卧时服。
10. **头目眩晕：** 鲜蓬壳草 60 克，冰糖 15 克，开水冲泡，饭后服。
11. **羊痫风、高血压：** 鲜蓬壳草 30 克，倒钩藤 15 克，鹰爪风 10 克，冬蜜 10 毫升，前 3 味水煎取汁，分 3 次，冲冬蜜服。
12. **咽喉疼痛：** 鲜蓬壳草 30 克，三两银 2 克，土牛膝 10 克，水煎服。
13. **跌打外伤：** 鲜蓬壳草嫩枝叶若干，捣烂如泥，外敷患处。

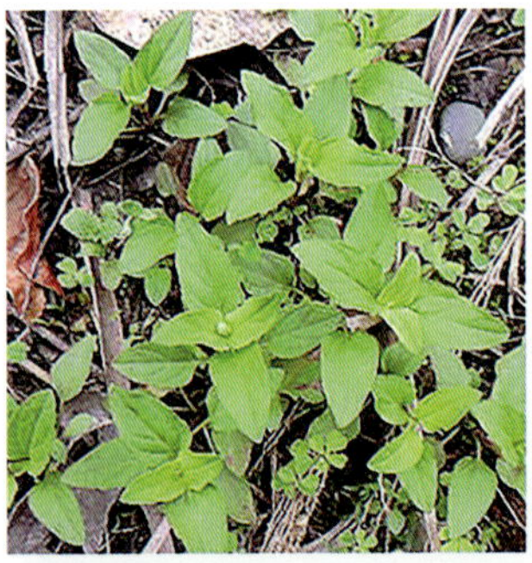
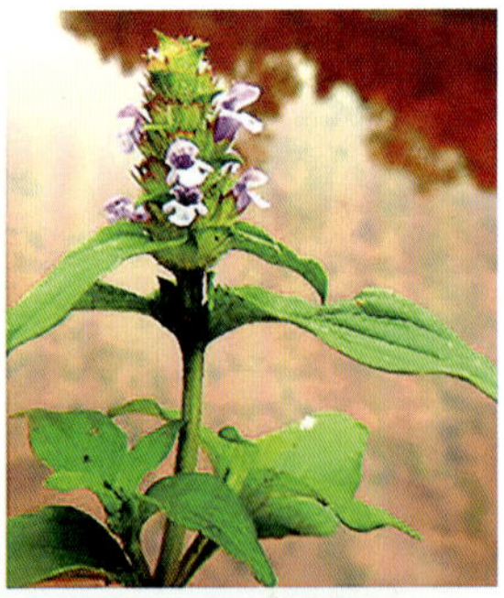
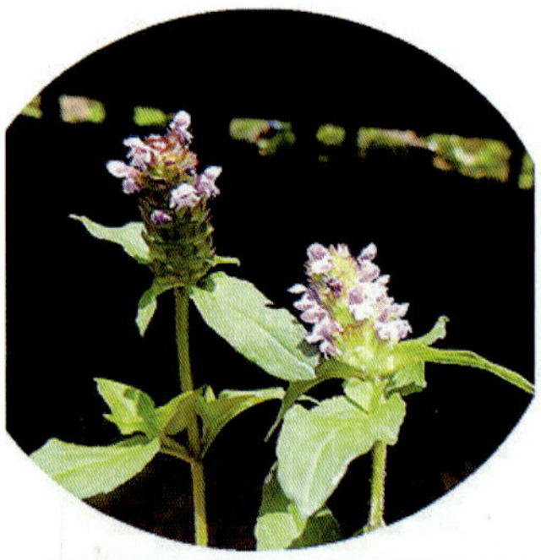
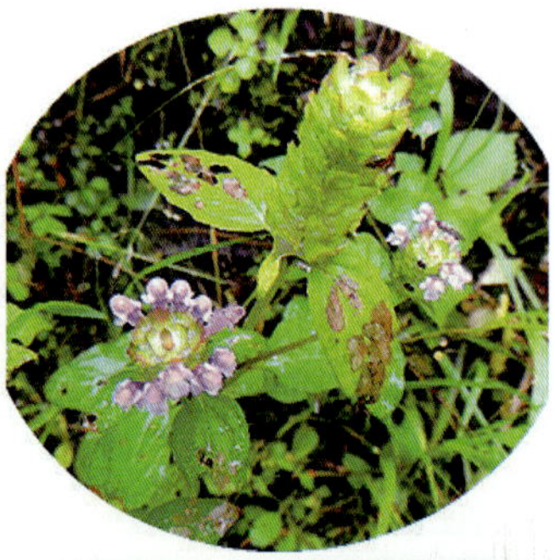
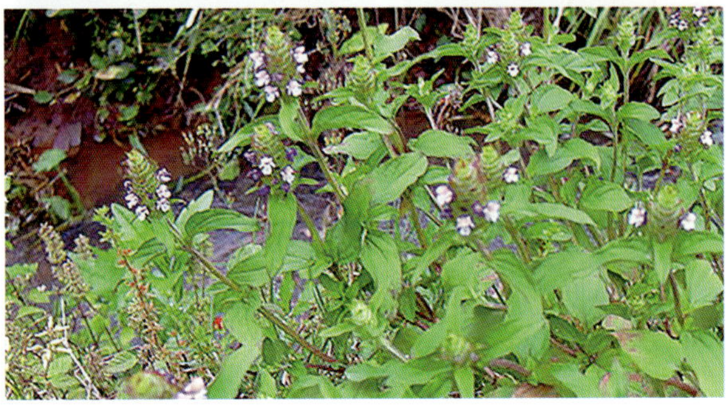
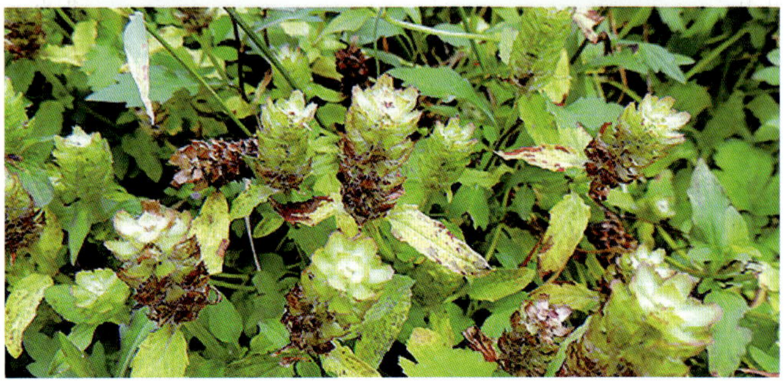

破铜钱 | Po tong qian

Reib minl zheit 鋭咪等

形似铜钱寓意深，草地路边一片青。黄疸腹泻肾结石，跌打刀伤与疱疹。

破铜钱，为伞形科植物积雪草 *Centella asiatica*（L.）Urban 的全草。

苗乡各地均有野生，一般生于田坎边、荒草地、菜园旁以及疏林下等地。春季发芽，植株低矮，常常成片生长，茎叶落地生根，繁殖迅速。因为其叶片形似铜钱而得名。也有栽培作为观赏植物的，取其“铜钱累累”的寓意。

别名 积雪草、地钱草、马蹄草、地细辛、地排草、崩口碗、落得打、大马蹄草、大碗、铜钱草、半边碗、透骨草、婆铜钱草。

采制 药用全草，全年可采。鲜草采回后，拣净杂质，洗净泥土，鲜用或晒干备用。

性味与归经 味苦、辛，性寒。入肺、脾、肾经。

功效 清热利湿，活血止血，解毒消肿。

主治 感冒发热、咳嗽气喘、咽喉肿痛、肠炎痢疾、湿热黄疸、水肿淋证、衄血尿血、丹毒瘰疬、带状疱疹、外伤出血、跌打肿痛、蛇虫咬伤等。

用法用量 内服：水煎，干品 10 ～ 15 克，鲜品 15 ～ 30 克。外用：适量，捣烂外敷或捣烂取汁涂。

禁忌 体质虚寒者不宜服用。

附方

1. **湿热黄疸：**破铜钱草 30 克，冰糖 30 克，水煎服。
2. **中暑腹泻：**破铜钱草鲜叶 10 克，洗净泥土，揉蓉，冷开水吞服，1 日 3 次。
3. **肾结石：**破铜钱 10 克，啥菜 10 克，连钱草 10 克，尿珠子 10 克，水煎服。
4. **尿血：**破铜钱 10 克，雀儿脑 10 克，黄毛根 10 克，水煎服。
5. **奶痈初期：**破铜钱 10 克，蒲公英 10 克，水豆腐 1 块，水煎服。
6. **疔疮肿毒：**破铜钱草 30 克，洗净泥土，捣烂外敷患处。
7. **带状疱疹：**破铜钱草 30 克，洗净泥土，捣烂取汁，与糯米粉调成糊状，外搽患处；或用破铜钱草 30 克，焙干研细末，茶油调搽亦可。
8. **跌打损伤：**破铜钱草 30 克，加白酒 500 毫升煮熟，分 3 次内服。药渣捣烂，外敷患处。
9. **刀伤出血：**破铜钱草一把，洗净泥土，捣烂，外敷患处，用干净布条包扎。
10. **桐木脚杆（臁疮）：**破铜钱 30 克，洗净泥土，捣烂外敷患处，1 日 1 换。
11. **咽喉肿痛：**鲜破铜钱草 30 克，洗净捣烂，开水冲泡，取汁含服，1 日多次。
12. **百日咳：**破铜钱草 60 克，瘦猪肉 30 克，同煎 1 个小时，分 3 次含服。
13. **鸡骨卡喉：**破铜钱草 30 克，煎水含服，慢慢咽下。
14. **咳血、吐血、鼻血：**破铜钱草 30 克，雀儿脑 10 克，黄毛根 10 克，水煎。
15. **小便不通：**鲜破铜钱草 30 克，捣烂贴肚脐，小便一通即停药。
16. **肝脾肿大：**鲜铜钱草 300 克，水煎取汁，分 3 次服。
17. **麻疹初期：**鲜破铜钱草 39 克，水煎取汁，分 3 次服。
18. **目赤肿痛：**鲜破铜钱草适量，捣烂敷寸口处，或捣烂取汁点眼内。

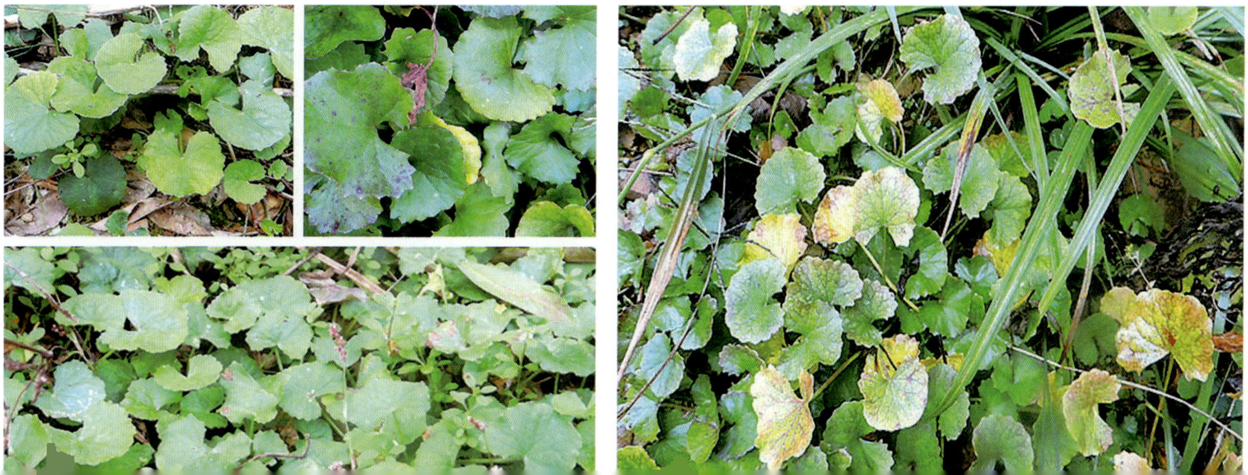

铺地霍 | Pu di huo

Reib yex yanb 鋭野嫣

秘传苗药铺地霍，擅治妇女产后风。盆腔积液月家病，经期不调有奇功。

铺地霍，为茄科植物假烟叶 *Nicotiana tabacum* L. 的地上部分。

苗乡山区均有野生，一般生于原野、山坡、路边、溪流旁、田坎上或疏林下。

根据前辈老人说，这味苗药是一位苗族老汉所传授，当时这位老人饥寒交迫，病倒路边，被本地一农家救活。之后，为了感谢主家救命之恩，便将这味苗药传授出来，对真月家病很有效。

别名 野烟草、野烟叶、帕地霍、卜地霍、铺底合。

采制 药用地上部分。夏秋季节枝叶茂盛时采割，采回后拣净杂质，切段，鲜用或晒干备用。

性味与归经 味苦、辛，性温，无毒。入肝、肾经。

功效 发汗，祛瘀，解毒，止痛。

主治 妇女痛经、月经不调、经闭、产后风、产后腹痛、盆腔炎、盆腔积液、附件炎等。

用法用量 内服：水煎，10 ～ 15 克，鲜品加倍。

禁忌 铺地霍全株披满柔毛，煎药时要仔细过滤，或以绢布包煎，以免柔毛刺激喉部。

附方

1. **产后腹痛：** 铺地霍 10 克，益母草 15 克，当归 10 克，鸡冠花 10 克，月月红 6 克，水煎取汁，分 3 次服。
2. **盆腔积液：** 铺地霍 10 克，尿珠子 10 克，香叶树根 10 克，枞葫芦 10 克，水煎汁，分 3 次服。药渣煎水，外敷小腹部。
3. **月经不调：** 铺地霍 10 克，月月红 6 克，鸡冠花 10 克，土牛膝 10 克，红糖 6 克，水煎取汁，甜酒水冲服。服药期间禁忌酸冷食物。
4. **产后风：** 铺地霍 10 克，鹰爪风 10 克，豆瓣风 10 克，黄瓜香 10 克，益母草 15 克，鱼腥草 10 克，水煎取汁，分 3 次服。
5. **盆腔炎：** 铺地霍 10 克，大血藤 10 克，尿珠子 10 克，半边莲 15 克，惊吓草 6 克，水煎取汁，分 3 次服。药渣煎水，外敷小腹部。
6. **附件炎：** 铺地霍 10 克，益母草 15 克，尿珠子 15 克，则耳根 10 克，小血藤 10 克，蕲艾 6 克，水煎取汁，分 3 次服。药渣煎水，外敷小腹部。
7. **经闭：** 铺地霍 10 克，土牛膝 10 克，鸡冠花 10 克，月月红 6 克，水煎取汁，甜酒水冲服，1 日 3 次。药渣煎水，外敷腹部。禁忌酸冷食物。
8. **真月家病：** 铺地霍 10 克，鸡冠花 10 克，黄毛根 10 克，黄瓜香 10 克，甜酒水煎服。服药后 3 个月之内禁忌同房。

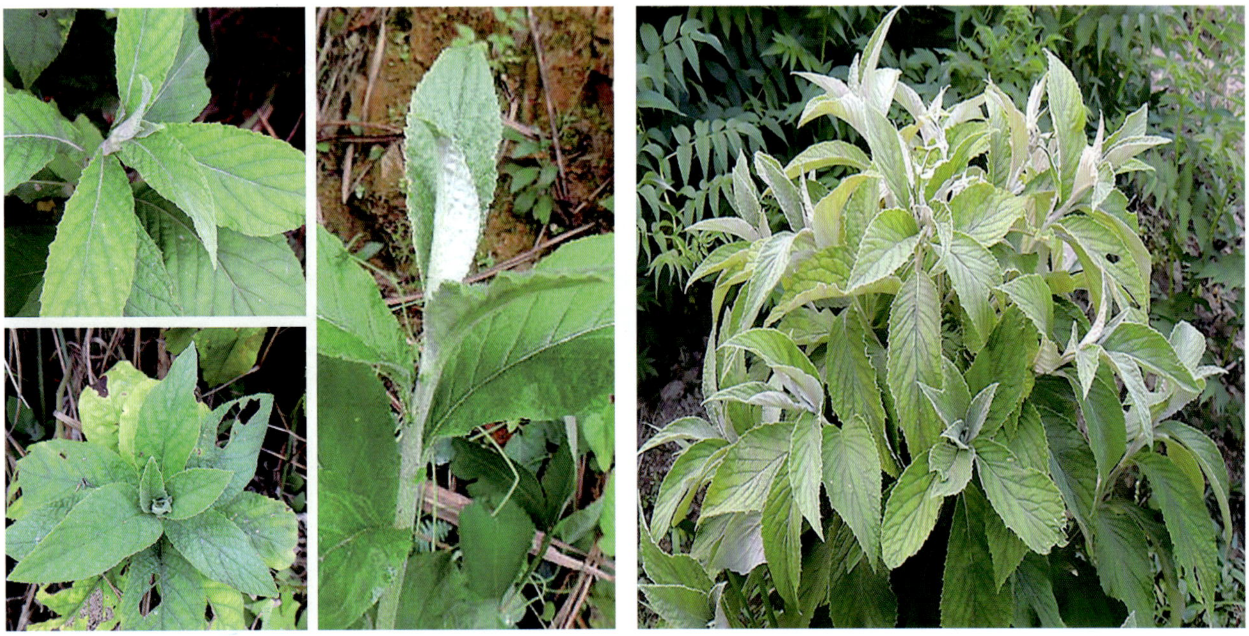

蒲公英 | Pu gong ying

Reib wub mangb 鋭务芒

根茎粗壮开黄花，枝叶娇嫩本蒲家。奶痈疔疮骨髓炎，火眼热淋胆内砂。

蒲公英，为菊科植物蒲公英 *Taraxacum mongolicum* Hand.-Mazz. 的全草。

苗乡各地均有野生，一般生于田野、路旁、山坡，以及房前屋后。

别名 黄花地丁、婆婆丁、奶汁草、黄花三七、黄花草、尿床草。

采制 药用全草。春秋季花初开时采挖，除去杂质，洗净，鲜用或晒干备用。

性味与归经 味甘、微苦，性寒。入肝、胃经。

功效 清热解毒，消肿散结，利尿通淋。

主治 奶痈、热感冒、目赤、痄腮、腹痛、痢疾、肝炎、胆囊炎、热淋涩痛、咽痛、肺痈、肠痈、湿热黄疸、咽喉肿痛、痈疖疔疮、瘰疬。

用法用量 内服：煎汤，10～30 克，鲜品可酌加。外用：适量鲜品捣烂外敷，或煎汤熏洗患处。

禁忌 尿频、便溏之人慎用。

附方

1. **痄腮：**鲜蒲公英 30 克，仙人掌 20 克，捣烂敷患处。
2. **奶痈：**鲜蒲公英 30 克，半边莲 30 克，捣烂敷患处。
3. **痈疖疔疮：**蒲公英、野菊花、金银花、地丁草各 30 克，水煎服。
4. **肺癌疼痛：**鲜蒲公英 30 克，捣烂取汁，涂搽患处。
5. **慢性骨髓炎：**蒲公英 15 克，酒曲 10 克，水煎调匀，饭后服。
6. **热感冒：**蒲公英、大青叶、板蓝根、金银花各 12 克，水煎服。
7. **肠痈：**蒲公英、金银花各 15 克，大血藤 10 克，青木香 6 克，水煎服。
8. **目赤肿痛：**夏枯草 30 克，蒲公英 30 克，桑叶 10 克，车前草 10 克，野菊花 10 克煎服。蒲公英 30 克，黄芩 10 克，水煎，熏洗患眼。
9. **热淋：**蒲公英 30 克，水灯草 10 克，黄毛根 10 克，蛤蟆草 10 克，水煎服。
10. **胆结石：**蒲公英 30 克，金钱草 20 克，苦楝子 10 克，啥菜 10 克，水煎服。
11. **急性火眼、肿痛羞明：**蒲公英 60 克，黄栀子 7 枚，水煎服。并用毛巾以开水浸湿，做热敷，每日数次，每次 10 分钟。
12. **口腔炎：**蒲公英（焙煅存性）、枯矾、冰片各少许，共研极细末，取少许吹入患处，每日数次。
13. **小儿口内起疱：**蒲公英 20 克，捣烂，含口中；或用淘米水煎服。
14. **预防白喉：**蒲公英 180 克，椿木芽 360 克，水冬苋菜 480 克，水煎作茶饮。
15. **痈疽发背：**蒲公英 30 克，金银花 120 克，当归 60 克，玄参 30 克，水煎服。
16. **小儿龟头炎：**蒲公英根、苦菜根各 30 克，煮沸后以白布蘸药液，洗患部。
17. **气促：**蒲公英 20 克，水煎服。
18. **疳积：**蒲公英 20 克，胡椒 3 克，水煎服。
19. **口疳糜烂：**鲜蒲公英 60 克，水煎浓汁，当茶饮，频服。

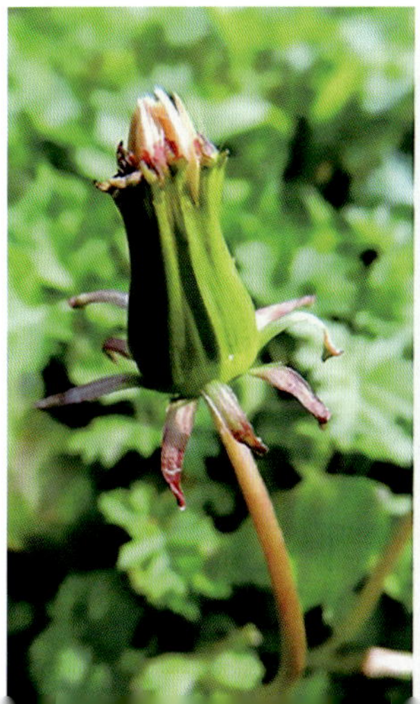

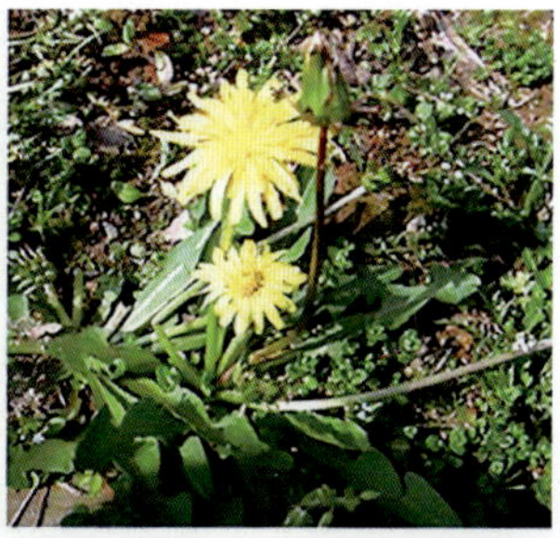

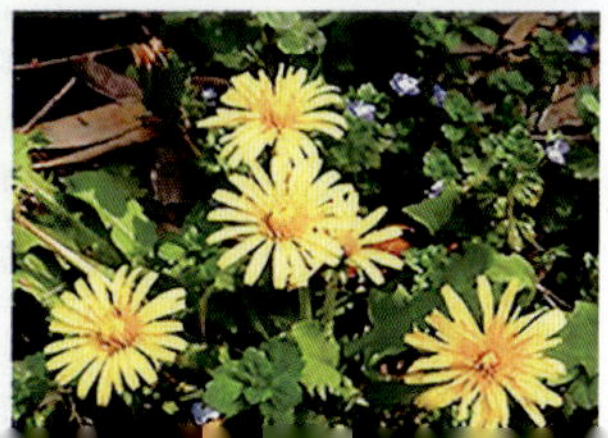

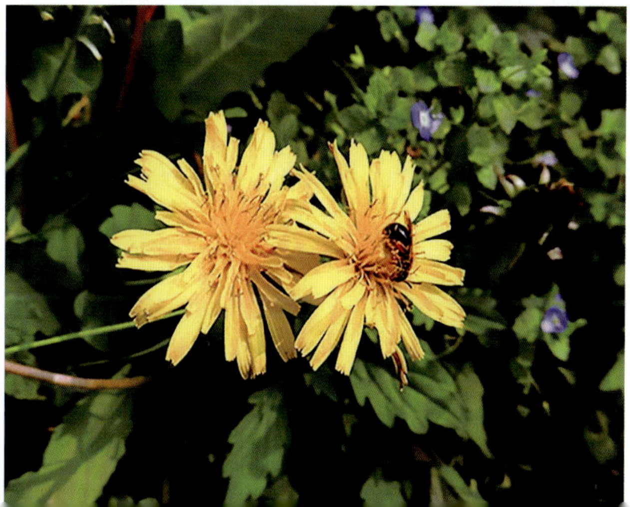

蕲艾 | Qi ai

Reib xiang jus 銳香菊

传统苗药数蕲艾，苗乡房前屋后栽。温散风寒通经络，风湿水肿与吐泻。

蕲艾（千年艾），为菊科植物艾 *Artemisia argyi* Levl. et vant.（L.）的茎叶。

苗乡各地均有栽培，少数有野生。一般栽培在房前屋后、菜地边缘、路边、果园等地，是苗乡的一味传统苗药。

别名 艾叶、艾蒿、玉芙蓉、香菊、白艾、白香菊、蜂草、白芙蓉、海芙蓉、岩头白。

采制 蕲艾以茎叶入药。全年可采，采回后拣净杂质，摘下茎尖、叶片，鲜用或晒干备用。

性味与归经 味苦、辛，性温，无毒。入肺、脾、肾、胃经。

功效 温散风寒，化痰利湿，解毒消肿。

主治 风寒感冒、咳嗽痰多、百日咳、呕吐泄泻、吐血便血、胃寒腹痛、风湿疼痛、肾虚崩漏、淋浊白带、痔疮肛肿、疔疮痈肿等。

用法用量 内服：水煎，15～30 克。外用：适量，捣烂敷，或做成艾条熏灸。

禁忌 蕲艾性温，阴虚、发热病人慎用。

附方

1. **风寒头痛：**蕲艾叶 30 克，水菖蒲 60 克，葱白 30 克，捣烂炒热，布包熨痛处。
2. **鼻出血、吐血：**蕲艾叶 30 克，茜草 30 克，乌梅肉 15 克，研末，炼蜜丸，每服 10 克，1 日服 2 次。
3. **孕妇白喉：**蕲艾 10 克，一壶酒 10 克，三两银 2 克，益母草 15 克，捶烂调米泔水拌匀，服 3 口，再含口中。
4. **舌忽缩入：**生蕲艾叶捣敷之。干蕲艾叶浸湿捣敷亦可。
5. **鹅掌风：**蕲艾叶 60 克，当归 30 克，水煎浸患处，将原药连续煎 1 周，浸 1 周。
6. **产后腹痛：**用蕲艾叶 10 克，大血藤 10 克，小血藤 10 克，益母草 15 克，小人参 10 克，煮猪脚吃。
7. **小儿脐风：**蕲艾叶烧灰填脐中，以绢包定。
8. **小儿脐突：**用原脐带并蕲艾叶同烧灰，油胭脂调涂。
9. **小儿高热惊风：**蕲艾 6 克，头发 4 克，五爪龙 10 克，五爪风 10 克，天脚土 30 克，捶烂和桐油调成饼状敷脐。
10. **痛风性关节炎：**蕲艾绒 9 克，香包 3 克，将二药研末和匀，揉成蕲艾炷，灸痛处。
11. **肠痈：**蕲艾叶 10 克，小麦 30 克，水煎服。
12. **胃痛：**蕲艾 30 克，樟木果 15 克，胆草 30 克，南木香 15 克，研末，每次 3 克，开水送服。
13. **风湿关节痛：**石苇、石菖蒲、蕲艾叶各适量，煎水外洗。
14. **月经不调：**蕲艾叶 10 克，益母草 12 克，鸡蛋 2 个，水煮至鸡蛋熟，吃蛋喝汤。

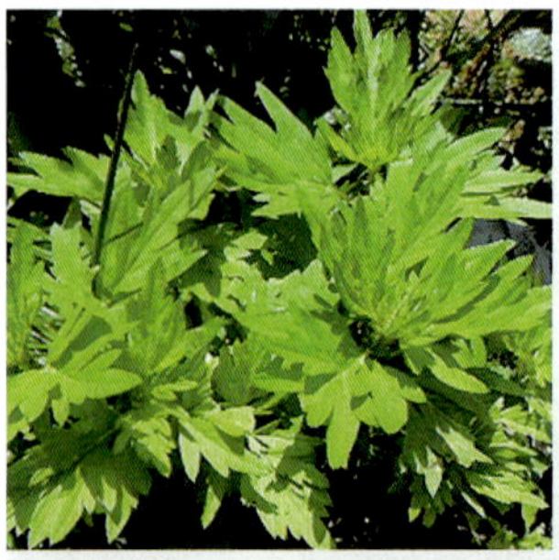
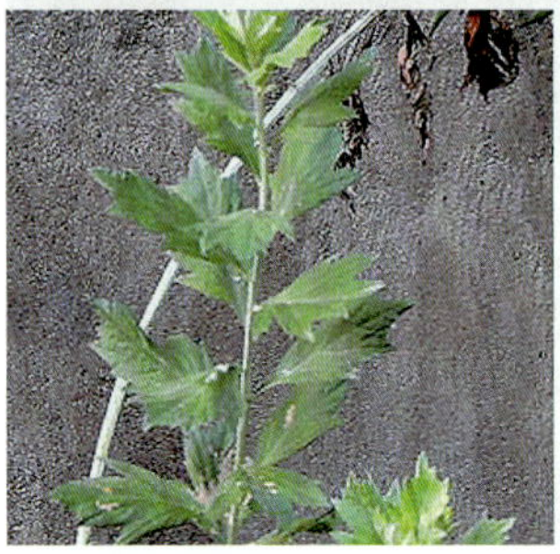
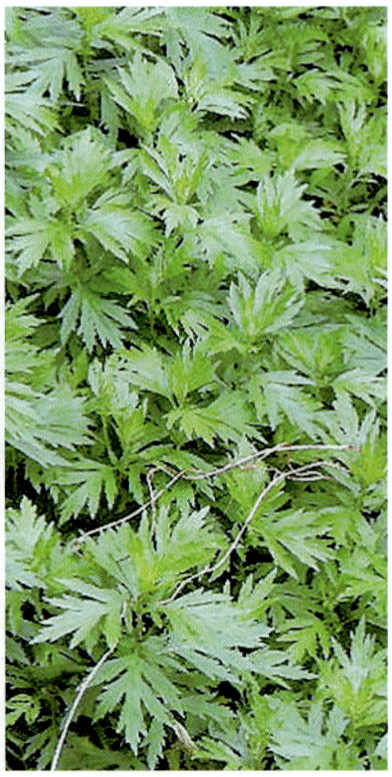
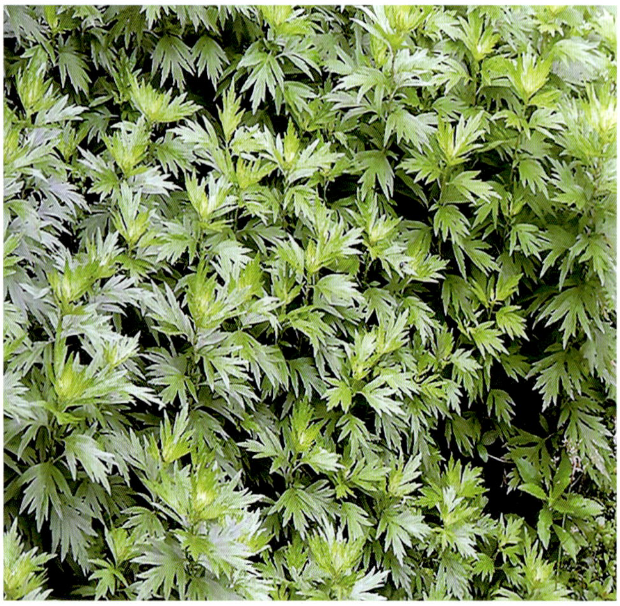

漆姑草 | Qi gu cao

Reib mlat doud 鋭马儿

柔弱细小荒草间，不耐风雨不耐寒。漆疮秃疮虫牙痛，跌打瘰疬盗自汗。

漆姑草，为石竹科植物漆姑草 *Sagina japonica*（Sw.）Ohwi 的全草。

苗乡各地均有野生，一般生于山野、庭园、荒草地、路旁等阴湿处，以及玉米、黄豆、辣椒等粮食、蔬菜地中。

别名 漆姑、星宿草、珍珠草、瓜槌草、牛毛毡、地松、大龙草、羊儿草、日本漆姑草、腺漆姑草。

采制 药用全草。4月至5月间或在五谷杂粮、蔬菜收割之后采集，采回后洗净泥土，拣净杂质，切段，鲜用或晒干备用。

性味与归经 味苦、辛，性凉。入肝、胃经。

功效 提脓拔毒，散结消肿，解毒止痒。

主治 漆疮、秃疮、湿疹、瘰疬、小儿乳积、跌打内伤、毒蛇咬伤、鼻渊、龋齿痛、丹毒、无名肿毒、痈肿。

用法用量 内服：煎汤，10～15 克，鲜品加倍，或研末吞服，或绞汁饮用。外用：适量，捣烂外敷，或绞汁外涂。

禁忌 漆姑草性凉，脾胃虚寒者慎用。

附方

1. 漆疮：漆姑草若干，捣烂，加丝瓜叶汁，调菜油外敷患处。
2. 虫牙：漆姑草叶适量，捣烂，塞入牙缝中。
3. 跌打内伤：漆姑草 15 克，土牛膝 10 克，飞龙掌血 10 克，水煎服。
4. 毒蛇咬伤：漆姑草 30 克，雄黄 6 克，捣烂外敷伤口处。
5. 瘰疬结核：漆姑草 30 克，水煎取汁，分 3 次服。外用漆姑草鲜草适量，捣蓉敷患处。
6. 虚汗、盗汗：漆姑草 30 克，糯稻根 10 克，棉花根 10 克，炖猪肉至极烂，分 3 次喝汤、吃肉。
7. 咳嗽：漆姑草 10 克，金荞麦 10 克，夜关门 10 克，三两银 2 克，水煎取汁，分 3 次服。药渣煎水外熨胸部、腋下及咽喉部。
8. 小便不利：漆姑草 10 克，蛤蟆草 10 克，黄茅根 10 克，水煎取汁，分 3 次服。药渣煎水，外敷小腹部。
9. 面寒疼痛：漆姑草 10 克，焙干研细末，热酒吞服，1 日 3 次。
10. 痈肿：鲜漆姑草适量，半边莲适量，共捣烂，外敷患处，1 日 1 换。

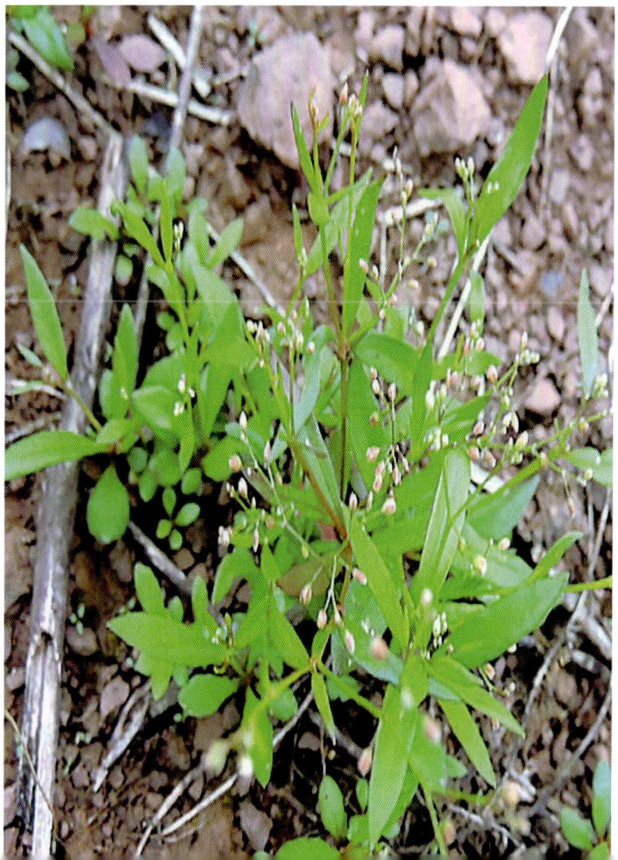
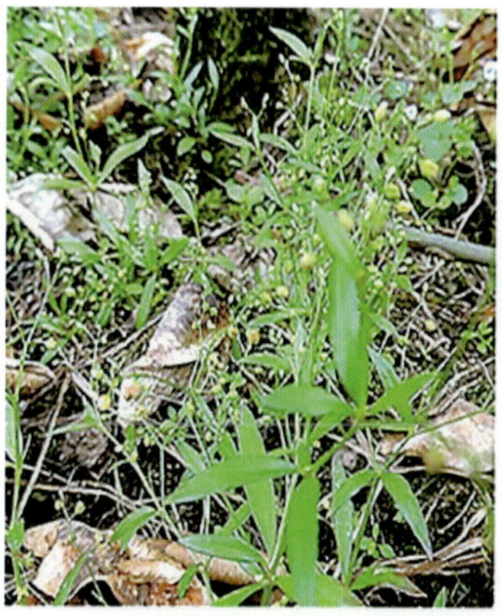
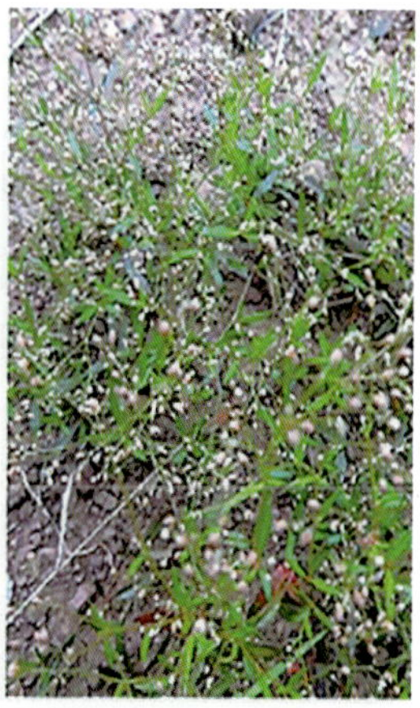
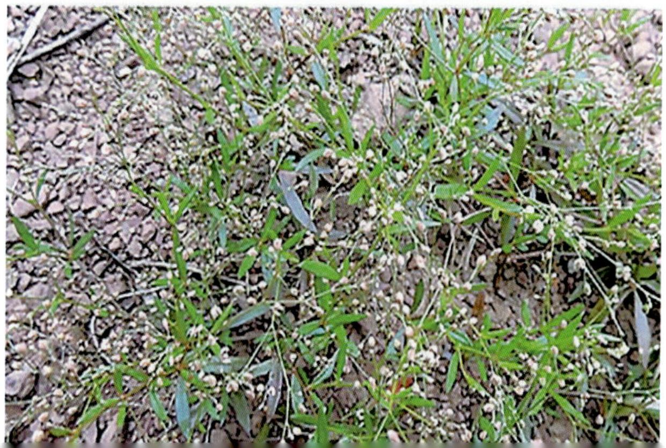

千层塔 | Qian ceng ta

Reib yel haob 鋭野蒿

路边草丛千张草，性凉味苦个不高。清热解毒止痢血，抗疟化食牙肿消。

千层塔，为菊科植物一年蓬 *Erigeron annuus*（L.）Pers. 的全草。

苗乡各地均有野生，一般生长在荒田野地、山坡路旁等阴湿地带。

别名 野蒿、白马兰、牙肿消、牙根消、治疟草、女菀、百花飞莲、千张草、白顶飞蓬、地白菜。

采制 药用全草或地上部分。每年夏秋季节采割，洗净泥土，剔除杂质，晾干或晒干，切段，晒干备用。

性味与归经 味苦，性微寒。入肝、胃、膀胱经。

功效 清热解毒，止泻止血，抗疟消食。

主治 传染性肝炎、疟疾、尿血、腹痛、腹泻、食少腹胀、牙龈肿痛、瘰疬。

用法用量 内服：水煎，干品 15 ～ 30 克，鲜品 30 ～ 40 克。外用：适量，捣烂外敷，或煎水外洗。

禁忌 千层塔味苦性寒，体质虚寒之人慎用。

附方

1. 疟疾：千层塔 30 克，青蒿 15 克，青木香 10 克，水煎取汁，分 3 次温服，连服 5 天。
2. 血尿：鲜千层塔 40 克，水煎取汁，蜂蜜适量调匀，1 次服完，1 日 3 次，连服 3 ～ 5 天；或千层塔 30 克，白茅根 30 克，蛤蟆草 20 克，水煎取汁，分 3 次服，连服 3 ～ 5 天。
3. 急性黄疸型肝炎：千层塔 40 克，土茵陈 20 克，藿香 10 克，老鼠刺 10 克，水煎取汁，分 3 次服，连服 10 ～ 15 天。服药期间禁食酸冷食物。
4. 食少腹胀：千层塔 20 克，隔山消 10 克，橘子皮 6 克，淘米水煎，分 2 次服。
5. 腹痛腹泻：鲜千层塔 40 克，雀儿脑 30 克，则耳根 30 克，水煎取汁，分 2 ～ 3 次服，连服 3 天。
6. 瘰疬：鲜千层塔 60 克，破岩珠 6 克，水酒各半，煎取汁，分 2 次服完，连服 5 天。药渣捣烂，外敷患处。
7. 牙龈肿痛：千层塔 40 克，黄毛根 30 克，水煎取汁，分 3 次服，连服 3 天。并用牙签将肿胀处刺破，吐出血液、痰涎。服药期间禁食辛辣食物。

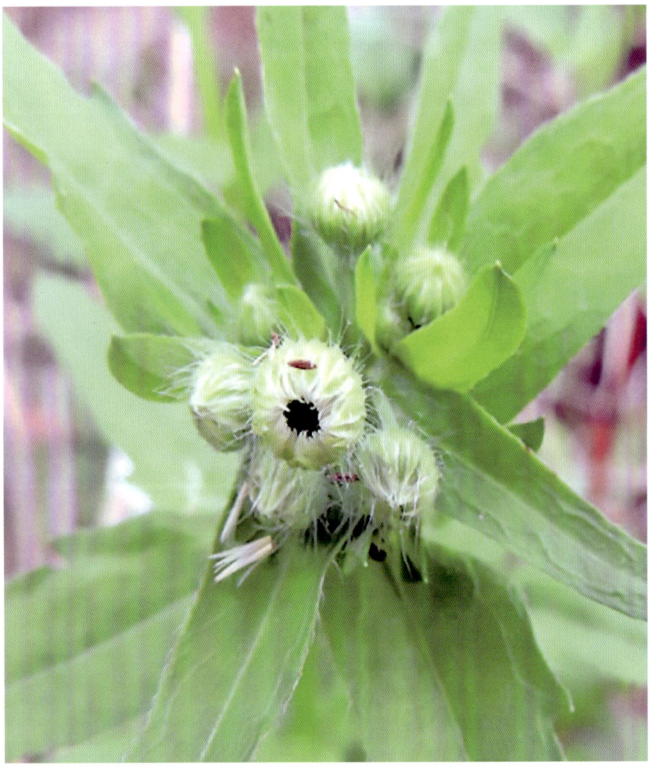

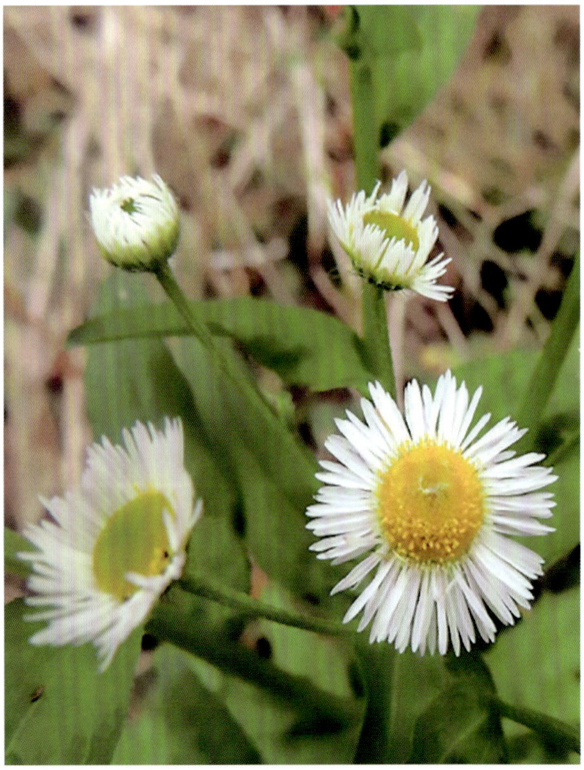

千年松 | Qian nian song

Reib bib roub 鋭比柔

神奇苗药千年松，峭壁悬崖云雾中。祛病延年非神话，诸多寿星行如风。

千年松，为黑藓属 *Andreaea* 苔藓植物或小叶苔藓的全草。

苗乡各地均有野生，一般生于悬崖峭壁裸露的石面上或新断裂的岩层上。喜欢生长在潮湿的地域，如在流泉、飞瀑等地生长良好。因为其生长环境特殊，又千年不老，故苗乡老人们认为，千年松具有返老还童、祛病轻身的神奇作用。

别名 苔藓、小叶苔藓、岩毛、千年枞。

采制 药用全草，四季采收，采回后洗净泥土，拣净杂质，切段，鲜用或晒干备用，或焙干研细末，瓶装备用。

性味与归经 味淡，性凉，无毒。入肾、肝经。

功效 清热解毒，凉血止血，镇心安神，消肿化瘀，舒筋活络。

主治 鼻血、崩漏、外伤出血、胃肠出血、白血病、心悸心慌、中风不语、蛾子、喉炎、跌打损伤、烧烫伤、风湿病。

用法用量 内服：水煎，6～10 克，或以开水冲泡细末，当茶喝，或泡酒。

禁忌 千年松结构简单，口味清淡，一般需配合其他苗药一起使用。

附方

1. 陈年风湿：千年松 10 克，大血藤 20 克，小血藤 20 克，燕子尾 20 克，夏天无 6 克，香樟根 10 克，马蹄香 3 克。泡酒 500 毫升，一七后，每次 20 毫升，晚餐后服用。
2. 骨关节肿痛：千年松 10 克，铁马鞭 10 克，蜈蚣 2 只，威灵仙 10 克，松节 10 克，泡酒 500 毫升。一七后，每次 10 毫升，晚餐后服用。并外搽患处。
3. 老年腰腿痛：千年松 10 克，扯丝皮 10 克，土牛膝 10 克，燕子尾 10 克，水煎服。药渣加樟脑 2 克，煎水，温洗患处。
4. 头发早白：千年松 10 克，墨斗草 20 克，榆辣子 10 克，秤砣消根 10 克，水煎服。并用淘米水洗头，洗后用清水清洗。
5. 外伤出血：千年松干品，研成细末，外撒患处，并用布条包扎。
6. 皮癣：用千年松带土根茎若干，晒干研细末，调茶油外搽患处。
7. 高热：千年松 6 克，黄蛤蟆草 2 克，水竹叶 10 克，竹叶菜 10 克，水煎服。

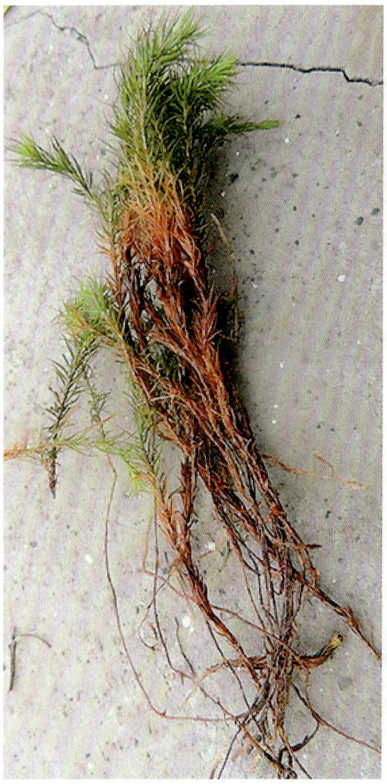
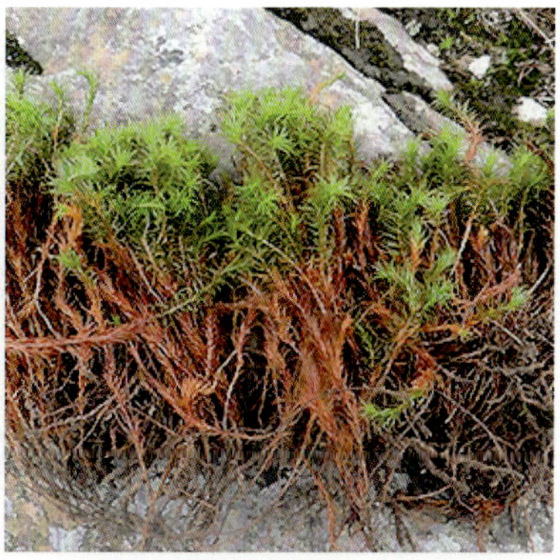
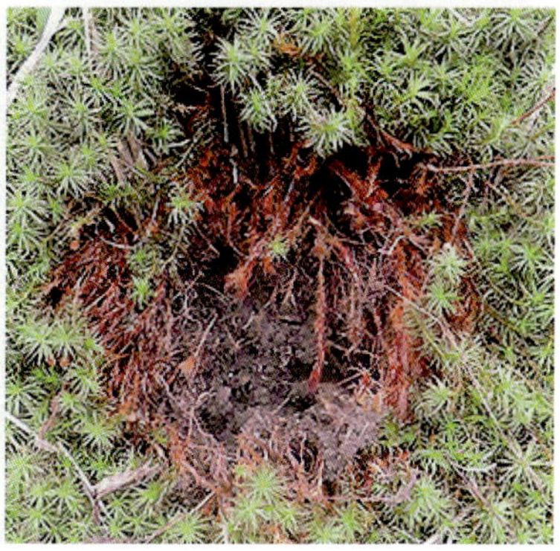
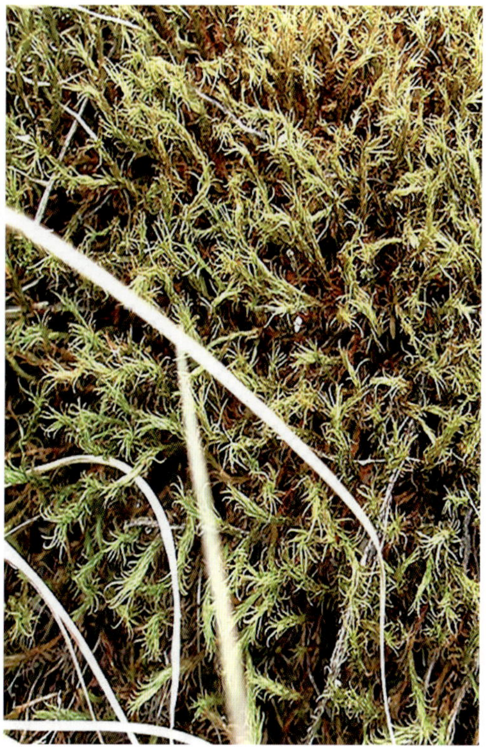

荞子草 | Qiao zi cao

Reib deib nux 鋭对陇

子似荞麦佛心草，对叶相连如元宝。伤损出血咽喉痛，痢疾蛇伤月经少。

荞子草，为藤黄科植物元宝草 *Hypericum sampsonii* Hance 的全草。

苗乡各地均有野生，一般生于山坡、路旁及荒草地、灌木丛中、田坎上、果园边等处。

别名 元宝草、佛心草、狗屎香、对叶草、茅草香子、灯台、双合合、对月草、对月莲、宝心草、瓦心草、穿心草、对经草、红旱莲、宝塔草、烂肠草、蛇喳口、叶抱枝。

采制 药用全草。夏末秋初拔取全草，除尽泥沙，剪去老叶、枯枝，切段，鲜用或晒干备用。

性味与归经 味苦、辛，性凉。入肝、脾经。

功效 活血，止血，解毒。荞子草的果和根亦供药用，果能治肺病、百日咳；根能祛风湿、止咳、治腰痛。

主治 吐血、衄血、月经不调、跌扑闪挫、痈肿疮毒。

用法用量 内服：煎汤，全草 10 ～ 15 克，鲜品 30 ～ 60 克，果实 6 ～ 10 克，根茎 10 ～ 15 克；根茎亦可泡酒饮用。外用：适量，捣烂敷患处。

禁忌 孕妇慎用，体无瘀血者慎用。

附方

1. **阴虚咳嗽：** 荞子草 30 克，红枣 10 枚，水煎服。
2. **咳嗽出血：** 鲜荞子草 60 克，猪肉 100 克，炖熟服，每日 3 次。
3. **咽喉肿痛：** 荞子草 10 克，三两银 2 克，薄荷 6 克，水煎服。
4. **月经不调：** 荞子草 30 克，益母草 30 克，月月红 6 克，水煎，兑甜酒服。
5. **红白痢疾：** 荞子草 20 克，白蒿 10 克，镰仄草 10 克，水煎服。
6. **奶痈：** 荞子草 15 克，水、酒各半煎沸，分 2 次服。
7. **跌打损伤：** 鲜荞子草根 15 克，水酒各半煎沸，分 3 次服。茎叶捣烂敷患处。
8. **蛇咬伤：** 鲜荞子草若干，捣烂敷患处。注意留口排毒。另用半边莲 20 克，白芷 10 克，青木香 10 克，水煎内服。
9. **肺热未清，慢性咳嗽：** 荞子草果实 10 克，矮地茶 10 克，铁包金 10 克，枇杷花 10 克，水煎取汁，分 3 次服。服药期间禁食酸辣食物。
10. **百日咳：** 荞子草果实 10 克，百部 10 克，三两银 2 克，威灵仙 10 克，夜关门 10 克，水煎取汁，冲鸡胆汁（1 个鸡胆），分 3 次内服。
11. **腰腿疼痛：** 荞子草根茎 10 克，大血藤、小血藤各 10 克，夏天无 4 克，泡酒服。

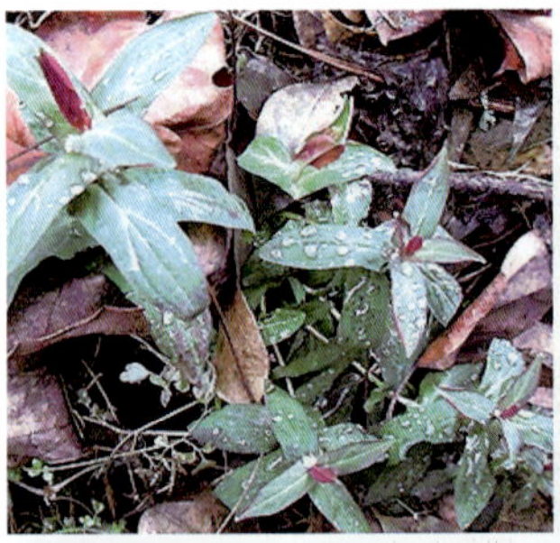
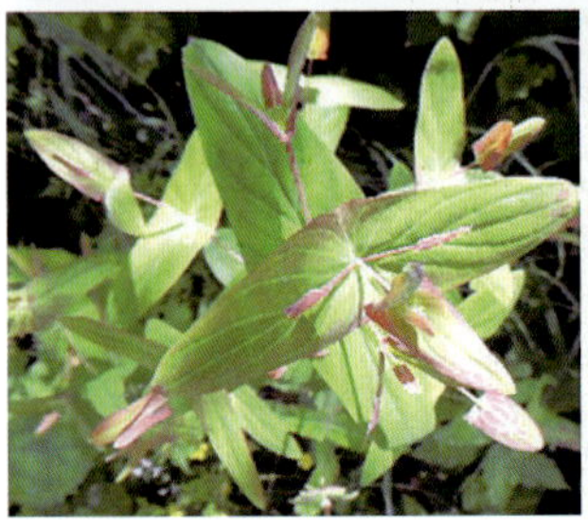
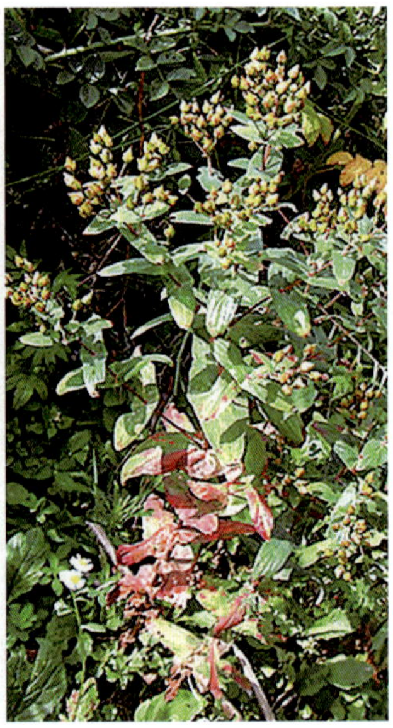
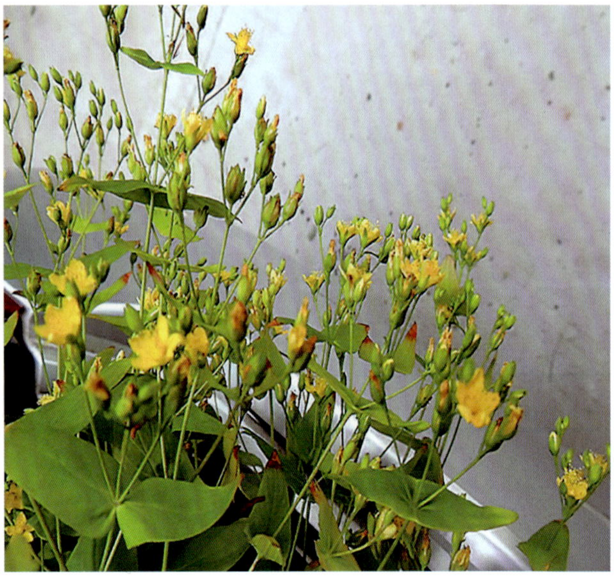

芹菜 | Qin cai

Reib blax gud 鋭把孤

气味芳香药芹菜，苗乡原野四处栽。高压高脂头晕痛，血淋膏淋与肿奶。

芹菜，为伞形科植物芹菜 *Apium graveolens* L. 的全草。

苗乡各地均有栽培，一般先年秋末或冬初播种，生长缓慢，深冬或春季上市，芹菜根大，空心，叶柄细长，柄呈绿色或紫色，纤维较粗，香气浓郁，故称“香芹”，又称“药芹菜”。

别名 芹、旱芹、药芹菜、药芹、香芹、蒲芹、野芫荽、水芹、水英。

采制 药用全草。一般鲜用，采回后洗净泥土，削去老皮、枯叶，晾干水分后，切丝使用。或将根茎洗净泥土，切段，晒干备用。

性味与归经 味甘、辛，性凉，无毒。入肺、胃、肝经。

功效 清热除烦，平肝镇痛，利水消肿，凉血止血。

主治 高血压眩晕、头胀头痛、高热烦渴、黄疸水肿、小便热涩、月经不调、赤白带下、瘰疬、痄腮、便秘。

用法用量 内服：水煎，每次 20 ～ 30 克，或鲜品捣烂取汁，冲服。外用：适量，捣烂外敷，或煎水外洗。

禁忌 慢性腹泻、血压低者慎用。不可与醋同食。

附方

1. **高血压，便结：** 芹菜 250 克，豆腐 300 克，葱、姜各适量，炒熟，当菜吃。
2. **高血压，水肿：** 芹菜 40 克，粳米 50 克，葱白 5 克，食盐少许，煮成粥吃。
3. **高血脂：** 芹菜 500 克，洗净，沸水氽过，切段，加糖、盐、醋拌匀，淋上香油，当菜吃。
4. **高血压，头疼脑涨：** 芹菜 250 克，开水烫过，切碎挤汁，每日 2 次，每次 1 杯；也可用芹菜 250 克，大枣 10 枚水煮，食枣饮汤。
5. **痈肿：** 芹菜 45 克，散血草、红泽兰、铧头菜各适量。共捣烂，敷痈肿处。
6. **米汤尿：** 芹菜 250 克，洗净加水 500 毫升，文火煮，浓缩至 200 毫升，早、晚空腹服用。
7. **糖尿病：** 芹菜 150 克，奶油 50 毫升，牛奶 150 毫升，食盐、面粉适量。芹菜切段，用一碗水煮开，将佐料倒入芹菜汤中，汤开起锅，分 2 次服。
8. **贫血：** 鲜芹菜 500 克，捣取汁，开水冲服，1 日 1 剂。
9. **乳痈初期：** 芹菜 30 克，蒲公英 20 克，捣烂如泥，敷患处。
10. **血淋：** 芹菜 1500 克，将芹菜洗净，捣汁，加热至沸，每次 60 克，1 日 3 次。
11. **肥胖症：** 鲜芹菜 200 克，煮熟后加适量佐料，分 2 次服用，每日 1 剂。
12. **雀斑：** 鲜芹菜根 60 克切碎，用清水浸泡对时（24 小时），过滤后取汁洗脸，每日早、晚各洗 1 次。

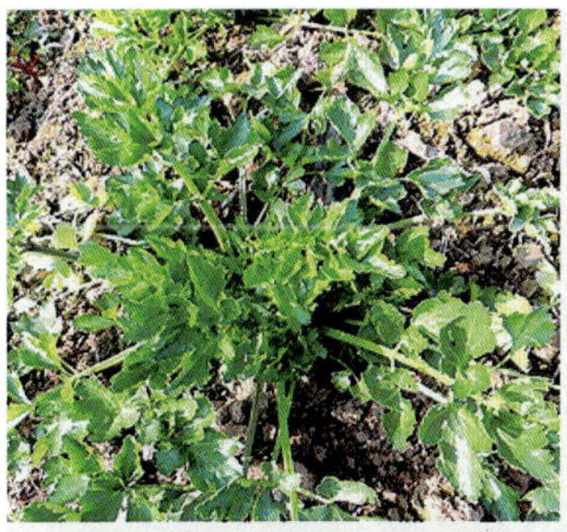
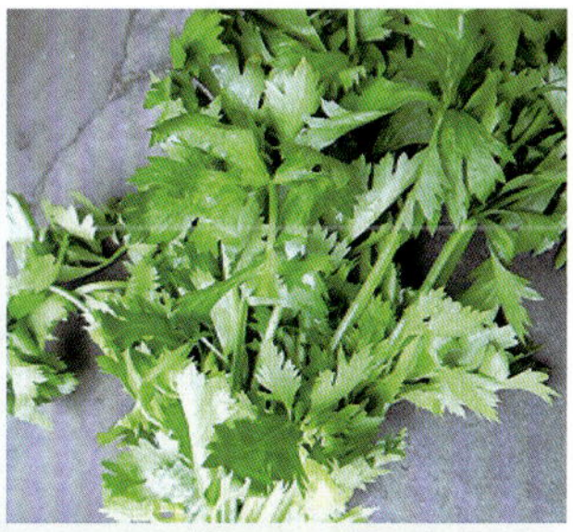
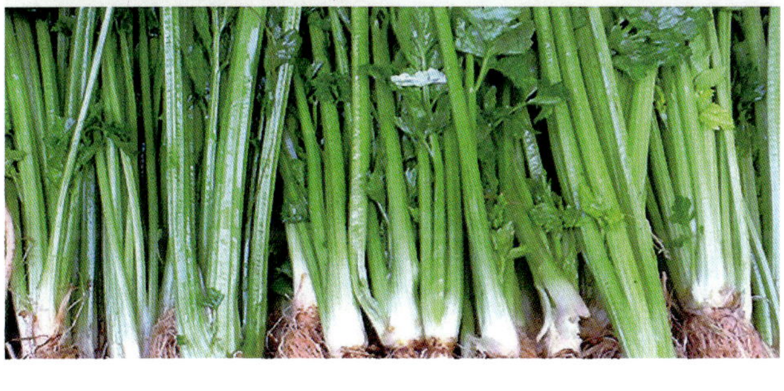
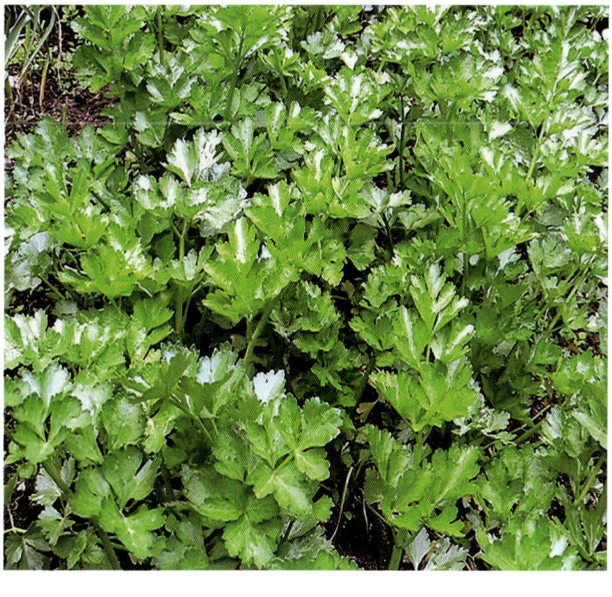

青菜 | Qing cai

Reib shongb mlob 鋭松毛

健胃消食神仙汤，古法制作名四方。清热除烦腹饱胀，口舌溃烂烧烫伤。

青菜，十字花科芸薹属植物青菜 *Brassica chinensis* L. 的全草。

苗乡各地均有栽培，一般栽培在菜园、田地、沙地、河边等。

别名 青菜莛、青菜叶、青菜槁、青菜埆、大青菜。

采制 药用全株或叶片、根茎。鲜叶冬、春、夏季采集；茎、老叶，夏季采割，洗净泥土，剪去枯叶，切片，鲜用或晒干备用。

性味与归经 味甘，性凉，无毒。入肺、胃、大肠经。

功效 清热除烦，行气祛瘀，消肿散结，通利胃肠。

主治 肺热咳嗽、身热口渴、胸闷心烦、食少便秘、腹胀腹痛、小便不利、口腔溃烂、口舌生疮等病症。

用法用量 内服：水煎，20～30 克。外用：适量，捣烂外敷，或煎水外洗。

禁忌 凡脾胃虚寒、大便溏泄者不宜多食。

附方

1. 月经过多：红青菜 12 克，干水芹菜根 12 克，鱼腥草根 12 克，水煎服，每日 3 次，连服 2～4 天。
2. 腹胀腹痛：干青菜 10 克，萝卜籽 15 克，橘子皮 6 克，食盐 4 克，煎水取汁，分 3 次内服。
3. 肺热咳嗽：鲜青菜 20 克，白萝卜 20 克，芦根 10 克，水煎取汁，分 3 次服。禁食辛辣食物，忌烟酒。
4. 食少便秘：青菜涴菜（用青菜制作的一种坛子菜）30 克，食盐少许，丝葱 3 克，生姜丝 4 克，水煎一大碗，分 2 次热服。
5. 口舌生疮、口腔溃疡：鲜青菜 30 克，捣烂如泥，含口腔中；或捣烂取汁，涂搽患处。
6. 水火烫伤：青菜嫩叶一把，洗净泥土，捣烂如泥，敷患处。干则换，保持湿润。
7. 胸闷心烦：青菜埆（青菜根）10 克，瓜蒌子 10 克，黄菊子 10 克，枞葫芦 10 克，水煎服。
8. 小便不利：鲜青菜 10 克，黄毛根 10 克，尿珠子 10 克，水煎服。

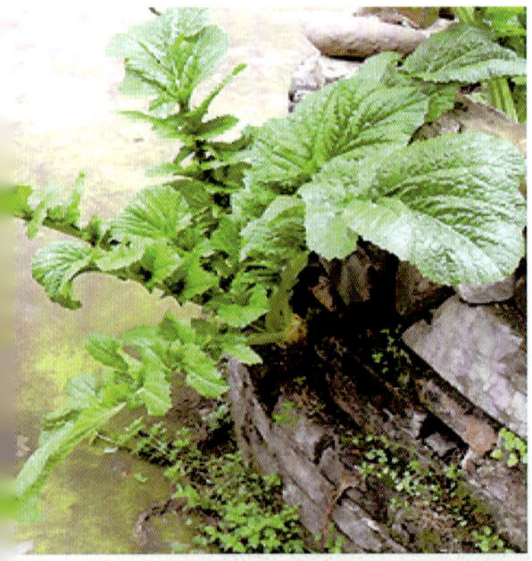
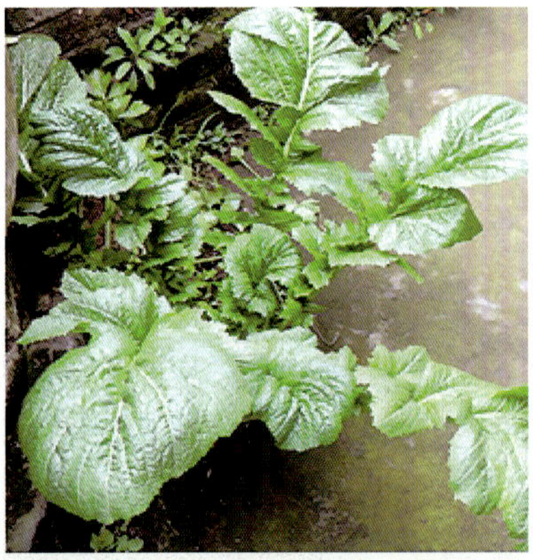
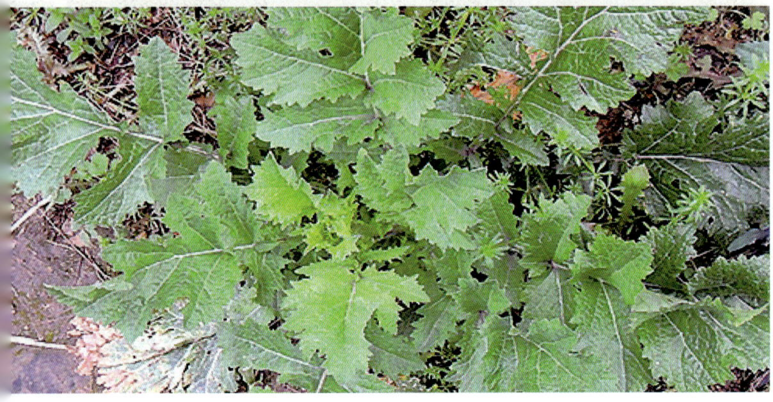
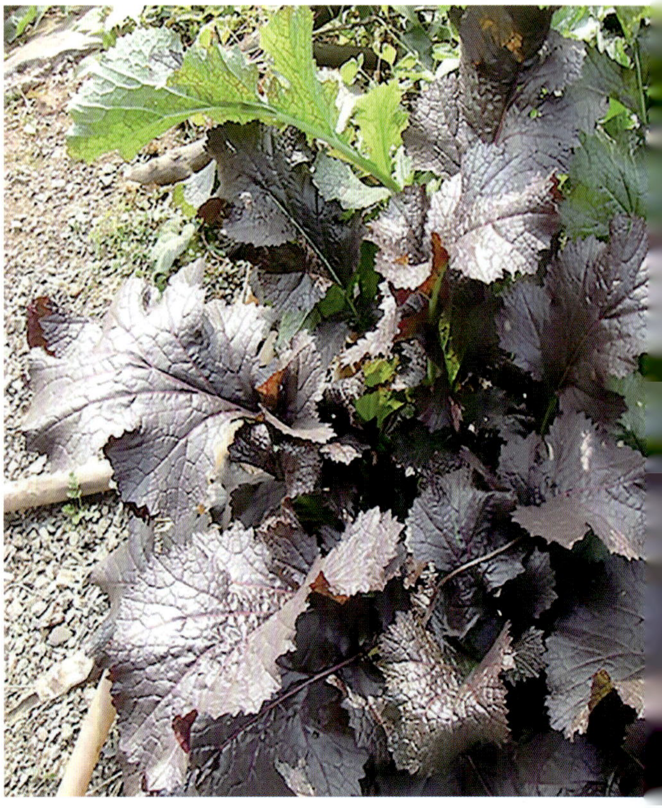

青蒿 | Qing hao

Reib sheg mongl 鋭赊蒙

茎叶青青野荒田，味苦性寒不等闲。虚热红眼百日咳，奶痈摆子熬水舔。

青蒿，为菊科植物青蒿 *Artemisia caruifolia* Buch.-Ham. ex Roxb. 或黄花蒿 *Artemisia annua* L. 的全草。

苗乡各地均有野生，近几年也有少量栽培。野生者一般生于山坡、荒野、路边以及菜园、果园中。青蒿是苗乡传统的治疗“打摆子”的常用药。

别名 苦蒿菜、黄花蒿、蒿、草蒿、野兰蒿、黑蒿。

采制 药用全草。夏季开花前采割，割回后，拣净杂质、枯叶，切段，鲜用或阴干备用。

性味与归经 味苦、辛，性寒。入肝、胆、三焦、肾经。

功效 清热，解暑，除蒸，凉血。

主治 温病、暑邪发热、阴虚发热、夜热早凉、骨蒸痨热、疟疾寒热、湿热黄疸、痢疾、疥疮、瘙痒。

用法用量 内服：煎汤，干品 5～15 克，鲜品加倍应用，治疗疟疾可以用 20～40 克，但不宜久煎，或入丸、散剂。外用：适量，捣烂外敷患处，或研细末，调敷，或煎水外洗患处。

禁忌 产后血虚，内寒作泻及饮食停滞泄泻者，勿用。

附方

1. **红眼病：** 青蒿、满天星、九里光各等分，共捣烂，塞鼻内，左眼红塞右鼻，右眼红塞左鼻，双眼病两鼻孔都塞。
2. **鼻息肉：** 青蒿灰、石灰各等分，淋熬膏，点之。
3. **小儿发热、口渴、腹泻、小便短赤：** 青蒿 15 克，车前草 15 克，水煎服。
4. **急性吐泻腹痛：** 青蒿 30 克，红辣蓼 15 克，香樟树二层皮 15 克，豆豉 10 克，共捣烂，用淘米水浸泡 1 小时，取浸液内服。
5. **桐木脚杆：** 青蒿 30 克，黄荆叶、威灵仙各 15 克，水煎，连服 2 天。
6. **百日咳：** 青蒿、橘子皮、柚子皮、紫苏叶各 6 克，水煎分 2 次服，每日 1 剂。
7. **腹泻：** 青蒿、水杨柳、三月泡、乌泡、辣蓼各 10 克，水煎服。
8. **中暑：** 青蒿 10 克，茅根 15 克，葛根 6 克，淡竹叶 6 克，生石膏 15 克，水煎服。
9. **暑毒热利：** 青蒿叶 30 克，甘草 3 克，白蒿 10 克，水煎取汁，分 3 次服。
10. **肺痨虚热盗汗：** 青蒿 15 克，鳖甲 30 克，怀山药 60 克，红枣 60 克，冰糖 30 克，水煎，吃怀山药、红枣，喝汤，连服数剂。
11. **丹毒：** 青蒿 30 克，酢浆草 60 克，薄荷 30 克，研末，调麻油搽。
12. **乳痈：** 青蒿全草捣烂敷；或青蒿 10 克，水煎服。
13. **打摆子：** 青蒿 30 克，水煎，于疟疾发作前 2 小时服，连服 3 日。

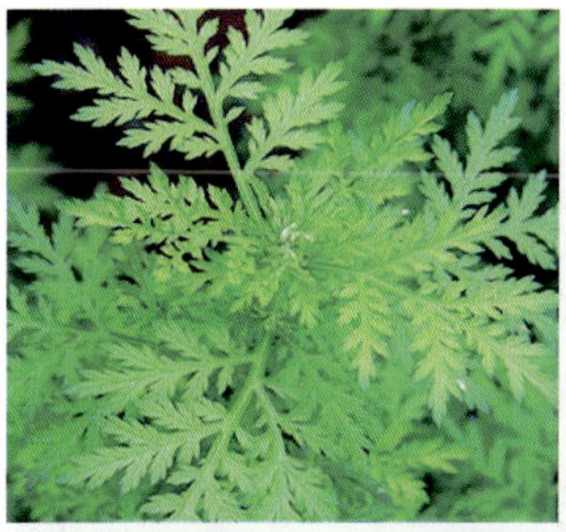
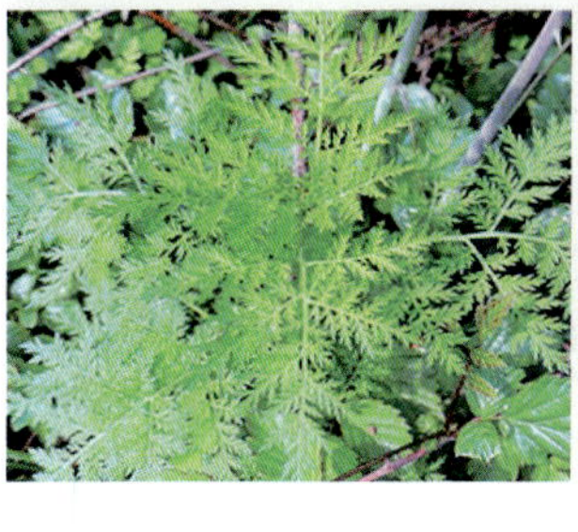
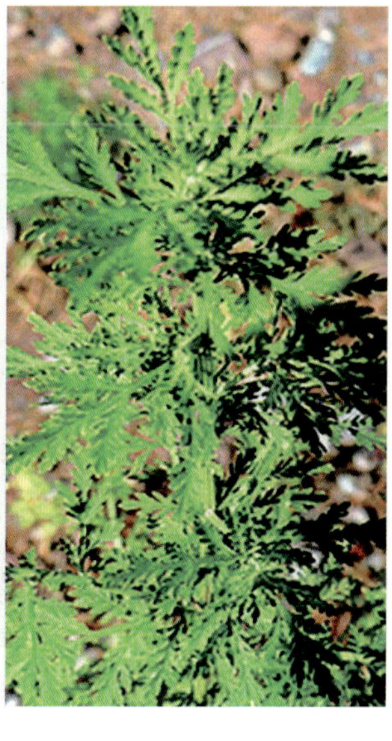
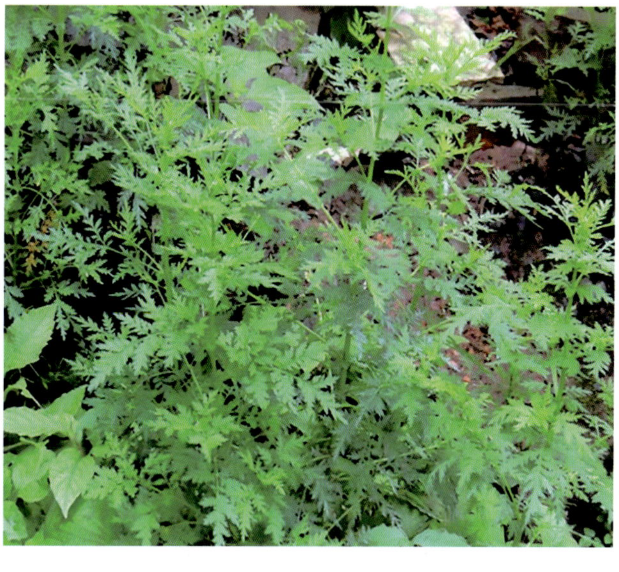

青鱼胆草 | Qing yu dan cao

Reib jinb mloul 鋭定谋

小小野草不起眼，朦朦得名青鱼胆。清热能退肺胃火，黄疸蛇毒缠腰丹。

青鱼胆草（小龙胆草），龙胆科植物蔓龙胆 *Crawfurdia semialata*（Marq.）H. Smith 的全草。
苗乡各地均有野生。一般生于山坡林下、灌木丛中以及河谷、山野、路边阴湿地。

别名 蔓龙胆、鱼鳅藤、鱼胆草、对叶林、抽筋草。

采制 药用全草。生长茂盛时采集，采回后洗净泥土，拣净杂质，切段，鲜用或晒干备用。

性味与归经 味辛、苦，性凉。入肺、肝、脾经。

功效 疏风清热，健脾利湿，止咳，杀虫。

主治 火眼、鼻衄、喉炎、肺痨、痔疮、梅毒、黄疸、风热咳嗽、风湿骨痛、蛔虫病、痈肿疔毒、外伤出血、水火烫伤、狗咬伤、毒蛇咬伤、带状疱疹等。

用法用量 内服：煎汤，干品 15～30 克，鲜品加倍，或泡酒，或煮粥食。外用：适量，煎水熏洗。

禁忌 味苦性凉，体虚者慎用。

附方

1. 火眼：青鱼胆草 6 克，蛤蟆草根 10 克，生石膏 6 克，车前草 30 克，水煎服。
2. 火眼：青鱼胆草 30 克，蒲公英 30 克，橘子皮 6 克，甘草 10 克，水煎服。
3. 鼻衄：青鱼胆草 30 克，田边菊 30 克，水煎服。外用青鱼胆草捣烂塞鼻中。
4. 高热烦渴：青鱼胆草 30 克，竹叶菜 60 克，金银花 30 克，三颗针根 15 克，煎服。
5. 肺痨：青鱼胆草全草 6～10 克，晒干研末服，每日服 3 次。
6. 痈疽疔疮：青鱼胆草 30 克，金银花（或叶）30 克，蒲公英 15 克，田边菊根 15 克，水煎服。外用青鱼胆草捣烂敷患处。
7. 痔疮：青鱼胆草 200 克，九里光 200 克，加水煎成浓汁，揉患处。
8. 梅毒：青鱼胆草全草，煎水洗。
9. 外伤出血：青鱼胆草全草适量，捣烂敷；亦可用青鱼胆草全草 20 克，水煎服。
10. 水火烫伤：青鱼胆草叶适量，捣烂敷患处；或青鱼胆草若干，焙干研末，麻油调成 20% 软膏外搽；或摊纱布上外敷。
11. 狗咬伤：青鱼胆草、夏枯草各适量，捣烂外敷。
12. 蛇咬伤：青鱼胆草叶适量，捣烂敷患处。
13. 毒蛇咬伤：青鱼胆草 15 克，山慈菇 10 克，青木香 10 克，煎服。药渣捣敷。
14. 病毒性肝炎：青鱼胆草 30 克，板蓝根 20 克，蛤蟆草 15 克，白糖 30 克，水煎 2 次，取液混合，分 4 次服，连服 7 天。
15. 传染性肝炎：青鱼胆草全草 10～15 克，水煎服，每日 3 次。
16. 肝硬化：青鱼胆草 12 克，虎掌草 15 克，水煎服，日服 3 次。
17. 缠腰火丹：青鱼胆草 30 克，过路黄 30～60 克，酢浆草 30 克，捣烂敷或捣汁搽。
18. 蛔虫病：青鱼胆草 15 克，玉竹 10 克，大米 50 克，煮成稀饭，分 2 次，空腹服。

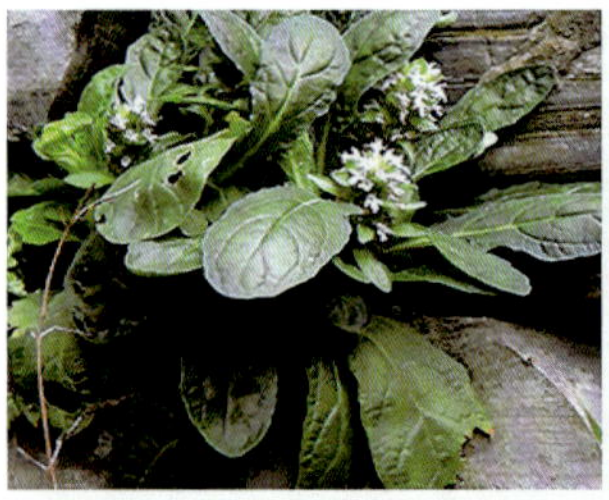
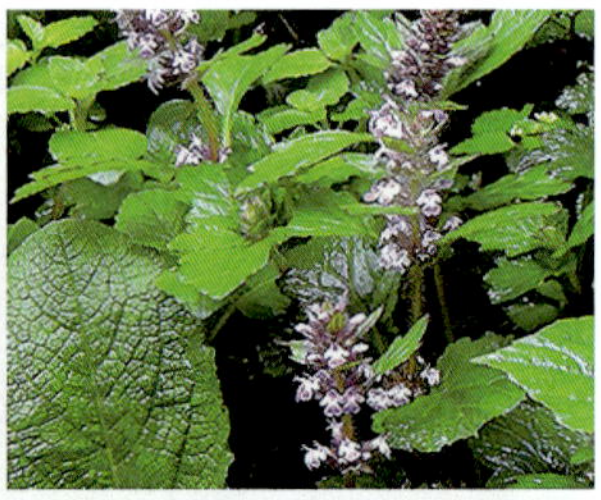
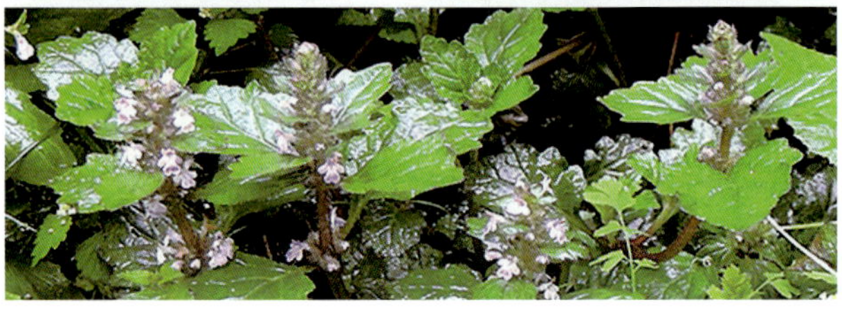
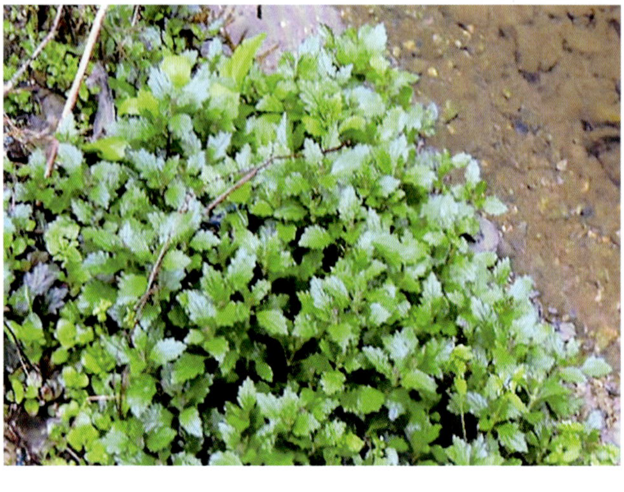

秋海棠 | Qiu hai tang

Reib hai tang 鋭海棠

娇小花艳窈窕姿，独含秋气发花迟。跌打损伤月家病，崩漏淋浊经水滞。

秋海棠，为秋海棠科秋海棠属植物秋海棠 *Begonia grandis* Dry. 的全草。

苗乡各地均有栽培，一般栽培在花盆、花圃中或庭院、路旁等处。

别名 八月春、断肠花、相思草、断肠草、秋海棠根、一口血、红白二丸、大红袍。

采制 药用全草或花朵。全草四季可采，采回后洗净泥土，拣净杂质，鲜用或晒干备用。花朵夏、秋季采，采回后晾干水分，鲜用或晒干备用。

性味与归经 花：味苦、酸，性寒，微毒。根：味酸、涩，性平。入肺、肝、大肠经。

功效 花：清热利水，杀虫解毒。根：活血化瘀，清热止血。

主治 花：主治感冒、水肿、牙痛，外用于癣症、跌打肿痛、疮疖。茎叶：主治咽喉疼痛、痈肿疮疡、跌打损伤。根：主治跌打损伤、吐血咯血、痢疾肠炎、月经不调、崩漏淋浊、咽喉肿痛。

用法用量 内服：水煎，10～15 克，或 3～6 克研细末，开水吞服或以酒送服。外用：适量，捣汁含漱或研末撒敷。

禁忌 秋海棠有微毒，过量使用会引起皮肤瘙痒、咽喉疼痛，吐泻等。

附方

1. **跌打损伤，伤后吐血：** 秋海棠根 3 克，研成细末，用白酒吞服。另用秋海棠全草，捣烂加白酒调匀，敷患处。
2. **痢疾：** 秋海棠根 6 克，白蒿 10 克，镰仄草 10 克，水煎取汁，加红白糖调匀服，1 日 3 次。
3. **月家病：** 秋海棠根 20 克，用童便泡 7 天后，研成细末；益母草 30 克，焙干或晒干，研成细末。两药混合，每次 6～10 克，蒸鸡吃，每日 2 次。服药期间禁食酸冷食物。
4. **崩漏，白带：** 秋海棠根、石泽兰各 6 克，杉木浆 6 克，白线鱼 1 条，水煎取汁，分 3 次服。
5. **淋浊、白浊：** 白秋海棠块根 20 克，研成细末，每次用开水送服 3 克，1 日 3 次。服药期间禁食酸冷食物，如豆腐、苦瓜、酸菜等。
6. **血尿：** 用红秋海棠块根 20 克，微火焙干，研成细末，每次服 6 克，1 日 3 次。
7. **咽喉疼痛：** 秋海棠根 120 克，加冷开水两小碗，捣烂取汁，频频含漱。
8. **顽癣：** 鲜秋海棠花、叶适量，洗净泥土，捣烂，外搽患处，每日换药 1 次。
9. **吐血、咯血：** 秋海棠根 3 克，雀儿脑 10 克，锅底灰 10 克，淘米水煎取汁，分 3 次服。服药期间禁食辛辣食物或“发”物，如花椒、雄鸡、鲤鱼等。

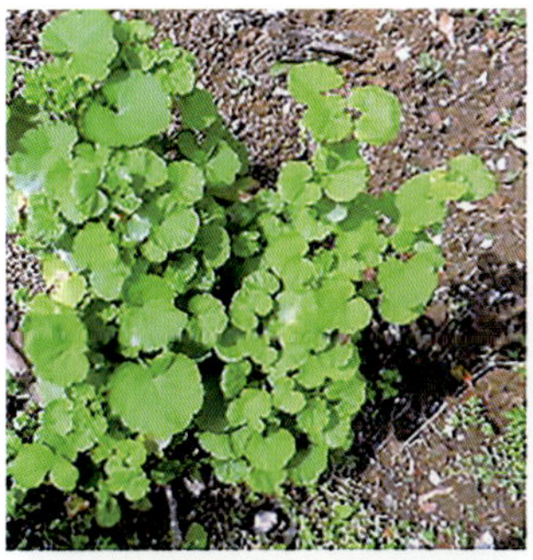
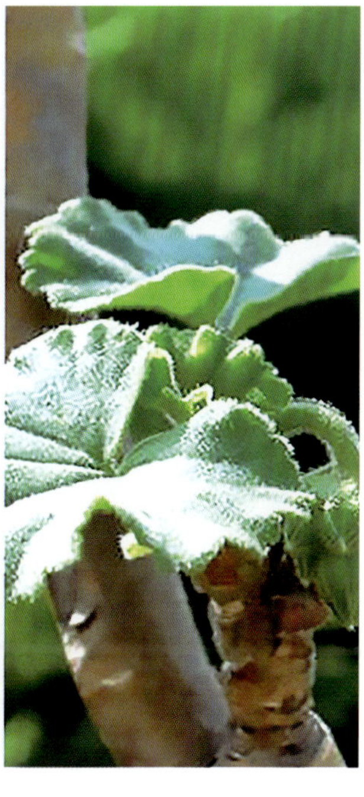
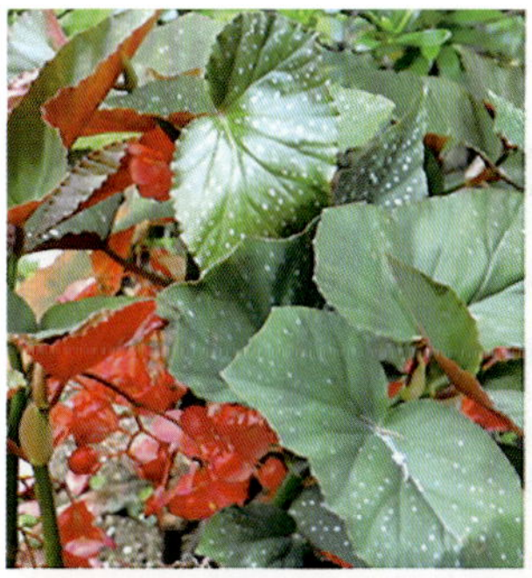
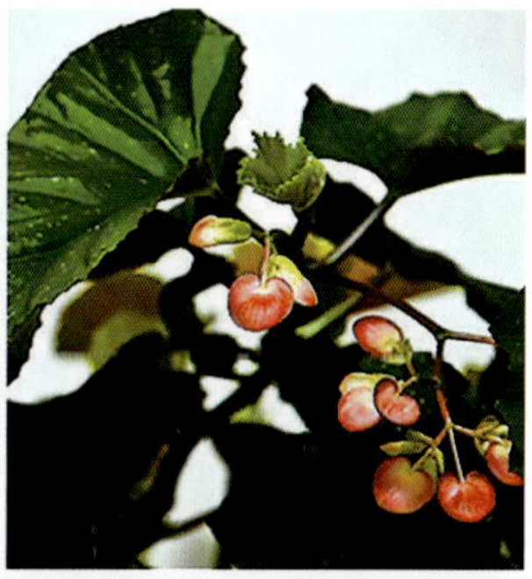
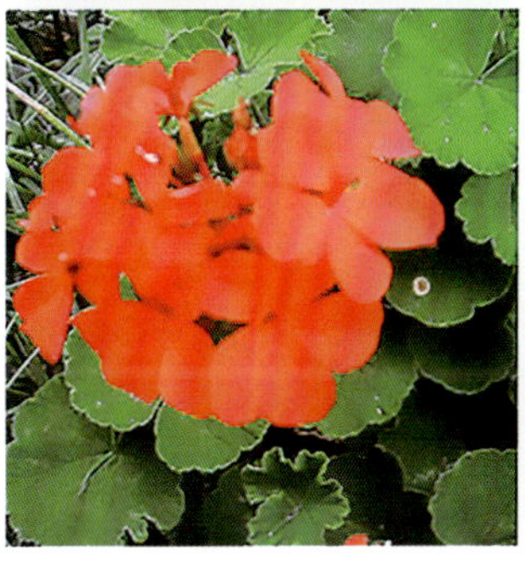
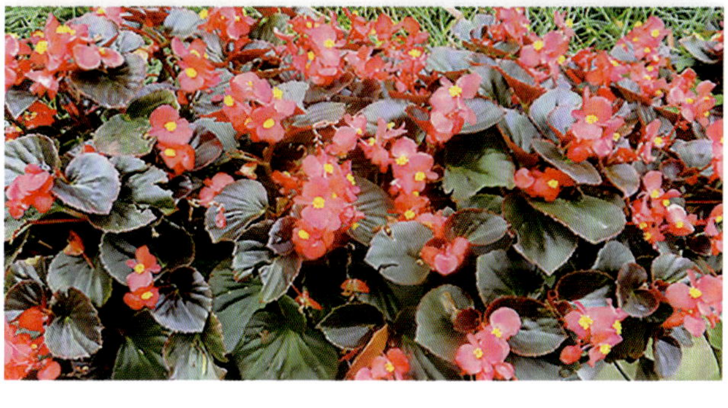

雀儿脑 | Que er nao

Reib npad 銳巴

形似雀头仙鹤草，荒地路边黄花小。痨咳鼻衄赤白痢，痧症腹泻毒蛇咬。

雀儿脑，为蔷薇科植物龙芽草 *Agrimonia pilosa* Ldb. 的地上部分。
苗乡各地均有野生，一般生于山坡、荒地、田坎、路边等地。

别名 仙鹤草、龙牙草、脱力草、瓜香草、老牛筋、狼牙草。

采制 药用全草。夏秋季茎叶茂盛时，或花刚开放时采割，割回后拣净杂质、枯叶，切段，鲜用晒干备用。

性味与归经 味苦、涩，性平。入肝、脾、肺、胃、大肠经。

功效 凉血止血，败毒抗癌，疗伤止痢。

主治 咳血、吐血、疟疾、脱力劳伤、痈肿。

用法用量 内服：水煎，10～30 克，或浸酒。外用：适量，捣烂外敷，或煎水外洗。

禁忌 雀儿脑味苦涩，胃肠功能不好者慎用。

附方

1. **头痛：**雀儿脑全草 30 克，水煎内服，每日 3 次。
2. **咽喉肿痛：**雀儿脑叶 20 克，捣烂取汁，兑淘米水含服。
3. **暑热腹痛：**雀儿脑根 15 克，水煎服。
4. **泻血（大便以鲜血为主）：**雀儿脑 15 克，三月泡根 10 克，捣烂，淘米水冲服。
5. **拉肚子：**雀儿脑 10 克，一颗针 6 克，水煎服，1 日 3 次。
6. **中暑：**雀儿脑全草 30 克，薄荷 6 克，水煎频服。
7. **痧症腹胀：**雀儿脑 10 克，则耳根 10 克，斑鸡窠 10 克，水煎服。
8. **劳伤咳血：**雀儿脑 30 克，红枣 20 枚，水煎服，1 日 3 次。
9. **便血：**雀儿脑 30 克，墨斗草 30 克，水煎服，1 日 3 次。
10. **风热性关节炎：**雀儿脑 40 克，高度白酒 500 毫升，浸泡 7 天后，每次 50 毫升，早晚各 1 次，连服 7 天。
11. **蛇咬伤：**雀儿脑全草 30 克，嚼烂外敷患处。注意留孔排毒。
12. **妇人经闭：**雀儿脑根 15 克，水煎服；或雀儿脑根 15 克，捣烂外敷腹部。
13. **恶露不净：**雀儿脑 30 克，鸡蛋 10 个，红糖 30 克。先将雀儿脑熬水去渣，加入鸡蛋、红糖同煮熟，吃蛋喝汤，每日 2～3 个。
14. **鼻出血：**先将双足伸进小便中浸泡，再用雀儿脑 20 克，野鸡脚 10 克，老虎泡根 10 克，水煎内服。
15. **肺痨咳血：**鲜雀儿脑 30 克，铁白金 10 克，枇杷花 6 克，水煎取汁，加白糖 30 克，分 3～4 次服。
16. **贫血虚弱：**雀儿脑 30 克，红枣 10 个，小人参 15 克，鸡血藤 15 克，煎服。
17. **小儿疳积：**雀儿脑嫩叶 15 克，猪肝 100 克，加水煮熟，喝汤吃猪肝。

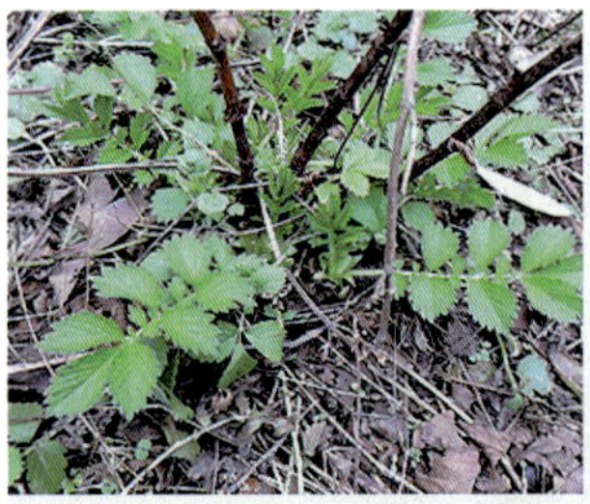
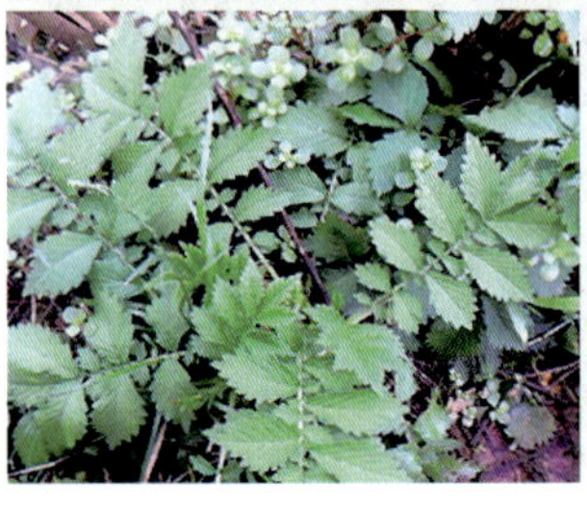
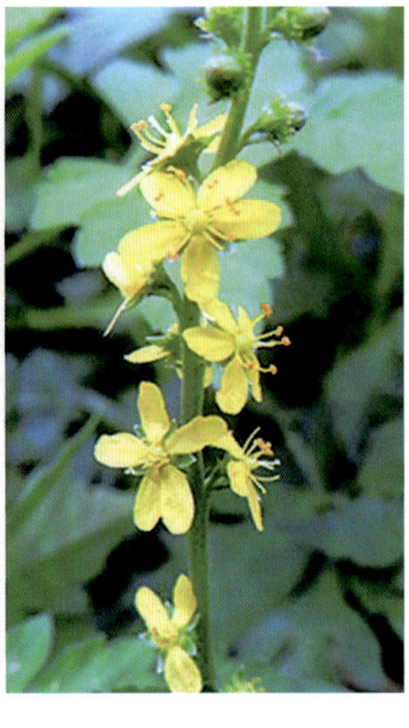
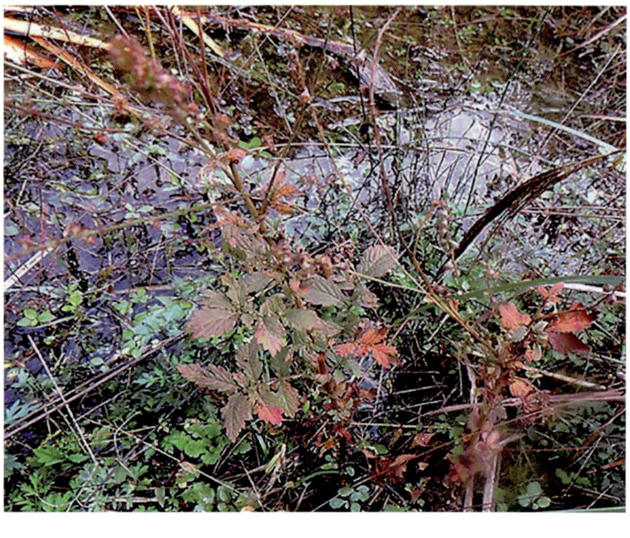

人字草 | Ren zi cao

Reib beab mel ghunb 鋭巴麦棍

一公一母两厢和，路边地头枝叶多。咳嗽胸痛赤白痢，腹痛尿血蛇脑仄。

人字草，为豆科植物鸡眼草 *Kummerowia striata*（Thunb.）Schindl. 的全草。

苗乡各地均有野生，一般生于田边、路旁、菜园，果园、斜坡旷地。

别名 鹿含草、鸡眼草、三叶草、马帚、苍蝇耻、三叶人字草、老鸦许、白斑鸠窝、掐不齐、公母草、铺地锦。

采制 以全草入药。春、夏、秋季均可采挖。扯回后洗净泥土，拣净杂质，切段，鲜用或晒干备用。

性味与归经 味甘、淡，性微凉，无毒。入肺、肾、脾经。

功效 清热利湿，健脾和胃，清肺利尿。

主治 咳嗽胸痛、暑热口渴、小儿疳积、久痢久泻、中暑发痧、小便不利、小便尿血、腹痛腹泻、夜盲鸡眼、黄疸肝炎、毒蛇咬伤，跌打损伤、疔疮疖肿。

用法用量 内服：煎汤，干品 15 ～ 30 克，鲜品 30 ～ 60 克。外用：适量，捣烂外敷患处。

禁忌 人字草性凉，脾胃虚寒之人慎用。

附方

1. **蛇脑仄：** 人字草、墨斗草、半边莲、芙蓉花叶各适量，洗净泥土，加冷开水少许，捶烂，外敷患处，布条包扎。
2. **蛇咬伤：** 人字草、小蛤蟆草各适量，洗净泥土，用口生嚼烂，外搽患处。注意伤口处留一小口，以利排毒。
3. **咳嗽胸痛：** 人字草 30 克，猪肺 50 克，同煮熟，吃猪肺，喝汤，每日 3 次。
4. **赤白久痢：** 鲜人字草 60 克，凤尾草 15 克，鸡冠花 10 克，淘米水煎取汁，分 3 次服。
5. **小儿疳积：** 人字草 15 克，独脚金 3 克，蜜枣 1 枚，水煎取汁，分 3 次服。
6. **尿急尿血：** 人字草 30 克，黄毛根 10 克，雀儿脑 10 克，竹叶菜 10 克，水煎取汁，分 3 次服。服药期间禁食辛辣食物。
7. **暑热发痧：** 鲜人字草 90 克，辣子蛇药 10 克，捶烂，以开水冲泡，取汁喝，每日 3 次。禁食辛辣食物。
8. **腹痛腹泻：** 人字草、雀儿脑、海蚌含珠各 30 克，红辣蓼 15 克，水煎取汁，分 3 次服。
9. **鸡蒙眼：** 人字草 10 克，光棍草 10 克，炒黄研末，拌猪肝或鸡苦胆蒸服。

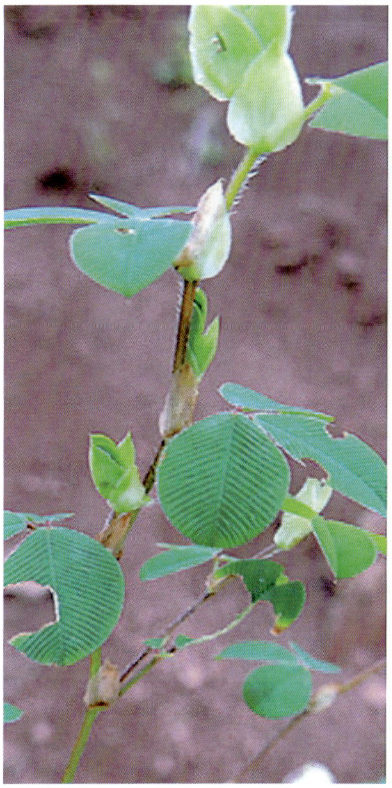
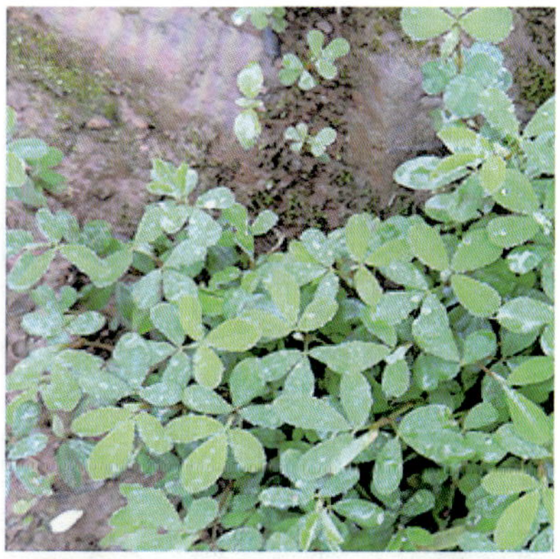
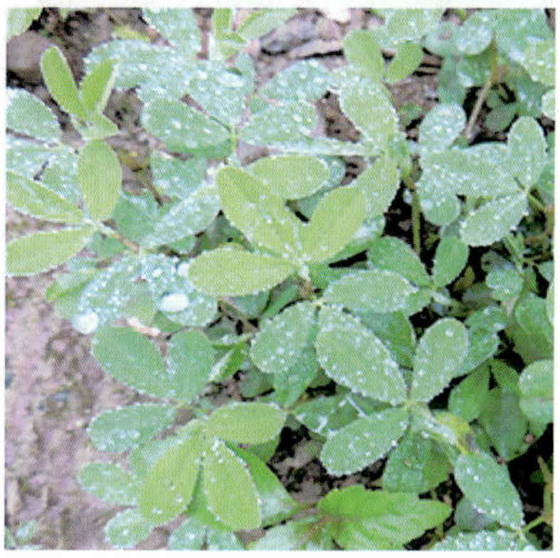
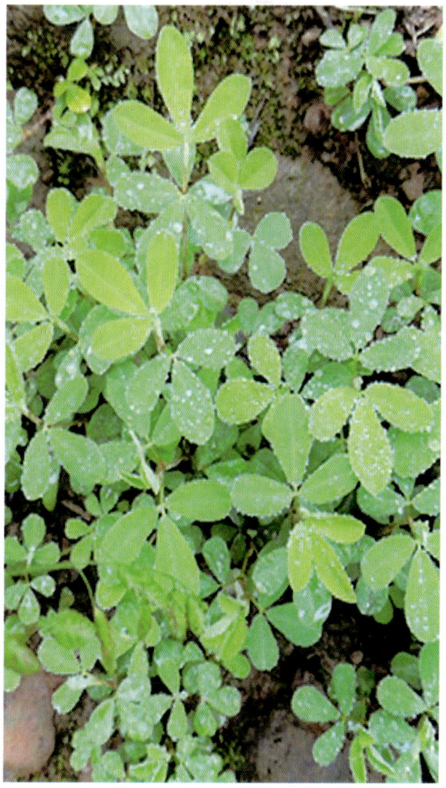

三爪风 | San zhao feng

Bid giand nenb 比坚伦

缠缠绵绵三叶叉，果实鲜艳红巴巴。疔疮痈肿捣烂敷，疡子蛇伤煎水恰。

三爪风，为蔷薇科蛇莓属植物蛇莓 *Duchesnea indica*（Andr.）Focke 的全草。

苗乡各地均有生长，一般生于山坡、路旁、草丛、阴湿之地。

别名 蛇泡草、蛇盘草、蛇果草、龙吐珠、宝珠草、三匹风、三叶莓、三爪龙、三脚虎、红顶果。

采制 三爪风以全草入药。春、夏、秋、冬四季均可以采收，拔取全草，洗净泥土，拣净杂质、枯叶，鲜用，或晾干水分，晒干，临用时再切碎使用。

性味与归经 味甘、酸，性寒，花、果有小毒。入肺、肝、大肠经。

功效 清热解毒，散瘀消肿。

主治 感冒发热、风热咳嗽、小儿高热惊风、咽喉肿痛、白喉、黄疸型肝炎、肠炎腹泻、颈淋巴结核、水火烫伤、细菌性痢疾、阿米巴痢疾、月经过多。外用治疗腮腺炎、毒蛇咬伤、眼结膜炎、疔疮痈肿、带状疱疹、湿疹瘙痒。

用法用量 内服：煎汤，干品 9 ～ 15 克，鲜品 30 ～ 60 克，或捣汁饮。外用：适量，鲜品捣烂外敷或研末撒。

禁忌 三爪风果实有毒，禁止食用。

附方

1. **眼部生挑针（麦粒肿）：** 鲜三爪风适量，捶烂外敷眼皮上，1 日 2 次。
2. **喉痛：** 三爪风全草 30 克，研末，开水冲服，每次 3 克，每日 3 次。喉间红肿加红糖，白喉加白糖。
3. **蛇脑仄：** 三爪风、蛇含草、马鞭草、满天星各适量，共捣烂，敷患处。
4. **牛泡：** 三爪风、铁马线、牛大王各适量，捶烂外敷患处。先用缝衣针消毒后，挑破水疱，再敷药。
5. **打伤：** 鲜三爪风全草适量，捣烂，酒炒敷患处。
6. **磷砒中毒：** 三爪风鲜草 30 克（去果实），加生绿豆 30 克，捣烂，冷开水泡，绞汁频服。
7. **雷公藤中毒：** 三爪风鲜草 30 克（去果实），加生绿豆 30 克，捣烂，冷开水泡，绞汁频服。
8. **无名肿毒：** 鲜三爪风全草适量，捣烂敷患处。
9. **缠腰火丹：** 三爪风全草适量，洗净，放少许食盐捣烂敷患处，要求盖满病变范围；或将三爪风全草晒干研粉，调麻油敷患处亦可，每日 1 ～ 2 次。
10. **颈淋巴结核：** 三爪风 15 克，蒲公英 15 克，紫花地丁 10 克，野菊花 10 克，夏枯草 10 克，水煎服。

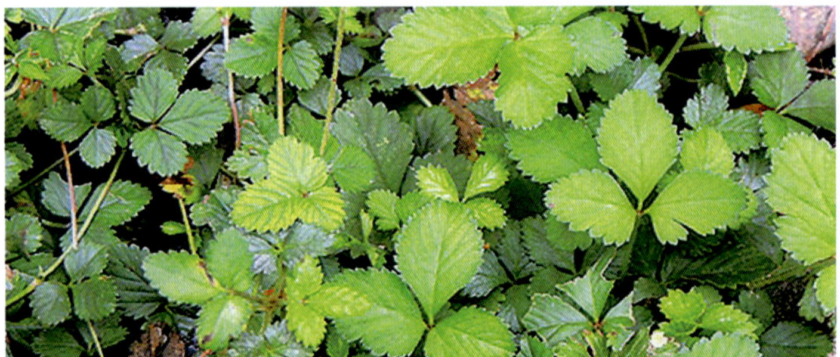
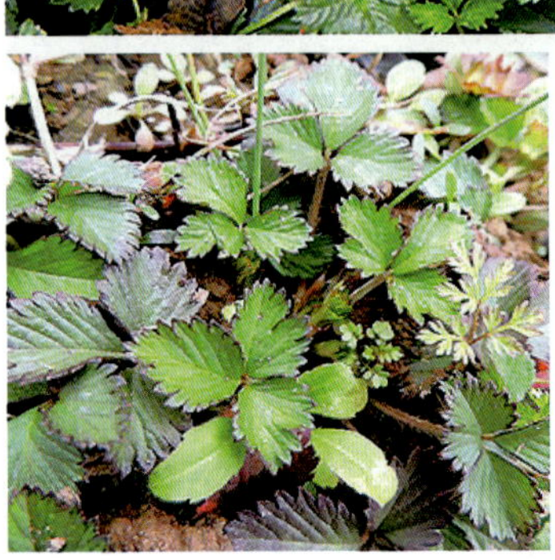
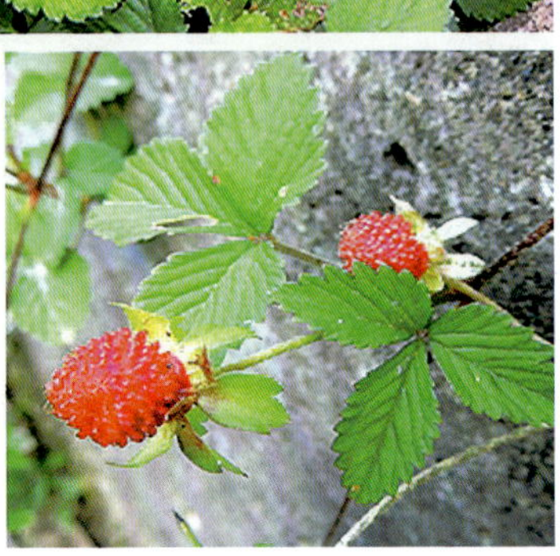
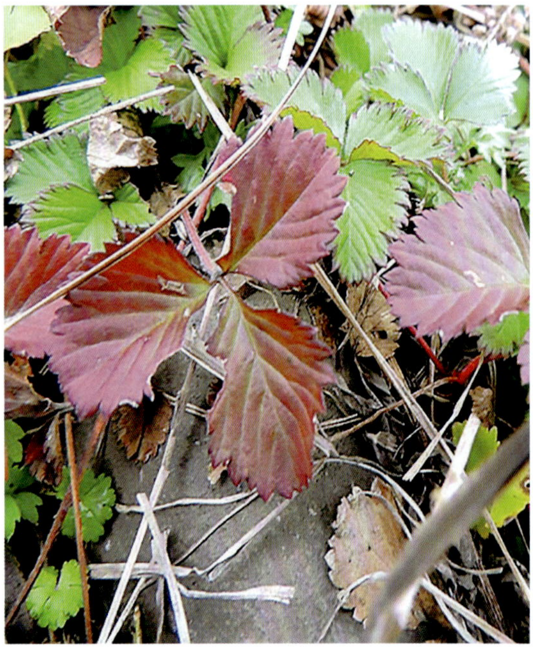

扫帚草 | Sao zhou cao

Reib pengx toub 鋭蓬头

堆堆蓬蓬扫帚草，风吹雨打枝不倒。风疹湿疹夜盲症，痛风结石一把扫。

扫帚草，为藜科地肤属植物地肤 *Kochia scoparia*（L.）Schrad. 的全草或种子。

苗乡各地均有栽种，一般栽种在路边、荒地或菜园边、田坎上。

别名 地肤、地肤子、落帚、落帚草、绿帚、蓬头草、地麦、观音菜、孔雀松。

采制 药用嫩苗、种子。嫩苗在枝叶茂盛时采摘，随采随用。种子在秋后收割扫帚草时收集，筛去泥土、枝叶，晒干备用。

性味与归经 味辛、苦，性寒。入肾、膀胱经。

功效 清热利湿，祛风止痒，强壮明目。

主治 尿路结石、尿酸性痛风、小便涩痛、夜盲症、阴囊湿疹、疝气、阴痒带下、风疹、湿疹、皮肤瘙痒、疮毒、疥癣等症。

用法用量 内服：水煎，5～15 克，或入丸、散。外用：嫩苗适量，捣烂外敷或煎水洗患处。

禁忌 肾虚尿频者慎用。

附方

1. 阳虚气弱：扫帚草子 10 克，土人参 10 克，臭牡丹根 10 克，猪瘦肉 50 克，同煮熟，喝汤吃肉。
2. 痈肿疮毒：扫帚草嫩苗、半边莲各适量，捣烂敷患处。
3. 蛤蟆痣：扫帚草子、明矾各等分，水煎洗患处，1 日多次。
4. 头风面肿：扫帚草子 15 克，生姜 10 克，同捣烂，热酒冲服，汗出则愈。
5. 吹乳：扫帚草子 100 克，焙干研末，每服 10 克，热酒冲服，汗出则愈。
6. 血痢不止：扫帚草子 15 克，白蒿 10 克，雀儿脑 10 克，淘米水煎服。
7. 眼外伤：鲜扫帚草嫩苗适量，捣烂取汁，点眼中。
8. 痔疮：扫帚草子 200 克，焙干研细末，每服 10 克，米汤水送下，1 日 3 次。
9. 鸡蒙眼：扫帚草子 200 克，焙干研细末，每用 10 克，摊猪肝上，蒸熟服用。
10. 疝气：扫帚草子 100 克，焙干研末，每用 3 克，热酒吞服。
11. 积年胁痛：扫帚草子 200 克，阴干研末，每服 3 克，1 日 5～6 次。
12. 跗肿阴肿：扫帚草子 100 克，白术 50 克，桂心 30 克，共研细末，每服 3 克，1 日 3 次。
13. 暑热汗多，腹胀食少：扫帚草嫩苗一把，洗净泥土，沸水中焯一下捞出，用清水洗后挤去水分，切碎，加肉馅、盐、味精、胡椒粉、酱油、食油等搅匀，做成馅，包饺子。色碧绿，味鲜美。
14. 尿路结石：扫帚草子 15 克，金钱草 20 克，水灯草 10 克，水煎取汁，分 3 次服。服药期间，禁食鱼虾螃蟹、排骨等含钙高的食物。
15. 痛风：扫帚草子 15 克，土牛膝 10 克，夏天无 4 克，燕子尾 10 克，水煎服。

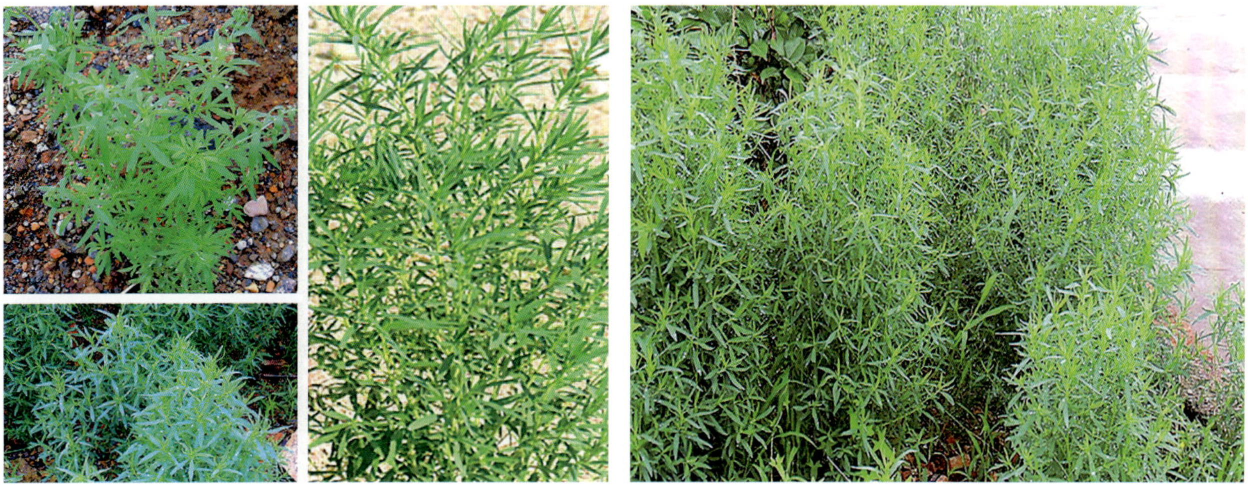

啥菜 | Sha cai

Reib shuil haox 鋭水蒿

祭祀土地吃啥饭，风调雨顺祥和年。产后起风月家病，刀伤枪伤血涟涟。

啥菜，为菊科蒿属植物啥蒿菜 *Artemisia carvifolia* 的全草。

苗乡各地均有野生，一般生于低海拔、湿润的河岸边砂地、山谷、林缘、路旁、田坎上等处。

别名 啥蒿菜、社菜、蒿菜、青蒿菜、野青蒿、水蒿菜。

采制 药用全草。四季可采，采摘嫩叶、茎秆，或挖根，洗净泥土，鲜用捣烂，或切段，晒干备用。

性味与归经 味苦、涩，性凉。入肺、肝、肾经。

功效 清热解暑，凉血止血，散瘀接骨。

主治 感冒发热、阴虚发热、夜热早凉、骨蒸劳热、外伤出血、跌打损伤、湿热黄疸。

用法用量 内服：煎汤，6～10 克。外用：适量，捣烂外敷，或煎水外洗。

禁忌 啥菜味苦涩，胃寒脾虚之人禁用。

附方

1. **真月家病：**啥菜 6 克，大血藤 10 克，小血藤 10 克，散血莲 6 克，三月泡根 10 克，扒船泡根 6 克，叶下红 6 克，益母草 15 克，小良姜 6 克，茜草 10 克，水煎服。
2. **产风：**啥菜根 6 克，大血藤 10 克，小血藤 10 克，散血莲 6 克，细金鸡尾根 10 克，黄茅根 10 克，小管仄 6 克，益母草 15 克，九节风 10 克，鹰爪风 10 克，四扇风 6 克，乌泡根 10 克，血报木 10 克，水煎内服。
3. **枪伤：**啥菜根、鸭屎木叶、铁扫帚叶、犁口草各适量，捶烂外敷。
4. **锐器伤：**啥菜、地胡椒、半边莲、四眼草各适量，捶烂外敷。
5. **断骨：**啥菜、田三七、乌泡刺、杨靴鸡、过墙风、何首乌、节儿根、小血藤各适量。将上药捶烂，加三分之一的水，三分之二的酒，炒热，再加桐油调匀后，敷在伤处，上夹板固定。第一次药物全部用根，第二次全部用枝叶。
6. **刀斧伤：**啥菜、铁马线、细金鸡尾、路边荆、铁靴鸡各适量，捶敷伤口上。
7. **禾镰刀割伤：**采摘啥菜嫩叶，洗净，用口嚼烂，敷在伤口上，布条包扎。

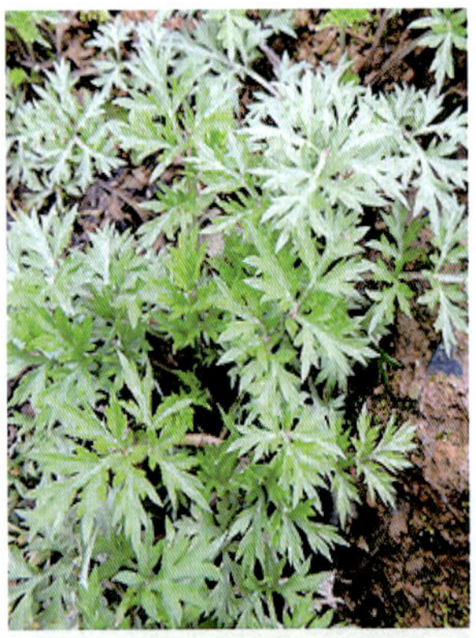
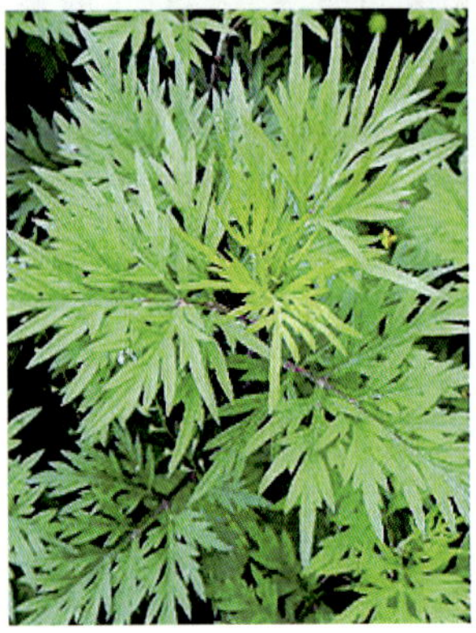
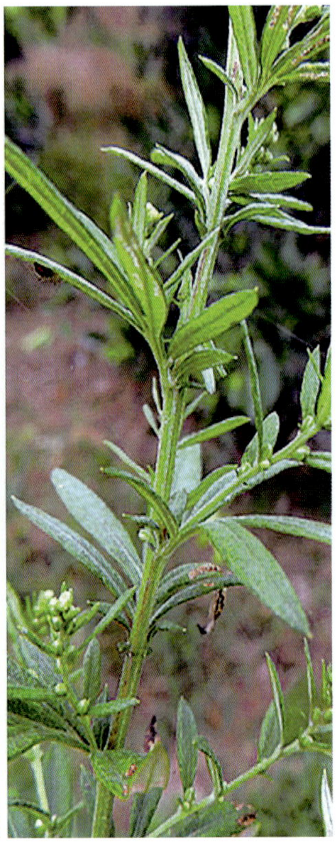
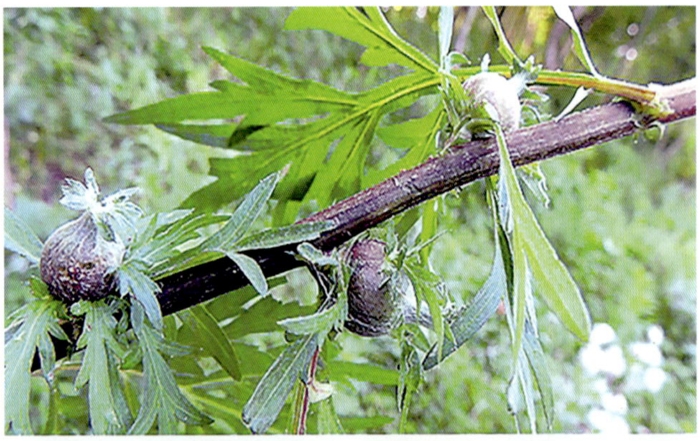
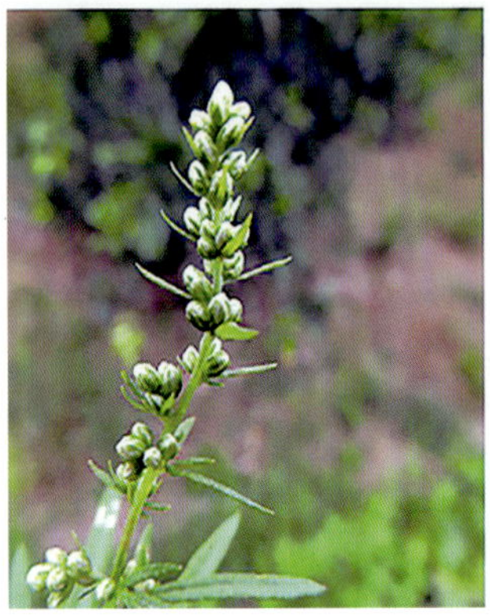
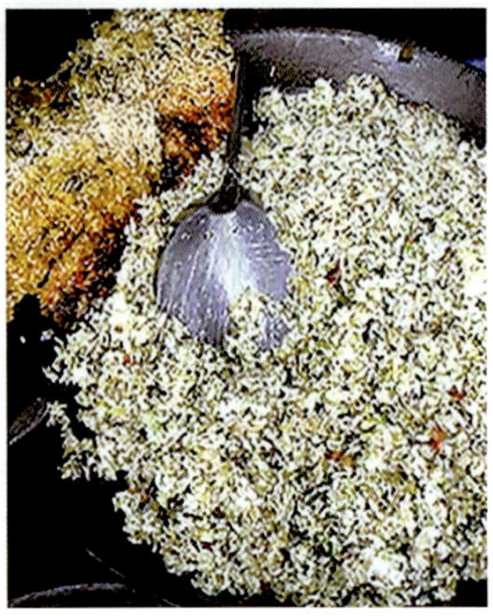

山蚂蟥草 | Shan ma huang cao

Reib god jib 鋭过记

粘裤粑鞋山蚂蟥，疏林草地牛路旁。咳嗽哮喘风湿痛，奶痈疳积疗疮癀。

山蚂蟥草，豆科植物大叶山蚂蟥 *Desmodium gangeticum*（Linn.）DC 全草。
苗乡各地山区均有野生，一般生于疏林边缘、山路旁、荒草地、果园边等地。

别名 草鞋板、小槐花、山蚂蟥、巴人草、水蛭草、豆子草、饿蚂蟥、粘衣草、路边鸡、路边肖、逢人打、扁草子。

采制 药用全草。夏秋季枝叶茂盛时采割，拣净杂质、枯枝败叶，切段，鲜用或晒干备用。

性味与归经 味苦，性平。入肺、肾经。

功效 祛风活络，解毒消肿。

主治 咳嗽哮喘、风湿骨痛、崩中带下、奶痈、跌打损伤、风湿性关节炎、腰腿痛、毒蛇咬伤。

用法用量 内服：煎汤，12～15 克。外用：适量，煎水外洗。

禁忌 山蚂蟥草味苦，脾胃不好者慎用。

附方

1. **奶花：**山蚂蟥草全草 15～30 克，水煎服。药渣煎水外洗。
2. **小儿疳积：**山蚂蟥草全草 10 克，水煎服。
3. **肿毒：**山蚂蟥草叶捣烂，浸米泔水洗，每天 6～7 次。
4. **月经不调，少腹冷痛：**山蚂蟥草花 10～15 克，艾叶 6 克，水煎服。
5. **疳积：**山蚂蟥草 12 克，狼把草 6 克，羊角豆全草 15 克，煎服。
6. **麻疹：**山蚂蟥草 5 克，野高粱 6 克，黄荆条 6 克，野油麻 5 克，地胡椒 6 克，水煎取汁，分 3 次服。
7. **咳嗽哮喘：**山蚂蟥草 12 克，羊角藤 10 克，金荞麦 10 克，水煎取汁，分 3 次服。
8. **跌打损伤：**山蚂蟥草 15 克，铁马鞭 15 克，小血藤 15 克，捶烂外敷患处。
9. **风湿性关节炎、腰腿疼痛：**山蚂蟥草 15 克，扯丝皮 10 克，夏天无 4 克，大血藤 10 克，野葡萄根 10 克，水煎服。药渣煎水，趁热熨痛处。
10. **月经过多：**山蚂蟥草 10 克，益母草 15 克，墨斗草 10 克，鸡冠花 10 克，月月红 6 克，水煎，放冷服，1 日 3 次。禁忌辛辣食物。
11. **毒蛇咬伤：**山蚂蟥草 15 克，半边莲 20 克，水煎取汁，分 3 次服。伤口放血，药渣捣烂外敷伤口周围。

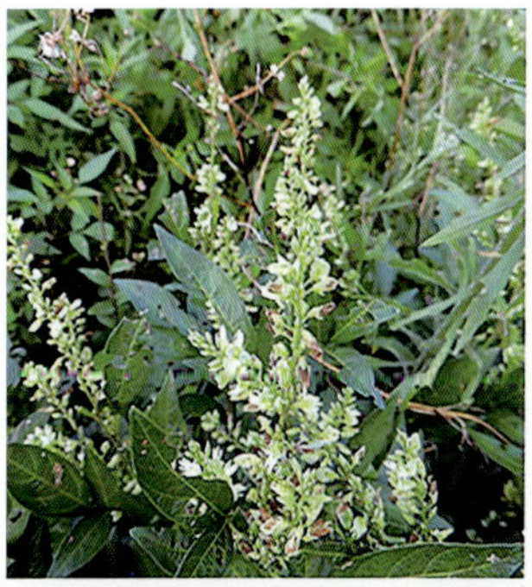
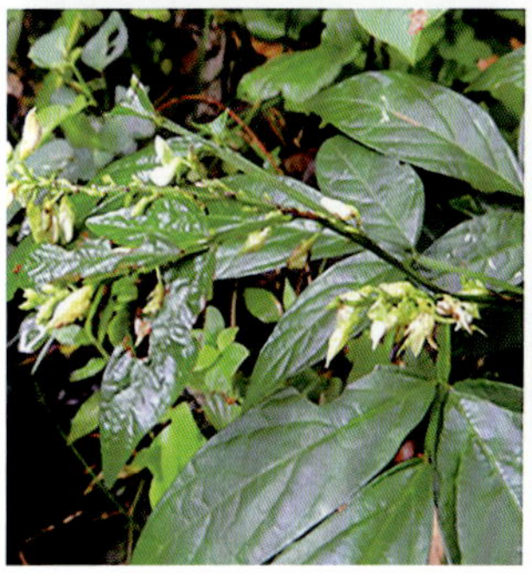
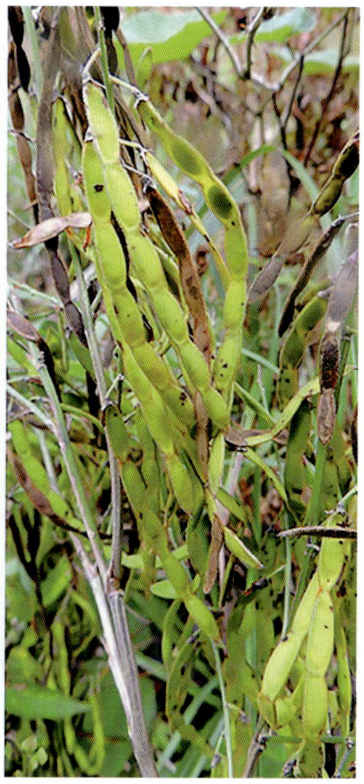
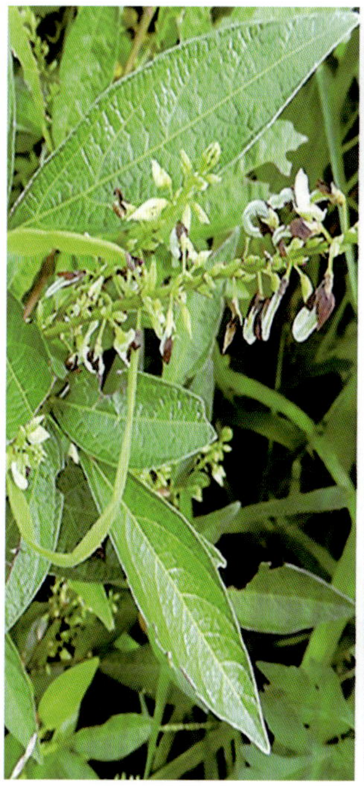
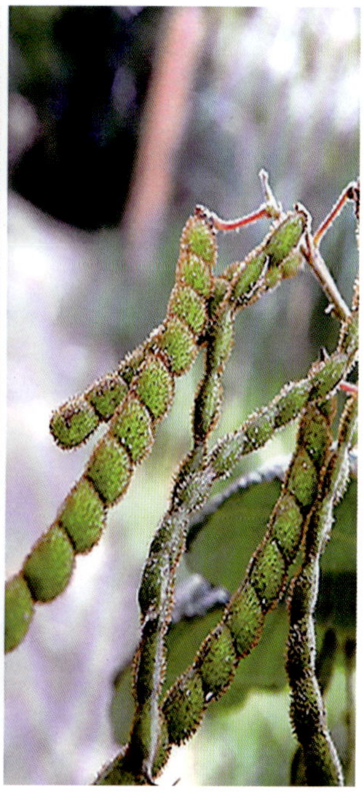

鼠曲草 | Shu qu cao

Reib dab ngod 鋭大哥

灰白绒毛鼠曲草，山野荒坡均可找。风寒咳嗽蚕豆病，痈肿白带雀眼劭。

鼠曲草，为菊科植物鼠曲草 *Gnaphalium affine* D. Don 的全草。

苗乡各地均有生长，俗名叫“帕蒿菜”。一般野生于山坡、草地、田边、山坡及路边林下，生长最多的地方为田坎、荒郊。苗乡老人们常采摘鼠曲草嫩苗煮熟，揉入米粉中做成“蒿菜粑”，味道香糯可口，是苗乡一味传统小吃。

别名 佛耳草、绒毛草、鼠耳、鼠耳草、毛耳朵、水菊、金沸草、清明菜、清明蒿、白头草、绒毛草、黄花曲草、毛毡草。

采制 药用全草。春季清明前后采摘嫩叶，作为蔬菜食用。夏秋季采收全草，洗净泥土，去尽杂质，鲜用或晒干备用。

性味与归经 味甘，性平，无毒。入肺经。

功效 祛风除湿，调中益气，止咳化痰。

主治 咳嗽痰多、气喘、感冒风寒、蚕豆病、溃疡病、高血压、咽炎、筋骨疼痛、白带过多以及无名肿毒。

用法用量 内服：煎汤，干品 6 ～ 15 克，鲜品加倍，研末浸酒或做糕点服食。外用：适量，煎水洗或捣敷。

禁忌 瘀血体质忌过量食用鼠曲草。不可多用，过食损目。

附方

1. **咳嗽痰多：** 鼠曲草全草 15 克，枇杷叶 10 克（去毛），冰糖 15 克，水煎取汁，分 3 次服。
2. **寒喘：** 鼠曲草、黄荆子各 15 克，前胡、云雾草各 10 克，天竺子 12 克，荠尼根 30 克，水煎服。
3. **风寒感冒：** 鼠曲草全草 15 克，生姜 3 片，香葱白 3 根，水煎取汁，分 3 次服。
4. **蚕豆病：** 鼠曲草 60 克，蛤蟆草、凤尾草各 30 克，茵陈 15 克，加水 1200 毫升，煎成 800 毫升，加白糖当茶饮。
5. **筋骨疼痛、脚膝肿痛、跌打损伤：** 鼠曲草 30 ～ 60 克，大血藤 10 克，夏天无 4 克，水煎取汁，分 3 次服。药渣煎水外熨患处。
6. **白带过多：** 鼠曲草、金鸡尾、灯心草各 15 克，土牛膝 10 克，水煎服。
7. **脾虚浮肿：** 鲜鼠曲草 60 克，水煎服。
8. **无名肿毒、对口疮：** 鲜鼠曲草 30 克，水煎服，另取鲜叶调米饭捣烂敷患处。
9. **毒疔初起：** 鲜鼠曲草合冷饭粒及食盐少许捣烂敷患处。
10. **雀眼夜盲、迎风流泪：** 鼠曲草 100 克，糯米 50 克，羊肝 50 克，放砂锅内，加水先用武火煮沸，再用文火煮稀饭服；或用鼠曲草同羊肝共炒，食用。
11. **胃溃疡：** 鼠曲草 30 克，甘草 9 克，先用武火煮沸，再改用文火煮，取汁服用。
12. **毒蛇咬伤：** 鼠曲草 30 克，放砂锅内加水，先用武火煮沸，再用文火煮，取汁服用。并用新鲜鼠曲草洗净，捣烂，取汁外敷患处。
13. **下肢溃疡：** 鼠曲草 500 克，放砂锅内加水，先用武火煮沸，再用文火煮，取汁外洗患处，并以纱布浸药液，湿敷患处，每天 3 次。

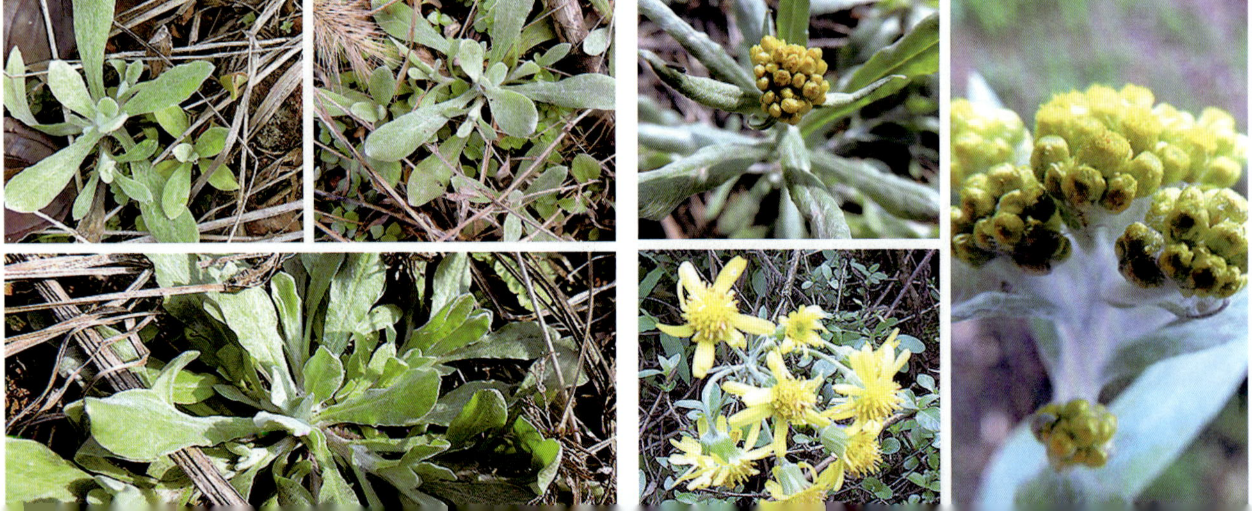

双鞭 | Shuang bian

Reib bid mul 鋭比苗

深山老林觅双鞭，肉质肥厚果上燔。肺痨咳嗽兼咯血，月经不调咽喉炎。

双鞭，为兰科石豆兰属植物麦斛 *Bulbophyllum inconspicuum* Maxim. 的全草。苗医将双叶的称为双鞭，单叶的称为单鞭。苗乡各地均有野生，一般生于荒山野岭、原始森林的高大树木上，或阴山岩石壁上，或倒伏的枯树干上。

别名 果上叶、子上叶、双边、单边、单鞭、麦斛、一挂鱼、羊奶草、鸦雀嘴、灵芝角、石杨梅、万年桃、石枣子、青兰、瓜子莲、石龙石尾、七仙桃、小扣子兰、石蚊虫、石仙桃、黄石鞭、楼上楼、石莲子、根上子、石豆、石荚、单叶石枣。

采制 药用全草。全年可采，采回后洗净泥土鲜用，或蒸熟后晒干备用。

性味与归经 味甘、淡，性凉，无毒。入肺、心、肝、肾经。

功效 滋阴清热，化痰止咳，除烦安神。

主治 风热咳嗽、肺燥咳嗽、肺结核咯血、热病烦渴、咽喉肿痛、风湿疼痛、月经不调、头痛眩晕、牙龈肿痛、慢性胃炎、脾虚食少、肾虚遗精。

用法用量 内服：水煎，干品 15～20 克，鲜品加倍。外用：适量，捣烂外敷患处。

禁忌 肠胃虚寒者慎用。

附方

1. **头痛烦热**：干双鞭 20 克，鹰爪风、菊花各 10 克，水煎取汁，分 3 次服。
2. **肺痨咳嗽**：鲜双鞭 30 克，粑合 30 克，水煎取汁，调入蜂蜜 20 克，分 3 次服。
3. **肺痨咳嗽**：鲜双鞭 15 克，白则耳根 15 克，猪肉 25 克，同炖熟，吃猪肉，喝汤，1 日 2 次，连服 3 日。
4. **风火牙痛**：鲜双鞭 30 克，马蹄香 3 克，食盐少许，水煎取汁，分 3 次含服。
5. **肺热咳嗽**：双鞭 6 克，小刺大木根 10 克，则耳根 10 克，水煎取汁，分 3 次服。服药期间禁食辛辣食物。
6. **百日咳**：双鞭 30 克，黄连 3 克，蜂蜜 15 克，水煎取汁，分 3 次含服。
7. **小儿惊痫**：鲜双鞭 15 克，猪蓝天 1 个，冰糖 10 克，同炖熟，分 3 次含服。
8. **跌打损伤、咯血**：鲜双鞭 30 克，雀儿脑 10 克，铁马鞭 10 克，水煎分 3 次服。
9. **颜面疔疮**：鲜双鞭适量，冰糖少许，同捣烂，外敷患处，1 日 1 次。
10. **月经不调**：鲜双鞭 30 克，月月红 15 克，白糖少许，水煎取汁，分 3 次服。
11. **疔疮痈肿**：鲜双鞭、半边莲各适量，洗净泥土，水煎取汁，分 3 次服。药渣捣烂，外敷患处。

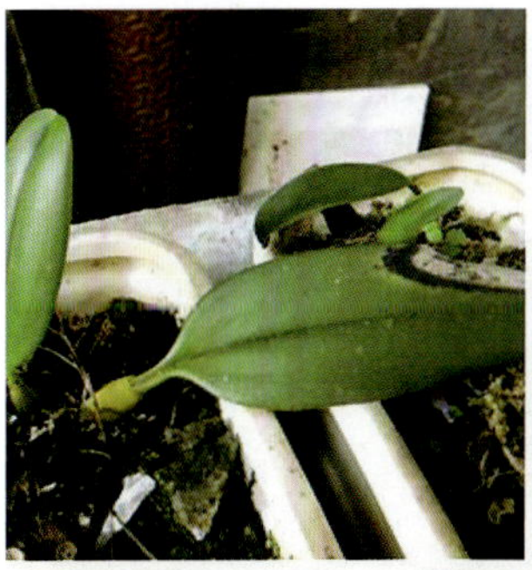
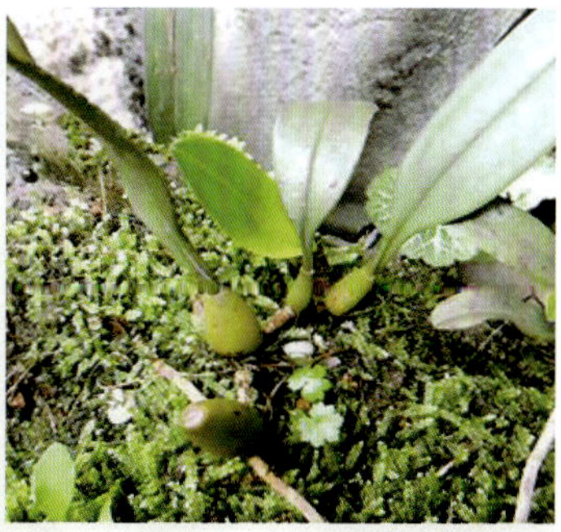
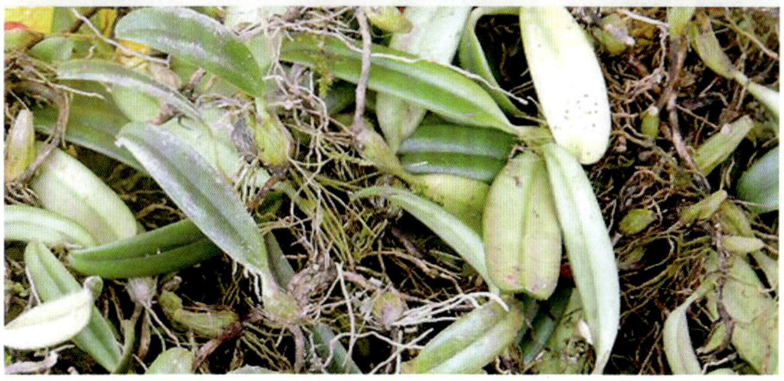
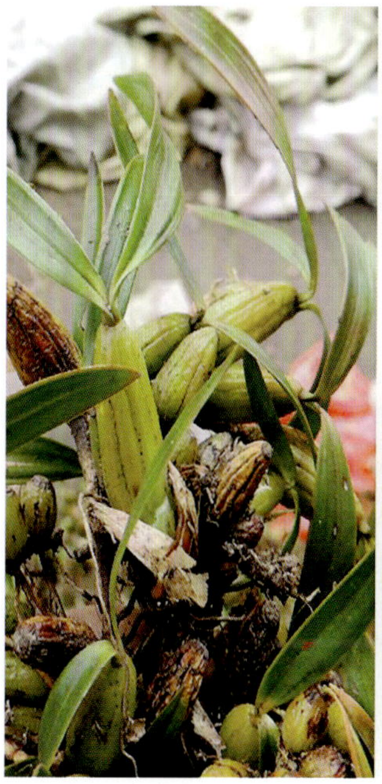
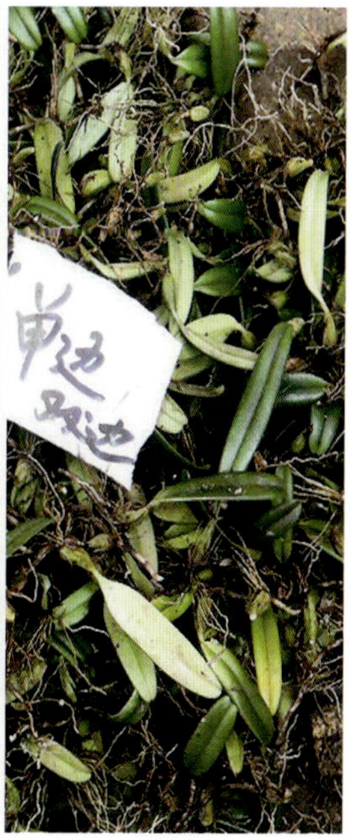

双蝴蝶 | Shuang hu die

Reib jinb mlol 鋭定谋

蝴蝶双双林间飞，风吹雨打不离分。肺痨咯血毒蛇咬，劳伤内热痰成堆。

双蝴蝶，为龙胆科植物双蝴蝶 *Tripterospermum chinense*（Migo）H. Smith 的幼嫩全草。

苗乡各地均有野生，一般生于植物低矮的山坡草丛中、路旁或林下、田野阴湿地、田坎上等处。

别名 花蝴蝶、蝴蝶草、山蝴蝶、金丝蝴蝶、穿藤金兰花、铁交杯、铜交杯、金交杯、大叶竹叶青、四脚喜、铁板青、胡地莲、肺形草、黄金线。

采制 药用嫩苗，以初夏采集为主，其他时间也可采集。采回后，洗净泥土鲜用，或晒干，切段备用。

性味与归经 味甘、辛，性凉。入肺、肝、脾经。

功效 清热解毒，止咳止血。

主治 支气管炎、肺结核咯血、肺炎、肺脓疡、肾炎、泌尿系感染。外用治疗疮疖肿、乳腺炎、外伤出血。

用法用量 内服：煎汤，10～30 克。外用：适量，鲜品捣烂，敷患处。

禁忌 虚热之人慎用。

附方

1. **肺热咳嗽、劳伤吐血：**双蝴蝶 15 克，冰糖 30 克，水煎服。
2. **肾炎：**双蝴蝶 12 克，灯心草 15 克，玉米须 30 克，水煎服，每日 1 剂。
3. **小儿高热：**双蝴蝶 6 克，冰糖 6 克，水煎服，每日 1 剂。
4. **疮疖、疔疽：**双蝴蝶 15 克，水煎服。另用鲜茎叶捣烂，敷患处，每日 2 次。
5. **肺痛，咳嗽痰多：**双蝴蝶 6 克，桑树皮 10 克，铁包金 10 克，夜关门 10 克，水煎服。
6. **外伤出血：**双蝴蝶嫩叶适量，捣烂外敷出血处，布条包扎。
7. **尿热尿痛：**双蝴蝶 10 克，水灯草 10 克，黄茅根 10 克，竹叶菜 10 克，煎服。
8. **肺痨咯血：**双蝴蝶全草 20 克，百部 10 克，铁包金 10 克，冰糖 30 克，水煎服。
9. **跌打损伤：**双蝴蝶捣烂，敷患处；或双蝴蝶叶 15 克，小血藤叶 15 克，白麻叶 3 枚，金樱子枝尖 7 枚，共捣烂，敷患处。
10. **毒蛇咬伤：**双蝴蝶茎叶捣烂，敷患处。
11. **滞产：**双蝴蝶、木槿花各 15 克，共捣烂，加水少许取汁，顿服。
12. **小儿虚损：**双蝴蝶全草 10 克，算盘子树 6 克，小甜茶草 6 克，党参 6 克，茅根 5 克，大枣 5 枚，甘草 3 克，天冬 5 克，水煎服，每日 3 次。

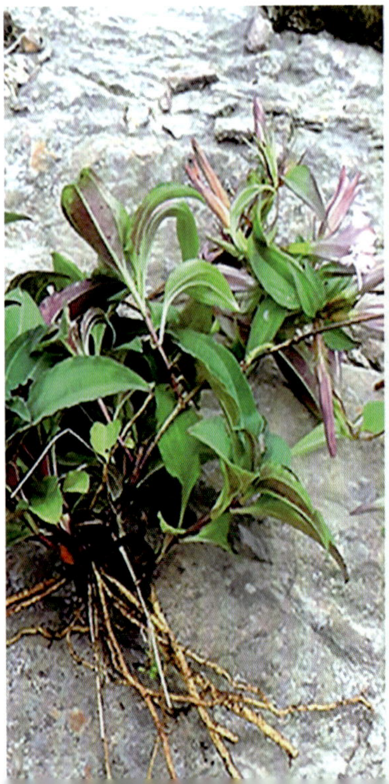
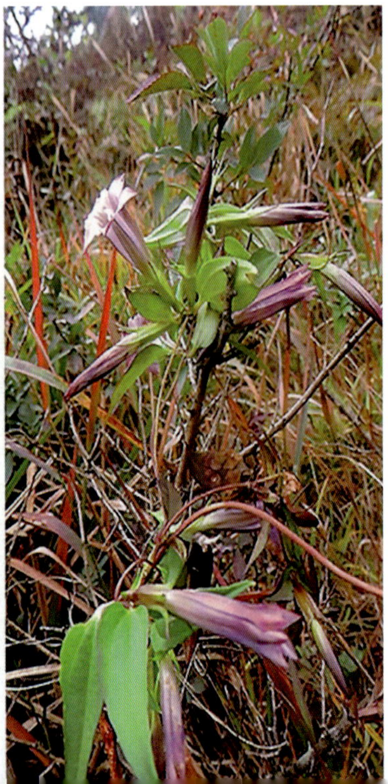
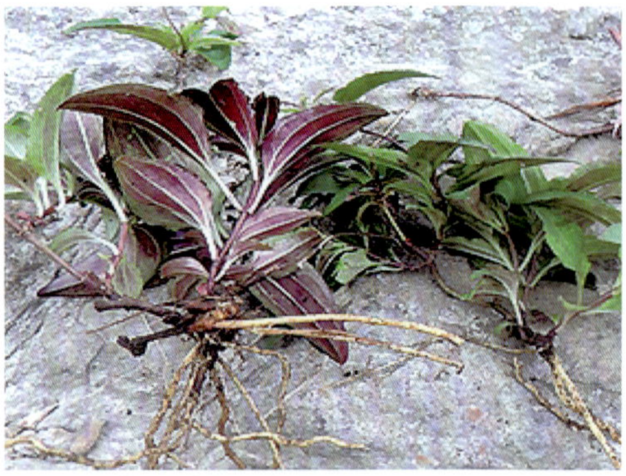
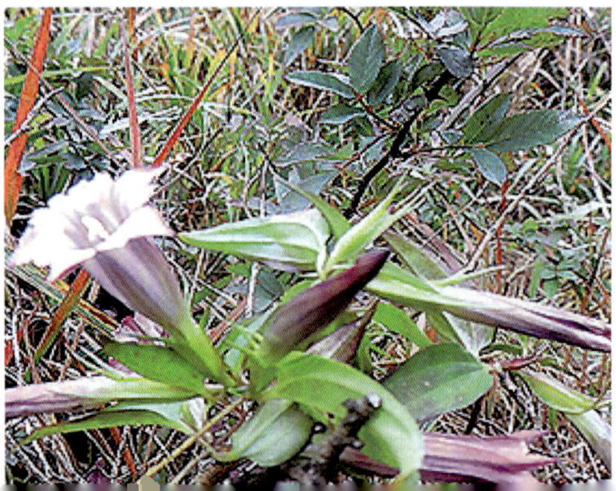

水灯草 | Shui deng cao

Niangx hsongb mil 仰松迷

形似灯心水边生，色青皮韧小髓心。烦闷失眠小便少，麻疹高热红丝疔。

水灯草，为灯心草科植物水灯草 *Scirpus validus* Vahl 的地上部分。

苗乡各地均有野生，一般生于向阳山沟、山谷浅水中、溪水旁、池塘边、田坎边等处。

别名 水灯心、水葱、老虎须、虎须草、赤须、猪矢草、碧玉草、曲尿草、野席草、龙须草。

采制 药用全草，割取地上部分，扎成小把，晒半干切段，再晒至全干备用。

性味与归经 味甘、淡，性微寒。入心、肺、小肠经。

功效 清心火，利小便。

主治 心烦失眠、暑热口渴、尿少热淋、口舌生疮。

用法用量 内服：水煎，10～15 克。

禁忌 脾胃虚寒者慎用。

附方

1. **避瘟：** 水灯草 15 克，蛤蟆草 18 克，蛤蟆草根 12 克，水煎服。
2. **预防斑麻症：** 水灯草、阴蛇风、细荆芥、救兵粮、扳倒甑各适量，水煎服。
3. **红丝疔：** 用水灯草蘸油点燃，报疔头处，以控制其发展，再用药物外敷。
4. **外感头痛：** 水灯草 10 克，薄荷叶 6 克，防风 6 克，厚朴 6 克，川芎 6 克，当归 6 克，车前草 10 克，竹叶 7 片，水煎服。
5. **眉毛风：** 水灯草、阴爪风、枞葫芦、凉棚草、半边莲、枫木果各适量，煎服。
6. **发热口干：** 水灯草 6 克，柃木 10 克，乌泡叶 6 克，十大功劳 6 克，车前草 6 克，水煎服。
7. **小儿烦热，口渴，尿短赤：** 水灯草 30 克，车前草 15 克，青蒿 6 克，水煎服。
8. **小孩腹胀发热：** 水灯草、一壶酒、隔山消、瓜子金、小荆芥、山薄荷各 3 克，水煎服。
9. **小儿蛔虫：** 水灯草、苍耳根、算盘子根、铁马鞭、路边黄各 3 克，水煎，每日早晚各服 1 次。
10. **小儿高热：** 水灯草 6 克，忍冬藤 10 克（去叶），车前子 6 克，路边荆 6 克，钩藤 3 克，箭杆风（山姜）6 克，见风消 10 克，水煎服。
11. **排尿时阴茎胀痛，小便不利：** 水灯草、车前草、鱼腥草各 30 克，水煎服。
12. **肾炎水肿：** 水灯草 30～60 克，车前草 60 克，薏苡仁根 30 克，海金沙 30 克，水煎服。
13. **尿积：** 水灯草 10 克，海金沙 10 克，蛤蟆草 10 克，水煎服。
14. **麻疹火盛：** 水灯草 10 克，生石膏 20 克，水芹菜 10 克，水煎服。
15. **跌打损伤：** 水灯草 10 根，酸模根 15 克，水煎服。
16. **外伤：** 水灯草 10 根，田鸡脚根 15 克，水煎服。

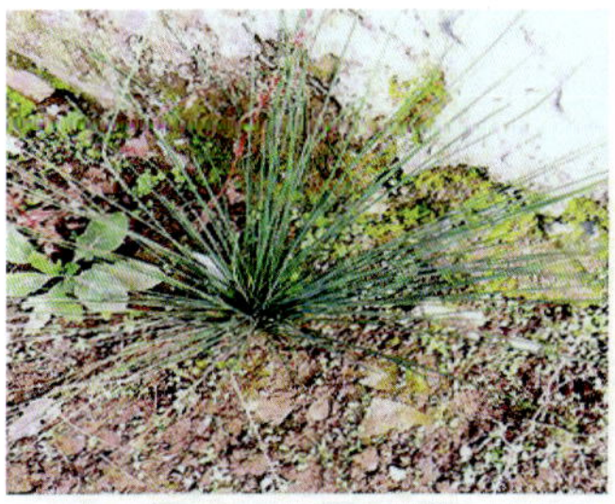
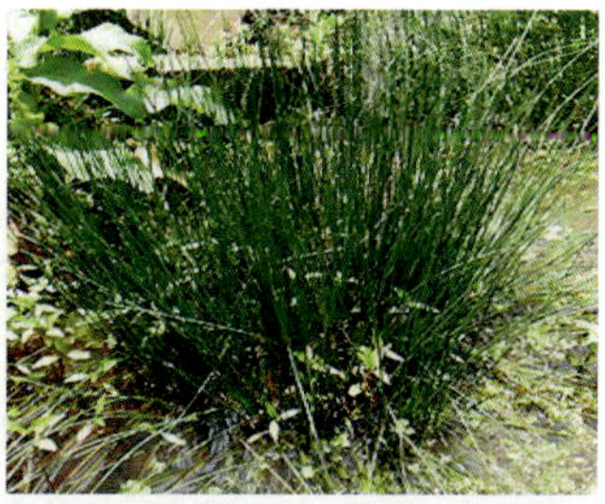
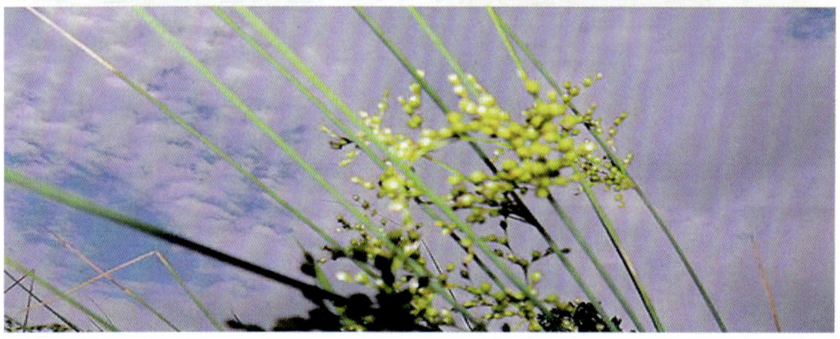
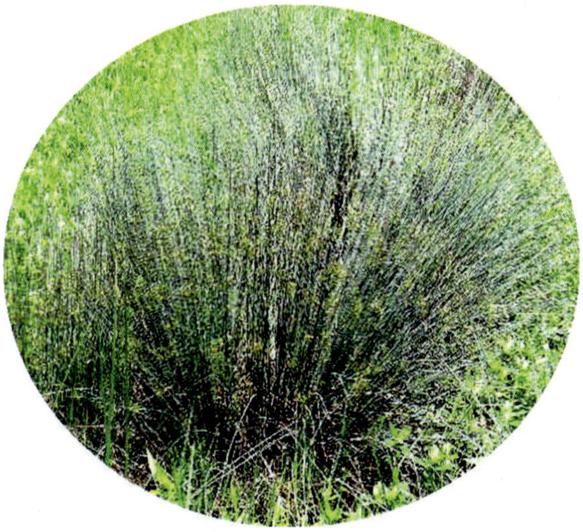

水葫芦 | Shui hu lu

Reib ub hund lianb 鋭水浮莲

艳丽鲜花水葫芦，娇嫩茎叶清幽幽。清凉滋润除烦渴，咽干口苦凉咻咻。

水葫芦，为雨久花科植物凤眼莲属植物凤眼莲 *Eichhornia crassipes*（Mart.）Solms 的全草或根。苗乡各地均有野生，或培育于河湾、水田里作为猪饲料，或养在鱼缸中作为观赏花卉。

别名 水浮莲、凤眼兰、凤眼蓝、大水萍、凤眼莲、洋水仙、水葫芦苗。

采制 药用茎叶。夏秋季捞取，洗净杂质，剪去须根，以新鲜茎叶绞汁或煎水内服，或捣烂外敷，或晾干水分，切段，晒干备用。

性味与归经 味辛、淡，性凉。入肺、脾、胃、肝、膀胱经。

功效 疏散风热，利水通淋，清热解毒。

主治 风热感冒、暑热口渴、肺热津伤、肾炎水肿、热淋赤淋、尿积尿痛、尿路结石。外敷治疗热疮、风疹、湿疮、疖肿等。

用法用量 内服：煎汤，干品 15～30 克，鲜品加倍。外用：适量，捣烂敷患处。

禁忌 脾胃虚寒，腹泻者慎用。

附方

1. 口腔炎、咽喉炎：鲜水葫芦茎叶 30 克，新鲜西瓜 60 克，洗净，榨汁 3 杯，分 3 次服用。
2. 感冒发热：鲜水葫芦 20 克，蛤蟆草 20 克，水灯草 10 克，水煎取汁，分 3 次内服。禁食酸冷食物。
3. 尿积、尿痛：水葫芦 30 克，白茅根 20 克，洗净榨汁，分 3 次，当茶喝。
4. 舌炎：水葫芦嫩叶，捶烂绞汁，以药汁点发炎处。禁食辛辣食物。
5. 中暑发热：水葫芦若干，白茅根若干，蛤蟆草若干，煎水当茶喝。
6. 热疮、痈肿：鲜水葫芦 30 克，捣烂，敷患处，1 日 2 次。
7. 肾炎水肿、小便不利：水葫芦、黄毛根、蛤蟆草各 15～30 克，水煎分 3 次服。
8. 皮肤湿疹痛痒：水葫芦 15 克，苍耳子 10 克，水煎服；或水葫芦 15 克，去须根，水煎取汁，冲红糖服。药渣煎水，外洗患处。
9. 热淋、赤淋：水葫芦 15 克，蛤蟆草 10 克，竹叶菜 15 克，水灯草 10 克，水煎取汁，分 3 次服。
10. 肺热津伤：水葫芦 15 克，镰仄草 10 克，牛眼珠根 10 克，水煎服。

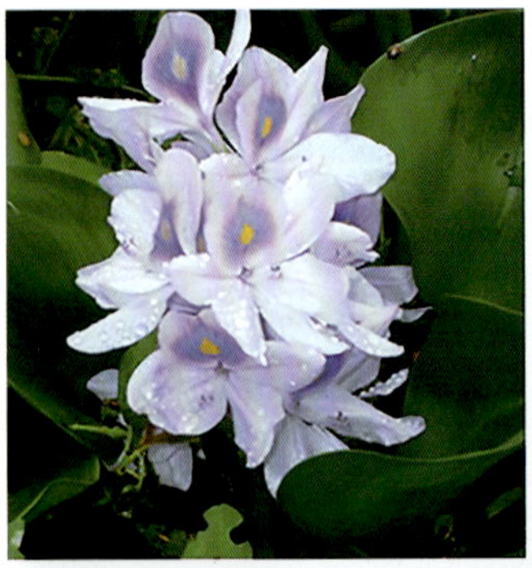
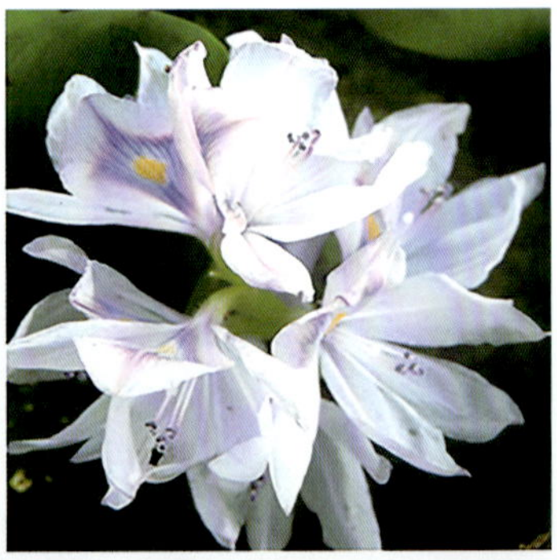
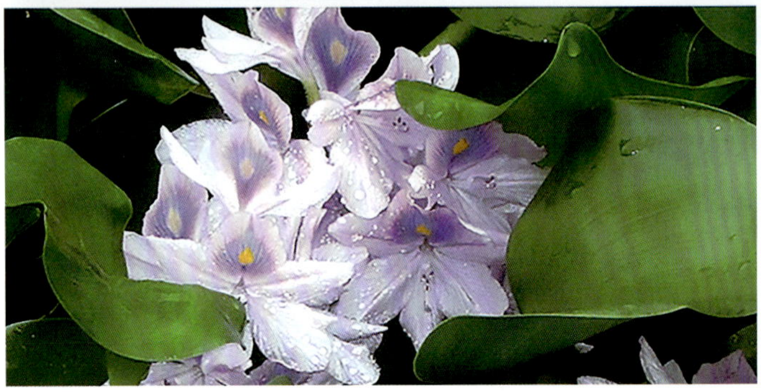
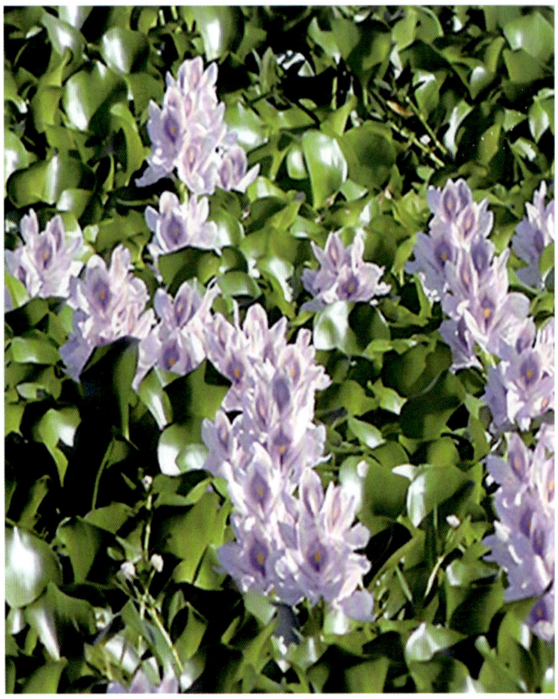

水黄连 | Shui huang lian

Reib bid deud mel 锐毕多理

河岸林中荒草地，绿叶葱葱黄鸡脚。肺热咳嗽咽喉痛，酷暑烦渴痢疾瘥。

水黄连，为毛茛科唐松草属植物多叶唐松草 *Thalictrum foliolosum* DC. 或盾叶唐松草 *Thalictrum ichangense* Lecoy. ex oliv. 的全草。

苗乡各地均有生长，一般为野生，少数苗医家有栽培。在苗乡有两种水黄连，一种生长在低山草地、河沟边的草木丛中，为多叶唐松草；另一种生长在高山之上的密林深处、山沟边、田坎上等地，为盾叶唐松草。

别名 黄鸡脚、硬杆子水黄连、硬水黄连、多叶唐松草、盾叶唐松草。

采制 以全草入药。春末夏初，水黄连开花季节开始挖取，连根带茎，一同挖出，特别是地下的须根，要尽量多挖一点。采回后洗尽泥土，剔出杂质，晒半干，切段，晒干备用。

性味与归经 味苦，性寒。入肝、肺、大肠经。

功效 清热解毒，利湿退黄，利尿止泻。

主治 暑热烦渴、咽喉肿痛、黄疸腹水、热淋砂淋、肠炎痢疾、肺热咳嗽、目赤肿痛、鼻疳红肿。外用治疗眼部疔疮、水火烫伤等。

用法用量 内服：水煎，须根 3 ～ 10 克，全草 10 ～ 15 克。外用：适量，煎水熏洗，或研细末涂搽。

禁忌 脾胃虚寒者慎用。

附方

1. **暑热烦渴：**水黄连须根 3 克，竹叶菜 10 克，蛤蟆草 10 克，水煎服。
2. **肺热咳嗽：**水黄连 10 克，葶苈子 10 克，甘草 6 克，水煎服。
3. **小儿麻疹高热：**水黄连须根 5 克，蝉蜕 5 克，鲜芦根 6 克，水煎服。
4. **痢疾：**水黄连全草 15 克，马齿苋 15 克，老鼠刺 10 克，水煎服。
5. **肠炎腹泻：**水黄连须根 6 克，枫木尖 6 克，白蒿 10 克，水煎，兑红糖服。
6. **鼻疳：**水黄连须根 3 克，五倍子 6 克，老鼠刺根 6 克，灯心草 3 克，焙干研细末，香油调搽，每日数次。
7. **咽喉肿痛：**水黄连须根 3 克，薄荷 3 克，开水泡，当茶饮用。
8. **黄疸腹水：**水黄连须根 3 克，阴行草 10 克，老鼠刺 10 克，水煎服。
9. **热淋、砂淋：**水黄连须根 6 克，威灵仙根 10 克，啥菜根 10 克，水煎服。
10. **目赤肿痛：**水黄连全草 15 克，野菊花 10 克，蓬壳草 10 克，水煎服。
11. **眼部疔疮：**水黄连嫩叶适量，捣烂如泥，外敷患处，并煎水洗痛眼。
12. **水火烫伤：**水黄连全草适量，煎水，淋洗患处，1 日数次。药渣捣烂外敷。

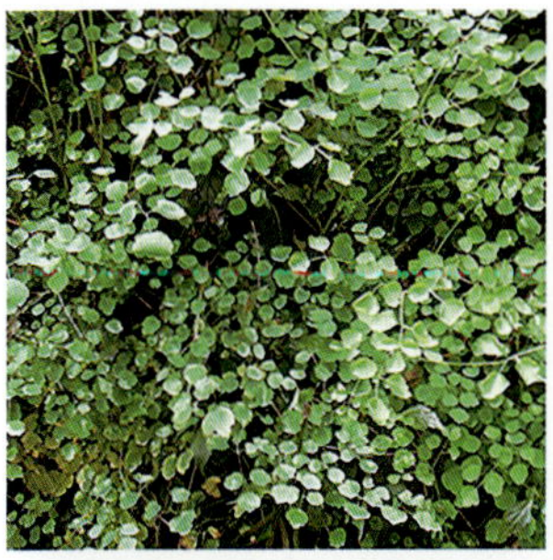
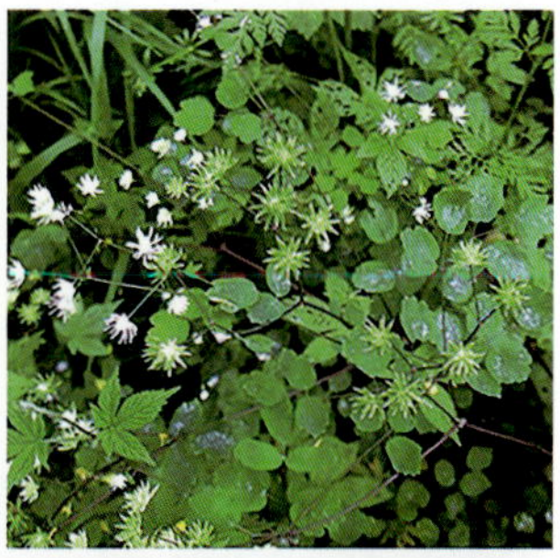
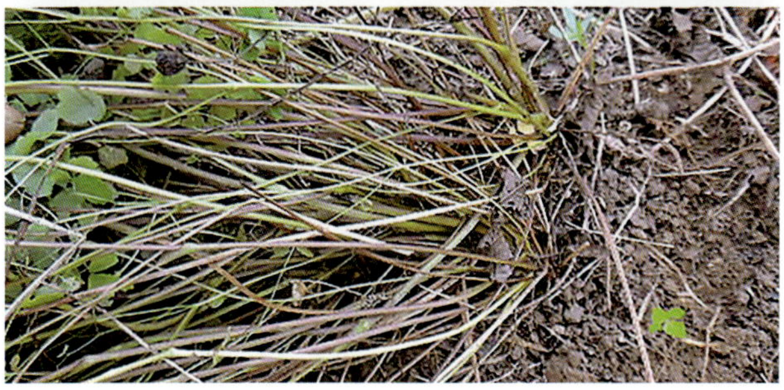
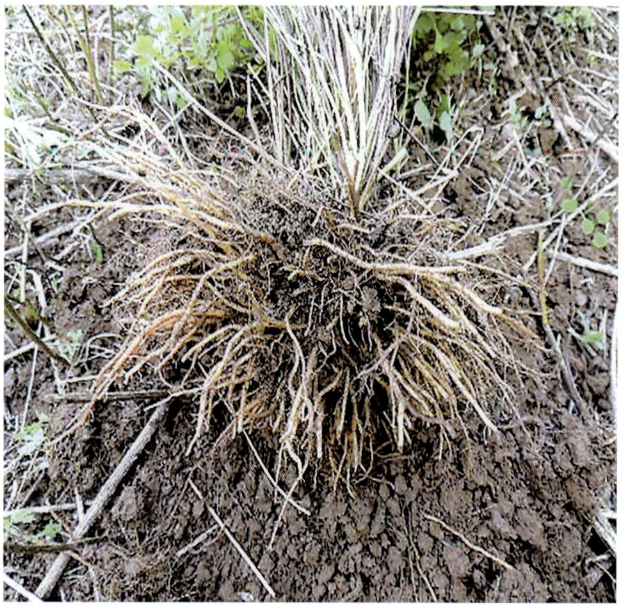

水金风 | Shui jin feng

Reib bot zheit ghunb 鋭保腿棍

崖壁润泽溪流寒，娇嫩金风含羞眠。风湿热痹跌打伤，痛经闭经肾脏炎。

水金风，风仙花科风仙花属植物滇水金风 *Impatiens noli-tangere* L. 的全草。

苗乡各地山区均有野生，一般生于山沟溪流旁、林中及林缘湿地、路旁等处。以高山、峡谷、林荫之下的阴冷溪水旁较多。

别名 水凤仙、辉花菜、辉菜花、山季季草、亮杆芹。

采制 药用全草。夏秋季采收，洗净泥土，拣净杂质，一般鲜用，或切碎，晒干备用。

性味与归经 味辛、微苦，性寒，有小毒。入肝、肾经。

功效 清热解毒，活血除湿，舒筋活络。

主治 风湿热痹、跌打损伤、闭经、痛经、肾病、膀胱结石。外用治外伤及阴囊湿疹、疥癞、癣疮、痔疮等症。

用法用量 内服：煎汤，9～15 克。外用：适量，煎水外洗，或捣烂外敷患处。

禁忌 脾胃虚寒、阳气不足者禁用。

附方

1. **筋骨疼痛：**水金风全草 15 克，夏天无 4 克，大血藤 10 克，小血藤 10 克，威灵仙根 10 克，水煎取汁，分 3 次服。
2. **月经不调：**水金风 30 克，益母草 15 克，星宿菜 30 克，山姜子 4 克，水煎取汁，兑红糖、甜酒水各少许，分 3 次服。
3. **经闭、痛经：**水金风 6 克，益母草 15 克，铺地藿 10 克，乌药 10 克，水煎取汁，兑红糖 20 克，甜酒水 30 毫升，分 3 次温服。
4. **跌打损伤：**水金风 10 克，飞龙掌血 10 克，土牛膝 10 克，水煎取汁，兑白酒 20 毫升，分 3 次服。药渣煎水外敷患处。
5. **毒蛇咬伤：**水金风 15 克，泡酒分 3 次服。外用鲜水金风全草适量，捣烂如泥，敷伤处，注意伤口留孔，以利排毒。
6. **阴囊湿疹：**鲜水金风全草适量，捣烂绞汁，外搽患处，1 日数次。
7. **鸡骨、鱼刺卡喉：**水金风种子或根茎 3～6 克，放口中嚼烂，徐徐咽汁，每日数次。愈后，用温开水漱口。
8. **痔疮：**水金风全草 15 克，无花果 15 克，水煎，分 3 次服。药渣煎水洗患处。
9. **疥癣、癞疮：**水金风全草适量，捣烂，加香油，外搽患处，1 日数次。
10. **膀胱结石：**水金风全草 30 克，啥菜根 10 克，黄毛根 15 克，车曲子草 15 克，蛤蟆草 10 克，水煎取汁，分 3 次服。

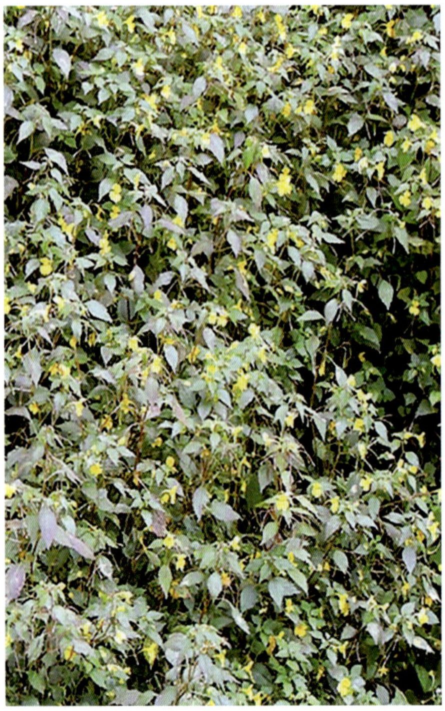

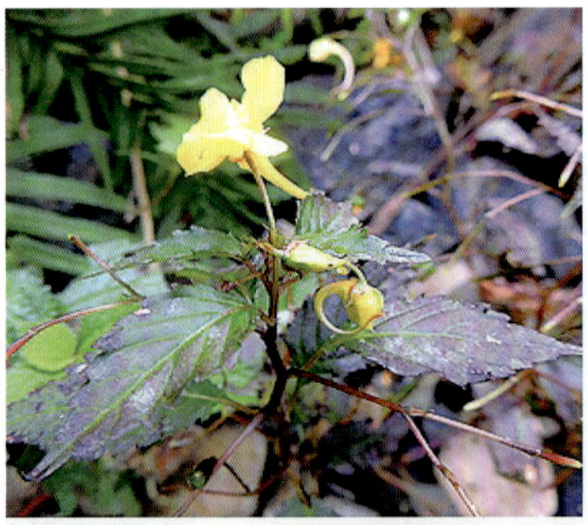

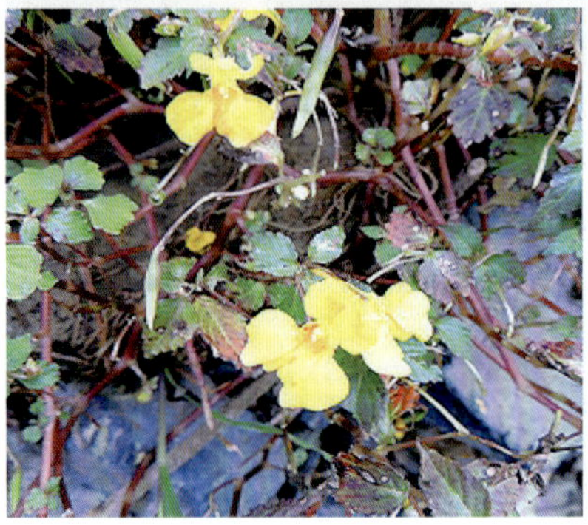

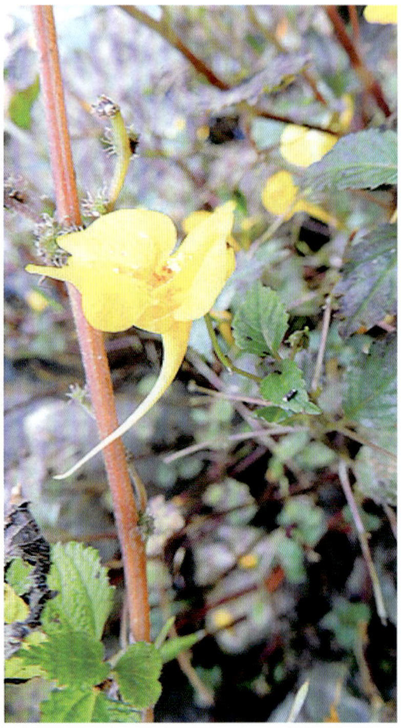

水芹菜 | Shui qin cai

Reib blax gud 鋭把孤

风吹茎叶片片香，水润沟渠根根箐。暑热烦渴血压高，奶痈尿积搭带疮。

水芹菜，伞形科植物短辐水芹 *Oenanthe benghalensis* Benth. et Hook. 的全草。

苗乡各地均有野生，一般生于林下湿地、小溪边、水沟边、水渠边、水田边、荒草地、冬水田等处。水芹菜既可食用，也可以作为药用。

别名 野芹菜、水芹、刀芹、蜀芹。

采制 全草入药，春夏季采收，洗净泥土，鲜用或切段，晒干备用。

性味与归经 味辛、微甘，性凉。入肺、肝、胃经。

功效 清热透疹，平肝降火，宣肺利湿，凉血止血，健脑镇静。

主治 暴热烦渴、麻疹不透、失眠多梦、肝阳上亢、大便出血、头痛眩晕、风火牙痛、湿热黄疸、小便淋痛、月经不调、赤白带下、瘰疬、痄腮。

用法用量 内服：煎汤，10～30克，或捣汁饮用。外用：适量，捣烂外敷患处。

禁忌 脾胃虚寒，肠滑不固者慎服，血压偏低者慎用。

附方

1. **咽喉肿痛：** 水芹菜全草、淡竹叶、风尾蕨各15克，水煎服；或鲜水芹菜全草适量，捣汁含漱，每天3～4次。
2. **肺热咳嗽、百日咳：** 鲜水芹菜全草捣烂取汁，每次20毫升，调白糖服。
3. **高血压：** 鲜水芹菜15～30克，鹰爪风10克，水煎服。
4. **带状疱疹：** 鲜水芹菜全草适量，捣汁，和鸡蛋白拌匀，搽患处。
5. **齿槽脓肿：** 鲜水芹菜全草适量，捣汁含漱，每天3～4次。
6. **痄腮：** 水芹菜全草适量，捣烂，加茶油敷患处。
7. **感冒发热，咳嗽：** 鲜水芹菜15～30克，煎服或捣汁服，1日3次。
8. **小儿食积发热：** 水芹菜30克，大麦芽15克，蛤蟆草子9克（包），水煎服。
9. **麻疹不透：** 鲜水芹菜9～15克，水煎服。
10. **麻疹火盛：** 水芹菜10克，生石膏20克，水灯草10克，水煎服。
11. **白带：** 水芹菜全草12克，景天6克，水煎服。
12. **脾虚浮肿：** 水芹菜30克，炖肉吃，1日3次。
13. **乳痈：** 鲜水芹菜适量，盐少许，捣烂外敷。
14. **肺痈：** 鲜水芹菜全草30克，水煎服，1日3次。
15. **痔疮：** 鲜水芹菜30克，猪肠250克，水炖服。
16. **热淋，小便不利：** 水芹菜全草100克，捣烂取汁服。
17. **月经过多：** 干水芹菜根12克，红青菜12克，鱼腥草根12克，水煎服。
18. **流行性脑膜炎：** 鲜水芹菜60克，洗净，捣汁半碗，内服，1日3次。
19. **大便出血：** 水芹菜60克，洗净捣烂，取汁半碗，调红糖适量服。

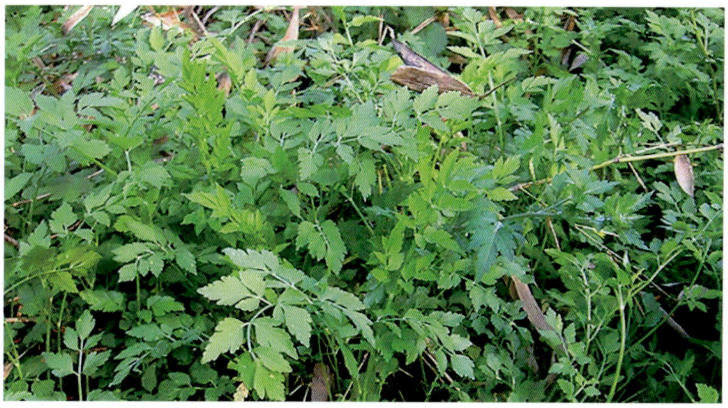

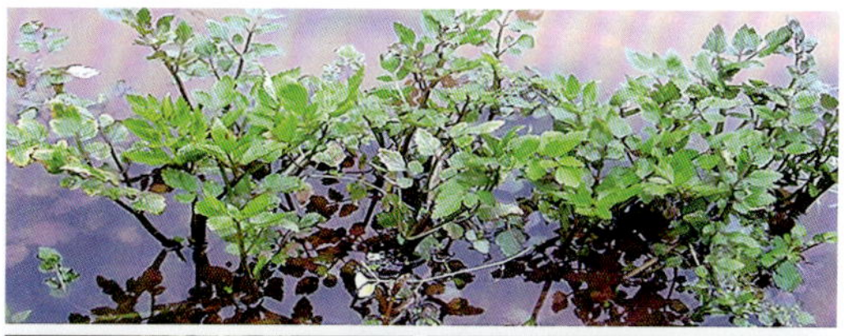

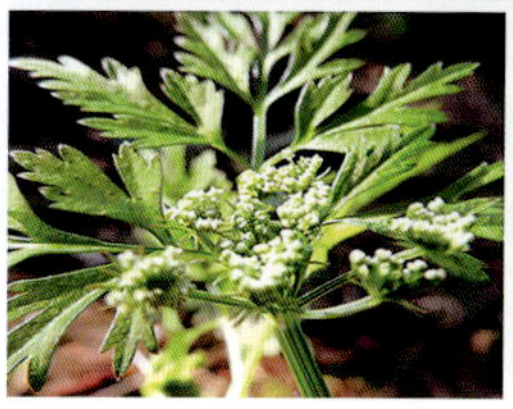

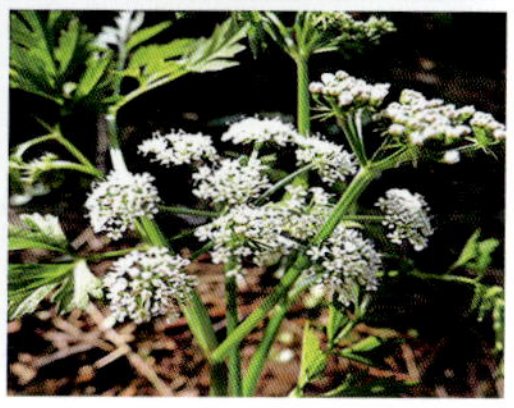

水杨柳 | Shui yang liu

Reib goub nbet 銳勾揘

倩影婆娑溪水流，柔情蜜意迎春风。头疮疡子背肚花，麻疹腹泻淋闭通。

水杨柳，为萝藦科植物柳叶白前 *Cynanchum stauntonii*（Decne.）Schltr. ex Levl. 的全草、花叶、根及根茎。苗乡各地均有野生，一般生长于溪滩、江边沙碛、山谷阴湿处、田坎边等处。

别名 柳叶白前、石蓝、嗽药、白前、大鹤瓢、水柳、蜜白前、炒白前、鹅管白前。

采制 全草入药，茎叶夏秋季采，随采随用，以鲜用为主。根茎春季刚发芽时或秋后采挖，或拔起全株，割去地上部分，拣去杂质，洗净泥沙，稍浸泡后捞出，切段，晒干备用。注意：水杨柳须根中极易夹杂砂石，须彻底清除干净，否则会损伤刀具。

性味与归经 味辛、甘，性微温。入肝、肺经。

功效 泻肺降气，化痰止咳，解毒止泻。

主治 肺实喘满、咳嗽、多痰、胃脘疼痛。

用法用量 内服：煎汤，5～10 克。外用：适量，煎水洗或捣烂外敷患处。

禁忌 肺气虚弱者禁用。

附方

1. **烂头疡：**水杨柳全草适量，切碎晒干，研成细末，用茶油调敷，每日换 1 次，连用 7 天。
2. **背花、肚花：**鲜水杨柳、半边莲、青木香各适量，捣烂敷患处。
3. **暑热水泻：**水杨柳花、果 10～15 克，水煎服，每日 3 次；或水杨柳花、叶 10 克，煎服。
4. **呕泻：**水杨柳 12 克，半边莲 15 克，车前草 30 克，萝卜 10 克，捣烂，开水冲服，1 日 3 次。
5. **腹泻：**水杨柳、三月泡、乌泡、辣蓼、青蒿各 10 克，水煎服。
6. **麻疹内陷：**观音柳、水杨柳、红浮萍各 20 克，水煎沸，搽抹全身，可透麻疹。
7. **淋闭热痛：**水杨柳 30 克，三白草根 30 克，水煎服。
8. **蛔虫病：**水杨柳根 10 克，和糯米做成粑粑，蒸熟，当零食吃。
9. **扭挫伤：**水杨柳、土牛膝、田边菊、山萝卜根各适量，捶烂外敷。
10. **跌打损伤：**水杨柳全草适量，捣烂外敷患处，1 日 1 换。
11. **骨折：**水杨柳、石吊兰、蜘蛛抱蛋、山枇杷各适量，捣烂调酒糟，外敷患处。
12. **吊胎药：**水杨柳嫩枝叶 20 克，切烂，用茶油炒干，布包，系儿颈部或手腕部。
13. **疳积：**水杨柳花果 15 克，水煎服。
14. **疮疱：**水杨柳花适量，用桐油煎后，搽患处。

附注 吊胎药

苗医治疗“小儿走胎”的一个传统方子。小儿走胎，相当于小儿疳积之类的疾病。“吊胎药”是一种外治方法，小儿不愿吃药，但又好吃，因此将药系于颈部，方便小儿时时舔之。

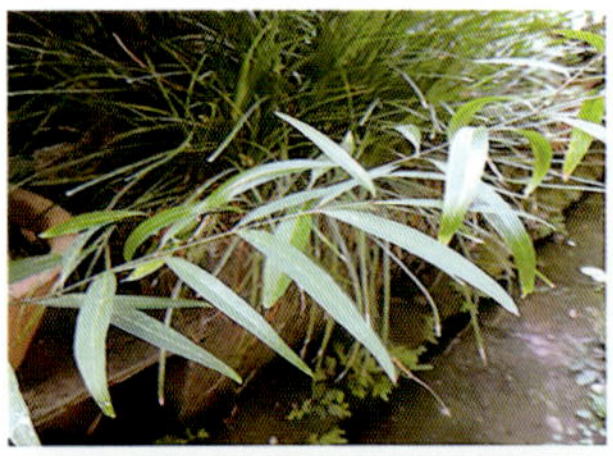

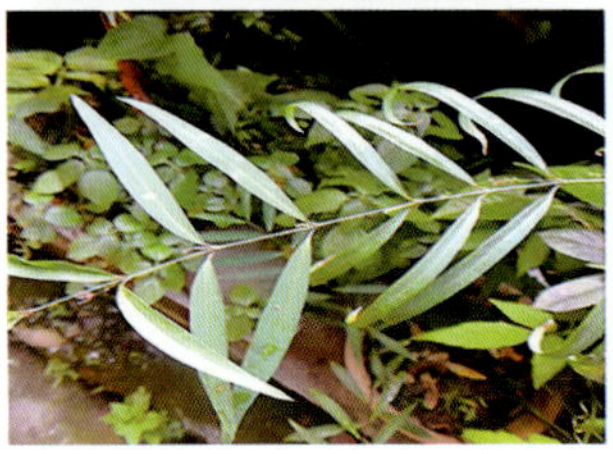

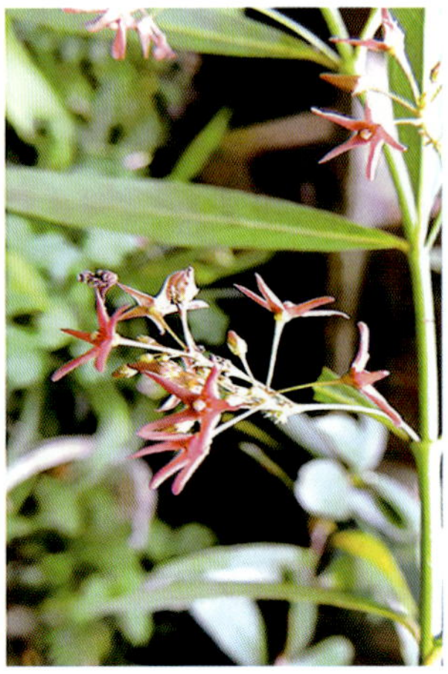

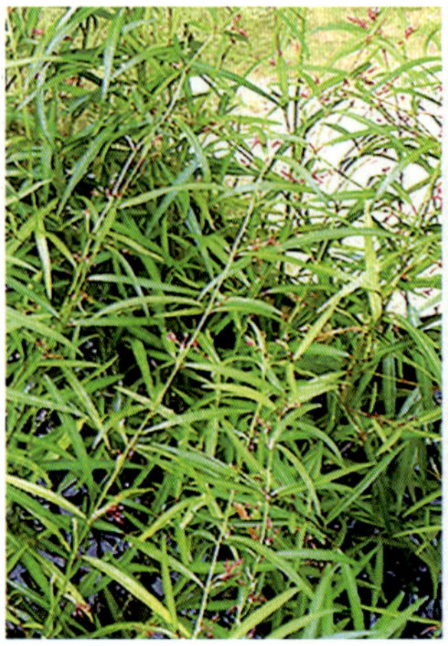

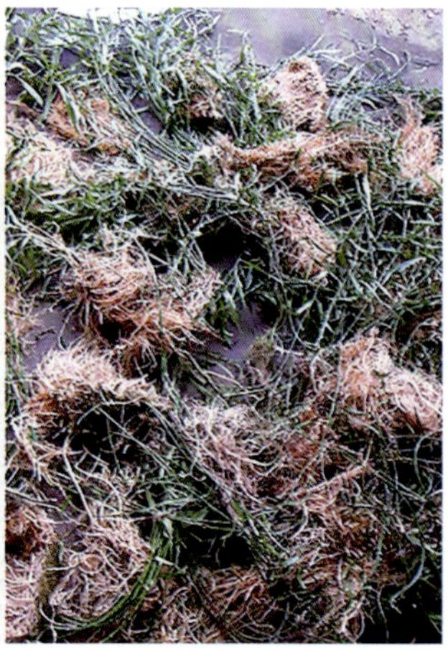

丝葱 | Si cong

Reib hes shinb 鋭和事

四季常青看分葱，翠绿清香菜园中。久吐遗尿胎不安，风寒无汗鼻塞通。

丝葱，为百合科葱属植物香葱 *Allium ascalonicum* L. 的全草。

苗乡各地均有栽培，特别是县城及乡镇附近村寨栽培较多。

苗乡栽培的葱属植物很多，有丝葱、亢葱，大葱、枞毛葱等，但作为药用，以丝葱较好。

别名 香葱、细香葱、小葱、冬葱、冻葱、北葱、火葱、分葱、菜伯、和事草、四季葱。

采制 丝葱一般鲜用，四季可采，洗净泥土，拣净杂质，切段或切丝。可以全草使用，也可以根、茎分开应用。

性味与归经 味辛辣，性温。入肺、胃经。

功效 发汗解表，通阳散寒，驱虫，解毒。

主治 风寒感冒、消化不良、面目浮肿、痢疾腹痛、关节肿痛、便秘肠虫、妊娠胎动、产后血晕。

用法用量 内服：煎汤，15 ～ 20 克。外用：适量，捣烂敷或煎水洗。

禁忌 煎煮不宜过久，体虚自汗者不宜服用，狐臭者慎用，不能与蜂蜜同食，过多食用还会损伤视力。

附方

1. 感冒头痛：连根丝葱白 15 克，大米 50 克，同煮粥，热食取汗，每日 3 次。
2. 咳嗽：丝葱白连须 5 根，梨 1 个，白糖 30 克，水煎后吃梨喝汤，每日 3 次。
3. 妊娠胎动、产后血晕：丝葱连须 20 根，糯米 100 克，煮粥食用，每日 2 次。
4. 神经衰弱：连根丝葱白 6 根，红枣 20 枚，洗净加水煮，吃枣喝汤，每日 2 次。
5. 血虚水肿：丝葱 50 克切段，猪脚 4 只洗净切开，食盐少量，加水适量，用武火烧沸后，改文火炖熟，吃猪脚喝汤，每日 2 次。
6. 小儿吐乳：丝葱白两根加乳汁 1 杯，放饭锅上蒸熟，灌服，每日 2 次。
7. 腹痛、泄泻：丝葱连根须 30 克，豆豉 15 克，米酒 50 毫升，一同煮沸，趁热喝汤，每日 2 次；或葱白捣烂炒热，熨脐。
8. 小儿感冒，透发麻疹：丝葱白适量切碎，用开水冲泡，趁热熏口鼻，或敷脐上。
9. 小儿遗尿：丝葱白七八根，硫黄 30 克，共捣出汁，睡前敷脐上，连敷两三夜。
10. 小儿大小便不通：丝葱白两根，加少许酒糟捣烂，炒热敷脐上。
11. 癃闭：生丝葱白 30 克，田螺肉 8 个，共捣烂，分数次敷脐，药热则更换。
12. 初生儿尿闭：生丝葱汁一滴和乳汁灌下。
13. 久呕不止：生丝葱白一把，加食盐少许捣烂，蒸熟成饼，敷脐上。
14. 妇女妊娠胎动漏红：丝葱白一把，煮浓汁服。服药后，若胎未死即安，已死即下。
15. 乳痈初起：丝葱白一把，捣烂外敷痛处。

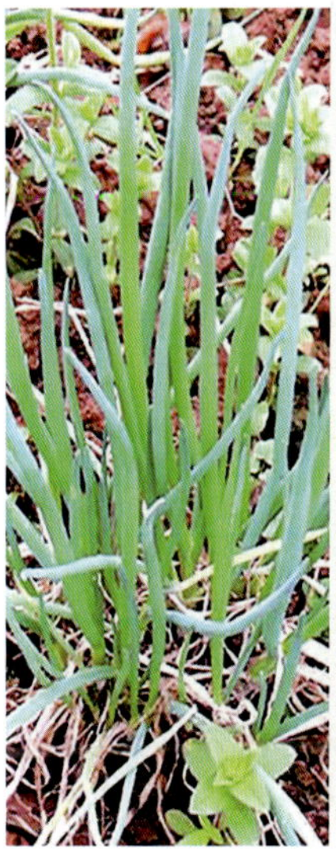
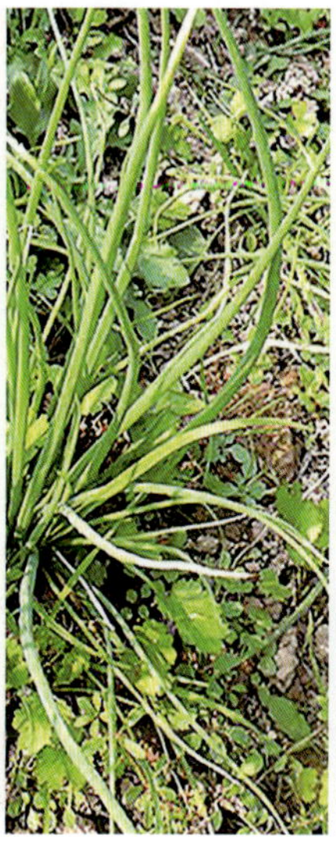
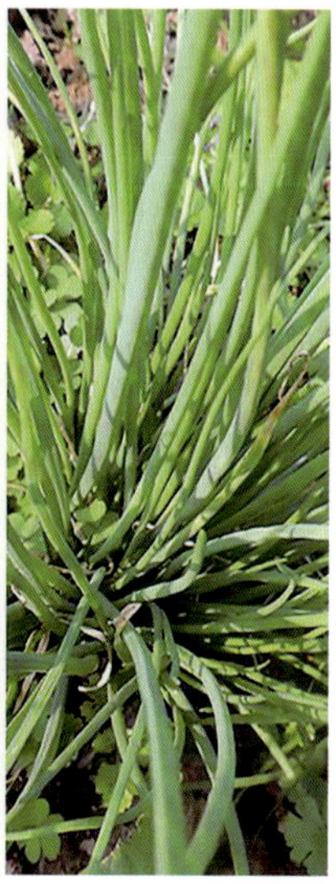
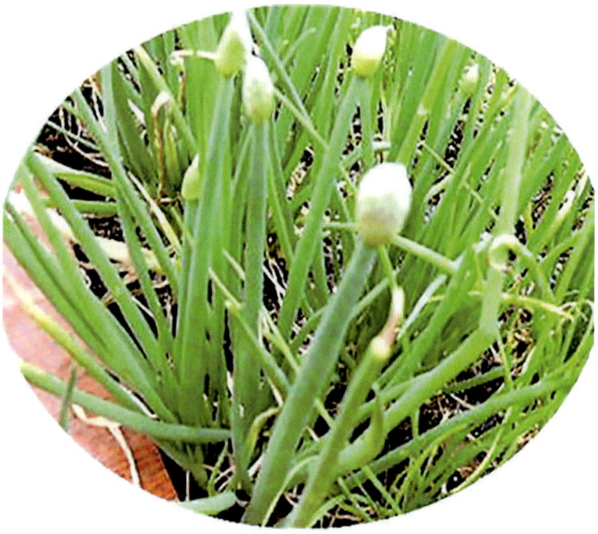

四扇风 | Si shan feng

Reib sanb pend 鋭散青

珍稀苗药四匹瓦，金黄花朵疏林中。风湿腰腿关节痛，咳嗽经闭产后风。

四扇风，为报春花科植物落地梅 *Lysimachia paridiformis* Franch. 的全草。

苗乡各地均有野生，一般生于山谷疏林下、田坎、水沟、溪流旁等阴湿处。

别名 落地梅、四块瓦、四大天王、四儿风、红四块瓦、四叶黄、四匹瓦、大四块瓦、四片瓦。

采制 药用全草，四季可采，采回后洗净泥土，切段，鲜用或晒干备用。

性味与归经 味辛、苦，性温。入肺、肝经。

功效 祛风除湿，活血止痛，止咳，解毒。

主治 风湿疼痛、脘腹胀痛、咳嗽、跌打损伤、疔疮痈肿、毒蛇咬伤。

用法用量 内服：煎汤，15～30 克，或泡酒。外用：适量，煎水外洗，或捣烂外敷患处。

禁忌 心脏病、吐血患者以及孕妇禁用。

附方

1. 肋间神经痛：四扇风 150 克，水煎服，每天 1 剂。
2. 风湿性关节炎：四扇风 6 克，三股筋 10 克，玉带草 10 克，金铁锁 3 克，金叶子 0.3 克，泡酒 250 毫升，每次 10 毫升，日服 3 次。禁忌：酸、冷、鱼腥。
3. 风寒咳嗽及气喘：四扇风 10 克，百部 10 克，枇杷叶 6 克，水煎，加冰糖服。
4. 腰痛：四扇风 10 克，接骨风 10 克，懒柳木 10 克，九节风 10 克，过墙风 10 克，三角风、五爪风、巴岩风、豆瓣风、腊梅木各 10 克，一枝蒿 3 克，水煎服。
5. 产后腹胀：四扇风 10 克，三尖杉枝叶 10 克，岩附子 10 克，槟榔 5 克，山楂 10 克，当归 6 克，木通 6 克，血报木 6 克，水煎服。
6. 风湿病：四扇风、接骨草、牛膝、倒钩藤、八棱麻、吊杆草、地枇杷、四支箭、大五爪风。平时采来，晒干，临用时各取少许，切碎，用水煎服。
7. 产风：四扇风、大血藤、小血藤、散血莲、啥菜根、细金鸡尾根、茅根、小管仄、益母草、九节风、鹰爪风、乌泡根、血报木各适量，水煎内服。
8. 经闭：四扇风、大血藤、小血藤、散血莲、一点红、叶下红、血报木、茅根、小管仄、中血藤、益母草、艾叶、鹰爪风、九节风、三叉风、牛皮冻、辣子蛇药、刺仄蛇药各适量，水煎服。
9. 风湿性关节痛：四扇风 12 克，八角枫 10 克，伸筋草 15 克，透骨草 15 克，金铁锁 10 克，玉带草 15 克，泡酒 500 毫升，浸泡 5 日后可服，每晚服 10 毫升。

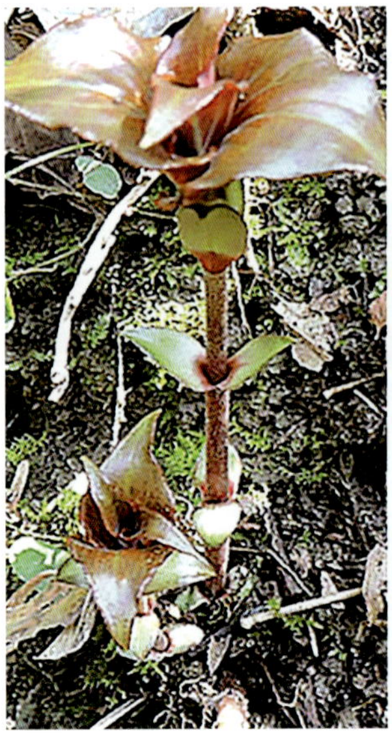
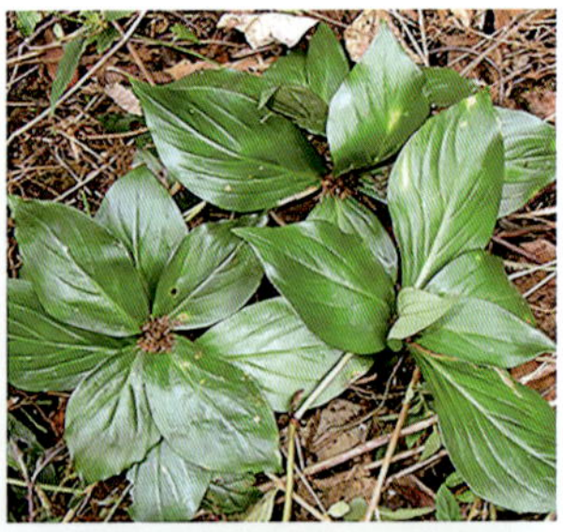
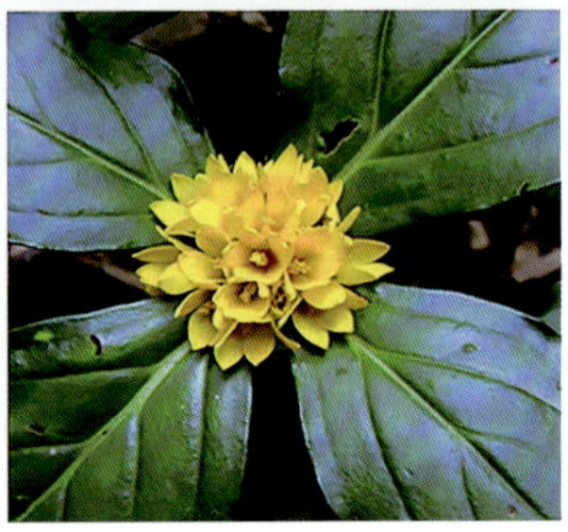
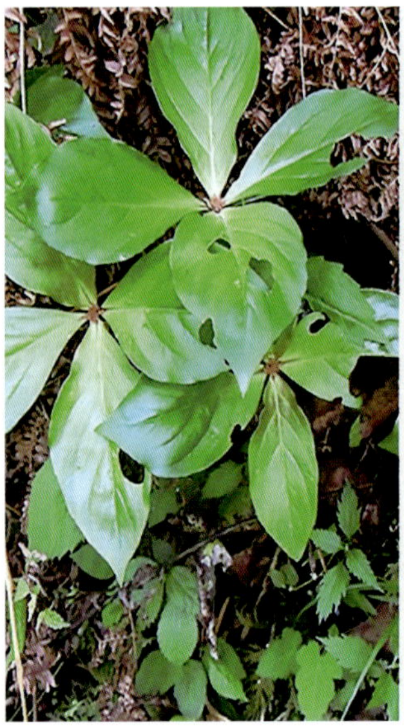
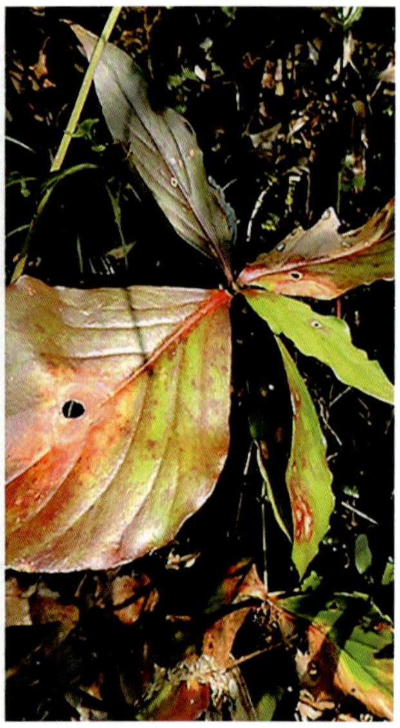

四眼草 | Si yan cao

Benx ndenb benl 本顿奔

浅水泥中四眼草，无名肿毒少不了。干血痨病加食盐，溃烂长疱鲜品捣。

四眼草，为苹科苹属植物四叶苹 *Marsilea quadrifolia* L. 的全草。

苗乡各地均有野生，也有少数栽培。野生者一般生于池塘、水田、沟边、沼泽地、荒田、小溪、河岔等低洼湿地中。

别名 四叶苹、田字草、田字苹、夜爬三、夜里船。

采制 四眼草以全草入药。夏秋季节四眼草生长茂盛时采集全草，鲜用，或晾干水分，切段，晒干备用。

性味与归经 味甘，性凉。入肝、胆、大肠经。

功效 清热利湿，解毒退黄，退水消肿。

主治 哮喘、干血痨、肝胆湿热、肝硬化、痢疾、肠炎、腹胀腹痛、小便赤涩、妇女红崩白带、月经不调。

用法用量 内服：水煎，干品 15～20 克，鲜品加倍。外用：适量，捣烂外敷。

禁忌 四眼草性凉，肝肾阳虚者慎用。

附方

1. 扯哈：用水井中四眼草 10 克，惊吓草 10 克，水煎取汁，分 3 次服。
2. 血痨：四眼草 20 克，食盐 4 克，红糖 10 克，水煎取汁，分 3 次热服。
3. 干血痨：四眼草 120 克，焙干研细末，瓶装备用。临用时，每次取药末 10～15 克，温开水冲服，1 日 3 次，15 天为 1 疗程。
4. 干血痨：四眼草鲜品 75 克，水豆腐 1 块，食盐少许，同煮熟，分 2 次服。
5. 锐器伤：四眼草、啥菜、地胡椒、半边莲各适量，捶烂，外敷患处。
6. 肝硬化：四眼草 120 克，焙干研细末，瓶装备用。临用时，每次取药末 15 克，温开水冲服，1 日 3 次，15 天为 1 疗程。
7. 肝硬化：四眼草鲜品 30 克，土茵陈 15 克，水豆腐 1 块，同煮熟，每日分 2 次服，连服 10 天为 1 疗程。服药期间禁食酸冷食物。
8. 无名肿毒：四眼草 120 克，焙干研细末，瓶装备用。临用时，每次取药末 15 克，温开水冲服，1 日 3 次，15 天为 1 疗程。
9. 无名肿毒：四眼草鲜品 100 克，半边莲 100 克，三爪风 60 克，水豆腐 1 块，水煎取汁，分 3 次服。
10. 痢疾、肠炎：四眼草 10 克，白蒿 10 克，铁扫帚 6 克，水煎取汁，分 3 次服。
11. 尿热尿痛：四眼草 20 克，黄毛根 15 克，蛤蟆草 10 克，水煎取汁，分 3 次服。

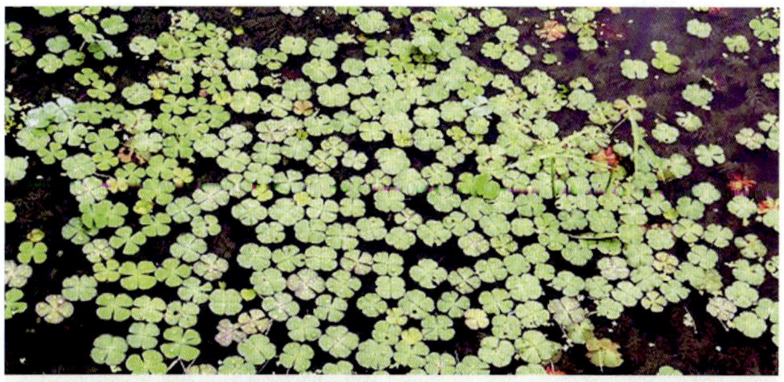
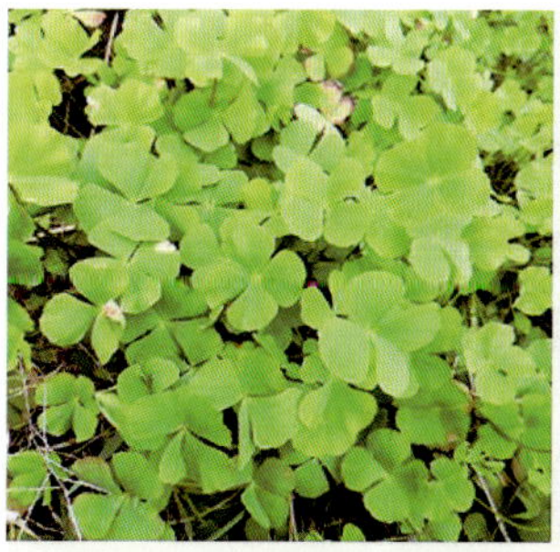
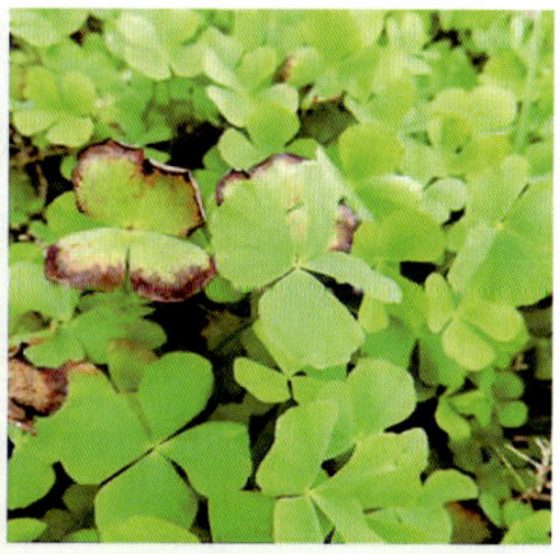
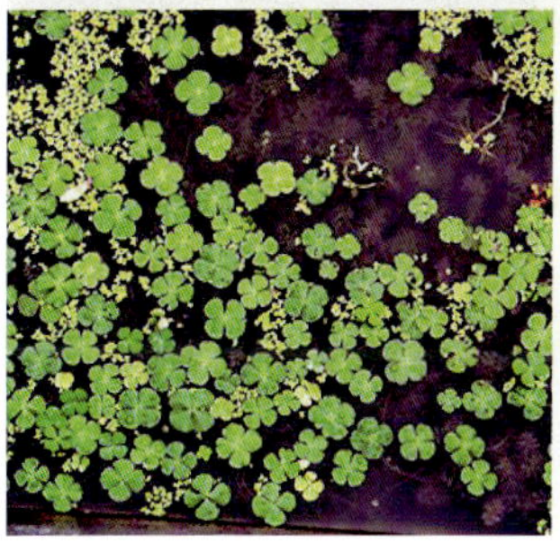
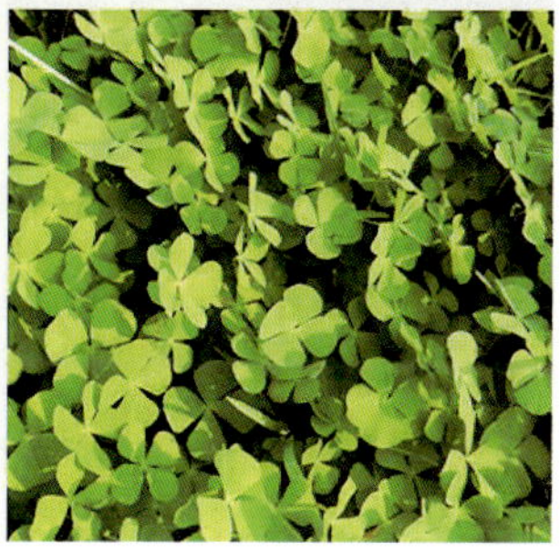
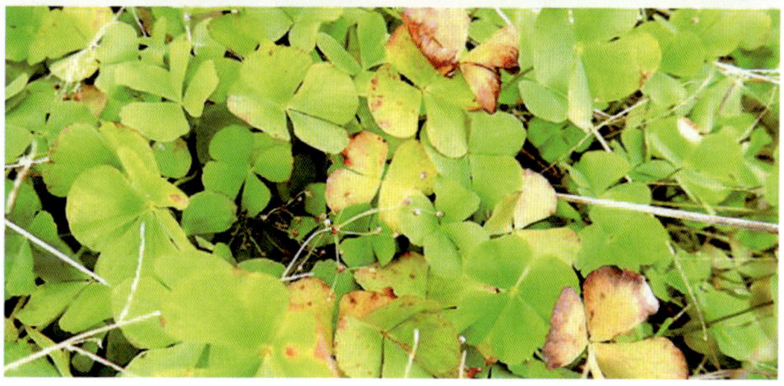

四支箭 | Si zhi jian

Reib kal was 鋭卡瓦

山谷疏林金粟兰，四叶对生毒似箭。风湿痹痛跌打伤，孕妇体虚切莫煎。

四支箭，为金粟兰科植物及已 *Chloranthus serratus*（Thnub.）Roem. et Schalt. 的根及茎。苗乡山区均有野生，一般生于山地林下阴湿处或山谷、溪流旁的草丛中。

别名 及己、獐耳细辛、四叶细辛、牛细辛、老君须、毛叶细辛、四季香、四皮风、麻斑药。

采制 药用全草或根茎。每年春季开花前采挖，去掉茎苗、枯枝，洗净泥土，切段，晒干备用。

性味与归经 味苦、辛，性平，有小毒。入肝、脾经。

功效 活血散瘀，祛风止痛，解毒杀虫。

主治 跌打损伤、骨折、风湿痹痛、毒蛇咬伤、经闭、恶疮、疮疥、疖肿、蛔虫病、无名肿毒、瘘管、头癣、白秃、皮肤瘙痒，杀蛆和孑孓。

用法用量 内服：煎汤，1～3 克，或泡酒，或入丸、散。外用：适量，煎水洗，或研末调敷。

禁忌 孕妇禁用，本品有毒，内服宜慎。对开放性骨折不做外敷应用。

附方

1. **风湿骨痛：** 四支箭 3～6 克，锯手草根 10 克，蒸瘦肉，分 3 次服用。
2. **水肿：** 四支箭、天花粉、萹蓄各 16 克，绣线菊根 60 克，马鞭草、香樟根、蛤蟆草、蓬壳草、木通、八爪金龙、三颗针各 30 克，老萝卜根 1 个，水煎 2 次，取液混合，分 3 次服，每日 1 剂，连服 3 天。
3. **头疮白秃：** 四支箭 30 克，研为细末，瓶装备用。应用时取少许，以桐油调匀外搽患处，1 日 3 次。
4. **小儿惊风：** 四支箭 3 克，鹰爪风 2 克，水煎，涂母乳上，供小儿吸吮。
5. **跌打骨折：** 鲜四支箭根适量，加食盐少许，共捣烂，烘热敷患处，另取四支箭根 2 克，水煎，冲黄酒服，1 日 3 次。
6. **经闭：** 四支箭 3 克，益母草 15 克，鸡冠花 10 克，月月红 6 克，水煎取汁，冲甜酒服，1 日 2 次。
7. **杀蛆虫、孑孓：** 四支箭枝叶若干，鲜品切细，或干品水煎取汁，洒在粪池或水沟中。
8. **无名肿毒：** 四支箭枝叶若干，捣烂如泥，外敷患处，1 日 1 换。破溃者不宜。
9. **蛔虫病：** 四支箭茎叶 3 克，苦楝子 10 克，蛆子草（金线吊白米）10 克，水煎取汁，分 3 次服用。服药前禁食油腻 3 天。

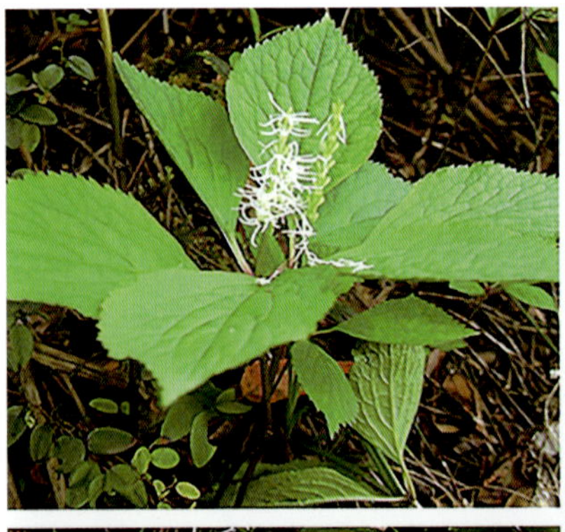
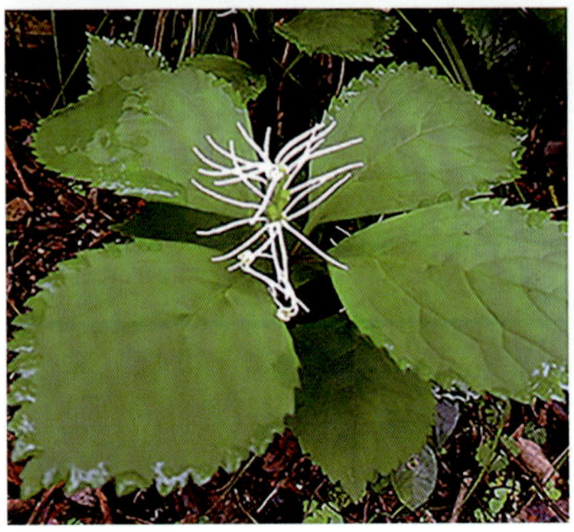
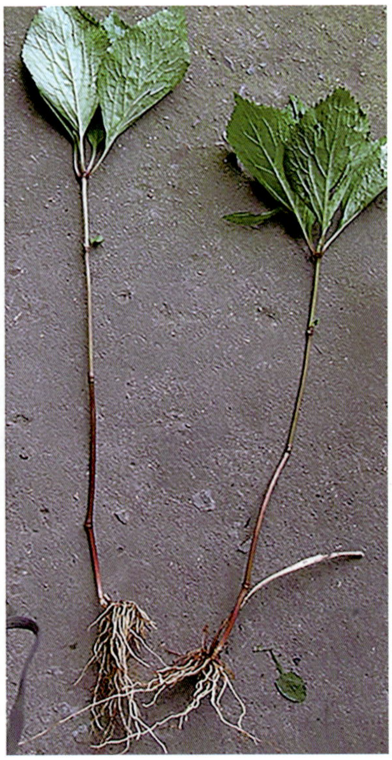
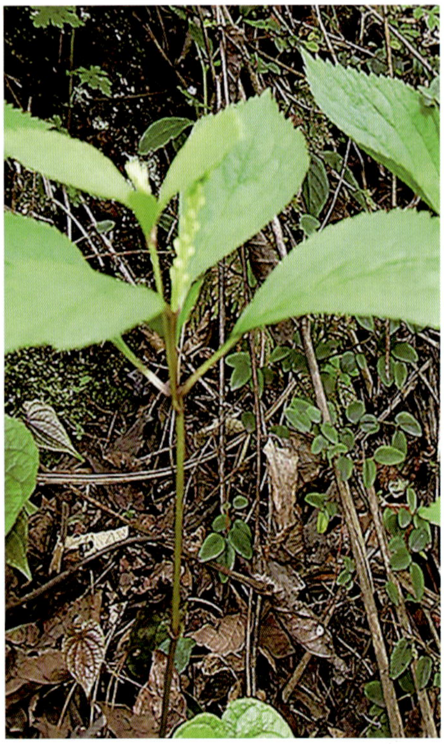

甜菜 | Tian cai

Reib boud shinb 鋭波斯

红嘴绿鹦哥，苗乡栽培多。补血又止血，鸡蒙与消渴。

甜菜，为藜科植物菠菜 *Spinacia oleracea* L. 的带根全草。
苗乡各地均有栽培，一般栽种在菜地里。

别名 菠菜、波斯菜、赤根菜、鹦鹉菜、菠薐、菠、菠棱菜、红根菜、波斯草、拉筋草、飞薐菜、飞龙菜。

采制 药用全草。春季过后拔取，洗净泥土，拣净杂质，保留根茎，鲜用。

性味与归经 味甘，性凉。入肠、胃经。

功效 养血，止血，敛阴，润燥。

主治 衄血、便血、坏血病、消渴引饮、痔疮、习惯性便秘、高血压病、贫血、糖尿病、夜盲症、头痛、目眩、风火赤眼、消化不良、跌打损伤等症。

用法用量 内服，50～100 克，煮食或研末。

禁忌 尿路结石、肠胃虚寒、大便溏薄、脾胃虚弱、肾功能虚弱、肾炎和肾结石等病症者不宜多食或忌食。甜菜不宜与牛奶等钙质含量高的食物（豆腐、黄豆、钙片、猪肝）同食。

附方

1. **目痛：**甜菜子、黄芩、黄连、白菊花各 6 克，水煎取汁，分 3 次服。
2. **麻疹未透：**甜菜兜 60 克，言须菜 60 克，椿树根 120 克，水煎内服 1 碗，余蘸全身。
3. **贫血：**鲜甜菜 500 克，猪血 500 克，木耳 10 克。将甜菜洗净，用开水烫过，切段，猪血煮熟切条，木耳温水泡发。先将油锅烧热，放入菠菜段、木耳炒至半熟，加入生姜末、猪血条、葱段炒香，点入料酒，炒至水干，再加入肉汤、食盐、胡椒粉等调味，出锅即可服食，佐餐用。
4. **糖尿病：**甜菜梗 100 克，玉米须 50 克，水煎去渣，取汁当茶饮。
5. **糖尿病：**甜菜 50 克，猪蓝天 1 具，鸡蛋 2 个。先将猪蓝天切开洗净，放清水中煮熟，再打入鸡蛋、放进甜菜煮开，加食盐等调味品，连汤服之，每日 1 次。
6. **消渴引饮：**甜菜根、鸡内金各 100 克，焙干研细末，每服 10 克，米汤水送服，1 日 3 次。
7. **高血压：**新鲜甜菜 250 克，用开水焯 3 分钟，切段，拌麻油食用，1 日 2 次。
8. **缺铁性贫血：**新鲜甜菜 250 克（切段），兔肝 1 副（切片），一同熬汤饮用，1 日 1 剂。

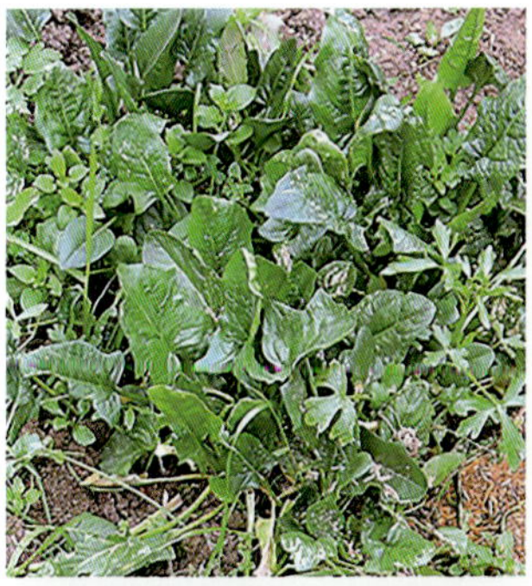
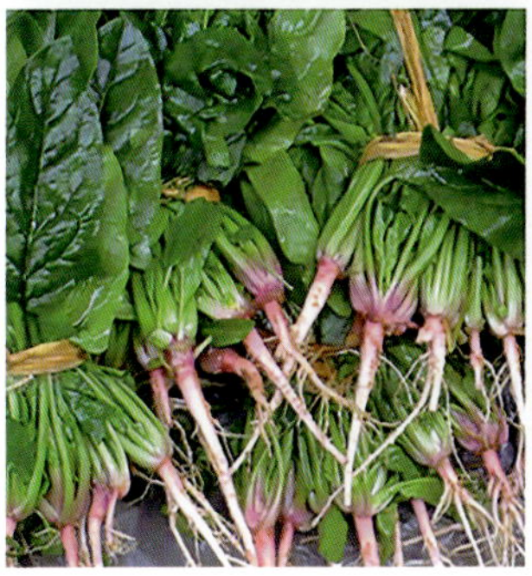
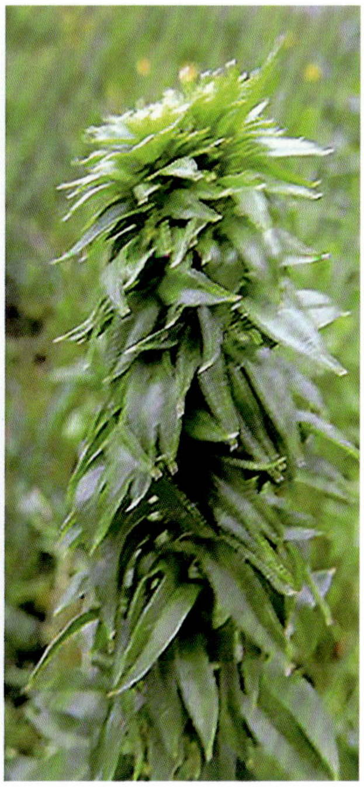
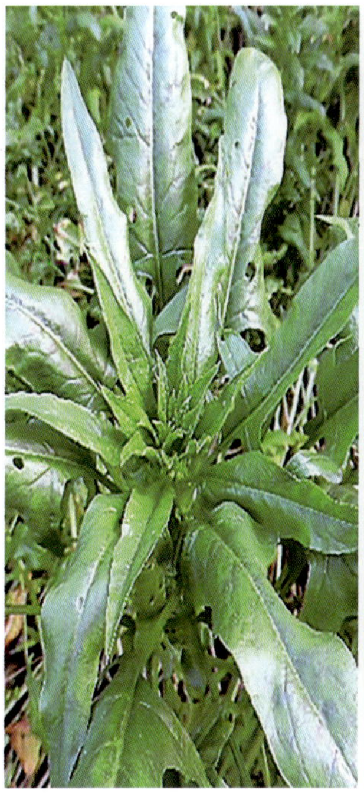
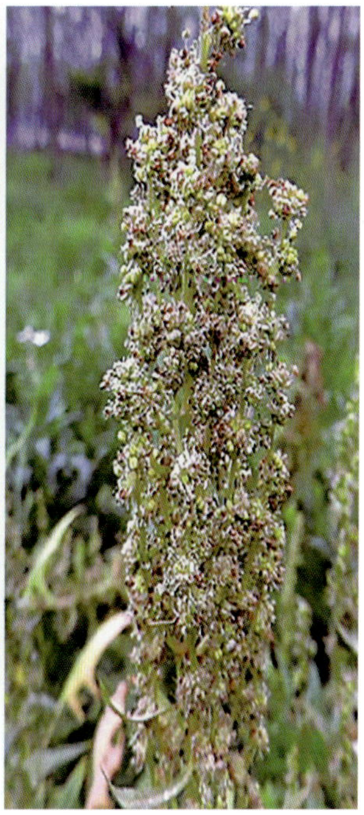

天泡子 | Tian pao zi

Bid gob ghed 比各该

淡黄灯笼林间照，天泡撞响呱呱叫。黄疸尿血九子疡，咽痛肺痈咳而哮。

天泡子，为茄科植物酸浆 *Alkekengi officinarum* Moench 的全草。

苗乡各地均有野生，一般生长于田野、土坎、菜园、果园以及坡地上，以河滩的沙土上及荒废的田园中较多。

别名 灯笼泡、挂金灯、灯笼草、灯笼果、打额泡、天泡草、小酸浆、黄姑娘。

采制 以带果全草入药。夏秋采收，洗净泥土，拣净枯叶、杂质，鲜用，或晾干水分，切段，晒干备用。

性味与归经 味酸、苦，性寒。入肺、脾经。

功效 清热利湿，祛痰止咳，软坚散结。

主治 黄疸型肝炎、胆囊炎、感冒发热、咽喉肿痛、支气管炎、肺脓疡、腮腺炎、睾丸炎、膀胱炎、血尿、颈淋巴结核。外用治脓疱疮、湿疹、疖肿。

用法用量 内服：煎汤，15～30 克，或研细末，吞服。外用：适量，鲜品捣烂敷，或煎水洗，或煅灰存性撒患处。

禁忌 孕妇忌服。

附方

1. **唇疔**：小天泡子根适量，捣烂取汁，冲米汤水服，1 日 3 次。
2. **咽炎**：天泡子果实 30 克，焙干研细末，每用 3 克，加冰片 0.3 克，吹喉部。
3. **咽喉肿痛**：天泡子果实或全草 15 克，甘草 6 克，水煎，分 3 次服。
4. **喉痛**：小天泡子全草 15 克，水煎，分 3 次服。
5. **百日咳**：天泡子果实，瓦上烧存性。每次 0.3 克，白砂糖送下，每日 3 次。
6. **天疱疮、黄水疮**：鲜天泡子全草适量，捣烂敷患处；或晒干研粉，香油调敷。
7. **蜈蚣咬伤**：小天泡子全草适量，捣烂，敷患处。
8. **疔疮**：小天泡子果去壳，捣烂敷患处；或天泡子全草 15 克，水煎服。
9. **天蛇头（指头痛）**：天泡子果套在指上患处。
10. **黄疸**：天泡子全草 30 克，一壶酒 10 克，水煎浓汁，加白糖适量调味，分 2～3 次服，1 日 1 剂。
11. **颈淋巴结核**：鲜天泡子头（干品亦可）3 个，冬瓜瓤 2 片，水煎，顿服，1 日 1 剂，连服 10 余剂。

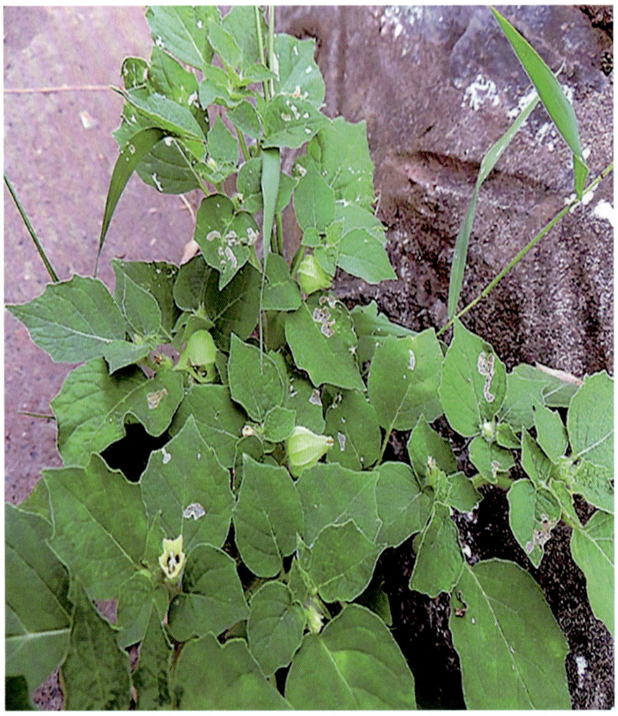
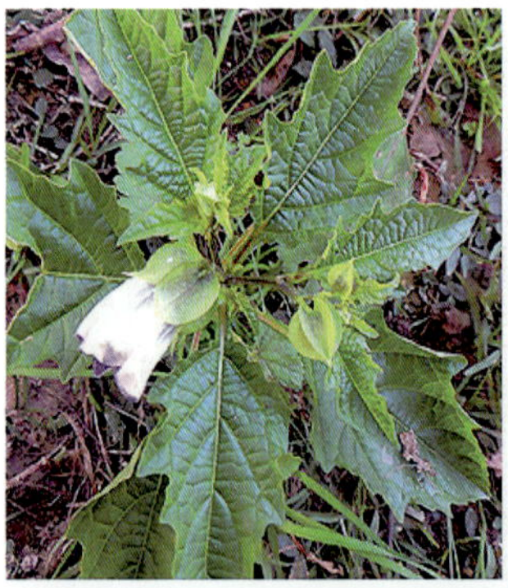
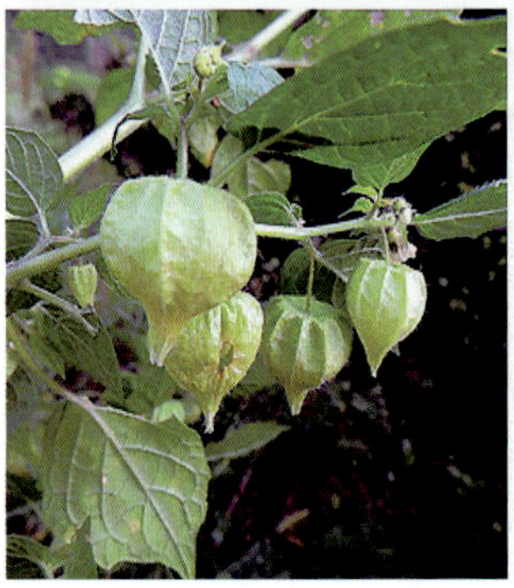
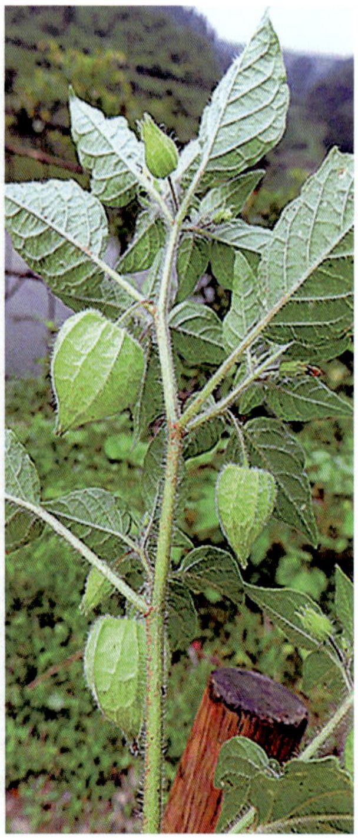

天青地白 | Tian qing di bai

Reib shongb bleat 鋭松本

叶面青翠似凌霄，脉底嫩白雪花飘。惊风疳积鹅口疮，白喉目翳胃中烧。

天青地白，为菊科植物细叶鼠曲草 *Gnaphalium japonicum* Thunb. 的全草。

苗乡各地均有野生，一般生长在荒地、路边、田边、林缘，以土壤贫瘠、植被稀少的黄土岭上较多。

别名 毛女儿菜、清明草、细叶鼠曲草、父子草、小地罗汉、小叶金鸡舌、白招曲、小火草、野清明草、雷公青、菠萝草、叶下白、锦鸡舌、白草仔、小白根菊、乌云盖雪、棉花草。

采制 药用全草。夏秋季节采挖，洗净泥土，拣净杂质，鲜用或晒干备用。

性味与归经 味甘、淡，性微寒。入肺、肝、脾、小肠经。

功效 解表，清热，明目利尿。

主治 感冒、咳嗽、头痛、喉痛、目赤翳障、小儿疳积、小便热闭、淋浊、白带、痈肿、疔疮。

用法用量 内服：煎汤，干品 10 ～ 20 克，鲜者 30 ～ 90 克，或捣汁。外用：适量，捣敷。

禁忌 脾虚者慎用。

附方

1. **烂头痧：**天青地白全草 30 克，洗净，捶烂外敷；或晒干研末，用茶油调和，外撒患处。
2. **目赤肿痛：**天青地白全草 30 克，水煎服。外用根适量，酒磨，搽眼周围。
3. **目翳：**天青地白全草 30 克，水煎服，1 日 3 次。
4. **红眼病：**天青地白、胡奶果叶、铁马线、五爪龙各适量，额上放血后，把药捶烂外敷患处。
5. **跌打损伤：**天青地白全草 30 ～ 100 克，水煎服，1 日 3 次。药渣捣烂，加白酒少许，敷患处。
6. **白口疮：**天青地白、野烟叶、虾皮草各 10 克，煎水服，1 日 3 次。
7. **烂天屏：**天青地白、天青地红各适量，捶烂搽患处，1 日数次。
8. **小儿口疮：**糯米条根、天青地白共捣烂，取汁搽患处。
9. **鹅口疮：**天青地白、铁马鞭、黄瓜香各适量，捣烂泡淘米水洗口，1 日 3 次。
10. **白喉：**天青地白、三叶泡叶各适量，加冰片少许，食盐少许。取二尺深的黄土一把，淘水 1 碗，将上药捣烂混合，放入泥水中，等水稍澄清后，慢慢含漱，吞服少量药液。
11. **风湿脚痛：**天青地白全草 15 克，水煎服，或捣烂外敷患处。
12. **小儿惊风：**天青地白全草 20 克，水煎服，1 日 3 次。
13. **小儿疳积：**天青地白全草 20 克，水煎服，1 日 3 次。
14. **伤风感冒：**天青地白全草 30 克，水煎服，1 日 3 次。
15. **胃痛：**天青地白全草 30 克，水煎服，1 日 3 次。

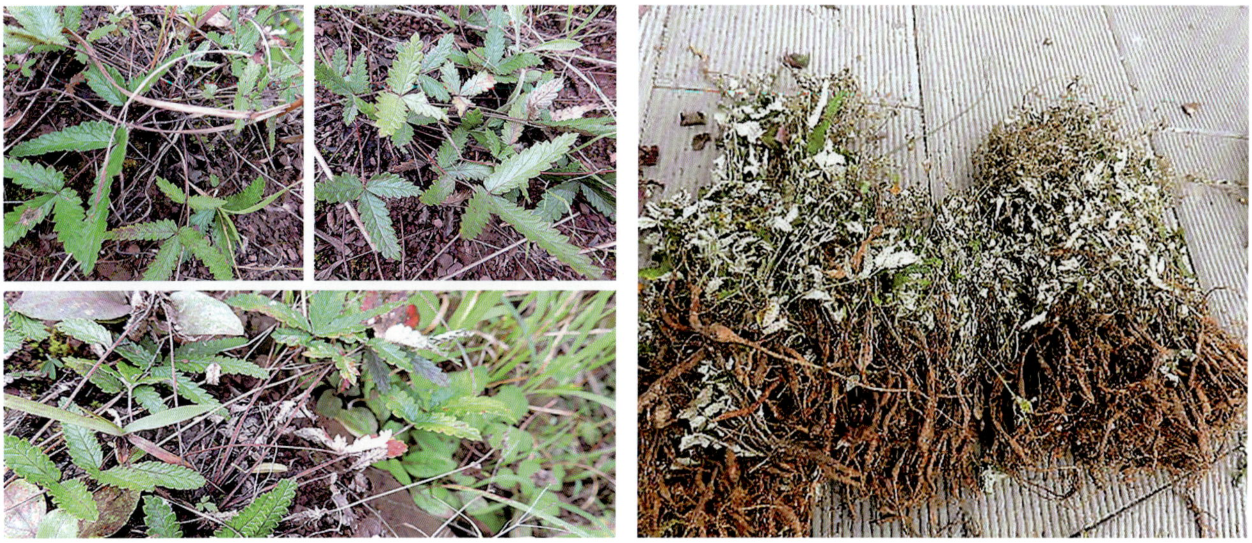

田皂角 | Tian zao jiao

Wu gong yang liu 蜈蚣杨柳

晨放夜合似含羞，荚果枝头打秋秋。黄疸痢疾乳汁少，疳积视蒙牙痛休。

田皂角，为豆科植物合萌 *Aeschynomene indica* Linn. 的全草。

苗乡各地均有野生，一般野生于低山区的湿润地、水田边或溪河边。

别名 合萌、水松柏、水槐子、水茸角、水通草、梗通草、夜关门、野含羞草、蜈蚣杨柳、野槐树、连根拔。

采制 9～10月采收，齐地割取地上部分，鲜用，或切段，晒干备用。

性味与归经 味甘、淡，性寒。入肺、肝、脾、大肠经。

功效 清热利湿，祛风明目，解毒，通乳。

主治 风热感冒、黄疸、痢疾、胃炎、腹胀、乳汁不足、目赤肿痛、淋病、痈肿、皮炎、湿疹。

用法用量 内服：煎汤，10～15克，或入散剂。外用：适量，捣敷或煎水洗。

禁忌 脾胃虚寒者慎用，种子有毒，不可食用。

附方

1. 小便不利：田皂角10克，黄毛根10克，水灯草10克，镰仄草10克，水煎取汁，分3次服。
2. 黄疸：鲜田皂角150克，土茵陈10克，一壶酒10克，水煎，分3次服。
3. 疖痈：田皂角10克，半边莲15克，芙蓉花10克，水煎取汁，分3次服。
4. 吹乳：田皂角60克，新瓦上煅干，研为细末。临卧时，以酒调服6克。
5. 荨麻疹：田皂角20克，煎汤外洗患处，1日3次。
6. 外伤出血：田皂角鲜草适量，打烂外敷患处，外用布条包扎。
7. 血淋：田皂角鲜根或茎30克，鲜蛤蟆草30克，水煎取汁，分3次服。
8. 胆囊炎：田皂角鲜根或茎20～30克，水煎，分3次服。
9. 小儿疳积：田皂角鲜根15～30克，水煎，分3次服，每日1剂。
10. 目痛视蒙：田皂角净根120克（切段），猪蹄子1只（洗净，切碎），共炖烂，吃猪蹄，喝汤，1日3次。
11. 风火牙痛：田皂角根20克，鸭蛋3个，同炖熟，吃鸭蛋，喝汤，每次1个鸭蛋，汤分3次喝完。
12. 小儿头疖：田皂角鲜根15～20克（切碎），放入鸡蛋、鸭蛋各1个，同煮熟，食蛋饮汤。外用叶捣烂敷患处（空出疮头如黄豆大不敷）。

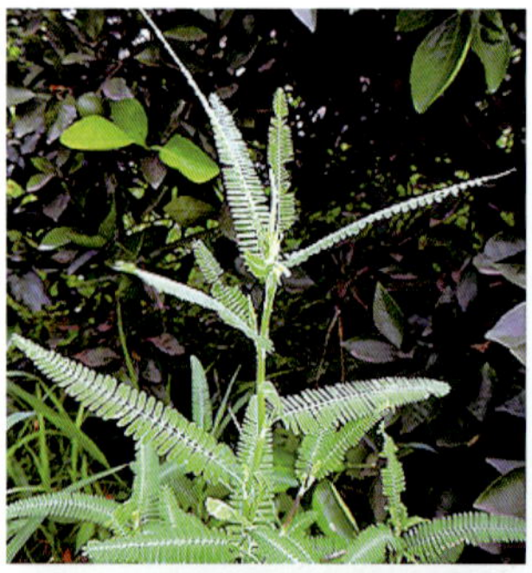
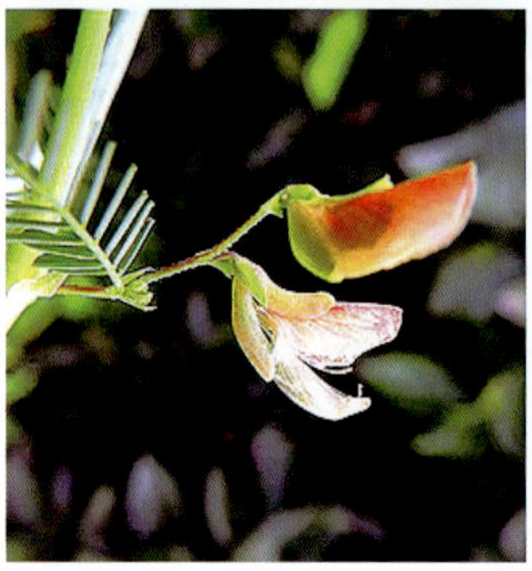
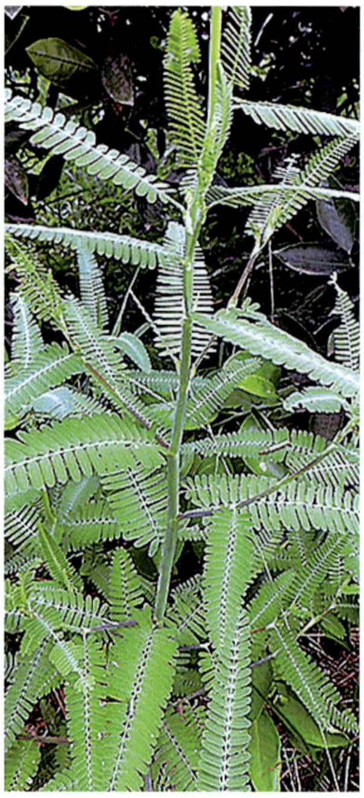
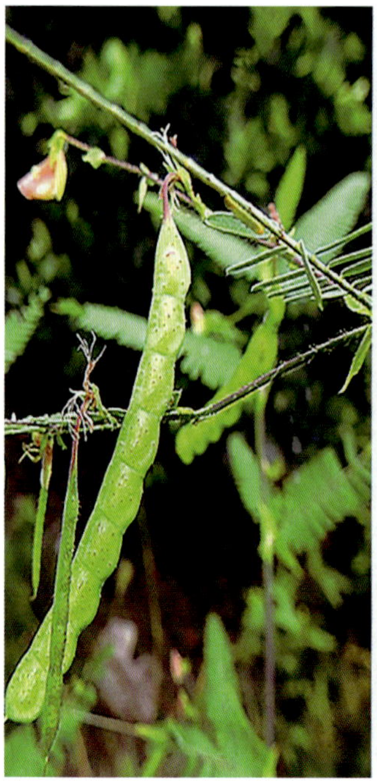
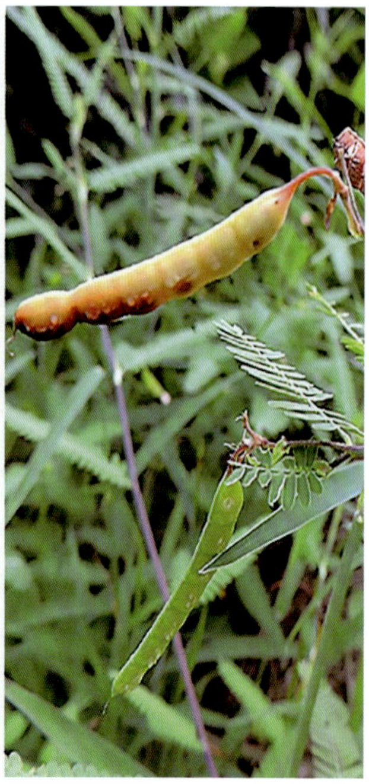

铁马鞭 | Tie ma bian

Reib jangl nbeat 鋭江摆

威武沙场挥铁鞭，鞭梢散落峻岭间。黄疸水肿赤白痢，喉痹外伤与牙疳。

铁马鞭，为马鞭草科植物马鞭草 *Verbena officinalis* L. 的全草或带根全草。

苗乡各地均有野生，一般生长在低矮山坡、溪边、林旁或路边，尤以荒废的田土，房前屋后的空旷地为多。

别名 马鞭草、马鞭梢、白马鞭、风颈草、紫顶龙芽草、野荆芥、鹤膝风、铁马莲。

采制 7～10 月开花时采收，拣净杂质，洗净，晾干水分，切段，晒干。

性味与归经 味苦，性凉。入肝、脾经。

功效 清热解毒，活血散瘀，利水消肿。

主治 外感发热、湿热黄疸、水肿、痢疾、疟疾、白喉、喉痹、淋病、经闭、癥瘕，痈肿疮毒，牙疳。外用于跌打损伤、扭挫伤。

用法用量 内服：煎汤，15～30 克，鲜品 30～60 克，或入丸、散。外用：适量，捣敷，或煎水洗。

禁忌 孕妇慎服。

附方

1. 流感：鲜铁马鞭 30 克，羌活 10 克，青蒿 10 克，煎汤 2 小碗，分 2 次服，连服 2～3 天。
2. 痢疾：铁马鞭 30 克，土牛膝 15 克，洗净泥土，水煎取汁，每天 1 剂，分 3 次服。
3. 闭经、肌瘤：铁马鞭 30 克，细切，加水 100 毫升煎至 20 毫升，温开水送服。
4. 妇人疝痛：铁马鞭 30 克，酒煎滚服，以热水洗全身，取汗甚妙。
5. 乳痈肿痛：铁马鞭 30 克，白酒 50 毫升，生姜 1 块，擂汁内服。药渣敷患处。
6. 疳疮：铁马鞭适量，煎水洗患处，1 日 2 次。
7. 牙痛、牙髓炎、牙槽脓肿：铁马鞭 30 克，切碎，水煎服，每天 1 剂。
8. 喉痹：铁马鞭根 30 克，截去两头，捣取汁服，1 日 3 次。
9. 黄疸：铁马鞭全草 60 克，山楂 10 克，水煎调蜂糖服，1 日 3 次。
10. 阴囊肿痛：铁马鞭适量，捣烂，布包涂搽患处，1 日数次。
11. 疥疮：铁马鞭捣汁，生饮半碗，忌触铁器，10 日内愈。
12. 赤白痢疾：铁马鞭 15 克，陈茶一撮，水煎服，极效。
13. 脾脏肿大：铁马鞭 20 克，鳖甲 10 克，白背叶 20 克，水煎服。
14. 内外痔疮：铁马鞭干根 30 克，猪大肠一段，水炖服，1 日 1 次，连服 3 天。
15. 跌打肿痛：铁马鞭 20 克，用刀背捶烂，加白酒少许，涂敷患处，1 日 1 换。

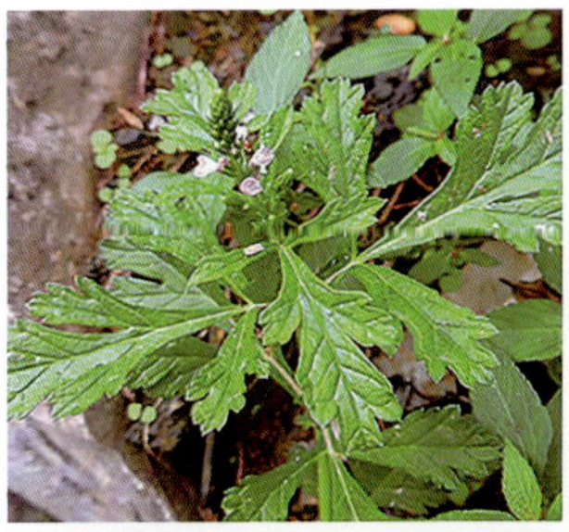
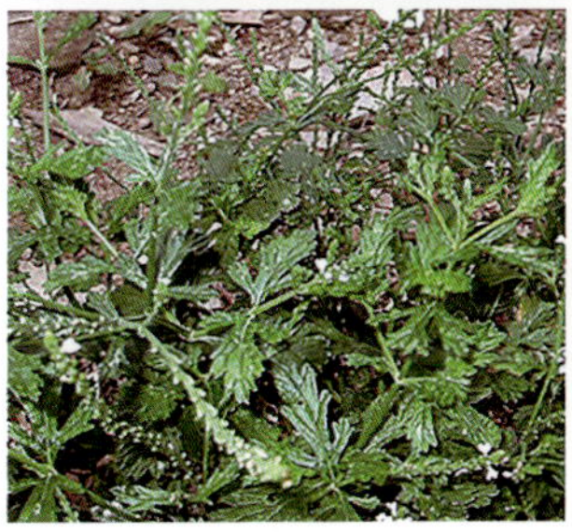
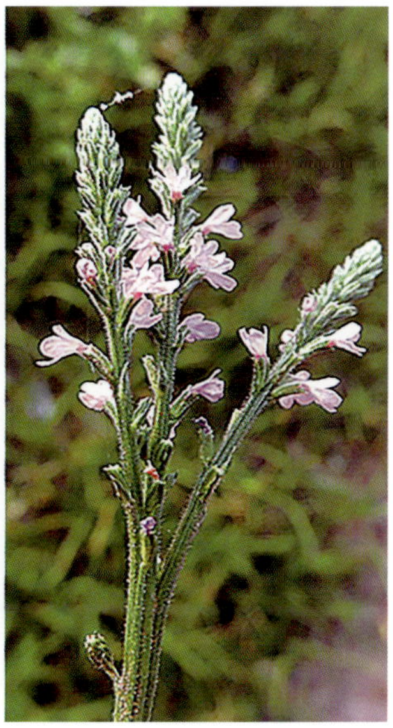
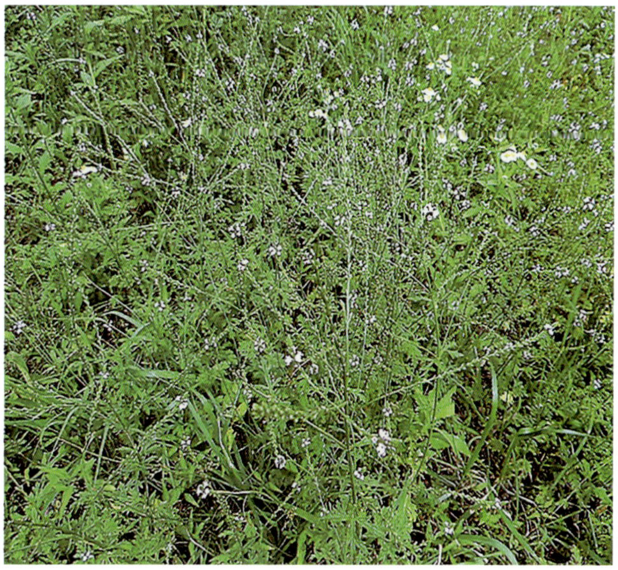

铁苋菜 | Tie xian cai

Reib bul gheub 鋭不多

叶里藏珠旷野生，柔弱小草药性珍。肠炎痢疾便溺血，鼻衄崩漏与湿疹。

铁苋菜，为大戟科植物铁苋菜 *Acalypha australis* L. 的地上部分。

苗乡各地均有生长，一般生于山坡、沟边、路旁、田野。在平原或山坡较湿润的耕地、空旷草地较多见。

别名 海蚌含珠、蚌壳草、人苋、血见愁、撮斗装珍珠、叶里含珠、海蚌念珠、叶里藏珠。

采制 全草入药。夏秋季铁苋菜开花后，采割地上部分，除去杂质，鲜用或晒干备用。

性味与归经 味苦、涩，性凉。入肺、大肠、膀胱经。

功效 清热解毒，利湿通淋，收敛止血。

主治 肠炎、痢疾、吐血、衄血、便血、尿血、崩漏。外治痈疖疮疡、皮炎湿疹。

用法用量 内服：煎汤，25～50克。外用：适量，鲜品捣烂，敷患处。

禁忌 内无实热者慎用。

附方

1. 乳汁不足：铁苋菜鲜品15～30克，或干品6～9克，煎水，煮鱼服。
2. 小儿腹胀：铁苋菜鲜品30～60克，水煎服。
3. 睾丸肿大：铁苋菜鲜品30～60克，水煎服。
4. 小儿积滞泄泻：铁苋菜15克，水煎服。
5. 疳积：鲜铁苋菜全草30～60克，水煎服；或加猪肝90克同煮，食肝服汤，连服6天。
6. 皮炎、湿疹：铁苋菜适量，煎水外洗患处。
7. 痈肿：鲜铁苋菜适量，捣烂，外敷患处。
8. 附骨疽瘘管：铁苋菜干品60克，勾儿茶干根茎60克，酒、水煎服。
9. 痢疾：铁苋菜15克，凤尾草30克，翻白草18克，辣蓼15克，乌梅肉6克煎，水煎取汁，每次60毫升，每日3次。
10. 慢性血痢：铁苋菜60克，水煎，再放蜂蜜30克，冲服。
11. 阿米巴痢疾：鲜铁苋菜根、鲜凤尾草根各30克，腹痛加鲜南瓜藤卷须15克，水煎浓汁，早晚空腹服。
12. 细菌性痢疾：铁苋菜、十大功劳木、凤尾草、虎杖各15克，水煎，分3次服。
13. 刀伤出血：铁苋菜叶捣烂，敷伤口。
14. 跌打损伤：铁苋菜18～30克，水煎服。
15. 蛇咬伤：铁苋菜、半边莲、大青叶各30克，水煎服。
16. 急性肠炎：铁苋菜30克，瓜子金15克，青蒿15克，水煎服。
17. 下路野鸡（子宫出血）：铁苋菜鲜品30～60克，捣汁服，或水煎服。

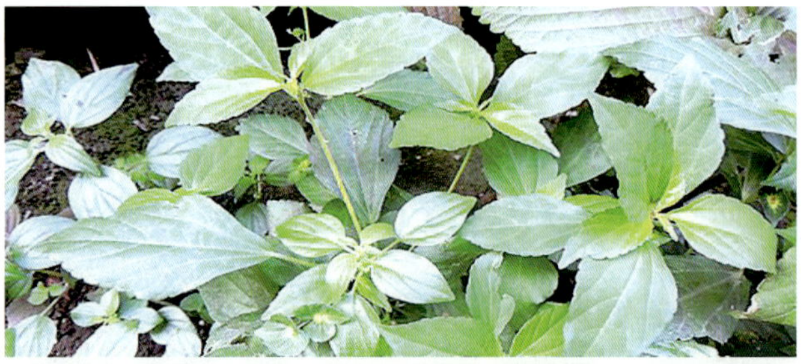
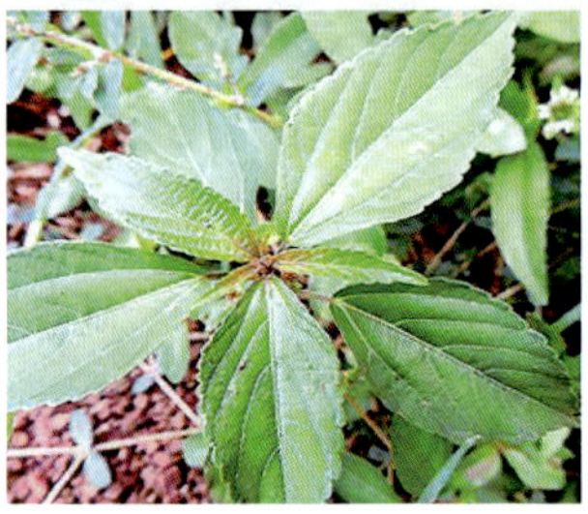
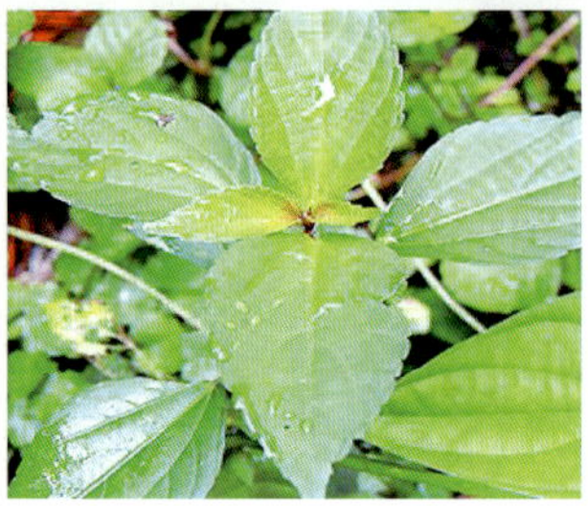
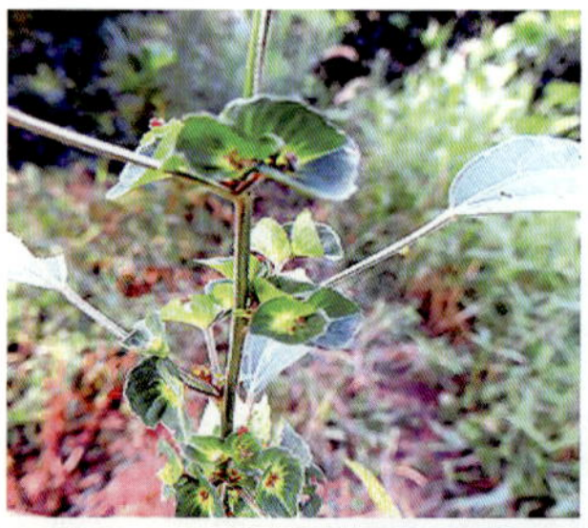
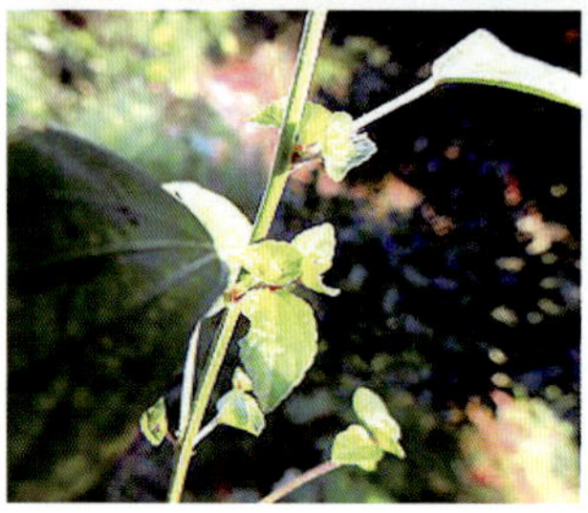
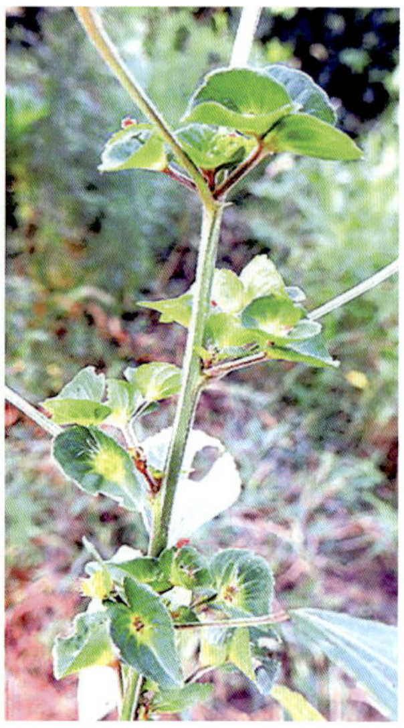

茼蒿 | Tong hao

Reib bad nanx giox 鋭巴南果

深冬青青田园发，燕子来时开黄花。食少便秘脘腹胀，咳嗽痰多高血压。

茼蒿，为菊科植物南茼蒿 *Chrysanthemum coronarium* L. 的茎叶。

苗乡各地均有栽培，一般撒播在菜园中。

别名 同蒿、蓬蒿、同蒿菜、蓬蒿菜、蒿菜、菊花菜。

采制 以嫩茎叶入药，每年冬、春及夏初均可采收。采回后洗净泥土，拣净杂质，叶片切碎，茎秆削皮后切片，一般鲜用。

性味与归经 味辛、甘，性平。入脾、胃经。

功效 和脾胃，利二便，消痰饮。

主治 脾胃虚弱、食少腹胀、大便秘结、咳嗽痰多、疮疡肿痛、水火烫伤。

用法用量 内服：煎汤，嫩叶 30 克，嫩茎 60 克，鲜品加倍。外用：适量，捣烂外敷患处。

禁忌 脾虚泄泻者禁用。

附方

1. 脾胃虚弱：茼蒿 30 克，猪瘦肉 20 克，加食盐、姜丝、葱花等作料，一同炒熟，下饭吃，1 日 3 次。
2. 食少腹胀：茼蒿 30 克，隔山消 10 克，橘子皮 6 克，山姜子 4 克，水煎取汁，分 3 次服。
3. 大便秘结：茼蒿 60 克，隔山消 10 克，萝卜籽 15 克，红薯 30 克，水煎取汁，分 3 次服。
4. 咳嗽痰多：茼蒿 30 克，夜关门 10 克，萝卜籽 15 克，金荞麦 10 克，水煎，分 3 次内服。
5. 疮疡肿毒：茼蒿嫩茎叶适量，捣烂，外敷患处，干则换；或将茼蒿嫩茎叶捣烂取汁，涂搽患处，1 日数次。
6. 水火烫伤：茼蒿嫩茎叶，捣烂取汁，加陈茶油少许调匀，外涂患处，以保持伤处不干、不痛为好。
7. 习惯性便秘：嫩茼蒿茎秆 250 克，削去外皮，加水煮熟，分 3 次食用。
8. 高血压：茼蒿 200 克，洗净泥土，切碎捣汁，温开水送服，每次 1 杯，每日 2 次；或茼蒿 60 克，菊花 60 克，水煎，分 3 次服。
9. 咳嗽痰浓：鲜茼蒿茎秆 150 克，白萝卜根茎 150 克，水煎去渣，加冰糖少许溶化，分 2 次服。
10. 肺热咽痛：嫩茼蒿嫩茎叶 30 克，芦根 20 克，薄荷 6 克，三两银 2 克，水煎取汁，每次 1 小口，含服，1 日 3 次。

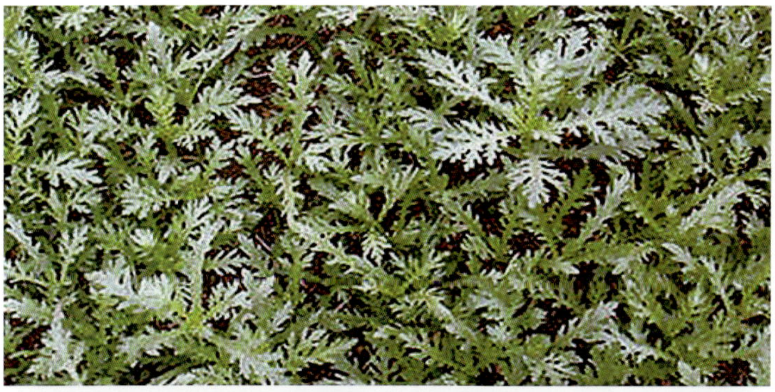

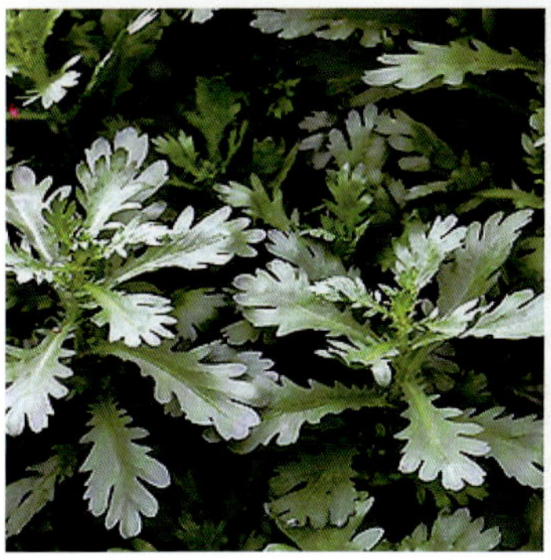

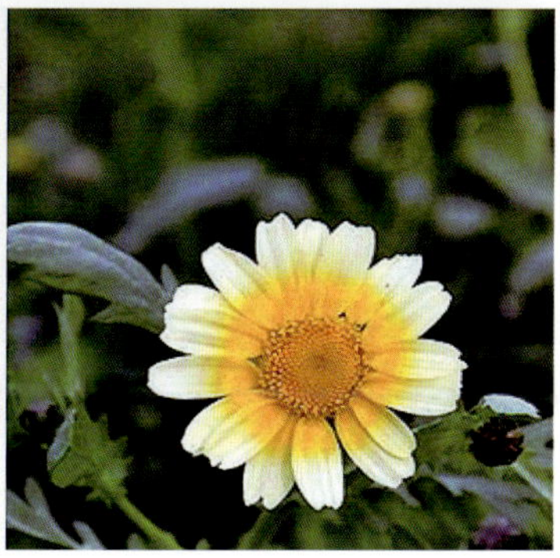

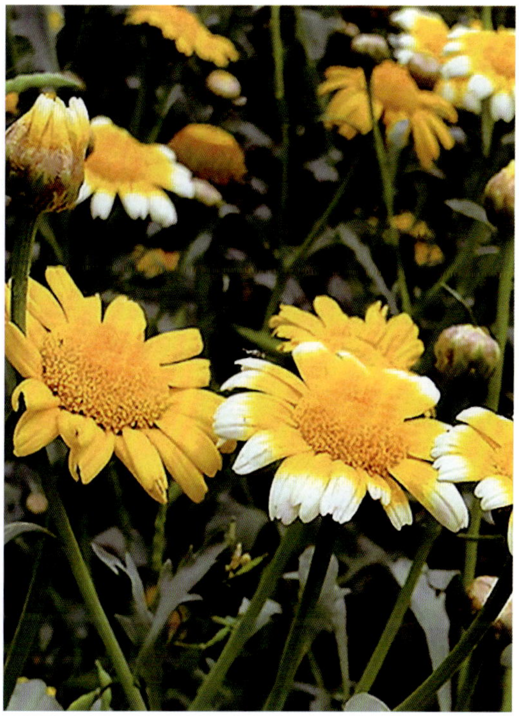

头晕药 | Tou yun yao

Reib ded 鋭呆

五气朝阳温泉边，多年轮回疗效堪。头晕头痛高血压，白喉咽痛劳伤瘫。

头晕药，为蔷薇科植物路边青 *Geum aleppicum* Jacq. 的全草。

苗乡各地均有野生。一般生于地温较高、土地湿润、阳光充足的山涧、泉水旁、水渠边、荒草地等地。

别名 路边青、懒不争、香鸡归、老蛇骚、凤凰窝、乌骨鸡、水杨梅、南布正、五气朝阳草。

采制 以全草或根入药。夏、秋二季采割地上部分或拔出全草，拣净杂质、枯枝败叶，洗净泥土，切段，晒干、阴干备用。鲜草四季可采，一般现采现用。

性味与归经 味甘、微苦，性凉。入肝、脾、肺经。

功效 益气健脾，补血养阴，润肺化痰，祛风除湿。

主治 白喉、百日咳、气血不足、虚痨咳嗽、脾虚带下、高血压病、头晕头痛、月经不调、小腹痛、小儿惊风、风湿腰腿痛、外用治痈疖肿毒、跌打损伤等。

用法用量 内服：水煎，9～30 克。外用：适量，鲜品捣烂，敷患处。

禁忌 脾胃虚弱者慎用。

附方

1. **白喉及咽喉肿痛：** 头晕药叶 30 克，洗净泥土，捣烂，稍加冷开水，共擂取汁，频频咽服。
2. **百日咳：** 头晕药 12 克，龙船泡根 12 克，破铜钱 12 克，钩藤根 30 克，水煎取汁，分 3 次温服。
3. **虚弱、头晕头痛：** 头晕药 30 克，大红枣 5 枚，与鸡蛋、瘦肉、仔鸡等，共蒸服或炖服。
4. **体虚头晕：** 头晕药 15 克，仙桃草 10 克，猪脚 100 克（剁碎），同炖烂，分 3 次吃猪脚，喝汤。
5. **感冒头痛：** 头晕药 10 克，马鞭草 10 克，生姜 6 克，铁筷子 10 克，丝葱 3 克，水煎取汁，分 3 次服。
6. **肾虚腰痛：** 头晕药、朝天罐、阎王刺各 15 克，五加皮 10 克，扯丝皮 10 克，水煎服。
7. **劳伤虚弱：** 头晕药、牛大王根各 15 克，竹根七 9 克，砂仁 6 克，虚弱炖肉吃，劳伤泡酒服。
8. **月经不调：** 头晕药、血当归各 12 克，雀儿脑、元宝草、泽兰各 9 克，月月红 6 克，白酒 500 毫升泡，早晚各服 15 毫升。
9. **疔疮：** 头晕药鲜草适量，捣烂如泥，外敷局部，1 日 1 换。
10. **贫血、眩晕：** 头晕药 12 克，红糖 10 克，水煎取汁，分 3 次服。
11. **妇女小腹痛：** 头晕药 15 克，益母草 15 克，鸡冠花 10 克，水煎取汁，分 3 次服。

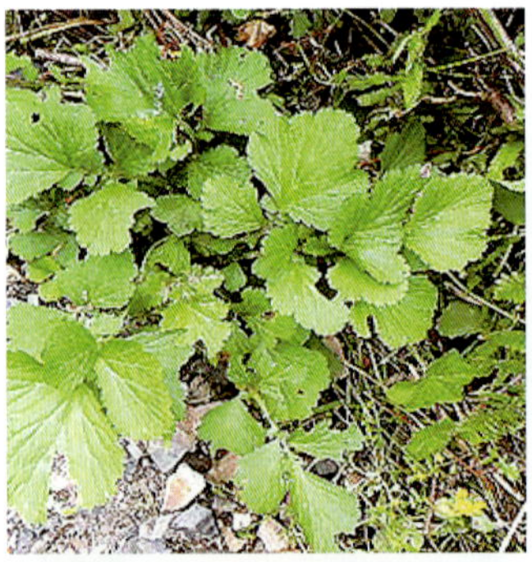
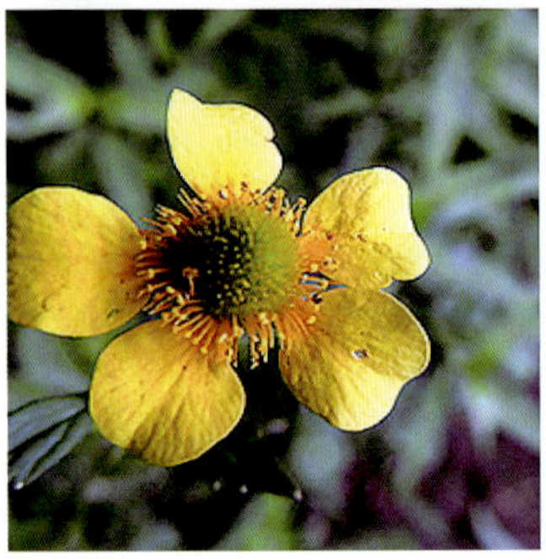
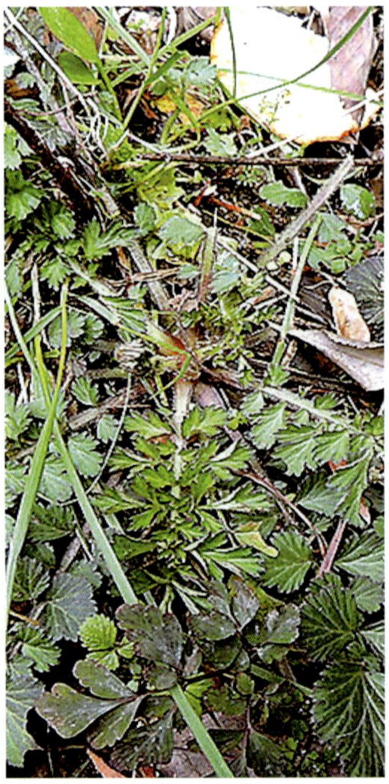
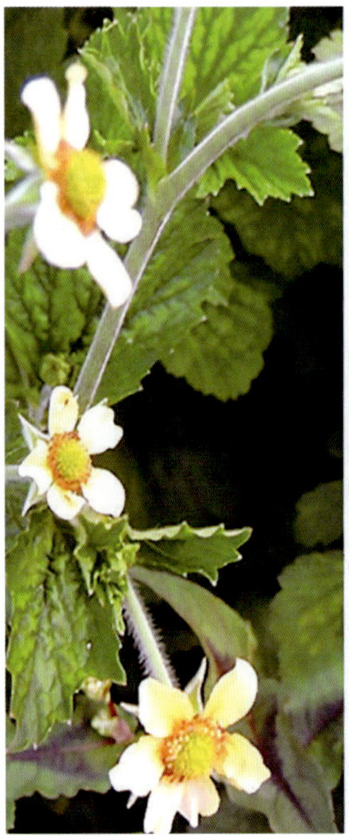
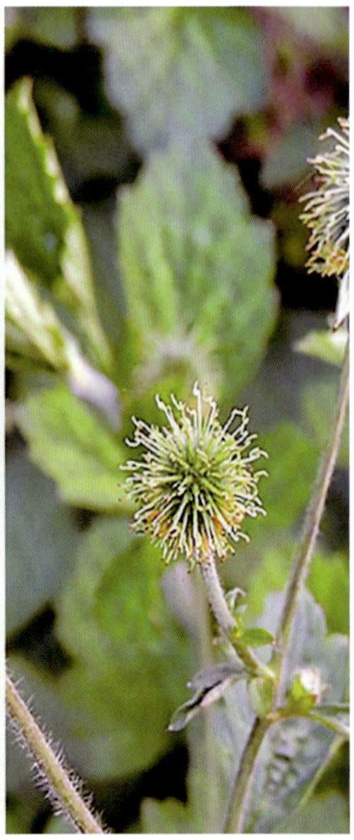

土荆芥 | Tu jing jie

Reib xad nqind 鋭吓请

臭不可闻刺扎手，宅前村后间常有。诸般虫症腹胀痛，脚癣湿疹夜痒忧。

土荆芥，为藜科植物土荆芥 *Chenopodium ambrosioides* L. 带有果穗的全草。

苗乡各地均有野生，一般生于村旁、路边、旷野、溪边及河岸等地。

别名 红泽蓝、天仙草、臭草、钩虫草、虱子草、红泽兰、臭蒿、杀虫芥、藜荆芥、鹅脚草。

采制 8 月下旬至 9 月下旬收割全草，摊放在通风处，或捆束悬挂阴干，避免日晒及雨淋。鲜用，或半干时切段，再晒干备用。

性味与归经 味微苦、辛，性温，有毒。入脾经。

功效 祛风消肿，杀虫止痒。

主治 钩虫、蛔虫、蛲虫、痛经、闭经、皮肤湿疹、脚癣、瘙痒、蛇虫咬伤，杀蛆虫。

用法用量 内服：煎汤，干品 3～9 克，鲜品 15～24 克，或入丸、散。外用：适量，煎水洗或捣烂敷患处。

禁忌 凡患神经衰弱，心脏病、肾病者及孕妇等忌服。

附方

1. **头虱：**土荆芥全草适量，捣烂，加茶油，涂敷患处，1 日 2 次。
2. **脱肛：**土荆芥鲜草 15 克，五指毛桃根皮 10 克，水煎取汁，日服 2 次。
3. **湿疹、荨麻疹、足癣：**鲜土荆芥全草适量，煎水外洗。
4. **丝虫病：**土荆芥全草 3～6 克，水煎取汁，兑茶油少许，分 3 次服。
5. **绦虫：**土荆芥 10 克，水煎服；或土荆芥 30 克，晒干研末，每早晚服干粉 3 克，连服 3～6 天。
6. **子宫脱垂：**土荆芥鲜草 15 克，益母草 15 克，五指毛桃根皮 10 克，水煎取汁，日服 2 次。
7. **蛔虫病：**土荆芥 30 克，研成细末，早晨空腹时服 1～2 克，连服 2 天。
8. **钩虫、蛔虫：**土荆芥全草 3～6 克，苦楝子树皮 10 克，金线吊白米 6 克，水煎取汁，分 3 次服。
9. **风湿关节痛：**土荆芥鲜根 15 克，桎木根 10 克，水炖取汁，分 3 次服。
10. **创伤出血：**土荆芥干叶若干，焙干研细末，撒患处，外用布条包扎。
11. **毒蛇咬伤：**土荆芥鲜叶适量，半边莲鲜草适量，捣烂，敷患处。

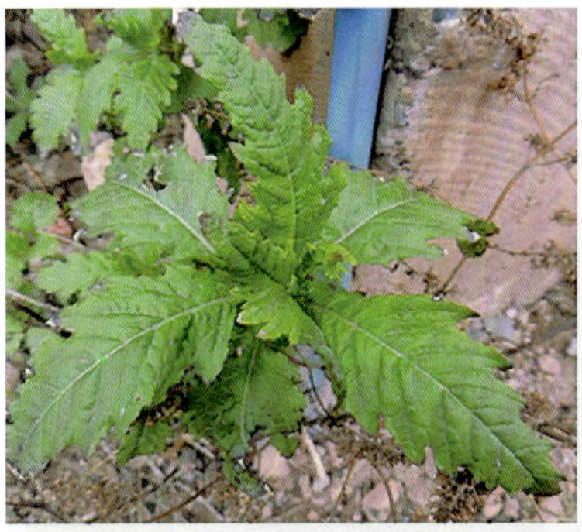
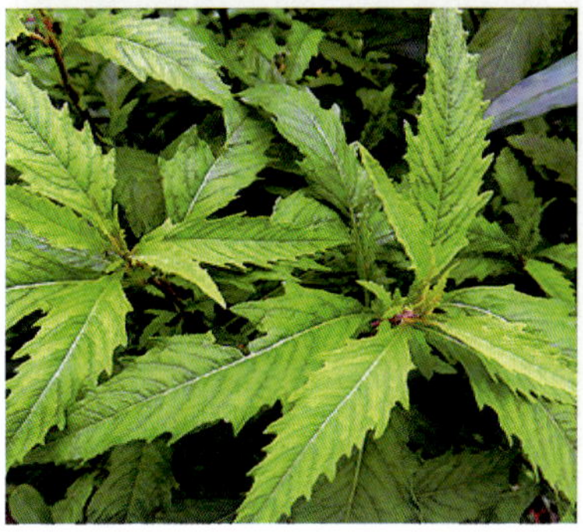
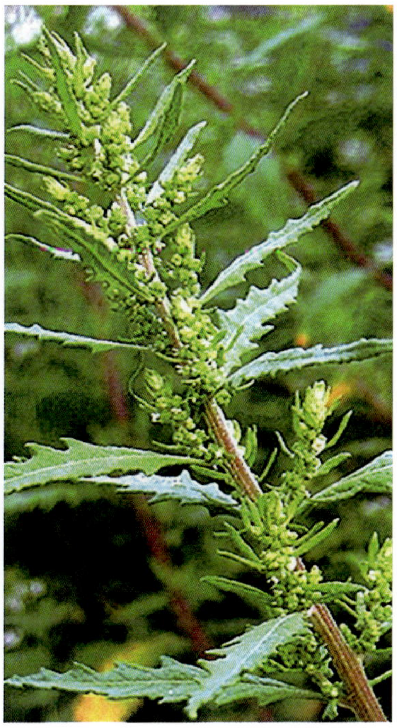
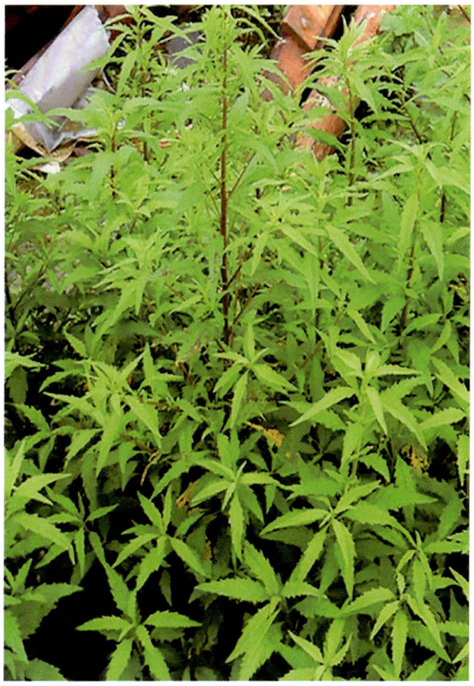

土茵陈 | Tu yin chen

Reib jab nbut 锐的补

绒毛黏手高山岗，黄土岭上金钟锵。肝胆湿热尿有血，产后腹痛烧烫伤。

土茵陈，玄参科阴行草属植物阴行草 *Siphonostegia chinensis* Benth. 的全草。
苗乡各地均有野生，一般生长于海拔较高的贫瘠山坡、丘陵、路边草地中。

别名 阴行草、金钟茵陈、黄花茵陈、铃茵陈、芝麻蒿、鬼油麻、阴阳连、吊钟草、灵茵陈、吹风草、五毒草、角茵陈、罐儿茶、山茵陈、金花屏、黑茵陈、铁杆茵陈、草茵陈、八角茵陈。

采制 药用全草。8～9月土茵陈开始变黄，花朵开始凋谢时割取，鲜用或切段，晒干备用。

性味与归经 味苦，性寒。入肝、脾、膀胱经。

功效 清热利湿，凉血止血，祛瘀止痛。

主治 黄疸型肝炎、胆囊炎、蚕豆病、尿路结石、小便不利、尿血便血、产后瘀血腹痛。外用治创伤出血、烧伤烫伤。

用法用量 内服：煎汤，9～15克。外用：适量，研末调敷或撒患处。

禁忌 土茵陈性寒，体虚有寒者慎用。

附方

1. **防暑：**土茵陈、虎耳草、合欢、蒜盘子根、瓜子金各12克，水煎当茶饮。
2. **白带：**土茵陈15克，野百合30克，水杨柳15克，白鸡冠花15克，煮鸡蛋服。
3. **乙肝：**土茵陈15克，田基黄10克，十大功劳10克，四眼草15克，水煎服。
4. **肝虚：**土茵陈15克，星宿草10克，救命王3克，岩三七6克，软肝草10克，石见穿6克，蜀羊泉6克，隔山消10克，鸡屎藤10克，青木香6克，水煎服。
5. **黄疸型肝炎：**土茵陈、金丝桃、地柏枝各50克，老萝卜根9克，水煎服。
6. **胆囊炎：**土茵陈、地耳草、大青叶、海金沙、白花蛇舌草各15克，水煎服。
7. **外伤出血：**土茵陈、乌泡叶各适量，焙干研细末，撒患处，外用布条包扎。
8. **蚕豆病：**土茵陈15克，田基黄10克，竹叶菜30克，蛇舌草30克，银花20克，半边莲30克，水煎服。
9. **产后腹痛：**土茵陈10克，益母草15克，黄瓜香15克，黄茅根10克，金银花10克，大血藤10克，小血藤10克，甜酒水煎服。
10. **结石尿血：**土茵陈10克，镰仄草10克，则耳根10克，黄茅根10克，啥菜10克，雀儿脑10克，淘米水煎服。

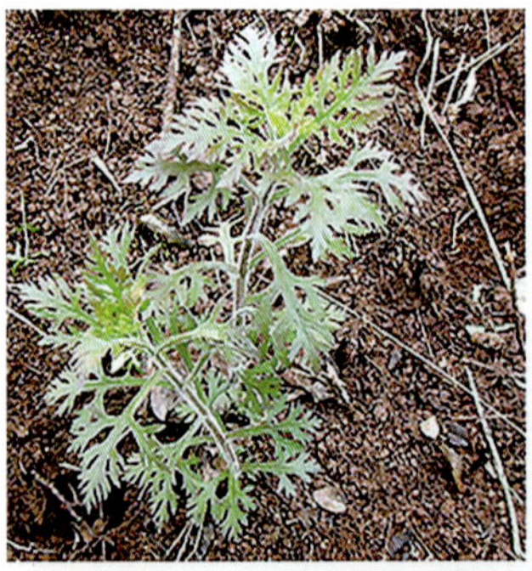
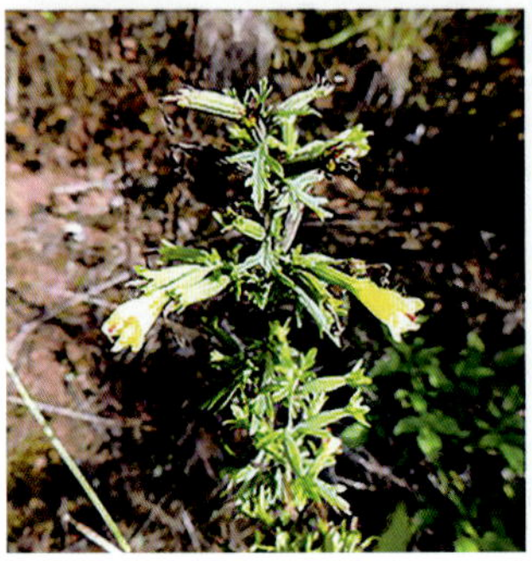
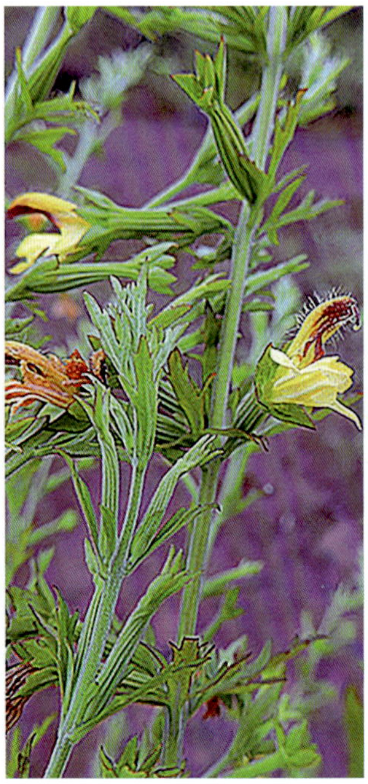
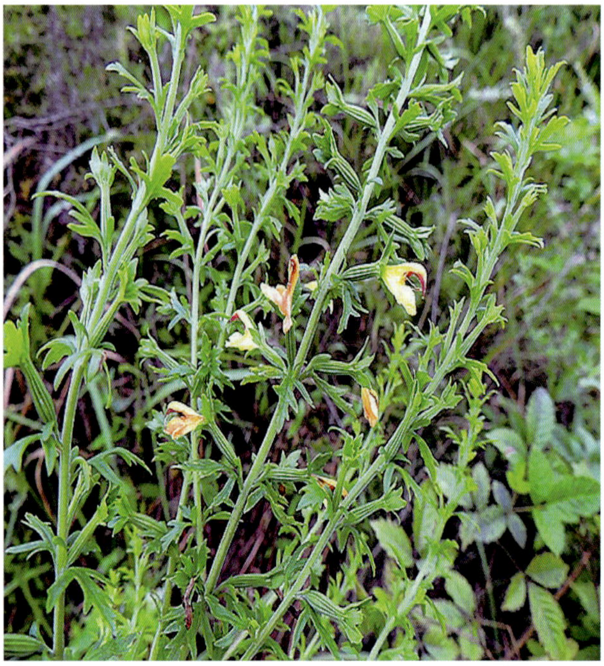

万年青 | Wan nian qing

Reib mil miob 鋭咪密

千年万年冬不凋，房前屋后模样佼。咽喉肿痛心力竭，咯血吐血风湿器。

万年青，为百合科植物万年青 *Rohdea japonica*（Thunb.）Roth 的根及根茎、叶片。

苗乡各地均有栽培，也有少数野生。野生者一般生于海拔 750 米以下的林下、山谷阴湿草地。

别名 千年润、千年蒀、屋周、万年青根、冬不凋草、开口剑、斩蛇剑、白河车、牛尾七、冲天七、竹根七、铁扁担、青龙胆、九节莲、状元红、白重楼、铁棕榈、万年肥、包谷七、诸总管、搜山虎。

采制 药用根、茎或叶片。全年可采，挖取根及茎，洗净，去须根，鲜用或切片，晒干备用。叶片现采现用。

性味与归经 味苦、微甘，性寒，有小毒。入肺、心、肾经。

功效 清热解毒，强心利尿，凉血止血。

主治 咽喉肿痛、白喉、心力衰竭、水肿臌胀、咯血吐血、崩漏带下、痢疾。外用治疗跌打损伤、狂犬咬伤、蛇虫咬伤、水火烫伤、乳腺炎、痈肿疮毒。

用法用量 内服：煎汤，干品 3～9 克，鲜品可用至 30 克，或浸酒，或捣汁。外用：适量，鲜品捣敷，或捣汁涂，或塞鼻，或煎水熏洗。

禁忌 孕妇禁服。本品服用过量会出现不良反应。

附方

1. 预防白喉：万年青根 30 克，切碎，米醋、冷开水各 3 千克，浸泡 2 天后，去渣过滤，加白糖适量，1～2 岁日服 1 毫升，2～5 岁每日服 2 毫升，6～10 岁服 3 毫升，连服 5 天为 1 预防疗程。在白喉流行期间，服 1 疗程，可产生被动免疫力，保持 6 个月。
2. 白喉：万年青生药配成 20% 的溶液，每日服 2～4 毫升，小儿酌减，分数次服。
3. 喉部急性炎症、咽喉肿痛、热痰壅盛：万年青根 6～12 克，切碎，加温开水少许，捣烂绞汁，频频含漱，待吐出痰液，炎症即可渐消。
4. 咽喉炎：万年青叶 15 克，食盐少许，共捣烂，加水少许擂取汁，内服。
5. 腰痛：万年青根适量，酒磨（瓷碗中放点酒，然后取药根磨碎），取汁外搽。
6. 暑热腹痛：万年青根 10～18 克，水煎服。
7. 热痰壅盛：万年青 10 克，捣汁，加醋，服少许。
8. 狂犬咬伤：万年青叶 30 克，紫竹根 7 节，水煎服，每日 1 剂，连服 2 日。
9. 跌打损伤：万年青 6 克，黄精 15 克，大接骨 6 克，独定子 3 克，玉带草 15 克，土茯苓 15 克，盘龙七 15 克，绿升麻 10 克，藁本 15 克，红升麻 10 克，叶上花 6 克，爬山虎 6 克，芍药 15 克，大茜草 15 克，桑寄生 3 克，水煎，以酒为引，1 日 1 次，睡前服用。
10. 脑膜炎：万年青根 3～6 克，冷开水磨服，日服 2～3 次。

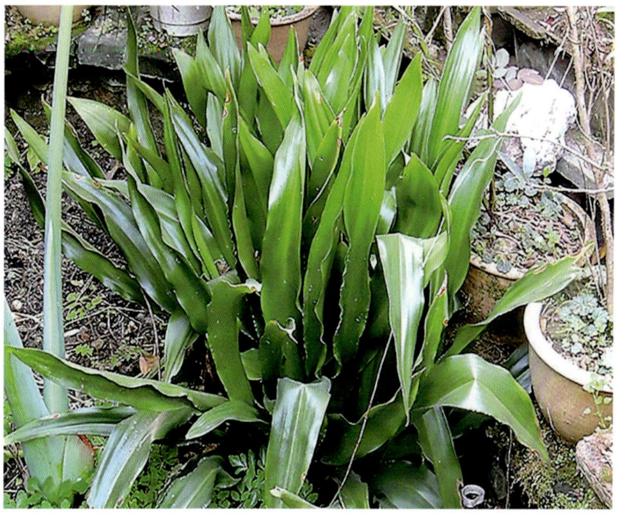
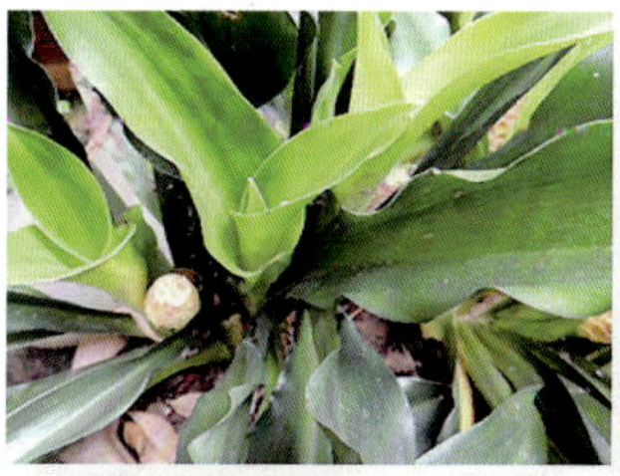
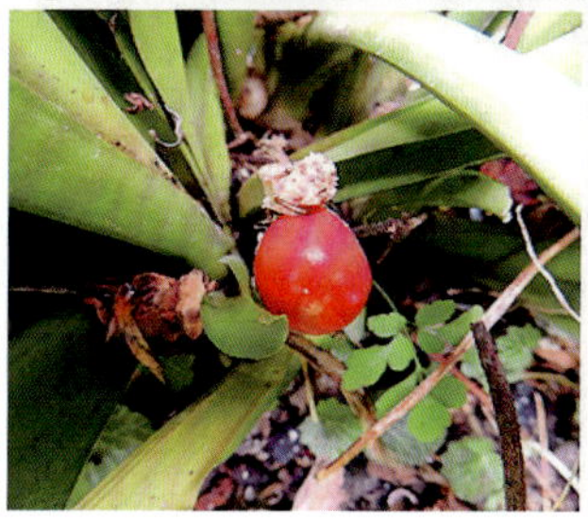
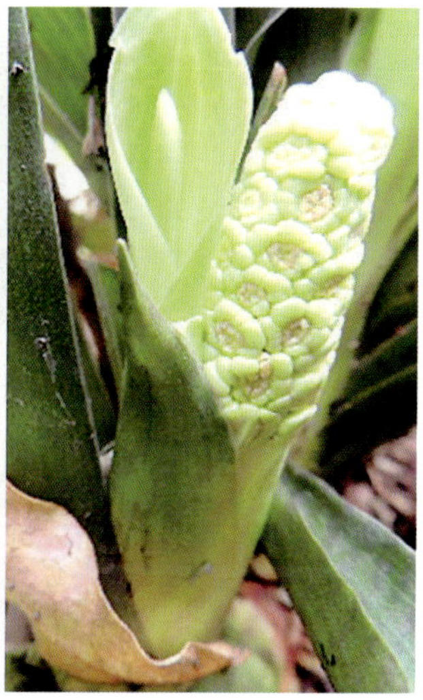

莴笋 | Wo sun

Reib chuenb 銳春

翠绿葱茏田园中，茎秆嫩白赛玉琮。乳少水肿尿不利，失眠便秘晕脑风。

莴笋，为菊科植物莴笋 *Lactuca sativa* L. 的嫩叶、嫩茎。

苗乡各地均有栽培，一般栽培在菜园中、山路边以及房前屋后等空闲地中。

别名 莴苣、春菜、生笋、千金菜、青笋、莴菜、香马笋。

采制 药用嫩叶或嫩茎。冬、春两季摘取嫩叶，或砍下茎秆，剥去外皮，切片或切丝，一般鲜用。

性味与归经 味甘、性凉。入肠、胃经。

功效 消积下气，利尿通乳，宽肠通便，防癌抗癌。

主治 高血压、冠心病、慢性肾炎、产后乳少、便秘、小便不利、尿血、缺铁性贫血、水肿、心律不齐、失眠。对于肝癌、胃癌有预防作用，也可缓解癌症患者放疗或化疗的不良反应，是一种抗癌蔬菜。

用法用量 内服：水煎，20～30 克。外用：适量，捣烂外敷患处。

禁忌 莴苣性凉，产后妇人慎食。女性月经期间及寒性痛经之人忌食。

附方

1. **小便不利：**鲜莴笋适量，去皮捣烂如泥，敷在脐部。
2. **疔疮痈肿：**鲜莴笋适量，去皮捣烂成糊状，外敷患处。
3. **百虫入耳：**鲜莴笋适量，洗净，捣烂取汁，滴入耳内。
4. **秋季咳嗽：**鲜莴笋叶 20 克，金荞麦 10 克，芦根 10 克，水煎服。
5. **浮肿、肝腹水：**鲜莴笋叶 30 克，枞葫芦 10 克，冬瓜皮 10 克，水煎服。
6. **便秘：**莴笋 30 克，切丝，加香油、食盐，凉拌，当菜吃。
7. **产后乳少：**莴笋 20 克，土人参 15 克，益母草 15 克，水煎服。
8. **缺铁性贫血：**莴笋 15 克，红枣 6 枚，红糖 15 克，臭牡丹根 10 克，水煎服。
9. **失眠：**莴笋 10 克，合欢皮 10 克，柏子仁 10 克，粑合 15 克，水煎服。
10. **胃癌、肝癌放疗、化疗后：**莴笋丝 15 克，六月雪 10 克，女贞子 10 克，灵芝 6 克，水煎，分 3 次服。
11. **慢性肾炎：**莴笋 10 克，玉叶金花 10 克，田边菊 10 克，白茅根 10 克，小血藤 10 克，墨斗草 15 克，水煎服。

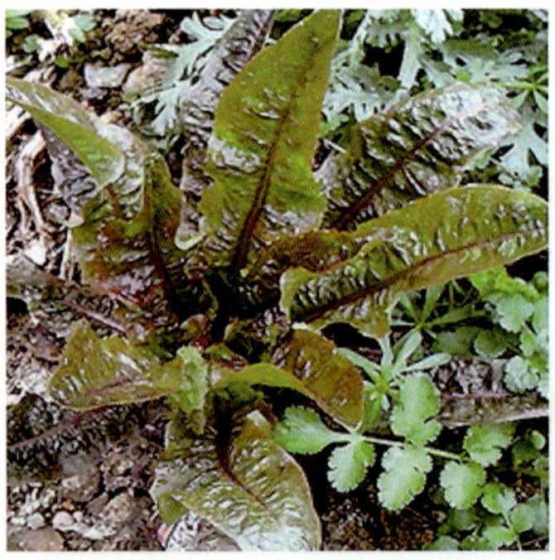
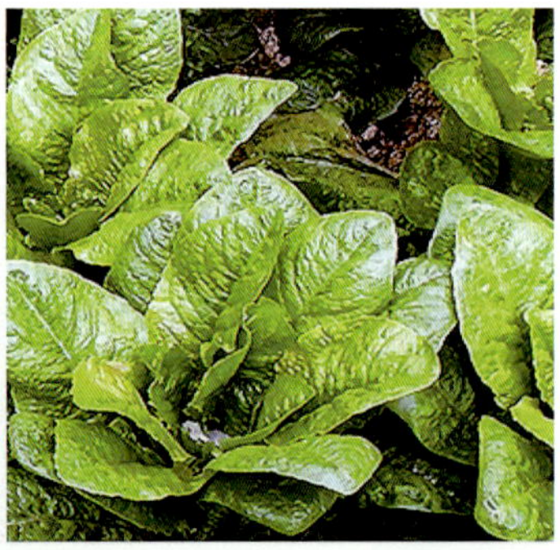
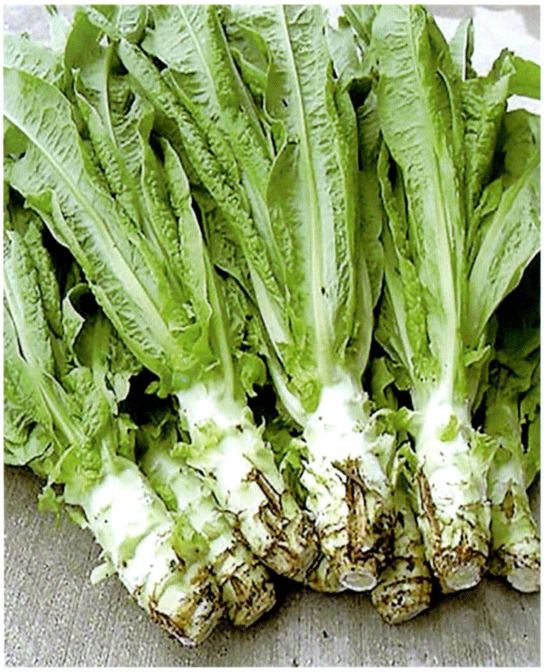
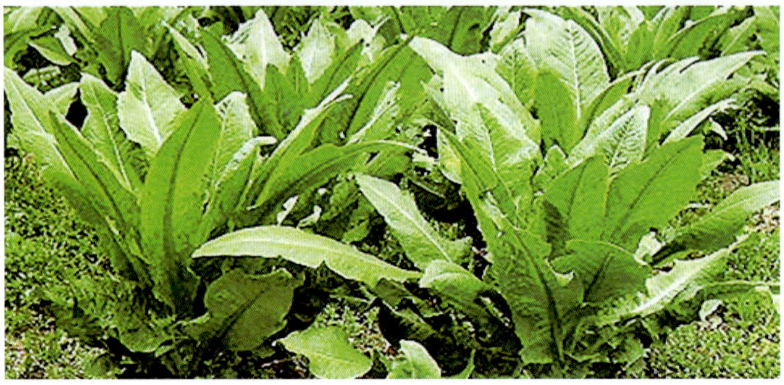

乌韭 | Wu jiu

Reib wus juen 锐乌蕨

万能解毒数乌韭，悬崖石壁度春秋。肠炎痢疾跌打伤，牙疳奶痈咳不休。

乌韭，为鳞始蕨科乌蕨属植物乌蕨 *Stenoloma chusanum* Ching 的全草。

苗乡各地均有野生，一般生林下、水渠边、小溪流旁、山路边的灌木丛中等地，尤以潮湿、阴暗的石壁上较多。

别名 大叶金花草、小叶野鸡尾、蜢蚱参、细叶凤凰尾、小金芯草、解毒藤、金粉藤、仙鹤尾、凤尾连、孔雀莲。

采制 全草入药。四季可采，夏秋较佳。采回后洗净泥土，切段，鲜用或晒干备用。

性味与归经 味微苦，性寒。入肺、大肠经。

功效 清热解毒，利湿消肿，止血。

主治 感冒发热、咳嗽吐痰、咽喉肿痛、肠炎痢疾、肝炎、湿热带下、吐血、尿血、便血、痄腮、口疮、食物中毒、农药中毒。外用治疗皮肤湿疹、痈疮肿毒、水火烫伤、皮肤湿疹、外伤出血、狂犬咬伤。

用法用量 内服：水煎，15～30克，解食物中毒，用鲜叶适量绞汁服。外用：适量，鲜草煎水洗患处。

禁忌 乌韭性寒，体质虚弱者慎用。

附方

1. **急性结膜炎：**嫩乌韭叶适量，捣烂，取汁点眼，渣敷患眼皮外。
2. **咳嗽白痰：**乌韭 10 克，金线吊白米 10 克，荠菜 12 克，皂角刺 6 克，绣花针 10 克，隔山消 15 克，水煎兑糖服。
3. **打伤红肿：**嫩乌韭全草适量，捣烂敷患处。
4. **水火烫伤：**嫩乌韭全草适量，捣烂，敷患处。
5. **蛇咬伤：**嫩乌韭全草适量，捣烂，敷伤处；或乌韭根茎适量，捣敷并煎服。
6. **急性肠炎：**乌韭全草 15～30 克，水煎服。
7. **食物中毒、农药中毒：**嫩乌韭 100 克，捣烂取汁，冷开水冲服。服用时忌盐。
8. **痢疾：**乌韭 60 克，水煎服。
9. **外伤出血：**乌韭叶晒干，研细末，撒患处。纱布包扎。
10. **急性胃肠炎：**鲜乌韭叶 60 克，生姜 3 克，冰糖 15 克，食盐 10 克，煎水喝。
11. **肝炎：**乌韭 15 克，虎刺根、风尾草、过江龙各 10 克，水煎去渣，猪肝 120 克，用药汁炖猪肝，服汤食肝。
12. **急性支气管炎：**乌韭鲜叶 60 克，水煎服。
13. **对口疮：**乌韭鲜叶适量，以蜜或盐同捣烂，外敷患处。
14. **脚癣糜烂：**乌韭全草适量，水煎熏洗患处。
15. **牙疳：**乌韭根茎烧灰存性 10 克，冰片 0.3 克，共研细末，搽患处。
16. **跌打损伤：**乌韭根茎 10～15 克，酒煎服。
17. **中暑发痧：**鲜乌韭叶 120 克，捣烂绞汁服。
18. **奶痈：**乌韭根茎 30 克，水煎，冲黄酒服，并用鲜叶适量，捣烂敷患处。

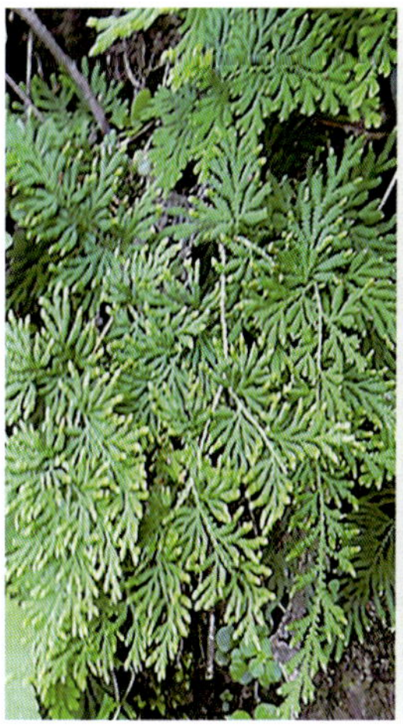
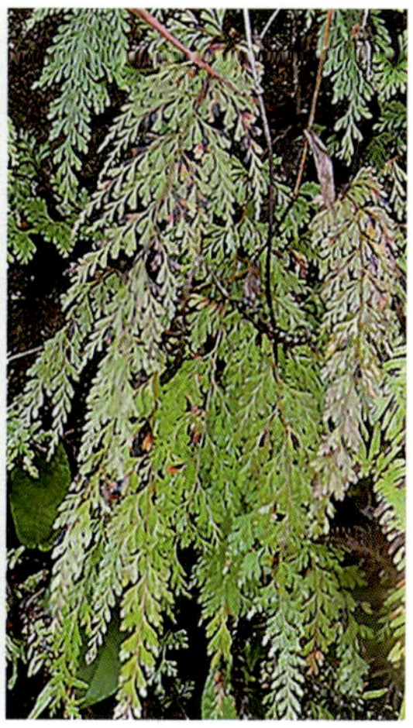
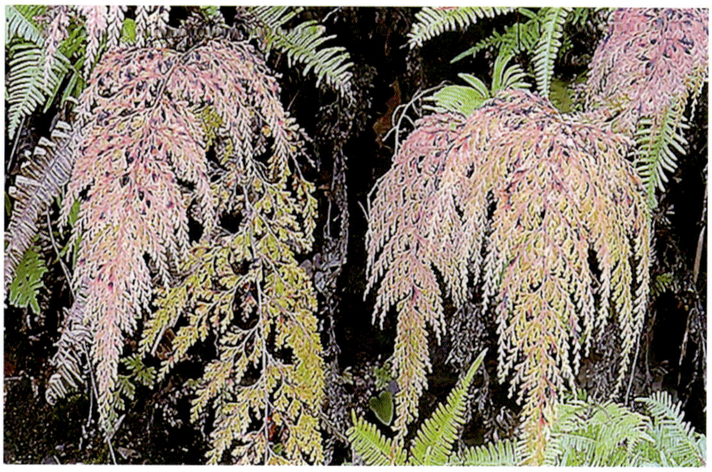

五月苗 | Wu yue miao

Guo shan longx 过山龙

初叶嫩茎红似火，五叶聚花球形果。丹毒痢疾风湿痛，跌打骨折咽喉锁。

五月苗，为葡萄科植物乌蔹莓 *Cayratia japonica* （Thunb.） Gagnep. 的全草或根。

苗乡各地均有野生，一般生于山坡荒草地、菜园边、果园旁及山路两侧等处。

别名 乌蔹莓、五叶莓、乌蔹草、五叶藤、五爪龙草、五龙草、母猪藤、血五甲、过山龙、绞股蓝、猪婆藤、五爪藤、鸡丝藤、五爪金龙、小母猪藤、五甲藤、铁秤砣、五将草、过江龙、地五加、野葡萄藤。

采制 全草入药，夏秋采收，割取全草。拣净杂质，洗去泥土，晒干备用。

性味与归经 味苦、酸，性寒。入心、肝、胃经。

功效 清热利湿，解毒消肿。

主治 咽喉肿痛、痈肿、疔疮、痄腮、丹毒、风湿痛、黄疸、痢疾、尿血、白浊、跌打损伤、毒蛇咬伤。

用法用量 内服：水煎，15～30 克，或研末、浸酒或捣汁。外用：适量，捣敷。

禁忌 五月苗性寒，体质虚弱者慎用。

附方

1. **目翳：**五月苗叶适量，捣烂绞汁，每用 2 滴点眼，1 日 3 次。
2. **中暑：**五月苗 10 克，紫草 6 克，千年矮 10 克，一枝黄花 10 克，水煎服。
3. **肿毒：**五月苗根或叶适量，捣（春夏用叶，秋冬用根）如泥，外敷患处。
4. **奶痈：**老猪娘藤皮、五月苗藤叶各适量，有脓的加黄瓜香、犁头草各适量捶烂外敷。
5. **瘰疬：**五月苗叶适量，捣烂如泥，桐油调匀，外敷患处。
6. **风湿关节痛：**五月苗根 10 克，水煎取汁，分 3 次服。
7. **蜂蜇伤：**鲜五月苗叶 30～120 克，煎水洗。
8. **桐木脚杆：**鲜五月苗叶适量，捣烂敷患处，宽布条包扎，每日换 1 次。
9. **肺痨咳血：**五月苗根 10 克，水煎服；或加侧柏叶、地榆炭各 10 克，煎服。
10. **风湿关节痛：**五月苗根 30 克，泡酒服。
11. **小便尿血：**五月苗若干，阴干为末，每服 6 克，温开水送服。

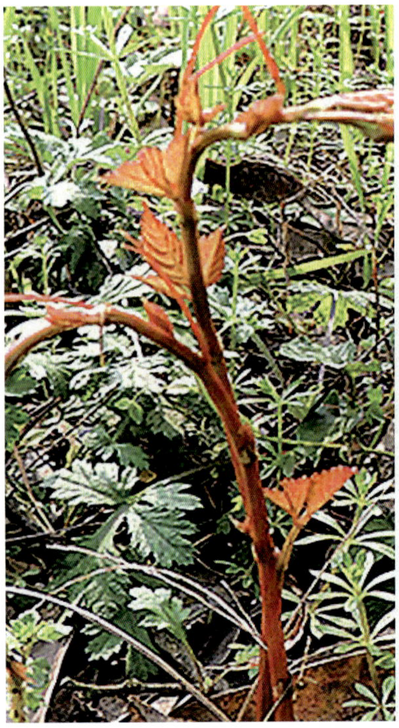
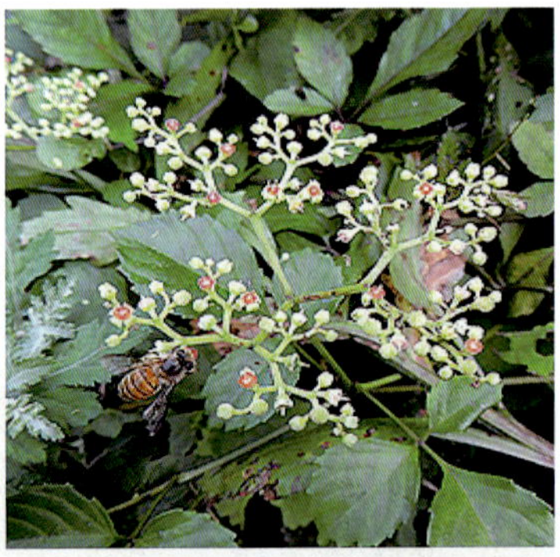
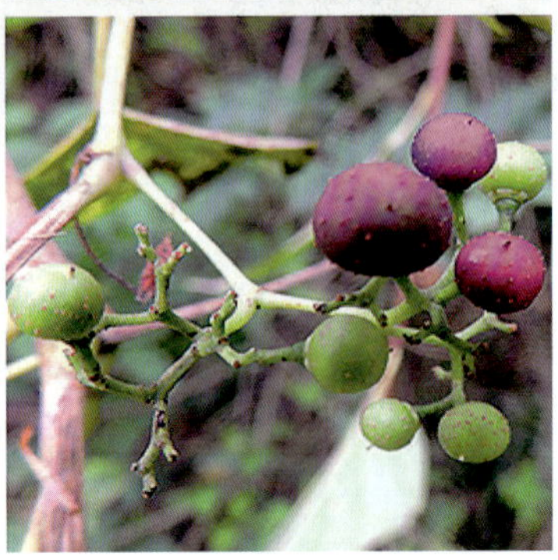
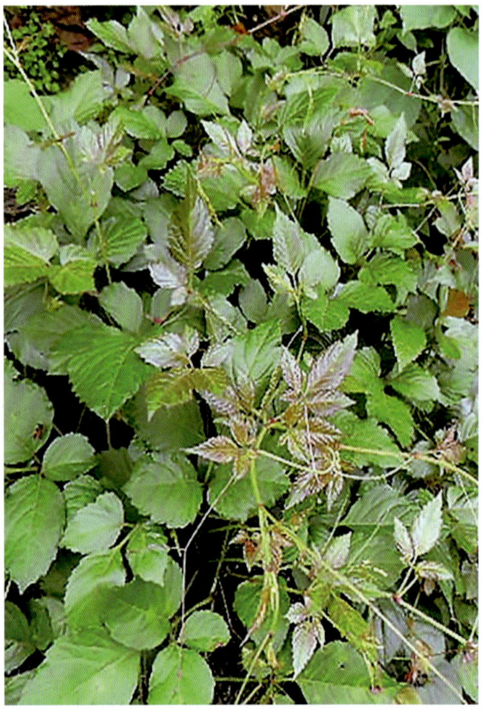

五爪风 | Wu zhao feng

Reib das goud 鋭打勾

田边地头五爪龙，翠绿枝叶果实红。牛箭牛泡巴硅癀，腹痛腰痛儿惊风。

五爪风，为蔷薇科植物蛇含 *Potentilla kleiniana* Wight et Arn. 的带根全草。

苗乡各地均有野生，一般生长于山坡、湿地、田坎上、山路边、菜园里或荒草地等处。

别名 蛇含、蛇衔、小龙牙、紫背龙牙、紫背草、蛇包五披风、五匹风、五皮风、地五甲、五爪龙、地五加、五爪虎、五叶莓、地五爪、五虎下山、五星草、五虎草、五爪金龙、五叶蛇莓。

采制 药用全草。四季可采，采回后洗净泥土，拣净杂质，鲜用或晒干备用。

性味与归经 味苦、辛，性凉，有小毒。入肺、肝经。

功效 清热定惊，止咳化痰，解毒活血。

主治 感冒咳嗽、百日咳、咽喉肿痛、小儿高热惊风、跌打损伤、风寒湿痹、腰腿疼痛、筋骨酸软、小便不利、疟疾、痢疾、疖疮、外伤出血、风火牙痛、带状疱疹、目赤肿痛、虫蛇咬伤、月经不调。

用法用量 内服：煎汤，干品 4 ～ 10 克，鲜品加倍。外用：适量，煎水洗，或捣烂外敷患处，或煎水含漱。

禁忌 五爪风果实有小毒，不可多吃。

附方

1. **偏头痛：**五爪风、半边莲、犁口草各 10 克，水煎兑酒服，1 日 3 次。
2. **目赤肿痛：**五爪风、蛤蟆草、满天星、三爪风各适量，捣烂加第二次淘米水，外敷患处。
3. **吊楼（下颌部炎性脓肿）：**五爪风、铺地霍、胡乃果叶、退水草、吊杆草、小血藤各适量，捣敷。
4. **夹疱：**五爪风、蛤蟆草、犁口草、铜钱草、虾皮草、黄瓜香、黄花菜、秤砣消各适量，捣烂敷患处。
5. **腹痛：**五爪风、蛤蟆草、马蹄香、金银藤、锯手草、菖蒲根、老龙角、雄黄、大蒜各适量，水煎服。
6. **腰痛：**五爪风适量，捣烂外敷，起疱后刺破，再以臭牡丹根 30 克，煎水服。
7. **小儿发热惊风：**五爪风、惊吓草、蛤蟆草、铺地霍、艾叶、益母草、老鼠刺各适量，水煎服。
8. **上吐下泻：**五爪风、大蛇药、阴蛇风、蛤蟆草、藿香、细荆芥、苏叶、青茶各适量，水煎服。
9. **牛泡：**五爪风、铁马鞭、牛大王各适量，捣烂取汁，先服后敷。忌牛肉、酒、荤腥。
10. **牛箭：**五爪风、水杨柳、牛大王、蛇泡草各适量，捣烂外敷患处。
11. **奶痈：**五爪风、薯仄、奶浆草各适量，捣烂外敷患处。
12. **痨子：**五爪风、虾皮草、鸭屎木各适量，捶烂外敷。
13. **伤内病：**五爪风 6 克，鸭屎木 6 克，散血莲 10 克，水煎内服。
14. **狂犬咬伤：**五爪风 5 根，过江龙、过江虎、枞树尖、紫竹马鞭、千年松各 6 克，水煎服。
15. **巴硅癀：**五爪风、退水草、糯米草、肥猪草、铁马线各适量，捶烂外敷。
16. **牙癀：**五爪风、黄花草、犁口草、黄连草各适量，捶烂外敷。
17. **烧伤：**五爪风、鸭屎木、梧桐树皮各适量，捣烂外敷患处。
18. **产风：**五爪风、大血藤、小血藤、血报木、老鼠刺、大五爪风、火鸡泡各适量，水煎服。
19. **急性黄疸型肝炎：**五爪风、十人功劳、田基黄、蛤蟆草、铜钱草、蛇莓、下田菊、蓬壳草各适量，水煎服。
20. **缠蛇带：**五爪风、虾皮草、铜钱草各适量，和茶油炒热，外搽。

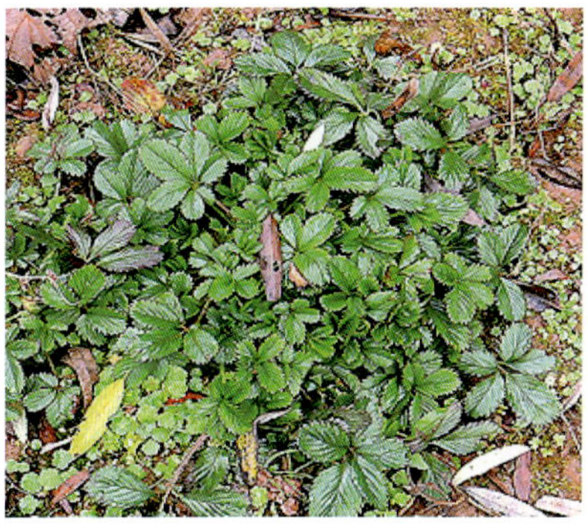
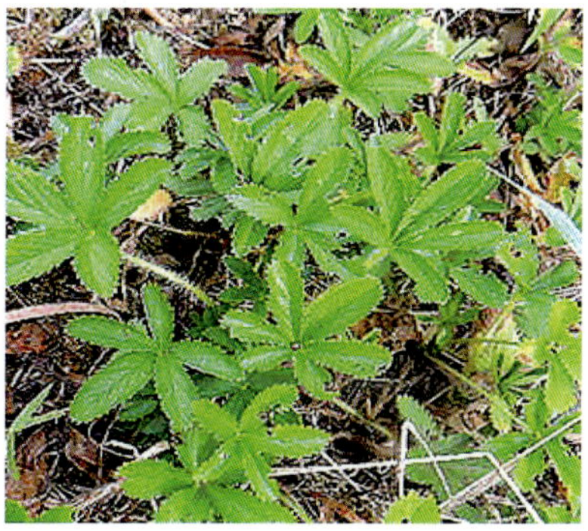
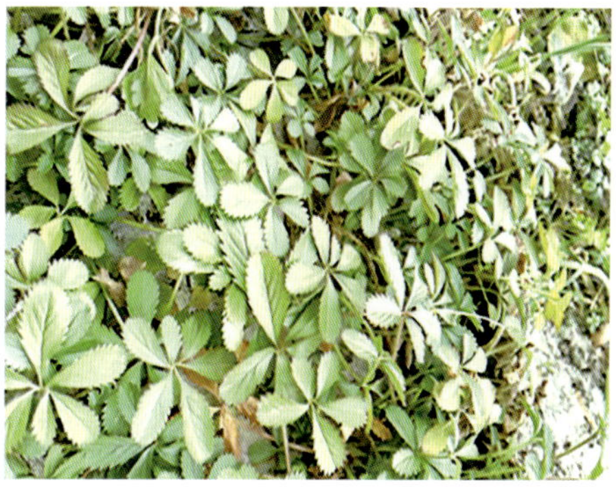

响铃草 | Xiang ling cao

Reib xiang liangx 鋭响亮

向阳草丛响铃草，秋后山坡仔细找。肾虚耳鸣疹不透，肺虚喘咳效如宝。

响铃草，为豆科植物假地蓝 *Crotalaria ferruginea* Grah. ex Benth. 的全株。
苗乡各地均有野生，一般生于向阳的山坡草丛、田坎边、山路旁杂草中。

别名 假地兰、响亮草、野花生、铃铛草、马铃草、黄花野百合、野百合、荷承草。

采制 药用全草。夏秋季节采集带根全草，鲜用或切段，晒干备用。

性味与归经 味甘，性温，无毒。入肺、脾、肾经。

功效 解毒透疹，补肺止咳，温补脾肾，补血益气。

主治 耳鸣耳聋、头昏目眩、脾虚无力、肺结核咯血、肺虚喘咳、肾虚遗精、妇女干血痨。

用法用量 内服：煎汤，10 ～ 15 克，鲜品加倍。外用：适量，鲜品捣烂，或干品用冷开水泡胀，捣烂外敷患处。

禁忌 肾虚耳鸣者，应配合补肾药物配伍应用。

附方

1. 气虚耳鸣、病后耳鸣：响铃草 30 克，石菖蒲 9 克，猪耳朵 1 对，食盐少许。药物切碎，猪耳朵切片，同炖熟，吃猪耳朵、喝汤，1 日 3 次。
2. 脾虚乏力：响铃草、千斤拔各 30 克，猪脚 100 克，同炖熟，吃猪脚、喝汤，1 日 3 次。服药期间禁食酸冷食物。
3. 麻疹不透：响铃草、水灯草、铁扫帚、青凉棚草、瓜板根、紫苏各 3 克，水煎取汁，分 3 次服。药渣煎水，外搽全身。
4. 疔毒、恶疮：鲜响铃草、鲜半边莲各适量，捣烂外敷患处。
5. 肺结核喘咳、咯血：响铃草 10 克，阴地蕨 15 克，蜂蜜 30 克，水煎分 3 次服。

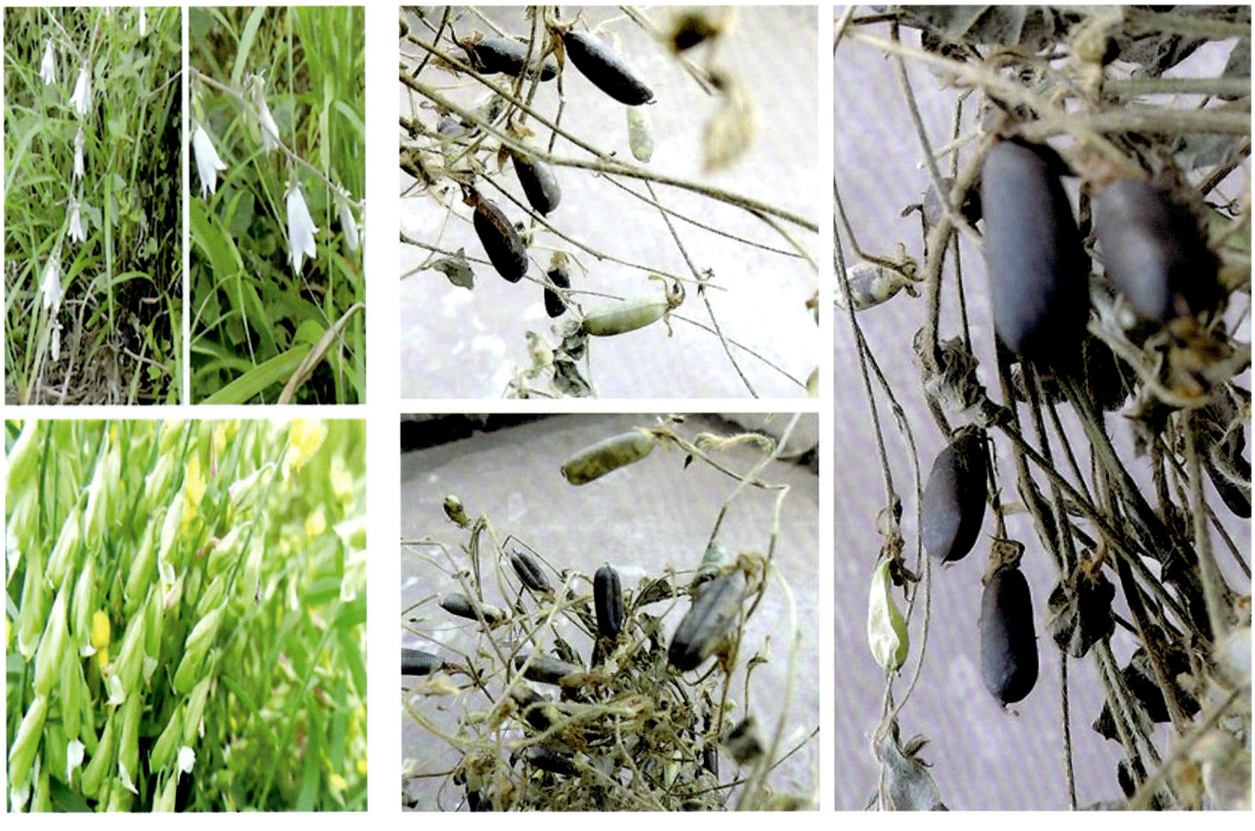

小管仄 | Xiao guan ze

Naf had vud 那哈坳

辛辣芳香箭杆风，四季常青山林中。散寒除湿止腹泻，活血止痛有奇功。

小管仄，为姜科山姜属植物箭杆风 *Alpinia jianganfeng* T. L. Wu 的根或全草。

苗乡山区稀有野生，也有少数苗医在家中栽培。野生者生长于阴暗、潮湿的疏林下、溪沟旁、山坡上、山谷里。

别名 箭杆风、野姜黄、竹节风、小杆子、花叶山姜。

采制 药用全草或根茎。四季可采，一般连根拔出，抖尽泥沙，剪去杂质、须根，洗净泥土，叶片切短片，根茎切斜片，鲜用或晒干备用。

性味与归经 味辛、辣、微苦，性温热。入肝、脾、胃经。

功效 除湿消肿，行气止痛。

主治 风寒感冒、中暑腹痛、慢性咳嗽、产后风痛、风湿痹痛、腹泻胃痛、跌打损伤、月经不调、无名肿毒。

用法用量 内服：煎汤，干品 6～9 克，鲜品加倍。外用：适量，煎水熏洗，或鲜品捣烂外敷。

禁忌 肺胃有热的患者慎用。

附方

1. 风寒感冒：小管仄 10 克，丝葱 6 克，言须 6 克，水煎取汁，分 3 次热服，药渣煎水，趁热敷头面部，汗出为度。
2. 中暑腹痛：小管仄 10 克，辣子蛇药 6 克，水灯草 10 克，水煎取汁，分 3～4 次，频服。
3. 伤湿腹泻、呕吐：小管仄 10 克，辣子蛇药 6 克，山姜子 3 克，水煎服。
4. 风湿腿痛：小管仄 10 克，土牛膝 10 克，大血藤 10 克，夏天无 3 克，水煎取汁，分 3 次服。药渣煎水外洗患处。
5. 跌打损伤：小管仄根茎 10 克，红牛膝 10 克，叶下红 6 克，水酒各半煎，过滤取汁，分 3 次服。药渣趁热外敷患处。
6. 慢性咳嗽：小管仄 10 克，夜关门 10 克，香樟根 6 克，水煎取汁，分 3 次热服。药渣热敷胸部、颈部。服药期间禁食酸冷食物。
7. 产后风痛：小管仄、过江龙、血风藤、血当归、五指毛桃根皮、石菖蒲、小血藤各适量，水煎取汁，先喝 3 口，再用药渣趁热熏洗患处。
8. 月经不调：小管仄 10 克，益母草 15 克，月月红 6 克，水煎取汁，兑红糖 20 克，甜酒水 30 毫升，分 3 次热服。
9. 无名肿毒：小管仄鲜叶适量，鲜三爪风适量，捣烂，外敷患处。

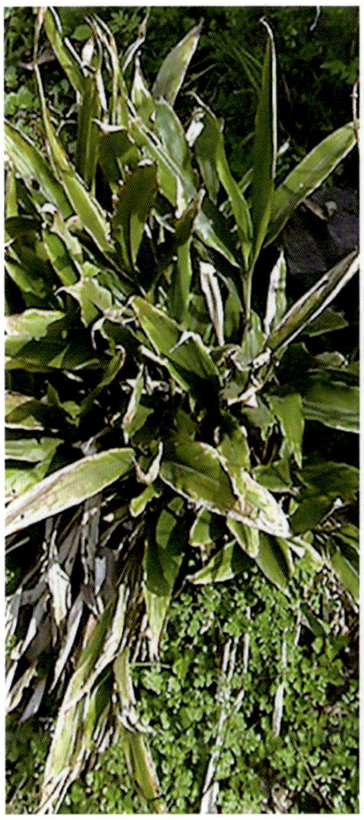
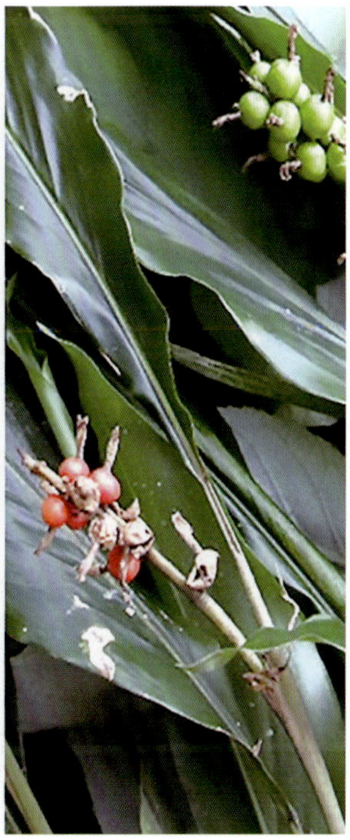
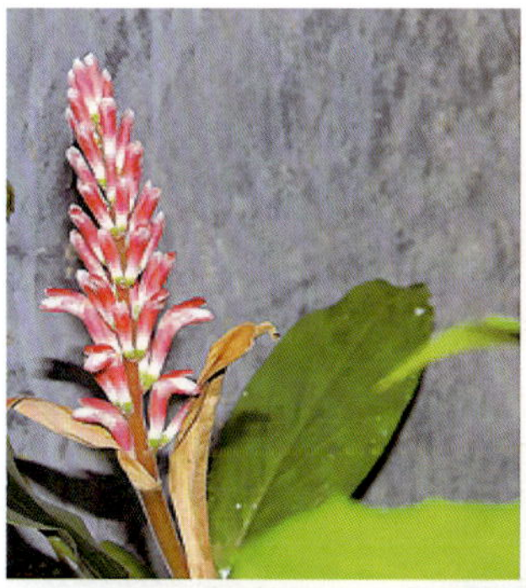
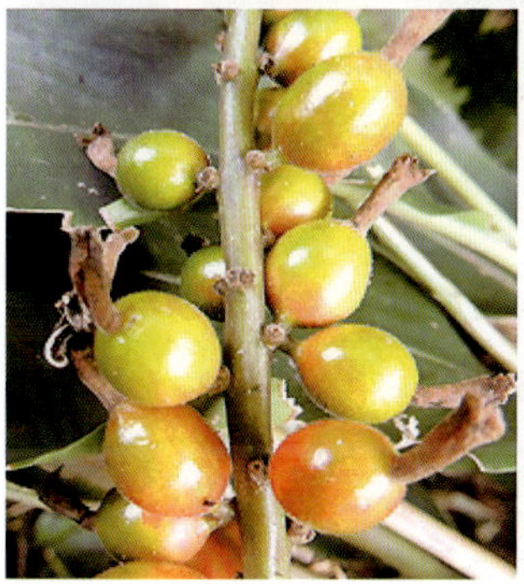
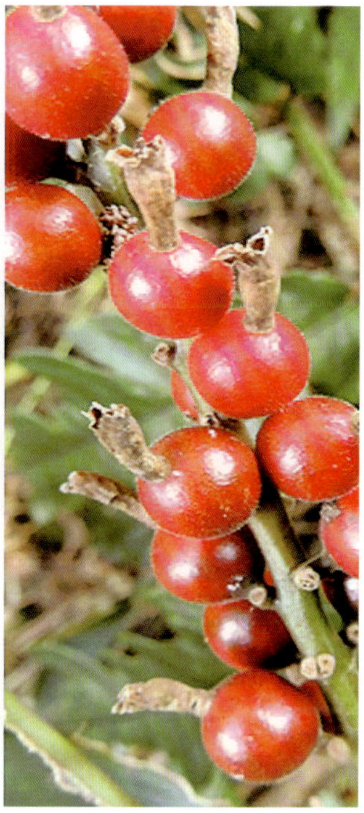

小夜关门 | Xiao ye guan men

Reib ghaob zhaob 銳克朱

晨张暮闭小关门，山坡沙土草中寻。白带肾炎与外伤，遗尿遗精糖尿病。

小夜关门，为豆科植物截叶铁扫帚 *Lespedeza cuneata* G. Don 的全草。

苗乡各地均有野生，一般生于山坡、荒草地、田坎边或路边等沙土、贫瘠之地。在苗乡，被称为“夜关门”的植物很多，为了区别，将植株细小的截叶铁扫帚称为“小夜关门”，而将羊角藤等称为“大夜关门”。

别名 三叶草、菌串子、白马鞭、赵公鞭、铁线八草、蛇倒退、蛇退草、半天雷、蝗虫草、公母草、退烧草、小种夜关门、风交尾、化食草、白关门草、光门竹、夜合草、三叶公母草、铁扫帚、阴阳草、关门草、夜闭草、穿鱼串、串鱼草。

采制 药用全草。夏秋季节采割，拣净杂质，切段，鲜用或晒干备用。

性味与归经 味苦、辛，性凉。入肺、肝、肾经。

功效 补肝肾，益肺阴，散瘀消肿，止咳化痰。

主治 遗精、遗尿、白带、哮喘、胃痛、劳伤、小儿疳积、跌打损伤、视力减退、乳痈、泻痢、目赤等。

用法用量 内服：煎汤，干品 10 ～ 15 克，鲜品加倍，或炖肉吃。外用：适量，煎水熏洗，或捣烂外敷。

附方

1. **糖尿病：** 小夜关门 100 克，鸡肉 30 克，水炖服，另用铁苋菜 30 克，煎服。
2. **尿失禁：** 小夜关门 30 克，煮绿壳鸭蛋食，1 次 1 个，1 日 3 次。
3. **老人肾虚夜尿：** 小夜关门 10 克，黑豆 30 克，糯米 20 克，胡椒 3 克，炖猪小肚，吃肉喝汤，1 日 3 次。
4. **遗精：** 小夜关门 30 克，炖猪肉吃，早晚各服 1 次。
5. **白带：** 小夜关门 10 克，梦花根 6 克，白蘚皮 10 克，炖五花肉，吃肉喝汤。
6. **胃溃疡：** 小夜关门 10 克，乌药 10 克，仙鹤草 30 克，水煎取汁，分 2 次内服。服药期间禁食辛辣刺激食物。
7. **肾炎水肿：** 小夜关门 15 克，黄毛根 10 克，镰仄草 10 克，水煎，分 3 次服。
8. **劳伤脱力：** 小夜关门 30 克，雀儿脑 10 克，小人参 10 克，水煎，冲蜂蜜服。
9. **神经衰弱：** 小夜关门 10 克，枞葫芦 10 克，鹰爪风 10 克，水煎，分 3 次服。
10. **疳泻：** 小夜关门 30 克，水煎取汁，分 3 次服。
11. **小儿疝气：** 小夜关门 30 克，猪瘦肉 120 克，水煎取汁，分 3 次服。
12. **痢疾：** 鲜小夜关门根 100 克，水煎取汁，兑食盐少许，分 3 次服。
13. **脱肛：** 小夜关门 30 克，炖猪脏头半斤服，每天早晚各 1 次。
14. **产后关节痛：** 鲜小夜关门根 120 克，猪蹄 250 克，甜酒 200 毫升，酌加水煎服。
15. **打伤后小便不通、小腹胀痛：** 小夜关门 30 克，积雪草 15 克，水煎服。
16. **刀伤：** 小夜关门适量，口嚼烂，敷患处。
17. **小儿疳积：** 小夜关门 10 ～ 15 克，未沾水的鸡肝 1 副，清水炖熟，分 3 次服。

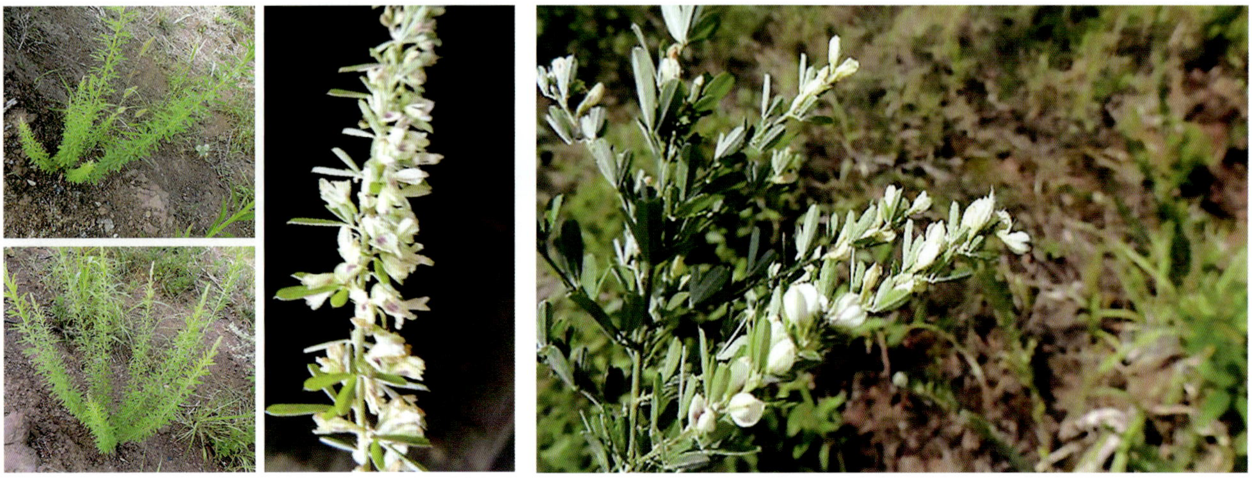

鸭脚板草 | Ya jiao ban cao

Reib blax gud 鋭把孤

田边水渠小溪旁，鸭脚板草散清香。摆子寒热毒疮痛，咳嗽蛇咬跌打伤。

鸭脚板草，为毛茛科植物野芹菜 *Ranunculus sieboldii* Miq. 的全草。

苗乡各地均有野生，一般生于山沟、田坎、水渠、小溪旁等潮湿、阴润之地。

别名 鸭脚板、辣子草、野芹菜、水辣菜、地胡椒。

采制 药用全草。春、夏季采收，采回后洗净泥土，拣净杂质，切段鲜用，或晒干备用。

性味与归经 味辛、苦，性热，有毒。入心、肺、胃经。

功效 除痰，截疟，解毒，消肿。

主治 久婚不孕、外感风寒、咳嗽痰多、疟疾、瘿肿、毒疮、跌打出血、扭挫外伤、毒蛇咬伤等。

用法用量 内服：煎汤，干品 3～9 克，鲜品加倍；或嫩芽切碎，凉拌食用。外用：适量，捣烂外敷患处。

禁忌 鸭脚板草性热，阴虚内热患者慎用。

附方

1. **喜药（备孕的药）：** 鸭脚板草 10 克，芍药 10 克，乌泡根 6 克，月月红 8 克，牡丹花 6 克，水煎取汁，兑红糖少许，分 3 次服。
2. **截疟：** 发疟前以鸭脚板草嫩枝叶适量，捣烂包双手筋脉处，以布垫之，时间不可太久。
3. **毒疮：** 鸭脚板草嫩茎叶适量，洗净泥土，捣烂，外敷患处，1 日 1 次。用药期间禁食辛辣食物。
4. **跌伤出血：** 鸭脚板草嫩茎叶适量，捣烂，包伤口上，外用纱布包扎，但不能敷在未伤的皮肤上，否则刺激起疱。
5. **跌伤、扭挫，未破皮者：** 鸭脚板草少量，捣烂布包，合酒涂揉之，并内服活血祛瘀苗药。
6. **外感风寒：** 鸭脚板草 10 克，丝葱 6 克，生姜 10 克，豆豉 10 克，水煎，趁热服，以汗出为度。
7. **毒蛇咬伤：** 鸭脚板草 10 克，半边莲 20 克，青木香 6 克，水煎取汁，分 3 次服，并用半边莲适量，捣烂外敷患处。
8. **咳嗽痰多：** 鸭脚板草 10 克，夜关门 10 克，羊脚藤 10 克，水煎，分 3 次服。

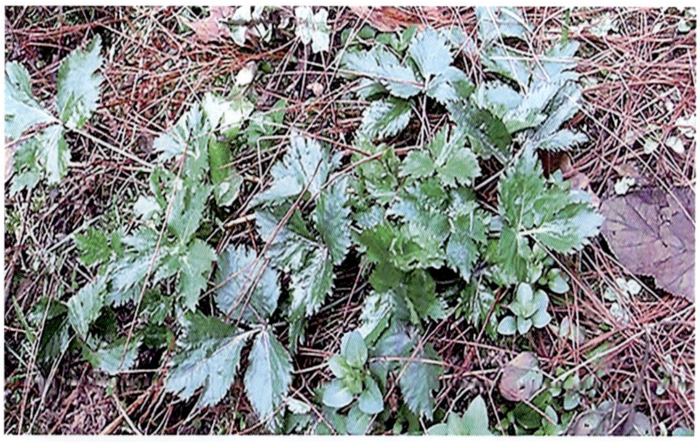
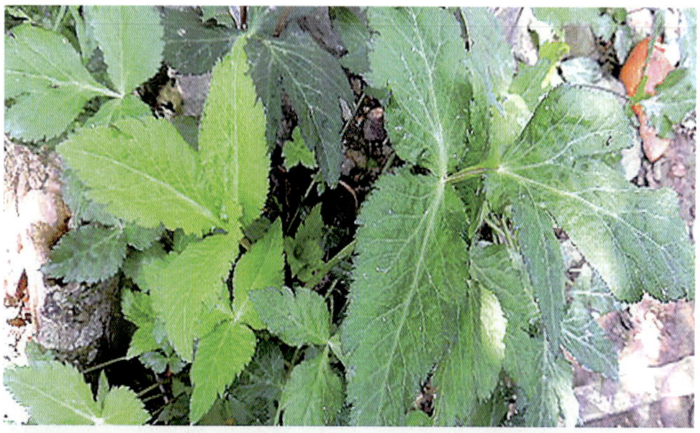
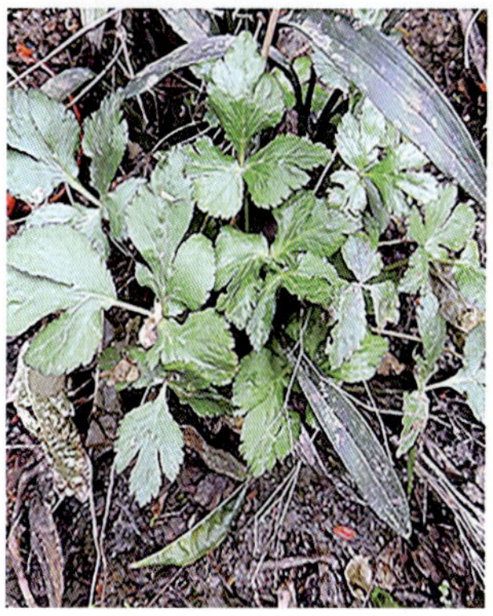
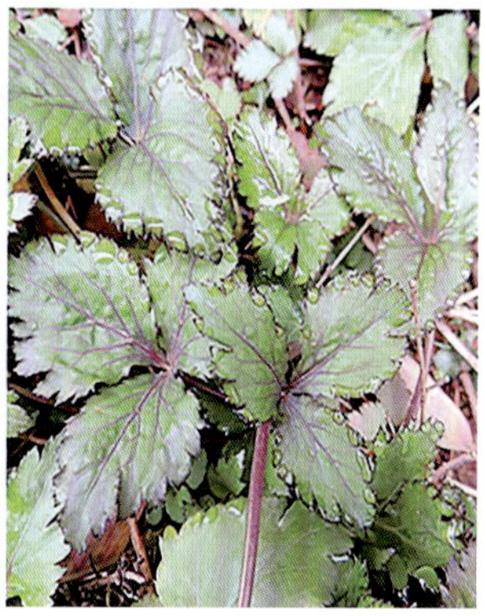
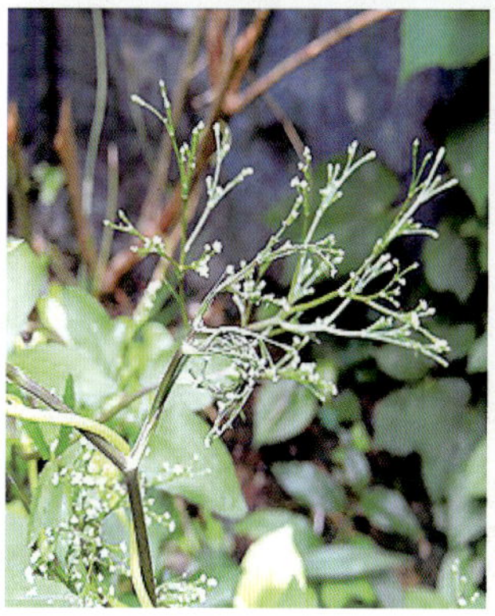
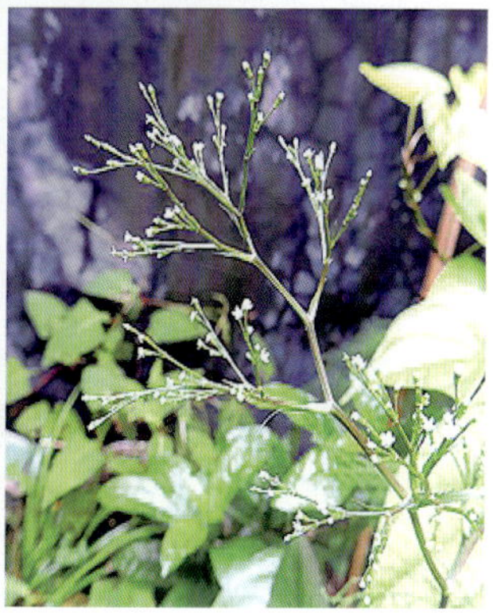

岩白菜 | Yan bai cai

Reib shongb bleat 銳松白

湿润阴暗石缝中，贴壁岩七矮冻冻。肺痨咳血痰喘急，肝脾虚弱晕脑风。

岩白菜，为虎耳草科植物岩白菜 *Bergenia purpurascens*（Hook. f. Thomson）Engl. 厚叶岩白菜 *Bergenia crassifolia*（L.）Fritsch 的全草。

苗乡各地山区均有野生，一般生于湿润阴暗的岩石壁上、阴湿石缝中、山泉水边。

别名 呆白菜、矮白菜、岩壁菜、石白菜、岩七、红岩七、雪头开花、滇岩白菜、岩菖蒲、蓝花岩陀、观音莲、矮菖蒲。

采制 药用全草。5 至 6 月间采挖，洗去泥沙，除去杂质，切碎，鲜用或晒干备用。

性味与归经 味甘、涩，性凉。入肝、肺、脾经。

功效 滋补强壮，化痰止咳，抗痨平喘，止血。

主治 肝脾虚弱、虚弱头晕、肺病咳喘、劳伤吐血、内伤咯血、男子淋浊、妇女白带、崩漏。外敷治疗无名肿毒、黄水疮、秃疮、疥癣。

用法用量 内服：煎汤，鲜者 30 克，干者 6 ～ 10 克。外用：适量，捣烂外敷，或研粉调敷。

禁忌 虚弱之人有外感发热者慎用。

附方

1. **头痛：**岩白菜块茎 150 克，白酒 500 毫升。将岩白菜茎洗净，切片晾干，放酒中浸泡 10 天后，每服 50 毫升，日 3 次，连服 3 天。
2. **虚劳咳嗽：**鲜岩白菜 60 克，四匹瓦 10 克，八角枫 0.6 克，鸡蛋 3 枚。药洗净，与蛋同煮，每日 1 剂，分 3 次服。1 周为 1 疗程。
3. **积食饱胀：**岩白菜根 10 克，加低度白酒 100 毫升，文火煮沸，去渣顿服。
4. **跌打损伤：**岩白菜根 10 克，大血藤 10 克，土牛膝 10 克，小血藤 10 克，夏天无 4 克，水煎取汁，分 3 次服，或泡酒服。
5. **肺痨咳血：**岩白菜 10 克，铁包金 10 克，沙参 10 克，雀儿脑 10 克，水煎取汁，分 3 次服。服药期间禁食辛辣食物。
6. **劳伤吐血：**岩白菜 10 克，大血藤 10 克，小血藤 10 克，镰仄草 10 克，煎服。
7. **肝脾虚弱：**岩白菜 10 克，小人参 10 克，臭牡丹根 10 克，水煎，兑甜酒服。
8. **淋浊、白带：**岩白菜 10 克，黄毛根 10 克，杉木浆 10 克，蛤蟆草 10 克，水煎取汁，分 3 次服。
9. **无名肿毒、秃疮、疥癣：**岩白菜叶适量，捣烂外敷患处。
10. **黄疱疮：**岩白菜叶，焙干研细末。先将患处洗净，再用药粉外撒患处。

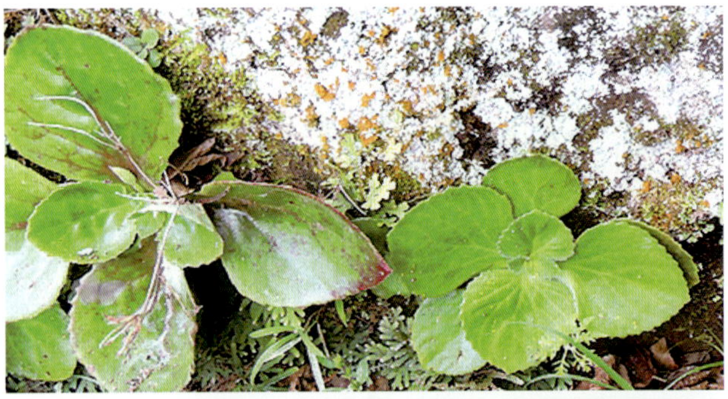
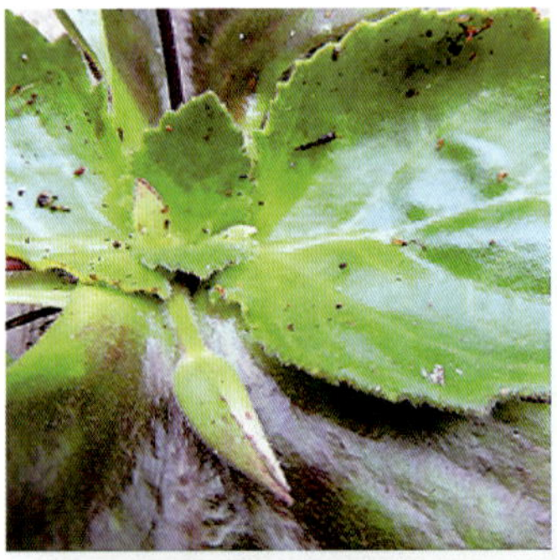
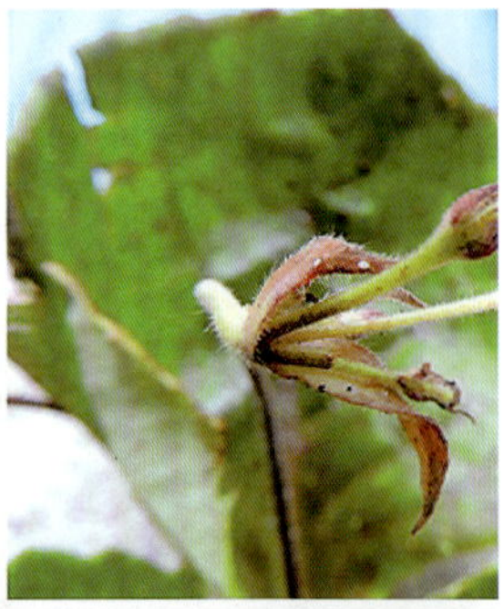
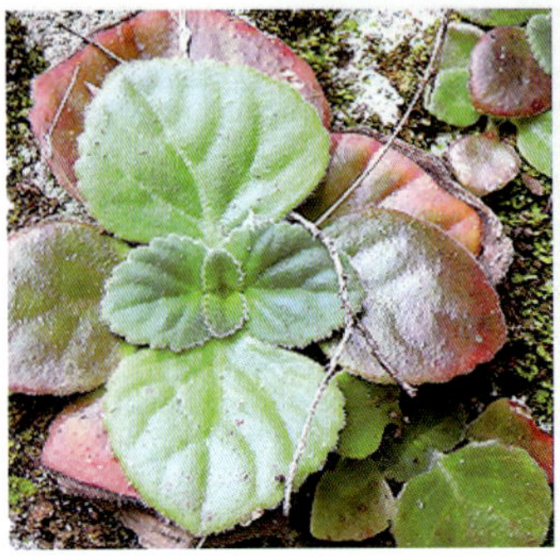
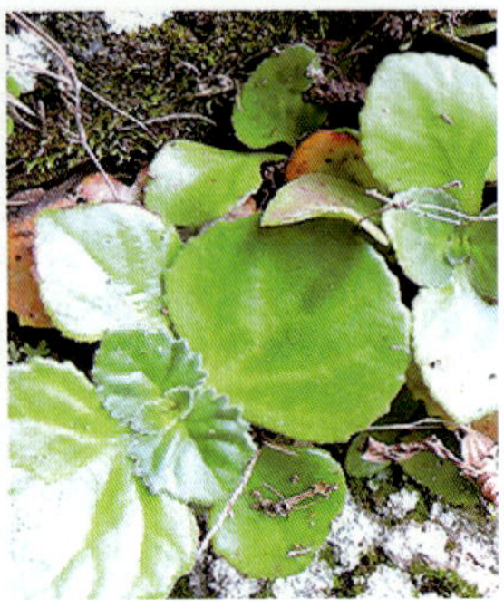
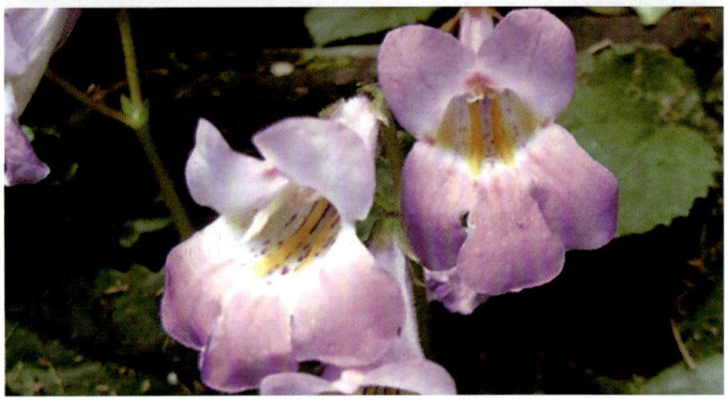

言须菜 | Yan xu cai

Reib yanl xjd 鋭盐须

青翠香辣言须菜，春夏秋冬四季栽。麻疹未透胃虚寒，痔疮脱肛与便血。

言须菜，为伞形科植物芫荽 *Coriandrum sativum* L. 的全草。

苗乡各地均有栽培，一般栽培在菜园中、山路边或房前屋后的空地上。

别名 香菜、芫荽、盐荽、胡荽、满天星、香荽、延荽。

采制 药用全草。在言须菜开叶后，茎长 1～2 厘米时即可拔出，洗净泥土，一般鲜用。

性味与归经 味辛，性温。入肺、胃经。

功效 温中健胃，祛风解毒，解表透疹。

主治 风寒感冒、寒湿头痛、高血压、胃脘冷痛、胸膈满闷、消化不良、呕吐反胃、麻疹不透、风湿水肿、暑热饮冷、痔疮肿痛、脱肛。

用法用量 内服：煎汤，10～20 克。外用：适量，捣烂敷，或煎水外洗。

禁忌 口臭、狐臭、龋齿、疮疡患者禁服。言须菜气味芳香，多吃伤气。

附方

1. **高血压：**言须菜 10 克，葛根 10 克，水煎取汁，分 2 次服。
2. **小儿出疹症：**言须菜适量，水煎，趁热熏鼻，或蘸汤擦面及颈部，可以加速疹症发出，如已出者则应停止使用。
3. **风寒头痛、胃弱食滞：**言须菜 10 克，生姜 6 克，粳米 30 克。先将粳米熬成粥，快熟时加入言须、姜丝，一次服完。
4. **麻疹未透：**言须菜 6 克，紫苏 10 克，葱白 10 克，水煎取汁，加糖调味，分 3 次服。
5. **便血：**言须菜 100 克，放在猪大肠内炖熟，再将猪大肠切片，加少许调料，当菜吃，1 日 3 次。
6. **肠胃冷痛：**言须菜 1000 克，葡萄酒 500 毫升。将言须菜浸入酒中，3 日后取出言须菜，每次饮酒 15 毫升，1 日 2 次。
7. **痔疮肿痛或脱肛：**言须菜 60 克，加食盐少许，熬成汤，趁热熏洗患处。
8. **消化不良：**言须子 6 克，陈皮、神曲各 9 克，生姜 3 片，水煎取汁，分 3 次服。服药期间禁食黏腻、生硬食物。
9. **胸膈满闷：**言须子 100 克，山姜子 20 克，焙干研细末，每次 4 克，温开水冲服，1 日 3 次。
10. **呕吐、反胃：**鲜言须菜 20 克，捣烂取汁，加甘蔗汁 10 毫升，温开水冲服，1 日 2 次。
11. **外感风寒：**言须菜 30 克，红糖 15 克，丝葱 6 克，生姜 3 片，水煎分 3 次服。

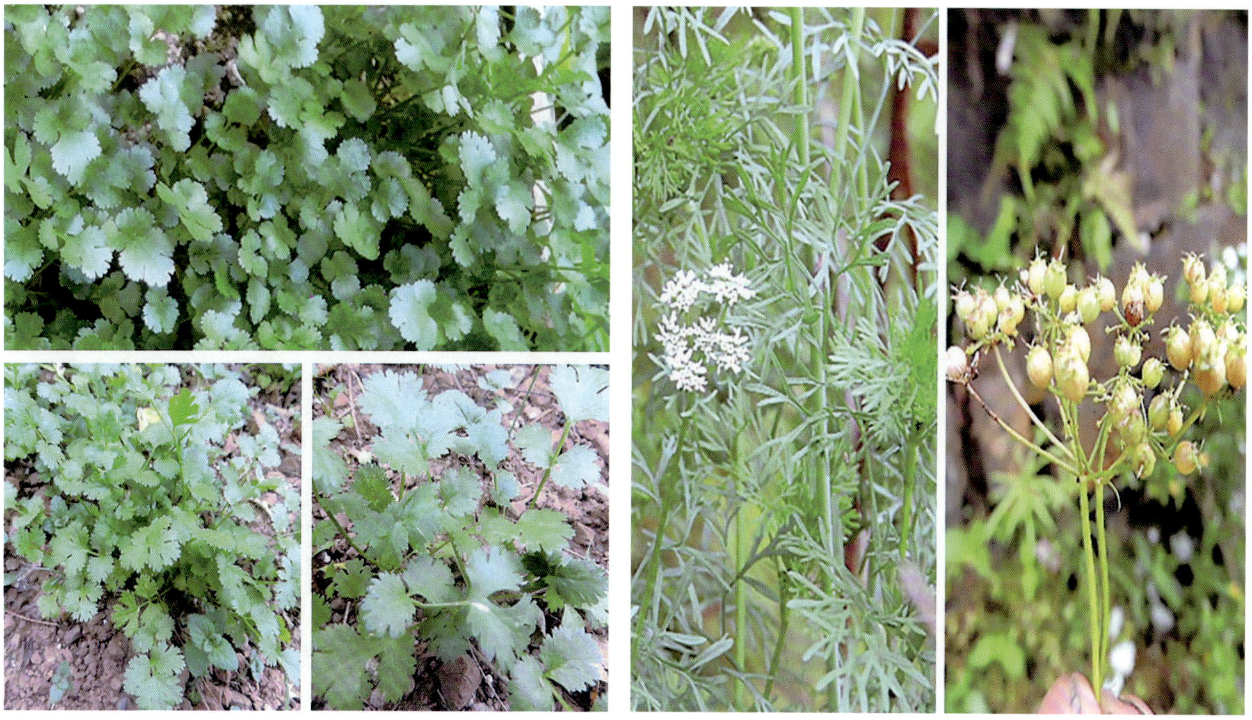

羊合草 | Yang he cao

Reib jid ndud 鋭鸡都

公羊细嚼性益强，老人慢吞可弃杖。风湿骨痛半身瘫，阳虚精少夜尿长。

羊合草，为小檗科植物淫羊藿 *Epimedium brevicomu* Maxim 的茎叶或全草。

苗乡山区均有野生，一般生于山坡草丛中、水沟边、林下、灌木丛中及岩边石缝中。

别名 淫羊藿、仙灵脾、牛角花、放杖草、弃杖草、三枝九叶草。

采制 药用全草。根四季可采，茎叶以春、夏为宜，采回后洗净泥土，切段，鲜用或晒干备用。

性味与归经 味辛、甘，性温。入肝、肾经。

功效 补肾壮阳，祛风除湿，强健筋骨。

主治 肾虚阳痿、遗精早泄、精冷不育、尿频失禁、肾虚喘咳、腰膝酸软、风湿痹痛、半身不遂、肝硬化、小儿麻痹、冠心病、高血压、神经衰弱。

用法用量 内服：煎汤，3～6 克，或浸酒、熬膏，或入丸、散剂。外用：煎水洗。

禁忌 羊合草性温，阴虚而相火易动者忌服。

附方

1. **头晕头疼：**羊合草全草 10 克，水煎，分 3 次服。
2. **头痛：**羊合草根、泽兰、过江龙各 30 克，顶头花 60 克，梧桐根 60 克，鸡蛋 3 枚，煮食。
3. **腰酸腿痛：**羊合草全草 30～60 克，浸酒服；或羊合草 10 克，豨莶草 10 克，老鼠刺 10 克，水桂枝 15 克，大活血 15 克，水煎服。
4. **睾丸肿大：**羊合草 6 克，定海针根 10 克，茅根 3 克，地枇杷 3 克，水煎服。
5. **咳嗽：**羊合草 6 克，蛇根草 12 克，酢浆草 10 克，醉鱼草 6 克，老鼠王 6 克，山楂 6 克，甘草 6 克，水煎取汁，分 3 次服。
6. **肺痨病：**羊合草 10 克，笔通草 6 克，细叶鼠曲草 10 克，醉鱼草 10 克，夜牵牛 6 克，地枇杷 6 克，小杆子 6 克，水煎服。
7. **小儿麻痹症：**羊合草 12 克，五加皮 6 克，牛膝 3 克，羌活 3 克，独活 3 克，桑寄生 6 克，水煎服，每日 1 剂。
8. **阳痿：**羊合草 30 克，水煎取汁，分 3 次服。
9. **风湿痹痛、四肢麻木：**羊合草 15 克，威灵仙 10 克，苍耳子 10 克，桂枝 10 克，川芎 6 克，水煎服。
10. **肾虚遗尿：**羊合草 15 克，千年棕 15 克，枸杞子 10 克，熟地黄 15 克，水煎服。
11. **疝气：**羊合草根 30 克，大救驾 30 克，车前子 30 克，螃蟹 3 个，捣烂，温酒冲服。
12. **遗精：**羊合草、仙茅、小红参各 20 克，加水浓煎 2 次，取液分 3 次服。

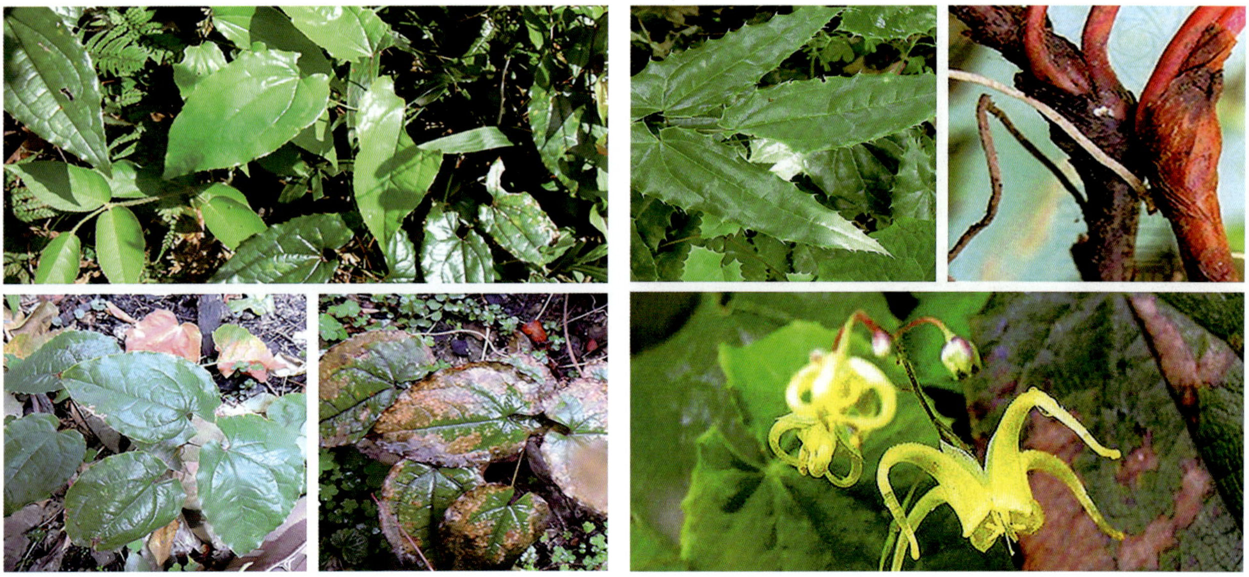

阳雀草 | Yang que cao

Reib zhout zhout 鋭舟舟

阳雀叫时花正开，荒田野地紫云来。肝虚视蒙痔疮痛，乱经淋浊与白带。

阳雀草，为豆科黄芪属植物紫云英 *Astragalus sinicus* L. 的全草或种子。

苗乡各地均有野生，也有种植作为肥料的。野生者一般生于荒郊野外的田坎上、荒田、沙土中。

别名 红花草子、紫云英、翘摇、红花草、草子。

采制 全草和种子可入药。全草冬春季随采随用，种子则在夏季荚果变黑时采摘晒干，捶开荚果壳，筛去灰尘、杂质，留下种子，再晒干备用。

性味与归经 味微辛、微甘，性平，无毒。入肺、肝、脾、肾经。

功效 祛风明目，健脾益气，解毒止痛，止血生肌。

主治 肝炎、脾虚水肿、月经不调、白带淋浊、外伤出血、痈肿疮疖、胃痛食少、肝虚视蒙、鸡蒙眼、神经痛、带状疱疹、痔疮等。

用法用量 内服：煎汤，鲜根 60 ～ 100 克，全草 15 ～ 30 克，种子 6 ～ 10 克。外用：适量，鲜草捣烂敷，或干草研粉调敷。

附方

1. 肝虚视蒙：阳雀草子 100 克，焙干研细末，每次 6 克，甘草水送服，日 2 次。
2. 热疟疾：阳雀草 100 克，捣烂取汁，冷开水送服，1 日 3 次。
3. 咽喉肿痛、肺热咳嗽：阳雀草全草 50 克，则耳根 30 克，水煎取汁，分 3 次服。服药期间禁食辛辣食物。
4. 牙龈出血：阳雀草 60 克，切细捣烂，绞取汁液，分 3 次服，凉开水送下。
5. 疔疮痈肿：阳雀草全草捣烂，外敷患处。
6. 外伤出血：阳雀草全草、铁马鞭尖叶共捣烂，外敷患处，外用布条包扎。
7. 肝炎：阳雀草子 30 克，土茵陈 10 克，酸筒杆 10 克，黄菊子 10 克，水煎服。
8. 脾虚水肿：阳雀草子 30 克，小人参 10 克，臭牡丹根 10 克，猪瘦肉同煎，吃猪肉喝汤，1 日 3 次。
9. 带状疱疹：阳雀草全草、龙葵鲜草各适量，捣烂外敷患处，1 日 3 次。
10. 胃痛食少：阳雀草子 10 克，隔山消 10 克，橘子皮 6 克，煳锅巴 10 克，水煎，分 3 次服。
11. 痔疮肿痛：阳雀草根 30 克，千年老鼠屎 6 克，水煎，温洗患处，1 日 2 次。

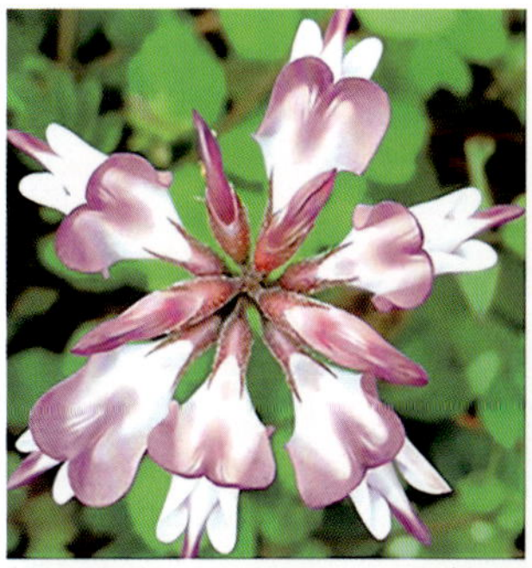
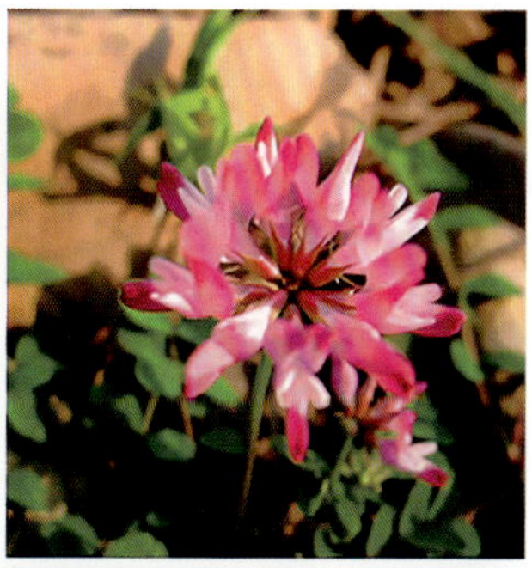
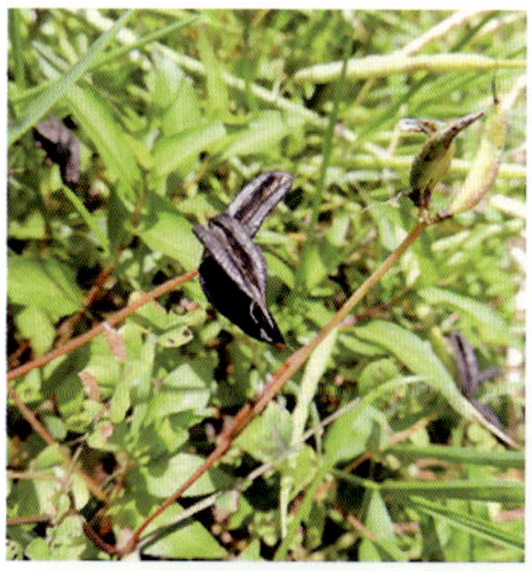
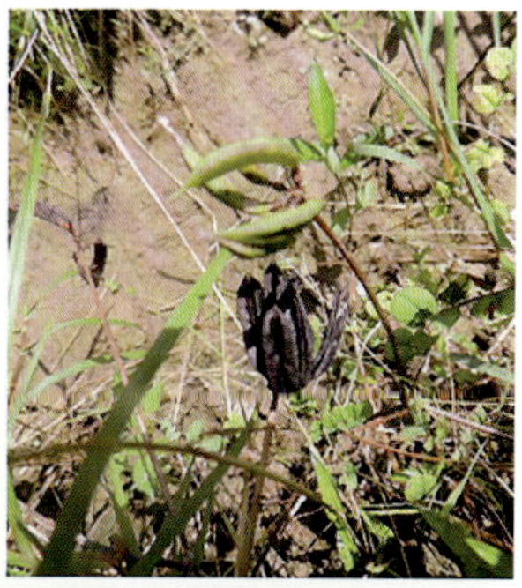
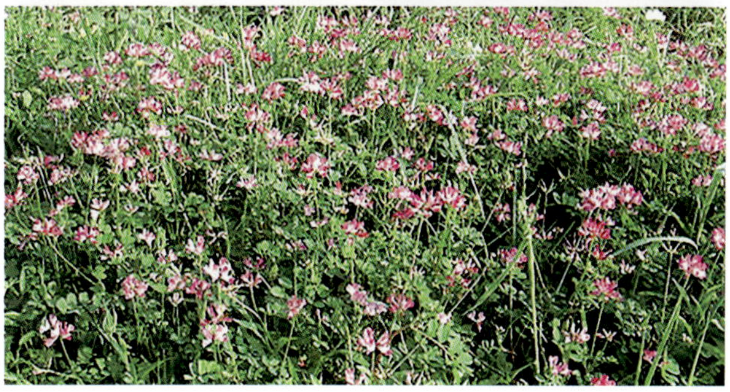
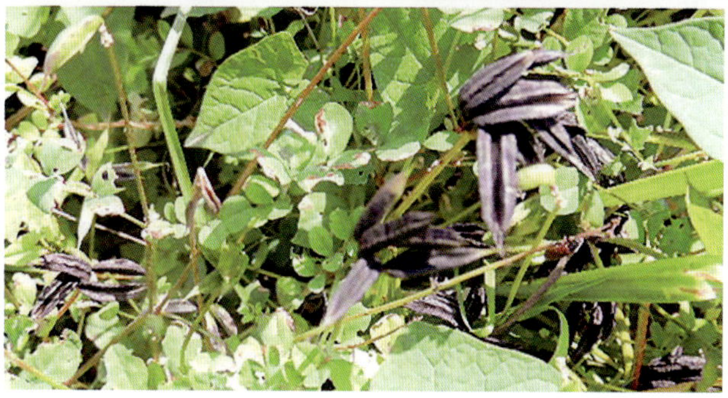

羊屎草 | Yang shi cao

Bid ghuangd ghunb 比广棍

沙滩荒地羊屎草，虽有小毒仍是宝。头痛鼻塞牙齿疼，风寒湿痹月家痨。

羊屎草，为菊科苍耳属植物苍耳子 *Xanthium sibiricum* Patrin ex Widder. 的果实或全草。

苗乡各地均有野生，一般生于丘陵、低山、荒野、路边、沟旁、田边、草地等处。

别名 苍耳子、老鼠愁、苍子、胡苍子、苍棵子、苍耳蒺藜、苍浪子、老苍子。

采制 药用果实或全草。秋后果实成熟时摘下晒干，或割取全株，打下果实，除净杂质，晒干备用。

性味与归经 味甘、苦、辛，性温，有毒。入肺、肝经。

功效 外散风寒，通窍止痛，祛风除湿。生品消风止痒功能较强，用微火炒后，可降低毒性，主要用于通鼻窍，祛风湿，止痛。

主治 风寒头痛、鼻炎、牙痛、风寒湿痹、四肢挛痛、打摆子、疥癣瘙痒。

用法用量 内服：煎汤，3～9 克，或入丸、散剂。外用：适量，煎水外洗患处。

禁忌 苍耳有毒，以果实毒性最强，鲜叶比干叶毒性强，嫩叶比老叶毒性强。血虚头痛不宜服用，过服易中毒。解救方法：应暂停饮食数小时至一天，大量喝糖水，或可用甘草绿豆汤解毒。

附方

1. 头风眩晕：羊屎草子 10 克，天麻、白菊花各 10 克，水煎取汁，分 3 次服。
2. 风寒湿痹：羊屎草子 10 克，焙干研粗末，水煎取汁，分 3 次服。
3. 疥癞：羊屎草子 10 克，蚬肉 30 克，同炒熟，分 3 次食用。
4. 风瘙瘾疹：羊屎草花、叶、子各等分，焙干研细末，每次 6 克，以温开水送服。
5. 鼻炎：羊屎草子 8 克，辛夷 15 克，白芷 30 克，薄荷叶 2 克，晒干研细末，每服 6 克，以清茶，饭后调服。
6. 鼻炎：羊屎草子 10 克，辛夷 10 克，生姜 2 片，生葱头 3 个捣汁，滤液滴鼻。
7. 白喉：羊屎草子 30 克，镰刀草全草、牛膝各 30 克，水煎取汁，分多次含服。
8. 脱肛：羊屎草子 10 克，煮猪大肠 30 克食。外用草麻叶捣烂，敷患处。
9. 月家痨：羊屎草 20 克，水煎兑红糖少许服。如复发加千年老鼠屎 4 克同煮。
10. 打摆子：羊屎草子 20 克，鸡蛋 3 个。将药捣碎，水煎取浓汁，鸡蛋打入沸水中煮成溏心蛋，食蛋喝汤。
11. 疟疾：羊屎草叶 5 枚，桃叶 9 枚，辣蓼叶 7 枚，共捣烂，塞入鼻孔。
12. 蛲虫病：羊屎草 1 株，野艾 1 株，共捣烂，水煎，睡前熏洗肛门，连用 7 天。
13. 肾炎：羊屎草根 30 克，狗响铃根 15～30 克，滑石 15 克，水煎服。
14. 破伤风：羊屎草 10 克，天葵子 10 克，山慈菇 10 克，白芷 10 克，水煎服。
15. 雀斑：羊屎草 100 克，焙干研末，每次饭后服 3 克，米汤送下，1 日 3 次。
16. 腮腺炎：羊屎草 10 克，加水煎服，每日 4 次，连服 3 天。

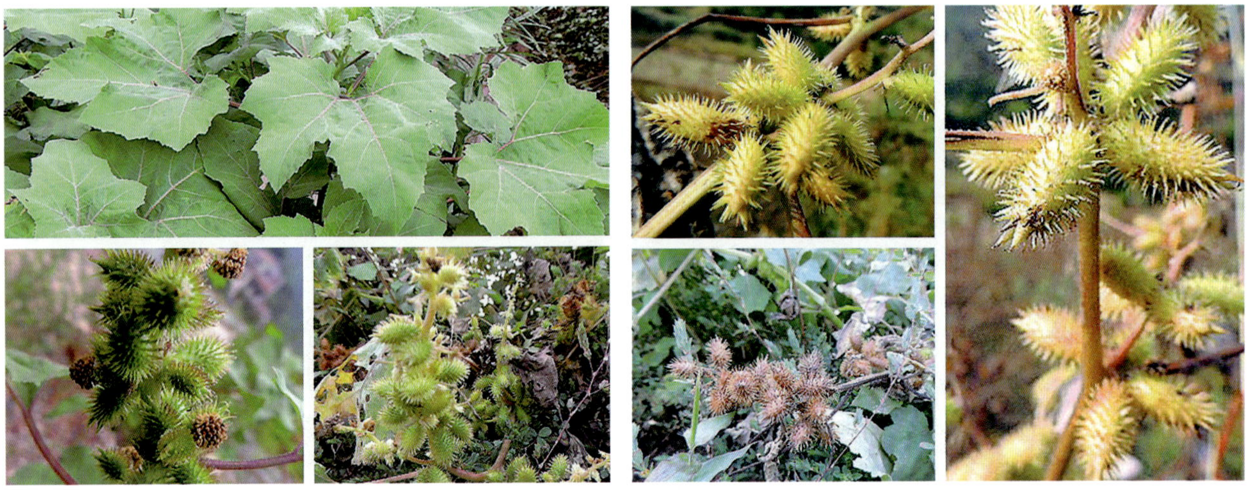

腰带七 | Yao dai qi

Reib jiud jinb 鋭九筋

叶似包谷腰带长，山寨古宅溪流旁。咽喉肿痛跌打肿，关节兀痹搭带疮。

腰带七，为石蒜科植物文殊兰 *Crinum asiaticum* L. var. *sinicum*（Roxb. ex Herb.）Baker 的全草或根茎。苗乡各地均有野生，气候温和的地域也有野生。多半栽培在庭院、花圃中，作为观赏植物。

别名 文殊兰、包谷七、秦琼剑、文兰树、水蕉、海带七、玉米兰、开喉剑、罗裙带、扁担七、玉带风、斩蛇剑、腰带七、九筋草、破龙刀、金武剑。

采制 四季可采，多半鲜用。药用其鳞茎、根、叶片。鳞茎挖出后洗净泥土，切片捣烂，局部外敷；根叶切碎，捣烂外敷。

性味与归经 味辛，性凉，有毒。入肝、肺、胃经。

功效 清热解毒，散瘀消肿。

主治 痈肿疮毒、跌打骨折、关节疼痛、头痛牙痛、咳嗽等。

用法用量 多半鲜用，外用涂搽局部。内服：干品 3 ～ 10 克，以含漱为主，切忌下咽。

禁忌 本品有毒，多半鲜用，以外用为主，不得入肚。

附方

1. 喉痛：腰带七根 3 ～ 10 克，切片水煎，含漱，吐出药汁。
2. 牙痛：腰带七鲜根茎一小片，置于牙痛处，咬含 15 分钟左右，汁不可下咽。
3. 皮肤溃疡：鲜腰带七叶 30 克，捣烂取汁，外涂患处，1 日数次。
4. 风湿关节炎：鲜腰带七叶 1 片，用微火烤软，趁热包患处。
5. 痈肿疮毒：鲜腰带七鳞茎或叶片，捣烂如泥，外敷患处。
6. 毒蛇咬伤：腰带七 8 ～ 12 克，水煎，分 3 ～ 4 次服。另用腰带七叶、鬼针草、半边莲各适量，捣烂外敷伤口周围，1 日换药 2 次。
7. 跌打损伤：鲜腰带七叶适量，捣烂，加甜酒少许调匀，外敷伤处。
8. 毒虫咬伤：鲜腰带七鳞茎适量，捣烂如泥，外敷患处，1 日 2 次。

附注 腰带七（文殊兰）全株有毒，以鳞茎最毒，内服宜慎。

中毒症状：腹部疼痛，先便秘，后剧烈下泻，脉搏增速，呼吸不整，体温上升。

解救方法：早期可洗胃，服浓茶或鞣酸，应特别注意发生休克。亦可用白米醋 4 两，生姜汁 2 两，轻者含漱，重者内服。

切记：腰带七全株有毒，一般只作外用，并且以鲜用为主。

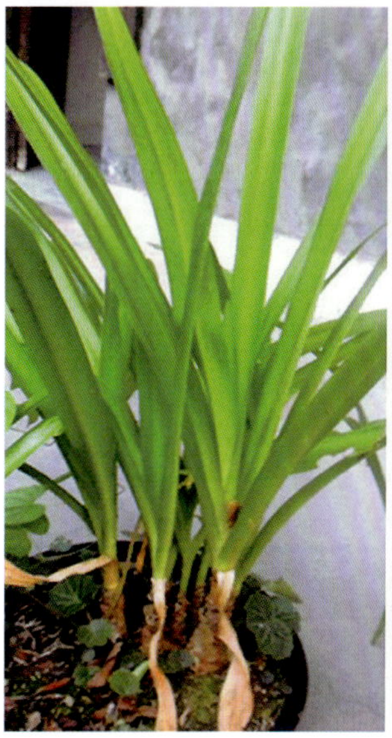

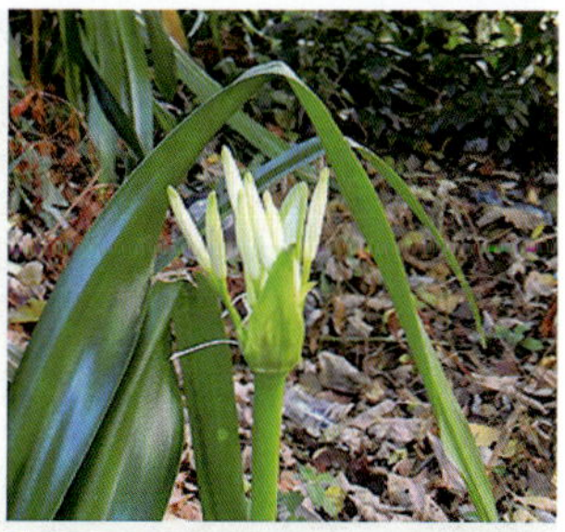

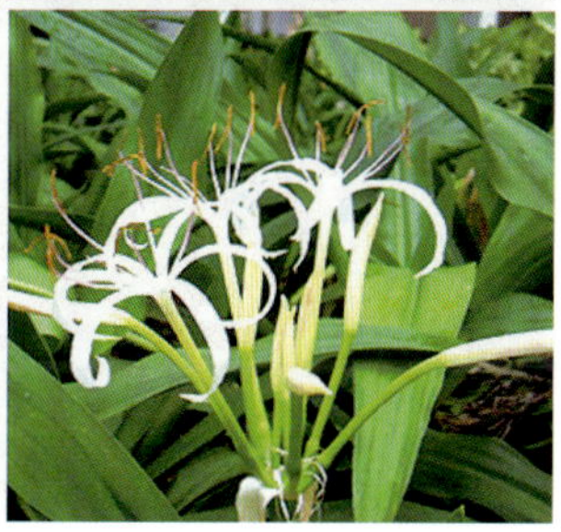

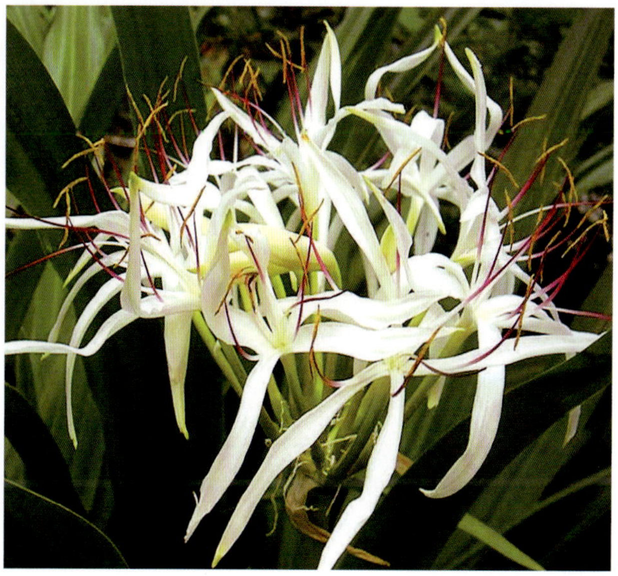

野茼蒿 | Ye tong hao

Reib bad nanx giox 鋭巴南果

野外荒郊四季生，味美可口炒嫩茎。清火利尿降血压，肝炎水肿尿不清。

野茼蒿，为菊科植物昭和草 *Crassocephalum crepidioides*（Benth.）S. Moore 的全草。
苗乡各地均有野生，一般生于山路边、荒草地、菜园、果园中。

别名 昭和草、昭和菜、山茼蒿、革命菜、饥荒草、飞机草、神仙菜、救荒草、满天飞、野木耳菜、假茼蒿、东风菜。

采制 药用全草，全年可以采摘。药用成熟后的茎叶，采回后洗净泥土，晾干水分，鲜用。也可以切段，晒干备用。

性味与归经 味甘、淡，性凉。入肝、心、肾、脾、胃经。

功效 清热解毒，行气健脾，消肿利水，退火降压。

主治 感冒发热、消化不良、腹痛腹胀、脾虚水肿、高血压、肝炎、乳腺炎、无名肿毒等。

用法用量 内服：水煎，全草干品 15 ～ 30 克，鲜品 30 ～ 60 克。外用：适量，捣烂外敷患处。

禁忌 本品性凉，体质虚寒者慎用。

附方

1. 高血压：鲜野茼蒿 60 克，洗净泥土，捣烂取汁，加蜂蜜少许调匀，顿服；或鲜野茼蒿 30 克，加蒜头 1 个，放锅中炒熟，佐餐食用。
2. 水肿尿少：鲜野茼蒿 30 克，黄毛根 15 克，蛤蟆草 10 克，土蟮 10 克，水煎，分 3 次服用。
3. 肝炎：野茼蒿 30 克，土茵陈 15 克，黄菊子 10 克，一壶酒 10 克，水煎，分 3 次服，连服 15 天。
4 肠炎腹泻：鲜野茼蒿 30 克，金鸡尾 30 克，蛤蟆草 10 克，白蒿 10 克，水煎，分 3 次服。禁食酸冷食物。
5. 乳腺炎：野茼蒿 30 克，蒲公英 15 克，青皮 6 克，水煎，分 3 次服。药渣加水捣烂，外敷患处，1 日 2 次。
6. 无名肿毒：鲜野茼蒿、半边莲、芙蓉花叶各适量，捣烂如泥，外敷患处。
7. 蚂蟥咬伤，出血不止：鲜野茼蒿叶适量，捣烂，外敷患处。
8. 骨刺初期：鲜野茼蒿适量，独头蒜 1 个，共炒熟，佐餐食用；或鲜野茼蒿适量，破岩珠 10 克，同捣烂，加酒调匀，外敷患处。

附注 本品性凉，无炎症及体质虚寒者少用。
野茼蒿可以食用，将新鲜野茼蒿嫩茎叶摘回，洗净泥土，下火锅，味甜而美。

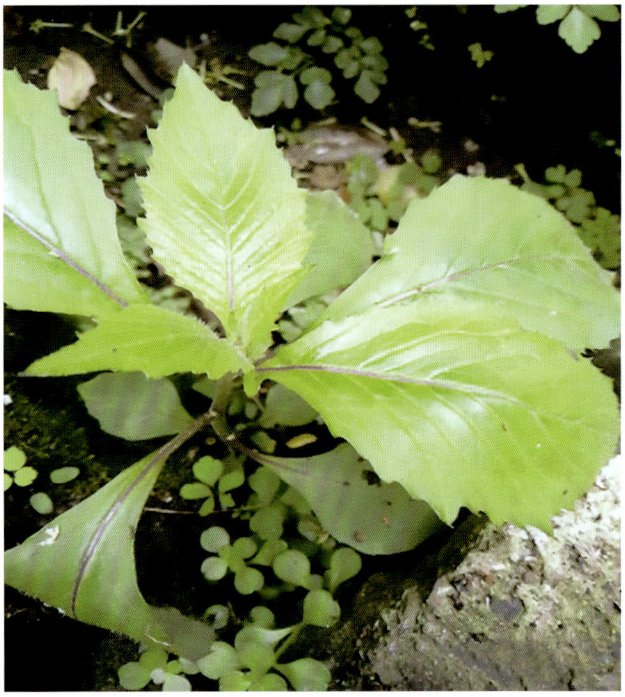

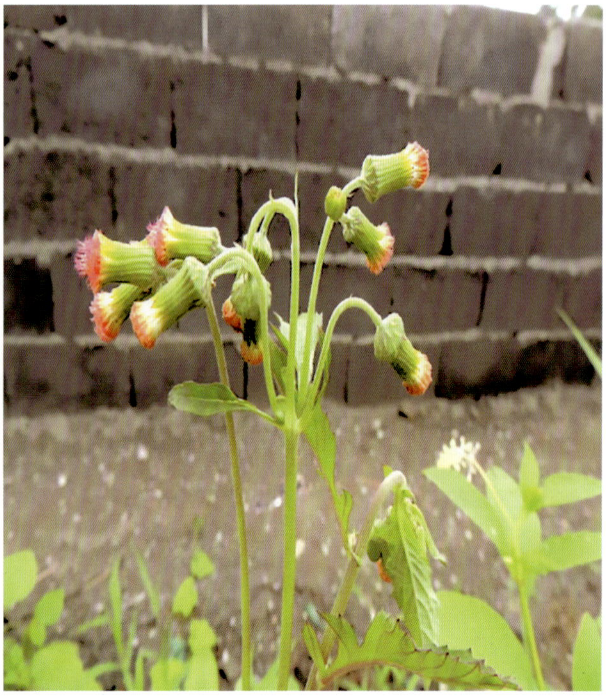

叶下红 | Ye xia hong

Mil jid nzhagd 咪基渣

诸般野草反背红，活血祛瘀有奇功。跌打吐衄肺热咳，水火烫伤经不通。

叶下红，为多种植物的别称。它们的共同特点是：叶面青色或绿色，叶背为红色，故统称为“叶下红”。如庐山石韦、平地木、三七草、血盘草、羊蹄草、白毛夏枯草、观音苋、紫背菜、贵州鼠尾草等。

苗乡各地均有野生，一般喜生于山谷疏林下、溪流旁等隐蔽、潮湿、肥沃的环境中。

别名 红背叶、红背草、紫背草、红下叶、叶背红。

采制 药用全草。全年均可采收，采回后，洗净泥土，晾干水分，切段，晒干备用。

性味与归经 味甘、辛，性温。入肝、肾、脾经。

功效 通经活血，清热燥湿，化积消食。

主治 跌打损伤、经少经闭、肺热咳血、吐血衄血、月经不调、痛经、小儿疳积、消化不良、目赤肿痛、疥疮、水火烫伤。

用法用量 内服：煎汤，10 ～ 20 克。外用：适量，煎水外洗患处，或捣烂敷。

禁忌 孕妇禁服。

附方

1. 目赤肿痛：叶下红 30 克，水煎，分 3 次服。
2. 肺热咳血：叶下红、黄毛根各 30 克，老鼠王 10 克，水煎，分 3 次服。
3. 鼻出血：叶下红、黄毛根各 10 克，则耳根 10 克，水煎服。
4. 跌打损伤、胸部肿痛：叶下红 15 克，捣烂绞汁，兑白酒少许，分 3 次服，或加石胡椒 15 克，共同捣烂绞汁，冲白酒，分 3 次服用。
5. 咽喉肿痛：鲜叶下红、鲜黄毛根各 10 克，水煎服；或叶下红、一枝黄花各 15 克，水煎服；或鲜叶下红 90 克，水煎去渣，频频含服。
6. 急性肾炎：叶下红、狗肝菜各 500 克，蛤蟆草 250 克，水煎成 500 毫升，每日 3 次，每次 20 毫升，温开水送服。
7. 肠炎、腹泻：叶下红、番石榴叶各 120 克，加适量水煎至 150 毫升，每日 3 次，每次 50 毫升。
8. 痢疾：鲜叶下红 30 克，加适量冷开水，捣烂取汁，兑白糖少许，分 3 次服。
9. 肺热咳嗽：叶下红、爵床、卤地菊各 15 克，水煎，分 3 次服。
10. 炸耳癀：鲜叶下红适量，洗净，开水浸润，捣烂取汁。将耳朵洗净，滴入药汁 2 ～ 3 滴，每日 3 次。
11. 奶痈：叶下红适量，洗净捣烂，兑酒少许，贴患处；或叶下红 30 克，煎服。
12. 妇女阴道炎：叶下红适量，食盐少许，水煎浓汁，外洗患处，每日 2 次。
13. 疮疡肿毒：鲜叶下红适量，红糖少许，捣烂，敷患处，每日 1 次。

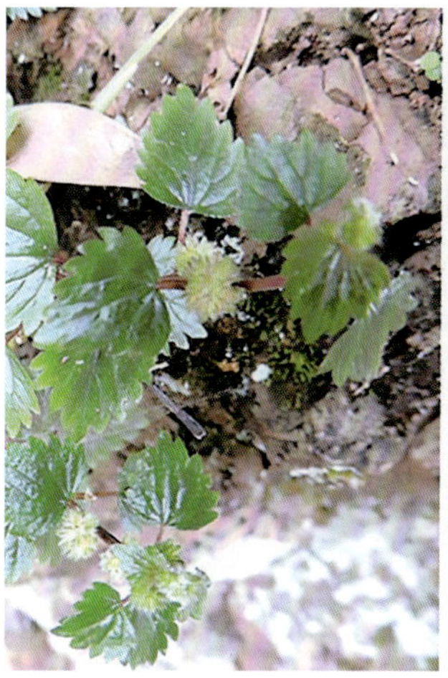
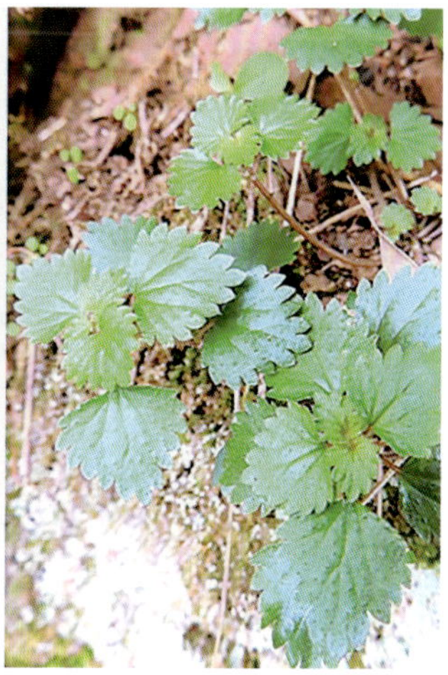
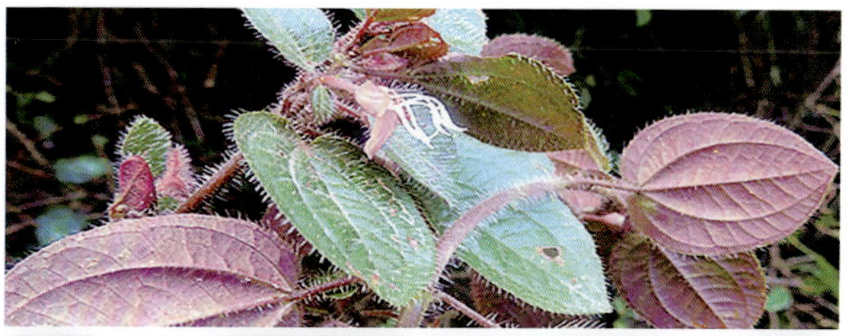
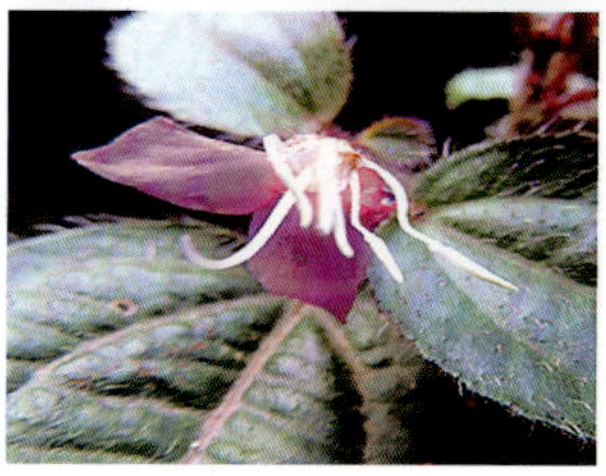
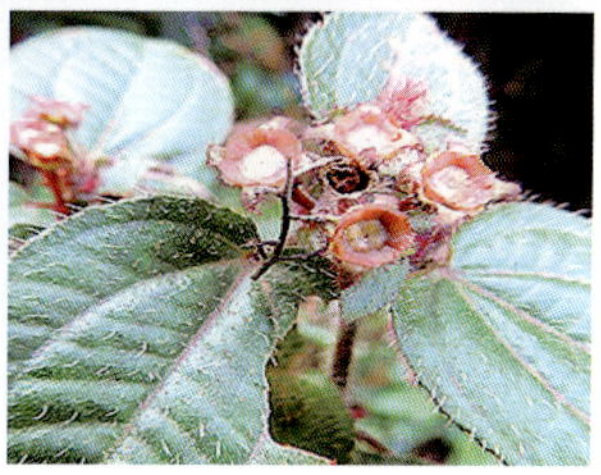

叶下珠 | Ye xia zhu

Reib longs zhunb 鋭龙珠

日开夜合叶下珠，田间地头枝叶舒。湿热痢疾尿道炎，口疮视蒙蛇头疽。

叶下珠，为大戟科植物叶下珠 *Phyllanthus urinaria* L. 的全草。

苗乡各地均有野生，一般生于山野果园、田坎旁、山路边，以及水渠、小溪边等处。

别名 珍珠草、叶下珍珠、叶后珠、十字珍珠草、夜合草、夜合珍珠、含羞草、龙珠草、田合、日开夜合、叶底珠。

采制 以全草入药，夏秋季枝叶茂盛时或开花时采集，拣净杂质，洗净泥土，切段，鲜用或晒干备用。

性味与归经 味微苦、甘，性凉。入肝、肾、大肠、膀胱经。

功效 清热利尿，明目，消积。

主治 肾炎水肿、尿积尿痛、尿道结石、急性肠炎、湿热痢疾、小儿疳积、疳热目赤、黄疸型肝炎、暑热腹泻、夜盲鸡蒙、消化不良、口疮头疮。外用治疗毒蛇咬伤、蛇头疔、小儿暑疖等。

用法用量 内服：煎汤，25 ～ 30 克。外用：适量，鲜草捣烂敷患处。

禁忌 叶下珠性偏凉，脾胃虚寒及凉性腹泻者慎用。

附方

1. **赤白痢疾：**叶下珠 30 克，水煎加红糖服或冲蜜服；或叶下珠 20 克，老鹳草 20 克，水煎，加红糖服。
2. **痢疾、尿积：**鲜叶下珠 30 克，金银花叶 20 克，红糖 20 克煎服；或叶下珠适量洗净，加冷开水适量，绞汁加红糖，每日 1 剂，分 2 ～ 3 次服，连服 3 ～ 5 天。
3. **伤暑发热：**叶下珠鲜草 30 克，水煎，加蜂蜜少许，分 3 次服。
4. **目赤肿痛、夜盲、眼花眼蒙：**叶下珠 30 ～ 60 克，炖猪肝或鸭肝 120 克，饮汤食肝。
5. **肾炎：**鲜叶下珠 40 克，白花蛇舌草 30 克，蛤蟆草 20 克，水煎，分 3 次服。
6. **小儿疳积：**鲜叶下珠根、鲜老鼠耳根各 15 克，炖服；或叶下珠 15 克，与猪肝或鸡肝同煮熟，佐餐食用。
7. **小儿疳积引起的结膜炎、夜盲：**叶下珠 15 克，猪肝 50 克，蒸熟饮汤食肝。
8. **小儿疳积，久热不退：**鲜叶下珠 40 克，猪肝或瘦猪肉，加水蒸煮，饮汤食肝。
9. **消化不良：**叶下珠 15 克，水煎服。
10. **黄疸型肝炎：**鲜叶下珠、六月雪、茵陈各 30 克，每日 1 剂，水煎分 2 次服。
11. **竹叶青蛇咬伤：**鲜叶下珠洗净，绞汁，用米酒适量或米汤冲服，渣贴患处。
12. **指头疔：**叶下珠适量，捶烂，加雄黄末少许调匀，贴之。
13. **小儿头面暑疖：**叶下珠适量，捶烂取汁，调茶油少许，抹患处。

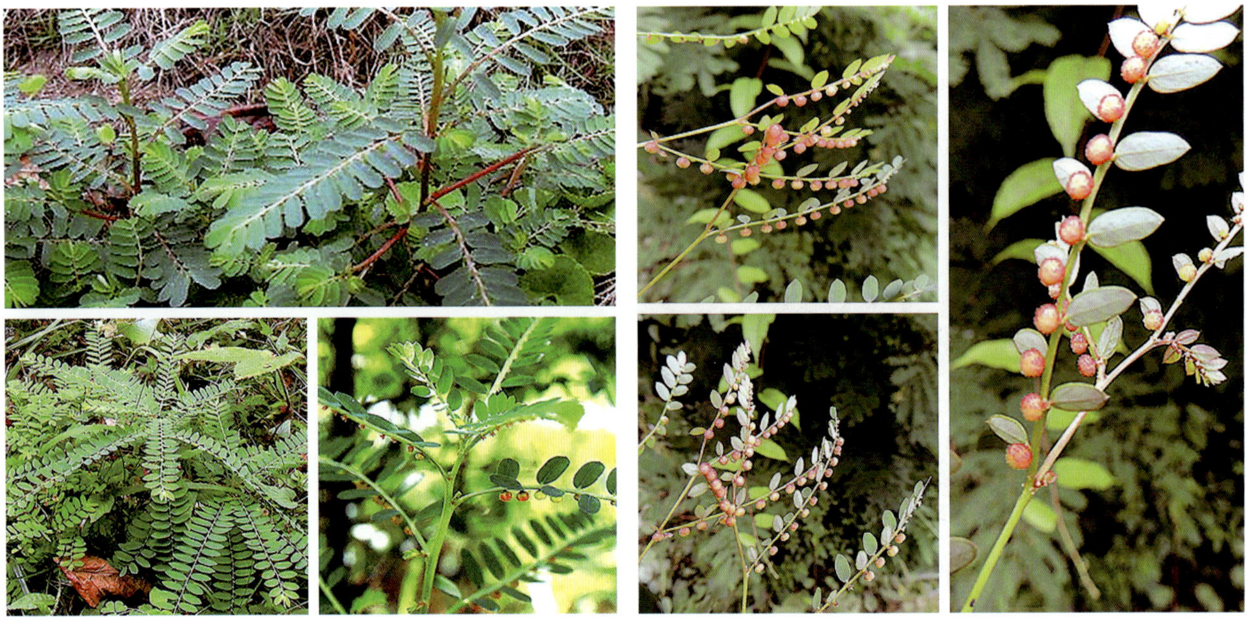

野烟叶 | Ye yan ye

Reib bad yul 鋭巴欲

腥臭黏手野烟叶，菜园果林常年茓。咽炎喉痹牙齿痛，吐衄血臌痔出血。

野烟叶，为菊科植物烟管头草 *Carpesium cernuum* L. 的根及全草。

苗乡各地均有野生，一般生于山坡、路边或果园、菜园及草坪中。

别名 天门精、烟管头草、野烟。

采制 每年秋季采挖根茎，拣净杂质，洗净泥土，切段，鲜用或晒干备用。鲜叶随采随用，捣烂外敷。

性味与归经 味辛，性凉。入肺、肝、膀胱经。

功效 清热化痰，解毒杀虫，破瘀止血。

主治 蛾子、喉痹、急慢惊风、牙痛、痔漏、虫积、血臌、吐血、衄血、血淋、创伤出血、疔疮肿毒、皮肤瘙痒、毒蛇咬伤等。

用法用量 内服：煎汤，3～10 克。外用：适量，水煎外洗，或捣烂外敷患处。

禁忌 野烟叶气味较重，胃功能差者慎用。

附方

1. **肠炎、痢疾：**野烟叶全草 10 克，水煎，分 3 次服。
2. **奶痈：**野烟叶适量，捣汁内服，药渣外敷患处。已成脓者，留孔，以利排脓。
3. **产后风寒：**野烟叶根 20 克，用甜酒水煎，分 3 次服。
4. **热感冒：**野烟叶、马鞭草、蓬壳草各 10 克，水煎，分 3 次服。
5. **阴囊湿疹：**野烟叶全草适量，切细，水煎，外洗患处，1 日 2 次。
6. **口腔炎：**野烟叶、鱼眼菊、细叶香薷各 6 克，冰片、白矾、硼砂各 2 克，共研成细末，装瓶中备用。临用时，取少许，撒溃烂处，1 日 2～3 次。
7. **白口疮：**野烟叶 6 克，天青地白 10 克，虾皮草 6 克，水煎服。
8. **咽炎：**野烟叶 10～15 克，红牛膝根 12～24 克，红糖 30 克。前二味共捣烂，加温开水少许，取汁兑红糖服。
9. **奶花：**野烟叶、黄瓜香、黄花草、白茯苓、胡奶果叶各适量，口嚼外敷。
10. **夹疱：**野烟叶、黄瓜香、黄花草、白花苓、胡奶果叶各适量，捶烂外敷。
11. **痒疮：**野烟叶、蛤蟆草、雀儿脑、吊杆草、马齿苋各适量，乌泡叶 5 片，桃树叶 7 片，共捶烂，外敷患处。

附注 野烟叶与牛打架的区别

野烟叶与牛打架是同属植物，形态大致相同，但牛打架的花、果多数生在顶端，花朵呈磨盘状；野烟叶花、果在茎秆上均匀分布，花朵、果实呈束状，先端不扩大。两者药性、用途大同小异，可以互相替代。

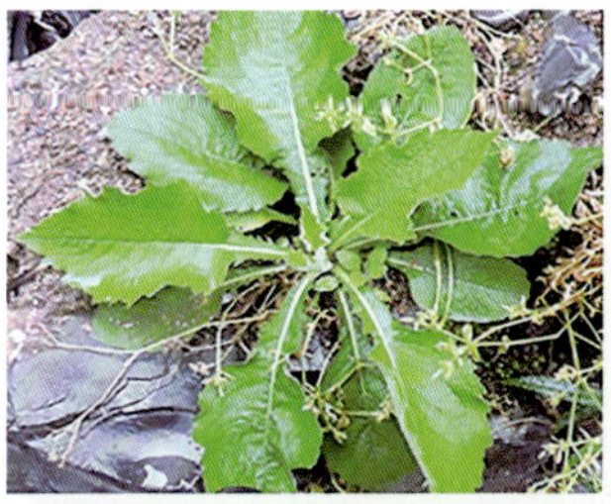
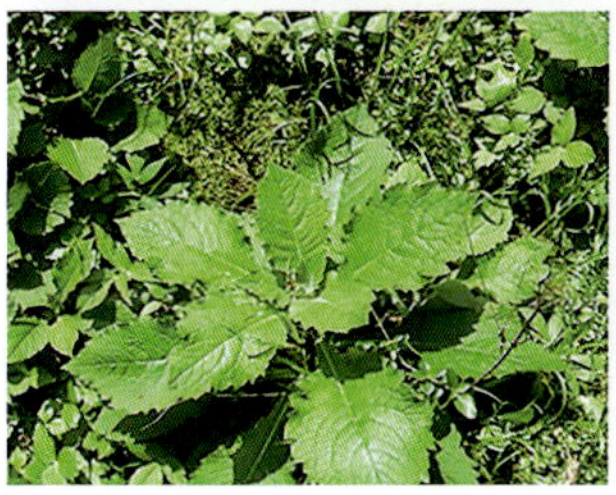
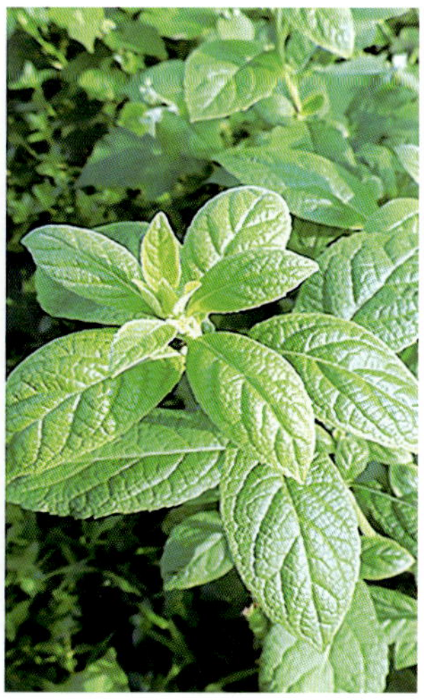
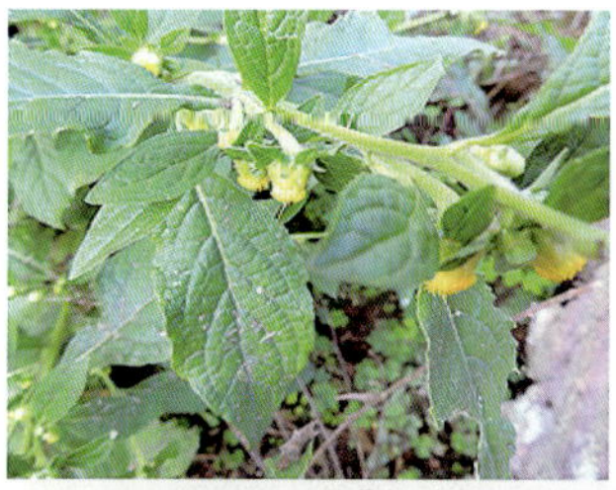
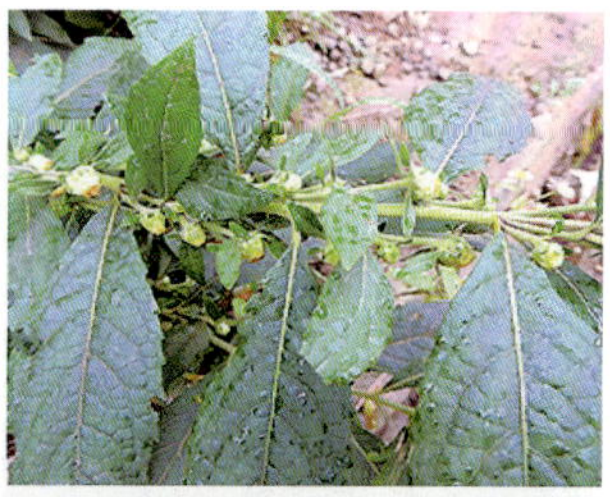
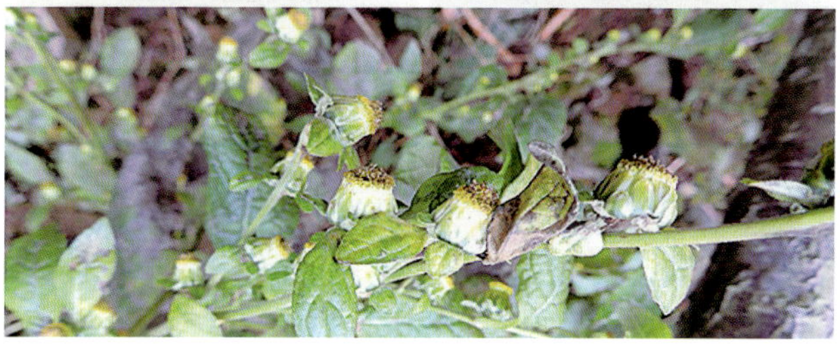

野油菜 | Ye you cai

Reib youx ceab ghunb 鋭油叉棍

娇小柔弱野油菜，庭院墙边不用栽。肺热咳嗽咽喉肿，拔签排毒漆疮哉。

野油菜，为十字花科植物焯菜 *Rorippa indica*（L.）Hiern. 的全草。

苗乡各地均有野生，一般生于山野路边、田坎上、荒草地、油菜地等处。苗医常用其治疗竹签刺入，故又称“拔签药”。

别名 野菜子、铁菜子、干油菜、山芥菜、地豇豆、拔签药。

采制 全草、种子都可入药。夏秋季采挖，洗净泥土，拣净杂质，切段，鲜用或晒干备用。

性味与归经 味甘、淡，性凉。入肺、肝经。

功效 清热解毒，镇咳，利尿，拔签。

主治 感冒发热、咽喉肿痛、肺热咳嗽、慢性气管炎、急性风湿性关节炎、肝炎、小便不利、外用于漆疮、毒蛇咬伤、疔疮痈肿、竹木刺入。

用法用量 内服：煎汤，30～60 克。外用：适量，鲜品捣烂敷患处。

禁忌 野油菜不能与黄荆叶同用，否则会引起肢体麻木。

附方

1. **慢性支气管炎：** 野油菜 200 克，水煎取汁服，1 日 3 次。
2. **风寒感冒，头痛发热：** 野油菜、葱白各 10 克，水煎温服。
3. **麻疹，胸闷气喘：** 鲜野油菜、紫苏叶各 15 克，薄荷 6 克，水煎取汁服。
4. **急、慢性气管炎：** 野油菜 15 克，苏子、萝卜子各 9 克，甘草 6 克，水煎服。
5. **老年性气管炎：** 野油菜、佛耳草、车前草各 15 克，甘草 9 克，浓煎去渣，加饴糖或蜂蜜，1 日分 2 次服。
6. **脾胃虚弱、寒冷腹痛、消化不良：** 野油菜 12 克，川椒 3 克，茅术 9 克，水煎取汁，分 3 次服。
7. **背花：** 野油菜适量，捣烂，加花椒少许，研末拌和，以醋调匀后，涂敷患处。
8. **头目眩晕：** 野油菜（嫩的）30 克，切碎调鸡蛋，用油炒食。
9. **胃脘痛：** 野油菜 30 克，马蹄香 3 克，山姜子 3 克，水煎服。
10. **风湿关节痛：** 鲜野油菜 30 克，土牛膝 10 克，木瓜 15 克，水煎服。
11. **干血痨：** 野油菜 30 克，桃花 3 克，酌加红糖，水煎服。
12. **鼻窦炎：** 鲜野油菜适量，和雄黄少许捣烂，塞鼻腔内。
13. **蛇头疔：** 鲜野油菜适量，黄连粉 3 克，捣烂外敷，或调鸭蛋清外敷。
14. **疔疮、痈肿：** 野油菜适量，捣烂敷患处。
15. **漆疮：** 鲜野油菜 100 克，捣汁外搽。
16. **蛇伤：** 野油菜 45 克，小火草 30 克，煎水服。外用偷油婆（蟑螂）、小火草、雄黄、野油菜各适量，捣烂敷患处。
17. **跌打肿痛：** 鲜野油菜 60～120 克，捣烂取汁，热酒冲服。药渣外敷患处。
18. **竹木刺入残留：** 鲜野油菜嫩叶适量，捣烂外敷，注意留口，以利异物排出。

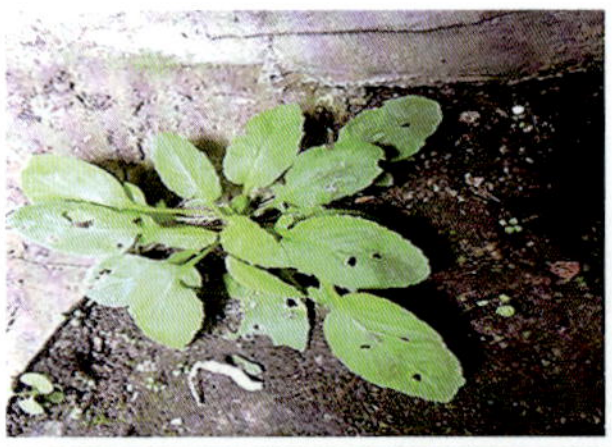
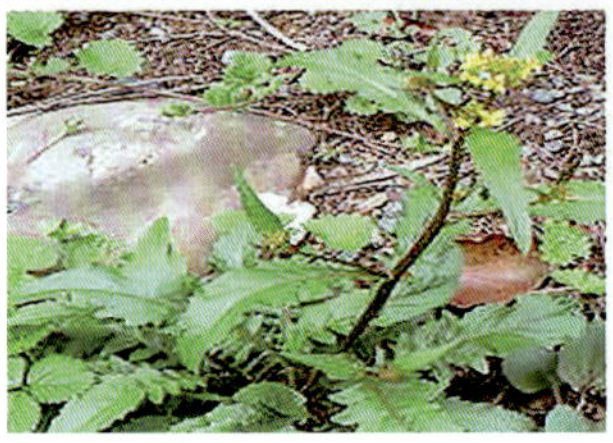
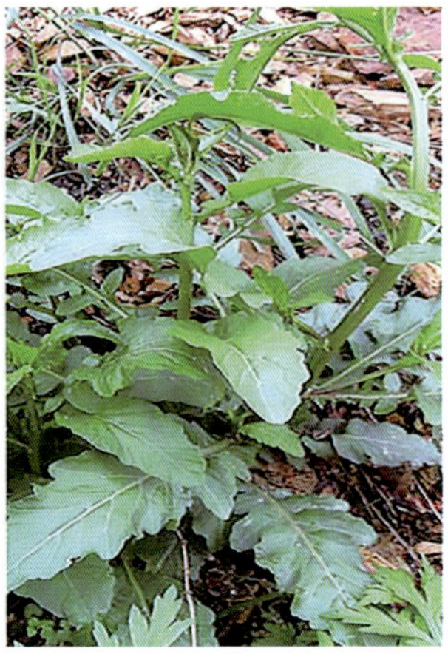
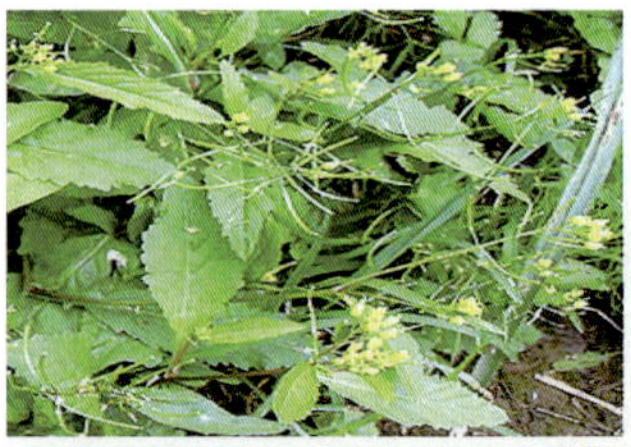
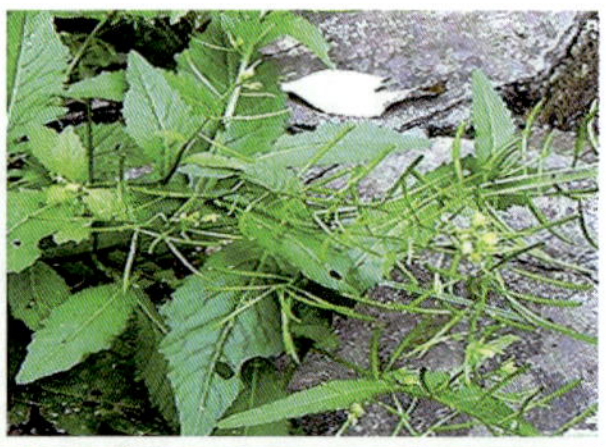
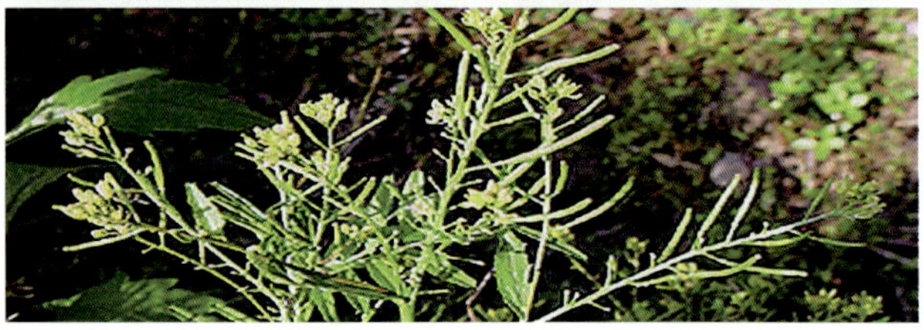

一包针 | Yi bao zhen

Reib qab reib gand 鋭叉鋭干

菊科三叶鬼针草，田边地头粘人身。肠痈痢疾胆囊炎，肺热咽痛与闭经。

一包针，为菊科植物三叶鬼针草 *Bidens pilosa* L. 的全草。

苗乡各地均有野生，一般生于村旁、路边及荒草地、山坡、水田边等处。

别名 三叶鬼针草、四方枝、虾钳草、蟹钳草、对叉草、粘人草、粘连子、引线包、盲肠草、三八叉、针包草、一把针、脱力草、小鬼针。

采制 药用全草，夏秋季割取地上部分，拣净杂质，切段，鲜用或晒干备用。

性味与归经 味苦，性微寒。入肝、肺、大肠经。

功效 清热解毒，止血止泻，散瘀消肿。

主治 阑尾炎、肾炎、胆囊炎、肠炎、痢疾、肝炎、腹膜炎、肺热咳嗽、扁桃体炎、喉炎、闭经、水火烫伤、毒蛇咬伤、跌打损伤、外伤感染、小儿惊风、小儿疳积等。

用法用量 内服：煎汤，15～30 克，鲜品加倍，或捣汁，开水冲服。外用：适量，捣烂外敷，或捣汁外涂，或煎水熏洗。

禁忌 孕妇禁服。

附方

1. **疟疾：**鲜一包针 200～300 克，鸡蛋 1 个。水煎汤，分 3 次服。
2. **痢疾：**一包针嫩芽一把，白痢配红糖，红痢配白糖，水煎汤，连服 3 次。
3. **黄疸：**一包针、柞木叶各 15 克，青松针 30 克，水煎服。
4. **急性肝炎：**一包针、土茵陈各 30 克，加水 1000 毫升，煎至一半，分多次服。
5. **急性肾炎：**一包针叶 15 克，鸡蛋 1 个，加适量麻油或茶油煮熟食之，每日 1 剂，分 3 次服。
6. **偏头痛：**一包针 30 克，大枣 3 枚，水煎，分 3 次温服。
7. **胃气痛：**鲜一包针 50 克，和猪肉 120 克，同炖，调酒少许，饭前服。
8. **便血、尿血：**鲜一包针叶 30 克，蛤蟆草 20 克，水煎，分 3 次服。
9. **跌打损伤：**鲜一包针全草 30 克，水煎，兑黄酒 30 毫升，温服，日服 1 次。
10. **外伤感染、气性坏疽：**鲜一包针全草一把，用冷开水洗净，煎汤熏洗患处。
11. **外伤出血：**鲜一包针叶适量，捣烂敷创口，布条包扎。
12. **感冒发热，咽喉肿痛：**一包针 30 克，水煎，分 3 次服。
13. **肠痈：**一包针 30 克，水煎服；或加半边莲配 20 克，水煎服。
14. **毒蛇咬伤：**鲜一包针 60 克，水煎服。另取鲜叶一把，洗净，捣烂敷患处。
15. **扭伤腰痛：**一包针鲜草 60 克，加红枣、红糖、黄酒适量，炖汁服。
16. **高血压：**一包针 60 克，葛根 10 克，鹰爪风 10 克，水煎服。

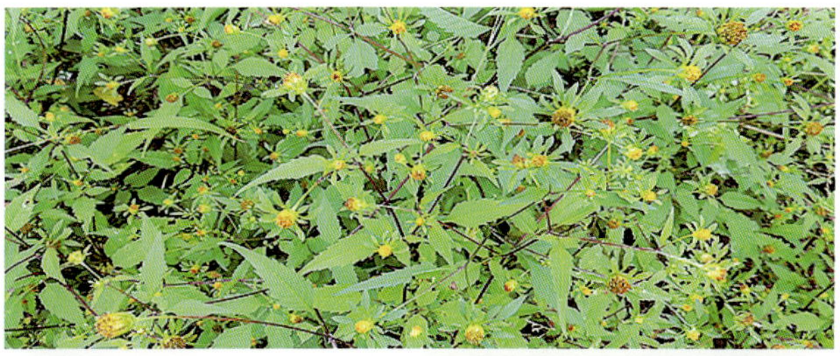
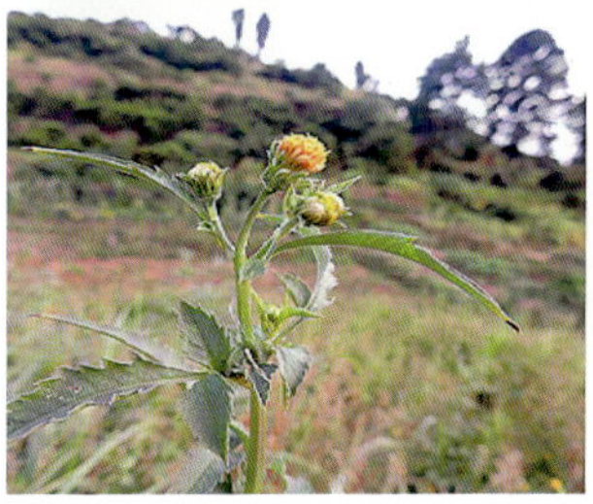
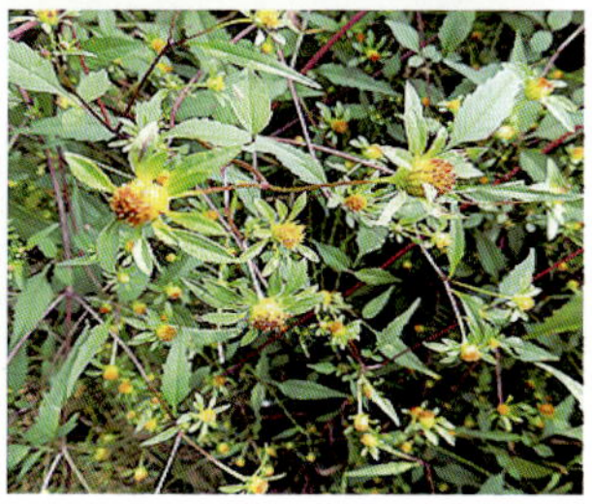
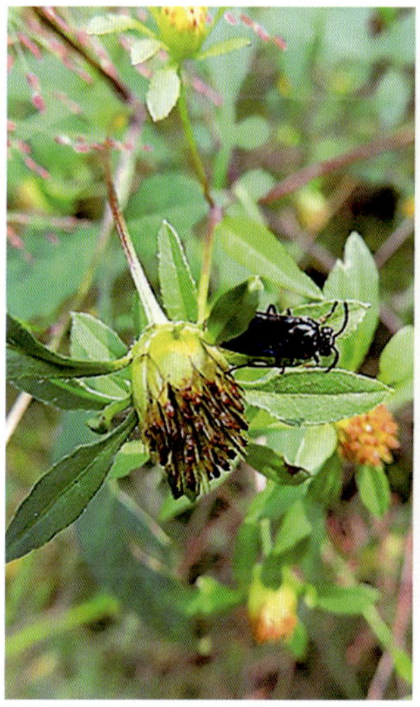
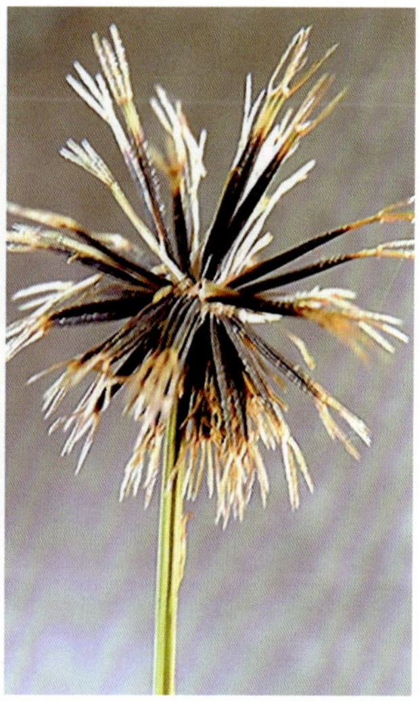

一点红 | Yi dian hong

Vob nab yongd 窝喃涌

荒草丛中一点红，茎叶娇嫩不经霜。风热口疮咽喉痛，肠炎痢疾跌打伤。

一点红，为菊科一点红属植物一点红 *Emilia sonchifolia*（L.）DC 的全草。
苗乡各地均有野生，一般于山野、路旁、村边及荒草地中，在菜园、果园里也常见到它们的影子。

别名 叶下红、羊蹄草、红背叶、山羊草、天毛草、野芥蓝、牛尾膝、喇叭红草、羊蹄角、散血丹。

采制 药用全草。夏秋季采收，洗净泥土，切段，鲜用或晒干备用。

性味与归经 味微苦，性凉。入肺、肝经。

功效 清热解毒，散瘀消肿。

主治 风热感冒、咽喉肿痛、口腔溃疡、肺炎、急性肠炎、细菌性痢疾、泌尿系统感染、睾丸炎、乳腺炎、疖肿疮疡、皮肤湿疹、跌打扭伤、带状疱疹、湿疹、漆疮等。

用法用量 内服：煎汤，25～50 克。外用：适量，鲜品捣烂外敷患处。

禁忌 孕妇慎服。

附方

1. **中耳炎：**一点红一把，洗净泥土，捣烂取汁，滴耳内，每日 2～3 次。
2. **痈肿疮疖、烂疔：**一点红 60～120 克，水煎服。并用鲜草捣烂外敷。
3. **腮腺炎：**一点红、九里光各 30 克，水煎服，每日 1 剂。另用鲜一点红 50 克，捣烂，敷患处。
4. **乳痈：**鲜一点红全草适量，葱头数个，红砂糖少许，同捣烂外敷，每日换药 1 次。
5. **慢性胃肠炎：**鲜一点红 60 克，桂皮 6 克，水煎服，每日 1 剂。
6. **跌打损伤：**用鲜一点红 120～240 克，或干品 15～30 克，水煎服。
7. **火烫伤：**一点红、白花蛇舌草、野菊花、破铜钱各 30 克，水煎服，每日 1 剂，分 2 次服。
8. **急性肾炎：**一点红、蛤蟆草、白茅根、野菊花、水灯草各 30 克，水煎服。
9. **蛇头疔：**一点红全草适量，加砂糖（或白糖）少许，捣烂外敷患处。
10. **外伤感染：**一点红 60～120 克，水煎服。并用鲜草捣烂外敷。
11. **赤白痢疾及远年便血：**一点红 30 克，猪精肉 50 克，同煎汤服。
12. **肠炎，腹泻：**一点红 30 克，番桃叶 30 克，水煎服，每日 2 次。
13. **水肿：**鲜一点红全草、灯心草各 60 克，水煎服，1 日 2 次，饭前服用。
14. **咽喉肿痛：**鲜一点红 120 克，水煎，频频含咽。
15. **小儿疳积：**一点红根 10 克，蒸瘦猪肉吃。
16. **对口疮：**鲜一点红叶一握，加红糖少许，同捣烂敷贴患处，1 日换药 2 次。

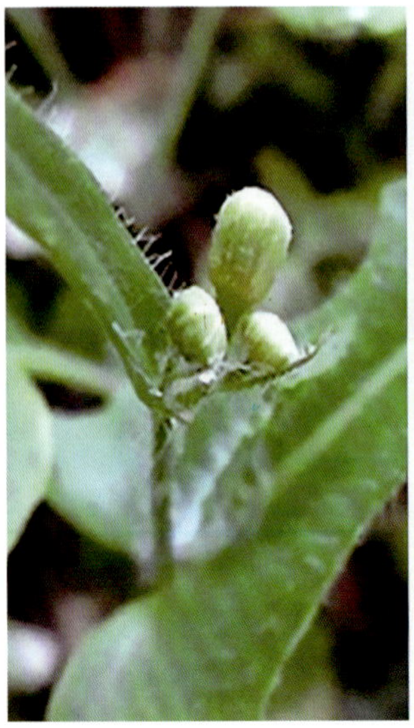
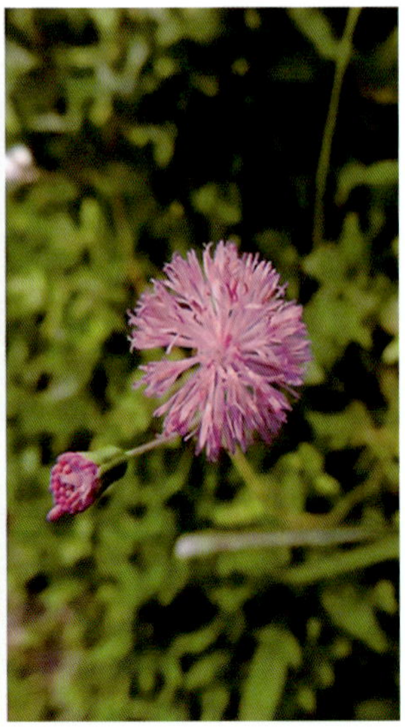
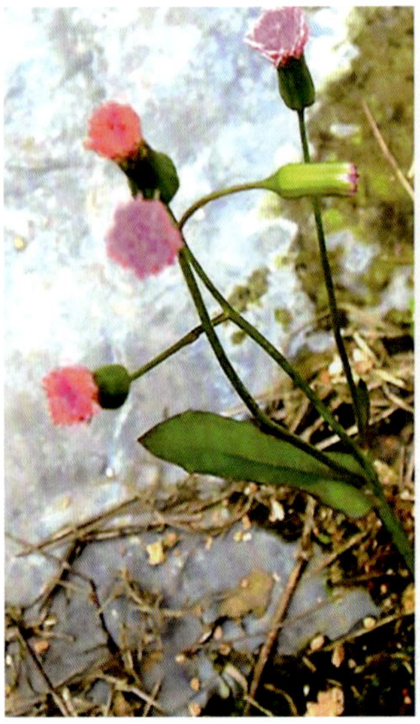
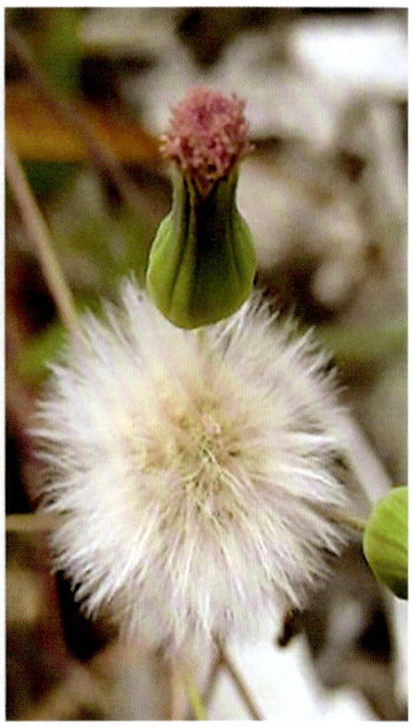

一壶酒 | Yi hu jiu

Reib hlol ndenb 鋭谬嫩

田间地头一壶酒，慢病急症抿几口。肠炎痢疾肝胆热，白带闭经与崩漏。

一壶酒，金丝桃科金丝桃属植物地耳草 *Hypericum japonicum* Thunb. ex Murray 的全草。

苗乡各地均有野生，一般生于田坎、稻田、水渠、河沟等肥沃、潮湿的土壤中。

别名 田基黄、地耳草、合掌草、跌水草、七寸金、一条香、金锁匙、红孩儿、寸金草、小王不留行、细叶黄、降龙草、七层塔、小元宝草、黄花仔、小对叶草、八金刚草、蛇细草、对叶草。

采制 药用全草。夏秋季开花时采收。拔取全株，洗净泥沙，拣净杂质，切段，鲜用或晒干备用。

性味与归经 味甘、苦，性凉。入肝、肺、胆、胃经。

功效 清热利湿，凉血活血，解毒消肿。

主治 黄疸、腹泻痢疾、目赤肿痛、吐血、血淋、白带、崩漏、痛经、闭经、咽喉肿痛、痈肿疮毒、流痰流火、瘰疬、跌打损伤、蛇虫咬伤等。

用法用量 内服：煎汤，干品 15 ～ 30 克，鲜品 30 ～ 60 克，或捣汁。外用：适量，捣烂外敷，或煎水洗。

禁忌 一壶酒味苦性凉，慢性肝炎慎用。

附方

1. 白喉：一壶酒 15 克，三两银 2 克，捶烂和米泔水调匀，先服 3 口，后含在口中。
2. 孕妇白喉：一壶酒 15 克，三两银 2 克，益母草 15 克，艾叶 4 克，捶烂调米泔水拌匀，先服 3 口，再含口中。
3. 小孩腹胀发热：一壶酒、隔山消、瓜子金、小荆芥、山薄荷、水灯草各 3 克，水煎取汁，分 3 次服。
4. 高热：一壶酒全草 30 ～ 60 克，乌泡尖 3 克，水煎取汁，分 3 次服。
5. 咳嗽声嘶：一壶酒、一支箭、射干各 10 ～ 12 克，水煎取汁，分 3 次服。
6. 痧症吐泻：一壶酒全草 3 克，水煎取汁，分 3 次服。
7. 疹后牙疳：一壶酒全草 15 ～ 20 克，捣取汁，和人乳搽患处。
8. 中暑：一壶酒全草 15 克，水煎取汁，分 3 次服，或捣汁服。
9. 疱疖肿毒：一壶酒全草适量，煎水外洗。
10. 毒蛇咬伤：一壶酒 15 克，雄黄 1 克，大蒜 10 克，共捣烂如泥，在患处自上而下顺搽，再用一壶酒全草嚼敷或吞服。
11. 乳腺炎：鲜一壶酒适量，捣烂敷患处。
12. 咽喉肿痛：鲜一壶酒一把，白酒 100 毫升，放瓷碗中捣烂取汁，分 3 次含口中，然后吐出。
13. 腹泻痢疾：鲜一壶酒 30 克，水杨柳 10 克，水煎取汁，分 3 次服。
14. 急性肝炎：一壶酒 30 克，土茵陈 10 克，黄菊子 10 克，水煎，分 3 次服。

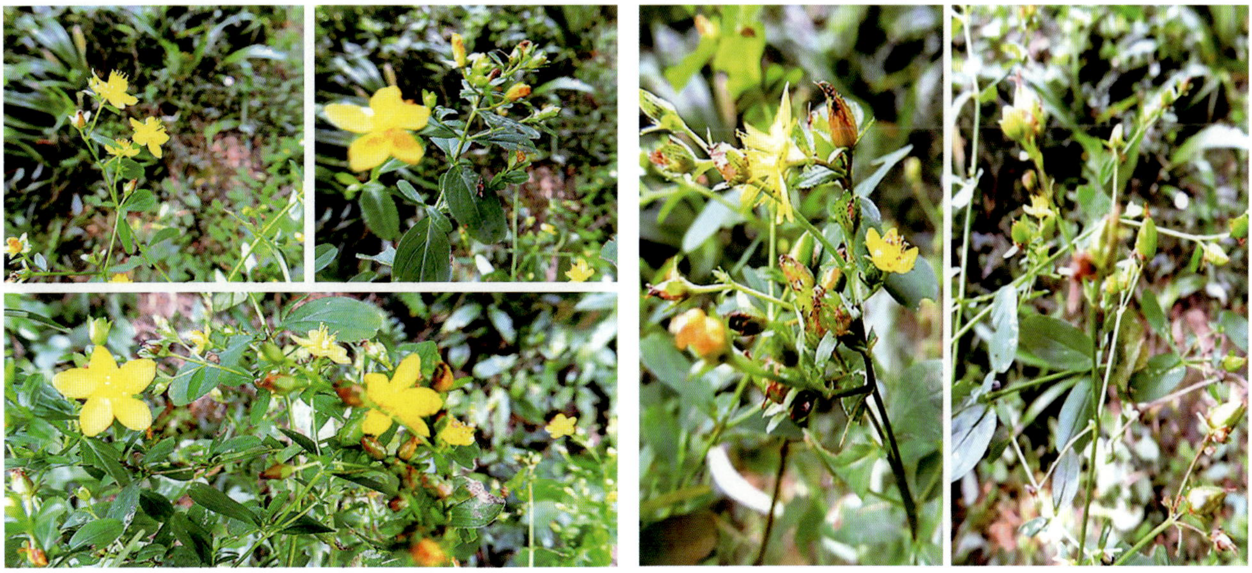

一颗针 | Yi ke zhen

Reib nggad jiub 鋭嘎柱

嘴尖喙长一颗针，山野路旁五裂深。风湿麻木浸酒服，上吐下泻煨水吞。

一颗针，为牻牛儿苗科植物老鹳草 *Geranium wilfordii* Maxim. 的带果实全草。

苗乡各地均有野生，一般生于山野草丛、路边、疏林旁或果园、菜园旁等地。

别名 老鹳草、老鹳嘴、老鸦嘴、贯筋、老贯筋、老牛筋、老观草。

采制 药用全草。夏、秋二季果实近成熟时采割，除去残根及杂质，洗去泥土，捆成把，切段，鲜用或晒干备用。

性味与归经 味苦、微辛，性平。入肝、大肠经。

功效 祛风燥湿，活血通络。

主治 风湿痹痛、肢体麻木、筋骨酸楚、跌打伤损、泄泻痢疾、痈疮肿毒、风疹疥癞。

用法用量 内服：煎汤，10 ～ 30 克，或浸酒、熬膏。外用：适量，捣烂加酒炒热外敷，或制成软膏涂敷。

禁忌 一颗针味苦，胃炎病人慎用。

附方

1. 脚趾间湿痒：用鲜一颗针叶一把，洗净晾干。晚上睡前洗好脚，擦干脚趾缝，将一颗针叶夹脚趾间，一个脚趾间一片，第二天早上取下。往往一夜即好。
2. 腹泻：一颗针 10 克，雀儿脑 10 克，水煎取汁，分 3 次服。
3. 上吐下泻：一颗针 30 克，枫树叶 10 克，灶心土 20 克，水煎取汁，分 3 次服。
4. 皮肤瘙痒：一颗针苗 15 ～ 30 克（鲜品加倍），煎汤去渣，待温擦洗患处。
5. 急性胃肠炎：一颗针 15 ～ 30 克，鱼腥草 12 ～ 24 克，海蚌含珠 30 ～ 45 克，水煎服。
6. 风湿痹痛：一颗针、鸡血藤、桑枝各 15 克，水煎取汁，分 3 次服。
7. 风湿性关节炎：一颗针 120 克，白酒 1000 毫升，浸泡 5 ～ 7 天，过滤，每次服 1 小盅（约 15 克），每日 2 次；或用一颗针 15 ～ 30 克，水煎取汁，分 3 次服。
8. 痢疾：一颗针苗、蛤蟆草、马齿苋各 15 克，水煎取汁，分 3 次服。
9. 痢疾、肠炎：一颗针 60 ～ 90 克，白蒿 10 克，水煎取汁，分 3 次服。
10. 腰扭伤：一颗针根 30 克，苏木 15 克，水煎取汁，血余炭（研细）9 克，分 2 次，用热药汁冲服。
11. 肾结核尿血：一颗针苗 60 克，水煎取汁，分 4 ～ 5 次服。
12. 月经不调：一颗针苗 15 克，望江南 9 克，水煎服，每日 1 剂。
13. 蛇虫咬伤：一颗针鲜品、雄黄末少许，捣烂外敷伤口周围。
14. 乳腺增生：鲜一颗针每日 30 克，水煎取汁，分 2 ～ 3 次服，30 日为 1 疗程。

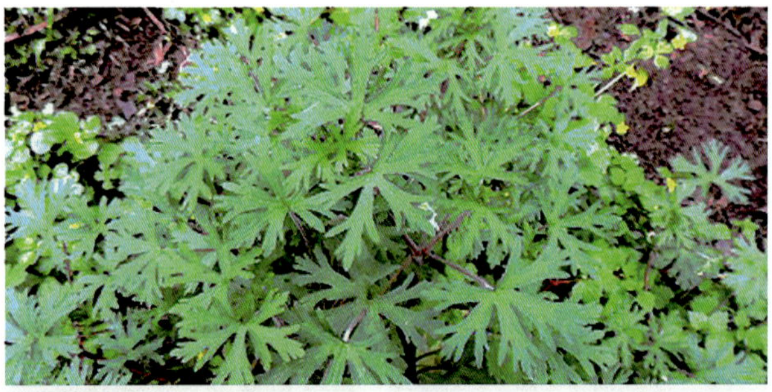
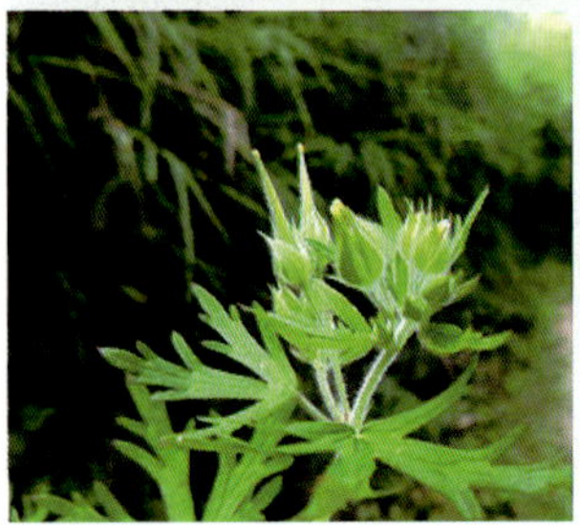
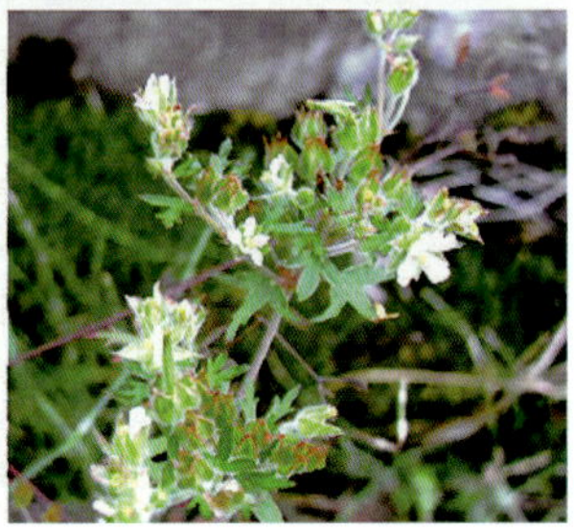
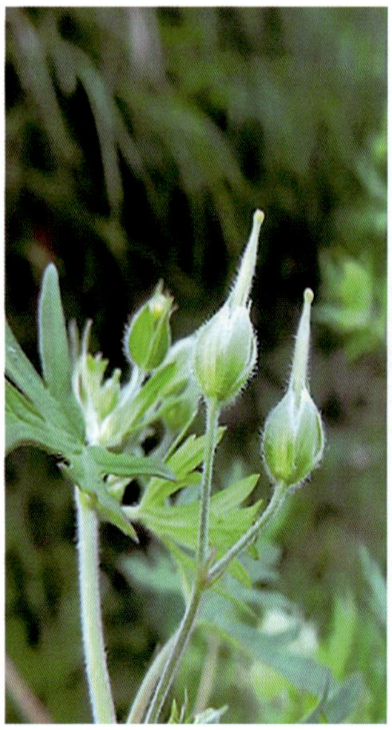
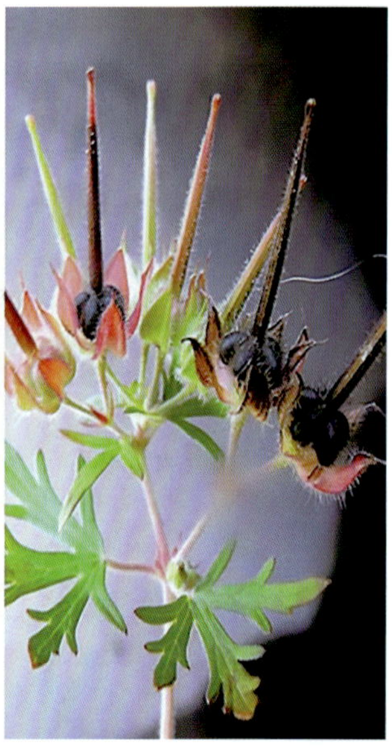

一口血 | Yi kou xue

Reib ngueul nqind 鋭欧清

密林深处一口血，脆嫩叶片棕红液。跌打骨折腰腿痛，热淋尿积疮癣疖。

一口血，为罂粟科血水草属植物血水草 *Eomecon chionantha* Hance 的全草或根茎。

苗乡山区均有生长，一般生于阴暗潮湿的山谷密林下、小溪边、悬崖旁等地。

别名 血水草、黄水芋、金腰带、小号筒、小绿号筒、鸡爪莲、斗篷草、小羊儿、血水芋、一滴血、一点血、土黄连。

采制 药用全草。四季可采，常在深秋采集全草或根茎，拣净杂质，洗净泥土，扎把，切段，鲜用或晒干备用。

性味与归经 味苦，性寒，有小毒。入肝、肾经。

功效 清热解毒，活血止痛，止血。

主治 目赤肿痛、咽喉疼痛、口腔溃疡、腰腿疼痛、肺痨咳血、产后小腹痛、骨折、跌打损伤、热淋尿积、毒蛇咬伤、疔疮痈毒、湿疹、癣疮、小儿热疖、皮肤瘙痒。

用法用量 内服：煎汤，6～30 克，或浸酒。外用：适量，鲜品捣烂敷，或煎水外洗，或晒干研细末，调敷。

禁忌 本品有毒，体虚者及孕妇禁服。

附方

1. 小儿癣疮：一口血适量，晒干，研末，茶油调搽。
2. 跌打损伤：一口血根 30 克，破凉伞 30 克，内风消 15 克，破血虎 15 克，生姜 3 片，葱 3 克，捣烂，热敷患处。
3. 蛇咬伤：一口血、一点血、荞子莲各适量，捣烂，敷患处。
4. 胎毒：一口血、苦参、燕子泥各 10 克，共研为末，每用少许，茶油调搽。
5. 肺结核：一口血、小杆子、地枇杷、笔通草、淫羊藿、委陵菜、桔梗、百合各 10 克，甘草 6 克，水煎服，1 日 1 剂，分 3 次服。
6. 目赤肿痛：鲜一口血 30 克，水煎，分 3 次服，1 日 1 剂。
7. 口腔溃疡：一口血全草适量，捣烂取汁，频频含漱。
8. 无名肿毒：一口血鲜草适量，捣烂，与适量酒糟调匀，外敷患处，每日 1 换。
9. 小儿癣疮：一口血全草 60 克，晒干研细末，茶油调敷患处。
10. 内伤出血：一口血 15 克，蜈蚣藤、两面针根各 10～15 克，泡酒内服，每次 10 毫升，1 日 2 次。
11. 腰腿疼痛：一口血 6 克，土牛膝 10 克，夏天无 4 克，威灵仙 10 克，水煎服。
12. 热淋尿积：一口血 6 克，水灯草 10 克，黄毛根 10 克，蛤蟆草 10 克，水煎取汁，分 3 次服。

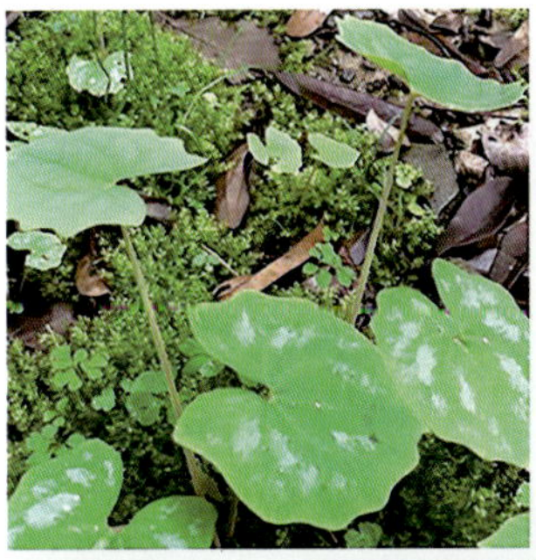
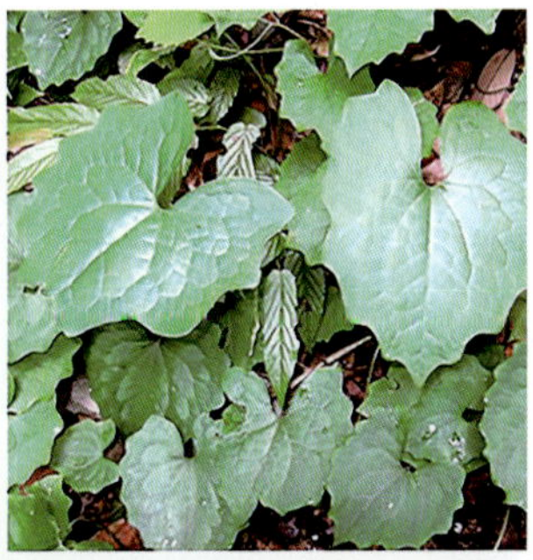
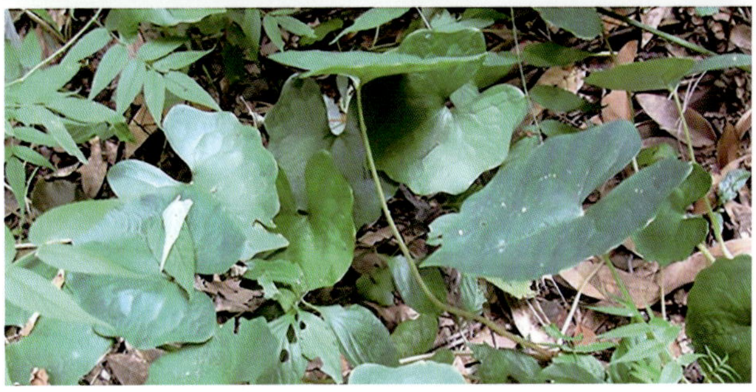
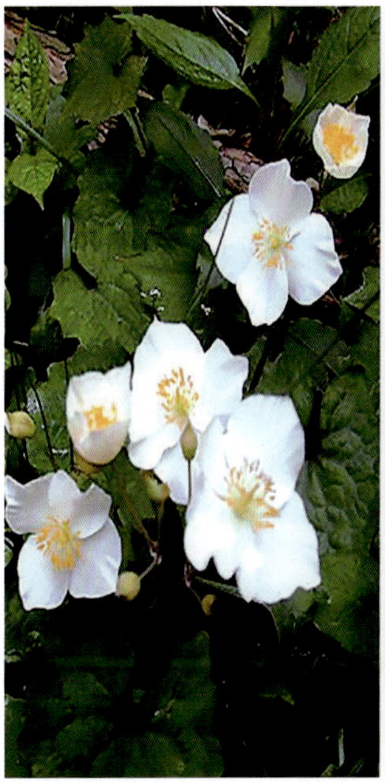
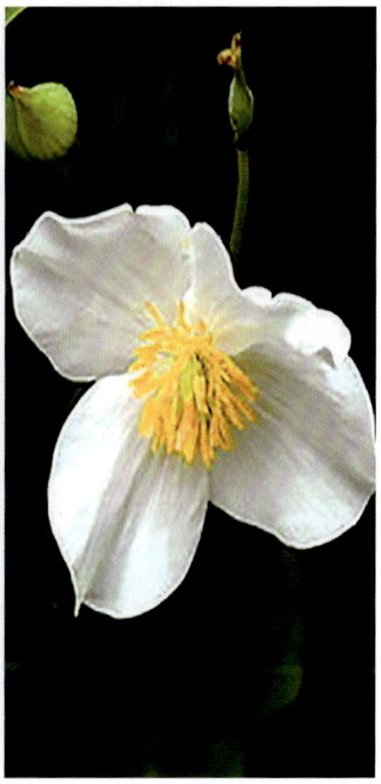

益母草 | Yi mu cao

Reib ned nggab 鋭奶嘎

溪边沙滩益母草，妇科病症胜似宝。白带经少或崩漏，血瘀难产痛如绞。

益母草，唇形科植物益母草 *Leonurus artemisia*（Laur.）S. Y. Hu. 的全草和果实。

苗乡各地均有野生，一般生于山野荒地、田埂、草地、路旁、溪边。

别名 母蒿、益母艾、红花艾、坤草、茺蔚、三角胡麻、九塔花、山麻、九节草。

采制 药用全草。3～4月份采收未抽茎的幼苗，称童子益母草；夏季植株生长茂盛，花未全开时采割地上部分，切段，晒干备用。种子则应待全株花谢，果实完全成熟后收获，打下种子，拣净杂质，晒干备用。

性味与归经 味辛、苦，性微寒。入肝、肾、心包经。

功效 活血调经，利尿消肿，清热解毒。

主治 月经不调、胎漏难产、胞衣不下、产后血晕、瘀血腹痛、崩中漏下、尿血、泻血、痈肿疮疡。

用法用量 内服：水煎，干品 10～30 克，鲜品 12～40 克，或熬膏，入丸剂。外用：适量，捣敷或煎汤外敷。

禁忌 孕妇禁用。无瘀滞及阴虚血少者忌用。

附方

1. **产后腹痛：**益母草、大血藤、小血藤各 10 克，艾叶 6 克，小人参 10 克，煮猪脚吃，1 日 3 次。
2. **急性腹痛：**益母草苗茎 30 克，青木香 4 克，捣汁服。
3. **两脚缩筋：**益母草 12 克，三角风 30 克，煎水擦洗患处。
4. **胎动不安：**益母草 10 克，葫芦瓜壳 10 克，水煎服。
5. **急性肾炎：**益母草 100 克，连翘 30 克，白茅根 60 克，水煎，分 2 次服。
6. **肾炎水肿：**益母草 100 克，加水 700 毫升，文火煎至 300 毫升，分 3 次服。
7. **月经不调：**益母草 15 克，当归 15 克，红糖 30 克，水煎，分 3 次服。
8. **经期延长：**益母草 60 克，小蓟全草 60 克，洗净水煎，去渣再煮浓，分 3 次服。
9. **妇女经闭：**益母草 15 克，马鞭草根 30 克，艾叶 6 克，水煎服。
10. **停经：**益母草 30 克，红枣 4 枚，水煎，兑甜酒服。
11. **月经过多：**益母草 10 克，生地黄 6 克，黄酒 200 毫升。将黄酒倒入瓷瓶中，加生地黄、益母草，隔水蒸 20 分钟取出，每次服 50 毫升，1 日 2 次。
12. **痛经：**益母草 60 克，月季花 7 朵，胡椒 17 粒。先用酒炒益母草和月季花，水煎至沸，加入胡椒，日服 3 次。
13. **白带：**益母草 30 克，鸡冠花 21 克，车前子、当归各 10 克，水煎，分 2 次服。
14. **催生：**生益母草适量，捣汁 30 毫升，煎至 15 毫升，顿服立产。

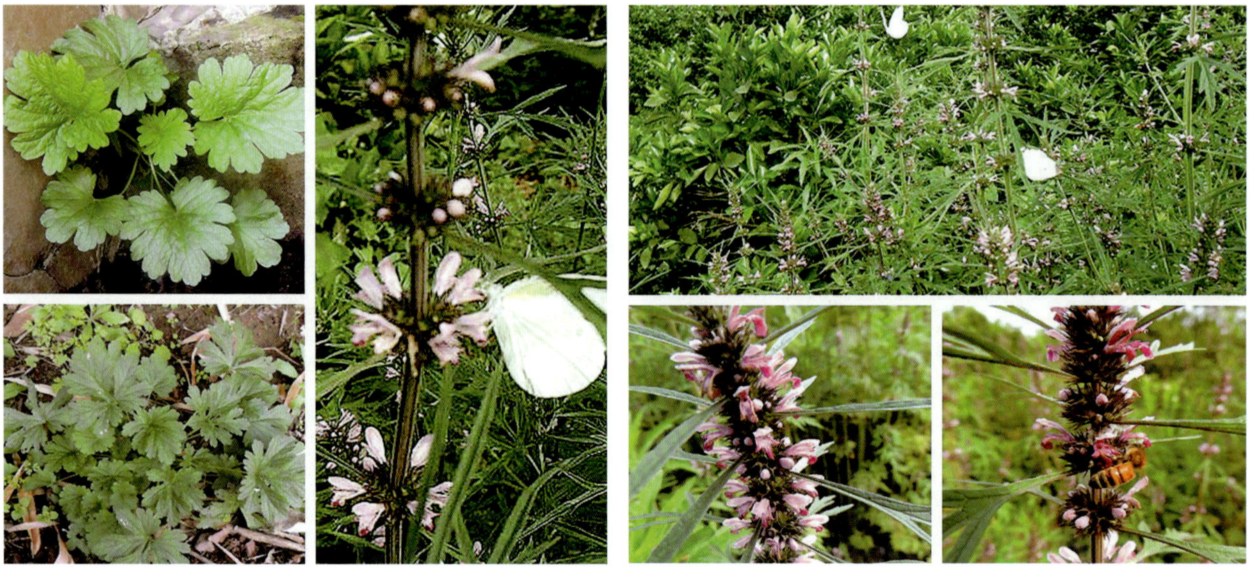

一枝蒿 | Yi zhi hao

Jab dliub cot 加新错

性寒有毒一枝蒿，活血祛风功效高。跌打肿痛兼出血，风湿痹痛服之消。

一枝蒿，为菊科植物蓍草 *Achillea wilsoniana* Heimerl ex Hand.–Mazz. 的全草或根茎。

苗乡各地均有栽培，少数野生。野生者多半生于高山草丛及山坡阴凉处。栽培者一般栽培在花园中、绿化带或花盆里，以及房前屋后的空地之上。

别名 蓍草、万寿菊、金菊、黄菊、千寿菊、花面菊、土一枝蒿、野一枝蒿、白花一枝蒿、蜈蚣草、马茴香、飞天蜈蚣、茅草一枝蒿、刀口药、刀口伤皮、蒿子跌打、四乱蒿、千叶蓍。

采制 以全草、花、叶入药。夏秋季采集全草，四季挖根，拣净杂质，洗净泥土，切段，晒干备用。花初开放时采摘，鲜用或晒干备用。叶片随采随用。

性味与归经 味苦、辛，性寒，有毒。入心、肝、肺经。

功效 活血祛风，消肿止痛，化痰止咳，镇静降压。

主治 跌打损伤、外伤出血、内伤肿痛、头痛、风湿痹痛、胃痛、百日咳、腮腺炎、高血压、乳痈、牙痛、经闭腹痛、急性乳腺炎、疔疮肿痛。

用法用量 内服：水煎，根 1～3 克，花、叶 6～15 克。外用：花、叶适量，捣烂外敷患处。

禁忌 本品有毒，孕妇禁服，不可过量。

附方

1. **跌打扭伤、红肿瘀痛：**鲜一枝蒿、生姜各适量，捣烂加酒炖热搽；或一枝蒿 30 克，泡白酒 100 毫升，临用时，取少许，涂搽患处。
2. **乳腺炎：**鲜一枝蒿捣烂或研细末，每次 1 克，开水送服。
3. **牙痛：**一枝蒿根，米粒大放痛处，吐出口水，不可下咽，痛止即吐掉。
4. **外伤出血：**一枝蒿叶适量，焙干研粉，撒布伤处，外用布条包扎。
5. **内伤肿痛：**一枝蒿 6 克，三步跳 10 克，白芷 10 克，焙干研细末，每次 1 克，开水吞服。
6. **风湿疼痛：**一枝蒿 3 克，五香血藤 15 克，见血飞 6 克，黑骨头 15 克，排风藤 12 克，红牛膝 10 克，泡酒 100 毫升。每次服 30 毫升，1 日 1～2 次。
7. **常年头痛：**一枝蒿适量，捣烂取汁，滴耳心，每日 1～2 次。
8. **经闭腹痛：**一枝蒿鲜叶 10～15 克，水煎，兑甜酒服。
9. **无名肿毒：**鲜一枝蒿叶 10 克，水煎服。并用鲜叶适量，捣烂外敷患处。
10. **毒蛇咬伤：**一枝蒿、水慈菇各适量，捣烂，或焙干研细末，淘米水调敷患处。
11. **胃痛：**一枝蒿 2 克，青木香 4 克，三酱紫 3 克，水煎，分 3～4 次服。
12. **高血压：**一枝蒿花 12 克，一包针 30 克，青木香 6 克，野菊花 12 克，水煎，分 2 次服。
13. **妇女产后子宫脱垂：**一枝蒿花、叶适量，洗净，煎水，熏洗脱垂处，日 1 次。

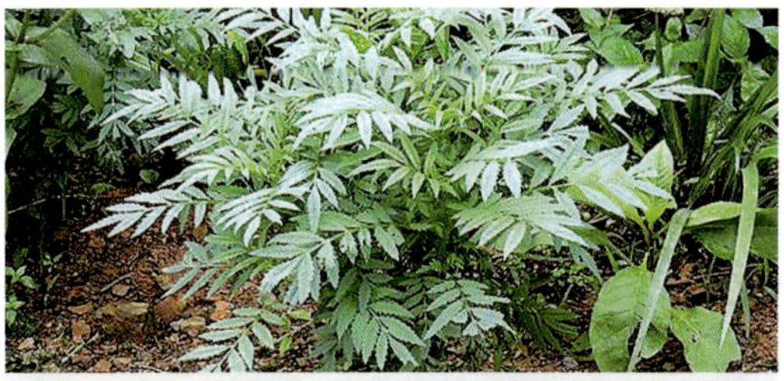
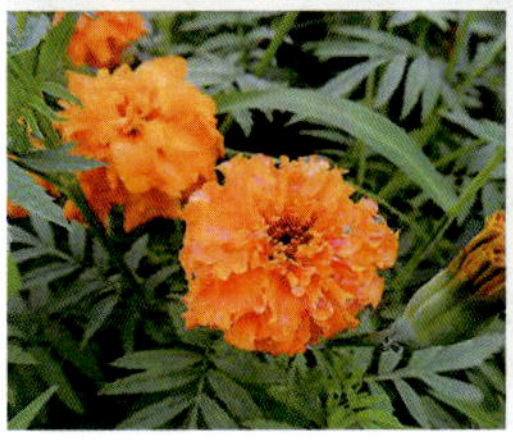
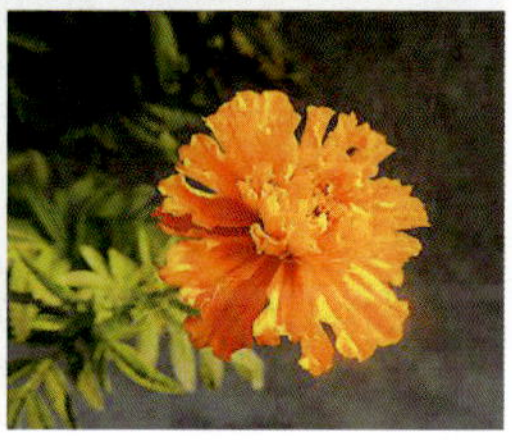
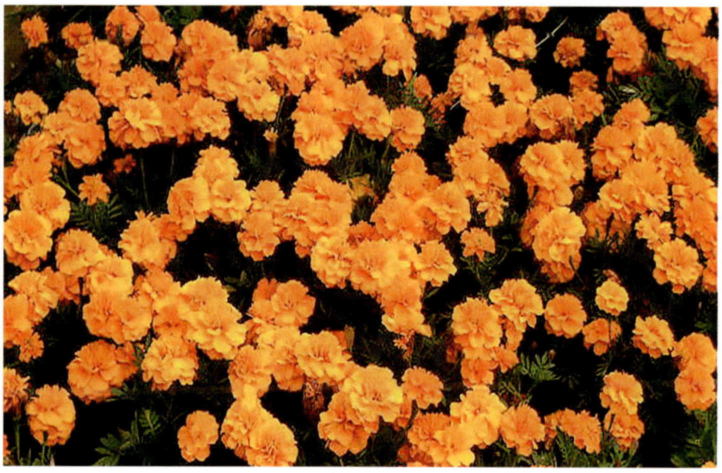

一枝黄花 | Yi zhi huang hua

Reib benx ghunx 鋭盆棍

满山黄草生林下，风吹云涌洒金花。肾炎肺痈乳腺炎，蛇咬外伤灰指甲。

一枝黄花，为菊科植物一枝黄花 *Solidago decurrens* Lour. 的带根全草。

苗乡各地均有野生，一般生于山野、阔叶林缘、林下、路旁及草丛之中。

别名 黄花细辛、黄花一枝香、野黄菊、山边半枝香、洒金花、千根癀、土泽兰、百条根、铁金拐、黄柴胡、签子草、小白龙须、黄花马兰、大败毒、红柴胡、黄花仔、一枝香、蛇头王、金钥匙、满山黄、黄花儿。

采制 药用全草。夏秋季节采收全草，洗净泥土，切段，鲜用或晒干备用。

性味与归经 味辛、苦，性凉。入肝、胆经。

功效 疏风清热，化痰止咳，解毒退黄。

主治 风热感冒、咽喉疼痛、乳蛾、肺热咳嗽、肺痈咯血、肾炎热淋、小儿疳积、跌打损伤、毒蛇咬伤、疮疡肿毒、乳腺炎、鹅掌风、灰指甲、脚癣。

用法用量 内服：煎汤，9～15 克（鲜品加倍）。外用：适量，捣烂外敷患处，或煎水洗患处。

禁忌 脾胃虚寒，大便溏泻者慎用。

附方

1. 小儿惊风：鲜一枝黄花 30 克，生姜 1 片，同捣烂取汁，开水冲服。
2. 风热感冒，咽喉疼痛：一枝黄花 30 克，水煎取汁，分 3 次服。
3. 大头风：一枝黄花根 10 克，水煎取汁，分 3 次服。
4. 黄疸：一枝黄花 45 克，水丁香 15 克，水煎取汁，1 次服。
5. 甲状腺瘤：一枝黄花 15 克，韩信草、马兰各 12 克，星宿草 24 克，水煎取汁，分 3 次服，每日 1 剂，连服 20 天。
6. 痈肿溃烂、腐肉不脱：一枝黄花 60 克，野菊花根 30 克，醋煎熏洗疮口。
7. 百日咳：一枝黄花、肺经草、兔儿风各 15 克，地龙 6 克，水煎取汁，分 3 次服，连服 10 天。
8. 中暑吐泻：一枝黄花 15 克，樟叶 3 片，水煎取汁，分 3 次服。
9. 乳腺炎：一枝黄花、马兰各 15 克，鲜香附 30 克，葱头 7 个，捣烂外敷。
10. 盆腔炎：一枝黄花、白英、白花蛇舌草各 30 克，贯众 15 克，水煎取汁，分 3 次服，连服 15 天。
11. 肾炎：一枝黄花 30 克，木通 12 克，葎草 15 克，水煎取汁，加菜油 1 汤匙，分 3 次服，另用一枝黄花捣烂、酒炒，敷于肚脐，每日 1 次。
12. 无名肿毒：一枝黄花 60 克，煎水淋洗，或毛巾浸汁，温敷患处，1 日 2 次。
13. 舌癌、喉癌：一枝黄花 15 克，加水煎服，1 日 3 次，并用一枝黄花 60 克，煎水漱口，1 日多次。
14. 毒蛇咬伤：一枝黄花 30 克，水煎取汁，加蜂蜜 30 克，分 3 次调服。

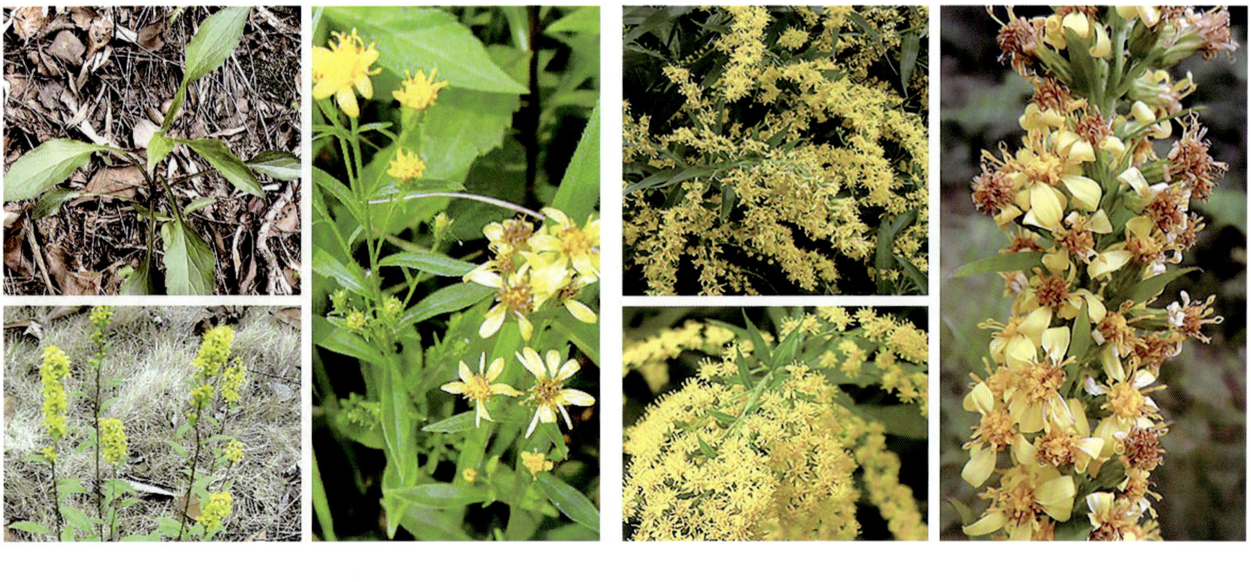

银薄荷 | Yin bo he

Rruib shot ghunb 鋭少棍

山野草丛散清香，解表化湿功效强。暑热发痧腹胀满，肠炎痢疾胃溃疡。

银薄荷，为唇形科植物牛至 *Origanum vulgare* L. 的全草。

苗乡各地均有野生，一般生于山坡荒草地、疏林下、山路边等处。

别名 白花茵陈、牛至、披萨草、蘑菇草、小叶薄荷、马郁兰、五香草、满山香、土香薷、香草、山薄荷、暑草、对叶接骨丹、黑接骨丹、滇香薷、小甜草、止痢草、满坡香。

采制 药用全草。夏末秋初银薄荷开花时，采收地上部分，拣净杂质，切段，鲜用或晒干备用。

性味与归经 味辛、微苦，性温。入肺、胃经。

功效 解表，理气，清暑，利湿。

主治 感冒发热、中暑发痧、胸膈胀满、腹痛腹泻、肠炎痢疾、黄疸水肿、淋浊带下、小儿疳积、麻疹不透、食积腹胀、崩漏、跌打损伤、皮肤瘙痒、疮疡肿痛、蜈蚣咬伤等。

用法用量 内服：煎汤，干品 3 ～ 9 克，鲜品 15 ～ 30 克。外用：适量，煎水洗，或鲜品捣烂外敷。

禁忌 湿热体质者慎用。

附方

1. 头晕头痛：银薄荷全草 15 克，水煎取汁，分 3 次服。
2. 伤风发热：银薄荷 10 克，紫苏 6 克，枇杷叶 6 克，灯心草 3 克，水煎取汁服。
3. 黄肿病：银薄荷全草 5 克，水煎取汁，分 3 次服。
4. 开胃：银薄荷全草 15 克，水煎取汁，分 3 次服。
5. 皮肤湿热：银薄荷 250 克，九里光 200 克，野菊花 100 克，煎水外洗。
6. 疖子：银薄荷、野菊花各 10 克，紫花地丁、蒲公英各 30 克，水煎服。
7. 扁桃体炎：银薄荷 45 克，加蜂蜜适量，水煎，分 3 次服。
8. 蜈蚣咬伤：银薄荷适量，捣烂取汁，外敷患处。
9. 胃溃疡：银薄荷、青木香各 10 克，蒲公英 30 克，徐长卿 6 克，水煎服。
10. 风寒感冒：银薄荷 10 克，水煎服，或泡茶喝，1 日 3 次。
11. 风热感冒：银薄荷 10 克，紫苏 7 克，枇杷叶 7 克，灯心草 3 克，水煎服。
12. 暑热发痧：银薄荷 10 克，细叶香薷 4 克，水灯草 10 克，水煎服。
13. 肠炎痢疾：银薄荷 10 克，田边菊 10 克，枫木尖 6 克，水煎服。
14. 食积腹胀：银薄荷 10 克，隔山消 10 克，煳锅巴 15 克，水煎服。

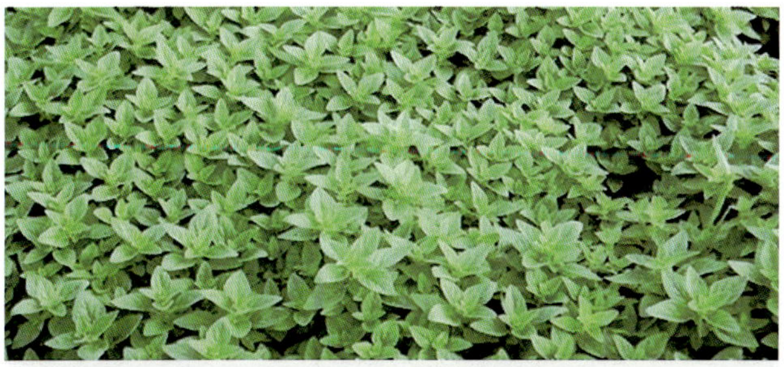
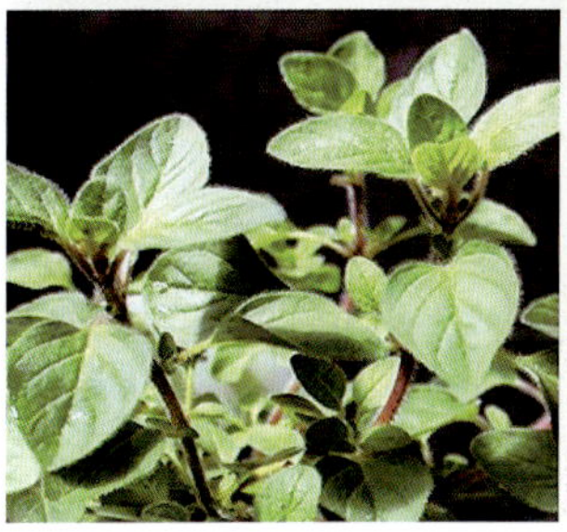
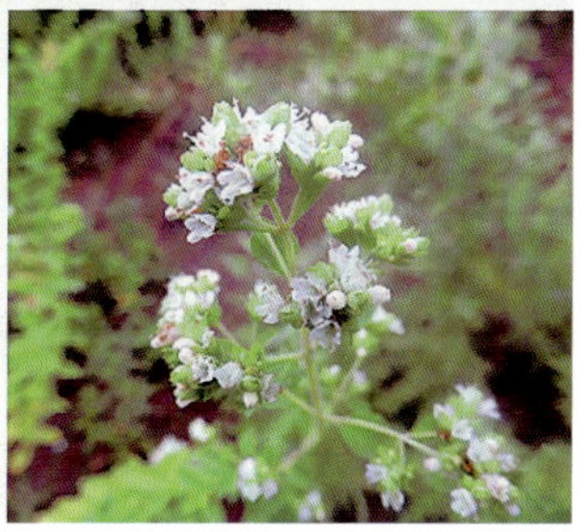
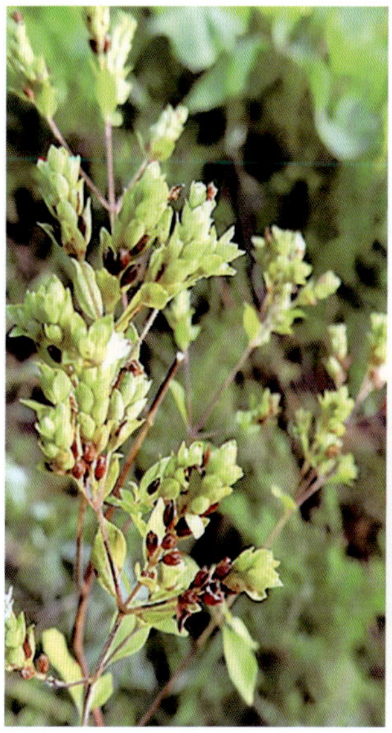
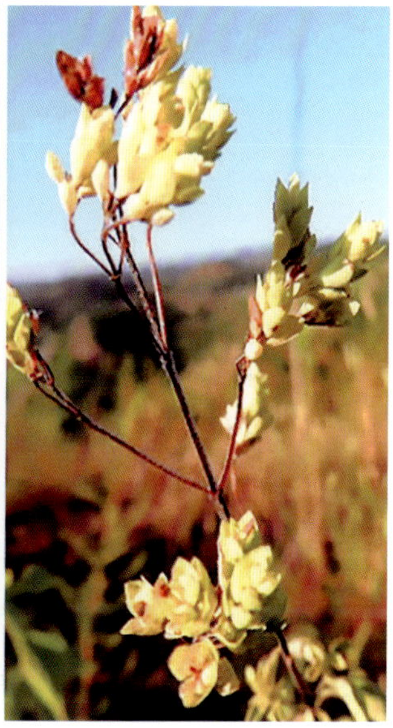

茵陈蒿 | Yin chen hao

Reib shed bib 鋭赊比

三月茵陈四月蒿，五月采来当柴烧。黄疸肝炎骨蒸热，腹泻痢疾黄蜂叮。

茵陈蒿，为菊科植物黄花蒿 *Artemisia annua* L. 的地上部分。

苗乡各地均有野生，多生于山坡、河岸、砂砾滩等地。

别名 蒿子、臭蒿、香蒿、苦蒿、臭青蒿、香青蒿、细叶蒿、细青蒿、草青蒿、草蒿子、三庚草。

采制 药用全草。夏季生长茂盛，花蕾期采收，割取地上部分，拣净杂质，切碎，鲜用或晒干备用。

性味与归经 味苦、微辛，性寒。入肝、脾、膀胱经。

功效 清退虚热，截疟杀虫，清热解暑。

主治 阴虚发热、骨蒸潮热、疟疾、暑热症、发热无汗、胸闷头晕、外感温热、黄疸、泻痢、疥癣、皮肤瘙痒。

用法用量 内服：煎汤，5～10 克，或入丸、散。外用：适量，捣敷或研末调敷。

禁忌 脾胃虚寒者慎服。茵陈蒿忌与当归、地黄同用。

附方

1. **避瘟：** 茵陈蒿 250 克，红枣 1000 克，切碎，共烧烟熏，可免瘟疫。
2. **肝癌：** 茵陈蒿 30 克，金鸡豇豆、八仙草、泽泻各 20 克，三棱、莪术各 15 克，水煎 4 次，每次煎 15 分钟，取液混合，分 4 次服，每次 1 茶杯。
3. **湿热黄疸：** 绵茵陈蒿 20 克，鲜车前草 10 根，天青地白、酸浆草、白花蛇舌草、大青叶、板蓝根、郁金各 20 克，水煎分 3 次服，1 日 1 剂。
4. **黄疸：** 茵陈蒿 15 克，土大黄 9 克，水煎服，一次服完。
5. **肝炎：** 茵陈蒿、十大功劳、节节草、地骨皮、马鞭草各 10 克，水煎服，20 天为 1 疗程。
6. **急性黄疸型肝炎：** 茵陈蒿 30 克，垂盆草 30 克，板蓝根 15 克，水煎取汁，分 3 次服。服药期间禁食酸冷食物。
7. **酒疸：** 茵陈蒿、干葛、栀子等分，为末，取田螺一两个，擂烂兑酒，每次冲服药末 15 克，每日 3 次。
8. **疟疾寒热：** 茵陈蒿 20 克，以水二升渍，绞取汁，一次服完。
9. **赤白痢疾：** 茵陈蒿、艾叶等分，与豆豉一同捣烂，做成饼，晒干。每次取一块饼，取水一盏半煎服。
10. **阑尾炎：** 茵陈蒿（焙黄）、荜茇等分，共捣成末，饭前开水冲服 2 克，1 日 3 次。
11. **鼻出血：** 茵陈蒿 20 克，捣汁服之，并用药渣塞鼻中。
12. **牙齿肿痛：** 茵陈蒿 20 克，煎水漱口。
13. **蜜蜂、黄蜂蜇人：** 鲜茵陈蒿 20 克，捣烂敷之。
14. **眼热红肿：** 茵陈蒿、车前子各 10 克，煎汤，以细茶水调服，1 日数次。

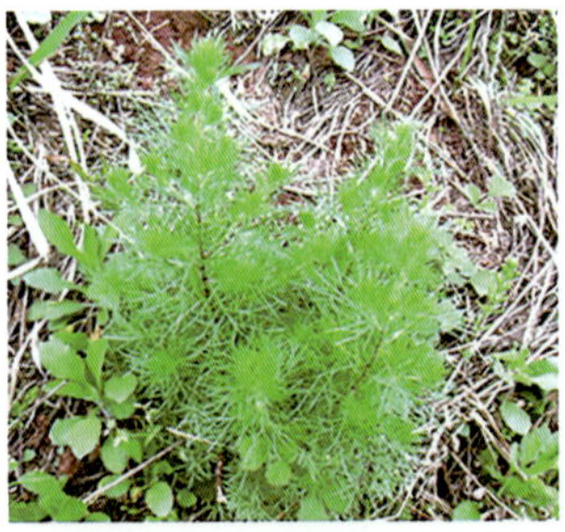
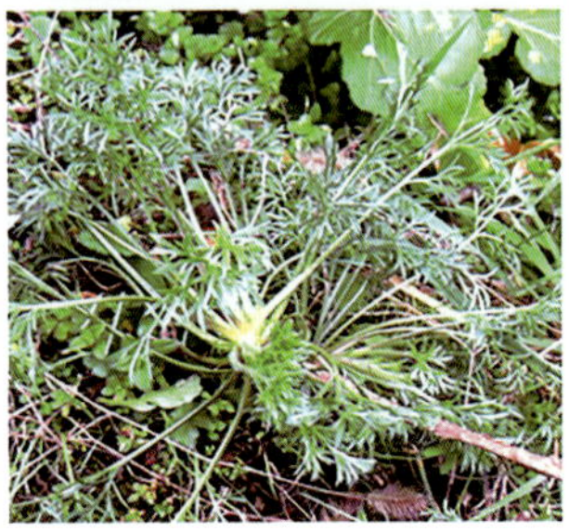
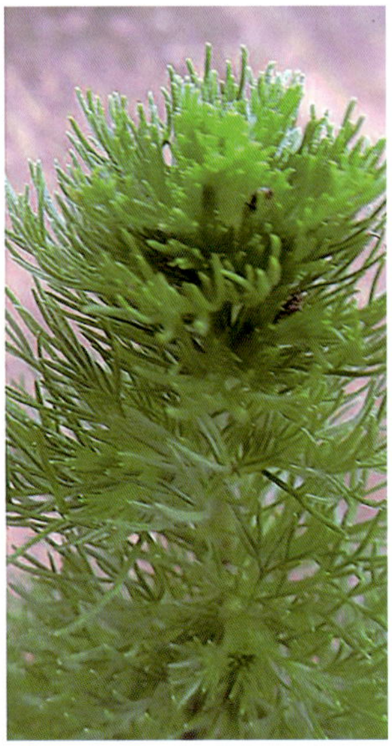
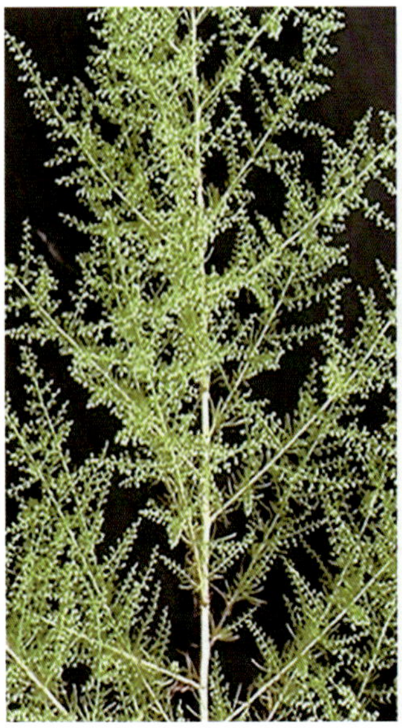
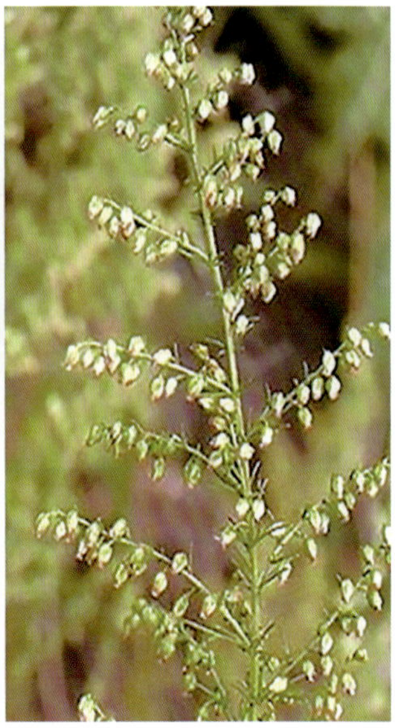

雨伞草 | Yu san cao

Reib lunx sanb 鋭轮伞

水沟塘边雨伞草，叶似伞骨四散飘。味酸解毒除淋热，性凉可治蛇虫咬。

雨伞草，为莎草科植物伞草 *Cyperus alternifolius* L. 的全草。

苗乡各地均有野生，也有少数栽培。野生者多半生长在溪流、河岔边的肥沃泥土中；栽培者多半栽种在鱼塘、花园的水池、水沟中。

别名 伞草、破伞、破雨伞、破雨伞草、风车草、车轮草、伞莎草、伞叶莎草、轮伞莎草、轮伞草。

采制 药用全草。全年可以采割，割取其地上部分，洗净泥土，拣净杂质、枯枝、败叶，晾干水分，切段，鲜用或晒干备用。

性味与归经 味酸、甘、苦，性凉。入肺、肝、小肠经。

功效 清热利湿，理气活血，消肿止痛。

主治 感冒发热、蛇虫咬伤、热淋刺痛、产后血瘀、跌打瘀血、风湿关节痛、湿热腹痛等。

用法用量 内服：水煎，干品 15 克，鲜品加倍。外用：适量，煎水外洗，或泡酒外搽。

附方

1. **感冒发热：**雨伞草 30 克，黄花地丁 30 克，苏叶 10 克，大青叶 14 克，水煎取汁，分 2 次服。
2. **热淋刺痛：**雨伞草 15 克，水灯草 15 克，黄毛根 20 克，蛤蟆草 20 克，镰仄草 15 克，水煎分 3 次服。
3. **尿积病：**雨伞草茎叶 30 克，黄毛根 30 克，蛤蟆草 20 克，则耳根 20 克，水煎分 3 次服。
4. **产后腹痛：**雨伞草 60 克，大米 30 克，甜酒 30 毫升。先将雨伞草放铁锅中，用微火炒热，然后一边洒甜酒，一边翻炒，直至微焦为度，再与大米一起煎汤取汁，分 3 次温服。
5. **蛇虫咬伤：**雨伞草 150 克，浸入米酒 100 毫升，半个月后取用，临用时取药酒 50 毫升内服，并用药酒外搽伤口，1 日数次。
6. **跌打瘀血：**雨伞草 15 克，大血藤 10 克，小血藤 10 克，水煎取汁，分 3 次服。
7. **风湿关节痛：**雨伞草 10 克，铁马鞭 10 克，夏天无 4 克，水煎，分 3 次服。
8. **湿热腹痛：**雨伞草 10 克，青木香 6 克，山姜枝 10 克，水煎取汁，分 3 次服。

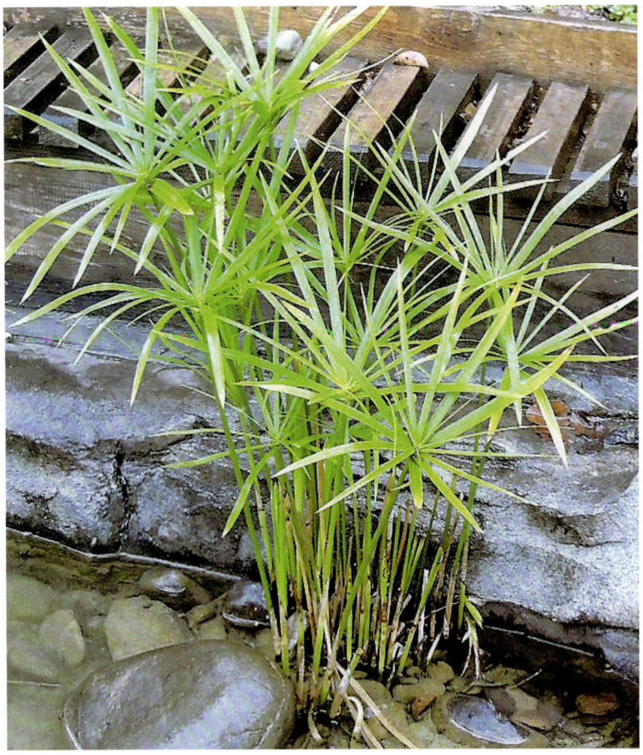

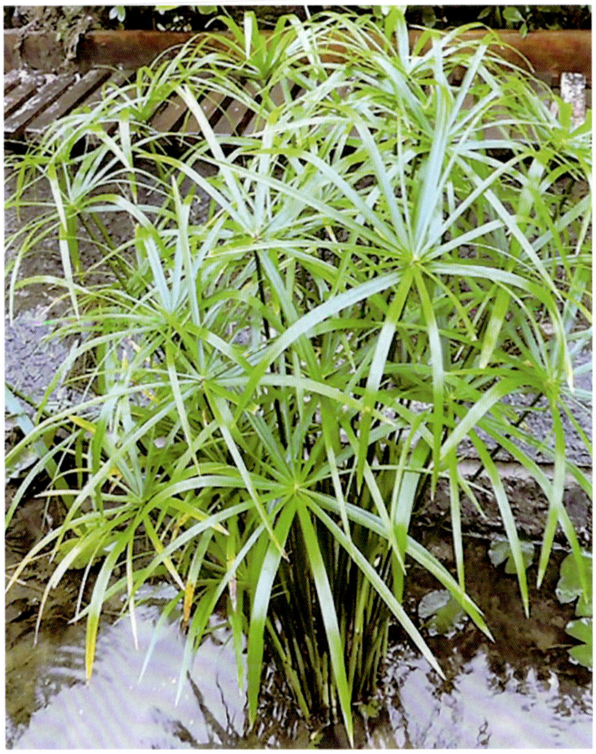

鱼秧草 | Yu yang cao

Ghob yous mloul 阿友谋

放置河中收鱼秧，又可治病兼疗伤。腿脚转筋腰膝痛，寒痹痛风筋脉僵。

鱼秧草，为石松科植物伸筋草 *Lycopodium japonicum* Thunb. ex Murray 的带根全草。

苗乡山区均有野生，一般生于山坡、林缘或疏林内。

别名 伸筋草、石松、狮子草、牛尾草、大顺神经、大伸筋、百部伸筋、水摇竹、过山龙、宽筋藤、金腰带、舒筋草、筋骨草、绿毛伸筋、蜈蚣草、盘龙草、穿山龙。

采制 药用全草。夏、秋二季茎叶茂盛时采收，除去杂质，洗净泥土，切段，鲜用或晒干备用。

性味与归经 味苦、辛，性温。入肝、脾、肾经。

功效 祛风散寒，除湿消肿，舒筋活血。

主治 风寒湿痹、关节酸痛、皮肤麻木、四肢软弱、水肿、跌打损伤。

用法用量 内服：煎汤，9～15 克，或浸酒。外用：适量，捣烂外敷。

禁忌 孕妇及出血过多者忌服。

附方

1. 腰痛：鱼秧草全草 90 克，煮鸭蛋 3 个，每餐 1 个，佐餐食用。
2. 跌打损伤：鱼秧草 15 克，骨碎补 15 克，红花 10 克，没药 10 克，水煎服。药渣煎水，温洗患处，或捣烂，兑酒少许，外敷患处。
3. 风湿身痛：鱼秧草 15 克，寻骨风 30 克，五加皮 15 克，海桐皮 15 克，寄生 12 克，千年健 10 克，浸酒服。
4. 风湿性关节炎：鱼秧草 10 克，通气香 10 克，生藤 10 克，野橄榄 12 克，土黄芪 10 克，白龙须 10 克，透骨草 15 克，泡酒，每次 10 毫升，1 日 3 次。
5. 鹤膝风：鱼秧草 15 克，通脱木根 6 克，金樱子根 30 克，竹根 15 克，水煎取汁，兑酒少许，分 3 次服。
6. 腿脚转筋：鱼秧草 60 克，酸筒杆 60 克，薏苡仁 60 克，木瓜 60 克，猪脚半斤共炖，吃猪脚喝汤，1 天 1 副，连吃 3 天。
7. 风痹骨痛：鱼秧草 10 克，土牛膝 10 克，水煎，分 3 次服。
8. 麻痹后遗症：鱼秧草、南蛇藤根、松节、寻骨风各 15 克，威灵仙 10 克，茜草根 6 克，马蹄香 3 克，水煎，分 3 次服。
9. 带状疱疹：鱼秧草 100 克，焙干研细末，茶油调成糊状，涂患处，1 日数次。
10. 颈椎病：鱼秧草 20 克，羌活 12 克，葛根 12 克，桑枝 15 克，水煎服。
11. 鹤膝风：鱼秧草 30 克，寻骨风 15 克，豨莶草 15 克，僵虫 10 克，水煎服。
12. 细菌性痢疾：鱼秧草 15 克，马齿苋 15 克，白芍 15 克，黄连 6 克，水煎服。
13. 硬皮病：鱼秧草 20 克，透骨草、刘寄奴、穿山甲各 15 克，艾叶、桑枝各 30 克，红花、苏木各 9 克，共研粗末，装入纱布袋内，蒸热后敷于患处。

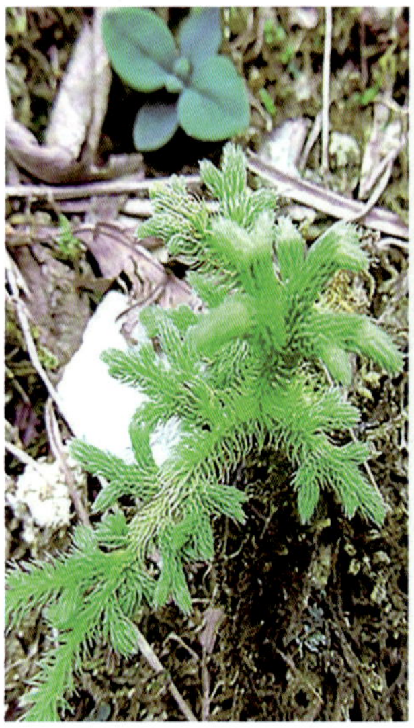
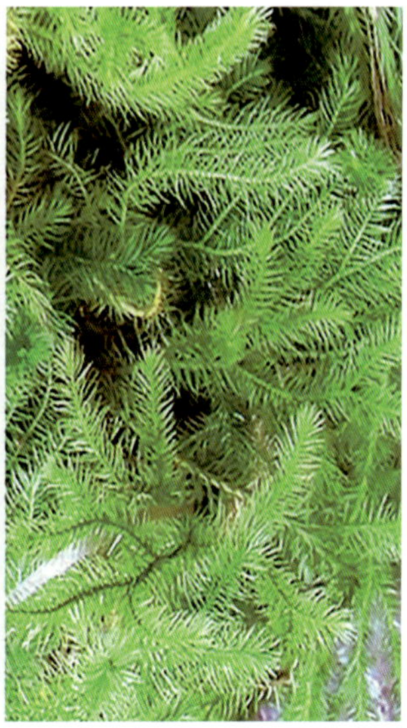
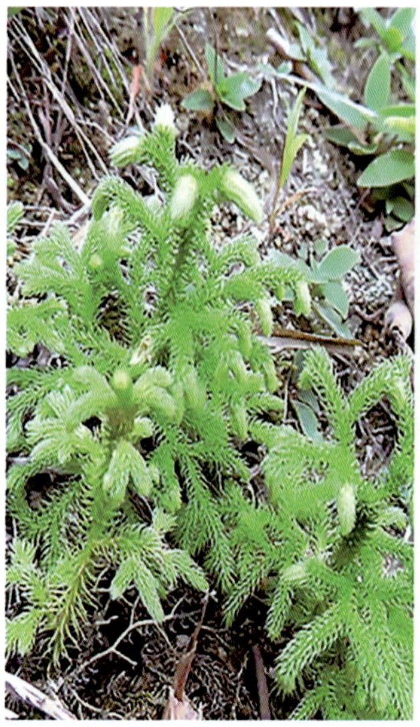
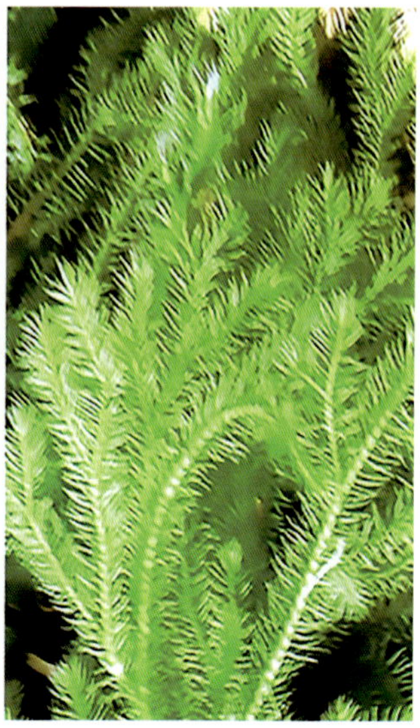

则耳根 | Ze er gen

Reib ndud 鋭都

茎叶腥香生水边，可入药用可佐餐。肺痈咳血脓痰盛，热淋肛瘘用水煎。

则耳根，为三白草科植物鱼腥草 *Houttuynia cordata* Thunb. 的全草。

苗乡各地均有野生，也有少数栽培。野生者一般生长于沟边、溪边及潮湿的疏林下、田坎上、水渠边等地。

别名 鱼腥草、节耳根、及耳根、鸡儿根、侧耳根、折耳根。

采制 药用全草。春末夏初茎叶茂盛，刚开花时采挖，洗净泥土，拣净杂质，切段，鲜用或晒干备用。

性味与归经 味辛，性凉。入肺、膀胱、大肠经。

功效 清热解毒，排脓消痈，利尿通淋。

主治 肺热喘咳、肺痈吐脓、肺癌、肺痨、肾病、鼻炎、中耳炎、腮腺炎、喉蛾肿痛、湿热痢疾、湿热黄疸、热淋尿积、腹痛带下、湿疹痒疮、痔漏脱肛等。

用法用量 内服：煎汤，15 ～ 25 克，不宜久煎，或鲜品捣汁，用量加倍。外用：适量，捣敷或煎汤熏洗。

禁忌 虚寒症及阴性外疡忌服。

附方

1. 肺痈吐血、咳脓：则耳根、天花粉、侧柏叶各 10 克，水煎，分 3 次服。
2. 肺热咳喘：则耳根、黄毛根、田边菊、桑树皮各 10 克，铁包金 10 克，煎服。
3. 肺痨盗汗：则耳根叶 100 克，猪肚子 1 个。将则耳根塞猪肚内，炖汤吃，每日 1 剂，连服 3 剂。
4. 湿热痢疾：则耳根 30 克，白蒿 10 克，老鼠刺 10 克，水煎，分 3 次服。
5. 热淋、白浊、白带：则耳根 40 ～ 50 克，黄毛根 10 克，竹叶菜 10 克，水煎服。
6. 痔漏、脱肛：则耳根 30 克，半边莲 30 克，臭牡丹根 10 克，水煎服。
7. 慢性鼻炎：鲜则耳根适量，捣烂取汁，每日滴鼻腔内数次。另用 30 克，煎服。
8. 妇女外阴瘙痒、肛痛：则耳根 30 克，土茯苓 30 克，水杨梅 15 克，水煎服。药渣煎水，先熏后洗患处。
9. 流行性腮腺炎：新鲜则耳根适量，捣烂外敷患处，以布条包扎，每日 2 次。
10. 习惯性便秘：则耳根 5 ～ 10 克，用白开水浸泡 10 ～ 12 分钟后，代茶饮。
11. 急性黄疸型肝炎：则耳根 180 克，土茵陈 10 克，酸筒杆 10 克，白糖 30 克，水煎服，每日 1 剂，连服 5 ～ 10 剂。
12. 肾病综合征：干则耳根 100 ～ 150 克，开水 1000 毫升，浸泡半小时后，代茶饮，每日 1 剂，3 个月为 1 疗程。

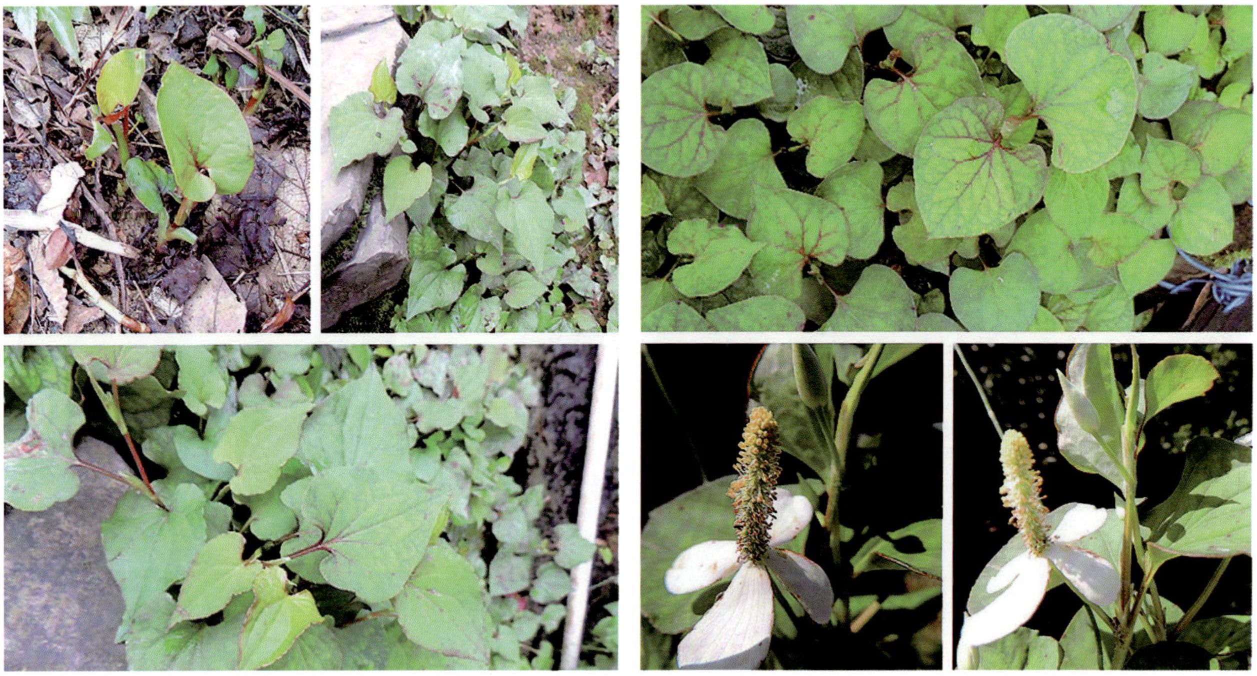

肿节风 | Zhong jie feng

Det nix ved dliob 豆里欧确

茎节肿胀似牛膝，密林悬崖阴湿处。咽喉肿痛四肢麻，损伤骨折与痈疽。

肿节风，为金粟兰科植物草珊瑚 *Sarcandra glabra*（Thunb.）Nakai 的全草。

苗乡各地均有野生，一般生于山谷林下、悬崖、水渠等阴湿处。四季常青，不落叶。根茎很短，须根多。每年春季发新芽，生长迅速，节部膨胀如牛膝，故称“山牛膝”，茎节很高，多数，故又称“九节茶”“九节花”“九节风”等。是苗乡一味珍贵药材。

别名 草珊瑚、接骨金粟兰、九节茶、九节花、竹节茶、接骨莲、观音茶、九节风、驳节茶、鸭脚节、山牛膝、珍珠兰、九节草、接骨丹、铜脚灵仙、节骨茶、竹茶。

采制 药用全草。四季可采。采回后，洗净泥土，除去杂质，切段，鲜用或晒干备用。

性味与归经 味苦、辛，性平。入心、肝经。

功效 清热凉血，活血散瘀，祛风通络。

主治 肺炎、阑尾炎、背花、风湿痹痛、跌扑损伤、肿瘤、血热紫斑、紫癜、肢体麻木、骨折、妇女痛经、产后腹痛、急性胃肠炎、痢疾、胆囊炎、口腔炎。

用法用量 内服：煎汤，9～15 克，或浸酒。外用：适量，捣敷，或研末调敷，或煎水熏洗。

禁忌 阴虚火旺者及孕妇忌服。

附方

1. **风湿性关节炎：**肿节风 30 克，水煎，分 3 次内服。
2. **劳伤腰痛：**肿节风、四扇风、退血草各 15 克，煨酒服。
3. **骨折：**肿节风、野葡萄根、泡桐树根皮、四扇风各适量，捣烂，加适量白酒，外包骨折处，杉木皮包扎。
4. **痛经：**肿节风 10～20 克，五味子根 10 克，艾蒿 5 克，水煎服，每日 2 次。
5. **外伤出血：**鲜肿节风叶适量，捣烂外敷患处。
6. **外伤伤口溃烂：**肿节风 6 克，三爪风 3 克，煎水外洗患处，1 日 2 次。
7. **头晕：**肿节风、苦丁茶各适量，水煎取汁，当茶喝。
8. **烧伤：**肿节风 10 克，韭菜根 10 克，松笔头 10 克，走马胎 10 克，大黄 15 克，栀子 10 克，苏木 6 克。共焙干研细末，桐油调匀，外涂患处。以保持伤处湿润为度。
9. **化脓性骨髓炎：**肿节风 10 克，土大黄 10 克，田三七 6 克，铁包金 10 克，黑风藤 10 克，接骨草 10 克，水煎服。药渣煎水外洗患处。
10. **血小板减少性紫癜：**肿节风 40 克，焙干研细末，每服 12 克，温开水送服，1 日 3 次，连服 15 天。

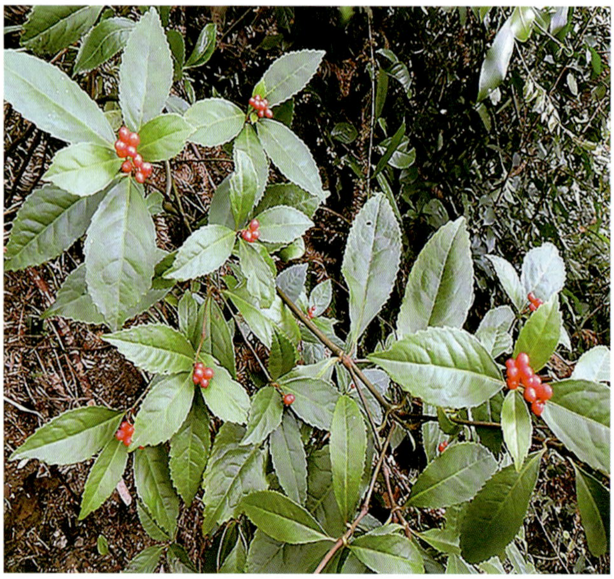
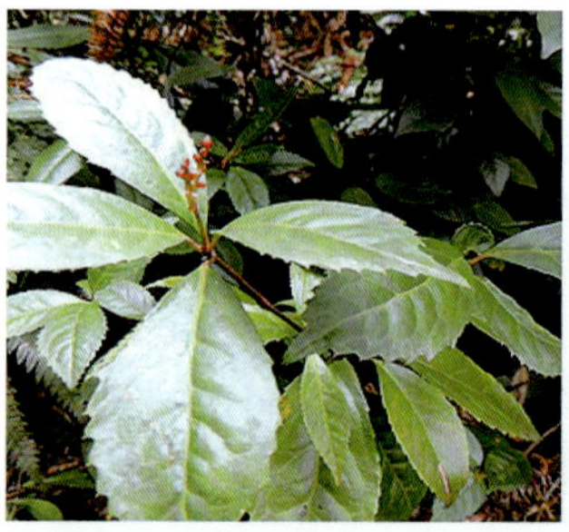
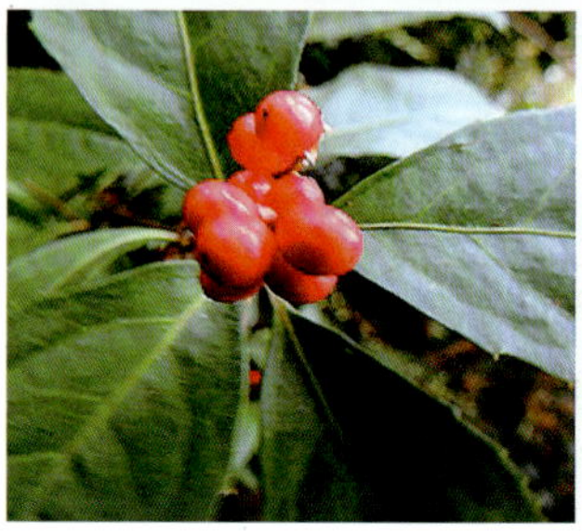
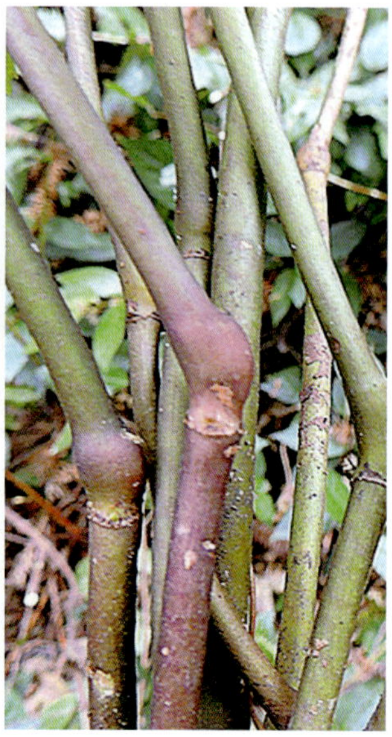

猪殃殃 | Zhu yang yang

Reib mod xud 鋭摸速

鲜嫩翠绿模样好，猪牛吃后要遭殃。感冒齿衄盲肠炎，乳癌崩漏与外伤。

猪殃殃，为茜草科植物猪殃殃 *Galium spurium* L. 的全草。

苗乡各地均有野生，一般生于山坡、旷野、沟边、河滩、田中、林缘、草地等处。

别名 锯锯草、活血草、小锯手草、拉拉藤、锯锯藤、细叶茜草、锯子草、小锯子草、小禾镰草、锯耳草。

采制 药用全草。夏季生长茂盛时采收，扎成小把，鲜用或晒干备用。

性味与归经 味辛、苦，性凉。入肺、肝、肾经。

功效 清热解毒，利尿消肿。

主治 感冒、齿衄、肠痈、尿积、水肿、痛经、崩漏、白带、癌症、白血病。外用治乳腺炎初起、痈疖肿毒、跌打损伤。

用法用量 内服：水煎，干品 30 ～ 60 克，鲜品 90 ～ 180 克。外用：适量，鲜品捣烂敷，或绞汁涂患处。

禁忌 脾胃虚寒之人慎服。

附方

1. 风热感冒：猪殃殃 60 克，大青叶 15 克，水煎服，连服 3 ～ 5 天。
2. 牙龈出血：猪殃殃 50 克，山梅根 20 克，水煎，分 3 ～ 5 次服，每日 1 剂。
3. 经闭：猪殃殃 20 克，香附子 10 克，益母草 30 克，水煎，分 3 次服。
4. 行经腹痛：猪殃殃全草 15 克，益母草 6 克，水煎，分 3 次服。
5. 盲肠炎：猪殃殃鲜品 250 克，水煎，分 3 次服。
6. 乳癌溃烂：猪殃殃鲜品 180 克，水煎服，每日 1 剂，连服 7 天。另用鲜草捣烂取汁和猪油外敷患处，每日换 3 ～ 6 次。
7. 子宫颈癌：猪殃殃 30 克，水煎取汁，加红糖适量，分 3 次服，每日 1 剂。
8. 白血病：猪殃殃 60 克，半枝莲、当归、银花藤各 30 克，水煎，分 3 次服，每日 1 剂，连服 30 ～ 60 天。
9. 白血病：猪殃殃、半枝莲、蛇六谷、白花蛇舌草、大黄各 30 克，马钱子 0.9 克，水煎 2 次，取液混合，分 2 次服，连服 30 天。
10. 漆疮：猪殃殃鲜品适量，捣烂取汁，抹敷患处。
11. 跌打肿痛：猪殃殃、牄草各 120 克，水酒各半煎服。药渣煎水外敷患处。
12. 尿积：猪殃殃、车前草各 30 克，金银花 10 克，水煎服，连服 3 ～ 5 天。
13. 尿血、便血：猪殃殃、黄茅根各 30 克，雀儿脑 15 克，水煎服。
14. 痈疽肿毒：猪殃殃全草晒干，研末，每用适量，以酒调敷患处。
15. 毒蛇咬伤：猪殃殃鲜品适量，捣烂敷患处，另用鲜草 120 克，水煎分 3 次服。

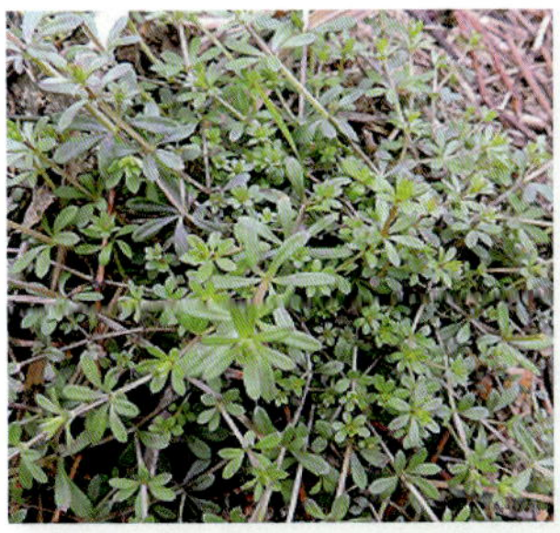
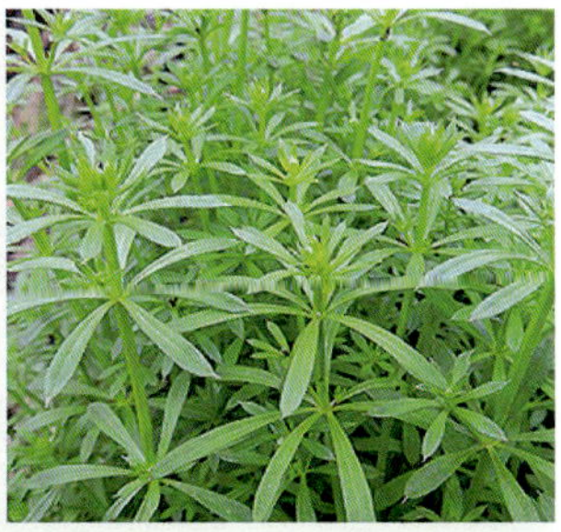
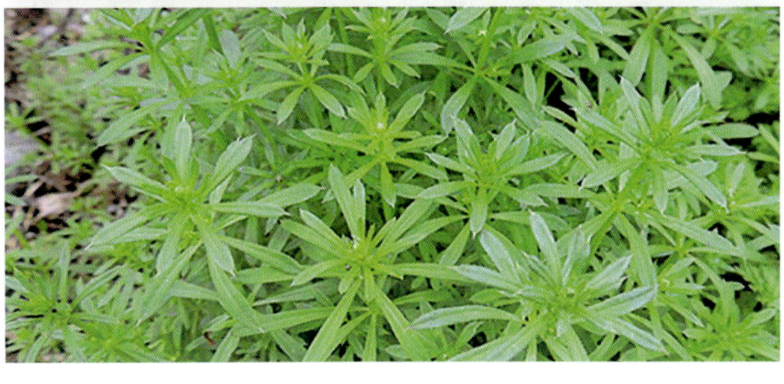
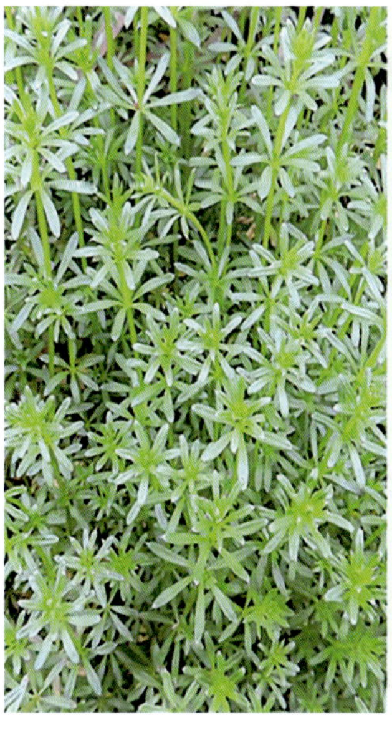
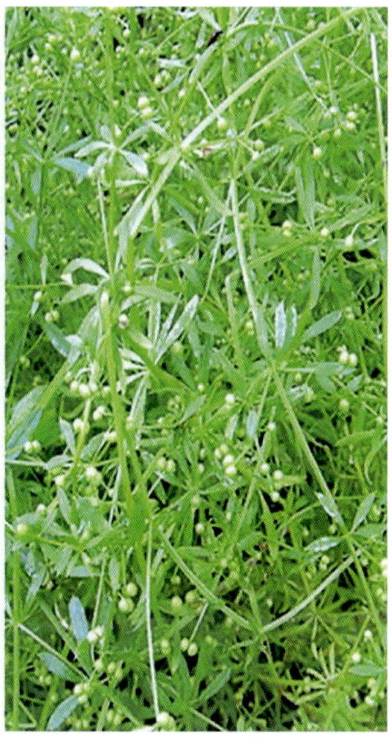

竹叶菜 | Zhu ye cai

Reib khod bos 鋭考保

蓝花嫩叶晒不死，石板干树发新枝。高热烦渴鼻尿血，丹毒热利黄疸滞。

竹叶菜，为鸭跖草科植物鸭跖草 *Commelina communis* L. 的干燥地上部分。

苗乡各地均有野生，一般生于水沟边、荒野中的潮湿地带、水田边或山泉旁等地。

别名 鸭跖草、桂竹草、夜还魂、晒不死、兰花竹叶、鸡舌草、竹鸡草、竹叶兰、鸭食草、鸭仔草。

采制 药用全草。夏季采收，洗净泥土，拣净杂质，鲜用或晒干备用。

性味与归经 味甘、淡，性寒。入肺、胃、小肠经。

功效 清热泻火，解毒，利水消肿。

主治 急性热病、高热烦渴、咽喉炎肿、小便不通、淋沥作痛、水肿、脚气、感冒、丹毒、腮腺炎、黄疸肝炎、热痢、鼻衄、尿血、血崩、疔疮肿毒、毒蛇咬伤等。

用法用量 内服：水煎，干品 15 ～ 30 克，鲜品 60 ～ 90 克，或捣汁。外用：适量，捣烂敷患处。

禁忌 脾胃虚弱者，用量宜少。

附方

1. 麦粒肿：鲜竹叶菜适量，捣烂敷患处。
2. 扁桃体炎：鲜竹叶菜 90 ～ 120 克，捣烂，加凉开水挤汁，频频含咽。
3. 咽喉肿痛：竹叶菜 30 克，银花藤、千里光各 25 克，甘草 6 克，水煎服。
4. 流行性腮腺炎：鲜竹叶菜 60 克，板蓝根 15 克，紫金牛 6 克，水煎服。
5. 痔疮：竹叶菜全草 20 克，水煎服；或竹叶菜全草捣烂取汁，搽痔上。
6. 高热惊厥：竹叶菜 15 克，钩藤 6 克，水煎取汁，分 3 次服。
7. 肺热咳嗽吐血：竹叶菜 60 克，茅根 60 克，藕节 7 个，水煎服。
8. 痢疾：竹叶菜全草 120 克，红痢加红糖，白痢加白糖，水煎服。
9. 丹毒：鲜竹叶菜 60 ～ 90 克（干品 30 克），水煎取汁，分 3 次服。
10. 热淋、水肿：竹叶菜 30 克，蛤蟆草 30 克，天胡椒 15 克，水煎服，白糖为引。
11. 黄疸型肝炎：竹叶菜 120 克，猪瘦肉 60 克，水炖，服汤食肉，每日 1 剂。
12. 毒蛇咬伤：竹叶菜 60 克，金银花 30 克，青鱼胆 30 克，三颗针根 15 克，煎服。
13. 高血压：竹叶菜 30 克，蚕豆花 9 克，水煎当茶饮。

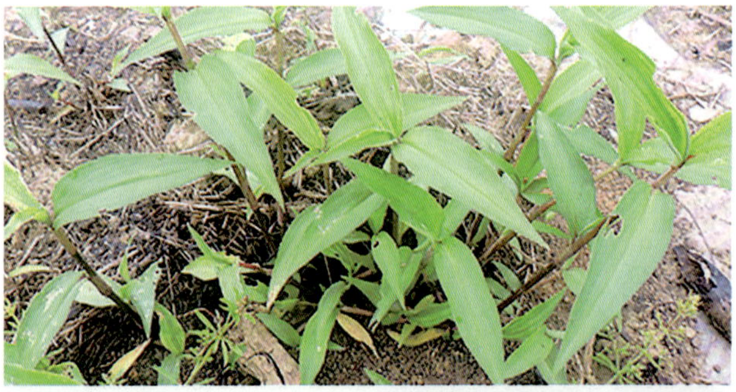
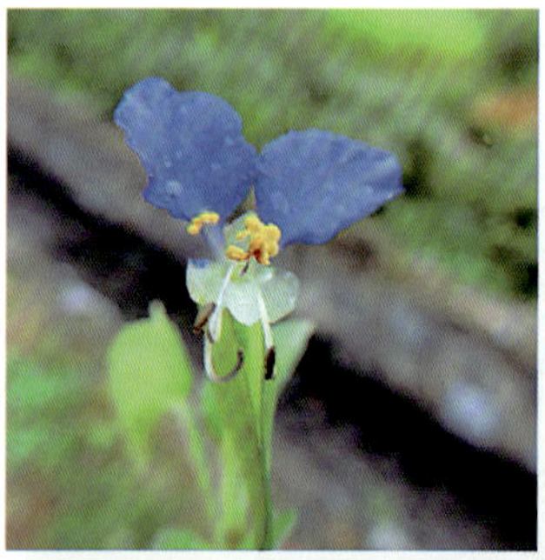
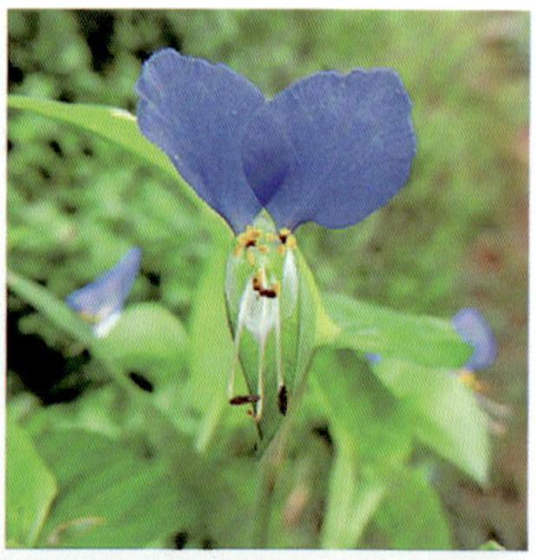
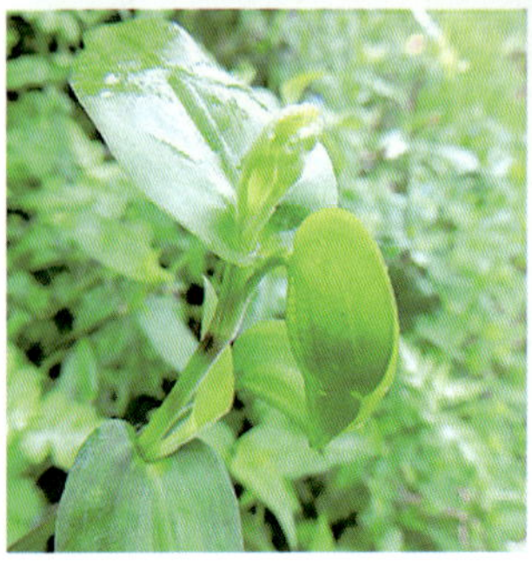
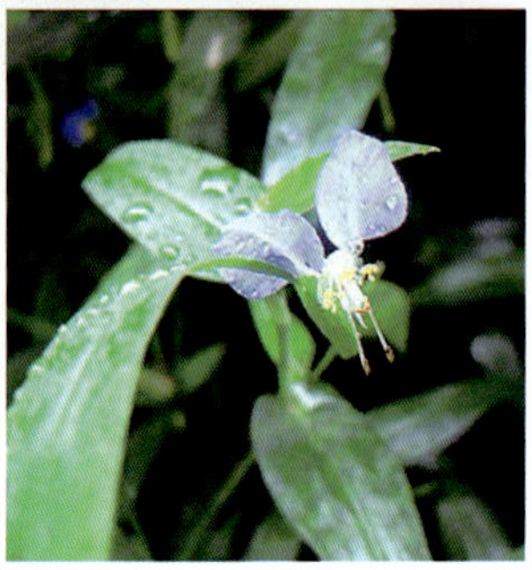
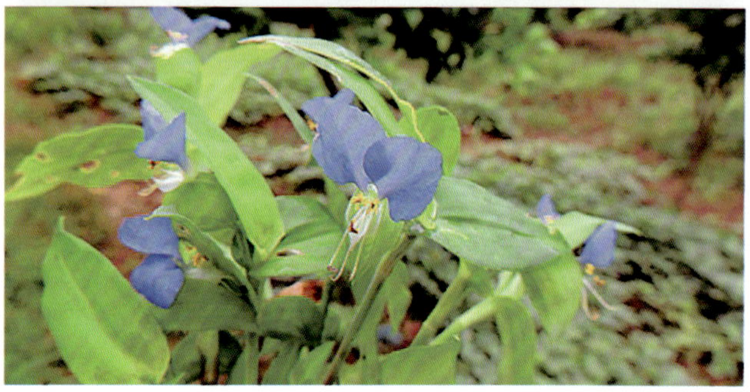

紫草 | Zi cao

Reib ghangt bul 鋭广补

紫红叶儿紫红花，紫红种子落万家。妊娠呕吐胎不安，鱼鳖中毒痣蛤蟆。

紫草，为唇形科紫苏属植物紫苏 *Perilla frutescens*（L.）Britt. 的带叶嫩枝。

苗乡各地均有栽培，也有少数野生。一般栽培在房前屋后、果园、菜园中，常常与其他药物或蔬菜兼种。

别名 紫苏、苏叶、鸡苏、草头子、赤苏、红苏、香苏、黑苏、苏麻、苏草、唐紫苏、大紫苏、皱叶苏、祖师草。

采制 药用全草。夏秋季采集茎叶，阴干，生用。秋后收集种子，晒干备用。

性味与归经 味辛，性温。入肺、脾经。

功效 解表散寒，行气和胃，解鱼蟹毒，安胎。

主治 风寒感冒、咳嗽呕恶、妊娠呕吐、胎动不安、鱼蟹中毒。

用法用量 内服：煎汤，6～10 克。外用：适量，捣烂外敷，或煎水外洗。

禁忌 气虚、阴虚及温病患者慎服。

附方

1. 发热头痛：紫草叶 10 克，灯心草 10 克，茅草根 12 克，水竹叶 3 克，水煎服。
2. 火眼赤痛：紫草花 10 克，九里光 30 克，明矾 1.5 克，水煎服，连服 3 剂。
3. 虫牙痛：紫草根适量，烧烟，熏痛处。
4. 指头疔初起：紫草叶、菊花叶各适量，捣烂外敷。
5. 水肿：紫草杆 24 克，大蒜根 10 克，老姜皮 15 克，冬瓜皮 15 克，水煎服。
6. 中暑、伤食：紫草、藿香各 9 克，枳壳、陈皮各 6 克，水煎服。
7. 腰痛：紫草兜 30 克，徐长卿 30 克，猪腰 1 对，煮服。
8. 小儿感寒腹胀：紫草 3 克，莱菔子 5 克，香葱 3 根，水煎服。
9. 寻常疣：鲜紫草叶外搽患处，每日 1 次，每次 10～15 分钟。
10. 小儿阴囊水肿：紫草叶适量，焙干研末，调醋敷患处，1 日 1 次。
11. 脚痛：大紫草根 3 个，烧去毛，老姜 60 克，鸡蛋 7 个，放白糖煎熟，吃鸡蛋，早上 3 个，晚上 1 个，次早 3 个。
12. 百日咳：紫草叶、橘子皮、柚子皮、青蒿各 6 克，水煎分 2 次服，每日 1 剂。
13. 食鱼胆中毒：紫草叶连梗 500 克，煎汤，加糖、盐各少许，至有甜咸味即可，候稍凉，即灌服，每次 1 碗，若吐再灌，至不吐后可隔 15 分钟后再灌。
14. 胎动不安：紫草叶 9 克，陈皮、砂仁各 6 克，水煎服。
15. 妊娠恶阻：紫草 12 克，黄连 3 克，水煎服。
16. 乳痈肿痛：紫草叶 10 克，煎汤频服，药渣捣烂封患处。
17. 一切癣症：鲜紫草叶、黄荆叶各适量，搓汁搽患处。

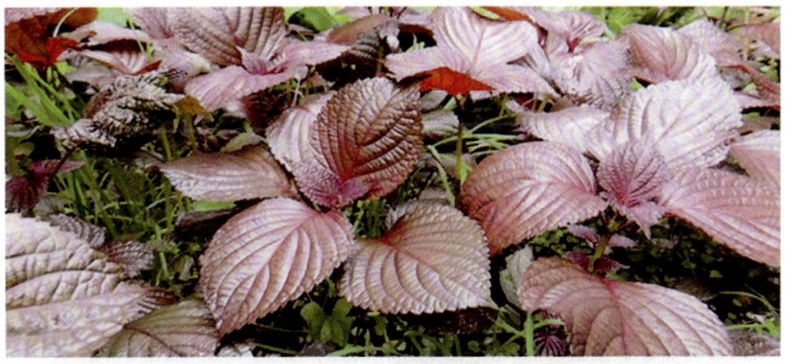
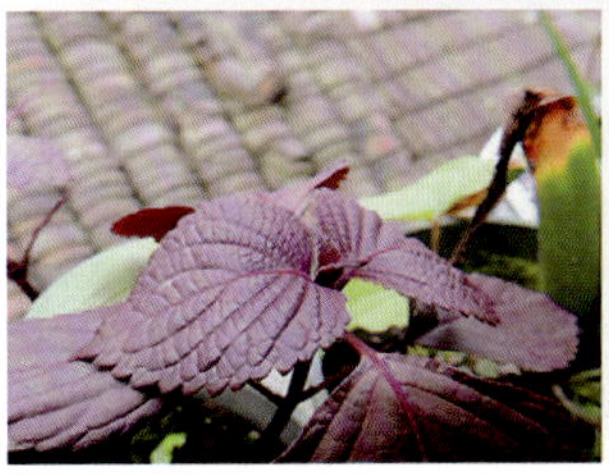
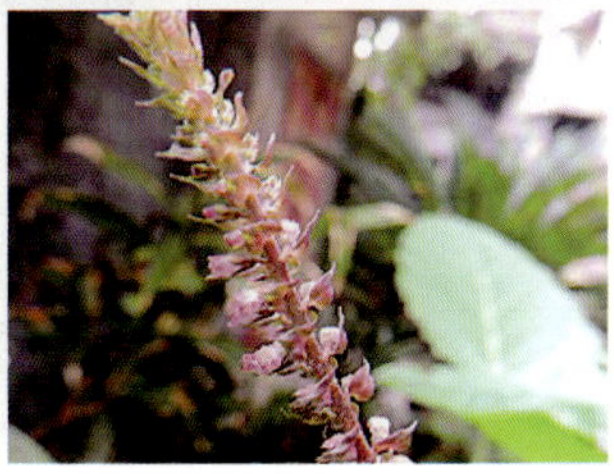
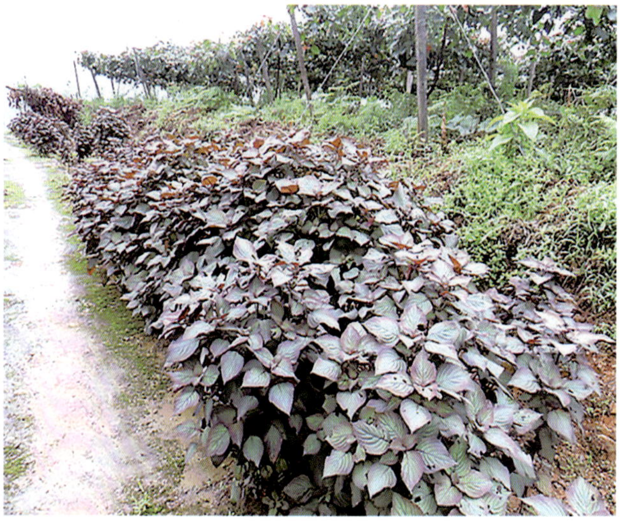

紫竹兰 | Zi zhu lan

Reib zinb lou 鋭紫露

高贵典雅花径旁，雅士闺秀亭台边。高热喉痹小便赤，水火烫伤捣泥罯。

紫竹兰，为鸭跖草科鸭跖草属紫叶鸭跖草 *Setcreasea pallida*（Rose）D. R. Hunt 的全草。
苗乡各地均有栽培，一般栽培在房前、屋后或花盆中，以及菜园边等地。

别名 紫叶鸭跖草、紫叶草、紫株梅、紫锦草、紫鸭跖草、血见愁、鸭舌草、本山金线连、鸭舌黄、紫露草。

采制 药用全草。夏秋季节采收全草，洗净泥土，拣净枯枝败叶，一般鲜用，或晒干备用。

性味与归经 味甘、淡，性凉，有毒。入心、肝经。

功效 活血散结，利水消肿，清热解毒。

主治 温病高热、口干舌燥、咽喉肿痛、毒蛇咬伤、湿热痢疾、热淋湿浊、湿热水肿、水火烫伤、疮疡痈肿。

用法用量 内服：煎汤，干品 10～15 克，鲜品 30～60 克。外用：适量，捣烂外敷或煎水外洗患处。

禁忌 孕妇忌服。

附方

1. 高热口渴：鲜紫竹兰 20 克，黄毛根 15 克，生石膏 15 克，水煎取汁，分 3 次服。服药期间禁食辛辣食物。
2. 热淋湿浊：鲜紫竹兰 20 克，蛤蟆草 10 克，老鼠刺 10 克，水煎取汁，分 3 次服。服药期间禁食辛辣、香燥食物。
3. 咽喉肿痛：鲜紫竹兰 10 克，三两银 2 克，威灵仙 10 克，薄荷 6 克，水煎取汁，分 3 次服，或分多次含服。
4. 肠炎痢疾：鲜紫竹兰 30 克，瓜板根 10 克，白蒿 10 克，枞葫芦 10 克，淘米水煎取汁，分 3 次热服。
5. 疮疡肿毒：鲜紫竹兰、仙人掌各适量，捣烂如泥，外敷患处，1 日 1 换。另用紫竹兰、半边莲各 15 克，水煎取汁，分 3 次服。
6. 痢子瘤：鲜紫竹兰 60 克，仙人掌 30 克，清水煎，分 3 次服。药渣捣烂，外敷患处。
7. 脓疱疮：紫竹兰鲜叶、三爪风各适量，煎水外洗患处；或捣烂，外敷患处，1 日 1 次。
8. 水火烫伤：鲜紫竹兰叶、榆楝树叶各适量，洗净泥土，捣烂如泥，外敷患处。
9. 口干舌燥：紫竹兰 10 克，三两银 2 克，薄荷 6 克，水煎取汁，分多次含服。服药期间禁食辛辣食物。
10. 毒蛇咬伤：紫竹兰、半边莲各 15 克，青木香 6 克，水煎取汁，分 3 次服。药渣煎水，外洗患处，并用药渣捣烂外敷伤口周围。

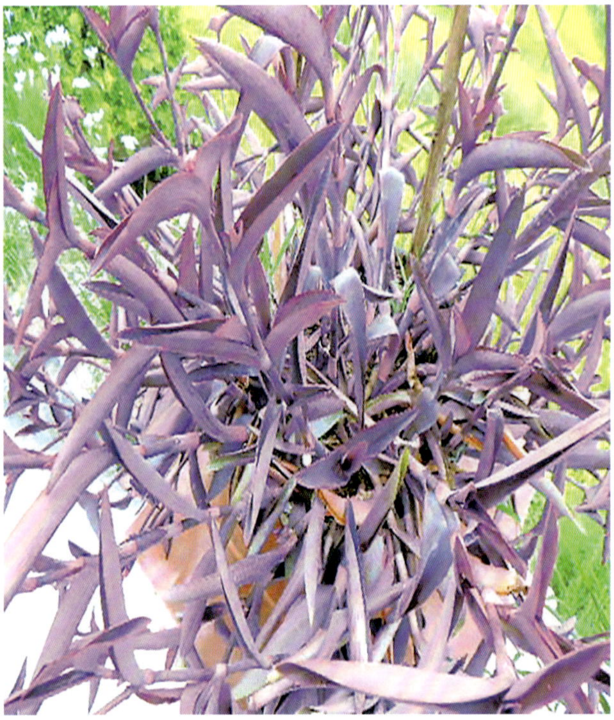
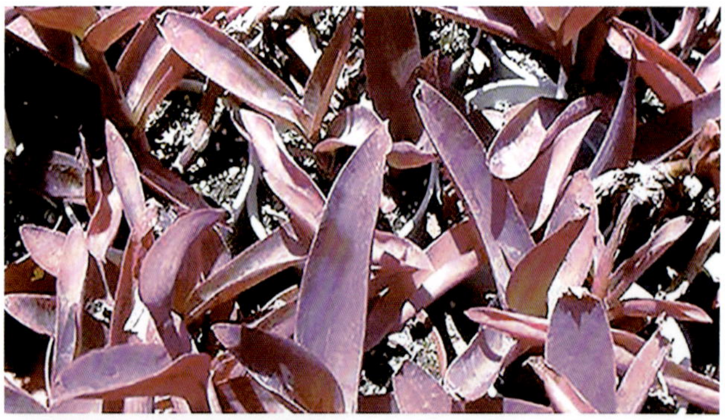
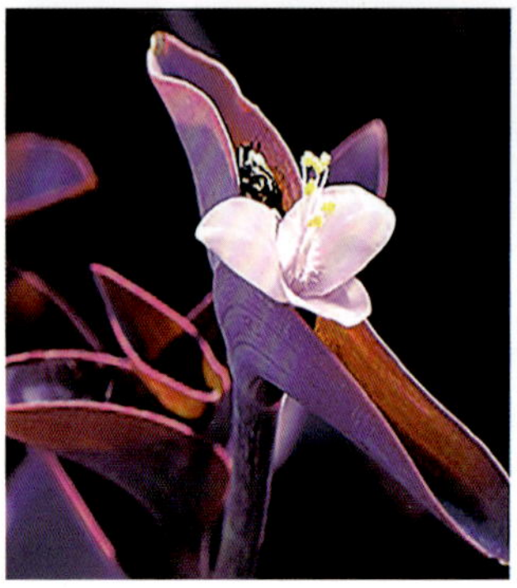
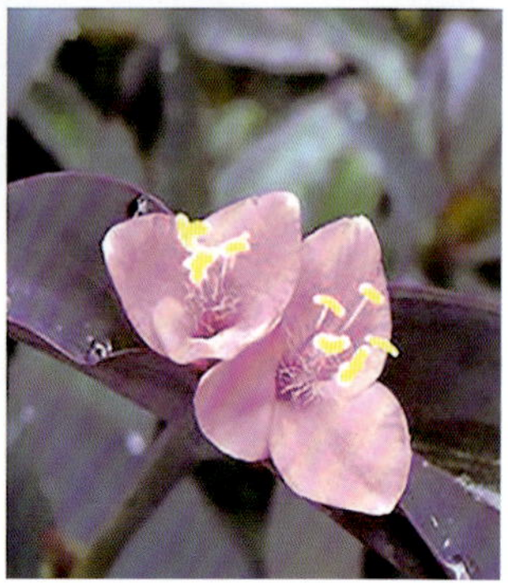

粽叶草 | Zong ye cao

Reib suob suob 鋭梭梭

竹林溪边粽叶草，叶绿毛粗牛不咬。发育不良煎水喝，跌打伤痛嫩叶捣。

粽叶草，为禾本科植物台风草 *Setaria palmifolia*（J.konig）Stapf 的全草或根。

苗乡各地均有野生。四季常青，不惧严寒、风雪，一般生长于疏林下、阴湿山坡、溪流、山谷、山路边等处，以竹林遮阴处、旷野杂草丛中较多。

别名 台风草、粽叶狗尾草、大风草、风动草、龙船草、龙舟草、褶叶野稗、梭梭草、梭叶草、皱茅。

采制 药用全草或根茎。四季可采，根茎采回后，洗净泥土，切碎鲜用或切段，晒干备用。茎叶割回后，拣净杂质、剔除枯叶，刷净刚毛，切碎鲜用，或晒干备用。

性味与归经 味甘，性凉。入肺、脾、心、肝、肾经。

功效 全草：清热解毒，利水消肿，凉血生肌。根：消疳化积。茎叶：祛风除湿。

主治 根主治：小儿发育不良、食欲不振、体虚乏力。茎叶：风湿性关节炎、心脏病、心脏积水、小儿发育不良、痈肿疮疖。嫩芽：小儿发育不良。

用法用量 内服：水煎，干品 15 ～ 30 克。外用：叶片适量，捣烂外敷患处。

禁忌 内无邪热者少用。入药前，必须刷净刚毛，水煎取汁后，还得过滤干净，以免服用时刚毛刺喉，引起不良反应。

附方

1. **小儿发育不良：** 粽叶草根 30 ～ 60 克，疳积草 30 ～ 60 克，猪瘦肉 150 克，水炖熟，分多次佐餐食用。
2. **感冒发热：** 粽叶草 30 克，铁马鞭 30 克，桑叶 10 克，六月雪 10 克，水煎服。
3. **淋浊：** 粽叶草 30 克，黄毛根 10 克，田边菊 10 克，水灯草 10 克，水煎服。
4. **痛风、尿酸高、胆固醇高：** 粽叶草根 3 个，桑寄生 18 克，大血藤 10 克，黑风藤 10 克，夏天无 4 克，松节 10 克，水煎服。药渣煎水，加樟脑 2 克，趁热洗患处，1 日 2 次。
5. **深部脓肿：** 粽叶草根 30 克，刺大木 50 克，鸡蛋 2 个，水酒各半煎沸，分 2 次服用。另取粽叶草鲜叶、半边莲、湖南果叶各适量，用刀背捣烂，外敷患处，1 日 1 换。服药期间，禁食辛辣食物。
6. **痈肿疮疖：** 粽叶草叶、半边莲、芙蓉叶各适量，捣烂，外敷患处，1 日 1 换。

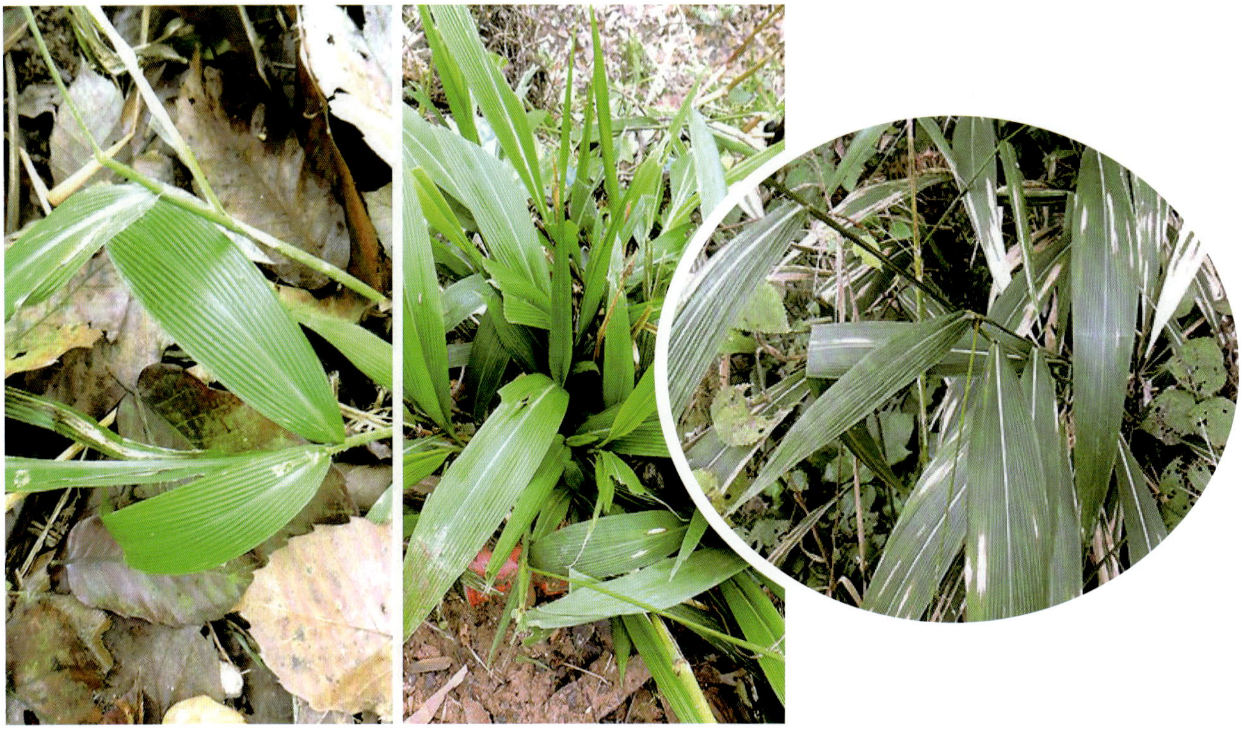

根茎类苗药

矮搜山 | Ai sou shan

Reib blud nus shod 鋭不鲁烧

矮茎矮秆矮搜山，矮坡矮林矮路边。食积腹胀咳痰多，跌打喉蛾蛔虫翻。

矮搜山，为鸢尾科植物鸢尾 *Iris tectorum* Maxim. 的根茎。

苗乡各地均有生长，多生长在田边、山坡林下、路旁的草丛中，山脚及溪边的潮湿地。

别名 矮搜山虎、下搜山、土知母、乌鸢、鸢尾花、扁竹、蓝蝴蝶、扇把草、铁扁担。

采制 以根茎入药，四季可采，洗净泥土，将细根及表皮刮去，切斜片，晒干，鲜用或晒干备用。

性味与归经 味辛、苦，性寒，微毒。入肺、胃、脾经。

功效 消食积，去腹胀，止咳化痰，破瘀，行水，解毒。

主治 食积腹胀、蛔虫腹痛、牙痛、喉蛾、大便不通、癥瘕积聚、臌胀、肿毒、痔瘘、跌打损伤。

用法用量 内服：煎汤，3～9克，或晒干研细末，开水冲服。外用：适量，捣烂外敷患处。

禁忌 本品有微毒，体虚者慎服。

附方

1. **食积饱胀：** 矮搜山6克，隔山消10克，研细末，用白开水吞服，1日3次。
2. **喉症、食积、血积：** 矮搜山6克，土牛膝10克，三两银3克，水煎分3次服。
3. **小便不利：** 矮搜山（水边生，紫花者为佳）6克，黄毛根10克，研汁服。
4. **跌打损伤：** 矮搜山6克，铁马鞭10克。研末或磨汁，冷水或白酒送服。
5. **发损（跌打损伤后遗症）：** 用矮搜山根20克泡酒500毫升，一七后开始服用，每晚10毫升。服药后喝温开水50毫升，清洗口腔和咽喉，并帮助药物吸收。
6. **跌打损伤：** 矮搜山6克，甘草3克，见血飞30克，藤五甲30克，走马胎30克，小马桑30克，黑骨头30克，血藤30克，岩川30克，反背红30克，荸荠莲30克，泽兰30克，牛膝草30克，舒筋活络草30克，九把刀30克，用白酒2斤，浸泡2～3天，每日服3次，每次10～20毫升。禁忌：酸、冷、豆类。
7. **内外伤出血：** 矮搜山22克，见血飞35克，红藤35克，棕包8克，焙干或晒干，研细末，瓶装备用。临用时以粉末撒患处，布条包扎。
8. **骨折：** 矮搜山、火把花、竹林标、虎杖、地支留、大接骨各适量。焙干研细末，瓶装备用，临用时炒热，胡椒为引，加糯米饭拌匀敷患处，杉木皮包扎。
9. **破伤风：** 矮搜山6克，公丁香6克，肉桂6克，山乌龟3克。泡酒250毫升，每服20毫升，同时用针刺全身大关节处及双足涌泉穴。

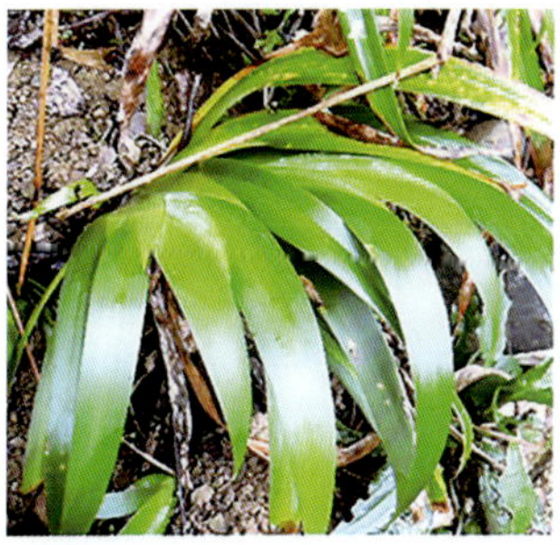
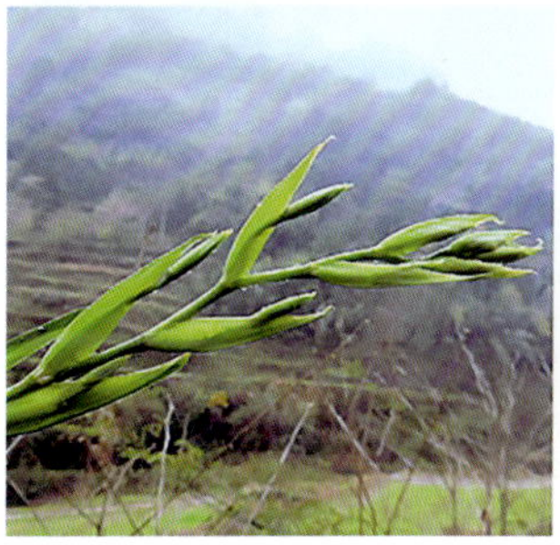
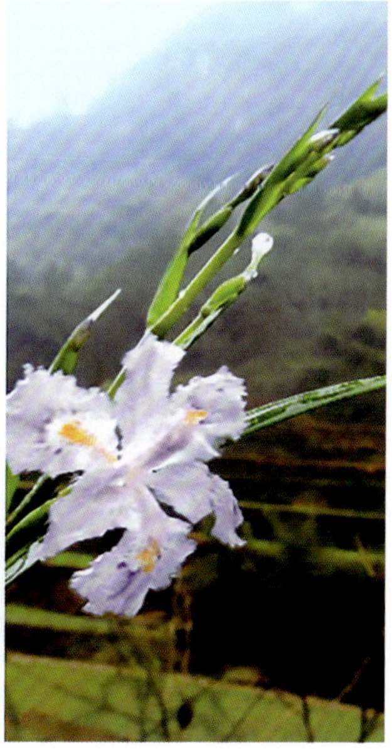
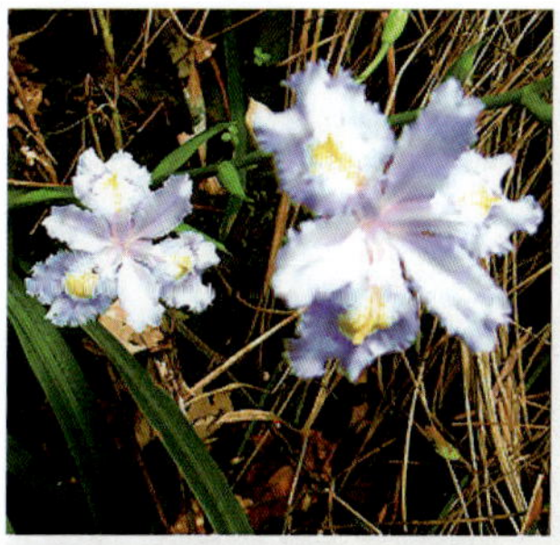
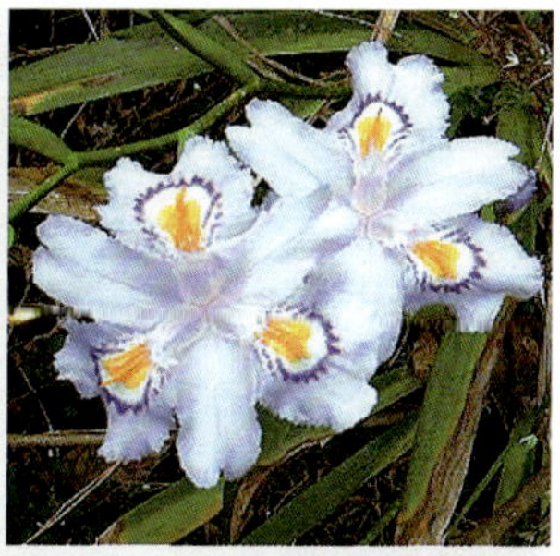
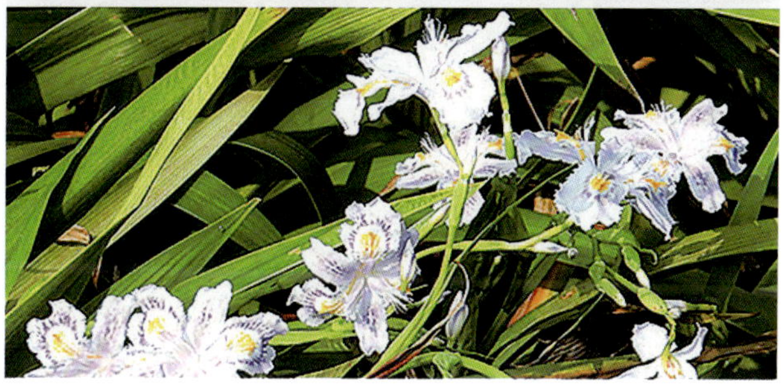

粑合 | Ba he

Bad jiongx qil 比龚基

色白味美粑合根，花似喇叭多野生。润肺止咳除肺痨，清心除烦自安神。

粑合，为百合科百合属草本植物百合 *Lilium brownii* var. *viridulum* Baker 等多种同属植物的鳞茎。苗乡各地均有野生，也有栽培。野生者一般生于向阳山坡、荒草地、山路边等处。

别名 百合、卷丹百合、红百合、药百合、百合蒜、强蜀、番韭、山丹、倒仙、重迈、中庭、摩罗、重箱、中逢花、大师傅蒜、蒜脑薯、夜合花。

采制 药用鳞茎。秋冬季节采挖，洗净泥土，沸水烫或略蒸过，晒干，密封保存，备用。

性味与归经 味甘、微苦，性微寒。入肺、脾、心经。

功效 润肺止咳，清心安神。

主治 肺燥咳嗽、肺虚久咳、痰中带血，温病后期余热未尽、神思恍惚、虚烦失眠。

用法用量 内服：煎汤，15～30 克，或煮食，或研细末调服、蒸服。

禁忌 粑合味甘微苦，性微寒，不能生吃。

附方

1. 咽喉肿痛：干粑合花 2 朵，菊花 3 朵，绿茶 1 克，金银花 1 克，薄荷 1 克，开水冲泡，当茶喝。
2. 养颜美容：干粑合花 2 朵，蜂蜜 10 毫升。先泡粑合花，再冲蜂蜜，频频饮用。
3. 肺结核、肺气肿：鲜粑合 3 个，取汁，用温开水冲服，早晚各 1 次。
4. 肺热咳嗽：粑合 30 克，金银花 10 克，水煎服。
5. 慢性胃炎：粑合 30 克，乌药 10 克，水煎服。
6. 干咳少痰：粑合 50 克，北沙参 15 克，冰糖 15 克，水煎服。
7. 神经衰弱、口干失眠：粑合 100 克，蜂蜜 50 克，拌匀蒸熟，于临睡前使用。
8. 肺痈：粑合 100 克，蒸熟，分 3 次服食，或拌蜂蜜服用，效果更佳。
9. 痈肿经久不穿：生粑合 30 克，生大蒜 15 克，同捣烂如泥，敷患处。
10. 咳血、吐血：粑合、藕节各 20 克，水煎取汁，冲白及粉 10 克，1 日 3 次。
11. 耳聋、耳痛：粑合 100 克，焙干研细末，瓶装备用，每次 6 克，1 日 2 次。
12. 胃痛日久不愈：粑合 30 克，乌药 10 克，水煎取汁，分 3 次服。

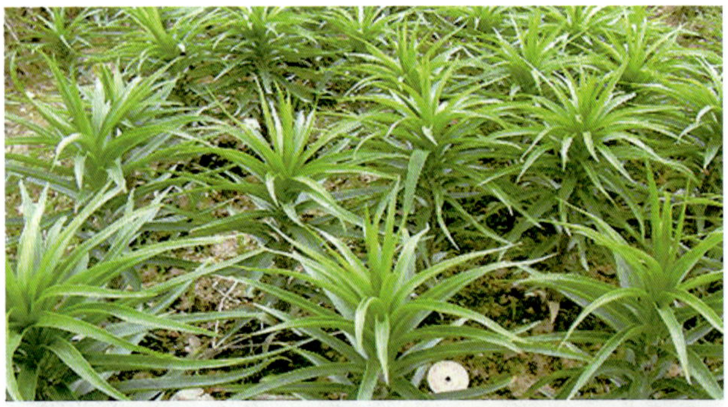
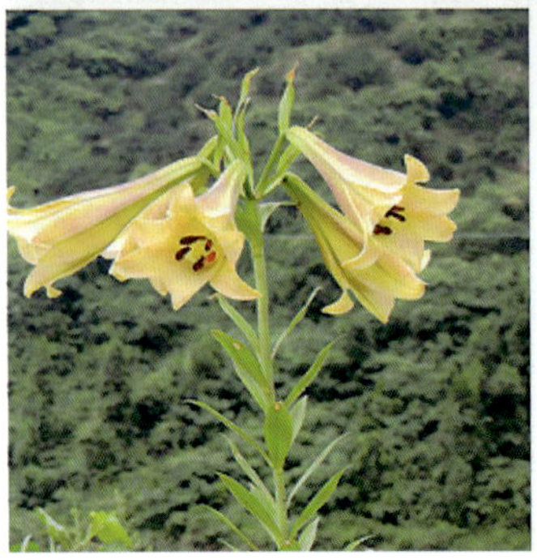
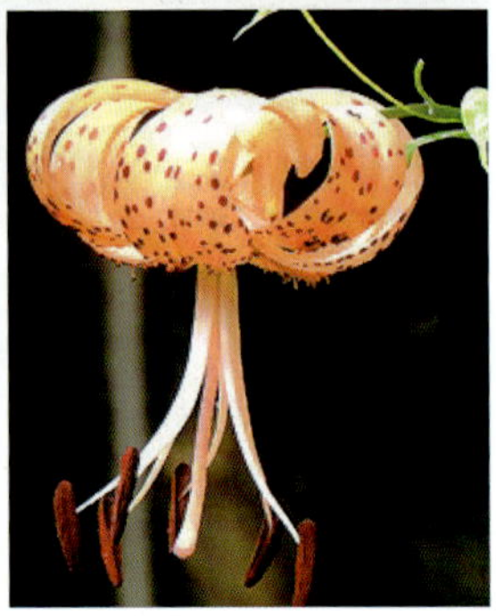
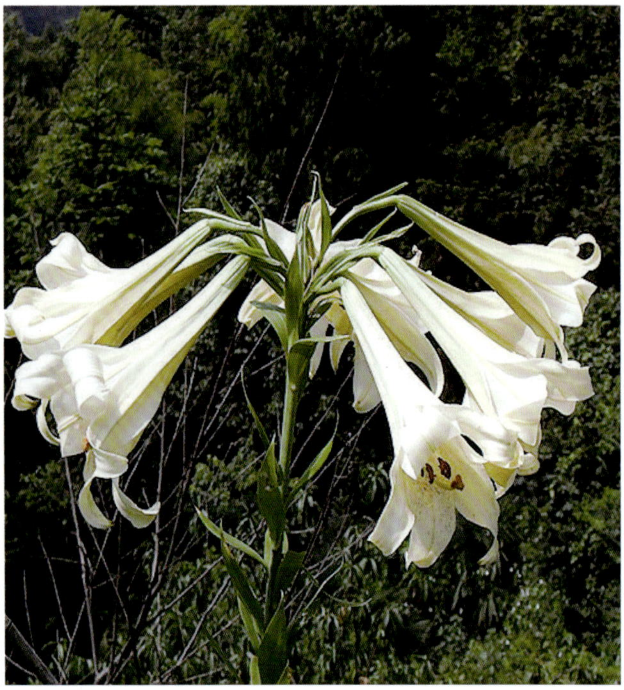

八角莲 | Ba jiao lian

Reib bax gox 銳把各

辛凉甘苦八角莲，清热解毒治脑炎。蛇伤跌打九子疡，坐骨神经痛也痊。

八角莲，为小檗科鬼臼属植物八角莲 *Dysosma versipellis*（Hance）M. Cheng ex Ying 的根茎。苗乡各地均有野生，一般生于深山老林、悬崖石壁、山坡林下等阴湿处。

别名 旱八角、叶下花、一把伞、独叶一枝花、六角莲、独角莲、独脚莲、八角金盘、金魁莲、山荷叶。

采制 药用根茎或根。秋冬采挖，采回后洗净泥沙，拣净杂质、枯叶，鲜用或晒干备用。

性味与归经 味苦，辛，性平，有小毒。入肺、肝、心经。

功效 化痰散结，祛瘀止痛，消毒解肿，杀虫。

主治 咳嗽、咽喉肿痛、瘰疬、瘿瘤、痈肿、疔疮、毒蛇咬伤、跌打损伤、痹证。

用法用量 内服：煎汤，3～12 克，或磨汁，或入丸、散剂。外用：适量，磨汁涂或浸醋、浸酒涂搽，或捣烂敷，或焙干研细末调敷。

禁忌 孕妇禁服，体质虚弱者慎服。

附方

1. 瘰疬：八角莲 30～60 克，黄酒 60 毫升，水煎取汁，分 3 次内服。
2. 跌打损伤：八角莲根 3～10 克，研细末，酒送服，每日 2 次。药渣煎水，兑白酒少许，外敷患处。
3. 毒蛇咬伤：八角莲 10～15 克，捣烂冲酒服，1 日 2 次。药渣捣烂，敷伤处。
4. 带状疱疹：八角莲根 100 克，焙干研末，醋调涂患处，1 日数次。
5. 乳蛾、喉痛：八角莲 30 克，焙干研细末，每次 3 克，温开水吞服，1 日 3 次。
6. 肿毒初起：八角莲加红糖或酒糟适量，共捣烂敷贴，日换 2 次。
7. 疔疮：八角莲 6 克，蒸酒服，并用须根捣烂敷患处。
8. 痰咳：八角莲 12 克，猪肺 100 克，白糖适量，煲汤服，1 日 3 次。
9. 体质虚弱、痨伤咳嗽、虚汗盗汗：八角莲 10 克，蒸鸽子或炖鸡或炖猪肉半斤，吃肉喝汤，1 日 3 次。
10. 咽喉炎：细辛 3 克，黄连 3 克，地胆 3 克，八角莲 6 克，三两金 2 克，三两银 2 克，铁灯台 6 克。水煎取汁，分 3 次服。
11. 腹痛：八角莲块根 6 克，温开水磨服，1 日 3 次。
12. 毒虫咬伤、蜂螯伤：八角莲适量，捣烂敷患处；或八角莲适量，磨醋外搽。

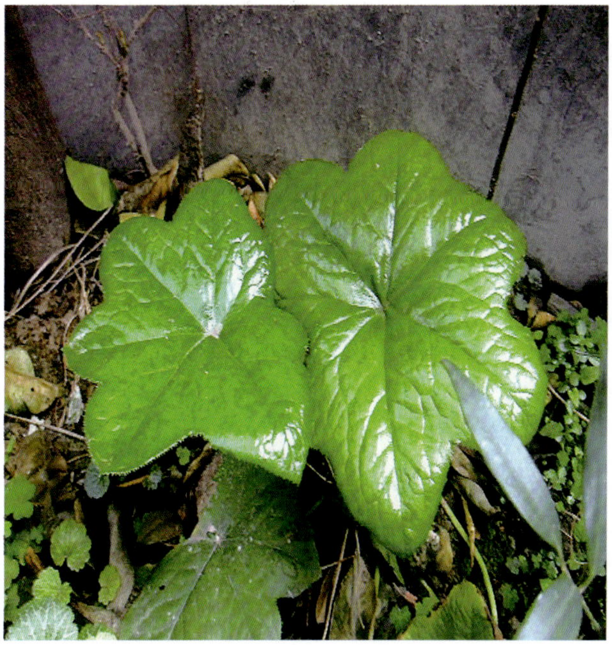

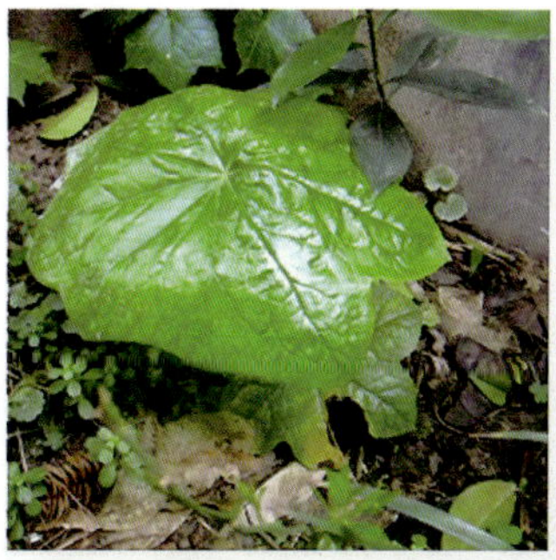

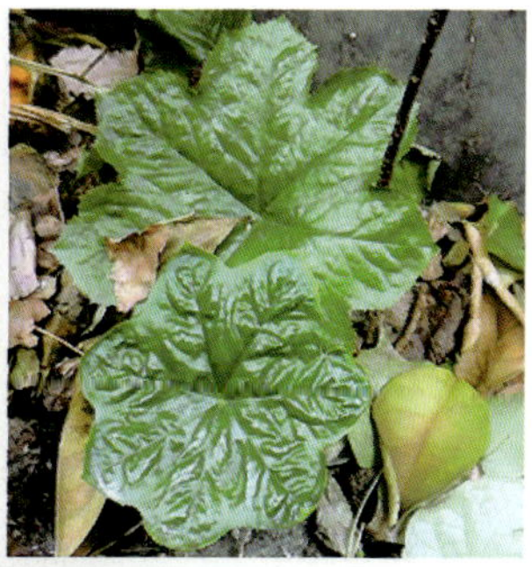

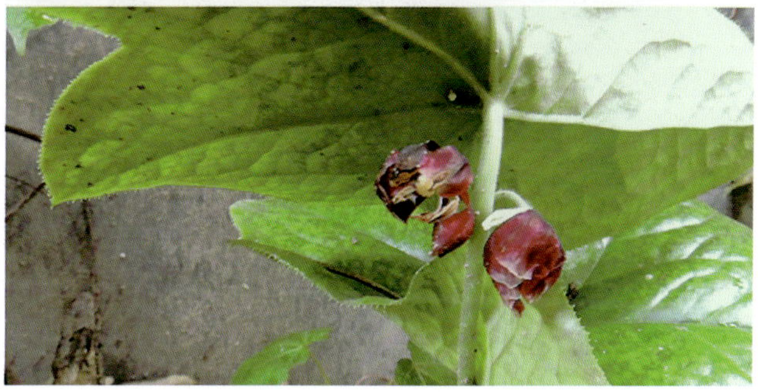

巴岩姜 | Ba yan jiang

Dad gheab bleat 大界扁

古树石壁猴子姜，有叶无花阴处藏。腰脊劳伤筋骨折，痈肿斑秃岩压伤。

巴岩姜，为水龙骨科植物槲蕨 *Drynaria roosii* Nakaike 的根茎。

苗乡各地均有野生，一般生于岩石壁上、古树上或墙壁上。苗乡山民把生在岩石壁上的槲蕨，称为“岩姜”“巴岩姜”，而把生在古树上的槲蕨，称为“树姜”，药用以巴岩姜为主。

别名 岩姜、骨碎补、猴姜、肉碎补、石岩姜、毛姜、申姜、爬岩姜、岩连姜、崖姜、石碎补、槲蕨。

采制 以根入药，四季可采。采回后，削去枝叶及绒毛，除去泥沙，鲜用，或蒸熟后，晒干备用，或用火燎去茸毛，晒干备用。

性味与归经 味苦，性温。入肾、肝经。

功效 补肾强骨，续伤止痛，活血止血。

主治 肾虚腰痛、耳鸣耳聋、牙齿松动、跌扑闪挫、筋骨折伤、肾虚久泻、风湿痹痛、肠痈。外治斑秃、白癜风、鸡眼。

用法用量 内服：煎汤，15～25 克，浸酒或入丸、散。外用：鲜品适量，捣烂敷或切片涂搽。

禁忌 阴虚及无瘀血者慎用。不可与羊肉、羊血同用。

附方

1. **秃疮**：巴岩姜 100 克，切成薄片，并以此药片蘸盐搽患处，每日 3 次。
2. **腰脊关节痛**：巴岩姜根，水煎服，并可捣烂外敷。
3. **咳嗽**：巴岩姜根 30 克，烧去毛，煨生姜 1 块，共捣烂，开水冲服。
4. **咳嗽气喘**：野脚鸡全草 10 克，巴岩姜叶 6 克，淘米水（或米）煎服。
5. **跌伤**：巴岩姜 3 克，臭牡丹根 15 克，朱砂 2 克，无根藤 3 克，煎服。
6. **痢疾**：巴岩姜 10 克，去毛，水煎服。
7. **岩压伤**：用巴岩姜捶烂外敷。
8. **颈部淋巴癌**：吊马桩 100 克，巴岩姜 100 克，每日 1 剂，水煎服。
9. **骨折**：巴岩姜根 30 克，去毛，水煎服，并用药渣捣烂外敷。
10. **牙痛**：鲜巴岩姜 50 克，去毛打碎，加水蒸服。不可沾铁器。
11. **跌打损伤**：鲜巴岩姜 100 克，生姜 50 克，同捣烂，外敷患处，布条包扎。
12. **骨折筋断**：巴岩姜 200 克，浸 500 毫升白酒中。一七后分 10 次内服，每日 2 次。另巴岩姜 200 克，研成细末，调白酒外敷患处。
13. **肠痈**：鲜巴岩姜 400 克，去毛切碎，加大血藤 25 克，红枣 200 克，水煎服。
14. **肾虚久泻**：巴岩姜 100 克，焙干，研末，每次 6 克，放猪腰子内蒸熟服用，1 日 3 次。
15. **骨疽**：巴岩姜根、百合各适量，共捣烂，敷患处。
16. **宫颈癌**：巴岩姜根 100 克，吊马桩 100 克。每日 1 剂，水煎服。

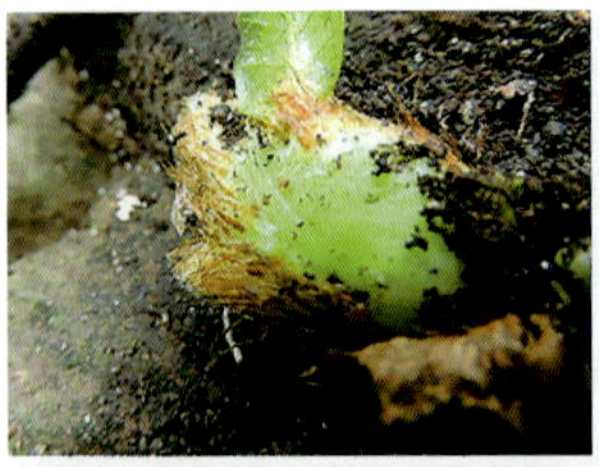
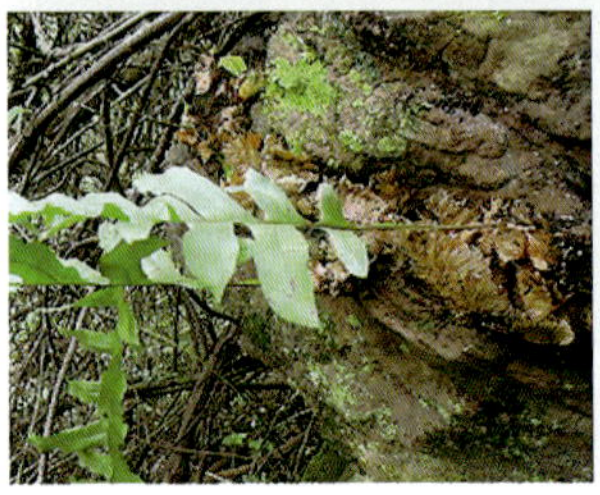
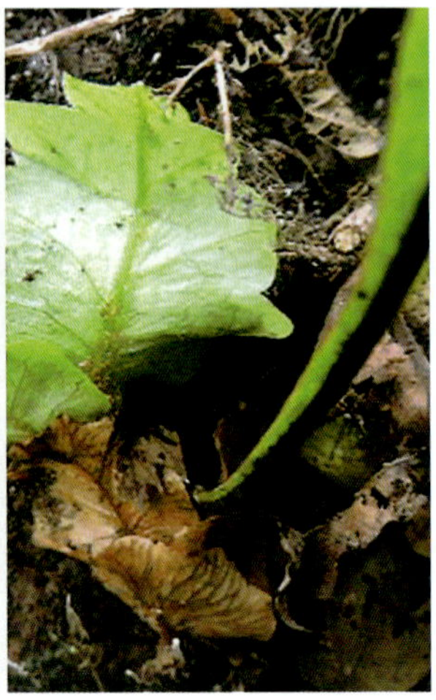
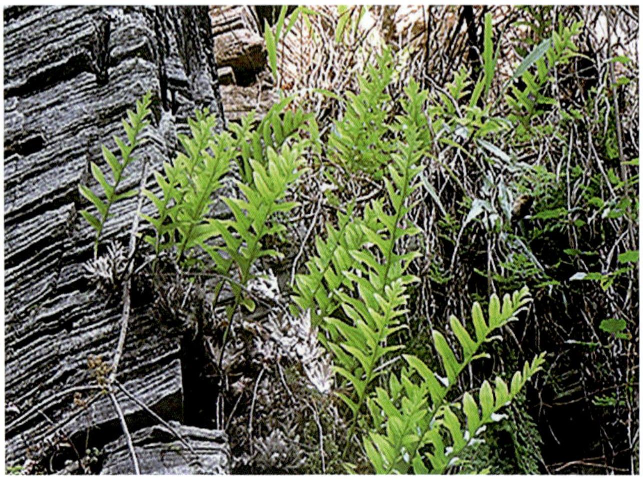

八爷崽 | Ba ye zai

Bid liol nex 比辽来

多子多福多辛劳，傲雪经霜冬不凋。养阴清肺降心火，咳嗽失眠熬成膏。

八爷崽，为百合科植物天门冬 *Asparagus cochinchinensis*（Lour.）Merr. 的块根。
苗乡各地均有野生，一般生于山坡疏林下、灌木丛、荒地等土质肥沃、土壤疏松的地方。

别名 天冬、天门冬、武竹、天冬草、三百棒、丝冬、老虎尾巴根、明天冬。

采制 药用块根或枝叶。早春或秋冬挖取。挖回后洗净泥土，拣净杂质、枝条、须根，置沸水中蒸透，然后剥去外皮，切段，鲜用或晒干备用。

性味与归经 味甘、苦，性寒。入肺、肝、肾经。

功效 养阴生津，润肺清心，除燥降火。

主治 阴虚发热、肺燥干咳、虚劳咳嗽、津伤口渴、心烦失眠、内热消渴、肠燥便秘、肺痿、肺痈、白喉等。

用法用量 内服：煎汤，10～15 克，或熬膏，或做蜜饯，或入菜肴。

禁忌 八爷崽性寒，虚寒泄泻以及外感风寒者禁服。

附方

1. **百日咳：** 八爷崽 10 克，牛眼珠根 15 克，百合根 10 克，鲜竹叶 6 克，瓜蒌壳 6 克，橘红皮 6 克，水煎取汁，分 3 次服。
2. **肺痈：** 八爷崽、百部、百合、白及、节儿根各 60 克。各药研末混匀，每服 10 克，1 日 2 次，米汤送服，连服 12 天。
3. **虚劳咳嗽：** 八爷崽根 10 克，麦冬 10 克，黄精 12 克，知母 6 克，当归 10 克，党参 10 克，水煎取汁，分 3 次服。
4. **内伤吐血：** 八爷崽根 10 克，雀儿脑 10 克，大血藤 10 克，小血藤 10 克，煎服。
5. **跌伤：** 八爷崽根 3 克，臭牡丹根 15 克，飞朱砂 2 克，无根藤 3 克，田七粉 2 克，巴岩姜 3 克，水煎取汁，分 3 次服。
6. **刀枪伤：** 八爷崽茎叶、飞龙掌血、黄花叶、马蹄香、野黄豆叶、满山香、三条筋叶各等量。共研末，开水调敷伤口。
7. **蛇咬伤：** 鲜八爷崽叶 10 克，大蒜 10 克，雄黄 3 克。同捣烂，外敷患处，注意中间留口，以利毒液排出。
8. **胎动不安：** 八爷崽根连皮 50 克，红糖 20 克。将八爷崽根洗净后，加水 1000 毫升，放入陶罐内煎取 500 毫升，入红糖烧开。每日温服 1 次，连服数日。

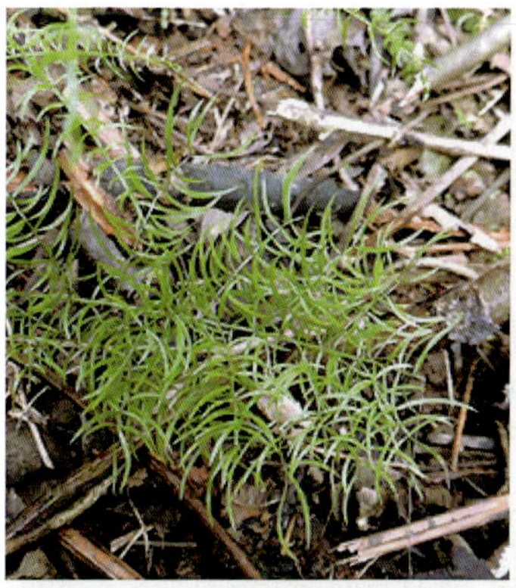
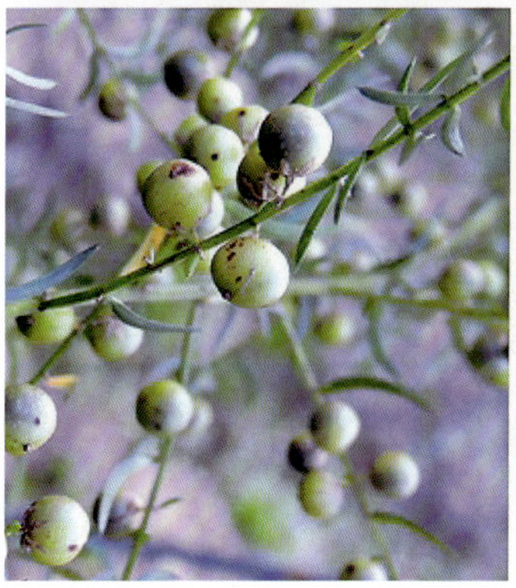
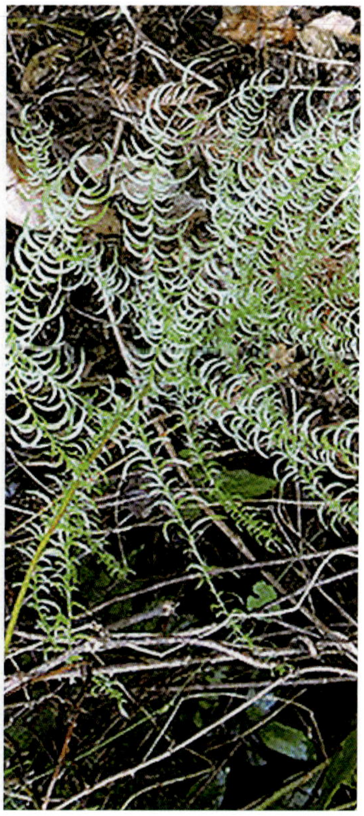
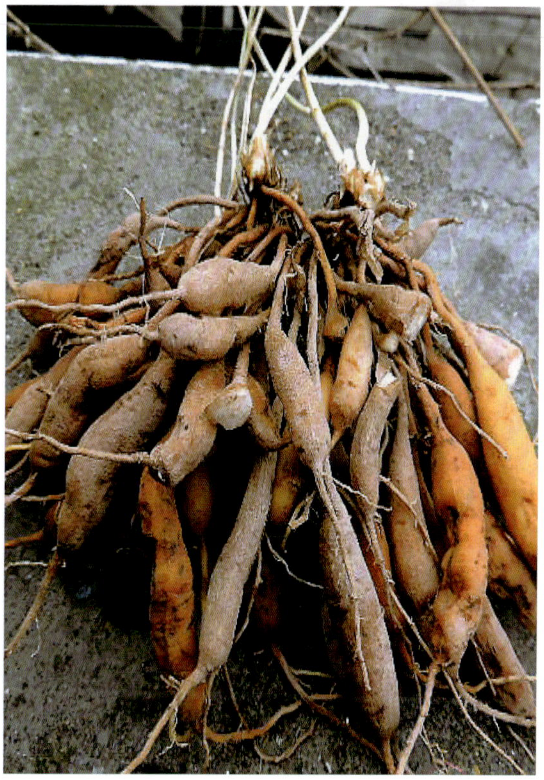

白玉莲 | Bai yu lian

Reib nenb nqint 銳伦清

高山珍品白玉莲，一柄九叶史无前。水火烫伤咽喉肿，痢疾腹痛与红眼。

白玉莲，为葫芦科植物中华雪胆、曲莲 *Hemsleya amabilis* Diels 和大籽雪胆的块茎。

苗乡各地有野生，以贵州、云南为多，少数苗医家有栽培。多半生于海拔 1000 米以上高山的杂木林缘。

别名 百味莲、金盆、金龟盆、金银盆、苦金盆、金腰莲金盆、苦丁板、盘莲、雪胆、曲莲。

采制 野生白玉莲在春季刚发芽时或秋后枝叶还没有完全枯萎时采挖。采回后洗净泥土，切片，晒干或烘干，备用。防虫蛀、霉变、受潮。

性味与归经 味苦，性寒，有小毒。入心、胃、大肠经。

功效 清热解毒，利湿消肿，止痛止血。

主治 咽喉肿痛、牙痛、目赤肿痛、胃痛、菌痢、肠炎、肝炎、尿路感染、前列腺炎、痔疮、子宫颈炎、痈肿疔疮、外伤出血。

用法用量 内服：煎汤，6～9 克，研末，0.5～1 克。外用：适量，捣敷或研末调敷。

禁忌 脾虚胃寒者勿用。不得过量，过量有呕吐、腹泻反应。

附方

1. 喉痛：白玉莲 4 克，三两银 2 克，薄荷 6 克，威灵仙 10 克，水煎服。
2. 牙龈肿痛：白玉莲 4 克，毛根 10 克，马蹄香 3 克，水灯草 10 克，水煎服。
3. 外伤肿痛：白玉莲 20 克，研为细末，瓷瓶装。每次冲服 0.3 克，1 日 2 次。
4. 胃痛：白玉莲粉，每次 0.5 克，温开水冲服，1 日 2 次。
5. 尿积：白玉莲粉，每次 1 克，用馒头皮包，开水送服，1 日 3 次。
6. 痈肿疮疡：白玉莲 1 块，磨汁外搽患处。
7. 蚊叮虫咬：白玉莲 1 块，磨汁外涂患处，1 日 3 次。禁食辛辣之物。
8. 水火烫伤：白玉莲粉，榆腊叶各适量，捣烂外敷患处，药干再涂。

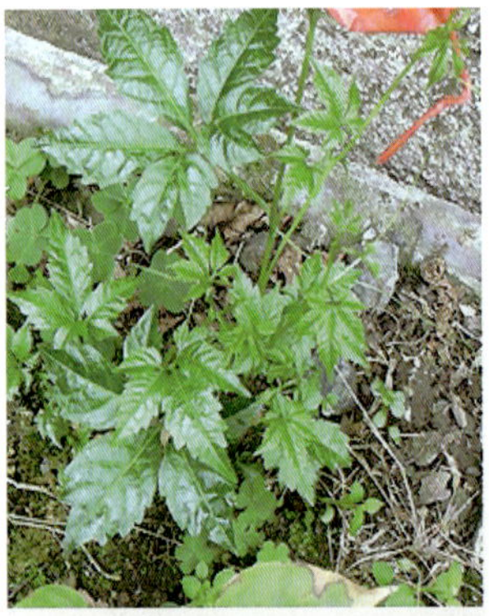
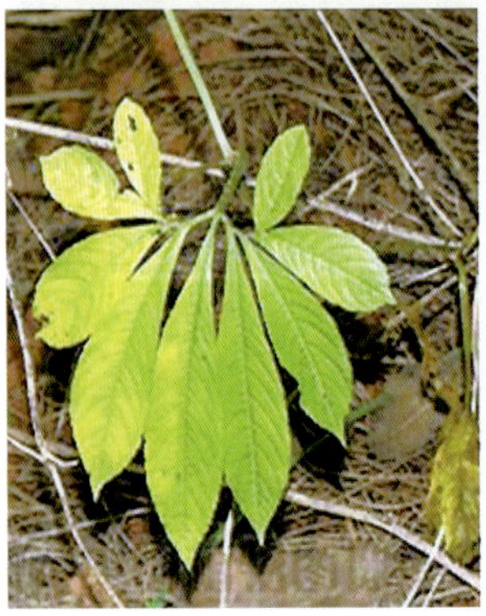
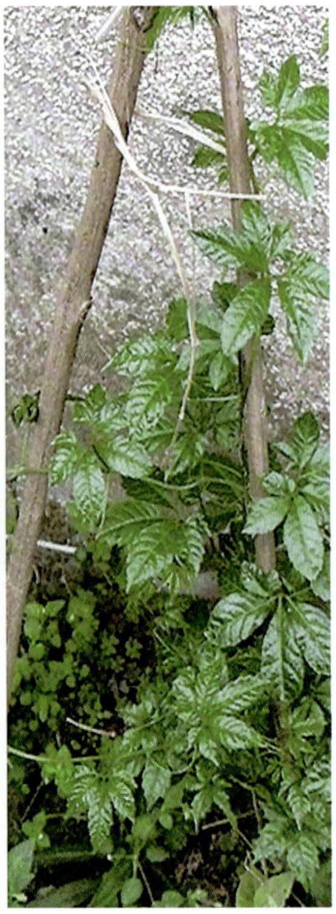
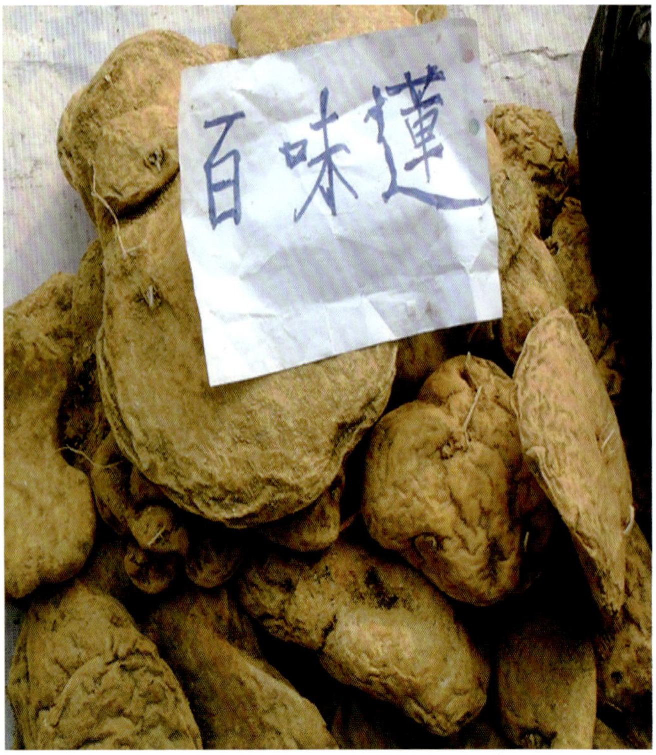

荸荠子 | Bi qi zi

Bad ghou blas 巴构喇

仙果长在水田里，自然过冬到春季。清肺化痰消痈肿，润肠通便除食积。

荸荠子，莎草科荸荠属植物荸荠 *Eleocharis dulcis*（Burm. f.）Trin. 的球茎。

苗乡各地均有栽培，也有少数野生。一般栽培在水源丰富、泥土肥沃的冬水田、山塘、水渠中或者荒田里。

别名 荸荠、马蹄、地栗、乌芋、地梨、苾荠、通天草、蹄、水栗、乌芋、菩荠、慈菇、灯草莓、扑血子。

采制 以球茎或全草入药。秋末割茎叶，鲜用或晒干备用，球茎一般鲜用。

性味与归经 味甘，性寒。入肺、胃经。

功效 生津润肺，化痰利肠，通淋利尿，消痈解毒，凉血化湿，消食除胀。

主治 热病伤津、咽喉肿痛、口腔发炎、湿热黄疸、高血压病、小便不利、麻疹、肺热咳嗽、矽肺、痔疮出血、胃热消渴、目赤目痛等。地上全草：清热利尿，用于呃逆、小便不利。

用法用量 内服：水煎，30～100 克，或生吃，或搅汁饮用，或研末服。外用：适量，捣烂敷或涂搽患处。

禁忌 荸荠子性寒，体质虚寒者禁用。

附方

1. **火眼：**鲜荸荠子洗净去皮，捣烂绞汁，点眼。
2. **小儿口渴尿多：**生藕、生荸荠子适量，捣汁作茶饮。
3. **急性发热：**荸荠子 40 枚，白糖 50 克。将荸荠子洗净后捣烂绞汁，加入白糖，溶化后 1 次顿服，1 日 3 剂。
4. **麻疹初热期：**鲜荸荠子 10 枚，鲜芦根 30 克，鲜茅根 30 克。各切细，加水煎数沸，去渣，取汁当茶频饮。
5. **水肿：**鲜荸荠子 600 克，分 2 次吃。
6. **痔疮：**鲜荸荠子 200 克，洗净去蒂，每取 100 克，连皮嚼食，每日 2 次，连食 3 天。
7. **高血压：**荸荠子、海蜇皮各 50 克，加水 300 毫升，煮熟后，分 2 次服食。
8. **热病伤津：**鲜荸荠子 150 克，雪梨 100 克，甘蔗 1 段（50 厘米），洗净取汁饮服。
9. **肺热咳痰：**鲜荸荠子 60 克，海蜇皮 30 克，加水少量，炖服。
10. **湿热尿少：**荸荠子 30 克，车前草 20 克，茵陈蒿 15 克，水煎服。
11. **视力减退：**荸荠子 100 克，羊肝 100 克，加入少许调料和适量的水，炖服。
12. **咽喉肿痛：**荸荠子搅汁饮用，每次 120 克。
13. **高血压：**荸荠子汁、鲜藕汁、梨汁、鲜芦根汁、麦冬汁各适量，混合后饮用。

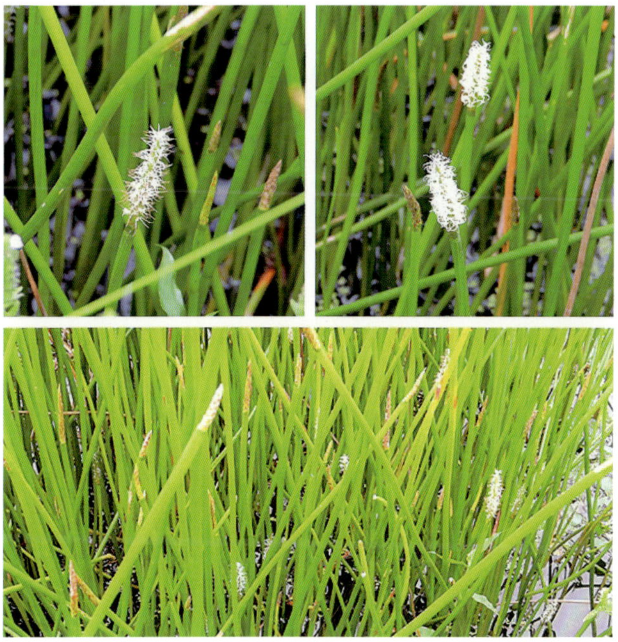
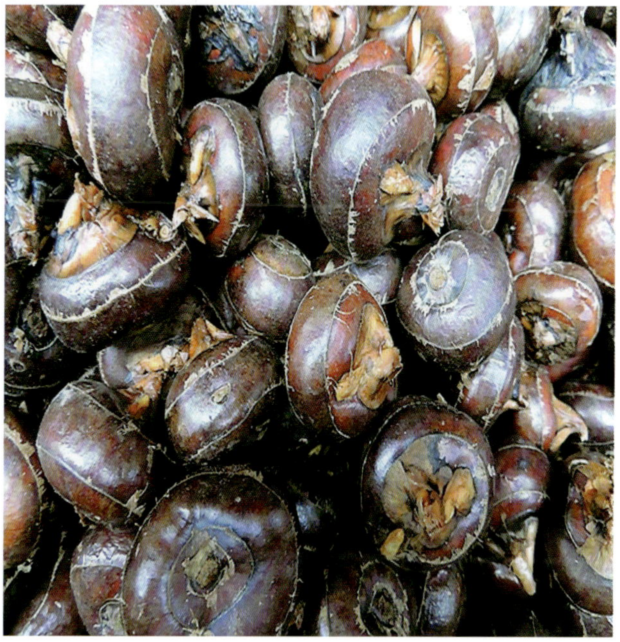

草乌 | Cao wu

Bid gind 比精

当年药王尝百草，遇见此根体全乌。风寒湿痹半身麻，寒痰咳喘头如箍。

草乌，为毛茛科植物乌头 *Aconitum kusnezoffii* Reichb.、北乌头 *Aconitum carmichaelii* Debx. 的根茎。苗乡山区均有野生，一般生于海拔较高的山区。

别名 鸭头、药羊蒿、鸡头草、百步草、乌喙。

采制 药用根茎，深秋季节，草乌枝叶开始枯萎时采挖，除去残茎，洗去泥土，晒干或烘干，称为“生草乌”。取生草乌 10 斤，先用凉水浸漂，每日换水 2～3 次，至口尝仅有少许麻辣感时取出，与甘草 250 克，黑豆 500 克，加水共煮，以草乌熟透，内无白心为度，然后除去甘草、黑豆，晒至六成干，闷润后切片，称“制草乌”，再晒干备用。

性味与归经 味辛，性热，有毒。入肝、脾、肺经。

功效 搜风胜湿，散寒止痛，消肿化痰。

主治 风寒湿痹、中风瘫痪、破伤风、头风头痛、脘腹冷痛、寒痰咳喘、冷痢、喉痹、痰核、痈疽、疔疮、瘰疬。

用法用量 内服：煎汤，3～10 克，或入丸、散剂。外用：适量，生用，研细末调敷，或用醋、酒磨汁涂。

禁忌 草乌有毒，凡孕妇、体虚、阴虚火旺及热证疼痛者禁服。生草乌内服宜慎，不宜与贝母、半夏、白及、白蔹、天花粉、瓜蒌、犀角同服。

附方

1. **头部痈疽**：草乌、魔芋、野葡萄根各适量，捣烂，兑淘米水调匀，外敷患处。
2. **月蚀**：用天鹅油调草乌末，入龙脑少许和敷。如无天鹅油可用雁油代替。
3. **齿痛**：草乌、川乌、细辛、良姜各 1.5 克。以酒浸泡，一周后加温漱口，1 日 2 次，并吐出口水，不得下咽。
4. **肩周炎**：生川乌、生草乌各 100 克，樟脑 120 克，米醋 250 毫升。药研细末，加米醋调和后加热，贴敷患处，纱布包扎。每日换 1 次。连敷 5 次。
5. **风湿腰腿痛**：草乌 3 克，透骨草 15 克，大血藤 15 克，九股牛 15 克，土牛膝 15 克，紫荆皮 12 克，威灵仙 5 克，革薢 15 克，五爪龙 18 克，豨莶草 18 克，散血丹 10 克，加水 1500 毫升，煮 30 分钟后过滤，每次服 100 毫升。每日 3 次。
6. **坐骨神经痛**：制草乌、制川乌各 6～12 克，细辛鲜品 9～15 克（用量由小到大），牛膝、木瓜各 20 克，麻黄 12 克，乳香 10 克，水煎 2 次，去渣取液 400 毫升，分 3 次服。
7. **牛皮癣**：草乌 3 克，雪山一枝蒿 1 克，伸筋草 6 克，共浸泡 100 毫升白酒中。先用梅花针将患部刺破，挤出血，揩干后，涂搽药酒，每日 1 次。

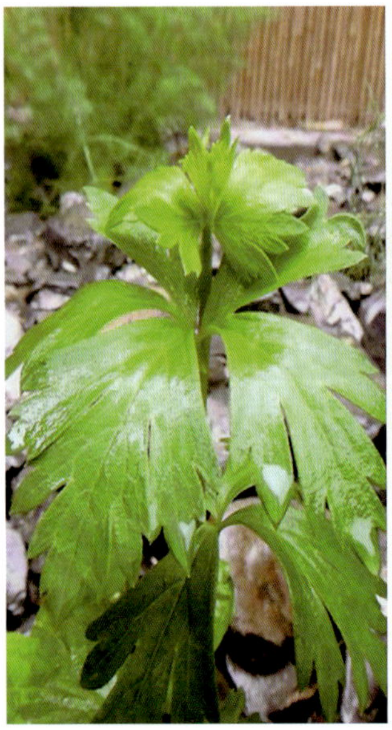
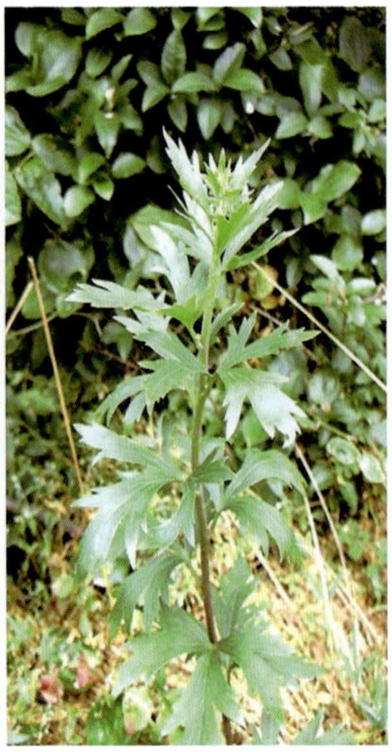
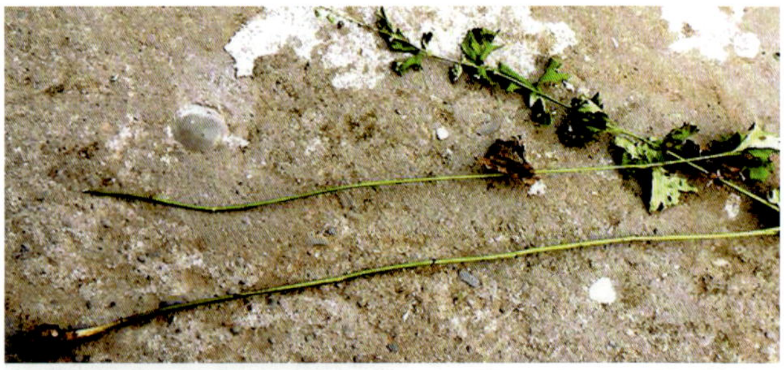
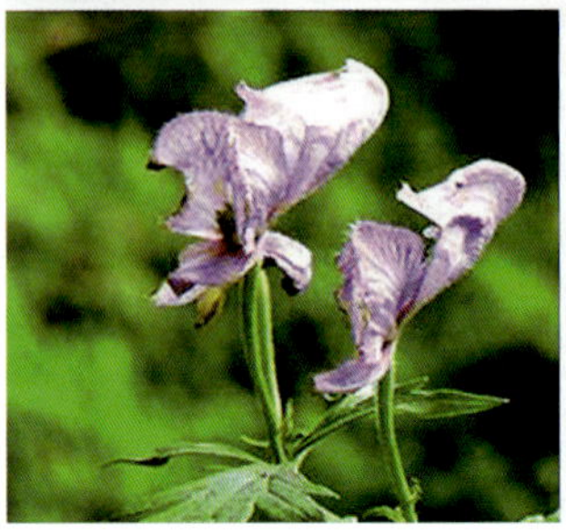
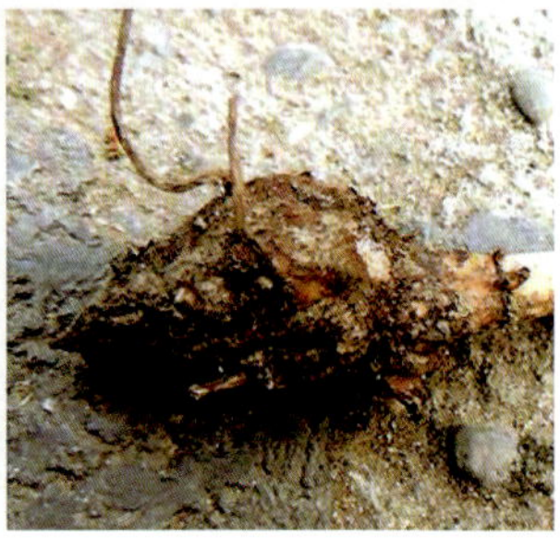

常山 | Chang shan

Nggab baib zinb 嘎摆子

三国四弟出常山，花蓝果蓝山谷间。畏寒发热打摆子，瘰疬外伤瘀血揆。

常山，为虎耳草科植物黄常山 *Dichroa febrifuga* Lour. 的根、叶。

苗乡各地均有野生，一般生于海拔 500～1200 米的林缘、沟边、路旁或溪边湿润的山地。

别名 鸡骨常山、南常山、白常山、鸡骨风、风骨木、大金刀、蜀漆、互草、恒山、七叶、翻胃木、黄常山、土常山、大常山、树盘根、一枝蓝、摆子药、鸡粪草、茗叶常山、四弟、赵子龙。

采制 药用根茎、嫩叶。根秋季采挖，除去须根，洗净，切薄片，晒干备用。枝叶夏季采集，晒干备用。

性味与归经 味苦、辛，性寒，有毒。入肺、肝、心经。

功效 截疟，劫痰。

主治 打摆子（疟疾）、瘰疬。蜀漆功能主治与常山略同，但作用稍差。

用法用量 内服：煎汤，3～9 克，或入丸、散剂。

禁忌 常山性寒、有毒，用量不宜过大，小儿、孕妇慎用，凡正气虚弱，久病体弱者忌服。

附方

1. **食积腹胀、胃痛：**矮子常山、柳叶菜各 15 克，九牛股 9 克，水煎取汁，分 3 次服。服药期间禁食油腻食物。
2. **打摆子：**常山 10 克，柴胡 10 克，青蒿 6 克，水煎取汁，分 3 次服。
3. **打摆子：**常山 240 克，野棉花根 7～9 枚，黄豆 500 克，共煮烂，去药，黄豆晒干研成细粉，酒调为丸，雄黄为衣，疟前服 10 粒。
4. **打摆子：**土常山根 10 克，水煎取汁，分 3 次服。
5. **预防摆子：**常山 30 克，槟榔 120 克，青皮 240 克。共为细末，水泛为丸，如黄豆子大，每服 4 丸，每 3 日服 1 次，连服 3 个月。
6. **打伤瘀血：**黄常山根 10 克，土牛膝 10 克，大血藤 10 克，小血藤 10 克，水煎取汁，兑白酒少许，分 3 次服，并用黄常山叶适量，捣烂，敷伤处。
7. **内伤血结便闭：**黄常山根 10 克，号筒杆根 3 克，水煎取汁，分 3 次服。
8. **肝炎：**常山 50 克，豆腐 1 块，同煮熟，分 3 次吃豆腐，喝汤，每日 1 剂。
9. **胸中多痰，头疼不食：**常山 30 克，甘草 6 克，水煎取汁，加蜂蜜少许，每次服药汁 10 毫升，探吐。不吐再服。

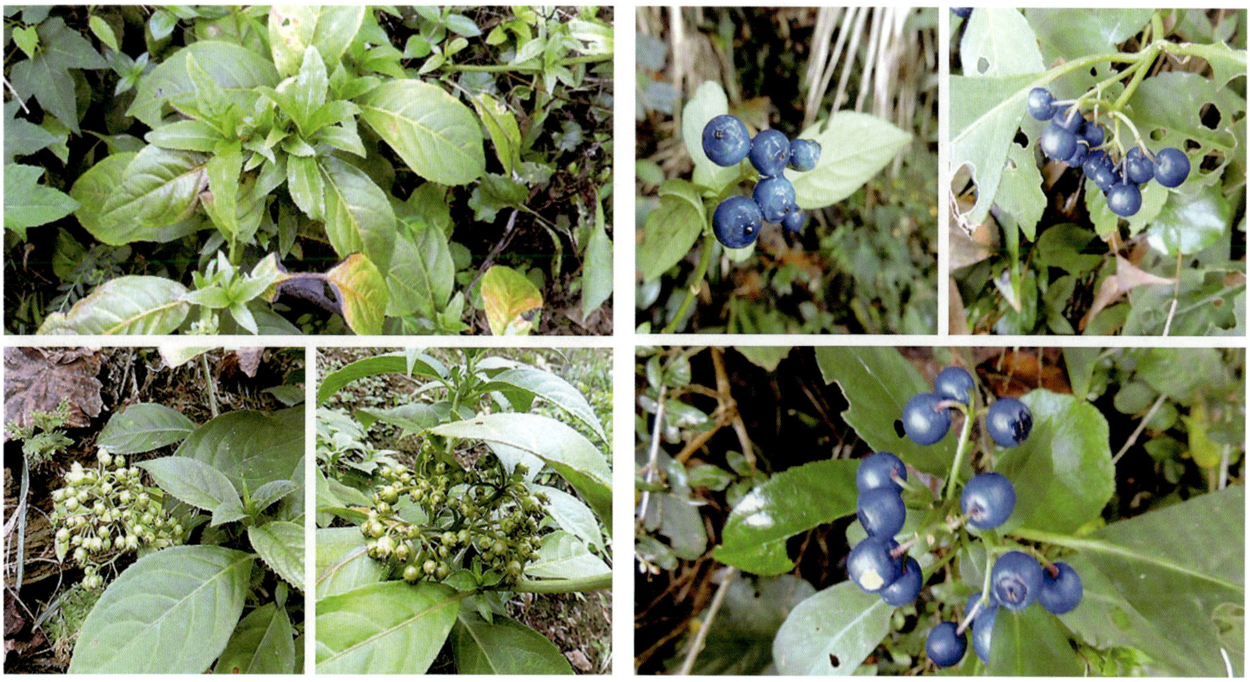

臭牡丹 | Chou mu dan

Reib jad nans 鋭假南

腥臭难闻臭八宝，翠绿叶子衬红袍。痔疮痈疽与背花，丹毒湿疹血压高。

臭牡丹，为马鞭草科大青属植物臭牡丹 *Clerodendrum bungei* Steud. 的根、茎、叶。

苗乡各地均有野生，也有少数栽培。野生者多半生长在低矮的山坡、林缘、沟谷、路旁及灌丛中。栽培者多栽于坡地、林下或树丛旁。苗医习惯用臭牡丹根治疗贫血、小儿疳积等病症，是苗乡有名的补药之一。

别名 大红袍、臭八宝、大红花、臭枫草、逢仙草、臭灯桐、臭草、臭黄根、臭茉莉、臭芙蓉、臭梧桐、矮童子、野朱桐、臭珠桐。

采制 药用根茎、枝叶。夏秋季节枝叶茂盛时采摘枝叶，晒干研细末备用。根茎四季可采，采回后洗净泥土，切片，鲜用或晒干备用。

性味与归经 味辛、苦，性温，有小毒。入心、肝、脾、胃经。

功效 解毒消肿，活血祛瘀，健脾养血。

主治 痈疽、疔疮、背花、奶痈、痔疮、湿疹、丹毒、关节炎、高血压等。

用法用量 内服：煎汤，干品 10 ～ 15 克，鲜品 30 ～ 60 克，或捣汁，或入丸剂。外用：适量，煎水熏洗，或捣敷，或研末调敷。

附方

1. **疔疮：**苍耳、臭牡丹各 30 克。捣烂，新汲水调服。泻下黑水愈。
2. **痈疽：**臭牡丹枝叶捣烂敷之。
3. **痈肿发背：**臭牡丹叶晒干，研极细末，蜂蜜调敷。未成脓者能内消。若溃后局部红热不退，疮口作痛者，用蜂蜜或麻油调敷。
4. **乳腺炎：**鲜臭牡丹叶 250 克，蒲公英 10 克，麦冬全草 120 克，水煎冲黄酒、红糖服。
5. **肺脓疡、多发性疖肿：**臭牡丹全草 10 克，鱼腥草 30 克，水煎服。
6. **关节炎：**臭牡丹鲜叶，绞汁，冲黄酒服，每天 2 次，每次 1 杯，连服 20 天。
7. **头痛：**臭牡丹叶 10 克，川芎 6 克，蔓荆子 3 克，水煎服。
8. **火牙痛：**鲜臭牡丹叶 60 克，煮豆腐服。
9. **内外痔：**臭牡丹叶 120 克，加食盐煎水放桶内，趁热熏患处，1 日 2 次。
10. **脱肛：**臭牡丹叶适量，煎汤熏洗。
11. **湿疹及定位性药疹：**取臭牡丹茎叶晒干研粉，用时将药粉夹于单层纱布内，以温开水浸湿，敷于患处（并常用温开水湿透纱布以保持湿润），每日 1 次。

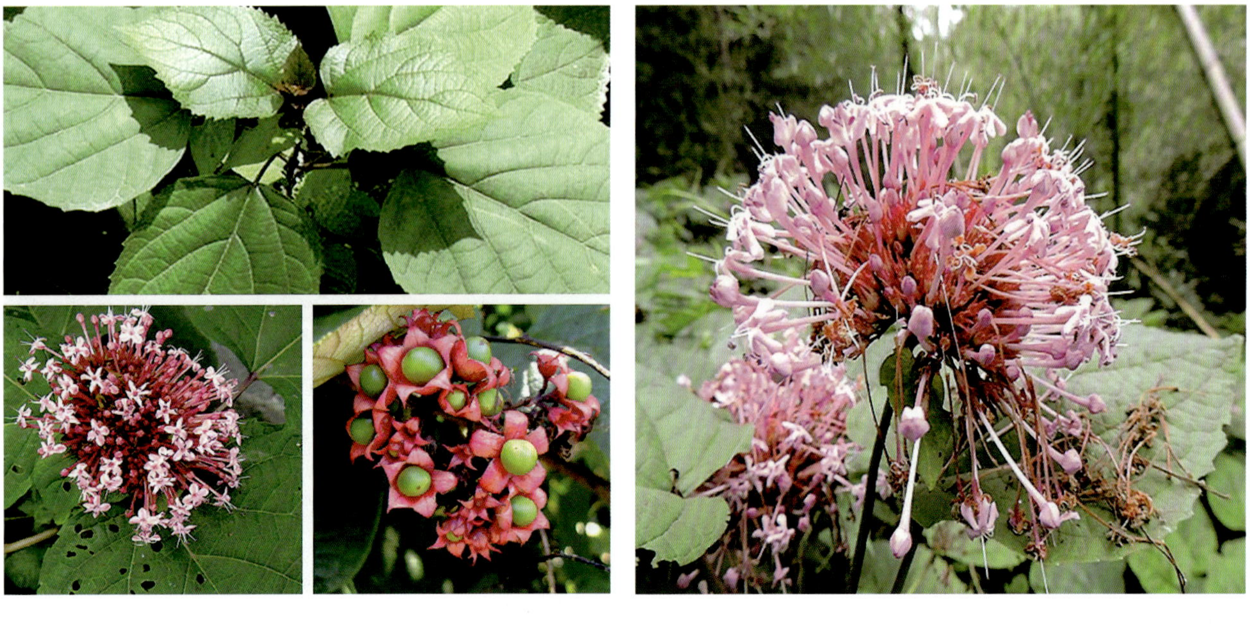

穿破石 | Chuan po shi

Ndut dol jub rud 都豆久茹

穿山破石入地深，构棘柘桑挖其根。风湿跌打腰腿痛，肺痨白带崩月经。

穿破石，为桑科植物构棘 *Maclura cochinchinensis*（Lour.）Corner 或柘树 *Cudrania tricuspidata*（carr.）Bu 的根。苗乡各地均有野生，一般生于山坡、荒地、田坎上及菜园边等。

别名 柘根、川破石、地棉根、拉牛入石、柘藤根、黄蛇、铁篱根、黄龙脱皮、刺楮、山黄芪、野黄芪、九层皮、千层皮。

采制 药用根茎。全年可采，挖出根部，洗净泥土，除去须根，趁鲜切片，晒干。亦可鲜用。

性味与归经 味淡、微苦，性凉。入心、肝经。

功效 祛风通络，清热除湿，解毒消肿。

主治 风湿痹痛、跌打损伤、黄疸、腮腺炎、肺结核、胃溃疡、淋浊、臌胀、闭经、劳伤咳血、疔疮痈肿。

用法用量 内服：煎汤，干品 9 ～ 30 克，鲜者可用至 120 克，或浸酒。外用：适量，捣烂外敷患处。

禁忌 孕妇忌用。

附方

1. 腰痛：穿破石 100 克，紫河车粉 20 克。将穿破石加水浓煎 2 次，去渣取液，浓缩成 300 毫升，分 2 次冲服紫河车粉，连服 14 天。
2. 跌打损伤：穿破石 10 ～ 15 克，水煎取汁，分 3 次服。
3. 风湿腰腿痛：穿破石根 15 ～ 30 克，水煎取汁，加白酒 20 毫升，分 3 次服。
4. 坐骨神经痛：穿破石、黑风藤、钩藤根、过江龙、半荷枫各 20 克，杜仲、牛膝、豨莶草各 15 克。水煎 2 次，取液混合，分 3 次服，连服 30 天。
5. 肺痨病：穿破石 10 克，果上叶 4 克，铁包金 10 克，黄精 15 克，肺经草 6 克，白果子 4 克，金樱子 10 克，水煎取汁，分 3 次服。
6. 肺痨病：穿破石、百部、白及、五指毛桃各 3 克，矮地茶 8 克，桑白皮 2 克。共研细粉，炼蜜为丸。饭后每服 3 克，每日 3 次，连服 3 个月。
7. 月经过多：穿破石 10 克，铁马鞭 10 克，榆腊树皮 10 克，水煎兑红糖服。

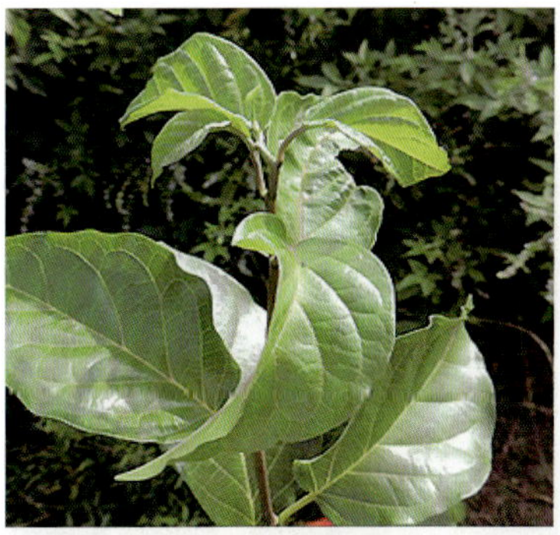
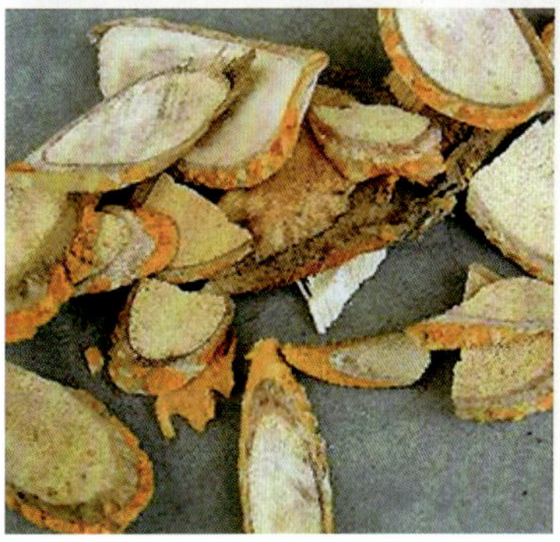
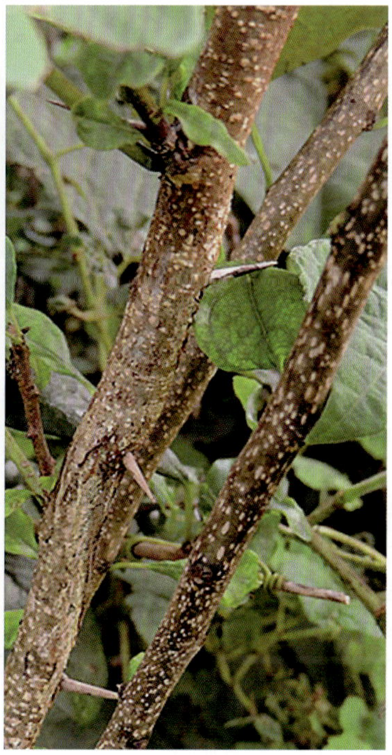
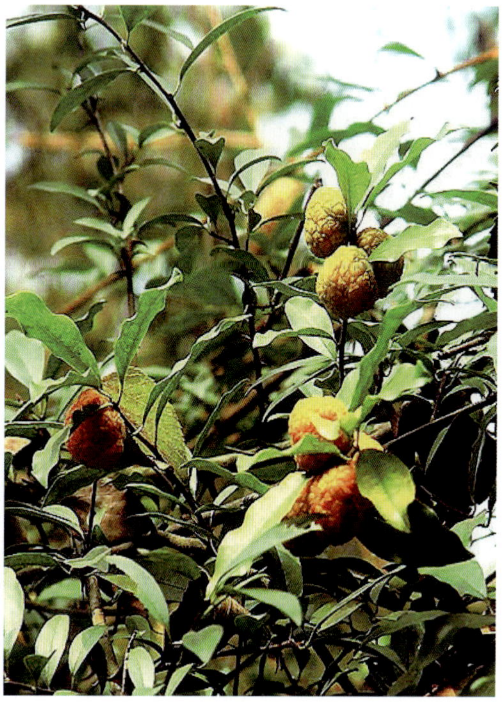

刺红根 | Ci hong gen

Deb dol zheit mangb 得都者芒

山野荒坡刺红根，刀砍火烧劫后生。活血散瘀通经脉，风湿跌打趁热熏。

刺红根，为蔷薇科植物小果蔷薇 *Rosa cymosa* Tratt. 的根。

苗乡各地均有野生，作为野生植物，其生命力极强，一般生在山坡荒地上、山路边或果园、菜园边缘，即使悬崖峭壁之上，也有刺红根生长。

别名 红根、次红根、山木香根、红刺根、小和尚头、红刺藤、细叶红根、小红根。

采制 以根茎入药。一般在冬春之际采挖。挖回后，洗净泥土，削去老皮，切段，晒干备用。

性味与归经 味苦、酸，性微温。入肺、肝、大肠经。

功效 散瘀止血，活血调经。

主治 闭经、月经不调、子宫脱垂、痔疮、腹泻、痢疾、跌打损伤、风湿疼痛、外伤出血等。

用法用量 内服：煎汤，10～30 克，或兑入红、白糖或甜酒，或与瘦肉或鸡同炖。外用：适量，捣敷。

禁忌 刺红根有破血作用，孕妇及月经过多者禁用。

附方

1. **胃痛：** 大刺红根 60 克，小茜草根 20 克。洗净加鸡蛋 2 个（连壳）煮 4 小时，吃鸡蛋，每日 1 次。
2. **闭经：** 刺红根 10 克，大血藤 10 克，月月红 6 克，鸡冠花 10 克，水煎服。
3. **月经不调：** 益母草 15 克，铺地藿 10 克，扯丝皮 10 克，土牛膝 10 克，刺红根 10 克，水煎取汁，分 3 次服。
4. **子宫脱垂：** 益母草 15 克，小人参 15 克，臭牡丹根 10 克，瘦猪肉 60 克，刺红根 10 克，同煎熟，吃猪肉喝汤。
5. **痔疮肿痛：** 刺红根 10 克，九里光 10 克，老鼠刺 10 克，水煎服。药渣煎水外洗患处。
6. **痢疾、腹泻：** 刺红根 10 克，铁扫帚 6 克，白蒿 10 克，淘米水煎服。
7. **跌打伤损：** 刺红根 15 克，大血藤 10 克，铁马鞭 10 克，小血藤 10 克，土牛膝 10 克，水酒各半煎服。药渣煎水温洗患处。有青紫者，瓦针放血，再外洗。
8. **风湿关节痛：** 刺红根 10 克，夏天无 4 克，燕子尾 10 克，野葡萄根 10 克，飞龙掌血 10 克，水煎服。药渣煎水，加樟脑 2 克，温洗患处。
9. **风湿性腰腿痛：** 刺红根 10 克，黑风藤 10 克，香血藤 10 克，冷饭团 10 克，夏天无 4 克，水酒各半煎服，药渣煎水，用布袋包好，热熨痛处。
10. **外伤出血：** 刺红根嫩叶，焙干研细末，外撒患处，再用布条包裹。

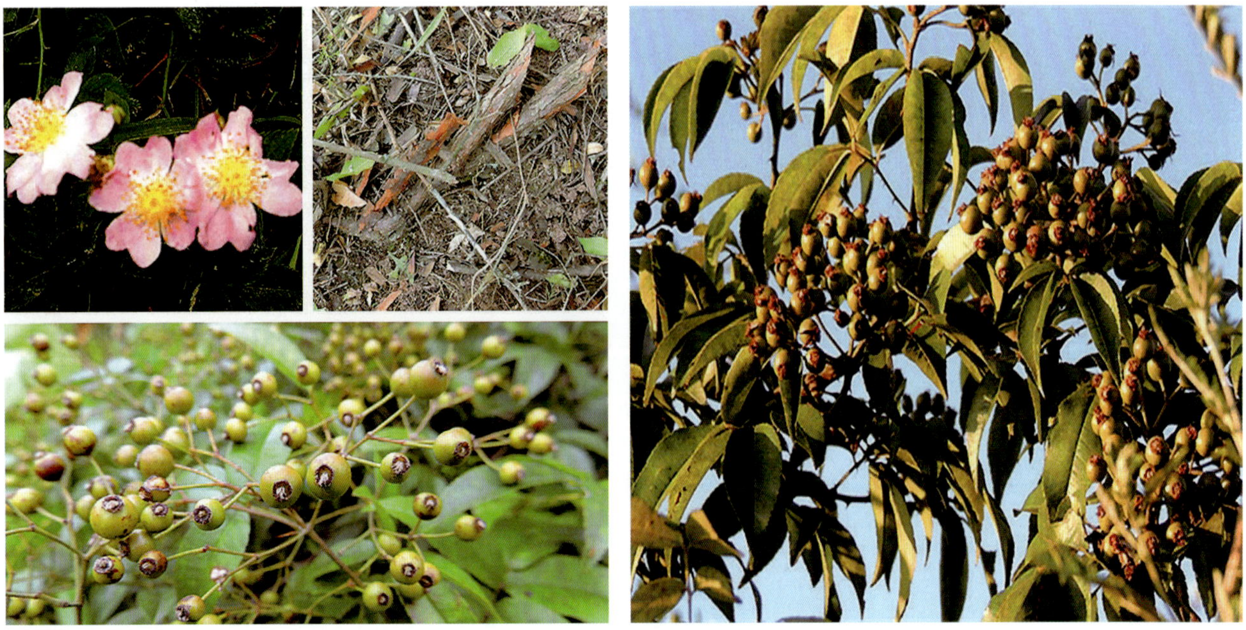

地萝卜 | Di luo bo

Di luo bo 地萝卜

甘甜可口地萝卜，养阴生津可生吃。酒痨瘖热白糖拌，虚烦高压煮成汁。

地萝卜，为豆科植物凉薯 *Pachyrhizus erosus*（Linn.）Urb. 的块根。
苗乡各地均有栽培，一般栽培在菜园里、沙土地、山坡上。

别名 凉薯、洋苕、葛薯、地瓜、凉瓜、沙葛、豆薯。

采制 以块根入药。秋后采挖成熟的地萝卜块根，洗净泥土，切片，鲜用，或风干备用。

性味与归经 味甘，性凉。入肺、胃经。

功效 清热去火，养阴生津，止渴醒酒，降血压。

主治 风热感冒、咽喉疼痛、虚烦潮热、失眠盗汗、五心烦热、酒痨瘖热、暑热口渴、肝火内盛、血压偏高、面红目赤、大便秘结等。

用法用量 内服：水煎，30～50 克，可鲜吃或炒熟食用，或晒干研末，备用。

禁忌 脾胃虚寒者禁用，痛经女子慎用，糖尿病患者少吃。

附方

1. **酒痨瘖热：** 鲜地萝卜 30 克，切成薄片，拌白糖生吃。
2. **酒醉口渴：** 鲜地萝卜 30 克，切成薄片，鲜吃。
3. **脾虚食少：** 鲜地萝卜 100 克，小米 200 克，白糖 15 克，煮熟吃，1 日 3 次。
4. **风热感冒：** 鲜地萝卜 30 克，切成薄片，加生姜、丝葱少许，煮汤喝。
5. **咽喉肿痛：** 地萝卜 50 克，鲜用嚼烂，慢咽；或捣烂取汁，含服。
6. **虚烦潮热：** 地萝卜 30 克，薯仄 30 克，藕 30 克，煮汤，连渣一起吃。
7. **高血压：** 地萝卜 30 克，葛根（去老皮）20 克，芹菜根 10 克，煮汤连渣吃。
8. **暑热口渴：** 鲜地萝卜 30 克，生吃。

附注 地萝卜茎叶、种子的作用

地萝卜茎叶、种子均有毒性。一般只作外用，不可内服。

1. 地萝卜子用醋煮，取汁外搽，外用治疥疮。
2. 地萝卜子用醋煮，取汁外撒，对防治烟蚜虫、甘蔗蚜虫、棉蚜虫有效。
3. 防治蚊虫、蛆虫：取地萝卜茎叶一把，切碎后，撒在厕所里或阴沟、污泥中。

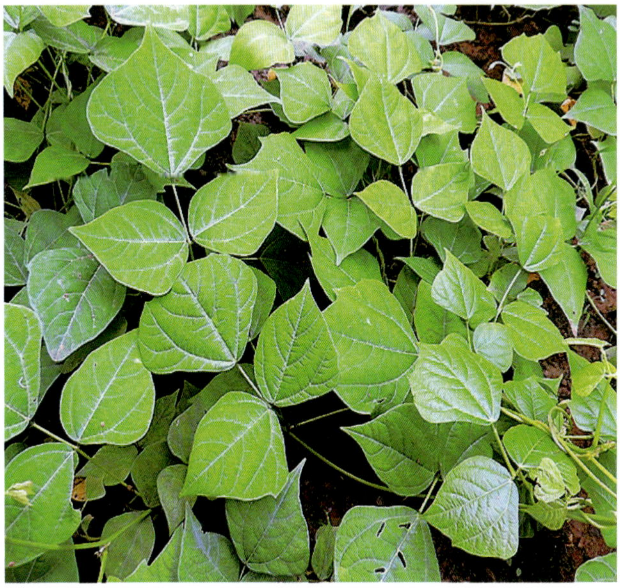
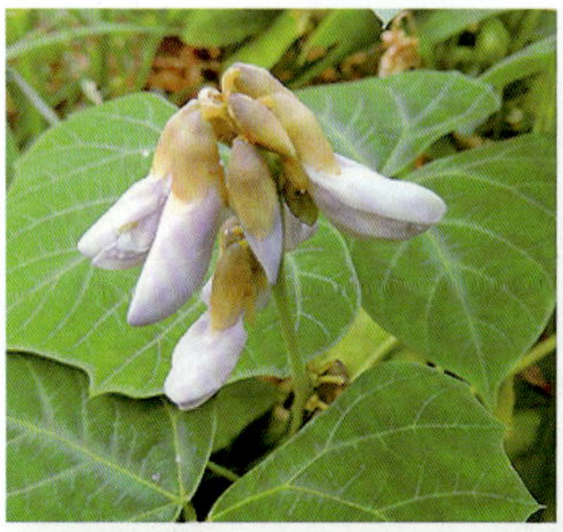
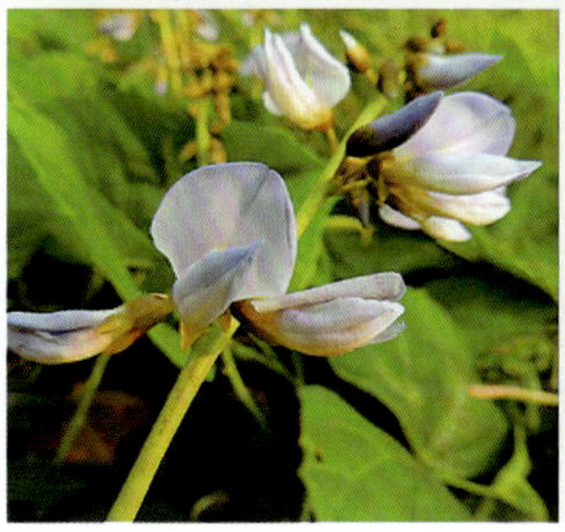
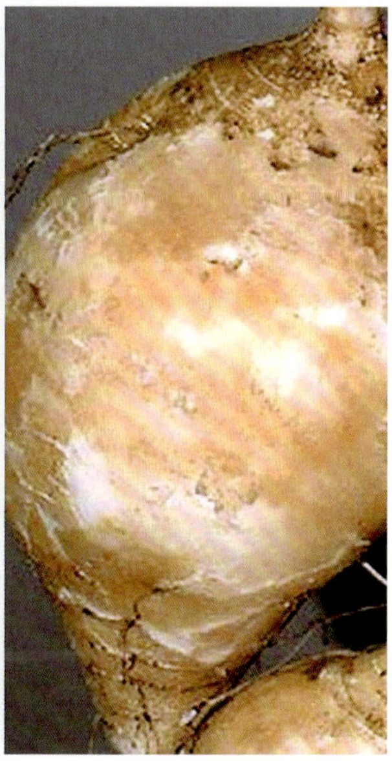

高笋 | Gao sun

Reib gunb shous 鋭菰手

笋子生在半节腰，外青内白步步高。暑热烦渴湿热痢，酒毒黄疸口舌焦。

高笋，为禾本科植物菰 *Zizania latifolia*（Griseb.）Stapf 的花茎经茭白黑粉的刺激而形成的纺锤形肥大的菌瘿。苗乡各地均有野生，一般生长于池塘浅水处、冬水田、荒田、水渠旁以及溪流、河湾的淤泥中。

别名 茭粑、茭儿菜、篙芭、茭笋、菰笋、茭瓜、茭芦、高瓜、菰手、茭笋。

采制 药用膨大之根茎。夏、秋季节，高笋开始膨大，约有刀把大时即可采摘，剥去外壳，一般鲜用。

性味与归经 味甘、性寒。入肝、脾、肺经。

功效 祛热生津，利尿除湿，补虚健体，解酒退黄。

主治 暑湿腹痛、湿热黄疸、烦热消渴、痢疾、热淋、目赤肿痛、乳少、疮疡肿毒、二便不利、饮酒中毒。

用法用量 内服：煎汤，30～60 克。外用：适量，捣烂外敷，或烧灰研细末，外撒患处。

禁忌 阳痿遗精，脾虚胃寒，肾病结石或尿中草酸盐多，腹泻者禁食。

附方

1. 暑热腹痛：鲜高笋根 60～100 克，水煎取汁，分 3 次服。
2. 斑疹伤寒：高笋根 10 克，蛤蟆草 18 克，嫩松针 6 克，水煎取汁，分 3 次服。
3. 催乳：高笋 30 克，通草 10 克，猪脚 1 只，煮熟，吃猪脚喝汤，1 日 4 次。
4. 小儿风疮，经久不愈：高笋节疤适量，烧灰研细末，撒患处。
5. 湿热黄疸：高笋 30 克，土茵陈 10 克，黄菊子 10 克，黄茅根 10 克，水煎服。
6. 饮酒中毒：高笋 30 克，水豆腐 1 块，瓜板花 10 克，鸡爪子 10 克，水煎服。
7. 热淋：鲜高笋 30 克，黄毛根 10 克，蛤蟆草 10 克，水灯草 10 克，水煎服。
8. 疮疡肿毒：鲜高笋若干，捣烂外敷患处，干则换。
9. 高热烦渴：鲜高笋 30 克，黄茅根 10 克，水竹叶 10 克，绿豆壳 10 克，水煎服。
10. 眼目红肿，疼痛：高笋 30 克，野菊花 10 克，退水草 10 克，蛤蟆草 10 克，水煎服。另用退水草叶 1 片，沾水贴眼皮上。

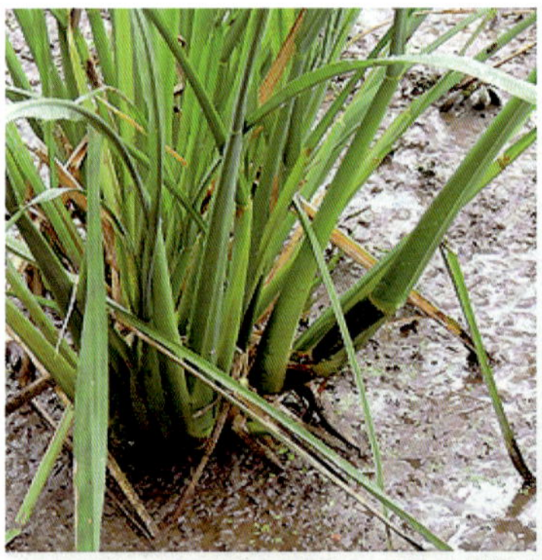
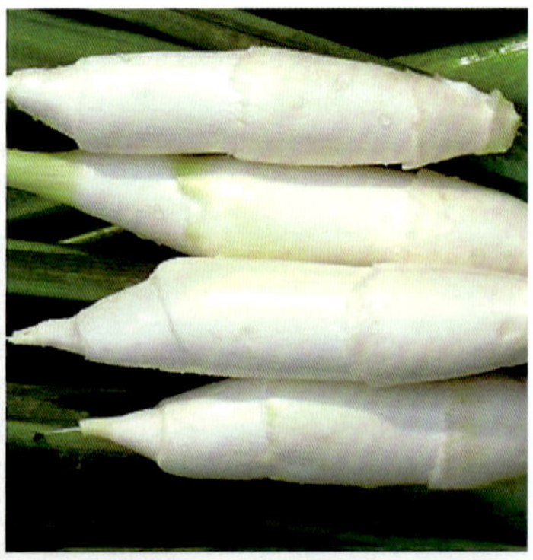
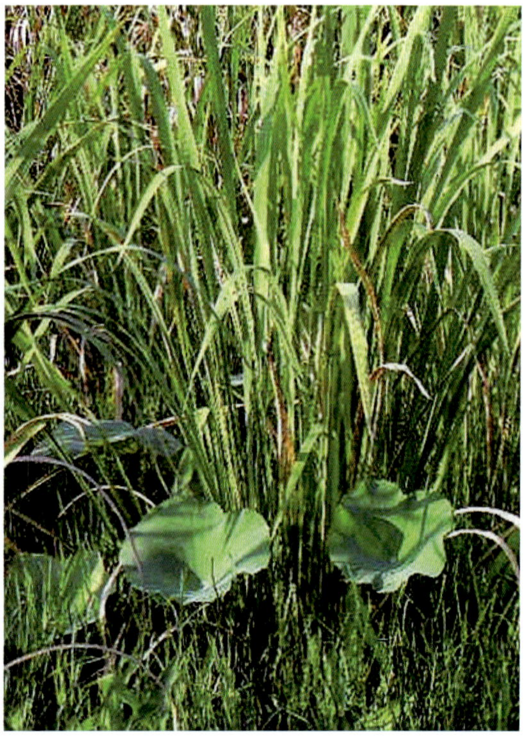
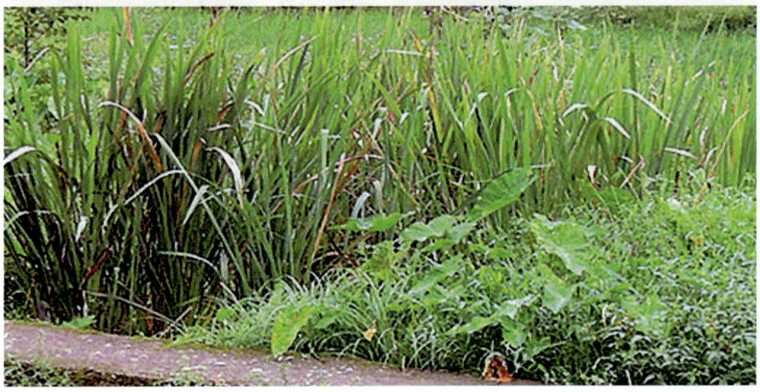

隔山消 | Ge shan xiao

Reib bex ted 鋭簸投

苗岭奇药隔山消，山路崎岖岭崖高。肝肾两亏须发白，纳差泄泻腹胀消。

隔山消，萝藦科植物牛皮冻 *Cynanchum auriculatum* Royle ex Wight 的块根。
苗乡各地均有生长，而以高寒山地区为多。一般生于山坡、山谷或灌木丛中、路边草地。

别名 牛皮冻、牛皮消、一肿三消、奶浆藤、七股莲、隔山撬、隔山牛皮消、白首乌、白何首乌。

采制 药用块茎，早春或秋季采挖，洗净泥土，切片，鲜用或晒干备用。

性味与归经 味甘、微苦，性微温。入脾、胃、肾经。

功效 滋补肝肾，强筋壮骨，健脾消食，清热解毒。

主治 肝肾两虚、头昏眼花、失眠健忘、须发早白、糖尿病、白血病、阳痿、遗精、腰膝酸痛、疳积、脾虚不运、脘腹胀满、食欲不振、泄泻、妇女白带、产后乳少、梅毒、鱼口疮毒。

用法用量 内服：煎汤，10～15 克。外用：适量，鲜品捣烂敷或捣汁搽。

禁忌 隔山消善消易饥，体虚之人慎用。

附方

1. 痢疾：隔山消 10 克，水杨柳 10 克，蛤蟆草 10 克，水煎服。
2. 食积腹胀：隔山消 30 克，打磨成粉，每次 3 克，开水吞服。
3. 胃痛、胃胀：隔山消 10 克，金荞麦 10 克，煳锅巴 10 克，淘米水煎服。
4. 多年老胃病：隔山消 30 克，鸡屎藤 15 克，猪肉 100 克，炖烂，吃肉喝汤。
5. 打嗝、厌食：隔山消 10 克，鸡肫皮 15 克，糊米 30 克，打磨成粉，每次 3 克，温开水吞服。
6. 小儿腹胀：隔山消 30 克，淘米水煎，加白糖调匀，每次 1 调羹，1 日 4 次。
7. 小儿伤食腹泻：隔山消 6 克，苦荞麦 6 克，鸡屎藤 6 克，镰仄草 6 克，则耳根 6 克，淘米水煎服，每日 3～4 次。
8. 产后少乳：隔山消 30 克，猪肉 100 克，炖烂，分 3 次，吃肉喝汤。
9. 食积腹水：隔山消 30 克，破铜钱 30 克，瓜子金 30 克，研末，每次 3 克，1 日 2 次，开水冲服。
10. 腹痛腹胀：隔山消 15 克，木香 3 克，水煎服。
11. 白带多：隔山消 10 克，杉木浆 10 克，白线鱼 1 条，水煎，兑红糖服。
12. 肛门生疮：生隔山消 1 块，磨成浓汁，外搽患处。
13. 白血病：隔山消 100 克，山葡萄根 60 克，猪瘦肉 100 克，共炖熟服。

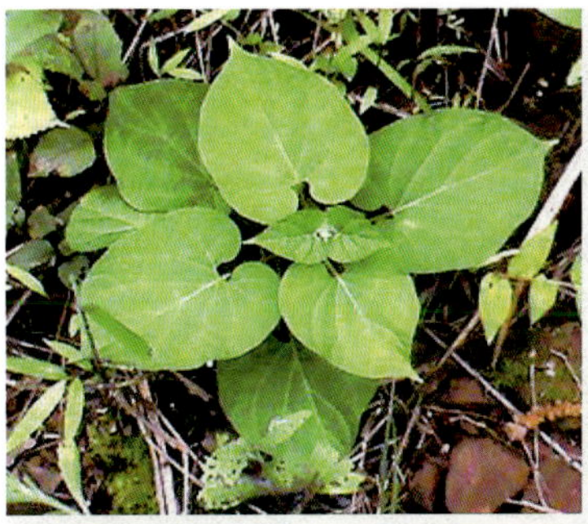
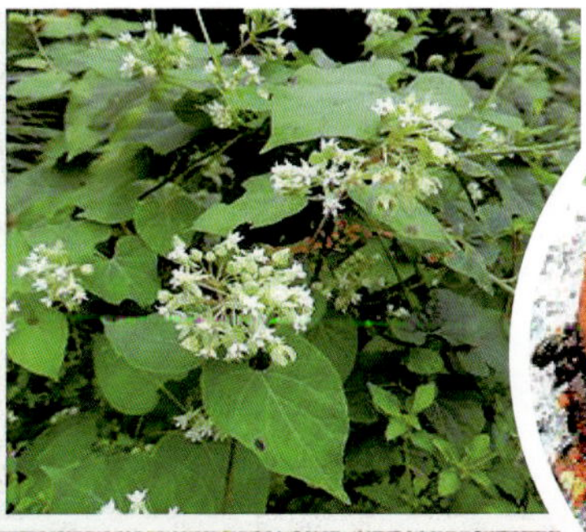
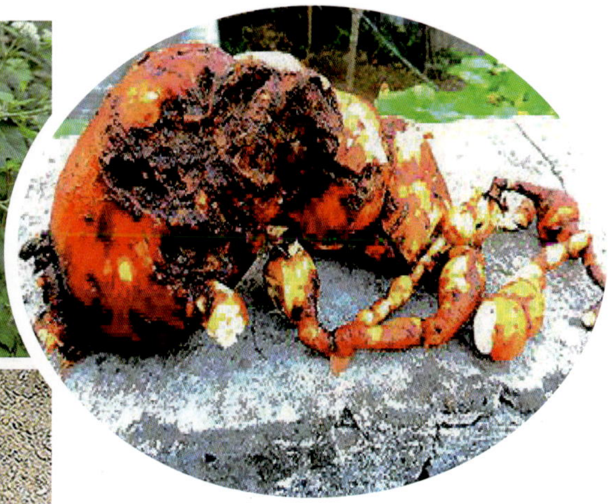
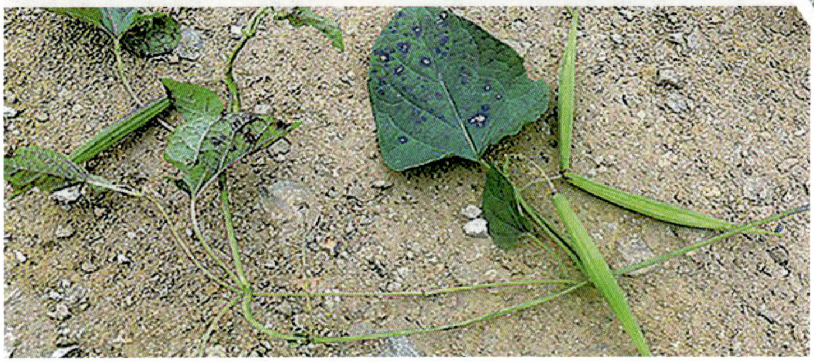

瓜板 | Gua ban

Hleat xinb xud 那信速

度荒辟谷寻瓜板，高山疏林叶成片。退热透疹解酒毒，升阳化脂心自安。

瓜板，为豆科葛属植物野葛 *Pueraria lobata*（Willd.）Ohwi 的根茎。

苗乡各地均有野生，一般生于山野荒坡，或杂树林中，或山坡草丛、山路边等地。

别名 葛根、野葛根、瓜板根、瓜板瑙、粉瓜板、水瓜板、瓜板花、葛根花、葛花、瓜板粉、葛粉。

采制 药用茎、叶、花、果、根。根茎在春季瓜板未发芽前以及秋季瓜板落叶后采挖，洗净泥土，切片，鲜用或晒干备用，或晒干打粉用。叶片、花朵在茂盛、开放时采摘，晒干备用。果实在成熟时采摘，剥取种子，晒干备用。

性味与归经 味辛、甘，性凉。入肺、脾、胃、心经。

功效 瓜板藤：发汗解热，止泻，止痛，生津，解毒。瓜板根：解表退热，生津，透疹，升阳止泻。瓜板花：醒酒解毒，生津止渴。瓜板叶：清热解毒。

主治 根主治：外感发热、高血压、高血脂、高血糖、动脉硬化、心烦不安、老年性痴呆、口渴、消渴、颈项强痛、麻疹不透、热痢、泄泻，解巴豆毒。花主治：醉酒、痔疮出血、烦热口渴。茎主治：温热毒盛。叶主治：蛇咬伤，痈肿疮毒等症。

用法用量 内服：煎汤，根 10 ～ 15 克，花 3 ～ 6 克，茎 15 ～ 30 克，水煎服。外用：叶适量，鲜品捣烂外敷患处。

禁忌 低血压、心动过缓者慎用。

附方

1. **鼻出血：** 瓜板 10 克，木贼 10 克，白茅根 10 克，水煎服。
2. **夹疱：** 瓜板 10 克，黄花草 10 克，五爪风 10 克，蓖麻子 3 克，捶烂外敷。
3. **小儿麻疹不出：** 瓜板 10 克，一枝黄花 10 克，言须菜 6 克，桑叶 6 克，水煎服。
4. **中暑：** 瓜板 10 克，茅根 15 克，淡竹叶 6 克，生石膏 15 克，水煎服。
5. **风寒感冒：** 瓜板 10 克，葱头 3 个，生姜 3 片，樟树根皮 10 克，水煎服。
6. **肠炎、痢疾：** 生瓜板 15 克，救兵粮 15 克，黄连 6 克，黄芩 10 克，水煎服。
7. **心绞痛：** 鲜瓜板 50 克，粳米 100 克。瓜板切片磨碎，加水搅拌，沉淀取粉。取瓜板粉 30 克，与粳米同煮粥，每日早晚服食。
8. **斑麻：** 瓜板藤、阴蛇风、细荆芥、救兵粮、扳倒甑各 10 克，水煎服。
9. **糖尿病：** 新鲜瓜板 500 克，打碎用清水搅拌，沉淀后取淀粉，晒干备用。每以瓜板粉 30 克，粳米 100 克煮粥，趁热服食，1 日 3 次。可久服无妨。
10. **小儿夜啼：** 瓜板 5 克，蜂蜜 3 克。瓜板研粉，开水冲泡，加入蜂蜜饮服，1 日 3 次。
11. **醒酒解酒：** 瓜板花、瓜板、砂仁、生甘草、贯众各 20 克，共捣为粗末备。每次 15 克，水煎去渣后服用。
12. **养肝益肾、滋阴解酒：** 瓜板、桑椹子、枸杞子各 15 克，水煎连渣服。
13. **跌打损伤：** 鲜瓜板根 30 克，食用醋适量。共捣烂，外敷患处。

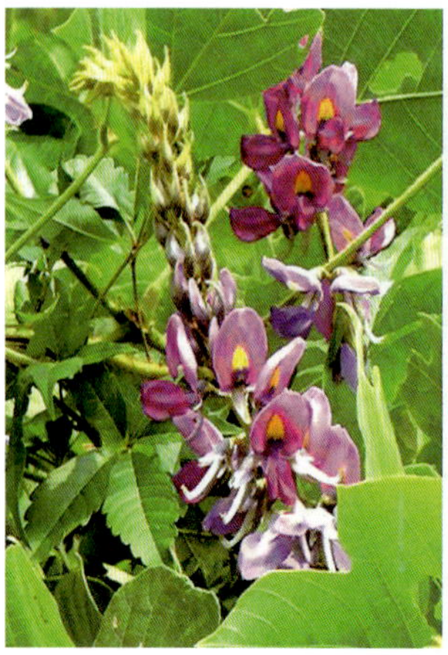
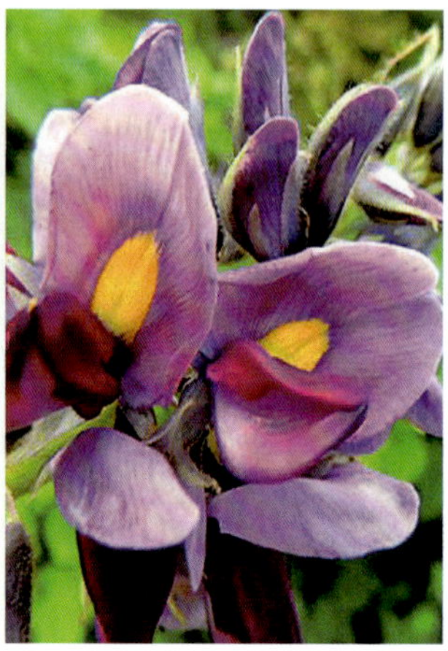
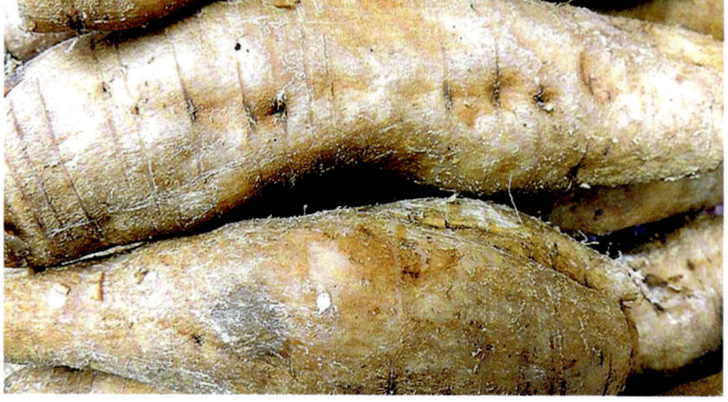

贯众 | Guan zhong

Deb ndab zdul 代达专

疏林崖壁丛丛生，形似狗脊黑黑根。肺热咳痰诸般血，祛风活血避毒瘟。

贯众，为鳞毛蕨科植物贯众 *Dryopteris crassirhizoma* NaKai 的根茎及叶柄残基。

苗乡各地均有野生，一般生于疏林下、杂草丛中或悬崖石壁之上。

别名 贯节、贯渠、百头、黑狗脊、贯中、贯钟、贯仲、管仲。

采制 春、秋两季采挖，削去叶柄、须根，除净泥土，切片，晒干备用，或将贯众片用武火炒至焦黑，存性，喷洒凉水，取出晾干备用。

性味与归经 味涩、苦，性寒，有小毒。入肝、胃经。

功效 清热解毒，凉血止血，祛风活血，驱虫杀虫。

主治 风热感冒、咽喉肿痛、咳嗽痰多、吐血咳血、目赤羞明、肠风便血、崩漏带下、尿血遗尿、衄血血痢、虫积腹痛、风寒湿痹、白秃头疮、刀伤出血、疮疡肿毒、蛔虫、产后出血，预防传染病。

用法用量 内服：水煎，5～15 克，或入丸、散剂。外用：适量，研细末涂搽。

禁忌 阴虚内热及脾胃虚寒者不宜，孕妇慎用。

附方

1. **预防流感：** 贯众 10 克，水煎，分 2 次服，儿童酌减。
2. **预防钩端螺旋体病：** 贯众、九里光、十大功劳、白茅根、银花各 10 克，水煎代茶饮。
3. **避瘟：** 贯众 1 棵，白矾 1 块放水缸中，每日饮用此水，可免瘟疫。
4. **白喉：** 贯众根 10 克，水煎服。
5. **齿痛：** 贯众、鸡脚凤尾草、凤尾草、小枣各 15 克，水煎服。
6. **水痘：** 贯众 15 克，竹叶菜 30 克，黄芩 15 克，射干 9 克，板蓝根 30 克，煎服。
7. **出油麻：** 贯众 500 克，紫草 250 克，加水 3000 毫升，煮沸数滚，取汁服用。
8. **风热感冒：** 贯众 10 克，芦根 60 克，田边菊 30 克，甘草 6 克，水煎代茶饮。
9. **风寒感冒：** 贯众 50 克，生姜 10 克，红糖 10 克，水煎分 3 次服，连服 3 天。
10. **水痘：** 贯众 15 克，竹叶菜 30 克，射干 9 克，板蓝根 30 克，每日 1 剂煎服。
11. **赤痢：** 贯众 24 克，槐花、地榆各 12 克，水煎服。
12. **黄肿病：** 贯众、牡荆子各 10 克，野花椒 6 克，苦楝皮 10 克，水煎服。
13. **宫颈癌、白带多：** 贯众 30 克，白英 60 克，红枣 30 克，土茯苓 10 克，煎服。
14. **白带淋浊：** 贯众 15 克，车前草、萹蓄、海金砂、连钱草各 10 克，水煎服。
15. **蛔虫病：** 贯众 10 克，苦楝皮（去粗皮）15 克，浓煎，每次服 30 毫升。
16. **疝气偏坠：** 贯众根 10～15 克，水煎服。
17. **内外伤出血：** 贯众、金丝杜仲各等量，研细末，撒布伤口。

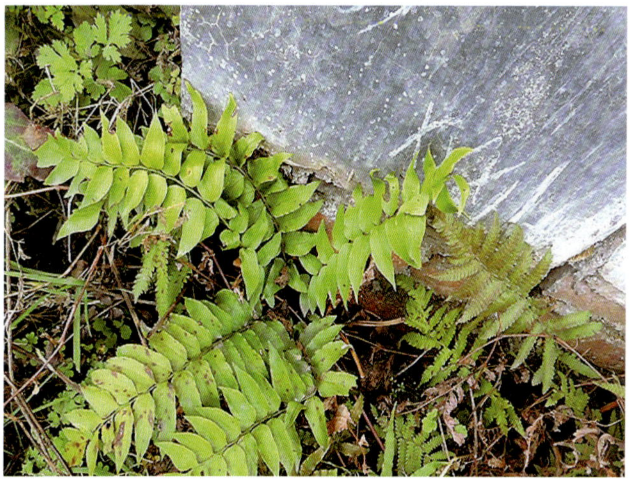

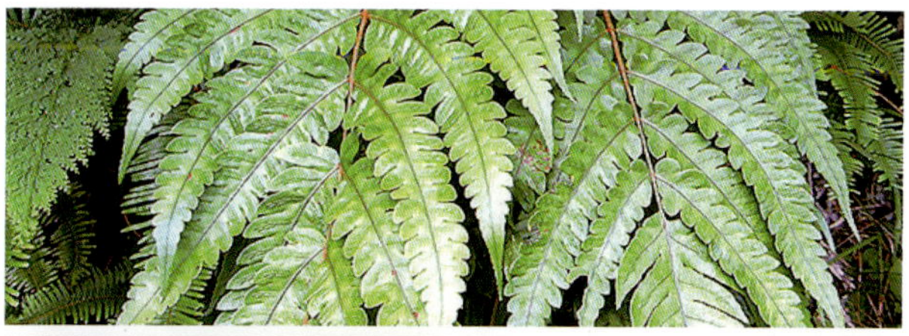

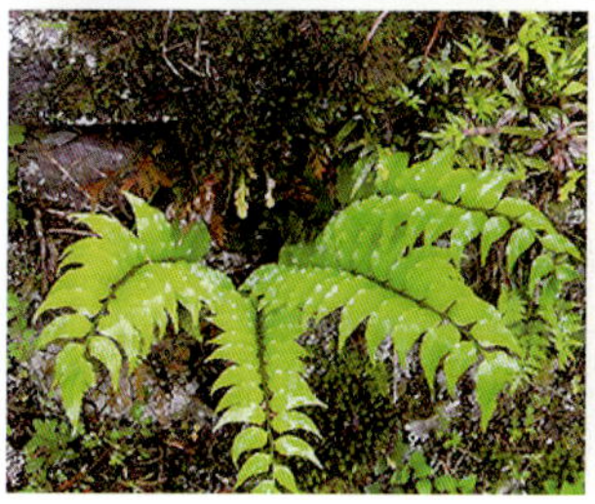

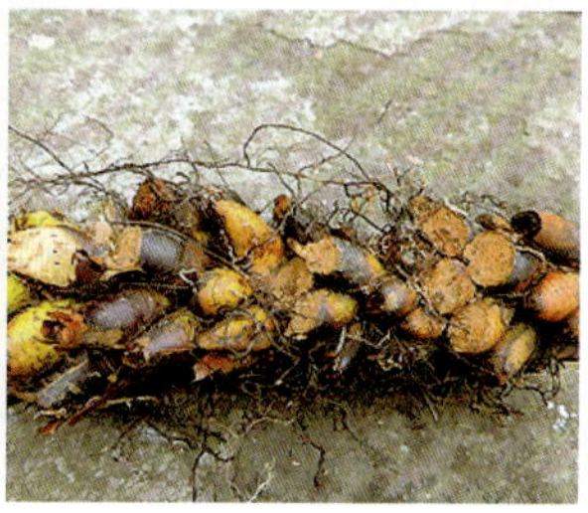

红苕 | Hong shao

Bid hongs shub 比红薯

红苕高产属主粮，天旱水涝能度荒。性平味甘健脾胃，体虚便秘对口疮。

红苕，为旋花科植物甘薯 *Dioscorea esculenta*（Lour.）Burkill 的块根。

苗乡各地均有栽培，一般栽培在土质疏松、排水好的土壤中，如山坡、沙土地、菜园中、山路边等。

别名 苕、红薯、地瓜、白薯、山芋、番茹、甘薯。

采制 春季挖取红苕种生出的小块根，秋后挖取根茎，鲜用，或切片、或打粉，晒干备用。红苕叶在生长茂盛时采摘，一般鲜用。

性味与归经 味甘，性平。入脾、胃、肾经。

功效 健脾胃，益气力，肥五脏，强肾阴。

主治 脾虚水肿、肠燥便秘、气虚体弱、肺胃燥热、口渴咽干、疮疡肿毒。

用法用量 内服：生吃或煎汤，20～30克。外用：适量，捣烂外敷，或捣汁涂。作为食物，还可以做成烤红苕、焖红苕、蒸红苕、红苕饭、红苕条、红苕丝、红苕粉、红苕面、红苕饼、红苕粥等。

禁忌 肠胃积滞者不宜多食。

附方

1. 湿疹：生红苕 30 克，大枣 50 克，洗净研细末，茶油调匀，外搽患处。
2. 肺胃燥热：红苕 30 克，鲜姜片 10 克，丝葱 4 克，炒热食用；或红苕煮熟，再加丝葱、姜片食用。
3. 面疔：红苕叶 30 克，金丝蜘蛛 1 只，黄糖少许，捣烂贴患处。
4. 夜盲症：红苕叶 125 克和猪肝煮食，连服 2～3 次。
5. 舌肿大：红苕藤适量，煎汤服。
6. 对口疮：红苕叶、虾酱各适量，共捣烂，敷患处。
7. 乳汁不通：红苕藤、王不留行、穿山甲各 9 克，水煎服。
8. 腹水：取红苕叶、蕹菜嫩叶、黄糖各适量，捣烂敷脐，2 小时即泻，泻尽水气即愈。
9. 阴囊湿疹：取红苕苗叶，加白盐煎水洗，后用薯粉、滑石粉各适量敷患处。
10. 痞症：鲜红苕叶 100 克，水煮汤，去渣取汁，当茶饮，1 日数次。
11. 痧症：干红苕藤 250 克，白矾 6 克，煎水服。
12. 狂犬咬伤：生红苕叶 30 克，和黄糖捣烂敷患处。
13. 百足虫咬伤：用红苕苗心适量，捣黄糖敷患处。
14. 蛇咬伤：红苕藤尖 1 把，捣烂敷。
15. 缠腰蛇丹：红苕叶适量，梅片少许，共捣烂敷患处。
16. 便秘：红苕叶 200 克。洗净晾干，放锅内加食油炒熟，分 2 次食用，连服 3 天。

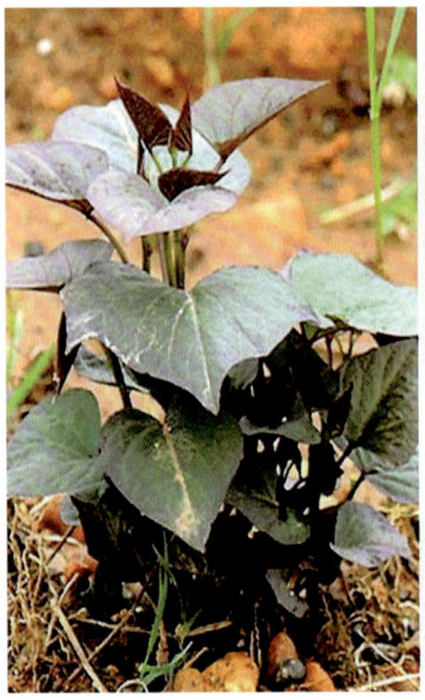
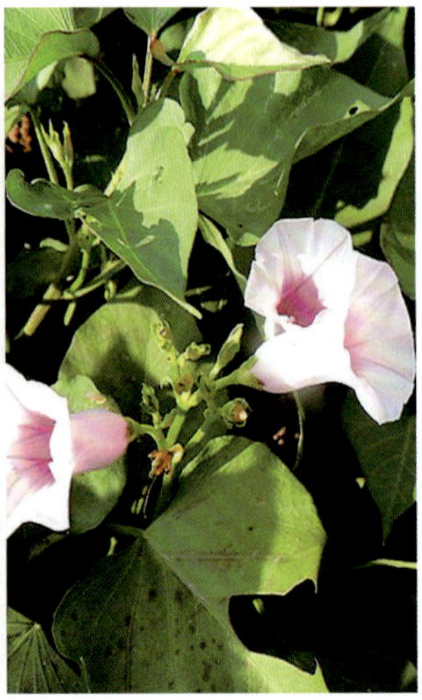
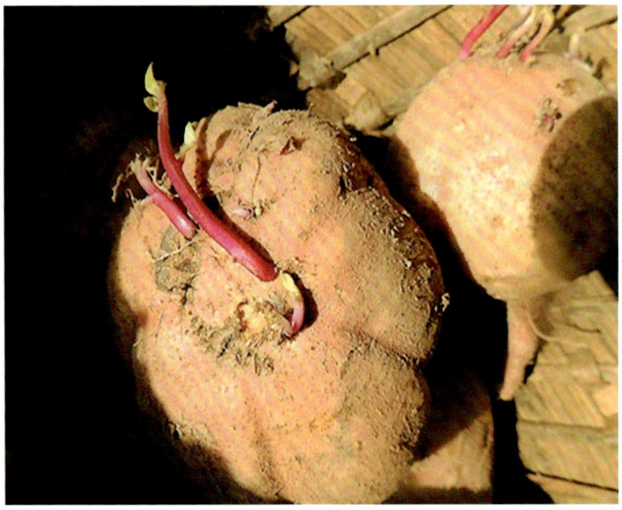

猴樟木 | Hou zhang mu

Ndut blol miui 都飘苗

宅前路旁栽香樟，树冠翠绿枝叶香。腹痛呕吐咳喘哮，风湿骨痛跌打伤。

猴樟木，为樟科植物香樟 *Cinnamomum camphora*（L.）Presl 的果实、根茎。

苗乡各地均有栽培，也有不少野生。栽培者多半栽种在村前、宅后、马路边，以及菜园、果园旁等处。

别名 香樟、香通、走马胎、樟脑树根、土沉香、山沉香。

采制 药用果实、根茎。根茎冬、春季采挖，洗净，切片，鲜用或晒干备用。果实秋后采摘，阴干备用。

性味与归经 味微辛，性温。入肺、肝、肾经。

功效 解表退热，理气活血，祛风除湿。

主治 高热感冒、麻疹、百日咳、痢疾、上吐下泻、心腹胀痛、风湿痹痛、跌打损伤。

用法用量 内服：煎汤，10～15 克，或焙干研细末冲服。外用：适量，捣烂外敷患处。

禁忌 猴樟木性温热，内有实热者慎用。

附方

1. **风寒感冒：**猴樟木根皮 10 克，葛根 10 克，葱头 3 个，生姜 3 片，水煎服。
2. **喉蛾：**猴樟木 6 克，蜂子王全草 15 克，沙参 6 克，水煎取汁，分 3 次服。
3. **虫牙痛：**猴樟木根白皮适量，加食盐少许，捣烂敷痛处。
4. **胃气痛：**猴樟木子 15 克，小管仄 10 克，水煎取汁，分 3 次服。
5. **水火烫伤：**猴樟木茎叶适量，煎浓汁，搽洗伤处。
6. **急性吐泻腹痛：**猴樟木二层皮 15 克，青蒿 30 克，红辣蓼草 15 克，豆豉 10 克，共捣烂，用淘米水浸泡 1 小时，取浸液内服。
7. **发痧、腹痛：**猴樟木树皮 10 克，青木香 10 克，水煎，酌加白酒少许兑服。
8. **小儿发热：**猴樟木、水竹叶、斑鸡窠、铁马线、蛤蟆草各 3 克，水煎服。
9. **干咳：**猴樟木、红糖、红枣、胡椒、生姜各 3 克，捣烂冲阴阳碗吃。
10. **呕泻：**猴樟木皮 25 克，草豆蔻 15 克，丁香、生姜各 10 克，水煎，分 3 次服。
11. **狐臭：**猴樟木根为细末，加入生米饭混合成团，搓揉腋下。
12. **脚汗：**鲜猴樟木根皮，捣烂，包脚底过夜。

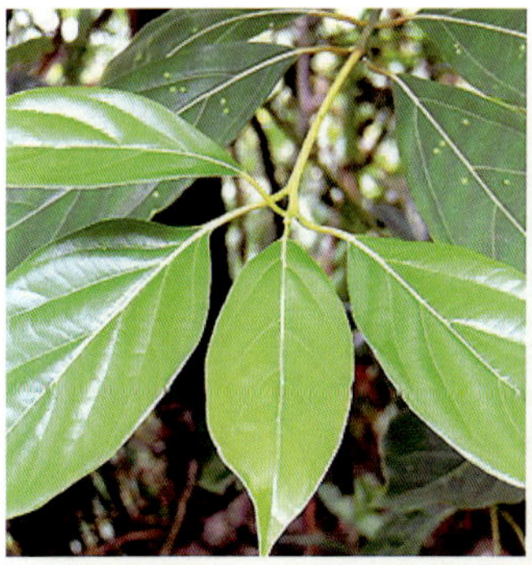
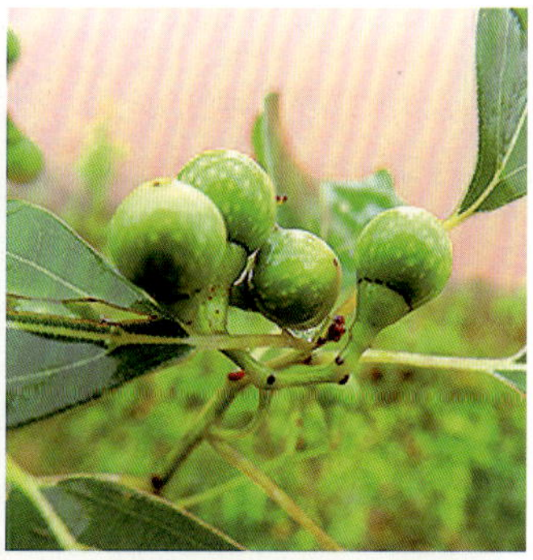
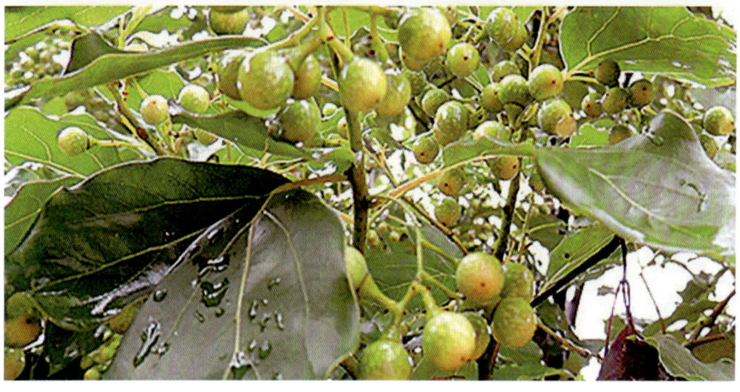
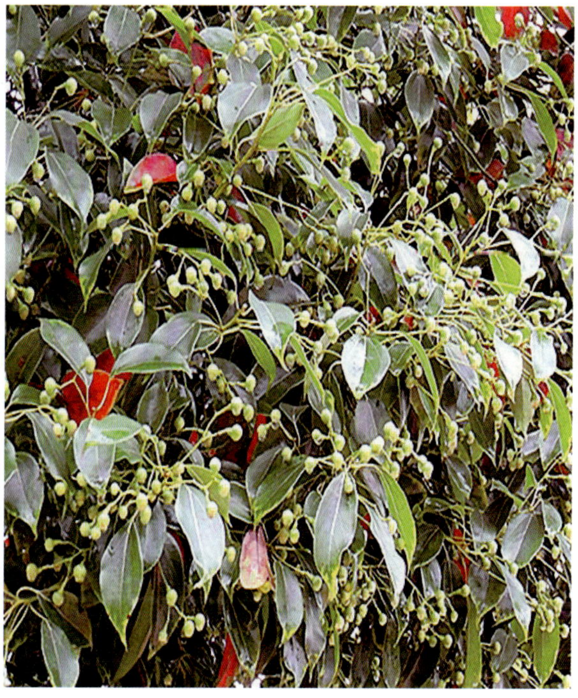

胡萝卜 | Hu luo bo

Hleat bous shed 和薄赊

肥嫩根茎胡萝卜，色泽鲜艳红黄紫。健脾消食平痰喘，清热补肝能明目。

胡萝卜，伞形科植物胡萝卜 *Daucus carota* L. var. *sativa* Hoffm. 的根茎。

苗乡各地均有栽培，一般栽种在菜园中、山路边、果园旁，或房前屋后的空地上。

别名 胡萝菔、黄萝卜、金笋、丁香萝卜、红芦菔、药萝卜、葫芦菔金、葫芦菔、红菜头、甘荀，还有“地下小人参”之称。

采制 药用嫩苗或根茎。嫩苗秋、冬、春季采，随采随用，一般鲜用为主。冬、春季采收胡萝卜时，挖取根茎，一般鲜用，或榨汁用。

性味与归经 味甘，性平。入肺、脾经。

功效 健脾消食，补肝明目，清热解毒，透疹，降气止咳，润肠通便，行气化滞，明目。

主治 小儿营养不良、麻疹、咳嗽痰多、视物不明、夜盲症、便秘、高血压、饱闷腹胀、食欲不振、水火烫伤等。

用法用量 内服：煎汤，根茎 30～60 克，嫩苗 10～15 克，或根茎 100～150 克榨汁饮用。外用：嫩苗适量，捣烂外敷。

禁忌 体弱气虚者禁服。胡萝卜耗气，不宜多吃、久服。不宜与白萝卜、人参、西洋参一同食用。服用胡萝卜时不可喝酒。慢性病患者不宜食用。婚后欲怀孕妇女不宜多吃胡萝卜。

附方

1. 消化不良：胡萝卜 10 克，隔山消 10 克，淘米水煎服。
2. 咳喘痰多：胡萝卜 10 克，夜关门 10 克，萝卜子 10 克，水煎服。
3. 夜盲症：胡萝卜 10 克，光棍草 10 克，鸡肝 1 副，同煎服。
4. 便秘：胡萝卜 100 克，榨汁，顿服，1 日 2 次。
5. 高血压：胡萝卜 30 克，瓜板 10 克，芹菜根 20 克，水煎服。
6. 麻疹发热：胡萝卜苗 10 克，芦根 10 克，水灯草 10 克，水煎服。
7. 视物不明：胡萝卜 15 克，菊花 10 克，羊肝 60 克，一同煮熟，吃羊肝喝汤。
8. 饱闷腹胀：胡萝卜 15 克，白萝卜 15 克，隔山消 10 克，水煎取汁，分 3 次服。
9. 水火烫伤：胡萝卜苗、红萝卜苗各适量，捣烂外敷患处，1 日 1 换。

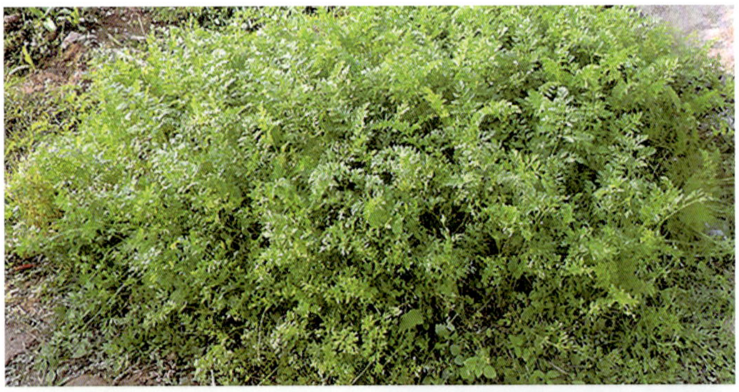
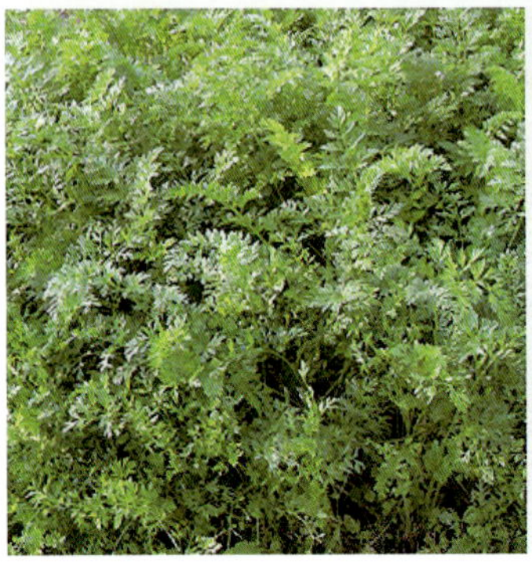
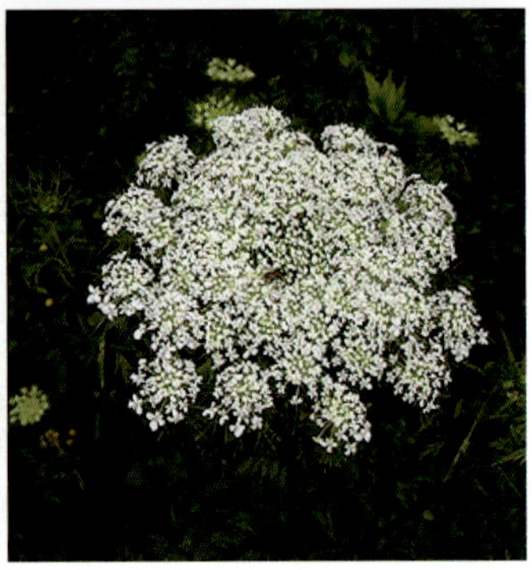
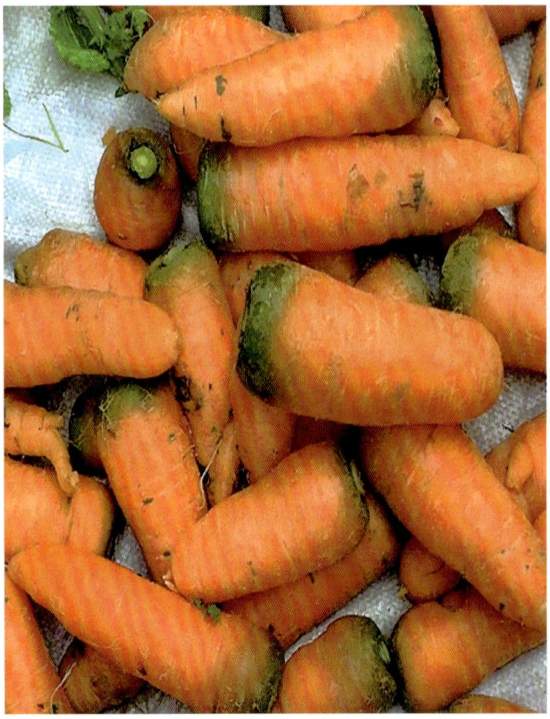

怀毛簹 | Huai mao qiang

Reib nins yongx 鋭女容

沙中害草怀毛簹，根似羊屎年年长。肝郁气滞胃脘痛，月经不调跌打伤。

怀毛簹，为莎草科莎草属植物香附草 *Cyperus rotundus* L. 的根茎。

苗乡各地均有野生，多生于山坡草地、路边、沟边或水边湿地上。

别名 莎草、香附草、香头草、回头青、雀头香、莎草根、香附子、雷公头、香附米。

采制 春、夏、秋三季均可采挖，一般在秋季采挖，洗净泥土，拣净杂质，晒至八成干，用火燎去须根，晒干备用。

性味与归经 味辛、微苦，性平。入肝、脾、三焦经。

功效 行气解郁，调经止痛。

主治 肝郁气滞、胸胁胀痛、消化不良、胸脘痞闷、寒疝腹痛、乳房胀痛、月经不调、经闭痛经。

用法用量 内服：煎汤，6～9 克，或入丸、散。生用解表止痛，醋炒消积止痛，酒炒通络止痛，炒炭止血。外用：研末撒、调敷或做饼热熨。

禁忌 凡气虚无滞、阴虚血热者忌服。

附方

1. **神经性胃痛、月经不调、腹痛：** 怀毛簹 6～10 克，益母草 15 克，当归 10 克，水煎取汁，分 3 次服。
2. **胃寒气痛：** 怀毛簹 6 克，山桂枝根 15 克，山姜子 4 克，辣子蛇药 6 克，水煎取汁，分 3 次服。
3. **虚寒性胃胀：** 怀毛簹、山柰、言须菜、莱菔子各 10 克。各药研细末，每服 6 克，1 日 3 次，牛奶冲服，连服 1～2 天。
4. **消化不良，腹胀痛：** 怀毛簹 9 克，鸡眼草 15 克，隔山消 10 克，淘米水煎取汁，分 3 次服。
5. **慢性胃炎、吐酸水、胃溃疡：** 煅蛤壳、怀毛簹各 100 克，共研末，每次服 10 克，每天 3 次，温开水送服。
6. **跌打损伤：** 鲜怀毛簹 10 克，铁马鞭 10 克，半边莲 20 克，洗净泥土，捣烂如泥，外敷患处，1 日换药 1 次。
7. **水肿：** 怀毛簹 10 克，毛木防己 10 克，车前草 3 克，冬瓜皮 15 克，水煎取汁，每日 1 剂，分 3 次服。
8. **心气痛：** 怀毛簹、丹参、川黄连、檀香、木香、延胡索、甘草各等分，水煎取汁，分 3 次温服。
9. **经前腹痛：** 怀毛簹 15 克，山莓根 20 克，茜草 10 克，乌梅根 10 克，水煎服。
10. **风寒咳嗽：** 怀毛簹、紫苏叶各 9 克，陈皮、甘草各 6 克，水煎服。

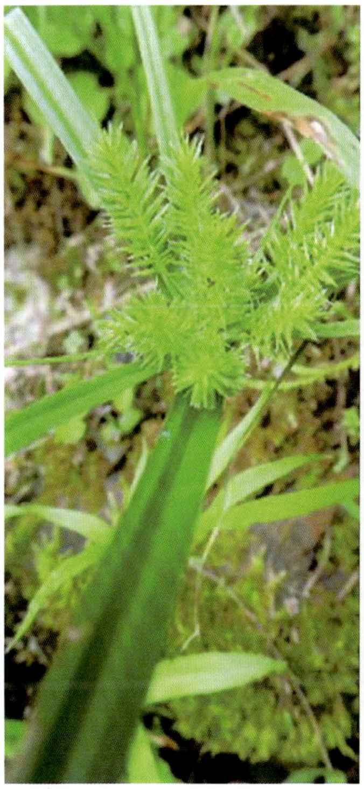
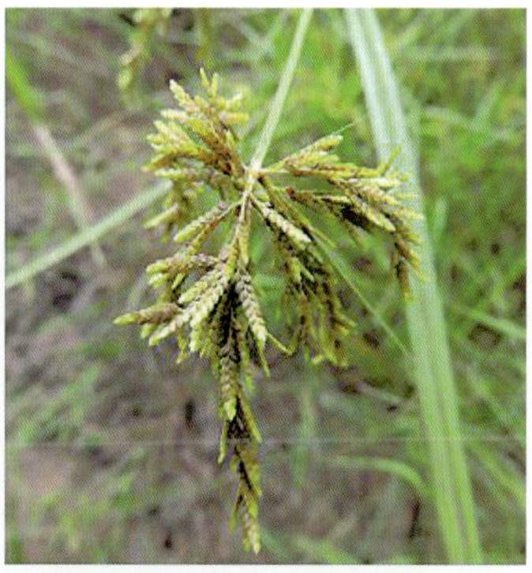
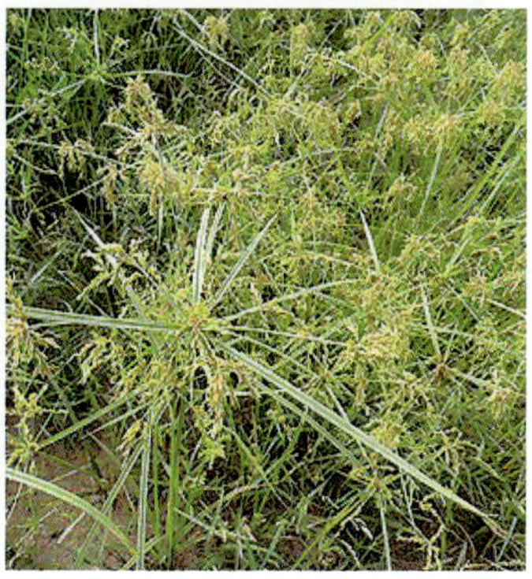
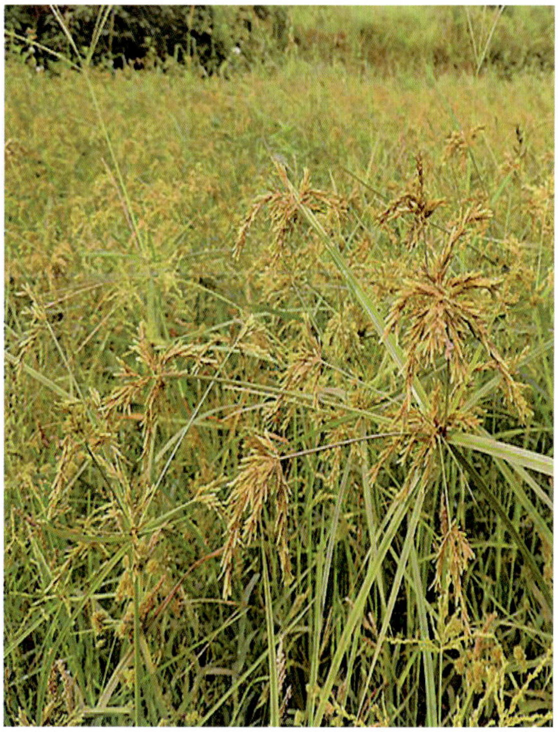

黄茅草 | Huang mao cao

Benx coul band 本抽班

甘甜多汁黄毛根，荒野沙地片片生。吐血鼻血尿血止，暑温痰热胃火清。

黄茅草，为禾本科植物白茅 *Imperata cylindrica*（L.）Beauv. 的花序、根茎。
苗乡各地均有野生，一般生长于山坡、沙土地、黄土岭、田坎边、荒草地、小溪旁等。

别名 黄毛草、白茅根、茅根、白茅菅、丝茅、万根草、茅草。

采制 药用花序、根茎。花序开花时采摘，鲜用或晒干备用。根茎春、秋二季采挖，采回后除去须根及叶鞘，切段，鲜用或阴干备用。

性味与归经 味甘，性寒，无毒。入肺、胃、小肠经。

功效 凉血止血，清热解毒，生津止渴。

主治 肺热咳血、咳吐黄痰、胃热吐血、热淋尿血、湿热黄疸、热病烦渴、胃热呕哕。

用法用量 内服：煎汤，干品 10 ～ 15 克，鲜品加倍。外用：适量，捣汁涂或研细末调敷，花序直接塞鼻。

禁忌 黄毛根性寒，脾胃虚寒、尿多不渴者禁服。

附方

1. 鼻出血：黄茅草花序适量，塞入鼻窍中；或黄毛根 30 克，炒栀子 15 克，水煎取汁，分 3 次服。
2. 咯血：黄茅草根 45 克，墨斗草 30 克，猪瘦肉 150 克，水煎取汁，分 3 次服。
3. 尿血：黄茅草根 60 克，木通 10 克，水煎取汁，分 3 次服，每日 1 剂。
4. 便血：黄茅草根、地瓜根、则耳根、墨斗草各 10 克，水煎取汁，分 2 次服。
5. 刀伤出血：黄茅草根炒焦，研细末，外撒患处，布条包扎；或用黄茅草花外敷。
6. 急性肾炎：黄茅草根 250 克，蛤蟆草子 60 克，水煎取汁，分 3 次服。
7. 湿热黄疸：黄茅草根、金钱草各 30 克，马鞭草 15 克，水煎取汁，分 3 次服。
8. 热病烦渴、呕哕：黄茅草根 30 克，老鼠王 10 克，紫苏 5 克，水煎，分 3 次服。
9. 酒精中毒：黄茅草根 30 克，葛根 15 克，水煎取汁，分多次频服。
10. 吐血不止：黄茅草根 30 克，小血藤 10 克，雀儿脑 10 克，水煎，分 3 次服。
11. 劳伤溺血：黄茅草根 30 克，干姜 6 克，蜂蜜 10 毫升，水煎取汁，分 3 次服。
12. 热淋、血淋：黄茅草根 60 克，水煎取汁，分 3 次服，每日 1 剂。
13. 痰热咳喘：黄茅草根 30 克，桑白皮 30 克，水煎取汁，分 3 次服，每日 1 剂。
14. 食入即吐：黄茅草根 100 克，芦根 100 克，水煎取汁，分 2 次服，每日 1 剂。
15. 米汤尿：鲜黄茅草根 250 克，白糖 30 克，水煎取汁，分 3 次服，连服 5 ～ 10 天。

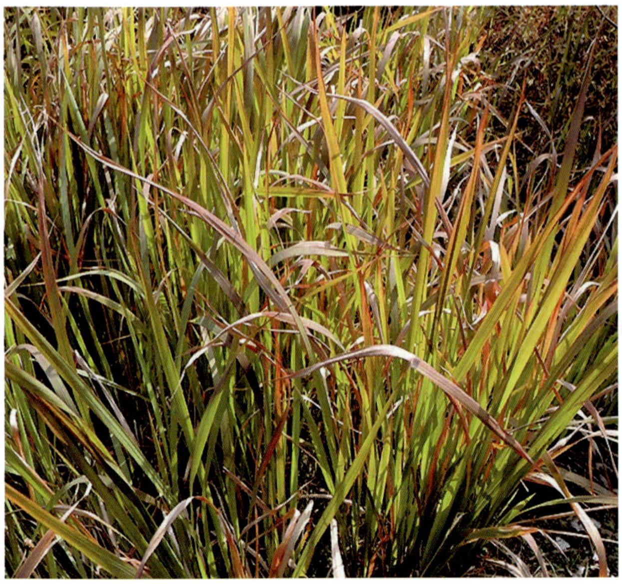
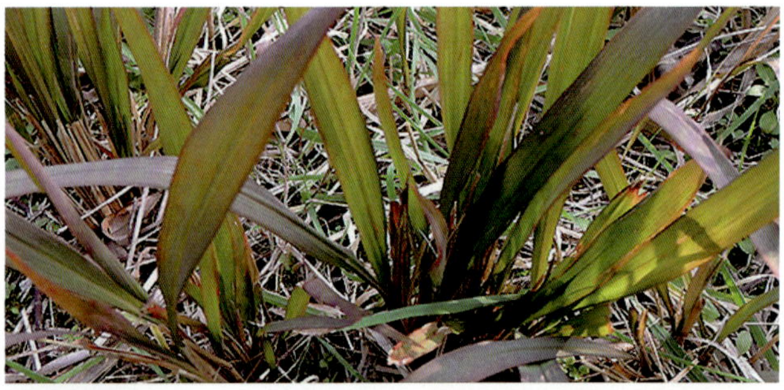
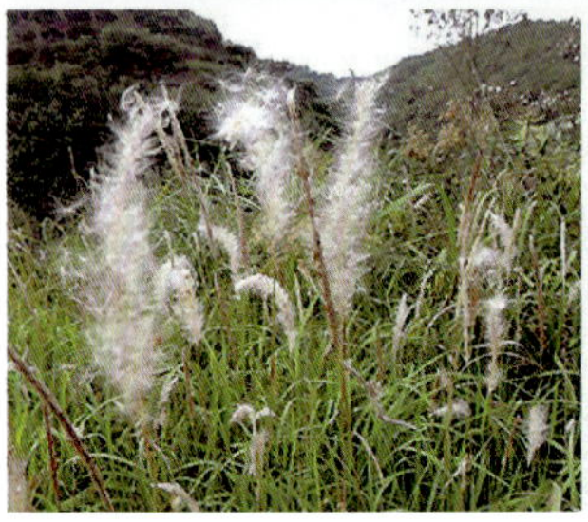
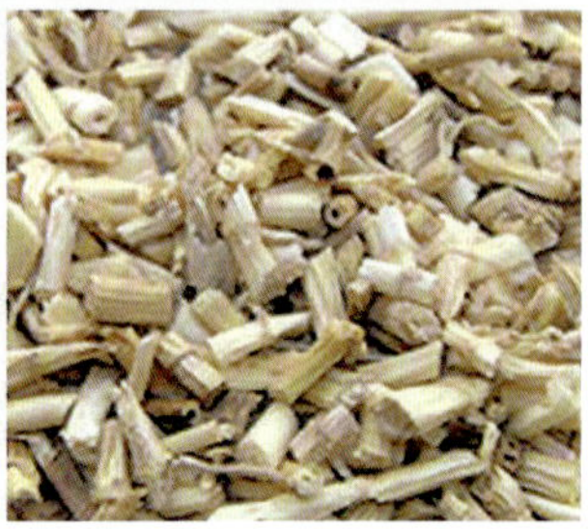

霍基泡 | Huo ji pao

Reib ndad gunb 鋭达棍

全身毒毛红禾麻，触之瘙痒似火烧。骨折风湿煎汤服，麻木肿胀煮水浇。

霍基泡，为荨麻科植物荨麻 *Urtica fissa* E. Pritz. 的根茎、枝叶。

苗乡各地均有野生，一般生于山地林下、疏林中、或山间小溪边的沙地中、潮湿的悬崖上等。

别名 荨麻、蜇人草、咬人草、蝎子草、火麻草、红活麻、红火麻、红禾麻。

采制 药用根茎、枝叶。夏末秋初，枝叶茂盛时采摘枝叶，拣净杂质，切段，晒干备用。根茎一般于秋后枝叶枯萎时采挖，洗净泥土，晾干，切片，晒干备用。

性味与归经 味辛辣，性热，有小毒。入肾、脾、胃经。

功能 祛风除湿，活血化瘀，利湿消肿。

主治 风湿痹痛、跌打损伤、肢体麻木、骨折疼痛、月经不调、皮肤瘙痒。

用法用量 内服：煎汤，干品 9 ～ 15 克，鲜品加倍，或浸酒。外用：适量，煎水外洗或捣烂外敷患处。

禁忌 霍基泡枝叶有螫毛，接触后容易引起水疱，采摘时必须十分小心。

附方

1. 风湿麻木：霍基泡根 15 克，煎水服。药渣煎水外洗患处。
2. 跌打损伤：霍基泡根晒干，研成细末，每晚临睡前用白酒送服 6 克。
3. 荨麻疹：霍基泡根 6 ～ 9 克，水煎服。药渣煎水外洗患处，洗后用茶油涂抹。
4. 风湿性关节疼痛：霍基泡根 30 克，五加皮 10 克，泡酒 500 毫升。一七后，每晚服用 20 毫升，并用药酒涂抹痛处。
5. 体虚浮肿：霍基泡根 10 克，小人参 10 克，猪瘦肉 500 克，共炖烂，吃肉喝汤。
6. 咳嗽：霍基泡 20 克，铁包金 10 克，枇杷花 6 克，水煎服。
7. 风寒感冒：霍基泡根 10 克，粗香薷 10 克，笔通草 10 克，水煎服。
8. 半身不遂：霍基泡根 10 克，香血藤 10 克，大血藤 10 克，小血藤 10 克，飞龙掌血 10 克，土牛膝 10 克，夏天无 4 克，水煎服；或泡酒 500 克，七天后开始服用，每晚 20 毫升，饮酒后用温开水送下。
9. 寒湿性皮肤肿胀：新鲜霍基泡枝叶，折回后，洗净皮肤，用霍基泡枝叶摔打患处，以皮肤起水疱为度。针头刺破水疱，放出里面的毒水，用茶油涂抹。
10. 月经不调：霍基泡根 10 克，益母草 15 克，鸡冠花 10 克，月月红 6 克，水煎服。药渣煎水温洗腰部、小腹部。并禁忌酸冷食物。

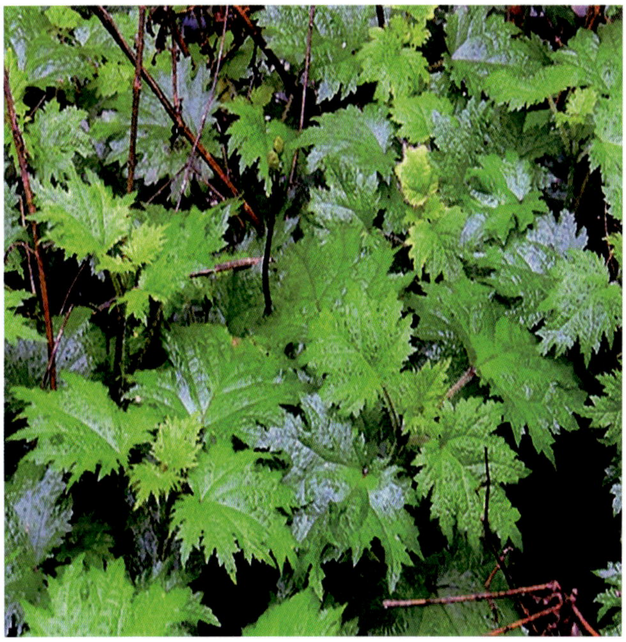
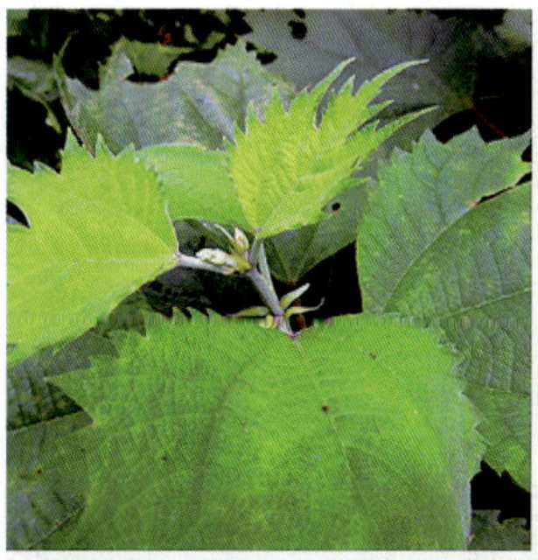
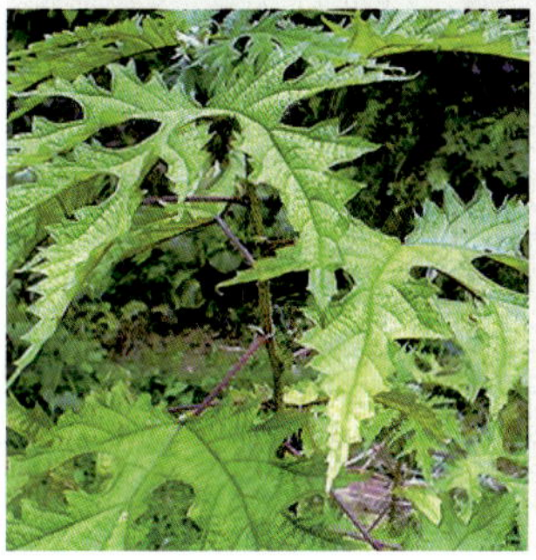
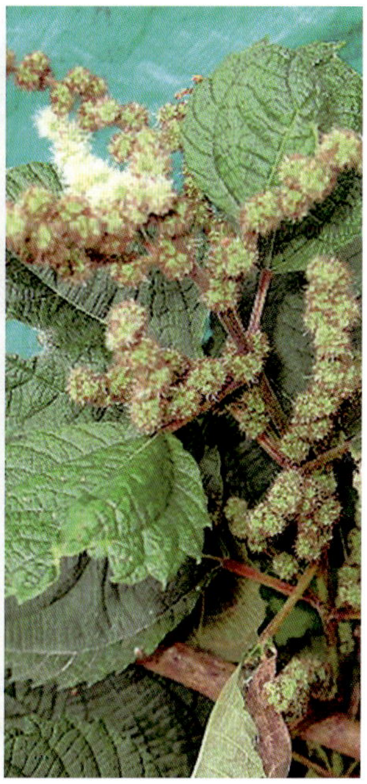

金刚藤 | Jin gang teng

Bid dut dut 比都督

山野蔓生铁菱角，柴质根茎结节多。祛风除湿腰腿消，解毒消肿痔瘰缩。

金刚藤，为百合科植物西南拔葜 *Smilax china* L. 的根茎。

苗乡各地均有野生，多数生在山坡林下、灌木丛林缘，悬崖峭壁之上以及小溪、田坎边等处。

别名 拔葜、铁菱角、马加勒、筋骨柱子、红灯果、冷饭头、铁刺苓、金刚根、金刚骨、山梨儿。

采制 药用根茎、枝叶。根茎全年可采，挖回后洗净泥土，剔除须根、杂质，晾干水分，切片，晒干备用。枝叶随采随用，以鲜用为主。

性味与归经 味甘、酸，性平。入心、肝、肾经。

功效 祛风利湿，解毒消肿。

主治 根茎主治：风湿关节痛、跌打损伤、肌肉麻木、痢疾腹泻、淋病、疔疮、肿毒、瘰疬、痔疮、消化不良、糖尿病、乳糜尿、白带、癌症。叶片主治：痈疽疔疮、水火烫伤。

用法用量 内服：煎汤，10～30克，大剂30～90克，或入丸、散剂，或泡酒饮用。外用：根茎适量，煎水熏洗，或叶片适量，焙干研细末，茶油调匀外搽。

禁忌 金刚藤利水作用较强，阴虚无湿气者慎服。

附方

1. **关节风湿痛：**金刚藤、活血龙、山楂根各15克，水煎服。
2. **筋骨麻木：**金刚藤200克，浸酒10天，每次20毫升，每日服2次。
3. **小便多，滑数不禁：**金刚藤为末，以好酒调服10克，1日2次。
4. **沙石淋：**金刚藤60克，研为细末，每服6克，米饮调下，每日3次。
5. **乳糜尿：**金刚藤、楤木根各30克，水煎取汁，分早晚2次服。
6. **食道癌：**鲜金刚藤500克，用冷水1500克煎，浓缩成500克时，去渣，加肥猪肉100克煮，待肥肉熟后，连药带肉分3次服完。
7. **筋骨麻木：**金刚藤30克，土牛膝30克，木瓜30克，蜈蚣2条，浸酒服。
8. **下痢赤白：**金刚藤根30克，好腊茶15克，焙干研细末，瓷罐装储。每次6克，赤痢用甘草煎汤送服，白痢用乌梅煎汤送服，1日3次。
9. **赤白带下：**金刚藤200克，捣碎煎汤取汁，加糖100克，每日分3次服。
10. **流火：**金刚藤根30克，土牛膝10克，猪脚60克，同煮熟，分3次服用。
11. **腰脊挛痛：**金刚藤60克，洗净，焙干研细末，泡入白酒200毫升中，一七后开始饮用，每晚1小杯。

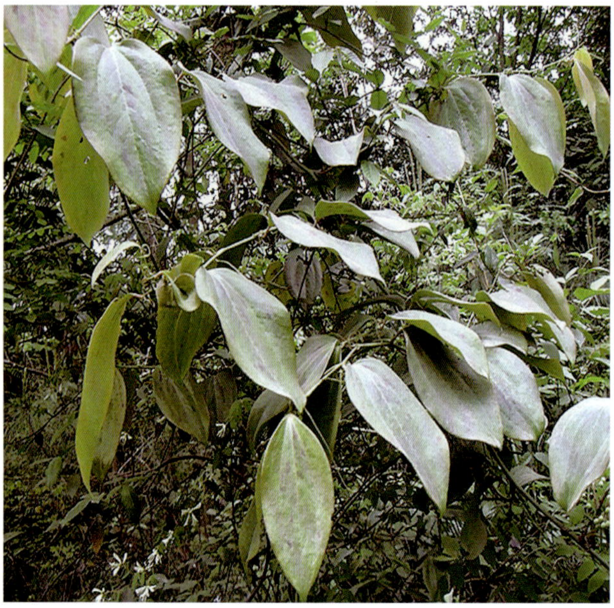
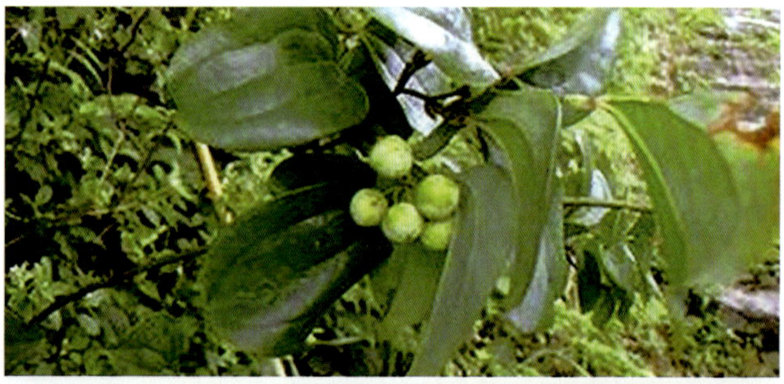
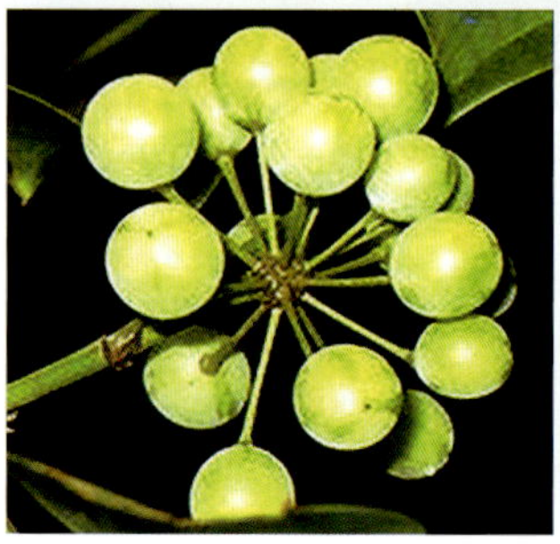
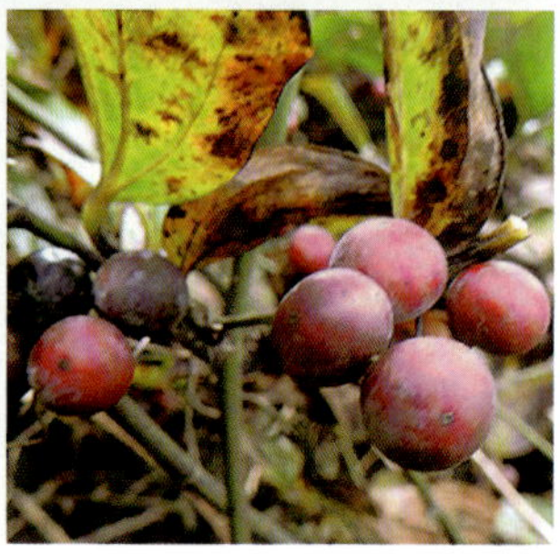

金线吊葫芦 | Jin xian diao hu lu

Bid nggab anb 比嘎暗

苗药金线吊葫芦，化瘀止痛称妙手。诸般肿瘤热毒盛，肝肺炎症与咽喉。

金线吊葫芦，为葡萄科植物三叶青 *Tetrastigma hemsleyanum* Diels et Gilg 的块根，或全草。
苗乡山区均有野生，一般长在海拔 300 米至 1300 米的阴湿小溪旁、岩石边、山坡灌木丛、山谷岩石缝中。

别名 三叶青、丝线吊金钟、三叶扁藤、石老鼠、小扁藤、石猴子、土经丸、三叶对。

采制 药用全草。全年可采，每年的冬、春季采摘的质量最好。采回后洗净泥土，晾干水分，鲜用或切片，晒干备用。

性味与归经 味微苦，性平。入肝、肺经。

功效 清热解毒，祛风化痰，活血止痛。

主治 小儿高热惊厥、痢疾、支气管炎、肺炎、咽喉炎、胃炎、子宫颈炎、淋巴结核、败血症、肝炎及病毒性脑膜炎。外用治毒蛇咬伤、扁桃体炎、蜂窝组织炎、跌打损伤。

用法用量 内服：煎汤，3 ～ 9 克，或研细末吞服。外用：根茎、藤叶适量，磨汁外搽，或捣烂外敷患处。

禁忌 金线吊葫芦味苦，脾胃虚寒之人慎用。

附方

1. **小儿高热惊厥**：金线吊葫芦 3 克，鹰爪风 6 克，七叶一枝花 6 克，水煎服。
2. **惊风和疝气痛**：金线吊葫芦 10 ～ 15 克，水煎服。
3. **肺炎**：金线吊葫芦、瓜子金、土黄柏各 10 克，水煎服，每日 1 剂。
4. **肝炎**：金线吊葫芦 15 克，虎刺根、四方剑各 30 克，水煎服，每日 1 剂。
5. **银环蛇咬伤**：金线吊葫芦全草或块根，加冷水捣烂成浆，内服 15 克，每日 3 次，并用药汁外涂伤处。
6. **哮喘**：金线吊葫芦、贝母、桔梗各 3 克，水煎取汁，分 3 次服，每日 1 剂。
7. **跌打损伤**：金线吊葫芦 30 克，研末，黄酒送服。
8. **外伤出血**：金线吊葫芦适量，晒干研末，撒敷包扎。
9. **哮喘**：金线吊葫芦根、贝母、桔梗各 3 克，水煎取汁，分 3 次服。
10. **肺炎咳嗽**：金线吊葫芦 10 克，瓜子金 10 克，枸骨根 10 克，水煎服。
11. **无名肿毒**：鲜金线吊葫芦藤叶、鲜半边莲各适量，捣烂外敷患处。
12. **外伤出血**：金线吊葫芦根或藤叶适量，捣烂外敷患处，或研细末外撒。

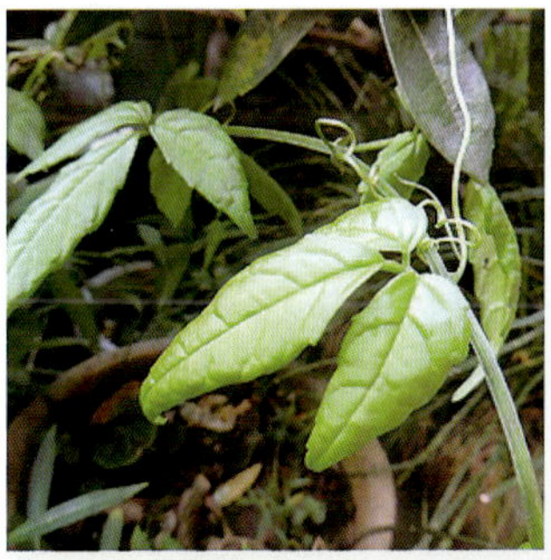
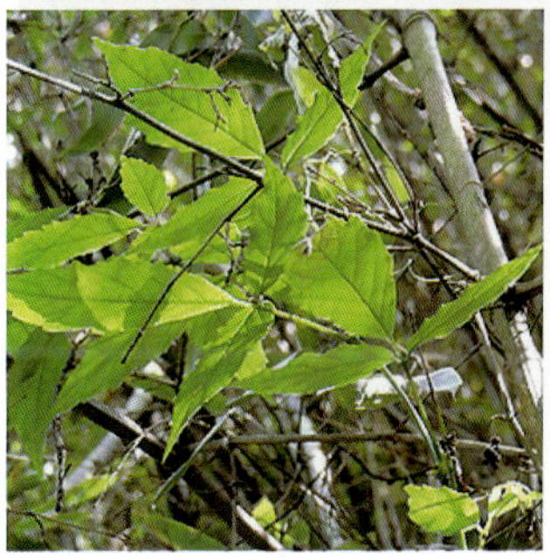
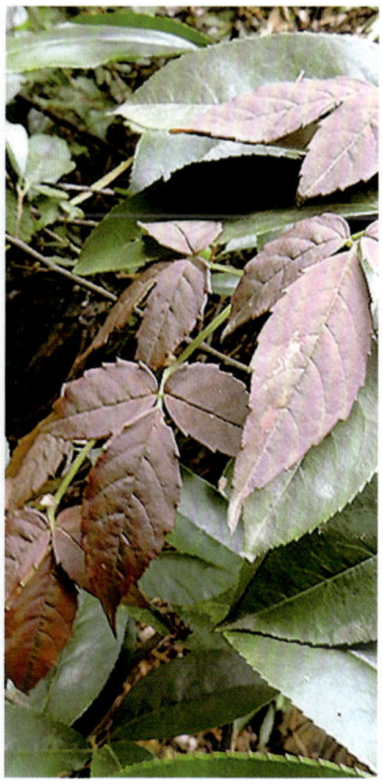
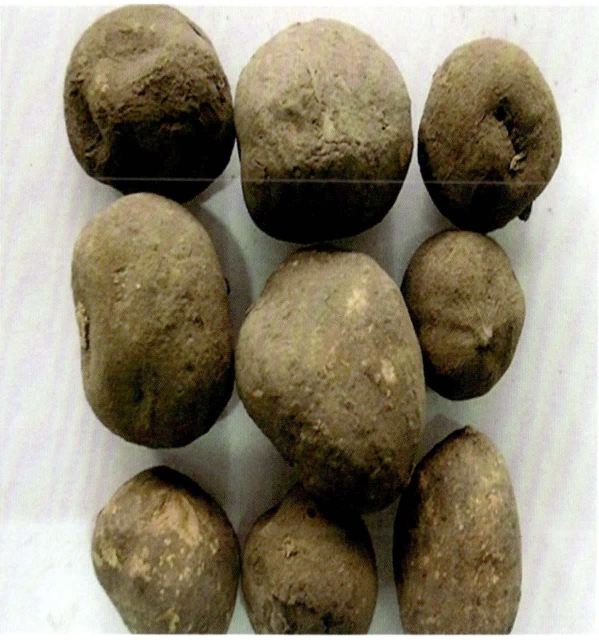

芦苇 | Lu wei

Bad jongt lout cod 巴金娄葱

湿地森林芦苇乡，风吹芦花飞满江。肺痈咳血胃热呕，暑热鼻血酒痨伤。

芦苇，为禾本科植物芦苇 *Phragmites australis*（Cav.）Trin. ex Steud. 的根茎。

苗乡各地均有野生，一般生长于池沼、河岸、湖边、水渠、小溪流旁等水湿之地。

别名 芦茅根、苇根、芦柴根、芦菇根、顺江龙、芦通、苇子根、芦芽根、甜梗子。

采制 以根茎、芦苇花、芦苇笋入药。根茎四季可采，采回后洗净泥土，剔去须根及叶片，切段，鲜用或晒干备用。芦苇花在盛开时采摘，晒干备用。

性味与归经 味甘，性寒。入肺、胃经。

功效 清热生津，止呕除烦。

主治 外感风热、胃热呕吐、肺热咳嗽、高热津伤、烦热口渴、口干舌燥、鼻出血、百日咳、麻疹、肺痈、小儿磨牙等症。

用法用量 内服：水煎，干品 10～15 克，鲜品加倍。外用：芦苇花适量，塞鼻内。

禁忌 芦苇根性寒，脾胃虚寒之人慎用。

附方

1. 鼻衄：芦苇根汁、藕汁各 1 杯，白茅根 30 克，黑山栀 15 克。水煎白茅根、黑山栀，兑藕汁、芦根汁内服，1 日 1 剂，分 2 次服。
2. 口渴、咳嗽：芦苇根 15 克，田边菊 30 克，白茅根 15 克，水煎加白糖服。
3. 风热感冒：芦苇根 15 克，连翘叶 15 克，菊花 9 克，桑叶 9 克，荆芥 6 克，牛蒡子 12 克，水煎服。
4. 风热感冒：芦苇根 30 克，大白菜蔸 3～4 个，白萝卜 30～60 克，各切片，水煎代茶服。
5. 百日咳、咯血：芦苇根 30 克，卷柏 6 克，木蝴蝶 6 克，牛皮冻 8 克，水煎服。
6. 麻疹初热期：鲜芦苇根 30 克，鲜荸荠 10 枚，鲜茅根 30 克，煎数沸，当茶频饮。
7. 预防中暑：芦苇根 30 克，金银花 30 克，称星树根 15 克，薄荷 10 克，野菊花 30 克，酢浆草 15 克，甘草 10 克，水煎代茶饮。
8. 暑热口渴少津：芦苇根 60 克，芦根 60 克，水煎服。
9. 呕吐：鲜芦苇根 30 克，柿蒂 7 个，生姜 6 克，水煎服。
10. 噎膈：芦苇根 150 克，加水 500 毫升，煎成 300 毫升，分 3 次含服。
11. 肺痈：芦苇根 60 克，扳倒甑、蛤蟆草、生薏苡仁、冬瓜仁各 30 克，桔梗 10 克，水煎服。
12. 肺热出血：芦苇笋 500 克，捣取汁，加白糖服。
13. 肺脓疡：蒲公英、冬瓜子各 15 克，蛤蟆草、鲜芦苇根各 30 克，桃仁 9 克，水煎服。
14. 酒醉呕吐：茅根 60 克，芦苇根 60 克，水煎服。
15. 小儿磨牙：用芦苇根 10 克，煎水服，每日 1 剂，分 3 次服，连服 3～5 天。

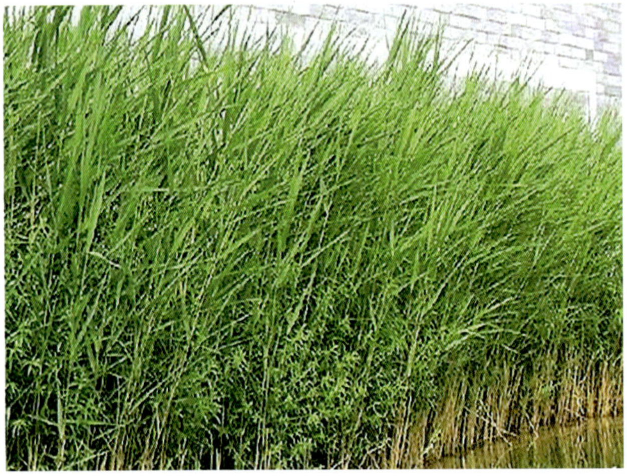
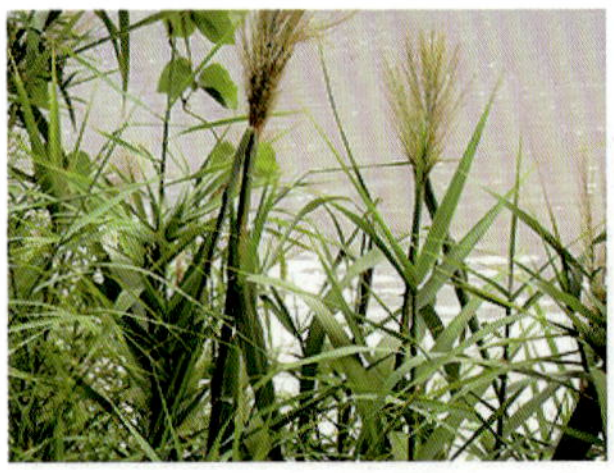
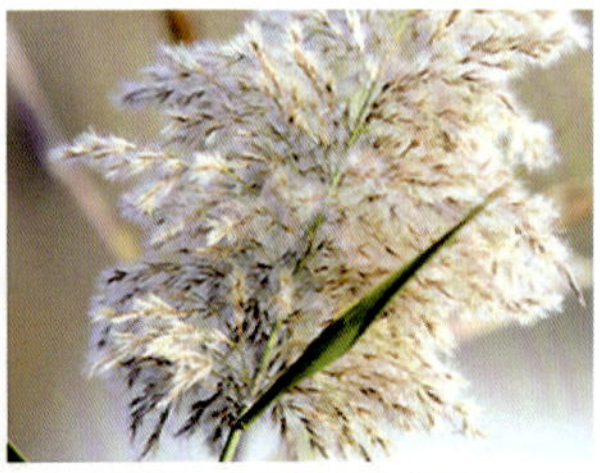
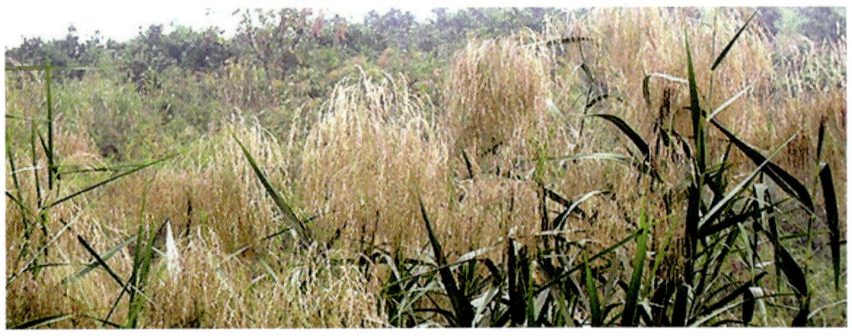

毛果砣 | Mao guo tuo

Bid nangx ghunb 比郎棍

球茎长毛黄药根，溪边疏林零余子。凉血降火消瘿气，解毒止血咳如鸶。

毛果砣，为薯蓣科植物黄独 *Dioscorea bulbifera* L. 的块根。

苗乡各地均有野生，一般生于小溪旁、河谷边、山谷阴沟或杂木林边缘。

别名 黄药、黄药根、黄药子、黄独、黄独子、金丝吊蛋、黄金山药、土卵、金线吊虾蟆、山慈菇、零余薯、黄虾蟆、毛卵砣、铁秤砣、木药子、大苦。

采制 药用根茎、珠芽。夏末至冬初均可采挖，以 9 月至 11 月产者为佳。将块茎挖出，去掉茎叶，洗净泥土，切片，晒干备用。苗医也常将大珠芽摘取，切开，晒干作为药用。

性味与归经 味苦，性平。入心、肝经。

功效 凉血，降火，消瘿，解毒。

主治 吐血、衄血、喉痹、瘿气（甲状腺肿大）、疮痈瘰疬、毒蛇咬伤。

用法用量 内服：煎汤，5 ～ 10 克。外用：适量，捣敷或研末调敷。

禁忌 痈疽阴症不宜服，痈疽已溃不宜服。

附方

1. **吐血不止：**毛果砣 10 克，黄毛根 10 克，水煎取汁，分 3 次温服。
2. **吐血：**毛果砣、真蒲黄各 30 克，焙干研成细末，瓶装备用。临用时用生麻油调，以舌舐之，1 日 3 次。
3. **鼻衄不止：**毛果砣 30 克，雀儿脑 30 克，焙干捣细末，每服 3 克，以冷开水调服，并用冷开水敷后颈部。
4. **疔疮痈肿：**毛果砣 120 克，焙干研为细末瓶装备用。临用时取药末适量，以冷水调敷，干则换之。
5. **天疱疮：**毛果砣 100 克，焙干研细末，瓶装备用。冷开水调搽，1 日 2 ～ 3 次。
6. **缠喉风：**毛果砣 30 克，焙干研细末，每服 3 克，温开水调服，吐痰即愈。
7. **咽喉肿痛：**毛果砣 10 克，三两银 2 克，土牛膝 10 克，水煎取汁，分 3 次服。
8. **甲状腺肿大：**毛果砣 500 克，泡酒 100 毫升。一七后，每日早晚各服 20 毫升。忌一切毒物且不得喜怒。
9. **胃痛：**毛果砣（炒）、陈皮、苍术、金钱草各 6 克，青木香 5 克，研粉或煎服。
10. **睾丸炎：**毛果砣 10 克，猪瘦肉 100 克，水炖，服汤食肉，每日 1 剂。
11. **扭伤：**鲜毛果砣根、鲜七叶一枝花根各等量，洗净泥土，捣烂外敷患处。
12. **百日咳：**毛果砣 10 克，冰糖 6 克，水煎取汁，分 3 ～ 5 次服。

附注 咳如鸶：

咳嗽如鹭鸶，俗称鹭鸶咳，即百日咳。

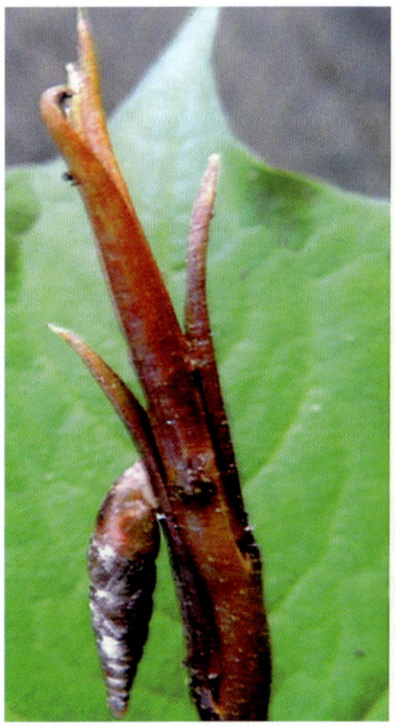
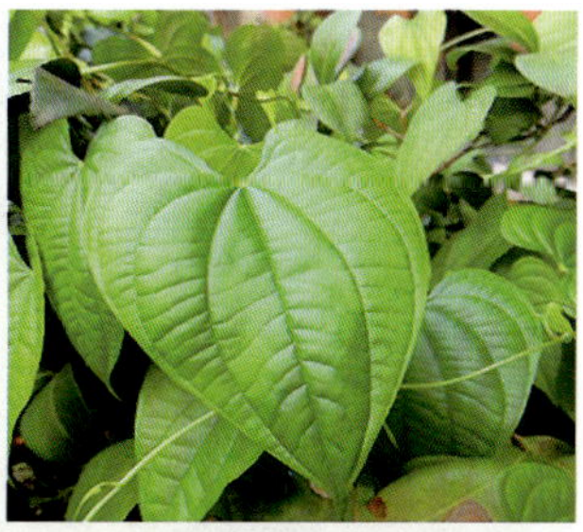
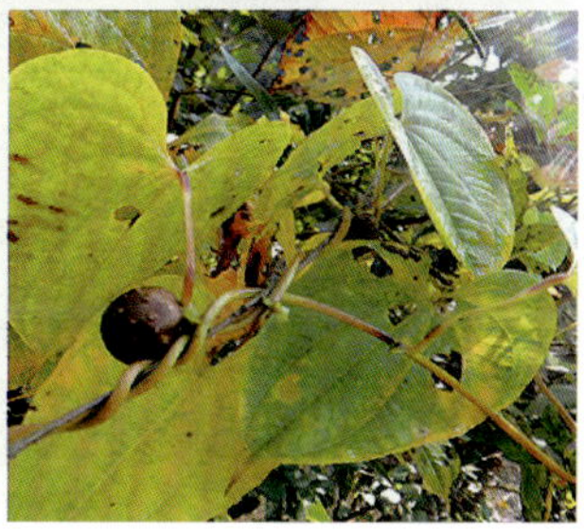
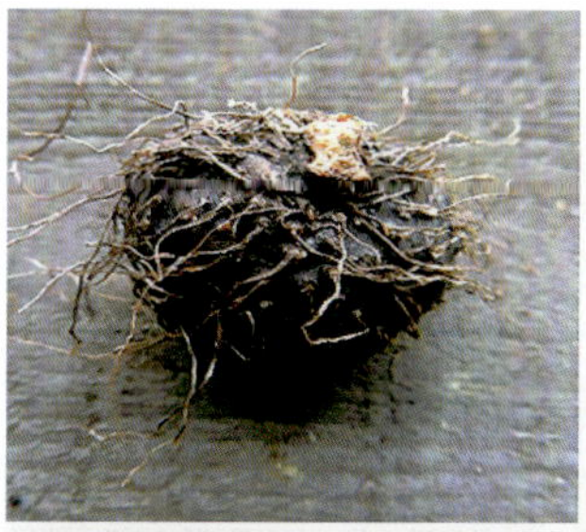
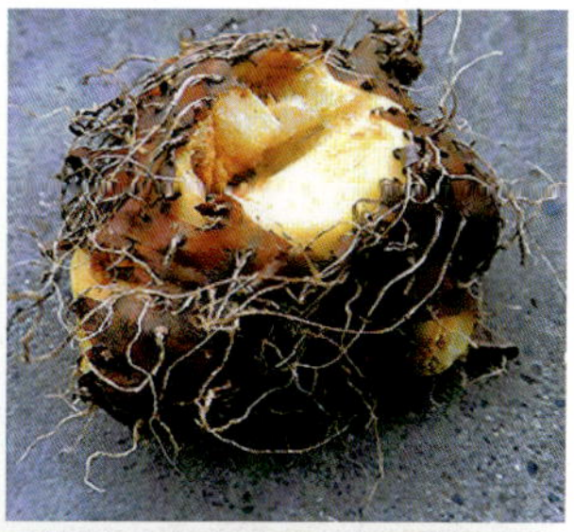
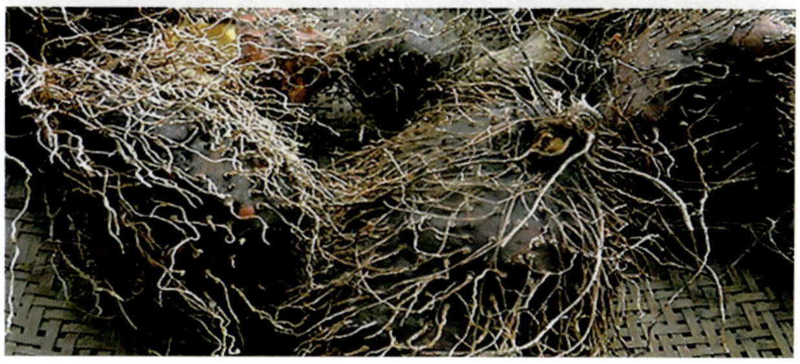

魔芋 | Mo yu

Gif dof 格多

花紫味臭魔芋坳，路边菜园可寻宝。疮痈腹胀大便结，瘰疬痰核月经少。

魔芋，为天南星科植物魔芋 *Amorphophallus rivieri* Durieu 的块茎。

苗乡各地均有栽培，也有不少野生者。野生者多半是种植的魔芋遗留下的残根或种子繁殖而成。栽培者一般种在菜园、果园、房前屋后、山路边等处。

别名 蒟蒻、蒻头、鬼芋、花梗莲、虎掌、魔芋坳、魔芋脑。

采制 药用根茎。每年秋后茎叶枯萎时，挖取根茎。切片，晒干，或研细末备用。在苗乡，有专门制作魔芋豆腐的作坊，因此，经常食用魔芋豆腐，或利用魔芋豆腐作为药物，也是很好的食疗方法。

性味与归经 味辛，性寒，有毒。入肺、脾经。

功效 活血化瘀，解毒消肿，宽肠通便，化痰软坚。

主治 瘰疬痰核、损伤瘀肿、便秘腹痛、咽喉肿痛、牙龈肿痛、高血压、高血糖等症。

用法用量 内服：煎汤，魔芋粉或魔芋豆腐，10～20 克。外用：生魔芋适量，捣烂涂或煎水洗。

禁忌 生魔芋有毒，禁内用。魔芋性寒，体虚之人慎用。魔芋外皮有毒，在制作过程中不要直接接触皮肤，否则会过敏。

附方

1. 头上痈疽：魔芋、草乌、野葡萄根各适量，捣烂，兑淘米水敷患处，1 日 1 换。用药期间禁食辛辣食物。
2. 脚抽筋：魔芋 1 个，捣烂酒调，用布包，烤热揉患处，1 日 2～3 次。
3. 妇女干血痨和经闭：魔芋 10 克炒焦，鸽子 1 只，夜明砂 10 克，木贼 6 克，共炖熟，吃肉喝汤，1 日 3 次。
4. 疮痈：魔芋、甘草共研末，茶油调敷；或单用一味魔芋，磨醋搽。
5. 腹内有块：魔芋粉 10 克，青皮 6 克，白芍 10 克，木瓜 15 克，水煎取汁，分 3 次服。服药期间禁食酸冷食物。
6. 淋巴结核：魔芋 50 克，水牛牙 30 克，玄参 20 克，玄明粉 10 克。魔芋切片晒干，微火煅至表面呈灰状，水牛牙煅存性，余药共研细末，加茶油调糊状敷患处。
7. 乳腺癌：魔芋根 3 克，藤梨果根 30 克，野葡萄根 30 克，八角莲 3 克。水煎，分 2 次服，每日 1 剂，连服 5～7 天。
8. 外伤：魔芋、铁马鞭、甘草各 10 克，共研末，撒伤口。

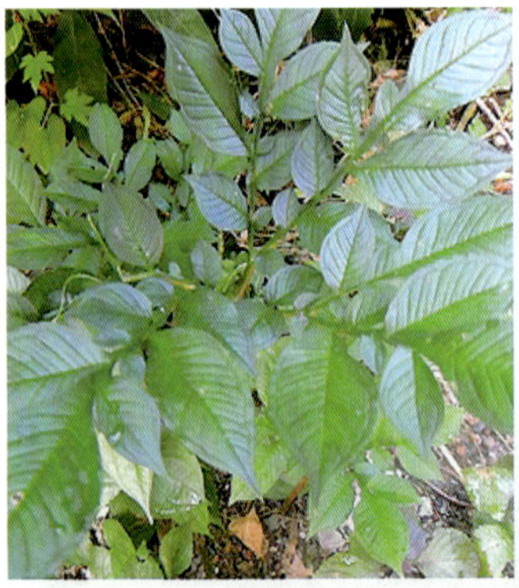
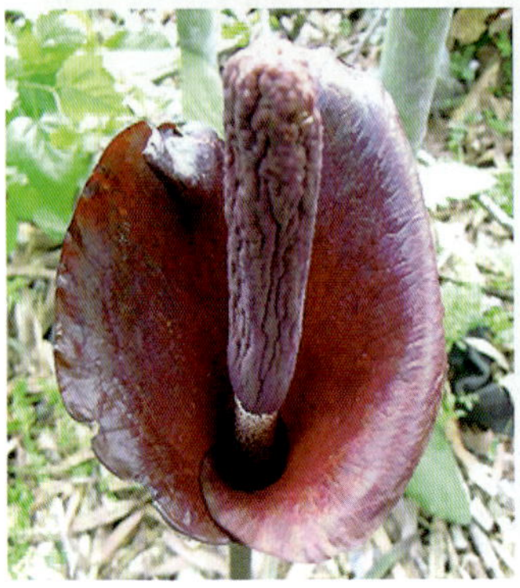
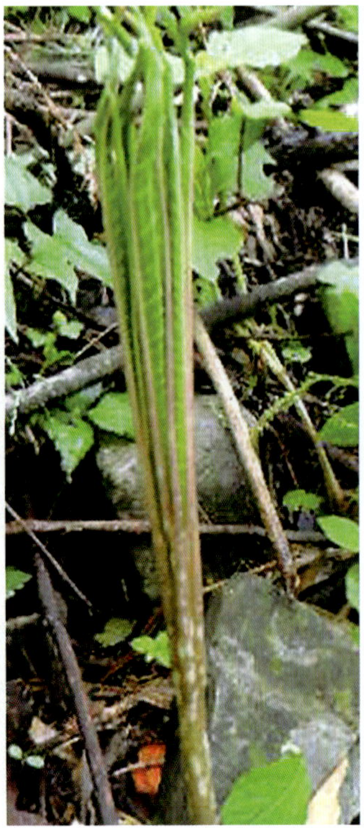
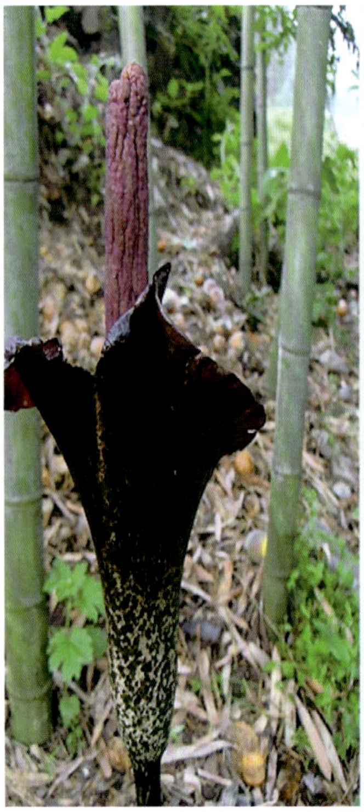
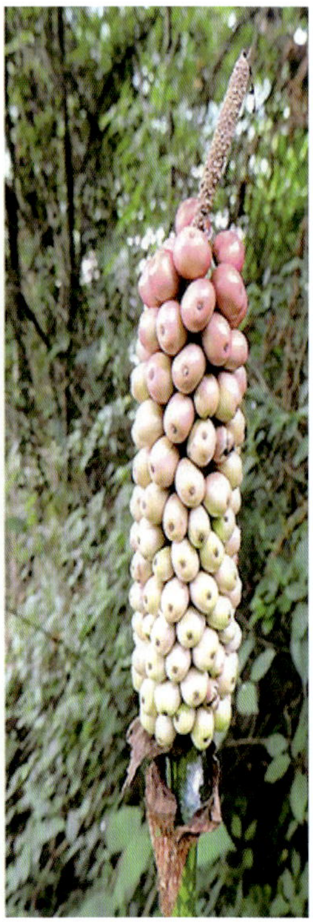

牡丹 | Mu dan

Benx moud danb 本某单

国色天香红牡丹，庭院老宅花色艳。瘀血经少花为茶，骨蒸内热根皮餐。

牡丹，为毛茛科植物牡丹 *Paeonia suffruticosa* Andr. 的根皮、花。

苗乡各地均有栽培，一般培育在庭院中或花缸里。也有野生于老宅子的庭院里，或花园、菜园中的。

别名 牡丹花、丹皮、牡丹根皮、丹根、吴牡丹根皮、条丹皮、木芍药皮、花王根皮、花相根皮、洛阳花根皮。

采制 药用根皮、花朵。秋季采挖 3 ～ 5 年的牡丹根茎，洗净泥土，除去须根及茎苗，剖取根皮，晒干备用。牡丹花则只摘取红色、白色的单瓣花入药。红花偏于利，白花偏于补。

性味与归经 根皮：味辛、苦，性凉。花：味苦，性平。入心、肝、肾经。

功效 根皮：清热消瘀，凉血和血。花：调经活血。

主治 根皮：主治热入血分，发斑、惊痫、吐衄、便血、骨蒸劳热、经闭、癥瘕、痈疡、扑损。花：主治妇女月经不调、经行腹痛。

用法用量 内服：煎汤，根皮 6 ～ 10 克，花 3 ～ 6 克，或入丸、散。

禁忌 血虚有寒，孕妇及月经过多者慎用。

附方

1. **腋下狐臭：**秋牡丹花 10 克，枯矾 3 克，明矾 3 克，共焙干研细末，瓶装备用。临用时，取药末少许，搽腋下，每日 2 ～ 3 次。
2. **骨蒸痨热：**牡丹皮 10 克，地骨皮 15 克，生地黄 15 克，鳖鱼 1 只，去内脏，同炖汤，吃鳖肉喝汤，1 日 3 次。
3. **遗精：**红牡丹根、地榆、八爪金龙、小夜关门（截叶胡枝子）各 10 克，羊肉 250 克，同煮熟，分 4 次服，3 天 1 剂。
4. **喜药：**牡丹花 6 克，鸭脚板 10 克，芍药 10 克，乌泡根 10 克，月月红 6 克，水煎取汁，兑红糖 20 克，分 3 次服。
5. **疝气：**牡丹皮、防风等分，焙干研为细末，瓶装备用。临用时，取药末 6 克，黄酒送服，1 日 3 次。
6. **伤损瘀血：**牡丹皮 60 克，虻虫 21 枚（熬过），同捣碎，瓶装备用。凡遇伤损瘀血时，每早取药末 3 克，温酒送服。
7. **刀伤内出血：**用牡丹皮 30 克，研细末。每次用温开水冲服 3 克，1 日 2 次。
8. **腕骨骨折：**牡丹皮 30 克，虻虫 20 枚，共研细末，每次用酒送服 3 克，1 日 2 次。
9. **阴部生疮：**牡丹皮 30 克，焙干研细末，瓶装备用。每次服 3 克，1 日 3 次。

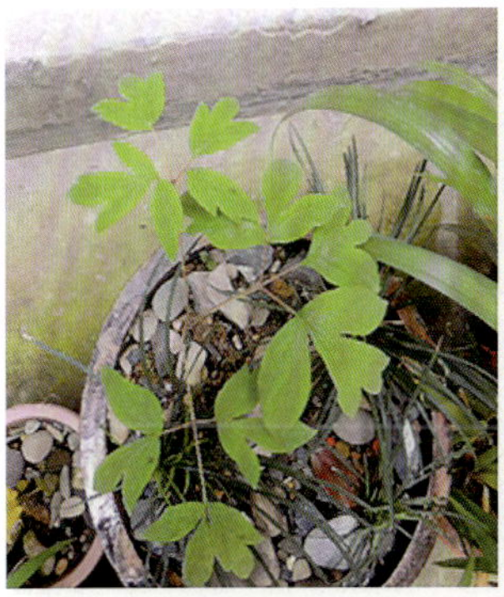
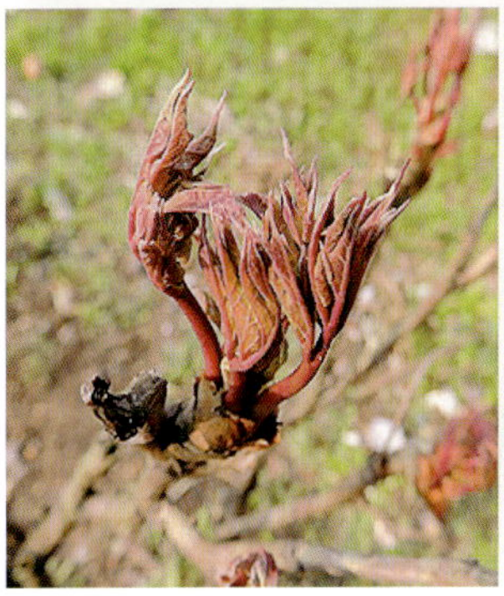
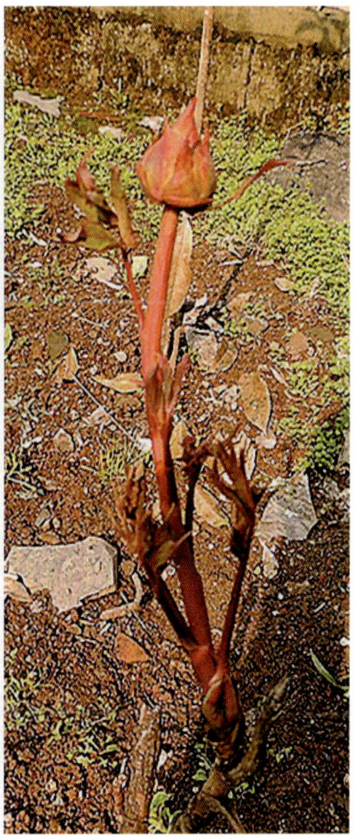
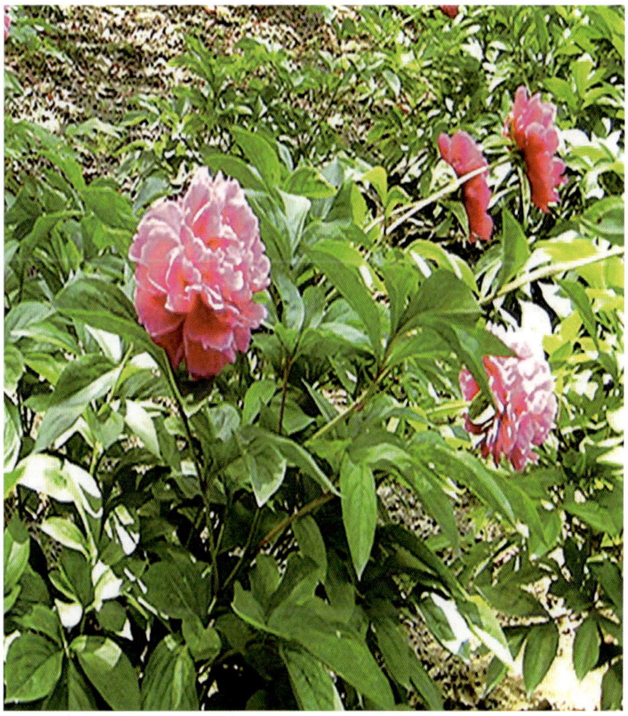

牛眼珠 | Niu yan zhu

Bid liod 比子

浑圆明亮牛眼珠，房前屋后沿阶草。阴虚干咳偶咯血，咽喉肿痛如厕少。

牛眼珠，为百合科植物麦冬 *Ophiopogon japonicus*（L. f.）Ker Gawl. 的块根。

苗乡各地均有野生。植株低矮，但四季常青。往往成片生长在田坎边、疏林下、荒草地、房前屋后的礓磋缝中。

别名 麦冬、沿阶草、书带草、麦门冬、阔叶麦冬、大麦冬、羊韭、马韭、羊荠、爱韭、禹韭、忍陵、不死药、阶前草、家边草、韭叶麦冬。

采制 牛眼珠以根茎入药。夏季采挖，选晴天挖取全草，抖去泥土，剪下块根，剪去须根，洗净，晒干备用。

性味与归经 味甘、微苦，性微寒。入心、肺、脾经。

功效 养阴润肺，益胃清心。

主治 阴虚肺燥、虚痨咳嗽、干咳痰稠、劳嗽咯血、津少口渴、肺痿、肺痈、咽白喉、内热消渴、心烦失眠、肠燥便秘等症。

用法用量 内服：煎汤，6～12 克，或入丸、散、膏剂。外用：适量，研末调敷，或煎汤涂，或鲜品捣汁搽。

禁忌 脾虚寒泻，风寒咳嗽者均忌服。

附方

1. **百日咳：**牛眼珠、天冬各 20 克，鲜竹叶 10 克，粑合根 15 克，水煎服。
2. **咳嗽：**牛眼珠 15 克，木蝴蝶 12 克，醉鱼草根 15 克，水煎服。
3. **麻疹火盛：**鲜牛眼珠 30 克，桑白皮 10 克，鲜黄茅根 30 克，鲜水竹叶 10 克，水煎，分 3 次服，连服 2～3 天。
4. **热病烦躁：**牛眼珠、黄栀子、水竹叶各 9 克，水灯草 10 克，莲蓬 6 克，水煎服。
5. **糖尿病：**牛眼珠、小人参、黄毛根各 9 克，水竹叶 10 克，瓜板 10 克，水煎服。
6. **萎缩性胃炎：**牛眼珠、小人参、沙参、竹叶菜各 9 克，疳积草 6 克，淘米水煎服。
7. **内热口渴：**牛眼珠、黄毛根、竹叶菜各 9 克，绿豆 10 克，水豆腐 1 块，煎服。
8. **经期延长：**牛眼珠 15 克，百合 15 克，黄茅根 12 克，水煎取汁，当茶喝。
9. **咽喉肿痛：**牛眼珠 10 克，三两银 2 克，威灵仙 10 克，玉叶金花 10 克，薄荷 6 克，水煎，含服，每日 5～6 次。禁忌辛辣、干燥食物。
10. **咽干咳血：**牛眼珠 10 克，雀儿脑 10 克，墨斗草 10 克，竹叶菜 10 克，水煎，含服，每日 5～6 次。禁忌辛辣、干燥食物。
11. **暑热烦渴，体倦乏力：**牛眼珠 10 克，小人参 10 克，西瓜皮 30 克。水煎服。
12. **冠心病、心绞痛：**牛眼珠根 45 克，水煎汁 30 毫升，分 3 次服，连服 3 个月。
13. **慢性干咳：**牛眼珠 10 克，瓜壳 10 克，夜关门 10 克，枇杷花 10 克，水煎服。

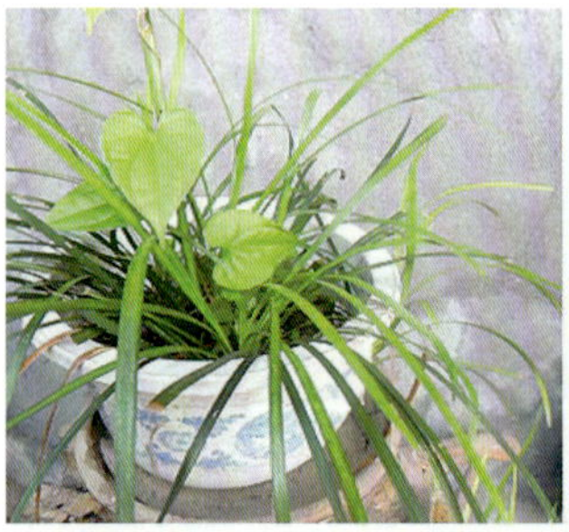
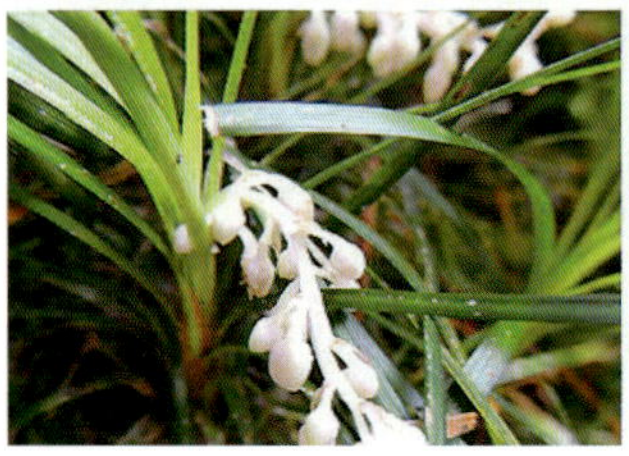
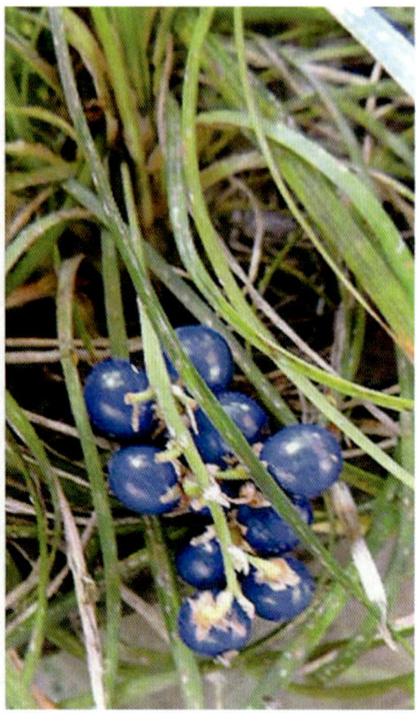
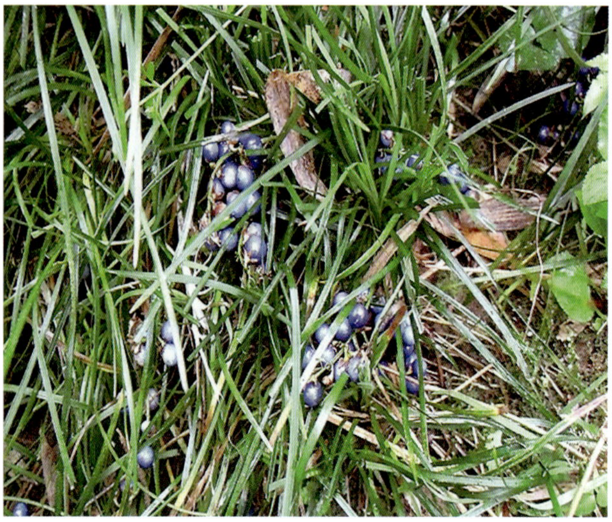

破岩珠 | Po yan zhu

Bid nghab anb 比嘎暗

穿山破石金果榄，苗乡俗称青牛胆。羊子血瘤脂肪瘤，咽喉口腔阑尾炎。

破岩珠，防己科植物青牛胆 *Tinospora sagittata*（Oliv）Gagnep. 或金果榄块根。

苗乡各地均有野生，大多数生于山谷疏林、灌丛中或山沟石隙间。

别名 金果榄、山慈菇、金牛胆、地苦胆、金狮藤、九莲子、青牛胆、金线吊葫芦、地苦胆、九牛胆、青鱼胆、九龙胆。

采制 药用膨大根茎。秋、冬二季采挖，采回后除去须根杂质，洗净，晒干。或切厚片，干燥。置干燥处，防蛀。

性味与归经 味苦，性寒。入肺、大肠经。

功效 清热解毒，利咽止咳，消肿止痛。

主治 咽喉肿痛、痈疽疔毒、泄泻、痢疾、脘腹热痛、口腔炎、腮腺炎、乳腺炎、阑尾炎、热嗽失音。

用法用量 内服：水煎，干品 3 ～ 9 克，鲜品加倍。外用：适量，焙干研细末吹喉，或用醋磨汁，涂敷患处。

禁忌 破岩珠味极苦，脾胃虚寒者慎用。

附方

1. **咽喉炎：**破岩珠 6 克，三两银 2 克，薄荷 6 克，威灵仙 10 克，水煎取汁，分 3 次含服。服药期间禁食辛辣食物。
2. **喉中疼烂：**破岩珠 10 克，焙干研为细末，加冰片 0.3 克调匀，瓶装备用。临用时取药末少许，吹喉中，1 日 3 次。
3. **肿毒初起：**破岩珠 1 块，用食醋磨汁涂搽患处，随磨随涂，1 日数次。留出患头，以利排毒。初起者消，已成者溃。
4. **痈疽、疔毒、恶疮：**鲜破岩珠 10 克、鲜苍耳草 20 克，一同捣烂如泥，以好酒稀释，滤汁温服，1 日 3 次。服药期间禁食荤腥、辛辣食物。
5. **乳腺炎、阑尾炎、菌痢：**破岩珠研末，每次 6 克，温开水送服。
6. **口腔溃疡：**破岩珠 1 块，以醋磨成浓汁，用棉签蘸药汁，点敷溃疡面。
7. **血管瘤、脂肪瘤：**破岩珠 1 块，高粱酒磨汁，涂患处，每日 3 ～ 4 次。
8. **跌打损伤、瘰疬、蛇咬：**破岩珠 30 克，冷开水磨浓汁，外搽患处。
9. **小儿喘息型支气管炎：**破岩珠 3 克，小夜关门 4 克，水煎取汁，分 3 次服。
10. **胃痛：**破岩珠 30 克，焙干研细末备用。每次 3 克，开水冲服，1 日 3 次。

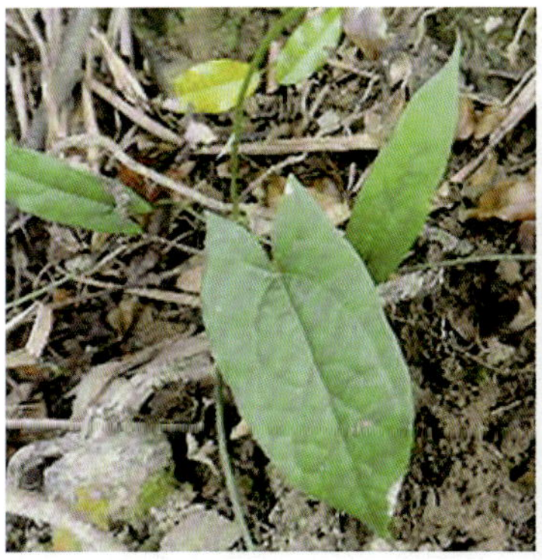
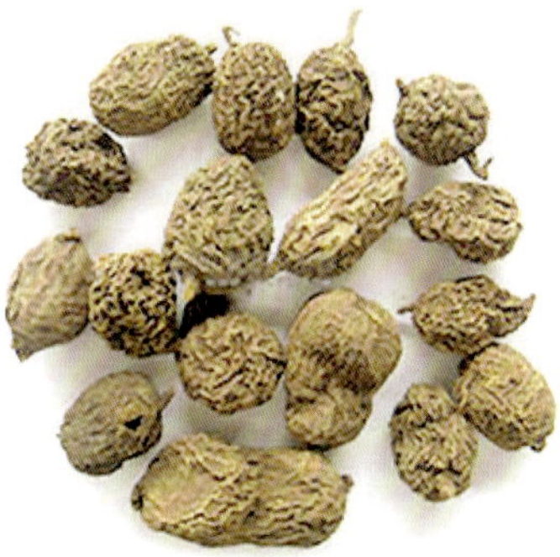
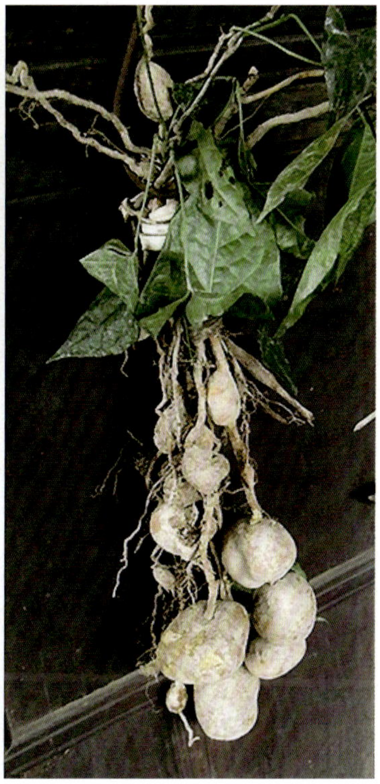
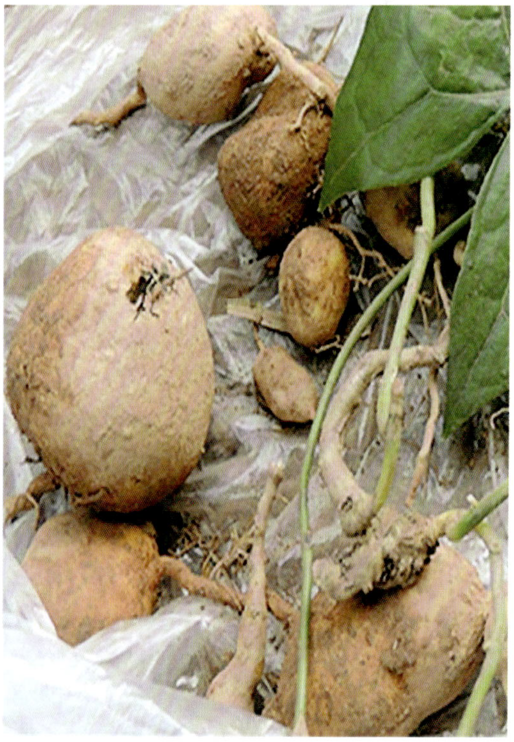

千年老鼠屎 | Qian nian lao shu shi

Bid ghaid nenl 比阿能

修行千年得一根，散落苗乡成奇珍。骨折眼翳九子疡，哮喘痔疮与癌症。

千年老鼠屎，为毛茛科植物天葵 *Semiaquilegia adoxoides*（DC.）Makino 的块根。

苗乡各地均有野生，一般生于疏林下、路边草丛中、溪沟旁或山谷阴湿地带。先年秋季发芽，成长，次年春季开花，结子，夏初枯萎，种子散落，根茎存活。以老根及种子繁殖。

别名 天葵子、紫背天葵子、金耗子屎、千年耗子屎、地丁子、天去子、野乌头子、鸡腿、散血珠、天葵根。

采制 药用根茎。春末夏初成熟时采挖，洗净泥土，拣净杂质，晒干备用。

性味与归经 味甘、微苦，性寒。入脾，小肠、膀胱经。

功效 清热解毒，消肿散结，利尿通淋。

主治 痈肿、瘰疬、疔疮、淋浊、带下、肺虚咳嗽、疝气、癫痫、小儿惊风、目赤肿痛、咽痛、蛇虫咬伤、热淋、砂淋、痔疮、跌打损伤、毒蛇咬伤。

用法用量 内服：煎汤，3～10 克，或研末，或浸酒。外用：捣烂外敷，或捣汁点眼。

禁忌 脾虚便溏和小便清利者忌用。

附方

1. **痈疽肿毒：**鲜千年老鼠屎适量，捣烂外敷。
2. **眼翳：**千年老鼠屎 5 个，捣取汁，和人乳点眼。
3. **骨折：**千年老鼠屎、桑白皮、水冬瓜皮、地枇杷根各 30 克，捣绒，正骨后包患处，再用本品 30 克，泡酒 500 毫升，每次服药酒 15 毫升。
4. **瘰疬、乳癌：**千年老鼠屎 2 克，象贝 6 克，煅牡蛎 12 克，甘草 3 克，煎服。
5. **外痔：**千年老鼠屎适量，磨桐油搽患处。如有瘘管，用本品捣绒，外敷患处。
6. **蛇咬伤：**千年老鼠屎 20 克，捣烂敷，1 日 1 换。
7. **小儿惊风：**千年老鼠屎 2 克研末，开水吞服。
8. **肺痨：**千年老鼠屎 120 克，放猪肚内，煮烂去渣吃，连吃 3 只。
9. **哮喘：**千年老鼠屎 30 克，用盐水浸泡一夜，研末。每次服 1.5 克，温开水吞服。
10. **虚咳，痰多：**千年老鼠屎 10 克，炖肉吃。
11. **猪婆疯、羊痫风：**千年老鼠屎 5～7 颗（约 3 克），研成细末，发病前用烧酒吞服，连用 3～5 剂。
12. **胃热气痛：**千年老鼠屎 6 克，捣烂，开水吞服。

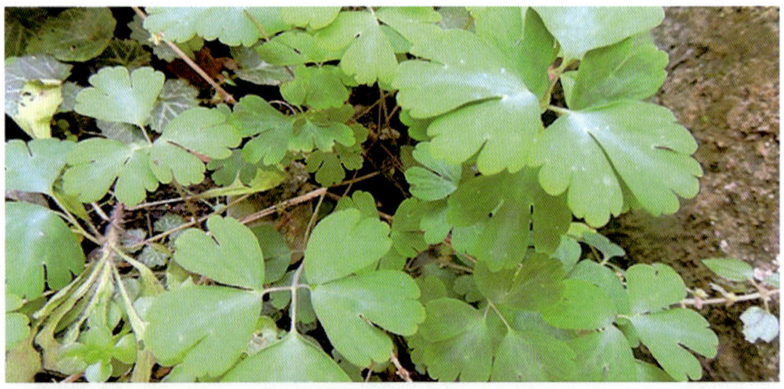

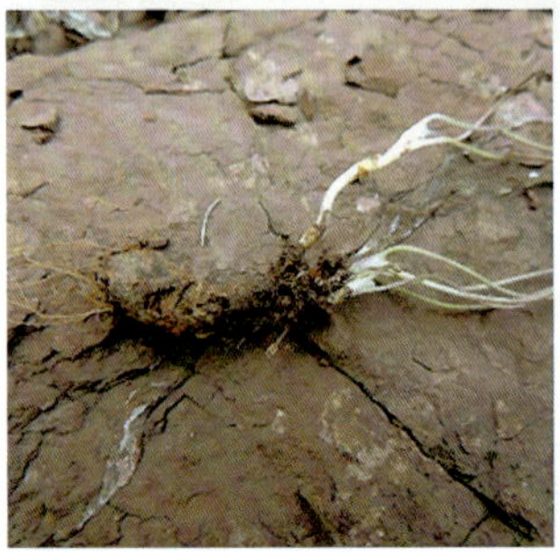

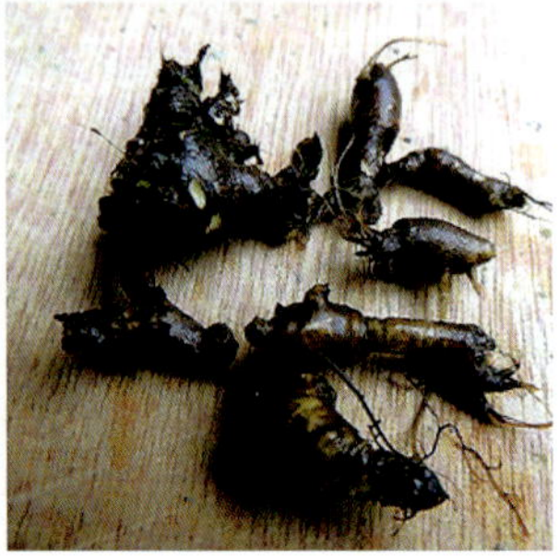

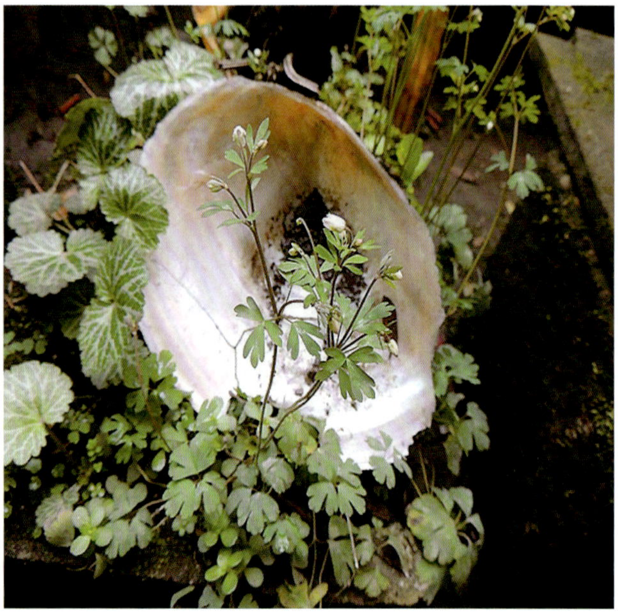

荞麦三七 | Qiao mai san qi

Ghod menl ghunb 阿梅棍

山间小草苦荞麦，细小花朵频频开。祛痰排脓疗肺痈，瘰疬蛇伤与喉结。

荞麦三七，为蓼科植物金荞麦 *Fagopyrum dibotrys*（D. Don）Hara 的根茎。

苗乡各地均有野生，也有少数栽培。野生者多半生于山谷溪流旁、村寨前后、荒坡草地等处。

别名 金荞麦、苦荞麦、野荞麦、天荞麦、金锁银开、荞麦当归、贼骨头、铁拳头、野南荞。

采制 药用根茎。冬春季采挖根茎，洗净泥土，剪去须根、枯枝，切薄片，晒干备用。

性味与归经 味辛、苦，性凉。入肺、脾、大肠经。

功效 清热解毒，活血化瘀，健脾利湿。

主治 肺脓疡、麻疹肺炎、扁桃体脓肿、咽喉肿痛、痢疾、无名肿毒、跌打损伤、风湿性关节炎、瘰疬、毒蛇咬伤等。

用法用量 内服：煎汤，干品 6 ～ 10 克，鲜品 15 ～ 30 克，或焙干研细末，开水吞服。外用：适量，捣汁外敷，或磨汁涂患处，或煎水外洗患处。

禁忌 荞麦三七味苦性凉，体虚无实热者慎用。

附方

1. **肺脓疡**：荞麦三七 10 克，则耳根 20 克，桑树皮 10 克，水煎取汁，分 3 次服。
2. **肺炎高热**：荞麦三七 10 克，石膏 10 克，水灯草 10 克，镰仄草 10 克，水煎取汁，分 3 次服。
3. **咽喉肿痛**：荞麦三七 10 克，三两银 2 克，白玉莲 4 克，薄荷 6 克，威灵仙 10 克，蝉蜕 6 克，水煎取汁，分 3 次服。
4. **痢疾**：荞麦三七 10 克，水杨柳 10 克，白蒿 10 克，铁扫帚 6 克，淘米水煎，取汁，分 3 次服。
5. **无名肿毒**：鲜荞麦三七适量，鲜芙蓉花叶适量，捣烂敷患处，1 日 2 次。药干再敷，以热退肿消为度。
6. **瘰疬**：鲜荞麦三七 30 克，磨汁外涂肿处，1 日 3 次，以消为度。
7. **瘰疬**：荞麦三七根 30 克，凤尾草 30 克，煮鸡蛋食。
8. **疯狗咬伤**：荞麦三七 120 克，黑竹根 120 克，白酒 1000 克浸 7 日，日服 2 次，每次服酒 30 毫升。
9. **跌打损伤**：荞麦三七 60 克，蒜盘子根 30 克，菊叶三七 15 克，水酒各半煎服。
10. **鼻衄**：荞麦三七 7 克，侧柏果 3 ～ 5 个，严重者 7 个，水煎取汁，分 3 次服。

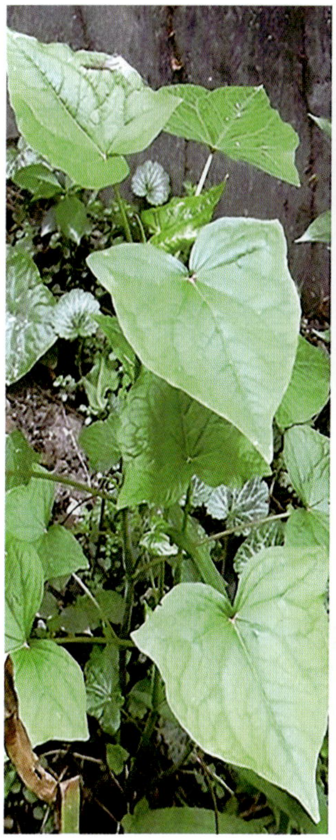
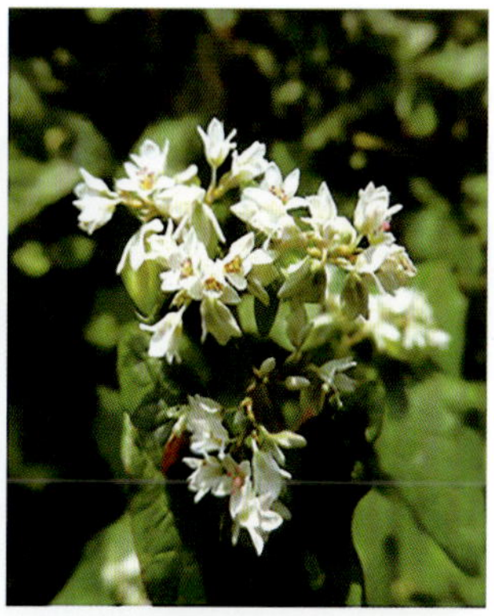
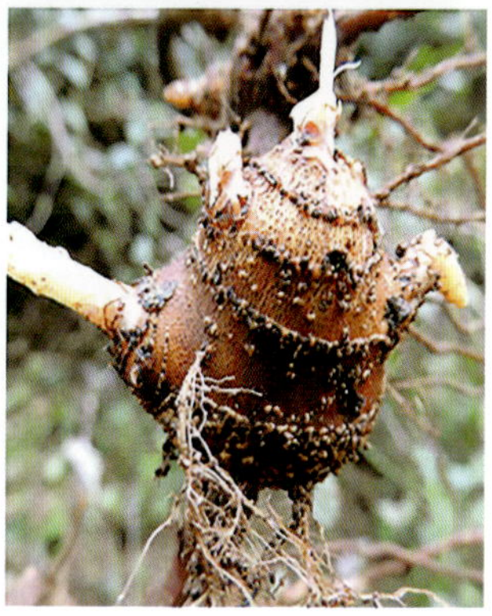
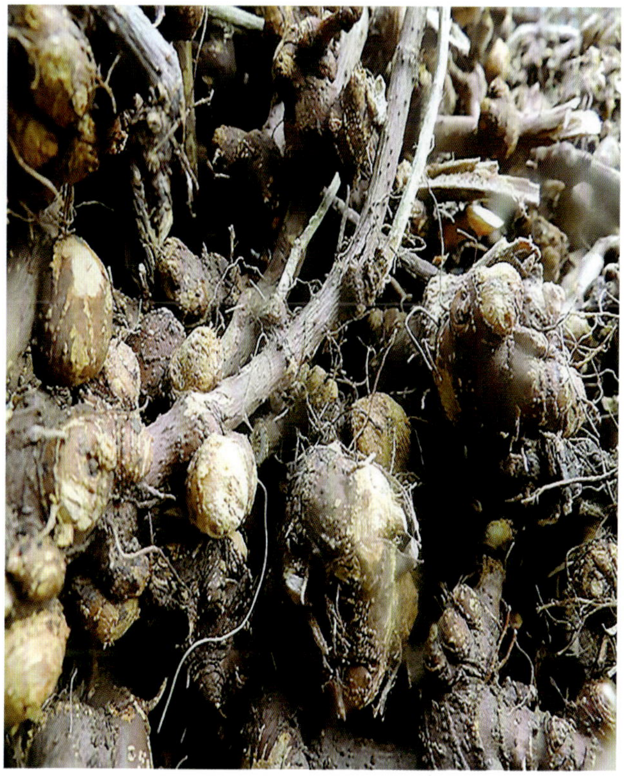

荞子莲 | Qiao zi lian

Reib ghoud menl rud 銳高门茹

根茎似豆荞子莲，山地峡谷丛林缘。活血止痛跌打伤，奶痈蛇咬咳嗽痊。

荞子莲，为蓼科蓼属植物赤胫散 *Persicaria runcinata var. sinensis*（Hemsl.）B. Li，是苗乡一种稀有植物，茎直立，根茎呈颗粒状，抱成团。

苗乡山区均有野生，一般生于海拔 3000 米以下的山坡林下、山谷草地、山路边、沟渠旁等阴湿处，少数栽培。

别名 花蝴蝶、花脸荞、花扁担、土三七、小晕药、花脸晕药、苦荞头草、荞黄连、甜荞莲、脚肿草、田枯七、蛇头草、南蛇头、蝴蝶草、化血丹、草见血、血当归、黄泽兰、花脸荞麦、亚腰山蓼、飞蛾七、散血丹、花月天、盘脚莲、金不换。

采制 药用根茎或全草。根茎冬春季采挖，采回后，洗净泥土，切片，鲜用或晒干备用。全草夏秋季采割，采回后扎把晒干，切段备用。

性味与归经 味苦、微酸，性平。入肺、肝、肾经。

功效 清热解毒，活血止痛，解毒消肿，舒经活络。

主治 痢疾、泄泻、赤白带下、闭经痛经、奶痈、毒蛇咬伤、跌打损伤、劳伤腰痛、吐血咯血、痔疮出血、月经不调、痈肿疮疖。

用法用量 内服：煎汤，干品 10 ～ 15 克，鲜品 15 ～ 30 克，或泡酒。外用：适量，鲜品捣烂外敷，或研细末调敷，或醋磨搽，或煎水熏洗。

附方

1. 痢疾：荞子莲 10 克，白蒿 10 克，水煎服。
2. 腹痛：荞子莲 10 克，燕子尾 10 克，黑风藤 10 克，水煎服。药渣煎水外洗。
3. 赤白带下：荞子莲 10 克，杉木浆 10 克，臭鸡屎藤 10 克，水煎服。白带加白糖 10 克，白鸡冠花 6 克；赤带加红糖 10 克，红鸡冠花 6 克。
4. 脓疮疖肿：鲜荞子莲茎叶若干，捣烂外敷患处。
5. 跌打损伤：鲜荞子莲根茎 20 克，水煎兑白酒服。并用药渣煎水，先将伤处用瓦针放出血，再用药水兑白酒外敷患处。
6. 奶痈：鲜荞子莲 15 克，半边莲 20 克，煎水服。外用药渣捣烂外敷患处。
7. 新旧咳嗽：荞子莲 10 克，铁包金 10 克，玉叶金花 10 克，三两银 2 克，煎服。
8. 咽喉肿痛：荞子莲 10 克，威灵仙 10 克，三两金 2 克，薄荷 6 克，水煎服。
9. 毒蛇咬伤：荞子莲 10 克，青木香 10 克，煎水服。外用药渣煎水，外洗患处，之后再用药渣捣烂，外敷伤口周围，任伤口流出毒水，则容易痊愈。
10. 劳伤腰痛：荞子莲 10 克，燕子尾 10 克，大血藤 10 克，小血藤 10 克，土牛膝 10 克，夏天无 4 克，泡酒 500 毫升。每晚服 10 毫升，外用药酒涂搽痛处。

附注 苗乡以荞子命名的植物有几种。区别如下：荞麦三七，根茎肥大；荞子草，只有茎叶，没有根茎；荞子莲，根茎细小，呈颗粒状。药性不同。

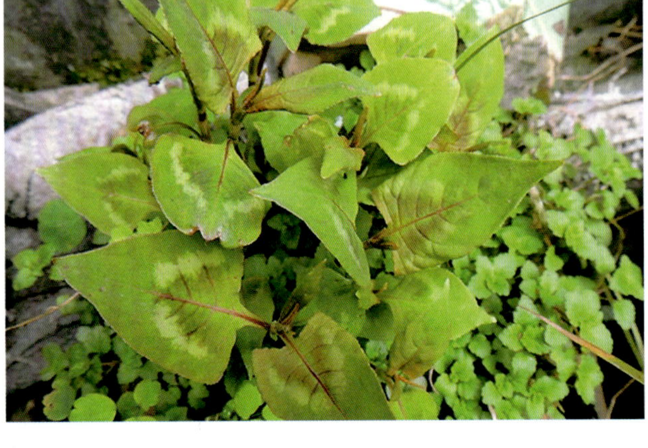
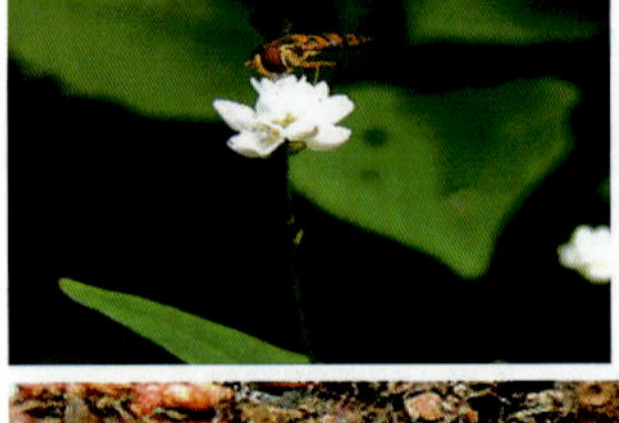
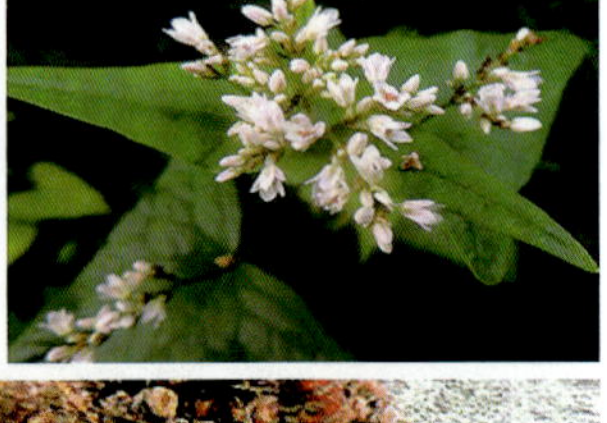
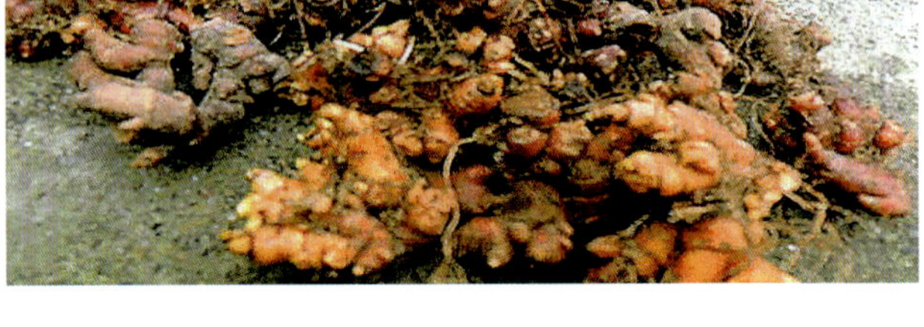

青木香 | Qing mu xiang

Jongx linx mel 龚铃迈

藤青花臭青木香，味辛带苦性寒凉。背花肚花毒蛇咬，胃痛腹痛炸耳癀。

青木香，为马兜铃科植物马兜铃 *Aristolochia debilis* Sieb. et Zucc. 的根。

苗乡各地均有栽培，少数野生。一般在栽培于庭院、菜园、路旁。

别名 马兜铃根、土青木香、独行根、兜零根、云南根、独行木香、土木香、青藤香、蛇参根、百两金、土麝、铁扁担、痧药。

采制 药用根茎。春、秋季采挖，采回后洗净泥土，剪去须根，切段，晒干备用。

性味与归经 味辛、苦，性寒。入肺、肝、脾、胃经。

功效 行气，解毒，消肿。

主治 胸腹胀痛、痧症、肠炎痢疾、高血压、疝气、蛇咬伤、痈肿、疔疮、皮肤瘙痒或溃烂。

用法用量 内服：煎汤，3～10 克，或入散剂。外用：适量，研末服或磨汁涂。

禁忌 脾胃虚寒者慎服，用量过大可引起恶心呕吐、胸闷胸痛等症。

附方

1. **咽喉肿痛：**鲜青木香根、鲜珍珠菜根各 9 克，切碎捣烂，加开水，擂汁服。
2. **背花：**水杨柳、半边莲、青木香各适量，捣烂敷患处。
3. **腹痛：**青木香、蛇不过、辣子七、马藤香各 3 克，研末吞服。
4. **腹冷痛：**青木香 3 克，吴茱萸 3 克，广木香 3 克，共研细末，开水冲服。
5. **急性腹痛：**青木香 90 克，七叶一枝花 60 克，为细末，每用 3 克温开水送服。
6. **闭痧伴发腹痛：**青木香 10 克，蒲黄 15 克，五灵脂 10 克，水酒各半煎服。
7. **肚花：**青木香根、水杨梅果或叶、半边莲等分，捣烂外敷患处。
8. **小儿高热：**青木香 3 克，黄瓜须 15 克，银花 10 克，水煎服。
9. **中暑：**用火柴划燃敷太阳穴，后以青木香 6 克，一支箭 3 克，水煎服。
10. **发痧、呕叶腹痛：**青木香 10 克，樟木树二层皮 10 克，水煎，酌加白酒少许兑服；或用青木香 1 寸，口中嚼烂，开水吞服。
11. **产后瘀血性水肿、腹痛：**青木香 6 克，泽兰 10 克，菊叶三七 15 克，水煎服。
12. **心口痛：**青木香 6 克，七叶一枝花 6 克，八角莲 8 克，水煎服。
13. **急性胃痛：**青木香 10 克，蒲公英 150 克，青蒿 10 克，水煎服。
14. **炸耳癀：**青木香 10 克，称星树根 10 克，研末兑水后，加冰片点耳内。
15. **赤白痢：**青木香 10 克，马鞭草根 30 克，陈茶叶 10 克，马齿苋 30 克，煎服。
16. **休息痢：**青木香 5 克，野鸡脚全草 6 克，苦楝皮 10 克，水煎服。
17. **蛇咬伤：**青木香 10 克，白芷 10 克，煎水服，外用青木香、蛇泡草，捣烂敷。
18. **毒蛇咬伤，中毒较重：**青木香 15 克，山慈菇 15 克，白芷 10 克，细辛 6 克，甘草 6 克，徐长卿 15 克，水煎服。
19. **疝气：**青木香 6 克，双铜钱草 15 克，捣汁冲酒服。

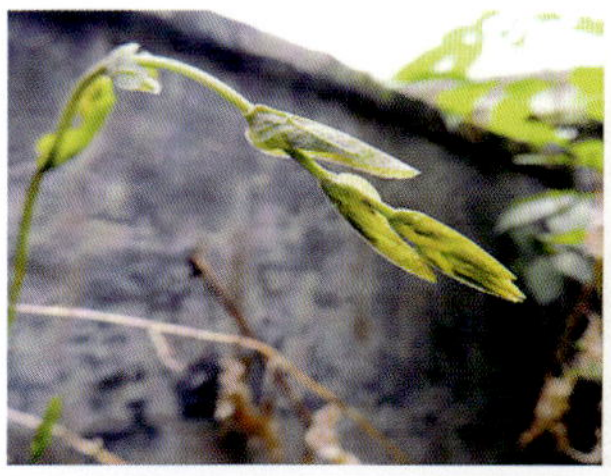
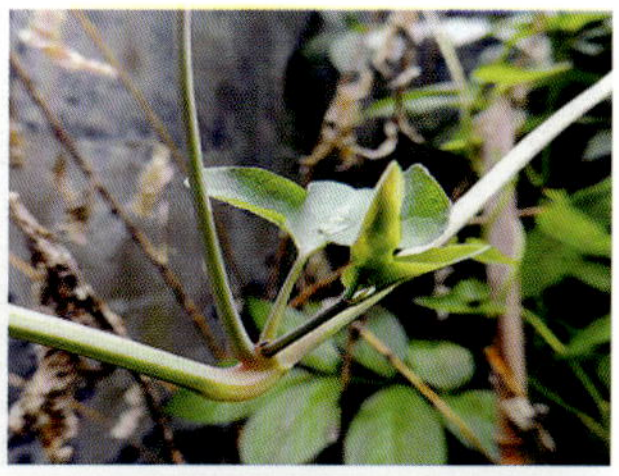
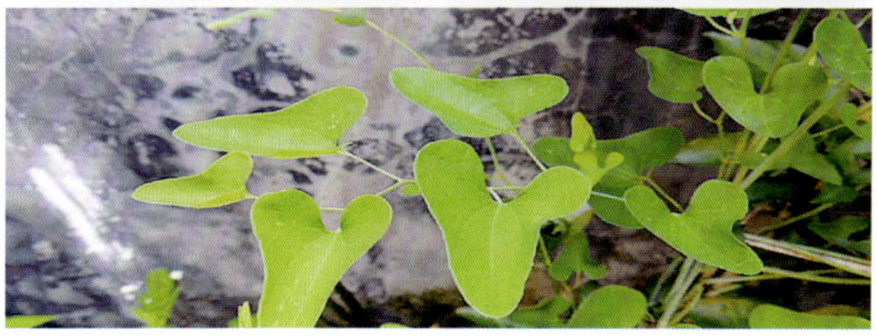
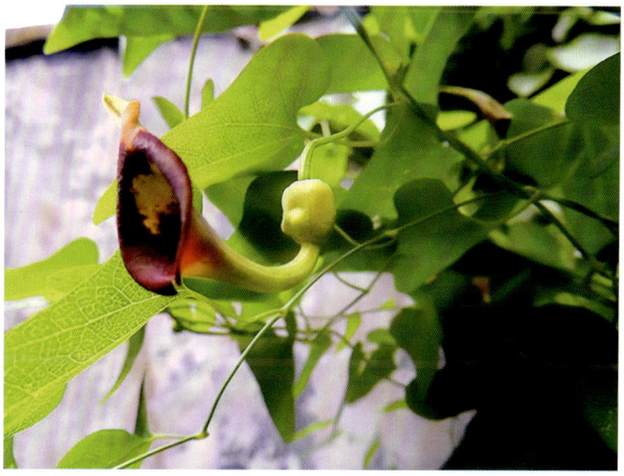

三步跳 | San bu tiao

Bid sad qiaob 比沙跳

一茎三珠地巴豆，半夏枯蒌根茎留。辛温有毒姜汁解，寒痰呕吐与秃头。

三步跳，为天南星科植物半夏 *Pinellia ternata*（Thunb.）Breit. 的块茎。

苗乡各地均有野生，也有少数栽培。一般生于荒坡、野地、柑橘林下、苞谷地中、溪边阴湿的草丛中等。

别名 半夏、三叶半夏、地文、水玉、守田、地珠半夏、麻芋果、泛石子、地鹧鸪、地茨菇、老和尚头、地巴豆、无心菜根、天落星、麻芋子、地雷公、老瓜蒜、狗芋头、珠半夏。

采制 药用根茎。夏季茎叶茂盛时采挖，或秋季翻地时收取，除去外皮及须根，晒干，为生半夏；用姜汁、明矾等制过后，称为制半夏。

性味与归经 味辛，性温，有毒。入脾、胃、肺经。

功效 燥湿化痰，降逆止呕，消痞散结。

主治 湿痰寒痰、反胃呕吐、结胸痞块、梅核瘿瘤、毒蛇咬伤、痰厥头痛、头晕不眠。外消痈疽肿毒。

用法用量 内服：煎汤，制半夏 3 ～ 10 克，或入丸、散剂。外用：适量，磨汁涂或研末调敷。

禁忌 阴虚燥咳，津伤口渴者忌服，不宜与乌头类药材同用。

附方

1. **指头疔：**三步跳 7 粒，捣烂外敷，3 天可痊愈。
2. **破伤风：**生三步跳 3 粒，研为细末，米汤冲服，每日 2 次，连服 3 天。
3. **上吊而死：**以三步跳为末，洒冷水做丸如豆大，纳入鼻中，心温者 1 日可活。
4. **跌死：**急扶起，盘腿坐地，手提其发，将生三步跳末，约豆大，吹入鼻中，以生姜汁灌之，心头微温者，虽至 1 日皆可救，再用白糖调水灌服。
5. **秃疮：**生三步跳（研末）15 克，生姜 6 片。先用生姜擦患处 1 分钟，稍停，再擦 1 ～ 2 分钟，然后用生三步跳末调香油涂搽，连续用 7 天。
6. **腮腺炎：**红三步跳适量，捣烂敷患处。每日换药 1 次。
7. **鸡眼：**生三步跳 1 小片，捣烂置于鸡眼上，周围用胶布保护，数日自行脱落。
8. **干咳：**三步跳 3 克，羊奶子 30 克，沙参 15 克，水煎，兑蜂蜜服。
9. **疳积：**鸡蛋 1 个，生三步跳 1 粒，生姜 1 片。将鸡蛋敲一个洞，放入生半夏、生姜，在米饭上蒸熟。每日吃蛋 1 个，连服 10 数日。
10. **刀伤出血：**生三步跳 10 克，丝瓜叶 15 克，栀子 3 克。共研细末，按敷患处。
11. **淋巴结核：**生三步跳、生草乌、细辛各 3 克，大枣 10 克。焙干研末，大枣捣烂，搓成丸，病腋窝包在健侧手心；病腿窝包在健侧脚心，纱布包扎。
12. **蛇咬伤：**三步跳根适量，捣烂，敷患处。注意留孔，以利排毒。
13. **肝气痛：**无根藤 6 克，三步跳 3 克，芭蕉心 3 克，水煎兑酒服。
14. **破伤风：**生三步跳 3 粒，研为细末，米汤冲服，每日 2 次，连服 3 天，如有舌、喉肿等中毒现象，可嚼服生姜解毒。

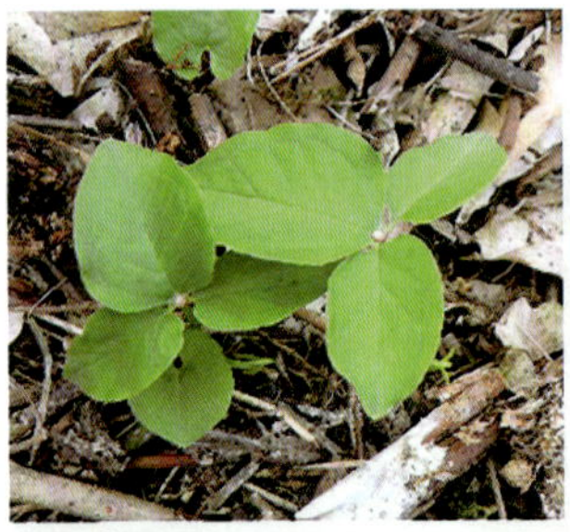
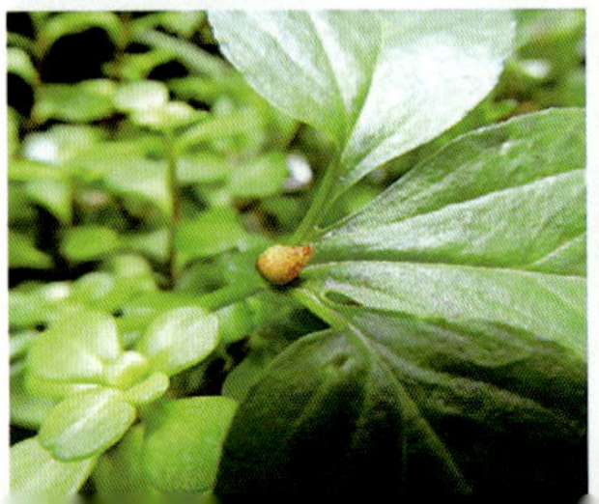
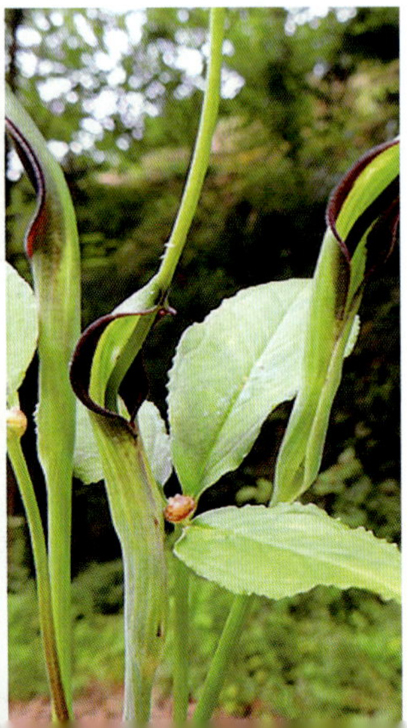
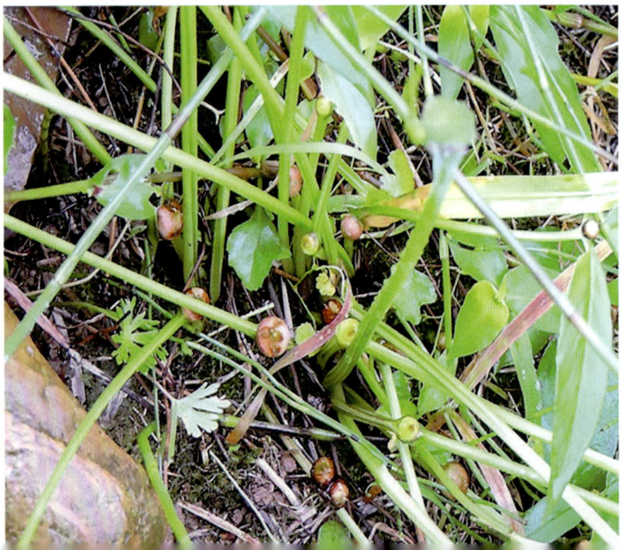

三两金 | San liang jin

Jab bik lik jib 加比利吉

山林之中百两金，根茎叶背红紫深。咽喉肿痛跌打伤，风湿黄疸痛闭经。

三两金，为紫金牛科植物朱砂根 *Ardisia crenata* Sims 的全株。

苗乡山区少有野生，一般生于原始次生林中、悬崖下、山谷溪流边等阴暗、湿润的地方。

别名 朱砂根、紫金牛、平地木、凉伞遮金珠、叶下红、叶底红、雪里珠、叶下珍珠、铺地凉伞、高脚罗伞、小罗伞、金锁匙、开喉箭、三条根、高茶风、铁凉伞、雪里开花、金鸡凉伞、大凉伞、红铜盘、高脚铜盘、珍珠伞、真珠凉伞。

采制 以根及全株入药，四季可采，一般以秋后果实成熟，或开春新叶还未萌发之前采挖。采回后洗净泥土，晾干水分，切薄片，晒干备用。

性味与归经 味辛、微苦，性平。入肺、肝经。

功效 清热解毒，活血祛瘀，祛痰止咳。

主治 咽喉肿痛、风湿痹痛、新久咳嗽、痰中带血、黄疸水肿、淋证白带、经闭痛经、跌打损伤、睾丸肿痛。

用法用量 内服：煎汤，4～6 克，或鲜品捣汁服。外用：适量、捣烂敷或煎水洗。

禁忌 服用过量可出现恶心，厌食等不良反应。孕妇禁用。

附方

1. **头痛：** 三两金根 4 克，瓜板根 10 克，鹰爪风 10 克，水煎服。
2. **蛾子：** 三两金 4 克，三两银 4 克，茶树芽 3 克，嚼烂，含口中，慢慢咽汁。
3. **咽喉炎：** 三两金 4 克，八角莲 6 克，三两银 4 克，铁灯台 10 克，水煎服。
4. **咽喉肿痛：** 三两金根 10～15 克，水煎服；或三两金根 10 克，研细末，每用少许吹喉，1 日 3 次。
5. **防治白喉：** 三两金根 120 克，加水 1000 毫升，文火煎 2 小时，去渣，分 2 份，每隔 2 小时服 1 次。
6. **白喉：** 三两金、人指甲各 3 克，开喉剑 10 克，土虱婆 6 个，均焙干，加入冰片 1.5 克，共研细末，每用少许吹喉内。每日 3 次，连服 3～5 日。
7. **腰痛腿酸：** 三两金根 6 克，土牛膝 10 克，扯丝皮 10 克，水酒各半，煎服。
8. **妇人阴肿：** 三两金根 6 克，尿珠子 10 克，刚米芨 20 克，水煎服。
9. **麻疹咳嗽：** 三两金根 6 克，紫苏 6 克，夜关门 10 克，铁包金 10 克，水煎服。
10. **小儿抽筋：** 三两金根 6 克，野鸡脚根 10 克，老鹰爪 1 根，磨水服。
11. **劳伤吐血：** 三两金根 20 克，研末，每用 3 克，冲酒服。
12. **痢疾：** 三两金根 6 克，水杨柳 10 克，马棘 6 克，水煎服。
13. **外伤出血：** 三两金根适量，烘干研末，撒伤口，稍加压包扎。
14. **跌打损伤：** 三两金根 6 克，水煎取汁，分 3 次服；或取三两金根 3 克，酒磨取汁服。
15. **蛇咬伤：** 三两金根适量，以酒磨，涂患处；或三两金根 6 克，研末，冲酒服。

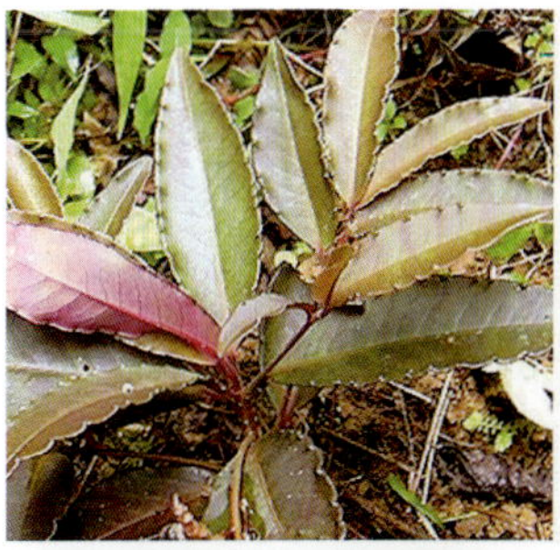
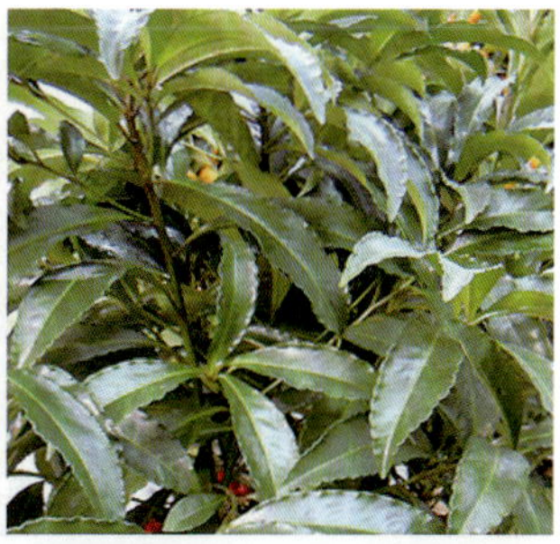
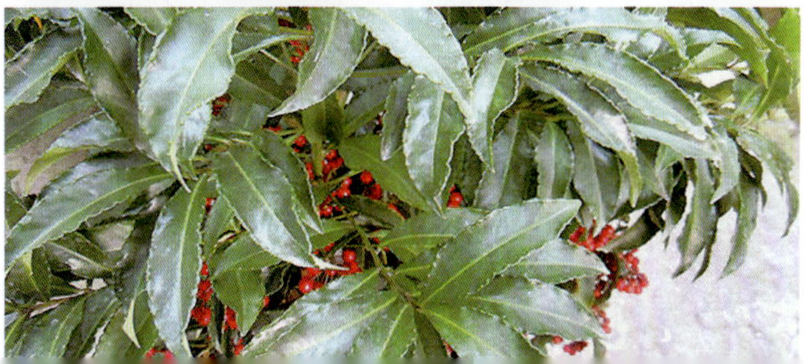
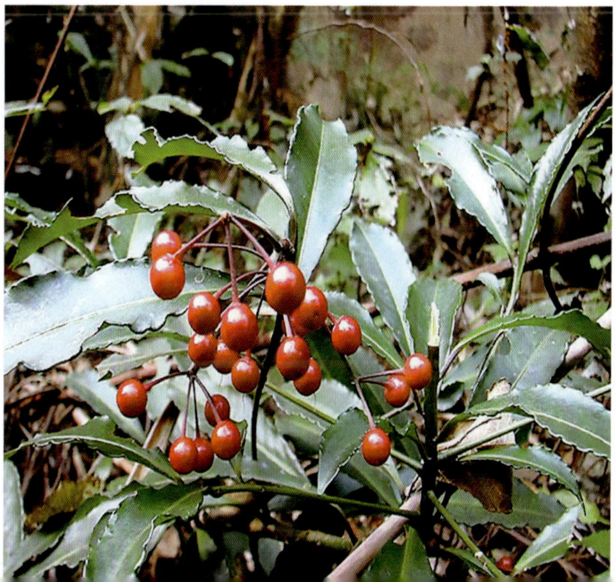

三两银 | San liang yin

Rrib hleat holt 鋭拉老

喉科神药三两银，煎煮研末含也行。白喉蛾子咽喉肿，肺热咳嗽卵子疼。

三两银，为紫金牛属植物百两金 *Ardisia crispa*（Thunb.）A. DC. 的全草或根茎。

苗乡山区少有生长，一般生于原始次森林中、悬崖下、山谷溪流边等阴暗、湿润的地方。

别名 山豆根、高茶风、开喉剑、八爪金龙。

采制 以根及全株入药，四季可采，一般以秋后果实成熟，或开春新叶还未萌发之前采挖。采回后洗净泥土，晾干水分，切薄片，晒干备用。

性味与归经 味甘、微苦，性平。入肺、肝经。

功效 清热解毒，活血祛瘀，祛痰止咳。

主治 咽喉肿痛、风湿痹痛、肺热咳嗽、痰中带血、经闭痛经、跌打损伤、睾丸肿痛。

用法用量 内服：煎汤，4～6 克，或研细末吞服，或捣汁含服。外用：适量，捣烂外敷。

禁忌 服用过量可出现恶心，厌食等不良反应。孕妇禁用。

附方

1. 白喉：药用一壶酒、三两银，捶烂和米泔水调匀，先服 3 口，后含在口中。
2. 蛾子：常用苗药有三两金、三两银、茶树芽，嚼烂，含口中，慢慢咽汁。
3. 咽喉炎：细辛、黄连、地胆、八角莲、三两金、三两银、铁灯台各适量，水煎服。
4. 孕妇白喉：一壶酒、三两银、艾叶、益母草各适量，捶烂调米泔水拌匀，先服 3 口，再含口中。
5. 防治白喉：三两银根 120 克，加水 2000 毫升，慢火煎 2 小时，取煎液，分 2 次服，每隔 2 小时服 1 次。
6. 咽喉肿痛：三两银根 10 克，冷开水磨汁，含服，或用米醋磨汁，含服。
7. 跌打损伤：三两银根 10 克，土牛膝 10 克，铁马鞭 10 克，水、酒各半煎服。
8. 腰腿酸痛：三两银根 10 克，扯丝皮 10 克，金毛狗脊 15 克，木瓜 15 克，水煎服。药渣煎水外洗患处。
9. 劳伤吐血：三两银根 10 克，雀儿脑 10 克，千年松 6 克，铁马鞭 10 克，土牛膝 10 克，水酒各半煎服。
10. 急蛾（急性咽喉炎）、喉头水肿：新鲜三两银根皮一小块（指甲盖大小），洗净泥土，含口中，徐徐咽之。

附注 三两银与三两金的区分要点

三两银：植株高 1 米左右，分支少，叶片稀，背面深绿色，嫩茎绿色。根茎粗大，须根少，表面淡白色，晒干后仍为淡白色。味甘，不刺喉。

三两金：植株多数低于 1 米，分支多，叶片多而厚，叶背红色。根茎直而不大，须根多，红赤色，皮层薄，不易剥脱，切片晒干后深红色。味苦，刺喉。

按照中国“黄金白银”的习俗，红色者为三两金，白色者为三两银。两者作用大致相同，但三两银作用温和，三两金作用较烈。

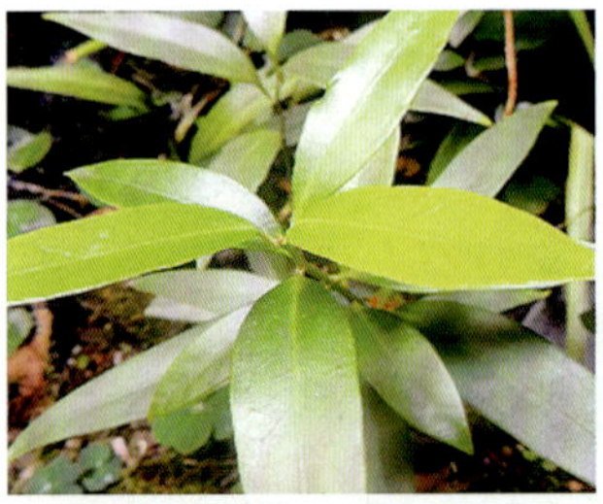
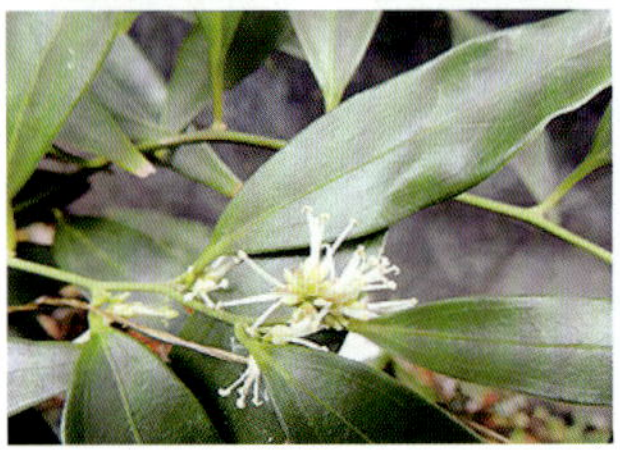
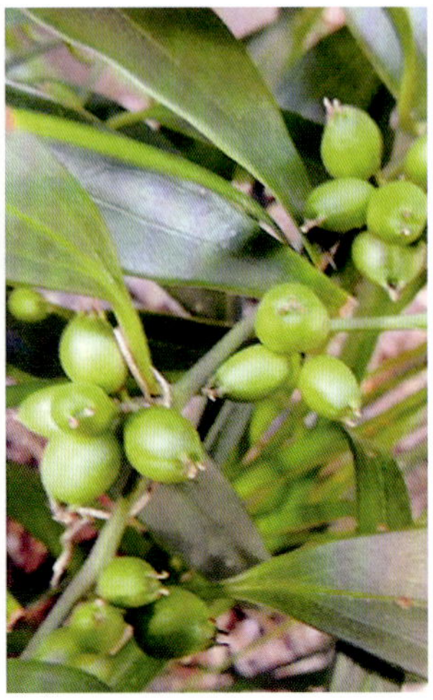
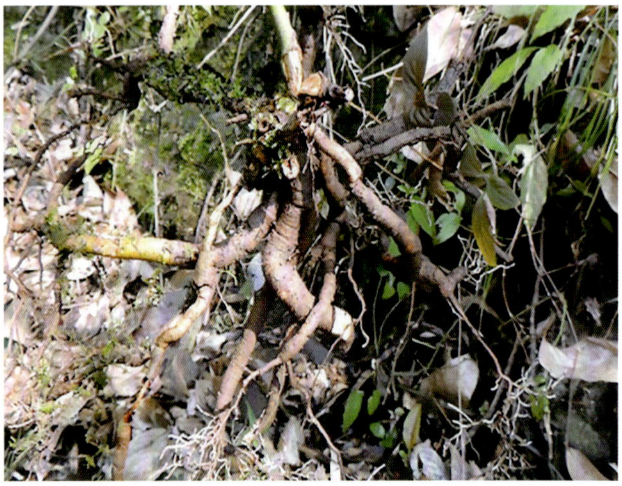

散血莲 | San xue lian

Reib sanb pend 鋭散青

山涧沟谷青青草，散血活血此为宝。头痛眉痛关节痛，外伤内伤月经少。

散血莲，为裸子蕨科植物凤丫蕨 *Coniogramme japonica*（Thunb.）Diels 的根茎或全草。

苗乡各地均有生长，一般生于阔叶林下、田坎上、水渠边和溪沟阴湿处。

别名 活血莲、眉风草、大叶凤凰尾巴草、凤丫蕨、凤丫草、眉风草、羊角草、铁蕨、凤尾草。

采制 根茎入药，全年或秋季采挖，采回后洗净泥土，晾干水分，鲜用或切片，晒干备用。

性味与归经 味辛、微苦，性凉。入肝经。

功效 祛风除湿，散血止痛，清热解毒。

主治 风湿关节痛、眉棱骨痛、头晕、红眼病、淋巴癌、阳痿、瘀血腹痛、闭经、跌打损伤、目赤肿痛、乳痈、各种肿毒初起。

用法用量 内服：煎汤，15～30 克，或泡酒。外用：适量，全草或根茎，捣烂外敷患处。

禁忌 孕妇慎服。

附方

1. 头晕：散血莲 10 克，金银木 15 克，黄精 6 克，铁马鞭 6 克，臭牡丹 6 克，水煎取汁，分 3 次服。
2. 火眼：散血莲根 10 克，水煎取汁，分 3 次服。
3. 瘰疬：散血莲、槲蕨、芭蕉根皮各适量，捣烂，敷患处。
4. 淋巴癌：生白及、散血莲、金线吊葫芦各适量，捣烂外敷。
5. 伤内病：散血莲 20 克，羊公草 10 克，岩丸子 10 克，锯手草根 10 克，泡酒 500 毫升。一七后开始服用，每晚 20 毫升。
6. 弱病（阳痿）：散血莲 10 克，鸭屎木 10 克，血报木 10 克，雷公稿 10 克，煎服。
7. 打伤：散血莲 20 克，鸭屎木 10 克，地胡椒 30 克，泡酒服。
8. 内伤：散血莲 10 克，鸭屎木 10 克，五爪风 10 克，水煎内服。
9. 经闭：散血莲根 6～10 克，水煎取汁，分 3 次服。
10. 目赤肿痛：散血莲根 30 克，水煎，加少许白糖，早晚饭前各服 1 次。
11. 乳痈：散血莲全草 20 克，通草 10 克，水煎，冲甜酒服，1 日 3 次。
12. 咳血：散血莲 30 克，雀儿脑 10 克，锅底灰 10 克，水煎放冷服，1 日 3 次。
13. 眉毛风（眉棱骨痛）：散血莲根茎 1 节，以白酒或冷开水磨成浓汁，外搽痛处。
14. 风湿关节痛：散血莲 30 克，土牛膝 30 克，夏天无 10 克，大血藤 10 克，香血藤 10 克，小血藤 10 克，四方剑根 10 克，水煎取汁，分 3 次服。

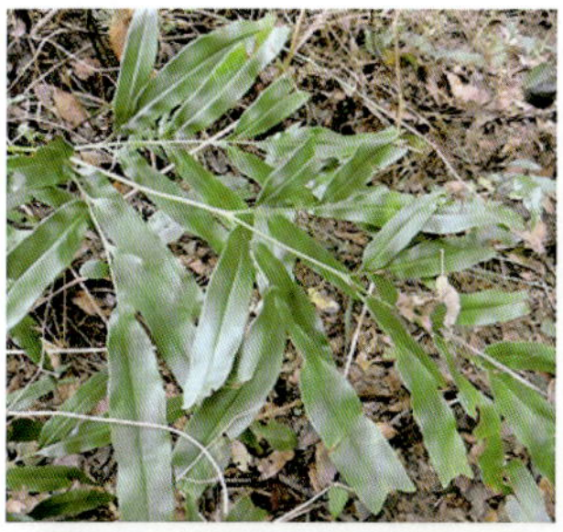

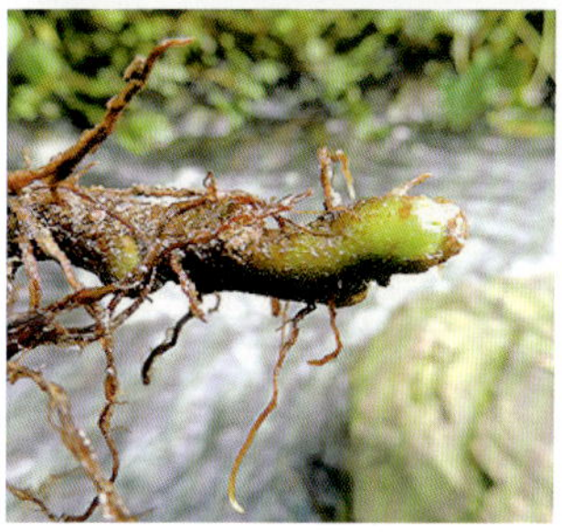

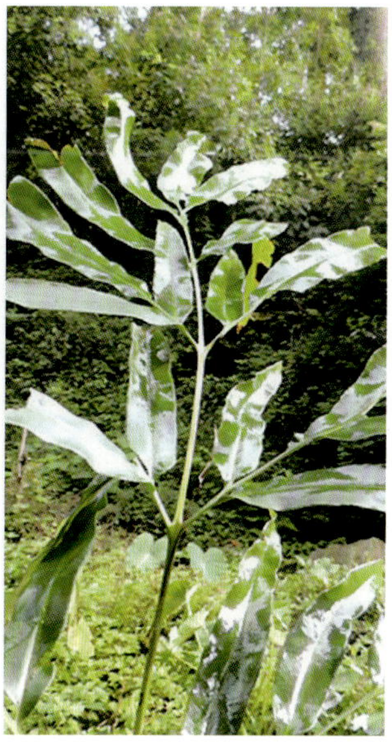

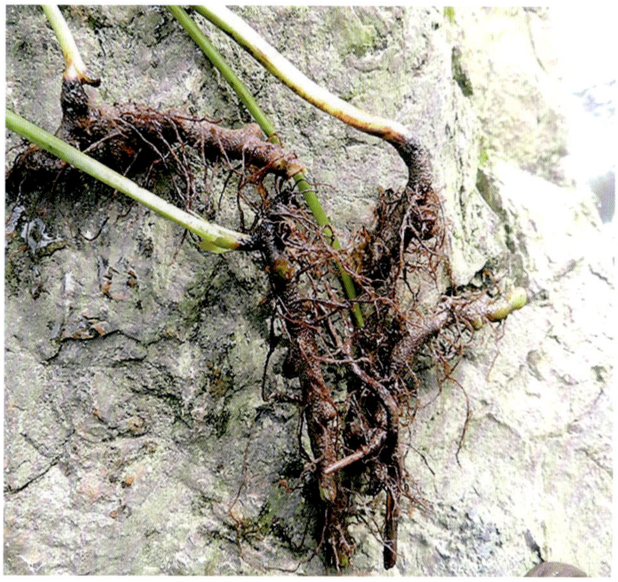

沙参 | Sha shen

Jongx wub mangb 龚务骂

杏叶轮叶南沙参，润肺补脾兼滋阴。阴虚喉痹咽喉炎，肺痨痰咳月家病。

沙参，为桔梗科植物沙参 *Adenophora stricta* Miq、杏叶沙参 *A. hunanensis*、轮叶沙参 *A. tetraphylla* 的干燥根。

苗乡各地均有野生，也有少数栽培。野生者一般生于山野阴坡草丛中、疏林缘、山路旁、田坎上等地。栽培者多半栽培在事先准备好的沙土地、山坡上。

别名 南沙参、泡参、泡沙参、白参、知母、羊乳、羊婆奶白参、羊婆奶、铃儿草、杏叶沙参、稳牙草、保牙草、土人参。

采制 药用根茎。每年秋冬季在沙参枝叶开始枯萎时采挖，采回后洗净泥土，拣净杂质，切段，晒干备用。

性味与归经 味甘、淡，性凉。入肺、胃、肾经。

功效 补脾益气，清热养阴，润肺止咳。

主治 脾肺气虚、倦怠乏力、食少、自汗、气管炎、百日咳、肺热咳嗽、咯痰黄稠、阴虚久咳、痨嗽痰血、燥咳痰少、虚热喉痹、气阴不足、烦热口干。

用法用量 内服：煎汤，6～12 克，或入丸、散剂。

禁忌 沙参性凉，风寒咳嗽者禁服。沙参不宜与藜芦同服。

附方

1. **头晕目眩：**沙参 6 克，羊古根 10 克，土党参 6 克，黄精 10 克，首乌 6 克，臭牡丹 6 克，黄茅根 6 克，水煎取汁，分 3 次服。
2. **胃热口干，便秘：**沙参 9 克，玉竹 15 克，麦冬 9 克，生石膏 15 克，水煎取汁，分 3 次服。服药期间禁食辛辣、干燥食物。
3. **喉蛾：**沙参 6 克，蜂子王全草 15～30 克，樟木 6 克，水煎取汁，分 3 次含服。
4. **口干咽燥：**山沙参 9 克，麦冬 15 克，冰糖 3 克，生地黄 15 克，玉竹 5 克，水煎取汁，分 3 次含服。
5. **齿痛：**沙参、狗牙根、南竹根各 10 克，猪肉 100 克，同煮熟，吃猪肉，喝汤。
6. **肺炎：**细叶沙参 30 克，桑白皮 30 克，地骨皮 15 克，十大功劳根 15 克，甘草 10 克，水煎取汁，分 3 次服。
7. **产后无乳：**沙参 10 克，白木通 30 克，通草 6 克，猪脚 100 克，炖熟，分 3 次食。
8. **睾丸肿痛：**山沙参 60 克，猪肝 1 个，同炖熟，分 3 次吃猪肝、喝汤。
9. **百日咳：**沙参根 12 克，百部 10 克，水煎取汁，加蜂蜜少许，分 3 次含服。
10. **肺痈：**沙参 6 克，铁线蕨 12 克，柞木 6 克，地枇杷 6 克，白及 6 克，甘草 4.5 克，水煎取汁，每日服 3 次。
11. **月家痨：**沙参 6 克，松树内皮 12 克，甘草 5 克，白果 6 克，合欢皮 6 克，煎服。
12. **白带：**沙参 60 克，蚌壳肉 120 克，墨鱼 30 克，猪瘦肉 120 克，炖熟，分 3 次服。
13. **传染性肝炎：**沙参粉 10 克，田螺 5～7 个。田螺去壳晒干研末，与沙参粉混合，分 3 次，糯米酒送服。

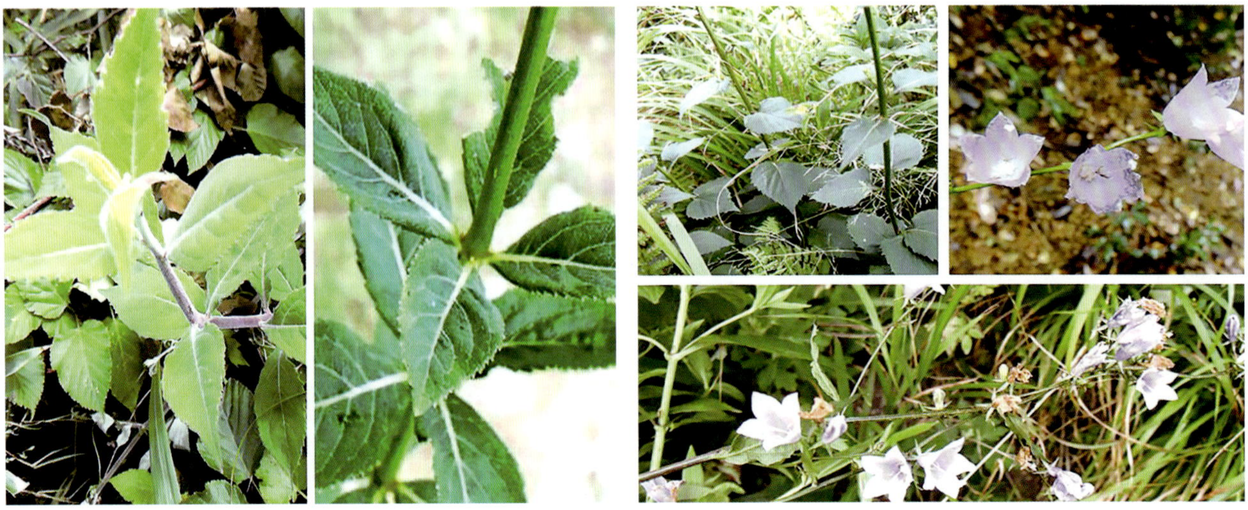

山苦瓜 | Shan ku gua

Deb dob bid tiub 得都比提

苦寒有毒山苦瓜，根茎肥大多分叉。毒蛇咬伤研末服，痈肿疮毒捣烂巴。

山苦瓜，为葫芦科山苦瓜属植物山苦瓜 *Trichosanthes cucumeroides*（Ser.）Maxim. 的根茎。

苗乡山区里均有野生，多半生长于山谷疏林下，荒地草丛之中。

别名 土瓜、王瓜、苦瓜莲、鸭卵瓜、凉瓜、秏子枕头、土花粉、老鸦瓜、吊瓜、山冬瓜、水瓜。

采制 药用根茎、果实。夏秋季采块根晒干，或浸入小便中七日，取出阴干。果实秋后快成熟时采摘，采回后切开晒干备用。

性味与归经 味苦，性寒，有小毒。入心、肾经。

功效 清热解毒，泻热生津，破血消瘀，解蛇毒，利尿。

主治 热病烦渴、黄疸、热结便秘、毒蛇咬伤、小便不利、经闭、痈肿、高血压、高血脂、高血糖、肥胖症。

用法用量 内服：煎汤，干品 4 ～ 10 克，鲜者 60 ～ 90 克，或捣汁内服。外用：适量，捣烂外敷或磨汁外涂。

禁忌 脾胃虚寒及孕妇慎用。

附方

1. **毒蛇咬伤：**山苦瓜根、青木香、土防己、大蓟根、天花粉各 30 克，共研极细末。肿胀未过膝盖，每日 2 次，每次 3 克；肿胀已过膝盖，日服 2 次，每次 6 克，凉开水冲服。
2. **毒蛇咬伤：**山苦瓜根晒干，放小便内浸 7 天后，取出阴干备用。临用时加开水磨成浓汁，涂伤口周围，随干随涂，但不要涂伤口，以利毒水流出。
3. **黄蜂蜇伤、蜈蚣咬伤：**尿液浸过的山苦瓜根，磨汁外涂患处四周。
4. **跌打损伤肿痛：**山苦瓜根水磨或甜酒汁磨，涂擦患处，药干再涂。
5. **痈肿疮毒：**山苦瓜根 30 克，水煎取汁，分 2 次服，并用根适量，磨汁涂患处。
6. **二便不通：**山苦瓜根适量，捣汁，加冷开水调稀，用葱管吹入尿管、粪道，少时即通。
7. **睾丸肿大：**山苦瓜根 60 克，猪瘦肉 120 克，老酒适量，共炖熟，分 3 次服。
8. **蛇脑仄：**山苦瓜根 30 克，研细末，加白酒调成糊状，用鸭毛涂搽，1 日数次。
9. **水火烫伤：**鲜山苦瓜根适量，加冷开水调成糊状，外涂患处，1 日数次。
10. **消渴饮水：**山苦瓜果实去皮，每饭后嚼 20 ～ 30 克，连用 20 天。
11. **反胃呕吐：**山苦瓜果实 3 克，炭火上烧存性，研细末，用温开水吞服，1 日 3 次。服药期间禁食酸冷食物。

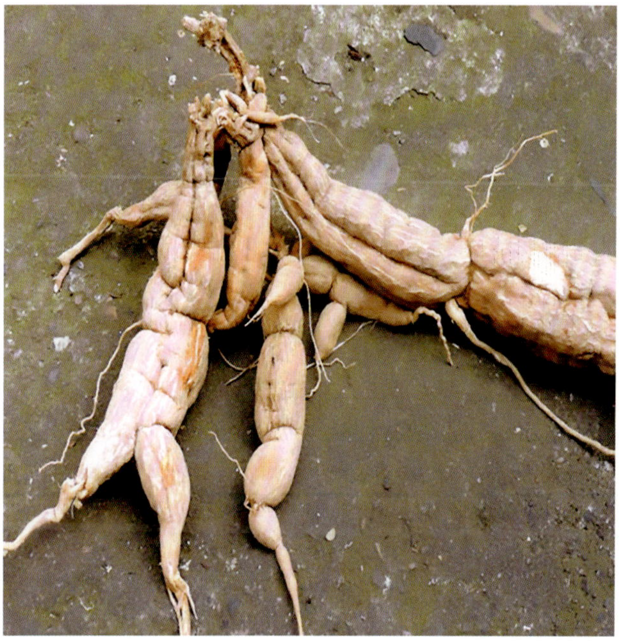

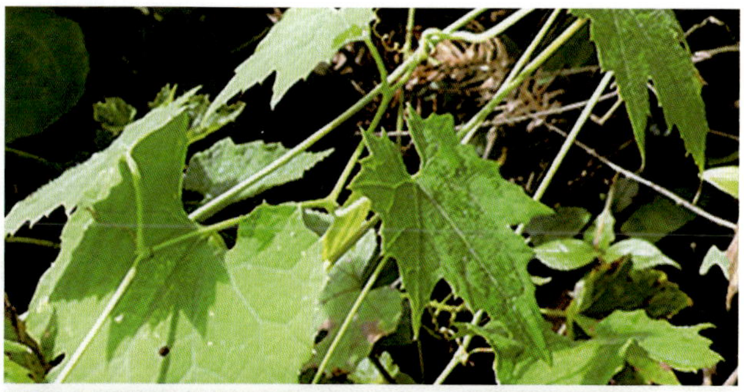

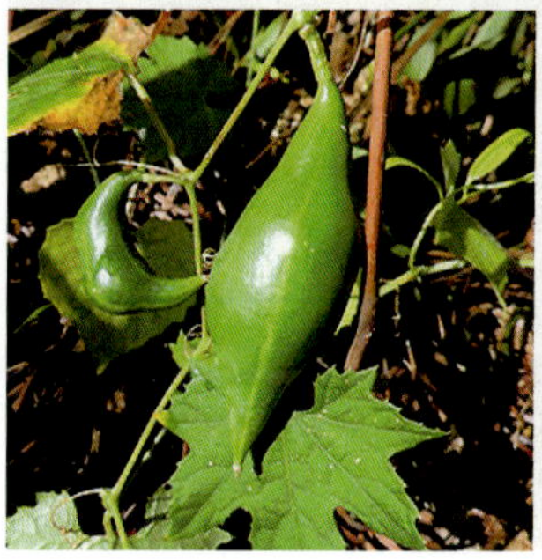

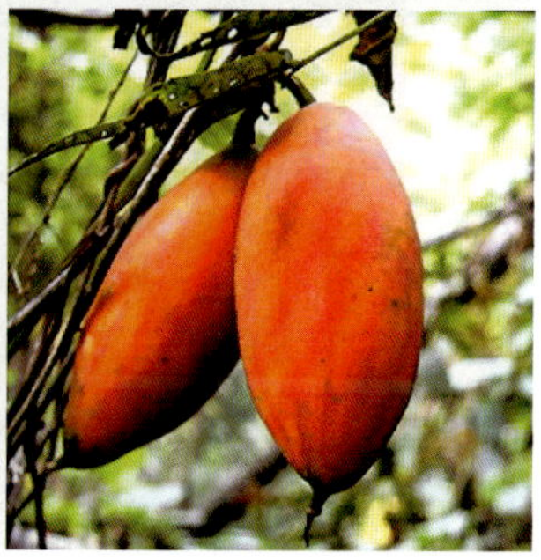

山乌龟 | Shan wu gui

Reib pot jib 鋭保地

形似乌龟枝叶番，山野路旁长得欢。清热解毒兼祛湿，疔疮痈肿敷自安。

山乌龟，为防己科千金藤属植物山乌龟 *Stephania cepharantha* Hayata. 的块根。

苗乡各地均有野生，也有少数栽培。野生者一般生于山路边、疏林下、草丛中、荒坡上、田坎边、沟溪边等处，也有生在石灰岩山壁缝穴中、岩石壁上的。

别名 金线钓乌龟、白药子、地不容、地芙蓉、地不荣、一文钱、金不换、地乌龟、吊金龟。

采制 药用根茎。四季可采，以秋季采集者为佳。采回后，去掉茎叶，洗净泥土，切片，鲜用或晒干备用。

性味与归经 味苦、辛，性寒，有小毒。入肝、肺、胃经。

功效 清热解毒，镇静止痛，健胃理气，消痰化滞。

主治 用于胃痛、咽痛、腹痛、急性肠胃炎、胆绞痛、肾绞痛、痰湿停滞、风湿性关节炎、疟疾、跌打损伤。外用治痈疖肿毒、湿疹、无名肿毒、蚊虫叮咬、毒蛇咬伤。

用法用量 内服：煎汤，3～6 克，或焙干，研细粉，每次 1～2 克，每日 2～3 次，温开水送服。外用：适量，研粉调蜂蜜或鸡蛋清敷患处，或煎水外洗。

禁忌 山乌龟有小毒，使用过量会引起呕吐，孕妇禁服。内服需先煮 2 小时，然后切片，晒干备用。

附方

1. 痈肿疮疡：山乌龟适量，研细末，蜂蜜或醋调涂患处，1 日数次。
2. 暴哑：山乌龟 12 克，开喉箭 10 克，甘草 10 克，水煎取汁，分 3 次服。
3. 齿痛：山乌龟切片，塞牙痛处。
4. 手腕扭挫伤：山乌龟根 30 克，连钱草 30 克，三七草 15 克，捣烂敷患处。
5. 夹疱：山乌龟、七叶一枝花，酒磨搽， 1 日 2～3 次。
6. 背花、肚花：紫草、黄药子，山乌龟各适量，捶烂外敷， 1 日 1 换。
7. 腹痛：山乌龟根 6 克，冷开水磨汁，1 日 3 次吞服。
8. 鹤膝风：山乌龟根 120 克，大蒜 1 个，葱 3 根，韭菜兜 7 个，捣烂敷患处。
9. 痛风及风湿麻木：山乌龟 100 克，白刺藤 100 克，乌泡刺根 60 克，桂枝 30 克，薏苡仁 60 克，白酒 2000 克浸泡。7 天后，每日服 2 次，每次服酒 15～30 毫升。
10. 水肿：山乌龟块根 10～15 克，水煎取汁，分 3 次服。
11. 乳痈：山乌龟叶、锯子草、小血藤、飞蜈蚣、六月棱各适量，水煎，兑甜酒用布包，敷患处。
12. 淋巴结炎：山乌龟、乌头莼各少许，共捣烂，敷患处。

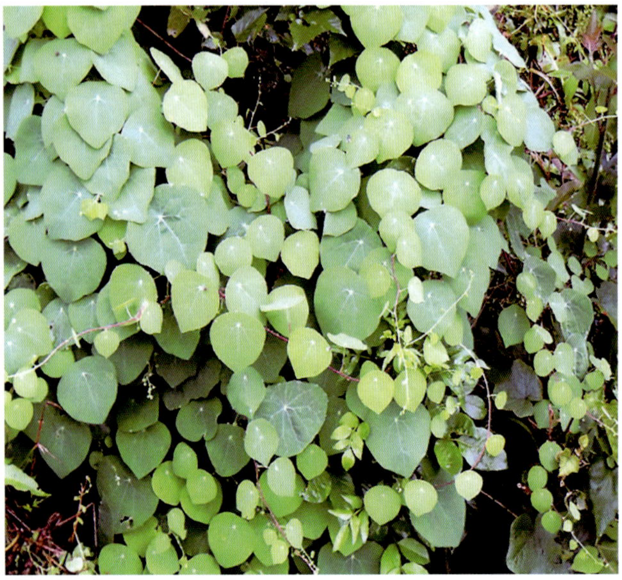
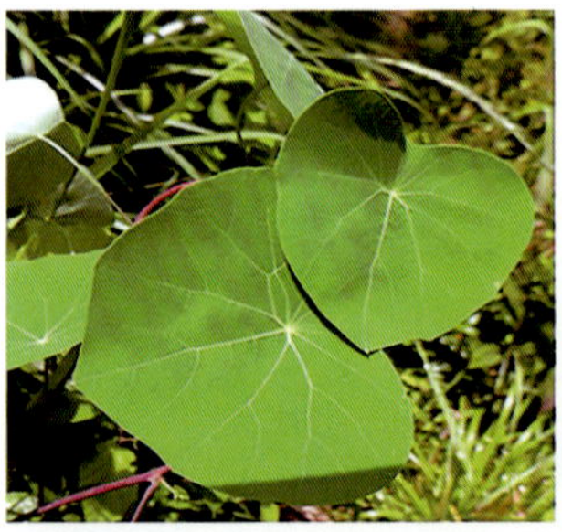
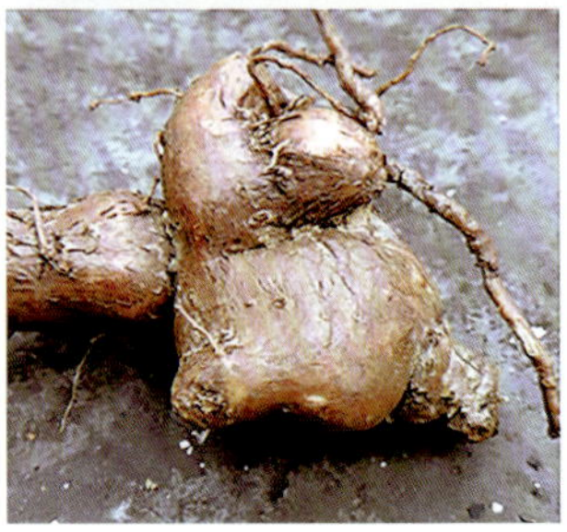
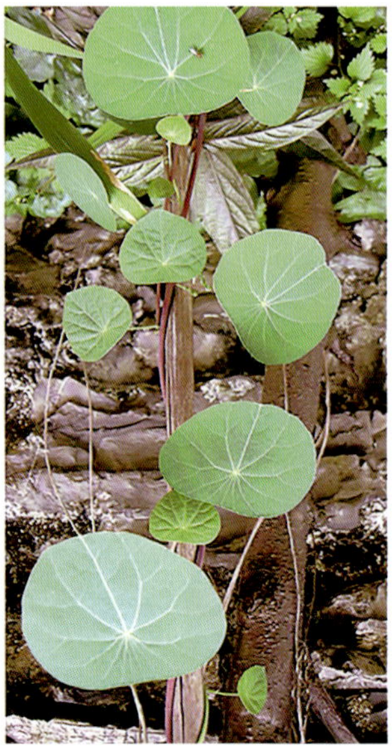

茖芍药 | Shao shao yao

Tian zhus mul danb 天竺牡丹

根似红茖一扑拉，花赛芍药顶呱呱。活血散瘀跌打痛，蛇疔皮炎痔疮发。

茖芍药，为菊科大丽花属植物大丽花 *Dahlia pinnata* Cav. 的块根。

苗乡各地均有栽培，一般栽培在房前屋后、花盆中，或菜园边、小路旁、果园边等处。

别名 大丽花、大丽菊、天竺牡丹、西番莲、大理菊、洋芍药、东洋菊、茖菊、地瓜花、大理花。

采制 药用根茎、枝叶、花朵。根茎在秋冬季节，茎叶枯萎后或早春未发芽前挖取，洗净泥土，切片，鲜用或晒干备用；枝叶在生长茂盛时采摘，鲜用或晒干备用；花朵在初开放时采摘，鲜用或晒干备用。

性味与归经 味辛、甘，性平。入肝经。

功效 活血散瘀，解毒止痛。

主治 跌打损伤、皮炎湿疹、疔疮、黄褐斑、无名肿毒、蛇脑仄、蛇肚子、皮肤黑痣、痔疮。

用法用量 内服：水煎，6～12 克。外用：适量，捣烂外敷，或茎叶适量，煎水外洗患处。

附方

1. **湿疹、皮炎：**茖芍药花朵、九里光、野菊花、接骨草各适量，水煎取汁，外洗患处， 1 日数次。
2. **疔疮：**鲜茖芍药根茎、半边莲、芙蓉花叶各适量，捣烂外敷患处，1 日 2 次，以保持湿润为好。
3. **无名肿毒：**茖芍药根茎、三爪风、五爪风各适量，捣烂外敷，1 日 3 次，注意留顶，以利成脓。
4. **跌打损伤：**茖芍药 12 克，土牛膝 10 克，铁马鞭 10 克，水煎取汁，分 3 次服。另用茖芍药根茎若干，捣烂，加酒炒热，熨患处。
5. **外伤出血：**鲜茖芍药茎叶、鲜镰仄草茎叶各适量，捣烂，敷患处。
6. **黄褐斑、皮肤黑痣：**以茖芍药花朵晒干，每次用 10 克，加玫瑰花 6 克，月月红 6 克，白菊花 10 克，煎水洗面或洗澡。
7. **痔疮：**茖芍药根茎适量，煎水，加食盐少许，温洗患处，每日 2 次。
8. **蛇脑仄、蛇肚子：**用茖芍药茎叶或根茎适量，捣烂如泥，外敷患处或套在指头上，每日换药 2～3 次。忌食辛辣、温热食物。

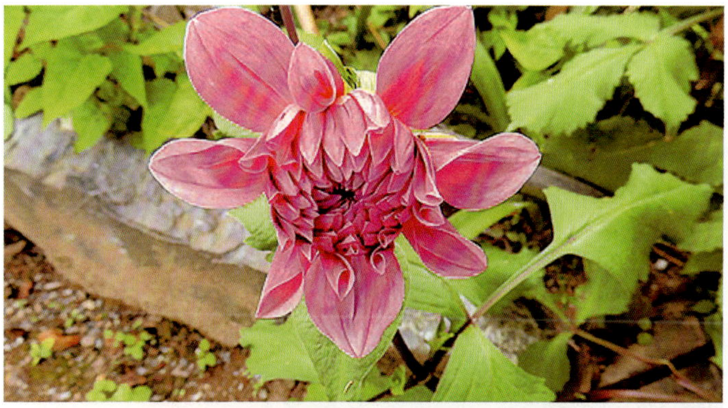
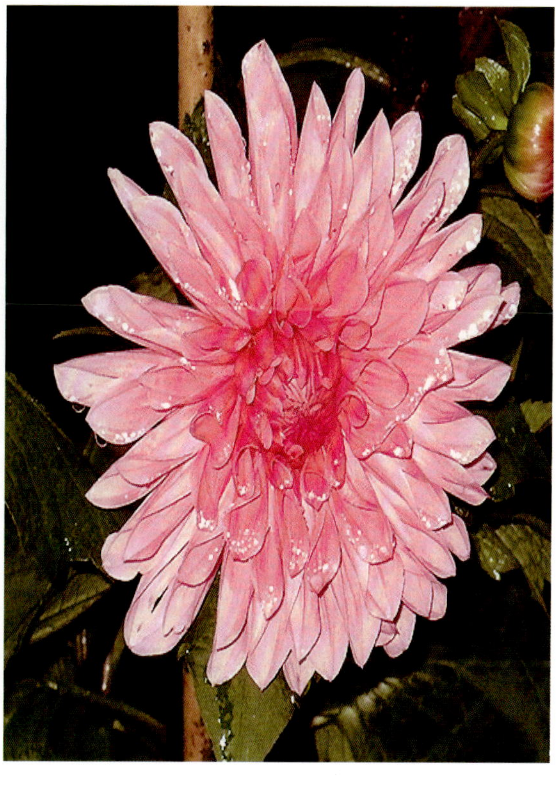
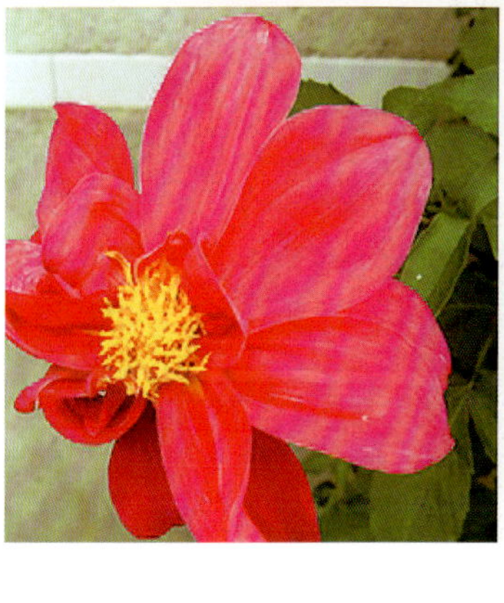
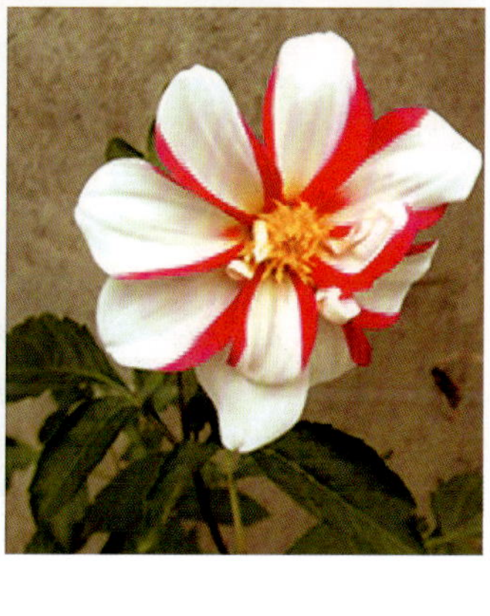

蛇包谷 | She bao gu

Bid guil toux ghuenb 比鬼头棍

果似包谷花似蛇，根如魔芋土中埋。瘰疬肿毒诸般癣，蛇伤喉痹鸬鹚咳。

蛇包谷，为天南星科植物异叶天南星 *Pinellia pedatisecta* Schott 的块根。
苗乡山区均有野生，一般生于山沟边及较阴湿的林下，高寒山区较多。

别名 野魔芋、鬼南星、野芋头、蛇芋、蛇木芋、山苞米、山棒子。

采制 药用根茎。秋冬季采挖，去净须根，洗净泥土，撞去外皮，用石灰水浸泡，反复冲洗后，晒干或切片，晒干备用。

性味与归经 味苦、辛，性温，有毒。入肺、肝、脾经。

功效 燥湿化痰，祛风止惊，散结消肿。

主治 顽痰咳嗽、风疾眩晕、中风痰壅、口眼歪斜、半身不遂、手足麻木、跌打麻痹、癫痫、破伤风、痈肿、蛇虫咬伤、瘰疬。

用法用量 内服：煎汤，3～10 克，一般炮制后应用，或入丸、散剂。外用：适量，研细末，以醋或酒调敷。

禁忌 蛇包谷有毒，采挖及炮制时，应注意防护。阴虚燥咳、热盛、血虚动风者禁服，孕妇慎服。

附方

1. 偏头痛：蛇包谷、生川乌、生附子各 30 克，生姜 40 克，葱白 10 根。前 3 药研末，生姜、葱白捣烂与药粉调成饼，隔水蒸熟，热敷，1 日 2 次，连敷 3 天。
2. 急性喉痹：蛇包谷、僵蚕各 6 克，共研末，姜汁调服，1 日 3 次。
3. 百日咳：蛇包谷根（姜汁煮）磨浓汁，每次服 6 克，开水兑服。
4. 子宫颈癌：鲜蛇包谷 30～50 克，水煎 2 次取液，分 3 次服，用量从小到大。外用鲜天南星 50 克，研细末，制成栓剂，塞入阴道内，隔日换药 1 次，连用 60 天。
5. 结核流痰：蛇包谷根适量，捣烂，敷患处，每日 1 次。
6. 打伤瘀血疼痛：蛇包谷 6 克，开喉剑根 10 克，西芎 6 克，山豆根 10 克，水或酒煎取汁，分 3 次服。
7. 蛇咬伤：蛇包谷根适量，捣烂，敷患处。又方：天南星根茎研末，敷患处。
8. 无名肿毒：蛇包谷根，捣烂，加醋敷患处。
9. 小儿脐突：蛇包谷、赤小豆、淡豆豉、白蔹各 3 克，研末，捣芭蕉自然汁，调涂四周。
10. 瘰疬：蛇包谷、半夏等分细末，米醋或鸡蛋清调匀，外敷患处。
11. 瘿瘤：用鲜蛇包谷，焙干研细末，以醋调匀，外敷患处，1 日 1 换。

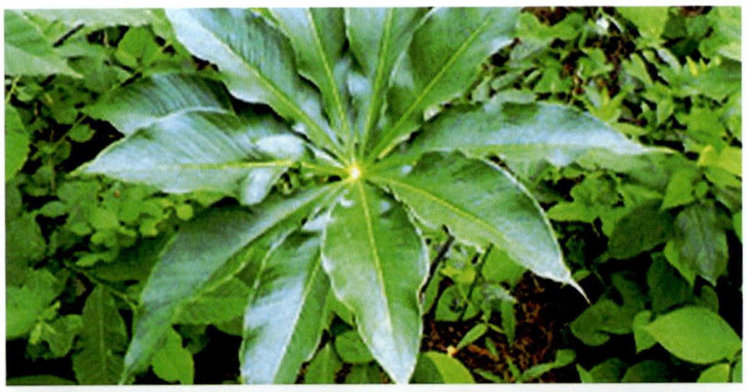
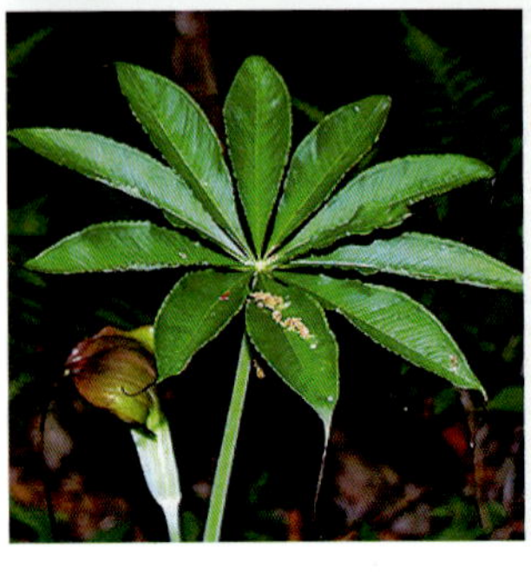
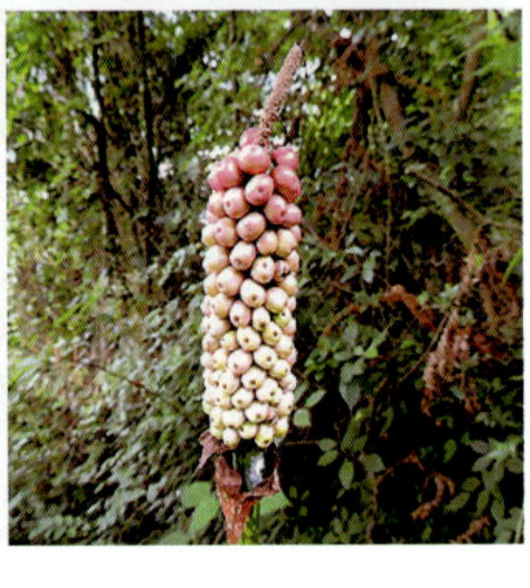
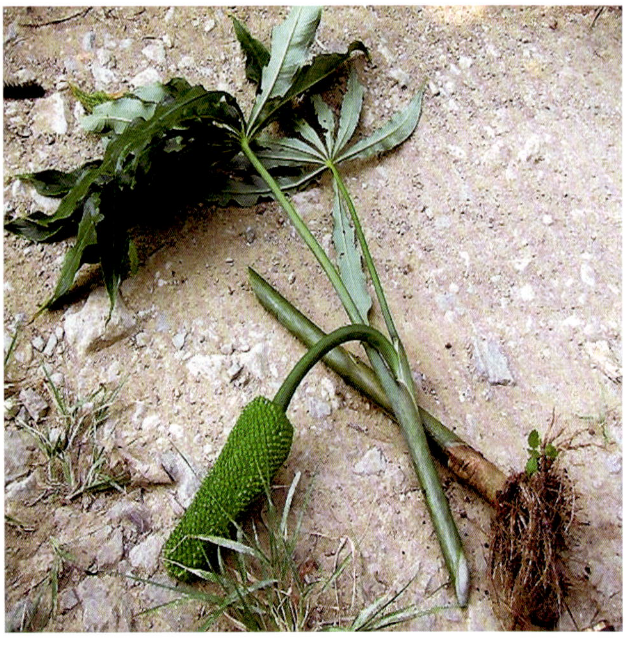

生姜 | Sheng jiang

Benx shand 本山

根茎肥厚似江山，味辣性温老少欢。感寒胃痛晕车呕，久咳冷痢鼻窦炎。

生姜，为姜科植物姜 *Zingiber officinale* Rosc. 的鲜根茎。

苗乡各地均有栽培。一般栽培于菜园、山路边、果园、沙土地、房前屋后等地。

别名 姜、鲜姜、紫姜、老姜、白姜、均姜、干姜、姜皮、姜根、百辣云。

采制 药用根茎。秋、冬季姜的茎叶枯黄时采收。挖起根茎，去掉茎叶、须根，洗净泥土，鲜用或晒干（干姜）备用。

性味与归经 味辛辣，性温。入肺、脾、胃经。

功效 发汗解表，温胃止呕，化痰止咳，解鱼蟹毒，解药毒。

主治 风寒感冒、痰饮头痛、胃寒呕吐、喘咳胀满、痢疾泄泻、斑秃、白癜风、手癣。解半夏、天南星以及鱼蟹、乌兽肉毒。

用法用量 内服：煎汤，3～10克，或捣汁。外用：适量，捣烂外敷或炒热熨。

禁忌 阴虚内热者忌服，患痔疮者忌用。

附方

1. **感冒风寒，恶寒发热：**用生姜3片，葱白3个，樟树根皮10克，水煎服。
2. **晕车呕吐：**生姜片10～20克，放口中嚼服。制成糖姜、盐姜嚼服效果更好。
3. **偏头痛：**生姜、辣椒、白及、石蒜各适量，捣烂敷头痛处。
4. **脱发：**生姜汁100毫升，垂柳叶500克。垂柳叶阴干为末，加生姜汁，于铁器内捣匀，取药液涂搽患处。
5. **白癜风：**生姜切片，先将患处洗净，再用生姜片外搽，每日数次。
6. **鼻炎：**生姜2片，苍耳子10克，辛夷10克，生葱头3个，捣烂取汁，滴鼻。
7. **唇茧：**干姜0.15克，黄连0.3克，焙干，研为细末，调蜂蜜，敷唇上。
8. **小儿脐风：**生姜3克，生地黄6克，葱白3克，萝卜子6克，田螺肉10克，共捣烂，涂脐四周一指厚，包住，泄矢气自愈。
9. **阴囊肿大：**捣姜汁半碗，先以温水洗阴囊至热有汗，再将阴囊浸入姜汁内。
10. **久咳：**生姜30克，白糖60克，先将生姜捣烂蒸水，兑白糖服。
11. **疟症：**生姜1片，生半夏1粒，鸡蛋1个。将鸡蛋敲一个洞，放入生半夏、生姜，在米饭上蒸熟，吃蛋。每日吃蛋1个，连服十数日。
12. **足癣：**生姜片2份，75%酒精8份。用酒精浸生姜片3日，取酒精液涂患处。
13. **细菌性痢疾：**生姜、红糖各50克，共捣成糊状，分3次，用开水冲服。
14. **狗咬伤：**生姜、葱、米饭各适量，共捣烂，敷咬伤处。
15. **胃气痛：**生姜60克，蛇胆1枚。将生姜挖一孔，再将蛇胆装入内，阴干后研末，每次6克，开水冲服。
16. **百虫入耳：**生姜适量，捣烂取汁，每用少许滴耳内，其虫自出。

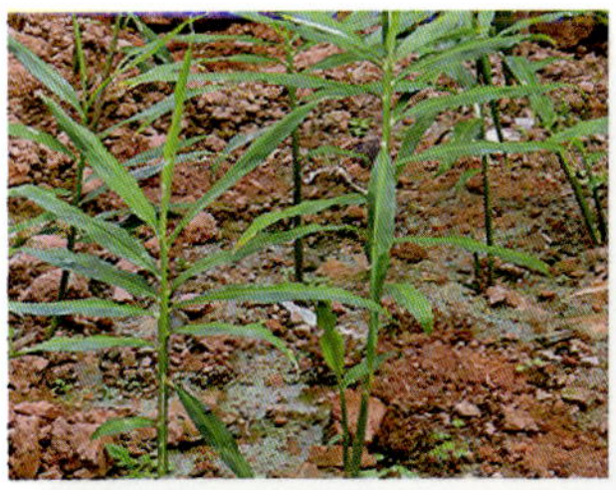
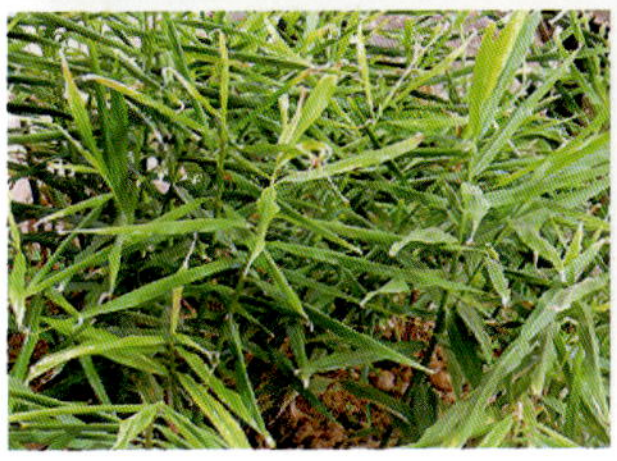
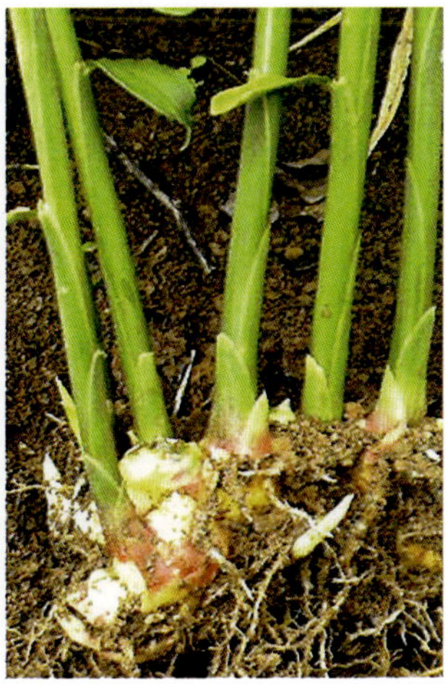
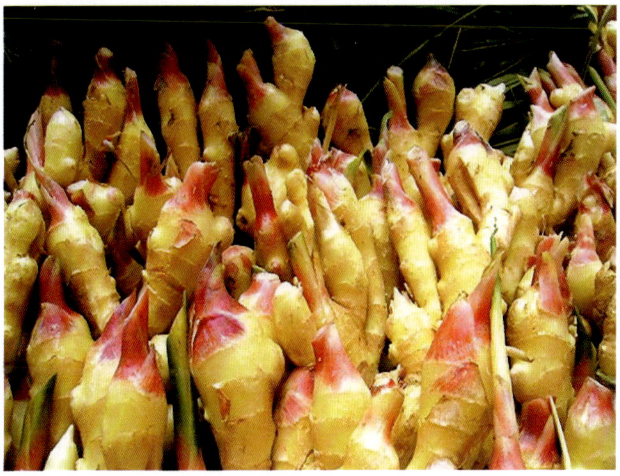

石菖蒲 | Shi chang pu

Ghob xangb khesb 阿尚兴

山涧石壁阳春雪，剑叶横卧溪渠侧。行气开窍心头痛，脘腹胀满呼吸憋。

石菖蒲，为天南星科植物石菖蒲 *Acorus tatarinowii* Schott 的全草或根茎。

苗乡各地均有野生，一般生于阴暗潮湿的小溪旁、水渠边、石壁上、密林下湿地或溪涧石头间。

别名 菖蒲、昌本、昌阳、昌草、阳春雪、望见消、水剑草、苦菖蒲、粉菖、剑草、剑叶、山菖蒲、溪菖、石蜈蚣、水蜈蚣、香草。

采制 药用根茎或全株。早春或冬末挖出根茎，剪去叶片和须根，洗净，晾干水分，切片，晒干备用。四季采摘石菖蒲茎叶，洗净，切段，晒干备用。

性味与归经 味辛、苦，性微温。入心、肝、脾经。

功效 化痰开窍，化湿行气，祛风利痹，消肿止痛。

主治 热病神昏、痰厥、健忘、耳鸣耳聋、脘腹胀痛、噤口痢、风湿痹痛、跌打损伤、痈疽疥癣。

用法用量 内服：煎汤，干品 3 ～ 6 克，鲜品加倍，或入丸、散。外用：适量，煎水洗，或研末调敷。

禁忌 阴虚阳亢，汗多，精滑者慎服。

附方

1. **头疼：**石菖蒲根适量，捣烂炒热，熨患处；或石菖蒲切片，装在上衣口袋里。
2. **心气痛：**石菖蒲 10 克，山姜子 3 克，酒煎取汁，分 3 次，趁热服用。
3. **炸耳癀：**石菖蒲 6 克，捶烂去渣，加茶油调匀，1 日 3 次，点耳内。
4. **气虚耳鸣、病后耳鸣：**石菖蒲 10 克，假地兰 30 克，猪耳朵一对，炖熟，加食盐少许，分 3 次服。
5. **鼻渊：**石菖蒲 10 克，山矾 12 克，水煎取汁，分 3 次服。
6. **偏口疮：**石菖蒲、老鸦酸、犁口草、五爪龙、黄瓜香各适量，捶烂外敷。
7. **失眠：**用菖蒲叶做成一个菖蒲袋，睡觉时放在枕头边。
8. **喘息：**石菖蒲、葱白、生姜、艾叶各适量，共捣烂，炒热，从胸背向下熨之。
9. **拉肚子：**石菖蒲根 3 克，杠板归 10 克，铁马线 10 克，野菊花 10 克，煎服。
10. **胃溃疡：**石菖蒲 6 克，香附 18 克，墨鱼骨 60 克，研末，每次 15 克，每日 2 次。
11. **风湿关节痛：**石菖蒲茎叶、石苇、艾叶各适量，煎水外洗患处，1 日 2 次。
12. **风瘫：**鲜石菖蒲适量，不能沾铁器，水煎服。药渣煎水外洗患处。
13. **关节扭伤：**石菖蒲、金荞麦、葱根、韭菜根各适量捣烂，加酒炒热，敷患处。
14. **蛇虫咬伤：**石菖蒲 3 克，雄黄 2 克，大蒜 6 克，共捣烂，用酒冲服。药渣外敷。
15. **飞丝入眼：**石菖蒲捣烂，塞鼻，左眼塞左鼻，右眼塞右鼻。

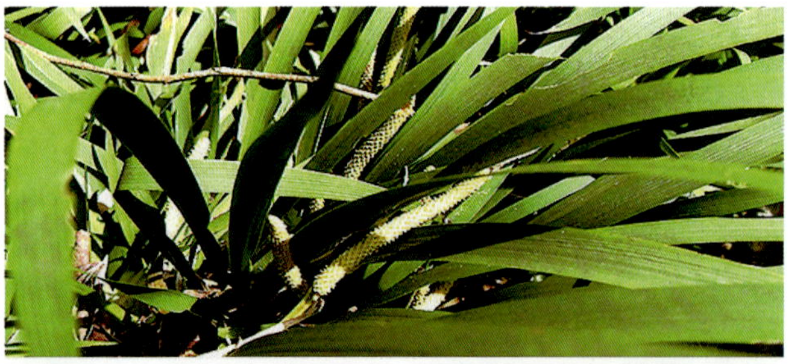
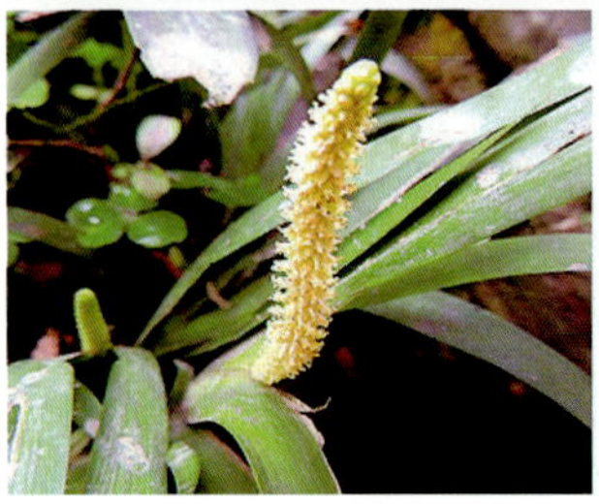
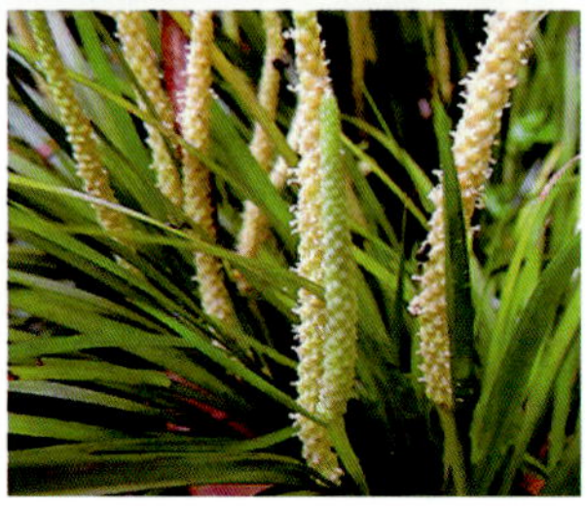
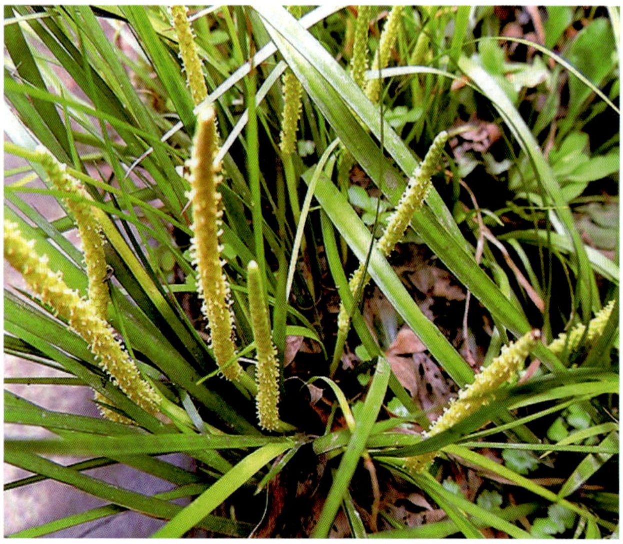

石蒜 | Shi suan

Jia saib 加采

茎似独蒜开红花，悬崖石壁把根扎。喉风痰盛肝腹水，癫痫穿掌毒蛇喇。

石蒜，为石蒜科植物石蒜 *Lycoris radiata*（L'Her.）Herb. 的鳞茎。

苗乡各地山区均有生长，一般生于阴湿山地、丛林下，或生于植被稀少，土地贫瘠的悬崖、山路边、田坎旁等。

别名 萨蒜、野蒜、乌蒜、银锁匙、独蒜、老鸦蒜、蒜头草、蟑螂花。

采制 药用鳞茎。春秋季采挖，洗净，捣碎鲜用，或切片，晒干备用。

性味与归经 味辛、苦，性温，有毒。入肺、胃、肝经。

功效 祛痰催吐，利水消肿，散结解毒。

主治 喉风痰壅、咽痛乳蛾、食物中毒、胸腹积水、风湿痹痛、瘰疬痰咳、恶疮肿毒、黄疸、水肿、腹水、痔疮、丹毒、顽癣、跌打损伤、烫火伤、蛇咬伤。

用法用量 内服：煎汤，1.5～3 克，或捣汁。外用：适量，捣敷，或绞汁涂，或煎水熏洗。

禁忌 幼儿、体虚及孕妇禁服，皮肤破损者禁敷。

附方

1. **双单蛾子**：石蒜根茎 3 克，捣汁，生白酒调服，每日 2～3 次，呕吐而愈。用药期间禁食辛辣食物。
2. **痰火气急**：石蒜根 60 克，洗净，焙干为末。每次 3 克，加白糖调匀，酒下。
3. **食物中毒，痰涎壅塞**：鲜石蒜 3 克，水煎取汁，顿服，服后探喉，催吐。
4. **水肿**：鲜石蒜 8 个，蓖麻子（去皮）80 粒，共捣烂，敷涌泉穴 1 昼夜，如未愈再敷 1 次。
5. **黄疸**：鲜石蒜鳞茎 1 个，蓖麻子 7 个（去皮），捣烂敷足心，每日 1 次。
6. **癫痫**：石蒜 3～9 克，倒钩藤 15 克，石菖蒲 4 克，水煎取汁，分 3 次服。
7. **风湿性关节痛**：石蒜、生姜、葱各适量，共捣烂，敷患处，每日换药 1 次。用药期间禁食酸冷食物。
8. **感寒身痛**：鲜石蒜 60 克，捣烂加鸡蛋白 1 个，调匀，敷于双脚涌泉穴，每日换药 1 次。
9. **感冒头痛**：石蒜根、夏不见、马藤香各适量，辣子 3 个，捶烂敷头。用药期间禁食酸冷食物。
10. **偏头痛**：石蒜根、辣椒、生姜、白及各适量，捣烂敷头，每日 1～2 次。
11. **穿掌**：石蒜根、川香各适量，捶烂外敷，每日换药 1 次。
12. **水肿**：活泥鳅 9 条，鲜石蒜 7 个，生大蒜 5 个。水肿在上焦取涌泉穴，水肿在中焦取神阙与丹田之间，水肿在下焦取百会或大椎穴，水肿在全身取涌泉、丹田、百会、劳宫穴。将两蒜去皮，与泥鳅共捣烂，装瓶内加高度白酒浸泡 49 天后，取药贴敷相关穴位，纱布覆盖，胶布固定，日换 1 次，连用 3 天。
13. **心气痛**：石蒜根 3 克，石菖蒲 10 克，水煎取汁，分 3 次服。
14. **蛇咬伤**：石蒜根适量，捣烂，外敷患处，注意留口，以利排毒。

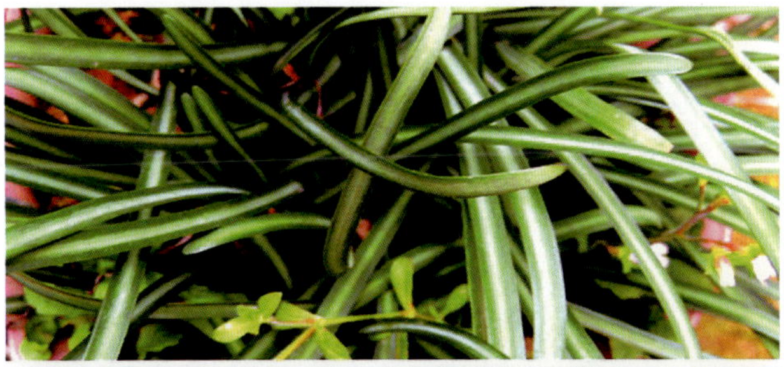
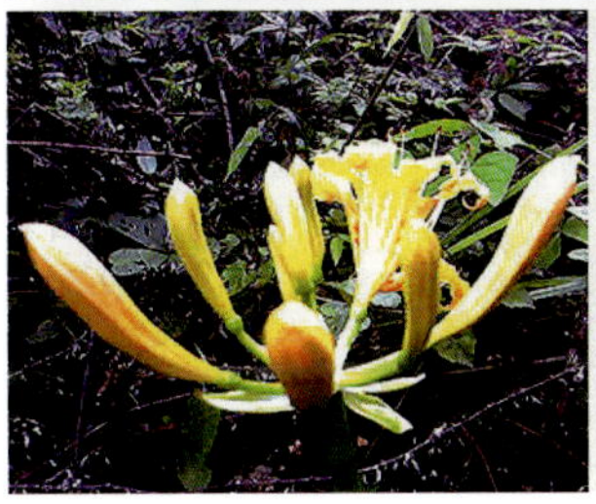
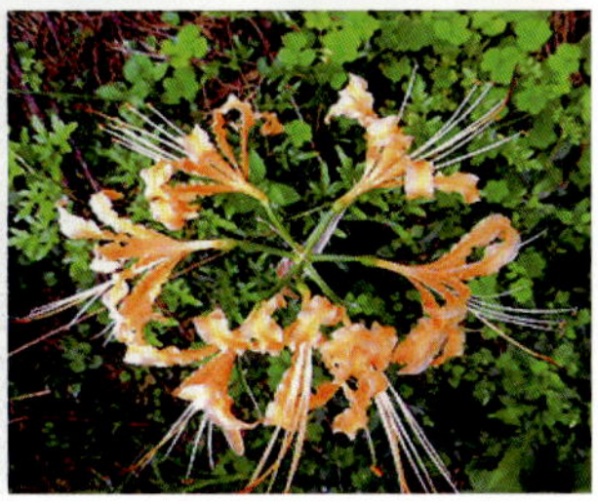
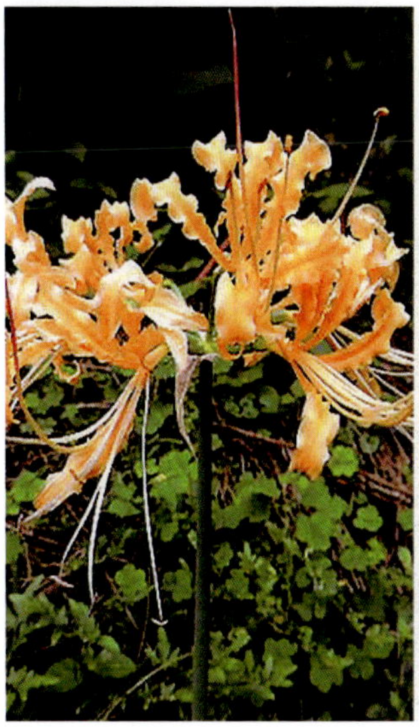
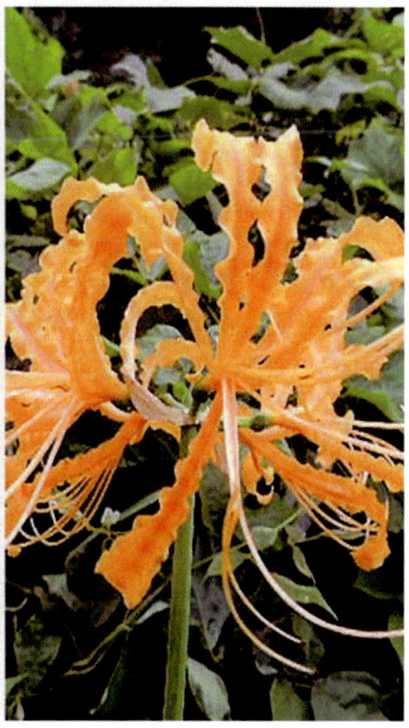

薯仄 | Shu ze

Bid nax 比拿

根茎粉白可度荒，山野路边茎漫长。味甘性平补脾胃，固肾涩精夜尿忙。

薯仄，为薯蓣科植物薯蓣 *Dioscorea opposita* Thunb. 的块茎。

苗乡山区均有生长，一般生长在疏林边缘、路旁、荒地、果园边等。

别名 薯娘、薯蓣、家山药、野山药、薯药、蛇芋、野白薯、白药子。

采制 药用根茎。秋末冬初或春季刚发芽时采挖，采回后，洗净泥土，剪去须根，切段或切片，鲜用或晒干备用。

性味与归经 味甘，性平，无毒。入脾、肺、肾经。

功效 补脾养胃，润肺生津，固肾涩精。

主治 肺虚咳嗽、脾虚泄泻、肾虚遗精、夜尿频数、赤白带下、虚劳消渴、腰膝酸软、消化不良等。

用法用量 内服：煎汤，10～20 克，或入丸、散剂。外用：适量，捣烂外敷。

禁忌 内有实邪者禁服。

附方

1. **夜尿：** 薯仄 15 克，湖南果 15 克，桑树泡 15 克，拉尿珠 10 克，水煎服。
2. **遗精：** 薯仄 15 克，水煎取汁，分 3 次服；或薯仄根 12 克，党参 10 克，白术、益智仁各 6 克，水煎取汁，分 3 次服。
3. **奶痈：** 用薯仄叶，奶浆草，五爪风各适量，捶烂外敷，每日 1 换。另用芙蓉花 6 克，三爪风 10 克，半边莲 15 克，青皮 6 克，水豆腐 1 块，同煮熟，分 3 次服。用药期间禁食辛辣食物。
4. **脾胃虚弱、病后体虚：** 薯仄 30 克，土党参 20 克，猪肉 60 克，同炖熟，吃猪肉喝汤，1 日 3 次。
5. **慢性肾炎：** 薯仄 100 克，棉花根 100 克，赤小豆 100 克。将棉花根切片晒干，与山药、赤小豆一起水煎取汁，分 2 次服。每日 1 剂，连服 20 剂。
6. **白带：** 薯仄 15 克，马齿苋生汁 1 盅，白果（去壳）10 克，白鸡冠花 10 克，荷叶 1 片，鸡蛋 1 枚。先煎薯仄根、白果、白鸡冠花、荷叶，入马齿苋汁、鸡蛋清，冲服 1 盅，每日服 2 次。
7. **产后腹痛：** 薯仄 50 克，精羊肉 100 克，粳米 100 克。将羊肉与生山药分别煮至极烂，剁成泥状后，再与羊肉汤相和，入粳米煮成粥，空腹吃。
8. **小儿遗尿：** 薯仄 60 克，益智仁 60 克，乌药 60 克，猪尿泡 1 个。前 3 味焙干研末，用纱布包好，与猪尿泡共炖至熟，分 2 次服，吃肉喝汤。
9. **糖尿病：** 薯仄 100 克，猪蓝天 1 条。洗净切片，共煮熟，加少许食盐调味。取出食猪蓝天、薯仄根，饮汤，每日 1 剂。

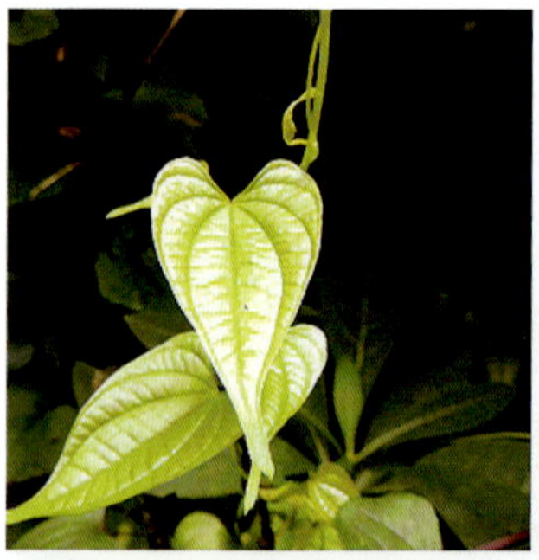
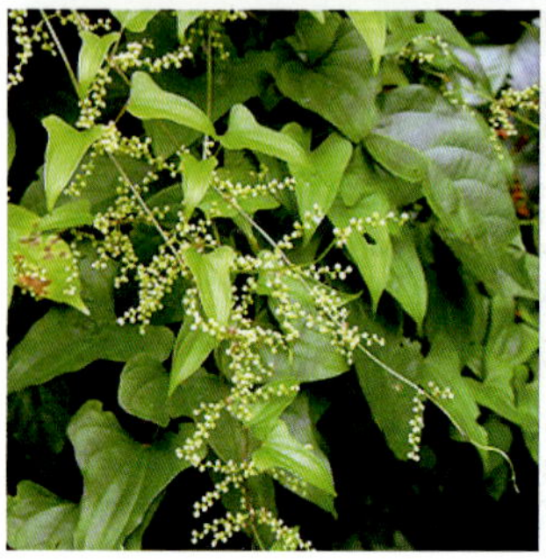
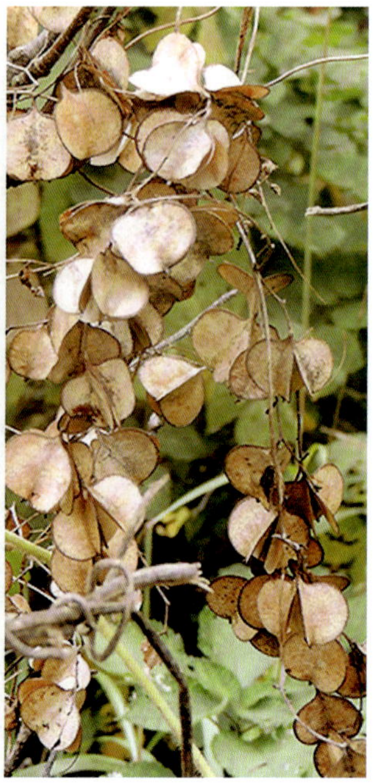
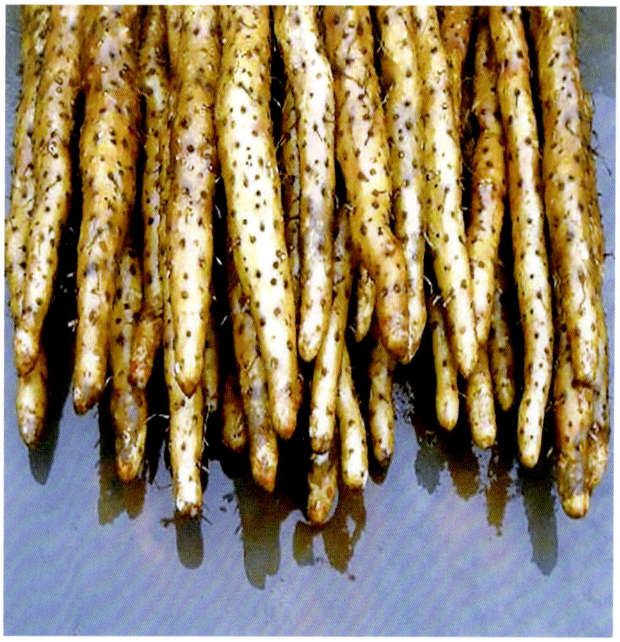

水高粱 | Shui gao liang

Jib ub ghaob reud 基各绕

水田池塘栽高粱，茎秆紫红根膨胀。麻疹水痘百日咳，崩漏吐衄与脱肛。

水高粱，为莎草科植物山稗子 *Carex baccans* Nees 的根茎。

苗乡山区有野生，也有少数药农栽培，一般野生、或栽培于湿润的水田里，沟渠中，冬水田或池塘里。

别名 山稗子、红果莎、旱稗、红稗、野鸡稗、红米、野高粱、山小米、土稗子、山高粱。

采制 药用全草、果实、根茎。夏秋季割取全草，或在果实成熟时采收，除去杂质，切段，鲜用或晒干备用。根茎在秋后枝叶枯萎后，砍掉茎叶，挖取根茎，洗净泥土，切段、片，鲜用或晒干备用。

性味与归经 味甘、微辛，性平。入肝、脾经。

功效 透疹止咳，补中利水，凉血止血。

主治 麻疹、水痘、百日咳、脱肛、浮肿、月经不调、崩漏、鼻衄、消化道出血。

用法用量 内服：煎汤，3～15 克，或入丸、散剂。

附方

1. **妇人气血亏损，头昏目眩：** 水高粱子 15 克，益母草 15 克，鸡冠花 10 克，水煎，兑水酒服。
2. **产后出血：** 鲜水高粱根 60 克，益母草 15 克，当归 10 克，红糖 20 克，胡椒 3 克，水煎取汁，分 3 次服。
3. **百日咳：** 水高粱秆 15 克，紫苏叶 6 克，则耳根 10 克，金银花 10 克，鸡苦胆 1 个，水煎取汁，分 3 次服。
4. **胃出血：** 水高粱根 15 克，雀儿脑 10 克，墨斗草 10 克，锅底灰 10 克，水煎取汁，分 3 次服。服药期间禁食辛辣食物。
5. **麻疹口渴：** 水高粱根 15 克，芦根 10 克，竹叶菜 10 克，水煎服。药渣煎水热熨全身。禁食酸冷食物。
6. **脱肛：** 水高粱子 60 克，棉花根 20 克，臭牡丹根 10 克，水煎取汁，分 3 次服；或水高粱子 30 克，与猪大肠、猪瘦肉同煮熟，吃猪肠、猪肉、喝汤。
7. **水痘：** 鲜水高粱 10 克，苏叶 4 克，则耳根 10 克，银薄荷 6 克，水煎服。
8. **月经过多、崩漏：** 鲜水高粱 30 克，益母草 15 克，毛蜡烛 10 克，水煎取汁，分 3 次服。
9. **鼻衄：** 水高粱根茎 10 克，黄毛根 10 克，雀儿脑 10 克，水煎取汁，分 3 次服。

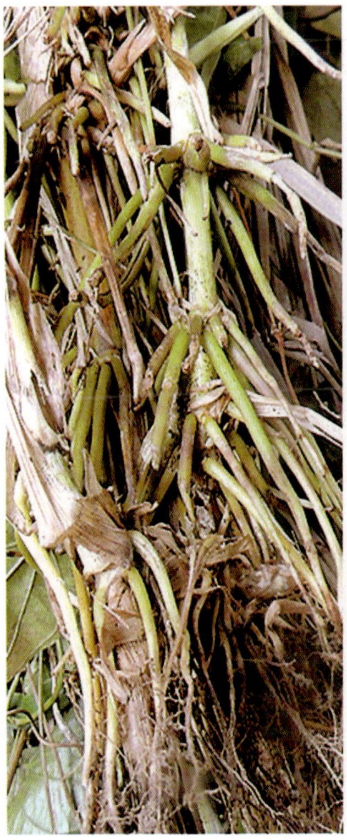

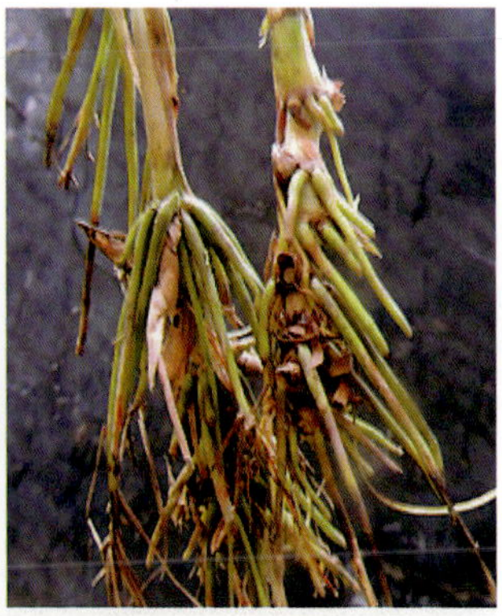

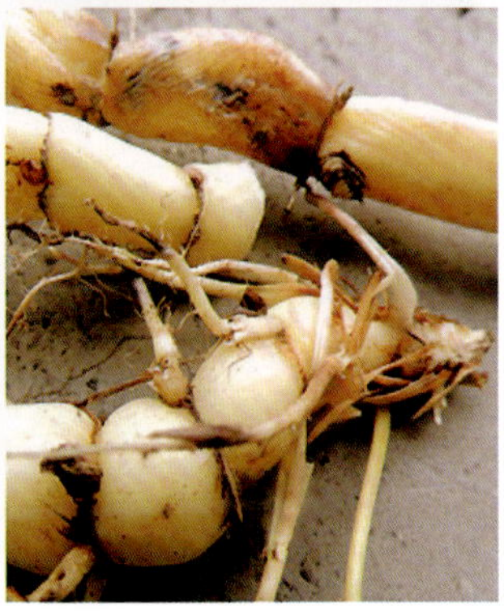

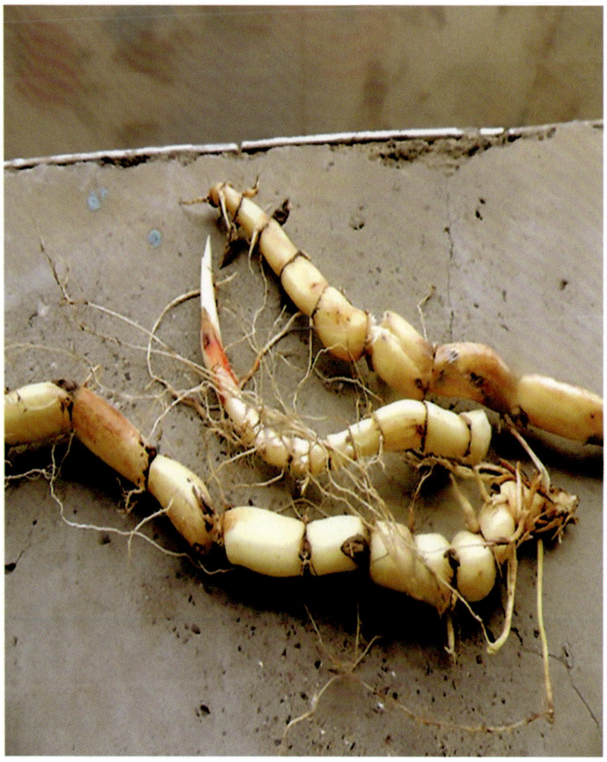

酸筒杆 | Suan tong gan

Ghaob gind nqet 阿今采

嫩笋甘酸斑如虎，阴湿疏林根茎鼓。水火烫伤风湿痛，湿热黄疸腹内臌。

酸筒杆，为蓼科植物虎杖 *Reynoutria japonica* Houtt. 的根茎。

苗乡各地均有野生，一般生于山谷、溪边、水田边、池塘岸边等地。

别名 虎杖、酸桃、蒤、大虫杖、苦杖、酸杖、斑杖、苦杖根、酸筒笋、酸通、蛇总管、大活血、紫金龙、酸汤杆、斑龙紫、九龙根、九股牛。

采制 药用根茎。春、秋二季采挖，洗净泥土，除去须根，趁鲜切厚片，晒干备用。

性味与归经 味苦、酸，性微寒。入肝、胆经。

功效 活血散瘀，祛风通络，清热利湿，止咳化痰。

主治 妇女经闭、痛经、产后恶露不下，癥瘕积聚、跌扑损伤、风湿痹痛、湿热黄疸、淋浊带下、疮疡肿毒、毒蛇咬伤、水火烫伤、咳嗽痰多。

用法用量 内服：煎汤，10～15 克，或浸酒，或入丸、散。外用：适量，研末调敷，或煎浓汁湿敷，或熬膏涂搽。

禁忌 孕妇勿服。虎杖可引起白细胞减少。

附方

1. **经闭、腹痛：** 酸筒杆 15～30 克，水煎服。
2. **腿脚转筋：** 酸筒杆 60 克，薏苡仁 60 克，木瓜 60 克，伸筋草 60 克，猪脚半斤共炖，吃猪脚喝汤。1 天 1 副，连吃 3 天。
3. **月经不通：** 酸筒杆 90 克，凌霄花、没药各 30 克，研末。每次 3 克，热酒送下。
4. **淋证：** 酸筒杆 30～60 克，水煎服。
5. **火烫伤：** 酸筒杆根 60 克，焙干研末，麻油调搽患处；或用鲜根捣烂，取汁搽患处。
6. **小便淋痛：** 酸筒杆 100 克，研为细末，每次服 6 克，米汤送下，1 日 3 次。
7. **腹内肿块，坚硬如石，刺痛：** 酸筒杆根 500 克，洗净，晾干，捣成细末，掺入米饭中搅匀，倒好酒 2500 克泡起来。每次饮用 20 毫升。忌食鲜鱼和盐。
8. **气奔怪病：** 酸筒杆、人参、青盐、细辛各 30 克，水煎，1 次服尽。
9. **消渴：** 酸筒杆、海浮石（烧过）、乌贼骨、丹砂各 100 克，研细末。渴时，以麦冬汤冲服 6 克，1 天服 3 次，忌酒、鱼、面、生冷、房事。
10. **黄疸型肝炎：** 酸筒杆 10 克，木香 6 克，枳壳 6 克，黄芩 10 克，阴行草 10 克，黄菊子 10 克，水煎，分 3 次服。禁食酸冷食物。

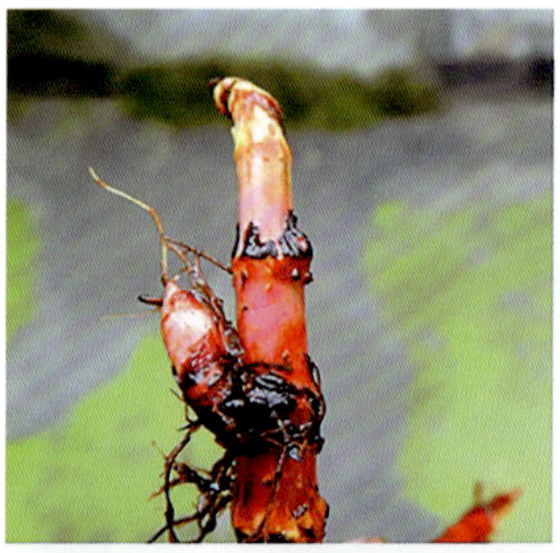
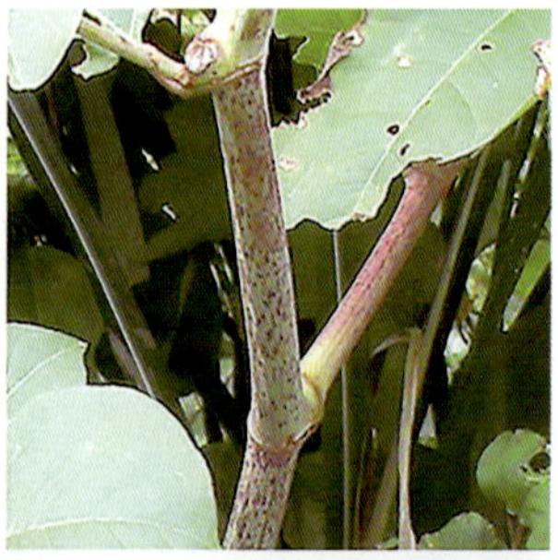
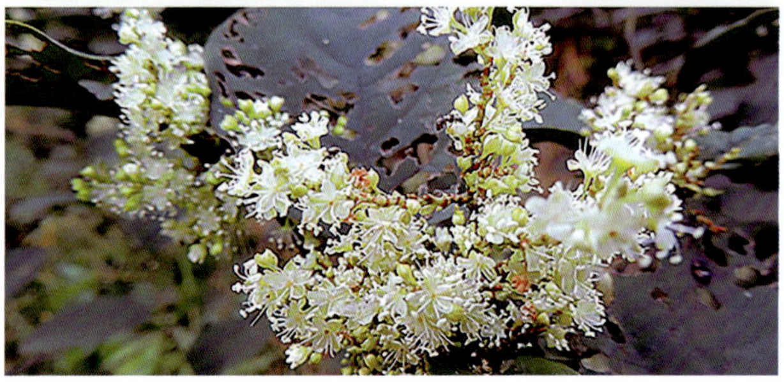
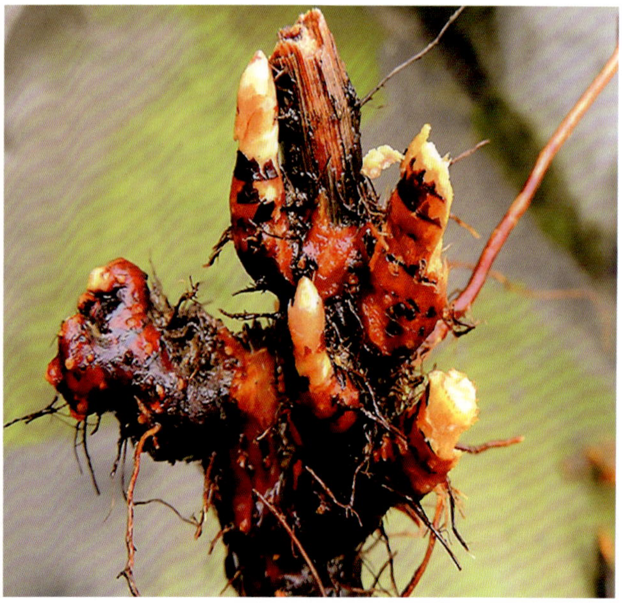

太子参 | Tai zi shen

Tai zi shen 太子参

诸参力宏他力轻，甘淡补脾又生津。自汗盗汗夜难眠，食少口渴伤力症。

太子参，为石竹科植物孩儿参 *Pseudostellaria heterophylla*（Miq.）Pax. et Hoffm 的块根。

苗乡各地均有栽培，太子参为近几年才引进栽种的名贵药材，一般栽种在温暖湿润的环境中。

别名 孩儿参、童参、四叶参、四叶菜、米参。

采制 药用根茎。6 月至 7 月茎叶大部份枯萎时收获，挖掘根部，洗净，放开水中焯 3 分钟，捞起，摊晒至足干，或不经开水焯，直接晒至 7～8 成干，搓去须根，使参根光滑，再晒至足干。

性味与归经 味甘、微苦，性平。入脾、肺经。

功效 补益脾肺，益气生津。

主治 肺虚咳嗽、脾虚食少、胃阴不足、口渴舌干、咽干痰黏、食少体倦、心悸失眠、精神疲乏。

用法用量 内服：煎汤，10～15 克。

禁忌 高血压及肾炎、胃炎患者不宜多食。邪实之证慎用。

附方

1. **自汗：**太子参 15 克，浮小麦 15 克，干桃子 10 克，水煎取汁，分 3 次服。
2. **伤力症：**太子参 15～18 克，放入碗中，加黄酒、红糖各适量，隔水蒸熟，每天分 3 次口服，每天 1 剂。
3. **脾虚便溏：**太子参 12 克，白术、茯苓各 9 克，臭牡丹 6 克。水煎取汁，分 3 次服。服药期间禁食酸冷食物。
4. **盗汗：**太子参 24 克，浮小麦 30 克，大枣 5 枚，水煎取汁，分 3 次服。
5. **心悸失眠：**太子参 15 克，当归、酸枣仁、远志、合欢皮各 9 克，水煎取汁，分 3 次服。
6. **肺虚燥咳：**太子参 10 克，沙参 10 克，麦冬 10 克，水煎服。
7. **气血亏虚，神疲乏力：**太子参 15 克，黄芪 12 克，臭牡丹根 10 克，细茶叶 3 克，红枣 4 枚，水煎代茶饮。
8. **糖尿病：**太子参、葛根、天花粉各 15 克，生鸡内金 10 克，古瓦（打碎）150 克（房上陈旧的老瓦、年代越久越好）。先煎古瓦 1 小时，取其水煎液，再合其他药同煎。每次服用 100 毫升，1 日 3 次。
9. **病后虚热，津伤口干：**太子参、生地黄、黄茅根、竹叶菜各 9 克，水煎服。
10. **小儿食少：**太子参 6 克，鸡内金 6 克（焙），糊米茶 6 克，淘米水煎服。

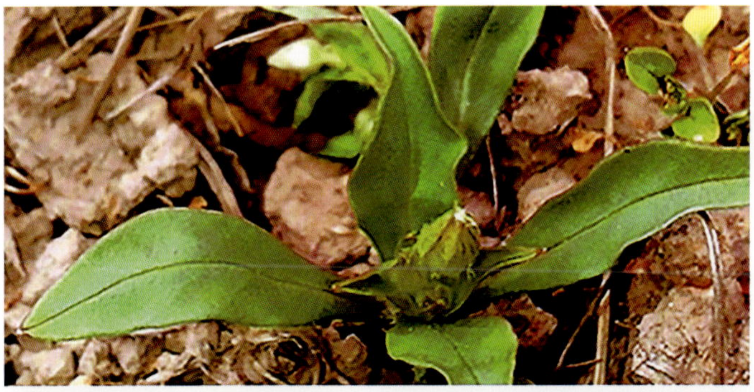

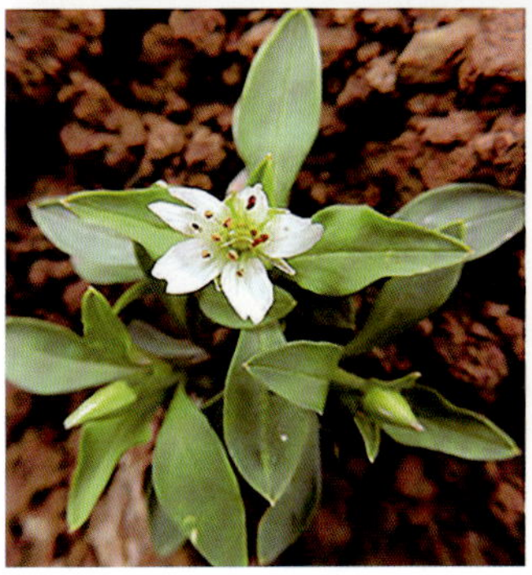

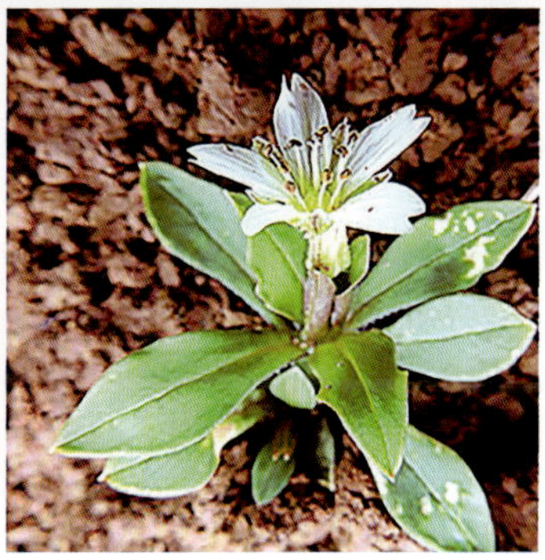

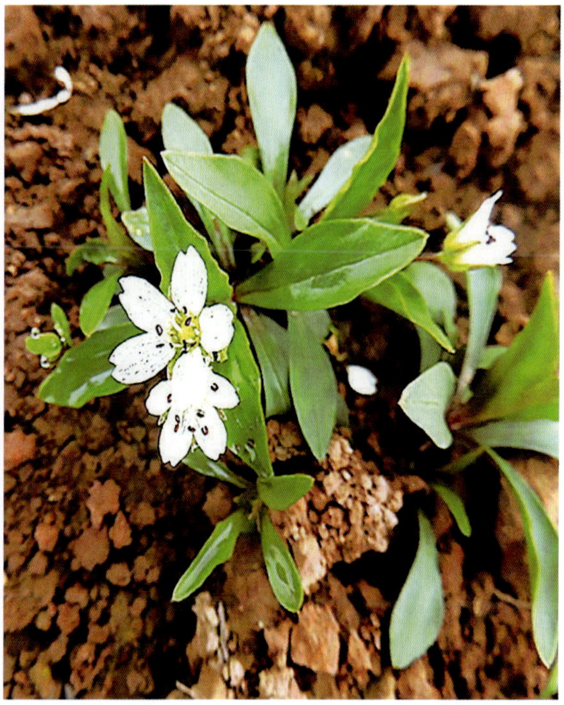

铁灯台 | Tie deng tai

Reib giex niex 鋭界义

七叶重楼草河车，山寨俗称铁灯台。败毒抗癌治蛇伤，脑炎胃痛骨结核。

铁灯台，为重楼科植物七叶一枝花 *Paris polyphylla* Smith 的根茎。

苗乡山区均有野生，也有少数栽培。野生者多半生于山坡林下、山谷阴湿处、灌木丛中或山沟草丛中。

别名 七叶一枝花、华重楼、七叶楼、草河车、白河车、蚤休、重楼、金线重楼、九道箍、金盘托荔枝、螺陀三七、土三七、海螺七、灯台七。

采制 药用根茎。全年可采，采回后洗净泥土，拣净杂质，切薄片，生用或晒干备用。

性味与归经 味苦，性凉，有小毒。入肺、肝、心、胃、大肠经。

功效 败毒抗癌，消肿止痛，清热定惊，镇咳平喘。

主治 肺痨久咳、跌打损伤、蛇虫咬伤、骨髓炎、阑尾炎、淋巴结结核、扁桃体炎、腮腺炎、乳腺炎、胃痛、疮疡肿毒。

用法用量 内服：煎汤，3～10 克，磨汁或入散剂。外用：捣敷或研末调涂。

禁忌 体虚，无实火热毒者及孕妇均忌服。

附方

1. **妇人奶结、乳汁不通、小儿吹乳：** 铁灯台 15 克，水煎取汁，分 3 次服。
2. **耳内生疮热痛：** 铁灯台根茎适量，醋磨涂患处。
3. **喉痹：** 铁灯台根茎 1 克，研粉，温开水吞服，1 日 3 次。
4. **小儿胎风，搐搦：** 铁灯台 30 克，研细末。每服 3 克，冷水下，1 日 3 次。
5. **肺痨久咳及哮喘：** 铁灯台 25 克，加水适量，同鸡肉或猪肺适量，同煲服。
6. **跌打内伤：** 铁灯台 30 克，童便浸 30 天，晒干研末，每服 3 克，开水送下。
7. **脱肛：** 铁灯台适量，醋磨汁，外涂患部，用纱布压送复位，每日涂 2～3 次。
8. **蛇咬伤：** 铁灯台根茎 10 克，研末，开水送服，每日 3 次，另以根捣敷患处。
9. **高烧不退：** 铁灯台 2～3 克，切薄片，再切碎成末，白糖水送服，1 日 3 次。
10. **无名肿毒：** 铁灯台 9 克，蒲公英 30 克，水煎取汁，分 3 次服。
11. **小儿抽惊：** 铁灯台 30 克，研为细末，每次 3 克，冷开水调服，1 日 3 次。
12. **神经性皮炎：** 铁灯台根茎适量，研为细末，以香油调和，外敷患处。
13. **子宫颈糜烂：** 铁灯台根茎适量，研细末，甘油调匀，涂搽患处，1 日 3 次。
14. **流行性腮腺炎：** 铁灯台根茎适量，醋磨外搽，每日 3～4 次。另用根茎 6～10 克，水煎取汁，分 3 次服。

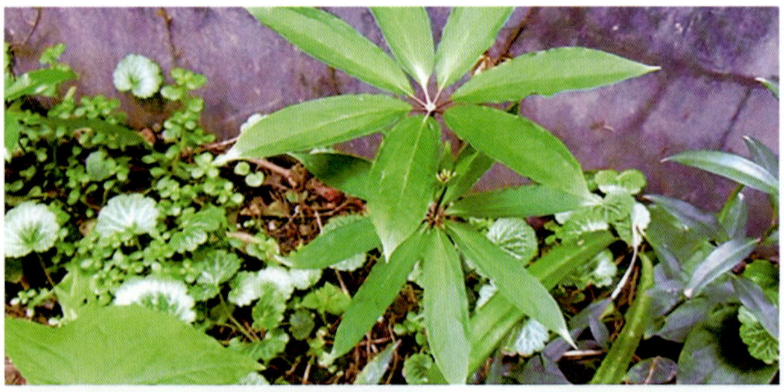

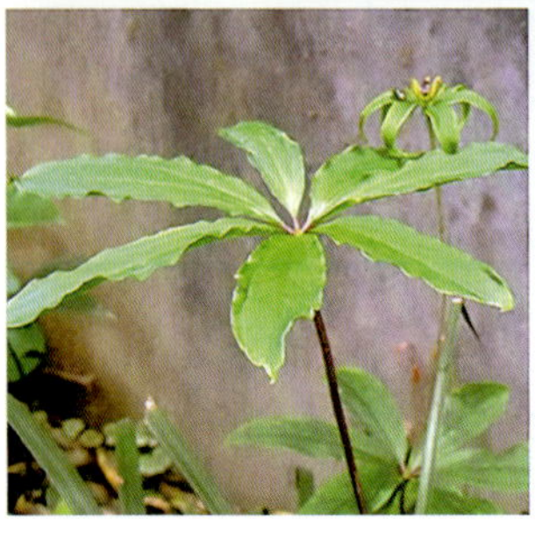

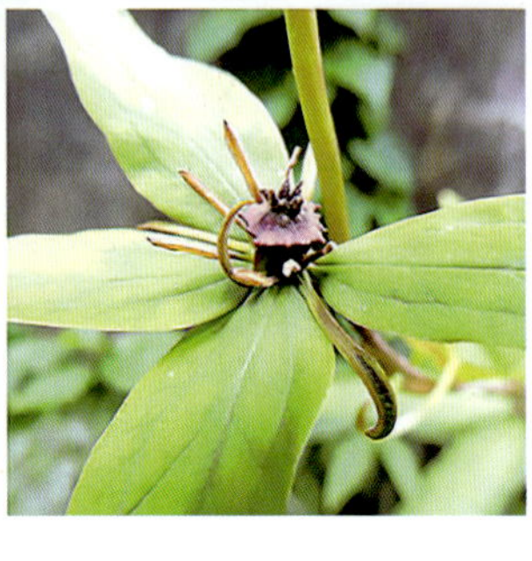

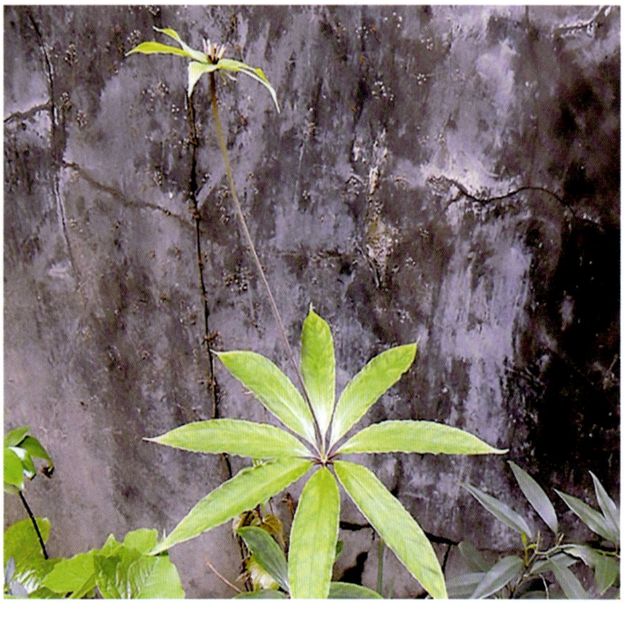

土蚕 | Tu can

Bid reib bai chong 比鋭白虫

肥肥胖胖沙土藏，白白嫩嫩味淡香。肺痈咳嗽痰中血，黄疸热淋根煲汤。

土蚕，为唇形科植物地蚕 *Stachys geobombycis* C. Y. Wu 的块茎。

苗乡各地均有野生，一般生于荒地、山路旁、田坎边以及草丛中。

别名 宝塔菜、地蚕、草石蚕、地轱辘、螺丝菜、土蛹、土冬虫草、白冬虫草、白虫草、肺痨草。

采制 药用根茎。秋后采挖，洗净泥土，剪去枯叶、须根，鲜用或蒸熟、晒干备用。

性味与归经 味甘，性平，无毒。入肺、肝、脾经。

功效 益肾润肺，滋阴补血，清热除烦，祛风利湿，活血散瘀。

主治 黄疸、热淋、风热感冒、肺结核咳嗽、肺虚气喘、吐血、盗汗、贫血、小儿疳积。外用治疮毒肿痛、蛇虫咬伤。

用法用量 内服：煎汤，15～30 克，或炖猪瘦肉服。外用：适量，研末调敷。

附方

1. **咳嗽、咽喉干燥：** 土蚕 120 克，猪肺 1 具，洗净，切碎，加水一同炖熟，再加少许食盐、生姜丝、调味，分 3 次服。
2. **小儿疳积、腹胀腹痛：** 土蚕适量，焙干研细末，敷脐上， 1 日数次。
3. **吐血：** 土蚕 15 克，桑树皮 10 克，雀儿脑 10 克，墨斗草 10 克，水煎取汁，分 3 次服。
4. **干燥：** 土蚕 30 克，烫过放冷，加食盐、白醋、姜丝、辣椒油，凉拌食用。
5. **咳嗽：** 土蚕 30 克，百部 10 克，铁包金 10 克，糖藤 10 克，沙参 10 克，水煎服。
6. **盗汗：** 土蚕 30 克，臭牡丹 10 克，小人参 10 克，干桃子 10 克，煎服。
7. **口渴：** 土蚕 30 克，黄毛根 30 克，洗净泥土，生吃， 1 日数次。
8. **黄疸：** 土蚕 30 克，茵陈 10 克，黄菊子 10 克，土蟮 10 克，水煎服。
9. **热淋：** 土蚕 30 克，黄毛根 15 克，则耳根 10 克，蛤蟆草 10 克，水煎服。

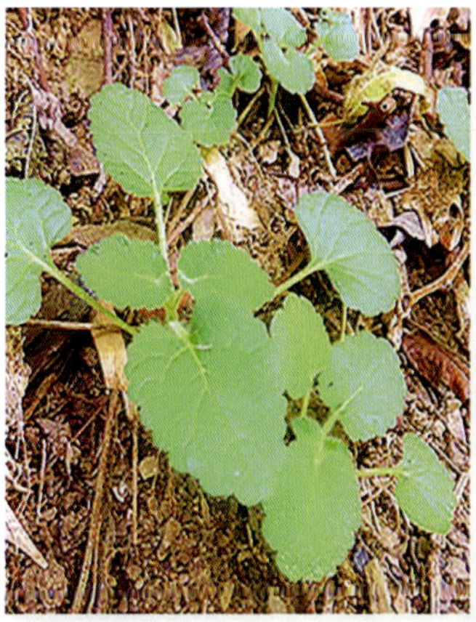

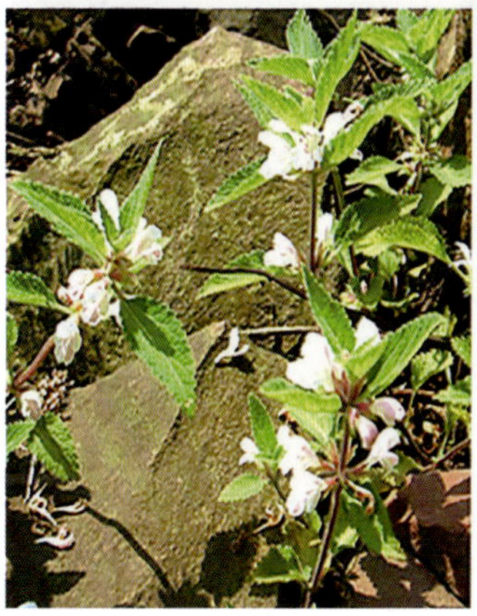

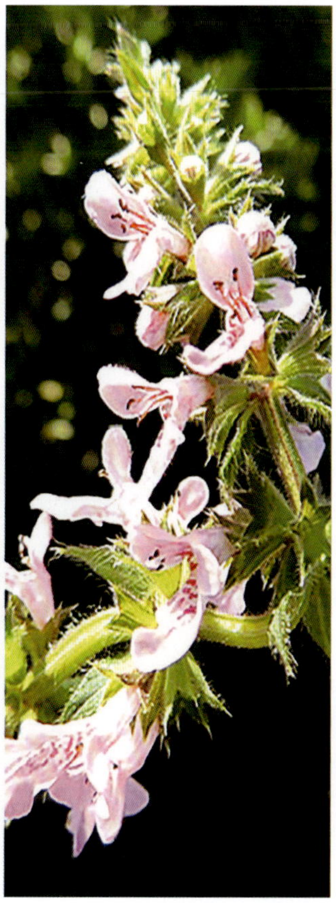

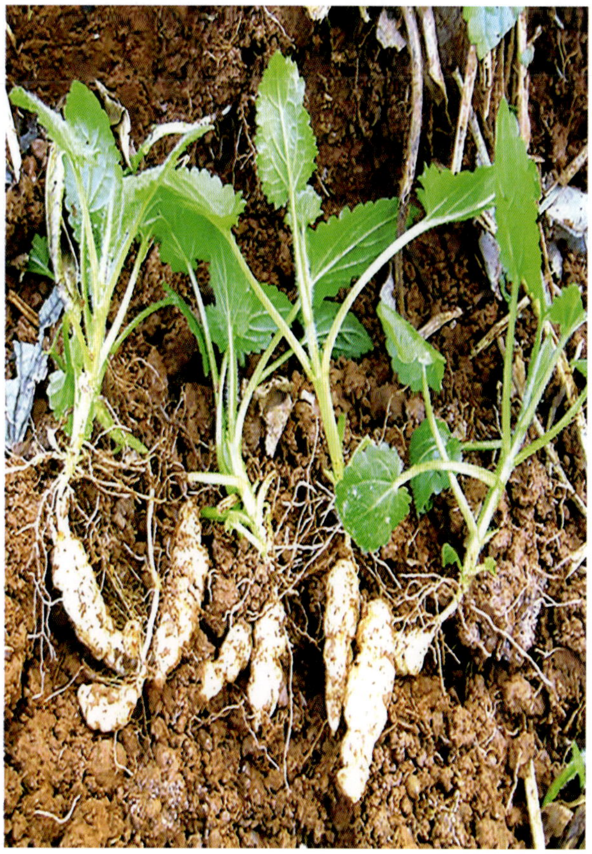

土大黄 | Tu da huang

Reib mlal yul 鋭马欲

翠绿晶莹叶如画，野外荒郊开绿花。肺痈肺痨咯脓血，流脑慢肝粪冒滑。

土大黄，为蓼科植物土大黄 *Rumex obtusifolius* L. 的根。

苗乡各地均有野生，一般生于原野、荒地、田坎、山坡，往往成片成堆生长。

别名 吐血草、箭头草、救命王、金不换、红筋大黄、铁蒲扇、大晕药、包金莲、止血草、牛大黄、土三七、血当归、萝卜七、血三七、化血莲。

采制 以根茎、叶片入药。叶片随采随用，以鲜用为主。根茎秋后采挖，洗净泥土，切片，鲜用或晒干备用。

性味与归经 味辛、苦，性凉。入肺、大肠经。

功效 清热，行瘀，杀虫，解毒。

主治 咳血、肺痈、肺结核咯血、衄血、流行性乙型脑炎、急慢性肝炎、便秘。外治跌打损伤、烧烫伤、痈肿疮疖、腮腺炎、疥疮、湿疹、皮炎。

用法用量 内服：煎汤，10～15 克，鲜品加倍。外用：适量，研细末敷患处，或捣烂外敷，或磨汁外涂。

禁忌 土大黄性凉，体质虚寒者慎用。

附方

1. **肺热吐血：**土大黄鲜根连叶 20～30 克，百合 10 克，冰糖 30 克，水煎服。
2. **跌打损伤吐血：**土大黄 15～20 克，精猪肉 50 克，做肉饼，蒸熟食之。
3. **肺痈吐浓痰：**土大黄根 30 克，捣取汁，加白酒 30 毫升煎，分 3 次服。
4. **腮腺炎：**鲜土大黄根、鲜天葵根各适量，酒糟少许，捣烂外敷。
5. **皮炎、湿疹：**土大黄根或叶适量，加食盐少许，煎水外洗患处。
6. **头部癞疮：**土大黄根以石灰水浸 2 小时，用醋磨汁，外搽患处， 1 日数次。
7. **毒疮初起：**土大黄根叶适量，捣碎，陈酒煎服，1 日 3 次。
8. **小儿口疮：**鲜土大黄叶适量，同冷饭捣烂外敷。
9. **大便秘结：**土大黄根 15 克，加桐油少许，水煎服。
10. **火烫伤：**土大黄根适量，研末。麻油调敷伤处， 1 日数次。
11. **黄疸：**土大黄 9 克，茵陈 15 克，水煎服， 1 次服完。
12. **火眼便秘：**鲜土大黄根 5～30 克，水煎服。重症加玄明粉 3～6 克，冲服。
13. **口中生息肉、舌肿：**土大黄 15 克，水煮，取汁口含之。
14. **咯血：**用土大黄叶和猪头肉炖服。须公猪肉，勿洗去血。
15. **内痔出血：**土大黄 30 克，肥猪肉 120 克，放瓦罐内，煮极烂，去药饮汤。
16. **细癣：**土大黄根以苦酒磨之，先将疮刮净，以火烤干后，再用药少许敷疮上。
17. **经闭：**土大黄、八角枫、月月红、叶下红、马齿苋各 10 克，水煎服。

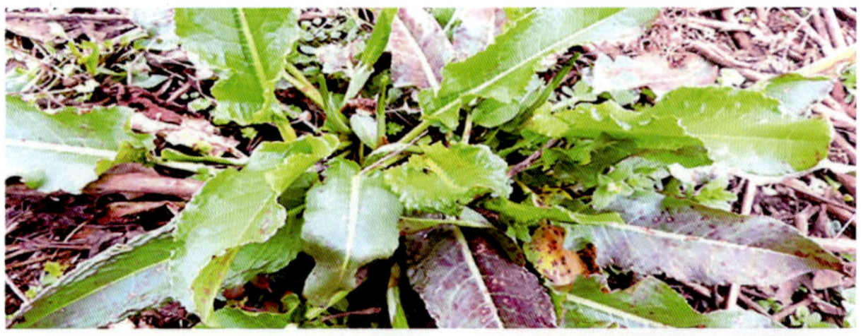
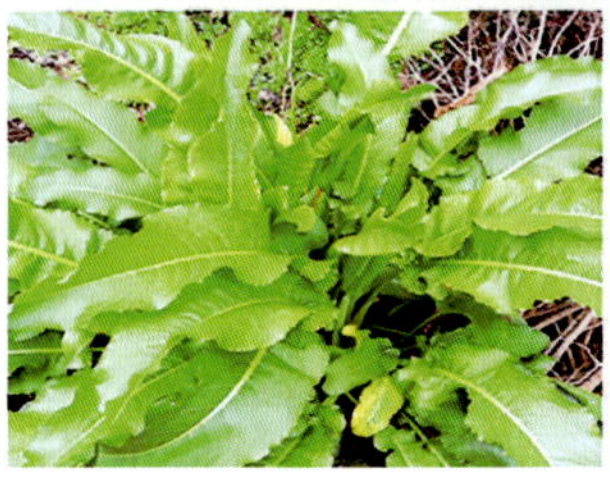
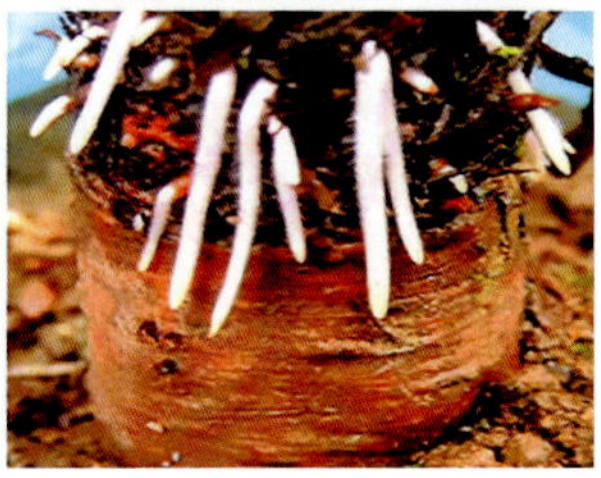
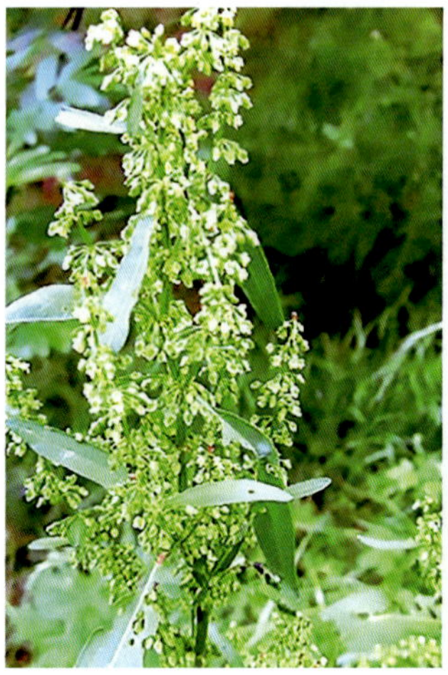
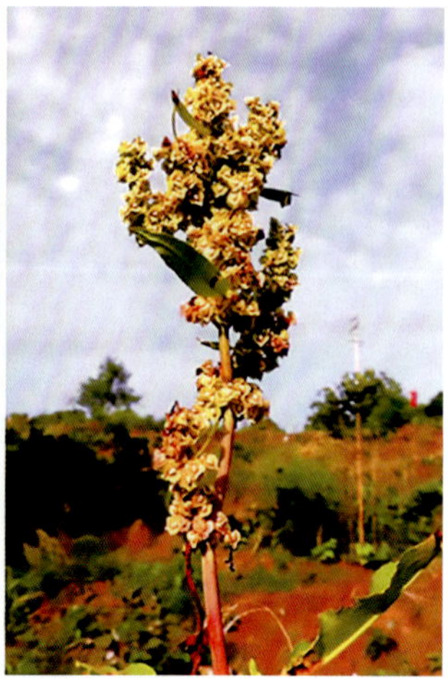

土卵子 | Tu luan zi

Reib deid ghunb 鋭堆棍

荒坡草丛生土栾，九子连根一串串。白喉咽痛鹭鸶咳，蛇伤痈肿小肠疝。

土卵子，为豆科植物土栾儿 *Apios fortunei* Maxim 的根茎。

苗乡各地均有野生，多半野生于山坡路旁、林边、灌丛中或荒山草地。

别名 土栾儿、野豆子、野豆根、九牛子、子鸡生蛋、九子羊、地栗子、狗卵子。

采制 以块根入药。秋后挖取块根，除去茎叶，洗净泥土，切片，鲜用或晒干备用。块根亦可供食用。

性味与归经 味甘、微苦，性平。入肺、脾经。

功效 清热解毒，祛痰止咳，补脾理气。

主治 风寒头痛、感冒咳嗽、久热不退、肺结核咳血、百日咳、白喉、咽喉肿痛、急性胃肠炎、细菌性痢疾、肝炎、肝硬化腹水、肾炎水肿、尿路感染、淋巴结核、慢性胃炎、血吸虫病、阴囊肿痛、月经不调。外用治疗跌打损伤、功能性子宫出血、蛇咬伤、痔疮、创伤出血、神经性皮炎、白癜风。

用法用量 内服：水煎，15～30 克。外用：适量，捣烂敷患处，或用酒、醋磨汁搽患处。

禁忌 土卵子性味平淡，入药时需对症添加其他药物，以加强临床效果。

附方

1. **小儿感冒、百日咳：** 土卵子 12 克，鸡胆 2 个（取汁），水煎取汁，加蜂糖少许，分 3 次服。
2. **蛇咬伤：** 土卵子 15～30 克，捣烂敷伤口。如果是蕲蛇、银环蛇咬伤，加生半夏、生南星、蒲公英各 15 克，捣烂外敷。
3. **无名肿毒：** 土卵子适量，磨汁搽患处，每日数次，以保持患处湿润为度。用药期间禁食辛辣食物。
4. **疝气：** 土卵子 30 克，小茴香 6 克，水煎取汁，分 3 次服。
5. **九子疡：** 土卵子 30 克，海带 9 克，海藻 9 克，玄参 9 克，鸡蛋 3 个，水煎熟，取汁，分 3 次服用，每次吃鸡蛋 1 个。

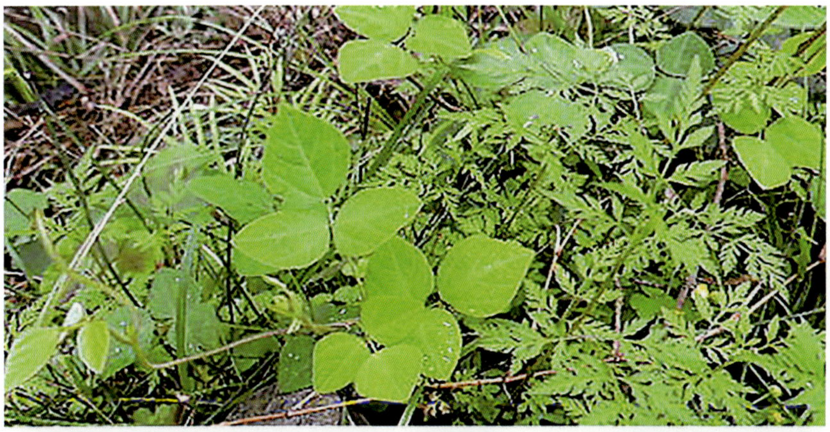

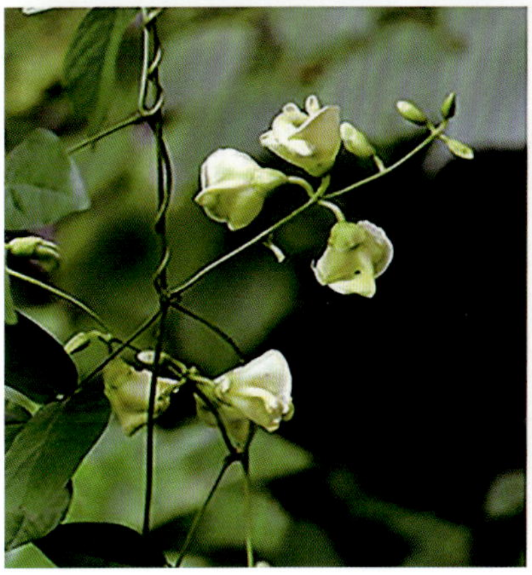

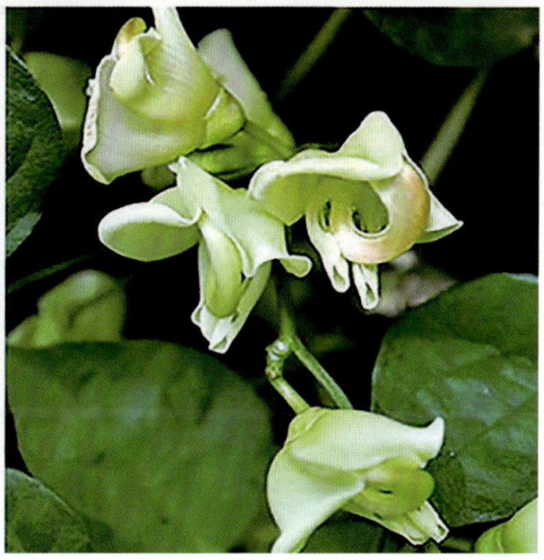

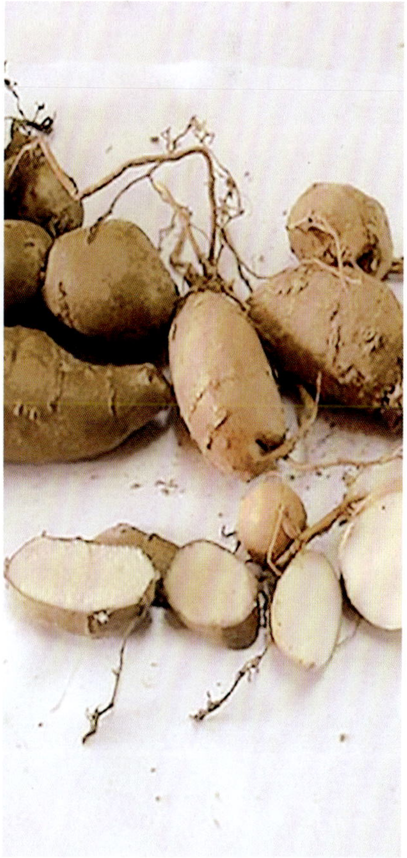

土牛膝 | Tu niu xi

Reib bid jaos 鋭比交

枝节肿胀似牛膝，果小倒刺常钩衣。关节肿痛月经少，跌打白喉尿路舒。

土牛膝，为苋科植物粗毛牛膝 *Achyranthes aspera* L. 及柳叶牛膝 *A. longifolia*（Makino）Makino 的根和根茎。苗乡各地均有野生，一般生于山坡疏林或村庄附近空旷地，山路边等。

别名 倒钩草、倒梗草、山牛膝、倒扣草、倒扣簕、粗毛牛膝、杜牛膝。

采制 以根茎入药，秋末或初春挖取，洗尽泥土，切段，鲜用或晒干备用。

性味与归经 味苦、酸，性平。入肝、肾经。

功效 活血散瘀，祛湿利尿，清热解毒。

主治 淋病、尿血、妇女经闭、癥瘕、风湿关节痛、脚气、水肿、痢疾、疟疾、白喉、跌打损伤。

用法用量 内服：煎汤，干品 9～15 克，鲜品 30～60 克。外用：捣敷，捣汁滴耳或研末吹喉。

禁忌 孕妇禁用。

附方

1. **预防脑膜炎：** 野菊花 30 克，大青 30 克，银花藤 15 克，土牛膝 15 克，煎服。
2. **咽喉炎：** 土牛膝 15 克，一枝黄花 15 克，天冬 10 克，称星树根 15 克，煎服。
3. **白喉：** 土牛膝 30～60 克，水煎分 3 次服，连服 3 日；或开喉剑、土牛膝各 15 克，射干 10 克，水煎服。
4. **风湿性筋骨痛：** 土牛膝 15～30 克，木瓜 30 克，薏苡仁 30 克，威灵仙 30 克，凌霄花藤 30 克，白酒 4 斤浸 7 天后，日服 2 次，每次服酒 15～30 毫升。
5. **喉痹：** 土牛膝根茎 15 克，洗净捶烂，布包，挤出药液，含口中，慢慢分 3 次下咽。
6. **乳腺癌：** 土牛膝 30 克，刺灰蛇药 30 克，白花蛇舌草 30 克，水煎分 3 次服，每日 1 剂，连服 10～15 天。
7. **血淋，小便不通：** 土牛膝连叶 30 克，黄茅根 10 克，水酒各半煎，日服数次。
8. **肝硬化水肿：** 鲜土牛膝 20 克，水煎，饭前服，日服 2 次。
9. **血滞经闭：** 鲜土牛膝 30 克，马鞭草鲜草 30 克，水煎，调酒服。
10. **跌打损伤、痛经：** 土牛膝 15 克，泽兰 10 克，马鞭草 10 克，益母草 15 克，紫苏根 6 克，水煎，兑甜酒少许内服。
11. **痢疾：** 土牛膝 15 克，水杨柳根 15 克，蛤蟆草 10 克，瓜板根 10 克，水煎服。
12. **扁桃腺炎：** 土牛膝、百两金根各 12 克，冰片 6 克，研极细末，喷喉，1 日 3 次。
13. **急性中耳炎：** 鲜土牛膝适量，捣汁，滴患耳，1 日 2～3 次。

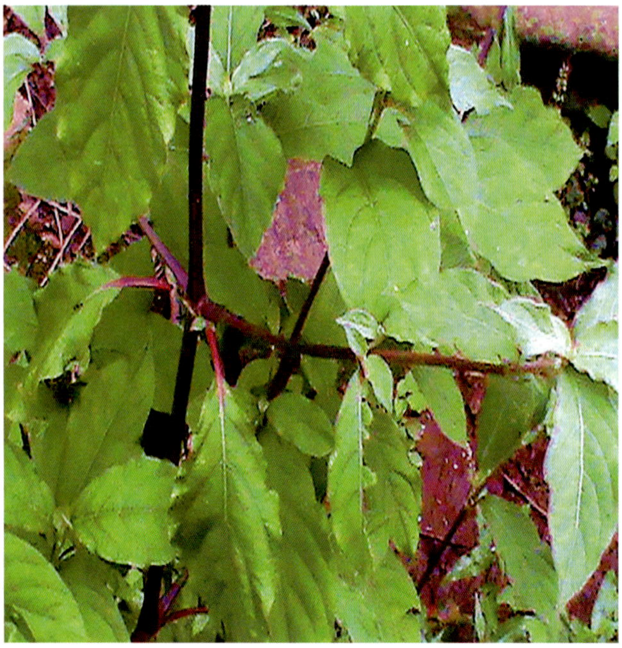
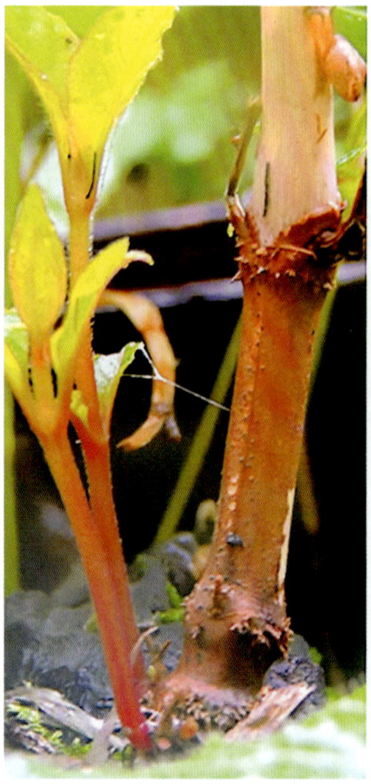
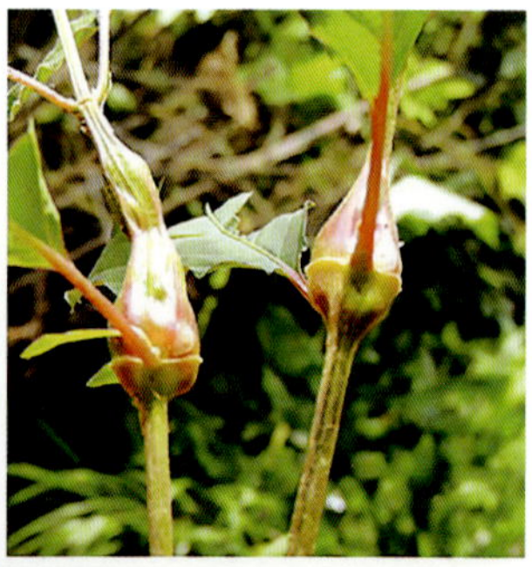
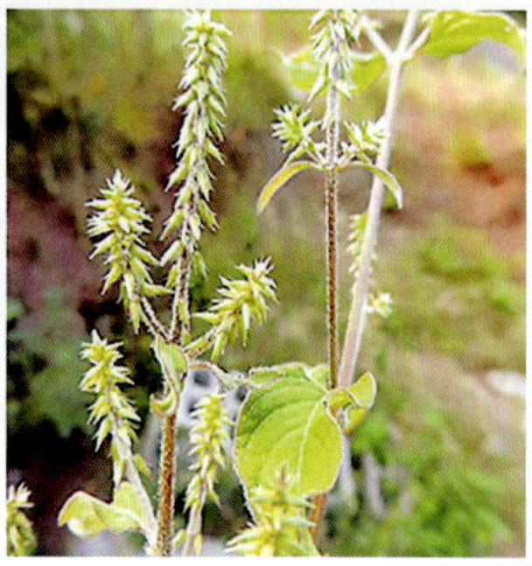

土人参 | Tu ren shen

Vab eb benx 窩阿笨

古宅老墙飞来参，茎叶娇嫩人形根。脾虚泄泻乳汁少，潮热盗汗肺痨嗽。

土人参，为马齿苋科植物栌兰 *Talinum paniculatum*（Jacq.）Gaertn. 的根。

苗乡各地均有野生，也有少数栽培。野生者一般生于菜园、老宅基地旁、山路边等。

别名 水人参、参草、土高丽参、假人参、土洋参、土参、紫人参、瓦坑头、福参、土红参、飞来参、瓦参、红芍药、申时花、煮饭花。

采制 以根和叶入药。秋、冬季挖根，洗净泥土、切成薄片，晒干备用。叶则随时可采，或秋季采集，晒干，或蒸熟后晒干备用。

性味与归经 味甘，性平。入脾、肺、肾经。

功效 补中益气，润肺止咳，健脾调经。

主治 肺痨咳血、眩晕潮热、盗汗自汗、体虚乏力、脾虚泄泻、乳汁稀少、月经不调、赤白带下。

用法用量 内服：煎汤，30～60 克。外用：适量，捣烂外敷。

禁忌 体实有邪者慎用。

附方

1. **乳汁稀少：**鲜土人参叶 20 克，小人参 15 克，炒熟当菜食，吃参肉、喝汤，1 日 3 次。
2. **疔疮痈肿：**鲜土人参叶、半边莲、芙蓉花叶各适量，洗净灰尘，和红糖捣烂，敷患处。
3. **虚劳咳嗽：**土人参 30 克，隔山消 10 克，臭牡丹根 10 克，冰糖少许，仔鸡 1 只。同炖熟，吃鸡肉、喝汤，1 日 3 次。
4. **尿频尿多：**土人参 60 克，湖南果 60 克，拉尿珠 30 克，拉尿果 10 克，水煎取汁，分 3 次服。
5. **盗汗自汗：**土人参 60 克，五倍子 6 克，猪肚 1 个，同炖熟，吃猪肚，喝汤，1 日 3 次。服药期间禁食辛辣食物。
6. **劳倦乏力：**土人参 15 克，墨鱼干 1 只，雀儿脑 10 克，水酒各半煎取汁，分 3 次内服。服药期间禁食酸冷食物。
7. **脾虚泄泻：**土人参 30 克，薯仄根 15 克，大枣 15 克。水煎取汁，分 3 次服。
8. **虚热劳伤：**土人参根 100 克，晒干研末，蜂蜜为丸，如梧桐子大，开水吞服，每次 3～6 克，1 日 3 次。

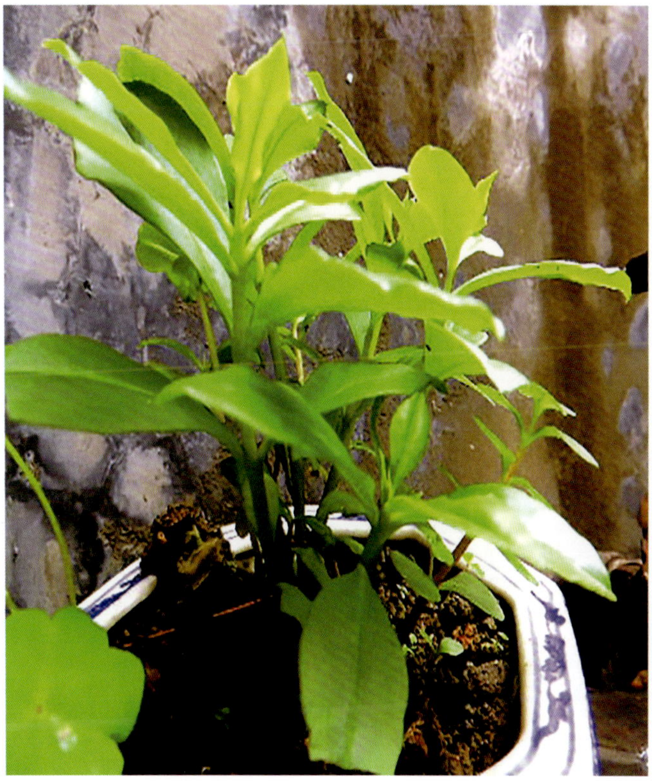

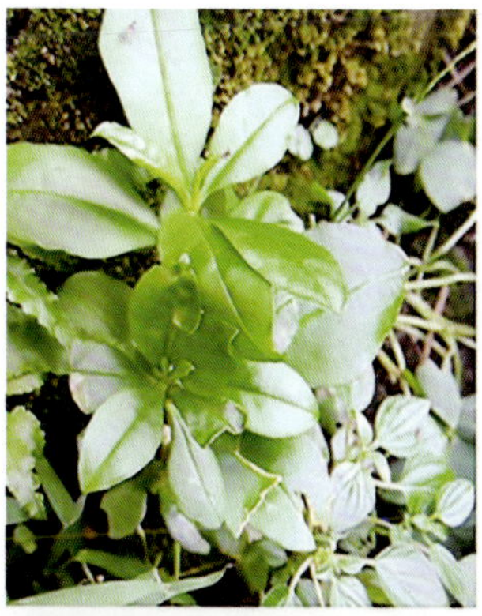

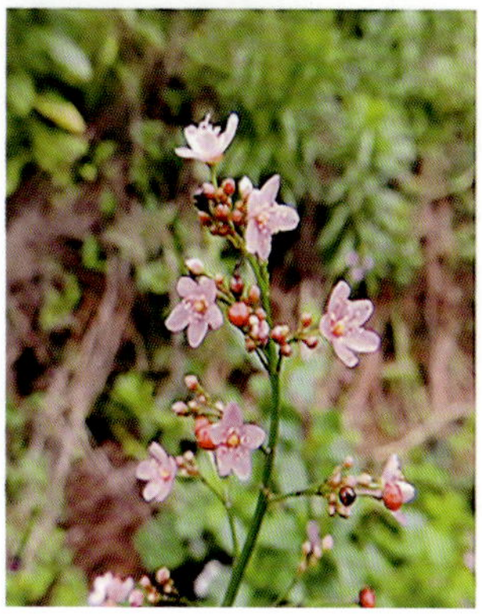

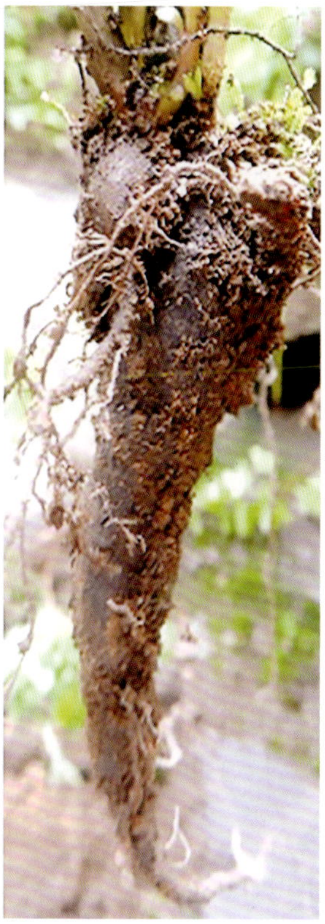

威灵仙 | Wei ling xian

Jongx mongb xiand 龚孟仙

须根紫黑威灵仙，山野路旁深谷涧。诸骨卡喉痛欲死，风湿痹痛服之安。

威灵仙，为毛茛科植物威灵仙 *Clematis chinensis* Osbeck 的根。

苗乡各地山区均有野生，一般生于山野、田埂及路旁。

别名 能消、葳灵仙、葳苓仙、铁脚威灵仙、灵仙、黑脚威灵仙、九草阶、风车、鲜须苗、黑骨头、黑木通、铁杆威灵仙、铁搧帚、七寸风、铁脚灵仙、牛闲草、牛杆草、老虎须、辣椒藤、铁灵仙、灵仙藤、黑灵仙、黑须公、芝查藤根。

采制 春、秋季采挖，除去茎叶、须根及泥土，切段，晒干备用。

性味与归经 味辛、咸，性温，有小毒。入肺、肾经。

功效 祛风湿，通经络，消痰涎，散癖积。

主治 痛风、顽痹、腰膝冷痛、脚气、疟疾、癥瘕积聚、破伤风、扁桃体炎、诸骨鲠咽等。

用法用量 内服：煎汤，6 ～ 10 克，或浸酒，或入丸、散剂。外用：适量，捣敷。

禁忌 气虚血弱，无风寒湿邪者忌服。

附方

1. **偏头痛：** 威灵仙根 10 克，煮鸡蛋吃。
2. **头痛恶心：** 威灵仙根 10 克，斑鸡窠 10 克，路边荆 10 克，龙须草 6 克，鬼针草 10 克，小钻地风 6 克，水煎服。
3. **单乳蛾：** 威灵仙根捣烂，用酒或水和匀含口中，徐徐吐出痰液。
4. **骨鲠咽喉：** 威灵仙根 15 ～ 30 克，水煎含服。
5. **白喉：** 铁脚威灵仙 12 ～ 24 克，绿豆 30 克。用第二次淘米水将药浸发，取出擂成浆，兑第二次淘米水内服。
6. **夹疱：** 威灵仙根 15 克，水煎服。
7. **骨质增生：** 威灵仙 30 克，杜仲 15 克，牛膝 20 克，细辛 30 克，骨碎补 50 克，当归 20 克，延胡索 20 克，白芍 20 克。酒炒热敷， 1 日数次。
8. **小儿阴茎龟头炎：** 威灵仙 30 克，水煎取汁，待温后，洗患处，每日 3 ～ 5 次。
9. **桐木脚杆：** 威灵仙、青蒿各 30 克，黄荆叶 15 克，水煎，连服 2 天。
10. **噎膈：** 威灵仙 30 克，醋、蜜各半盏，煎成一半服之，吐痰即愈。
11. **脚膝酸痛：** 威灵仙 30 克，牛膝 30 克，酒浸 7 天，每晚服 20 毫升。
12. **荨麻疹：** 威灵仙全草 120 克，煎水洗澡。
13. **蛇咬伤：** 威灵仙根 15 克，煎水服。
14. **跌打损伤：** 威灵仙 30 克，马甲子根 30 克，木防己 30 克，水加酒少许煎服。
15. **胃神经痛：** 威灵仙 30 克，水煎去渣，加鸡蛋 2 个，煮成蛋汤，放盐少许，内服。

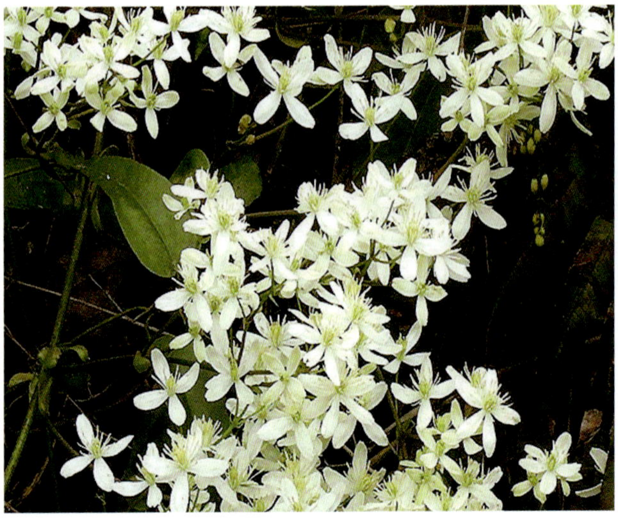
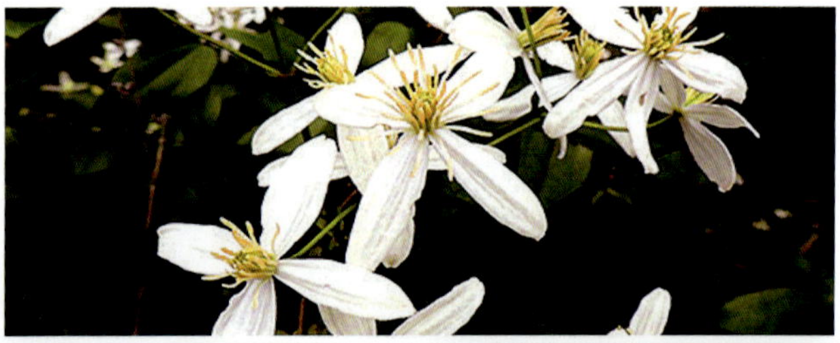
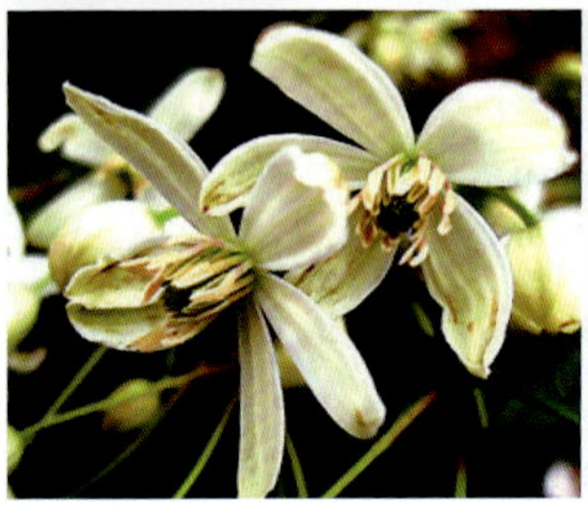
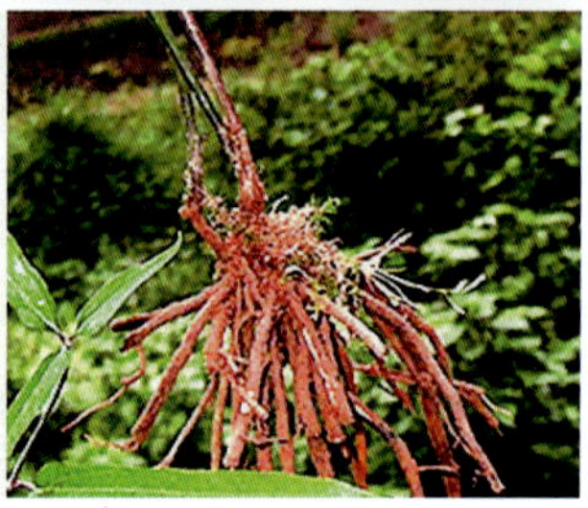

蚊母树 | Wen mu shu

Ndut mix xinb 都米心

潮沙污泥生须根，河边溪旁丛丛青。手足浮肿煨水洗，风湿骨痛煎酒吞。

蚊母，为金缕科植物杨梅叶蚊母树 *Distylium racemosum* siebold & Zucc. 的根茎。

苗乡各地均有野生，一般生在河边、小溪旁的沙土、潮泥上。

别名 米心树、蚊子、中华蚊母、蚊母、杨柳叶蚊母树。

采制 药用根茎、嫩枝叶。全年均可采挖，采回后，洗净泥土，拣净杂质，削去老皮，切段、片，鲜用或晒干备用。嫩枝叶春夏季采摘，一般现采鲜用。

性味与归经 味辛、微苦，性温。入肝、脾经。

功效 利水渗湿，祛风活络。

主治 手足浮肿、扭挫伤、风湿关节痛、肢体麻木、跌打损伤。

用法用量 内服：煎汤，6～12 克。外用：适量，煎水外洗患处。

禁忌 蚊母味苦涩，胃肠功能差者慎用。

附方

1. **手足浮肿：**蚊母根茎 30 克，铁马鞭 20 克，土牛膝 10 克，水煎取汁，分 3 次服，渣加樟脑 2 克，水煎，外洗患处。
2. **风湿关节痛：**蚊母根茎 12 克，大血藤 10 克，小血藤 10 克，威灵仙根 10 克，水、酒各半煎汁，分 3 次服。药渣煎水，趁热外洗患处，1 日 2 次。
3. **跌打损伤：**蚊母根茎 30 克，土牛膝 10 克，土蟮 10 克，水煎服。另用蚊母嫩枝叶、老鸦酸枝叶、苗伤药嫩叶适量，捣烂外敷患处，布条包扎。
4. **扭挫伤：**蚊母嫩枝叶 10 克，接骨草 10 克，接骨木 10 克，夏天无 4 克，水煎取汁，分 3 次服。药渣煎水，外洗患处，1 日 2 次。
5. **肢体麻木：**蚊母根茎 10 克，威灵仙根 10 克，蜈蚣 1 只，水煎，分 3 次服。

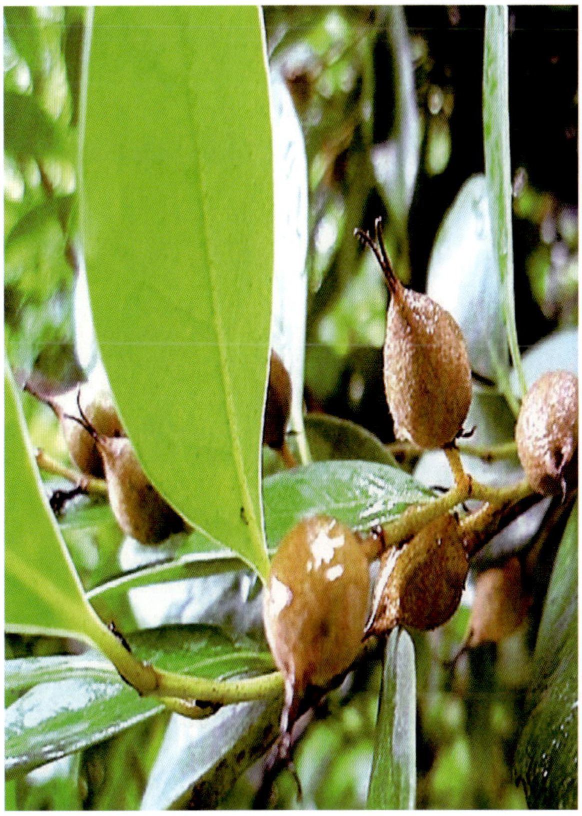

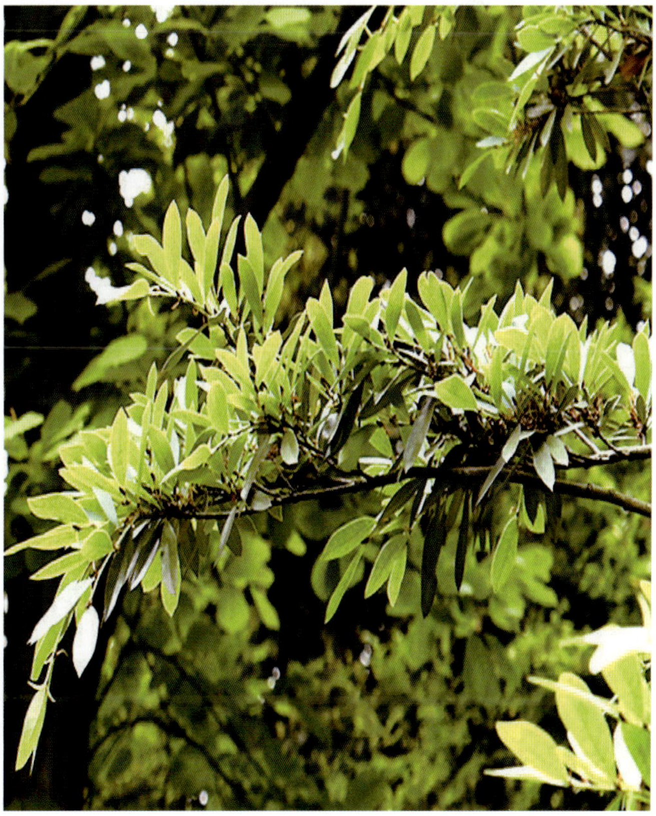

乌泡 | Wu pao

Bid ghoud lel 比格来

嫩茎嫩叶赭石红，舔舐果汁嘴唇乌。痢疾腹泻经倒行，吐血咳血伤折骨。

乌泡，为蔷薇科悬钩子属植物大乌泡 *Rubus multibracteatus* Levl. et Vant. 的叶片、果实、根茎。
苗乡各地均有野生，一般生于山坡、沟谷阴处、灌木林内或林缘及路边。

别名 倒生根、黄水泡、无刺乌泡、糖泡叶、马莓叶、老牛黄泡、牛毛泡刺、六月泡、乌龙摆尾、过江龙、寒莓。

采制 以根茎、叶片、果实入药。根、叶全年可采，洗净，切片，晒干备用。

性味与归经 味苦、涩，性凉。入脾、肝经。

功效 清热解毒，祛风除湿，凉血止血，续筋接骨。

主治 感冒发热、咳嗽咯血、鼻衄、月经不调、外伤出血、痢疾、腹泻、脱肛、风湿痹痛、咳血、妇女倒经、骨折。

用法用量 内服：煎汤，10 ～ 30 克。外用：适量，捣敷或研末敷。

禁忌 乌泡味涩，脾胃虚弱者慎用。

附方

1. **中风、口眼歪斜：**乌泡根、天名精叶、酢浆草、九里光、花椒叶共捣烂抹搽。左偏抹右，右偏抹左。
2. **发热口干：**乌泡根 6 克，十大功劳 6 克，车前草 6 克，水灯草 6 克，水煎服。
3. **小儿口糜：**乌泡果、马桑果，捣汁，调清水涂口。
4. **高热：**乌泡芽 9 枚，石松 15 克，水箭 10 克，老鼠黄 10 克，千年灰 6 克，水煎服。
5. **扁桃体炎：**乌泡根 6 克，八爪金龙 30 克，橄榄 30 克，水煎服，1 日 3 次。
6. **牙齿疼痛：**大乌泡嫩叶、龙船泡嫩叶各适量，捣汁，以棉花蘸汁塞于龋齿上。
7. **中暑、高热：**大乌泡尖 3 克，地耳草 30 克，水煎服，或捣汁服。
8. **腰腹痛：**乌泡根 30 克，水煎取汁，分 3 次服。
9. **水泻：**乌泡尖、三月泡根各 10 克，煎服；或乌泡果捣烂，兑淘米水服。
10. **血山崩：**乌泡根、野鸡泡根、三月泡、雀儿脑各适量，水煎，冲红糖服。
11. **筋骨疼痛、麻木不仁：**大乌泡根 30 ～ 60 克，水煎服。
12. **劳伤吐血：**乌泡根 30 克，水煎服。
13. **外伤出血：**干乌泡叶 30 克，百草霜 3 克，烘干研细，瓶装密封。用时撒伤口。
14. **跌打损伤：**乌泡叶 30 克，捣烂，兑酒服。
15. **水火烫伤，溃烂不愈：**乌泡刺根皮、金樱子根皮等分，水煎浓汁搽患处。
16. **倒经：**大乌泡根 30 克，龙船泡根 30 克，茅根、金银花各 15 克，水煎服。

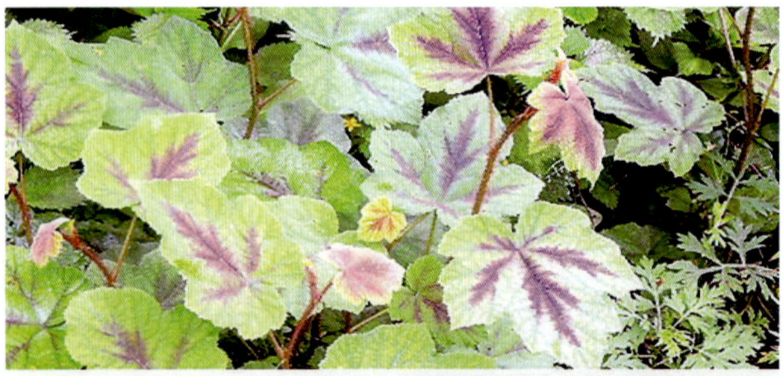
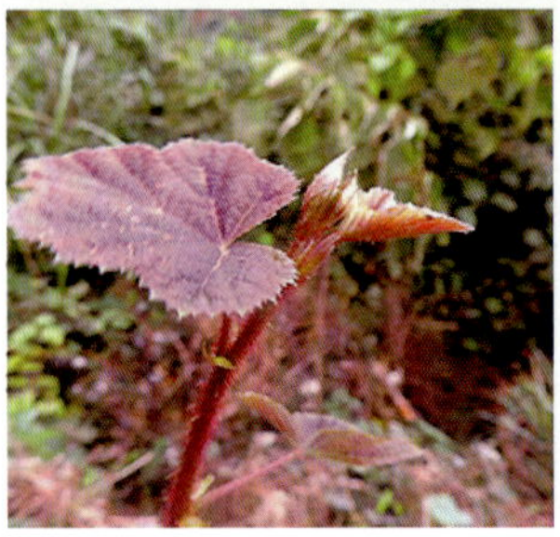
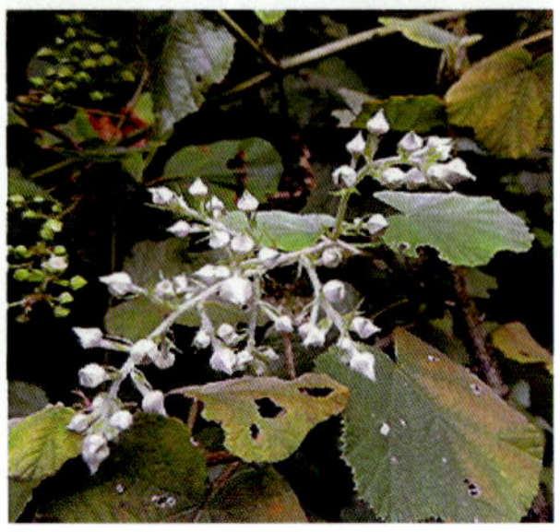
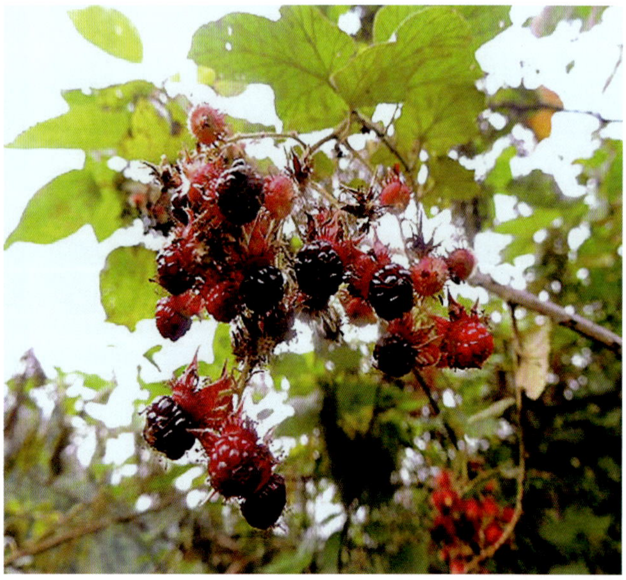

乌泡莲 | Wu pao lian

Reib shub ub 鋭苏务

山谷深深水沟旁，娇嫩岩红排成行。肺热咳血跌打痛，风湿骨痛莫彷徨。

乌泡莲，为秋海棠科植物掌裂叶秋海棠 *Begonia pedatifida* Levl. 的根茎。

苗乡山区有野生，也有少数栽培。野生者一般生于高山山谷、密林潮湿地，或山坡水沟边灌丛下、常绿阔叶林、沟谷林下和山坡阔叶林下等。

别名 乌莲泡、水蜈蚣、蜈蚣七、裂叶秋海棠、岩红、红孩儿、血蜈蚣。

采制 乌泡莲以全草或根茎入药。夏秋季采茎叶，冬春季采根茎，洗净鲜用，或洗净，切片，晒干备用。

性味与归经 味酸，性凉，无毒。入肺、肝经。

功效 清热解毒，散瘀消肿。

主治 肺热咳嗽、吐血、贫血、腰痛、泻痢、风湿热痹、肝脾肿大、痛经闭经、跌打肿痛、痔疮、疔疮痈肿、蛇咬伤。

用法用量 内服：煎汤，干品 9～15 克，鲜品加倍，研末或浸酒。外用：适量，鲜品捣敷或煎水外洗患处。

禁忌 乌泡莲性凉，内无热邪者慎用。

附方

1. **肺热咳嗽：** 鲜乌泡莲 10 克，则耳根 10 克，夜关门 10 克，水煎取汁，分 3 次服。服药期间禁食辛辣食物。
2. **肺热吐血：** 鲜乌泡莲 10 克，芦根 10 克，雀儿脑 10 克，水煎放冷，分 3 次服。
3. **贫血：** 干乌泡莲 10 克，臭牡丹根 10 克，小人参 10 克，红枣 3 枚，水煎取汁，加红糖水 10 克，分 3 次服。
4. **风湿疼痛：** 干乌泡莲 10 克，大血藤、小血藤各 10 克，夏天无 4 克，水煎服。
5. **肝脾肿大：** 干乌泡莲 10 克，团鱼骨 10 克，陈葫芦 10 克，青蒿 10 克，煎服。
6. **通经闭经：** 干乌泡莲 10 克，益母草 15 克，鸡冠花 10 克，土牛膝 10 克，水煎，兑红糖、甜酒服，1 日 3 次。
7. **跌打损伤：** 鲜乌泡莲 15 克，土牛膝 10 克，铁马鞭 10 克，散血莲 6 克，水煎服。药渣捣烂，兑白酒，外敷患处。
8. **痔疮：** 鲜乌泡莲根茎适量，捣烂，外敷患处，或根茎磨汁外搽患处。
9. **疔疮痈肿：** 鲜乌泡莲茎叶适量，捣烂外敷患处。
10. **毒蛇咬伤：** 鲜乌泡莲 15 克，半边莲 20 克，七叶一枝花 6 克，水煎服。外用鲜乌泡莲根适量，捣烂，外敷伤口周围，齿痕处不敷，以利排毒。

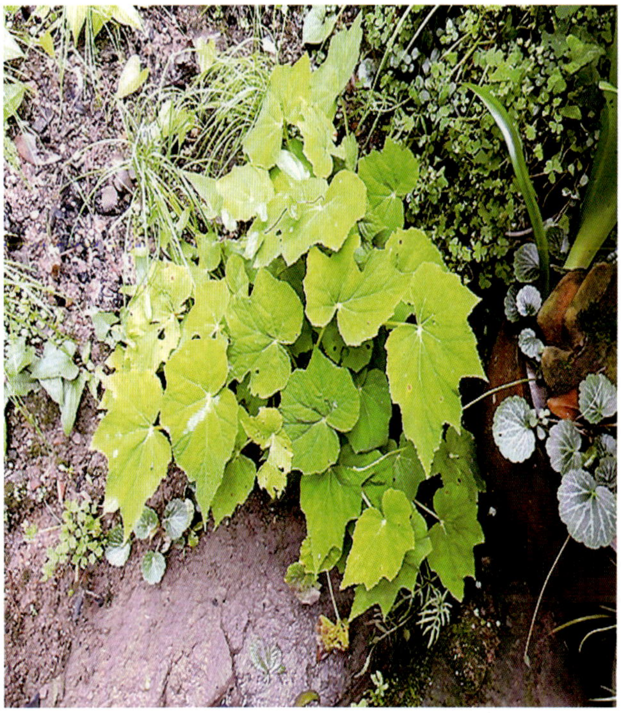
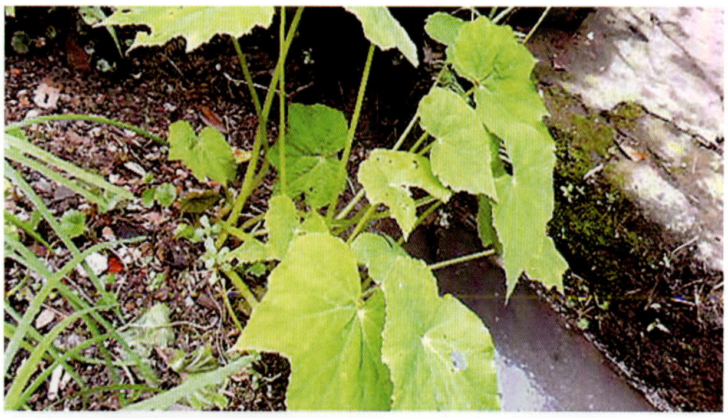
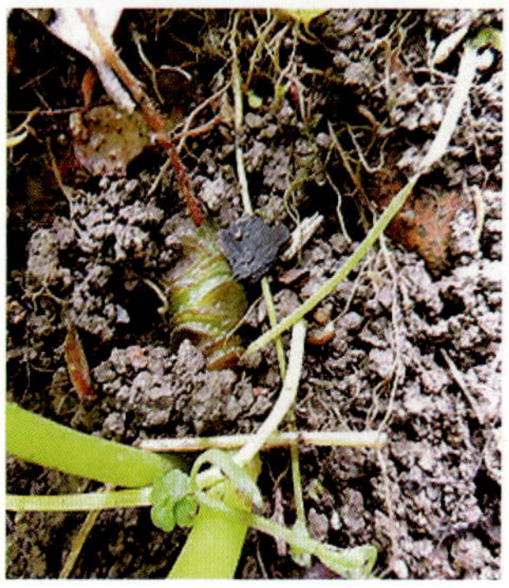
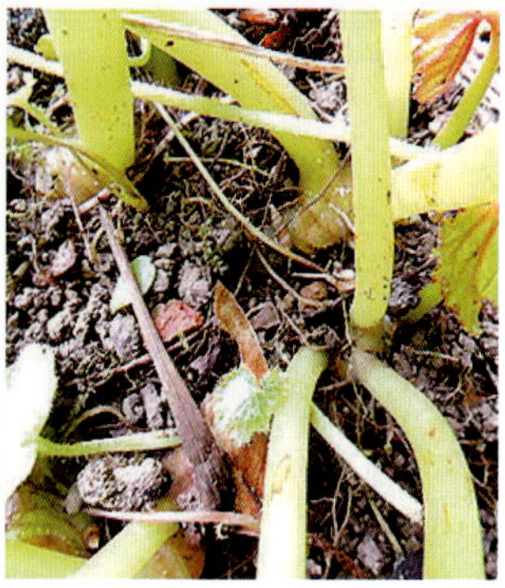

夏天无 | Xia tian wu

Yi lil jinb danx 一粒金丹

初冬发芽夏天无，河边沙地串串舞。风湿骨痛高血压，偏瘫麻痹关节尵。

夏天无，为罂粟科植物伏生紫堇 *Coydalis decumbens*（Thunb.）Pers. 的块茎。

苗乡各地均有野生，一般生于丘陵、低坡阴湿的林下沟边及旷野田塍边。

别名 一粒金丹、洞里神仙、野延胡、飞来牡丹、伏地延胡索、落水珠。

采制 药用块根。4 月上旬至 5 月初待茎叶变黄时，趁晴天挖取块根，除去须根，洗净泥土，鲜用，或晒干备用。

性味与归经 味苦、辛，性温。入肝、肾经。

功效 祛风除湿，舒筋活血，通络止痛，降血压。

主治 风湿性关节炎、中风偏瘫、坐骨神经痛、小儿麻痹后遗症、腰肌劳损、跌扑损伤、高血压。

用法用量 内服：煎汤，4.5 ～ 15 克，或研末，每次 3 ～ 4 克，亦可制成丸剂。

禁忌 夏天无用量宜小，过大有口麻反应。

附方

1. **高血压、脑瘤或脑栓塞所致偏瘫：** 鲜夏天无捣烂。每次大粒 4 ～ 5 粒，小粒 8 ～ 9 粒，每天 1 ～ 3 次，米酒或开水送服，连服 3 ～ 12 个月。
2. **高血压：** 夏天无研末冲服，每次 2 ～ 4 克，每日 3 次；或夏天无 4 克，钩藤、桑白皮、夏枯草各 10 克，水煎取汁，分 3 次服。
3. **风湿性关节炎：** 夏天无 100 克，研细末，每次服 10 克，每日 2 次。
4. **腰肌劳损：** 夏天无全草 15 克，水煎，分 3 次服。
5. **坐骨神经痛：** 夏天无 4 克，黑风藤 10 克，土牛膝 10 克，大血藤 10 克，小血藤 10 克，水煎，分 3 次服。
6. **跌打损伤：** 夏天无 4 克，铁马鞭 10 克，飞龙掌血 10 克，血当归 10 克，散血莲 6 克，水煎兑酒，分 3 次服。药渣煎水外敷患处。
7. **小儿麻痹后遗症：** 夏天无 3 克，伸筋草 4 克，红牛膝 3 克，土蟮 4 克，土人参 6 克，水煎服。并用药渣煎水，兑白酒外洗患处，1 日 2 次。
8. **血瘀头痛：** 夏天无 4 克，鹰爪风 10 克，葛根 10 克，飞龙掌血 10 克，大血藤 10 克，水煎服。药渣煎水，兑白酒外洗患处，1 日 2 次。

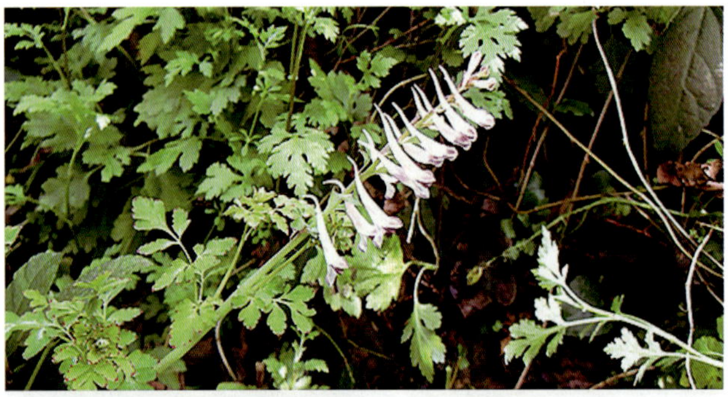
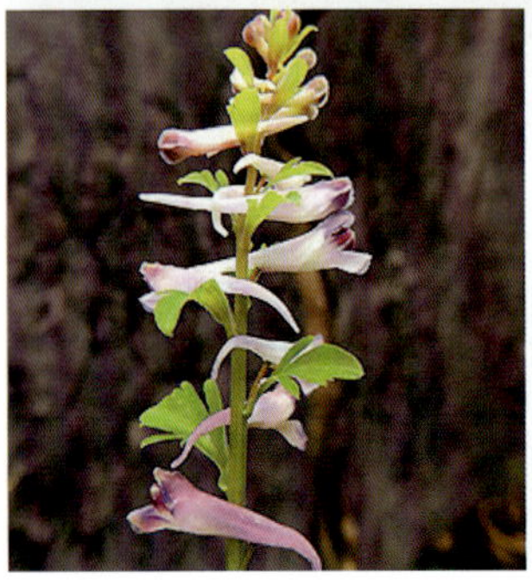
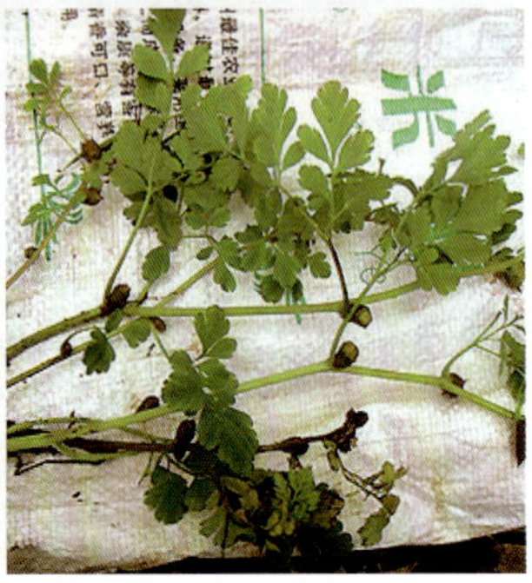
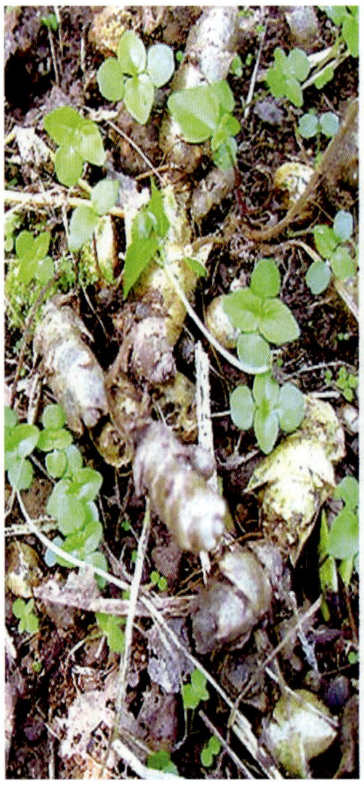
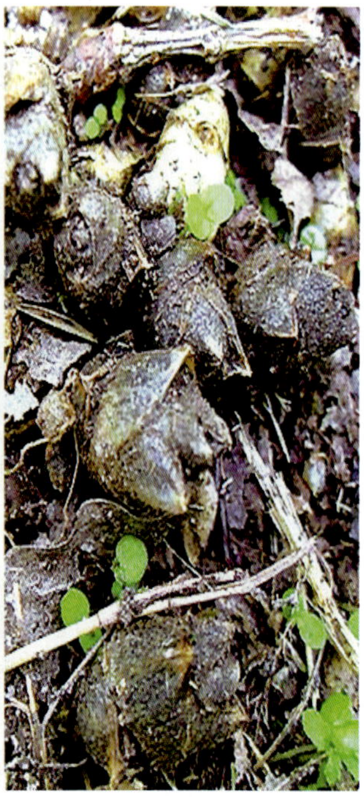

小蓟 | Xiao ji

Reib deb ncab 鋭代叉

茎叶小刺可做菜，田埂地头不用栽。热淋血淋赤白痢，九窍出血与崩带。

小蓟，为菊科植物小蓟 *Cirsium setosum*（Willd.）MB. 的全草或根。

苗乡各地均有野生，一般生于田埂、地头、沟边、路边、草地等。

别名 猫蓟、青刺蓟、千针菜、刺蓟菜、刺儿菜、青青菜、枪刀菜、野红花、刺角菜、刺萝卜、刺儿草、小刺盖。

采制 药用全草。夏、秋两季采收，拣净杂质，去根切段，晒干备用，亦可炒炭用，称小蓟炭。

性味与归经 味甘、微苦，性凉。入肝、脾、心、小肠、膀胱经。

功效 凉血止血，活血解毒，利尿通淋。

主治 热淋、血淋、湿热黄疸、肝炎、咳血、吐血、衄血、尿血、便血、血痢、崩漏下血、恶露不绝、外伤出血、痈疽肿毒。

用法用量 内服：煎汤，干品 5 ～ 10 克，鲜品可用 30 ～ 60 克，也可鲜品绞汁内服。外用：鲜品捣成泥状外敷，或煎水洗。

禁忌 脾胃虚寒而无瘀滞者忌用。小蓟忌犯铁器。

附方

1. **吐血、便血：**小蓟叶 30 克，捣烂取汁，温服，1 日 3 次。
2. **九窍出血：**小蓟全草 30 克，捣烂，冷开水冲服，1 日 3 次。服药期间禁食辛辣、香燥食物。
3. **传染性肝炎、肝大：**鲜小蓟根 60 克，土茵陈 20 克，一壶酒 20 克，水煎取汁，分 3 次服，10 天为 1 疗程。
4. **竹叶青咬伤：**小蓟根 15 克，徐长卿 8 克，水煎取汁，分 3 次服。外用鲜根捣烂，敷患处。
5. **吐血：**小蓟、大蓟、侧柏叶各 10 克，雀儿脑、黄菊子各 12 克，水煎取汁，分 3 次服。
6. **热淋、血淋：**小蓟根、小通草、滑石、黄菊子、黄毛根各 10 克，水煎取汁，分 3 次服。
7. **妇人阴痒：**小蓟全草适量，水煎沸，趁热温洗阴部，1 日 3 次。
8. **小儿黄水疮：**小蓟叶适量，捣烂，外敷患处，干则换。
9. **阴疮溃烂（下疳）：**鲜小蓟、鲜地骨皮各 150 克，水煎浓汁温洗，1 日 3 次。
10. **堕胎后出血不止：**小蓟全草 150 克，益母草 150 克，水煎浓汁，分 2 次服。
11. **高血压：**小蓟、夏枯草各 15 克，水煎，代茶饮。

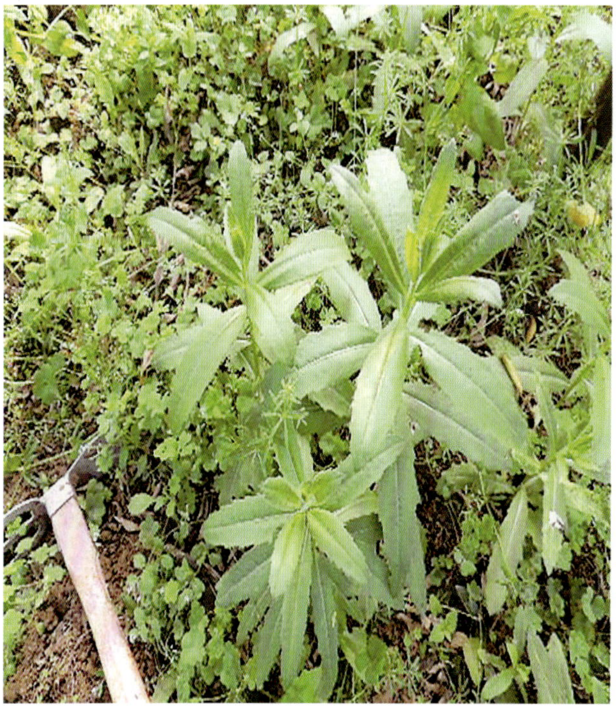

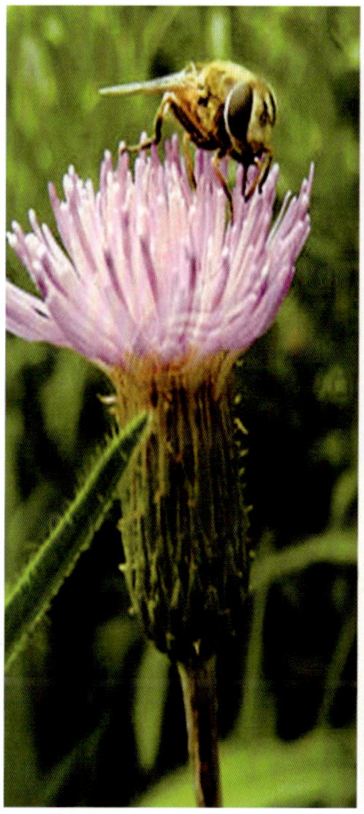

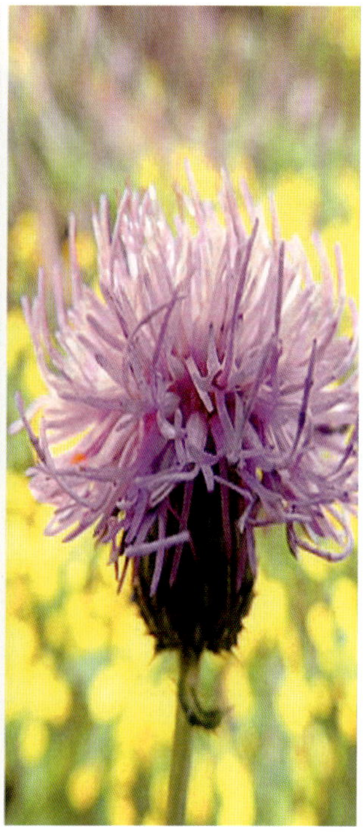

小人参 | Xiao ren shen

Reib hleat mab 鋭兰骂

山中珍宝小人参，益气补虚用其根。产妇少乳炖汤服，气虚盗汗同鸡蒸。

小人参，为桔梗科植物心叶党参 *Codonopsis cordifolioidea* P. C. Tsoong 的根。

苗乡各地均有野生，一般生于高山坡脚、山谷荒地、小溪边及水渠旁等地。

别名 土人参、蔓桔梗、蔓人参、土党参。

采制 药用根茎、果实、嫩茎叶。根茎冬春季采挖，采回后洗净泥土，晒干，临用时切段应用。果实秋后采摘，一般鲜用。嫩茎叶随采随用，一般鲜用。

性味与归经 味甘、苦，性微温。入肺、脾、胃经。

功效 益气补虚，健脾止泻，下乳止汗。

主治 小儿消化不良、脾胃虚弱、气血虚弱、脾虚泄泻、妇女少乳、体虚自汗、盗汗、肺虚咳嗽、骨蒸潮热、腹胀腹泻、水火烫伤、外伤出血等。

用法用量 内服：煎汤，根茎 10 ～ 15 克，果实 15 ～ 20 克。外用：嫩茎叶适量，捣烂外敷患处。

禁忌 小人参不可生吃。

附方

1. **气虚盗汗：** 小人参 10 ～ 15 克，倒提壶 6 克，小仔鸡 1 只。将仔鸡杀死脱毛，破开取内脏，将药物纳入鸡肚内，放锅中蒸熟。吃鸡肉，喝汤，1 日 3 次。
2. **产后少乳：** 小人参 15 克，通脱木 10 克，猪脚 1 只，剁烂，同煮熟，吃猪脚，喝汤，1 日 3 次。服药期间禁食酸冷食物。
3. **产后腹痛：** 小人参 10 克，大血藤 10 克，小血藤 10 克，益母草 15 克，艾叶 6 克，煮猪脚吃。
4. **脾肺虚弱：** 小人参 15 克，枞葫芦 10 克，沙参 10 克，节儿根 10 克，牛皮冻 6 克，水煎取汁，兑红糖 10 克调匀，分 3 次服。
5. **肺虚气喘：** 小人参 15 克，沙参 10 克，枞葫芦 10 克，猪肺 1 具。猪肺用水焯一下，然后切开、洗净，与药物一起煮熟，吃猪肺，喝汤，1 日 3 次。
6. **百日咳：** 虎耳草 10 克，克马草 10 克，马蹄香 3 克，岩防风 10 克，紫苏叶 10 克，小人参 10 克，水煎服，每日 1 剂，分 3 次服。
7. **肺虚咳嗽：** 小人参 15 克，枞葫芦 10 克，沙参 10 克，牛眼珠 10 克，夜关门 10 克，芦根 10 克，水煎取汁，分 3 次服。服药期间禁食辛辣食物。
8. **脾虚腹泻：** 小人参 15 克，沙参 10 克，枞葫芦 10 克，薯仄 15 克，水煎，分 3 次服。
9. **水火烫伤：** 新鲜小人参枝叶适量，洗净捣烂，外敷患处。

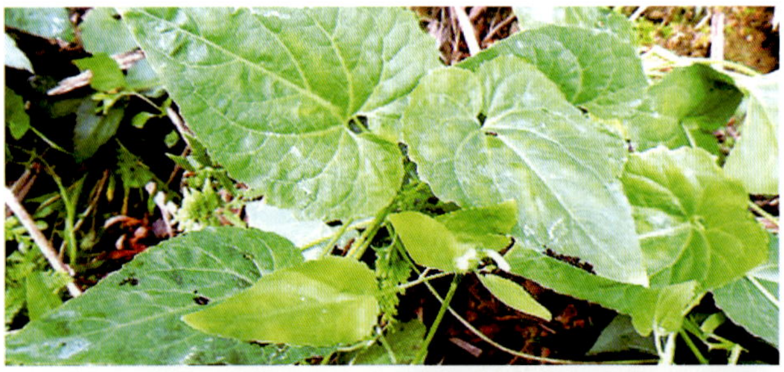
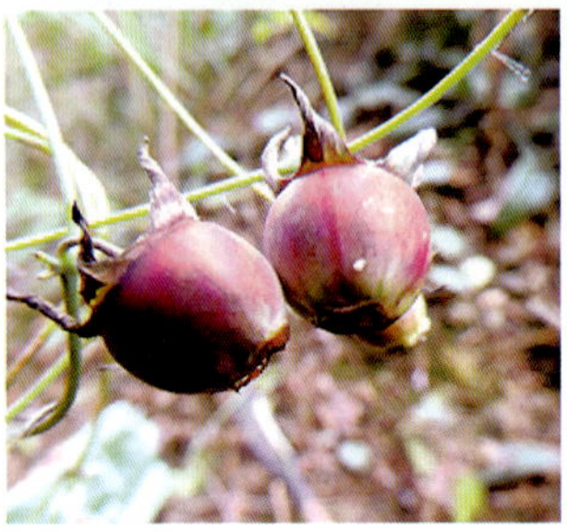
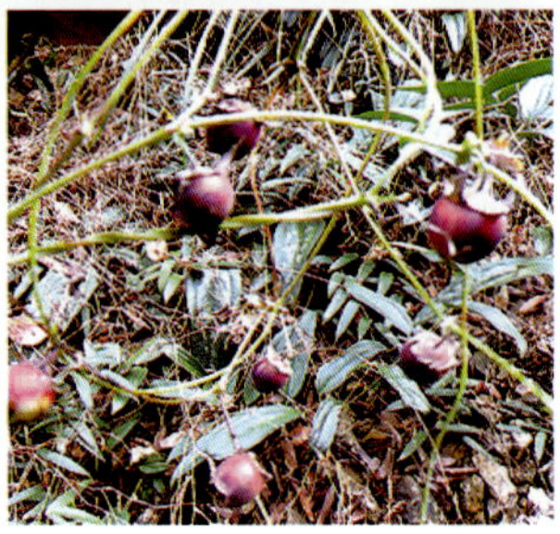
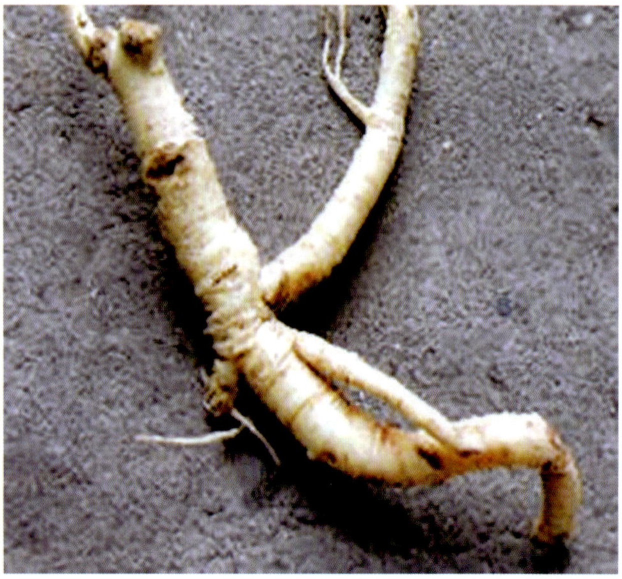

小三七 | Xiao san qi

Reib tous qingd 鋭徒清

山地岩石晒不死，春风吹来又发芽。刀砍火烫齿鼻衄，癔病失眠高血压。

小三七，为景天科植物费菜 *Sedum aizoon* L. 的全草或根。
苗乡各地均有栽培，少数野生。一般栽培在房前屋后、田边地头等容易寻找的地方。

别名 费菜、三七、马三七、白三七、土三七、景天三七、田七、胡椒七、铜打不死、晒不干、养心草、倒山黑豆、七叶草、回生草、血草。

采制 药用全草。夏秋季采收，鲜用或切段，晒干备用。

性味与归经 味甘、微酸，性平。入心、肝、脾经。

功效 活血止血，利湿消肿，解毒宁心。

主治 跌打损伤、咳血、吐血、便血、心悸、痈肿。

用法用量 内服：煎汤，干品 5 ～ 10 克，鲜者 15 ～ 30 克。外用：适量，捣烂敷患处。

禁忌 肠胃虚弱，大便溏薄者忌用。

附方

1. **刀斧砍伤：**鲜小三七全草适量，捣烂外敷患处，外用布条包扎。
2. **跌打损伤：**鲜小三七全草 30 克，水煎服。
3. **跌打骨折：**小三七、野葡萄根、酢浆草适量。先将前二味捣烂，另用酢浆草煮水和匀，摊纱布上，骨折复位后敷伤处，用杉木皮夹板固定，绷带包扎。
4. **水火烫伤：**小三七全草适量，捣烂，敷伤处；或费菜嫩叶尖，捣烂外敷；或费菜嫩叶尖捣烂，绞取汁，外涂。
5. **毒虫刺伤：**小三七全草适量，捣烂，敷伤处。
6. **扭伤：**小三七适量，捣烂加甜酒炒热，外敷患处。
7. **过敏性紫癜：**小三七 30 克，水煎，分 3 次服。
8. **消化道出血：**鲜小三七 60 克，水煎，分 3 次服。
9. **失眠：**小三七 30 克，甘草 6 克，水煎去渣，睡前 1 次冷服。
10. **咳血、鼻血：**小三七 30 克，捣烂取汁，分 3 次，冷开水冲服。
11. **肺结核咯血不止：**鲜小三七叶 30 ～ 60 克，冷开水洗净，阴干，每次取叶数片，放在口内咀嚼，开水送服；或鲜小三七叶 7 片，冰糖 50 克，放在口内咀嚼，开水送下。
12. **齿衄、吐血：**鲜小三七 90 克，水煎，分 3 次服，或捣烂取汁，冷开水冲服。
13. **便血：**鲜小三七 30 克，甜酒炖沸，分 3 次服。
14. **癔症、心悸：**鲜小三七 60 克，蜂蜜 60 克，猪心 1 个（不剖开，保留内部血液）。先将猪心置锅内，用小三七塞在猪心四周，保持直立，再加蜂蜜，冲入开水，以浸没猪心为度，加热炖熟，分 2 次服。
15. **痈肿：**小三七全草适量，捣烂敷患处。
16. **高血压、面红心烦：**鲜小三七全草 60 克，水煎，加少许蜂蜜调，分 3 次服。

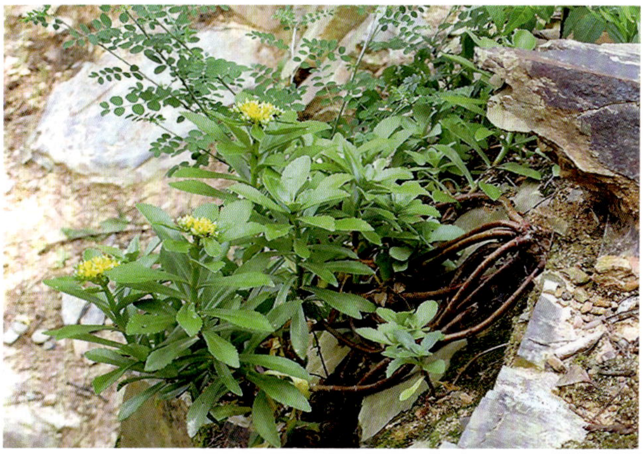

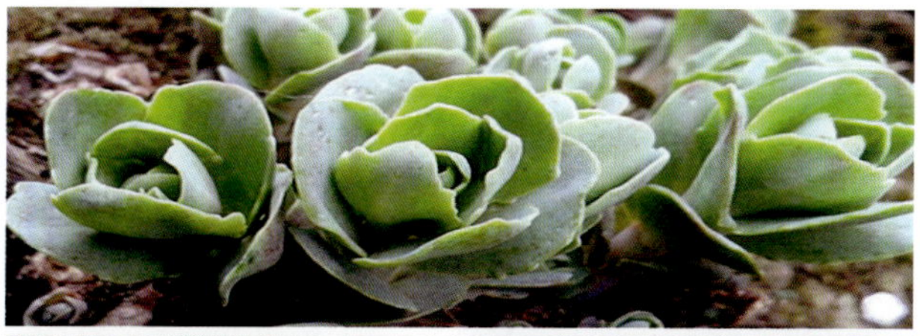

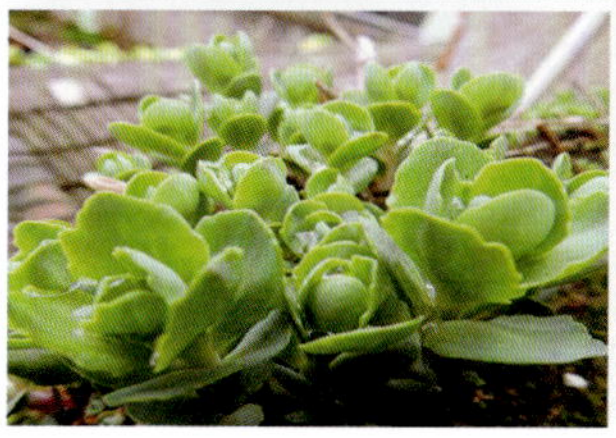

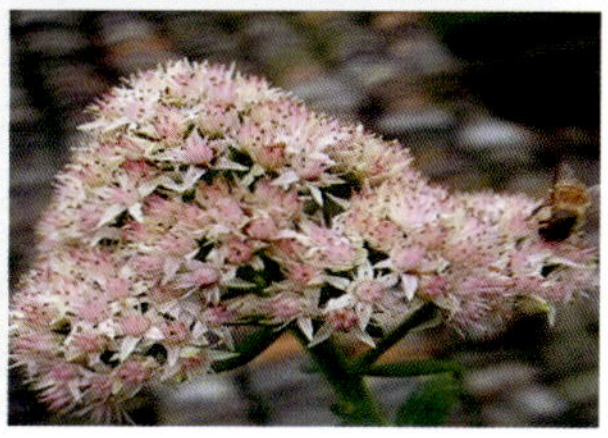

血报木 | Xue bao mu

Bid gheud eud 比勾啊

又像馒头又像瓜，春秋两季都开花。肠风痢疾月家病，劳伤腰痛疝气发。

血报木，为大戟科植物算盘子 *Glochidion puberum*（L.）Hutch. 的根茎及果实。

苗乡各地均有野生，一般生于山坡疏林中、山路边、溪流旁、田坎上等处。

别名 算盘子、野南瓜、山馒头、柿子椒、算盘珠、馒头果、水金瓜、血木瓜、磨盘树子、山金瓜、山油柑、狮子滚球、雷打柿。

采制 以根茎、果实入药，根茎四季可采，采回后洗净泥土，切片，鲜用或晒干备用。果实秋季采集，拣尽杂质，鲜用或晒干备用。

性味与归经 味苦，性凉，有小毒。入肾、大肠经。

功效 清热除湿，解毒利咽，行气活血。

主治 痢疾、泄泻、黄疸、疟疾、淋浊、咽喉肿痛、牙痛、产后腹痛、带下、疝气肿痛等。

用法用量 内服：水煎，9～15 克。外用：适量，水煎外洗患处。

禁忌 血报木味苦，性凉，有小毒，体质虚弱者慎用。

附方

1. 肠风脱肛：血报木根 15 克，猪大肠 100 克，煮熟，吃猪肠，喝汤，1 日 3 次。
2. 水肿腹泻：血报木根 15 克，白蒿 10 克，铁扫帚 6 克，水煎取汁，分 3 次服。
3. 伤内咳嗽：血报木、鸭屎木、雷公藤、散血莲各 10 克，水煎分 3 次服。
4. 劳伤腰痛：血报木 10 克，鸡血藤 15 克，大血藤 10 克，朱砂莲 6 克，天胆 4 克，散血莲 10 克，见血飞 3 克，桑白皮 10 克，荞麦三七 3 克，水煎服。
5. 真月家病：血报木 10 克，惊吓草 6 克，大血藤 10 克，小血藤 10 克，胡椒 3 克，尿泡子 10 克，雀儿脑 10 克，笔通草 6 克，野棉花根 2 克，月月红 10 克，煎水兑烧酒，分 3～4 次服。
6. 产后腹胀：血报木 6 克，三尖杉枝叶 10 克，四扇风 10 克，岩丸子 10 克，槟榔 5 克，山楂 10 克，当归 6 克，木通 6 克，水煎分 3 次服。
7. 弱病：血报木 10 克，鸭屎木 6 克，散血莲 6 克，雷公稿 10 克，煎水服。
8. 红白痢疾：血报木根 15 克，瓜板根 10 克，啥菜 10 克，水煎服。
9. 疝气初起：血报木 15 克，水煎服；或血报木果实 6 克，水煎服。
10. 跌打损伤：血报木根 15 克，以白酒、清水各半煎服，药渣敷患处。
11. 睾丸炎：血报木 60 克，鸡蛋 2 个，药煎成汁煮鸡蛋，1 日 2 次，服 2 天。

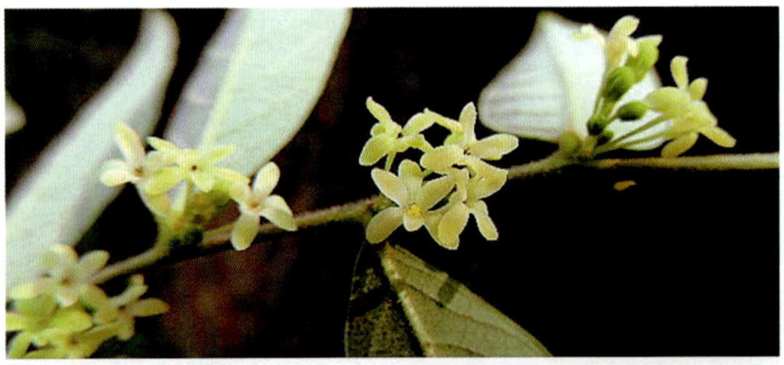

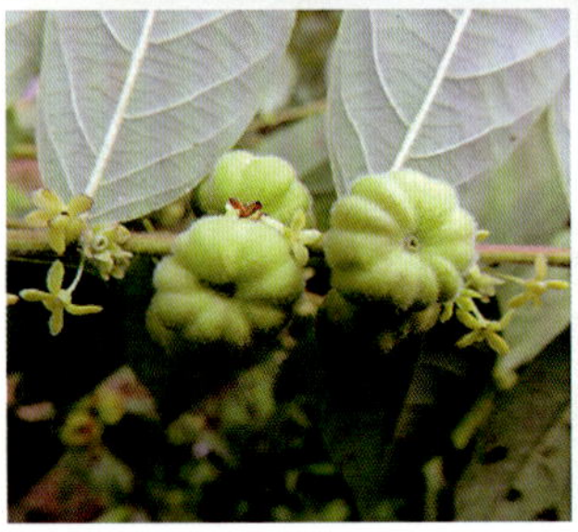

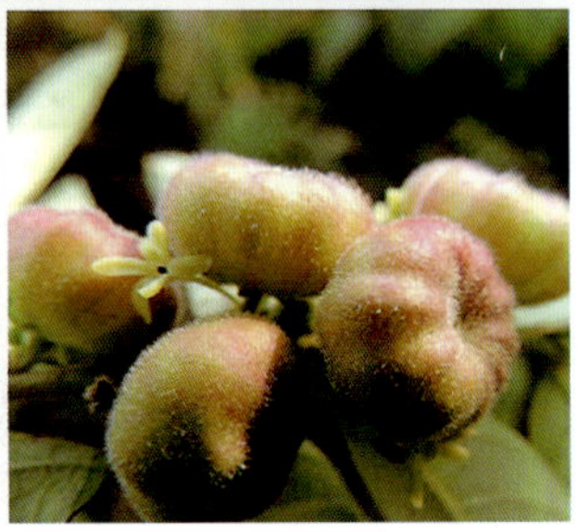

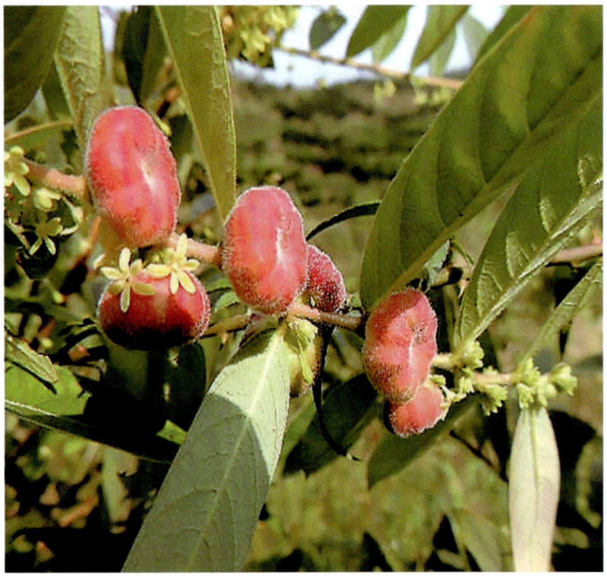

雪莲果 | Xue lian guo

Bid dinb shenb 比地参

地下水果雪莲果，形似红薯脆又甜。高脂高糖大便结，头痛面疮风湿缠。

雪莲果，为菊科植物雪莲果 *Smallanthus sonchifolius*（Poepp.）H. Rob. 的块状根。
苗乡各地均有栽培，一般栽培在土地肥沃、土质疏松的沙土、田园中。

别名 万苕根、菊薯、雪莲薯、地参果。

采制 药用根茎、叶片、花朵。10月前后，植株茎尖的花朵开始凋谢，叶片变黄即开始采挖根茎（雪莲果），洗净泥土，鲜吃，或切片、晒干备用。雪莲的叶片和花朵具有很高的营养价值，可晒干泡茶。

性味与归经 味甘，性寒。入肝、脾、肾经。

功效 调理胃肠，降脂通便，清毒除寒，调经止血。

主治 消化不良、高血脂、高血压、阳痿、腰膝软弱、妇女崩带、月经不调、风湿性关节炎、雪盲、牙痛、外伤出血。

用法用量 内服：洗净削皮生吃，30～50克；或干雪莲果片15～20克，水煎服；也可以炖鸡，或煲排骨汤。

禁忌 肠胃不好者慎服雪莲果。

附方

1. **消化不良：**雪莲果30克，生吃，1日2次。
2. **高血脂：**雪莲果30克，葛根15克，水煎取汁，分3次服。
3. **糖尿病：**雪莲果30克，绿豆壳10克，苦瓜干10克，黄蛤蟆草2克，水煎取汁，分3次服。
4. **大便秘结：**雪莲果30克，猕猴桃20克，生吃或水煎取汁服，1日3次。
5. **面疮：**雪莲果30克，半边莲20克，九里光15克，接骨草10克，水煎取汁，分3次服。服药期间禁食辛辣食物。
6. **高血压：**雪莲果30克，红萝卜30克，芹菜根10克，水煎取汁，分3次服。
7. **风湿性关节炎：**雪莲果15克，枸杞10克，红花10克，白酒2500毫升。浸泡15日即可服用。每次10毫升，1日2次。
8. **月经不调：**雪莲果5克，枸杞4克，红花3克，开水泡服，1日2次。
9. **阳痿：**雪莲果20克，鹿茸5克，虫草2克，枸杞20克，红花10克，冰糖适量，白酒2000毫升，浸泡15日。每次服10毫升，1日2次。
10. **外伤出血：**雪莲果30克，捣烂，敷患处，外用布条包扎。
11. **痔疮：**雪莲果30克，骨头50克，无花果10克，姜丝、食盐少许，文火熬汤喝，1日3次。
12. **水火烫伤：**雪莲果若干，切片外敷患处，或捣烂如泥敷患处，外用布条包扎。
13. **保健美容：**雪莲花3朵，红花2克，开水冲泡，当茶喝。

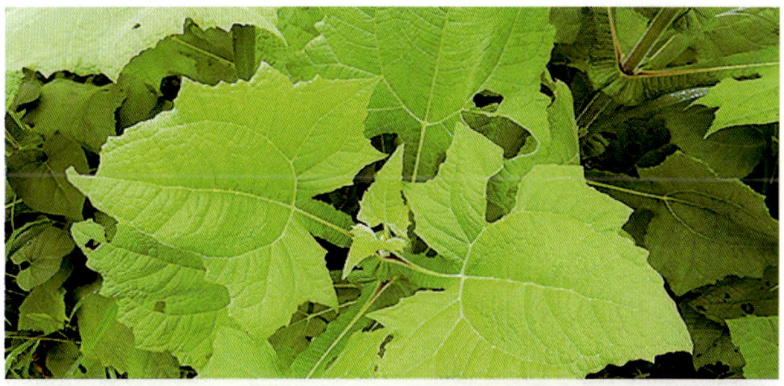
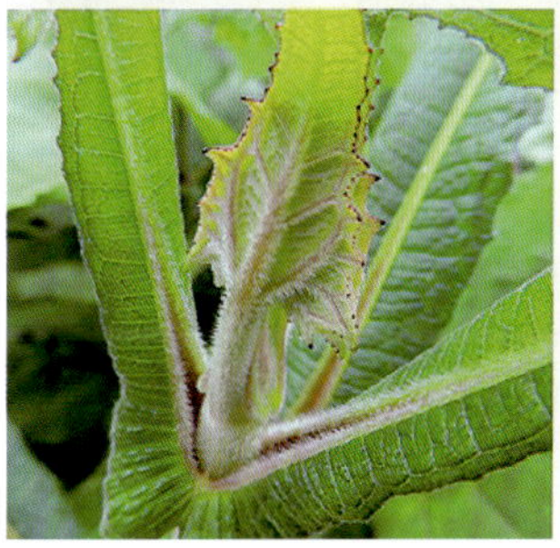
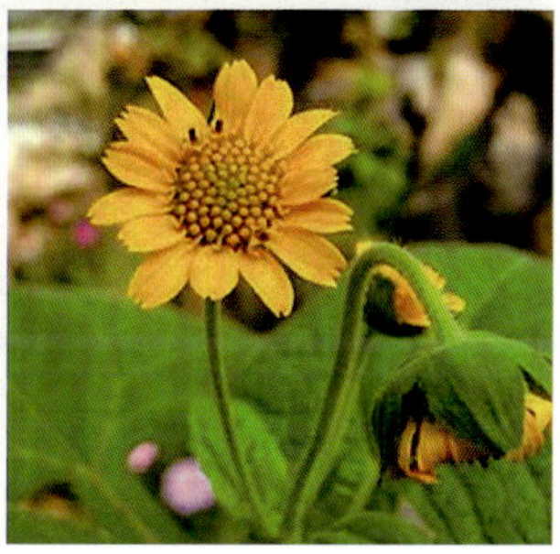
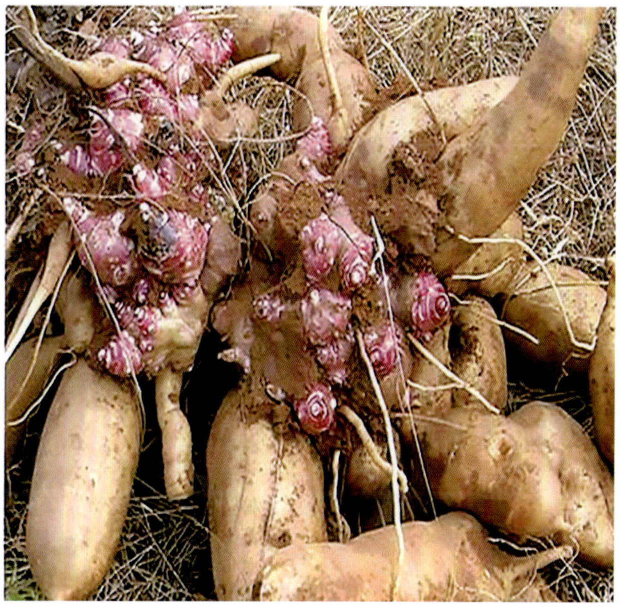

岩丸子 | Yan wan zi

Reib xub bleat 鋭速板

崖壁石缝岩丸子，淡红茎叶紫红花。跌打骨折与内伤，经闭淋浊癫狗喇。

岩丸子，为秋海棠科植物柔毛秋海棠 *Begonia henryi* Hemsl. 的块根。

苗乡各地均有野生，一般生于深山老林中的阴湿岩石壁上的石缝中，或林下阴湿地上、灌木林中的空隙之地里。

别名 独牛、石鼓子、一口血、酸杆杆、一面鼓、秋海棠、阴阳子。

采制 药用根茎。秋后岩丸子叶片开始枯萎时采挖，洗净泥土，鲜用或晒干备用。

性味与归经 味甘、苦，性寒。入肺、肝经。

功效 活血消肿，解毒利湿，散瘀止血。

主治 跌打损伤、骨折、关节肿痛、内伤咯血、尿急尿血、石淋、狂犬咬伤、红崩白带。

用法用量 内服：煎汤，10 ～ 15 克。外用：适量，鲜品捣烂，敷患处。

禁忌 岩丸子有破血作用，孕妇禁服。

附方

1. **肿瘤：** 岩丸子 9 克，三尖杉 6 克，毛冬瓜根 10 克，金线吊葫芦 3 克，当归头 10 克，散血莲 10 克，朱砂莲 10 克，煎取汁分 3 次服。服药期间禁食酸冷食物。
2. **淋浊、白浊：** 白岩丸子块根 60 克，焙干研末，每次 3 克，开水送服，1 日 3 次。服药期间禁食辛辣食物，多饮冷开水，保持小便畅通。
3. **血淋：** 用红岩丸子块根 100 克，焙干研末，每次 6 克，开水吞服，每次 3 次。服药期间禁食辛辣、香燥食物。
4. **伤内病：** 岩丸子 20 克，散血莲 30 克，羊公草 20 克，锯手草根 30 克，泡酒 500 毫升，一周后内服，每次 20 毫升，每晚 1 次。
5. **梅毒：** 红岩丸子 3 克，槲蕨 15 克，桑寄生 30 克，活血藤 30 克，虎耳草 3 克，水煎取汁，分 3 次服，连服 30 天。
6. **损伤疼痛：** 白岩丸子块根 100 克，焙干研细末，每次 6 克，开水送服，每日 3 次。并用岩丸子茎叶揉烂，外搽患处。
7. **蛇咬伤：** 红岩丸子块根适量，捣烂绞汁，先加温开水冲服 3 口，再用药汁外搽患处， 1 日数次。
8. **经闭：** 红岩丸子块根 10 克，红牛膝根 10 克，水煎取汁，分 3 次温服，连服 5 天，经来即停服。
9. **关节肿痛：** 红岩丸子块根 10 克，红牛膝根 10 克，大血藤 10 克，小血藤 10 克，水煎取汁，分 3 次服。并用药渣捣烂，外敷患处。
10. **癫狗咬伤：** 红岩丸子块根 10 克，紫竹根 10 克，鹰爪风 10 克，土蟮 10 克，水煎取汁，分 3 次服。服药之后，小便变红色，癫狗之毒即从尿中排出。

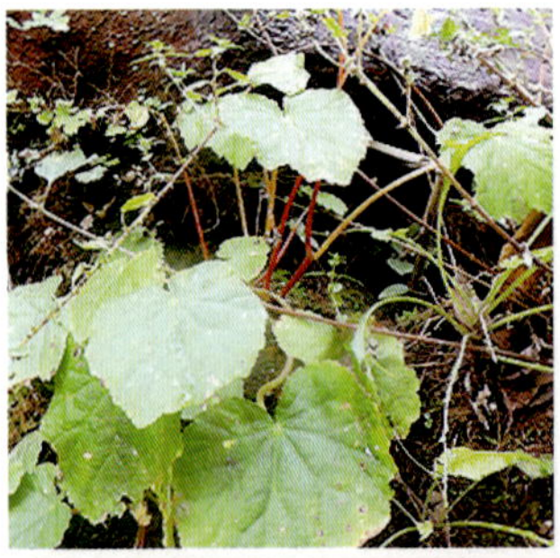
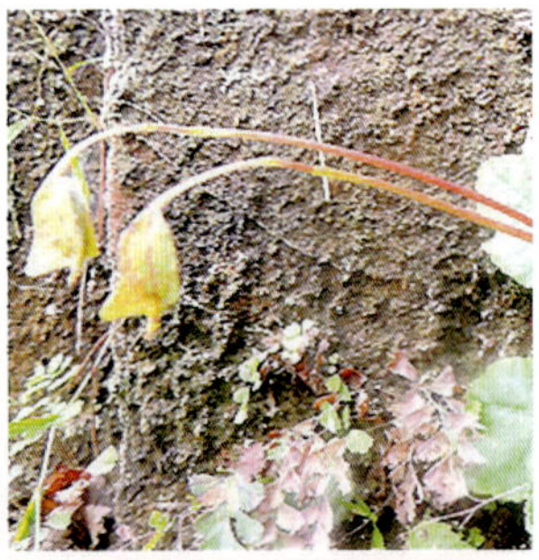
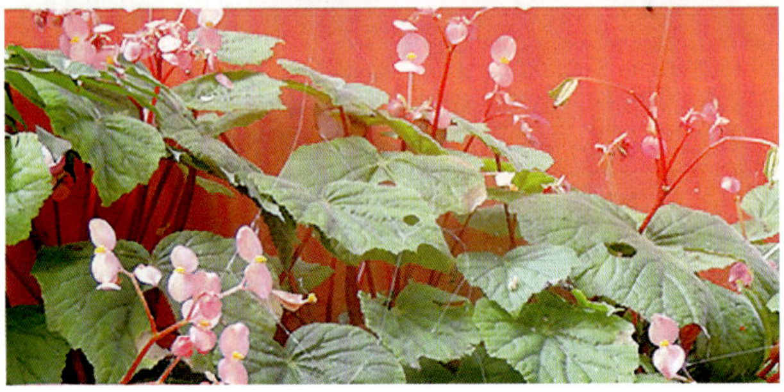
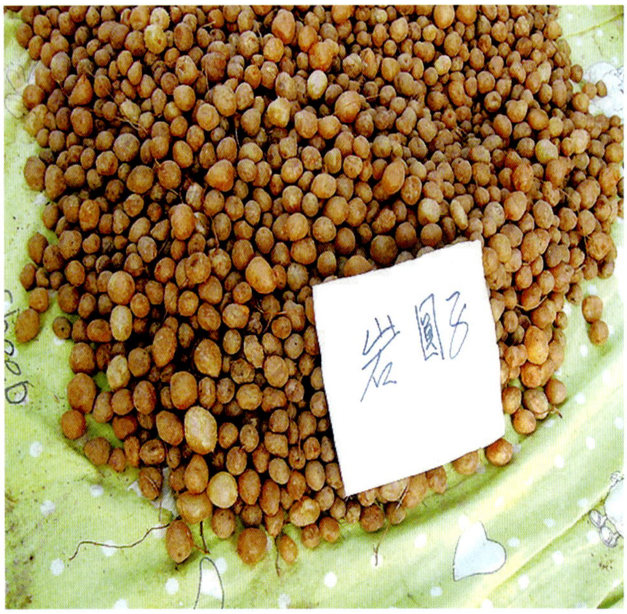

胭脂花 | Yan zhi hua

Banx liux jiaob 榜如姣

香似茉莉花紫红，晚风吹来味益浓。咽喉肿痛目生翳，崩带淋浊与肺痈。

胭脂花，为紫茉莉科紫茉莉属植物紫茉莉 *Mirabilis jalapa* L. 的根或全草。

苗乡各地均有栽培，一般栽培在房前屋后、篱旁、路边。

别名 紫茉莉、胭粉豆、水粉花、粉子头、夜娇娇、夜晚花、入地老鼠、夜来香、白牛膝、水粉子花、活血余、假洋参。

采制 胭脂花以根茎、全草入药，秋后挖根，洗净泥土，切片，晒干备用。茎叶随采随用，鲜用为主。一般以开白花者入药。

性味与归经 味甘、淡，性凉。入肾、膀胱经。

功效 清热利湿，活血调经，解毒消肿。

主治 根主治：扁桃体炎、月经不调、白带、子宫颈糜烂、前列腺炎、尿积、风湿性关节炎。根、全草主治：乳腺炎、跌打损伤、痈肿疮疖、湿疹。

用法用量 内服：水煎，9～15 克。外用：适量，鲜品捣烂外敷，或煎水外洗。

禁忌 孕妇禁服。

附方

1. **目翳：** 胭脂花根、桑树根、木芙蓉根、六月雪根、木槿花各适量，煎水，煮猪肝食。
2. **乳蛾：** 胭脂花鲜根适量，洗净，捣烂绞汁 1 酒杯，冷饮。
3. **白喉：** 胭脂花根 15～30 克，水煎取汁，分 3 次服。
4. **关节肿痛：** 胭脂花根 15～30 克，水煎服；或胭脂花根 120 克，加白酒浸泡服。
5. **淋浊：** 白花胭脂花根（去皮洗净，切片）15 克，茯苓 9 克，水煎汁，分 3 次服。
6. **白带：** 胭脂花根 15～30 克，水煎取汁，分 3 次服；或胭脂花根 30 克，白木槿 15 克，白芍 15 克，炖肉吃。
7. **慢性前列腺炎：** 胭脂花根 60 克，去皮切碎，水煎取汁，分 3 次服。
8. **扁桃体炎：** 鲜胭脂花根适量，捣烂，取汁滴咽喉患处。
9. **咽喉肿痛：** 鲜胭脂花根 30 克，洗净，捣烂绞汁，频频含咽，每日 2 次。
10. **跌打损伤：** 鲜胭脂花根适量，捣烂加白酒少量，外敷患处，每日换药 1 次。
11. **痈疽：** 鲜胭脂花根 1 块，去皮，加红糖少许，共捣烂，敷患处，每日 2 次。
12. **疥疮：** 鲜胭脂花叶一握，洗净捣烂，绞汁涂患处。
13. **黄疱疮：** 胭脂花果实内粉末，调冷水涂抹患处。
14. **崩漏：** 胭脂花根 20 克，猪蹄 1 个，炖煮，饮汤食肉。
15. **胃溃疡、胃出血：** 白花胭脂花根 30 克，炖肉，分 3 次吃肉，喝汤。
16. **肺痈：** 白花胭脂花根 30 克，白及 15 克，冬瓜子 30 克，炖肉，分 3 次服。

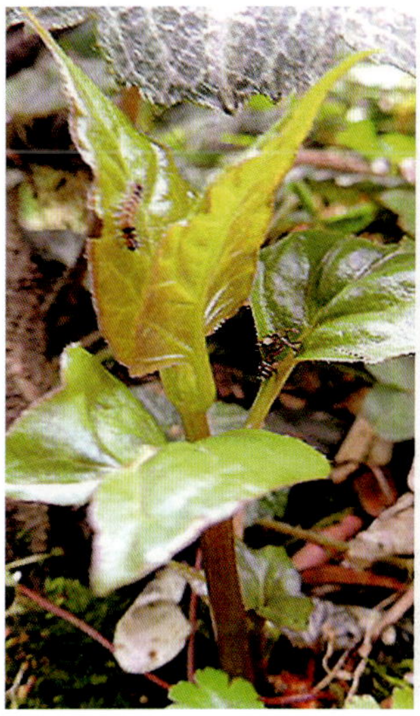
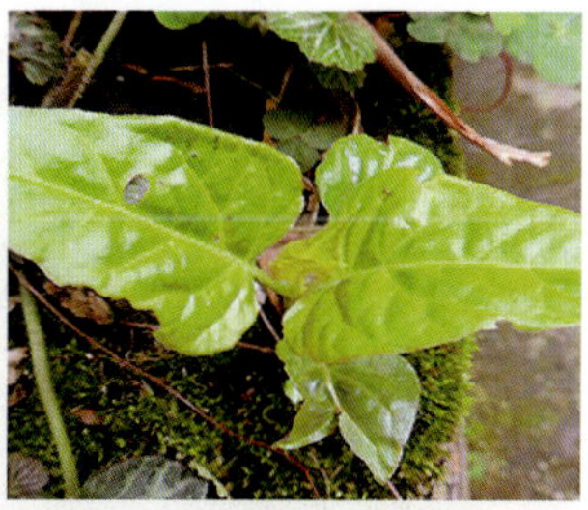
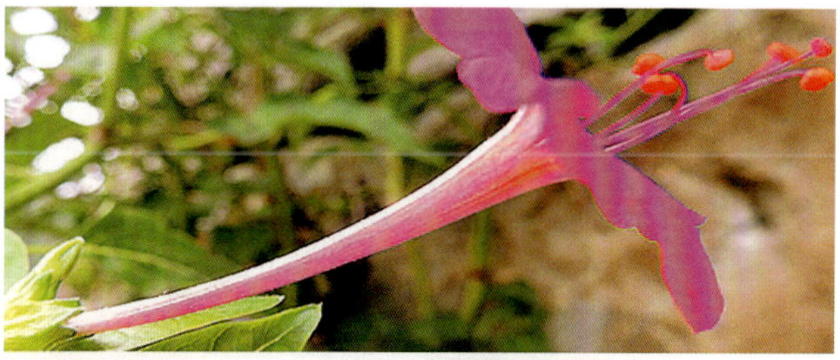
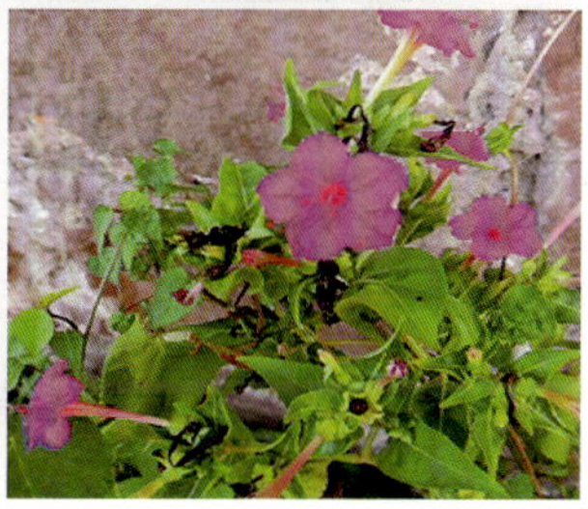
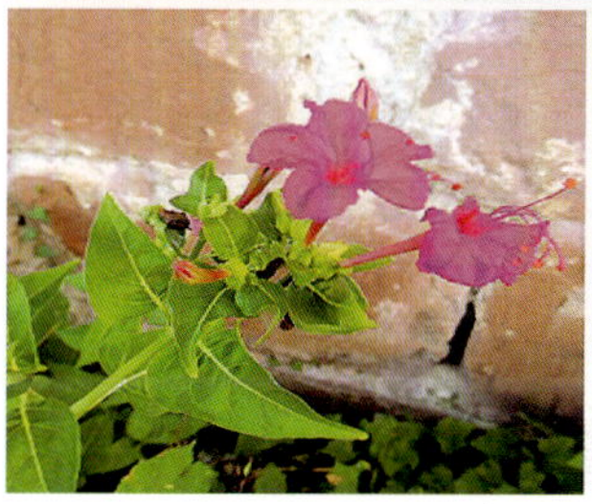
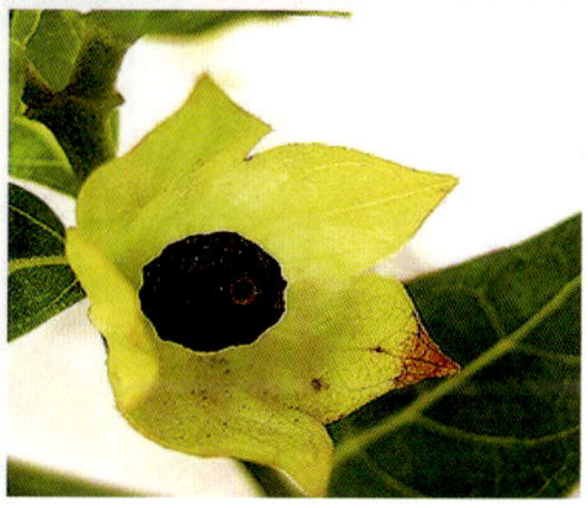

洋姜 | Yang jiang

Bid yang jiangx 比阳姜

漂洋过海来苗乡，花似菊黄根如姜。热病消渴小便少，跌打骨折炸耳癀。

洋姜，为菊科向日葵属植物菊芋 *Helianthus tuberosus* L. 的块根。

苗乡各地均有栽培，用块茎繁殖，一般栽培在菜园边、果园中，或废墟、宅边、路旁等。

别名 菊芋、菊姜、五星草、菊藷、洋羌、番羌、鬼子姜。

采制 药用块茎、茎叶。秋冬季采挖块茎，洗净泥土，切片，鲜用或晒干备用。茎叶夏秋季采摘，切片，鲜用或晒干备用。

性味与归经 味甘、微苦，性凉。入脾、肺经。

功效 利水除湿，清热凉血，益胃和中。

主治 热病伤津、肠热出血、跌打损伤、骨折肿痛、消渴症。根茎捣烂外敷治无名肿毒、腮腺炎。

用法用量 内服：煎汤，10 ～ 30 克，或块根 1 个，生嚼服。外用：适量，捣烂外敷患处或煎水外洗。

附方

1. **糖尿病：** 鲜洋姜 60 ～ 90 克，切片，加水煎汤服；或洋姜块茎 100 克，洗净切碎，大米 100 克淘洗干净，加水适量同煮成粥，调入食盐、香油后食用。
2. **肠热便血：** 生洋姜 30 ～ 60 克，捣烂，绞取汁液，可加适量蜂蜜或白糖调味，一次服用。
3. **津伤口渴、内热消渴：** 鲜洋姜块茎适量，洗净，嚼食，每日 1 ～ 2 次。
4. **跌打骨伤：** 鲜洋姜块茎 1 个（约 60 ～ 120 克），生嚼服下。另用鲜洋姜茎、叶捣烂敷患处。
5. **水肿、小便不利：** 洋姜 30 克（鲜品 90 克），水煎取汁，分 3 次服，1 日 1 剂。
6. **无名肿毒、痄腮：** 鲜洋姜根、茎（或叶）各适量，加食盐少许，捣烂敷患处。
7. **骨折肿痛：** 鲜洋姜 30 克，铁马鞭 10 克，土牛膝 10 克，水煎，分 3 次服。药渣水煎，加白酒适量外洗患处。
8. **胃热食少：** 鲜洋姜 20 克，隔山消 10 克，西瓜皮 30 克，水煎，分 3 次服。
9. **热淋尿少：** 鲜洋姜 20 克，黄毛根 10 克，竹叶菜 20 克，蛤蟆草 10 克，水煎，分 3 次服，1 日 1 剂。

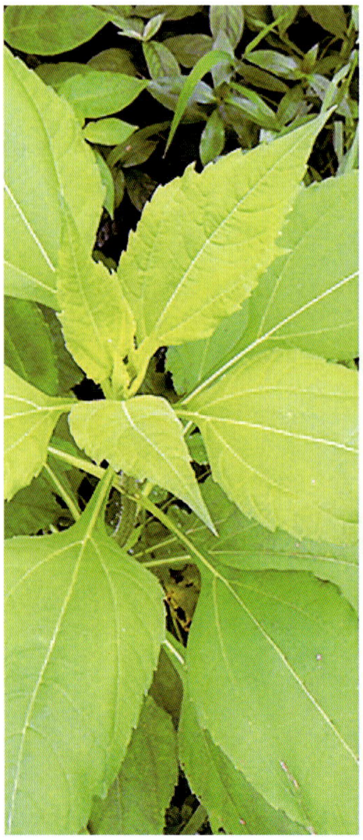

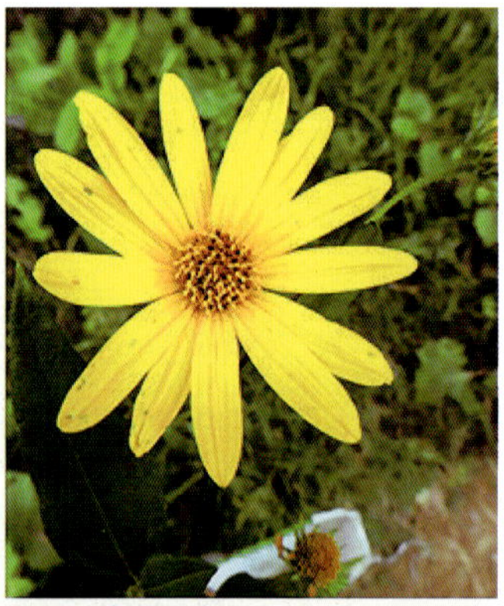

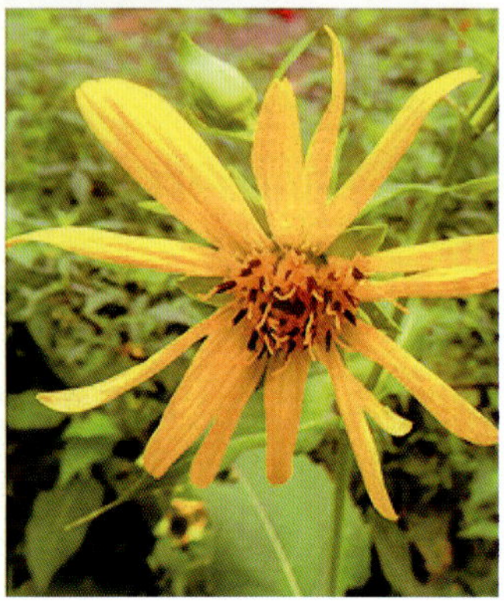

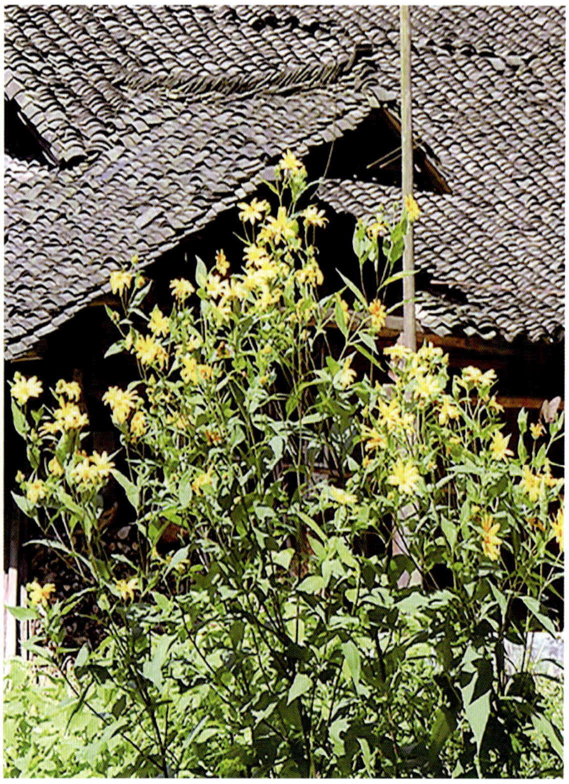

羊角七 | Yang jiao qi

Bid ngoub 比狗

高山林下一兜棕，低矮个儿声名烈。收敛能止诸般红，水火烫伤手足拆。

羊角七，为兰科多年生草本植物白及 *Bletilla striata*（Thunb.）Reichb.f. 的干燥块茎。
苗乡山区有生长，一般生于林下背阴潮湿处、山石旁或疏林下。

别名 白及、甘根、连及草、臼根、白给、冰球子、白乌儿头、地螺丝、千年棕、君求子、一兜棕、白鸡儿、皲口药、利知子。

采制 夏、秋两季采挖，除去残茎及须根，洗净，置沸水煮至无白心，除去外皮，晒干，切片生用。

性味与归经 味苦、甘、涩，性寒，无毒。入肺、胃、肝经。

功效 收敛止血，消肿生肌。

主治 肺痨咯血、吐血、衄血、便血、外伤出血、痈疮肿毒、瘰疬、痔漏、烧烫伤、手足皲裂、肛裂等。

用法用量 内服：煎汤，3～9 克，或入丸、散剂。外用：研末撒或调涂。

禁忌 外感及内热盛者禁用。风寒痰嗽，中寒便滑者忌服。

附方

1. **肺痿、肺烂：**羊角七片 30 克，猪肺 1 具，将猪肺挑去血筋血膜，洗净，同羊角七一同入瓦罐，加酒煮热，食肺饮汤。
2. **咯血：**羊角七 30 克，枇杷叶、藕节各 15 克。研末，每次 5 克，猪肺汤送服。
3. **肺热吐血：**羊角七研细末，每服 6 克，冷开水送服。
4. **跌打骨折：**羊角七末 6 克，白酒送服。
5. **刀斧伤出血：**羊角七 20 克，研细末。每用少许，撒伤口上，外用布条包扎；或用羊角七、煅石膏等分为末，撒伤口上。
6. **水火烫伤：**羊角七 30 克，研为细末，每用少许，茶油调涂。
7. **手足皲裂：**羊角七 30 克，研为细末，椿木浆 30 克。临用时，将椿木浆烤热烤软，与羊角七末调匀，塞在裂口中。
8. **手足皲裂：**羊角七捣烂，加凡士林配成 50% 的软膏，调涂裂口。
9. **龟裂：**羊角七末，水调塞之，勿犯水。
10. **鼻血不止：**羊角七 30 克，研为细末，临用时，取羊角七末少许，用口水调湿，涂鼻梁上低处；另取羊角七末 3 克，水冲服。
11. **内伤吐血：**羊角七 30 克，研为细末，每用 5 克，冷开水送服。
12. **胃出血：**每用羊角七末 12 克，冷开水送服，1 日 3 次。禁忌辛辣食物。
13. **肛裂出血：**羊角七研粉，每次服 2 克，日服 3 次，连服 5 天。
14. **偏头痛：**羊角七、辣椒、生姜、石蒜各适量，捣烂敷头痛处。
15. **头痛：**羊角七、生姜、石蒜各适量，捣烂敷痛处。
16. **鼻衄：**羊角七末 3～6 克。用新汲井水调羊角七末，外敷鼻梁。
17. **小儿咳喘：**羊角七、白蔹、霜桑叶、砂仁各适量。猪心肺 1 具，同煮服。
18. **百日咳：**羊角七 15～30 克，水煎，加蜂蜜或白糖为引，趁热内服，1 日 3 次。

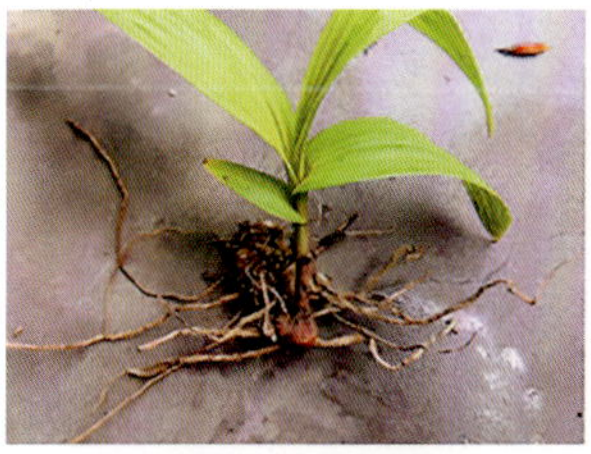
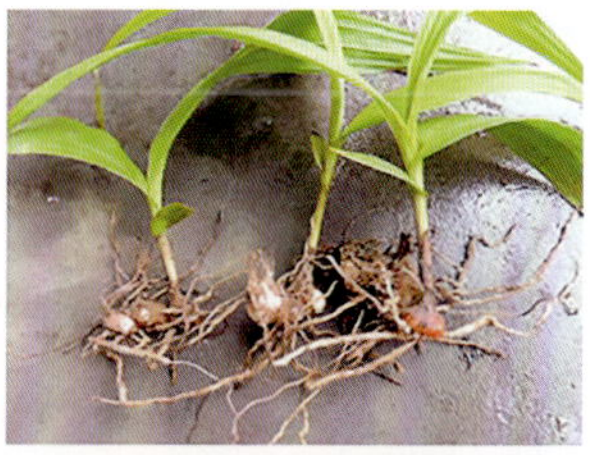
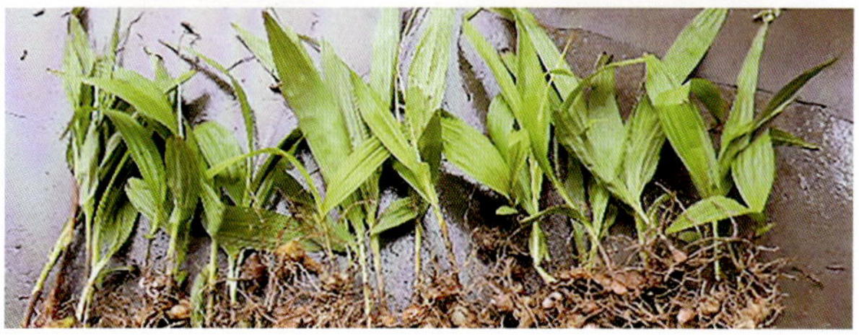
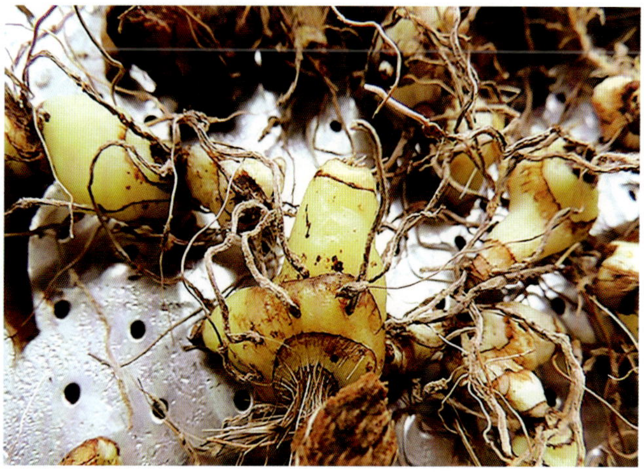

洋芋 | Yang yu

Bid yang yus 比阳芋

小小芋头西洋来，旱地沙土四季栽。减肥降脂降血压，止痛开胃大便拆。

洋芋，为茄科植物马铃薯 *Solanum tuberosum* L. 的块茎。
苗乡各地均有栽培，一般栽培在菜园里、沙土中、河边等。

别名 马铃薯、土豆、地蛋、山药蛋、阳芋、洋番薯、洋山芋。

采制 药用块根。夏秋季采收，洗净泥土，鲜用或晒干。

性味与归经 味甘，性平、微凉。入脾、胃、大肠经。

功效 和胃调中，健脾利湿，宽肠通便，活血消肿。

主治 胃火牙痛、脾虚纳少、大便干结、高血压、高血脂、消化不良、习惯性便秘、神疲乏力、慢性胃痛、关节疼痛、皮肤湿疹、痈肿、烫伤。

用法用量 内服：绞汁、煮食或煎汤，30～50 克。外用：适量，磨汁涂。

禁忌 吃洋芋要去皮，有芽眼的地方一定要挖去。颜色发青和发芽的洋芋不可食用。

附方

1. **便秘：** 新鲜洋芋、红萝卜、苹果各 1 个，各重约 150 克。榨汁，即榨即饮，切勿存放。新鲜果汁宜清晨空腹饮用。重症患者，每天下午 5 时空腹时再饮 1 次。饮用后约 1 小时才可以进食早、晚餐。
2. **脾胃虚弱：** 洋芋 120 克，切碎，捣烂，绞取汁液。每次用 1～2 汤匙，酌加蜂蜜调匀，冲入适量开水，空腹服。
3. **美容：** 新鲜的洋芋切薄片贴在眼睛上，大概 30 分钟左右，随后用温水清洗干净，这样可以有效减轻眼周浮肿，对祛除眼部皱纹、淡化黑眼圈有非常好的效果。
4. **肥胖症：** 新鲜洋芋 30 克，煮熟，剥皮食用，每日 3 次，连服 30 天。
5. **腮腺炎：** 洋芋 1 个。以醋磨汁，搽患处。干了再搽，不间断。
6. **烫伤：** 洋芋，磨汁涂伤处。
7. **扁桃体炎：** 新鲜洋芋适量，切成薄片，敷在颈部。
8. **胃溃疡：** 新鲜洋芋 60 克，绞汁 1 杯，放热水中加温，1 次服用。每日 3 杯，连服 30 天。
9. **蛋白尿：** 新鲜洋芋汁 30 毫升，温后 1 次服用，每日 3 次。
10. **冻伤：** 新鲜洋芋，切成薄片，温后直接敷在患处，变黑后换。

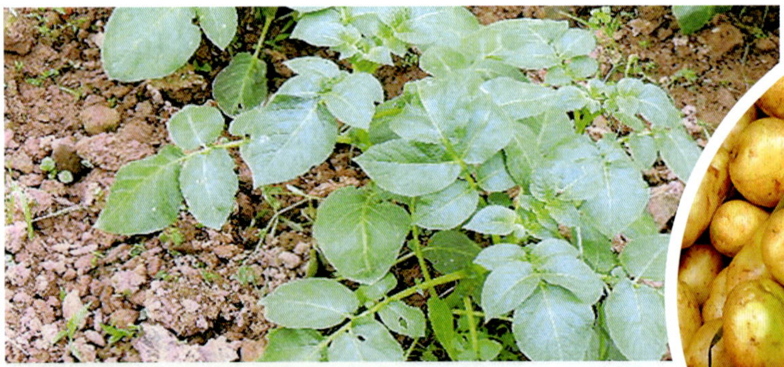
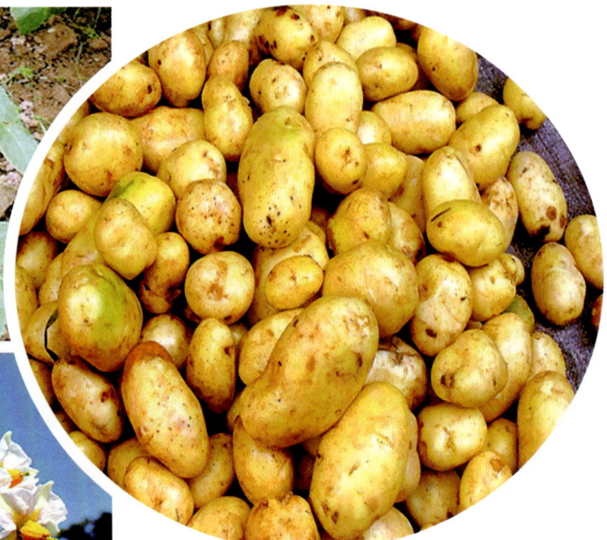
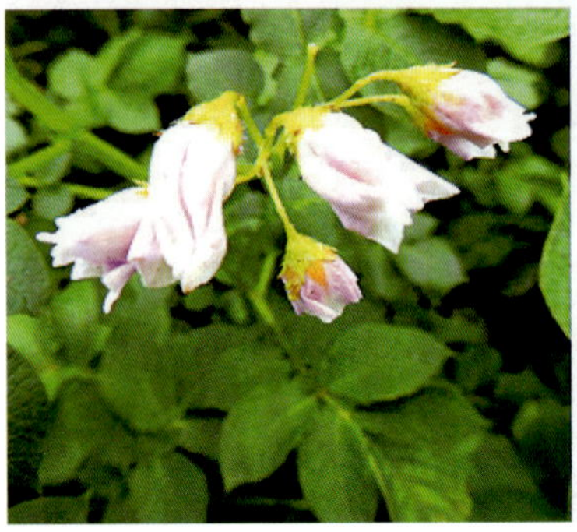
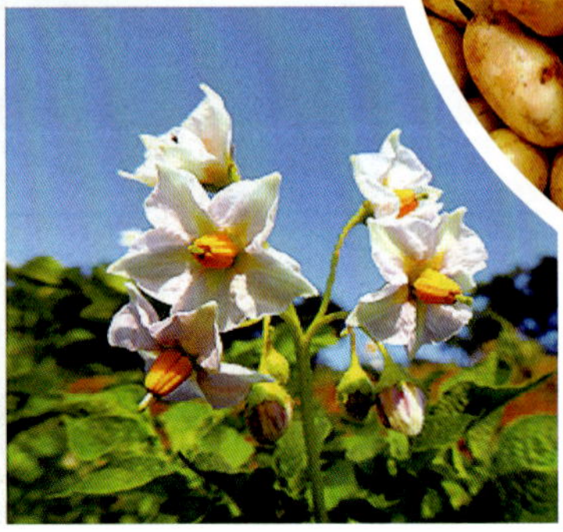

野藠 | Ye jiao

Bid yan chongx 比犽葱

麻辣辛香小根蒜，田坎山地三月现。胸痹胃痛赤白痢，疝气腹痛子宫寒。

野藠，为百合科植物长梗薤白 *Allium macrostemon* Bunge 的鳞茎。

苗乡各地均有野生，一般生于低矮山坡、丘陵、山谷、田坎上、山路边的草丛中，很少有栽培。

别名 山蒜、小根蒜、苦蒜、小么蒜、小根菜、野蒜、薤根、藠子、小独蒜、薤白头、野白头。

采制 每年春夏之际，采挖 2 ～ 3 年生长期的野藠，洗净泥土，摘下鳞茎，除去叶苗和须根，鲜用或略蒸一下，晒干或烘干备用。

性味与归经 味辛、苦，性温。入肺、心、胃、大肠经。

功效 通阳散结，行气导滞。

主治 胸痹疼痛、脘腹闷痞、咳喘痰多、泻痢后重、白带、疮痈痈肿。

用法用量 内服：煎汤，干品 5 ～ 10 克，鲜品加倍，或入丸、散剂，或煮粥食用。外用：适量，捣烂外敷，或捣烂取汁涂。

禁忌 气虚者慎用，发热病人不宜多食。

附方

1. **胃痛**：野藠 12 克，延胡索 15 克，佛手、白芍各 12 克，瓜蒌、郁金、川楝子、香附各 10 克，陈皮、甘草各 5 克，三七 10 克。前 10 味药，水煎 2 次，取液混合，三七研为细末，分 3 次用药液冲服，7 天为 1 疗程。
2. **痢疾**：野藠 15 克，莱菔子 30 克，共捣烂，开水冲服。
3. **胸痹、胸痛**：野藠根 30 克，瓜蒌 10 克，白酒 20 毫升，水煎取汁，分 3 次服。
4. **红白痢疾**：野藠根 10 克，老鼠刺 10 克，水煎取汁，分 3 次服；或单用野藠根 20 克，陈米 30 克，煮粥食用，1 日 3 次。
5. **疝气腹痛**：野藠根 30 克，捣烂取汁，用温开水冲服，1 日 2 次。用药期间禁食酸冷食物。
6. **胃炎、干呕**：野藠根 20 克，生姜 3 片，水煎取汁，分 3 次温服。
7. **鼻塞**：野藠根 10 克，木瓜花 10 克，猪鼻管 120 克，水煎取汁，分 3 次服。
8. **吊楼**：用野藠根适量，加米醋少许捣烂，敷患处，1 日 1 次。
9. **孕妇腹部冷痛**：野藠根 10 克，当归 10 克，水煎取汁，分 3 次服。禁酸冷。
10. **痈肿疮疖**：野藠根 20 克，猪油 20 克，米醋浸对时，取出水煎取汁，以纱布蘸药汁，外敷疮顶上，1 日 1 ～ 2 次。
11. **手足冻伤**：野藠根适量，以醋浸泡对时，用纱布蘸药汁，烤热，敷患处。

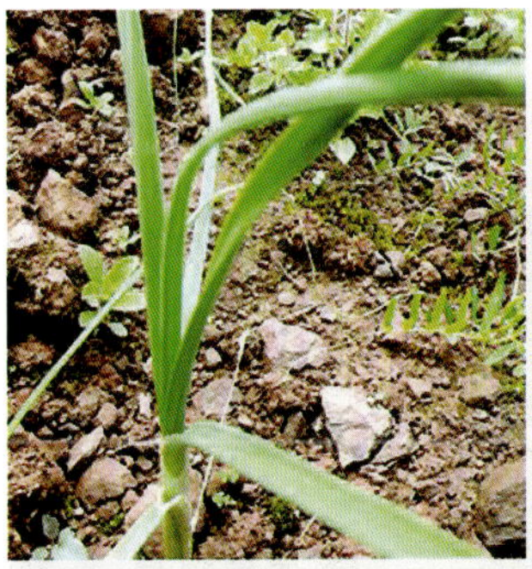
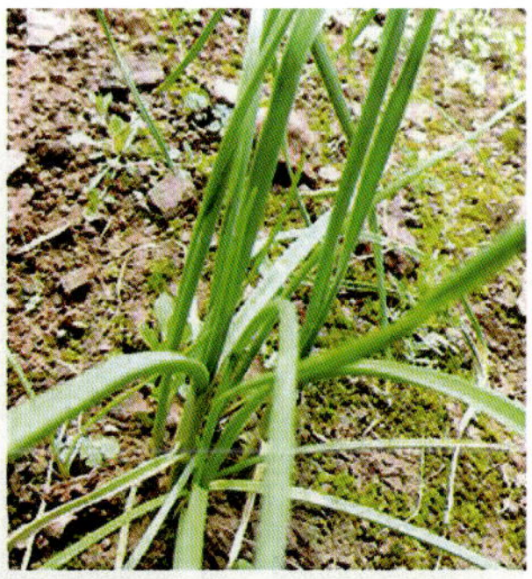
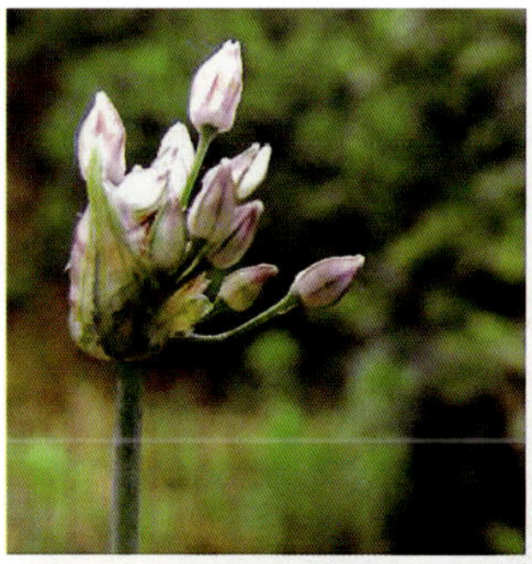
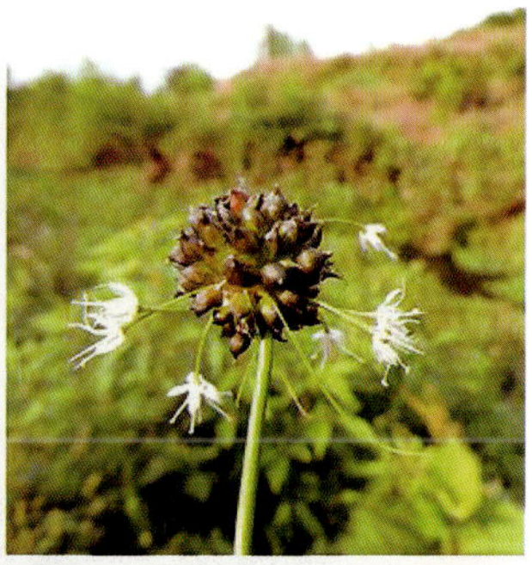
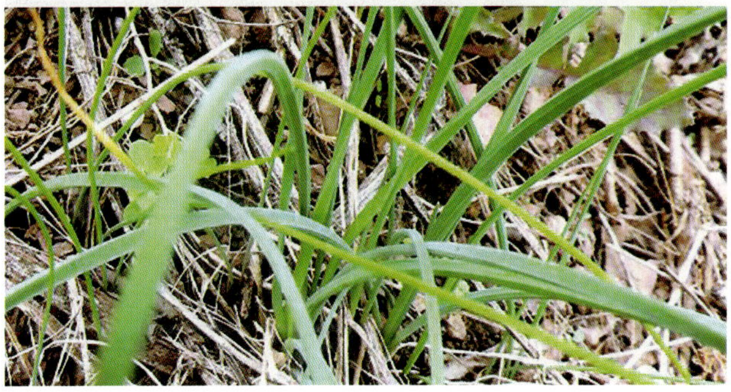
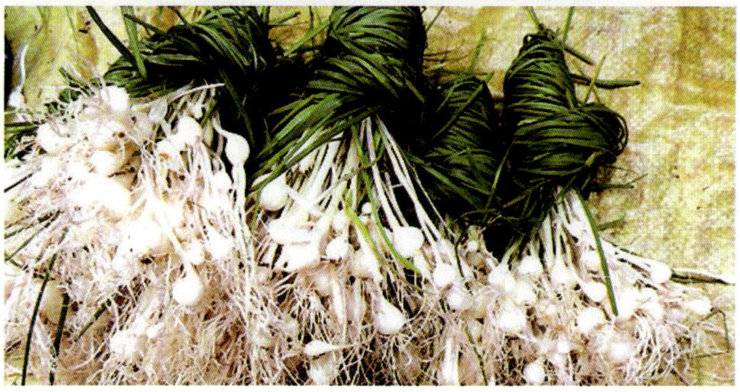

野麻根 | Ye ma gen

Bad jongt dad 巴炯达

山野沟渠野苎麻，翻白叶子蓬蓬花。清热安胎老少乐，紫癜衄淋利万家。

野麻，为荨麻科植物苎麻 *Boehmeria nivea*（L.）Gaudich. 的根。

苗乡各地均有野生，一般生于山坡、沟谷、路边、田坎、水渠等向阳灌木丛中或疏林边缘。

别名 野苎麻、青麻、白麻、野麻叶、大接骨、双合合、八稜麻。

采制 药用根茎。冬春季采挖，除去地上枯茎，洗净泥土，晾干水分，切厚片，晒干备用。

性味与归经 味甘，性寒。入肝、心、膀胱经。

功效 清热安胎，利尿除湿，凉血止血。

主治 血热咯血、吐血、衄血、血淋、便血、崩漏、紫癜、胎动不安、胎漏下血、小便淋沥、痈肿疮毒、虫蛇咬伤。

用法用量 内服：煎汤，10 ～ 30 克，或捣汁。外用：适量，鲜品捣烂外敷，或煎汤熏洗患处。

禁忌 胃虚泄泻者禁服，内无实热者慎用。

附方

1. **石淋：**鲜野麻根 2 根（约 30 克），打碎，加水 200 毫升，煎取 80 毫升，1 次服，每日 3 次，连服 10 天。
2. **血淋：**鲜野麻根 30 克，打碎，以水 200 毫升，煎成 100 毫升，分 2 次服。
3. **小便不通：**野麻根适量，洗净捣烂，敷小腹部。
4. **肠风：**野麻根 12 克，白蒿 10 克，瓜板根 10 克，水煎取汁，分 3 次服。服药期间禁食酸冷食物。
5. **习惯性流产：**野麻根 30 克，莲子 15 克，怀山药 15 克，水煎取汁，分 3 次温服。服药之前，先用药水在小腹部涂抹少许。
6. **胎动不安：**野麻根去黑皮 30 克，加水 200 毫升，煎取 100 毫升，分 2 次服。
7. **血热崩漏：**野麻干根 30 克，瓜蒌壳 10 克，水煎，分 3 次服。
8. **哮喘：**野麻根 10 克，砂糖 10 克，水煎成浓汁，时时含服。
9. **痈疽发背、奶痈初起：**野麻根适量，去黑皮，捣烂外敷患处，1 日 3 换。
10. **跌打扑损：**野麻根 30 克，捣碎，好酒煎服，尽量饮醉。药渣煎水外敷伤处。
11. **毒蛇咬伤：**鲜野麻根适量，捣烂，将伤口洗净，放出毒血，用药饼外敷患处。
12. **竹木屑刺入肌肤，拔之不出，久留可化脓：**野麻根、韭菜根、管仄叶、油麻子各适量，捣烂外敷。
13. **惊胎：**野麻根 30 克，桑叶 10 克，水煎，分 3 次服。
14. **荆刺伤：**野麻根、韭菜根、管仄叶各适量，捶烂，先将油麻子捶烂外敷，再敷捶烂的药物。

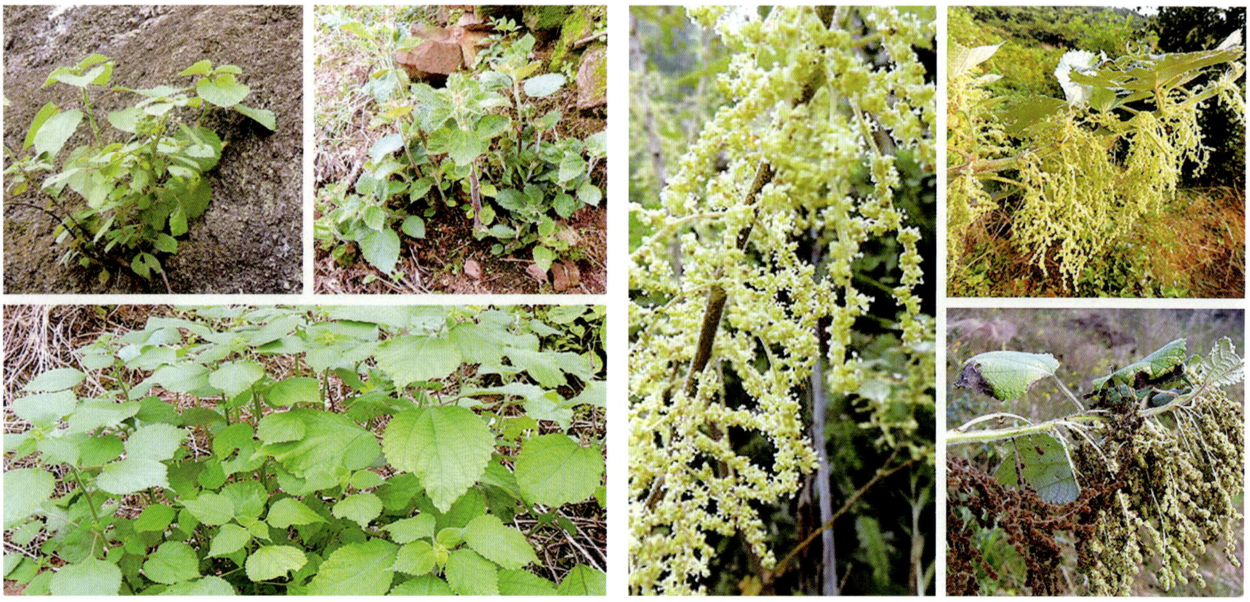

野棉花 | Ye mian hua

Reib minx fab ghuenb 鋭米化棍

辛温有毒野棉花，山野路旁四季发。鼻疳目翳打摆子，痧症痞块蜈蚣喇。

野棉花，为毛茛科植物野棉花 *Anemone vitifolia* Buch.–Ham.。

苗乡各地均有野生，多半生于阴湿的林中、溪旁、岩石边、山路旁。

别名 地桃花、满天星、清水胆、铁蒿、打破碗花花、土白头翁。

采制 药用其根，全年均可采，拣净茎叶，洗净泥沙，切片，晒干备用。

性味与归经 味苦、辛，性温，有毒。入肺、肝、胆经。

功效 清热利湿，解毒杀虫，理气散瘀。

主治 泄泻、痢疾、黄疸、疟疾、蛔虫病、蛲虫病、小儿疳积、脚气肿痛、风湿骨痛、跌打损伤、痈疽肿毒、蜈蚣咬伤。

用法用量 内服：煎汤，6～12 克，或入丸、散剂。外用：适量，捣烂塞鼻或外敷患处。

禁忌 本品有毒，内服用量慎重。

附方

1. **鼻疳：**野棉花全草适量，捣烂如泥，以布包塞鼻，1 日 1 次。
2. **目翳：**野棉花嫩芽 3 枚，烤软揉成团。先在手腕上太渊穴放一有孔铜钱，药敷钱上，布包扎，1～2 小时取下。左翳贴右，右翳贴左。
3. **胆道蛔虫：**取野棉花茎、叶 120 克，制成 100% 水煎剂，日服 2 次，每次 30～40 毫升。
4. **白喉：**野棉花根 3 克，捣烂，冲半杯开水，频喷喉部，颈部用萝卜叶敷。
5. **虫牙：**野棉花根适量，捣烂，含口内牙痛处，并吐出口水，不得下咽。
6. **对口疮：**野棉花根、半边莲、芙蓉花叶各适量，捣烂，敷患处。
7. **脚气痛：**野棉花根 10 克，炖猪脚 60 克，分 3 次吃猪脚，喝汤。
8. **痧症：**野棉花根 0.6 克，捣烂，兑开水 30 毫升，1 次顿服。
9. **痈疽不溃：**野棉花根叶 6～10 克，水煎取汁，分 3 次服。药渣捣烂，外敷患处。
10. **发痧子：**野棉花根 3 株，水煎取汁，分 3 次服。药渣捣烂，外敷患处。
11. **疟疾：**野棉花叶适量，捣烂，隔纸敷寸口脉处，1 日 1 次。
12. **风湿性关节炎：**野棉花 10 克，伸筋草 12 克，黑骨头 15 克，透骨草 15 克，飞龙掌血 10 克。泡酒 250 毫升，或水煎服。用药期间禁忌酸冷食物。
13. **蜈蚣咬伤：**野棉花根适量，捣烂，敷患处。
14. **痞块：**野棉花根 15 克，甜酒 100 毫升，煎服，连服 3 剂。药渣捣烂外敷患处。

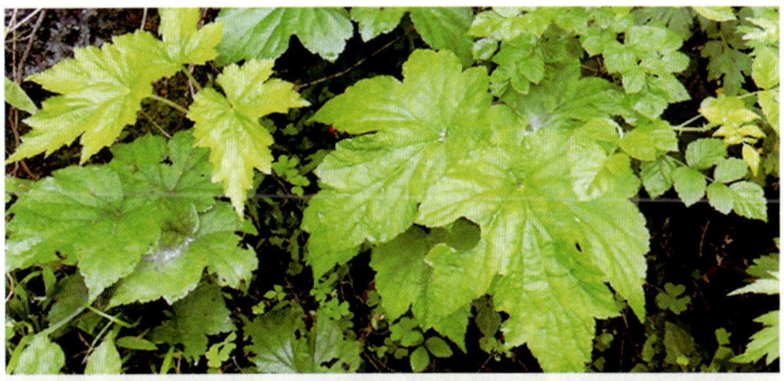
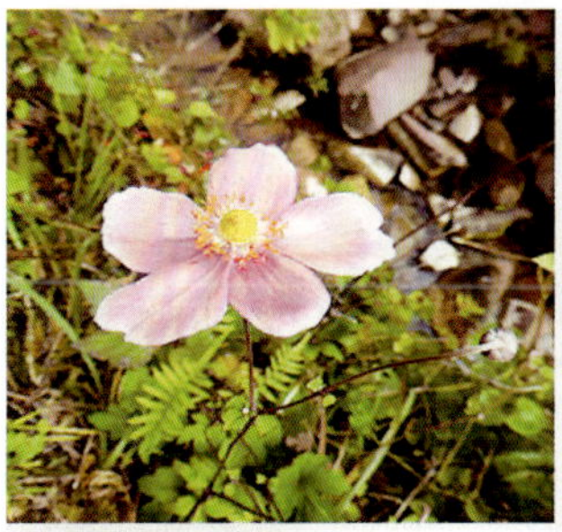
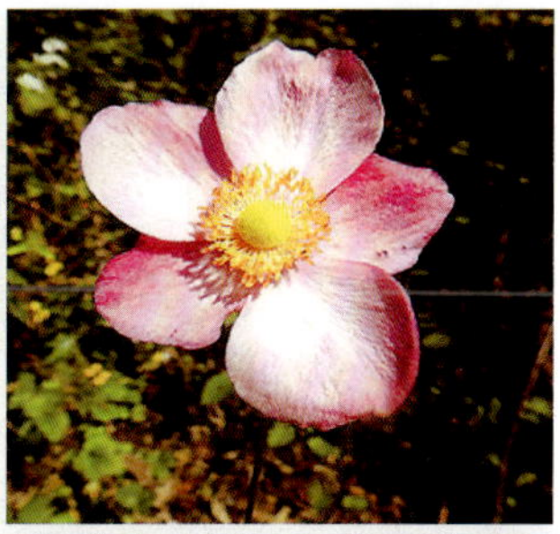
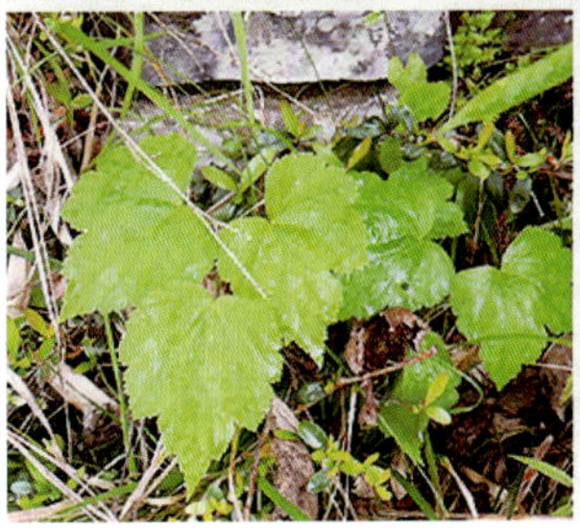
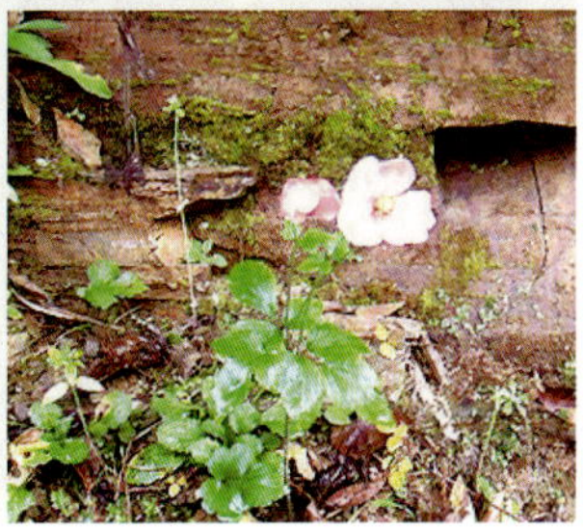
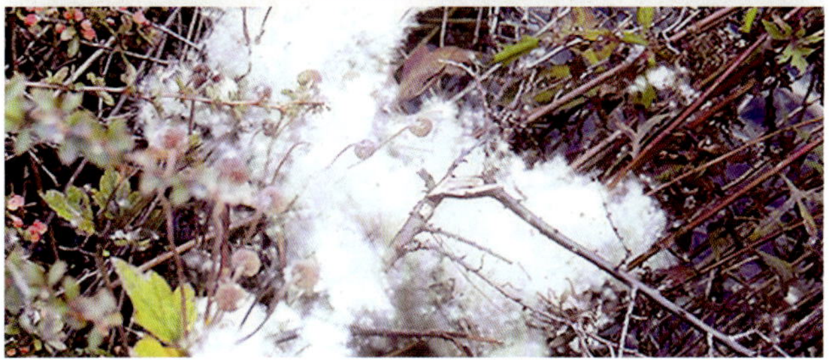

野洋姜 | Ye yang jiang

Jongx hand ghunx 龚山棍

道家秘传野山精，九蒸九晒名仙珍。滋肾润肺消内热，耳聪目明兼轻身。

野洋姜，为百合科植物黄精 *Polygonatum sibiricum* Red. 的根茎。

苗乡山区均有野生，也有少数栽培。野生者一般生于灌木丛、林下和山坡阴处，栽培者一般栽培在山坡阴湿处，或菜园边、果园旁。

别名 黄精、老虎姜、鸡头参、黄鸡菜、多花黄精、玉竹黄精、姜形黄精、鸡头黄精、野生姜、野仙姜、山生姜、山姜、老虎姜、爪子参、笔管菜、仙人余粮、救荒草、黄鸡根、鸡爪参。

采制 药用根茎。一般在秋季植株枯萎，以及春季刚发芽时采挖，洗去泥土、拣净杂质，晾干水分，五蒸五晒，切段，晒干备用。

性味与归经 味甘，性平。入脾、肾、肺经。

功效 滋肾润肺，补脾益气。

主治 脾胃虚弱、体倦乏力、口干食少、内热消渴、肺虚燥咳、劳嗽久咳、肾虚头晕、腰膝酸软、须发早白、阴虚肺燥、干咳痰少、肾虚精亏等症。

用法用量 内服：煎汤，10 ～ 30 克，或入膏剂，或泡酒服。

禁忌 中寒泄泻、痰湿痞满、气滞者忌服。

附方

1. **滋养脾肺：**野洋姜 30 克，粳米 100 克。野洋姜煎汁，入粳米煮粥，每次 1 小碗，加冰糖少许吃，1 日 3 次。
2. **须发早白：**野洋姜、当归各 30 克，水煎取汁，加蜂蜜混匀，煎沸，分 3 次服。
3. **肺痨咳血：**鲜野洋姜根头 60 克，白糖 30 克，水煎取汁，顿服。
4. **肺结核：**野洋姜 30 克，百合 30 克，水煎取汁，分 3 次服，或炖猪肉食。
5. **小儿下肢痿软：**野洋姜 30 克，冬蜜 30 毫升，隔水炖熟，分 3 次服。
6. **蛲虫病：**野洋姜 24 克，加冰糖 30 克，隔水炖熟，分 3 次服。
7. **高脂血症：**野洋姜 30 克，山楂 25 克，何首乌 15 克，水煎取汁，分 3 次服。
8. **白细胞减少症：**野洋姜 30 克，大枣 20 克，水煎取汁，分 3 次服。

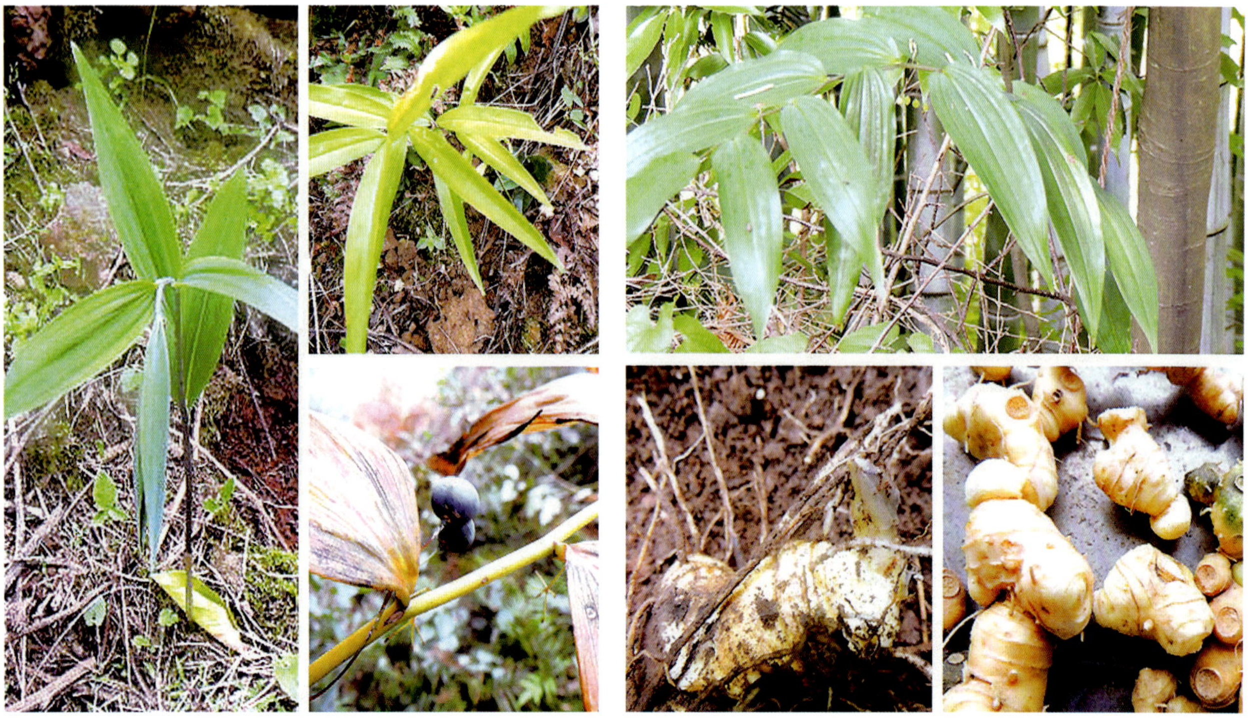

玉簪花 | Yu zan hua

Bid reib yu zanl 比鋭玉赞

瑶池盛会仙女醉，玉簪遗落幻作花。咽喉肿痛老烂腿，咳嗽痛经高血压。

玉簪花，为百合科植物玉簪 *Hosta plantaginea*（Lam.）Aschers. 的花朵。

苗乡各地山区均有野生，野生者多半生于阴暗潮湿的山区疏林下、小溪边、山路旁、草丛中，也有不少栽培。

别名 白鹤花、内消花、白鹤仙、白萼、玉泡花、玉簪、白玉簪、小芭蕉、金销草、化骨莲。

采制 药用根茎、花朵。花在7月、8月花朵开放时采摘，晒干备用。根茎在秋季采挖，拣净杂质，洗净泥土，晒干备用。玉簪叶在夏秋季茂盛时采摘，随采随用，以鲜用为主。

性味与归经 味甘、苦，性凉，有小毒。入心、肝经。

功效 花：清热利湿，调经止带。根：清热消肿，解毒止痛。叶：解毒消肿。

主治 花主治：咽喉肿痛、疮疡肿毒、小便不利、月经停闭、烧伤、吐血、白带。根主治：痈疽、瘰疬、咽喉肿痛、吐血、诸骨鲠喉。

用法用量 内服：水煎，花 3 ～ 6 克，根 3 ～ 10 克。外用：适量，捣烂外敷。

禁忌 凡服用勿犯牙齿。

附方

1. **耳内流脓：**玉簪花全草适量，捣汁，滴耳内，次日洗净再滴。
2. **腰痛：**玉簪花根 15 克，萱草根 30 克，仙茅 25 克，鸡蛋 4 个，红糖 50 克。水煎 3 次，取液分成 2 份。每份加鸡蛋 2 个，红糖 25 克共煮，食蛋饮汤，1 日 2 次。
3. **高血压：**玉簪花 15 克，红花 20 克，菊花 10 克，研末，每服 5 克，1 日 3 次。
4. **奶痈：**鲜玉簪根少许，捣烂取汁，冲酒服，渣敷患处。
5. **喉蛾：**玉簪根 10 克，捣烂取汁，含漱，每日 3 次，吐出口水。
6. **咽喉肿痛：**玉簪花 3 克，板蓝根 15 克，玄参 15 克，水煎服。
7. **小便不通：**玉簪花 3 克，萹蓄 12 克，蛤蟆草 12 克，水灯草 3 克，水煎服。
8. **肺热咳嗽，痰中带血：**鲜玉簪根 30 克，水炖，取汁用冰糖调服，每日 3 次。
9. **痛经：**玉簪花 20 克，红糖 25 克，生姜 3 克，水煎，分 3 次服。
10. **崩漏、白带过多：**玉簪花 30 克，研为细末。用 250 克蜂蜜调匀，每次用温开水冲服 10 毫升，每日 3 次。
11. **皮肤溃疡：**鲜玉簪叶适量，以米汤或开水泡软，贴敷患处，1 日 3 次。
12. **瘰疬（颈淋巴结核）：**鲜玉簪花根适量，捣烂敷患处，1 日 1 换。
13. **烧伤：**玉簪花 10 克，用香油 40 毫升浸泡。用棉签蘸汁搽患处，1 日数次。
14. **雀斑：**清晨采摘带露水的玉簪花若干，捣烂绞汁，涂在洗干净的面部，每日 2 次。

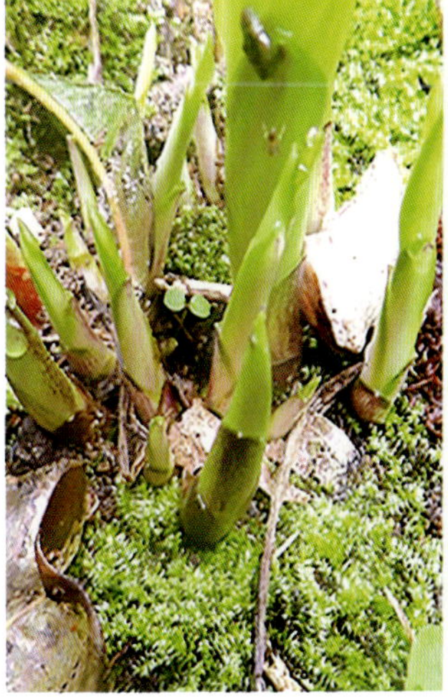
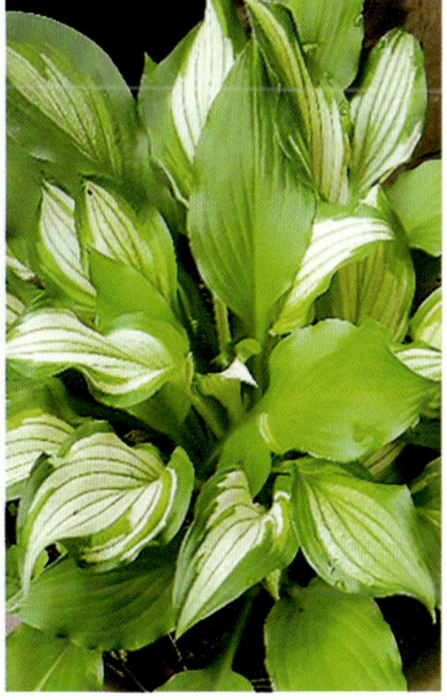
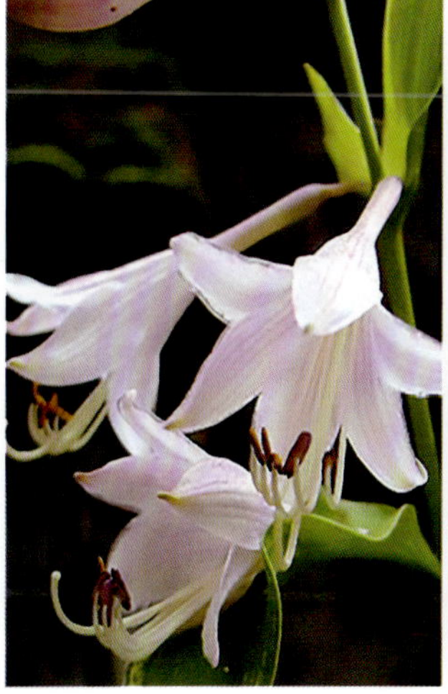
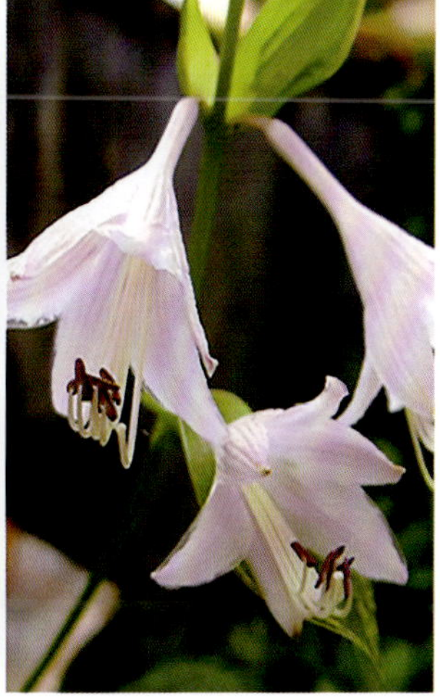

玉竹 | Yu zhu

Reib jongx hlod 鋭龚啰

根茎如玉叶似竹，低矮身姿疏林中。消渴烦热头昏眩，虚咳遗精嗜睡松。

玉竹，为百合科植物玉竹 *Polygonatum odoratum*（Mill.）Druce 的干燥根茎。

苗乡山区有少量野生，也有少数栽培。野生者多半生于林下或山野阴坡、路旁等。

别名 葳蕤、山玉竹、竹节黄、山姜、尾参、委萎、女萎、节地、乌萎、黄芝、地节、葳参、玉术、笔管子、竹七根、黄脚鸡、百解药、黄蔓菁、连竹、西竹、山苞米。

采制 药用根茎。秋季采挖，洗净泥土，晒干，反复揉搓至柔软，再蒸熟、晒干，切段、片备用。

性味与归经 味甘，性微寒。入肺、胃经。

功效 养阴，润燥，除烦，止渴。

主治 咽干口渴、内热消渴、阴虚外感、头昏眩晕、筋脉挛痛、咳嗽烦渴、虚劳发热、消谷易饥、小便热痛等症。

用法用量 内服：煎汤，6～12 克，或熬膏，或浸酒，或入丸、散剂。外用：适量，鲜品捣烂敷，或熬膏外涂。阴虚有热宜生用，热不甚者制用。

禁忌 脾虚便溏者慎服，痰湿内盛者禁服。

附方

1. **感冒发热，咳嗽：**玉竹 12 克，白薇、淡豆豉各 9 克，薄荷、桔梗各 6 克，葱白 3 根煎服。
2. **胃热口干，便秘：**玉竹 15 克，麦冬 9 克，沙参 9 克，生石膏 15 克，水煎服。
3. **虚劳体瘦：**玉竹 10 克，黄芪、当归、黄精、百合各 10 克，猫肉 250 克，炖服。
4. **虚咳：**玉竹 15～30 克，煮猪肉，分 3 次服。
5. **秋燥伤胃：**玉竹 9 克，麦冬 9 克，沙参 6 克，生甘草 3 克，水 5 杯煮 2 杯，分 2 次服。
6. **跌打损伤：**玉竹 15 克，酒泡服；或鲜玉竹适量，捣烂外敷患处。
7. **赤眼涩痛：**玉竹、当归、赤芍药等分，煎汤熏洗。
8. **眼花赤痛：**玉竹（焙）200 克，为粗末，每服 8 克，水 1 盏，入薄荷 2 叶，生姜 1 片，蜜少许，同煎至七分，去渣，食后临睡服。
9. **发热口干，小便涩：**玉竹 250 克，煮汁饮之。
10. **白喉性心肌炎和末梢神经麻痹：**玉竹、麦冬、百合、石斛各 9 克，水煎服。
11. **肺结核咯血：**玉竹 9 克，大黄炭 3 克，地骨皮炭、白及各 12 克，水煎服。
12. **多汗：**玉竹、黄芪、防风各 10 克，水煎服。
13. **梦遗、滑精：**玉竹、莲须、金樱子各 9 克，五味子 6 克，水煎服。
14. **嗜睡：**玉竹 25 克，木通 10 克，水煎服。
15. **肢体酸软、自汗盗汗：**玉竹 15 克，丹参 10 克，水煎，分 3 次服。
16. **消渴：**玉竹、生地黄、枸杞各 500 克，加水熬膏。每次 20 毫升，1 日 3 次。
17. **便秘：**玉竹 15 克，沙参、麦冬各 10 克，石膏 15 克，水煎，分 3 次服。

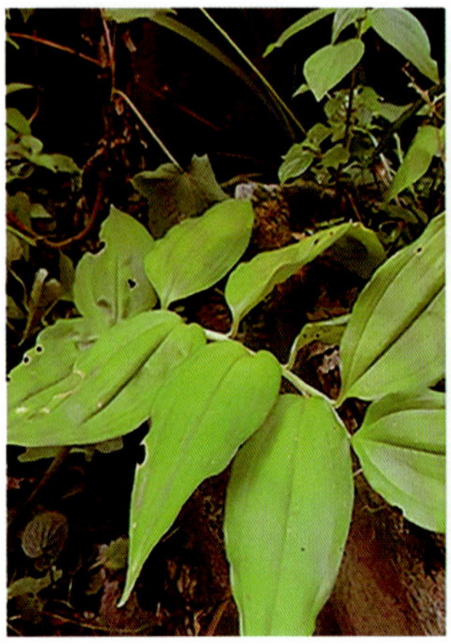
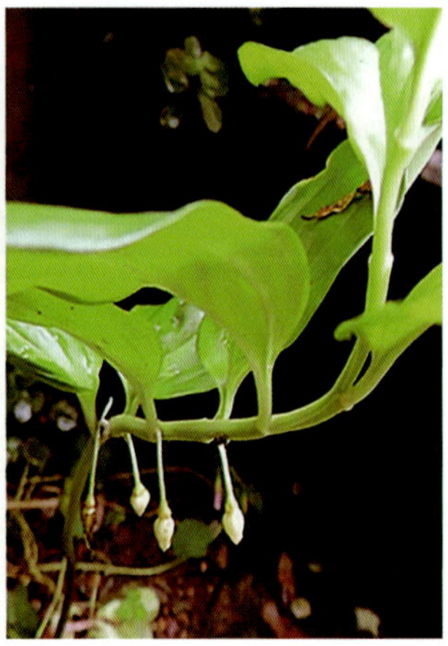
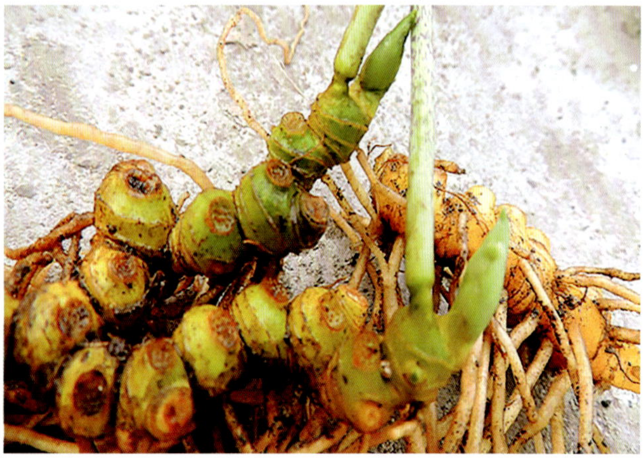

桎木 | Zhi mu

Zhi mub cha 桎木杈

素在山岭紫在园，性味苦涩身价廉。解毒止痛烧伤愈，封血生肌金创原。

桎木，为金缕梅科檵木属植物檵木 *Loropetalum chinense*（R. Br.）Oliv.。

苗乡各地均有野生，也有少数栽培。野生者一般生于山坡矮林、河边、路边草丛中。栽培者一般栽种于花园、路旁或花盆中。

别名 檵木、继木、枳木、纸末花、刺木花、檵木柴、檵柴。

采制 药用根茎、花朵、嫩叶。根茎四季可采，采回后洗净泥土，切段，鲜用或晒干备用。花朵夏季采摘，采回后，拣净杂质，阴干备用。嫩叶随采随用，以鲜用为主，也可研细末备用。

性味与归经 花、叶：味苦、涩，性平。根茎：味苦，性温。入肺、脾、胃、大肠经。

功效 嫩叶：止血，止泻，止痛，生肌。花朵：清热，止血。根茎：行血祛瘀，消肿止痛。

主治 嫩叶主治：子宫出血、腹泻；外用治烧伤、外伤出血。花朵用于鼻出血、外伤出血。根茎用于血瘀经闭、跌打损伤、慢性关节炎、外伤出血。

用法用量 内服：煎汤，干品，花 6～10 克，茎叶 15～30 克，根 30～60 克；鲜品加倍。外用：适量，捣烂外敷或干品研粉敷患处。

禁忌 桎木味苦涩，胃虚之人慎用。

附方

1. **鼻出血：**桎木花 10 克，雀儿脑 10 克，黄毛根 10 克，水煎取汁，分 3 次服。
2. **痢疾：**桎木花 10 克，毛姜 10 克，白蒿 10 克，木香 6 克，水煎，分 3 次服。
3. **血崩：**桎木花 12 克，猪瘦肉 100 克，炖熟，吃猪肉喝汤，1 日分 4 次服用。
4. **遗精：**桎木花 12 克，猪瘦肉 120 克，水炖，服汤食肉，每日 3 次。
5. **风热目痛：**桎木嫩叶 5 片，水煎取汁，分 3 次服。留汁少许洗眼。
6. **喉痛：**桎木嫩叶适量，捣烂取汁，含于口内。
7. **齿痛：**桎木根 30 克，鸡、鸭蛋各 1 枚，煮熟，兑红糖 60 克，分 3 次食用。
8. **腹泻：**桎木果 10～15 克，水煎取汁，分 3 次服。
9. **虚痢：**桎木叶、辣蓼草尖各适量，洗净泥土，嚼烂生吃，冷开水吞服。
10. **金创出血：**桎木嫩叶适量，洗净泥土，嚼烂，外敷伤处，布条包扎。

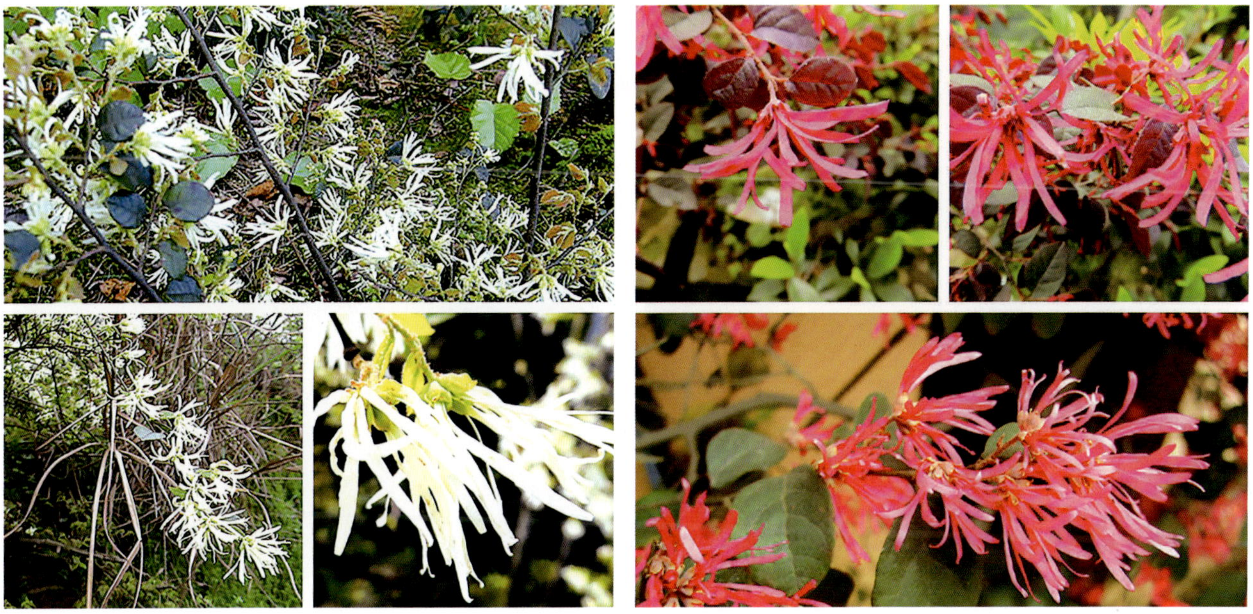

朱砂莲 | Zhu sha lian

Dous dous rud 都都茹

莫看枝叶翠绿拥，块根赭红赛朱砂。诸般血症痧毒痢，疗伤止痛效堪夸。

朱砂莲，为薯蓣科植物薯莨 *Dioscorea cirrhosa* Lour. 的块茎。

苗乡各地均有野生，一般生于阴暗潮湿的悬崖、山坡、路边、小溪旁的杂树林、阔叶林、灌木丛中或林缘。

别名 薯莨、薯良、血当归、酱头、避血雷、半血莲。

采制 四季可采，洗净泥土，拣净杂质，切片，鲜用或晒干备用。

性味与归经 味苦，性寒，有小毒。入心、肺、肝经。

功效 活血止血，理气止痛，清热解毒。

主治 咳血、咯血、呕血、衄血、尿血、便血、崩漏、月经不调、痛经、产后腹痛、脘腹胀痛、痧症腹痛、热毒血痢、水泻、关节痛、跌扑伤痛、疮疖、带状疱疹、外伤出血。

用法用量 内服：煎汤，3～9克，或绞汁冲服，或研细末吞服。外用：适量，研末服或磨汁涂。

禁忌 孕妇禁用。

附方

1. **咳血：**朱砂莲、藕节各10克，黄毛根6克，共炒焦后，煎水内服，1日3次。
2. **崩漏：**朱砂莲、红鸡冠花各10克，锅底灰3克，共研细末，米酒煮服。
3. **月经不调：**朱砂莲10克，月月红10克，水煎，分3次服。
4. **妇女血气痛：**朱砂莲3克，焙干研细末，开水冲服，1日3次。
5. **闭经：**朱砂莲10克，土牛膝10克，水煎，分3次服。
6. **产后腹痛：**朱砂莲10克，益母草15克，入甜酒适量煮沸，分3次服。
7. **跌伤瘀痛：**朱砂莲、散血莲、大血藤、小血藤各30克，焙干研细末，每次6克，温酒冲服，1日3次。
8. **坐骨神经痛：**朱砂莲10克，牛膝10克，木瓜15克，丹参15克，续断10克，当归尾6克，大血藤10克，小血藤10克，散血莲6克，泡酒服。
9. **咳嗽吐血：**朱砂莲根3～10克，水煎服。
10. **寒喘：**朱砂莲5克，洋苹果3克，肺经草6克，苏叶4克，薄荷4克，枇杷叶7克，石南藤6克，土细辛3克，樟木皮5克，猴果4克，水煎服。
11. **疱疖：**朱砂莲根、皂角刺、蓬壳草各适量，水煎服。
12. **劳伤腰痛：**朱砂莲6克，鸡血藤15克，大血藤10克，续断10克，单面针根3克，算盘子根10克，桑白皮10克，荞子七3克，茅根10克，水煎服。
13. **胃出血：**白及12克，灵芝菌5克，朱砂莲5克，天胆3克，厚朴10克，牛皮冻10克，化食草6克，石藤6克，三七10克，研细末冲服。
14. **胃气痛：**朱砂莲6克，藤梨果枝10克，山姜子9克，刺梨根15克，水煎，分3次服。
15. **痢疾：**朱砂莲根、甘草各30克，焙干研末，每次6克，开水冲服，1日3次。

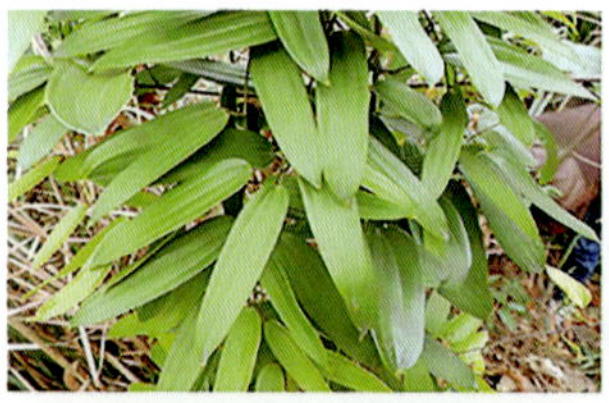
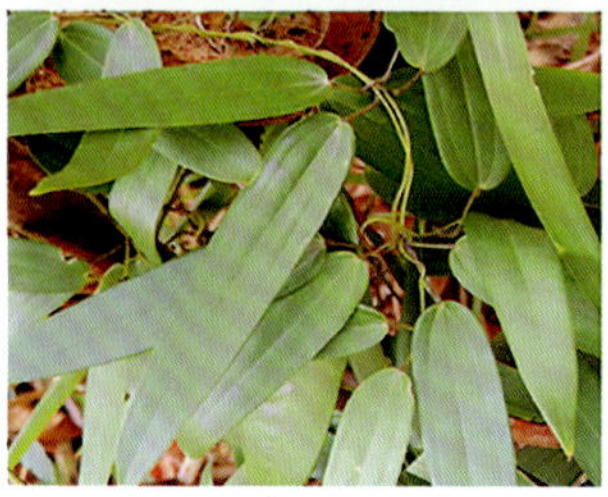
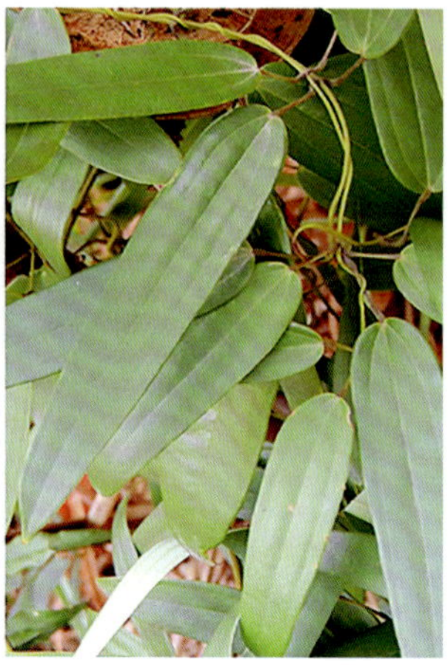
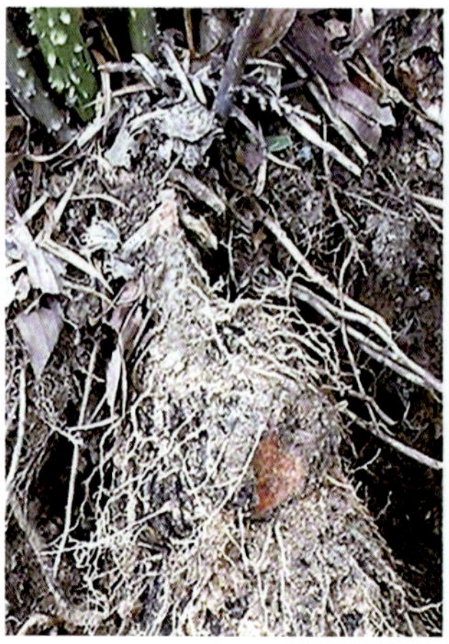
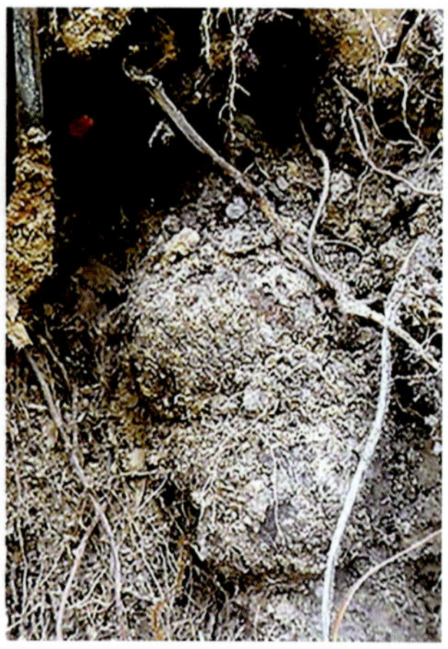

竹叶麦冬 | Zhu ye mai dong

Reib nux hlod 鋭路箩

青青淡竹尺来高，根似门冬林下佼。高热烦渴尿赤痛，吐血惊风丹石消。

竹叶麦冬，为禾本科植物淡竹叶 *Lophatherum gracile* Brongn. 的根茎或全草。

苗乡各地山区均有生长，一般生于山路旁、疏林下、荒地的草丛中等。苗人采其根苗，捣汁和米做酒曲，甚芳烈。

别名 淡竹叶、碎骨子、山鸡米、金鸡米、迷身草、竹叶门冬青、竹叶麦冬、金竹叶、长竹叶、山冬、地竹、野麦冬、淡竹米、林下竹、土麦冬。

采制 药用根茎、全草。根茎秋冬季采挖，洗净泥土，拣净杂质，剪下块根，鲜用或晒干备用。全草夏末抽花穗前采收，拣去杂质及根，切段，晒干备用。

性味与归经 味甘、淡，性寒，无毒。入心、肾、胃、小肠经。

功效 清热泻火，清心除烦，利尿通淋。

主治 胸中疾热、咳逆上气、吐血、热毒生风、消渴、丹石毒、热狂烦闷、中风失音、头风、惊悸、小儿惊风、喉痹。

用法用量 内服：煎汤，10 ～ 15 克。

禁忌 无实火、湿热者慎服，体虚有寒者禁服，孕妇忌服。

附方

1. **预防麻疹：** 竹叶麦冬 300 克，桑叶 300 克，地丁 400 克，水煎，当茶喝。
2. **预防中暑：** 竹叶麦冬、大青根、紫金牛根、黄荆子、夏枯草、萝卜子、蛤蟆草，水煎取汁，分 3 次服。
3. **中暑：** 竹叶麦冬 6 克，青蒿 10 克，茅根 15 克，葛根 6 克，生石膏 15 克，水煎取汁，分 3 次服。
4. **小儿夜啼：** 竹叶麦冬 30 克，北粳米 50 克，冰糖 10 克。将竹叶麦冬加水煮汤，去渣后入粳米、冰糖，煮成稀粥。早、晚各温服 1 次。也可用于心火亢盛者。
5. **小儿疳积：** 竹叶麦冬 15 克，水竹叶 15 克，柏树子 7 枚，莲藕 15 克，水煎服。
6. **牙疳：** 竹叶麦冬 10 克，苦丁茶 6 克，甘草 3 克水煎，加白糖溶后调匀，当茶饮。
7. **齿槽脓肿：** 竹叶麦冬、水芹草全草、风尾蕨各 15 克，水煎取汁，分 3 次服。
8. **热病烦渴、小便短赤：** 竹叶麦冬 10 克，生石膏 30 克，水煎取汁，分 3 次服。
9. **尿血：** 竹叶麦冬、黄茅根各 3 钱，水煎取汁，分 3 次服，每日 1 剂。
10. **热淋：** 竹叶麦冬 12 克，灯心草 10 克，瓜壳 6 克，水煎取汁，分 3 次服。
11. **口舌糜烂：** 鲜竹叶麦冬 30 克，车前草 15 克，甘草 3 克，水煎服。
12. **肺炎高热咳嗽：** 竹叶麦冬 30 克，麦冬 15 克，水煎，冲蜜服，每日 2 ～ 3 次。
13. **小儿惊风：** 竹叶麦冬、灯心草、麦冬各 6 克，乌豆 15 克，柿饼 1 块，水煎服。

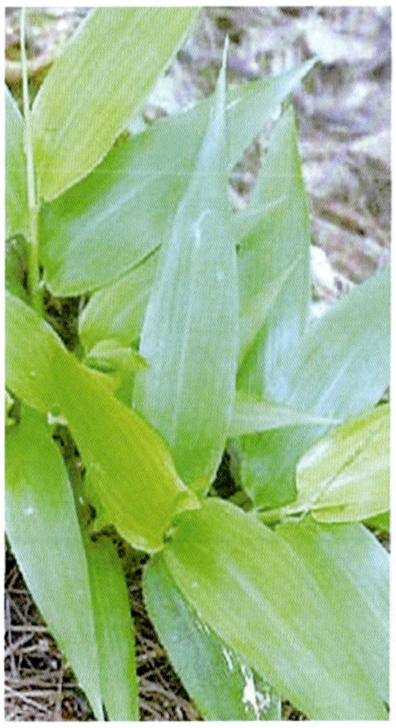

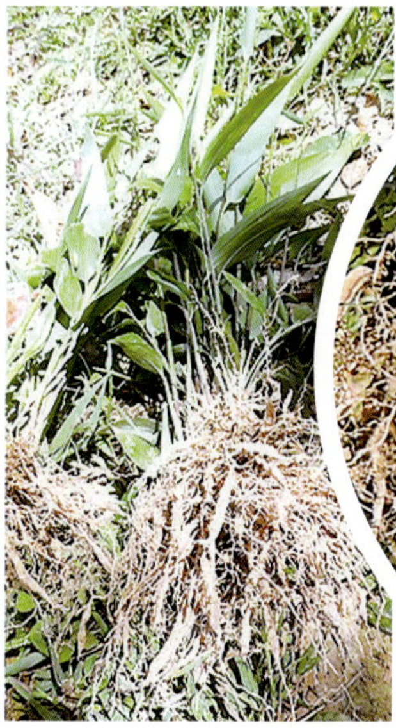

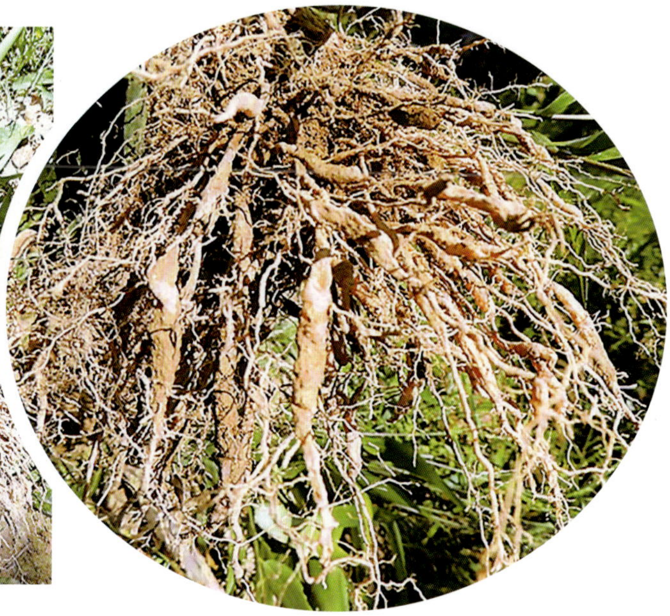

茎秆类苗药

阿斯木 | A si mu

Ndut nieax rans 都岩染

美丽传说上天梯，浆果有毒色紫黑。水火烫伤夏摘叶，跌打损伤冬挖根。

阿斯木，为马桑科马桑属植物马桑 *Coriaria nepalensis* Wall.。

苗乡各地均有生长，春季还没有发叶时，就开始开花，成束成团，紫红色。果实成熟时为黑色。

别名 马桑、蛤蟆树、上天梯、莲花献、千年红、紫桑、野马桑、红马桑、醉鱼儿、闹鱼儿、黑果果、黑虎大王、黑龙须、乌龙须（根）。

采制 阿斯木以根、叶入药。根：冬季采挖，刮去外皮，晒干备用。叶：夏季采摘，晒干或研细末。

性味与归经 味苦、辛，性寒，有剧毒。入肺、肝经。

功效 祛风除湿，镇痛，杀虫。

主治 根：用于淋巴结结核、跌打损伤、狂犬咬伤、风湿关节痛、急性结膜炎、火烫伤。叶：外用治烧烫伤、红白蚁虫、疡子、头癣、湿疹、疮疡肿毒。

用法用量 内服：煎汤，3～5克，或炖肉。外用：适量，水煎外洗或外敷。

禁忌 本品有毒，孕妇、小儿、体虚者禁内服。

附方

1. 疯狗咬伤：阿斯木根10～15克，水煎服，1日3次。
2. 风火牙痛：阿斯木根、地骨皮各10克，猪肉60克，炖烂熟，吃肉喝汤，1日3次。
3. 腹中痞块：阿斯木根3克，仙人掌15克，猪肉60克，炖烂熟，吃肉喝汤，1日3次。
4. 水火烫伤（已破皮）：阿斯木根若干，去粗皮，焙干研细末，瓶装备用，临用时以桐油调涂患处，1日3次，以保持伤处湿润为度。
5. 烧烫伤（未破皮）：鲜阿斯木叶若干，水煎取汁，外洗患处，1日数次。
6. 火烫伤（已破皮流水）：阿斯木叶40克，小榆腊叶20克，大米40克。前2味药物焙干研细末，鲜大米磨浆，调匀如膏状，涂患处，随干随涂。绝不能洗患处。
7. 目赤疼痛：鲜阿斯木叶、鲜大血藤叶各适量，洗净泥土，捣烂如泥，外敷患眼眼皮上。
8. 痈肿疮疡：鲜阿斯木叶适量，洗净泥土，水煎取汁，外洗患处，并用药渣敷患处，1日1～2次。
9. 创伤出血：鲜阿斯木叶适量，煎水取汁，外洗伤口。另用阿斯木叶焙干研细末，瓶装备用，临用时，取药末外敷伤处，布条包扎。
10. 钩虫病：阿斯木根60克，尿珠子根60克，木瓜30克，水煎汁，分3次服。

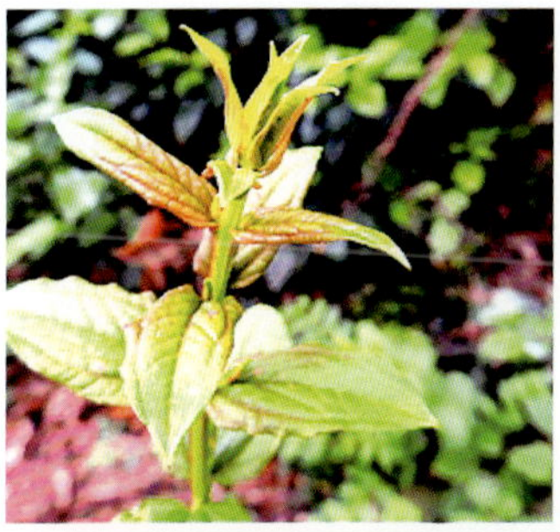
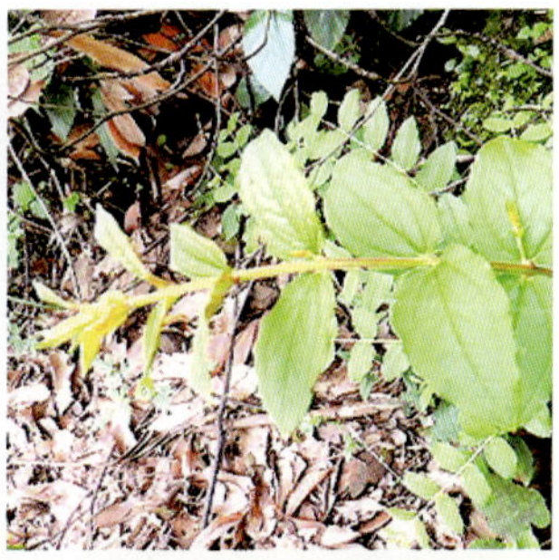
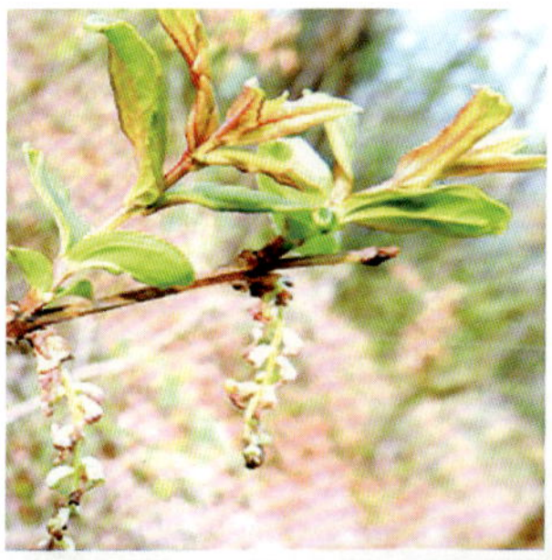
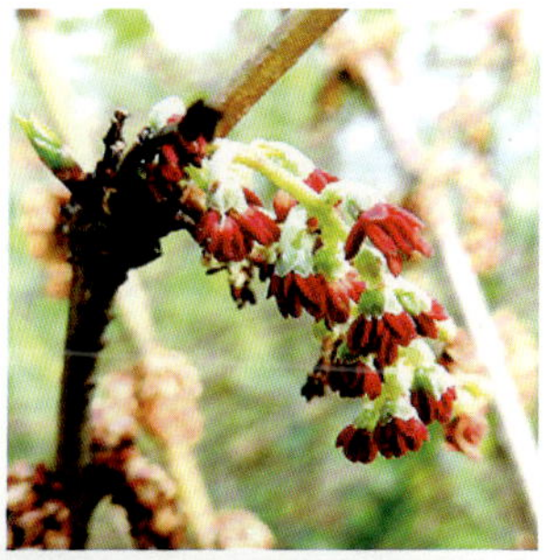
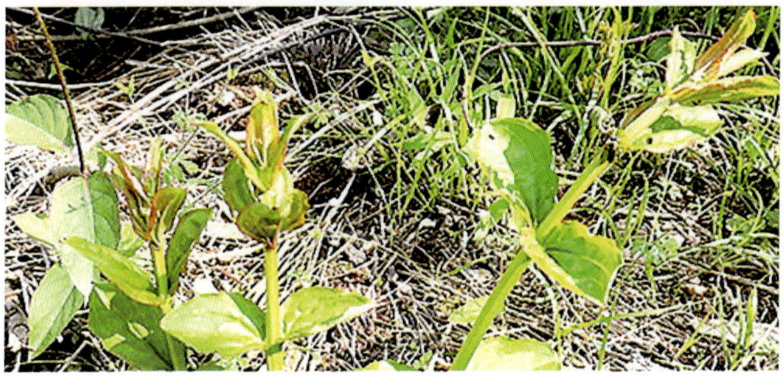
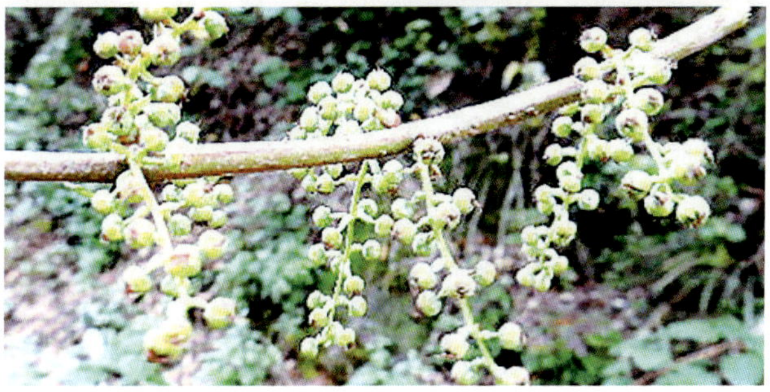

八角枫 | Ba jiao feng

Bad jongb god rud ghuenb 巴金勾股

辛温微毒八角枫，风湿跌打服轻松。鹤膝淋带经腹痛，孕妇忌服记心中

八角枫，为八角枫科八角枫属植物白金条 *Alangium chinense*（Lour.）Harms。
苗乡各地均有生长，一般生在低矮的山坡、溪流旁或路旁。

别名 八角金盘、木八角、白龙须、白金条、白筋条、五角枫。

采制 药用根茎、花、叶。根茎全年可采，挖出后，除去泥沙，砍下侧根和须根，切段，晒干备用。夏秋季采花及叶，鲜用或晒干备用。

性味与归经 味辛，性微温，有小毒。入心、肝、肾经。

功效 根茎、花朵：祛风通络，散瘀镇痛，并有麻醉及松弛肌肉的作用。叶片：化瘀接骨，解毒杀虫。

主治 根茎、花朵：风湿疼痛、麻木瘫痪、心力衰竭、劳伤腰痛、鹤膝风、半身不遂、跌打损伤。叶片：跌打瘀肿、骨折、疮肿、乳痈、乳头皲裂、漆疮、疥癣、刀伤出血。

用法用量 内服：须根 2～3 克，根 3～6 克，花 3～4 克，煎汤服或浸酒。外用：鲜叶适量，鲜品捣敷，煎水洗或焙干研细末，外撒患处。

禁忌 本品有毒，剂量必须严格控制，应从小剂量开始，至病人出现不同程度的软弱无力、疲倦感觉为度。孕妇、小儿及年老体弱的病人均不宜服用。服此药后应忌鱼。本药有剧毒和麻痹作用，服药后，可出现麻痹痿软，孕妇忌服。

不良反应 服药量过大者（12～20 克）有恶心、呕吐、头昏、乏力等不良反应，注射阿托品后消失。

附方

1. **半身不遂：** 八角枫根茎 5 克，锯手草 10 克，蒸鸡或蒸瘦肉吃。
2. **鼻出血：** 八角枫根茎 6 克，白茅根 10 克，雀儿脑 10 克，煎取汁，分 3 次冷服。
3. **风湿麻木：** 八角枫 20 克，土牛膝 30 克，大血藤 30 克，蜈蚣 4 条，泡酒 1000 克。一七后开始服用，每次 10 毫升，临睡前服，并用药酒涂搽患处。服药期间禁食酸冷食物。
4. **风湿瘫痪：** 八角枫 6 克，吉祥草 10 克，梦花根 10 克，水煎取汁，分 3 次服。药渣煎水趁热熏洗患处。
5. **鹤膝风：** 八角枫 15 克，土牛膝 30 克，蜈蚣 4 条，松节 10 克，浸泡在烧酒 500 毫升中。泡 7 天后，开始服用药酒，每次 15 毫升，临睡前服用，并用药酒涂搽患处。服药酒期间，禁食酸冷食物。
6. **劳伤腰痛：** 八角枫 6 克，红牛膝 30 克，扯丝皮 30 克，水、酒各半煎沸，滤取药汁，分 3 次服。药渣煎水，趁热熏洗患处。
7. **风湿性关节痛、腰痛：** 八角枫根 15 克，黄荆条根 30 克，枸骨根 30 克，水煎取汁，分 3 次服。药渣煎水，趁热敷患处。

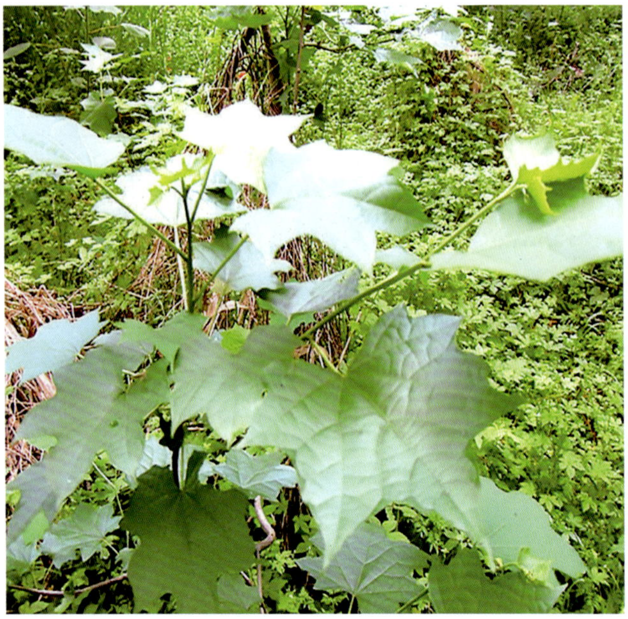
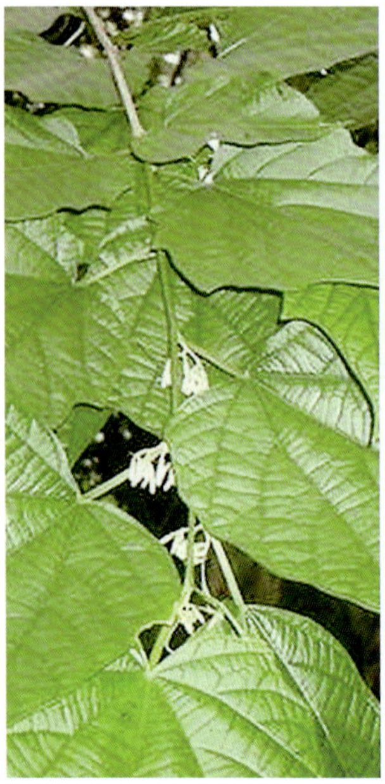
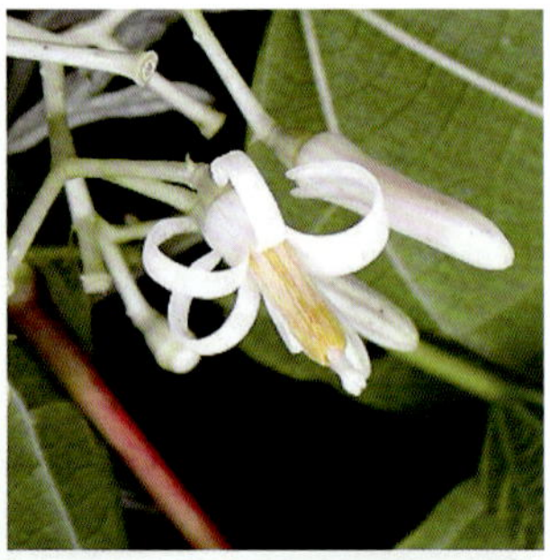
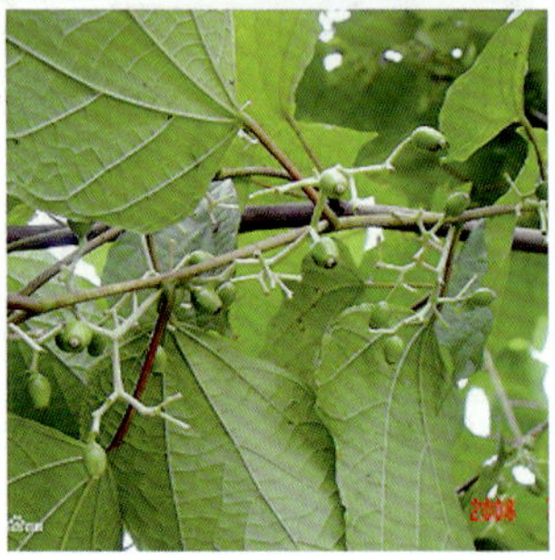

柏子木 | Bai zi mu

Ndut gianb xangd 都见香

枝叶扁平如手掌，悬崖峭壁山岗上。脱发白发诸般血，疳积风坨跌打伤。

柏子木，为柏科植物侧柏 *Platycladus orientalis*（L.）Franco 的嫩枝叶、果仁以及油脂、根皮。苗乡各地均有生长，一般生于湿润、肥沃的山坡、路旁，或栽种于村寨旁、水井边。

别名 扁柏、侧柏叶、柏叶、丛柏叶、柏、崖柏、香柏、黄心柏、扁松、云片柏、松蟠、片松、喜柏。

采制 夏季采集枝条、叶片、果仁。秋季剪取小枝、叶片，拣净杂质，晾干，揉碎去梗，筛净灰屑，晒干备用。侧柏炭：取净侧柏叶，置锅内用武火炒至焦褐色，存性，喷洒清水，取出，晒干。本植物的根皮（柏根白皮）、树枝（柏枝节），种仁（柏子仁）、树脂（柏脂）亦供药用。

性味与归经 味苦、涩，气芳香，性寒。入心、肝、大肠经。

功效 凉血止血，祛风除湿，消肿解毒。

主治 吐血、衄血、尿血、血痢、肠风、崩漏、风湿痹痛、细菌性痢疾、高血压、失眠、丹毒、痄腮、头发早白、咳嗽气喘、烫伤。

用法用量 内服：煎汤，6～12 克，或入丸、散剂。外用：适量，煎水洗、捣烂外敷或研末调敷。

禁忌 侧柏叶味苦涩，多食伤胃、涩肠。

附方

1. **脱发：**生柏子木叶 30 克，黄连 20 克，水煎，每日洗 3 次。
2. **白发：**柏子木果壳 10 个，生地黄 10 克，水煎取汁，当茶饮，每日 1 剂，连服 30 天。
3. **秃疮：**柏子木叶 100 克，阴干研末，和麻油调匀涂患处，每日 3 次。
4. **鼻衄：**柏子木果 3～5 个，荞麦三七 7 克，水煎服。
5. **鼻出血、吐血、咯血、尿血：**柏子木炭、大蓟、茜草各 9 克，大枣 6 枚，水煎服。
6. **鼻衄：**柏子木叶 12 克，白茅根 12 克，水煎服。
7. **腮腺炎：**柏子木叶适量，捣绒，鸡蛋清调匀敷患处，每日换药 1 次。
8. **百日咳：**鲜柏子木叶、荆芥炭各 10 克，豆腐 1 片，水煎，冲红砂糖服。
9. **小儿疳积：**柏子木子 7 枚，水竹叶 15 克，竹叶麦冬 15 克，白莲藕 15 克，煎服。
10. **疳积：**柏子木子研末，蒸猪肝食。
11. **荨麻疹：**柏子木子 30 克，枫树子 30 克，水煎去渣，煮怀山药 60 克服。
12. **痔疮出血：**柏子木叶 10 克，槐花 12 克，水煎服；或柏子木炭 15 克，米汤调下。
13. **产后流血不止：**柏子木果 7 个，水煎，用阴阳碗罩起，每服 3 调羹。
14. **胃出血：**柏子木果、下田菊、铁马鞭各适量，水煎服。
15. **打伤出血：**柏子木叶、接骨草干根各 9 克，地榆 12 克，水煎服。

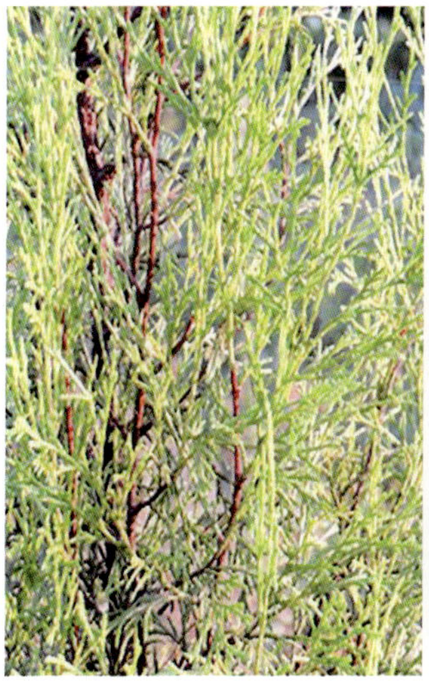
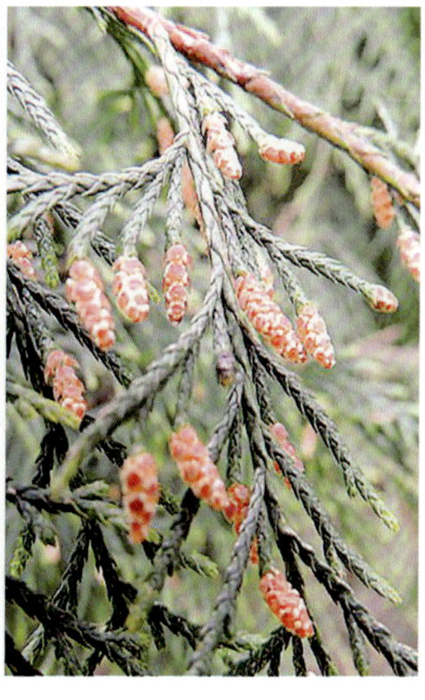
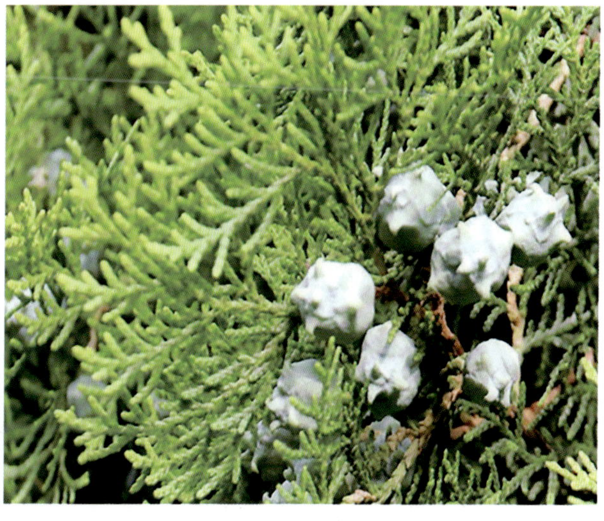

饱饭花 | Bao fan hua

Ndut baos fanb 都饱饭

淡白紫红米饭花，丰收年成满山崖。消肿止痛强筋骨，偏正头痛常用它。

饱饭花，为杜鹃花科植物紫薇 *Lagerstroemia indica* L.。

苗乡各地均有野生，多半生于低矮山丘、田边或路旁。也有作为盆景或园林观赏植物栽培的。

别名 紫薇、红紫薇、怕痒花、乌饭子、米饭花、紫薇花、满堂红、五里香、百日红、痒痒花、无皮树、紫金花、紫兰花、红微花、佛相花。

采制 以根、叶、花、果实入药。根：四季可采，采回后洗净泥土，切片，晒干备用。嫩叶：夏秋季节采集，现采现用。花朵：4～5月开放时采集，采回后拣净杂质，晾干水分，再晒干备用。果实：6月至8月采收成熟果实，拣净杂质，晒干备用。

性味与归经 根：味微苦，性平。花：味微酸，性寒。果实：味酸甘、性平。入肺、肾经。

功效 根：活血止血，消肿解毒。果实：强筋益气，消肿。花：止血止痒，解毒通淋。叶：清热解毒，化湿，止血。

主治 根主治：筋骨酸软、四肢无力、偏头痛、牙痛、痢疾、痈肿疮毒。叶主治：痢疾、湿疹、外伤出血不止。花主治：产后血崩不止、带下淋沥、疥癞癣疮、无名肿毒。

用法用量 内服：果实：3～6克，干根：15～30克，花6～9克，水煎服，或炖肉。外用：鲜叶适量，捣烂敷患处，或煎水外洗患处。

禁忌 饱饭花性平无毒，一般人均可服用。

附方

1. **筋骨酸软、四肢无力：**饱饭花果6克，雀儿脑10克，小人参10克，水煎服。
2. **偏头痛：**饱饭花果6克，鹰爪风10克，白菊花10克，黄荆条子10克，水煎服。
3. **关节肿痛：**饱饭花枝条20克，土牛膝根10克，铁马鞭10克，水煎内服。药渣煎水外洗患处。
4. **肝硬化腹水：**鲜饱饭花根100克，鲜六月雪根30克，土茵陈15克，栀子根30克，鲜山楂根30克，灯心草3株，小刺大木根30克，甜酒少许。加水20碗，煎2次，取汁600毫升，每次100毫升，每日3次。
5. **湿疹：**鲜饱饭花叶适量，水煎取汁，洗患处，每日2～3次。
6. **风坨（荨麻疹）：**饱饭花24克，水煎取汁，加甜酒糟适量，再煮沸，趁热服，1日3次。
7. **吐血、便血：**饱饭花24克，雀儿脑15克，水煎取汁，分2次服。
8. **外伤出血：**饱饭花叶、紫珠叶、地榆炭各15克，烘干研细末。每用少许，外撒患处，加压包扎。
9. **牙痛：**饱饭花根15克，猪瘦肉60克，共炖烂，吃肉喝汤。
10. **白痢疾：**饱饭花15克，水煎服。

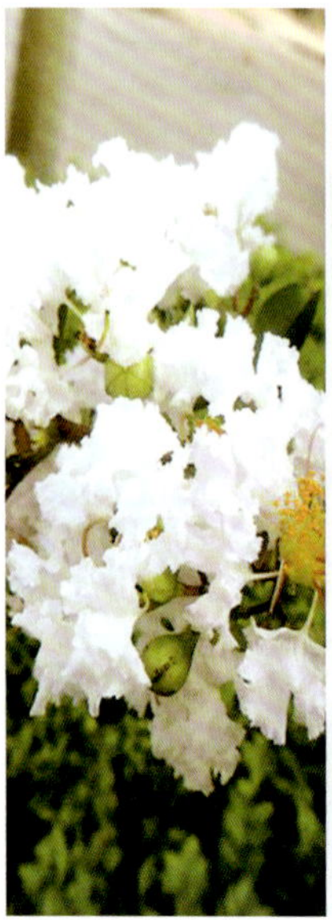
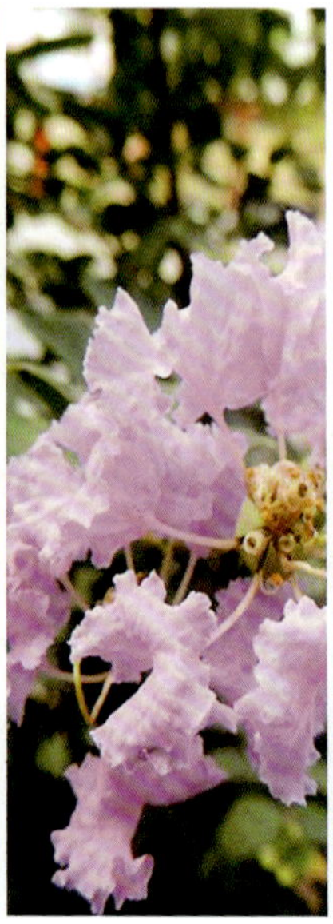
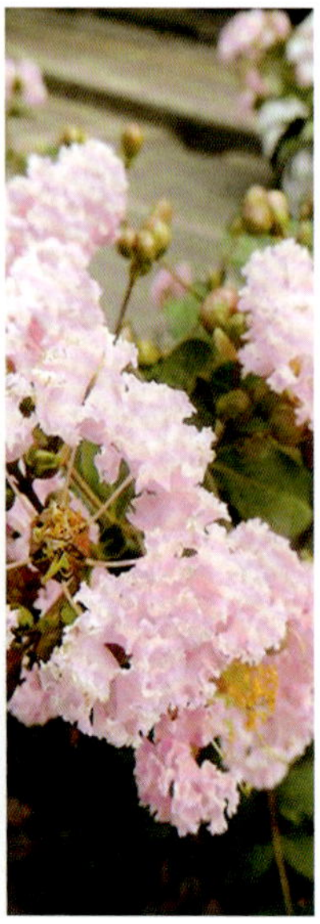
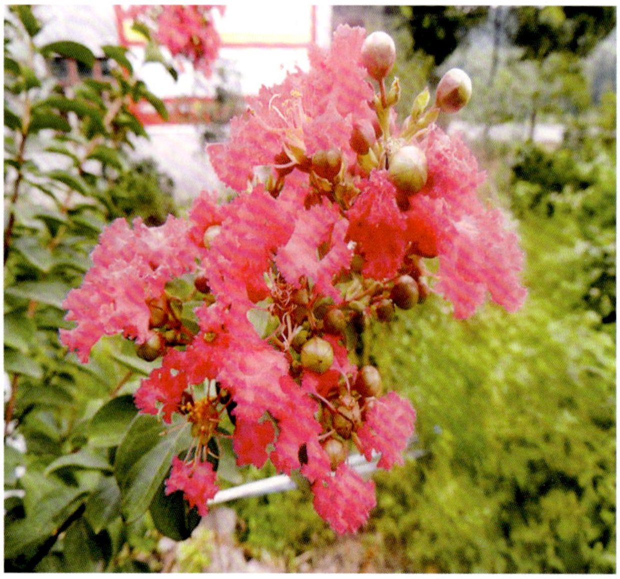

扯丝皮 | Che si pi

Ndut xinb sod 都信梭

叶断皮断丝不断，山林坡地与路边。腰脊酸痛腿脚软，尿频阴痒胎不安。

扯丝皮，为杜仲科杜仲属植物杜仲 *Eucommia ulmoides* Oliv. 的干燥树皮。

苗乡各地均有野生，也有大量栽培。野生者多半生于山地疏林、山路边、田坎边等阳光充足、温和湿润的地方。栽培者一般栽种在丘陵以及平原地区、房前屋后、菜园边、果园旁等地。

别名 杜仲、思仙、木绵、思仲、丝连皮、丝楝树皮、丝棉皮、玉丝皮、扯丝片、胶木、棉树皮、胶树。

采制 药用成年树皮、嫩叶。在清明至夏至间，选取生长 15 ～ 20 年以上的植株，采用局部剥皮法剥下树皮，刮去粗皮，切片，晒干备用。嫩叶随采随用，一般鲜用，也可晒干备用。

性味与归经 味甘、微辛，性温。入肝、肾经。

功效 补益肝肾，强筋健骨，调理冲任，固经安胎。

主治 腰脊酸疼、足膝痿弱、小便余沥、阴下湿痒、胎漏欲坠、胎动不安、高血压。

用法与用量 内服：煎汤，15 ～ 25 克，或浸酒，或入丸、散，或用扯丝皮叶泡水，当茶喝。

禁忌 阴虚火旺者慎服。

附方

1. **腰痛：** 扯丝皮 10 克，五味子 4 克，炖羊腰子 1 只，加盐、米醋，分 3 次温服。
2. **腰痛：** 扯丝皮 10 克，木香 3 克，八角茴香 10 克，水酒各半煎汁，分 3 次服。
3. **小便余沥，阴下湿痒：** 扯丝皮 20 克，小茴香 10 克，车前子 8 克，枣皮 10 克。炒枯研细末，每次 6 克，开水冲服，1 日 3 次。
4. **胞胎不安：** 扯丝皮 100 克，瓦上焙干，研为细末，每次 8 克，温开水送服。
5. **高血压：** 扯丝皮、夏枯草各 5 克，红牛膝 10 克，水芹菜 100 克，镰仄草 30 克，水煎取汁，分 3 次服。
6. **原发性坐骨神经痛：** 扯丝皮 30 克，猪腰子一对。将猪腰子破开，除去白色筋膜，与扯丝皮一同加水煮熟，吃猪腰子、喝汤，连服 10 剂。
7. **肾炎：** 扯丝皮 30 克，焙干研细末，装入除去白色筋膜的猪腰子中炖熟，吃猪腰子，喝汤，每日 1 剂。
8. **预防流产：** 扯丝皮 400 克，续断 60 克，山药 300 克，同焙干研细末，每次 30 克，甜酒水冲服，每日 3 次。连服 30 ～ 60 天。

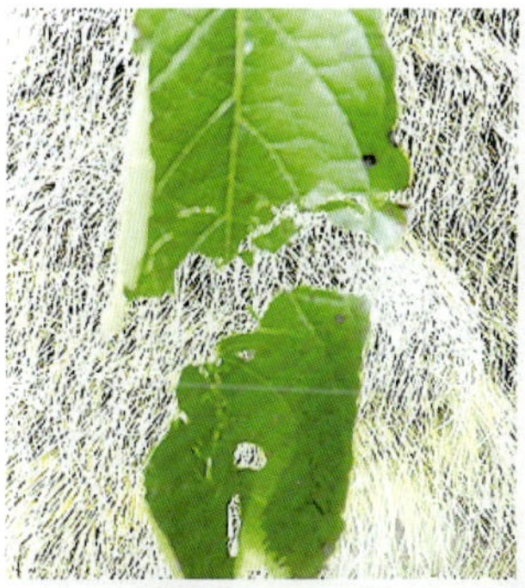
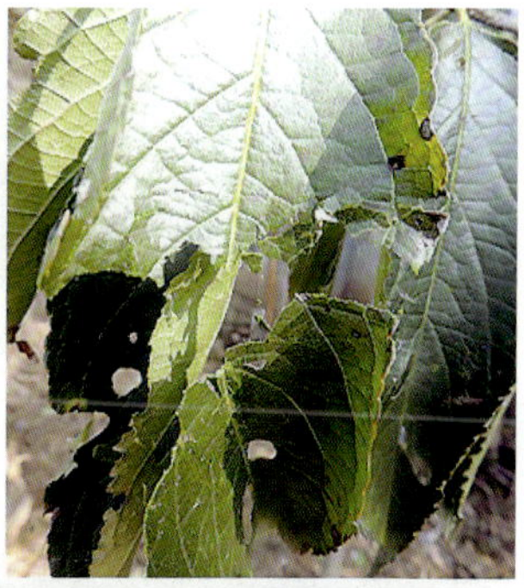
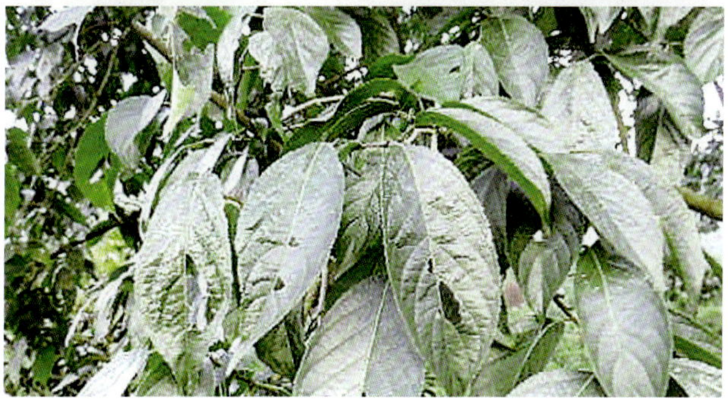
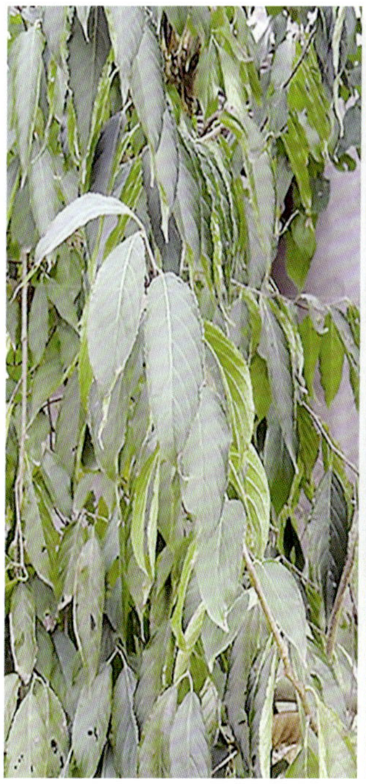
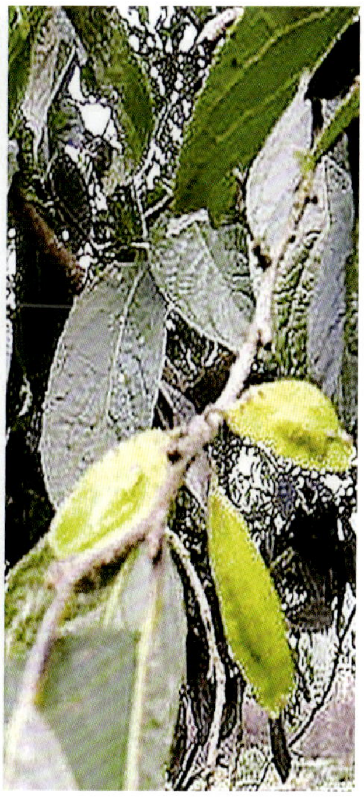

秤砣消 | Cheng tuo xiao

Bid xid giongb 比谢龚

苗乡山精秤砣消，何氏相公夜相交。滋补肝肾乌须发，腰膝酸软疗效高。

秤砣消，为蓼科何首乌属植物何首乌 *Polygonum multiflorus*（Thunb.）Nakai. 的茎叶或根。

苗乡各地均有野生，一般生于 200 ～ 3000 米之间的山谷灌木丛、山坡林下、小溪水沟旁的土坎、石壁缝隙之中。

别名 何首乌、首乌、地精、红内消、山精、夜交藤根、铁秤砣、赤首乌、山首乌、药首乌、何相公。

采制 药用藤叶、根茎，深秋枝叶枯落时采割藤茎，捆成把，切成段、片晒干备用。采挖根茎，洗净，晾干水分，直接切片入药为生秤砣消，切成小块，用黑豆煮汁拌蒸后晒干入药为制秤砣消。

性味与归经 生秤砣消味甘、苦，性平。归心、肝、大肠经。制秤砣消味甘、涩，性微温。归肝、肾经。

功效 补肝，益肾，养血，祛风。

主治 生秤砣消解毒、消痈、润肠通便，常用于治疗瘰疬疮痈、风疹瘙痒、肠燥便秘。制秤砣消补肝肾、益精血、乌须发、强筋骨，用于血虚萎黄、眩晕耳鸣、须发早白、腰膝酸软、肢体麻木、崩漏带下、体虚、遗精，久痢，慢性肝炎，瘰疬，肠风，痔疾等。

用法用量 内服：水煎，10 ～ 15 克。外用：适量，捣烂外敷患处。

禁忌 忌猪、羊肉及萝卜、无鳞鱼、葱蒜、铁器。大便溏泻及有湿痰者慎服。

附方

1. 白发：制秤砣消、熟地黄各 30 克，当归 15 克，浸于 1000 毫升的粮食酒中，10 天后开始饮用，每天约 15 ～ 30 毫升。
2. 骨软风，腰膝疼：秤砣消大而有花纹者、牛膝各 500 克。以好酒 1000 毫升，浸 7 宿，曝干，于木臼内捣末，蜜丸。每日空心食前酒下 30 ～ 50 丸。
3. 气血俱虚：秤砣消 50 克，当归 15 克，人参 15 克，陈皮 10 克，煨生姜 25 克，水煎服之。
4. 遍身疮肿痒痛：防风、苦参、秤砣消、薄荷各等分。上为粗末，每用药 25 克，水、酒各 400 毫升，共用 800 毫升，煎十沸，热洗，于避风处睡一觉。
5. 疥癣满身：秤砣消、艾叶各等分，为末。看疮多少用药，水煎令浓，盆内盛洗，甚解痛生肌。
6. 瘰疬结核：秤砣消洗净，每日生嚼，并取叶捣烂涂患处。
7. 肠风泻血：秤砣消 100 克，捣细罗为散，每于食前，以温粥调饮下 5 克。
8. 自汗不止：秤砣消末适量，温开水调匀，外封脐部。每晚 1 次。
9. 破伤血出：秤砣消末敷之即止。

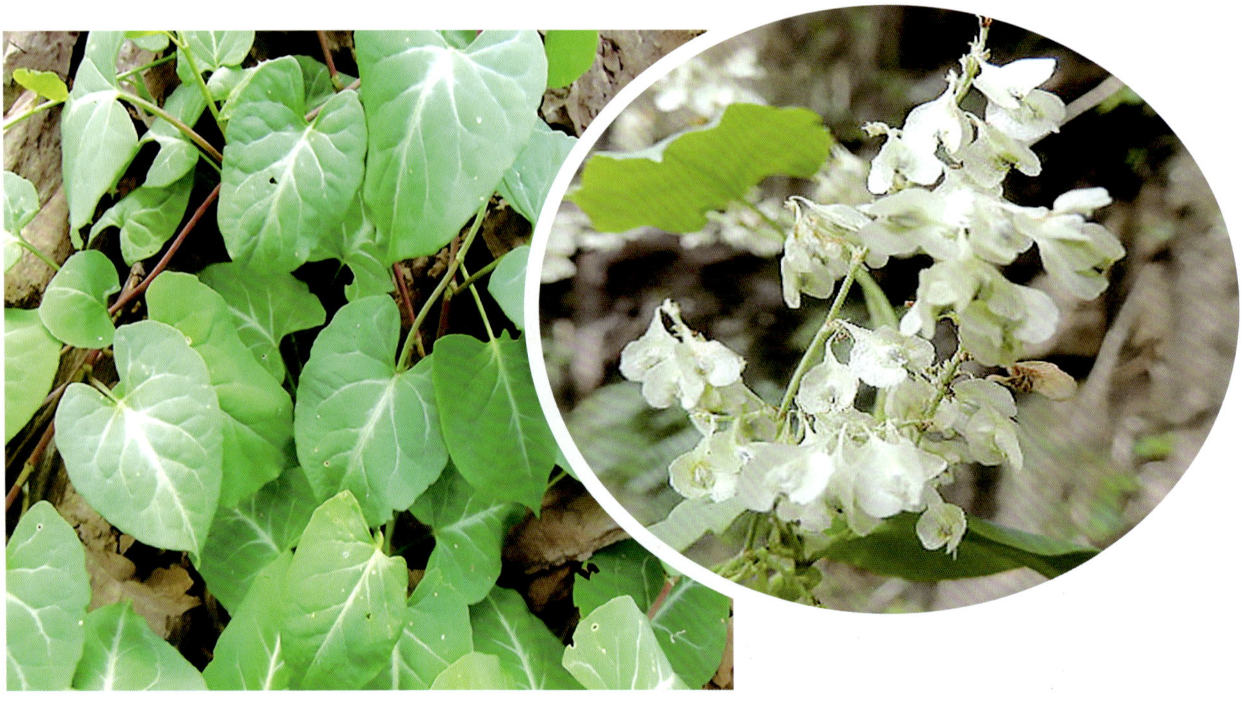

刺大木 | Ci da mu

Ndut zhangs 都涨

花果靓丽刺大木，鸟儿不敢落其枝。根皮枝条做药用，活血舒筋山人知。

刺大木，为五加科植物楤木 *Aralia chinensis* L. 的枝叶与根皮。

苗乡山区均有野生，一般生长在山区灌木林中、田坎、坡地边缘，溪流旁及路边。

别名 鸟不宿、刺老包、百鸟不落、小鸟不企、鸟不站、雷公刺、鸟不宿、鸟不踏、刺根白皮、鸟不停。

采制 刺大木以根、皮、叶入药。枝叶于夏秋季繁茂时采集，鲜用或切断晒干备用。根及根皮秋末枝叶枯萎时采挖，洗净泥土、杂质，鲜用或切片晒干备用。

性味与归经 味苦、辛，性平，有小毒。入肺、胃经。

功效 根：祛风利湿，活血化瘀，解毒消肿。叶：收敛止痢。根皮：祛风除湿，散瘀祛风，利湿解毒。

主治 根：肺痨、胃病、风湿痹痛、腰腿痛、跌打损伤、湿热黄疸、肝硬化腹水、淋浊、肾炎水肿、痢疾、月经不调、瘰疬、白带、咽痛。皮：胃病、胃溃疡、肾病、糖尿病、痛风、风湿痹痛、跌打损伤。

用法用量 内服：煎汤，10 ～ 15 克，或泡酒。外用：枝叶适量，捣烂拌酒热敷，或煎汤熏洗。

禁忌 孕妇慎服。

附方

1. **肝硬化腹水：**刺大木叶 15 克，瘦猪肉 60 克，同炖食；或取刺大木根 120 克，瘦猪肉 120 克，水炖，吃肉喝汤。
2. **跌打肿痛：**刺大木根皮 250 克。用好酒 3 斤浸 7 天，外搽患处。每日服药酒 3 次，每次 15 ～ 30 毫升。或取鲜根适量，捣烂，酒炒，敷患处。
3. **风湿骨痛：**刺大木枝叶、红龙船花叶、鸡爪风叶、爬山虎各适量，煎水洗。
4. **取烂牙齿（牙龈溃烂，只留残根）：**取刺大木根皮 1 片，塞进烂牙齿中，可自行脱落。
5. **关节炎：**取刺大木根皮 15 克，水酒各半煎成 1 碗，早晚各服半碗，连服数天，痛止后再服 3 天。
6. **肾炎水肿：**刺大木根 30 ～ 60 克，水煎，日服 2 次。
7. **虚肿：**刺大木根皮 30 克，炖肉，不放盐吃。
8. **胃溃疡、糖尿病：**刺大木根皮 10 ～ 15 克，水煎，连服数天。
9. **遗精：**刺大木根皮 30 克，水煎去渣，加猪瘦肉顿服。
10. **跌打骨折：**刺大木根、枞树根、马蹄香根、青木香根（均鲜用）各适量，捣烂外敷患处，外用沙木皮包扎、固定。
11. **白带：**刺大木根 120 克，加水煎成 1 碗，加甜酒热服。
12. **腰椎挫伤：**刺大木根皮 30 ～ 60 克，猪脚 1 只，水炖，喝汤吃肉。另用刺大木根适量，煎水外搽。
13. **胃癌、肺癌：**刺大木根 50 克，半枝莲 30 克，半边莲 30 克，水煎服。
14. **无名肿毒：**鲜刺大木根 30 克，捣烂，外敷患处。

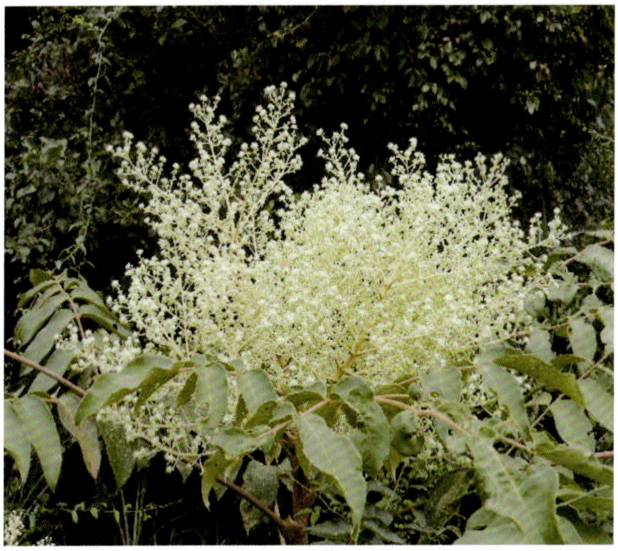

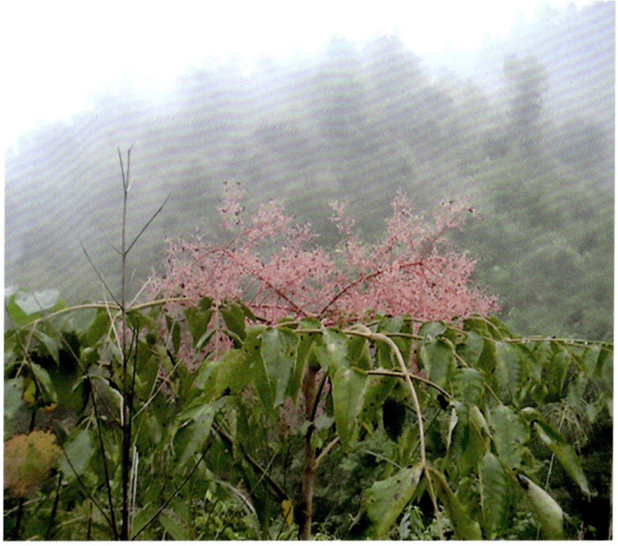

枞树 | Cong shu

Ndut xoub mangl 都秀盲

高山雄姿马尾松，周身瑰宝有药功。关节酸痛枞树赘，腹泻水肿枞葫芦。

枞树，为松科松属植物马尾松 *Pinus massoniana* Lamb.，药用其叶、油脂、节疤等。

苗乡的枞树，主要为马尾松。枞树一般生长在高山峻岭、悬崖绝壁之上。俗话说：“砍一根绝一根，飞花落籽生。”

别名 松树、马尾松、松胶香、白松香、松脂香。

采制 枞毛（松针）、枞树油（松油）、枞树屎（松香）、枞树赘（松节）、枞葫芦（茯苓）均可作为药用。春天采集枞树花粉；夏秋采割枞毛，枞树油；秋季采挖枞葫芦；四季采收枞树屎、枞树赘。分别加工应用。

性味与归经 味苦，性温，无毒。入肝、肾、肺、脾经。

功效 花粉：提高免疫力。树叶：强健肝、肾、心、脾、肺五脏，能够充饥，延年益寿，祛风。枞油、枞屎：祛风，燥湿，排脓，拔毒，生肌，止痛。枞树赘：祛风通络，消肿止痛。枞葫芦：利水渗湿，健脾宁心。

主治 枞树花粉：感冒、贫血、糖尿病、高血压、哮喘、鼻炎等。枞树叶：慢性气管炎、关节痛、风寒湿证、斑秃、高血脂、糖尿病。枞油、枞屎：痈疽、疔毒、痔瘘、恶疮、疥癣、白秃、金疮、扭伤、风湿痹痛、疠风瘙痒。枞葫芦：水肿尿少、痰饮眩悸、脾虚食少、便溏泄泻、惊悸失眠。枞树赘：关节肿痛。

用法用量 花粉：3～5克，泡茶喝。枞叶：10～15克，水煎服或泡茶喝。枞油、枞屎：外用研末撒或调敷。枞树赘、枞葫芦：煎汤内服，9～15克。

禁忌 枞树油、枞树屎不可单服，塞实肠胃。

附方

1. 高血压：枞树叶20克，洗净，切段，加水煎煮，代茶饮用，每日3～4次。
2. 心肌梗死：取嫩枞树叶50支，加水磨成泥，取滤汁，分3次，空腹饮用。
3. 肩周炎、颈椎病：枞树叶20克，煎煮代茶饮。
4. 哮喘：取干枞树叶，每日20克，水煎，分3次服。
5. 风热牙痛：用枞树赘100克，槐白皮、地骨皮各50克，煎汤漱口，热嗽冷吐。
6. 口腔溃疡：以脱脂棉沾枞毛汁，压于患部。
7. 小儿消化不良：枞葫芦15克，山药12克，谷芽30克，隔山消6克，水煎服。
8. 体虚：枞毛20克，黑豆40克，黑芝麻40克，炒熟研末，每次冲服6克。
9. 盆腔炎：以枞毛水熏洗小腹、腰部，每日数次。
10. 老年性痴呆症：取枞毛、枞树皮（表皮下的嫩皮）一起煎煮，代茶饮。
11. 痛风：枞毛煎煮后，捞出叶子，将痛处浸泡在汤液中，1日2次。
12. 妊娠呕吐：枞葫芦25克，陈皮5克，水煎，饮服时加入生姜汁10滴。
13. 神经性皮炎：枞树屎、猪油各适量，煮成糊状，涂患处，1日数次。
14. 淋巴结核溃烂：枞树屎30克，研细粉。有脓水者，干撒；干者用猪油调敷。

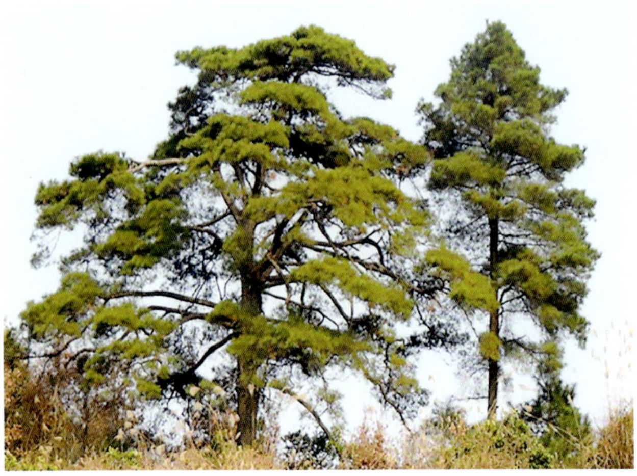

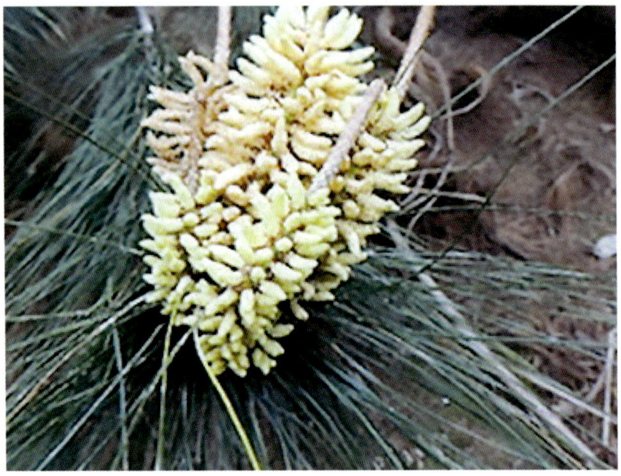

峨眉通 | E mei tong

Eu maol tongx 鹅毛通

苗乡奇珍峨眉筒，大小枝条髓皆通。风湿麻木筋强直，耳鸣目障与中风。

峨眉通，为虎耳草科植物溲疏 *Deutzia scabra* Thunb. 的茎枝。
苗乡各地均有野生，一般生长在山区阴湿的山谷悬崖边、田坎边、小溪旁、山路边的疏林下。

别名 禾眉通、娥眉通、禾米筒、蛾眉筒。

采制 药用茎秆。四季可采，一般在秋后果实成熟后割取地上部分，拣净杂质，枯叶，切段、片，鲜用或晒干备用。

性味与归经 味甘，性微凉。入肺、肝、肾经。

功效 通经活络，散瘀开闭。

主治 风湿麻木、关节强直、头目眩晕、口眼歪斜、耳鸣目障、脑梗死、中风后遗症、高血压、小儿麻痹症、风湿瘫痪等。

用法用量 内服：水煎，6～10 克。外用：新鲜枝叶适量，煎水外洗，或煎水取汁，加白酒少许，浸泡患处。

禁忌 峨眉通性微凉，体虚及无瘀滞之人慎用。

附方

1. **风湿麻木：** 峨眉通 6 克，土牛膝 10 克，松节 10 克，蓑衣藤根 10 克，水煎取汁，分 3 次服。药渣煎水，另加白酒少许，温洗患处，1 日 1～2 次。
2. **关节肿胀强直：** 峨眉通 10 克，土牛膝 10 克，大血藤 10 克，小血藤 10 克，水煎取汁，分 3 次温服。药渣煎水，加适量食盐，外洗患处。
3. **头目眩晕：** 峨眉通 6 克，鹰爪风 10 克，白菊花 10 克，黄荆子 10 克，水煎取汁，分 3 次温服。服药期间禁食酸冷食物。
4. **中风后遗症，口眼歪斜：** 峨眉通 10 克，飞龙掌血 10 克，大血藤 10 克，中血藤 10 克，葛根 10 克，鹰爪风 10 克，桃仁 10 克，蜈蚣 1 只，蚂蟥 1 只，水煎取汁，分 3 次温服。药渣煎水，另加白酒少许，温洗面部及患肢，1 日 1～2 次。服药期间禁食酸冷食物。
5. **耳鸣目障：** 峨眉通 6 克，蝉蜕 6 克，笔通草 10 克，白菊花 10 克，响铃草 10 克，水煎取汁，分 3 次服；或峨眉通 15 克，猪耳朵 1 只，切碎，同煮熟，吃猪耳朵，喝汤。
6. **小儿麻痹后遗症：** 峨眉通 4 克，土牛膝 4 克，梦花 2 克，狗骨 10 克，威灵仙 4 克，水煎取汁，分 3～4 次服。并用药渣水温洗患处。
7. **脑梗死：** 峨眉通 10 克，鹰爪风 10 克，蜈蚣 1 只，天麻 6 克，大血藤 10 克，中血藤 10 克，小血藤 10 克，刺红根 10 克，水煎取汁，分 3 次温服。并用药煎水，温洗头部及四肢，每日 1～2 次。服药期间禁食酸冷、油腻食物。

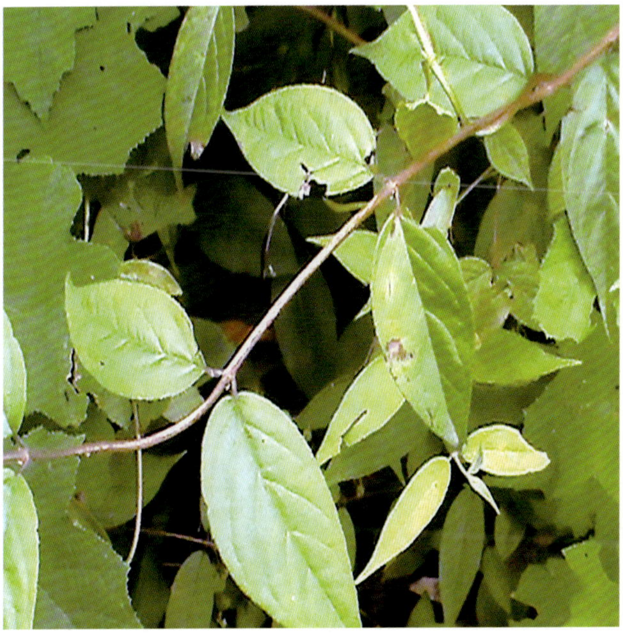
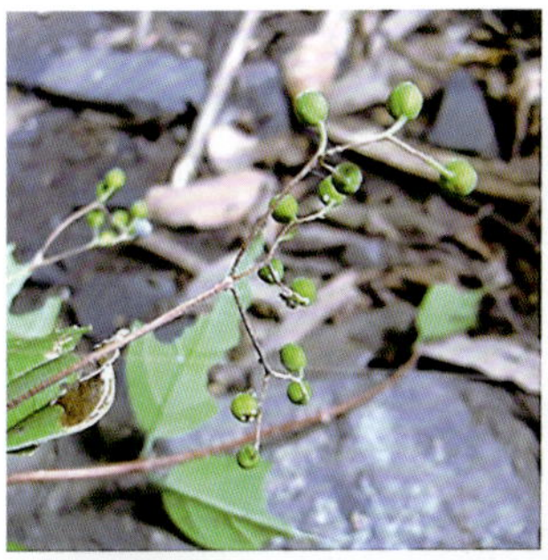
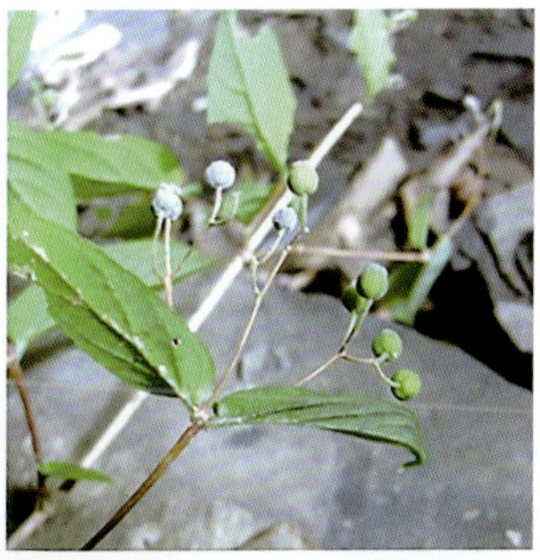
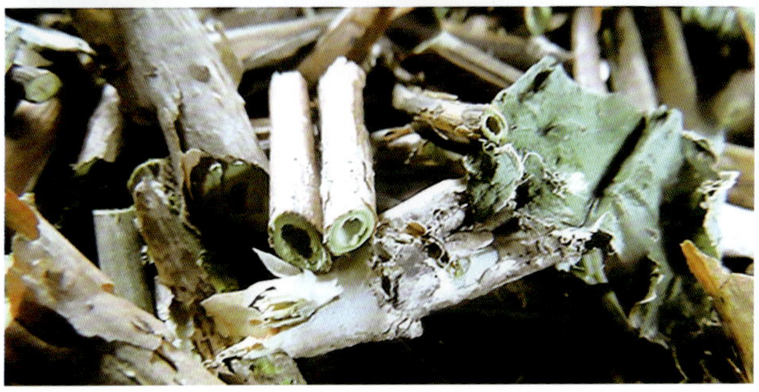

枫木树 | Feng mu shu

Ndut bid minx 都比明

苗乡树神枫香木，寨前屋后有高枝。骨痹身痛关节肿，痢疾腹泻类风湿。

枫木树，为金缕梅科植物枫香树 *Liquidambar formosana* Hance.。

苗乡各地均有生长，多半生于山坡或村旁的树林中，悬崖绝壁之上，阴湿溪涧之中，田坎山路之旁。

别名 枫木、枫香树、枫树、香枫、三角枫、枫仔树、灵枫、大叶枫。果实：路路通、枫木果、枫木球、枫实、枫果、枫子。树脂：枫木油、枫树脂、枫木浆、白胶香。

采制 枫木以根、叶、果实及树脂、嫩尖、寄生入药。夏季采叶，现采现用；秋后采集果实，拣净杂质，晒干备用；全年采根，洗净泥土，晾干水分，切片晒干备用。春、夏季采收枫树根部流出的树脂，拣净杂质，晒干备用。嫩尖 6 月至9 月采集，一般鲜用。四季采集枫香寄生，采回后切段，晒干备用。

性味与归经 根：味苦、涩，性温，有小毒。入肝、胃、肾经。叶：味苦、辛、涩，性平。入脾、肾、肝经。树脂：味苦、辛、微涩，性平，无毒。入肝、脾经。嫩尖：味辛、苦，性平，有小毒。果实：学名路路通，味苦，性平。入肝、胃经。

功效 根：祛风镇痛，收涩祛毒。树叶：祛风除湿，行气止痛。树脂：生肌活血，镇痛解毒。嫩尖：祛风除湿，行气止痛。果实：祛风通络，利水除湿，通经。枫寄生：祛风活血，止咳化痰。

主治 树根：用于风湿性关节痛、牙痛、疔毒、痈疽。树叶：用于肠炎、痢疾、胃痛；外用治毒蜂蜇伤、皮肤湿疹。树脂：用于风疹、猪婆疯、疥疮、各种出血、便秘。嫩尖：用于肠炎、痢疾、产后风、湿疹、胃痛等。果实：用于肢体痹痛、手足拘挛、胃痛、水肿、胀满、经闭、乳少、痈疽、痔漏、疥癣、湿疹等疾病。

用法用量 外用：煎汤，根、叶 15 ～ 30 克，果实 10 ～ 18 克。外用：树叶适量，煎水外洗患处，或烧成灰末调敷。

禁忌 孕妇忌服。胃肠虚弱、痈疽溃破者禁用。虚寒血崩、经血多者禁用。

附方

1. **痢疾肠炎：**枫木根皮 10 克，煎水服。
2. **头痛：**枫木根 15 克，臭牡丹 15 克，核桃仁 15 克，水煎服。
3. **风湿性关节炎：**枫木根 30 克，救兵粮根 30 克，水煎服。
4. **骨结核：**枫木浆 10 克，黑风藤 10 克，土蟮 10 克，水杨梅 10 克，水煎服。
5. **猪婆疯：**枫木浆 10 克，土蟮 10 克，鹰爪风 10 克，倒钩藤 10 克，水煎服。
6. **胃痛：**枫木树嫩尖，捣烂取汁，山泉水冲服。
7. **风湿关节炎：**枫木果 10 克，风藤 10 克，三角风 10 克，水煎服。药渣煎水熏洗患处。
8. **黄水疮、头癣：**枫木果 30 克，煎水外洗患处。另用 30 克研末，调敷。
9. **癣疮：**枫木果 60 克，煅存性，加白矾粉 1 克调匀，香油调搽。
10. **背花：**枫木树嫩尖，与米饭共捣烂，外敷患处。
11. **中暑：**枫木树叶 10 克，洗净，捣烂，开水冲服。
12. **产后乳汁不通：**枫木果 12 克，小人参 12 克，木通 6 克，麦冬 12 克，煎服。
13. **荨麻疹：**枫树果 40 克，青壳鸭蛋 3 个。枫木果水煎取汁，再加入鸭蛋同煮，分 2 ～ 3 次服。

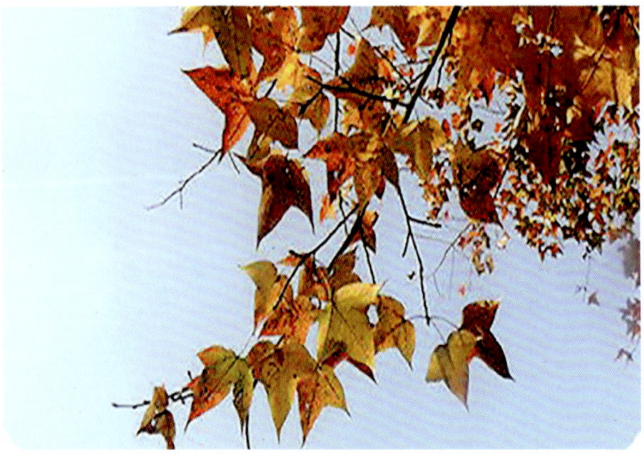

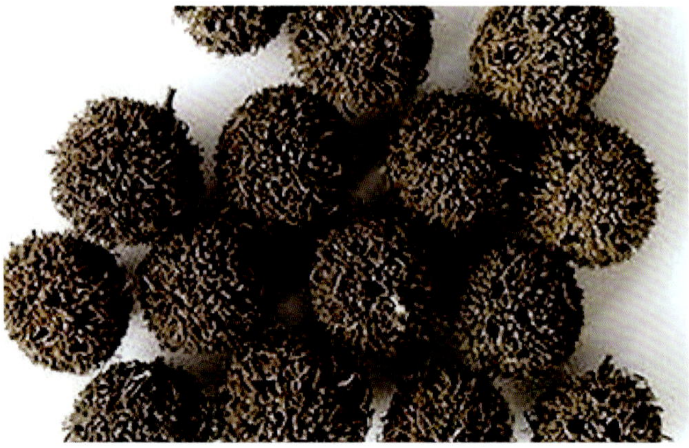

甘子稿 | Gan zi gao

Ndut ganb zin gaos 都竿子篙

茎如竹篁节节高，汁液似糖粘口消。高热烦渴津液伤，醉酒反胃赤涩尿。

甘子稿，为禾本科甘蔗属植物甘蔗 *Saccharum officinarum* Linn. 的茎秆。

苗乡各地均有栽培，一般栽培在河边或溪旁沙土地、山坡等土壤肥沃、土质疏松、阳光充足的沙土地中。

别名 甘蔗、竹蔗、薯蔗、糖杆、竿蔗、糖梗、红甘蔗、薯蔗。

采制 药用茎秆。秋季，砍下成熟的甘子稿，削去老叶，截断，鲜用或整根埋在沙土中保存，食用时挖出。

性味与归经 味甘、涩，性寒凉，无毒。入肺、胃经。

功效 清热除烦，润燥通便，补肺益胃，生津解酒。

主治 高热烦渴、内热伤津、反胃呕吐、便秘不通、胸闷咳嗽、酒醉口臭、咽喉肿痛、尿热尿痛。

用法用量 内服：水煎，20～30 克，或鲜吃、或榨汁饮用。

禁忌 脾胃虚寒者慎服，不可与酒同吃，否则生痰，不可多吃，易引起发虚热，以致流鼻血。

附方

1. 小儿头疮白秃：甘子稿茎秆烧灰，研细末，与乌桕油调匀，频搽患部。
2. 高热口渴、醉酒烦热：甘子稿若干，嚼烂咽汁，或捣烂取汁饮用。
3. 肺热咳嗽，咽干痰稠：甘子稿 30 克，雪梨 30 克，切片绞汁服；或甘子稿 30 克，捣烂取汁，与小米 50 克同煮熟，放冷服用。
4. 胃阴亏虚，反胃呕吐：甘子稿 30 克，切片绞汁服用；或甘子稿汁 30 毫升，生姜汁 10 毫升，混合调匀，分 3 次含服。
5. 尿积病，尿热尿痛：甘子稿 100 克，蛤蟆草 40 克，黄毛根 10 克，水煎取汁，分 3 次饮用。
6. 便秘腹胀：甘子稿汁 50 毫升，青皮煎水 30 毫升，蜂蜜水 50 毫升，混合调匀，早晚分服。
7. 发热口渴：甘子稿去皮，徐徐嚼之，缓缓咽下汁液，1 日数次。服药期间禁食辛辣食物。
8. 呕吐反胃：甘子稿汁 50 毫升，生姜汁 10 毫升，1 日 3 次，温开水送服。
9. 虚热咳嗽：甘子稿汁 700 毫升，高粱米 250 克，煮熟，分 2 次温服。
10. 醉酒：甘子稿 200 克，萝卜 150 克，切碎，加水煮至萝卜烂熟，去渣取汁，随意服用。
11. 咽喉疼痛：嫩甘子稿 100 克，随意嚼烂，徐徐咽之。

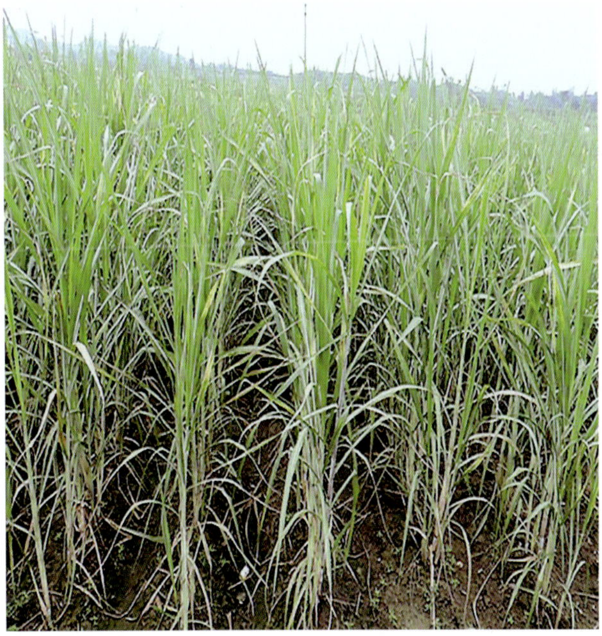
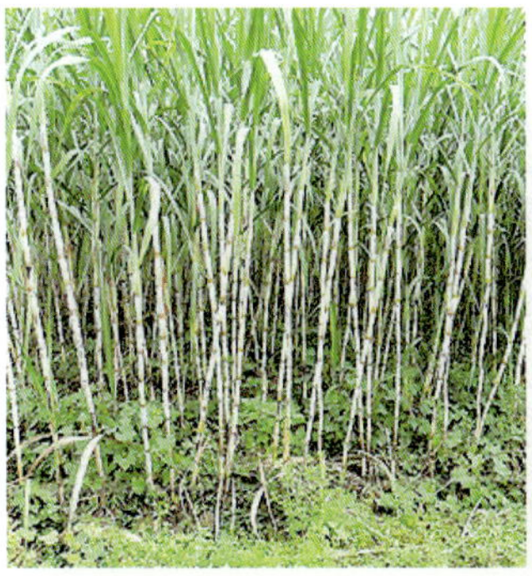
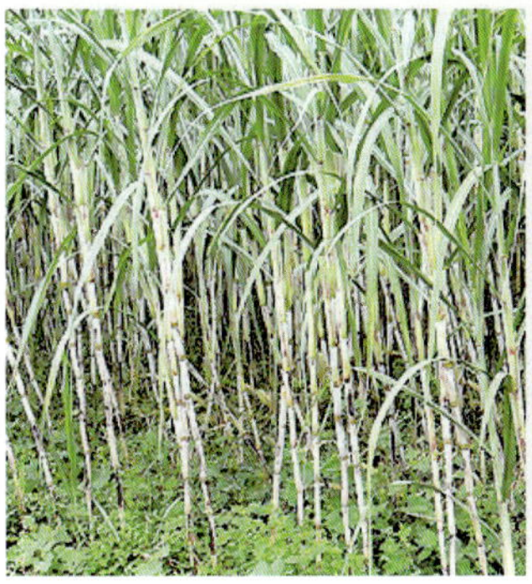
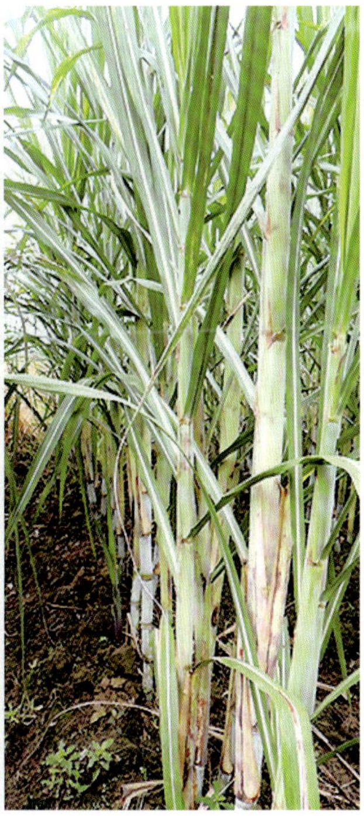

观音柳 | Guan yin liu

Ndut nqonb ghuond 都秋茹

姿态婆娑西河柳，庭院栽培意境幽。麻疹不透风寒束，骨痛腹胀与醉酒。

观音柳，为柽柳科柽柳属植物柽柳 *Tamarix chinensis* Lour. 的嫩枝叶。
苗乡各地均有栽培，一般栽培于河边、路边、沟旁、庭院或药园中。

别名 柽柳、柽、垂丝柳、河柳、西河柳、西湖柳、红柳、阴柳、雨师、雨丝、赤柽。

采制 药用嫩枝条。夏秋季枝叶繁茂时采摘，拣净杂质，切段，鲜用或晒干备用。

性味与归经 味甘、辛，性平，无毒。入肺、胃、心经。

功效 疏风散寒，解表止咳，升散麻疹，祛风除湿，消痞戒酒。

主治 风热感冒、风寒咳嗽、麻疹初期、疹出不透、风湿骨痛、皮肤瘙痒、皮肤风疹、醉酒成痞。

用法用量 内服：煎汤，10 ～ 15 克，或入散剂。外用：适量，煎水擦洗或浸泡。

禁忌 麻疹已透，体虚多汗者禁服。

附方

1. **风寒感冒，全身骨痛：** 观音柳 10 克，言须 6 克，瓜板根 10 克，辣子蛇药 6 克，生姜 3 片，水煎取汁，分 3 次服用。服药期间禁服酸冷食物。
2. **风湿骨痛：** 观音柳 10 克，大血藤 10 克，土牛膝 10 克，黑风藤 10 克，夏天无 4 克，水煎取汁，分 3 次服。药渣煎水外洗患处，1 日 2 次。
3. **麻疹初期：** 观音柳 10 克，言须 6 克，生姜 3 片，水煎取汁，分 3 次热服。服药后盖被捂出汗，禁食酸冷食物。
4. **麻疹出而不透：** 观音柳 10 克，则耳根 10 克，言须 6 克，丝葱 6 克，水煎取汁，热敷全身，或以布包药渣，热熨全身，以汗出、疹透为度。
5. **麻疹内陷：** 观音柳、水杨柳、红浮萍各适量，水煎取汁，涂抹全身，可透麻疹。用药期间，禁食酸冷食物。
6. **醉酒成痞：** 观音柳嫩枝条若干，焙干研细末，每次 3 克，温酒调服，每日 3 次，连服 10 ～ 15 日。
7. **皮肤瘙痒：** 观音柳 10 克，接骨草 10 克，野菊花 10 克，九里光 10 克，水煎取汁，分 3 次服用。药渣煎水，外洗患处，1 日 2 次。
8. **湿疹、水痘：** 观音柳 10 克，土茯苓 10 克，一颗针 6 克，水煎取汁，分 3 次服。药渣煎水外洗患处。如患处渗水，以观音柳嫩枝叶焙干研细末，外撒患处，1 日 2 次。
9. **风疹：** 观音柳 10 克，紫苏叶 6 克，红浮萍 10 克，水煎取汁，分 3 次服。

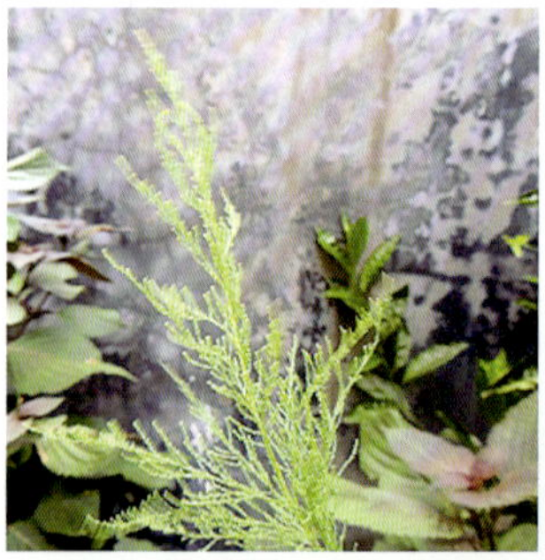
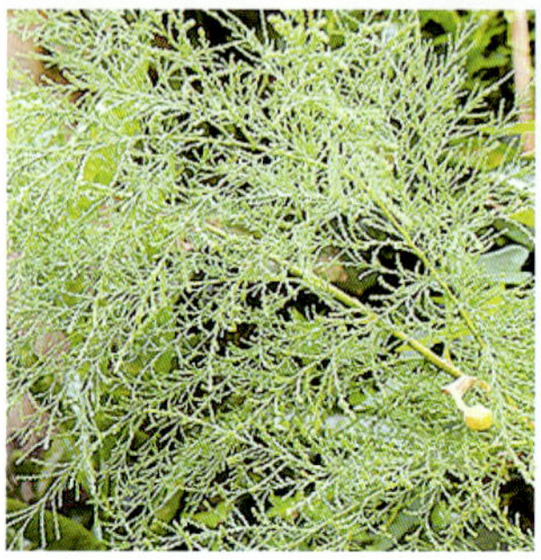
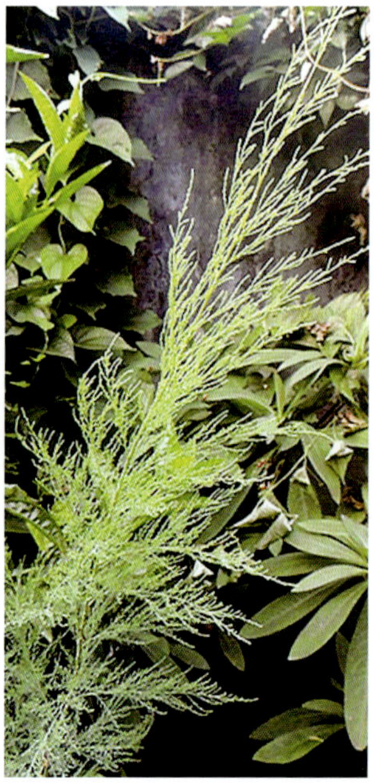
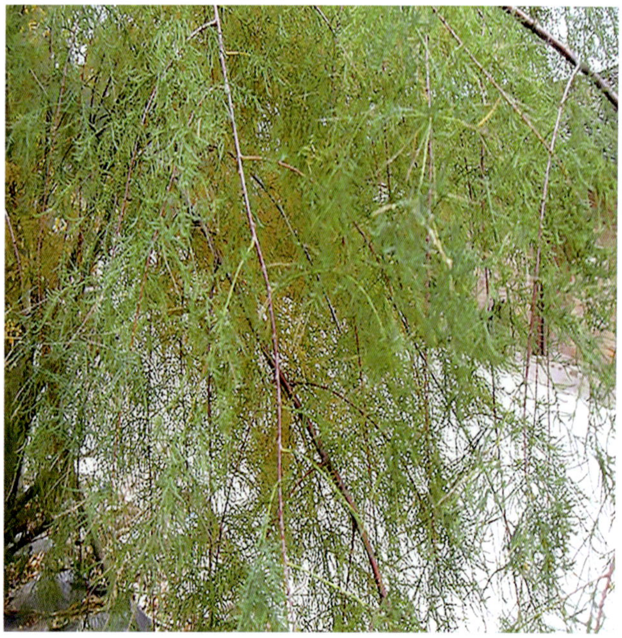

桂皮 | Gui pi

Ndut shanb guis 都山桂

气味辛辣满嘴香，山野疏林与路旁。风寒湿痹腰腿痛，肠胃冷胀产后彷。

桂皮，为樟科樟属植物天竺桂 *Cinnamomum japonicum* Sieb. 阴香 *Cinnamomum burmanni*（Nees & T. Nees）Blume、细叶香桂 *Cinnamomum subavenium* Miq. 或川桂 *Cinnamomun wilsonii* Gamble 等的树皮或枝叶。

苗乡各地均有野生，也有少数栽培。一般栽培于山路旁、疏林下、房前屋后等地。

别名 山桂、月桂、土肉桂、土桂皮、野桂。

采制 药用树皮、树叶。冬季采割树皮，春夏季采摘树叶，切片，鲜用或阴干、晒干，备用。

性味与归经 味辛、甘，性温，无毒。入心、肝、脾、肾经。

功效 发汗解肌，温通经脉，助阳化气，平冲降气。

主治 风寒感冒、脘腹冷痛、血寒经闭、关节痹痛、痰饮、水肿、心悸。

用法用量 内服：水煎，3～6 克，或入丸、散剂。外用：适量，煎水外洗或浸泡。

禁忌 阴虚火旺者禁服，血证、孕妇忌服。

附方

1. **口臭（属寒湿者）：** 桂皮 6 克，小飞蓬 10 克，桂枝 3 克，猪骨髓 30 克，煮食。
2. **低血压：** 肉桂、桂枝各 30 克，甘草 15 克，加沸水冲泡，代茶频饮。
3. **慢性胃肠炎：** 鲜一点红 60 克，桂皮 6 克，水煎服，每日 1 剂。
4. **萎缩性胃炎：** 桂皮 60 克，荔枝核 6 克，山苍子根 6 克，草豆蔻 6 克，煎服。
5. **产后腹痛：** 桂皮 10 克，红糖 6 克，水煎服，1 日 1 剂，分 2 次服。
6. **产妇缺乳：** 羊肉 250 克，猪蹄 500 克。洗净切块炒干，加入丝葱、姜片、桂皮、食盐调味，再用小火焖熟，吃羊肉、猪蹄，喝汤，1 日数次。
7. **肾虚腰痛：** 桂皮、花椒、老姜、柑子叶、辣椒各适量，与猪脚煮熟服用。
8. **风湿痹痛，四肢拘挛麻木：** 桂枝 10 克，淫羊藿 15 克，威灵仙 10 克，苍耳子 10 克，川芎 6 克，水煎服。
9. **风湿痛：** 野桂枝根 15 克，虎刺 15 克，豨莶草 15 克，水煎服。
10. **风湿痛：** 雪冻花树皮 6 克，桂枝 10 克，水煎服。并用树皮煎水外洗患处。
11. **风湿寒痛：** 桂树节、桑枝节、竹枝节、松节、紫苏根、黄芪各 15 克，白酒适量。水煎前 6 味，兑白酒服，每日 1 剂。
12. **创伤出血：** 野桂枝树皮晒干，研末，撒伤处。

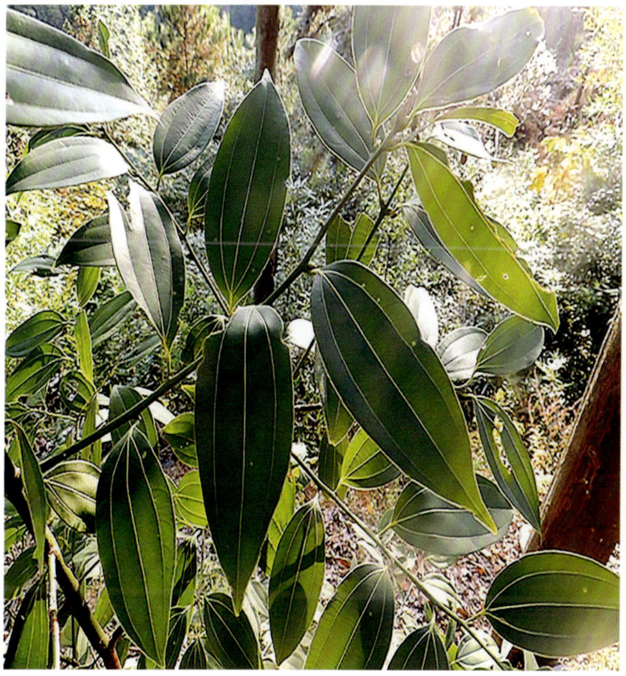
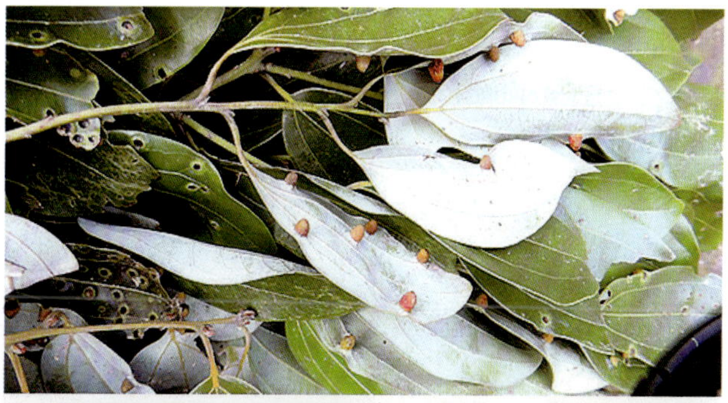
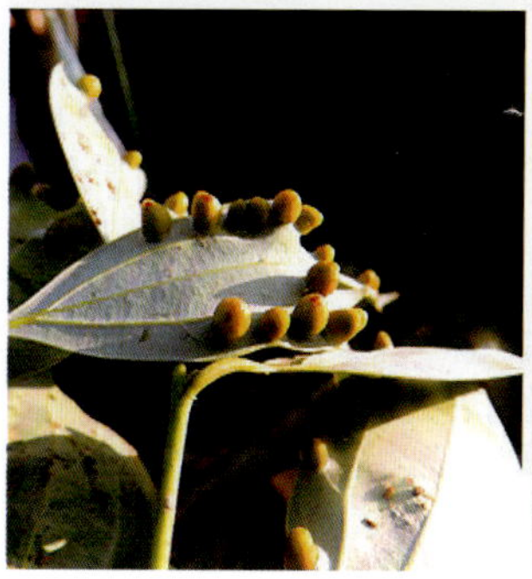
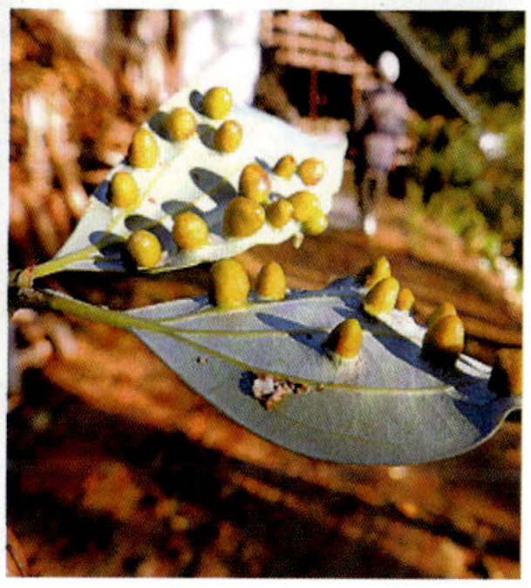

黄荆条 | Huang jing tiao

Ndut ghunx leb 都棍来

路边杂柴黄荆条，嫩枝清香花细小。风寒咳喘咽喉痛，暑热吐泻蛲虫消。

黄荆条，为马鞭草科植物黄荆 *Vitex negundo* L. 牡荆或荆条的干燥叶片、荆条、果实及根茎。

苗乡各地均有野生，一般生于山坡下、树林中或路边、河边等。也有七片叶子的黄荆条，山区苗医习惯用它来治疗蛇咬伤。

别名 黄荆、黄荆柴、蚊烟柴、七指风、土蔓荆、黄荆子。

采制 药用枝叶、根茎、果实。枝叶夏秋季生长茂盛时采收，晒干。根茎 2 月或 8 月采挖，洗净泥土，切段、片，晒干备用。果实秋季成熟时采收，用手搓下，晒干，扬净。

性味与归经 叶：味辛，性温。根：味微苦、辛，性平。入心、肺、肝经。

功效 叶：祛痰，止咳，平喘。根茎：宣肺涤痰，祛风除湿，消肿解毒。

主治 黄荆子：感冒、咳嗽、哮喘、喉痹肿痛、风湿骨痛、牙痛、烫伤。叶用于慢性支气管炎。根茎：风湿骨痛、胃痛、疝气、痔漏。

用法用量 内服：煎汤，子、叶：3～6 克，根茎 10～30 克。外用：捣敷或煅存性研末调敷。

附方

1. **打摆子：**黄荆根 30 克，水煎 2 次，于发作前 3 小时煎服。
2. **风湿关节痛、腰痛：**黄荆根 30 克，八角枫根 30 克，枸骨根 30 克，水煎，分 3 次热服。
3. **胃溃疡、慢性胃炎：**黄荆根 30 克，红糖适量，水煎，分 3 次热服。
4. **蛲虫病：**黄荆根 30 克，切片，同甜酒炒至黄色，用水 2 碗，煎至 1 碗，晚饭前服。
5. **慢性气管炎：**黄荆根干品 60 克，加水煮沸后，用文火熬 2～3 小时，约 100 毫升。每日 2 次分服，10 天为 1 疗程，连服 2 个疗程。
6. **头风痛：**黄荆叶适量，捣烂敷太阳穴。
7. **感冒，发热，口渴：**黄荆叶 15 克，十大功劳叶 30 克，路边荆 15 克，水煎服。
8. **齿槽脓漏：**黄荆根 30 克，煮鸡蛋 1 个，先取汁漱口，再食蛋和药汁。
9. **停乳奶胀：**黄荆子 12 克，研末，用温开水加甜酒少许调服。
10. **桐木脚杆：**黄荆叶、威灵仙各 15 克，青蒿 30 克，水煎，连服 2 天。
11. **手脚溃烂：**黄荆条叶若干，煎水浸洗患处。
12. **哮喘：**黄荆子 15 克（略炒），水煎服或开水泡服。
13. **中暑呕吐、腹痛腹泻：**黄荆叶 9 克，藿香 9 克，扁豆衣 12 克，水煎服。
14. **拉肚子：**黄荆子 6 克，酒药子 10 克，炒香，研末，和白糖服。
15. **预防麻疹：**黄荆芽 10 克，救兵粮 10 克，水煎作茶饮。
16. **小儿惊风：**黄荆条根 12 克，水煎服。
17. **中暑：**黄荆尖 6 克，蓼蓝尖 6 克，捣烂，开水泡服。
18. **中暑：**黄荆嫩叶加工后可泡水代茶饮，能消暑止渴，防治肠胃病。

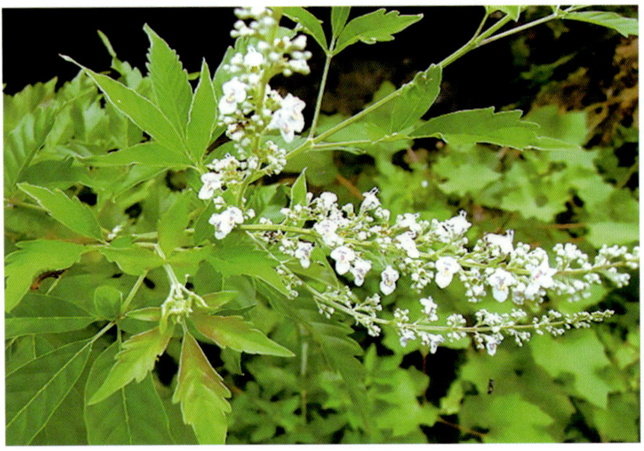

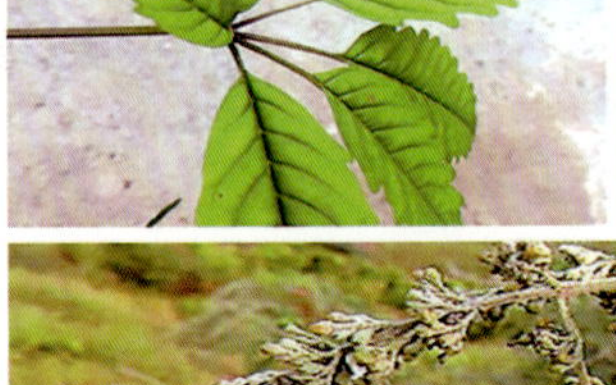

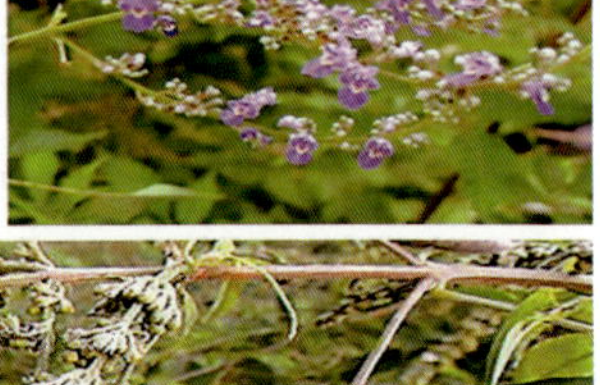

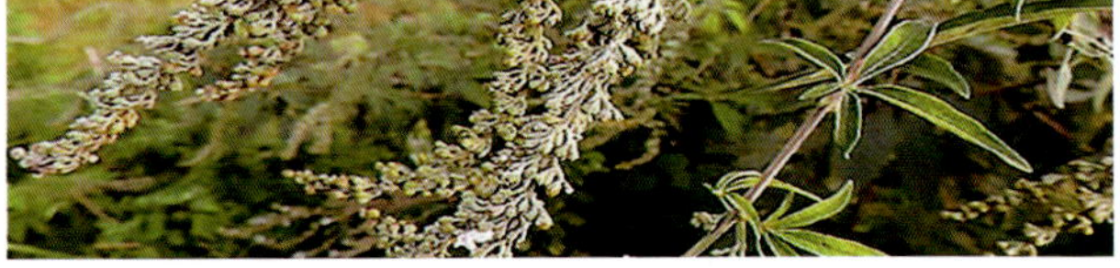

寄生木芽 | Ji sheng mu ya

Ndut gil blead 都寄边

空中楼阁数寄生，它树皮内把根伸。补益肝肾强筋骨，止痛安胎调月经。

寄生木芽，为桑寄生科常绿小灌木桑寄生 *Taxillus chinensis*（DC.）Danser、槲寄生 *Viscum coloratum*（Kom.）Nakai 或其他寄生的带叶茎枝。

苗乡各地均有野生。一般在繁茂的树林中，树龄较长、树干高大的树木上可以发现寄生木。

别名 桑寄生、桑上寄生、寄生草、寄生树、桃树寄生、苦楝寄生、广寄生、槐花寄生、梧州寄生、寄生茶、松树寄生、板栗寄生。

采制 药用茎枝。冬季或次春采集。采回后剔去粗枝、败叶，切段，鲜用或晒干备用。

性味与归经 味苦、甘，性平。入肝、胃、肺、肾经。

功效 祛风湿，益肝肾，强筋骨，通经络，安胎元。

主治 风湿痹痛、筋骨痿弱、肢体偏枯、腰膝酸软、筋骨无力、崩漏经多、妊娠漏血、胎动不安、产后乳少、高血压、头昏目眩等。

用法用量 内服：煎汤，10～15 克，或入丸、散剂，浸酒或捣汁饮。外用：适量，捣烂外敷，或研末调敷。

禁忌 寄生木芽性味平和，一般人均可服用。

附方

1. **腰膝酸软：** 寄生木芽 10 克，土牛膝 10 克，扯丝皮 10 克，木瓜 15 克，水煎服。
2. **风寒湿痹：** 寄生木芽 10 克，马蹄香 3 克，满山香 10 克，香樟根 10 克，蜈蚣 2 条，山姜枝 10 克，水煎服。药渣煎水加樟脑 3 克，外洗患处。
3. **经多崩漏：** 寄生木芽 10 克，益母草 10 克，尿珠子 10 克，铺地霍 10 克，镰仄草 10 克，水煎兑红糖，冷服。
4. **胎动不安：** 寄生木芽 10 克，桑皮 10 克，麻根 10 克，艾叶 6 克，无根藤 10 克，水煎服。
5. **宫寒不孕：** 寄生木芽 10 克，菟丝子 10 克，淫羊藿 10 克，韭菜花 6 克，水煎服。
6. **妊娠水肿：** 寄生木芽 10 克，桑白皮 10 克，苏叶 5 克，生姜皮 4 克，煎汁喝。
7. **滑胎：** 寄生木芽 15 克，菟丝子 10 克，续断 10 克，瓜壳 10 克，麻根 10 克，水煎取汁，分 3 次服。
8. **头晕耳鸣：** 寄生木芽 10 克，天麻 10 克，小人参 10 克，鹰爪风 10 克，水煎服。药渣煎水，外洗头部。另用猪脑髓 1 个，隔水蒸熟，当菜吃。
9. **痢疾阴伤：** 寄生木芽 100 克，小人参 100 克，焙干研细末，每次 3 克，温开水送服，1 日 3 次。
10. **偏头痛：** 寄生木芽 10 克，秦艽 6 克，防风 6 克，竹沥 1 杯，水煎服。

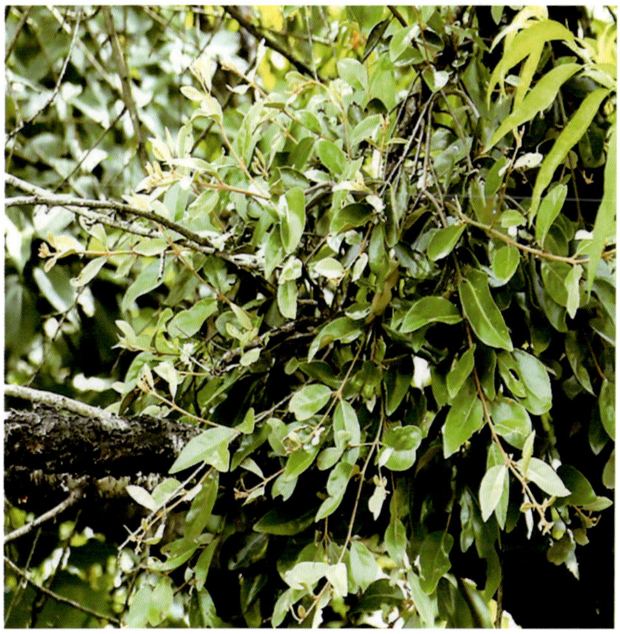
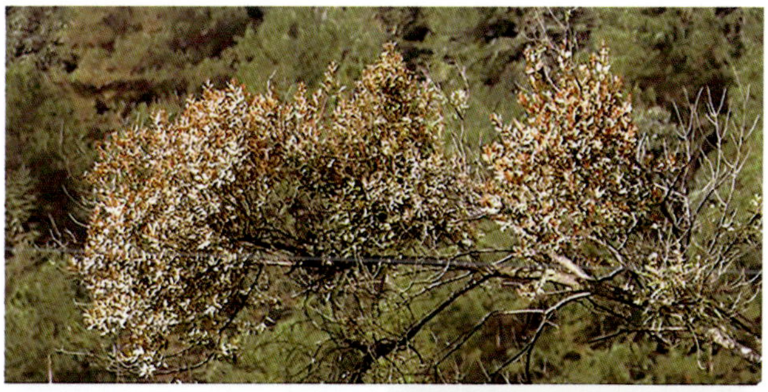
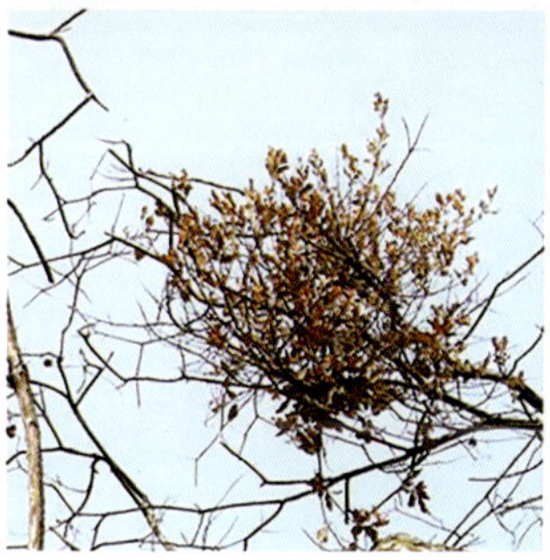
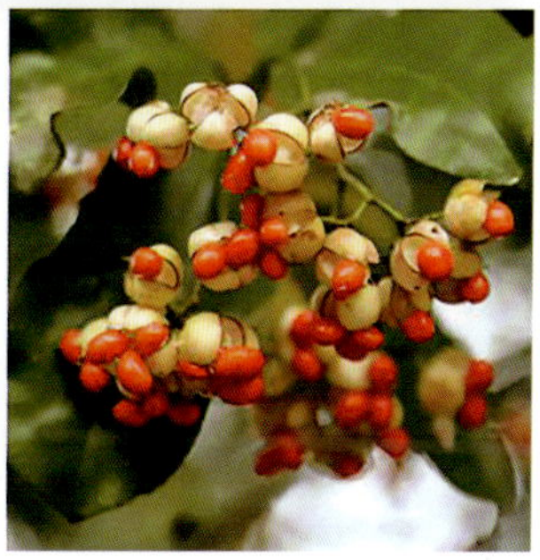

接骨木 | Jie gu mu

Ndut gieb blad 豆介巴

骨折筋断接骨木，珍稀物种实难找。肾炎水肿产后风，漆疮痹痛效也好。

接骨木，为忍冬科接骨木属植物接骨木 *Sambucus williamsii* Hance 的茎枝。

苗乡各地均有野生，也有少数栽培。野生者一般生于向阳山坡、小河边、溪流旁、疏林中、山路边等处，栽培者栽培于庭园、路旁、菜园边等。

别名 木蒴藋、接骨草、续骨木、扦扦活、七叶黄荆、放棍行、珊瑚配、铁骨散、接骨丹、七叶金、透骨草、接骨风。

采制 接骨木的枝条、根及根皮、叶、花朵均可供药用，全年可采。砍下枝条，切段，晒干备用。根及根皮四季可挖，挖出后洗净泥土，晾干水分，切段，鲜用或晒干备用；叶片在生长茂盛时采摘，一般鲜用；花朵在开放时采摘花蕾或花瓣，鲜用或晒干备用。

性味与归经 味甘、苦，性平。入肝、肾经。

功效 祛风，利湿，活血，止痛。

主治 风湿筋骨疼痛、腰痛、水肿、风痒、瘾疹、产后血晕、跌打肿痛、骨折、创伤出血。

用法用量 内服：煎汤，10～15 克，或入丸、散剂。外用：适量，捣敷或煎水熏洗。

禁忌 孕妇忌服。

附方

1. **肾炎水肿：**接骨木 10～15 克，水煎服。
2. **创伤出血：**接骨木适量，研成细粉，外敷患处。
3. **漆疮：**接骨木茎叶 100 克，韭菜 50 克，煎汤待凉洗患处。
4. **产后血晕：**用接骨木碎块一把，加水 100 毫升，煮成 50 毫升，分次服下。
5. **腰痛：**接骨木、懒柳木、大五爪风、三角风、地枇杷各 10 克，水煎服。
6. **脚湿痹、偏瘫：**接骨木叶、金银花藤叶各适量，煎水趁热熏洗患处。
7. **湿脚气：**接骨木全株 60 克，煎水熏洗患处，每日 2 次。
8. **痛风：**接骨木 120 克，鲜豆腐 120 克，酌加水、黄酒炖服，1 日 3 次。
9. **风湿痛：**接骨木 30 克，虎杖 30 克，白牛胆 30 克，水煎服。
10. **扭挫伤：**接骨木、泽兰、打不死、血三七、八棱麻、菊叶三七各适量，捶烂外敷患处，布条包扎。
11. **跌打损伤：**接骨木全株适量，捣烂，敷伤处。
12. **骨折：**接骨木、海风藤、寄生（以桐树寄生为最好）各适量捣烂，敷伤处。
13. **接骨续筋：**接骨木叶或鲜根皮 60 克，黄栀子 30 克，共捣烂，酌加黄酒适量炒热，按伤处大小摊药于布上，将骨折复位后，即以上药敷伤处，夹板固定。
14. **急性肾炎：**接骨木、望江南种子各 15 克，玉米须 10 克，水煎服。
15. **产前、后腹痛：**射干 12 克，接骨木、益母草、茅根各 10 克，水煎服。

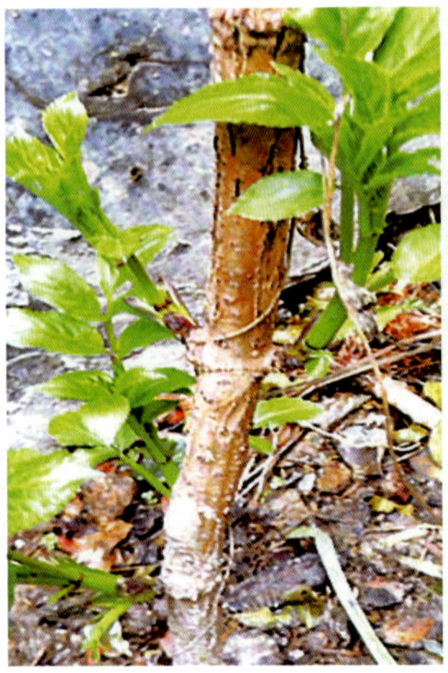
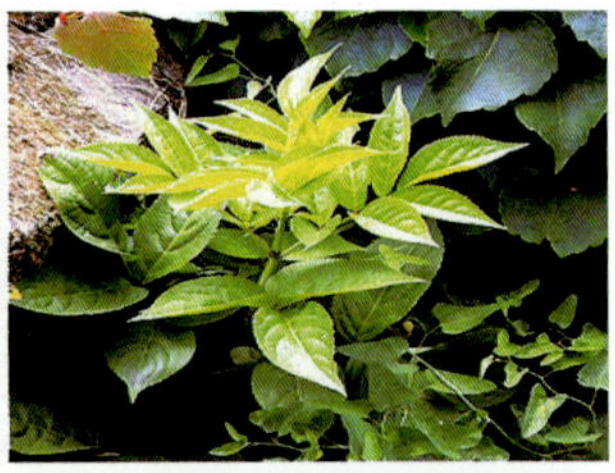
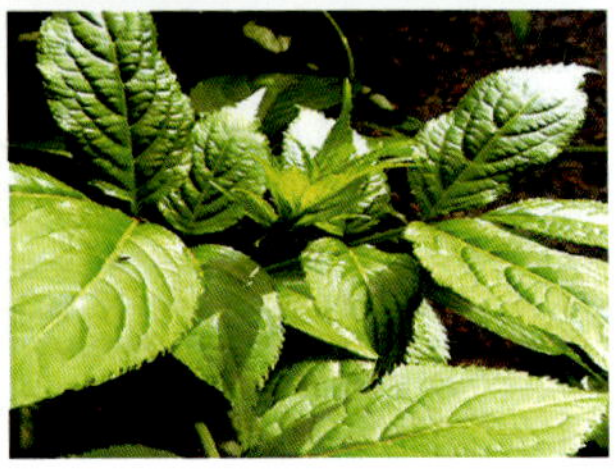
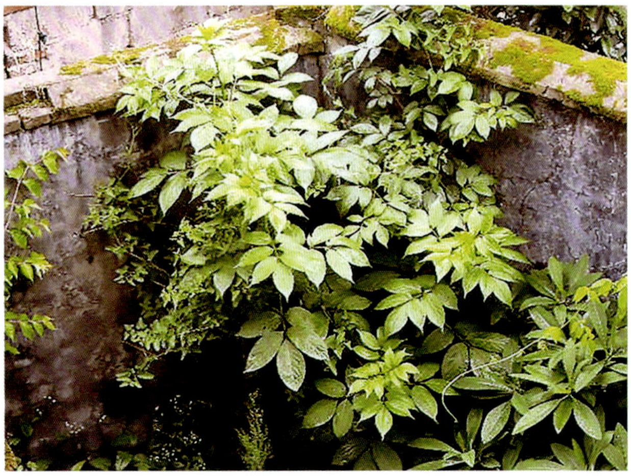

懒利稿 | Lan li gao

Ndut gux rul 都谷如

溪边神木接骨丹，根皮嫩叶效可侃。骨折损伤风湿痛，肺热咳喘咽喉炎。

懒利稿，为山茱萸科有齿鞘柄木 *Torricellia angulata* Oliv. var. *intermedia*（Harms.）Hu 的根、根皮、树皮及叶。苗乡各地山区均有野生，一般生于山谷、水沟、溪流旁以及水分充足、阴暗湿润的悬崖、石壁上。

别名 有齿鞘柄木、水冬瓜、接骨丹。

采制 以树皮、嫩枝叶入药。树皮四季可采，采回后洗净泥土，切片，鲜用或晒干备用。嫩枝叶随采随用，一般鲜用。

性味与归经 根：味辛、微苦，性微温。入肝、肾经。叶：味微苦，性凉。入肺、膀胱经。

功效 根：祛风除湿，活血接骨。叶：清热解毒，利湿。

主治 根：主治风湿性关节痛、跌打瘀肿、骨折、闭经、水肿。叶：主治咽喉疼痛、肺热咳喘、热淋、泄泻。

用法用量 内服：煎汤，根 6 ～ 15 克，叶 9 ～ 15 克，或泡酒。外用：根适量，捣烂敷；叶适量，研细末吹喉。

禁忌 孕妇慎服。

附方

1. **接骨：** 懒利稿根 60 克，骨碎补根 60 克，野葡萄根 60 克。加白酒适量捣烂，先将骨折处复位，用药渣外敷，杉木皮固定，每天用酒精浸湿 1 次， 7 天换药 1 次。
2. **骨折：** 懒利稿、野油麻、铁线草、接筋藤各等量，捣烂，炒热包伤处。
3. **扭伤：** 懒利稿根皮、小三七各适量，捣烂兑酒，外包患处。
4. **风湿疼痛：** 懒利稿根皮 15 克，土牛膝 10 克，铁马鞭 10 克，夏天无 4 克，水煎服。
5. **脱肛：** 鲜懒利稿根皮 30 克，棕粑叶 30 克，捣烂，以淘米水浸泡，外洗患处。
6. **闭经：** 鲜懒利稿根皮 60 克，煮鸡蛋 3 个， 1 餐 1 个， 1 日 3 次。
7. **咽喉肿痛：** 懒利稿叶 10 克，焙干研细末，每以少许吹入喉咙中。
8. **风湿水肿：** 懒利稿枝叶 50 克，草木灰 100 克，铁马鞭 30 克，煎水外洗。
9. **肺热咳喘：** 懒利稿叶 15 克，枇杷叶 10 克，铁包金 10 克，金荞麦 10 克，水杨柳 10 克，水煎服。药渣煎水外熨胸部，1 日 2 次。
10. **热淋：** 懒利稿叶 10 克，黄茅根 10 克，则耳根 10 克，竹叶菜 10 克，煎服。
11. **腹泻清稀：** 懒利稿叶 10 克，水杨柳 10 克，白蒿 10 克，铁扫帚 10 克，水煎取汁，分 3 次服。
12. **外伤肿痛：** 懒利稿叶 15 克，土牛膝 10 克，铁马鞭 10 克，大血藤 10 克，飞龙掌血 10 克，水煎服。药渣煎水，加樟脑 4 克，瓦针刺破，再用药水外洗。

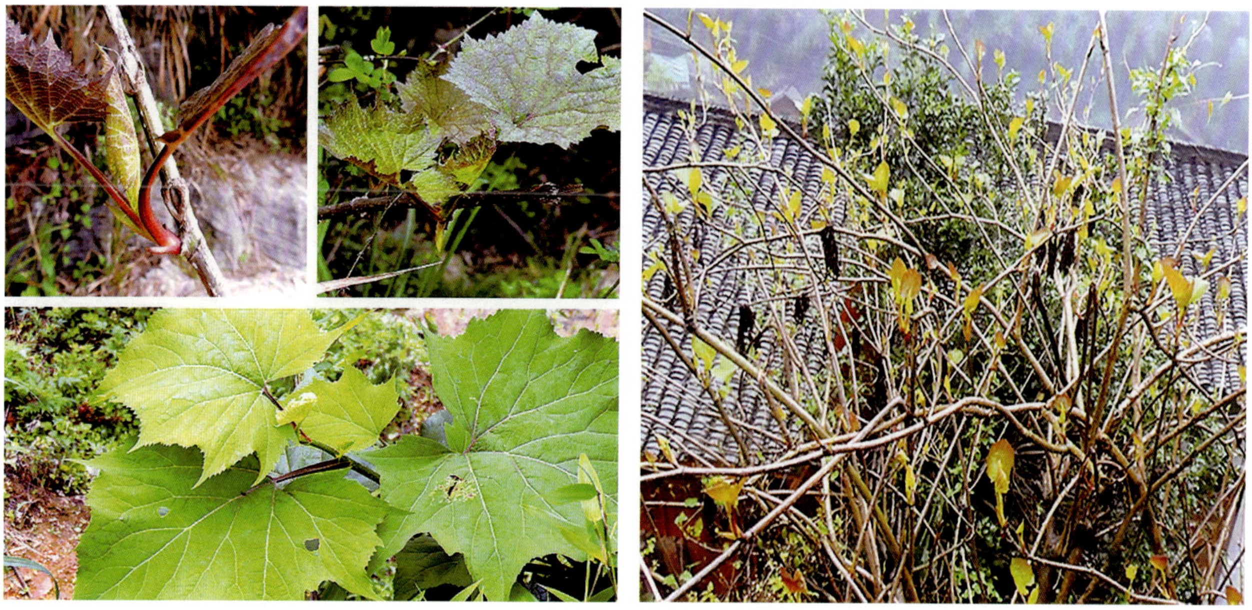

老鼠王 | Lao shu wang

Ndut ghab nenl 都嘎能

苦寒泻火老鼠王，浑身是刺把鼠防。肺痨咳血骨蒸热，肝火红眼烧烫伤。

老鼠王，为小檗科十大功劳属植物阔叶十大功劳 *Mahonia bealei*（Fort.）Carr. 的全株。

苗乡各地均有野生，也有少数栽培。野生者一般生于山坡林下、小溪旁、沟渠边、灌木丛中等阴湿处。

别名 老鼠刺、十大功劳、功劳木、土黄柏、刺黄柏、木黄连、黄天竹、猫儿刺、八角刺、刺黄芩、山黄芩、土黄连、西风竹。

采制 以根、茎、花、叶、籽入药。根、茎、叶四季可采，采回后洗净泥土，切片，鲜用或晒干备用。花朵在盛开时采摘，鲜用或阴干备用。果实在成熟变黑时采摘，采回后煎成小段，鲜用或阴干备用。

性味与归经 根茎、叶、子：味苦，性寒。花朵：味甘，性凉。入肝、胃、大肠经。

功效 根、茎、子：清热解毒、消肿止泻。叶、花：滋阴清热，益睛明目。

主治 叶：主治肺结核、感冒、肺痨咳血、骨蒸潮热、头晕耳鸣、腰酸腿软、心烦、目赤。根、茎：主治细菌性痢疾、急性肠胃炎、传染性肝炎、肺炎、肺结核、支气管炎、咽喉肿痛。子：主治红眼病、疮疖痈肿。外用治眼结膜炎、痈疖肿毒、烧烫伤等。

用法用量 内服：水煎，根、茎、籽 15～30 克，花、叶 6～10 克。外用：适量，捣烂外敷患处。

禁忌 老鼠王性寒，体质虚寒之人慎用。

附方

1. **风火牙痛：**老鼠王叶 10 克，水煎顿服，每日 1 剂，痛甚者服 2 剂。
2. **肠炎腹泻：**老鼠王茎 10 克，瓜板根 10 克，水煎取汁，分 3 次服。
3. **红眼病：**老鼠王籽 10 克，野菊花 10 克，水灯草 10 克，水煎取汁，分 3 次服。服药期间禁食辛辣食物；或用老鼠刺茎，去表皮，磨水点眼。
4. **牙龈红肿：**老鼠王茎 10 克，石膏 10 克，黄毛根 10 克，水煎取汁，分 3 次服。
5. **腰酸腿痛：**老鼠王 10 克，淫羊藿 10 克，豨莶草 10 克，桂枝 15 克，大活血 15 克，水煎取汁，分 3 次服。药渣煎水外熨患处。
6. **小儿发热：**老鼠王 3 克，惊吓草 3 克，蛤蟆草 2 克，五爪风 3 克，艾叶 2 克，水煎取汁，分 3～4 次服。
7. **骨蒸劳热（五心发热及月家痨）：**老鼠刺 15 克，地骨皮 15 克，青蒿 10 克，水煎取汁，分 3 次服。
8. **痔疮：**老鼠王茎 15 克，猪脚爪 2 只，煮熟去渣，食猪爪，喝汤，1 日 3 次。
9. **急性肝炎：**老鼠王、石苇、栀子、糯米草、禾良草各 10 克，煎水，兑白糖服。

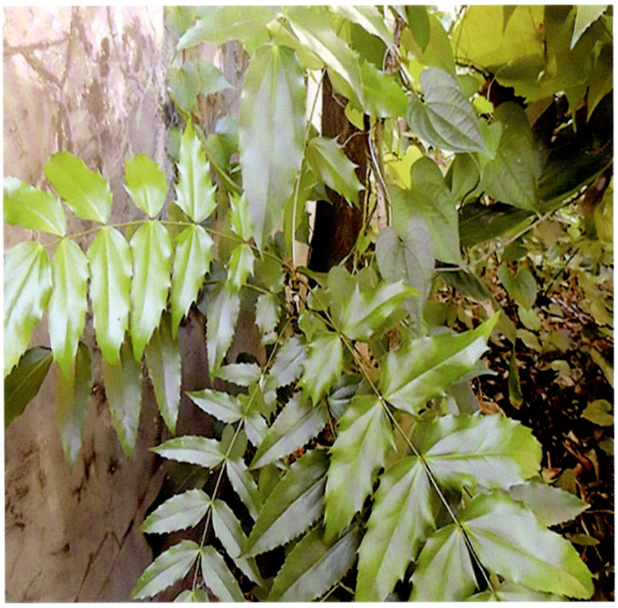
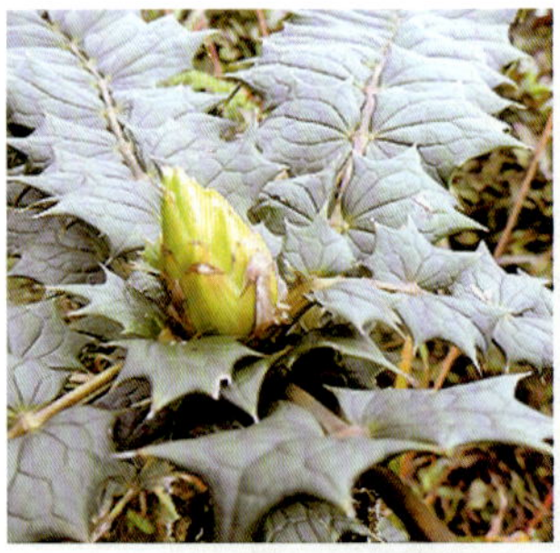
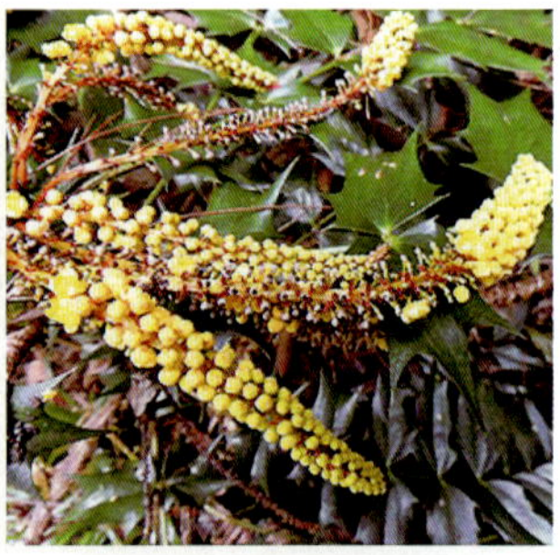
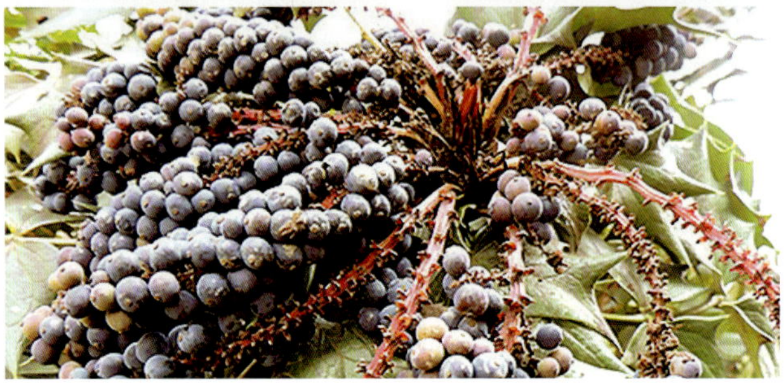

凉棚草 | Liang peng cao

Qing liang peng caol 青凉棚草

醉鱼杀虫凉棚草，溪旁疏林景色好。肺热咳嗽关节疼，跌打出血肠虫少。

凉棚草，为马钱科植物醉鱼草 *Buddleja lindleyana* Fortune 的全草。

苗乡各地均有野生，一般生于山地、小溪边、疏林中。本植物的根（七里香）、花（醉鱼草花）亦可入药用。凉棚草有两种：颜色青的称为“青凉棚”，颜色白的称为“白凉棚”。药用以白凉棚为好。

别名 醉鱼草、青凉鹏、白凉棚、鱼尾草、醉鱼儿草、闹鱼花、痒见消、鱼鳞子、药杆子、毒鱼藤、鲤鱼花草、药鱼子、白皮消、铁帚尾。

采制 凉棚草四季可采，春夏季以枝叶为主，秋冬季以茎条为主，采回后拣净杂质，切段，晒干备用。

性味与归经 味辛、苦，性微温，有毒。入肺、脾、肾经。

功效 祛风，杀虫，活血，止咳。

主治 感冒咳嗽、风湿关节痛、蛔虫病、钩虫病，跌打损伤、外伤出血、撑耳癀、九子疡。

用法用量 内服：煎汤，干品 10 ～ 15 克，鲜者 15 ～ 30 克。外用：适量，捣烂敷或研末。

禁忌 凉棚草性味温和，一般人均可服用。

附方

1. **流行性感冒：**白凉棚草 15 克，金银花藤 15 克，贯众 10 克，水煎服。
2. **钩虫病：**青凉棚草 15 克，兰花根 4 克，棕树根 4 克，水煎取汁，兑茶油或石灰水，分 3 次服。
3. **打摆子（疟疾）：**青凉棚草、猫耳朵各 30 克，水煎，于发作前 3 ～ 4 小时内服，连服 2 天。
4. **跌打新伤：**鲜白凉棚草 30 克，土牛膝 10 克，加米酒 30 毫升，开水炖 1 小时，分 3 次内服。
5. **外伤出血：**白凉棚草叶若干，晒干研末备用。急用时，撒在伤口，并轻轻按压，布带包扎。
6. **撑耳癀：**凉棚草 15 克，枫木果 7 个，地菜 10 克，煮鸡蛋食。
7. **九子疡：**白凉棚草 30 克，九里光 30 克，接骨草 20 克，水煎服。
8. **小儿咳嗽：**白凉棚草 4 克，地枇杷 4 克，金荞麦 4 克，铁白金 4 克，水煎服。
9. **扯哈：**白凉棚草 10 克，马蹄香 3 克，香樟根 10 克，羊角藤 10 克，水煎热服，每日 4 次。药渣煎水，外敷颈部、胸部及后背，每日 2 次。
10. **白喉：**白凉棚草 15 克，天青地白 10 克，水煎取汁，分 3 次含服。
11. **喉痈：**白凉棚草枝叶放口中嚼烂含之，有口水则吐出。

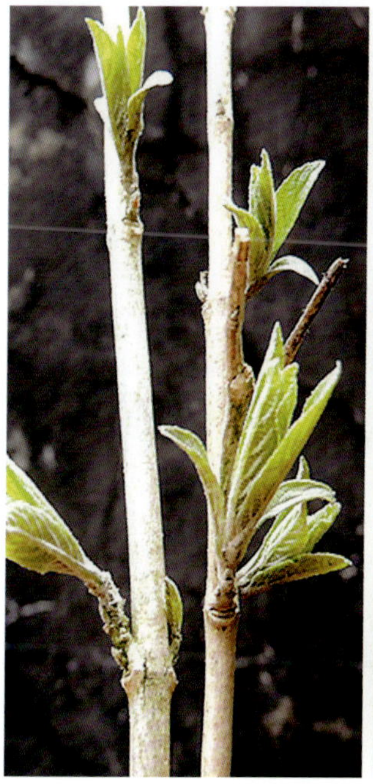

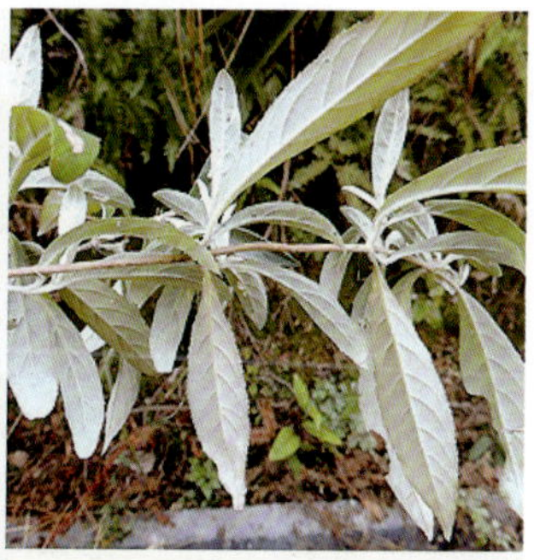

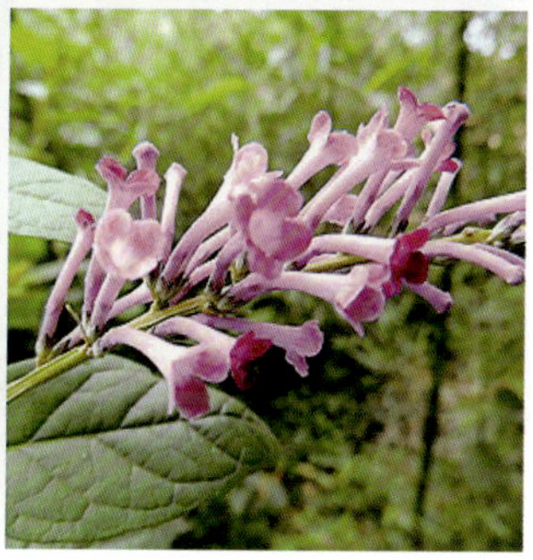

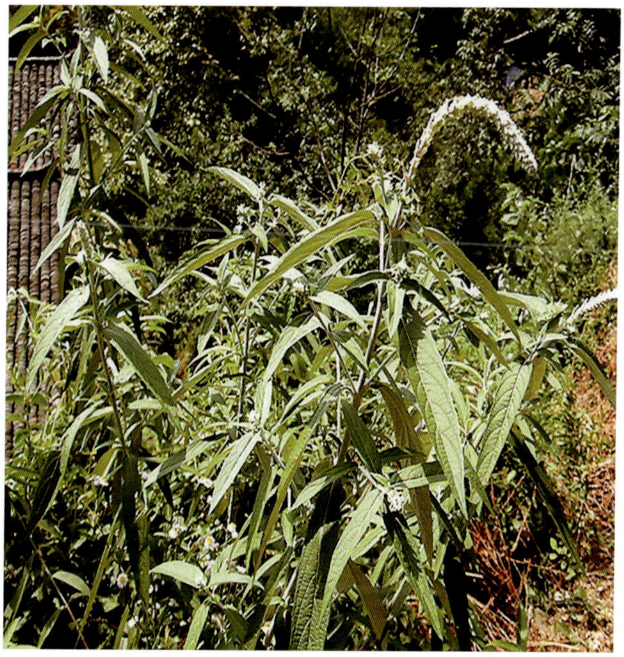

了哥王 | Liao ge wang

Zaib yaox dail 贼腰带

跌打妙药了哥王，悬崖石壁根茎长。痈肿疮毒风湿痛，蛇虫咬伤九子疡。

了哥王，为瑞香科植物南岭荛花 *Wikstroemia indica*（Linn.）C. A. Mey 的茎叶或根茎皮。

苗乡各地均有野生，少数人家有栽培。一般生于山坡灌木丛中、路旁和村边，以岩石壁上较多。

别名 金丝桃、黄杜鹃、九信药、九信草、山黄皮、山麻皮、山棉皮、毒鱼藤、假黄皮、了哥麻、山石榴、铁骨伞、毒除根、七麻根。

采制 茎、叶全年可采，洗净，切段，晒干或鲜用，捣烂外敷或挤汁外涂。根茎全年均可采挖，切去地上部分，洗净，晒干或烘干，或蒸熟，切片，晒干。

性味与归经 味苦、辛，性寒，有毒。入心、肺、小肠经。

功效 消热解毒，化痰散结，消肿止痛。

主治 痈肿疮毒、瘰疬、风湿痛、跌打损伤、蛇虫咬伤。

用法用量 内服：煎汤（久煎），6～9 克。外用：适量，捣敷，研末调敷或煎水洗。

禁忌 本品有剧毒，服后有呕吐和腹痛、泄泻的不良反应，用时宜慎，孕妇及体质虚寒者忌服。

附方

1. **肺热咳嗽、蛾子**：了哥王根白皮 6 克，水煎取汁，分 3 次含服。
2. **九子疡**：了哥王干根 10～15 克，久煎去毒后，取汁，分 3 次内服。
3. **羊子初期（淋巴结发炎初期）**：鲜了哥王根皮和红糖捣烂敷患处，并取了哥王根 30 克，水煎取汁，分 3 次服。
4. **肝硬化腹水**：鲜了哥王根白皮 30 克（蒸熟），红枣 12 粒，红糖 30 克，共捣为丸，如绿豆大，用开水送服 5～7 粒，日服 1 次。
5. **风湿骨痛**：了哥王根 10 克，鸡肉 120 克，加水炖 7 小时，1 次服下。
6. **股骨阴疽**：鲜了哥王根皮适量，捣烂调白酒少许，外敷患处。
7. **疮疡成脓未溃**：了哥王根皮适量，黄瓜香适量，捣烂，敷疮四周，留孔排脓。
8. **跌打损伤**：了哥王根白皮 6 克，铁马鞭 10 克，水煎取汁，分 3 次服。
9. **拔铁弹及竹刺**：了哥王根适量，和黄糖捣烂外敷患处，留孔。
10. **毒蛇、蜈蚣咬伤**：了哥王根九蒸九晒，每用 15～30 克，水煎取汁，分 3 次温服。药渣捣烂，外敷患处。

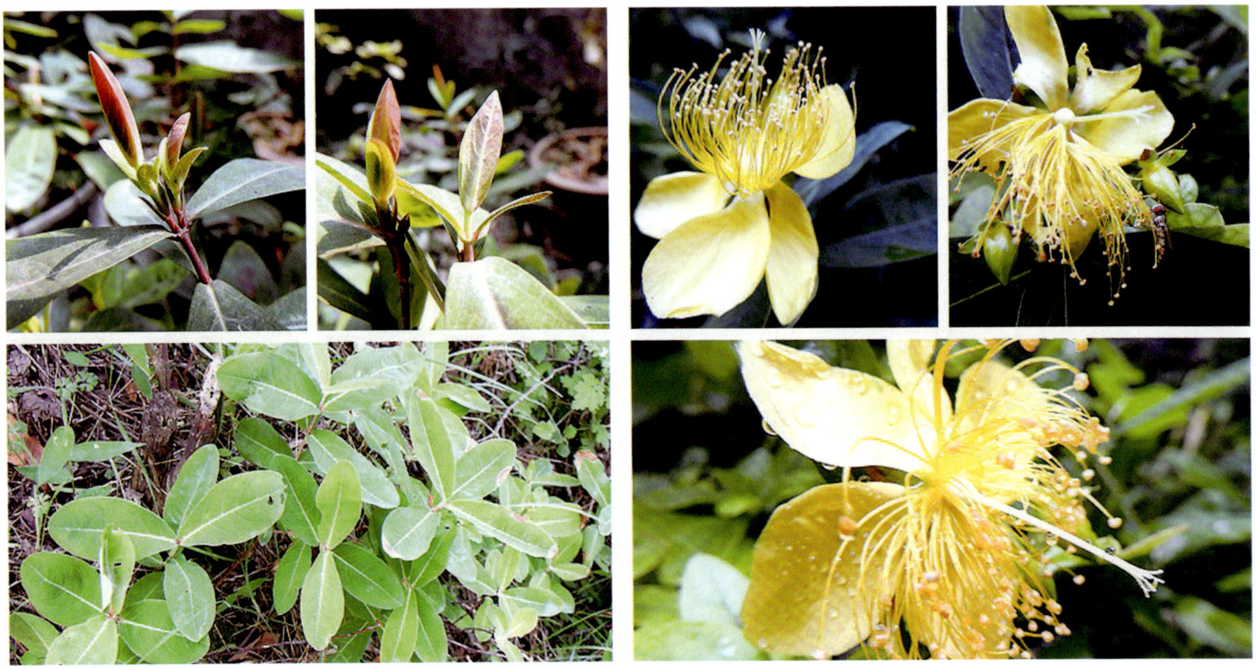

柳树 | Liu shu

Ndut nqoub ghuoud 都秋菇

垂叶婆娑清明柳，水塘河湾拂波流。疳痨斑秃小便急，癞癣淋浊疡子瘤。

柳树，为杨柳科植物柳树 *Salix babylonica* L. 的枝叶、根茎及种子。

苗乡各地均有野生，也有栽培。杨柳多半生长在水边，如水渠、河流、山沟、池塘边等。

别名 水杨柳、垂杨柳、清明柳、旱柳、河柳。

采制 柳叶、柳皮、柳根都可以入药。柳叶春夏季采摘，采回后，拣净杂质，切断，鲜用或阴干备用。树皮、树根随时可采，采回后削去老皮，切段，鲜用或晒干备用。

性味与归经 味苦，性寒，无毒。入肺、肝、肾经。

功效 散风清热，利尿祛湿，明目透疹。

主治 黄疸型肝炎、风湿性关节炎肿胀、湿疹、地方性甲状腺肿大、肾炎水肿、麻疹不透、白带淋浊、骨折、烫伤、牙痛、丹毒、乳腺炎等。

用法用量 内服：煎汤，10 ～ 30 克。外用：适量，煎水洗或捣汁涂搽。

禁忌 柳树味苦，体虚之人少用。

附方

1. **脱发：**清明柳枝 20 克，芝麻梗 20 克。煎汤洗头并摩擦头皮，1 日 1 次，连用一七。
2. **脱眉：**垂柳叶 500 克，生姜汁 100 毫升。垂柳叶阴干为末，加生姜汁于铁器内捣匀，取药液涂搽患处。
3. **肾囊风：**柳根 15 克，杠板归 10 克，水煎取汁，外患处洗，1 日 1 次。
4. **四肢僵直：**柳树根、枫树根、蒙花树根、桃花树根各适量，煎水外洗患处，1 日 2 次。
5. **脚转筋：**柳树枝、桃树枝、椿树枝、桑树枝、槐树枝各适量，水煎取汁，外洗患脚。
6. **小儿疳痨：**柳树嫩根、桐油树嫩根、茅根各 10 克，淘米水煎取汁，分 3 次服。
7. **羊子瘤：**杨柳嫩叶适量，捶烂外敷患处，1 日 1 次。
8. **癣：**杨柳嫩叶 30 克，洗净泥土备用。先将患处洗净，再用杨柳叶揉汁搽。
9. **癞子：**柳树花、叶 2 ～ 3 斤，生姜 60 克，花椒 120 克，水煎成膏，外搽。
10. **淋浊、白带：**柳树皮 30 克，水煎取汁，红、白糖兑服，1 日 3 次。
11. **阴道滴虫：**柳叶 30 克，鲜品捣绒纱布包裹，每晚放入阴道，第二天清晨取出。
12. **皮炎、湿痒：**柳树虫蛀孔中的蛀屑适量，水煎取汁，洗浴，每日 1 ～ 2 次；或将药物炒热，布包温熨患处。
13. **尿急病：**新鲜柳枝 60 克，麦芽、茅根各 30 克，水煎取汁，分 3 次服。服药期间禁食辛辣食物。
14. **手指、脚趾骨折：**用嫩杨柳枝 1 根，截断，劈开后，夹在断骨处，布条包扎。

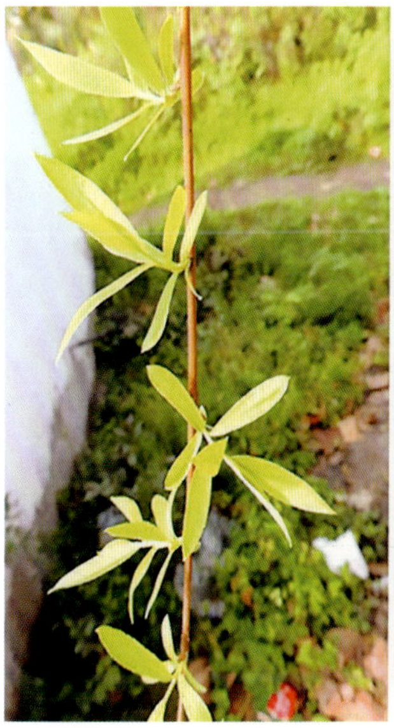
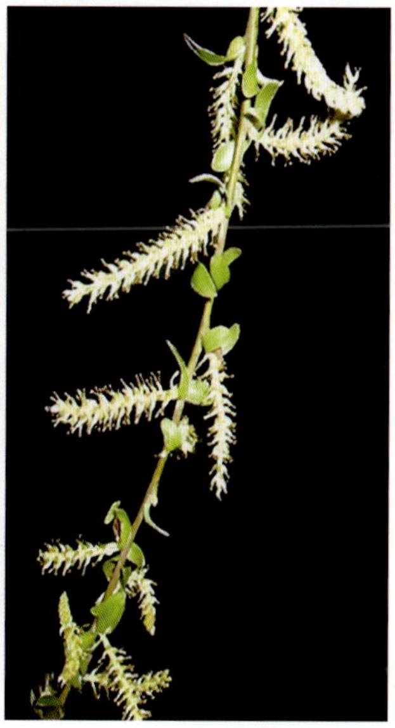
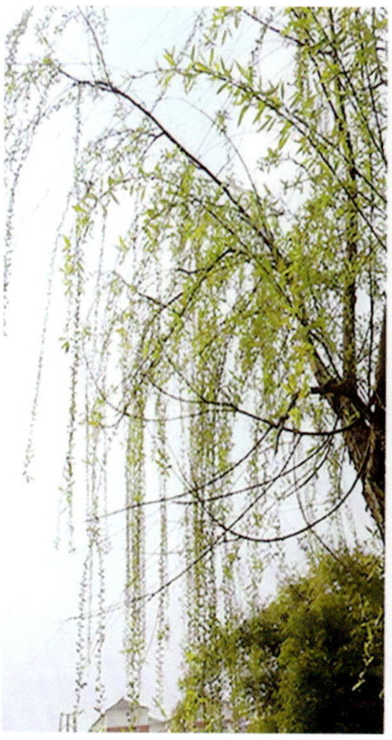
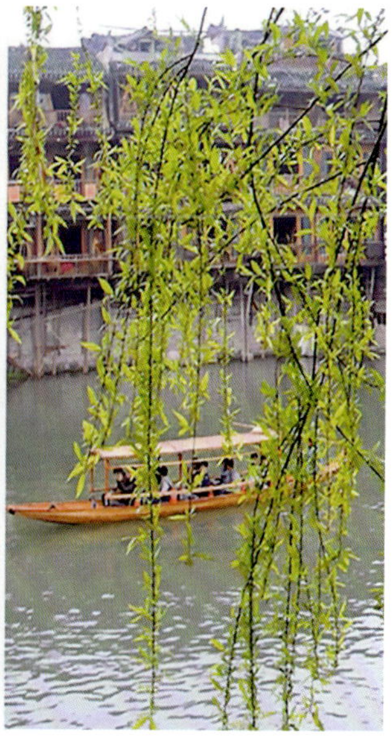

七叶莲 | Qi ye lian

Jongs chad nux 炯叉龙

七叶联生似鹅掌，山谷疏林小溪旁。风湿痹阻神经痛，肺热肝炎与外伤。

七叶莲，为五加科植物鹅掌藤 *Schefflera arboricola* Hay. 的根或茎叶。
苗乡山区有野生，一般生于山谷或阴湿的疏林中、山谷里、小溪旁。

别名 小叶鸭脚木、汉桃叶、手树、七加皮、七叶蘑、七叶烂、七叶藤、八叶五加、鸭脚树、狗脚蹄、没骨消。

采制 以根、茎秆、树皮、叶片入药，全年可采，切片，晒干备用。根采回后，洗净泥土，切片晒干备用。

性味与归经 味微苦，微香，性温。入肺、肾、肝、脾经。

功效 皮：发汗解表，祛风除湿，舒筋活络。根：祛风消肿，活血止痛，舒筋活络。叶：消肿，止痛，止血，接骨，止痒。

主治 根、皮主治：风湿痹痛、胃痛、跌打骨折、外伤出血、类风湿关节炎、肺炎、肝炎、感冒、腰痛、神经痛、痢疾。叶片主治：皮炎、湿疹。

用法用量 内服：煎汤，干品 9 ～ 15 克，鲜品 30 克，或泡酒。外用：鲜叶适量，捣烂敷患处，或煎水外洗患处。

禁忌 气血虚弱者、孕妇慎用。

附方

1. 风湿关节痛：七叶莲、红龙船花叶、大风艾各适量，共捣烂，用酒炒热后，敷患处，用布包扎。
2. 跌打损伤：七叶莲、酒糟各适量，共捣烂，用芭蕉叶包好煨暖，敷患处。
3. 外伤出血：七叶莲适量，捣烂敷患处。
4. 肺痈、肺脓疡：七叶莲根 10 克，山葡萄根 10 克，络石 6 克，仙丹、老公根、牛筋草、金钱薄荷、鱼腥草各 10 克，水煎服。
5. 跌打骨折：七叶莲叶、艾草、山泽兰、白花益母草、接骨草、文殊兰、山葡萄、一条根各适量，捣烂后加酒调匀，推拿并外敷患处，1 日 2 次。
6. 淋病：七叶莲叶、仙合草、苦菜、则耳根、黄茅根各 10 克，水煎服。
7. 胃痛：七叶莲 10 克，马蹄香 3 克，银薄荷 10 克，水煎服。
8. 感冒：七叶莲 10 克，六月雪 10 克，辣子蛇药 6 克，生姜 3 片，水煎热服。
9. 消化不良：七叶莲 10 克，隔山消 10 克，枞葫芦 10 克，橘子皮 6 克，水煎服。
10. 皮炎、湿疹、漆疮：鲜七叶莲叶适量，煎水外洗患处。
11. 咽喉肿痛：七叶莲 10 克，三两银 2 克，威灵仙 10 克，薄荷 6 克，水煎服。

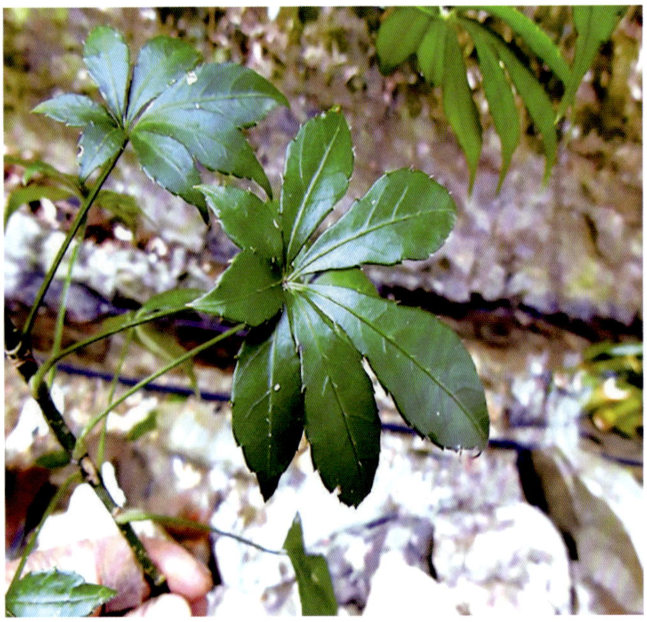

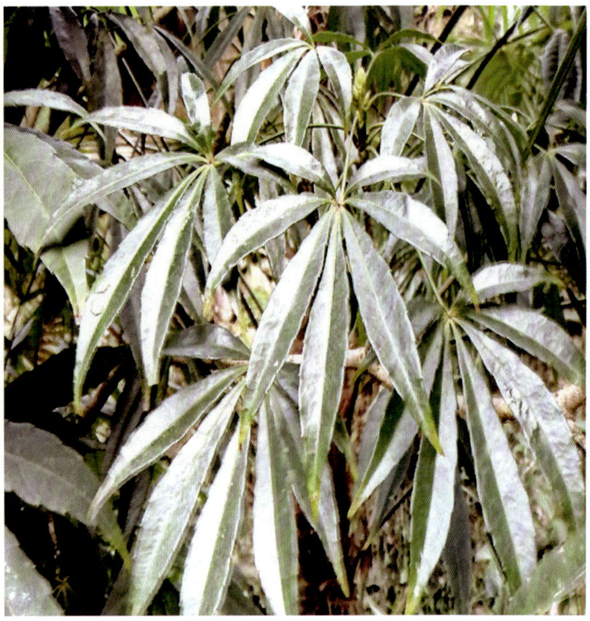

千年矮 | Qian nian ai

Reib ghuenb mes 鋭过买

千年勿大路边荆，六月如雪白森森。风寒咳嗽与痢疾，腰腿疼痛劳骨蒸。

千年矮，为茜草科植物六月雪 *Serissa japonica*（Thunb.）Thunb. 的全草。
苗乡各地均有野生，也有不少栽培。野生千年矮，生于山野疏林下、小路旁、田坎边等地。

别名 六月雪、路边荆、路边鸡、路边金、六月冷、光骨刺、过路黄荆、硬骨柴、天星木、路边姜、鸡骨柴、千年勿大、野黄杨树、永勿大、冻米柴、月月有。

采制 药用地上部分。四季可采，全株入药。割回后，拣净杂质，切段，晒干备用。为了保持药源，不主张连根拔起，只需割取地上部分，留下根茎，任其发芽生长。

性味与归经 味淡，性凉，无毒。入肺、肝经。

功效 疏风散寒，舒筋活络，止咳化痰，清热解毒。

主治 感冒头痛、风寒咳嗽、痢疾腹泻、小便淋沥、风湿腰痛、水肿、目赤肿痛、喉痛、齿痛、妇女白带、痈疽、瘰疬。

用法用量 内服：煎汤，干品 10 ～ 15 克，鲜品 20 ～ 30 克。外用：烧灰淋汁涂，煎水洗或捣敷。

附方

1. **感冒头痛、牙痛：**千年矮 30 克，一枝黄花 15 克，葱、姜各 6 克，水煎服。
2. **风寒咳嗽：**千年矮 30 克，老紫苏茆 30 克，水煎，鸡蛋 1 个，蜂蜜 30 克冲服。
3. **痢疾腹泻：**千年矮根 30 克，仙鹤草 15 克，蛤蟆草 10 克，水煎，兑红糖服。
4. **腰痛：**千年矮 30 克，松树叶 10 克，刀豆壳 15 克，水煎，兑甜酒冲服。
5. **小便淋痛：**千年矮 60 克，水灯草 10 克，黄毛根 10 克，水煎服。
6. **肝炎：**千年矮 60 克，过路黄 30 克，水煎服。
7. **骨蒸劳热、小儿疳积：**千年矮 30 ～ 60 克，水煎服。
8. **目赤肿痛：**千年矮茎叶 30 克，水煎服。药渣再煎熏洗眼部。
9. **偏头痛：**鲜千年矮 30 克，水煎，加少许食盐服。
10. **咽喉炎：**千年矮 10 克，水煎，每日 1 剂，分 2 次服。
11. **鹅口疮：**千年矮叶一握，稍捣，浸米泔，取汁洗口内。
12. **白癜风：**千年矮、马蹄香、红牛膝、桑皮、黄荆各等分。烧为末淋汁，外涂。

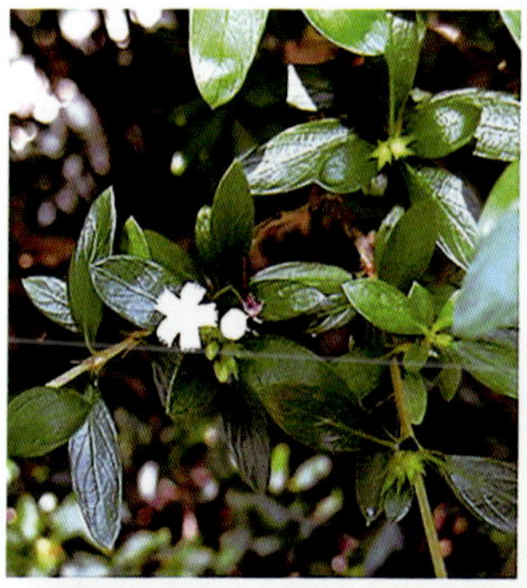
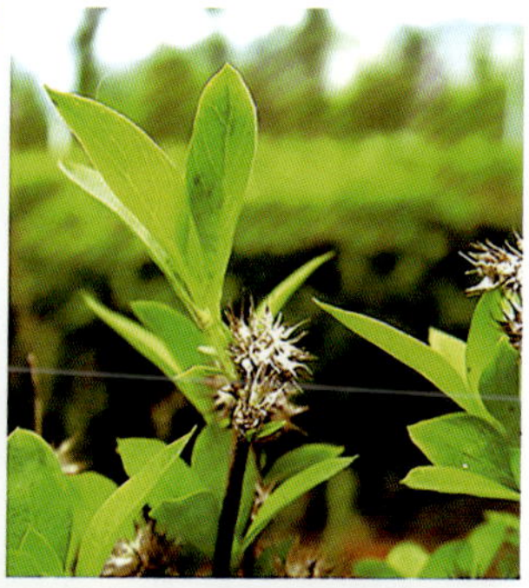
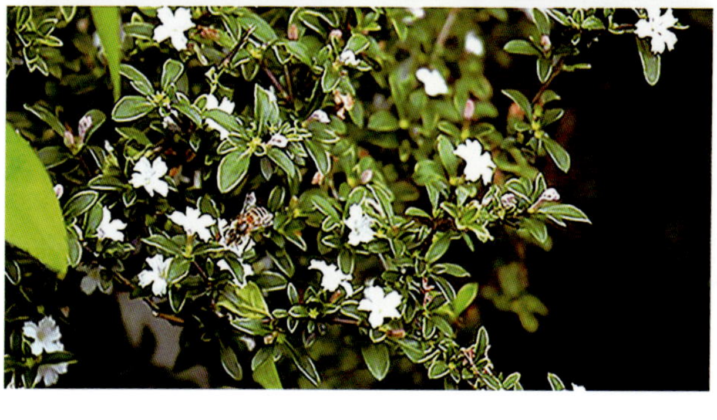
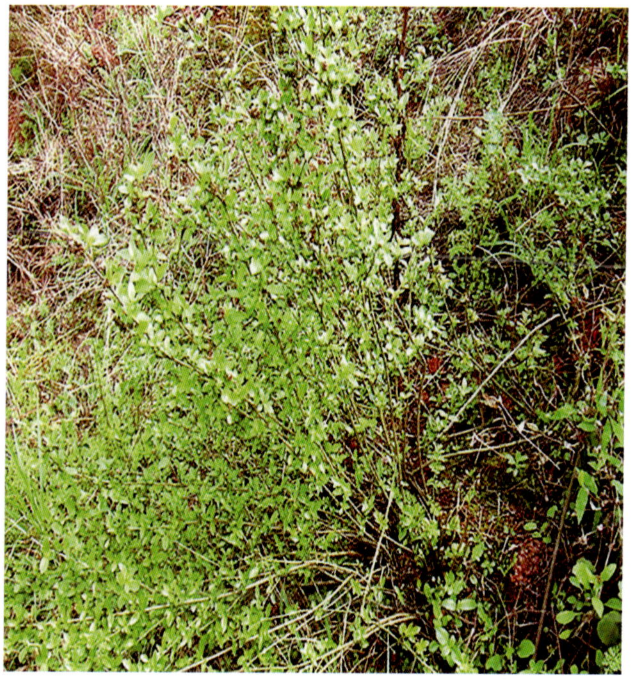

三花利 | San hua li

Dol bub chad 多布叉

三叶聚花利刺尖，林缘草丛山路边。舒筋活络腰腿痛，清热利湿咳喘饮。

三花利，为五加科植物白簕 *Acanthopanax trifoliatus*（L.）Merr. 的茎叶或根皮。

苗乡山区均有野生，一般生于海拔 3000 米下的山坡、路旁、林缘或草丛中。

别名 山花竻、山花莲、白竻根、刺三甲、苦粉竻、刺三加、三甲皮、鸡脚菜、刺五爪、三叶五加、香藤刺、三五加、鹅掌竻。

采制 以枝叶入药。春季三花利刚发芽时采摘茎叶，秋季叶片枯萎，果实成熟时采割茎秆，切段，鲜用或晒干备用。

性味与归经 味苦、辛，性凉。入肺、肾、膀胱经。

功效 清热解毒，祛风利湿，活血舒筋。

主治 感冒发热、咽痛、头痛、咳嗽胸痛、胃脘疼痛、泄泻、痢疾、胁痛、黄疸、石淋、带下、风湿痹痛、腰腿酸痛、筋骨麻木、跌打骨折、痄腮、乳痈、疮疡肿毒、蛇虫咬伤。

用法用量 内服：煎汤，15 ～ 30 克，大剂量可用至 60 克，或浸酒。外用：适量，研末调敷，捣敷或煎水洗。

禁忌 忌生冷食物。孕妇慎服。

附方

1. **背花疮：**鲜三花利、鲜紫花地丁、鲜金樱子叶、鲜匍匐堇各适量，共捣烂，敷患处，每日 1 换。
2. **胃痛：**三花利茎叶 15 克，青木香 6 克，马蹄香 3 克，水煎取汁，分 3 次服。
3. **月经困难：**三花利 10 克，红牛膝 6 克，益母草 15 克，月月红 6 克，水煎取汁，分 3 次服。
4. **咳嗽哮喘：**三花利根 15 克，倒生根 15 克，葵花杆心 15 克，水煎取汁，分 3 次服。
5. **胃痛：**三花利根 60 克，白米 15 克。置锅中炒至米转深黄色，加清水1碗，煮至微温，一次慢慢服下。
6. **黄疸：**鲜三花利茎叶 120 克，鲜白萝卜 60 克，冰糖 15 克，水煎取汁，分 3 次服。
7. **风湿关节痛：**三花利根 30 ～ 60 克，大血藤 10 克，土牛膝 10 克，水酒各半煎服。
8. **坐骨神经痛：**三花利 120 克，夏天无 4 克，满山香 10 克，香血藤 10 克，水煎服。
9. **骨折：**三花利根皮适量，捣碎，加酒调匀，微炒热，包伤处。
10. **乳痈：**三花利 30 克，蒲公英 30 克，红薯酒 100 毫升，炖服。
11. **湿疹：**三花利 30 克，炖猪肥肉服，另取三花利枝叶适量，水煎外洗。
12. **毒蛇或蜈蚣咬伤：**三花利枝叶适量，洗净，加适量烧酒，擂烂绞汁（或泡酒备用），搽肿处，渣敷伤口周围。重者可口服药液 30 ～ 40 毫升。

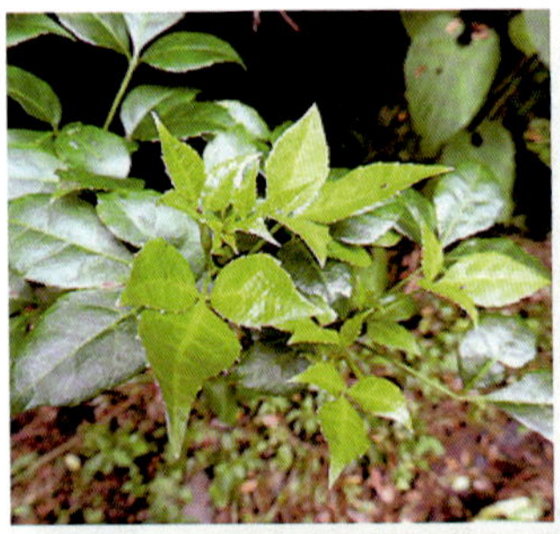
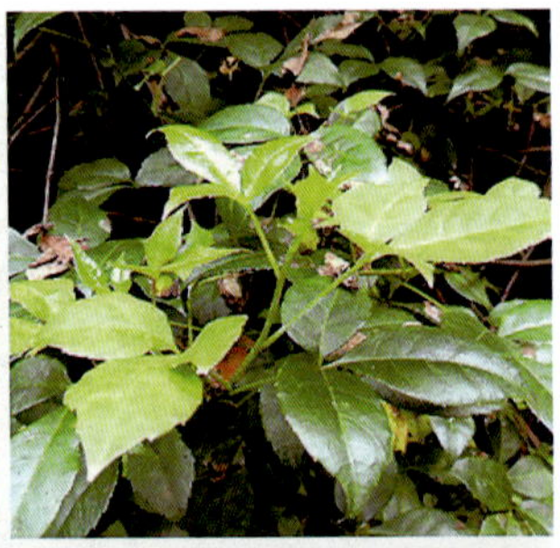
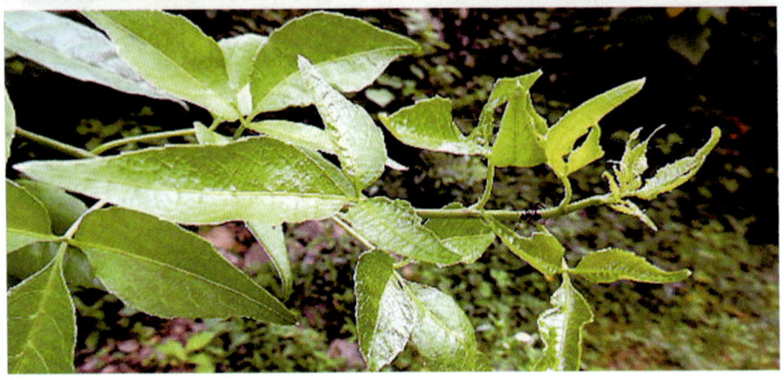
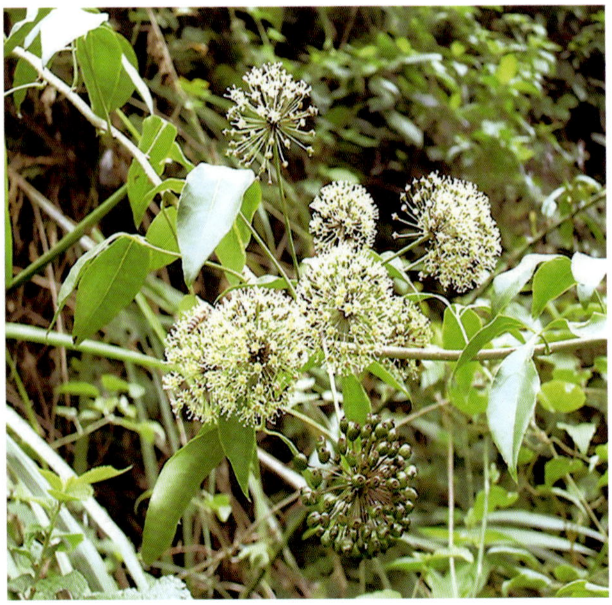

三桠苦 | San ya ku

Ndut sanb qiangx 都三枪

三叶分叉味道苦，山谷疏林翩翩舞。暑热头痛皮肤痒，肺热咳嗽关节梏。

三桠苦，为芸香科植物三桠苦 *Evodia lepta*（Spreng.）Merr. 的全株。
苗乡各地均有野生，一般生于山地树林中，或树林边缘、山脚、路旁。

别名 三脚鳖、三支枪、白芸香、石蛤骨、三岔叶、消黄散。

采制 药用根茎、枝叶、果实。根茎全年可采，采回后洗净泥土，切片，晒干备用。枝叶春夏季采摘，鲜用或晒干备用。果实成熟时采摘，采回后拣净杂质，晒干备用。

性味与归经 味苦，性寒。入肺、肝、脾经。

功效 消暑清热，解毒散瘀。

主治 咽喉肿痛、疟疾、黄疸型肝炎、皮肤瘙痒、流感、肺热咳嗽、风湿关节炎、跌打损伤、百日咳、红眼病、暑热头痛。

用法用量 内服：煎汤，干品 30 克，鲜品加倍，外用：适量，煎水外洗，或煎水熏洗患处。

禁忌 三桠苦根有小毒，使用时注意用量。

附方

1. **风湿热痛：**三桠苦根 30 克，宽筋藤 15 克，钩藤根 30 克，桑寄生 30 克，水煎服，每日 1 剂。
2. **痔疮：**三桠苦 20 克，山大刀 20 克，金银花藤 30 克，煎水，温洗患处。
3. **瘢痧发热：**三桠苦 30 克，蛇泡草根 15 克，金盏银盘 15 克，海金沙藤 15 克，清水 4 碗，煎成 1 碗，分 3 次服完。每日 1 剂。
4. **咽喉肿痛：**三桠苦 20 克，三两银 2 克，薄荷 6 克，威灵仙 10 克，水煎服。
5. **跌打损伤：**三桠苦根 15 克，大血藤 10 克，铁马鞭 10 克，小血藤 10 克，血报木 10 克，水煎，兑酒服，1 日 3 次。外用瓦针，将患处放出瘀血。
6. **皮肤瘙痒：**三桠苦叶适量，水煎，趁温熏洗患处，1 日 3 次。
7. **流行感冒：**三桠苦茎 15 克，贯众 10 克，板蓝根 10 克，则耳根 15 克，水煎，分 3 次服用。
8. **肺热咳嗽：**三桠苦茎 15 克，铁包金 10 克，金荞麦 10 克，三树皮 10 克，芦根 10 克，水煎服。
9. **暑热头痛：**三桠苦 15 克，竹叶菜 10 克，黄毛根 10 克，水煎，当茶喝。

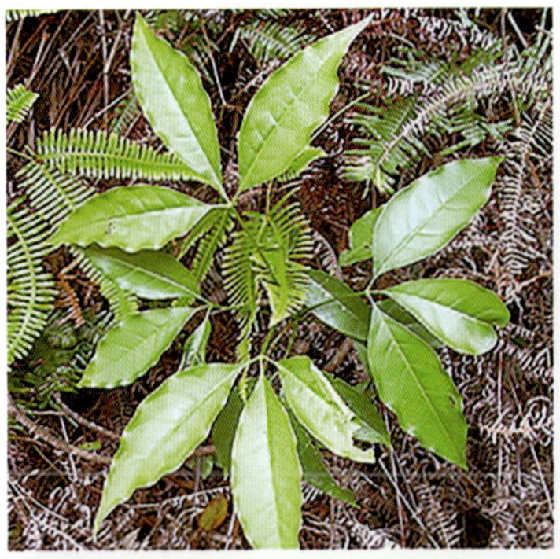
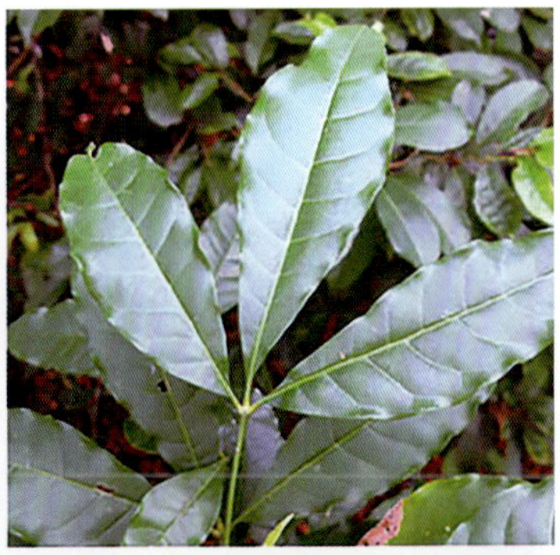
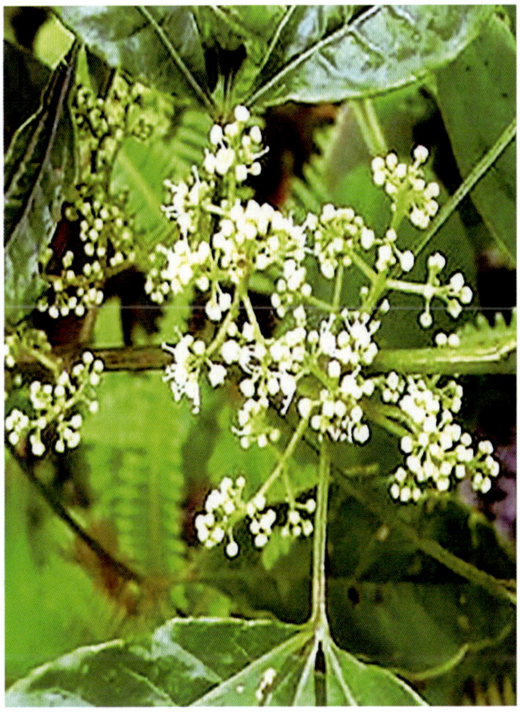
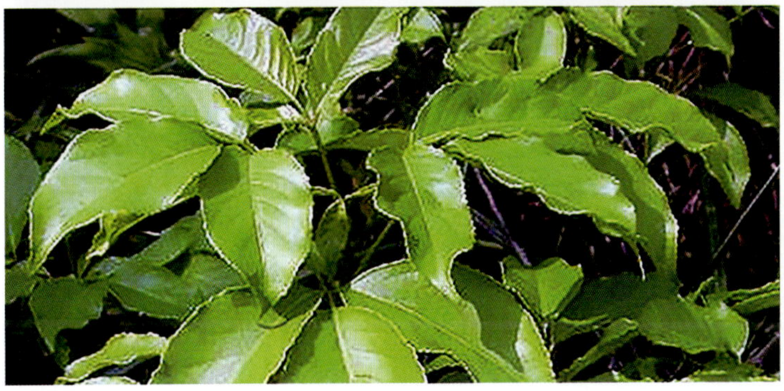

桑树 | Sang shu

Ndut lious ginb 都柳菌

可做药用可养蚕，枝叶果实均值钱。退热止咳冬叶苦，滋阴黑发黑椹甜。

桑树，为桑科植物桑树 *Morus alba* L. 的树枝、树叶等。

苗乡各地均有野生，也有栽培。一般野生于溪流边、河边、田坎上；栽植于房前屋后，果园边，山路边等处。

别名 水桑、榨桑、桑叶、桑椹、桑枝、桑皮。

采制 药用树枝、老叶、果实、树皮。桑叶霜降后摘取，晒干备用。桑枝：一般在采摘桑叶时，同时割摘桑枝，切段，晒干备用。桑皮：四季可采，洗净泥土，刮去老皮，切片，晒干备用。果实：夏季果实变红时采摘，略蒸后晒干备用。

性味与归经 桑枝：味微苦，性平。入肝、肾经。桑叶、桑皮：味苦、甘，性寒。入肺经。桑椹：味甘、酸，性寒。入心、肝、肾经。

功效 桑枝：祛风湿，通经络，行水气；桑叶：散风除热，清肝明目；桑皮：泻肺平喘，利水消肿；桑椹：补血滋阴，生津润燥。

主治 桑枝：主风湿痹痛、中风半身不遂、水肿脚气、肌体风痒。桑叶：主治外感风热、咽喉热痛、咳嗽声嘶、头晕眼花、痢疾、浮肿。桑皮：主治肺热喘咳、肌肤胀满、胸闷尿少、面目浮肿。桑椹：主治眩晕耳鸣、心悸失眠、须发早白、津伤口渴、内热消渴、血虚便秘。

用法用量 内服：水煎，桑枝 50～100 克，桑叶 6～15 克，桑椹 9～15 克，或入膏、散剂。外用：适量，煎水外洗。

禁忌 未成熟的桑椹不能吃。熬桑椹膏时忌用铁器。桑椹含糖高，糖尿病人忌食。

附方

1. **脚转筋：**桑枝、桃树枝、柳树枝、椿树枝、槐树枝各 10 克，水煎熏洗患处。
2. **气紧：**桑枝 10 克，黄荆 10 克，矮地茶 10 克，枇杷叶 10 克，吉祥草 10 克，煎服。
3. **手臂痛：**桑枝 200 克，煎水去渣，取汁分 3 次服。药渣再煎水，外洗患处。
4. **腰痛：**桑树根 10 克，竹节人参 10 克，黄茅根 6 克，水煎兑酒服， 1 日 3 次。
5. **咳嗽吐痰：**桑白皮、五叶木通、腊梅木、地枇杷各 10 克，水煎服。
6. **久咳：**桑白皮 6 克，飞蛾树枝 3 克，猴樟木、腊梅木、金鸡尾各 10 克，煎服。
7. **秃疮：**桑白皮 150 克，煎水去渣，浓缩备用。每以少许搽患处，每日数次。
8. **坐板疮：**黎明摘桑叶，即有白汁，用瓷器承之，搽患处， 2 次即愈。
9. **麻疹出不透：**桑叶 6 克，蝉蜕 6 克，水煎取汁，分 3 次服。
10. **须发早白：**桑椹子、墨斗草、女贞子各 15 克，水煎服。
11. **脱发：**桑叶 500 克，麻叶 500 克，用米酒加水煮数沸，取水洗发。
12. **目翳：**桑树根、胭脂花根、木芙蓉根、六月雪根、木槿花各适量，煮猪肝食。

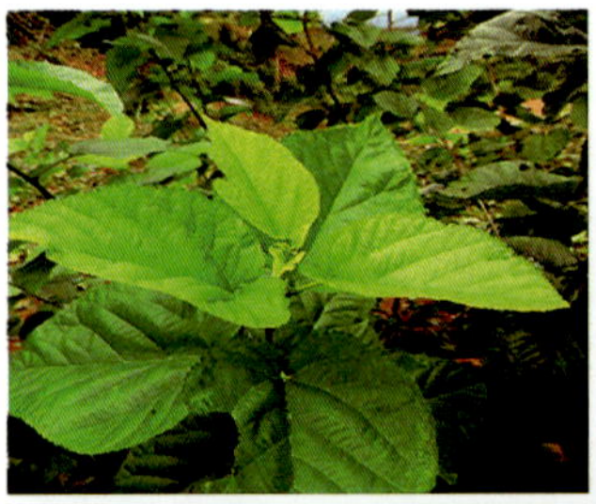
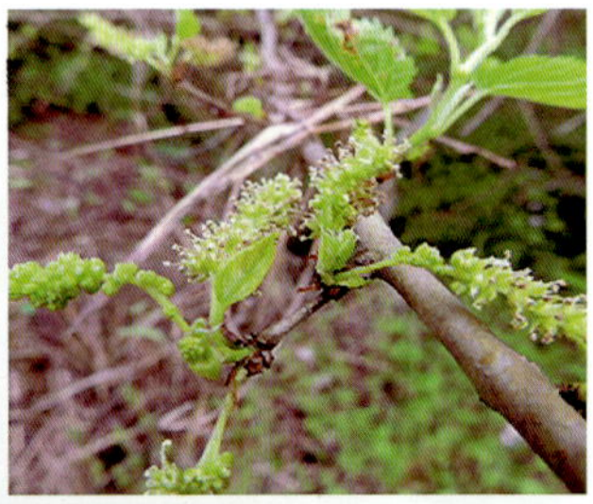
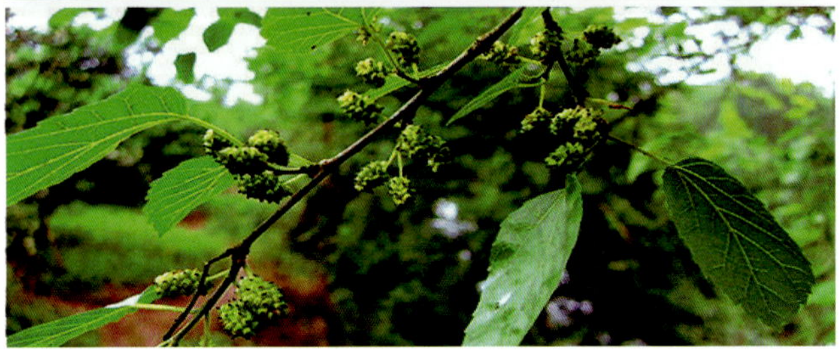
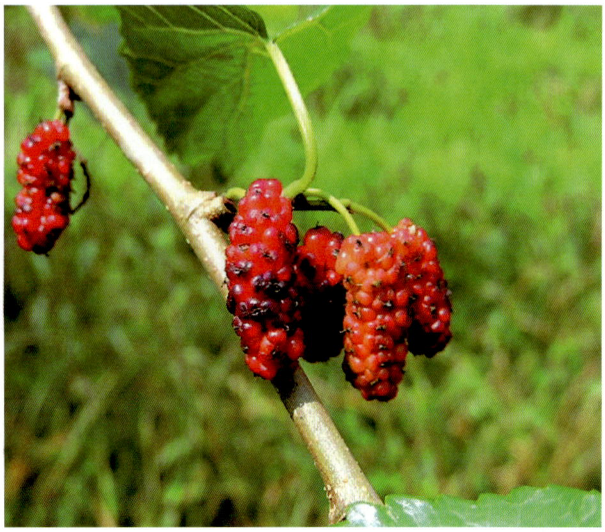

杉树 | Shan shu

Ndut jianb 都建

树干高大心胸直，树冠如塔插云霄。奶痈发痧诸般淋，梦遗漆疮风痛腰。

杉树，为杉科杉属植物杉木 *Cunninghamia lanceolata*（Lamb.）Hook. 的全株。

苗乡各地均有野生，也有不少栽培。野生者多半生长在山坡、荒岭、悬崖绝壁之上，栽培者一般栽培在高山峻岭之上。

别名 杉、正杉、刺杉、天蜈蚣、千把刀。

采制 以根、树皮、木材、叶和杉节入药。四季可采，鲜用或晒干备用。球果秋季未开裂前采摘，晒干备用。

性味与归经 味辛，性微温。入肺、肝、肾经。

功效 祛风除湿，行气止痛，理伤接骨。

主治 风湿痹痛、胃痛、疝气痛、淋病、白带、血瘀崩漏、痔疮、慢性气管炎。外用治疗跌打损伤、烧烫伤、外伤出血、骨折、脱臼、刀伤、过敏性皮炎。

用法用量 内服：煎汤，根、皮 15～30 克，球果 30～90 克。外用：适量，皮研粉外敷，或皮叶煎水洗；烧烫伤用杉木炭研粉调油敷患处。

禁忌 无寒邪、冷气者忌用。

附方

1. **感冒头痛：**杉木尖、辣子蛇药、薄荷、紫草、益母草、地枇杷、葛根、秤杆蛇药、老鼠刺、猴樟木、水蜈蚣、一颗针各适量，水煎服。
2. **腻虫（鼻腔溃烂）：**用细杉木刺、虾皮草、铜钱草、五爪龙各适量，捶烂和香油外搽。
3. **汽水疮：**取新鲜杉木枝 1 条，猛火烧其上端，末端即有白色浆水流出，取涂嘴角，数次即愈。
4. **腰痛：**杉树梢、桃树梢各 10 克，荞子草 6 克，淫羊藿 6 克，松油 3 克，水煎服。
5. **痧症：**杉树寄生 15 克，水煎取汁，分 3 次服。
6. **水肿：**杉树皮（去粗皮）30 克，橘叶 15 克，艾叶 15 克，花椒枝 30 克，樟树叶 30 克，明矾 15 克，煎水洗。
7. **乳痈：**杉树果 5～7 枚，水煎冲甜酒服。
8. **血淋：**杉树胶、刺灰蛇药、小通草、车前草各 6 克，水煎，冲甜酒服。
9. **赤淋：**杉树油、油麻子，研末，兑红白糖，淘米水冲服。
10. **膏淋：**杉木树根 50 克，桃仁 6 克，鲜鸡蛋 1 个，加水适量煮至蛋熟，吃蛋喝汤，早、晚各 1 次，连服 5 天。
11. **蜈蚣咬伤：**新鲜杉木尖适量，捶烂外敷患处。
12. **刀伤出血：**杉树中层皮、南竹二层黄等分共研细末，用干粉按敷患处。
13. **梦遗：**杉树皮 3 克，桑皮 30 克，水煎服。
14. **尿积：**杉木浆、天青地白、白杨木各适量，兑白糖服。
15. **赤白带：**杉木浆、檀木浆各 10 克，乔子莲全草 18 克，水煎服。白带加白糖。
16. **漆疮：**用杉木屑适量，煮水外洗患处，每日 2～3 次。

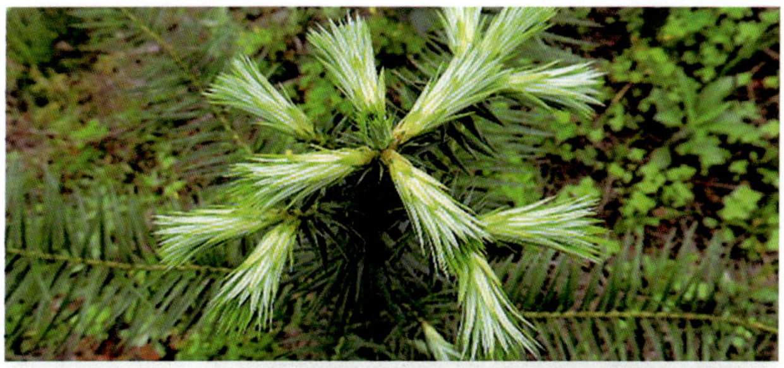
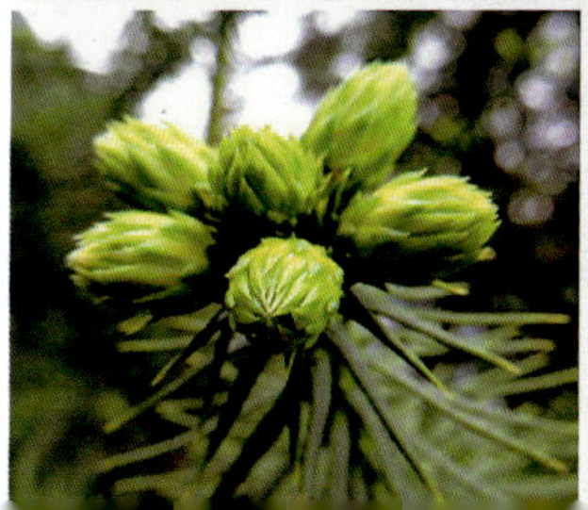
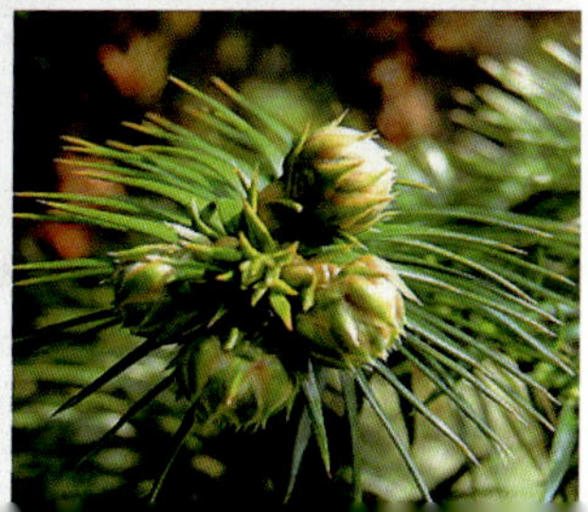
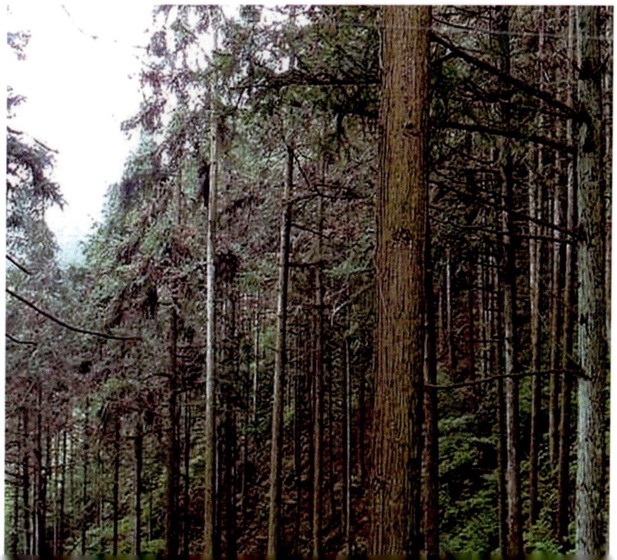

水杨梅 | Shui yang mei

Dad nlaol ub 搭奶

河滩溪流水杨梅，球形花果丛丛生。痢疾水泻火牙痛，疳积外伤与湿疹。

水杨梅，为茜草科植物细叶水团花 *Adina rubella* Hance 的地上部分。

苗乡各地均有野生，一般生于河滩、溪流等有水流湿润的地方，或河边疏林中，或旷野上。

别名 水朵鸡、水鱼木、水石榴、水金铃、鱼串鳃、绣球柳、沙金子、白消木、水红桃、水荔枝。

采制 药用茎叶、花序、果序。春夏季采茎叶，切段，鲜用或晒干备用。秋后采集花序、果序，拣除杂质，鲜用，或晒干备用。

性味与归经 味苦、涩，性凉。入肺、肾、大肠经。

功效 清热利湿，解毒消肿，止血止泻。

主治 湿热泄泻、痢疾、湿疹、疮疖肿毒、风火牙痛、跌打损伤、外伤出血。

用法用量 内服：煎汤，15～30克，或煎水含漱。外用：适量，捣烂外敷患处，或煎水熏洗患处。

禁忌 腹胀便结者禁用。

附方

1. **赤白痢疾、暑热水泻：** 水杨梅果或叶 15 克，枫木尖 10 克，水煎取汁，分 3 次服。服药期间禁食酸冷食物。
2. **小儿疳积：** 水杨梅 10～15 克，水煎服。
3. **腰扭伤疼痛：** 水杨梅根 30 克，土牛膝 10 克，夏天无 4 克，水煎取汁，兑白酒 10 毫升，分 3 次内服。药渣煎水熏洗患处。
4. **漆疮：** 水杨梅根 120 克，韭菜 30 克，水煎取汁，熏洗患处，1 日 2 次。
5. **风火牙痛：** 水杨梅 30 克，马蹄香 3 克，水煎取汁，含漱，吐出口水，不得下咽，每日数次。
6. **皮肤湿疹：** 水杨梅、三月泡、破岩珠、水芙蓉各适量，水煎取汁，洗患处。
7. **外伤出血：** 鲜水杨梅叶、鲜小血藤叶各适量，捣烂，外敷患处，布条包扎。
8. **老年头晕：** 水杨梅 30 克，炖猪肉至烂熟，煮绿壳鸭蛋，每次 1 个，1 日 3 次。
9. **头晕头痛：** 水杨梅 15 克，仙桃草 15 克，焙干研细末，肉汤送服，1 日 2 次。
10. **体虚自汗：** 水杨梅 10 克，地骨皮 10 克，臭牡丹根 10 克，仔鸡 1 只蒸熟服。
11. **妇女小腹痛：** 水杨梅 10 克，水煎服。
12. **小儿热惊风：** 水杨梅根 6 克，芦根 6 克，鹰爪风 6 克，水煎服，1 日 3 次。

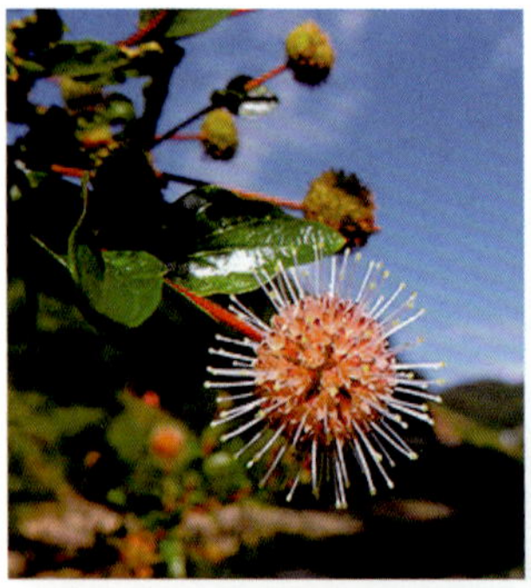
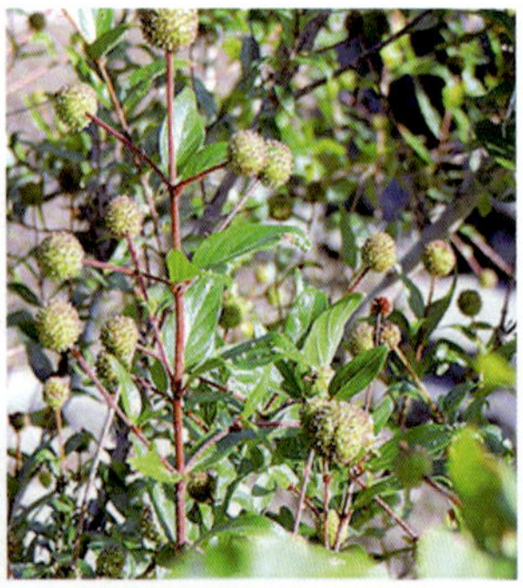
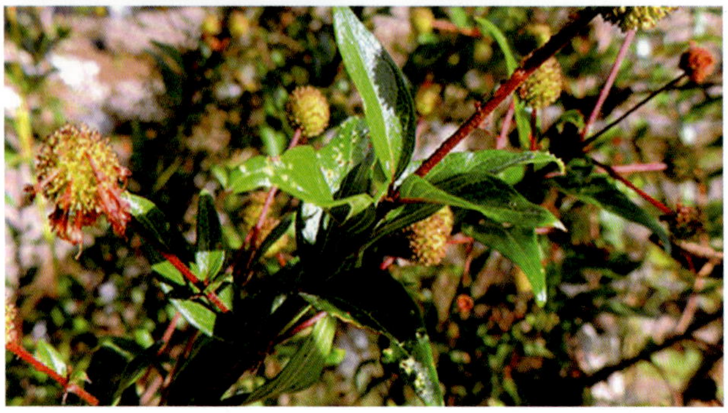
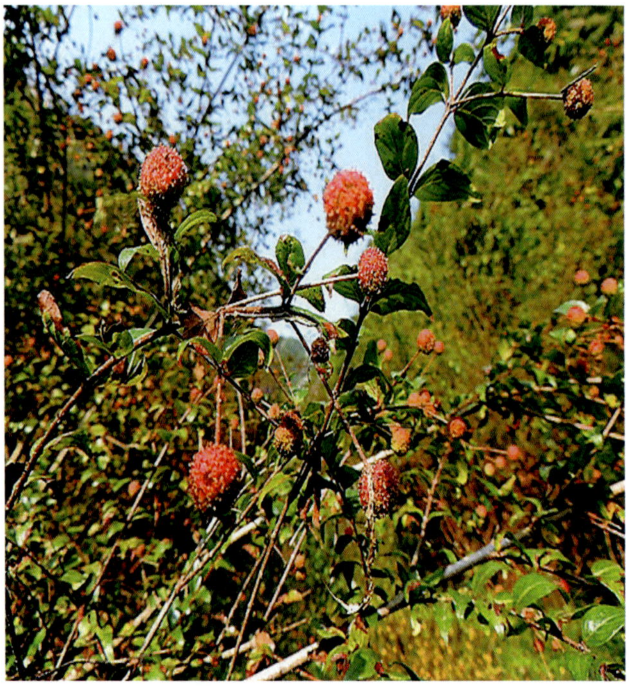

水竹 | Shui zhu

Ndut xunb diunb 都许丢

四季青青生水边，根扎石壁蔑丝绵。肺郁痰盛百日咳，胃热呕吐夜不眠。

水竹，为禾本科植物水竹 *Phyllostachys heteroclada* Oliv. 的茎、叶。

苗乡各地均有野生，一般生长在水源丰富的地方，如溪流旁、水渠边、水田坎上、池塘旁等，也有栽培在房前屋后或村寨周边的。

别名 水竹叶、许丢、丢瓢、丢油、淡竹叶、丢马鞭、许丢笋、旭彪。

采制 药用笋、竿、油、根、竹茹。笋子在春天采拔，剥去外壳，鲜用或晒干备用。竹竿随采随用，裁成节状。竹油是将一根竹竿放在火上烤热，取其两头流出的液汁，随接随用。竹根，是挖取水竹根，剁成段状，鲜用或晒干备用。竹茹是用竹茎的中间层，取新鲜茎，除去外皮，将稍带绿色的中间层刮成丝条，或削成薄片，捆扎成束，阴干。

性味与归经 味甘，性微寒，入肺、胃、肝经。

功效 清热化痰，除烦止呕。

主治 痰热咳嗽、胆火挟痰、烦热呕吐、惊悸失眠、中风痰迷、舌强不语、胃热呕吐、妊娠恶阻、胎动不安。

用法用量 内服：煎汤，3 ～ 9 克。一般祛痰多生用，止呕多用姜汁炒用。

禁忌 胃寒呕吐及感寒挟食作呕者忌用。

附方

1. **预防麻疹：**水竹叶 20 克，桑叶 15 克，地丁 20 克，煎汁，每天服 3 ～ 4 次，每次 1 小茶碗，连服 7 天。
2. **中暑：**水竹叶 6 克，青蒿 10 克，茅根 15 克，葛根 6 克，生石膏 15 克，水煎服。
3. **麻疹后期：**鲜水竹笋 20 克，鲫鱼 50 克，洗净煮汤食，日 3 次或随意饮。
4. **白血病：**水竹马鞭、蛤蟆草、大血藤、小血藤、鸡血藤、金银花各适量，水煎服。
5. **小儿发热：**水竹叶、斑鸡窠、铁马线、猴樟木、蛤蟆草各适量，水煎服。
6. **小儿呕吐：**竹茹 30 克，芦根 30 克，生姜 3 片，水煎取汁，代茶饮。
7. **小儿夜啼：**水竹叶 30 克，北粳米 50 克，冰糖 10 克。将淡竹叶加水煮汤，去渣后入粳米、冰糖，煮成稀粥。早、晚各温服 1 次，用于心火亢盛者。
8. **小儿疳积：**水竹叶 15 克，柏树子 7 枚，竹叶麦冬 15 克，白莲藕 15 克，水煎服。
9. **口疮：**水竹叶 30 克，灶心土 30 克，煎水澄清，取药汁当茶喝，每日数次。
10. **阴茎肿大：**竹节 1 节，中间火烧，两头出油，用碗盛之，以棉花蘸搽。
11. **百日咳：**鲜水竹叶 6 克，牛眼珠 15 克，八爷崽 15 克，百合根 10 克，瓜蒌 6 克，橘红皮 6 克，水煎，分 3 次服。
12. **肝硬化腹水：**水竹笋 30 克，水葫芦 60 克，水煎取汁，分 3 次服。
13. **草乌、附子中毒：**竹沥 30 毫升，水煎，频服。

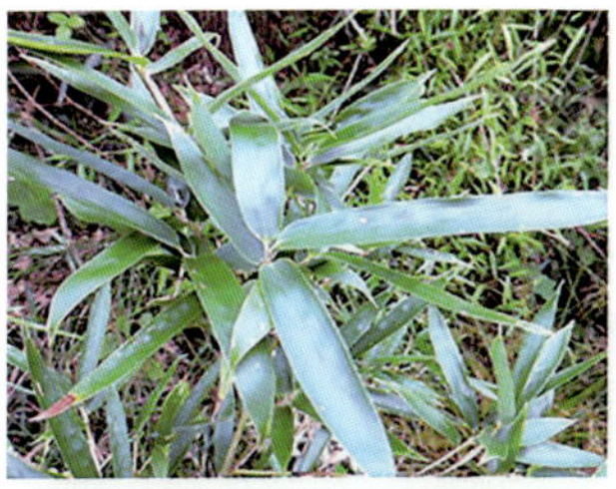

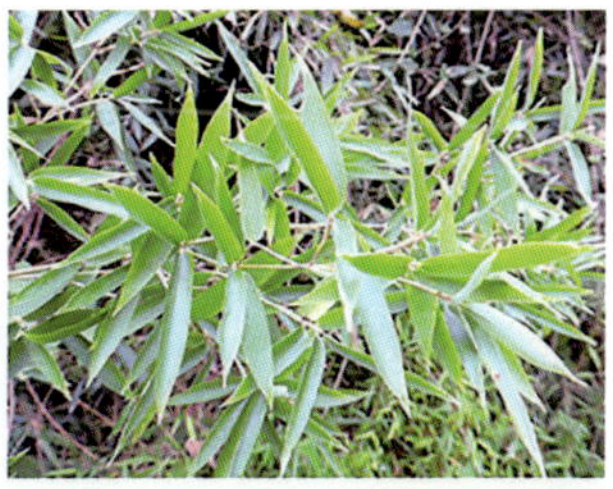

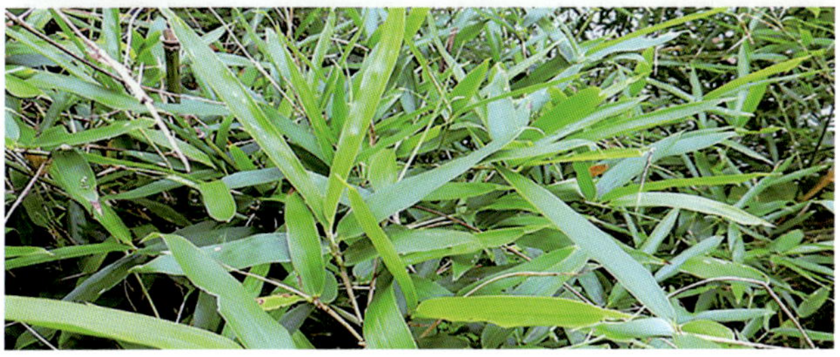

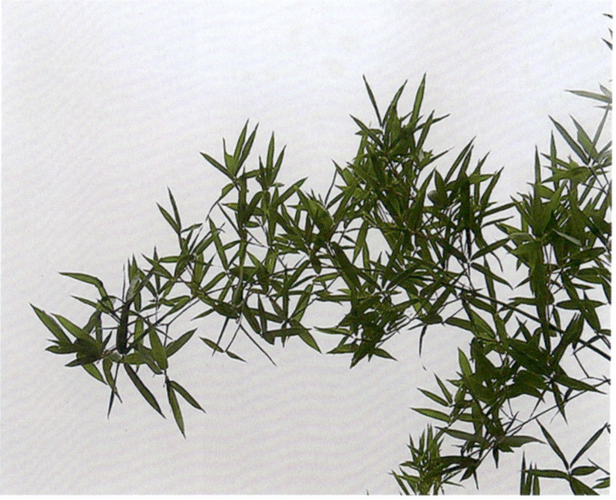

太筒泡 | Tai tong pao

Bid jiand dob 比坚到

枝叶青翠山路边，白花红果味道甜。生津止渴解酒毒，味甘性平化热痰。

太筒泡，为蔷薇科植物薄瓣悬钩子 *Rubus piptopetalus* Hayata ex Koidz. 的茎叶、根、果实。

苗乡山区有野生，一般生于山沟、溪流、山路等边缘，在潮湿、肥沃、阴凉的地方生长茂盛。

别名 虎婆刺、刺梅、刺波、虎刺梅、悬钩子、虎梅刺、虎刺莓、空心泡、圆果悬钩子、薄瓣悬钩子。

采制 药用果实、茎叶、根。果实成熟时采摘，鲜用；茎叶、根四季可采，采回后拣净杂质，洗净泥土，切片，晒干备用。

性味与归经 果实：味甜，性平。根、叶：味微涩，性平。入肾、脾、胃经。

功效 果实：生津止渴，醒酒，止咳、祛痰解毒；根：解毒止痒；枝叶：解热，和血，化痰。

主治 果实主治：遗精、中暑、咳嗽痰多。根主治：痔疮、风湿性关节炎、中暑、头风痛、月经不调、眼疾。枝叶主治：关节炎、神经痛、外伤肿痛、痈疖疮疡。

用法用量 内服：干根 30 ～ 60 克，水煎服；果实鲜用，生吃或加白糖少许，凉拌食用。外用：枝叶鲜采鲜用，捣烂外敷。

附方

1. **汗斑**：太筒泡枝叶 100 克，晒干，炒炭存性，研成细末。临用时，以凉开水调匀，外敷患处，1 日换药 1 次。
2. **过敏性皮炎**：太筒泡根 60 克，明矾 10 克。先将太筒泡根水煎，取汁，加明矾溶化，趁热外洗患处，1 日 1 次。
3. **虚寒泄泻**：太筒泡根 30 克，橘饼 1 个，水煎，分 3 次服，1 日 1 剂。
4. **月经停闭**：太筒泡根 24 克，益母草 24 克，雀儿脑 12 克，野油菜 12 克，三两金 12 克，红枣 10 个，水煎，分 3 次服。连服 3 ～ 5 天。
5. **醉酒不醒**：太筒泡叶 110 克，洗净，晒干，研成细末。每次 4 克，淡盐水送服，1 日 2 ～ 3 次。
6. **痈肿疮疡**：太筒泡叶，微火烤软，敷于患处。
7. **老人视蒙**：太筒泡根 30 克，枸杞子 30 克，菟丝子 30 克，水煎，加猪肝 2 副炖熟，分 2 ～ 3 次服用。
8. **遗精**：太筒泡 30 克，水煎，分 1 ～ 2 次服用。
9. **中暑烦渴**：太筒泡 50 克，绿豆 50 克，白糖适量，太筒泡洗净，加绿豆煮熟，再加白糖调匀，徐徐饮用。
10. **咳嗽气喘**：太筒泡 50 克，五味子 15 克，桔梗 12 克，水煎，分 3 次服。

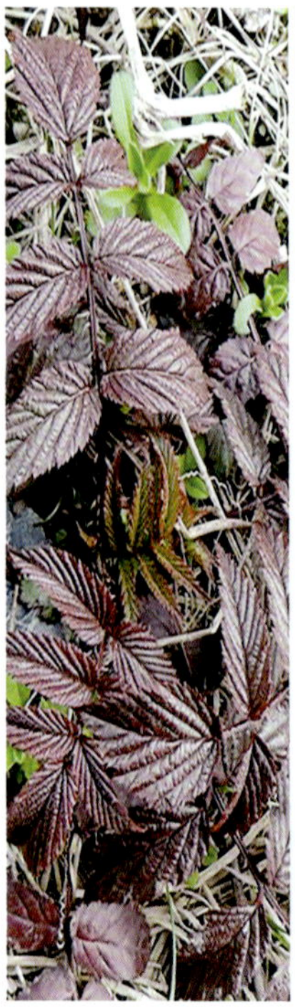
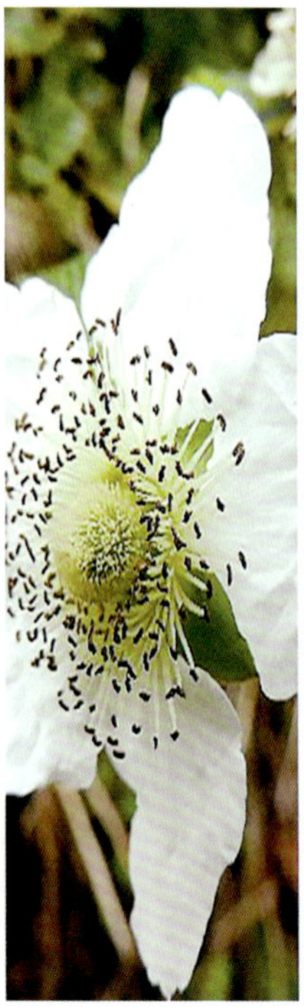
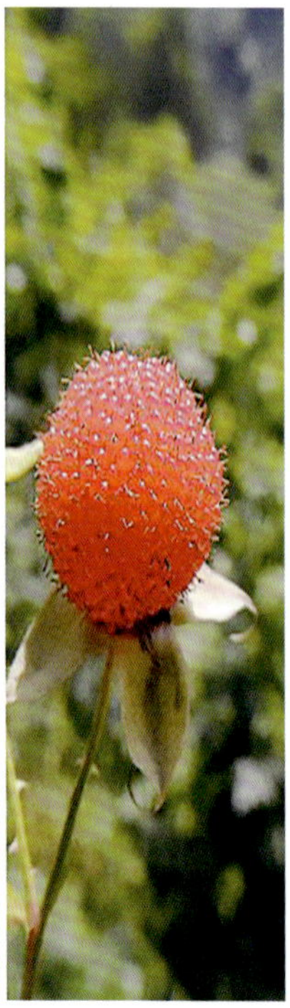
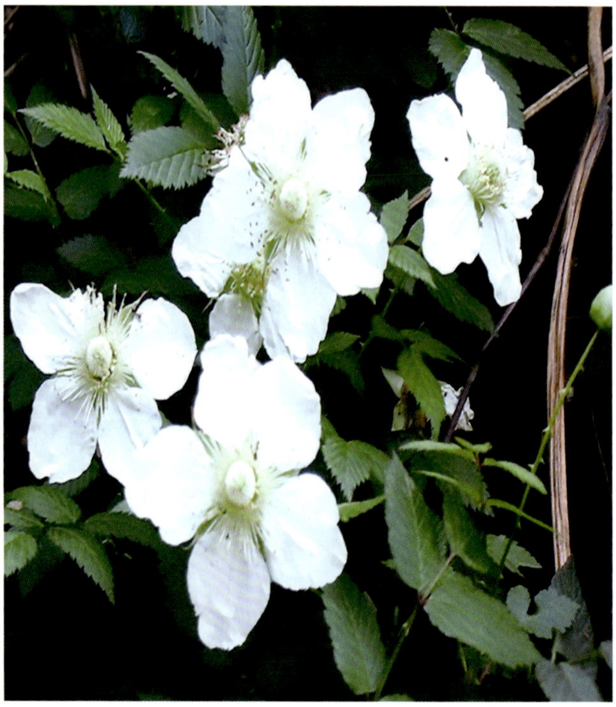

铁包金 | Tie bao jin

Ndut nis 豆拟

外黑内黄铁包金，山崖石壁四处生。肺痨咳血与便血，水火伤损背花疔。

铁包金，为鼠李科勾儿茶属植物铁包金 *Berchemia lineata*（L.）DC. 及光枝勾儿茶 *B. polyphylla* wall.var.leioclada Hand. –Mazz. 的茎藤或根。

苗乡各地均有野生，一般生于低海拔的山野、路旁或开旷地上。

别名 狗脚利、提云草、小桃花、老鼠草、老鼠耳、乌金藤、乌李楝、乌龙根、小号铁包金、乌石米。

采制 药用根茎、藤茎、茎叶。全年可采，割取藤茎、茎叶或挖取根茎，洗去泥土，拣净杂质，切片，鲜用或晒干备用。

性味与归经 味苦、微涩，性平。入心、肺经。

功效 消肿解毒，止血镇痛，祛风除湿。

主治 痈疽疔毒、呕血便血、跌打损伤、水火烫伤、风湿骨痛、睾丸肿痛、风火牙痛。

用法用量 内服：煎汤，干品 15 ～ 30 克，鲜品 30 ～ 60 克。外用：适量，捣烂外敷。

禁忌 铁包金性味平和，一般人均可服用。

附方

1. **肺痨久咳：**铁包金 30 克，川破石 20 克，地枇杷 10 克，水煎取汁，分 3 次服。服药期间禁食酸冷食物。
2. **竹叶青蛇咬伤：**铁包金鲜叶捣烂，调生米粉，敷贴伤口周围，注意留孔排毒。
3. **肺燥咳嗽、内伤咳血：**铁包金 30 克，白凉棚 10 克，竹叶菜 10 克，水煎取汁，分 3 次服。
4. **跌打损伤：**铁包金根茎 100 克，土牛膝 100 克，大血藤 60 克，小血藤 60 克，浸酒一七后，外搽伤处。
5. **风湿骨痛、流火（丝虫病淋巴管炎）：**铁包金 100 克，土牛膝 60 克，镰仄草 30 克，水煎取汁，加黄酒少许，分 3 次冲服。
6. **胃脘疼痛：**铁包金 20 克，马蹄香 3 克，银薄荷 6 克，佛手 10 克，水煎取汁，分 3 次服。
7. **风疹兼皮肤有白色肿块：**铁包金 20 克，接骨草 20 克，野菊花 10 克，水煎服。药渣煎水洗患处。
8. **背花疮：**鲜铁包金 30 克，葵花秆 20 克，芙蓉花 10 克，半边莲 10 克，水炖服。药渣捣烂，外敷患处周围，注意留孔排脓。
9. **睾丸肿痛：**铁包金 20 克，苦楝子 10 克，八月瓜 10 克，水煎服。药渣煎水，热敷患处。服约期间禁忌烟酒、鱼腥。

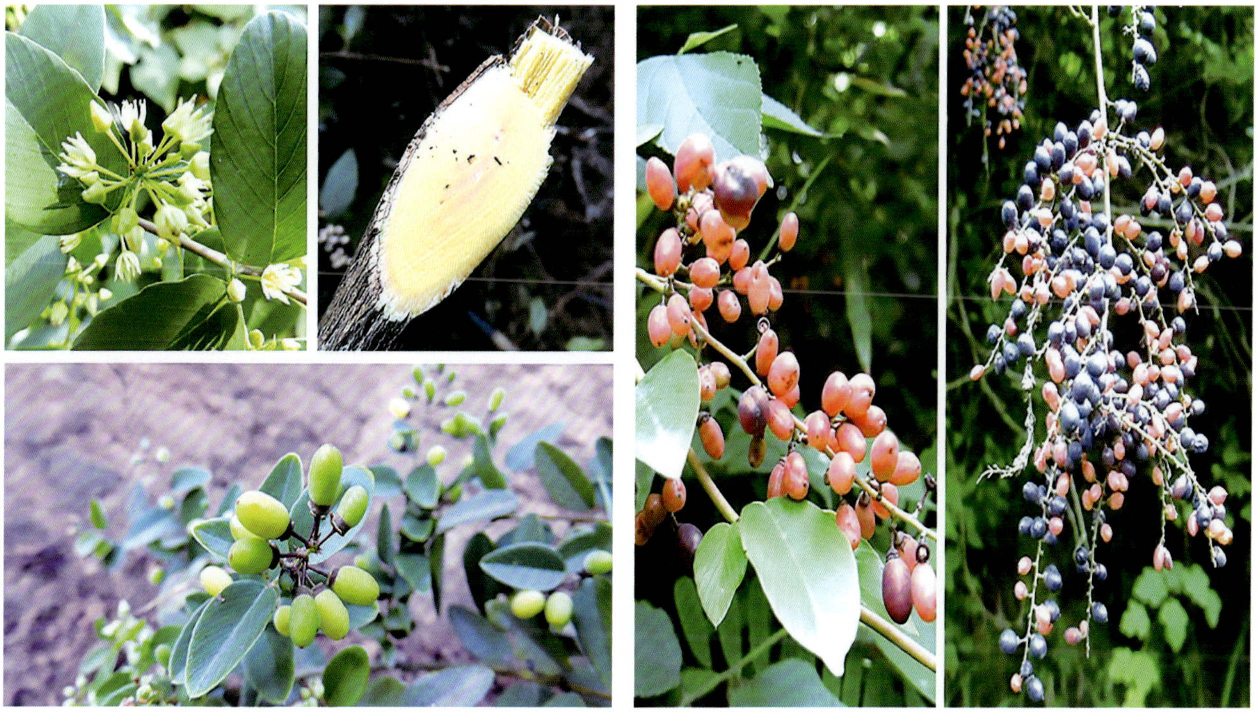

铁扫帚 | Tie sao zhou

Yi weil yaos 一味药

酸涩灼口铁扫帚，路边荒地与石壁。痢疾肠炎腹胀痛，跌打枪伤儿疳积。

铁扫帚，为豆科植物马棘 *Indigofera pseudotinctoria* Mats. 的枝叶。
苗乡各地均有野生，一般生于路边、荒坡地、溪边、灌木丛中。

别名 马棘、玉草、野绿豆、马料梢、山皂角、野蓝枝子。

采制 药用枝叶。夏秋季枝叶茂盛时采摘，拣净杂质，切段，鲜用或晒干备用。

性味与归经 味微苦、涩，性凉。入肝、肺、大肠经。

功效 散结消瘀，止咳平喘，涩肠止泻。

主治 感冒咳嗽、胸闷哮喘、跌打损伤、小儿食积、颈部瘰疬、肠炎水泻、痢疾腹痛、咽喉肿痛、痔疮，外用治疔疮。

用法用量 内服：水煎，干品 15 ～ 30 克，或鲜枝叶 10 克，用口嚼烂，山泉水吞服。外用：适量，捣敷或捣汁搽患处。

禁忌 铁扫帚味酸涩，胃酸过多及便秘患者慎用。

附方

1. **感冒咳嗽：**铁扫帚叶 10 克，枇杷叶 10 克，小夜关门 10 克，水煎服。
2. **哮喘胸闷：**铁扫帚根 30 克，洗净切碎，猪瘦肉 100 克，拌匀后蒸熟，分 3 次食用，吐渣。
3. **九子疡：**铁扫帚根 60 克，洗净，切碎，甜酒 100 克，混合后蒸熟，吃药汁及甜酒水，分 3 次服用。
4. **小儿疳积：**铁扫帚根 15 克，淘米水煎服，1 日 3 次服用。
5. **跌打损伤：**铁扫帚叶适量，洗净，晾干水分，捣烂敷患处。另用铁扫帚茎 30 克，白酒 50 克，水煎，分 3 次服。
6. **肠炎水泻：**铁扫帚叶 10 克，白蒿 10 克，淘米水煎沸，分 3 次服。
7. **痢疾腹痛：**铁扫帚叶 30 克，老鼠王 10 克，水煎，分 3 次服。
8. **疔疮痈肿：**铁扫帚叶适量，洗净，捣烂外敷患处，注意留口，以利排脓。
9. **牙疳、夜盲、疳泻：**铁扫帚 30 ～ 60 克，水煎服。
10. **拉肚子：**路边荆、算盘子、铁扫帚各适量，煎水内服。
11. **小儿疳积：**铁扫帚 60 ～ 100 克，鸡蛋 2 枚同煮，吃蛋喝汤。
12. **水肿：**铁扫帚、千年矮、枫木果各 10 克，蒸鸡服。忌铁器。
13. **痢疾：**尖叶铁扫帚 3 克，萹蓄 6 克，海蚌含珠 10 克，隔山香 10 克，牛皮冻 15 克，青木香 10 克，窖萝卜 1 枚，水煎服。
14. **伤口不敛：**铁扫帚叶，阴干研末，香油调敷。
15. **枪伤：**铁扫帚叶、鸭屎木叶、啥菜根，犁口草各适量，捶烂外敷。
16. **蛇咬伤：**铁扫帚 30 ～ 60 克，水煎服，外用鲜草煎水洗。
17. **急性肾炎：**铁扫帚、白茅根、积雪草各 50 克，乌药、冬瓜皮各 20 克，水煎 2 次，取液混合，分 3 次服，连服 10 天。

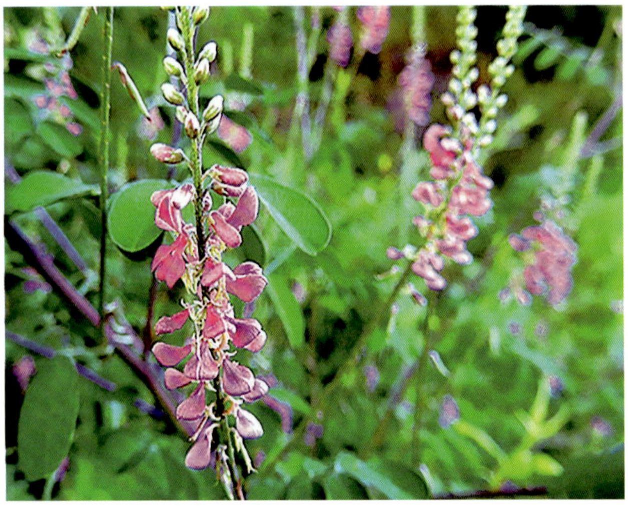
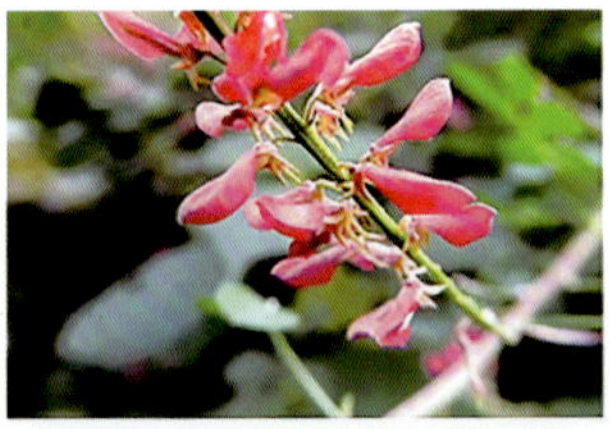
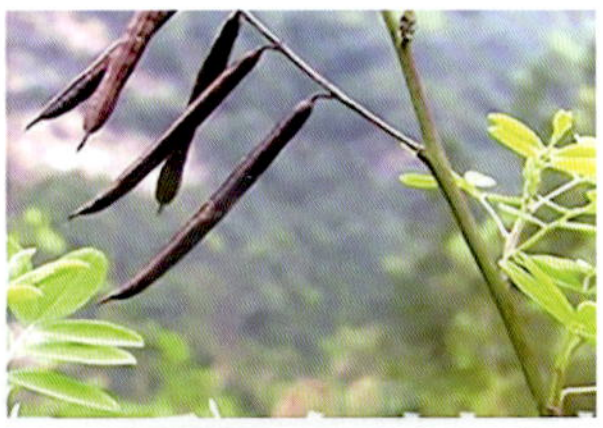
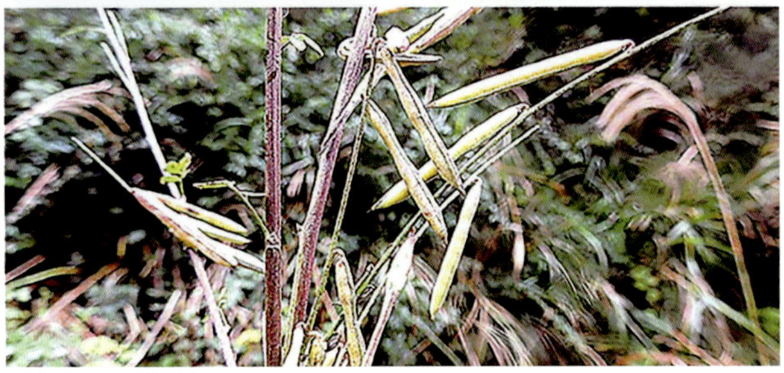

通塔 | Tong ta

Minl ghuoux 咪头

房前屋后栽通塔，四季常青叶片大。利尿通便化结石，鼻痈水肿乳汁达。

通塔，为五加科植物通脱木 *Tetrapanax papyrifer*（Hook.）K. Koch 的茎髓及根。

苗乡各地均有野生，也有少数栽培。野生者一般生于房前屋后、果园菜地边缘、向阳并土质肥沃的山路旁等。或栽培于庭园中、花园里或绿化带中。山寨村民常用其治疗便秘等症，“大便不通，大通小通；小便不通，车前木通”。

别名 大通草、通脱木、大通、通草、通花根、白通草、方通、通大海、五加风、宽肠、大通塔、大木通、泡通、通花、五角加皮、通花五加、大叶五加皮。

采制 药用茎髓。秋季砍取 2 ～ 3 年树龄的茎部，截成 2 寸长一节，趁鲜顶出茎髓，鲜用或晒干备用。

性味与归经 味甘、淡，性微寒，无毒。入肺、胃经。

功效 清热利尿，通气下乳，通便。

主治 湿热尿赤、淋症涩痛、水肿尿少、脚软无力、月经不调、乳汁不下、小腹胀痛、胃炎呕吐、大便秘结、鼻痈、息肉。

用法用量 内服：煎汤，3 ～ 5 克，或入丸、散剂。外用：适量，焙干研细末，绵裹塞鼻。

禁忌 气阴两虚，内无实热者及孕妇慎服。

附方

1. **月经不调：**通塔 5 克，月月红 10 克，水煎服。
2. **脚软无力：**通塔 30 克，木瓜 30 克，牛膝 15 克，水煎，兑酒服或浸酒服。
3. **小腹胀痛：**通塔 3 克，宝幡花 10 ～ 15 克，蓬壳草 6 克，燕子窝泥 3 克，牛屎虫 1 只，煎服。
4. **砂淋：**通塔 3 克，赶山鞭 10 克，木通 6 克，水煎服。
5. **热气淋涩，尿赤红者：**通塔 10 克，冬葵子 10 克，滑石 30 克，石苇 10 克，水煎去滓，分 3 次服。忌食五腥、热面、炙煿等物。
6. **鼻痈、息肉：**通塔、细辛、附子各等分，焙干研末。绵裹少许，纳鼻中。
7. **乳汁不下：**通塔 5 克，小人参 10 克，炖猪脚食。
8. **黄肿：**通塔 5 克，茵陈 10 克，黄菊子 10 克，黄毛根 10 克，水煎服。
9. **病后呕吐：**通塔 5 克，生芦根 30 克，橘皮 6 克，粳米 60 克，水煮分 3 次服。
10. **大便不通：**通塔 3 克，桐油 3 克，小通草 5 克，橘皮 6 克，水煎服。以通为度，不通再服。

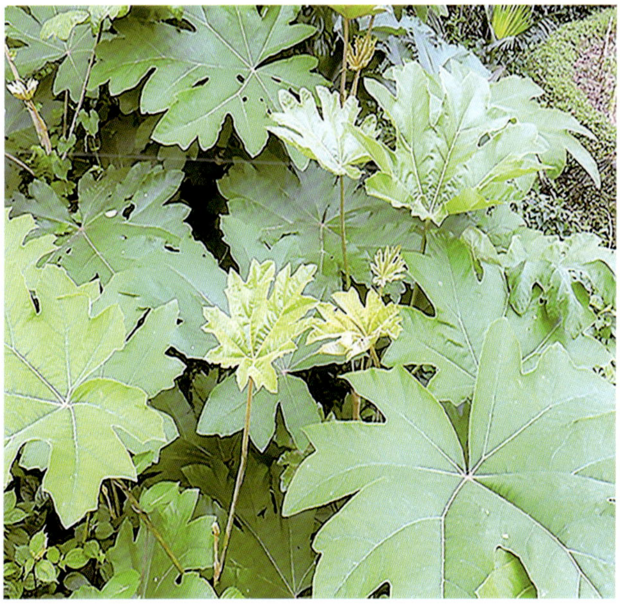
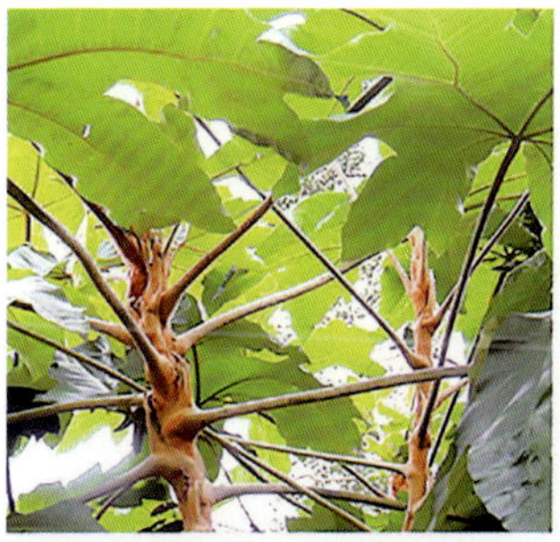
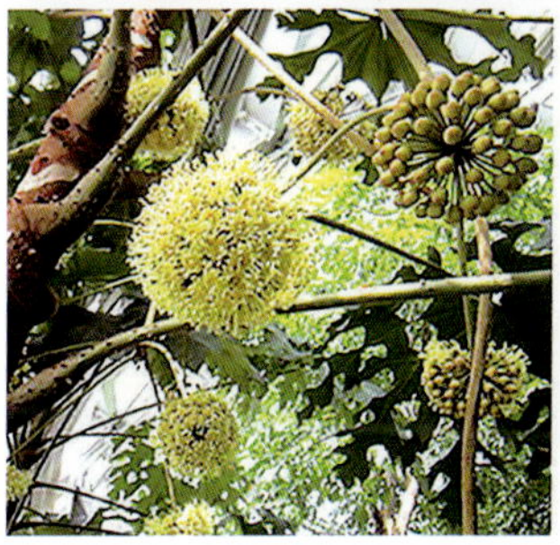
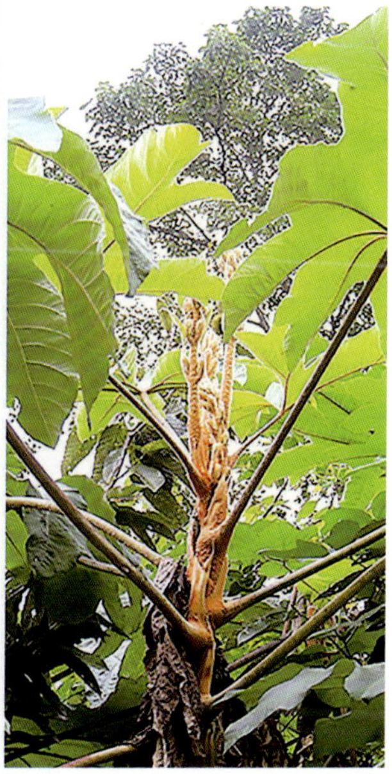

喜树 | Xi shu

Ndut tub ban jiaos 都土八角

小溪弯弯庭院前，喜树青翠映日圆。诸般癌症白血病，银屑顽癣肚腹挛。

喜树，为喜树属植物喜树 *Camptotheca acuminata* Decne. 的根、根皮或果实。

苗乡各地均有栽培，一般栽培于路旁或庭园，溪边、林缘等地。

别名 旱莲、水栗、水桐树、天梓树、旱莲子、千张树、野芭蕉、水漠子、旱莲木、南京梧桐、水冬瓜、秋青树、圆木、土八角、千丈树。

采制 以果实、叶、根及根皮入药，果实秋末至初冬采收，切段，晒干。根及根皮全年可采，采回后洗净泥土，切段，晒干备用。叶片现采现用，外用为主。

性味与归经 味苦、辛，性寒，有毒。入肝、脾、胃经。

功效 清热解毒，散结治癌，破血化瘀。

主治 根、果实主治：食道癌、贲门癌、胃癌、肠癌、肝癌、肝脾肿大、白血病。根皮主治：牛皮癣、银屑病。叶主治：无名肿毒、痈肿疮疖、神经性皮炎。

用法用量 内服：根皮 10 ～ 15 克，树皮 6 ～ 10 克，果实 3 ～ 10 克，树根与树枝 15 ～ 30 克，叶 6 ～ 12 克，水煎服。根皮干品研细末，每服 3 克，1 日 3 次。叶片干品研细末，每次 3 克，1 日 3 次。果实干品研细末，每次 3 克，每日 2 次。

禁忌 喜树有毒，虽有抗癌作用，但若大量使用会损害肝脏、肾脏及心脏功能，而且白细胞总数会下降，或消瘦，或便血等，因此内服不可过量。喜树入药禁用铁器煎药。孕妇及肾功能不全者慎用。

附方

1. 骨髓瘤：喜树根、败酱草根、蛇莓、白英、大青叶、三棱、莪术、赤芍、红花各 10 克，仙鹤草 60 克，白花蛇舌草、半边莲、半枝莲各 30 克，薏苡仁 12 克，蛇六谷 6 克，水煎 2 次，取液混合，分 2 次服。连服 60 天。
2. 白血病：喜树叶、茅根、枫木树叶、木贼、砂仁、五倍子粉，水煎服；或喜树根皮，干品研细末，每次 3 克，每日 3 次。
3. 胃癌、肠癌：喜树根皮 6 ～ 12 克，水煎取汁，分 3 次服。
4. 肝癌、肝腹水：喜树根皮 10 ～ 12 克，水煎取汁，分 3 次服。
5. 痈肿疮疖：鲜喜树叶一把，食盐少许，同捣烂，外敷患处，1 日 1 次。
6. 白血病：喜树根皮、葵树子、白花蛇舌草、马鞭草、白花丹根各 10 克，水煎 2 次，去渣取液，分 2 次服，连服 10 天。

附注 当服用含喜树的药物之后，若出现恶心、呕吐、便血、血尿、脘腹胀满、食欲减退、腹泻、口腔溃疡、尿频尿痛、白细胞减少、头发脱落等不良反应时，应立即停药，并到医院就诊，或住院抢救、治疗。否则，会出现肝肾功能、心功能损伤等严重后果，甚至死亡。

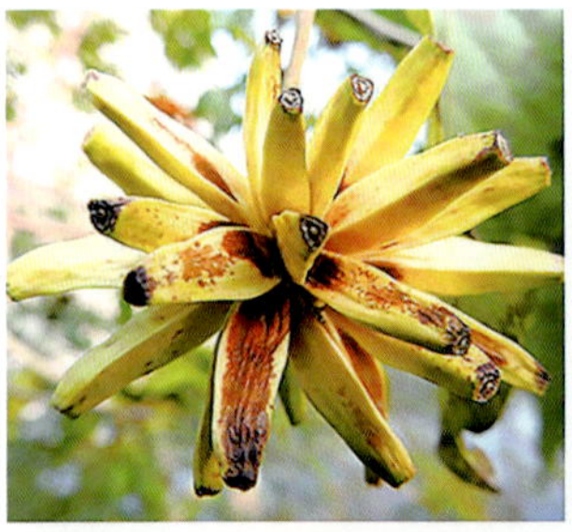
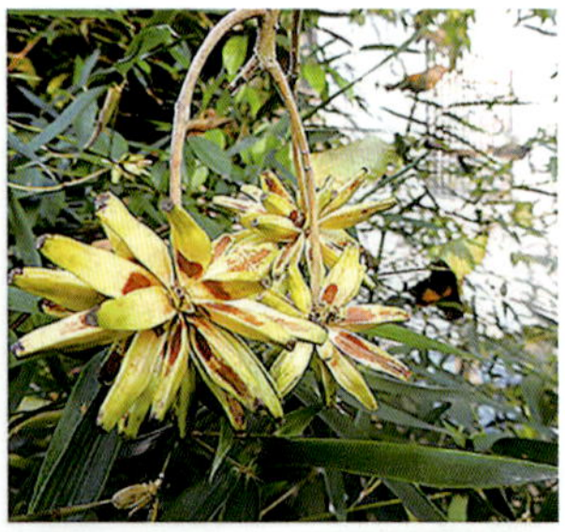
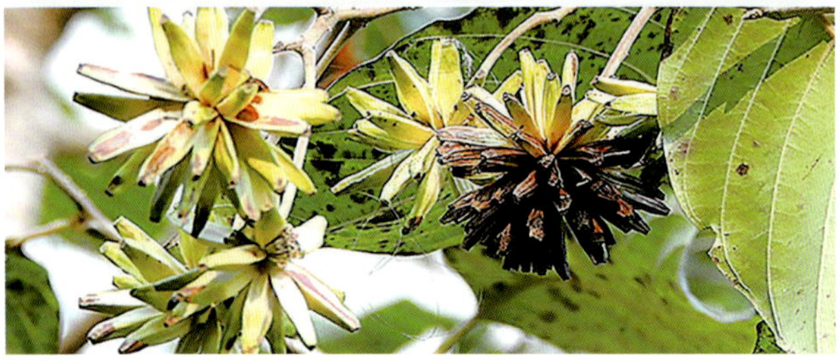
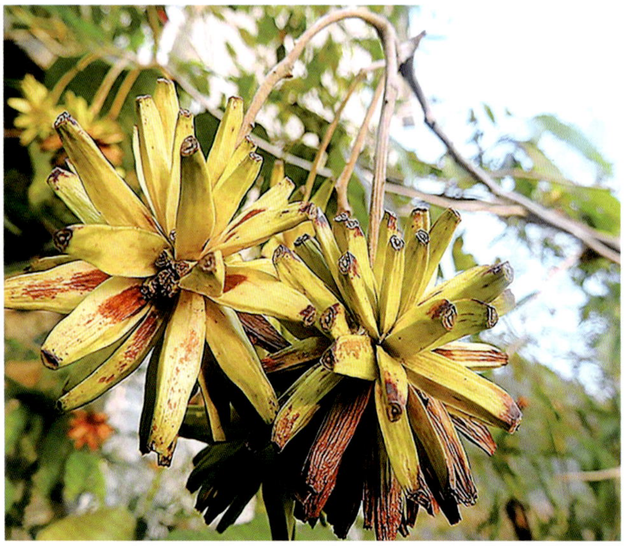

细叶老鼠王 | Xi ye lao shu wang

Hmaib det nail 潘豆乃

细枝细叶老鼠刺，屋旁路边随处栽。清热解毒诸般炎，骨蒸潮热与痨血。

细叶老鼠王，为小檗科植物细叶十大功劳 *Mahonia fortunei*（Lindl.）Fedde 的全株。

苗乡各地均有野生，一般生长在密林深处，山涧悬崖上及山路、水渠边等处，或移栽至房前屋后、菜园、果园边以及花圃等处。

别名 狭叶十大功劳、十大功劳、铁八卦、山黄连、福氏十大功劳、功劳木、木黄连、竹叶黄连、土黄连、黄天竹、西风竹、猫儿头。

采制 药用根、茎、叶、果。根、茎、叶四季可采，根茎采回后，洗净泥土，削去老皮，切片，晒干备用。叶片采回后洗净泥土、拣净杂质，切片，晒干备用。果实秋后采摘，采回后用剪刀剪成小段，晒干备用。

性味与归经 味苦，性寒。入肾、肝、肺、膀胱经。

功效 清热解毒，利湿消肿，止痛止泻。

主治 全株主治：肝炎、胆囊炎、肠炎、痢疾、胃炎、关节炎；外敷治疗创伤感染、疮疡肿毒。根主治：肠炎痢疾、肺结核、肺炎、肝炎、胆囊炎、咽喉肿痛、支气管炎、白带。叶主治：肺痨咯血、头晕耳鸣、腰酸腿软、目赤肿痛、心烦失眠、骨蒸潮热。

用法用量 内服：干品 10～15 克，鲜品 10～30 克，水煎服。外用：适量，晒干打粉，外敷患处。

禁忌 细叶老鼠王味苦性寒，体虚寒、无热象者禁用。

附方

1. **黄疸型肝炎：**细叶老鼠王 15 克，一壶酒 15 克，茵陈 15 克，酸筒杆根 15 克，黄菊子 10 克，水煎取汁，分 3 次服。
2. **胆囊炎：**细叶老鼠王 15 克，地锦 24 克，黄毛根 24 克，黄菊子 15 克，茵陈 15 克，水煎服，1 日 3 次。
3. **白带、赤带：**细叶老鼠王 30 克，雀儿脑 30 克，猫耳朵草 15 克，金鸡尾 24 克，蛤蟆草 15 克，水煎服，1 日 3 次。
4. **肺痨潮热，咯血：**细叶老鼠王 24 克，沙参 15 克，铁包金 10 克，牛眼珠根 15 克，雀儿脑 15 克，水煎，分 3 次服。
5. **感冒，发热，头痛：**细叶老鼠王 15 克，一枝黄花 10 克，瓜板根 10 克，六月雪 10 克，鲜竹叶菜 10 克，水煎，分 3 次服。
6. **肠炎痢疾：**细叶老鼠王 15 克，白蒿 10 克，铁扫帚 4 克，水煎，分 3 次服。
7. **目赤肿痛：**细叶老鼠王 15 克，野菊花 6 克，桑叶 10 克，青葙子 6 克，水煎分 3 次服。

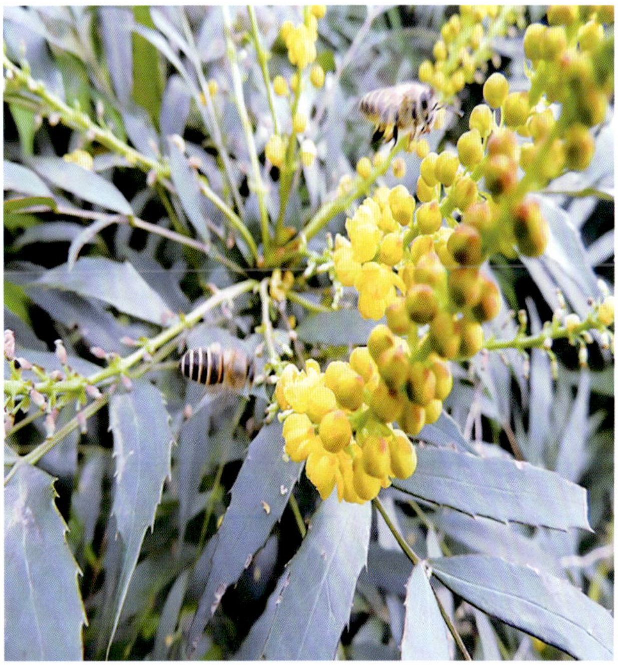

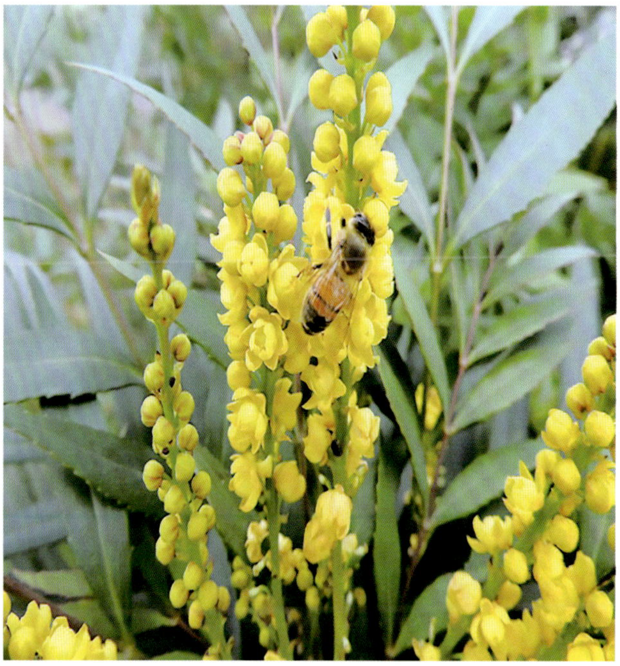

小通草 | Xiao tong cao

Deb ghuoux 代勾

山崖沟溪旌节花，叶前花蕾一哈拉。热病烦渴尿赤痛，产后乳少甜酒下。

小通草，为旌节花科植物中国旌节花 *Stachyurus chinensis* Franch. 以及同属植物的茎髓。

苗乡各地均有野生，一般生于阴暗潮湿的水沟旁、疏林中或灌木林缘、小溪边及悬崖上等处。

别名 小通、喜马拉雅旌节花、中国旌节花、云南旌节花、凹叶旌节花、西域旌节花、阔叶旌节花、水凉子、萝卜药、通草、通花。

采制 药用茎髓。秋季将新枝砍下，剪去过细或过粗的枝条，然后用小木棍，将其茎髓捅出，再用手拉平，晒干备用。

性味与归经 味甘、淡，性凉。入肺、胃、膀胱经。

功效 清热利水，祛风胜湿，通乳。

主治 热病烦渴、小便赤黄、尿少或尿闭、水肿、急性肾炎、膀胱炎、跌打损伤、风湿麻木、乳汁不通等症。

用法用量 内服：煎汤，3～6 克。

禁忌 气虚湿热者及孕妇慎用。

附方

1. **血淋：**小通草、刺风蛇药、杉树胶、车前草各 6 克，水煎取汁，冲甜酒少许，分 3 次服。
2. **狂犬咬伤：**小通草 6 克，垂盘草 30 克，辣蓼 6 克，紫竹根 6 克，马前子 3 克，煎服。
3. **急性肾炎：**小通草 15 克，小血藤 15 克，车前草 30 克，木通 15 克，黄柏 15 克，地龙 3 条，水煎服。
4. **闭经：**小通草 9 克，川牛膝 15 克，益母草 15 克，水煎取汁，加甜酒少许，分 3 次服。服药期间禁食酸冷食物。
5. **小便黄赤：**小通草 6 克，木通 5 克，蛤蟆草 10 克，冬瓜皮 15 克，水煎取汁服。
6. **热病烦渴、小便不利：**小通草 6 克，黄菊子、淡竹叶、黄毛根各 10 克，水煎服。
7. **尿道炎：**小通草 6 克，地肤子、黄毛根、车前子各 15 克，水煎服。
8. **小便不利：**小通草 6 克，车前子 15 克，水菖蒲 15 克，生石膏 3 克，水煎取汁，分 3 次服。
9. **热淋：**小通草 9 克，滑石 30 克，甘草 9 克，水煎，分 3 次服。
10. **产后乳汁不通：**小通草 6 克，王不留行 9 克，黄秋葵根 12 克，煎水当茶喝。
11. **产后乳少：**小通草 9 克，黄芪 30 克，当归 15 克，水煎，兑甜酒服。
12. **心烦失眠：**小通草 5 克，水灯草 10 克，枞葫芦 10 克，水煎服。

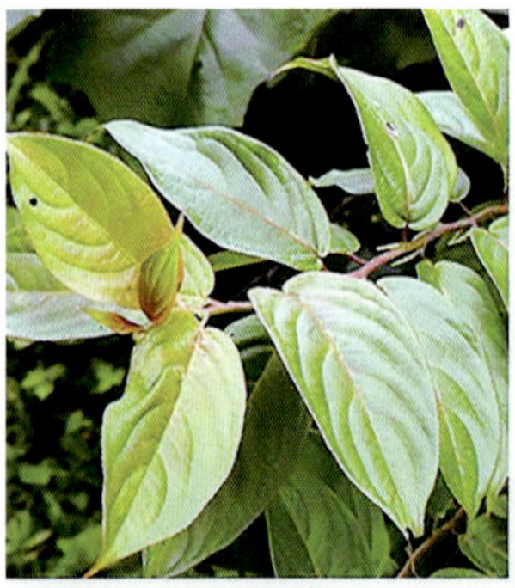
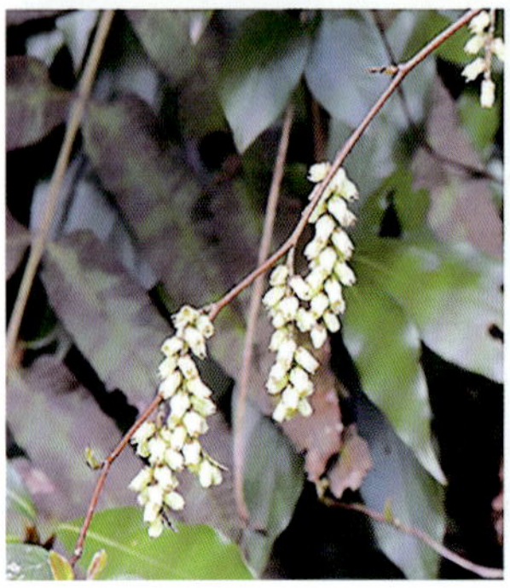
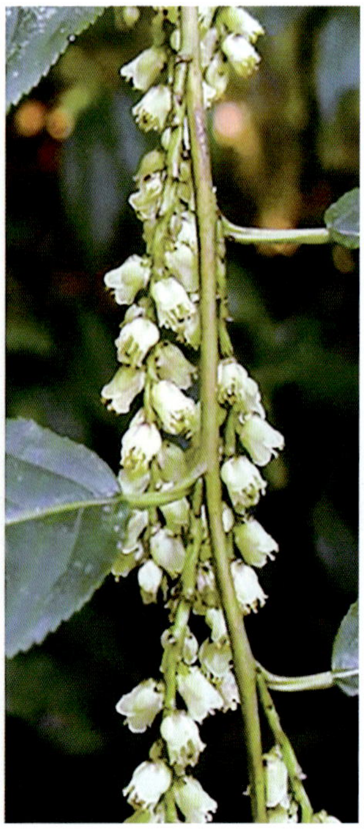
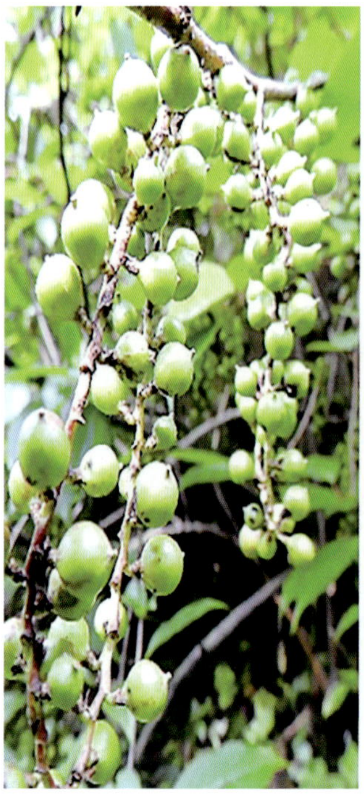
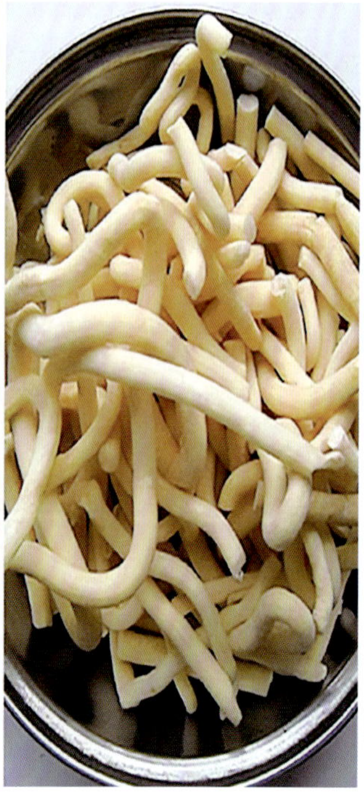

夜合木 | Ye he mu

Ndut bid mleax 都比没

夜合甘平入心脾，强心解郁安神宜。虚烦失眠健忘失，肝火劳损红眼除。

夜合木，为豆科合欢属植物合欢树 *Albizia julibrissin* Durazz. 的花及树皮。

苗乡各地均有野生，一般生于山坡疏林中、山路边、田坎旁以及果园、菜园边等地。

别名 合欢树、合欢木、合欢皮、合欢花、合欢、合昏、夜合、夜合欢、夜合树、绒花树、乌绒树、苦情花、马缨花、夜关门。

采制 药用花蕾、树皮。夏秋季节枝叶茂盛，或花朵开放时砍下树木，剥下树皮，切段，鲜用或晒干备用。合欢花则晴天时摘下，拣净杂质，迅速晒干或晾干，密封保存。

性味与归经 味甘，性平。入心、肝经。

功效 疏肝理气，养血安神。

主治 花主治：心神不安、忧郁失眠、郁结胸闷、健忘烦躁、咽喉疼痛、风火眼疾、视物昏花、跌打瘀肿、痈肿疮疡。合欢皮主治：心神不安、忧郁失眠、肺痈、瘰疬、痈疡、筋骨折伤等。

用法用量 内服：煎汤，10～15 克，或入丸、散剂。外用：适量，研细末调敷。

禁忌 阴虚津伤者慎用，风热自汗、外感不眠者禁服。

附方

1. **防暑：** 夜合木皮、虎耳草、算盘子根、瓜子金、土茵陈各 12 克，水煎当茶服。
2. **夜盲症：** 夜合木皮、狗牙齿各 10 克，水煎，分 3 次服。
3. **产后月痨：** 夜合木皮 6 克，枞树皮 10 克，甘草 5 克，沙参 6 克，白果 6 克，水煎，分 3 次服。
4. **狂犬咬伤：** 夜合木根 12 克，紫枞树 30 克，射干 15 克，杠板归 15 克，金挖耳 15 克，马前子 3 粒，紫竹根 30 克，铜锁 1 把，水煎服。
5. **跌打损伤：** 夜合木皮 15 克，水煎，兑白酒少许，分 3 次服。药渣煎水外敷患处。
6. **心烦失眠：** 夜合木皮、芦葱叶各 6 克，水煎服。
7. **神经衰弱：** 夜合木皮 15 克，何首乌 30 克，络石藤 15 克，水煎，睡前服。
8. **风火眼疾：** 夜合木花 10 克，鸡肝或猪肝 30 克，蒸熟，分 3 次服用。
9. **跌打肿痛：** 夜合木花 60 克焙干研细末，每次 6 克，白酒调服，1 日 3 次。
10. **胃炎腹痛：** 夜合木花 10 克，香橼 6 克，郁金、佛手各 10 克，木香 8 克，水煎服。
11. **腰腿疼痛：** 夜合木花 10 克，牛膝 10 克，红花 6 克，夏天无 4 克，水煎，分 3 次服。
12. **健忘：** 夜合木花 3 克，绿茶 3 克，红枣 2 枚，开水冲泡 5 分钟，当茶喝。孕妇禁服。
13. **咽喉肿痛：** 夜合木花 6 克，三两银 2 克，威灵仙 6 克，水煎，分 3～4 次含服。

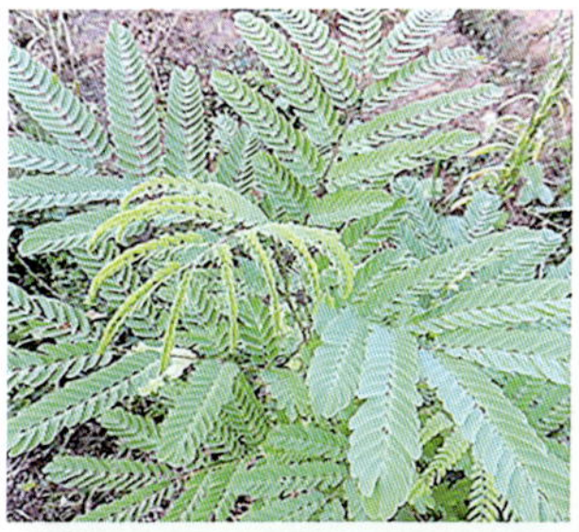
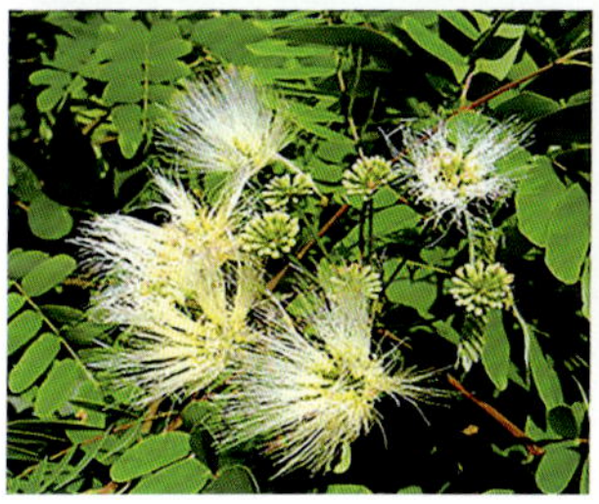
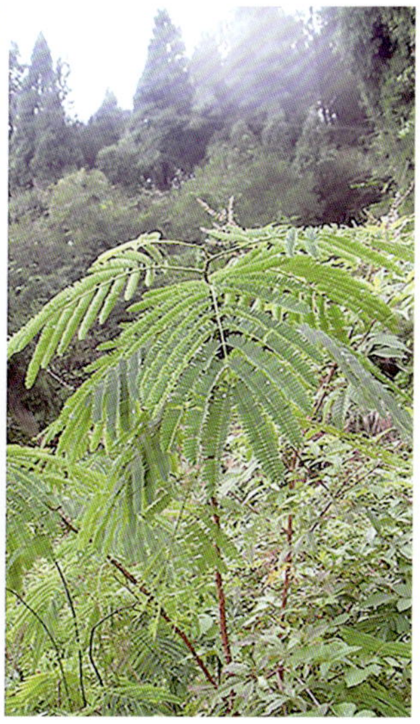
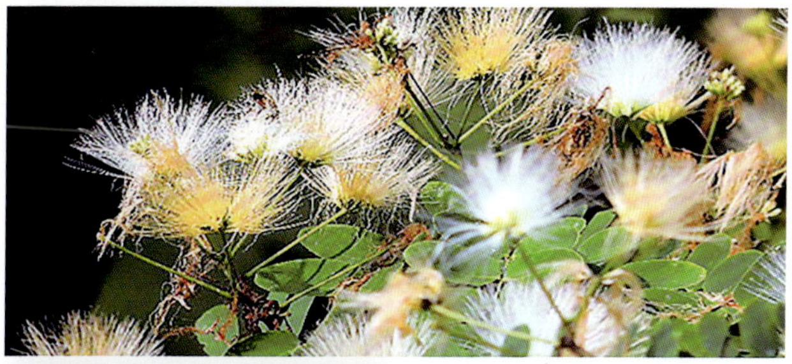
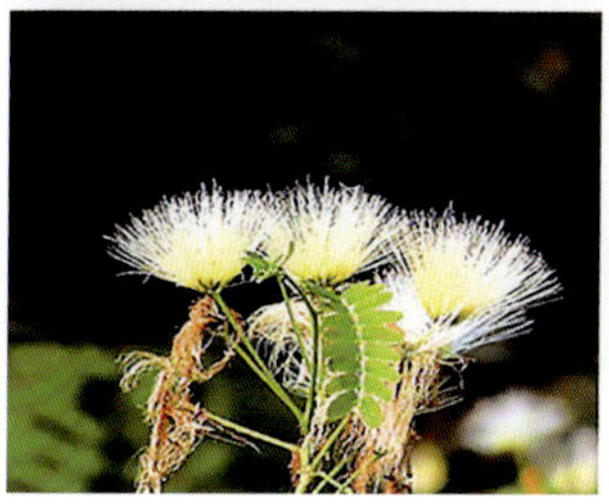
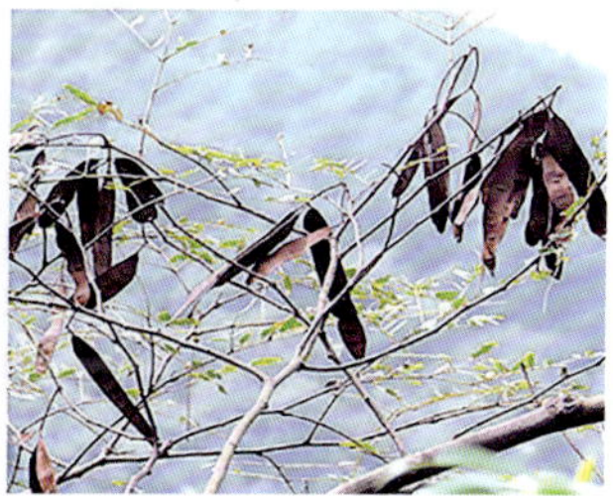

叶下果 | Ye xia guo

Ndut gou she tiao 都狗舌条

枝叶翠绿叶下果，山野路边数不多。风湿骨痛四肢麻，偏瘫嘴歪阳痿缩。

叶下果，为大戟科油柑属植物一叶荻 *Flueggea suffruticosa*（Pall.）Baill. 的嫩枝叶及根。

苗乡各地均有野生，一般生于山野疏林下、田坎上、山路旁等向阳处。

别名 叶下珠、叶屈珠、小粒蒿、花扫条、马扫帚牙、小孩拳、狗舌条、八颗叶下珠、山帚条条。

采制 药用嫩枝条、根茎。嫩枝条春末至秋末均可采收，割取连叶的绿色嫩枝，扎成小把，阴干，切段备用。根全年可采，除去杂质，洗净泥沙，切片，晒干备用。

性味与归经 味辛、苦，性温，有毒。入肝、脾经。

功效 活血舒筋，健脾益肾。

主治 风湿骨痛、四肢麻木、关节肿痛、中风偏瘫、阳痿、面神经麻痹、小儿麻痹后遗症、小儿疳积。

用法用量 内服：煎汤，10～15 克。外用：适量，煎水洗患处。

禁忌 本品有毒，用量应注意。体虚者慎用。

附方

1. 风湿骨痛：叶下果根 15 克，土牛膝 10 克，大血藤 10 克，夏天无 4 克，水煎取汁，分 3 次服。药渣煎水，外洗患处，每日 2 次。
2. 四肢麻木：叶下果根 15 克，威灵仙根 10 克，禾眉通 10 克，野梦花根 10 克，水煎取汁，分 3 次服。药渣煎水，兑少许白酒，温洗四肢，每日 2 次。用药期间禁食酸冷食物。
3. 偏瘫：叶下果根 15 克，蜈蚣 1 条，次红根 10 克，飞龙掌血 10 克，水煎取汁，兑白酒少许，分 3 次服。药渣煎水，外洗患处，每日 2 次，洗后加以按摩。用药期间禁食酸冷食物。
4. 面神经瘫痪：叶下果枝叶 10 克，鹰爪风 10 克，小通草 10 克，禾眉通 10 克，水煎取汁，分 3 次服。并用鳝鱼血调冰片，外涂患处，1 日 2 次。用药期间忌风雨，忌酸冷食物。
5. 小儿疳积：叶下果根 15 克，紫青藤、白马骨根、野刚子根、倒压刺根或茎各 15～20 克，炒黑大豆（半生半熟）14 粒，红枣 5 粒，水煎取汁，冲红糖，早、晚空腹各服 1 次。用药期间饮食宜清淡，禁食辛辣、黏腻、煎炸食物。
6. 阳痿：叶下果根 15 克，麻雀 2 只（去毛及内脏），千年棕 10 克，水煎取汁，兑白酒少许，分 3 次服。
7. 小儿麻痹后遗症：叶下果枝 6 克，土牛膝 4 克，威灵仙 4 克，水煎，分 3 次服。

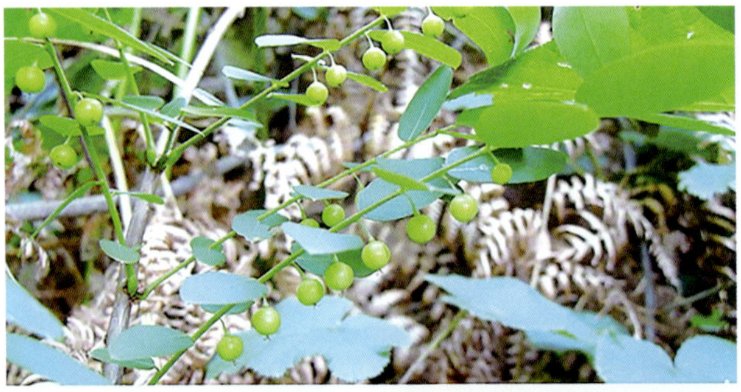
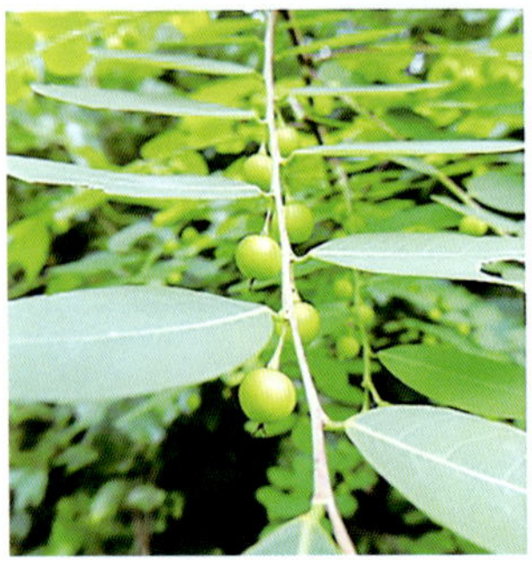
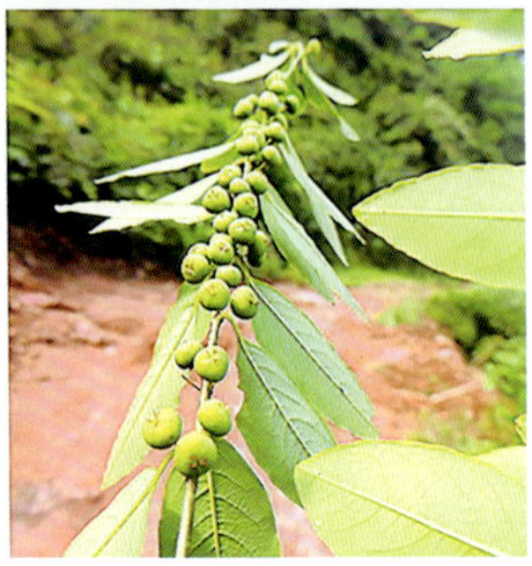
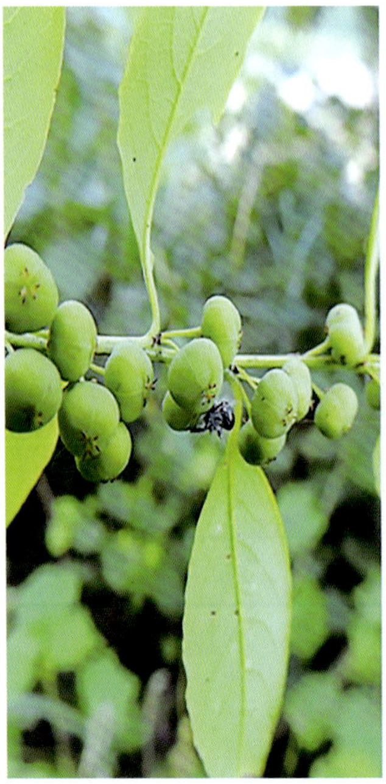
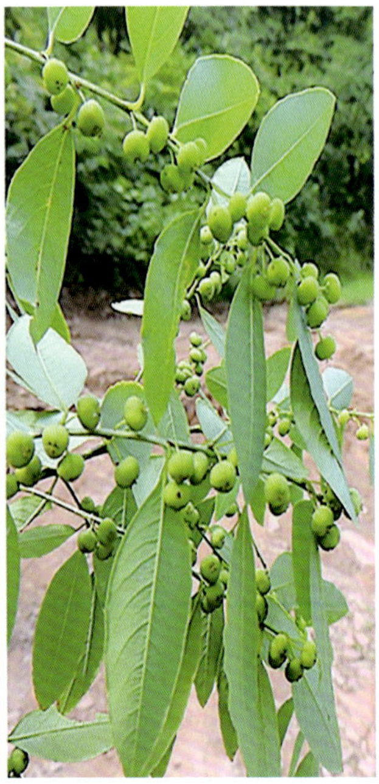

鹰爪风 | Ying zhao feng

Hleat gheud 那勾

悬崖石壁挂金钩，双双鹰爪腾晴空。肝热惊风蛇盘顶，面瘫麻木半边风。

鹰爪风，为茜草科植物钩藤 *Uncaria rhynchophylla*（Miq.）Miq. ex Havil. 的干燥带钩茎枝。

苗乡各地均有野生，很少有栽培。野生者一般生于阴湿的山坡、悬崖、小溪流的两岸、山路旁等处。

别名 双钩藤、钩藤、吊藤、双钩藤钩子、钓藤、钩耳、倒挂金钩、挂双钩藤、双双钩藤、双勾、金钩藤、钩钩、单勾、嫩钩钩。

采制 药用带钩的枝条。春、秋两季采收带钩的嫩枝，剪去无钩的藤茎，晒干，或置锅内蒸后再晒干。

性味与归经 味甘、微苦，性微寒。入肝、心、心包经。

功效 清热平肝，息风止痉。

主治 小儿惊风、小儿夜啼、热盛动风、孕妇子痫、肝阳眩晕、肝火头痛、肝火目赤、头晕目眩、中风瘫痪、肢节挛急、高血压。

用法用量 内服：水煎，6～30克，或入散剂。外用：适量，煎水外洗患处。

禁忌 鹰爪风不宜久煎。无火者禁服，体虚者慎服。

附方

1. **高热惊风：** 鹰爪风3克，金夏草4克，蛤蟆草3克，铺地霍3克，五爪风3克，艾叶2克，益母草5克，老鼠刺3克，水煎取汁，分3次服。
2. **产后风：** 鹰爪风19克，大血藤6克，小血藤10克，散血莲6克，啥菜根6克，细金鸡尾根6克，茅根10克，小管仄6克，益母草10克，九节风6克，四扇风6克，乌泡根10克，血报木6克，水煎取汁，分3次内服。
3. **蛇盘顶：** 鹰爪风10克，一颗针6克，一支箭3克，马藤香3克，四支箭3克，黄藤3克，八月瓜10克，赶山鞭6克，秤杆草10克，小管仄6克，益母草10克，蛤蟆草4克，九盏灯3克，山姜子4克，红五爪风6克，满山香10克，芦葱6克，吊杆草10克，虎耳草10克，水杨柳6克，水煎，分3次服。
4. **全身麻木：** 鹰爪风、黑芝麻、苏叶各20克，水煎取汁，分3次服。
5. **半边风：** 钩藤茎枝、荆芥各12克，白英30克，水煎取汁，分3次服。
6. **面神经麻痹：** 鹰爪风60克，鲜夜交藤125克，水煎取汁，分3次服。
7. **孕妇胎动不安：** 鹰爪风、人参、当归、茯神、桑寄生各3克，桔梗5克，水煎取汁，分3次服。
8. **小儿夜啼：** 鹰爪风6克，虫蜕7个，灯心草3克，水煎取汁，分3次服。
9. **小儿发斑：** 鹰爪风、紫草茸各6克，研细末，每次服用2克，1日3次。

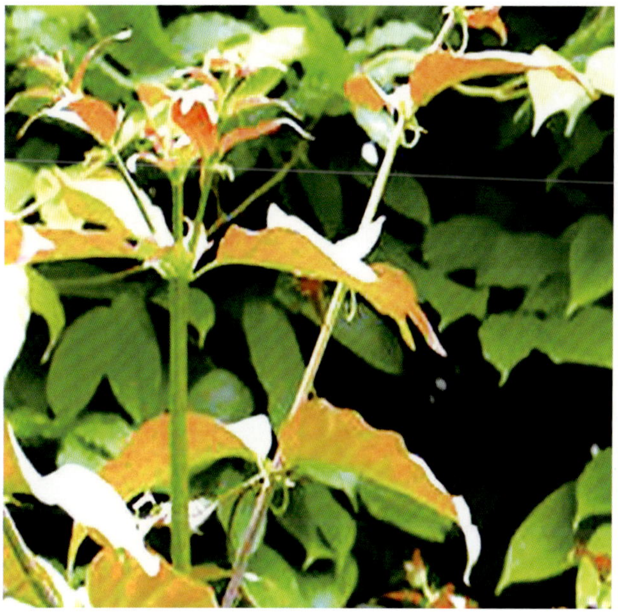

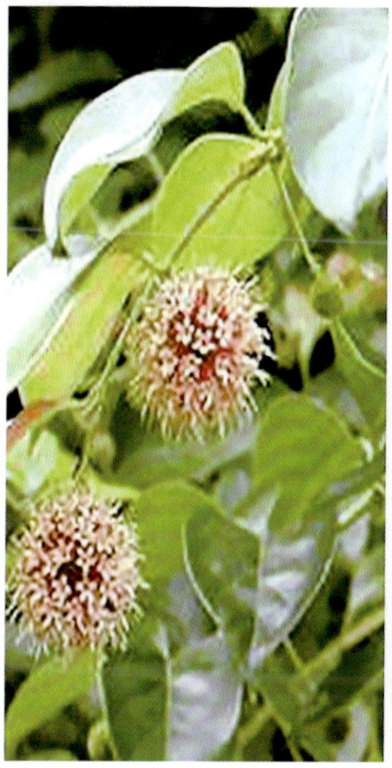

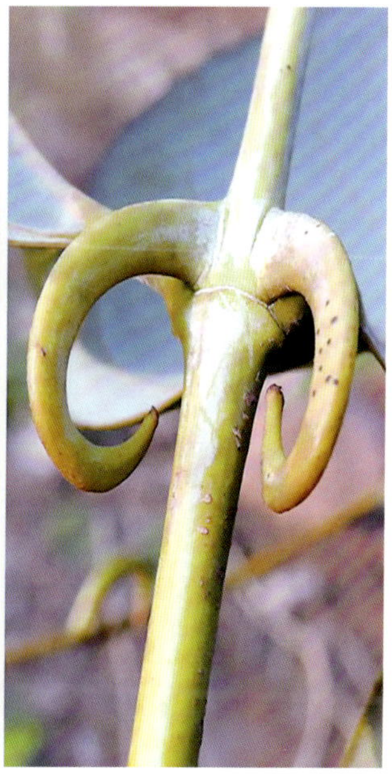

玉叶金花 | Yu ye jin hua

Ab gangb luf 阿崗奴

叶似碧玉花似金，林边溪旁觅芳芬。性赛甘草味比茶，解表利咽热毒清。

玉叶金花，为茜草科植物玉叶金花 *Mussaenda Pubescens* Ait. f. 的藤茎。

苗乡各地均有野生，很少有栽培。一般生长在丘陵山坡、灌木丛、沟谷、山间林地、路旁等处。

别名 山甘草、土甘草、凉口茶、白蝴蝶、白叶子、百花茶、大凉藤、蝴蝶藤、黄蜂藤、白纸扇、野白纸扇、仙甘藤、蜻蜓翅、生肌藤、凉藤子、小凉藤。

采制 以藤与根入药。全年可采，采回后，洗净泥土，拣净杂质，切段，鲜用或晒干备用。

性味与归经 味甘、淡，性凉。入肺、胃、大肠经。

功效 清热解暑，凉血解毒，化湿止咳。

主治 中暑、感冒、支气管炎、扁桃体炎、咽喉炎、风湿骨痛、肾炎水肿、肠炎、子宫出血、毒蛇咬伤。外治皮肤疮疖、溃疡。

用法用量 内服：水煎，8～15 克，或制成糖浆剂、颗粒剂、合剂使用。外用：适量，煎水外洗。

禁忌 玉叶金花性味平和，一般人均可服用。

附方

1. **外感风寒：** 玉叶金花 10 克，生姜 3 片，水煎取汁，分 3 次服。
2. **咽喉疼痛：** 玉叶金花 15 克，三两银 1 克，水煎取汁，含服，1 日数次。
3. **肠炎：** 玉叶金花 15 克，石榴皮 3 克，水煎取汁，1 日数次服。
4. **预防中暑：** 玉叶金花藤 60 克，薄荷 10 克，镰仄草 30 克，水煎取汁，当茶喝。
5. **热淋：** 玉叶金花藤 30 克，金银花藤 30 克，蛤蟆草 30 克，水煎，分 3 次服。
6. **暑热腹泻：** 玉叶金花藤 30 克，细叶香薷 10 克，银薄荷 10 克，水煎分 3 次服。
7. **子宫出血：** 玉叶金花根 15 克，雀儿脑 10 克，墨斗草 20 克，水煎分 3 次服。
8. **肾炎水肿：** 玉叶金花藤 30 克，蛤蟆草 10 克，黄毛根 15 克，水煎分 3 次服。
9. **喉蛾：** 玉叶金花藤茎 30 克，三两银 2 克，白玉莲 4 克，薄荷 6 克，水煎取汁，分多次含服。服药期间禁食辛辣食物。

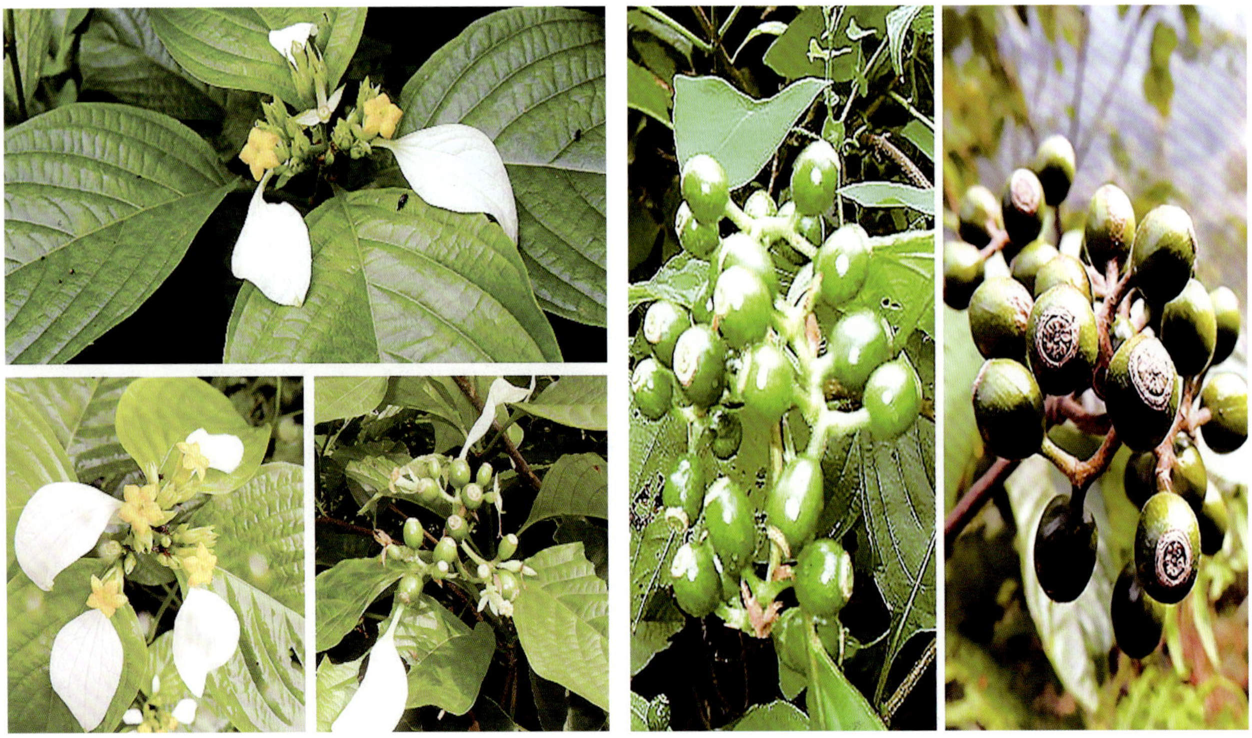

果实类苗药

八月瓜 | Ba yue gua

Bid ghoud nzhead 比格炸

木通藤结木黄瓜，甘甜可口味堪夸。脚肿腰痛儿疝气，无名肿毒煎水咕。

八月瓜，为木通科八月瓜属植物三叶木通 *Akebia trifoliata*（Thunb.）Koidz.，药用其嫩叶或成熟果实。苗乡各地均有野生，一般生于山坡阳面、路旁、小溪边、疏林缘或灌木林里。

别名 八月扎、八月炸、木黄瓜、预知子、牛腰子果、猪腰子、九月炸、通草果、拉。

采制 药用果壳、嫩叶。秋季将成熟或暂未成熟的果实采回家中，放在谷壳、米糠或稻草中沤熟，待其果壳炸开，食用其内瓤，将果壳保留，撕碎鲜用，或切片晒干备用。嫩叶随采随用，一般鲜用，也可以将嫩叶晒干，研细末备用。

性味与归经 味甘，性平，无毒。入肺、肝、肾经。

功效 疏肝和血，活血止痛，软坚散结。

主治 腹痛胁胀、缩阴缩阳、疝气疼痛、经闭痛经、瘿瘤瘰疬。

用法用量 内服：水煎，10～15 克。外用：适量，捣烂外敷患处。嫩叶现采，捣烂，外敷患处。

禁忌 八月瓜果实具有滑肠作用，脾虚腹泻者慎用。

附方

1. **撑耳癀**：八月瓜嫩果或嫩叶、雷公稿叶各适量，捣烂，外敷患处。
2. **肾结石**：八月瓜果、猕猴桃各 30 克，水煎取汁，分 3 次服。
3. **腰痛**：八月瓜果 30 克，浸酒 100 毫升。7 天后，1 日服 1 次，每次 20 毫升。
4. **热淋**：八月瓜嫩果（切片晒干）30 克，水煎取汁，分 3 次服，或煮鸡蛋服。
5. **阴门肿**：八月瓜嫩果（切片晒干）2 枚，水煎取汁，分 3 次服，或捣烂敷患处。
6. **阴部湿痒**：八月瓜果皮 2～3 枚，明矾 60 克，煎水取汁，温洗患处，1 日 1 次。
7. **水肿脚气**：八月瓜果 60 克，水煎取汁，分 3 次服；或八月瓜果 1 枚，水煎服。
8. **疝气**：八月瓜果 15 克，小茴香根 30 克，木通 10 克，鸡蛋 1 枚，煮服。
9. **疡子**：八月瓜根或八月瓜嫩叶适量，捣烂外敷。
10. **瘰疬**：八月瓜嫩叶、板栗花、湖南果嫩叶各适量，捣烂外敷患处。
11. **狂犬咬伤**：八月瓜果 30 克，马甲子根 30 克，紫竹根 30 克，水煎服。

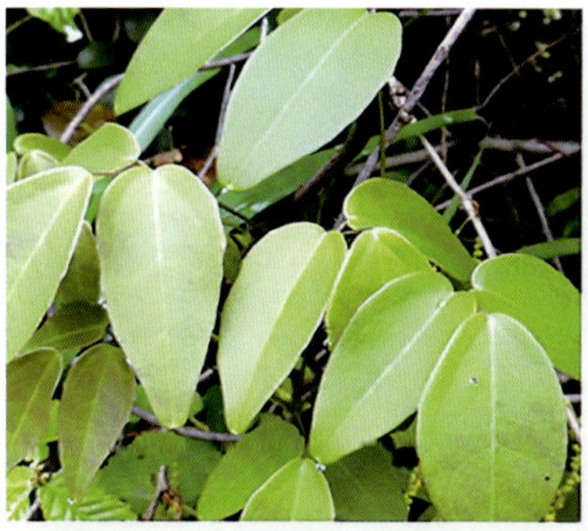
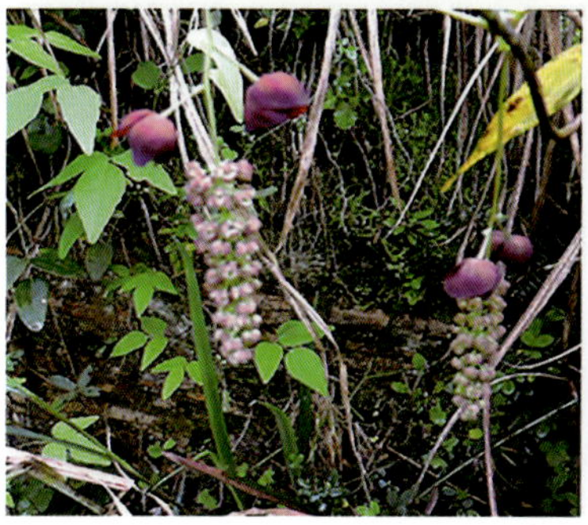
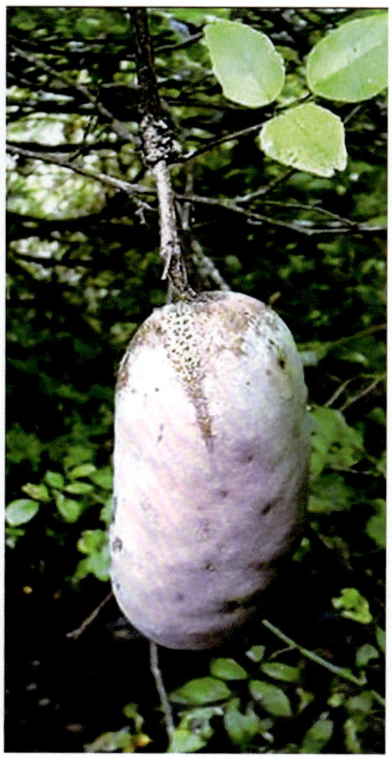
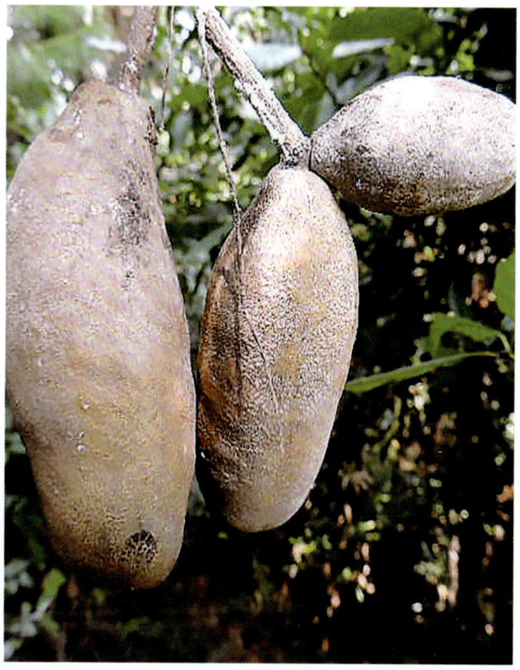

白果 | Bai guo

Ndut bax gut 都白骨

万年古树白果子，世人俗称活化石。敛肺定喘缩小便，带下白浊煮熟吃。

白果，为银杏科银杏属植物银杏 *Ginkgo biloba* L. 的种子。

苗乡各地均有栽培，也有少数野生。野生者生于向阳、湿润肥沃的壤土及沙壤土中。栽种者一般栽培在房前屋后、山路边，以及果园、菜园的边缘处。

别名 银杏、白果子、公孙树子、鸭脚树、鸭脚子、蒲扇。

采制 药用种仁。深秋季节，收集成熟的白果子，除去肉质外层及种壳，稍蒸或略煮，切开种仁，然后烘干或晒干备用。

性味与归经 味甘、苦、涩，性平，有小毒。入肺、肾经。

功效 敛肺定喘，止咳止带，缩小便。

主治 支气管哮喘、慢性气管炎痰多喘咳、肺结核、白带、淋浊、遗精、遗尿、尿频等疾病。

用法用量 内服：3～9 克，煮熟吃或炒食。

禁忌 食用白果仁时不能同时吃鱼。

附方

1. 咳嗽痰稀：用白果仁 30 克，冰糖 15 克煎水服，日服 2 次，连服 15 天。
2. 儿童遗尿症：用白果 5 粒煨熟，每晚睡前取仁服，连服 15 天。
3. 肺结核：将白果取仁，浸于鱼肝油中，半年后可用，每天 3 次，饭前吃，连服 3 个月。
4. 咳喘：白果仁 6 克，紫苏子 10 克，麻黄 3 克，甘草 6 克，水煎服。
5. 小便频数：白果 10 个，去壳煨熟嚼食，每日 1 次。
6. 带下白浊：白果仁 6 克，芡实 10 克，山药 15 克，车前子 10 克，水煎服。
7. 遗精：白果根 60 克，何首乌（鲜）60 克，左转藤 60 克，糯米半斤，盛猪小肚内，加冰糖炖服。
8. 阴虱：白果子捣烂，煎水洗。
9. 痨伤吐血：白果仁 10 克，水煎取汁，加蜂蜜少许，分 3 次服。
10. 白带：白果仁 6 克，野鸡脚全草 30 克，水煎取汁，分 3 次服。

附注 白果子有小毒，大量进食后可引起中毒。中毒剂量为 10～50 颗，一般发生在进食白果后 1～12 个小时。为预防白果中毒，不宜多吃更不宜生吃白果。中毒轻者喝浓茶或咖啡，卧床休息可以康复，重者应送医院救治。

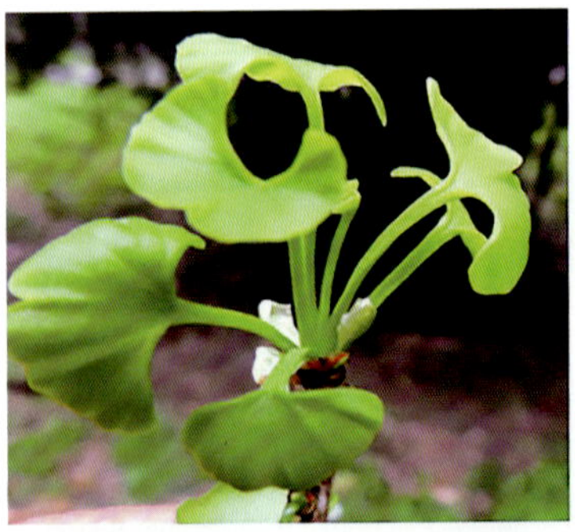
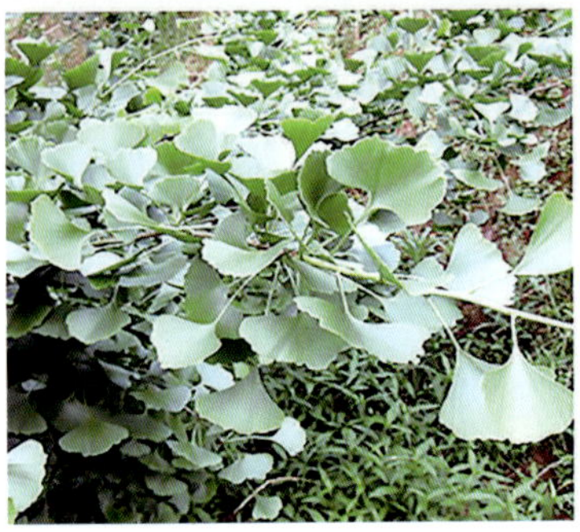
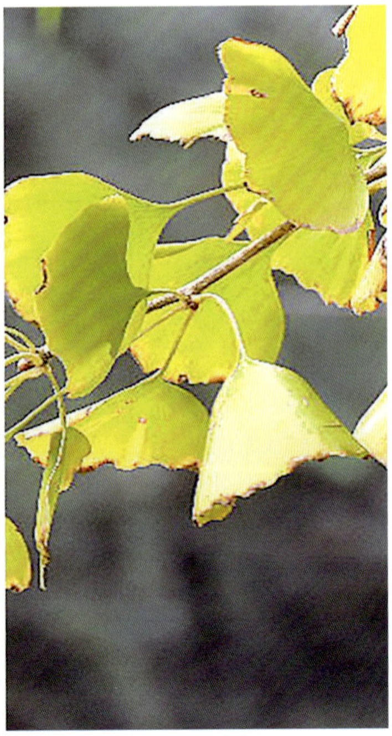
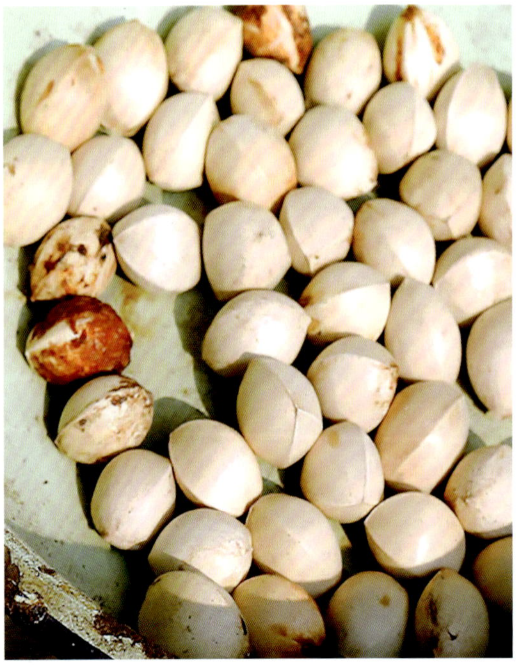

半春子 | Ban chun zi

Bid cab nos 比蚕农

先秋开花次春熟，向阳山谷林间沟。性味酸涩能化食，止咳平喘泻痢收。

半春子，为胡颓子科常绿灌木半春子 *Elaeagnus pungens* Thunb. 的果实、枝叶。

苗乡各地均有野生，多半生于山地杂木林内和向阳沟谷旁。

别名 胡颓子、幽谷巨人、甜棒槌、雀儿酥、鸡卵子树、斑楂、三月枣。

采制 药用果实、枝叶、根茎。果实在春末夏初快成熟时采摘，采回后拣净杂质、枯叶，鲜用或晒干备用。根四季可采，采回后拣净杂质，洗净泥土，切段，鲜用或晒干备用。叶片四季可采，采回后拣净杂质、枯叶，切丝或捏碎，鲜用或阴干备用。

性味与归经 果实、根：味酸、涩，性平，无毒。入肺、胃、大肠经。叶：气微，味微苦。入肺经。

功效 叶：止咳平喘。果：消食止痢。根：祛风利湿，行瘀止血。

主治 叶主治：支气管炎、咳嗽、哮喘。果主治：肠炎、痢疾、食欲不振。根主治：咳嗽气喘、咳血、吐血、便血、痈疽、小儿疳积、关节痛、外伤出血、跌打损伤、白带等。

用法用量 内服：水煎，根 30 ～ 60 克，叶 10 ～ 15 克。果实生食适量，或煎汤，或熬膏服。

禁忌 半春子味酸涩，胃肠功能不佳者慎用。

附方

1. **老年慢性支气管炎：**半春子叶研末，用 2 ～ 3 克，蜂糖水调服，1 日 2 次。
2. **腹泻、食少：**半春子果实 15 克，水煎服，1 日 2 次。
3. **支气管哮喘：**半春子叶 12 克，白果 7 粒，水煎，分 3 次温服。
4. **无名肿毒，未破溃者：**半春子根 90 ～ 150 克，煎浓汁，涂患处，1 日 3 次。
5. **消化不良：**鲜半春子 15 克，山楂 10 克，水煎取汁，分 3 次服。
6. **阴虚肺燥，久咳气喘：**鲜半春子 30 克，半春子叶 15 克，加水煎浓汤服。
7. **脚软无力：**半春子果 15 克，席草根 15 克，煮鸡蛋食。
8. **水肿：**半春子根 30 克，五加皮 60 克，木瓜 30 克，水煎服。
9. **外痔：**半春子果煎水，洗患处。
10. **痢疾：**半春子果 15 克，水煎服。

附注 同属植物羊奶子也有类似功效。羊奶子的叶、果、根形状与半春子相似，功用基本相同，但不是同一种植物。羊奶子与半春子的区别是：“羊奶子开花，半春子得恰。”半春子先年秋季开花，果实次年春天成熟；羊奶子当年夏季开花，果实秋季成熟。

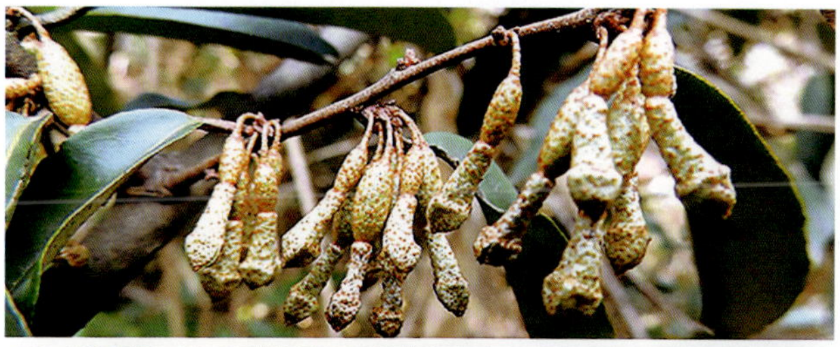

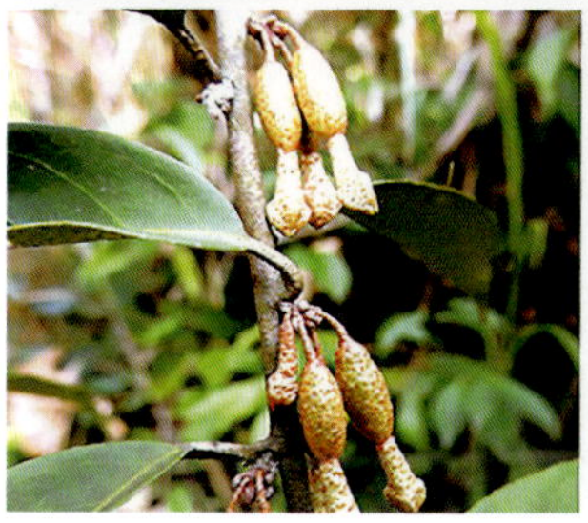

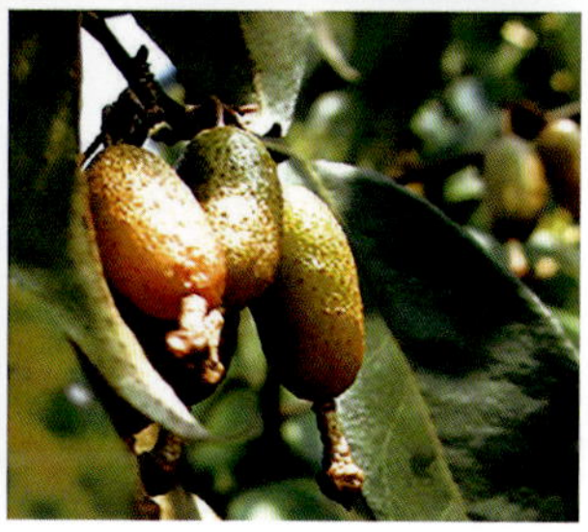

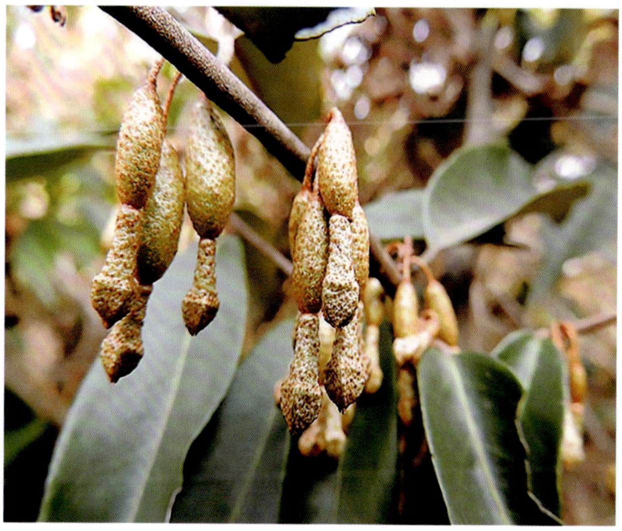

板栗 | Ban li

Ndut bid ros 都比乳

铁杆植物板栗子，性味甘温能大补。健脾养胃治泻痢，活血柔肝可壮骨。

板栗，为壳斗科栗属植物板栗 *Castanea mollissima* BL.，药用其花序、果壳、种仁。

苗乡各地均有栽培，也有少数野生。栽培者多半种在低矮山坡、溪流旁、果园中或者房前屋后、村寨周边等处。野生者一般为栽培板栗落籽蔓生而成，一般野生在山路边、疏林中以及田坎上。

别名 栗、栗子、毛栗子、风腊、大栗、栗果。

采制 药用板栗仁、板栗壳、板栗花。秋后板栗成熟，自然落地，清晨到板栗树下的草地中寻找坚果及果壳，拣净杂质，鲜用或晒干备用。临用时去掉种壳，剥取里面的种仁入药，或将果壳烧灰研细末备用。板栗花在开放时采收，拣净杂质，晒干备用。

性味与归经 味甘，性温，无毒。入脾、胃、肾经。

功效 养胃健脾，补肾强筋，活血止血，补肝壮骨。

主治 反胃不食、泄泻痢疾、吐血、衄血、便血、筋伤骨折瘀肿、疼痛、瘰疬肿毒、咳嗽痰喘、小儿口舌生疮、口腔溃疡、肾虚骨弱、脾胃气虚、小便频数、腰腿无力、久婚不孕等症。板栗花具有驱蚊作用。

用法用量 内服：水煎，种仁 10～15 克，果壳 15～20 克，板栗花 6～10 克。外用：适量，煎水外洗，或捣烂外敷。

禁忌 栗子“生极难化，熟易滞气”，脾胃虚弱、消化不良者不宜多食。产妇、小儿、便秘者不宜多食。

附方

1. **漆疮、皮炎**：板栗树叶适量，煎水外洗，每日 1 次。
2. **反胃、呕吐**：板栗壳 15 克，水煎取汁，加食盐少许，分 3 次服。
3. **疝气、腹泻**：板栗树根 20 克，淘米水煎取汁，分 3 次服。
4. **跌打骨折、瘀血疼痛**：生板栗仁适量，嚼烂涂患处，加白酒少许，敷患处，布条包扎。
5. **瘰疬肿痛**：生板栗仁适量，嚼烂外敷患处，每日 1 次。
6. **赤白痢疾**：板栗仁 30 克，焙干研细末，每日 10 克，生姜 3 片煎水吞服，每日 3 次。
7. **肾虚脚软**：以棕片盛板栗若干，屋檐下风干令软。每早生吃 10 余粒，用猪腰子煎水送服。
8. **丹毒**：板栗树皮适量，水煎取汁，外洗患处，每日 1～2 次。

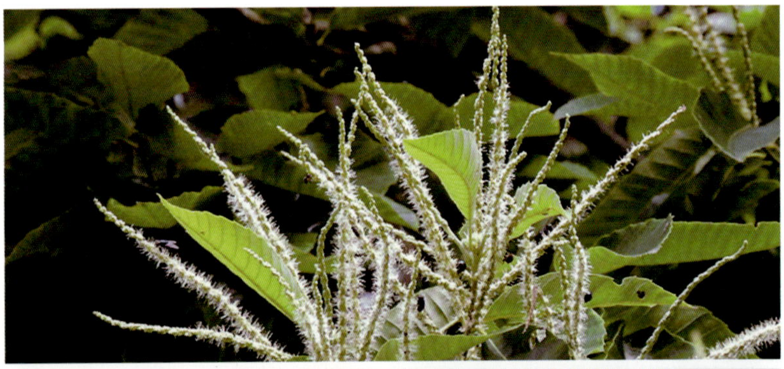

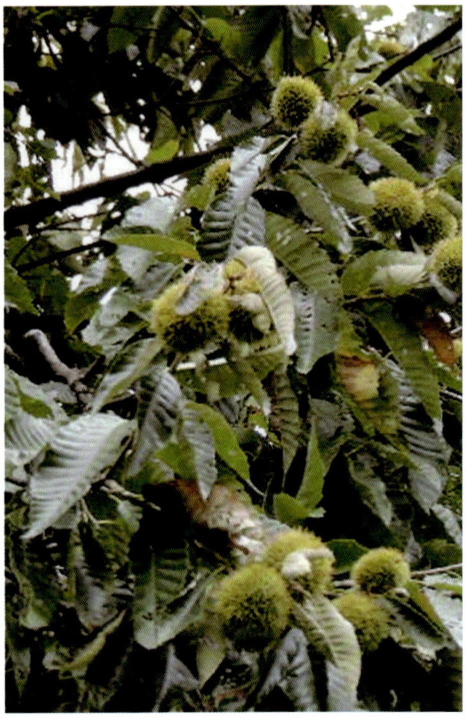

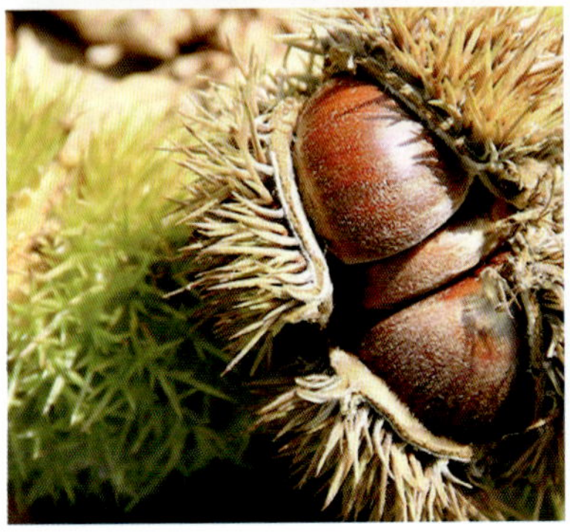

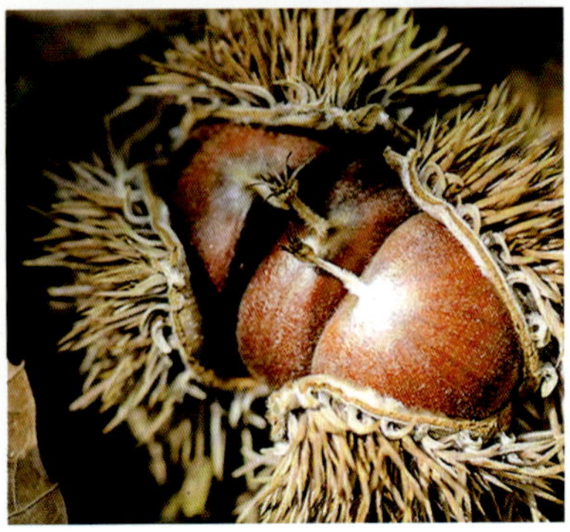

包谷 | Bao gu Bod reud 薄若

天花在头棒在腰，籽如门齿玉片包。健脾和胃促消化，肾虚水肿脐疮消。

包谷，为禾本科玉蜀黍属植物玉米 *Zea mays* L. 的果实。

苗乡各地均有栽种。包谷的品种很多，老品种一般为黄色，现在有香包谷、糯包谷、甜包谷、紫包谷、花包谷等。

别名 玉米、玉茭、苞谷、苞芦、玉蜀黍、苞米、棒子。

采制 药用包谷子、包谷球、包谷须、包谷杆。秋后包谷成熟时采摘棒子，剥去外壳，晒干后脱粒，再晒至全干备用。在脱粒时，收集包谷须、包谷球、包谷秆，切段，鲜用或晒干备用。

性味与归经 味甘，性平。入脾、胃经。

功效 调中健胃，利尿消肿，清湿热，利肝胆。

主治 腹泻、小便不利、水肿、脾胃不健、高脂血症、食欲不振、饮食减少、痢疾。

用法用量 内服：煎汤，煮食，30～50 克，或磨粉、煮粥。外用：适量，一般熬油涂搽。

禁忌 腹泻、腹胀、胃肠功能差者少吃。用前磨碎或打粉，然后煮食。

附方

1. **暑热、消化不良：** 包谷杆（未结苞谷者）30 克，刺梨 15 克，水灯草 10 克，煎汤服或代茶饮。
2. **脾虚食少：** 包谷米 30 克，刺梨 15 克，隔山消 10 克，小人参 10 克，淘米水煎服，每日 3 次。忌油腻、黏稠食物。
3. **慢性肾炎：** 包谷球 30 克，包谷须 15 克，茅根 10 克，葵花茎秆芯 10 克，水煎取汁，代茶饮。
4. **肾虚水肿：** 包谷米 30 克，薯仄 15 克，尿珠子米 15 克，扯丝皮 10 克，包谷须 15 克，猪腰子 1 个（切片），加水煎服，每日 3 次。
5. **肾虚水肿：** 包谷米 30 克，木瓜 15 克，扯丝皮 10 克，桂皮 6 克，猪腰子 1 个（切片），加水煎服，1 日 3 次。忌凉性食物，少吃盐。
6. **桐木脚杆：** 包谷米 100 克，文火熬油，瓶装备用。临用时将患处洗净，用棉签蘸包谷油涂搽，1 日 2 次。注意局部保暖。
7. **脐疮流黄水：** 包谷米 100 克，慢火熬成油，趁热加冰片 6 克调匀，瓶装备用。临用时将局部以温开水洗净，先涂抹桐油，以炭火将局部烤热，再涂包谷油，1 日 2 次。注意局部保持清洁，不要接触生水。
8. **暑热口渴：** 青包谷杆（未结包谷者）100 克，生吃（野外作业时）；或将青包谷杆 100 克，尚未成熟的包谷棒 100 克，剥取外皮、拣去须，切成块状，加清水煮成汤，分 3 次吃包谷嫩球，喝包谷水（室内作业时）。

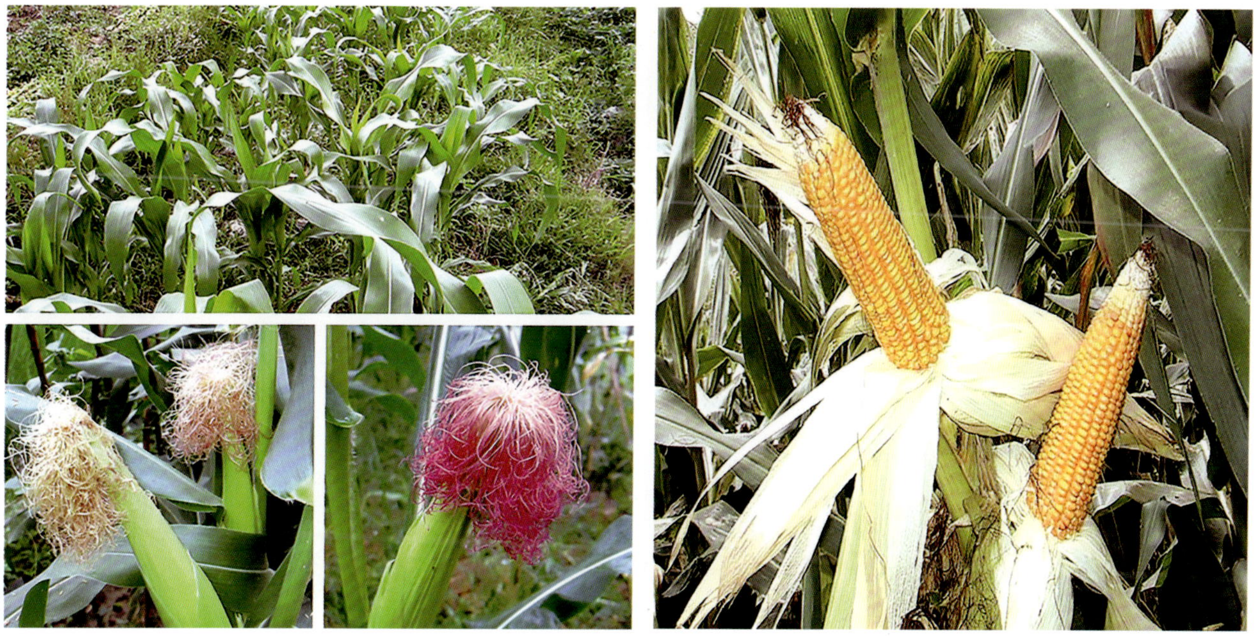

报木子 | Bao mu zi

Bid pab 比帕

味酸性寒盐肤木，虫瘿药名五倍子。清热解毒散瘀血，涩精敛汗夜尿止。

报木子，为漆树科盐肤木属植物盐肤木 *Rhus chinensis* Mill. 的种子。
苗乡各地均有野生。一般生长在荒山野岭、田坎边、山路旁、悬崖岩石壁上、小溪、沟渠旁等。

别名 盐肤木、盐霜柏、盐酸木、五倍子树、五倍柴、山梧桐、木五倍子、乌桃叶、乌叶树、乌岩泡、乌烟桃、敷烟树、蒲连盐、山盐箐、披腊木叶、飞天蜈蚣、老公担盐、破凉伞、枯烟萁、藕节树、七倍子、报母树。

采制 以根、叶、花、子入药。根全年可采。夏秋季采叶、花，晒干备用。秋后采树子，采回后剪碎，晒干备用。

性味与归经 果、根味酸、咸，性微寒。入肺、肾经。

功效 根：祛风化湿，消肿软坚，消酒毒。果、根：能化积滞，消骨硬，解毒，退目翳。报木子（盐麸子）：生津润肺、降火化痰、敛汗、止痢。

主治 根主治：感冒发热、支气管炎、咳嗽咯血、风湿痹痛、肠炎、痢疾、痔疮出血。根、叶外用治跌打损伤、毒蛇咬伤、漆疮、乳痈、癣疮。报木子主治：痰嗽、喉痹、黄疸、盗汗、痢疾、顽癣、痈毒、头风白屑。

用法用量 内服：水煎，根 10 ～ 30 克，子 6 ～ 10 克。外用：花、叶，数量不拘，鲜叶捣敷或煎水洗患处。

禁忌 报木全株具有毒性乳汁，接触后会引起皮肤过敏、肿痛等反应，采摘时应注意预防。发生反应时，可用盐开水洗手，涂点茶油即可。

附方

1. **鼻疳**：报木树花或子、硼砂、黄柏、青黛、花椒各等量，共研末，吹患处。
2. **慢性气管炎咳嗽**：报木子 10 克，枇杷叶 10 克，水煎取汁，分 3 次服。
3. **单纯性痛风**：报木树叶捣烂，桐油炒热，布包揉身。
4. **黄疸型肝炎**：报木根皮 10 克，焙干研末，煮鸡蛋 1 个， 1 日 1 次，连服 3 天。
5. **瘰疬**：报木树根、破凉伞、凌霄花根、酒糟各适量，共捣烂，敷患处。
6. **年久顽癣**：报木树子、王不留行各 60 克，焙干研末，每用适量，麻油调敷。
7. **恶疮疥癞、蛇犬咬伤**：报木树皮煎水洗；或报木根去粗皮，捣烂敷患处。
8. **骨折**：报木树根、前胡各适量，捣烂，敷伤处。
9. **烧伤感染**：报木叶，鸭屎木叶各适量，捶烂外敷。
10. **蛇咬伤**：刺仄蛇药、报木树叶、蒲公英各适量，煎水洗伤处。
11. **结核性胸膜炎**：报木根 30 克，猕猴桃根 60 克，穿心莲 15 克，铁包金 10 克，水煎取汁，分 3 次服。

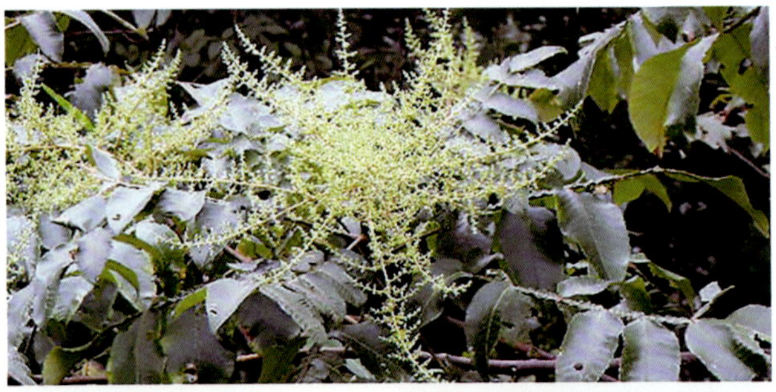

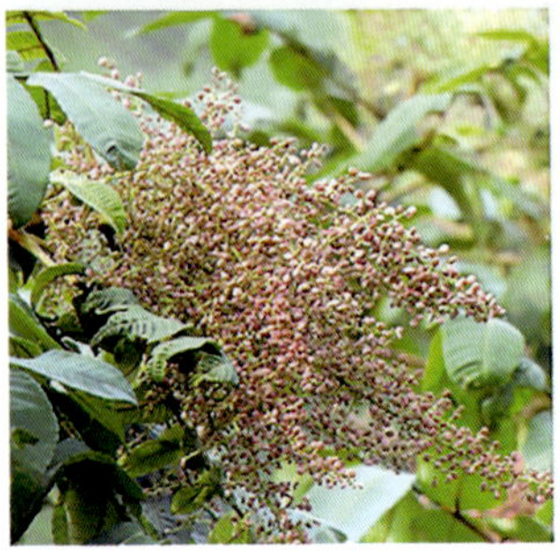

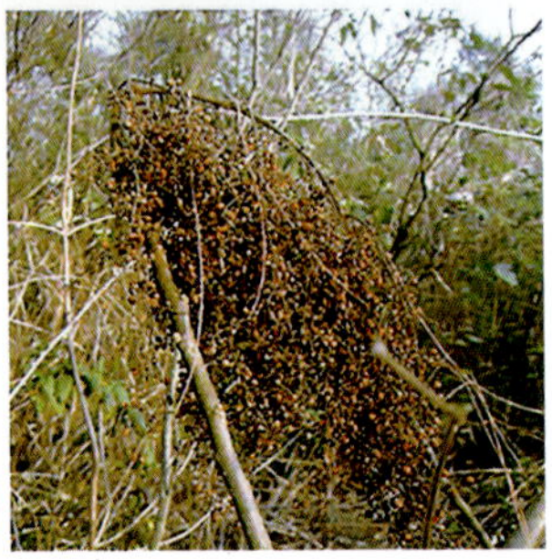

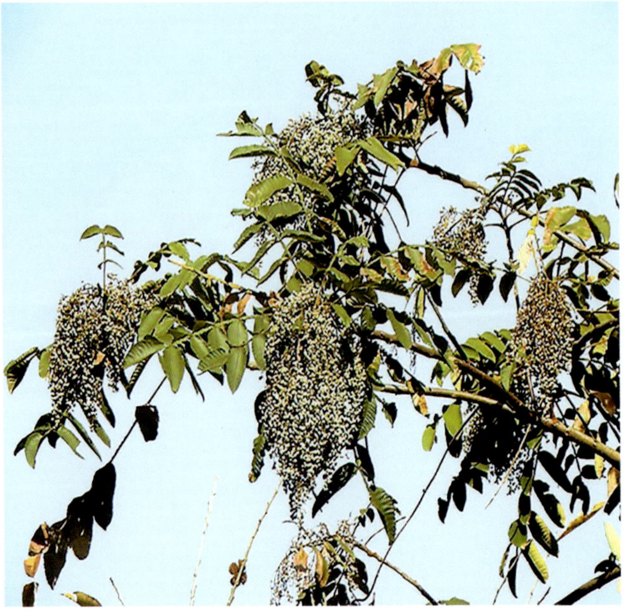

毕恭子 | Bi gong zi

Bid manl manl 比满满

酸涩苦口毕恭子，色泽鲜黄冬不枯。清热除湿治咳嗽，便血水泻煎汤喝。

毕恭子，为柿树科植物金弹子 *Diospyros cathayensis* Steward 的果实。

苗乡山区有野生，一般生于山坡松林或常绿阔叶林中，以及山林边、路边等，也有挖取野生植株，栽培后作为观赏植物的。

别名 野柿子、山柿子、毕功子、必恭子、金弹子、黑塔子。

采制 药用枝叶、果实。枝叶夏季茂盛时采摘，现采现用。果实秋后成熟时采摘，一般鲜用。根茎四季可采，采回后洗净泥土，切片，晒干备用。

性味与归经 味苦、涩，性凉。入肺、大肠经。

功效 清热除湿，涩肠止泻。

主治 痔疮、肠风下血、风火牙痛、肺热咳嗽、外用治疖肿、水火烫伤。

用法用量 内服：煎汤，果实 10 ～ 30 克。外用：鲜叶捣敷，或干叶研粉外撒。

禁忌 体弱虚寒者忌服。

附方

1. **痔疮：**毕恭子鲜叶 30 克，捣烂取汁，外搽肿痛处。
2. **肠风下血：**毕恭子 6 克，瓜板根 10 克，水杨柳 10 克，雀儿脑 10 克，水煎取汁，分 3 次服。
3. **腹痛水泻：**毕恭子 10 克，石榴皮 4 克，枫木树叶 3 克，水煎取汁，兑白糖 30 克调匀，分 3 次内服。
4. **发热口干：**毕恭子鲜果实 10 克，甘蔗 30 克，榨汁 1 杯，顿服，或水煎取汁，分 3 次服。
5. **水火烫伤：**毕恭子鲜叶 30 克，榆腊叶 30 克，小萝卜叶 30 克，洗净捣烂，外敷患处，药干则换。
6. **痈肿疮疖：**毕恭子鲜叶 30 克，半边莲 30 克，芙蓉花叶 30 克，洗净捣烂，外敷患处， 1 日 2 次。
7. **肺热咳嗽：**毕恭子 10 克，则耳根 15 克，竹叶菜 10 克，芦根 15 克，水煎取汁，分 3 次服。服药期间禁食辛辣食物。
8. **风火牙痛：**毕恭子 10 克，老鼠王 10 克，黄菊子 10 克，三两银 2 克，水煎取汁。先喝一小口，口含，吐出痰涎，再分 3 次服。
9. **痈肿溃破后创面溃疡：**毕恭子干叶 100 克，灰包菇 30 克，焙干研细末，瓶装备用。临用时，视创面大小，取药粉外撒患处，1 日 1 ～ 2 次。

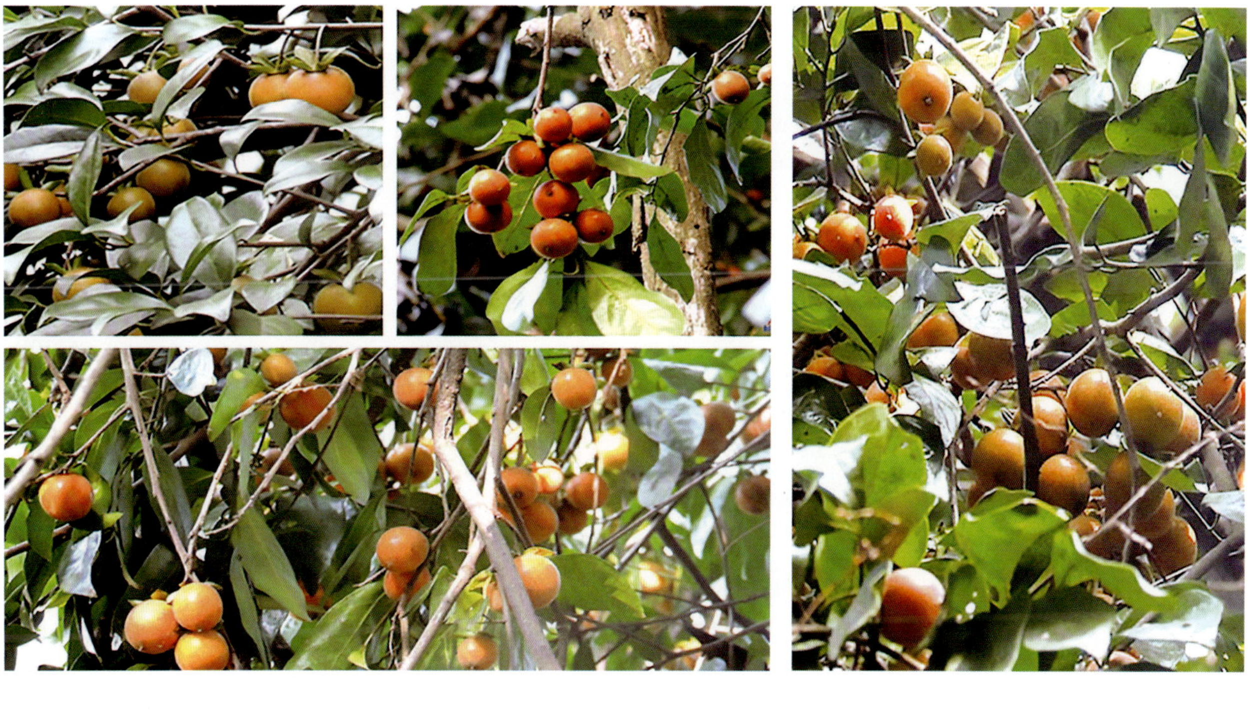

蓖麻子 | Bi ma zi

Dab zheid yul 大堆欲

甘平有毒蓖麻子，神奇功效世人知。脱肛脱阴巴脑壳，胞衣不下贴部郅。

蓖麻子，为大戟科蓖麻属植物蓖麻 *Ricinus communis* L. 的种子。

苗乡各地均有野生，但一般为栽培。野生者多半为栽培的蓖麻子成熟后脱落而蔓生。栽培者多半栽培在房前屋后、山路边、菜园、果园旁等，或者撒播在荒草地、垃圾场等处。

别名 天麻子果、红蓖麻、蓖麻仁、红麻、草麻、八麻子、牛蓖、萆麻子、蓖麻仁、大麻子、红大麻子。

采制 药用蓖麻仁。深秋之后，蓖麻子成熟后采摘，选取表皮黑色的果实摘下。采回后，剥取种子，鲜用或晒干备用。

性味与归经 味甘、辛，性平。入脾、胃、大肠经。

功效 败毒抗癌，消肿通滞。

主治 痈疽肿毒、咽喉不利、瘰疬、便秘、面神经麻痹、口眼歪斜等。

用法用量 内服：水煎，6～8 克，入丸剂：0.6～0.9 克。外用：适量，去壳取仁，捣烂，外敷患处。

禁忌 虚寒之人、腹泻病人、孕妇忌服。

附方

1. **疔疮脓肿：** 蓖麻子 20 粒去壳，和少量食盐，稀饭捣匀，敷患处，日 2 次。
2. **痈疽初起：** 蓖麻仁 3 克，松香 12 克。将蓖麻子捣碎，加入松香粉充分搅匀。用开水搅成糊状，置于冷水中冷却成膏状备用。用时将膏药按疮面大小摊于纸或布上贴患处。
3. **水火烫伤：** 蓖麻子、蛤粉等分，研膏。水烫伤用油调涂，火烧伤用水调涂。
4. **咽中疮肿：** 蓖麻子 1 枚（去皮），朴硝 3 克，同研烂，新挑井水送服。
5. **喉痹：** 蓖麻子，取肉捶碎，纸卷作筒，烧烟吸之。
6. **诸骨鲠喉：** 蓖麻子 7 颗，去壳研细，入石膏粉末调成软膏，以竹签子挑 6～10 克入喉，稍等用冷开水咽之既下。
7. **狗咬伤：** 蓖麻子 50 粒去壳。以井水研膏，先以盐水洗咬处，再以蓖麻膏贴。
8. **催生并死胎不下：** 蓖麻子 3 个，巴豆 4 个研细，入麝香少许，贴脐上。
9. **难产及胞衣不下：** 蓖麻子 7 枚，研膏，涂脚心。子及衣才下，便速洗去，不然子宫会脱下。
10. **子宫脱下：** 蓖麻仁、枯矾等分，为末，安纸上，推入。再以蓖麻仁 40 枚，研膏涂顶心。
11. **急性脱肛：** 蓖麻子 30 克，捣如膏，捻作饼子，两指宽大，贴囟上。

附注 脑壳：即头顶，囟门。部郅：即肚脐。

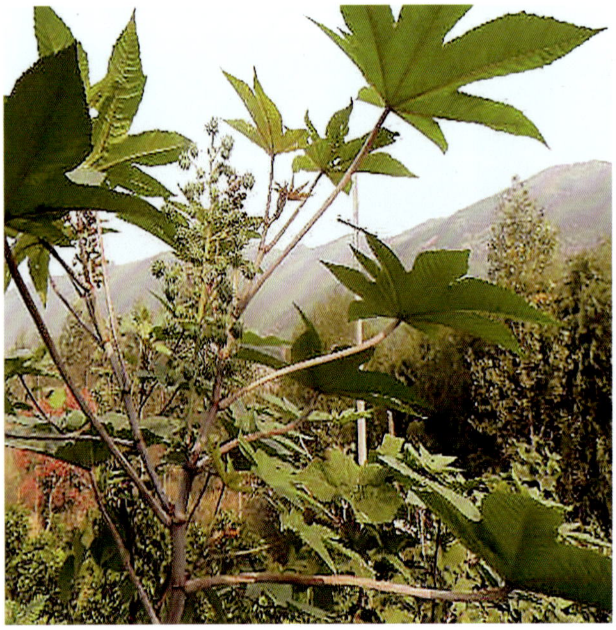

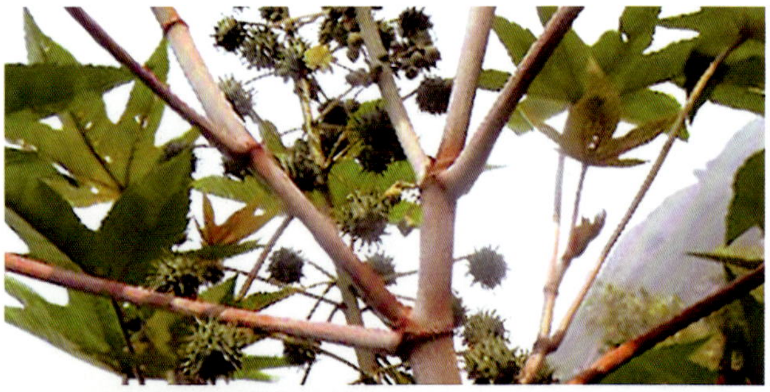

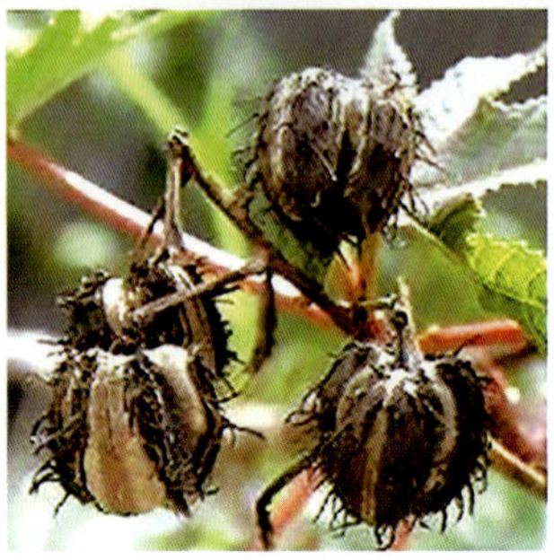

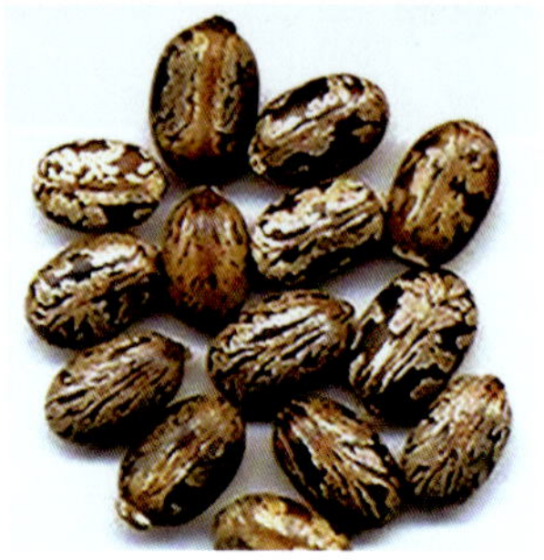

蚕豆子 | Can dou zi

Bid fus doub 比佛豆

溪边路旁种蚕豆，嫩果生吃有小毒。隔食水臌坐板疮，眩晕崩漏与斑秃。

蚕豆子，为豆科植物蚕豆 *Vicia faba* L. 的种子。

苗乡各地均有栽培，通常栽培于田中、路边、菜地、小溪边等。

别名 佛豆、胡豆、南豆、马齿豆、竖豆、仙豆、寒豆、湾豆、夏豆、罗汉豆、川豆。

采制 药用蚕豆子、蚕豆花。春末夏初，蚕豆开花时摘取花朵，鲜用或晒干备用。夏季蚕豆荚呈黑褐色时拔取全株，晒干，打下种子，扬净杂质后，再晒干，备用。

性味与归经 味甘，性平。入脾、胃经。

功效 健脾利水，解毒消肿，利尿止血。

主治 膈食厌食、水臌水肿、坐板疮、高血压、眩晕、崩漏、产后关节痛、斑秃。

用法用量 内服：煎汤，10～20 克，或研末入散剂。外用：适量，捣烂外敷。

禁忌 蚕豆生吃有毒。气虚腹胀者禁食。

附方

1. **水臌：** 数年陈蚕豆 120 克，连壳熬汤，取汁 300 毫升，加红糖 100 克调匀，分 3 次服用，每日 1 剂，重症 3 剂可愈。
2. **坐板疮：** 蚕豆荚壳适量，烧成灰末，以菜油调搽，每日 1～2 次。
3. **厌食：** 蚕豆 500 克。将蚕豆用水浸泡后，去壳晒干，磨成粉，或磨浆过滤后晒干。每次用 30 克，加红糖少许，以开水调匀后温服，每日 3 次。
4. **水肿：** 蚕豆 240 克，每天煮吃，共吃 2～2.5 千克；或蚕豆 60 克，冬瓜皮 15 克，水煎服；或蚕豆 50 克，冬瓜皮 50 克，水煎服。
5. **月经过多：** 蚕豆花 500 克，冰糖 10 克。将蚕豆花洗净，切碎，用蒸馏法制成露剂，调入冰糖，搅匀备用，每服 120 克，1 日 2 次温服。
6. **产后关节痛：** 酒炒蚕豆 45 克，山沙参 30 克，红糖酌量，炖取汁，分 3 次温服。
7. **高血压：** 蚕豆花 9 克，竹叶菜 30 克，水煎当茶饮，每日 1 剂，连服 30 剂。
8. **膈食：** 蚕豆 100 克，炒黄磨粉，每次 10 克，红糖调服，1 日 3 次。
9. **秃疮：** 鲜蚕豆捣如泥，涂疮上，干即换之。如无鲜者，用干豆以水泡胖，捣敷亦效。

附注 1. 新鲜蚕豆含有致癌物质，极少数人吃后会产生“蚕豆黄”。
2. 不宜食用鲜嫩蚕豆，以煮食为主。
3. 蚕豆性滞，不宜生吃。

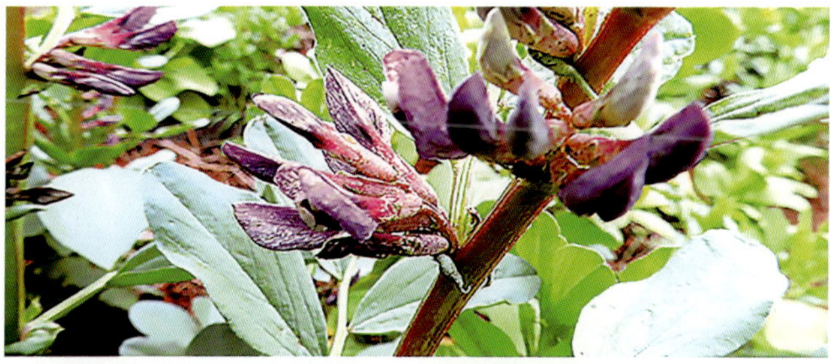
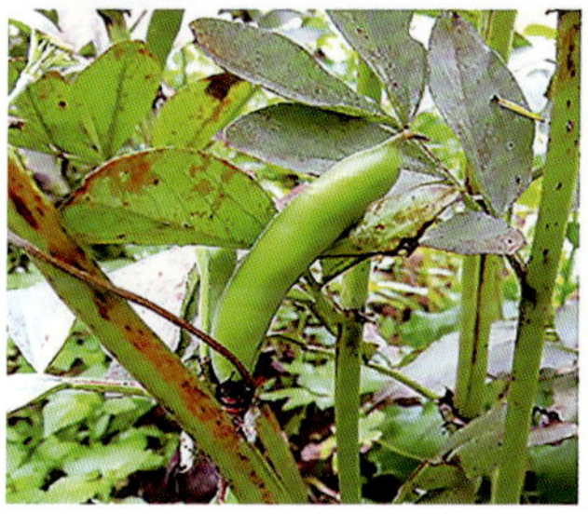
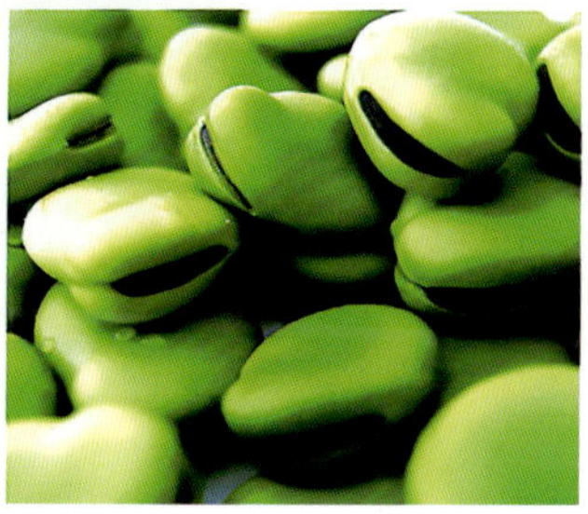
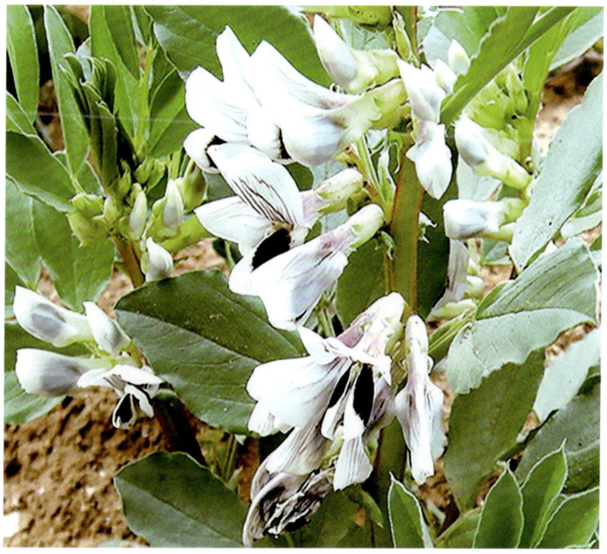

草莓 | Cao mei

Bid giand doub 比坚豆

红嫩酸甜味香浓，润肺生津暑热动。补虚补血酒毒解，健脾消食便秘通。

草莓，为蔷薇科草莓属植物草莓 *Fragaria* × *ananassa* Duch. 的果实。

苗乡各地均有栽培，很少有野生。一般栽培在大棚里，以分蔸繁殖。

别名 红莓、杨莓、地莓、大草莓、洋莓、地果。

采制 草莓一般鲜用。夏秋季草莓果实开始由黄变红时采摘，洗净灰尘、泥土，晾干备用。

性味与归经 味甘，性凉，无毒。入肺、胃、脾、大肠经。

功效 润肺生津，健脾和胃，补虚补血，润肠通便，健脾解酒。

主治 高血压、冠心病、动脉硬化、贫血、体虚、便秘、肺热津伤、干咳无痰、胃热口臭、醉酒。

用法用量 内服：水煎，20～30 克，或生吃，或绞汁服。

禁忌 草莓性凉，脾胃虚寒之人慎用。便稀之人禁用。

附方

1. **干咳无痰：**鲜草莓 6 克，雪梨 100 克，冰糖 30 克，隔水蒸熟，分 3 次服。
2. **肺热咳嗽：**鲜草莓汁、柠檬汁、梨汁各 50 克，蜂蜜 15 克，混合后分 2 次服。
3. **食欲不振：**鲜草莓 250 克，洗净，绞汁，分 3 次服用。
4. **消化不良：**草莓 100 克，山楂 30 克，洗净，水煎取汁，分 3 次服。服药期间禁食酸冷油腻食物。
5. **大便秘结：**草莓 50 克，麻油适量。将草莓捣烂，与麻油混合调匀后，空腹服。
6. **夏季腹泻：**草莓 20 克，白蒿 10 克，辣子蛇药 6 克，水煎取汁，分 3 次服。服药期间禁食酸冷食物，多饮开水。
7. **小便不利：**草莓 60 克，白茅根 30 克，洗净捣烂，用冷开水冲服，每日 3 次。
8. **糖尿病：**鲜草莓 100 克，洗净泥土，频频生食之。
9. **气血不足：**草莓 250 克，葡萄干 100 克，白糖 100 克，加水 800 毫升，煮沸后改为文火煮 5 分钟离火，放 10 小时后食用。每日 3 次，每次 10 毫升。
10. **气虚贫血：**草莓 100 克，红枣 50 克，荔枝干 30 克，糯米 150 克，加适量水熬粥，每餐 1 碗，1 日 3 餐。
11. **解酒毒：**鲜草莓 100 克，洗净泥土，绞烂取汁，顿服，或生吃，1 次吃完。
12. **高血压：**鲜草莓 50 克，洗净泥土，晾干水分，1 次吃完。
13. **口舌糜烂：**鲜草莓 30 克，西瓜 400 克，共绞汁，分 2 次服用。
14. **跌打损伤：**鲜草莓适量，甜酒少许，将草莓捣烂，加甜酒炒热，外敷患处。
15. **美容、舒筋活络：**草莓 600 克，柠檬 1 个，白酒 400 毫升，冰糖 200 克。先将草莓洗净，切片，柠檬削皮，放入瓶内密封，45 天后即可饮用。

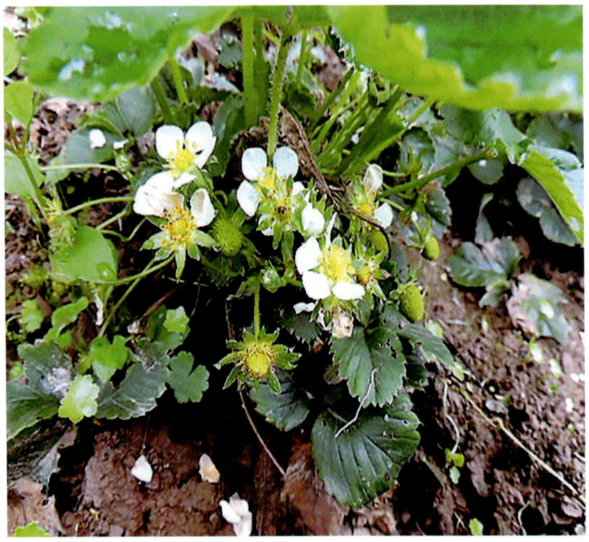

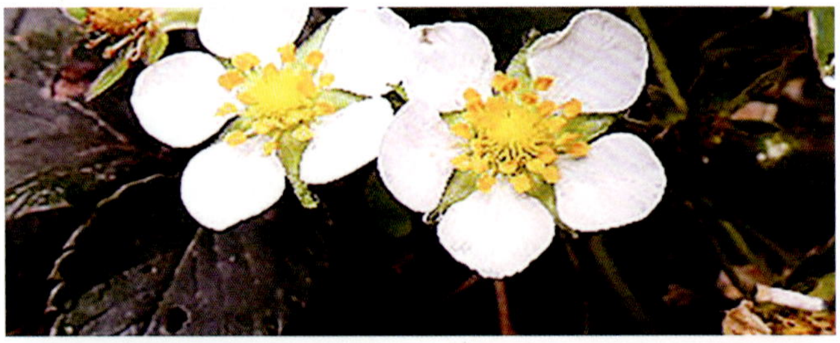

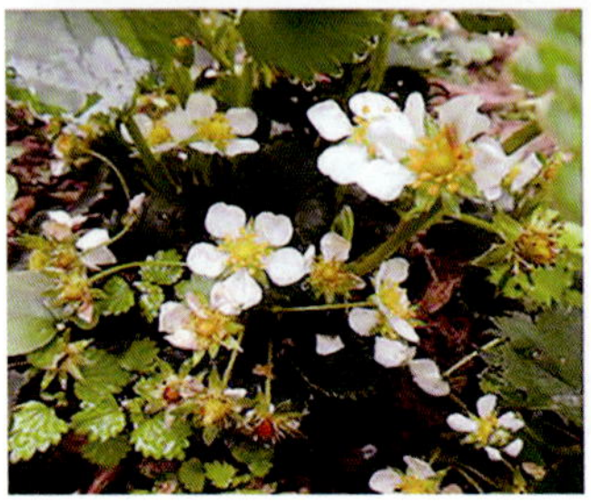

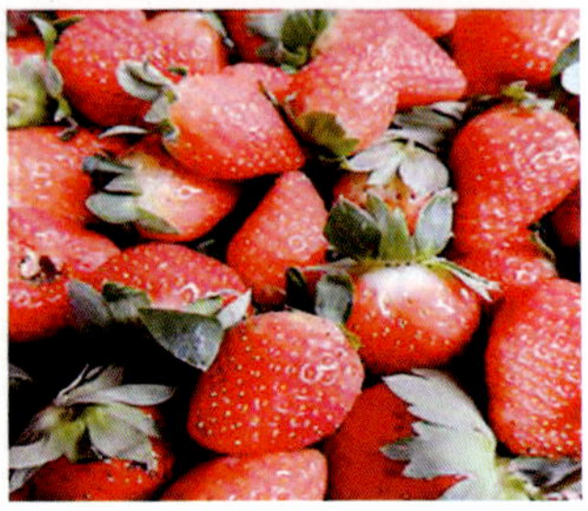

茶子 | Cha zi

Bid gil 比鸡

药食两用茶籽油，保健杀虫传九州。肠道蛔虫与梗阻，水火烫伤用此收。

茶子，为山茶科油茶属植物油茶 *Camellia oleifera* Abel. 的种子。

苗乡各地均有野生。一般生长在高山野岭、山路旁、田坎边及水渠边、悬崖石壁上等处。

别名 茶树子、茶籽、茶子、茶子实。

采制 药用油脂、油渣（茶枯）。少量茶子可用铁锅将其炒熟，慢火煎熬，使油脂渗出，收集贮存，备用。大量的茶子，一般送油坊，榨出油脂（茶油），包装贮存，备用。剩下的油渣（茶枯）另外贮存，备用，临用时打碎，用沸水浸泡片刻，即可应用。

性味与归经 味甘，性凉。入肺、肝、大肠经。

功效 清热化湿，杀虫解毒。

主治 酒渣鼻、痧气腹痛、急性蛔虫性肠梗阻、疥癣、火烫伤。

用法用量 内服：煎汤，10 ～ 15 毫升。外用：茶枯为主，捣烂外敷，或煎水外洗患处。

禁忌 茶油有小毒，不可过量使用。外用时，注意油脂不能进入眼睛内。

附方

1. **眼痛：** 茶油 10 克，丝瓜花 10 克，猪肝 60 克，共蒸熟，分 3 次食用。禁食辛辣。
2. **火烫伤：** 茶油 20 毫升，铁包金叶 30 克。将铁包金叶焙干，研为细末，再用茶油调匀，外搽患处，1 日数次。
3. **皮肤外伤（擦伤、碰伤）：** 用茶油适量，外搽患处。注意避免接触生水。
4. **蛔虫性肠梗阻：** 茶油 60 毫升，韭菜 240 克，香葱 120 克。先将韭菜、香葱淬熟，捣烂取汁，拌茶油，顿服。
5. **小儿蛲虫：** 茶油 10 毫升，大蒜 6 克。将大蒜捣烂，加入茶油调匀，每晚临睡前用此油涂搽肛门周围，次晨洗去。连用 4 ～ 5 晚。
6. **蛔虫倒胆（胆道蛔虫）：** 用熟茶油 30 毫升，在锅中煎热，趁热 1 次服用，服后以白糖水漱口，往往 1 次即愈。
7. **搭带疮（带状疱疹）：** 茶油 20 毫升，半边莲鲜枝叶 30 克。先将半边莲捶烂，再兑茶油调匀，涂搽患处。
8. **头虱：** 茶枯 50 克，切碎，用开水泡软，用以洗头，每日 2 次。如无茶枯，可用茶油 2 ～ 3 滴，滴入温水中，用以洗头。
9. **杀臭虫、跳蚤等：** 用茶枯 100 克，捣烂成细末，以开水浸泡 2 小时，然后用此茶枯水浸泡衣物，涂搽床板、泼洒地板等处。
10. **杀孑孓、蚂蟥等：** 将茶枯 100 克，开水泡软，均匀撒在污泥处、厕所内。

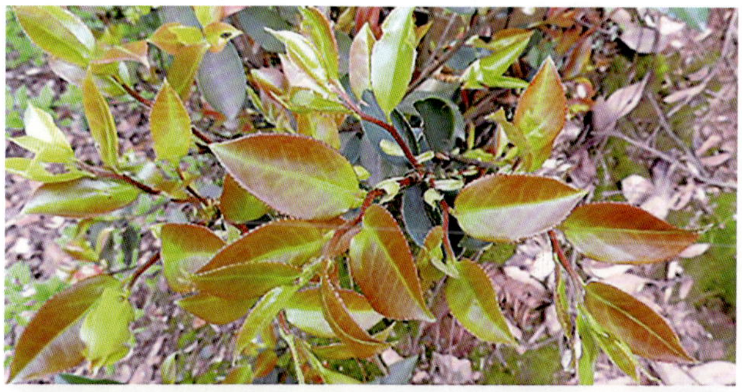
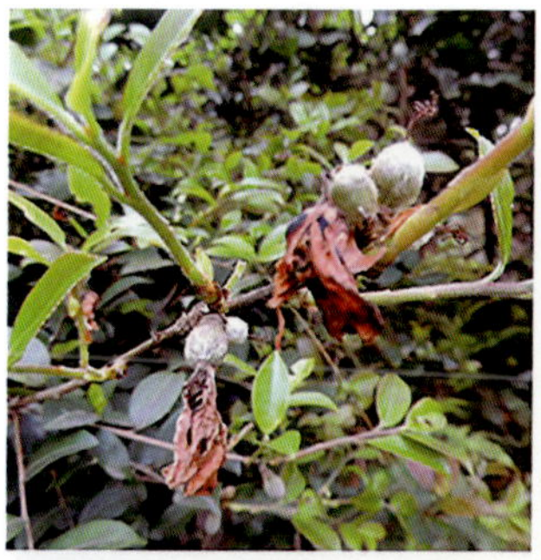
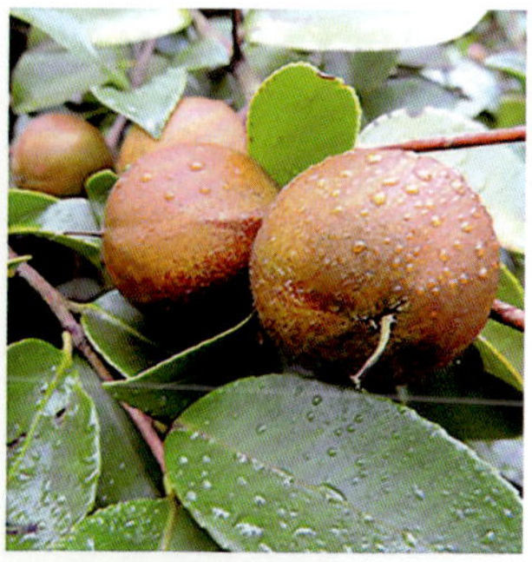
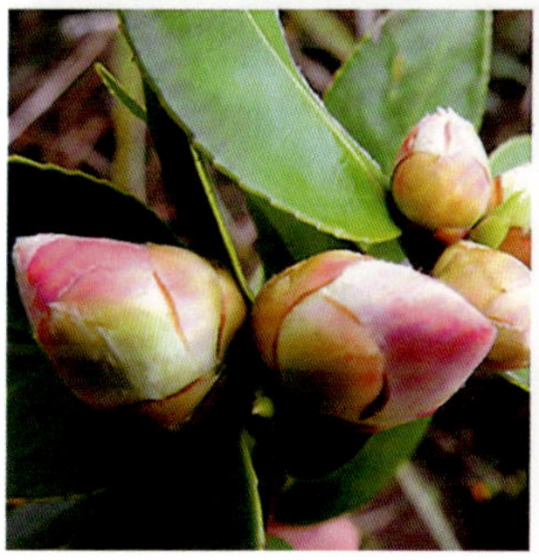
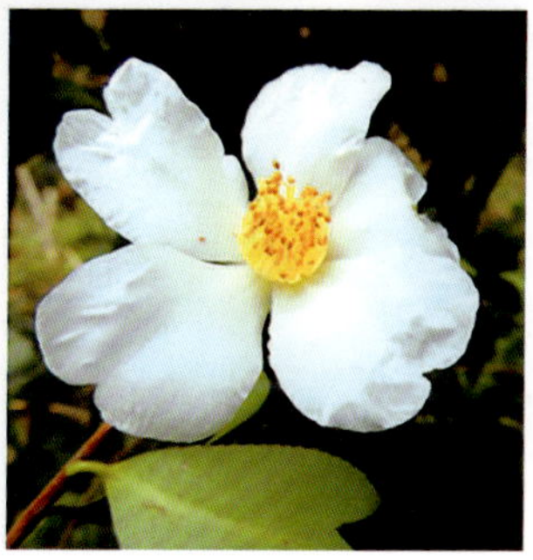
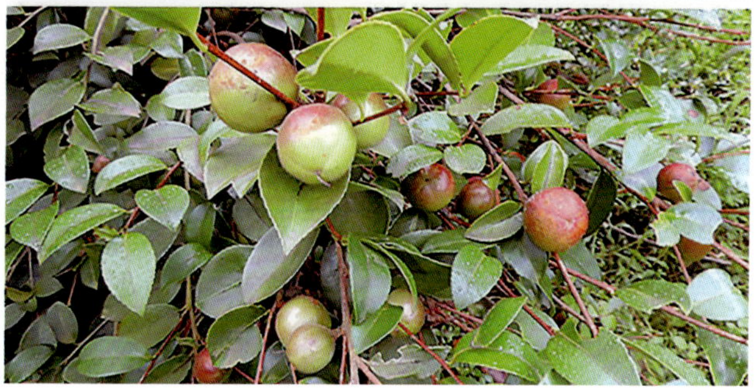

长豆荚 | Chang dou jia

Bid dong tis jiaos 比冻体荚

体长肤白田坎边，滋味脆嫩食欲添。暑热烦渴大便结，痰多尿少舌溃烂。

长豆荚，为豆科植物豇豆 *Vigna unguiculata*（Linn.）Walp. 的果荚。

苗乡各地均有栽培，一般是春季播种，等长出第一对真叶时，进行分蔸、移栽。一般栽种在菜园、果园边、道路旁。

别名 薙荚、长薙荚、豆角、长豆角、豆角儿、紫皮豆荚、冻豆角。

采制 药用豆荚的果实、种子或外壳。夏初至深秋均可采摘，摘回后，洗净泥土，掐取头尾及筋丝，鲜用（嫩荚）或晒干备用（老荚）。

性味与归经 味甘，性凉，无毒。入肺、脾胃经。

功效 解渴健脾，益气生津，消暑清心。

主治 发热口渴、咳嗽痰多、暑热心烦、阴虚尿少、口舌生疮、口干便秘。

用法用量 内服：煎汤，干品 10 克，鲜品 20 ～ 30 克，或捣烂取汁服。

禁忌 胃寒之人慎用，不可与面粉同吃。

附方

1. **暑热口渴：**新鲜长豆荚若干，洗净泥土，鲜吃；或将长豆荚 30 克，洗净泥土，用开水焯一下，凉拌食用。
2. **咳嗽痰多：**鲜长豆荚 30 克，洗净泥土，切成小段，加雪梨 1 个，切片，再加食盐少许，煮汤，吃雪梨片，喝汤，1 日 3 次。
3. **心烦失眠：**鲜长豆荚 30 克，洗净泥土，放进酸汤中泡酸，然后切成小段，加丝葱、食盐，打成酸汤喝，1 日 2 次。
4. **阴虚尿少：**鲜长豆荚 30 克，洗净泥土，切成小段，加水豆腐 1 块、食盐少许，煮汤，分 3 次吃豆腐，喝汤。
5. **口舌生疮：**鲜长豆荚 30 克，洗净泥土，鲜吃；或鲜长豆荚 100 克，捣烂取汁 1 杯，分 3 ～ 4 次含服。
6. **虚热便秘：**老豆荚 30 克，洗净泥土，切成长段，加食盐少许，慢火煮熟，吃豆荚喝汤；或干长豆荚 20 克，用温水泡发，切成长段，加食盐少许，慢火煮熟，吃豆荚喝汤。
7. **肥胖症：**老豆荚 30 克，蕨菜 30 克，竹笋 30 克，加水 250 克，煮成菜汤，佐餐食用，每日 1 剂，连服 30 天。
8. **胃热口干：**长豆荚 50 克，洗净泥土，鲜吃，每日 2 ～ 3 次。

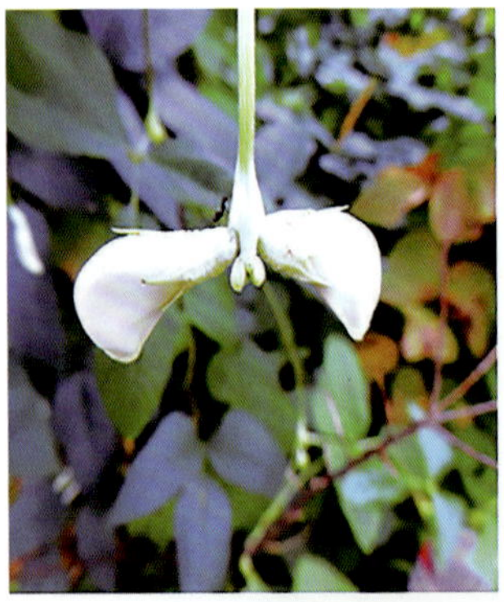
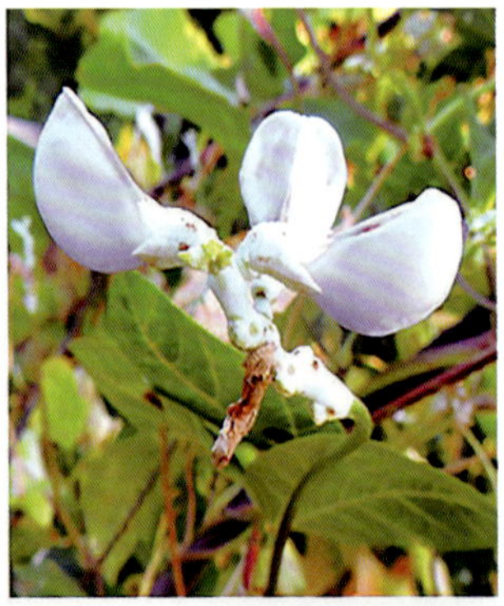
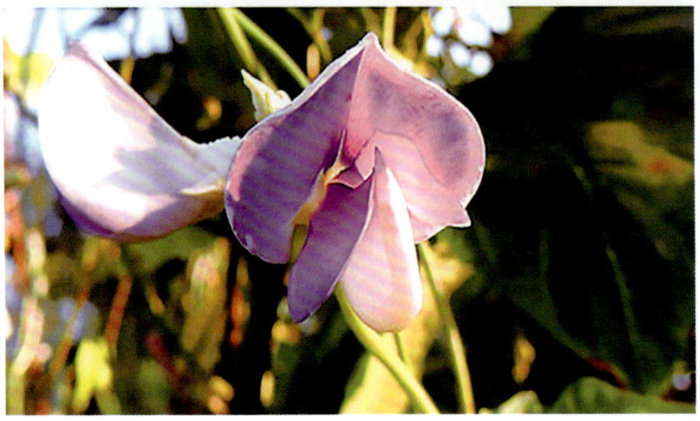
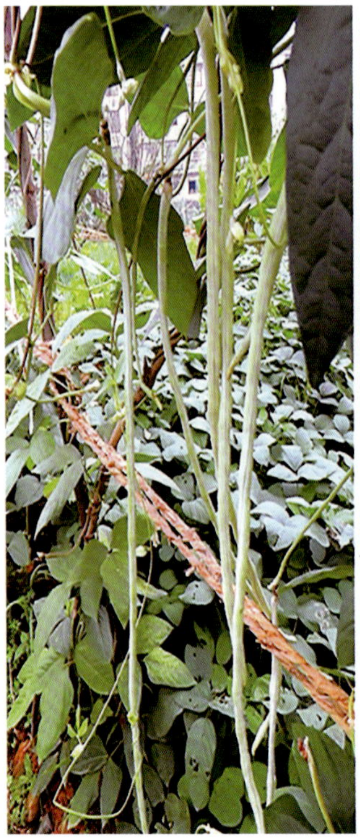
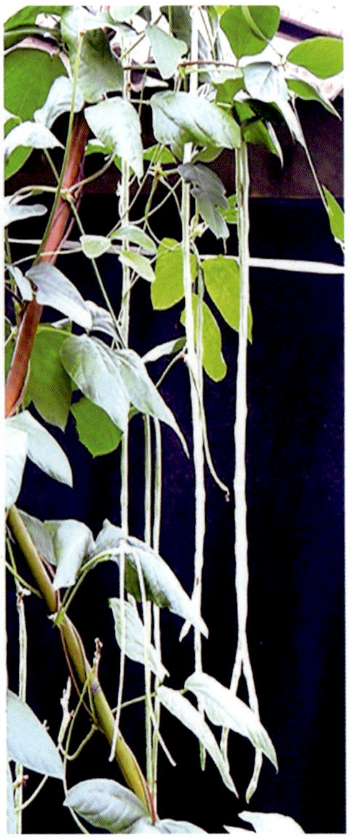

朝天椒 | Chao tian jiao

Qi jie mei lanjiaox 七姐妹辣椒

赤橙黄绿青蓝紫，小小辣椒朝天舞。胃寒腹痛姜水吞，风湿痹痛温汤捂。

朝天椒，为茄科辣椒属植物朝天辣椒 *Capsicum annuum* L. var. *conoides*（Mill.）Irish 的果实。

苗乡各地均有栽培，因为植株小，常栽培在花盆中，或栽种在路边、房前屋后，作为观赏植物。

别名 小辣椒、细辣椒、五色椒、五彩椒、尖椒、海椒、簇生椒。

采制 药用果实或全草。朝天椒果实秋季成熟后采摘，鲜用或晒干备用。枝叶、根茎秋后拔取，拣净杂质，切段，鲜用或晒干备用。

性味与归经 味辛辣，性热。入肺、胃、肝经。

功效 温中散寒，健脾消食，通脉降脂，杀虫止痒。

主治 风寒感冒、消化不良、胃寒腹痛、胃酸过多、风寒湿痹、冻伤皲裂、牙痛、高血脂、肠道蛔虫、皮肤瘙痒。

用法用量 内服：煎汤，3～6 克。外用：适量，捣烂外敷，或煎水外洗患处。

禁忌 朝天椒有很强的辣味。凡发热口苦、胃溃疡出血、肺结核、痔疮肿痛、上火便秘、青春痘及眼病患者禁用。妇女月经期禁食。

附方

1. **风寒感冒：**朝天椒 6 克，丝葱 4 克，生姜 3 片，豆豉 10 克，水煎取汁，分 3 次热服，以微汗出为度。
2. **胃寒腹痛：**朝天椒 6 克，干姜 10 克，山姜子 4 克，小秆子 10 克，水煎取汁，分 3 次服。服药期间禁食酸冷食物。
3. **消化不良：**朝天椒 3 克，豆豉 10 克，生姜 3 片，萝卜子 15 克，淘米水煎取汁，分 3 次服。服药期间禁食油腻、黏腻食物。
4. **风湿痹痛：**朝天椒 6 克，食盐 30 克，老姜 30 克，炒热，趁热布包熨痛处。
5. **胃酸过多：**朝天椒 1 个，每次咬下少许，慢慢嚼烂，温开水吞服。
6. **预防冻伤：**冬季冰雪天气出门，或者下水作业，身背朝天椒数个，定时咬吃，可以提高体温，防止冻伤。
7. **冻疮皲裂：**用温热水洗净创面，取朝天椒数个捣烂，调白酒少许，敷患处。
8. **虫牙痛：**朝天椒 1 个，切成片状，塞进痛牙的牙缝中。如有口水流出，将其吐出，不可下咽。

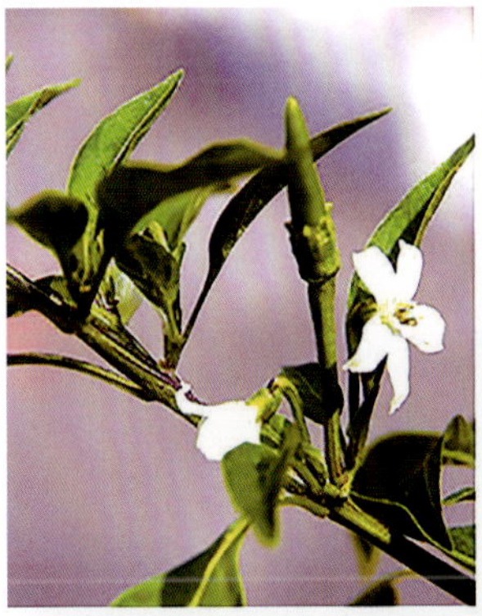
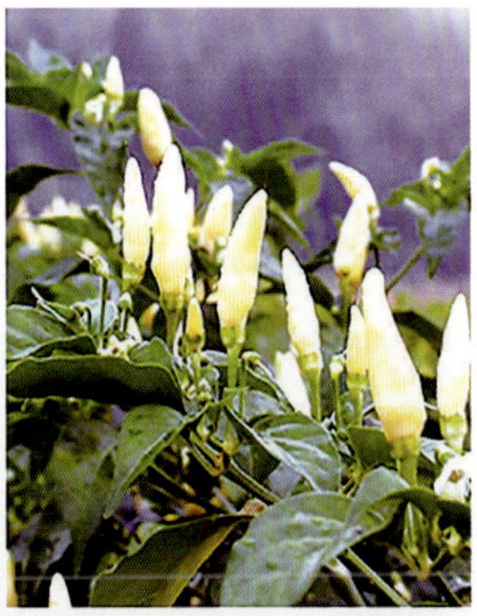
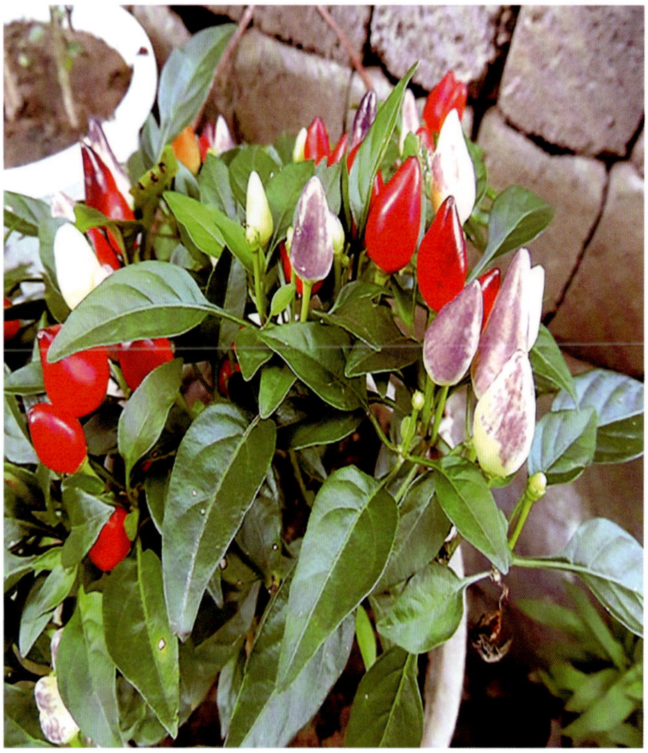
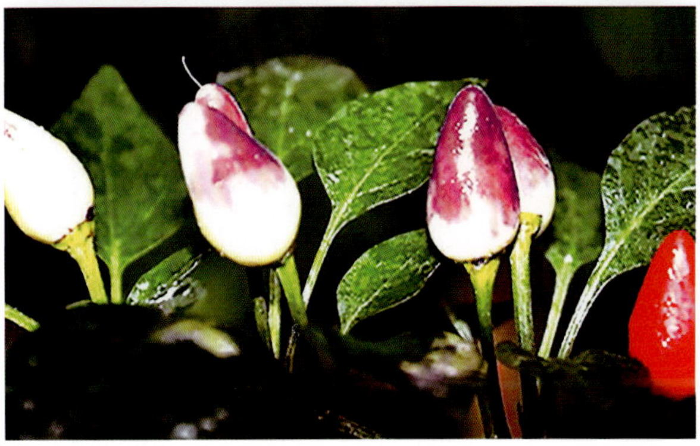

橙子 | Cheng zi

Giod bid lious 果比柳

药食两佳有橙子，个大味美人皆知。消化不良剥外皮，咳嗽痰喘取内子。

橙子，为芸香科植物柚 *Citrus maxima*（Burm.）Merr. 的成熟果实。

苗乡各地均有栽培，也有少数野生。栽培者多数栽种在村寨周边、房前屋后、果园里、菜园边等处，野生者一般生于山路边、疏林中、荒草地。

别名 柚子、文旦、香栾、壶柑、朱栾、内紫、雷柚、碌柚、胡柑。

采制 药用果皮、果核、嫩叶、木刺。秋后果实成熟时采摘果实，收集果皮、果核等，晒干备用。嫩叶现采现用，鲜用或晒干备用。木刺现采现用，一般鲜用，也可晒干备用。

性味与归经 橙子果肉味甘、酸，性寒。果核：味酸，性寒、无毒。果皮：味苦、辛，性温。入肺、脾、大肠经。橙子叶：味苦、辛，性温。

功效 果肉：止咳平喘，清热化痰，健脾消食，戒酒除烦。果核：化痰止咳，理气健胃。果皮：下气化痰，健脾消食，散寒燥湿。橙叶：消炎止痛，利湿消肿。

主治 果核主治：咳嗽痰喘、中焦气滞、胸脘满闷、消化不良、饮食减少、疝气等症。果皮主治：胃病、消化不良、慢性咳嗽、痰多气喘等。

用法用量 内服：煎汤，10 ～ 15 克。外用：适量，泡涂、烧烟熏或煎水外洗。

禁忌 气虚者少用，脾胃虚寒、腹泻腹痛者不宜服。

附方

1. **老年咳嗽气喘：** 橙子 1 个取皮，削去内层白髓，切碎，放于有盖碗中，加适量饴糖（或蜂蜜），隔水蒸至烂熟，每日早晚各以 1 匙，冲入少许热黄酒内服。
2. **寒冷腹痛、胃痛：** 橙子 1 个（留在树上，用纸包好，经霜后摘下）切碎，童子母鸡 1 只（去内脏）放于锅中，加入黄酒、红糖适量，蒸至烂熟，1 ～ 2 日吃完。
3. **斑秃、脱发：** 橙子核 15 克，开水浸泡，1 日 2 ～ 3 次涂拭患部。
4. **哮喘：** 大橙子 1 个去瓤，百合 120 克，白糖 120 克，水煎 2 小时，分 3 天服。
5. **桐木脚杆：** 橙子皮 1 个，水 2500 毫升，煮汤熏洗。
6. **痔疮肿痛：** 隔年风干橙子，桶内烧烟熏之，每日 1 次。禁食辛辣食物。
7. **心烦口渴、饮酒过度：** 橙子 1 个生食或绞汁饮。
8. **胃气不和，呕逆少食：** 橙子 1 个切细，加盐、蜂蜜，水煎取汁，分 3 次服。
9. **老年咳喘：** 橙子 1 个，将果皮切丝，晒干，泡茶喝，每日 3 ～ 4 次。
10. **冻伤：** 橙子皮 100 克，水煎浓，趁热泡患处，1 日 1 ～ 2 次。破损处禁用。

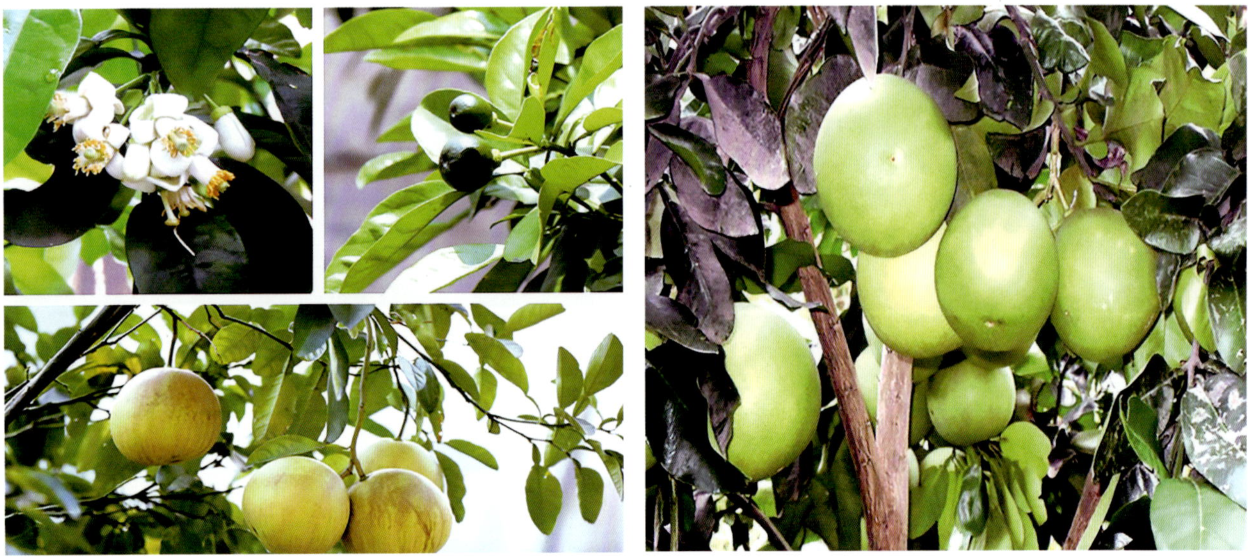

臭元 | Chou yuan

Bid lious ghuenb 比厚骨

叶片芳香果实酸，山野路旁冬不烂。消积化食胸腹胀，胃垂肛脱咳喘安。

臭元，为芸香科植物酸橙 Citrus × aurantium L. 或匝柑等多种柑类的成熟果实。

苗乡山区有少数野生。一般生于房前屋后、菜园边、荒草地、果园旁、山路边。

别名 酸柑子、臭柑子、酸橙、药柑、抛柑、枳壳、金实、木奴、新会柑、瑞金奴。

采制 药用果实、叶片。秋冬季果实成熟后采摘，横切开，挖取内瓤，晒干，或切丝焙炒，备用。叶片随采随用，一般鲜用。

性味与归经 味酸，性凉。入脾、胃、膀胱经。

功效 清凉降火，润肺止咳，清利咽喉，祛痰平喘，破气消积，利尿，醒酒。

主治 胸热烦满、口中干渴、酒毒烦热、食少气逆、小便不利、脘腹胀痛、食欲不振。

用法用量 内服：水煎，3 ～ 10 克，生用或麦麸炒枯。外用：适量，煎水洗。

禁忌 臭元味酸，胃酸过多者禁用。

附方

1. **感冒咳嗽：**臭元 1 个，紫苏 4 克，枇杷叶 10 克，生姜 3 片，水煎兑红糖服。
2. **胸满气逆：**臭元 10 克，桔梗 12 克，水煎，分 2 次服。
3. **中暑伤食，胸闷恶心：**臭元 6 克，紫苏、藿香各 9 克，陈皮 6 克，水煎服。
4. **呃逆：**臭元 6 克，柴胡、升麻各 10 克，研细末，每服 4 克，温开水冲服。
5. **胸中痞块：**炒臭元 10 克，救兵粮 15 克，郁金 15 克，陈皮 5 克，水煎服。
6. **急性细菌性痢疾：**臭元 10 克，过路黄 60 克，瓜子金 45 克，水煎服，每日 1 剂。
7. **催生：**炒臭元 6 克，车前子 12 克，冬葵子 10 克，白芷 3 克，水煎服。
8. **肠风下血、大便急涩：**臭元（去瓤、麸炒）、木馒头（麸炒）各等分，为细末，空心食前服，每服 6 克，温酒调下。
9. **食积：**炒臭元 10 克，救兵粮 15 克，焦麦芽 15 克，焦神曲 10 克，水煎服。
10. **子宫脱垂：**臭元 10 克，凉粉藤 60 克，升麻 12 克，黄芪 15 克，白术 10 克，甘草 3 克，乌饭树根 60 克，野鸭椿子 30 克，水煎服。
11. **胁痛：**炒臭元 15 克，小茴香 30 克，麦麸炒为末，每服 6 克，盐酒送下。
12. **内脏下垂：**臭元 6 克，升麻 6 克，棉花根 10 克，臭牡丹根 10 克，水煎服。
13. **防冻伤、防皲裂：**用臭元 1 个，刺破表皮，挤出汁液，搽在脸部、手足之上。
14. **解毒防腐：**臭元叶数片，切碎，与猪肉一起炒熟。可防腐、解毒。
15. **芳香开胃：**苗乡习俗，在炒田螺、滩螺以及山上野味时，都要采摘几片臭元叶，切碎后与野味一起炒熟食用，可以增添香味，增进食欲。

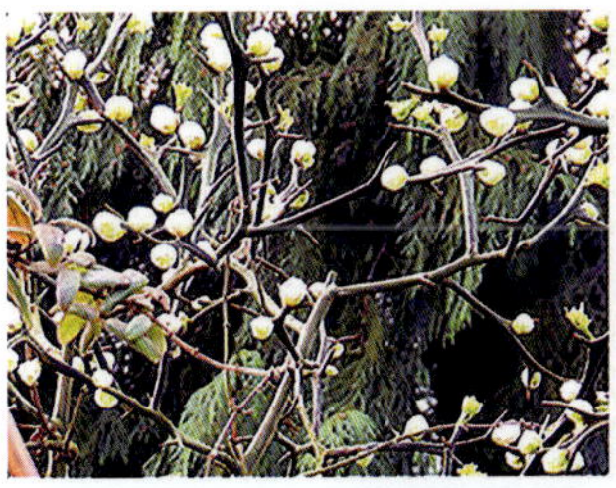
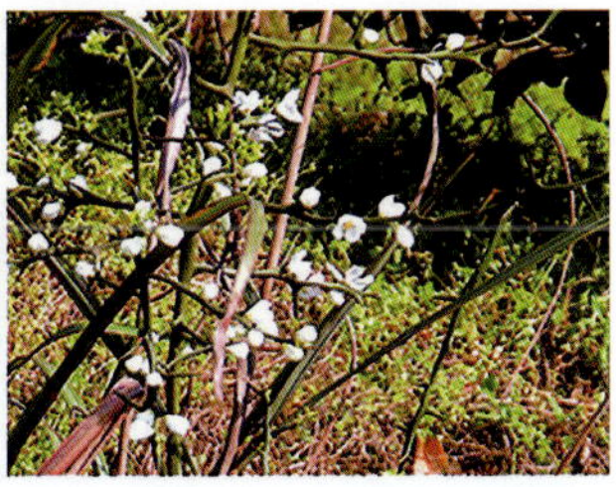
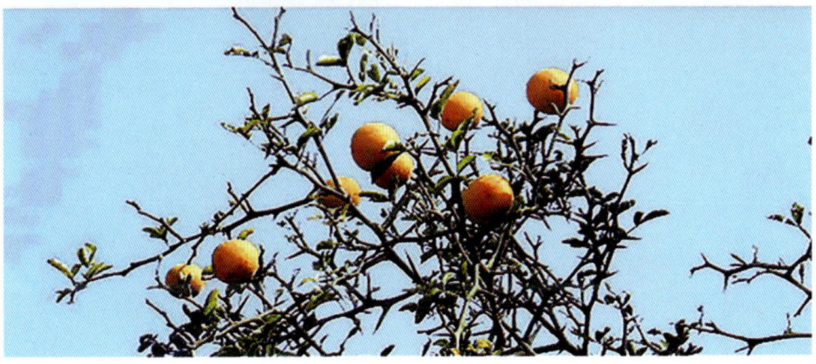
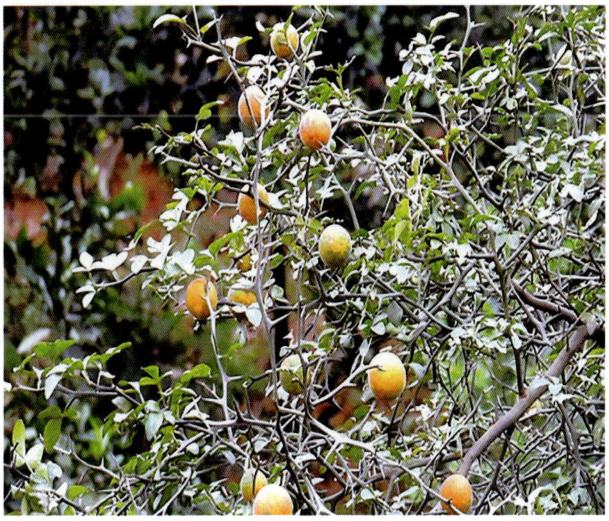

刺梨 | Ci li

Bid xob dol 比笑多

浑圆深黄刺满身，疏林沟谷扎基根。痢疾肠炎津液少，浸酒熬膏补君亲。

刺梨，为蔷薇科植物刺梨 *Rosa roxburghii* Tratt. 的果实、根茎。

苗乡山区有野生。一般生于向阳山坡、沟谷、路旁、田坎边或灌木丛中。

别名 茨梨、木梨子、送春归、次酸梨子、九头鸟、文先果、缫丝花。

采制 药用刺梨的花、叶、果、子，一般以果实较多应用。秋后果实呈深黄色时采摘，破开果皮，剔除种子，切片，鲜用或晒干备用。

性味与归经 味酸、涩，性凉。入肺、脾、胃、大肠经。

功效 健胃，消食，滋补，止泻。

主治 食积腹胀、痢疾、肠炎、食欲减退、饱胀满闷、腹泻便溏、暑热伤津、口干口渴、心烦发热、小便短赤。

用法用量 内服：生吃，每次 20 ～ 30 克，或煎汤，或泡茶，或浸酒，或熬膏服。外用：适量，捣烂外敷患处。

禁忌 刺梨性凉，胃寒者不宜过多食用。

附方

1. **暑热伤津、心烦口渴、小便短赤：** 刺梨 100 克，洗净泥土，剔除种子，榨汁 1 杯，随时饮用。
2. **饮食积滞、少食腹泻：** 刺梨 200 克，则耳根 30 克，水煎取汁服，每日 3 次。
3. **咽喉肿痛：** 醋渍刺梨 2 个，捣烂，榨取汁 1 杯，慢慢咽服，每日 2 ～ 3 次。
4. **脾胃虚弱：** 刺梨 150 克榨汁，粳米 100 克煮成粥，两者拌匀，早晚温服。
5. **醉酒：** 醋渍刺梨 2 个，慢慢嚼服；或榨汁 1 杯，慢慢含服。
6. **颜面黑斑：** 刺梨 1000 克，加水 1500 毫升，文火煎煮 1 小时，加蜂蜜 500 毫升，浓缩成膏，每次 20 毫升温水送服，每日 3 次。
7. **高血脂：** 刺梨、萝卜各 100 克，水煎取汁，代茶饮。
8. **慢性胃炎、胃痛：** 刺梨根 60 克，煎成浓液，每日当茶饮，连服 1 周。
9. **胃气胀痛：** 刺梨根 30 克，红糖 30 克，水煎取汁，分 3 次服。
10. **脾虚白痢、消化不良：** 刺梨根 45 克，何首乌 45 克，头晕药 30 克，水煎取汁，分 3 次服。
11. **赤白崩带：** 刺梨根 250 克，金毛狗脊 200 克，泡酒 500 毫升，1 周后，早晚各服 1 次，1 次 1 酒杯。
12. **久咳：** 刺梨根 60 克，夜关门 10 克，水煎取汁 300 毫升，分 3 次服。

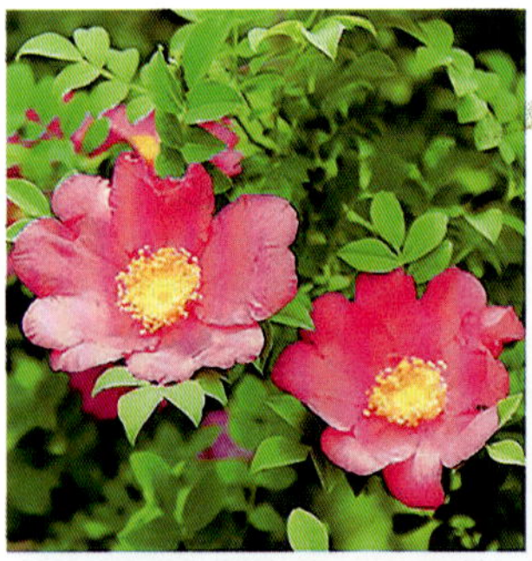
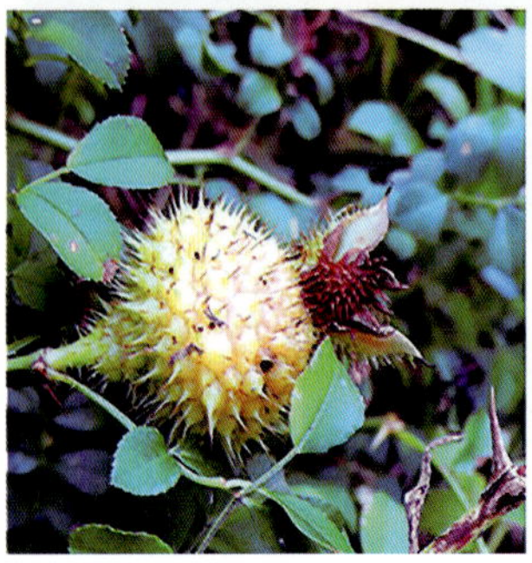
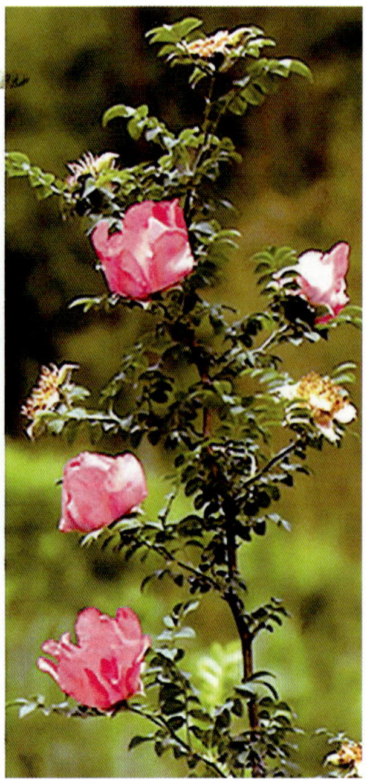
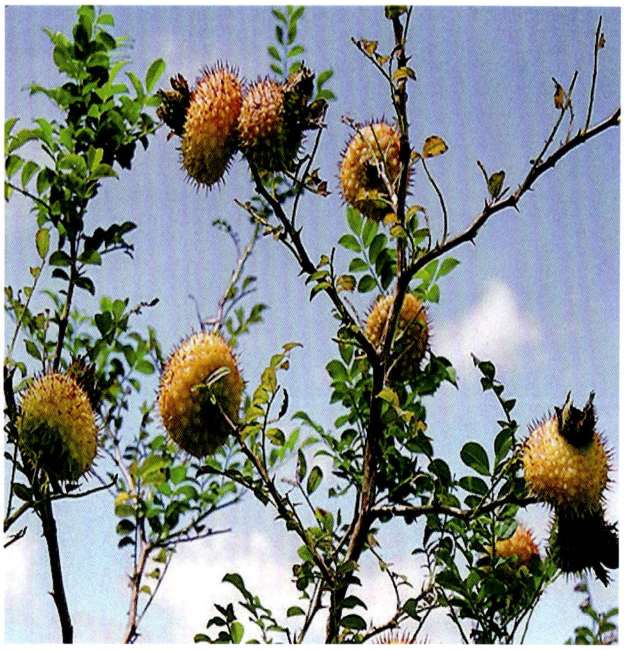

茨落 | Ci luo

Nggab song mangd 嘎松芒

辛温无毒小茴香，味香色艳声名扬。温中止痛消疝气，腰痛阴肿也无妨。

茨落，为伞形科茴香属植物小茴香 *Foeniculum vulgare* Mill. 的全草或种子。

苗乡各地均有栽培，也有少数野生。

别名 茴香、谷茴香、香子、怀香、小茴香、香丝菜、茴香子、谷香、浑香。

采制 药用茎叶或果实。种子夏秋季成熟时采收，除去杂质，晒干备用。茎叶夏秋季随时可采，一般鲜用。

性味与归经 味辛，性温。入肾、膀胱、胃经。

功效 温肾散寒，和胃理气，行气止痛。

主治 腹部冷痛、恶心呕吐、疝气、睾丸肿痛、腹胀满痛、腰痛、脚气、胃寒痛、痛经、腹胁痛、睾丸鞘膜积液等。

用法用量 内服：煎汤，3 ～ 10 克，或入丸、散剂。外用：适量，研末调敷，或炒热温熨。

禁忌 茨落性温，实热、虚火者不宜。

附方

1. **疝气，小腹冷痛：** 茨落 16 克，胡椒 10 克，焙干研细末，每次 6 克，温酒送下。
2. **脘腹胀痛：** 茨落 30 克，枳壳 15 克，微炒研细末，每次 6 克，温开水送服，1 日 3 次。
3. **溃疡病：** 茨落、香附、白芷各 10 克，乌贼骨、炒田七粉各 15 克，延胡索 12 克，大黄 6 克，研末，每日 3 次，每次 5 克。
4. **痛经：** 茨落、川芎、当归、香附各 10 克，吴茱萸 3 克，半夏、白芍各 12 克，延胡索、党参各 15 克，炙甘草 8 克，煎成 400 毫升，分 2 次温服。
5. **鞘膜积液：** 茨落 15 克，川楝子 15 克，橘核 15 克，猪苓 18 克，乌药 12 克，青皮、赤芍各 10 克，海藻 12 克，蜜枣 4 枚，水煎，分 2 次服。
6. **输尿管结石：** 茨落 12 克，乌药、八月瓜、酸筒杆各 15 克，鸡罩子 18 克，金钱草 30 克，甘草 10 克，水煎 500 毫升，分 2 次温服，连服 6 剂。
7. **胃痛、腹痛：** 茨落子、良姜、乌药根各 6 克，炒香附 9 克，水煎取汁，分 3 次服，连服 10 天。
8. **脾虚腹胀：** 茨落、陈皮、党参、乌药各 9 克，生姜 6 克，水煎服，日 1 剂。
9. **遗尿：** 茨落 6 克，桑螵蛸 15 克，装入猪尿脬内，焙干研末，每次 3 克，日服 2 次。

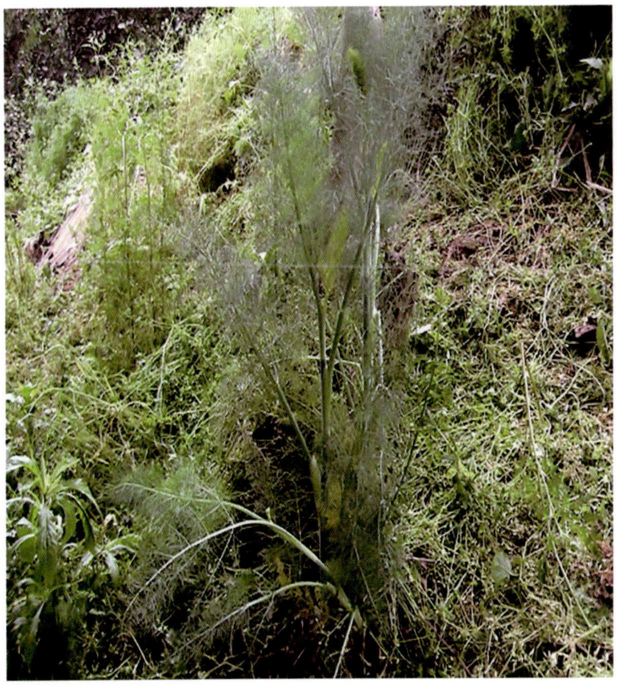
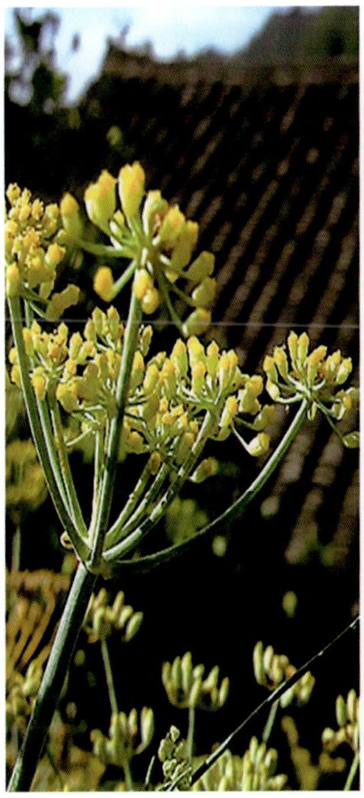
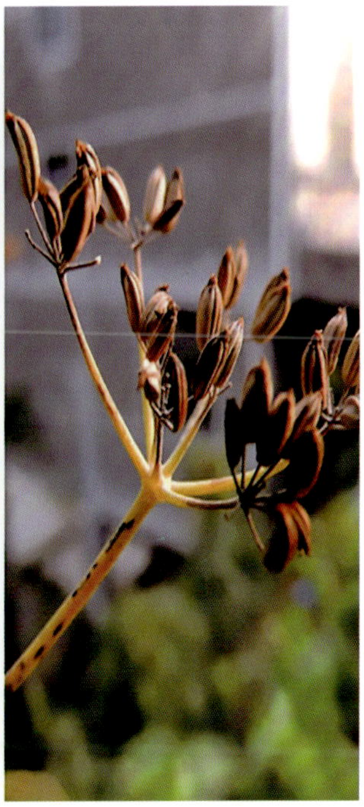

刀豆 | Dao dou

Bid daob bax doux 刀把豆

荚果弯弯似柴刀，高高挂在杂树稍。脾虚腹痛兼呕吐，肾虚跌打痛背腰。

刀豆，为豆科刀豆属植物刀豆 *Canavalia gladiata*（Jacq.）DC. 的果实。

苗乡各地均有栽培，一般栽种在菜园边、田坎上、山路旁或房前屋后等处。

别名 刀豆角、刀豆子、大刀豆、挟剑豆、野刀板藤、葛豆。

采制 刀豆以果实、种子入药。秋冬季采收成熟荚果，晒干，剥取种子，再晒干备用，或秋季采摘嫩荚果鲜用，用时捣碎。

性味与归经 味甘，性温，无毒。入脾、胃、肾经。

功效 种子：温中下气，和胃止呕，益肾补脾。果壳：通经活血，止泻。根茎：散瘀止痛。

主治 种子主治：虚寒呃逆、恶心呕吐、肾虚腰痛、脾虚胃痛。果壳主治：腰痛、久痢、闭经。根茎主治：跌打损伤、腰痛。

用法用量 内服：水煎，种子 6 ～ 10 克，果壳及根茎 30 ～ 60 克。外用：适量，捣烂外敷患处。

禁忌 胃热盛者慎服。

附方

1. **鼻渊：** 老刀豆壳不去子，焙干研末，每次 10 克，白酒调服，1 日 3 次。
2. **腰痛：** 刀豆壳烧存性研末，每次 10 克，开水送服，1 日 3 次。
3. **腰痛：** 刀豆壳 15 克，路边荆 30 克，松树叶 10 克，水煎汁，酌加甜酒兑服。
4. **坐板疮：** 刀豆壳适量，烧灰，调桐油外搽。
5. **呃逆：** 刀豆种子研粉，每次 6 克，加白糖，开水冲服，1 日 3 次。
6. **乳痈：** 刀豆壳 15 克，苦马菜、蒲公英、金银花、蓬壳草、千年老鼠屎、皂角刺各 9 克，丝瓜络 1 个，水煎服。
7. **腰肌劳损：** 刀豆壳 15 克，杜仲藤 30 克，胡枝子根 15 克，水煎汁，分 3 次服。
8. **肾结石：** 刀豆藤茎 50 克，金钱草 200 克，车前草 100 克，嫩杉树尖 10 个，黄柏 250 克，水煎取汁，分 3 次服，日服 1 剂，连服 30 天。
9. **小儿疝气：** 刀豆种子研粉，每次 4 克，开水冲服，1 日 3 次。

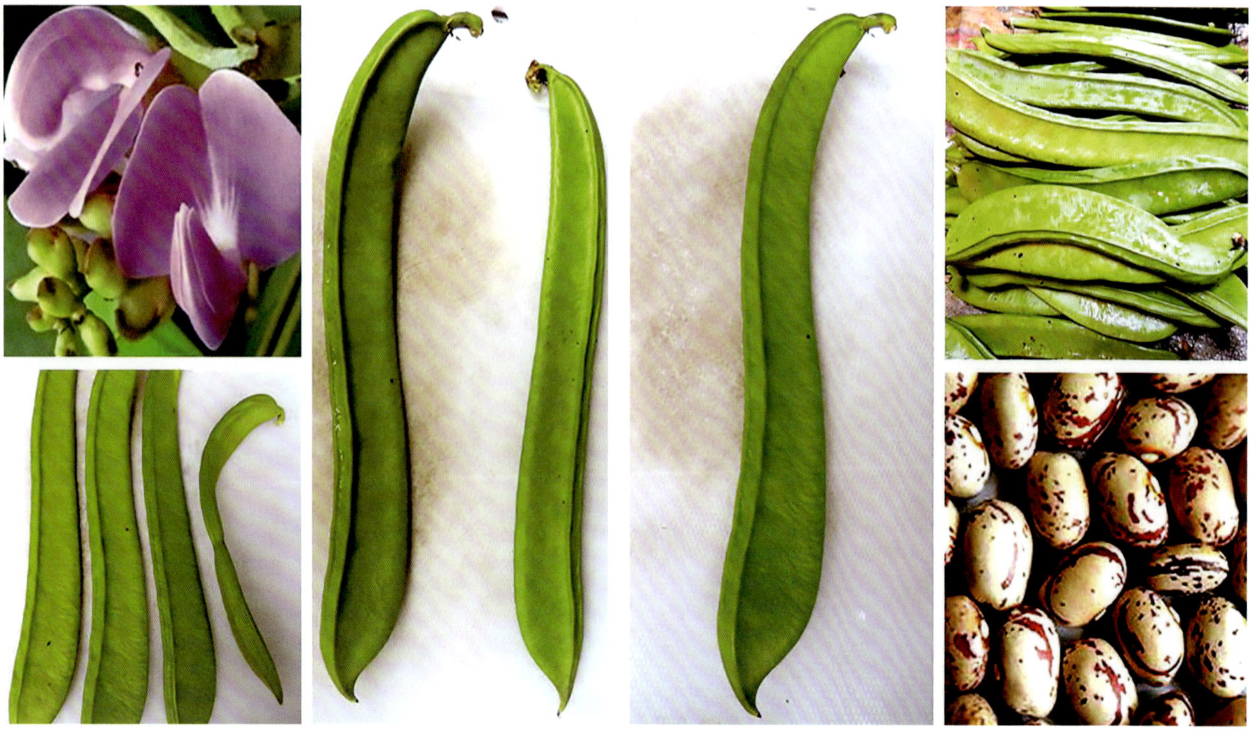

冬瓜 | Dong gua

Ghob giot daob iet 阿根到

朵朵黄花秋后春，霜皮露叶护胖身。肾炎肝炎面目肿，肺痈口疮消渴症。

冬瓜，为葫芦科植物冬瓜 *Benincasa hispida*（Thunb.）Cogn. 的果实。
苗乡各地均有栽培，一般栽培在菜园边、山路旁、果园边或疏林旁。

别名 白瓜、冬瓜仁、瓜犀。

采制 药用瓜皮、种子、果肉以及藤、叶。一般在冬瓜果实表面变白时采摘，削下果皮，晒干备用；收集种子，晒干备用；冬瓜肉一般鲜用；藤蔓、叶片随采随用。

性味与归经 味甘，性微寒，无毒。入肺、脾、大肠经。

功效 清热解毒，利尿祛湿，止渴除烦，解鱼毒。种子：润肺化痰，消痈。

主治 热毒痈肿、心胸烦热、口渴面热、腹胀腹痛、小便不利、肥胖症、高血压、糖尿病、浮肿喘满、痔疮肿痛、肾炎水肿、肝腹水、脚气、冠心病等。种子主治：痰热咳嗽、肺痈、肠痈、淋病、水肿、脚气、痔疮、鼻面酒渣。

用法用量 内服：煎汤，果肉 10 ～ 30 克；冬瓜皮、冬瓜子 3 ～ 10 克，或研末。外用：煎水洗或研膏涂敷。

禁忌 久病、阴虚患者禁服。服补药期间禁服。

附方

1. **面目浮肿：**冬瓜 30 克，乌鱼 250 克，配姜丝、葱白，煎汤服。
2. **小儿口渴：**鲜冬瓜 30 克，捣烂取汁，兑开水服。
3. **口疮：**鲜冬瓜 500 克，鲜荷叶 1 张，食盐少许。煲汤，食盐调味，饮汤吃冬瓜。
4. **脱肛：**冬瓜 30 克，水煎取汁，加盐水少许，洗患处，1 日 1 次。
5. **咳嗽：**冬瓜子 10 克，百部 10 克，萝卜子 6 克，水煎服。久咳：冬瓜瓤煎服。
6. **刀伤：**冬瓜叶适量，研末，敷患处。
7. **水肿：**冬瓜皮 30 克，五加皮 10 克，姜皮 12 克，水煎服；或冬瓜皮 20 克，煮泥鳅食。
8. **无名肿毒：**冬瓜叶适量，捣烂，敷患处，1 日 1 次。
9. **肥胖症：**西瓜皮、黄瓜皮、冬瓜皮各 200 克。将 3 皮去粗皮、洗净，放在锅内用开水焯一下，待冷，切成条状，加少许盐、味精拌匀，当冷盘佐餐用。
10. **肺痈吐脓血：**冬瓜仁 12 克，桔梗 9 克，薏苡仁 15 克，芦根 30 克，金银花 30 克，水煎服。
11. **急性肾炎：**鲜车前草 30 克，冬瓜皮 15 克，玉米须 15 克，鲜茅根 30 克，水煎，每日 1 剂，分 3 次服。
12. **冻疮初起未溃：**冬瓜皮、茄子秆根各 30 克，水煎取汁，洗患处。

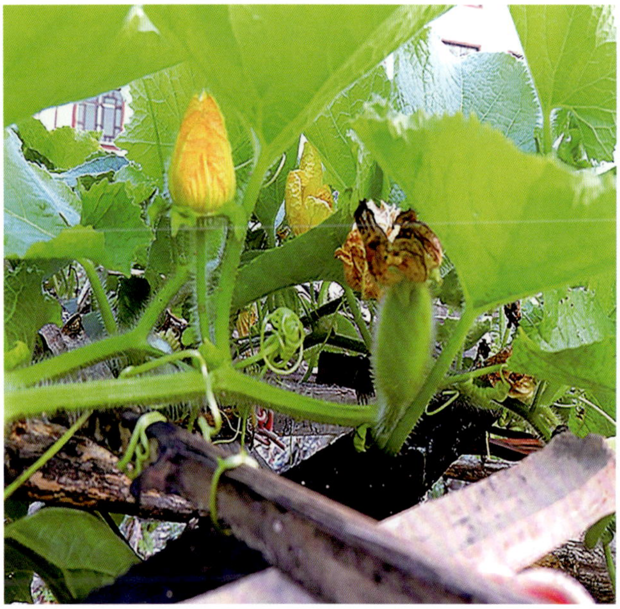

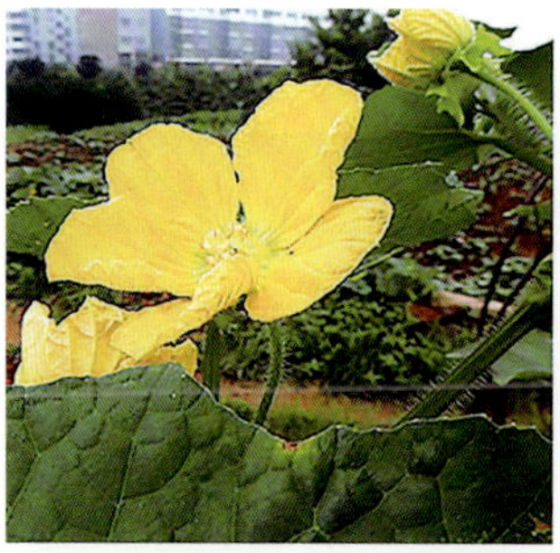

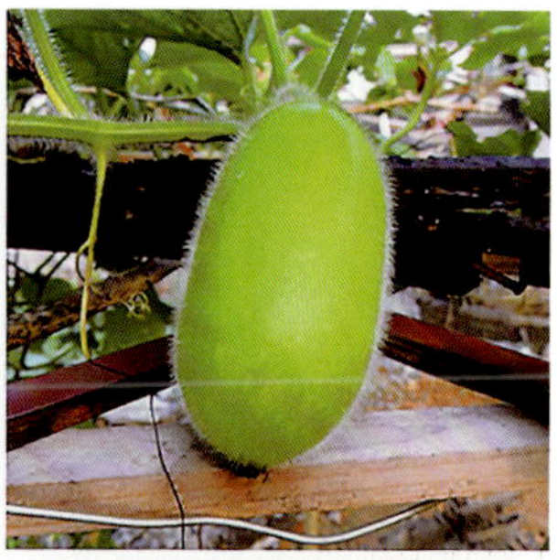

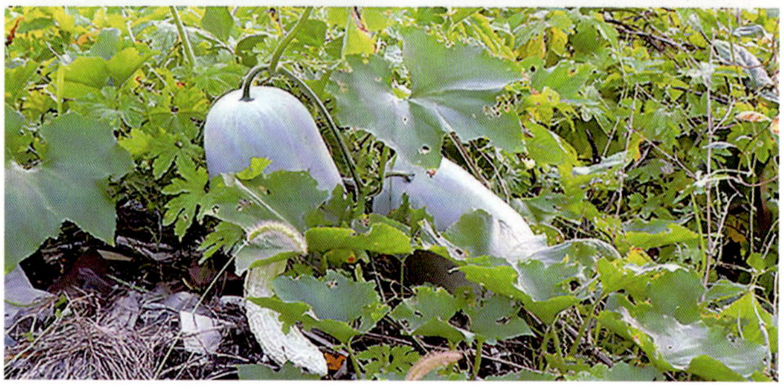

福瓜 | Fu gua

Ab doub 阿斗

苗乡美食黄福瓜，老少皆宜四季咭。补脾健胃驱蛔虫，枪伤烫伤不留疤。

福瓜，为葫芦科植物南瓜 *Cucurbita moschata*（Duch. ex Lam.）Duch. ex Poiret 的果实。

苗乡各地均有栽培，一般栽培在菜园、果园边缘，也有栽培在包谷地、红薯地以及水田边缘。

别名 南瓜、麦瓜、番南瓜、番瓜、倭瓜、北瓜、金冬瓜、伏瓜、金瓜、饭瓜、老缅瓜。

采制 药用其果实、茎叶。嫩福瓜随时可采，一般鲜用。老福瓜秋后皮黄时摘，放置于通风干燥处。临用时，削去老皮，切片使用。茎叶随采随用。

性味与归经 味甘，性温。入脾、胃经。

功效 补中益气，清热解毒，杀虫。

主治 脾胃虚弱、营养不良、肺痈、蛔虫病、水火烫伤、枪伤。

用法用量 内服：煎汤，30～60 克，或蒸煮。外用：适量，捣汁涂或捣烂敷。

禁忌 气虚湿阻者禁服，胃热之人少吃。

附方

1. **鼻痔：** 福瓜子、茴香根、头发灰各等分，研末，酒调敷患处。
2. **对口疮：** 臭牡丹叶捣烂加淘米水洗患处，用福瓜蒂炒兼研末，麻油调敷。
3. **痈疽发背：** 福瓜根磨浓汁，加鸡蛋清调匀，搽患处。
4. **厌食：** 大米 500 克，福瓜 1000～1500 克，红糖少许。将大米煮半成熟时滤起，福瓜去皮挖瓤，切成块，油盐炒后，将大米倒入，慢火蒸熟，加入红糖食用。
5. **肿疡：** 老福瓜晒干，研末，黄醋调敷患处；或福瓜瓤、马齿苋，捣烂敷患处。
6. **乳腺癌：** 陈福瓜蒂 6 个，焙烧存性，研细末，分 3 次服，连服 30 天。
7. **安胎：** 福瓜蒂 10 个，糯米 300 克，炒后研粉，瓶装，每次 30 克，1 日 2 次。
8. **枪伤：** 先用福瓜瓤敷伤处抽磺（用药物解除硫黄的毒性），然后用吊杆草、小血藤、锯手草、细红金鸡尾、红车前草各适量，捶烂外敷。
9. **蛇咬伤、枪弹伤：** 黄毛耳草、狗牙齿、福瓜心各适量，共捣烂，敷伤处。
10. **小儿蛔虫：** 福瓜子 30 克，韭菜叶 30 克，水竹沥 60 克，开水冲服。
11. **肺痈：** 福瓜 500 克，牛肉 250 克，煮熟食之（勿加盐、油），连服数次，忌肥腻。
12. **异物入体：** 老福瓜瓤子 30 克，土狗 3 个，地蜗牛 5 个，蓖麻子 24 克，婆儿针 15 克，共捣烂，敷伤口。
13. **解鸦片毒：** 生福瓜捣汁频灌。

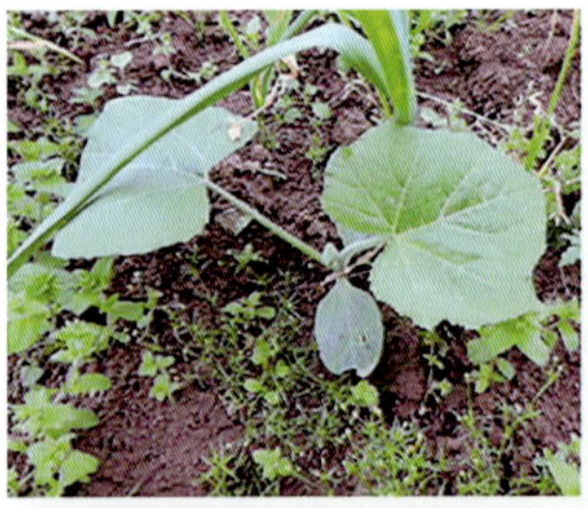
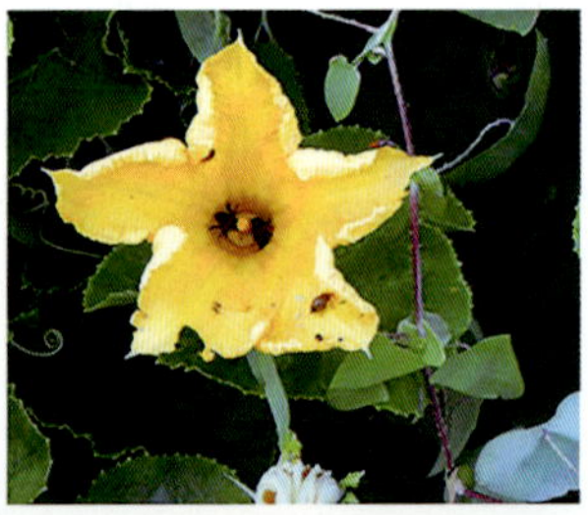
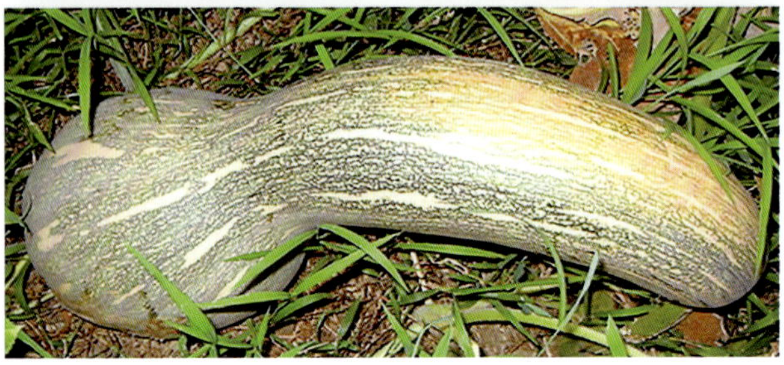
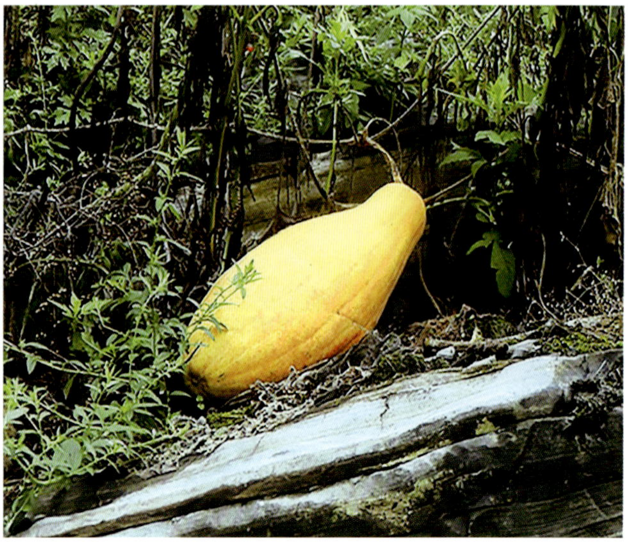

夫子瓜 | Fu zi gua

Bid yel kai huas 夜开花

枝叶连绵付子瓜，盛夏时节夜开花。利尿消肿肝腹水，清热通便高血压。

夫子瓜，是葫芦科植物瓠瓜 *Lagenaria siceraria*（Molina）Standl. 的果实。
苗乡各地均有栽种。

别名 瓠瓜、付子瓜、长瓠、扁蒲、瓠子、蒲瓜、大黄瓜、葫芦、葫芦瓜、夜开花、长瓜。

采制 夏季采摘嫩瓜，鲜用，炒熟食用，或作为药用。秋后收集老熟但尚未木质化的干瓜壳，撕成碎片，晒干备用。叶片现采现用，以外用为主。花打霜后采摘，晒干研细末，瓶装备用。

性味与归经 味甘、淡，性平。入肺、脾、肾经。叶：味苦。藤：味微苦，性平淡。

功效 果实：利水消肿，止渴除烦，通淋散结。藤：通淋，滋润，止血，润肺，解烦渴。

主治 果实主治：脚气水肿、面部浮肿、腹水、烦热口渴、疮毒、黄疸、淋病、痈肿等。藤主治：虚劳烦渴、内脏积热、消渴、热淋。花主治：瘘疮。

用法用量 内服：水煎，果肉 10～30 克，干果壳 10～20 克。外用：叶片现采现用，适量，捣烂敷，或捣汁搽。花研细末，外用适量，干撒患处。

禁忌 瓠瓜，只能熟吃而不能生吃。嫩瓜主要作为食用。干果壳主要作为药用。

附方

1. **高热烦渴：** 夫子瓜嫩瓜捣烂取汁，每次一小碗，1 日 2 次，或水煎服。
2. **疮毒发热：** 夫子瓜嫩瓜煎水内服。另用夫子嫩瓜切片，外敷患处。
3. **黄疸、淋病：** 夫子瓜 20 克，尿珠子 10 克，水灯草 10 克，茅根 10 克，水煎服。
4. **肝腹水：** 夫子瓜 10 克，包谷须 10 克，枞葫芦 10 克，淘米水煎服。
5. **肾炎、水肿：** 夫子瓜 10 克，益母草 10 克，水灯草 10 克，茅根 10 克，水煎服。
6. **腹胀便秘：** 夫子瓜 10 克，瓜蒌壳 10 克，陈皮 6 克，老萝卜 10 克，水煎服。
7. **高血压：** 夫子瓜 20 克，鲜葛根 10 克，鲜茅根 20 克，榨汁频服。
8. **暑热津伤：** 夫子瓜 100 克，加食盐、姜丝、丝葱少许，煮熟，当菜吃，喝汤。
9. **胃炎、胃溃疡：** 夫子瓜嫩瓜 100 克，鱿鱼 30 克，共煎水，分 3 次服。
10. **高血糖：** 夫子瓜 100 克，胡椒粉 3 克。先将夫子瓜切片炖熟，再加入胡椒粉，调匀，分 2～3 次服，连服 3～5 天。
11. **尿酸高、痛风：** 夫子瓜 50 克，面粉、食盐、猪油各适量。夫子瓜洗净，不去皮，切成块状，加入佐料调匀，加水煎成 6 碗。每次服 1 碗，1 日 3 次。

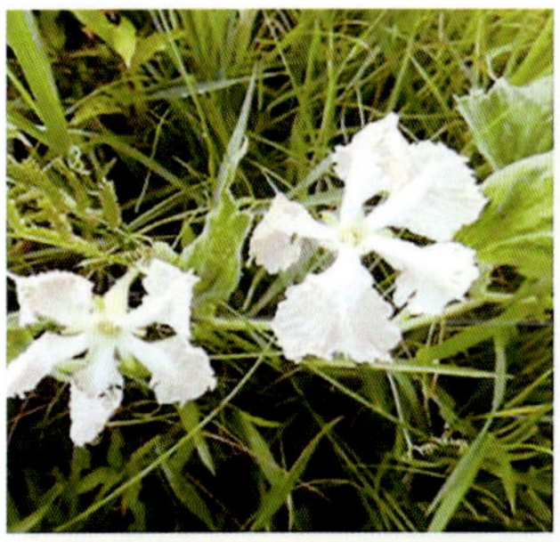

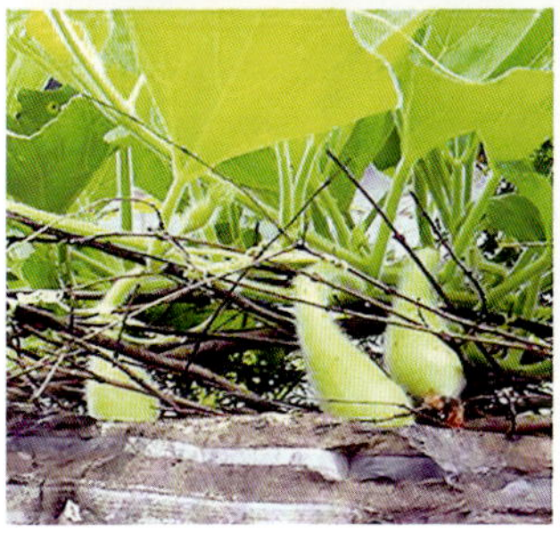

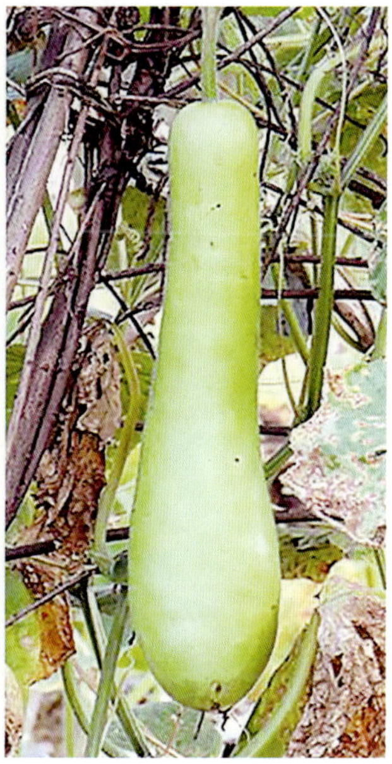

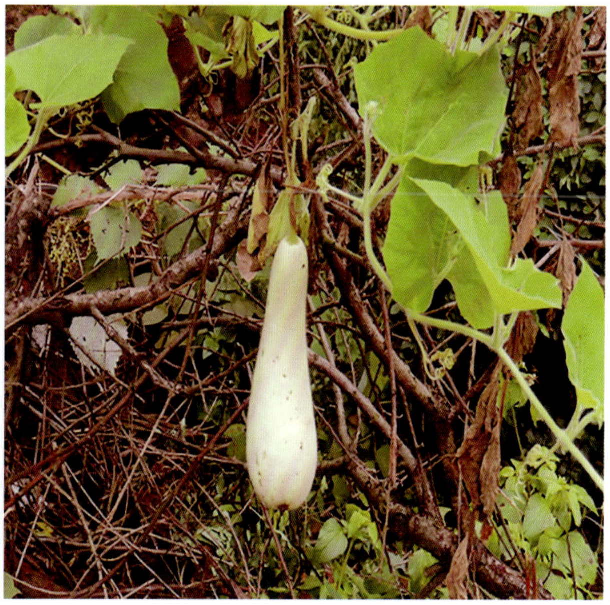

柑橘 | Gan ju

Bid ndut ganb 比都柑

苗乡田野与山川，名优水果冰糖柑。理气润肺治咳嗽，鱼蟹酒毒伴口干。

柑橘，为芸香科植物柑橘 *Citrus reticulata* Blanco 的果实。

苗乡各地均有栽培，一般栽培在土质疏松、排水性良好的沙土地、山坡上、房前屋后、菜园边、山路旁等地。

别名 蜜橘、黄橘、红橘、大红袍、大红蜜橘。

采制 以果皮、叶片、种子、果络入药。柑橘叶四季可采，采回后撕碎或切丝，一般鲜用。秋后采摘果实，在食用柑橘时，收集果皮、果核、果络，鲜用或晒干备用。

性味与归经 味甘、酸，性温。入肝、肺、胃经。

功效 清热生津，健胃消食，理气止痛，化痰止咳。

主治 胸膈满闷、肝郁气滞、胸胁胀痛、胃热呕吐、腹胀腹痛、消化不良、口干口苦、肺热咳嗽、饮酒过度、鱼蟹中毒等。

用法用量 内服：水煎，橘皮、橘络 3～6 克，橘核 10 克。外用：橘叶现采现用，水煎外洗，或煎水泡脚。

禁忌 柑橘性温，多吃上火，因此胃溃疡、胃酸过多、贫血、体质燥热者不宜食用。柑橘不宜与牛奶一同服用。

附方

1. **消化不良：**橘叶 6 克，隔山消 10 克，小人参 10 克，淘米水煎服，1 日 3 次。
2. **胸闷咳嗽：**橘核 6 克，夜关门 10 克，瓜蒌壳 10 克，牛眼珠 10 克，水煎取汁，分 3 次温服。服药期间禁食酸冷食物。
3. **高热烦渴：**橘络 3 克，沙参 10 克，牛眼珠 10 克，水竹叶 10 克，水煎取汁，分 3 次服。服药期间禁食辛辣、油腻食物。
4. **饮酒过度：**橘皮 6 克，水豆腐 1 块，绿茶 2 克，水煎取汁，分多次服。
5. **胃痛呃逆：**橘青皮 6 克，萝卜籽 10 克，食盐少许，水煎取汁，分多次含服。
6. **慢性胃炎：**橘皮 30 克，焙干研细末。每次 6 克，白糖 3 克，温开水冲服，每日 3 次，饭前服。
7. **奶痈：**橘核 30 克，黄酒 20 毫升，微炒后，加水 3 碗，煎成一半，分 2 次服。
8. **肺气肿：**柑橘 1 个，红枣 5 枚，隔水炖熟，连皮食用，1 日 3 次。
9. **声音嘶哑：**橘皮 20 克，雪梨 2 个。柑橘切碎水煎，雪梨榨汁，混合后饮用。

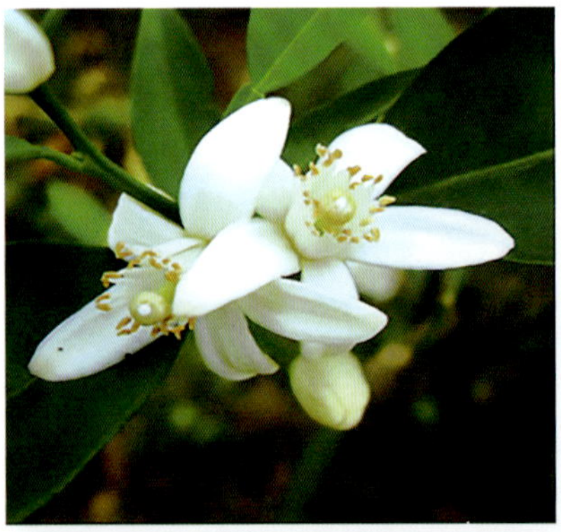
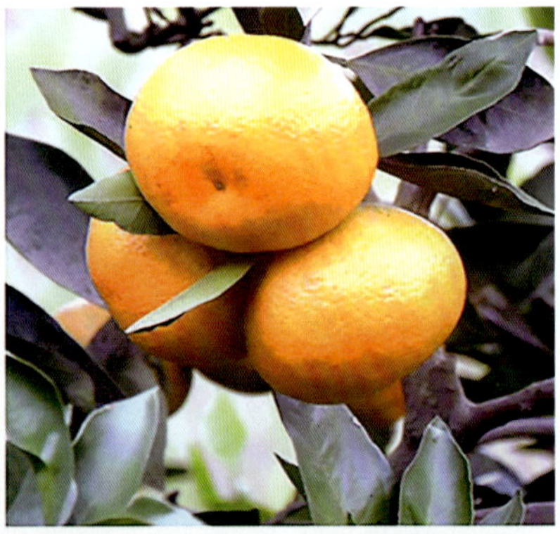
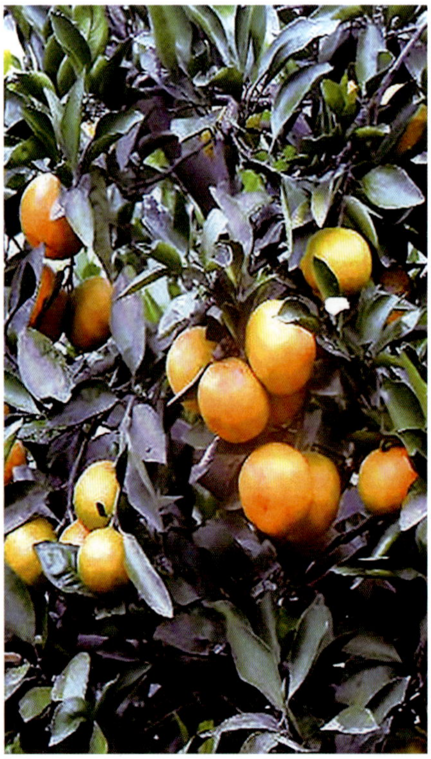
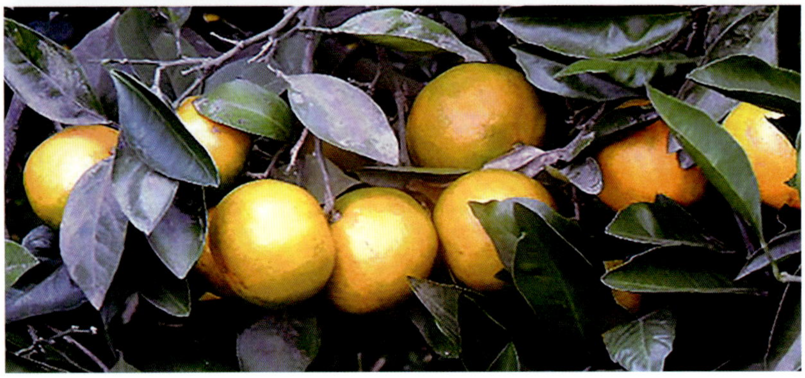

高粱 | Gao liang

Ghaob reud 各绕

铁杆粮食红高粱，沙土旱地山坡上。和胃消积除湿热，反酸胃痛与腹胀。

高粱，为禾本科植物高粱 *Sorghum bicolor*（L.）Moench 的种仁。
苗乡各地均有栽培。一般栽培在山坡、沙土地、路边。

别名 蜀黍、高粱米、芦粟、桃黍、蜀秫、木稷、番黍、荻梁、红粮。

采制 药用高粱的种仁、根茎和嫩秆。秋后高粱果实成熟时采割，晒干后打下种仁，鲜用或晒干备用。高粱根在收割后挖取，洗净泥土，拣净杂质，切段，鲜用或晒干备用。高粱嫩秆为未结高粱子的嫩秆，砍回后，削去外皮，切段，鲜用或煎水服。

性味与归经 味甘、涩，性温，无毒。入脾、胃经。

功效 和胃消积，温中涩肠，凉血解毒。

主治 脾虚湿困、消化不良、湿热痢疾、尿少尿痛等。

用法用量 内服：煎汤，种仁每次 30 克，根茎 10 克，嫩茎秆 30 ～ 60 克，或种仁焙干，研细末冲服，每次 6 ～ 10 克。外用：适量，捣烂外敷或煎水洗患处。

禁忌 糖尿病病人禁食高粱。大便秘结者应少吃高粱。禁与附片同用。

附方

1. **小儿消化不良：**高粱米 30 克（炒黄），大枣 10 个（去核炒焦），共研细末，每服 6 ～ 9 克，每日服 2 次。
2. **脾虚湿困：**高粱米 100 克，研成细末，加少许糯米粉，做成发糕，蒸熟食用。
3. **湿热痢疾：**高粱米 30 克，瓜板根 10 克，水灯草 10 克，水煎服，1 日 3 次。
4. **尿少尿痛：**高粱米 10 克，黄毛根 10 克，尿珠子 10 克，水煎服，1 日 3 次。
5. **小儿厌食：**高粱米 100 克，煮熟揉烂，捻成各种动物形状，再蒸热，作零食吃。
6. **胃炎吐酸水：**高粱米 30 克，生姜 3 片，煮成稀饭，1 次 1 碗，1 日 3 次。
7. **胃痛腹胀：**高粱米 30 克，橘子皮 6 克，隔山消 10 克，水煎服，1 日 3 次。
8. **大便稀溏：**高粱米 30 克，尿珠子 15 克，水灯草 10 克，水煎服，1 日 3 次。
9. **心气疼痛：**高粱根 20 克，水煎汤，趁热温服，1 日 3 次。
10. **横生难产：**高粱根 100 克，阴干，烧存性，研成细末。临用时，用温酒，冲服 6 克，不效再冲 1 次。
11. **功能性子宫出血、产后出血：**陈高粱根 7 个，红糖 15 克，煎取汁，分 3 次服。
12. **咳嗽气喘：**高粱根 15 克，三两银 2 克，冰糖 20 克，隔水蒸熟，分 3 次服。
13. **洞病（一种神志错乱的病症，似癔病）：**高粱根 30 克，石菖蒲、水灯草各 15 克，苦竹叶 5 片，铜钱 1 枚，煨水服。
14. **胃热津伤：**嫩高粱秆 30 克，削去外皮，生吃咽汁，或煎水喝，每日 3 次。

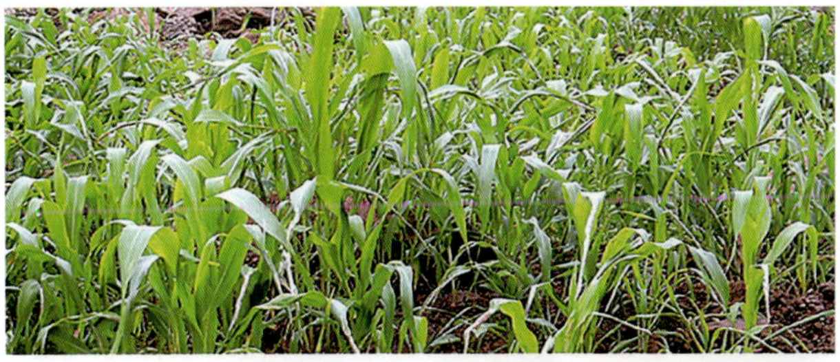
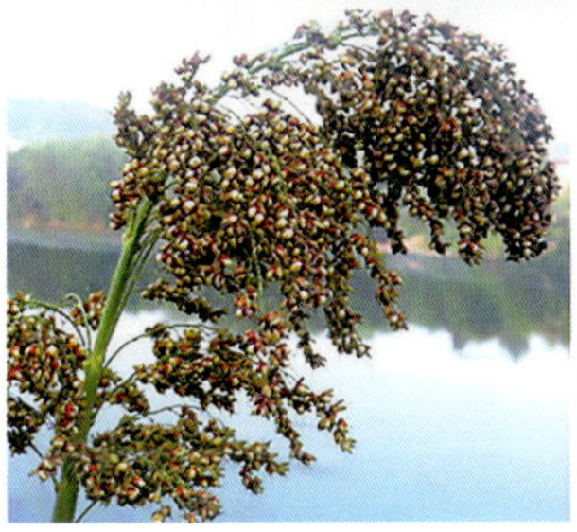
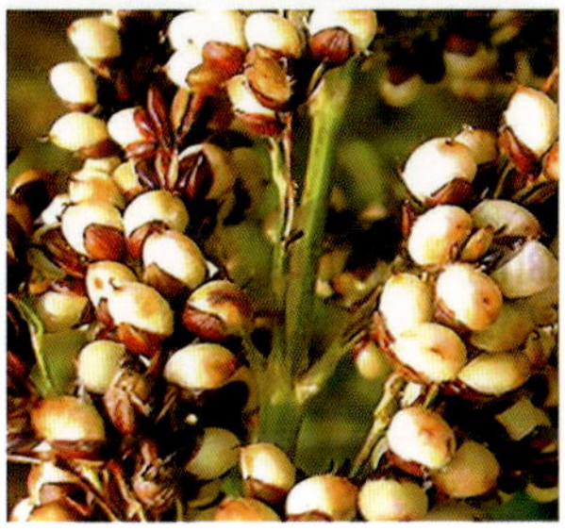
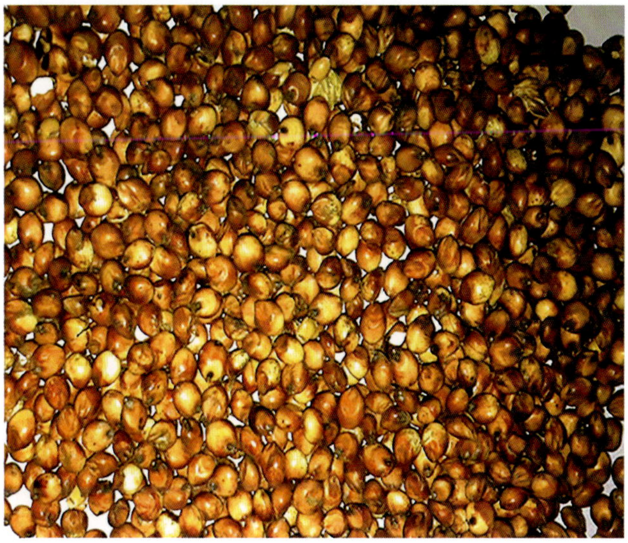

海棠 | Hai tang

Zid ghal gaf 枳嘎戛

嫣然一笑竹篱帘，桃李芬芳春满园。腰腿疼痛四肢麻，脚气水肿咳无眠。

海棠，为蔷薇科木瓜海棠属植物海棠 *Chaenomeles speciosa*（Sweet）Nakai. 的果实。

苗乡各地花圃均有栽培，以贴梗海棠为主，野生少见，药用主要为木瓜海棠。贴梗海棠一般栽培在平地或花盆中，木瓜海棠野生在山区疏林中。

别名 贴梗海棠、木瓜海棠、光皮木瓜、木瓜花、木梨、木李、贴梗木瓜、铁脚海棠、铁杆海棠、铁脚梨、川木瓜、宣木瓜。

采制 药用其花、果实。花在刚开放时采摘，采回后，拣净杂质，鲜用或晒干备用。果实在刚成熟时采摘，采回后，剔去果蒂，切开去子，再切成薄片，鲜用或晒干备用。

性味与归经 花：味甘、酸，性平。入脾、胃、大肠经。果实：味甘、酸，性平。入肝、胃、肾经。

功效 花：健脾止泻，健胃消食。果实：祛风除湿，平肝舒筋，通经活络。

主治 中暑、霍乱转筋、脚气水肿、湿痹、痢疾、妇女不孕、热淋、消化不良、食积腹胀、泄泻下痢、大便溏泻等。木瓜浸酒服，可以治疗风湿关节痛。

用法用量 内服：水煎，6～15 克，或浸酒服用。外用：适量，水煎或酒煎熨洗。

禁忌 海棠味甘、酸，胃酸过多者慎用。不可多吃，否则损齿及骨。忌与铅、铁同食。

附方

1. **风湿性关节炎：**海棠 30 克，土牛膝 30 克，夏天无 10 克，浸入 500 毫升白酒中。一周后，每晚服 20 毫升。
2. **咳嗽：**海棠 1 个，蒸熟去皮，蘸蜂蜜服，每日 1 剂。
3. **腰腿疼痛，麻木：**海棠 30 克，扯丝皮 30 克，狗骨头 30 克，马蹄香 10 克，浸入白酒 500 毫升中。一周后，每晚服 20 毫升，并用药酒摩擦痛处。
4. **脚气：**海棠 30 克，明矾 30 克，水煎，趁热熏洗患处，1 日 2 次。
5. **胃痛、消化不良：**海棠 1 个（约 30 克），蒸熟，分 3 次服食。
6. **水肿、小便不利：**海棠 10 克，西瓜翠衣、丝瓜各 15 克，姜皮 5 克，水煎服。
7. **赤白痢疾：**海棠 15 克，车前子 10 克，铁扫帚 10 克，研细末。每次 6 克，米汤水调服，1 日 3 次。
8. **颈项强痛，不可转侧：**海棠 15 克，丝瓜络 10 克，土牛膝 10 克，水煎服。
9. **脐下绞痛：**海棠 10 克，桑叶 7 片，大枣 3 枚，水煎取汁，顿服。

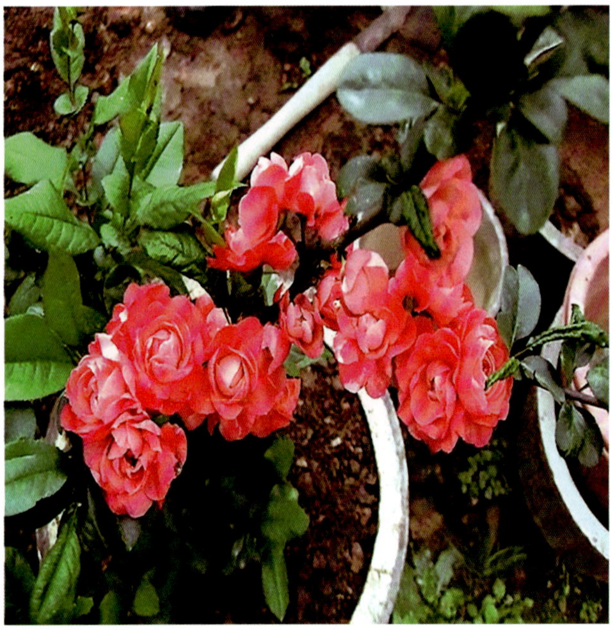
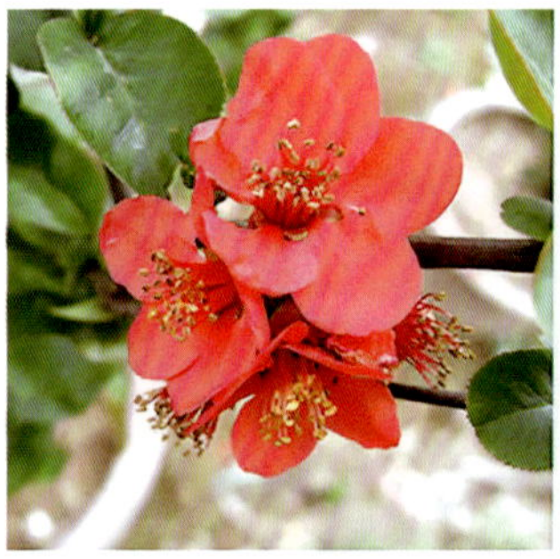
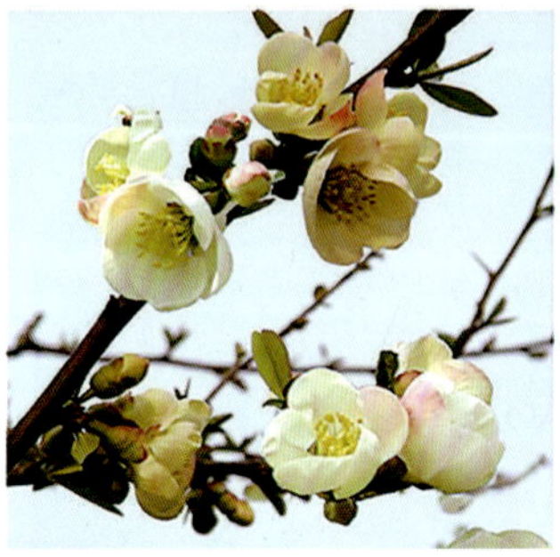
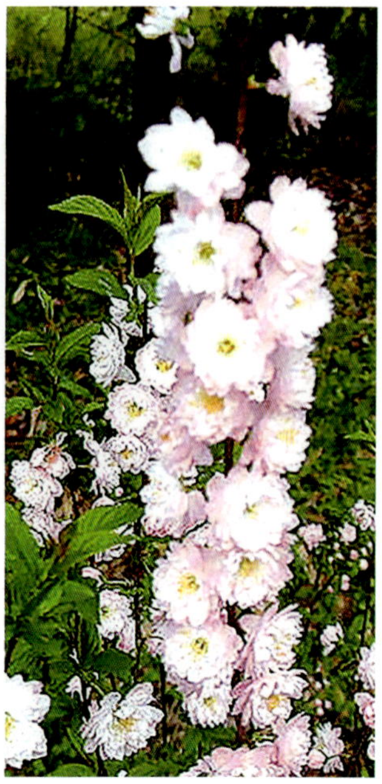

禾梨 | He li

Bid mal won li 比麻倭梨

百果之宗有禾梨，甘酸多汁可清心。阴虚干咳与醉酒，消渴便秘兼失音。

禾梨，为蔷薇科梨属小乔木梨树 *Pyrus pyrifolia*（Burm.F.）Nakai. 的果实。

苗乡各地均有栽培，也有野生。野生禾梨多半生于低矮山坡树林中、田坎上、菜园边、果园旁。栽培者一般栽种在房前屋后，菜园边、果园中。

别名 梨子、白梨、雪梨、野梨、沙梨、青梨、梨果、山梨、玉乳、雪梨，白梨，沙果梨，沙梨，花盖梨，鸭梨。

采制 药用果实、根、枝叶、花，一般鲜用。秋后果实成熟时采摘，阴凉处保鲜备用。临用时或生吃、或蒸熟、或榨汁等服用，或与其他药物一起配方使用。

性味与归经 味甘、微酸，性寒，无毒。入肺、脾、胃经。

功效 果实：生津止渴，益脾止泻，润燥化痰，和胃降逆，利尿润便。根、枝叶、花可以润肺，消痰清热，解毒。梨子可预防妇女骨质疏松症，提高记忆力、注意力、智力。

主治 高热烦渴、肺热咳嗽、阴虚燥热、热咳、噎膈、口渴失音、眼赤肿痛、消渴症、痰热惊狂、消化不良等。

用法用量 内服：15 ～ 30 克，或生吃或开水泡服，或与其他药物煎服，每日 3 ～ 4 次。

禁忌 禾梨性寒，多食令人中寒。金创、乳妇、血虚者慎用。

附方

1. **干咳少痰、便秘：**生禾梨 1 个，加蜂蜜入禾梨内，蒸熟，吃禾梨喝汤；或将禾梨挖心削皮，放入贝母 3 克，蒸熟吃。
2. **咽喉疼痛，声音嘶哑：**禾梨切片，口含咽汁，每日服 3 ～ 4 次。
3. **肺热咳嗽：**生禾梨 30 克，加桑皮 10 克，地枇杷 10 克，铁包金 10 克，水煎服。
4. **百日咳：**禾梨一个挖去内核，装入鸡苦胆 1 个，蒸熟，分次食用。
5. **肺结核咯血：**禾梨 1 个切块，鱼腥草 10 克，黄茅根 10 克，雀儿脑 10 克，铁包金 10 克，水煎服。
6. **秋燥口渴：**禾梨 1 个，竹叶菜 25 克，刺仄蛇药 10 克，镰仄草 10 克，水煎加白糖服用。
7. **胃热呕吐，药食不下：**禾梨 1 个去皮核，放入生姜 3 片，蒸熟切片，分次含服。
8. **醉酒口干：**禾梨若干，生吃或榨汁服用。
9. **百日咳：**禾梨 1 个，挖心入川贝 3 克，橘子仁 6 克，盖好蒸熟，分 3 次吃。
10. **水火烫伤：**禾梨皮适量，外敷患处， 1 日数次。
11. **反胃呕吐：**大禾梨 1 个，丁香 15 粒，刺入禾梨中，灰火中煨熟，顿食。
12. **小儿疝气腹痛：**禾梨叶 30 克，浓煎取汁，分 3 次服。

附注 吃禾梨过多、肠胃不适：用禾梨叶 30 克，煎水取汁，服之即解。

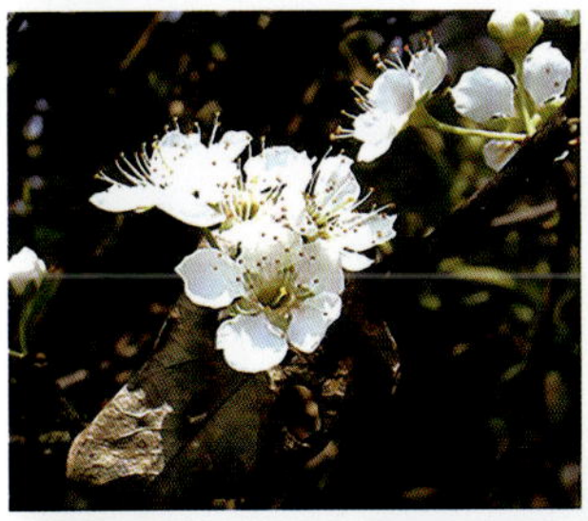
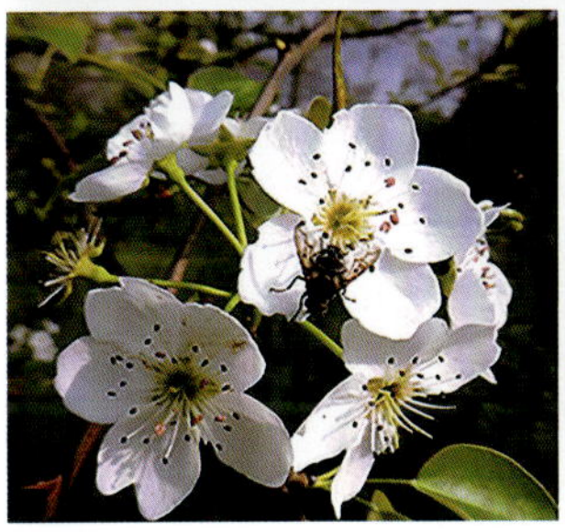
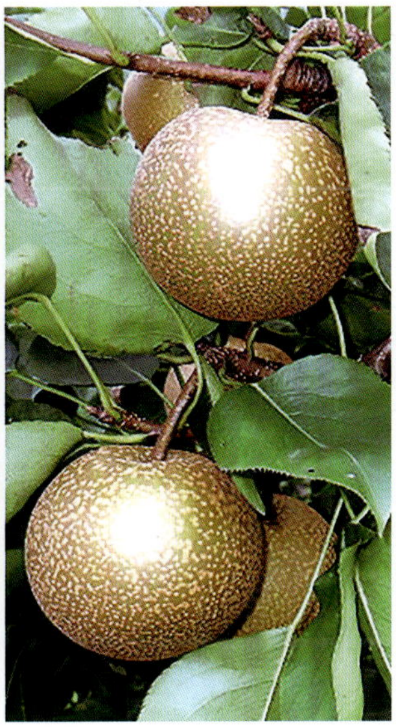
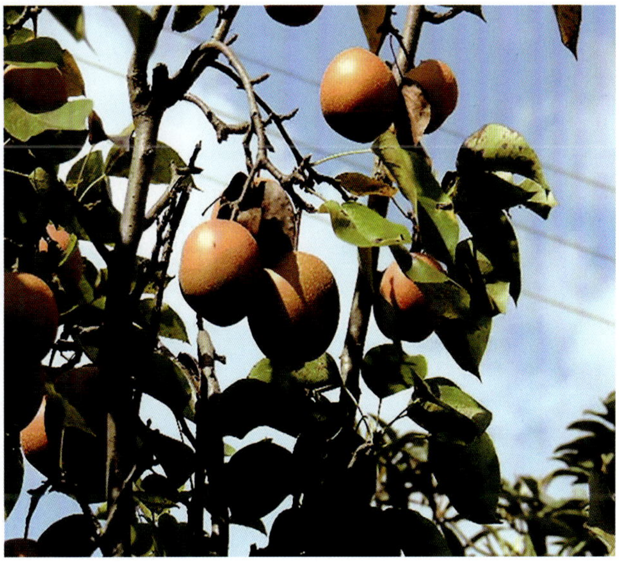

禾眉豆 | He mei dou

Ghad nub deb reas 嘎得惹

药食两用禾眉豆，初冬翻花又结荚。健脾化食消暑热，久病体虚远离它。

禾眉豆，为豆科植物扁豆 *Lablab purpureus*（Linn.）Sweet 的种子。

苗乡各地均有栽培，一般栽种在菜园、果园边、山路旁及田坎上、房前屋后。

别名 扁豆、南扁豆、禾眉豆荚、沿篱豆、膨皮都、茶豆、南豆、小刀豆、树豆、藤豆。

采制 药用以白禾眉豆、红禾眉豆为主，黑禾眉豆不入药。秋冬季禾眉豆果实成熟后，采摘果实，晒干，剥出种子，再晒干备用，或取净禾眉豆仁，置锅内微炒至黄色，略带焦斑为度，取出放凉，名“炒禾眉豆”。

性味与归经 味甘，性平。入脾、胃经。

功效 白禾眉豆：健脾和中，消暑化湿。红禾眉豆：清肝明目，清热消暑。

主治 暑湿吐泻、脾虚呕逆、胃虚食少、手脚转筋、水停消渴、赤白带下、小儿疳积等症。

用法用量 内服：煎汤，15～30 克，或入丸、散剂。入饮食以生禾眉豆为主，入药用以炒禾眉豆为主。

禁忌 患寒热病者禁用。禾眉豆生食或多食会引起腹部胀气。苗医经验：凡患有慢性疾病者禁用禾眉豆，否则会引起病情发作。

附方

1. **霍乱吐泻：** 炒禾眉豆 30 克，香薷 10 克，木瓜 15 克，水煎取汁，分 3 次服。
2. **消渴饮多：** 白禾眉豆 15 克，天花粉 15 克，同煎水，分 3 次服。服药期间禁食辛辣食物。
3. **脾虚水肿：** 炒禾眉豆 100 克，研磨成细末。每次用灯心草 3 克煎水，冲服 10 克，每日 3 次。服药期间禁食酸冷食物。
4. **赤白带下：** 白禾眉豆 100 克，微火炒黄，研为细末。每次用米汤水煎开，送服 6 克，1 日 3 次。
5. **毒疮痒痛：** 禾眉豆适量，捣烂如泥，涂敷患处，1 日 3 次，以疮痂脱落为度。
6. **解砒霜毒：** 生禾眉豆 100 克，捣烂如泥，绞汁 1 杯，顿服。
7. **腹痛便血：** 白禾眉豆 15 克，白蒿 10 克，瓜板根 10 克，雀儿脑 10 克，水煎服。
8. **角膜云翳：** 红禾眉豆 15 克，白菊花 10 克，笔通草 6 克，水煎服。药渣敷眼部。

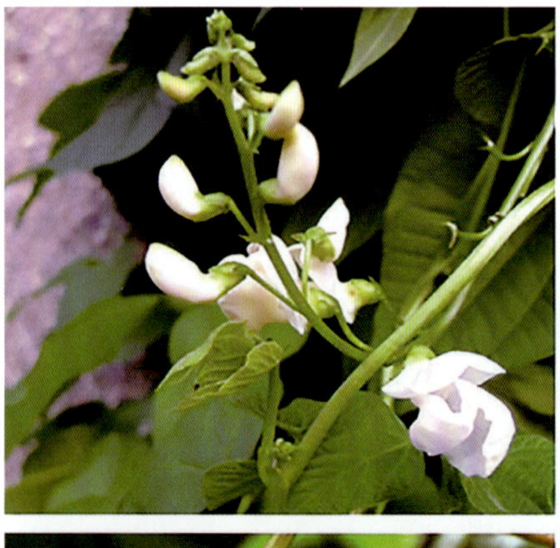
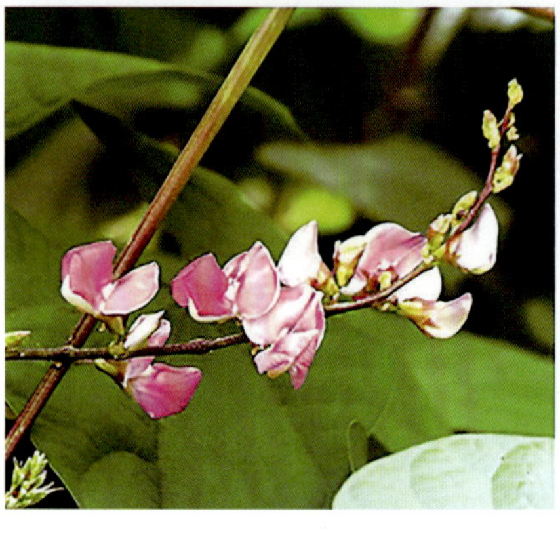
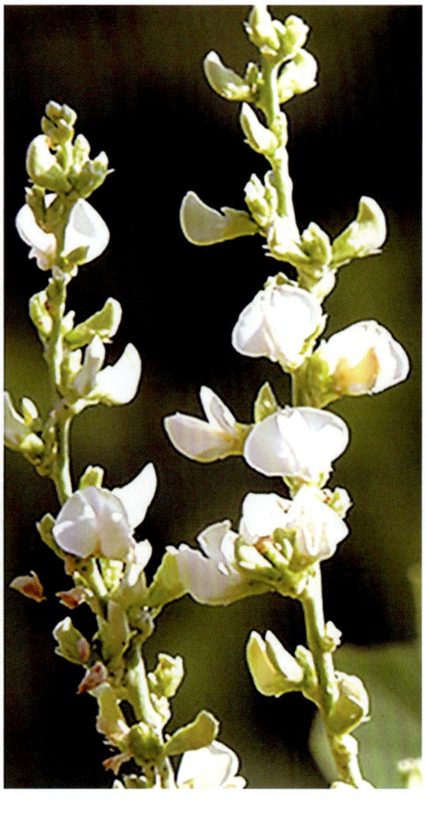
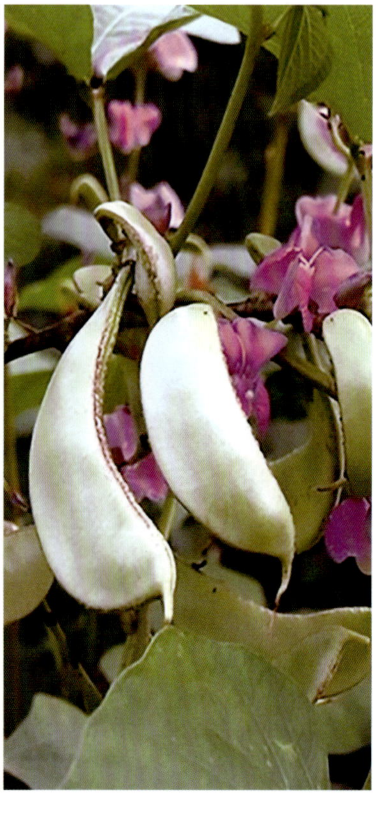

核桃 | He tao

Bid bet ndol 比和豆

铁杆坚果胡桃仁，强心健脑早有名。补肾壮阳缩小便，肺寒虚咳滑精灵。

核桃，为胡桃科胡桃属植物胡桃 *Juglans regia* L. 的成熟果实。

苗乡各地均有栽培，也有少数野生。栽培者多半栽培在果园、菜地边、房前屋后。野生者多数生于山路边、疏林中、荒草地、田坎边。

别名 胡桃、胡桃仁、胡桃肉、羌桃、胡桃楸、铁核桃、万岁子、长寿果。

采制 药用果仁。秋冬季果实成熟时采摘，采回后晒干，剥去肉质果皮，晒干备用。应用时再除去核壳及木质隔膜，鲜用或贮存在密闭的瓷器罐内备用。

性味与归经 味甘，性温。入肝、肾、肺、大肠经。

功效 补肾填精，温肺止咳，润肠通便，补养气血，乌须黑发，排石通淋。

主治 阳痿遗精、腰痛脚弱、小便频数、肺肾不足、虚寒喘咳、肺虚久咳、肠燥便秘、健忘耳鸣、气血亏虚。

用法用量 内服：水煎，10～30 克，或生吃，或研细末食用。外用：核桃胶适量，捣烂如泥，外敷患处。

禁忌 阴虚火旺、痰热咳嗽及便溏者不宜用。核桃不能与野鸡肉一起食用，肺炎、支气管扩张等患者不宜食之。

附方

1. **产后气喘**：核桃仁、白人参各等分，切细，每次 15 克，水煎，频频饮用。
2. **肾虚遗精**：核桃肉、白茯苓、附子各等分，焙干研细末，每次 10 克，米汤水调服。
3. **肾虚耳鸣**：核桃仁 3 个，五味子 7 粒，蜂蜜少许，于临睡前嚼服。
4. **肾结石**：核桃肉 500 克，加细米煮粥，当饭吃，每日 3 次，以结石排出为度。
5. **小便频数**：核桃肉若干，热灰中煨熟，临睡前嚼食，温酒吞下。
6. **醋心饱嗝**：核桃肉 2 个，嚼烂，以干姜 3 克水煎取汁，吞服，1 日 2 次。
7. **血痢不止**：核桃肉 10 克，枳壳 10 克，雀儿脑 10 克，煳锅巴 10 克，水煎取汁，分 3 次服。
8. **健忘多梦**：核桃肉 30 克，捣碎，白糖开水冲服，每日 3 次。
9. **毒疮**：核桃 3 个，烧焦黑，去壳研烂如脂，敷患处，1 日 2 次。
10. **九子疡**：核桃肉 3 个，烧焦黑，与松脂油同研极烂，调服患处，1 日 1 次。
11. **失眠**：核桃肉 5 个，白糖 30 克，捣烂如泥，放铁锅中，加黄酒 50 毫升，文火煎 30 分钟，分 2 次食用。

附注 核桃分心木，即核桃肉之间的木质隔膜。

功效：补肾健脾，补血活血，固肾涩精。主治：尿频尿多、腰酸背痛、遗精滑泄、血淋热淋、崩漏、带下、失眠等。常用量：3 克。常与百合、桑寄生、莲子等配方使用。

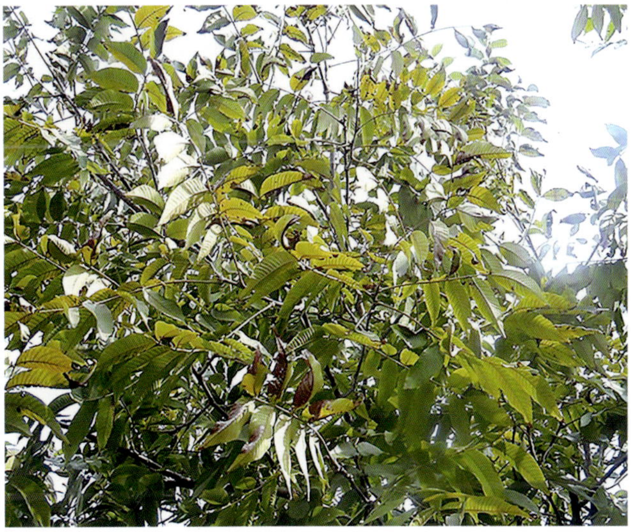

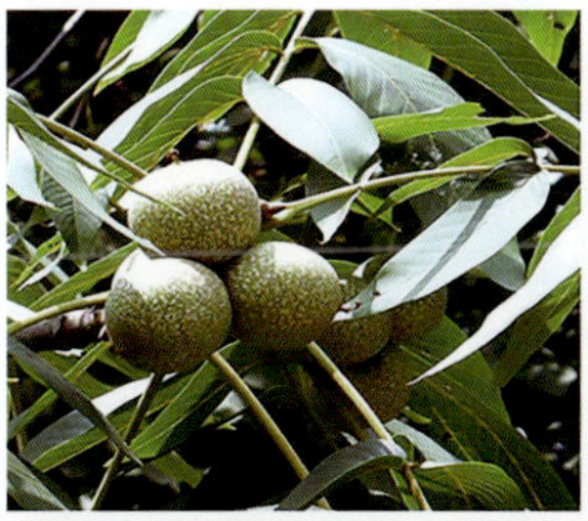

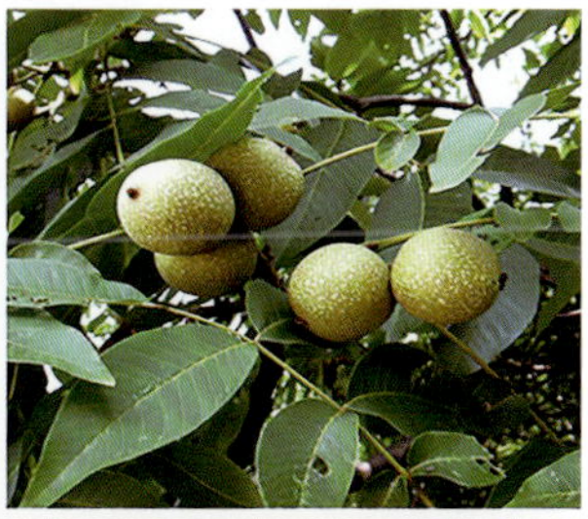

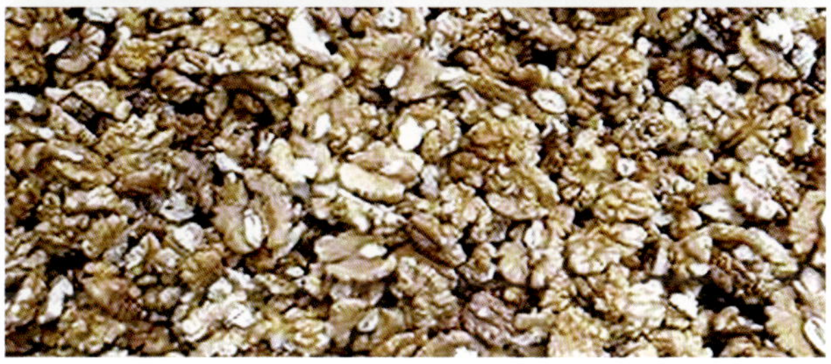

红体子 | Hong ti zi

Bid hongx fanb doub 比红番豆

浑圆亮丽红饭豆，金秋季节分批收。补脾益肾水肿消，腹泻肠痈畜肉毒。

红体子，为豆科植物赤小豆 *Vigna umbellata*（Thunb.）Ohwi et Ohashi 或红豆 *V. angularis*（Willd.）Ohwi & H. Ohashi 的干燥成熟种子。

苗乡各地均有种植，一般种植在沙土、旱地里或菜园、山路边。

别名 红小豆、饭豆、米豆、赤小豆、朱小豆、金红小豆。

采制 秋季果实成熟而未开裂时采摘，晒干，打下种子，除去杂质，再晒干。

性味与归经 味甘、酸，性凉。入心、小肠经。

功效 清心养神，健脾益肾，行水利气，消肿解毒。

主治 水肿脚气、干渴烦热、乳汁不通、黄疸腹水、体虚泻痢、热淋尿痛、肠痈便血、肾炎水肿、外痔痈肿。

用法用量 内服：煎汤，10～30 克，或入散剂。外用：生研调敷。

禁忌 尿多之人禁食。蛇伤患者，忌食百日。

附方

1. 腮腺炎：红体子 50 粒，研成细粉，和入温水、鸡蛋清调成稀糊状，摊在布上，敷于患处。
2. 肝腹水：红体子 500 克，活鲤鱼 500 克，同放锅内，加清水炖至烂，分数次服下，每日或隔日 1 剂。
3. 水肿：桑枝烧灰淋汁，煮红体子 30 克，空心食令饱，饥即食尽，不得吃饭。
4. 脾虚水肿：红体子 100 克，白茅根 30 克，煮熟，去茅根食豆，服后水随尿出。
5. 脚气：红体子 30 克，大蒜 1 个，生姜 6 克（并破碎），商陆根 1 条（切），水煮至豆烂，取豆细嚼，空腹吞食。
6. 痔疮出血：红体子 50 克，苦酒 100 毫升，煮豆熟，取出晒干，研细末，每次服 10 克，每日 3 次。
7. 痈疽初作：红体子适量，研细末，醋敷之。
8. 肠痈：红体子 20 克，薏苡仁 15 克，防己 10 克，大血藤 10 克，水煎服。
9. 小儿重舌：红体子适量，研细末，醋和涂舌上。
10. 腹泻：红体子 20 克，扁豆 15 克，薏苡仁 15 克，水煎服，1 日 3 次。
11. 乳汁不通：红体子 30 克，捣烂取汁频饮。
12. 妇人吹奶：红体子 30 克，炒熟研细末，甜酒调和，温服，以滓敷乳上。
13. 风瘙瘾疹：红体子、荆芥穗等分，为末，鸡子清调涂之。
14. 畜肉中毒：红体子 100 克，炒熟研细末，每服 10 克，1 日 3 次。

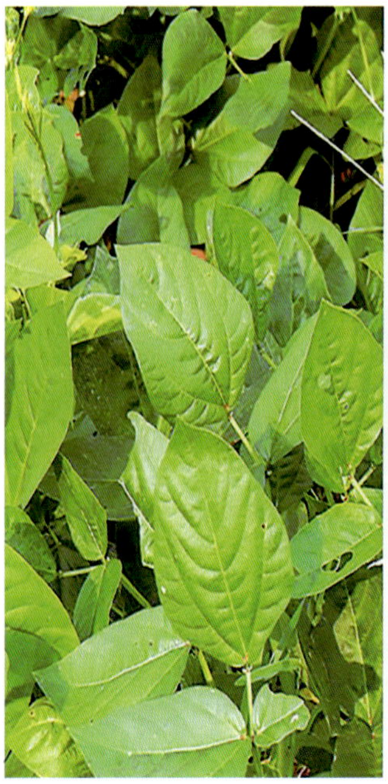
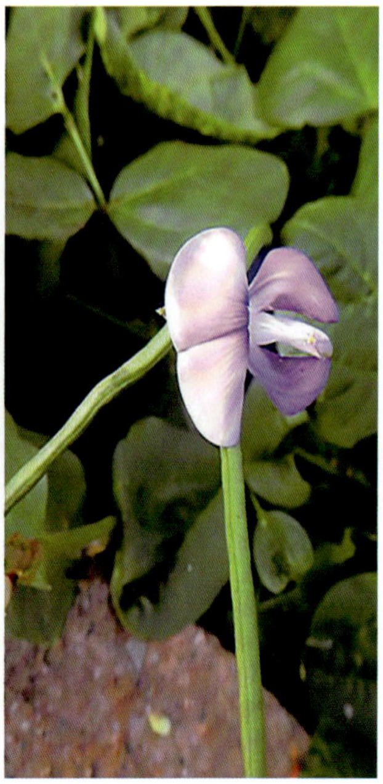
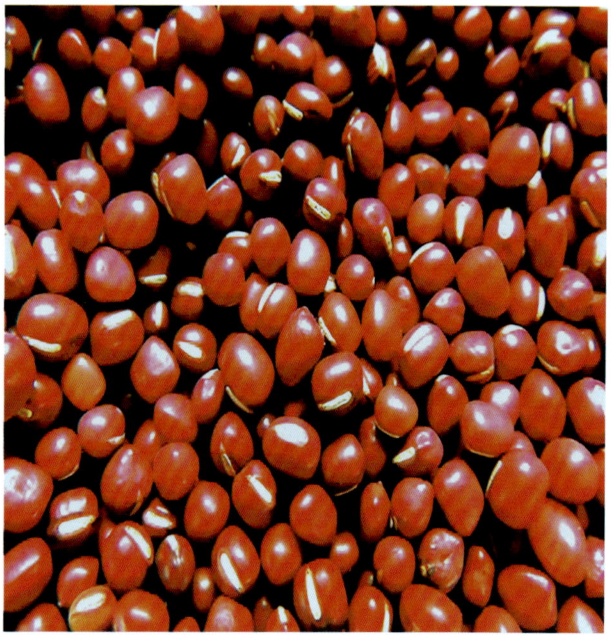

葫芦瓜 | Hu lu gua

Bid dai hunb lunb 比呆葫芦

八仙铁拐随身带，如今苗寨四处栽。利水消肿除烦渴，润肺止咳散肝结。

葫芦瓜，为葫芦科植物瓠瓜 *Lagenaria siceraria*（Molina）Standl. 的变种。
苗乡各地均有栽培。

别名 瓠瓜、长瓜、蒲瓜、夜开花、大葫芦。

采制 药用果实。葫芦瓜嫩瓜随时可采摘，削皮鲜用，煮食。葫芦老瓜在秋冬季藤条枯萎后采摘，采回后从瓜蒂处割断，倒出种子和瓜瓤，晒干。瓜子、瓜瓤、瓜壳分开保存，备用。

性味与归经 味甘，性微寒。入肺、胃、肾经。

功效 清热利尿，除烦止渴，润肺止咳，消肿散结。

主治 水肿腹水、烦热口渴、疮毒痈肿、黄疸、淋病及肾炎、肝硬化等症，还可以润泽肌肤，能降糖、抗病毒并防癌抗癌。适合免疫力低下者和高血糖、癌症患者。

用法用量 内服：煎汤，鲜品 60 ～ 80 克，葫芦壳 10 克。外用：适量，捣烂外敷或煎水外洗。

禁忌 葫芦瓜性寒，体虚之人慎用。

附方

1. **口疮：**葫芦瓜 500 克，冰糖若干。先将葫芦瓜洗净，连皮切成块，加水适量煲汤，用冰糖调味，饮汤，也可吃瓜。
2. **痄腮：**葫芦瓜皮 30 克，老丝瓜皮 30 克，研末，以茶油脚调敷患处。
3. **脚气浮肿：**葫芦瓜 30 克，鲫鱼 60 ～ 120 克，一同煮熟，分 3 次食用。
4. **咳血：**葫芦瓜瓤 60 克，西瓜皮 30 克，水煎取汁，分 3 次服。忌食辛辣食物。
5. **臌胀：**干葫芦瓜皮 30 克，冬瓜皮 30 克，生姜皮 4 克，水煎取汁，分 3 次服。
6. **水肿：**葫芦壳 30 克，小刺大木根皮 15 克，臭牡丹 12 克，萝卜 100 克，过山龙 30 克，大救驾 30 克，小救驾 30 克，水煎服。
7. **各种水肿病：**葫芦壳、老龙骨、冬瓜皮、丝瓜络各 10 克，水煎服。
8. **黄肿：**细腰葫芦连子烧灰，饭前温酒下或白汤下，每日 3 次，连服 12 个。
9. **痢疾：**葫芦花 6 克，黄瓜叶 5 克，生石膏粉少许，水煎取汁，分 3 次服。
10. **胎动不安：**葫芦瓜壳 10 克，益母草 10 克，桑树根皮 10 克，水煎服。
11. **产后腹痛：**葫芦脐 100 克，焙干研细末，每次 10 克，兑甜酒服，1 日 3 次。
12. **肥胖症：**陈葫芦瓢 10 克，陈皮 10 克，鲜荷叶 20 克，白糖适量。药用水煎数沸，加白糖搅匀，当茶饮。

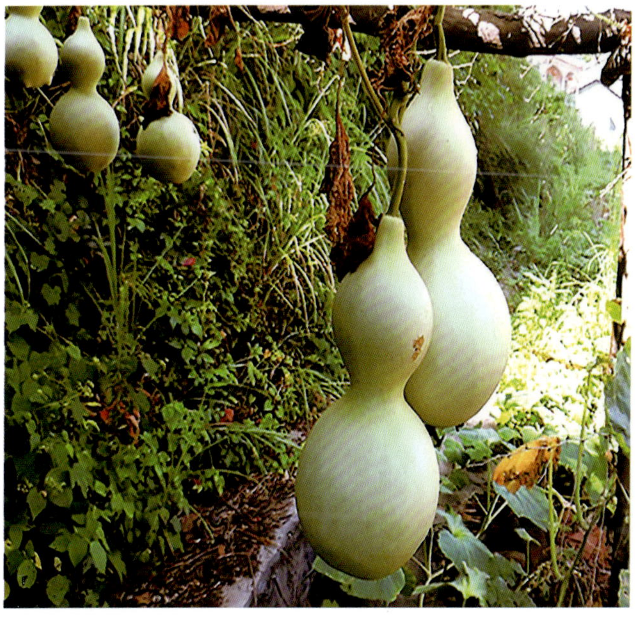
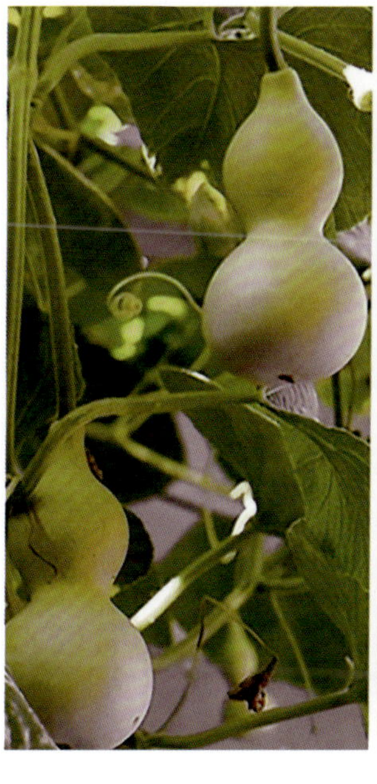
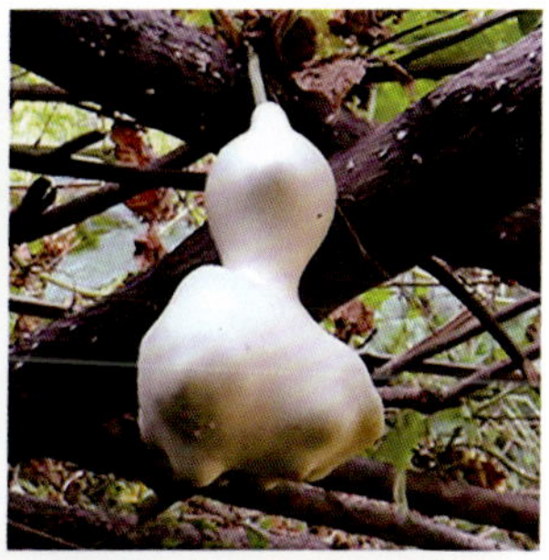
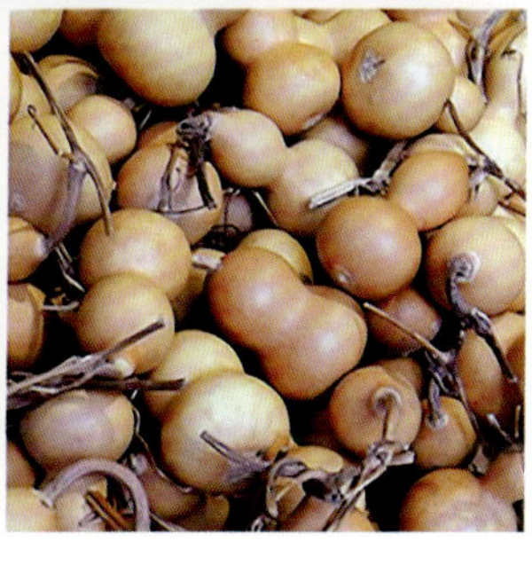

胡乃果 | Hu nai guo

Ndut bid dod 都比达

荒野刺果糖罐子，苗乡牧童称美食。补肾固精缩小便，遗精虚泻效如鼓。

胡乃果，为蔷薇科植物金樱子 *Rosa laevigata* Michx. 的果实。
苗乡各地均有野生，一般生于山坡、路边、地头等荒野之地。

别名 湖南果、金樱子、糖罐子、刺梨子、金罂子、山石榴、山鸡头子、糖罐、糖果、糖刺果、金罂子、金壶果。

采制 药用果实、嫩叶。秋、冬季节，果实成熟时采摘，搓去外刺，劈开，挖出内核及绒毛，鲜用或晒干备用。嫩叶随采随用，一般鲜用。

性味与归经 味酸、甘、涩，性平，无毒。入肺、肾、膀胱、脾、大肠经。

功效 固精缩尿，涩肠止泻，止咳平喘，降血脂。

主治 遗精滑精、遗尿尿频、崩漏带下、肺虚喘咳、自汗盗汗、久泻久痢、痈肿疮疖。

用法用量 内服：煎汤，10～30 克，或泡酒，或入丸、散剂，或熬膏。

禁忌 有实火、邪热者忌用，带下色黄气秽者忌用。金樱子不宜与黄瓜和猪肝同食。

附方

1. **梦遗、滑精：**胡乃果 200 克，文火熬成膏，每服 1 调羹，开水冲服，睡前服。
2. **尿频、尿不尽：**胡乃果 30 克，猪小肚 1 个，同煮烂，吃猪肚，喝汤。
3. **妇女白带：**胡乃果 30 克，猪尿脬 1 个，同炖烂，吃尿脬，喝汤。
4. **脾泄下痢：**胡乃果 100 克，煎浓汁。每服取 1 匙，暖酒 1 盏调服，1 日 3 次。
5. **虚泻下痢：**胡乃果 30 克，小人参 10 克，石榴根皮 5 克，水煎汁，分 3 次服。
6. **久痢脱肛：**胡乃果 30 克，鸡蛋 1 枚，同炖熟，吃鸡蛋，喝汤。
7. **子宫脱垂：**胡乃果 30 克，朱砂莲 10 克，益母草 15 克，水煎取汁，分 3 次服。
8. **补血：**胡乃果 30 克，朱砂莲 15 克，大红枣 10 克，水煎取汁，兑红糖服。
9. **自汗盗汗：**胡乃果 10 克，薯仄 10 克，野麦苗 10 克，千桃子 5 个，水煎取汁，分 3 次服。服药期间禁食辛辣食物。
10. **肺虚喘咳：**胡乃果 15 克，夜关门 10 克，粑合 15 克，铁包金 10 克，水煎服。
11. **痈肿疮疖，久不溃破：**胡乃果嫩叶、八月瓜嫩叶各适量，捣烂外敷患处，中间留口，以利排脓。
12. **阴挺：**胡乃果 30 克，棉花根 30 克，小人参 15 克，益母草 15 克，水煎取汁，分 3 次服。并于每晚临睡前清洗后，用明矾水涂洗。
13. **肾虚流涎：**胡乃果 30 克，拉尿珠 6 克，狗肉 30 克，同煮熟，吃狗肉，喝汤。
14. **小儿遗尿：**胡乃果 10 克，拉尿珠 3 克，拉尿果 2 个，猪尿脬 1 个，同煮熟，吃尿脬，喝汤，1 日 3 次。

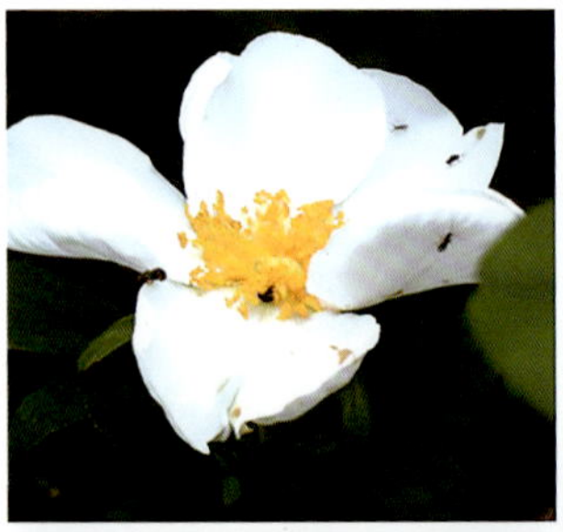
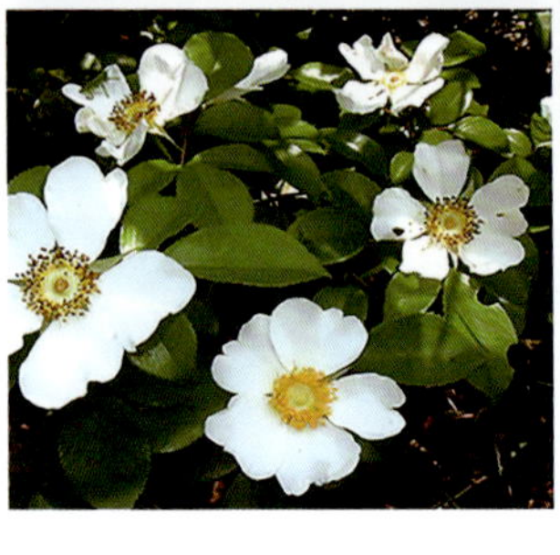
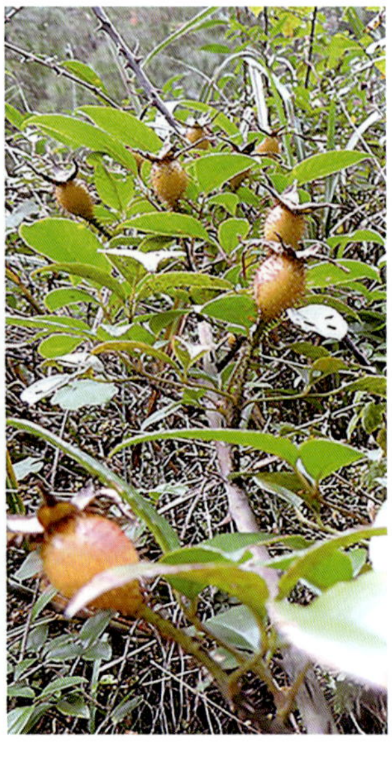
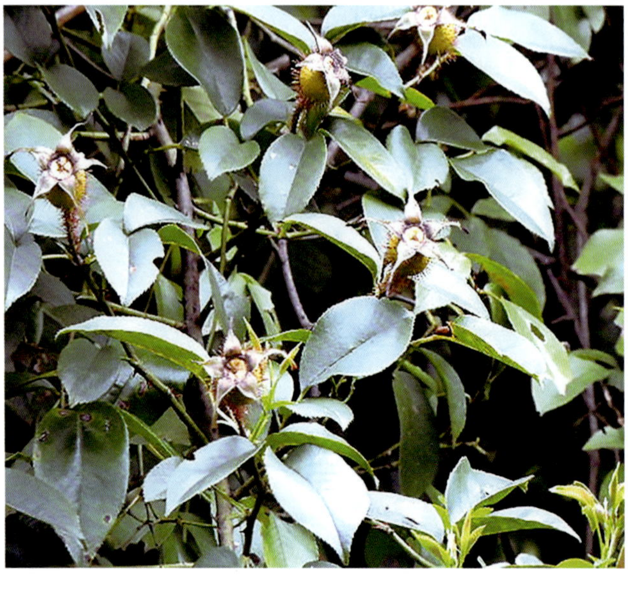

花椒 | Hua jiao Bid sheid 比西

麻辣辛香家花椒，散寒祛湿疗效高。肝炎肚冷腰腿痛，骨折奶痈水肿消。

花椒，为芸香科植物花椒 *Zanthoxylum bungeanum* Maxim. 的果壳、根、叶、种子。

苗乡各地均有栽培，很少有野生。一般栽培于村寨附近的菜园、果园、路边以及房前屋后。

别名 秦椒、大椒、蜀椒、南椒、巴椒、汗椒、川椒、鸟不宿、画眉跳架。

采制 药用果壳、根、叶、种子。根茎全年可采，叶片春季发芽后采摘，果实夏末采摘，过时即脱落难找，摘回后，晾干，将种子与果壳分开，晒干备用。根茎采回后洗净泥土，切段，晒干备用。叶片摘回后拣净杂质，一般鲜用。

性味与归经 味苦、辛，性热。入肺、肝、肾经。

功效 祛风除湿，温中散寒，活血止痛，杀虫，解鱼腥毒。

主治 根茎：黄疸型肝炎、肾炎水肿、风寒湿痹、风湿关节炎。果壳：胃痛、腹痛、积食停饮、心腹冷痛、呕吐、噫呃、咳嗽气逆、泄泻、痢疾、疝痛、齿痛、蛔虫病、蛲虫病。叶片：跌打损伤、腰肌劳损、乳腺炎、疖肿、阴痒、疮疥。

用法用量 内服：煎汤，根茎 10 ～ 30 克，果壳 3 ～ 5 克，或入丸、散剂。外用：适量，研末调敷或煎水浸洗。

禁忌 阴虚火旺者忌服，孕妇慎服。

附方

1. **黄疸型肝炎：** 花椒根、紫珠叶各 10 克，水煎，分 3 次服。
2. **胃痛、腹痛、胆道蛔虫：** 花椒根皮 9 克，研细末，开水冲服。
3. **风湿腰腿痛：** 花椒根 30 克，水酒各半煎服。
4. **风湿痹痛、胃寒作痛：** 花椒果 3 克，水、煎兑酒服。
5. **慢性肝炎、肝硬化：** 花椒根、土人参、六月雪各 30 克，朱砂莲 10 克，土茵陈 10 克，水煎服。
6. **风湿性关节炎：** 花椒根、千斤拔、飞龙掌血、大血藤、土牛膝各 10 克，水煎服。
7. **骨折：** 花椒根二层皮捣烂，米粉调和为糊状，复位后外敷固定，每日 1 次。
8. **奶痈：** 花椒鲜叶适量捣烂，加白酒少许，炒热外敷患处。
9. **蛔虫性肠梗阻：** 用麻油 100 毫升，置锅中煎熬，投入花椒 10 克，至微焦即捞出弃去，待花椒油微温时 1 次服完。
10. **蛲虫病：** 花椒壳 30 克，加水 1000 毫升，煮沸 50 分钟，过滤，取液灌肠。
11. **回奶：** 花椒壳 6 克，加水 400 毫升，浸泡，煎煮成 200 毫升，加入红糖 50 克，于断奶当天趁热 1 次服下，日服 1 次，1 ～ 3 次即可回乳。
12. **寒性水肿：** 花椒子 10 克，马蹄香 3 克，枞葫芦 10 克，生姜皮 10 克，煎服。

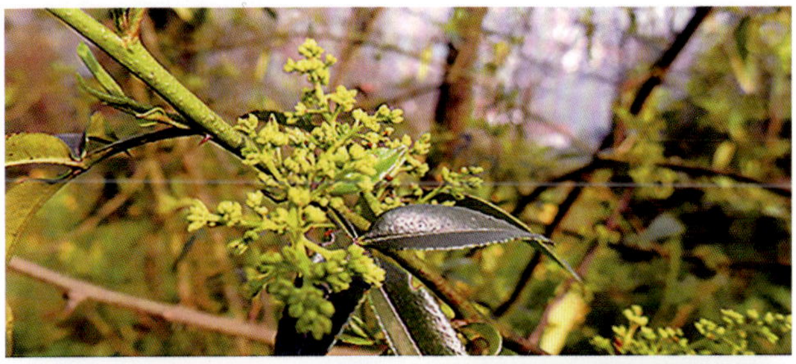
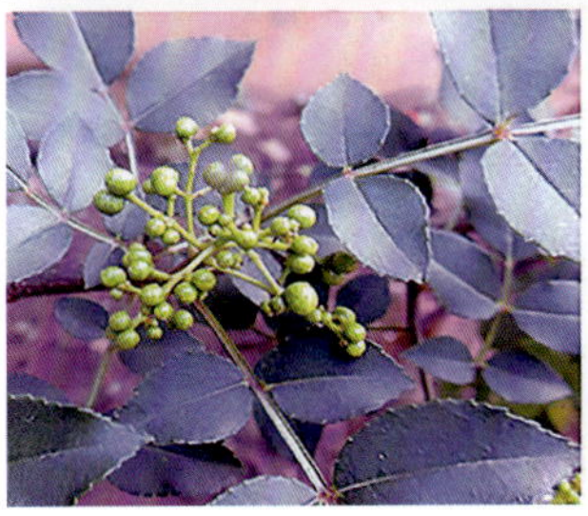
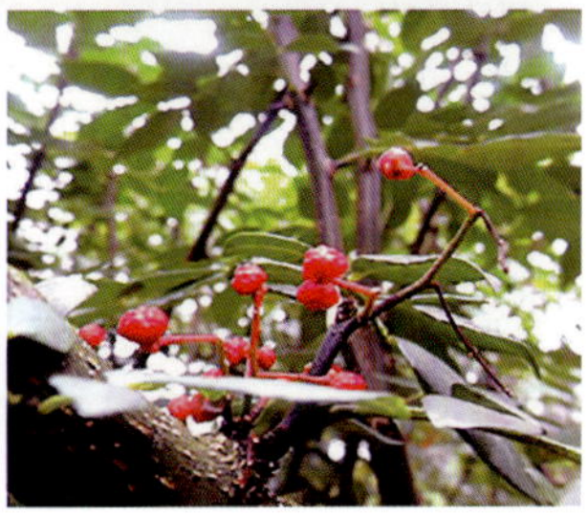
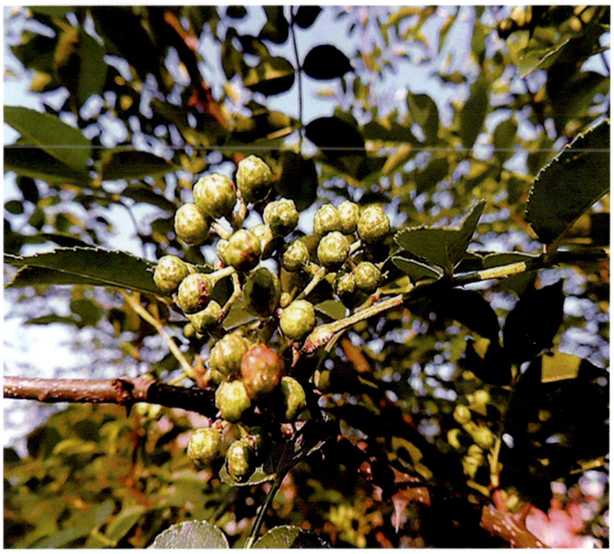

黄瓜 | Huang gua

Bid cinb wang guad 比刺王瓜

甘甜多汁白黄瓜，菜园路边随手摘。汗斑紫癜拌药涂，暑热腹泻煎水咕。

黄瓜，为葫芦科植物黄瓜 *Cucumis sativus* L. 的果实。

苗乡各地均有栽培，一般栽培在菜园中、山路边、田坎上等。

别名 刺黄瓜、白黄瓜、青黄瓜、胡瓜、刺瓜、青瓜。

采制 药用果实、嫩叶、藤茎。果实在成熟时采摘，削去外皮，鲜用。老黄瓜则挂在阴凉通风处晾干，临用时切片食用。黄瓜的藤茎、枝叶、卷须随采随用，以鲜用为主。

性味与归经 味甘，性凉。入肺、胃、大肠经。

功效 清热利水，解毒消肿，生津止渴。

主治 身热烦渴、咽喉肿痛、风热眼疾、湿热黄疸、小便不利、水火烫伤等。

用法用量 内服：生吃或煮熟吃，每次 30 克。外用：适量，浸汁、制霜或研末调敷。

禁忌 黄瓜性凉，胃冷者少吃，以免引起腹痛吐泻。

附方

1. 湿脚气：黄瓜叶捣烂，取汁，用酒煮沸服；或用叶焙干，研末，以酒泡食。
2. 小儿高热：黄瓜须 15 克，银花 10 克，青木香 3 克，水煎服。
3. 腹泻：黄瓜藤 120 克，萹蓄 60 克，水煎服。
4. 紫癜风：用密陀僧为末，黄瓜蒂搽之。
5. 白癜风：黄瓜去子（从黄瓜上打洞而入取子）装满白糖，待白糖溶化待用。用时取汁外搽患处。
6. 痢疾：黄瓜叶 5 克，葫芦花 6 克，生石膏粉少许，水煎服。
7. 细菌性痢疾：黄瓜叶、绿豆籽各 10 克。将黄瓜叶洗净，绿豆用水泡软后滤干，共捣烂取汁，每服 20 毫升，1 日 4 次。
8. 水烫伤：老黄瓜捣汁，加地榆、大黄末，调搽。
9. 肠炎：黄瓜叶、金银花、铁扫帚、马兰丹各适量，水煎服。
10. 汗斑：用黄瓜一个，取硼砂 3 克，研末，入瓜中，取汁搽患处。
11. 肥胖症：黄瓜皮、西瓜皮、冬瓜皮各 200 克。将 3 皮去粗皮、洗净，放在锅内用开水焯一下，待冷，切成条状，加少许盐、味精拌匀，当冷盘佐餐用。
12. 癫痫：黄瓜藤 750 克，隔日 1 剂，加水浓煎，分 2 天代茶频饮，连饮 10 天。
13. 鼻塞不通气：黄瓜根 6 克，丝瓜根 6 克，辛夷 3 克，水煎服。

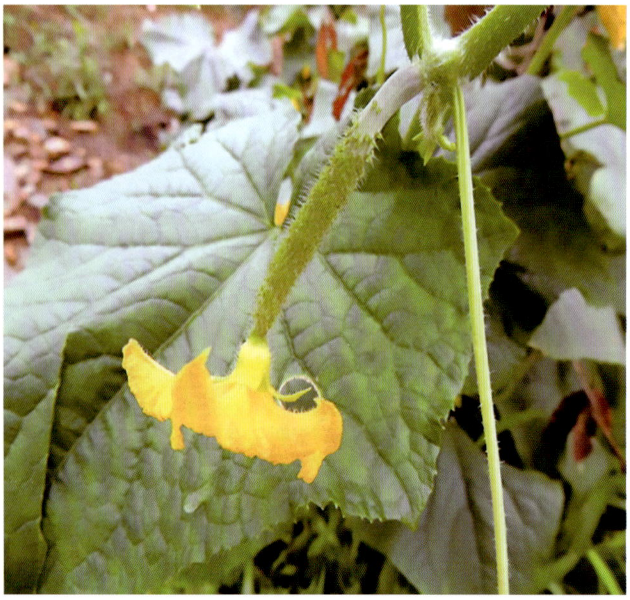

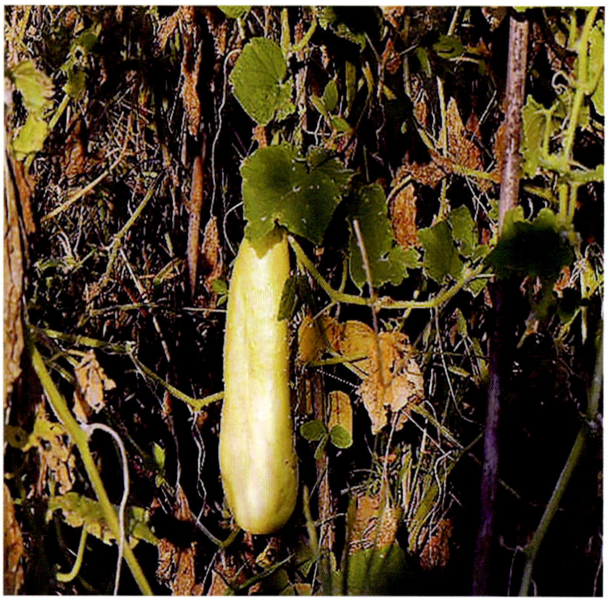

黄菊子 | Huang ju zi

Ndut bid lul 都比鲁

又苦又寒黄菊子，染布打灶用其汁。泻火解毒肝胆热，痢疾鼻血尿结石。

黄菊子，为茜草科植物山栀 *Gardenia jasminoides* Ellis 的果实。

苗乡各地均有野生，一般生长在低矮山坡或灌木林中，分布比较分散，很少有栽培。

别名 山栀子、卮子、鲜支、木丹、支子、小卮子、黄鸡子、黄荑子、黄栀子。

采制 药用成熟果实。10月间果实成熟，果皮呈鲜黄色时采摘，除去果柄及杂质，晒干或烘干，亦可将果实放入沸水（略加明矾）中烫，或放入蒸笼内蒸半小时，取出，晒干。

性味与归经 味苦，性寒。入心、肝、肺、胃、三焦经。

功效 泻肝利胆，镇静降压，凉血止血。

主治 热病心烦、肝火目赤、湿热黄疸、高血压、糖尿病、胃火口疮、热淋、血淋、血痢尿血、扭挫伤、火毒肿痛等。

用法用量 内服：水煎，3～10 克，或入丸、散。外用：适量，研末搽或调敷。

禁忌 黄菊子味苦性寒，脾虚便溏者忌服。

附方

1. **尿淋、血淋：**鲜黄菊子 60 克，冰糖 30 克，水煎取汁，分 3 次服。
2. **小便不通：**黄菊子仁 10 克，盐花少许，独颗蒜一枚，捣烂如泥，摊纸上，贴脐。
3. **上吐下泻：**黄菊子 10 克，小血藤 15 克，青木香 6 克，蜂蜜 15 克，水煎取汁，分 3 次服。
4. **湿热黄疸：**黄菊子 12 克，鸡骨草、田基黄各 30 克，水煎取汁，分 3 次服。
5. **口疮、咽喉涩痛：**黄菊子、黄柏各 30 克，大青叶 100 克，切碎，水煎取汁，兑白蜜，分多次含服。
6. **目赤：**黄菊子 15 克，入热灰中煨熟，打碎，水煎取汁，兑大黄末 3 克，分 3 次热服。
7. **胃火：**黄菊子 15 克，炒焦，水煎取汁，入生姜汁少许，频频饮之。
8. **鼻衄：**黄菊子 10 克，烧炭研细末，吹鼻内，1 日数次。
9. **赤白痢疾：**黄菊子仁 15 克，白蒿 10 克，米汤水煎取汁，分 3 次服。
10. **外伤肿痛：**黄菊子、白面各适量，同捣烂如膏，涂痛处。
11. **丹毒：**生黄菊子适量，捣和如泥，水调敷之。
12. **火疮未起：**黄菊子仁适量，焙干研细末，麻油调敷患处。
13. **烧伤：**黄菊子适量，焙干研细末，和鸡子清调匀，用鸭毛浓扫之。
14. **血淋涩痛：**用生黄菊子末、滑石各 6 克，葱汤送服，1 日 3 次。

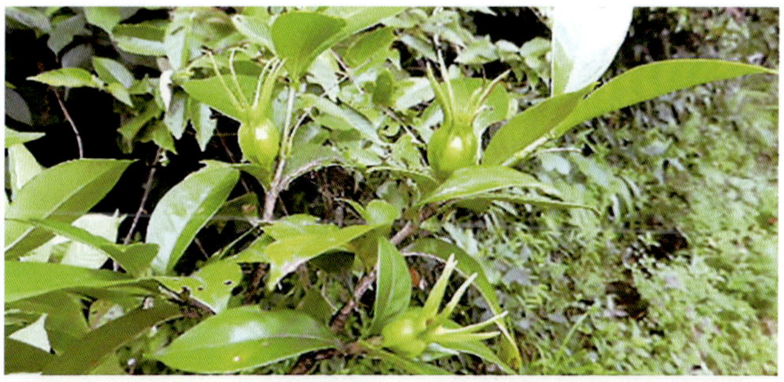

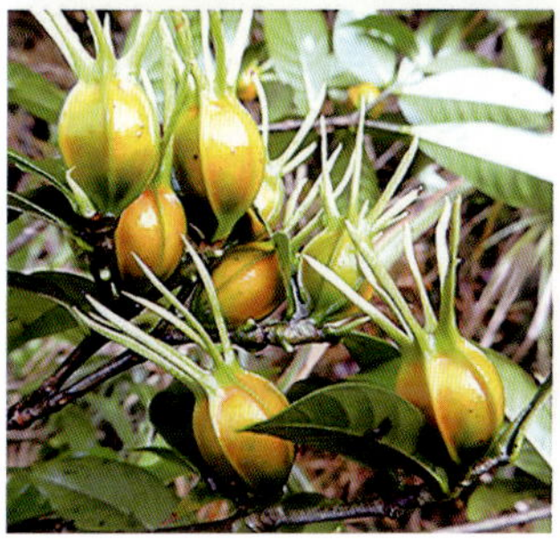

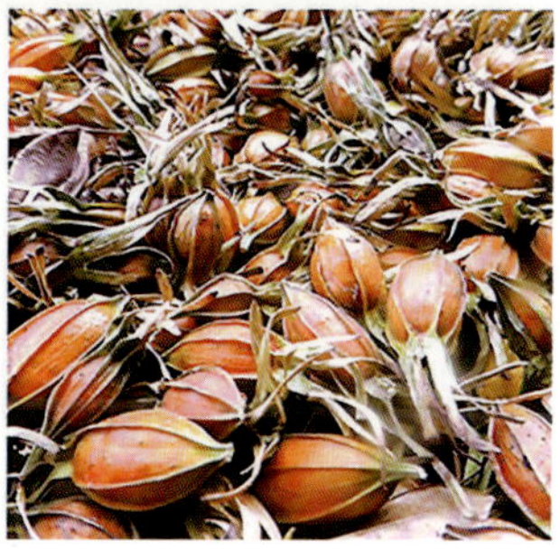

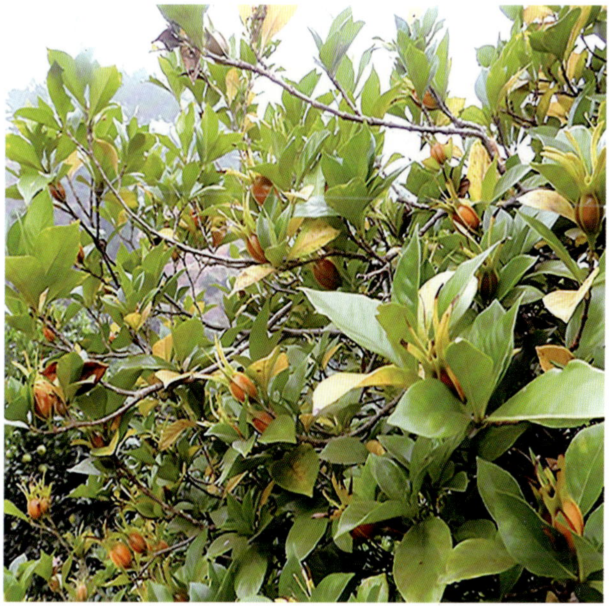

黄牛刺 | Huang niu ci

Nbongl ghent yaox 薄街单

春华秋实黄牛刺，苗乡药用采其子。解毒除湿疗痢疾，消疳化积虫也死。

黄牛刺，为豆科植物云实 *Caesalpinia decapetala*（Roth）Alston 的种子。

苗乡各地均有野生，也有少数栽培。野生者一般生于山谷岩石边、河边、小溪旁，或路边的灌木丛中。栽培者多半栽种在菜园边、果园旁。

别名 云实子、云实籽、员实、云英、草云母、老虎刺尖、杉刺、水皂角、阎王刺、牛王茨、药王子、瓜刺、鸟不落、鸟不栖、黄花刺、红总管、翻天云、刺皂角。

采制 药用根茎、种子、蛀虫。根茎四季可采，砍下根茎，削去老皮，切段，晒干备用。种子秋后果实成熟之后采摘，剥去种子，鲜用或晒干备用。蛀虫四季可采，选择膨大之茎秆，剖开，取出蛀虫，用开水烫死，晒干备用。

性味与归经 味辛、苦，性温，有小毒。入肺、大肠经。

功效 根茎：发表散寒，活血通络，解毒杀虫。种子：化湿止痢，止咳化痰，杀虫消疳。蛀虫：消疳化积。

主治 根茎：风寒感冒、风湿骨痛、跌打损伤、蛇咬伤。种子：痢疾、痰饮咳嗽、钩虫病、蛔虫病、小儿疳积、消渴症、疟疾。蛀虫：小儿疳积、虫积、消化不良、营养不良。

用法用量 内服：煎汤，根茎 9～15 克，或入丸、散剂；种子 6～9 克，蛀虫 1～2 只。外用：果荚适量，煎水熏洗，或焙干研细末，外撒患处。

禁忌 黄牛刺有小毒，茎秆毒性最大，误食后有烦躁现象。

附方

1. **痢疾：**黄牛刺子 10 克，瓜板 10 克，淘米水煎取汁，分 3 次服用。
2. **慢性咳嗽：**黄牛刺子 10 克，夜关门 10 克，猴樟木根 10 克，水煎取汁，分 3 次服，1 日 1 剂。禁食酸冷食物。
3. **小儿疳积：**黄牛刺子 4 克，蛆儿草 4 克，清明菜 4 克，淘米水煎取汁，分 3 次服，或黄牛刺蛀虫 1～2 只，焙干研细末，与面粉调匀，蒸熟食用；或黄牛刺蛀虫 1～2 只，焙干研细末，用红糖水冲服。
4. **消渴：**黄牛刺子 10 克，瓜板根 10 克，绿豆壳 10 克，苦瓜 10 克，水煎取汁，分 3 次服。服药期间禁食油腻、甘甜食物。
5. **虫积：**黄牛刺子 10 克，南瓜子 10 克，炒香研末，每次 3 克，1 日 3 次，调蜂蜜服。服药期间禁食油腻、生冷食物。
6. **风湿骨痛：**黄牛刺根茎 10 克，大血藤 10 克，夏天无 4 克，水酒各半煎服。

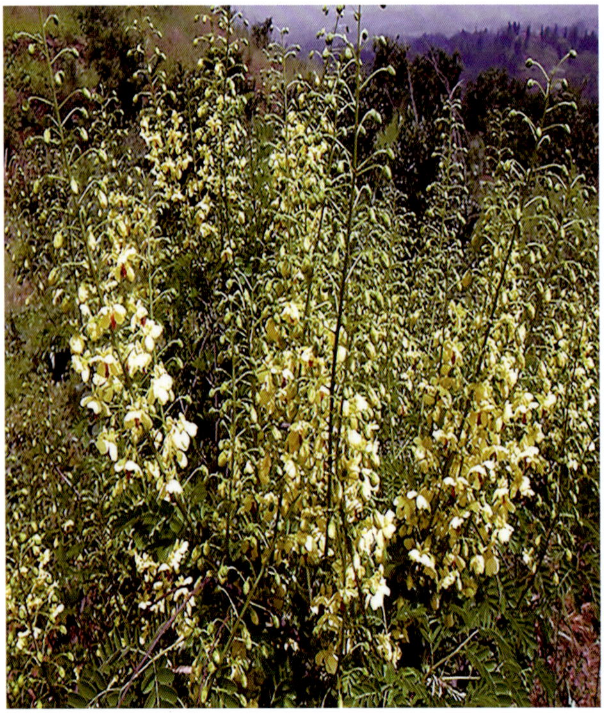
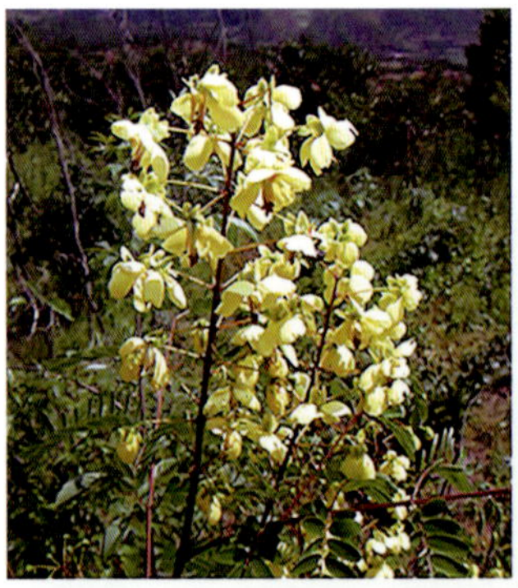
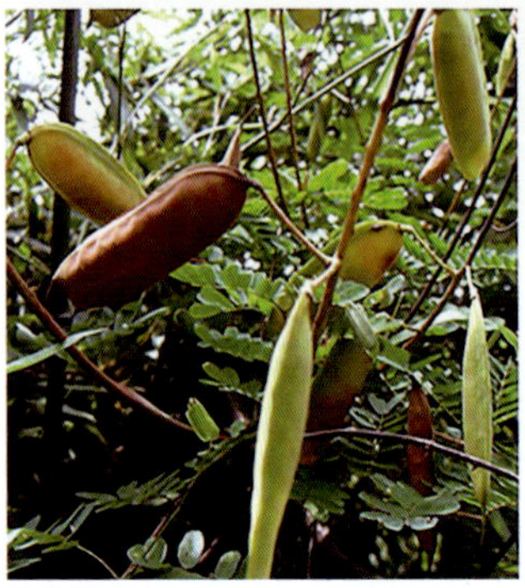
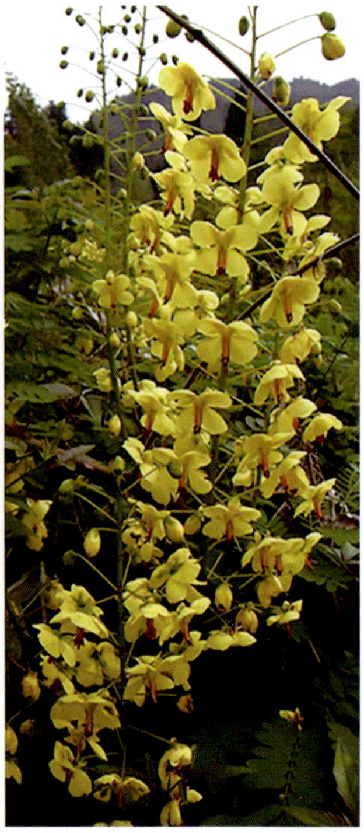

黄秋葵 | Huang qiu kui

Huangx qiu kuix 黄秋葵

舶来之品黄秋葵，红绿果荚朝天生。肾虚精少炒熟咭，肝虚视蒙水煎吞。

黄秋葵，锦葵科秋葵属黄秋葵 *Abelmoschus esculentus*（Linn.）Moench 果实。

苗乡各地均有栽培，一般栽培在菜园里、山路边、田坎旁、果园边。

别名 芙蓉葵、毛茄、秋葵夹、黄葵、补肾菜、羊角豆、洋辣椒、咖啡黄葵。

采制 药用成熟果实、嫩叶。果实夏、秋、冬季成熟时采摘，一般鲜用，或晒干备用。嫩叶一般随采随用，以鲜用为主。

性味与归经 味淡，性凉，无毒。入肝、肾、脾、胃经。

功效 强肾补虚，健脾养胃，健脑提神，润肠通便，补血明目。

主治 肾虚精少、胃炎、胃溃疡、肝虚目蒙、贫血、脾虚食少、糖尿病、肥胖症、恶疮、痈疖、皮肤暗黑。适合前列腺炎、男性性功能弱、胃炎、未老先衰、易疲劳、胃溃疡、贫血、消化不良、便秘、口臭、上火等的辅助治疗。

用法用量 内服：水煎，15～20 克，或凉拌、炒熟吃。外用：适量，嫩果或鲜叶，15～20 克，捣烂外敷。

禁忌 秋葵属于性味偏于寒凉的蔬菜，胃肠虚寒、功能不佳、经常腹泻的人不可多吃。孕期禁食。

附方

1. **肾虚精少：** 黄秋葵 20 克，韭菜 20 克，炒熟趁热吃，1 日 2 次，连服 30 天。
2. **脾虚食少：** 黄秋葵 20 克，菜油、食盐、香葱、姜丝少许，炖汤喝，1 日 3 次。
3. **胃炎、胃溃疡：** 黄秋葵 15 克，隔山消 10 克，橘子皮 6 克，水煎取汁，分 3 次服。服药期间禁食辛辣食物。
4. **肝虚视蒙：** 黄秋葵 20 克，白菊花 10 克，光棍草 10 克，水煎服。
5. **贫血：** 黄秋葵 20 克，猪肝 30 克，用油盐炒熟，佐餐吃。
6. **糖尿病：** 黄秋葵 20 克，用沸水烫 5 分钟之后，凉拌吃，1 日 3 次。
7. **肥胖症：** 黄秋葵 20 克，苦瓜 30 克，用油盐炒熟，佐餐吃。
8. **恶疮、痈疖：** 黄秋葵 10 克，九里光 10 克，接骨草 10 克，半边莲 20 克，水煎服，1 日 3 次。另用黄秋葵嫩叶适量，捣烂外敷患处。
9. **体弱多病：** 黄秋葵 20 克，油炸后，当零食吃。
10. **心烦失眠：** 黄秋葵 10 克，水灯草 10 克，鹰爪风 10 克，水煎服，1 日 3 次。

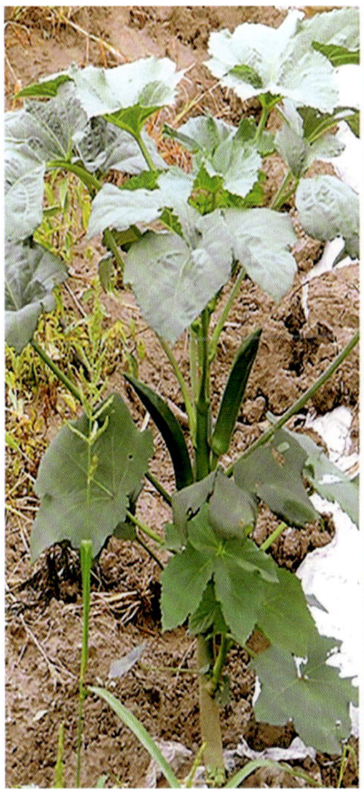
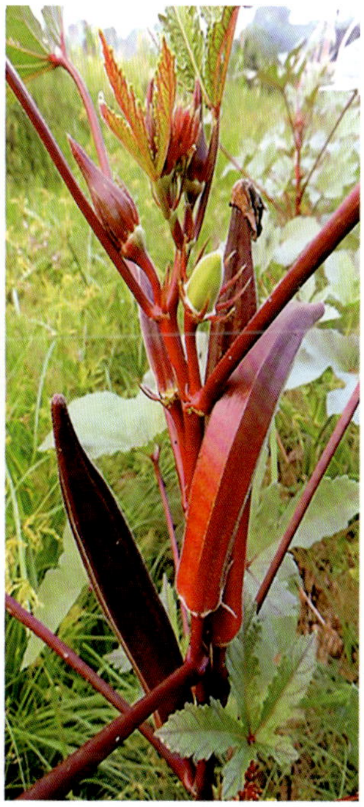
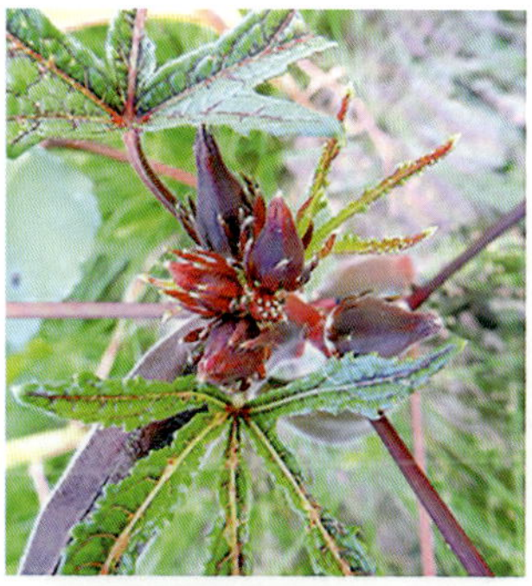
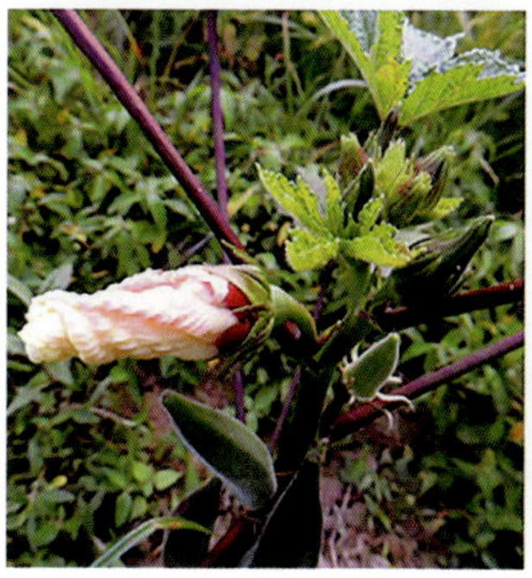
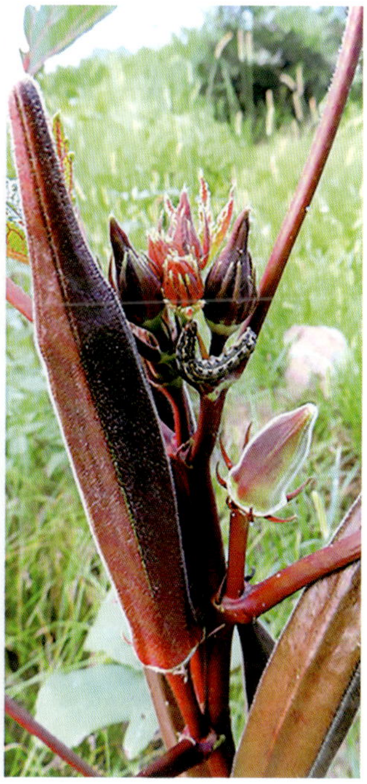

黄体子 | Huang ti zi

Bid deid ghueb 比堆怪

色如黄金沙土栽，嫩白豆腐入素斋。味甘性平健脾胃，少乳水肿疳积拜。

黄体子，为豆科植物大豆 *Glycine max*（Linn.）Merr. 的果实、种子。

苗乡各地均有种植，一般种在菜园中、山路边、果园旁以及田坎上。

别名 黄豆、大豆、菽、黄大豆、青大豆、黑大豆、黑豆、乌豆。

采制 药用嫩苗、嫩果荚、种子。嫩苗在发芽后采，嫩果荚在果实嫩时采摘，一般鲜用。种子在秋后采割，打破种壳，筛去泥土、杂质，鲜用或晒干备用。

性味与归经 味甘，性平。入脾、大肠经。

功效 健脾利湿，益血补虚，清热解毒。

主治 脾胃虚弱、湿痹拘挛、贫血、营养不良、水肿、小便不利、咽炎、结膜炎、口腔炎、疳积泻痢、腹胀消瘦、妊娠中毒、疮痈肿毒、外伤出血等。

用法用量 内服：煎汤，30～90 克，或研末。外用：适量，捣敷，或研末调敷。

禁忌 不可生吃，食用过多不易消化，易导致脘腹胀满。

附方

1. **偏口疮：**嫩黄体子 11 粒，荞子莲 10 克，口嚼烂外敷。
2. **通乳：**黄体子芽 10 克，通草 6 克，鲫鱼 500 克。先将鲫鱼去鳞和内脏，加黄体子芽、通草一同煮熟，连汤带肉吃。
3. **拉肚子：**黄体子 30 克，猪苦胆 1 个。将黄体子放猪苦胆内，扎紧胆囊口，挂通风处阴干。100 日后，每服 7～9 粒，冰糖开水送服，1 日 3 次。
4. **麻痘不起（麻疹不透）：**黄体子 10 克，千年矮根皮 12 克，开水泡服。
5. **疟疾：**生黄体子、桃树叶各 10 克，共捣烂，搓成条，发疟前 2 小时塞鼻中。
6. **寒痹风痹：**黄体子 60 克，加水煎汤，分数次饮用。
7. **妊娠水肿：**黄体子芽 250 克，鲜蘑菇 50 克。将黄体子芽去根洗净，加水煮 20 分钟，下蘑菇片，调入精盐、味精再煮 3 分钟，取出佐餐用。
8. **手足抽痛：**黄体子 100 克，细米糠 60 克，加水煎至黄体子熟烂，一天分 2 次吃。
9. **肠梗阻：**黄体子油 35 克。成人 1 次顿服，儿童每服 9～18 克。
10. **消化不良：**黄体子 500 克，血藤 5000 克。将血藤煮取汁，用黄体子磨豆浆倒进血藤汁中煮沸 20 分钟，过滤去渣，浓液烘干研粉备用。小儿每次 1 克，日服 4 次。
11. **痘后生疮：**黄体子 10 克，烧枯研末，香油调涂。
12. **无名肿毒：**黄体子 20 克，浸胖后，捣烂成汁，调涂患处。
13. **下腿溃疡：**取黄体子适量，加水煮至半熟，除去外皮，取出捣成泥状，加入防腐剂备用。用时将溃疡洗净，把黄体子泥涂在患处，每日换药 1 次。

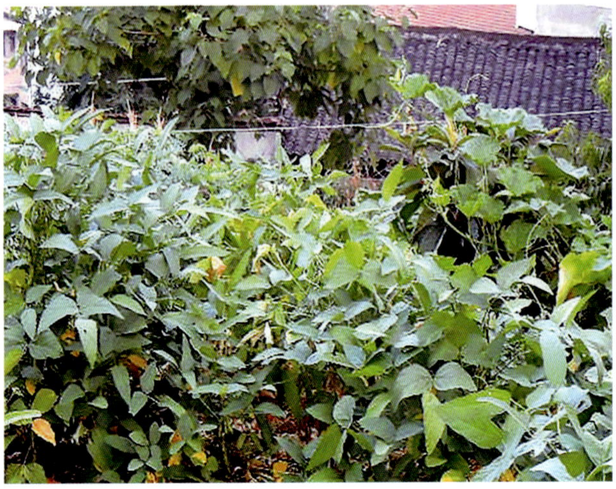

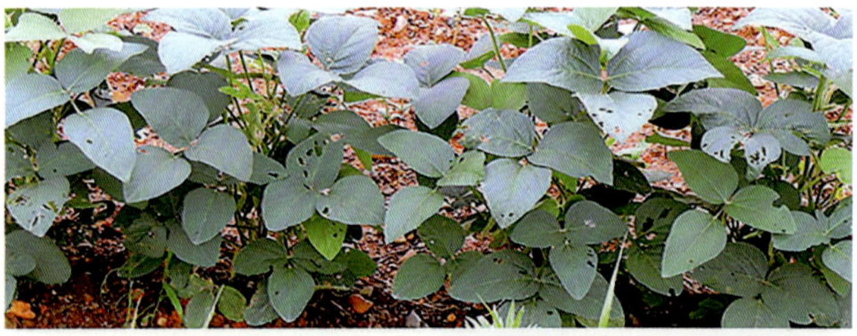

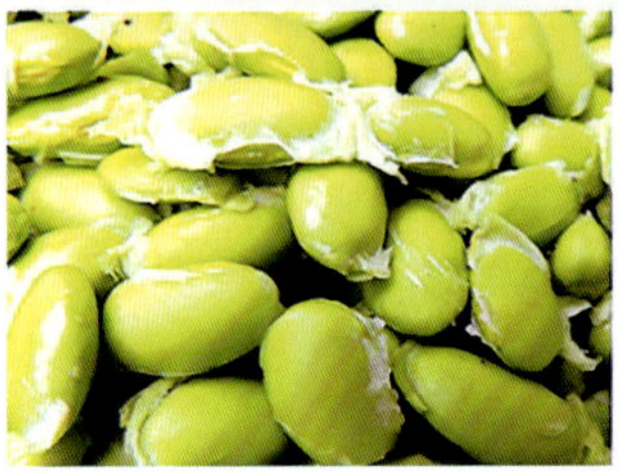

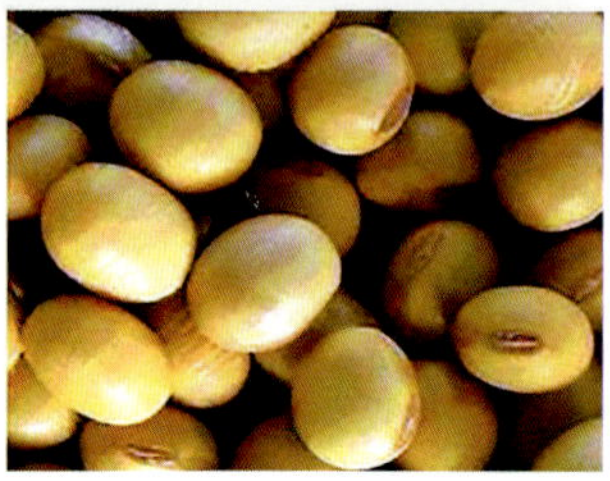

鸡公苋 | Ji gong xian

Benx guand chax 盆观扎

形似鸡冠花儿小，菜园荒地路边找。肝热目赤子煎水，鼻衄疮毒茎叶捣。

鸡公苋，为苋科植物青葙 *Celosia argentea* L.。

苗乡各地均有野生。一般生于草地、山坡、菜园、果园以及旱土地之中。

别名 青葙子、野鸡冠花子、土鸡冠花子、牛尾花子、鸡冠苋、狼尾花、大尾鸡冠花。

采制 药用种子或全草。秋季果实成熟时采割植株或摘取果穗、晒干，收集种子，去除杂质，晒干生用。全草随采随用，以鲜用为主。

性味与归经 味苦，性微寒。入肺、肝、脾经。

功效 疏风祛热，清肝止痛，明目退翳。

主治 肝热目赤、眼生翳膜、视物昏花、肝火眩晕、鼻衄、风热目赤肿痛、高血压、皮肤瘙痒、疮疡肿毒等症。

用法用量 内服：煎汤，种子 10 ～ 15 克，全草 15 ～ 20 克。外用：茎叶适量，捣烂外敷患处，或煎水外洗。

禁忌 肝虚患者慎用。本品有扩散瞳孔作用，青光眼患者禁用。

附方

1. **风热目痛：**鸡公苋子 15 克，木贼 10 克，水煎取汁，分 3 次服。
2. **蜈蚣咬伤：**先在伤处放耳垢少许，再以鸡公苋全草适量，捣烂敷患处。
3. **白带：**鸡公苋花 60 克（布包），白蜡 6 克，猪脚 60 克，同煮熟食。
4. **目生翳膜，视物不清：**鸡公苋子、光棍草各 15 克，水煎取汁，分 3 次服。
5. **红眼病、羞明赤痛：**鸡公苋子、密蒙花、白菊花各 10 克，水煎服。
6. **高血压：**鸡公苋子 30 克，水煎 2 次，取汁混合，分 3 次服，连服七天。
7. **女阴瘙痒：**鲜鸡公苋茎叶 100 克，九里光 30 克，接骨草 10 克，水煎服。药渣煎水外洗患处。
8. **月经过多：**鸡公苋子 60 克，瘦猪肉 90 克，水煎熟，喝汤吃肉。
9. **风热疱疹：**鲜鸡公苋茎叶适量，水煎洗患处。
10. **肝火头痛、烦躁：**鸡公苋子 10 克，决明子 15 克，黄菊子 10 克，蓬壳草 10 克，鹰爪风 10 克，水煎服。
11. **风热泪眼：**鸡公苋子 15 克，鸡肝 1 具，炖熟，吃鸡肝，服药汤。
12. **夜盲、目翳：**鸡公苋子 15 克，蛤蟆草 20 克，水灯草 10 克，水煎服。
13. **鼻衄不止：**鲜鸡公苋茎叶适量，捣烂取汁，滴鼻中。
14. **暑热津伤：**鲜鸡公苋茎叶一把，洗净，鲜吃，或炒熟食用。
15. **肺热口渴：**鲜鸡公苋 50 克，竹叶菜 30 克，芦根 15 克，水煎，分 3 次服。
16. **皮肤疮毒：**鲜鸡公苋茎叶适量，洗净泥土，捣烂敷患处。

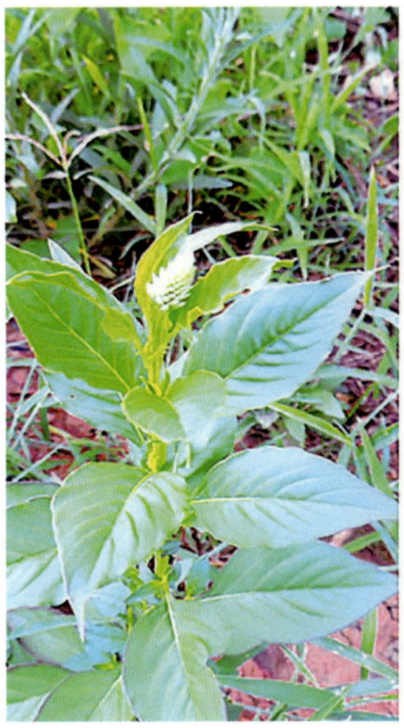
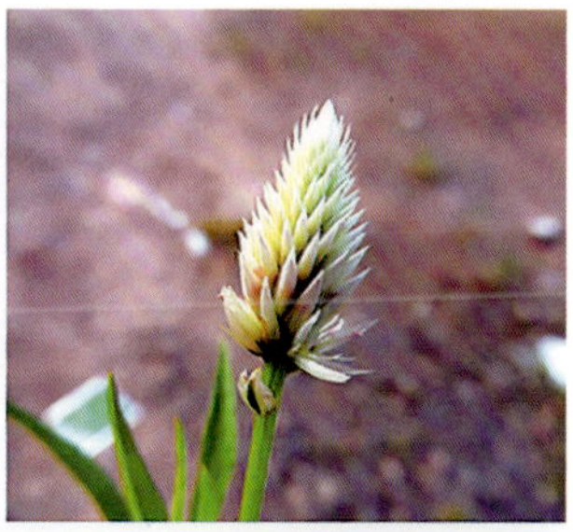
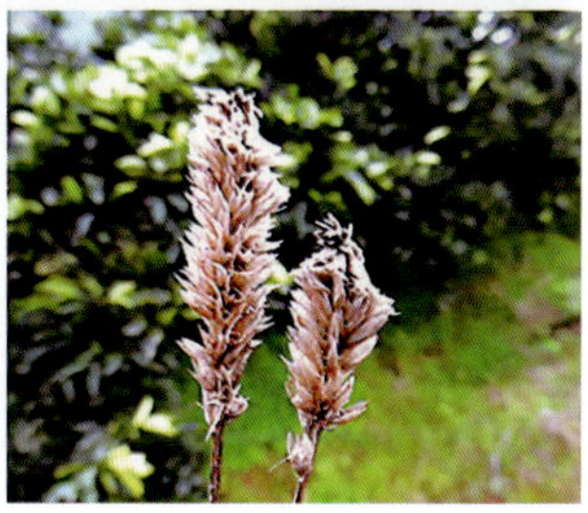
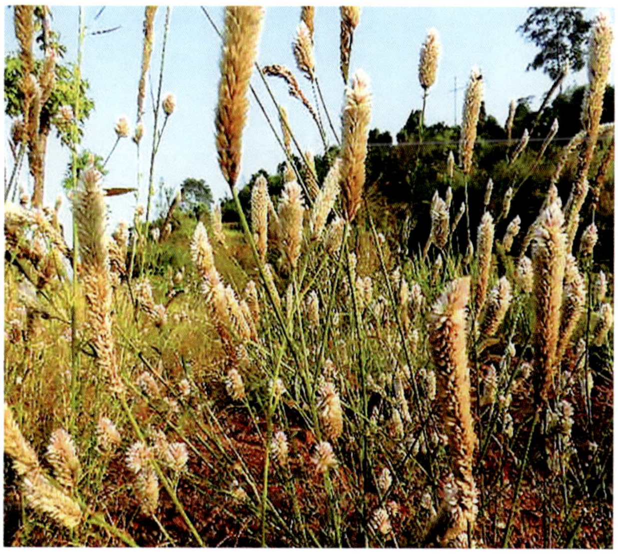

鸡爪子 | Ji zhao zi

Bid nkeh nkul 比看枯

转折扭曲鸡爪梨，味美引来果子狸。解酒清热除疳积，平胃生津二便利。

鸡爪子，为鼠李科枳椇属植物枳椇 *Hovenia acerba* Lindl. 的带有肉质果柄的果实或种子。

苗乡各地均有野生或栽培。栽培者多半栽培在房前屋后、村寨旁边、菜园边、果园旁、山路边等；野生者则多生长在海拔 1000 米之下的沟谷、小溪旁、山路边、以及较潮湿的山坡丘陵地域。

别名 枳椇子、木蜜、树蜜、鸡距子、癞汉指头、背洪子、拐枣、天藤、木珊瑚、鸡橘子、曹公爪、棘枸、白石枣、万寿果、鸡爪梨、甜半夜、龙爪、碧久子、金钩钩、酸枣、鸡爪果、枳枣。

采制 鸡爪子以果梗、果实、种子、叶片与树皮、汁液、根茎入药。果实成熟时采收，将果实连果柄一并摘下，晒干，或碾碎果壳，筛出种子，晒干备用。树皮、树叶、树汁随采随用，以鲜用为主。

性味与归经 味甘、酸，性平。入心、肺、胃经。

功效 清热解酒，生津止呕，止咳除烦，通利二便。

主治 酒醉酒痨、酒后发热、烦热口渴、胃热呕吐、二便不利、疳积、糖尿病、狐臭。

用法用量 内服：煎汤，10 ～ 15 克，浸酒或入丸剂。

禁忌 脾胃虚寒者禁用，胃酸过多者慎用。

附方

1. **酒醉：** 鸡爪子 60 克，臭元 20 克，绿茶 6 克，水煎频服。
2. **酒痨：** 鸡爪子 120 克，红甘蔗 120 克，炖猪心、肺服。
3. **小儿惊风：** 鸡爪子果实 30 克，水煎取汁，分 3 次服。
4. **小儿疳积：** 鸡爪子果实 30 克，水煎取汁，分 3 次服。
5. **烦热口渴：** 鸡爪子 30 克，白茅根 30 克，水煎当茶，频服。禁食辛辣食物。
6. **胃热呕吐：** 鸡爪子 20 克，竹瓤 10 克，生姜 6 克，水煎取汁，分 3 次服。
7. **小便不利：** 鸡爪子 10 克，黄毛根 10 克，竹叶菜 10 克，水煎取汁，分 3 次服。
8. **大便秘结：** 鸡爪子 15 克，藤梨果 5 克，生吃，1 日 3 次。
9. **狐臭：** 鸡爪子树汁适量，加白酒少许，外搽患处，1 日 3 次。
10. **小儿黄瘦：** 鸡爪子果实 30 克，隔山消 10 克，水煎取汁，分多次服用。
11. **糖尿病：** 鸡爪子 30 克，绿豆壳 30 克，水煎取汁，当茶饮，连服 30 天。

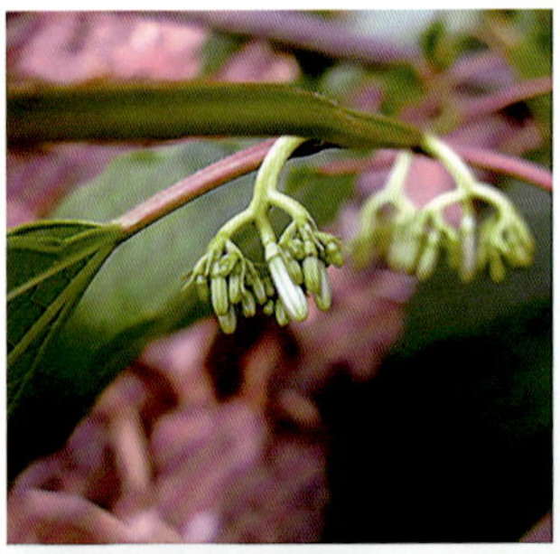
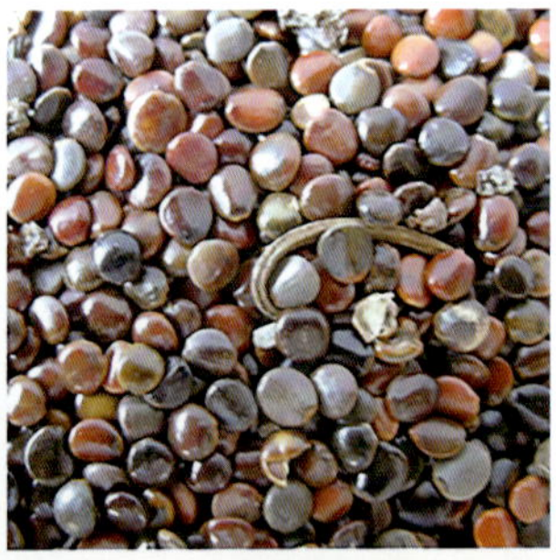
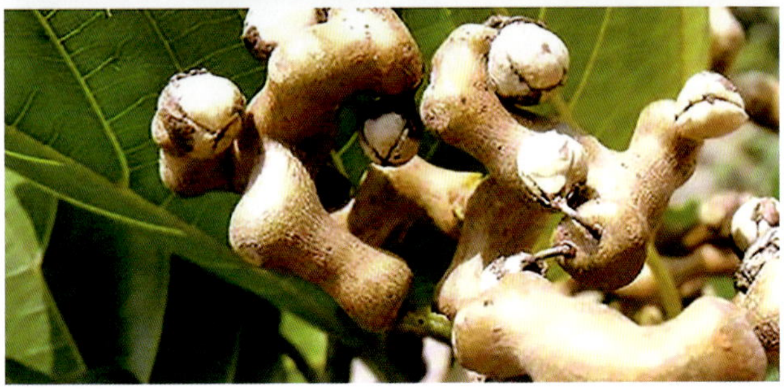
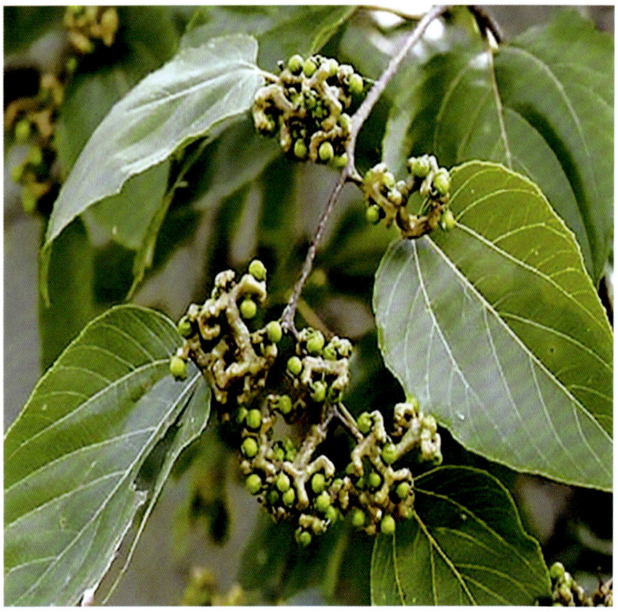

救兵粮 | Jiu bing liang

Mi hong zix 米红籽

经冬不落火把果，苗乡俗称救兵粮。酸甘消积善止泻，虚劳骨蒸与痈疡。

救兵粮，为蔷薇科火棘属植物火棘 *Pyracantha fortuneana*（Maxim.）Li 的果实。

苗乡山区均有野生，一般生长在贫瘠的山梁上或沙土地、山路边、果园旁、田坎上。

别名 火棘、火把果、救军粮、救命粮、赤阳子、红子、豆金娘。

采制 以果实、根及叶入药。秋季采果，采回后拣净杂质，鲜用或晒干备用。冬末春初挖根，挖回后洗净泥土，剪去须根，切段片，鲜用或晒干备用。叶随用随采，一般鲜用。

性味与归经 味甘、酸，性平。入肺、胃经。

功效 果实：消积止痢，活血止血。根：清热凉血。叶：清热解毒。

主治 果实：用于消化不良、肠炎、痢疾、小儿疳积、崩漏、白带、产后腹痛。根茎：用于虚劳骨蒸潮热、肝炎、跌打损伤、筋骨疼痛、腰痛、崩漏、白带、月经不调、吐血、便血。嫩叶：外敷治疮疡肿毒。

用法用量 内服：水煎，果实 10 ～ 30 克，根茎 15 ～ 30 克。外用：叶片适量，捣烂外敷患处。

禁忌 救兵粮性味偏酸，有胃病或消化不良之人慎服。

附方

1. **疳积腹泻：**救兵粮 10 克，煳锅巴 10 克，水杨柳 10 克，水煎服。
2. **月经期过长：**救兵粮 10 克，雀儿脑 10 克，益母草 10 克，水煎服。
3. **白带过多：**救兵粮 10 克，杉木浆 5 克，白线鱼 1 条，共炖熟，吃鱼喝汤。
4. **虚劳骨热：**救兵粮根 20 克，飞龙掌血 10 克，黑风藤 10 克，土牛膝 10 克，水煎服。药渣煎热敷患处。
5. **跌打损伤：**救兵粮根 20 克，土牛膝 10 克，大血藤 10 克，小血藤 10 克，粮白酒煎服。
6. **疮疡痈疽：**救兵粮嫩叶适量，捣烂外敷患处，以消为度。
7. **牙痛：**救兵粮嫩叶适量，捣烂外敷牙痛之面部，或以嫩叶捣汁点眼角。

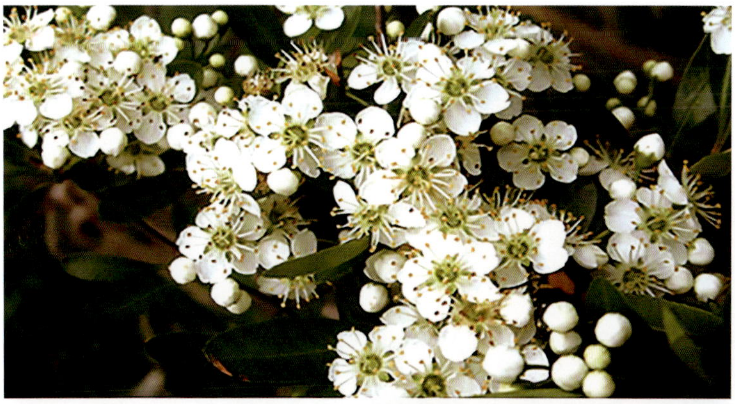

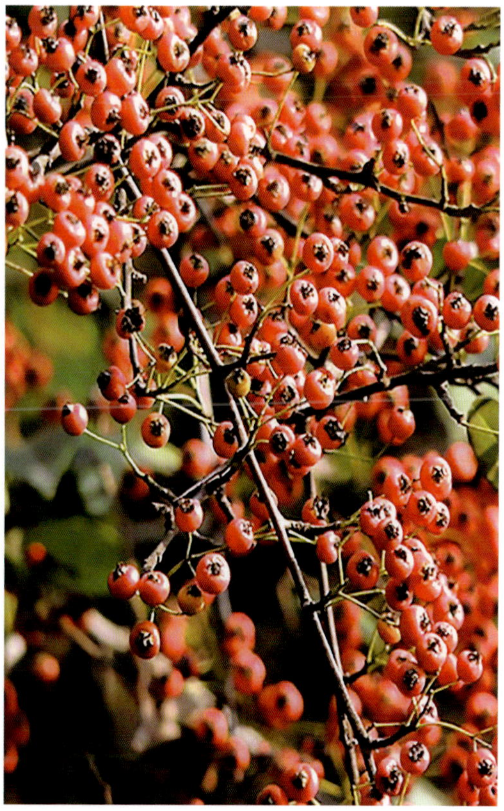

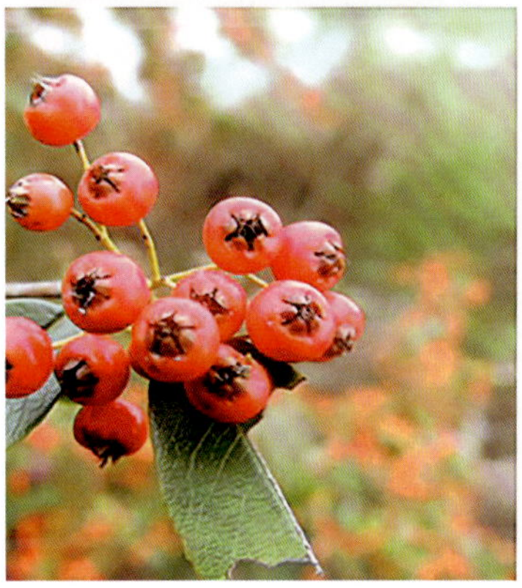

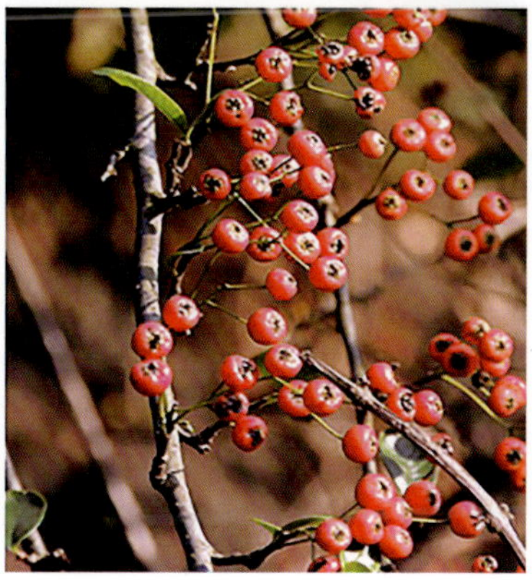

苦瓜 | Ku gua

Leb lainb guas 勒癞瓜

表皮突瘤模样丑，菜园路旁时常有。清火解毒消烦渴，痢疾红眼与肺痈。

苦瓜，为葫芦科植物苦瓜 *Momordica charantia* L. 的果实。

苗乡各地均有栽培，一般栽培于菜园、果园中，也有栽培在房前屋后、路边、田边的。

别名 癞瓜、金荔枝、癞葡萄、癞蛤蟆、红姑娘、凉瓜、君子菜。

采制 苦瓜的果实、叶片、根茎都可以作为药用。嫩瓜在刚成熟时采摘，一般鲜用。老瓜则在未开口前摘下，剖开，取出种子，洗净，晒干。瓜壳则另行切片，晒干备用。叶片、根茎临用时采挖，一般鲜用。

性味与归经 味苦，性寒。入脾、胃、心、肝经。

功效 清热去心火，解毒明目，补气益精，止渴解暑。

主治 热病烦渴引饮、中暑、痢疾、赤眼疼痛、痈肿丹毒、恶疮。

用法用量 内服：煎汤，6～19 克，或煅存性研末。外用：适量，捣烂敷。

禁忌 脾胃虚寒者少吃，风湿之人少吃。

附方

1. **中暑发热：** 鲜苦瓜 1 个，截断去瓤，纳入茶叶，再接合，悬挂通风处阴干，每次 6～10 克，水煎或泡开水，代茶饮。
2. **烦热口渴：** 鲜苦瓜 1 个（约 30 克），剖开去瓤，切碎，水煎取汁，分 3 次服。
3. **痢疾：** 鲜苦瓜捣烂绞汁 1 杯，开水冲服；或苦瓜根 30 克，水煎服；或苦瓜叶 10 克，晒干，研末，兑红白糖，开水冲服。
4. **眼疼：** 苦瓜 100 克，煅干研细末，每次 20 克，灯草汤送下，1 日 3 次。
5. **痈肿：** 鲜苦瓜 1 个，捣烂敷患处；或苦瓜、旱莲草各适量，同捣烂，敷患处。
6. **胃热气疼：** 干苦瓜 150 克，煅干研细末，每次 30 克，开水吞服，1 日 3 次。
7. **白喉：** 苦瓜根 30 克，苋菜根 30 克，捣烂，冲第二道淘米水，分 3 次服。
8. **喉痛：** 苦瓜 100 克，加芒硝煮成霜，每次取少许，吹入喉中，1 日 3～4 次。
9. **暑季热渴，烦躁不安：** 苦瓜 30 克，捣烂，冲开水服，1 日 3 次。
10. **痧痱子：** 苦瓜叶、丝瓜叶各适量，揉烂外搽，1 日 2～3 次。
11. **疝气：** 苦瓜根 6 克，秤砣消 10 克，水煎取汁，分 3 次服。
12. **糖尿病：** 苦瓜 100 克，切成丝，用菜油炒熟，佐餐用。
13. **肺痈：** 苦瓜根 3 兜，蔗糖 50 克。将苦瓜根洗净切碎，加水浓煎，去渣取液，加入蔗糖调匀，饭后分 2 次服，连服 3 剂。
14. **痔漏：** 苦瓜、一枝蒿、蚤休各适量，水磨外搽患处，1 日 2～3 次。
15. **遗精：** 苦瓜 1 条，芡实粉 15 克，冰糖 30 克。将苦瓜捣烂如泥，与芡实粉、冰糖捣匀，1 次或分 2 次，开水吞服。
16. **蚊虫咬伤：** 苦瓜适量，捣烂，敷患处，1 日 2～3 次。
17. **肝炎：** 苦瓜根、茵陈蒿各 15 克，水煎取汁，兑白糖 20 克调匀，分 3 次服。

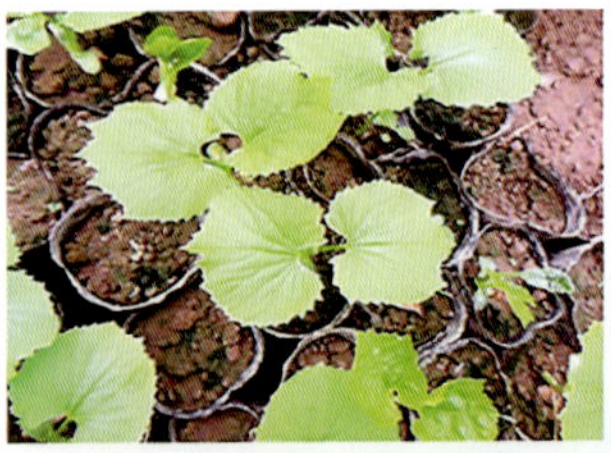
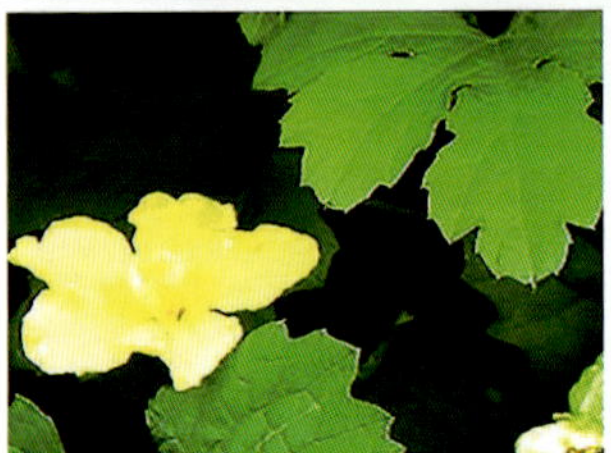
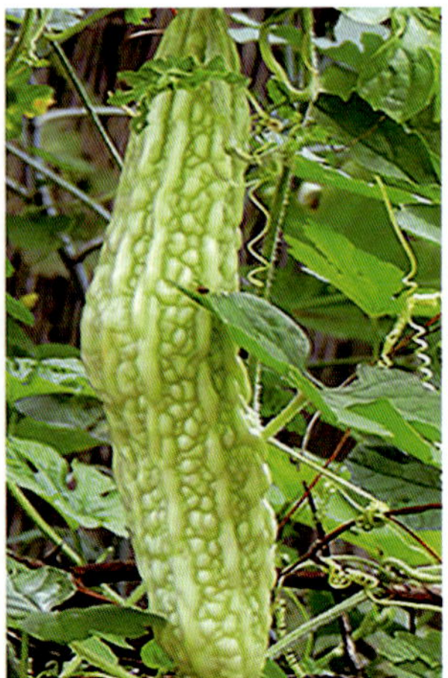
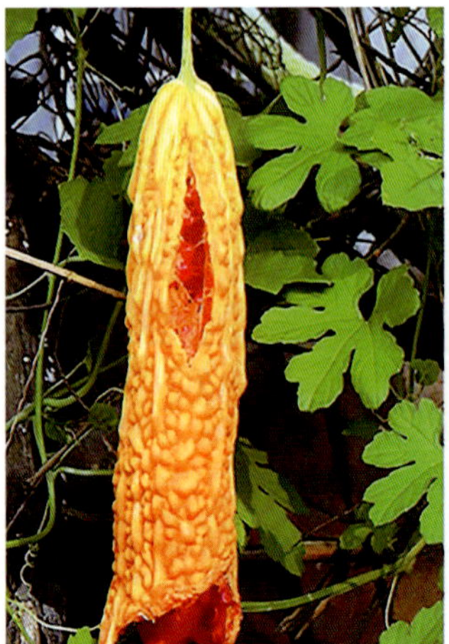
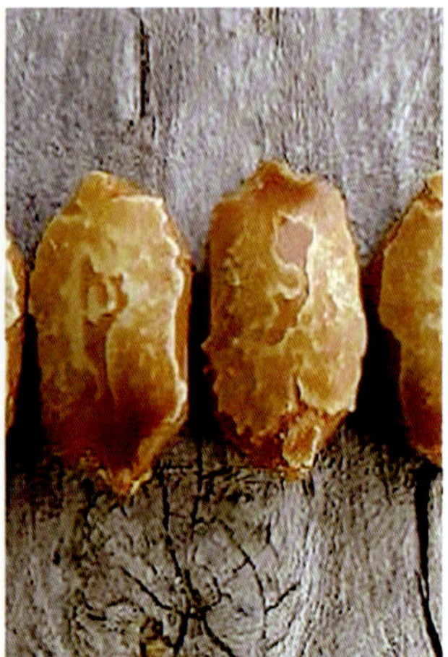

苦瓜蒌 | Ku gua lou

Bid dob anb 比多暗

甘寒微苦狗屎瓜，形似灯笼挂山崖。宽胸化痰散肺热，润肠通便效不差。

苦瓜蒌，为葫芦科栝楼属植物栝楼 *Trichosanthes kirilowii* Maxim. 的果实。

苗乡各地均有野生，一般生于向阳山坡、林缘半阴处、山路边等石缝、草丛中。

别名 栝楼、瓜蒌、野瓜蒌、狗屎瓜、药瓜、栝楼蛋、天瓜、狗苦瓜、野苦瓜、吊瓜、老鸦瓜。

采制 以果实、种子、根茎入药。秋末采摘成熟的果实，悬挂通风处阴干，切开果壳，内皮外翻晒干，名瓜壳；内瓤晒干，名瓜瓤；种子晒干，名瓜蒌子；根茎晒干，名天花粉。分别晒干备用。

性味与归经 味甘、微苦，性寒。入肺、胃、肝、大肠经。

功效 清热涤痰，宽胸散结，润肠通便，败毒抗癌。

主治 肺热咳嗽、痰浊黄稠、胸痹心痛、消渴、乳痈、肺痈咳血、肠痈肿痛、黄疸、便秘、痈肿初期等。

用法用量 内服：水煎，9～15克，或3～6克入丸、散剂。外用：适量，捣烂外敷患处。

禁忌 苦瓜蒌性寒，凡脾胃虚寒，大便不实，有寒痰、湿痰者不宜使用。

附方

1. 食管癌：苦瓜蒌皮、走马胎、玄参各15克，麦冬、赤芍各12克，连翘、桃仁、浙贝、蜂房各9克，马勃6克，红花4.5克，大黄3克，白矾1.5克，蛇泡勒30克，水煎服，日1剂。
2. 肝癌：苦瓜蒌皮、干蟾皮、八月瓜、皂角刺、丹参、赤芍、枸杞、橘叶、橘皮、茵陈、生山楂、大腹皮各12克，生黄芪9克，白花蛇舌草、车前草、忍冬藤各30克，水煎2次，早、晚分服，每日1剂。
3. 肺热痰咳：苦瓜蒌皮15克，桔梗12克，贝母、杏仁各6克，水煎服。
4. 结胸痰热：苦瓜蒌皮12克，制半夏9克，黄连3克，水煎服。
5. 乳痈热肿：苦瓜蒌皮12克，蒲公英15克，水煎取汁，分3次服。
6. 咽痛喉肿：苦瓜蒌皮、白僵蚕、甘草各9克，焙干研细末，每次9克，每日2次。
7. 小儿黄疸：嫩苦瓜蒌一个，焙干研细末。每次取5克，水30毫升煎成20毫升，睡前顿服，五更泻下黄色大便即效。
8. 肠风下血：苦瓜蒌、赤小豆各25克，焙干研细末，每次5克，温开水送服。

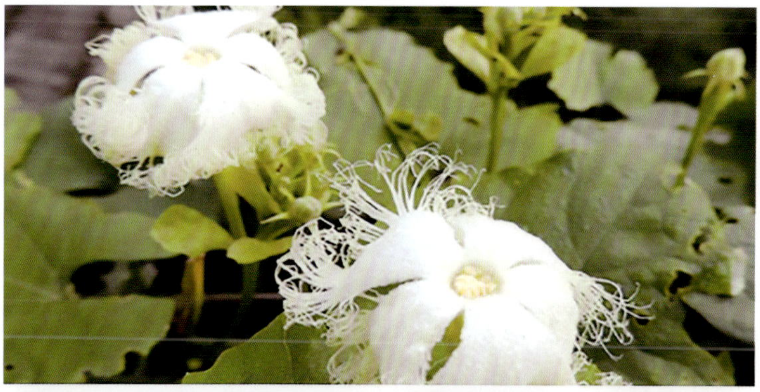

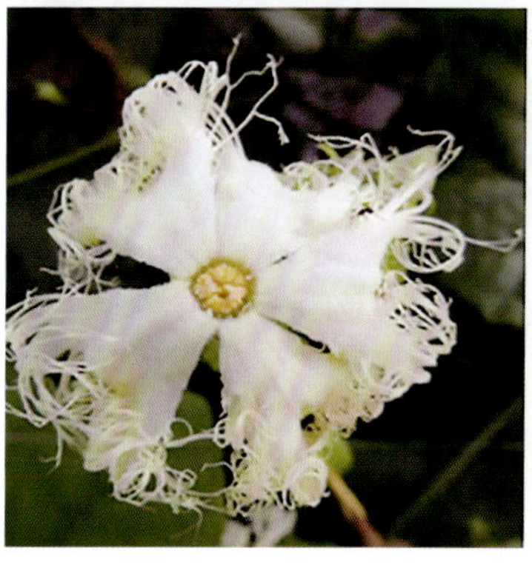

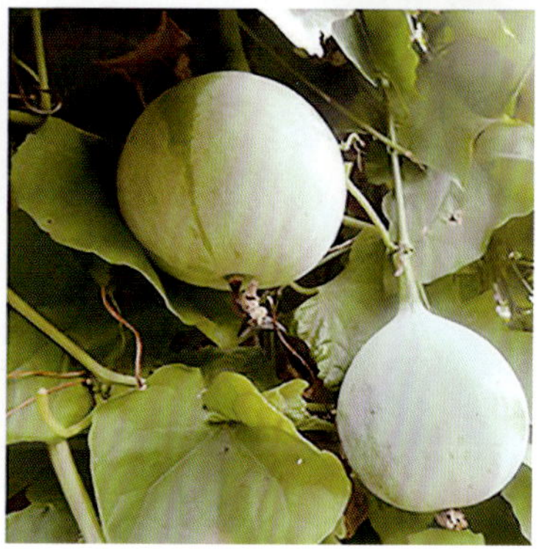

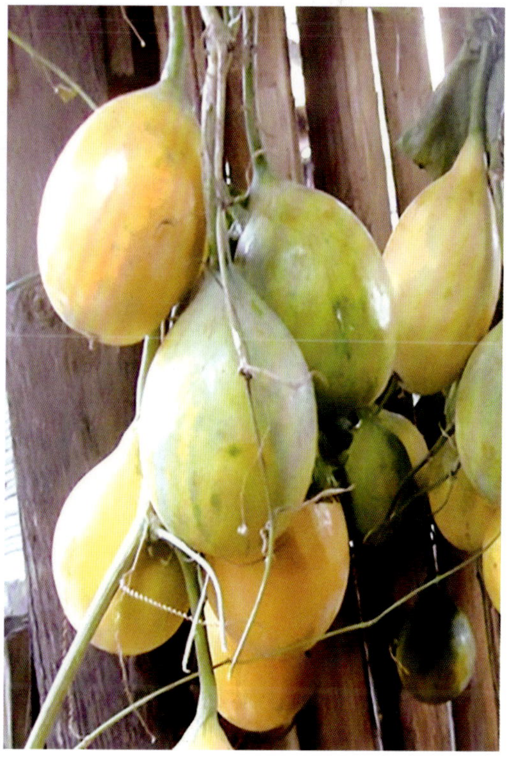

苦楝子 | Ku lian zi

Ndut bid reab 都比然

苦寒有毒川楝子，房前路旁有高枝。理气止痛疝气胀，清热利湿蛔虫滞。

苦楝子，为楝科植物苦楝树 *Melia azedarach* L. 的干燥成熟果实或根皮。

苗乡各地均有栽培和野生。栽培者一般栽培于屋前房后、村寨周边、或公路边。野生者多数生于山坡疏林内、旷野或路旁。

别名 川楝子、土楝实、苦心子、楝枣子、楝果子、土楝子、楝子、苦苓子、金铃子、炼枣子、练枣子。

采制 药用种子、树皮、树叶。果实成熟呈黄色时采收，或收集落下的果实，拣净杂质，洗净泥土，鲜用或晒干备用，用时打破。树皮、树叶随采随用，一般鲜用为主。

性味与归经 味苦，性寒，有小毒。入肝、胃经。

功效 理气行气，止痛杀虫，清热利湿。

主治 高热腹痛、脘腹胀痛、胁肋疼痛、疝气肿痛、小腹胀痛、虫积腹痛、头癣等。树叶、树皮还可用来毒杀蛆虫、沙虫、孑孓、蚂蟥等。

用法用量 行气止痛炒用，杀虫生用。内服：煎汤，3～10 克。外用：适量，研末调涂。

禁忌 脾胃虚寒者禁服。不宜过量及长期服用。内服量过大，可有恶心、呕吐等不良反应，甚至中毒死亡。

附方

1. 高热腹痛：苦楝子 10 克，镰仄草 10 克，蛤蟆草 10 克，水煎取汁，分 3 次服。服药期间禁食辛辣食物。
2. 小儿疝气：苦楝子 6 克，小茴香 6 克，水煎取汁，分多次频服，药渣趁热敷患处，每日 1～2 次。
3. 胁肋胀痛：苦楝子 10 克，小血藤 10 克，元宝草 10 克，水煎取汁，分 3 次服。药渣趁热熨患处，每日 1～2 次。
4. 蛔虫腹痛：苦楝子 6 克，石灰一坨，水煎取汁，兑茶油 1 调羹，分 3 次热服。
5. 头癣：苦楝子 20 克捣烂，生石灰 30 克打碎，加水混合调匀成膏状。用时滴入茶油 7 滴，外搽患处，每日 3 次。
6. 小腹胀痛：苦楝子 10 克，马蹄香 3 克，香椿子 6 克，水煎服。药渣热敷患处。
7. 厕所杀蛆：苦楝子叶若干，生用切碎，洒在厕所内。
8. 预防蚊虫：下田前，用苦楝子叶揉烂，连叶带汁涂在腿、脚部，可预防蚂蟥叮咬。

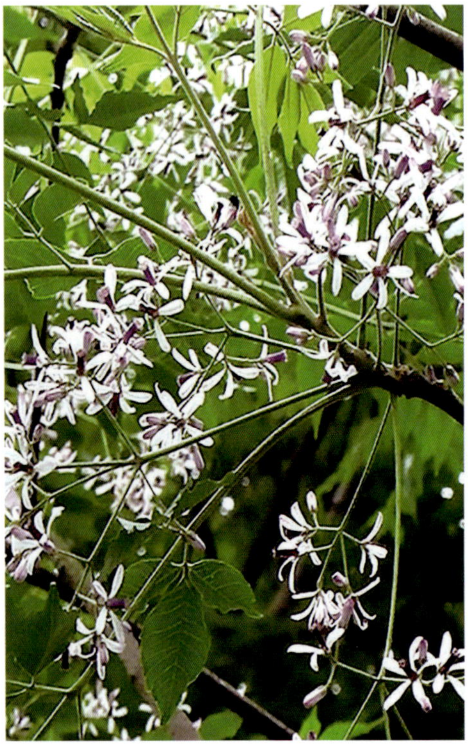
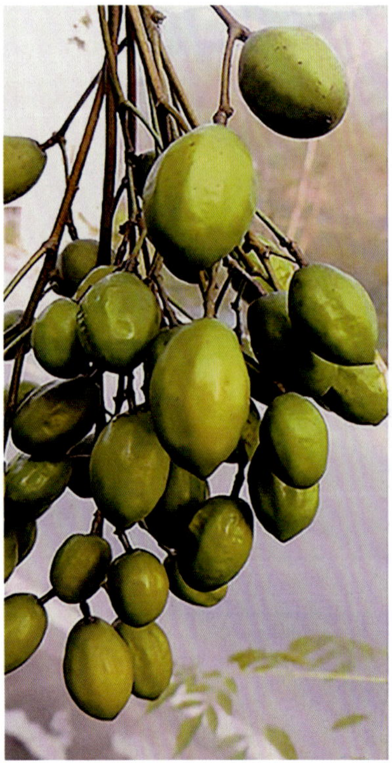
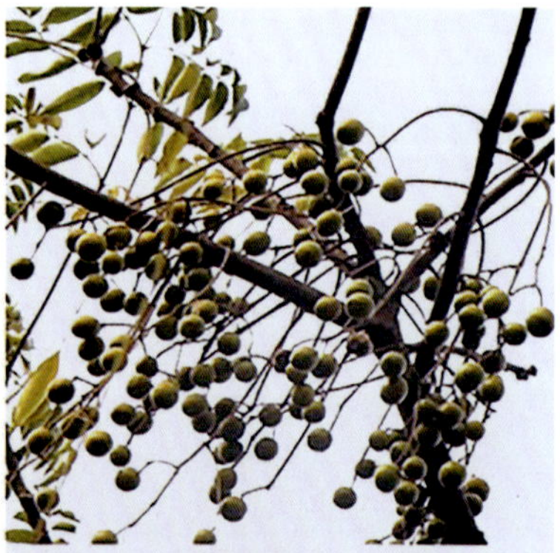
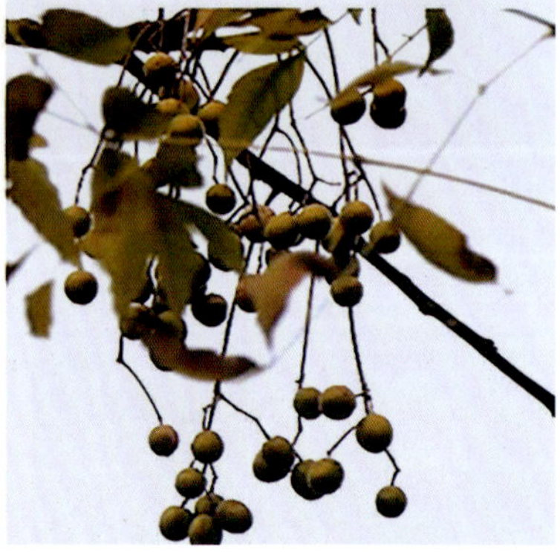

葵花籽 | Kui hua zi

Leb kui hua 勒葵花

朝东暮西向阳花，房前路旁盘盘挂。咽痛白带背花疮，头痛高脂高血压。

葵花籽，为菊科植物向日葵 *Helianthus annuus* L. 的果实。

苗乡各地均有栽培。一般栽培在菜园边缘、果园旁、山路边以及房前屋后等。

别名 望日葵、向日葵、朝阳花、迎阳花、丈菊。

采制 药用果仁、茎髓、花托、根茎。秋季将花托摘下，收集成熟的瘦果（种子），晒干备用，临用时除去果壳。叶片、花盘，茎秆（茎髓）、根茎各自单独收集，晒干备用。

性味与归经 味甘，性平。入肺、肝、肾、大肠经。

功效 葵花籽：补益虚损，滋阴降脂，透疹，止痢，抗癌。根茎：清热利尿，止咳平喘。花盘：养肝补肾，降压，止痛。嫩叶：清热解毒，止疟。

主治 高血脂、动脉硬化、高血压、蛲虫病、心脏病、缺铁性贫血、抑郁症、神经衰弱、心悸失眠、记忆力减退、绒毛膜上皮癌、恶性葡萄胎、小便涩痛、尿路结石、乳糜尿、咳嗽痰喘、浮肿、白带等。

用法用量 内服：水煎，葵花籽 20 ～ 30 克，花盘 50 ～ 100 克，根茎 25 ～ 50 克，茎髓 25 ～ 50 克。外用：适量，捣烂外敷患处，或煎水外洗。

禁忌 葵花籽生用性平，炒熟后性燥热，不宜多吃。肝炎、肝硬化患者少吃。男性食用过多葵花籽，会引起睾丸萎缩、不育，因此不宜多吃。

附方

1. **偏头痛：**黑壳葵花籽仁 50 克，猪脑髓 50 克，同放锅中煮熟，1 次顿服。
2. **咽喉肿痛：**冬葵花叶适量，阴干，每次取干叶 10 克，煎水含漱，1 日数次。
3. **背花疮、肚花疮：**葵花盘、赤楠根、猪婆藤各适量，焙干研末，先将蜂蜜涂患处，再撒上药末。
4. **背疽：**葵花柄、野油菜、花椒各适量，共研末，醋调敷患处。
5. **百日咳：**葵花茎髓 100 克，水煎取汁，分 3 次服。
6. **风湿麻木：**葵花根、红禾麻各 20 克，猪蹄 1 只，共煮烂，分 2 次，食肉饮汤。
7. **肾积水：**葵花根 60 克，黄毛根 15 克，水煎取汁，分 3 次服。
8. **摆白：**葵花茎、根 12 克，荷叶 12 克，红糖 10 克，水煎半碗，加红糖 10 克，溶化搅匀。每次 10 毫升，1 日 2 次，温开水送下。
9. **白带：**葵花茎髓 30 克，猪精肉 30 克，同煮熟，分 3 次，吃猪肉，喝汤。
10. **催生：**葵花子 10 克，焙干研细末，新汲井水调服，每日 3 次。
11. **肺结核：**葵花茎髓、白及各 50 克，柿树皮 90 克，猪心 1 只，同煮熟，食肉、饮汤，每天服 2 次，7 天后每天服 1 次。
12. **小儿嗜睡：**葵花仁 6 克，五色梅 10 克，水煎取汁，分 3 次服。

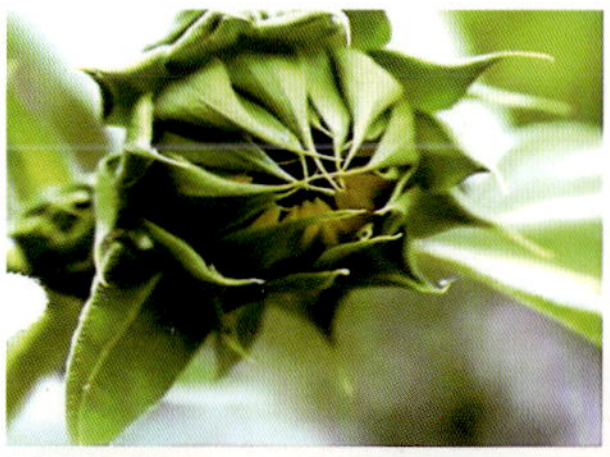
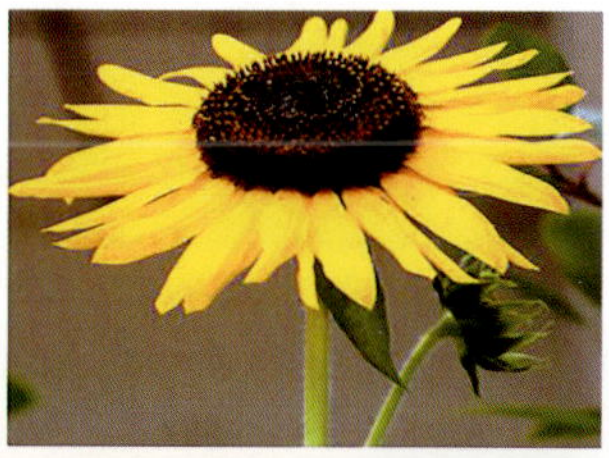
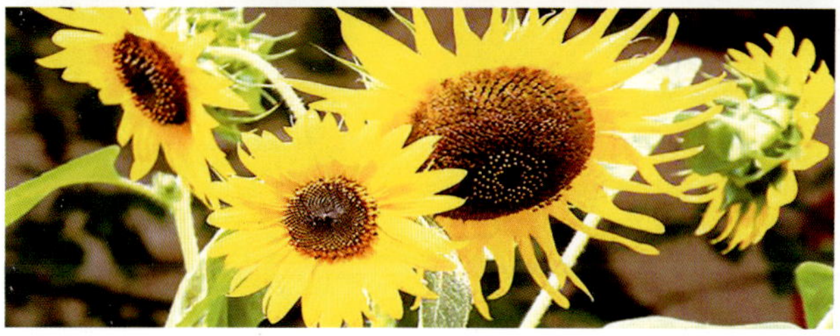
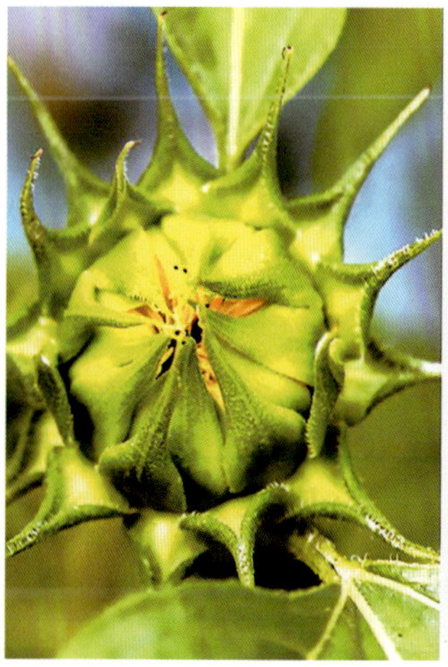
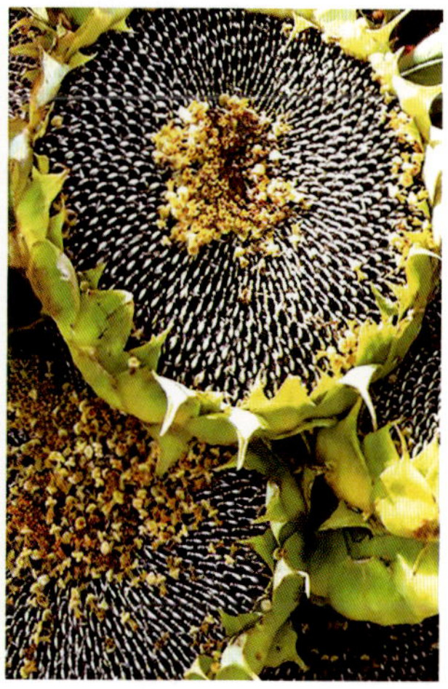

喇叭花子 | La ba hua zi

Reib mlangs mloul 鋭马谋

味苦性寒喇叭花，房前屋后闹咋咋。通便消肿虫变水，降气平喘痰饮化。

喇叭花子，为旋花科牵牛属植物裂叶牵牛 *Pharbitis nil*（L.）Choisy 或圆叶牵牛 *P. purpurea*（L.）Voisgt. 的种子。苗乡各地均有野生，多生于路旁、田间、墙脚或灌木丛中。

别名 牵牛花子、草金铃、金铃、黑牵牛、白牵牛、丑牛子、黑丑、白丑、二丑、牵牛子。

采制 药用种子。秋末果实成熟、果壳未开裂时采割植株，晒干，打下种子，除去杂质，再行晒干备用。应用时炒熟。果实刚成熟时采摘，晒干后为淡白色，称为“白丑”，经霜后采摘，晒干后为黑色，称为“黑丑”。混合应用称为“二丑”。

性味与归经 味苦、辛、性寒，有毒。入肺、肾、大肠经。

功效 泻水通便，消痰涤饮，杀虫攻积。

主治 水肿胀满、二便不通、痰饮积聚、气逆喘咳、虫积食滞、脚气。

用法用量 内服：煎汤，3～6 克；入丸、散剂，1～3 克。外用：适量，研末敷。

禁忌 孕妇及胃弱气虚者禁用，不宜与巴豆、巴豆霜同用。

附方

1. **脚气水肿：**喇叭花子 20 克，研末。每次 3 克，早饭后服 1 次，温开水送服，以尿多为度。
2. **痰饮肿满：**黑喇叭花子 40 克，茴香 10 克（炒），研为细末，临睡以生姜自然汁调服 3 克。
3. **腹水胀满：**黑、白喇叭花子各 6 克，研为细末，加面粉调和做成面饼 2 个，烤熟，早晚用茶汤送服 1 个。
4. **腹胀，小便涩痛：**喇叭花子 3 克，青皮 3 克，水煎取汁，分 3 次服。
5. **肺热喘满，胸高气急：**白喇叭花子 30 克，黑喇叭花子 30 克，大黄、槟榔各 30 克，研为细末。3 岁以内每次服 3 克，蜜糖水送服。
6. **虫积腹痛：**喇叭花子 20 克，南瓜子 30 克，槟榔 30 克，研末，每次 6 克。
7. **大肠热结：**黑喇叭花子 30 克，桃仁 15 克，研细末，以蜂糖水送服 3 克。
8. **小便不通：**喇叭花子 6 克，水灯草 10 克，白茅根 10 克，水煎服。
9. **红眼病：**黑喇叭花子研细末，葱白煎水，调敷眼皮上。

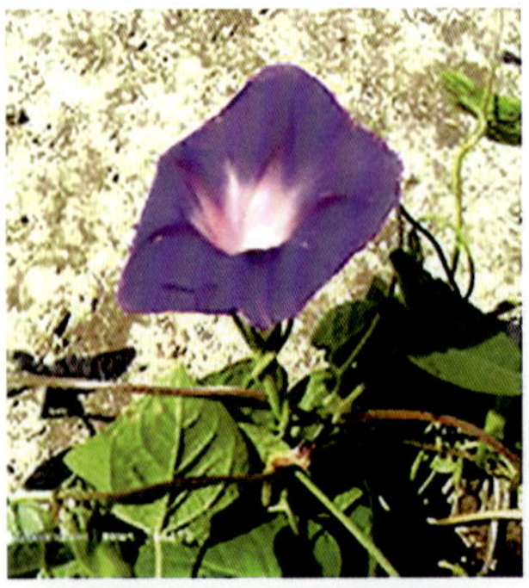
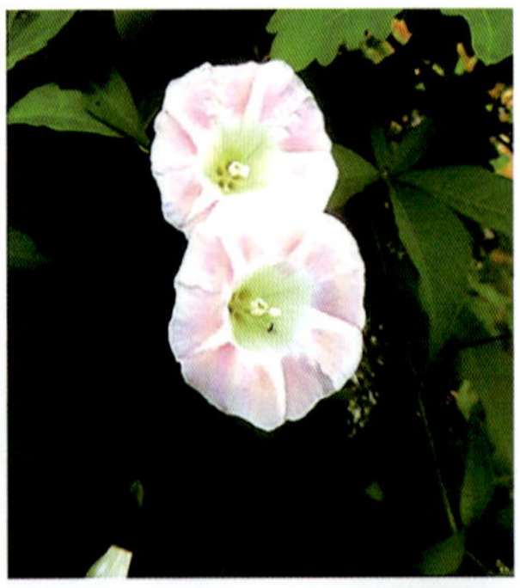
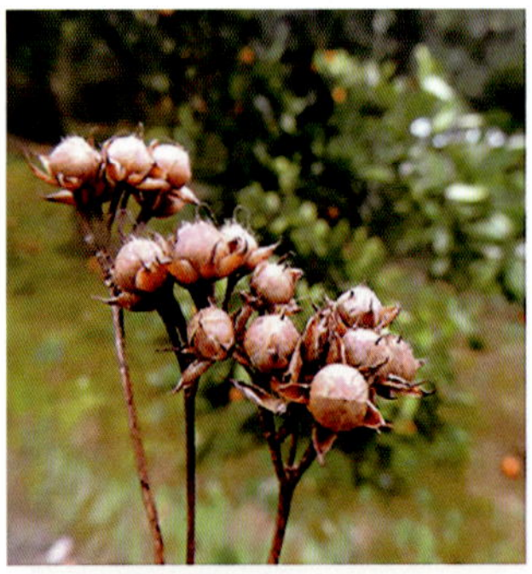
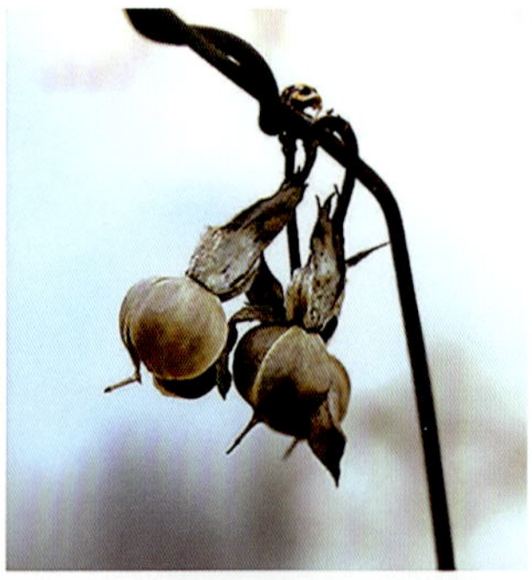
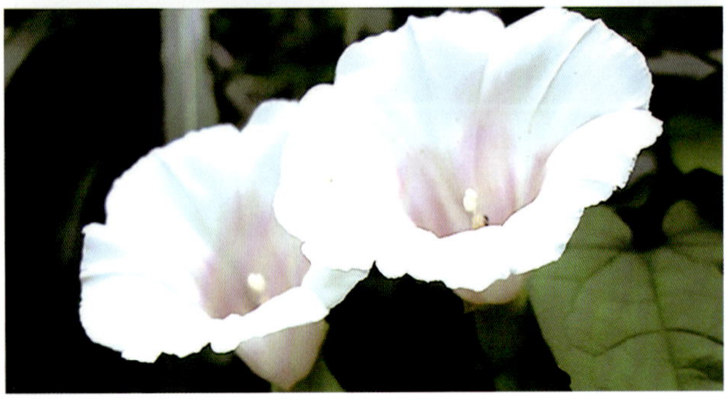
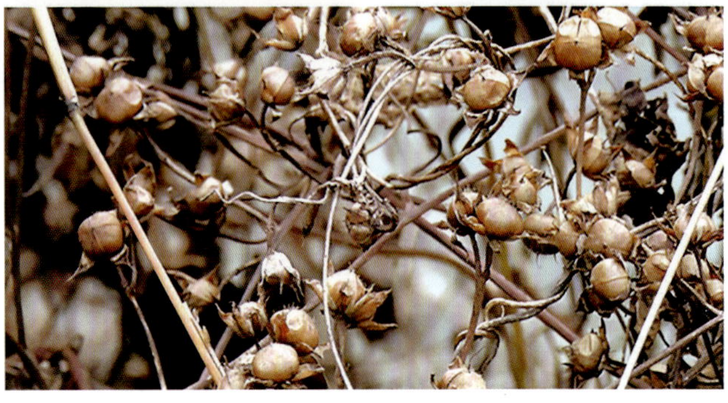

拉尿珠 | La niao zhu

Bid miul qod 比谬挑

水沟溪旁尿珠子，味甘性凉米可食。健脾止泻消脚气，肠痈肺痈祛风湿。

拉尿珠，为禾本科植物薏苡 *Coix lacryma-jobi* L. 的全草或种子。

苗乡各地均有生长，大部分为野生。多生于屋旁、荒野、河边、溪涧或阴湿山谷中。

别名 薏珠子、回回米、川谷米、草珠子、菩提子、薏米、米仁、薏仁、苡仁、苡米、草珠儿、六合米、珠珠米、菩提珠、药玉米、水玉米、六谷子、尿端子、尿珠子、催生子、益米。

采制 药用种仁或全株。全株夏秋季采割，剔除杂质，切段，晒干备用。果实秋季成熟后，割取全株，晒干，打下果实，除去外壳及黄褐色外皮，去净杂质，收集种仁，晒干备用。

性味与归经 味甘、淡，性凉。入脾、胃、肺、肾经。

功效 健脾，补肺，清热，利湿。

主治 泄泻、湿痹、筋脉拘挛、屈伸不利、水肿、脚气、肺痿、肺痈、肠痈、淋浊、白带。

用法用量 内服：煎汤，10～30 克，全草 19～15 克，或入散剂。

禁忌 阴虚便难及孕妇慎服。

附方

1. **风湿身痛：**拉尿珠米 20 克，土牛膝 10 克，马蹄香 3 克，水煎取汁，分 3 次服。服药期间禁食酸冷食物。
2. **腰脊酸疼：**拉尿珠米 15 克，桑寄生 10 克，大血藤 10 克，扯丝皮 10 克，煎服。
3. **体虚水肿：**拉尿珠米 15 克，枞葫芦 10 克，小人参 10 克，与猪骨煮熟，服用。
4. **健脾胃、强筋骨：**拉尿珠米 100 克，扯丝皮 100 克，大血藤 60 克，蓑衣藤 60 克，白酒 1000 克，浸泡 7 天后饮用。每次 20 毫升，1 日 3 次。
5. **肺痈吐脓血：**拉尿珠米 15 克，则耳根 20 克，地枇杷 10 克，玉叶金花 10 克，桑树皮 10 克，水煎服。药渣煎水，外敷颈部、胸部。
6. **肠痈便血：**拉尿珠米 15 克，大血藤 10 克，败酱草 10 克，镰仄草 10 克，水煎取汁，分 3 次服。
7. **肾结石、尿积：**拉尿珠全株 15 克，水灯草 10 克，白茅根 10 克，叶下红 6 克，水煎取汁，分 3 次服。
8. **蛤蟆痣：**拉尿珠米 60 克，与大米混合煮熟，当饭吃，每日 1 次，连服 7 天。
9. **小儿遗尿：**拉尿珠米 15 克，胡乃果 10 克，鸡腰子 1 个，水煮熟，当零食吃。

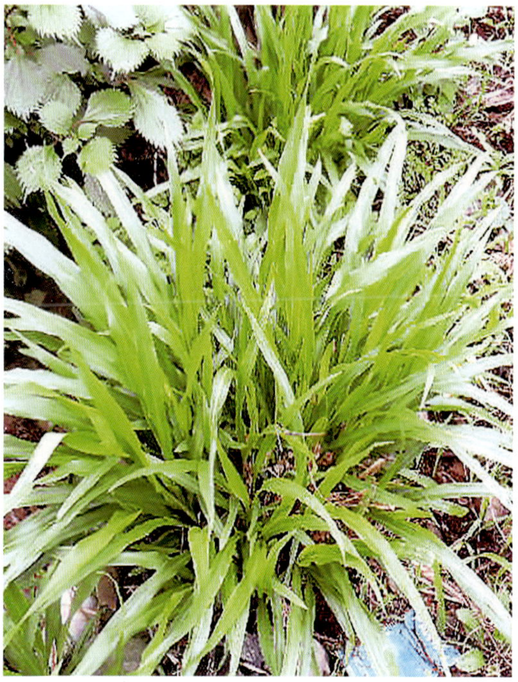
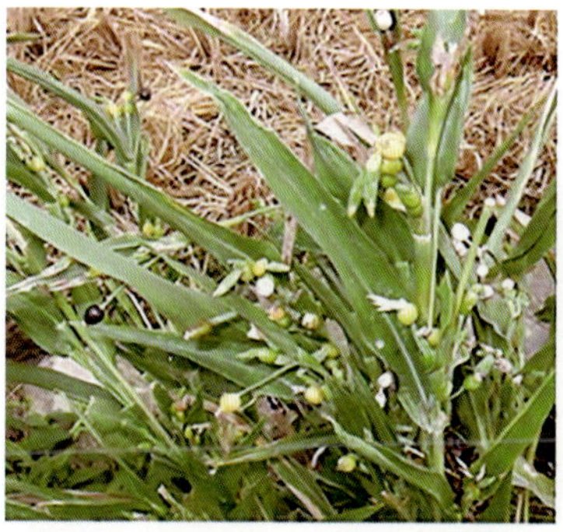
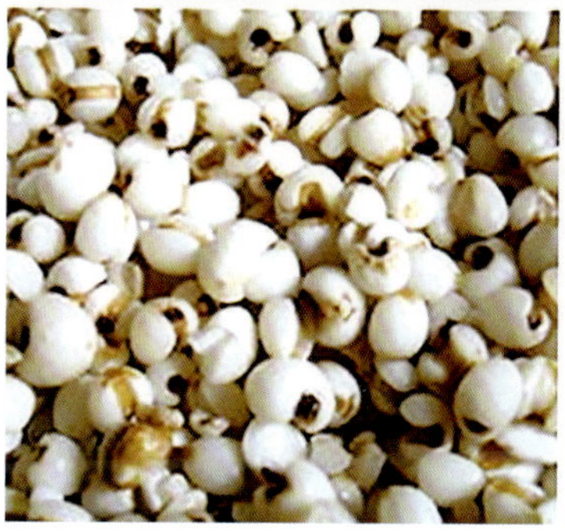
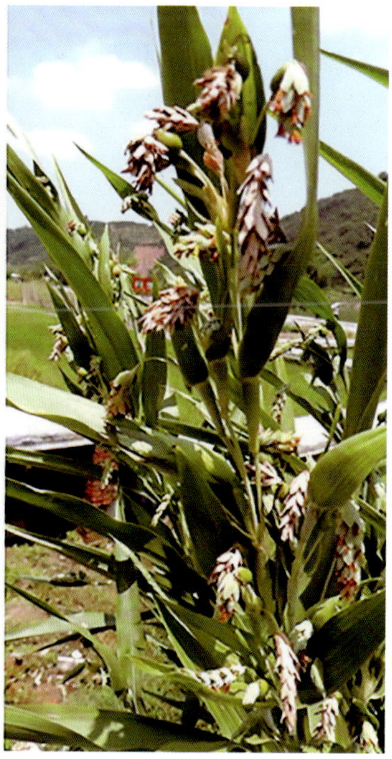

辣子 | La zi

Wuf sob 乌索

苗乡特产牛角椒，味辣性热人嗜好。健胃散寒风湿除，温经通脉冻疮消。

辣子，为茄科辣椒属植物辣椒 *Capsicum annuum* L. 的果实。

苗乡各地均有栽培。一般在栽种在菜园里、山路旁、田坎边或河边沙土地中。

别名 辣椒、番椒、海椒、辣茄、辣角、秦椒、红海椒、大椒、辣虎、广椒、川椒。

采制 辣子以果实、根茎、枝叶入药。6 月至 7 月果实变紫红时采收，一般鲜用。入秋之后，选取熟透的果实，颜色鲜红时剪下，除去有虫或变质的辣子，鲜用或晒干备用。

性味与归经 味辛、辣，性热，有小毒。入脾、胃经。

功效 温中散寒，健胃消食。

主治 消化不良、寒性胃痛、胃酸过多、风寒感冒、风湿痛、冻伤、牙痛。

用法用量 内服：煎汤，果实 6 ～ 10 克，根茎、枝叶 10 ～ 15 克。外用：果实或根茎、枝叶适量，捣烂外敷，或煎水外洗。

禁忌 辣子有很强的刺激性，凡热盛、口干口苦、高血压、溃疡病、肺结核、痔疮、眼病、慢性胆囊炎、产后、口腔溃疡、甲亢者以及肾病患者禁用。

附方

1. **风寒感冒：** 辣子 10 克，生姜 10 克，丝葱 4 克，水煎热服，以微汗出为度。
2. **寒性胃痛：** 辣子 6 克，干姜 6 克，山姜子 3 克，小杆子 10 克，水煎服。
3. **消化不良：** 辣子 6 克，豆豉 10 克，生姜 4 克，水煎，当菜汤喝。
4. **风湿关节痛：** 辣子 10 克，食盐 30 克，老姜 30 克，共放铁锅中炒热，趁热布包熨痛处。
5. **预防风湿病：** 凡下水劳作或冒雨、汗出湿衣之后，可用辣子 10 克，生姜 10 克，桂皮 4 克，红糖 20 克，水煎开，加适量白酒热服。
6. **胃酸过多：** 干红辣子一个，用口咬下少许，嚼烂，开水吞服。
7. **冻疮：** 用温热水将冻伤之处洗净，将红辣子捣烂，调白酒敷患处。
8. **冻伤（皮肤红肿，但未溃烂）：** 辣子树根若干，煎水外洗患处。
9. **虫牙痛：** 用干红辣子一片，塞进牙缝中。少许时间即可止痛，口水吐掉。
10. **桐木脚杆：** 干红辣子研细末，撒在洗净的溃烂处，布条包扎。

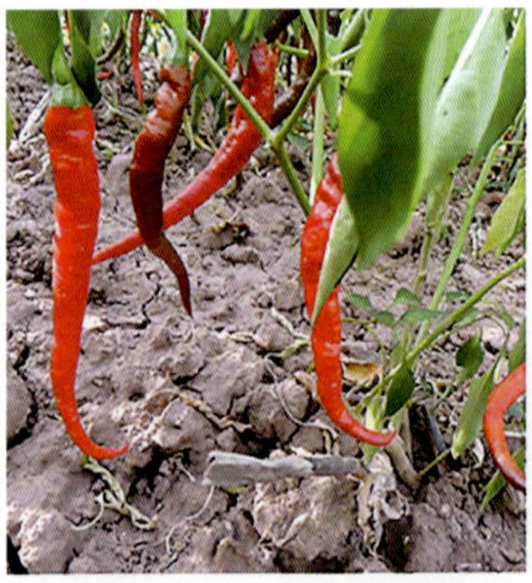

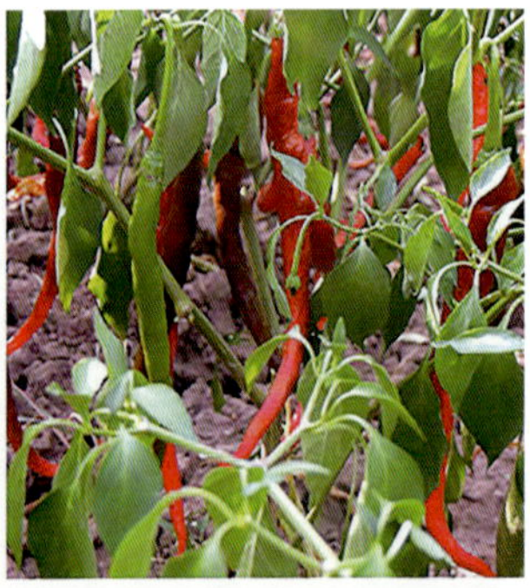

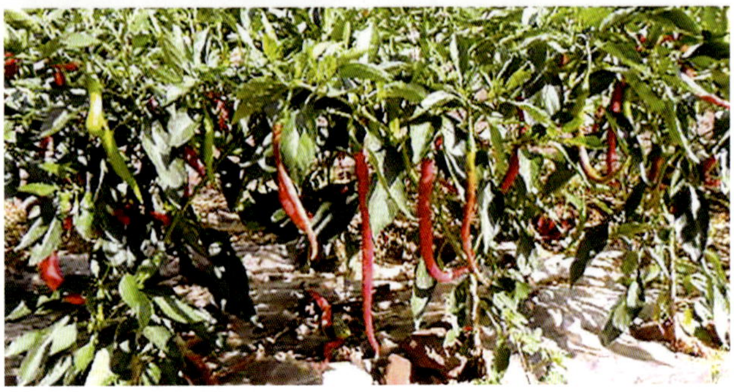

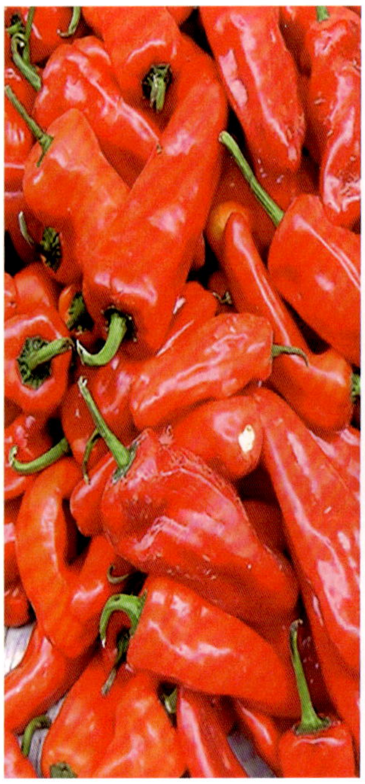

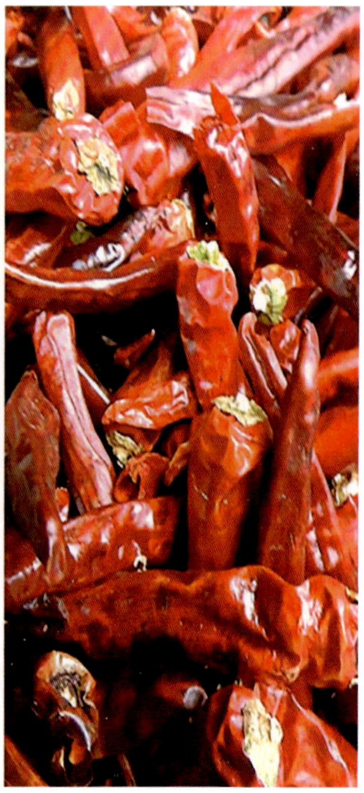

蓝莓 | Lan mei

Lanb meix 蓝梅

植株低矮果子蓝，高山峻岭气若兰。祛热生津二便顺，补脑明目心也甜。

蓝莓，为杜鹃花科植物越橘 *Vaccinium* SPP. 的成熟果实。

苗乡山区有栽培，因为蓝莓原产于东北高寒山区，耐寒不耐热。因此一般栽培在高山之巅、荒岭之上。

别名 蓝梅、越橘。

采制 药用果实、嫩叶。果实呈蓝色时即可采摘。摘回后，洗净泥土，晾干水分，即可食用。一般鲜用，也可用来制果酒、果浆、果糕。嫩叶现采现用，一般鲜用，捣烂外敷患处。

性味与归经 味甜、微酸，性寒。入肝、心、肾经。

功效 补肝明目，益肾补脑，强心宽胸。

主治 伤风感冒、高热口渴、咽喉疼痛、气虚体弱、记忆力减退、视物昏花、高血糖、心脏病、热淋、便秘、水火烫伤等。

用法用量 内服：一般生吃，20～30 克，也可以榨汁饮用。外用：适量，捣烂外涂。

禁忌 新鲜蓝莓有轻泻作用，腹泻时勿食。味酸性寒，体质虚寒之人少吃。

附方

1. **老年性记忆力减退：** 新鲜蓝莓 20 克，洗净泥土，晾干水分，生吃；或蓝莓 10 克，鲜红枣 3 枚（去核），雪梨 20 克（切片），榨汁饮用，1 日 2 次，可连续服用。
2. **视物昏花：** 新鲜蓝莓 20 克，洗净晾干，鲜吃或榨汁服用，1 日 2 次，可以连续服用。
3. **心脏病：** 蓝莓 20 克，洗净鲜吃；或蓝莓 20 克，生花生 30 克，榨汁饮用。
4. **尿积：** 蓝莓 30 克，洗净鲜吃；或蓝莓 30 克，黄毛根 10 克，刺仄蛇药嫩叶 10 克，捣汁饮用。
5. **便秘：** 蓝莓 30 克，洗净鲜吃；或蓝莓 20 克，香蕉 30 克，混合食用。
6. **骨迟：** 蓝莓 10 克，洗净泥土，晾干水分，当零食吃；或新鲜蓝莓 30 克，花生米煮熟 30 克，混合食用。
7. **暑热津伤：** 新鲜蓝莓 30 克，洗净鲜吃；或新鲜蓝莓 30 克，竹叶菜嫩叶 20 克，洗净榨汁饮用。
8. **水火烫伤：** 新鲜蓝莓适量，捣烂取汁，涂搽患处；或用蓝莓嫩叶若干，洗净泥土，晾干水分，捣烂如泥，涂敷患处，干则换。
9. **咽喉疼痛：** 新鲜蓝莓 30 克，洗净鲜吃；或新鲜蓝莓 30 克，薄荷嫩叶 10 克，洗净榨汁，含服。
10. **高热口渴：** 蓝莓 30 克，洗净鲜吃；或鲜蓝莓 30 克，鲜黄毛根 30 克，竹叶菜嫩叶 20 克，洗净泥土，榨汁饮用。

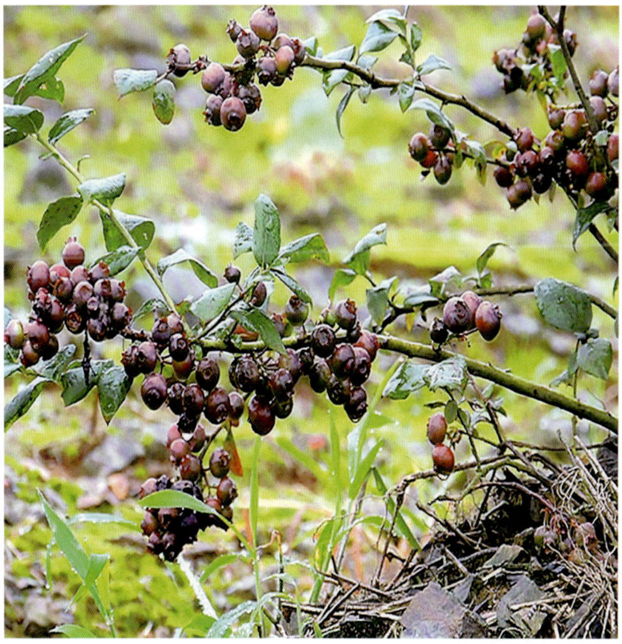
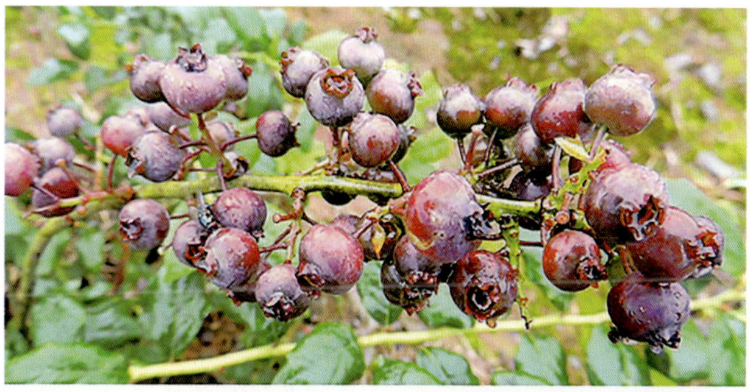
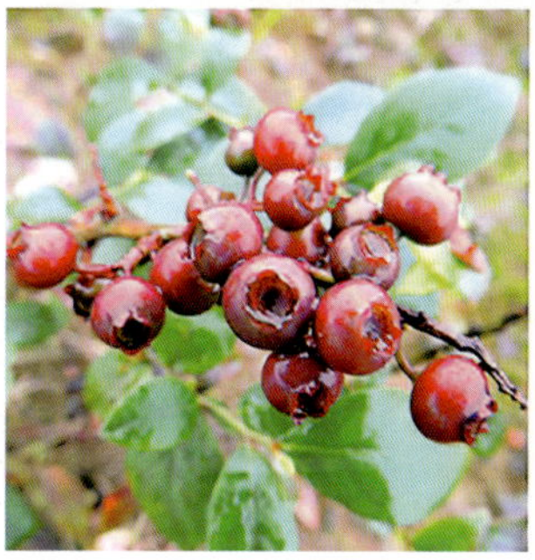
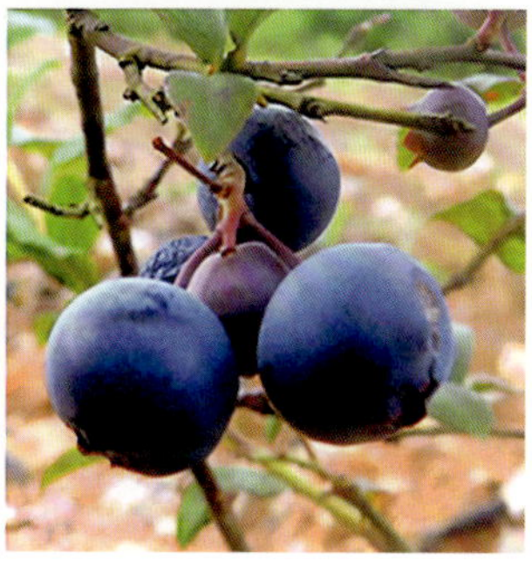

雷公稿 | Lei gong gao

Ghob nux ndut liux nqind 嘎奴都棱芩

声如闷雷味辛辣，牧童闲暇竹枪挎。风湿骨痛腹冷痛，瘰疬疡子捣叶巴。

雷公稿，为樟科植物山胡椒 *Lindera glauca*（Sieb. et Zucc.）Bl. 的果实或枝叶。
苗乡各地均有野生，一般生于山沟、路边、田坎、荒坡等处的灌木丛中。

别名 雷公条、山胡椒、见风消、见毒消、败毒消、见肿消、雷公叶、震天雷、黑胡椒、雷公母、野胡椒、油金柚。

采制 雷公稿全株入药，以果实、枝叶为主。枝叶全年均可采集，切段，晒干备用。果实秋季成熟后才采摘，摘回后，拣净杂质，晒干备用。

性味与归经 味辛、辣，性温。入肝、肾、肺经。

功效 祛风除湿，发汗解表，解毒杀虫，止咳化痰。

主治 风湿骨痛、风寒感冒、腹痛气痛、跌打损伤、皮肤瘙痒、疡子瘰疬、咳嗽痰多。

用法用量 内服：煎汤，6～10 克。外用：适量，煎水外洗或用根皮、叶，捣烂敷。

禁忌 雷公稿性温，内有湿热者慎用。

附方

1. **撑耳癀：** 雷公稿叶，八月瓜壳或叶各适量，捣烂外敷。
2. **跌打损伤、手臂损伤：** 雷公稿根皮、路边荆各适量，共捣烂，加酒炒热，外敷患处，1 日 1 换。
3. **腹痛气痛：** 雷公稿根 30 克，鸡蛋 2 枚，水煎取汁，分 3 次吃鸡蛋、服药汁；或雷公稿果 15 克，盐水炒，水煎取汁，分 3 次服。
4. **腹痛头痛：** 雷公稿果实 6 克，小管仄 10 克，香樟 10 克，水煎，分 3 次服。
5. **肚腹冷痛：** 雷公稿 10 克，吴茱萸 10 克，生姜 3 片（煨），水煎取汁，分 3 次服。药渣煎水热熨患处，1 日 2 次。
6. **风疹：** 雷公稿、荞子莲、水灯草、野菊花、地榆各 9 克，大青根 15 克，皂角刺 6 克，水煎取汁，分 3 次服。
7. **皮肤发痒：** 雷公稿枝叶、九里光、野菊花各适量，水煎趁热外洗患处，1 日 2 次。药水外洗之后，用陈茶油外搽。
8. **疡子瘰疬、结核流注：** 雷公稿全株 10 克，黄药子 6 克，铁包金 10 克，水煎取汁，分 3 次服。
9. **风湿身痛：** 雷公稿 15 克，鸡血藤 10 克，牛膝 10 克，半边风 15 克，水煎服。
10. **疮疖：** 雷公稿叶、半边莲各适量，捣烂外敷患处。

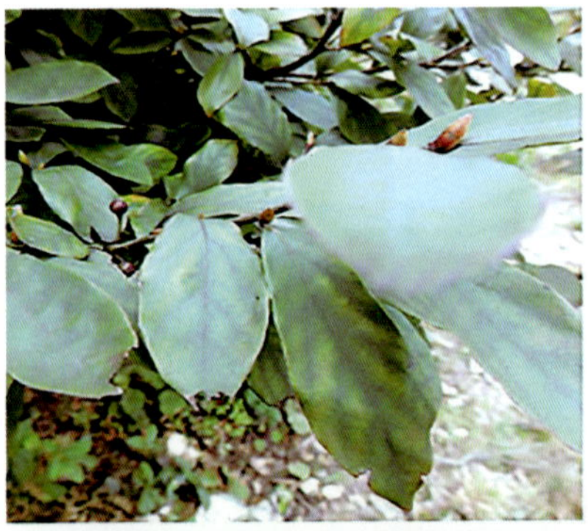
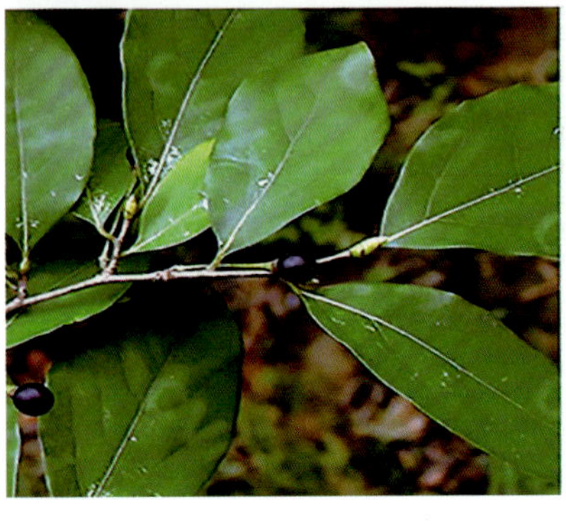
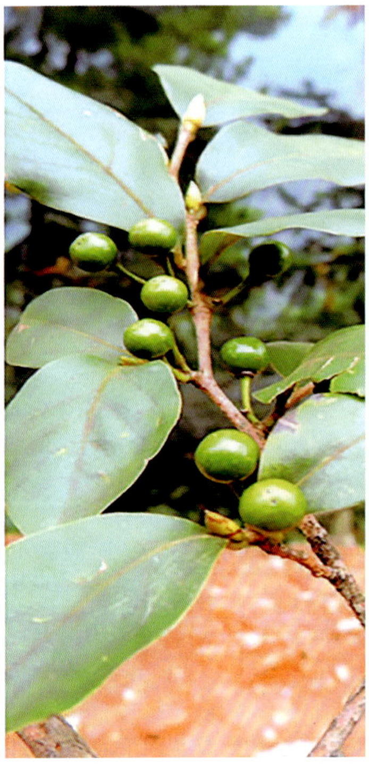
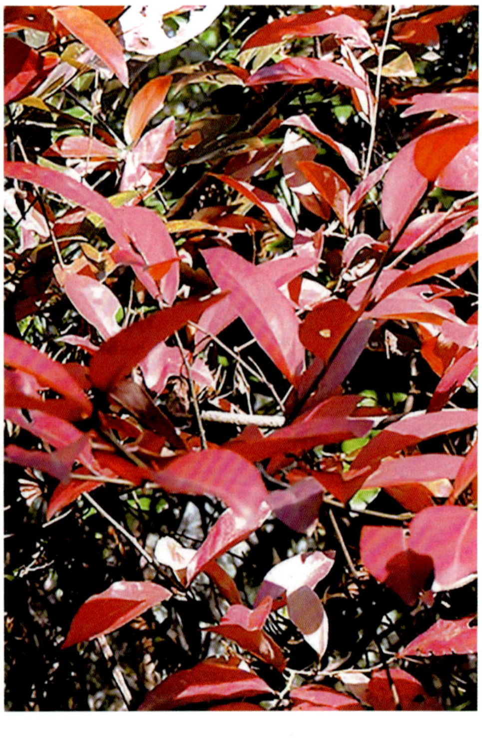

李仄 | Li ze

Bid lid anb 比里安

桃饱李饥自古传，汁多味酸莫嗜啖。虚痨骨热渴引饮，肺热口疮咽喉炎。

李仄，为蔷薇科植物李树 *Prunus salicina* Lindl. 的果实。

苗乡各地有栽培，也有少数野生。一般栽培在山沟、路旁、灌木林或庭园内。

别名 李、李子、李实、胭脂李、桃李、杩李、石灰李、猪血李。

采制 药用果实、根皮。立夏之后李子成熟时采摘，鲜用，或用水焯一下，晒干备用，或制成果脯。根皮四季可采，采回后洗净泥土，晾干水分，切段，鲜用或晒干备用。

性味与归经 味酸、甘，性平，无毒。入肝、肾经。

功效 生津止渴，清肝除热，化食利水，美容养颜。

主治 阴虚内热、骨蒸痨热、消渴引饮、肝胆湿热、肝病腹水、小便不利、暑热津伤、肺热咳嗽、口舌生疮、声音嘶哑等。

用法用量 内服：每次 20 ～ 30 克，生食或捣汁，李子果脯每次 10 克。

禁忌 未熟透的李子不能吃。李子味酸，多食伤脾胃。肾病患者、溃疡病及急、慢性胃肠炎患者忌服。

附方

1. 骨蒸劳热：鲜李仄 30 克，清水洗净，捣烂取汁，冷服，1 日 3 次。
2. 消渴引饮：鲜李仄 30 克，雪梨 30 克，洗净泥土，削去外皮，生吃或榨汁饮用，每日 3 次。
3. 声音嘶哑：鲜李仄 20 克，冰糖 10 克，隔水炖熟，分 3 次含服。服药期间禁食辛辣食物，少说话。
4. 咽喉肿痛：鲜李仄 30 克，洗净，生吃含汁，慢慢含咽，1 日数次。服药期间禁食辛辣食物。
5. 肝肿硬、腹水：鲜李仄 30 克，生吃，1 日 3 次，连吃 7 ～ 10 天。
6. 血吸虫病早期：鲜李树根皮 120 克，水煎取汁，分 3 次服，服满 500 克，以后日服 2 次，每次只用 20 克，连服 4 ～ 5 日。
7. 跌打损伤：鲜猪血李树根皮适量，洗净泥土，捣烂，加白酒少许，先将患处用温水洗净，用瓦针放出瘀血，再将药物外敷患处。
8. 吐血、崩漏：鸡血李树根 30 克，雀儿脑 10 克，墨斗草 10 克，黄毛根 10 克，水煎取汁，分 3 次服。
9. 口舌生疮：鲜李仄 30 克，鲜黄毛根 30 克，洗净泥土，生吃，细嚼慢咽，1 日数次。
10. 肺热咳嗽：鲜李仄 20 克，枇杷叶 10 克，冰糖 10 克，隔水炖熟，慢慢含服。

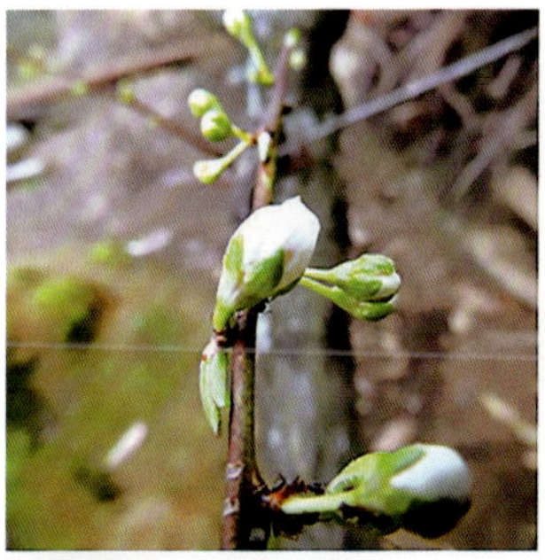
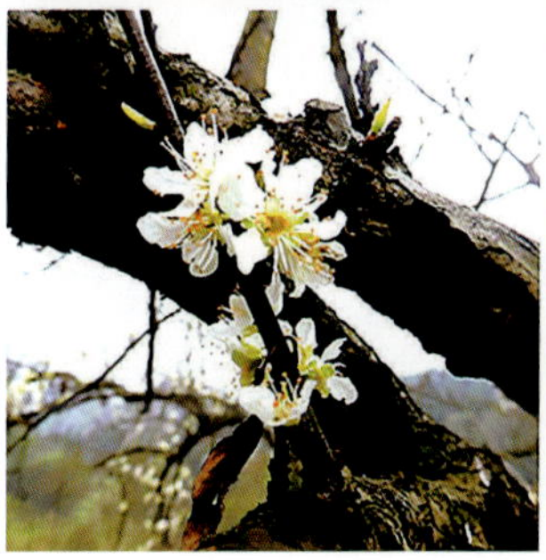
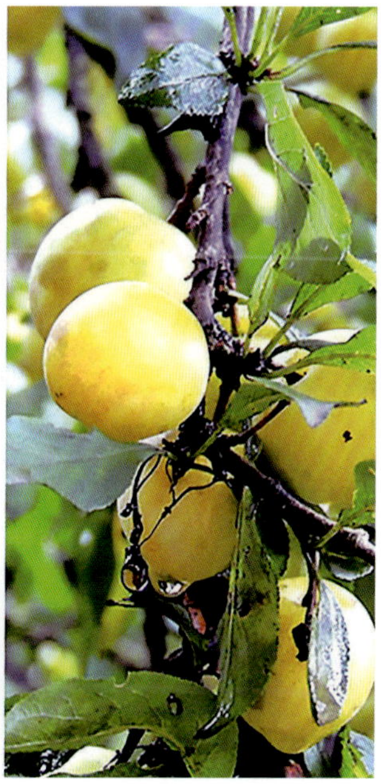
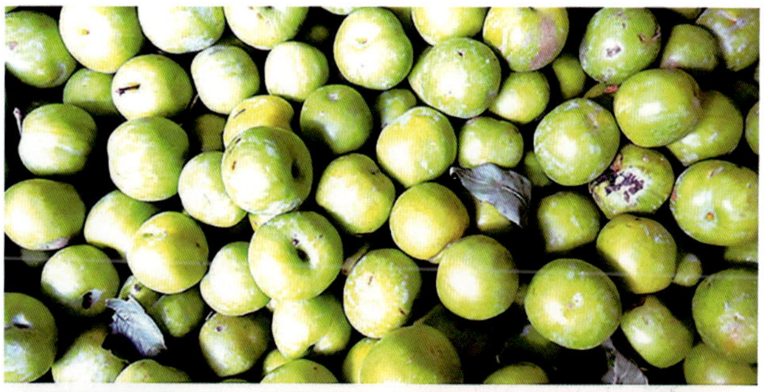
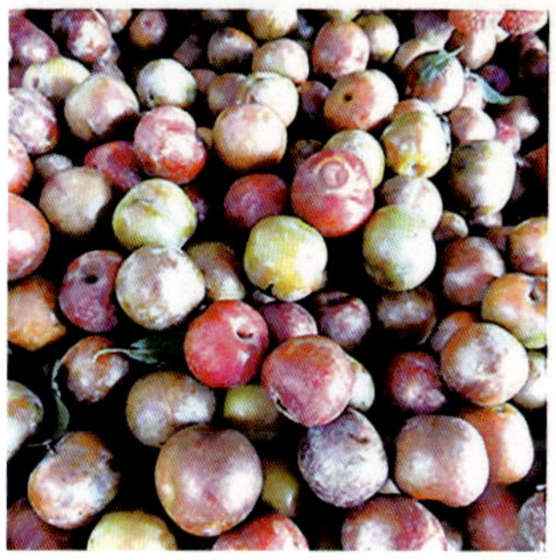
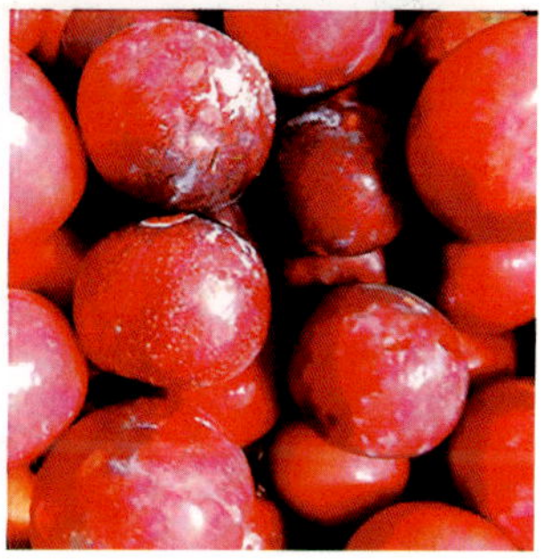

凉粉果 | Liang fen guo

Jaob bongb khab 教滨卡

苗乡凉粉木莲果，老墙古树悬崖多。风湿腰痛儿体虚，夜盲咳嗽乳不绰。

凉粉果，为桑科植物薜荔 *Ficus pumila* Linn. 的果实、藤茎、根茎。

苗乡各地有生长，一般生于旷野古树上或村边残墙破壁上，石灰岩山坡上。

别名 薜、木莲、木莲藤、石壁莲、木瓜藤、木壁莲、爬墙虎、风不动、常春藤、石龙藤、石壁藤、追骨风、爬岩风、大鼓藤、抬络藤、老鸦馒头藤、凉粉藤、薜荔络石藤、爬山虎、巴山虎、墙壁藤、小薜荔、抱树莲。

采制 药用藤茎、根、果实。藤茎、根四季可采收，洗净，切段，鲜用或晒干备用。果实于秋季变淡黄色时采摘，投入沸水约 1 分钟取出，剖开成 2～4 片，除净花序托内的细小瘦果，晒干备用。

性味与归经 味酸、性凉。入肺、肾、肝、大肠经。

功效 祛风除湿，活血通络，解毒消肿。

主治 风湿痹痛、坐骨神经痛、痢疾、热淋、水肿、疟疾、闭经、产后瘀血腹痛、咽喉肿痛、睾丸炎、漆疮、痈疮肿毒、跌打损伤。

用法用量 内服：煎汤，干品 9～15 克，鲜品 60～90 克，捣汁、浸酒或研末。外用：适量，捣汁涂或煎水熏洗。

禁忌 凉粉果性凉，体质虚寒者慎用。

附方

1. **夜盲：**凉粉果 30 克，水煎取汁，蒸猪肝 1 只，蒸熟后吃猪肝，喝汤。
2. **痄腮：**凉粉果 2 枚，猪瘦肉 30 克，煮熟后，吃猪肉，喝汤。
3. **乳汁不通：**凉粉果 2 个，猪前蹄 1 只，煮熟后食猪蹄，饮汁。
4. **咳嗽痰多：**凉粉果 10 克，枇杷叶 10 克，水煎取汁，分 3 次服。
5. **呕吐：**凉粉果藤茎 30 克，水煎取汁，分 3 次服。
6. **痈疽初起：**凉粉果 9 克，焙研细末，分 2 次吞服。并用嫩枝叶捣烂外敷。
7. **淋痛：**凉粉果心加冷开水绞汁成冻状，白糖水冲服。
8. **阳痿：**凉粉果 12 克，葎草 12 克，水煎取汁，分 3 次服，连服 15 日。
9. **疝气：**凉粉果壳 10 克，羊开口 60 克，黄独 15 克，橘核 10 克，煮猪精肉食。
10. **乳糜尿：**鲜凉粉果 5 个，切片，水煎取汁，分 3 次服。禁食辛辣食物。
11. **风湿痛：**凉粉果藤 15 克，水煎取汁，分 3 次服。
12. **腰痛、关节痛：**凉粉果藤 60 克，酒水各半同煎，红糖 20 克调服，每日 1 剂。
13. **病后虚弱：**凉粉果藤 60 克，煮猪肉食。
14. **先兆流产：**凉粉果鲜枝叶（不结果的幼枝）30 克，荷叶蒂七个，苎麻根 3 克，水煎去滓，加鸡蛋 3 个，同煮服。
15. **小儿瘦弱：**凉粉果藤 60 克，仔鸡 1 只，去毛及内脏，同蒸熟后，吃鸡肉喝汤。

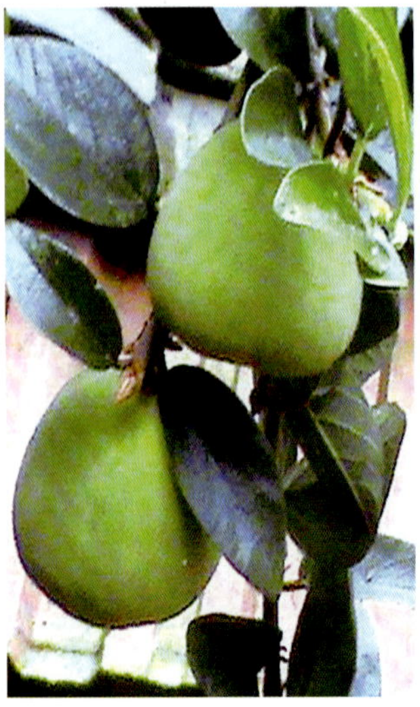
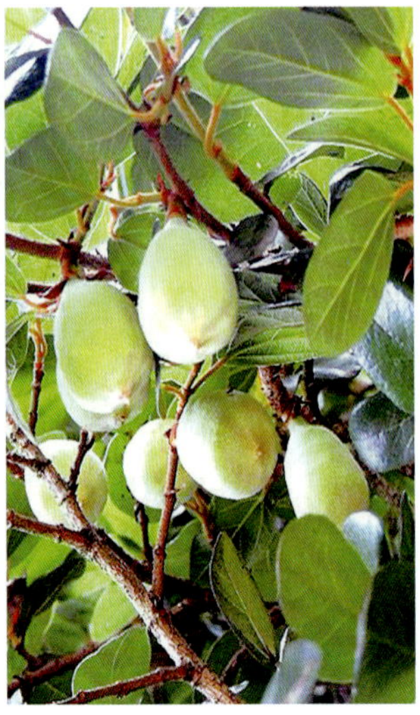
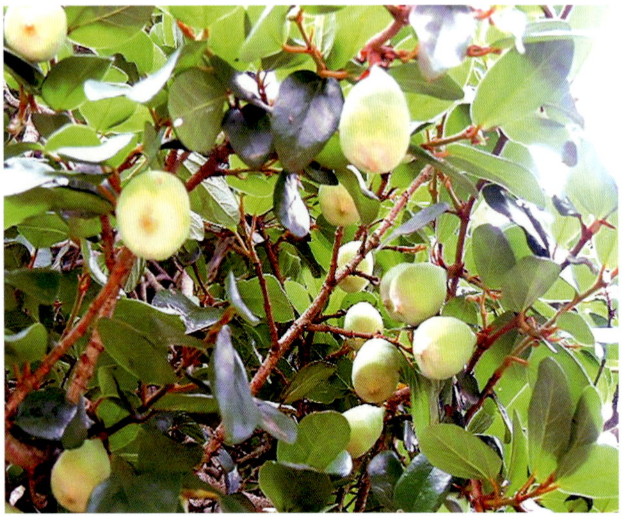

菱角 | Ling jiao

Jib ub reib lingx 金鋭菱

有棱有角水面生，湖池山塘茎叶青。解酒通乳红白痢，补气减肥抑癌症。

菱角，为菱科菱属植物菱 *Trapa bispinosa* Roxb. 的果实。

苗乡各地均有栽培，一般栽培在池塘、水缸中，亦可作为观赏植物。

别名 水栗、菱实、芰、水菱、风菱、乌菱、芰实、灵果。

采制 药用果实。秋后果实成熟变硬时，拿起全株倒翻进行采摘。采回后洗净，蒸或煮后食用，或晒干后剁成细粒，熬粥。

性味与归经 味甘、涩，性凉，无毒。入肺、肾、脾经。

功效 补脾益气，利尿通乳，止渴解酒，抗癌，减肥。

主治 食欲不振、胃溃疡、痢疾、口渴自汗、食道癌、乳腺癌、子宫癌等。

用法用量 内服：水煎，50～80 克，或生吃（嫩果），或煮熟吃（老果），或捣碎取汁服。

禁忌 脾虚腹胀者少吃，不可与猪肉同吃。

附方

1. **子宫颈癌、胃癌：**生菱角肉，每日 30 个，加水煮熟，分 2～3 次服。
2. **慢性腹泻、营养不良：**菱角 60 克，研细末，大米 100 克，红糖适量，煮粥食用。
3. **酒精中毒：**鲜菱角 250 克，连壳捣碎，加白糖 60 克，水煎后滤汁，1 次服。
4. **痔疮出血：**鲜菱角 60 克，捣碎，水煎，分 3 次服。
5. **食道癌、肠癌、乳腺癌：**菱角肉 50 克，红枣 20 克，粳米 100 克，加水煮成稀粥，分 2 次温服。
6. **小儿头疮：**鲜菱角茎（去净须根、叶片）120 克，水煎服。
7. **面部黄水疮：**红菱角 60 克，烧炭存性，研成细末，麻油调敷患处。
8. **痢疾：**红菱角 100 克，晒干研细末，每次 10 克，红痢用红糖水，白痢用白糖水送服，1 日 3 次。
9. **扁平疣（蛤蟆痣）：**鲜菱蒂（菱柄），搽患处，1 日数次。

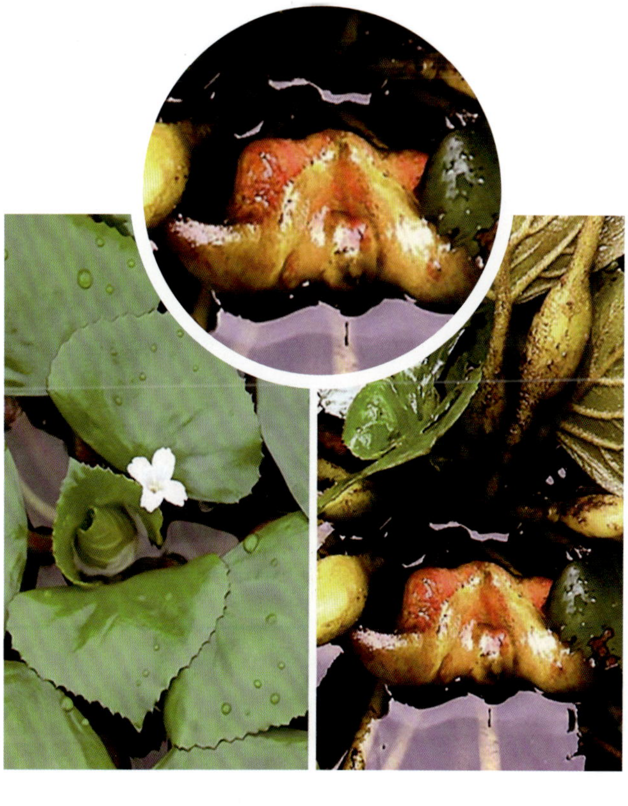

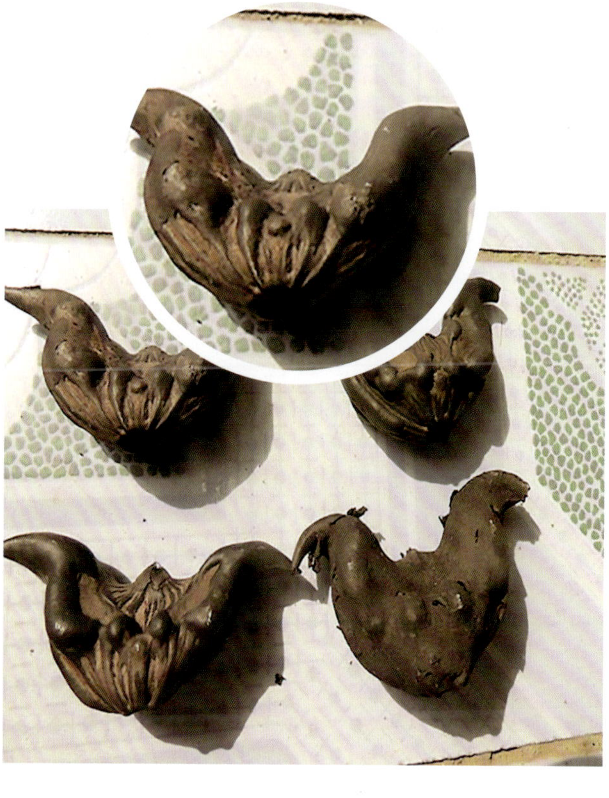

绿体子 | Lü ti zi

Reib qingx doub 鋭青豆

绿似翡翠粒粒圆，解毒妙用九州传。午前熬汤能消暑，病后虚热胜龙泉。

绿体子，为豆科植物绿豆 *Vigna radiata*（Linn.）Wilczek. 的种子。

苗乡各地均有种植。一般种植在山坡、沙土、菜园、路边。

别名 绿豆、绿豆子、青小豆、箓豆、植豆。

采制 药用种子、果荚、嫩叶。种子在秋季豆荚成熟变黑时，分次摘取，晒干后，用木槌打破，筛去果皮、杂质，收集种子，再次晒干备用。果荚分开收集，鲜用或晒干备用。嫩叶在生长茂盛时采摘，一般鲜用。

性味与归经 味甘，性寒。入心、胃经。

功效 清热解毒，消暑利尿，补益元气，和调五脏，安神。

主治 伤风头痛、暑热呕吐、痈肿丹毒、烦热风疹、药石中毒、湿疹皮炎、热泻腹痛、撑耳癀、糖尿病、视力模糊、酒醉成痨、跌打损伤等。

用法用量 内服：水煎，30～60 克，或研粉冲服。外用：适量，捣烂外敷，或捣烂取汁外涂。

禁忌 体质虚寒之人慎用。不可与鲤鱼同吃，使人肝黄。

附方

1. 痧痱子：绿体子 30 克，荷叶 6 克，冰糖 10 克，水煎取汁，分 3 次饮用。
2. 湿疹、皮炎：用绿体子粉适量，加少许冰片调匀，外敷患处，1 日 2 次。
3. 腮腺炎：绿体子 60 克，白菜心 2 个，水煮熟，吃白菜，喝汤，1 日 2 次。
4. 食物中毒：绿体子 60 克，生甘草 60 克，煮汤，频服，至毒解为止。
5. 视物不清：绿体子皮 15 克，菊花 10 克，猪肝 60 克，水煎取汁，分 3 次服。服药期间禁食辛辣食物。
6. 头痛眼花：绿体子 60 克，菊花 30 克，做枕头，夜夜枕用。
7. 中暑：绿体子 60 克，金银花 60 克，丝瓜花 8 朵，水煎取汁，当茶喝。
8. 热泻：绿体子 60 克，蛤蟆草 30 克，白蒿 10 克，水煎取汁，分 2 次服。
9. 热毒：绿体子、赤小豆、黑豆各 15 克，冰糖 10 克，水煎服。
10. 酒毒伤肝：绿体子糕，用冰糖水调服，每次 1 碗，1 日 2 次。
11. 外肾生疮：用绿体子粉、蚯蚓屎各适量，调和后涂在疮上。
12. 跌打损伤：把绿体子粉炒成紫色后，用新井水调和，敷在受伤之处。

附注 绿体子荚：味甘，性寒，无毒。主治长期血痢，经久不愈，糖尿病等。用绿体子荚 30 克，瓜板根 15 克，煮汤喝，每日 3 次。

绿体子花：味甘，性寒，无毒。主治醉酒、酒精中毒、酒精肝。取绿体子花 10 克，白糖 6 克，水煎取汁，分 3 次服。

绿体子叶：味甘，性寒，无毒。主治呕吐下泄。绿体子叶绞汁和些醋，加热后服用。

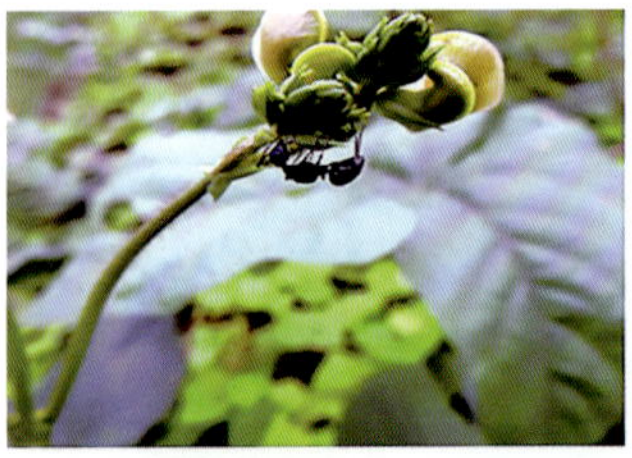

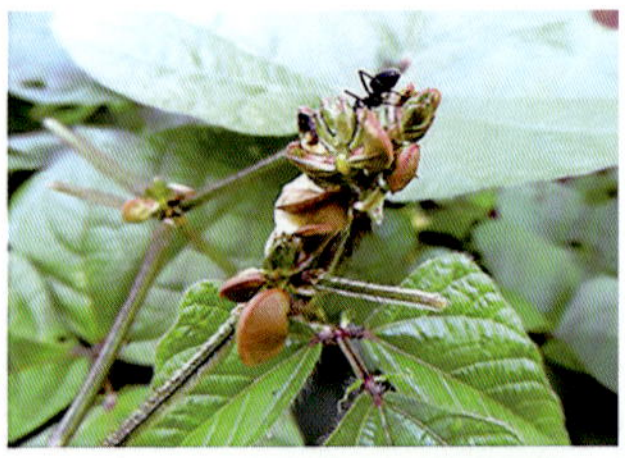

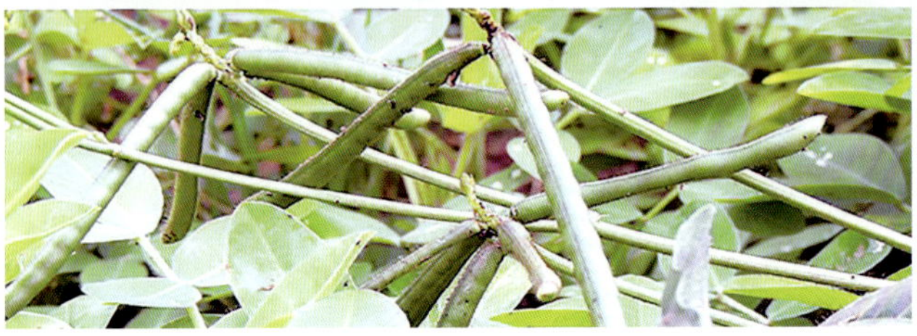

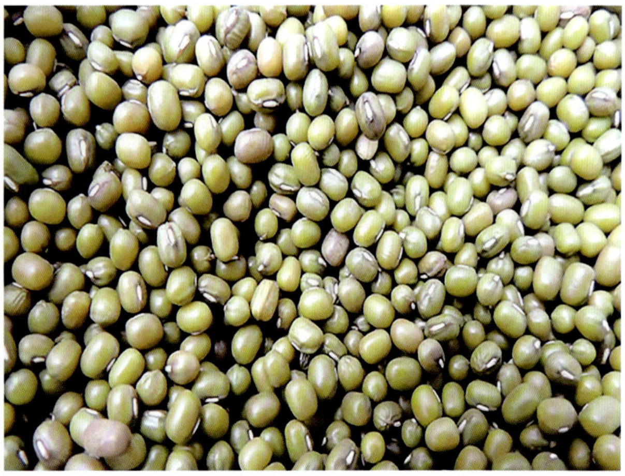

落花生 | Luo hua sheng

Chang sheng guos 长生果

落花入地长生果，沙土旱地种植多。鼻衄齿衄诸般血，贫血紫癜肺痈痿。

落花生，为豆科植物落花生 *Arachis hypogaea* Linn. 的成熟种子。

苗乡各地均有种植，一般种植在沙土地或菜园内。

别名 花生、长生果、地豆、落花参、落地松、地果、唐人豆、金果、长寿果、长果、金果花生、花生豆、花生米。

采制 药用种子。秋后落花生成熟后，挖出果实，洗净泥土，鲜用或晒干备用。临用时剥去果壳。

性味与归经 味甘，性平。入脾、肺经。

功效 健脾和胃，补肾利水，润肺理气，止血，通乳。

主治 反胃、浮肿、脚气、产妇少乳、肺热咳嗽、咽喉肿痛、鼻血齿衄、咳嗽吐血、血小板减少、营养不良、食少体弱、脱发、白发、贫血、高血脂、冠心病、动脉硬化、高血压等。

用法用量 内服：煎汤，10 ～ 30 克，或炒熟研细末吞服，或生吃。外用：花生叶适量，煎水外洗或捣烂敷患处。

禁忌 落花生油脂多，胆囊炎、血栓、便稀患者慎用。不宜与黄瓜、螃蟹同食。

附方

1. 中耳炎：鲜蜈蚣 4 条，浸落花生油 30 毫升中，7 天后可用，外涂患处，每天 3 ～ 4 次。
2. 鼻炎：落花生米 10 粒，烧烟熏鼻，1 日数次。
3. 产后无乳：落花生 60 克，章鱼干 30 ～ 60 克，加少许猪油，炖汤，分 3 次服。
4. 产妇缺乳：落花生米 50 克，猪蹄 500 克，香菇 15 克，放砂锅中煮熟，再加味精、食盐、米醋等调味，吃猪蹄，喝汤。
5. 产妇缺乳：落花生米 200 克，红糖 20 克。先将落花生米炒熟，研成细末，加入红糖，用开水调成糊状服用。
6. 心绞痛：落花生油 200 毫升，干冬菇 20 个，红枣 8 个，料酒、精盐、味精、姜片各适量，放入有盖的盅子内，以急火炖 1 小时左右，放稍凉，当茶饮。
7. 肺痈：生落花生 100 克，猪肺 150 克，猪板油 150 克。将前 3 味煮熟，分 3 次服完，每日 1 剂，连服 6 天。

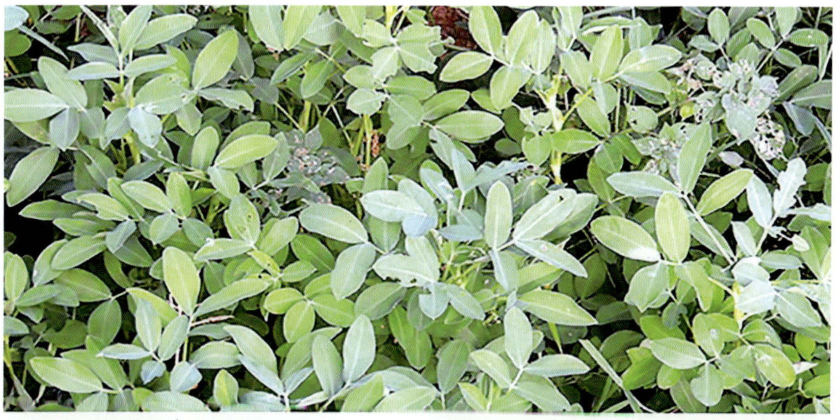
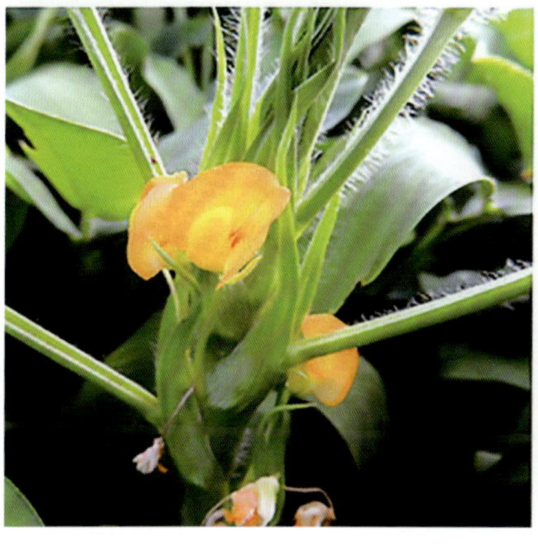
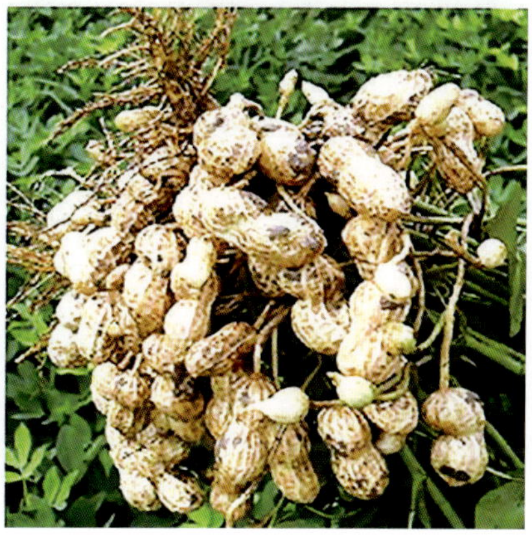
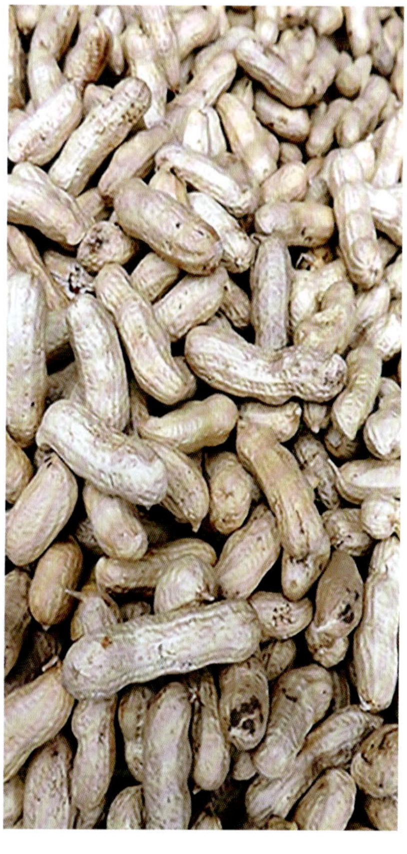

蜜橘 | Mi ju

Leb ndut jux 勒都橘

苗乡山珍数蜜橘，色黄皮薄甜味真。热咳痰多睾丸肿，胁痛奶痈与失音。

蜜橘，为芸香科植物橘 *Citrus reticulata* Blanco 的果实。

苗乡各地均有栽种，一般栽种在山坡沙土之中，或菜园旁、山路边、庭院中。

别名 柑橘、宽皮橘、黄橘、红橘、大红袍、大红蜜橘。

采制 以果肉、皮、核、络、叶入药。秋后，在食用蜜橘时，收集蜜橘果皮、橘络、橘核等，晒干备用。橘叶随采随用，以鲜用为主。

性味与归经 味甘、酸，性凉。入肺、胃经。

功效 理气健胃，燥湿化痰，下气止喘，散结止痛，促进食欲，醒酒。

主治 橘皮主治：胸胁胀痛、疝气、乳胀、乳房结块、胃痛、食积等症。橘核主治：睾丸肿痛、乳腺炎等症。橘络主治：痰饮、咳嗽、高血压。橘叶主治：胁痛、乳痛。橘红主治：咳嗽、呃逆等症。

用法用量 内服：水煎，6～10 克，或研细末冲服。外用：适量，煎水洗或捣烂敷患处。

禁忌 风寒咳嗽、痰饮咳嗽者不宜食用。蜜橘不宜与萝卜同吃。蜜橘不宜与猪肝同吃。

附方

1. **头痛：** 生蜜橘叶 1 片，鲜鹅不食草 10 克。捣烂和匀，揉成小团，左边头痛塞左鼻孔，右痛塞右鼻，全头痛塞双鼻。
2. **中耳炎：** 蜜橘树嫩叶、麻油各适量。橘叶捣烂布包，浸麻油内，取油少许点耳。
3. **食滞腹胀呕吐：** 蜜橘皮 10 克，一枝黄花 30 克，老紫苏根 15 克，生姜 3 片，水煎取汁，分 3 次服。
4. **睾丸肿痛：** 蜜橘皮 15 克，黄丝瓜壳 1 枚，焙干研末，用甜酒煮，开水冲服。
5. **百日咳：** 红蜜橘皮 6 克，牛眼珠 15 克，八爷崽 15 克，百合根 10 克，鲜竹叶 6 克，瓜蒌 6 克，水煎，分 3 次服；或蜜橘皮、柚子皮、青蒿、紫苏叶各 6 克，水煎取汁，分 2 次服，每日 1 剂。
6. **呃逆：** 蜜橘皮、竹茹各 10 克，水煎取汁，分 3 次热服。
7. **风湿水肿：** 蜜橘叶 15 克，艾叶 15 克，花椒枝 30 克，杉树皮（去粗皮）30 克，樟树叶 30 克，明矾 15 克，煎水洗。
8. **奶痈：** 蜜橘核、青皮、枳实、槟榔各适量，水煎取汁，分 3 次服。
9. **乳痈初起：** 蜜橘叶、鲜家麻叶、韭菜根各适量，同酒糟捣烂，敷患处。
10. **瘰疬：** 蜜橘叶 6 克，白英 30～60 克，夏枯草 30 克，水煎取汁，分 3 次服。
11. **胃寒疼：** 蜜橘皮 10 克，水煎服；或蜜橘叶 500 克，捣碎，炒热，布包熨腹部。
12. **咳嗽痰多：** 蜜橘皮、生姜、苏叶各 6 克，水煎后加红糖适量饮服，每日 2 次。
13. **慢性胃炎：** 干蜜橘皮 30 克，炒后研末，每次 6 克，加白糖，空腹温开水冲服。
14. **声音嘶哑：** 蜜橘皮 20 克，梨 2 个。将蜜橘皮水煎，梨榨汁，混合后含服。

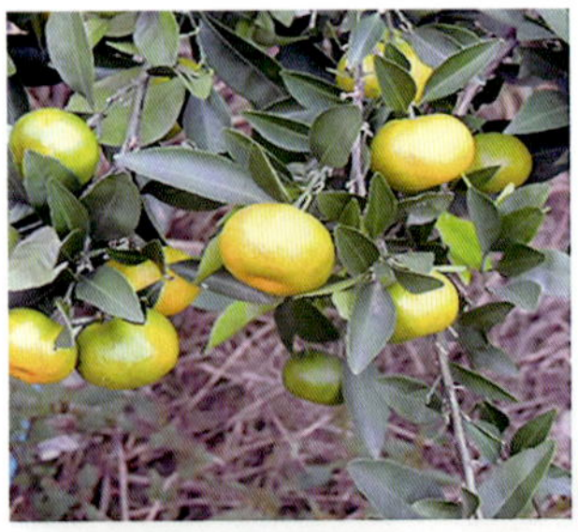
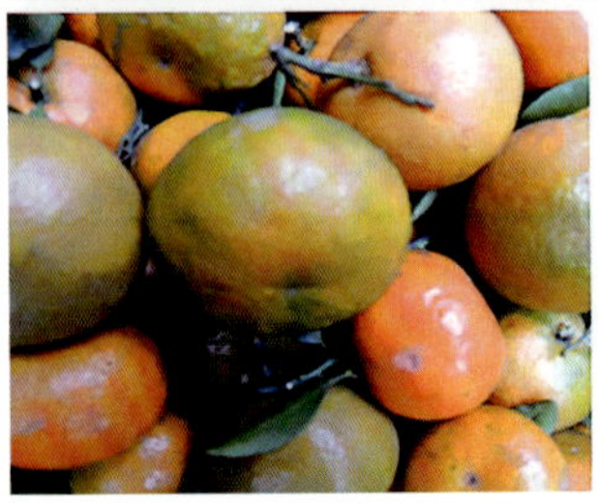
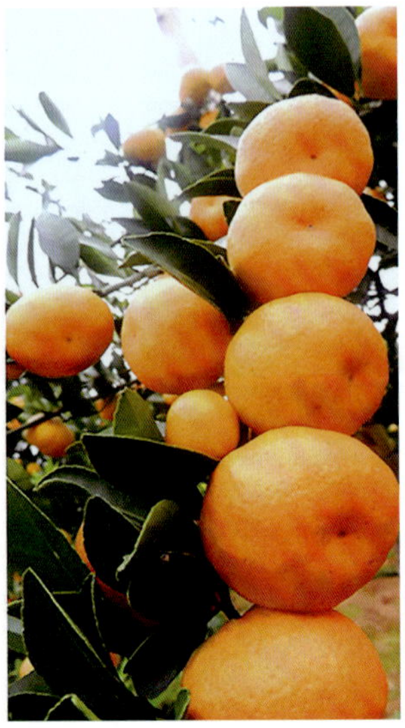
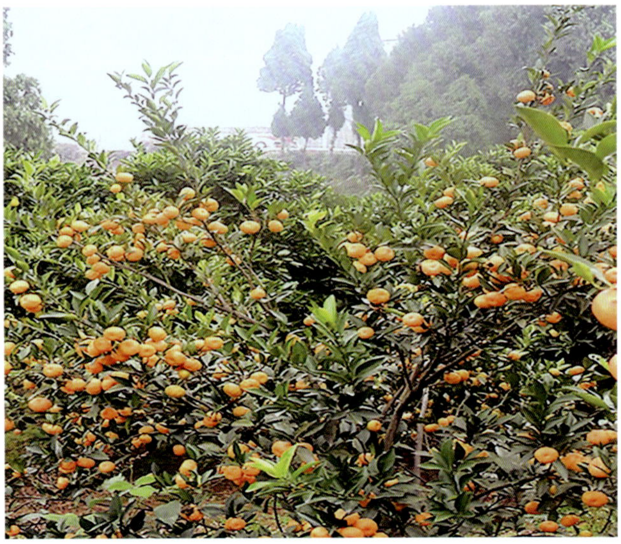

棉花 | Mian hua

Benx reib mianb 本鋭绵

洁白无瑕草棉花，越冬御寒全靠它。咳喘崩漏子宫垂，体虚浮肿没乳恰。

棉花，为锦葵科植物草棉 *Gossypium herbaceum* Linn. 的种毛。

苗乡各地均有栽种，一般栽种在山坡、荒田、菜园中。

别名 草棉、蜜根、土黄芪、白叠子、陆地棉、海岛棉、树棉。

采制 药用棉花、棉籽、棉油、棉花根、棉花秆。棉花于秋末至冬初采摘，采回后晒干，打出棉籽，再晒干备用。棉花秆、棉花根在采摘棉花后采挖，洗净泥土，切段，晒干备用，或剥取棉根皮，切段，晒干备用。

性味与归经 味甘，性温。入肺、脾、肝经。

功效 根：补气，止咳平喘，通经止痛。花：止血。

主治 根：咳嗽、气喘、月经不调、崩漏、体虚浮肿、子宫下垂。花：吐血、下血、血崩、金创出血。

用法用量 内服：煎汤，根 15 ～ 30 克；花烧存性研细末，每次 5 ～ 9 克，内服。外用：适量，煎水外洗患处，或烧炭研细末，外撒患处，或棉籽油适量外搽。

禁忌 孕妇忌服棉花根。

附方

1. 感冒头痛：棉籽、皂角、生姜各适量，捣烂，敷患处。
2. 目痛：棉花秆 30 克，桑树根 60 克，翻白草根 100 克，水煎取汁，分 3 次服。
3. 慢性咳嗽、哮喘：棉花根 3 个，百部 30 克，麻黄 10 克，大蒜 1 个，水煎服。
4. 胃癌：棉花根 60 克，白茅根 15 克，藤梨根、半枝莲各 60 克，车前草 15 克，大枣 3 个，水煎服，每日 1 剂。
5. 胃炎、胃溃疡：棉籽 1 份，煅牡蛎 3 份。将棉籽炒焦，和牡蛎一起研末。每天服 3 次，每次服 6 克，温开水送服。
6. 慢性肾炎：棉花根 100 克，山药 100 克，赤小豆 100 克。将棉花根切片晒干，与山药、赤小豆一起水煎服，每日 1 剂，分 2 次服。
7. 月经量少：棉花根 30 克，地梢枝 30 克，茄子根 20 克，莲蓬壳 30 克，鸡 1 只。将药物与鸡一同煮熟，分 3 次趁热吃鸡喝汤，1 日 1 剂。
8. 产妇缺乳：棉籽 12 克，麦冬 15 克，水灯草 3 克，猪脚 1 只，煮烂，吃肉喝汤。
9. 崩漏：棉籽 20 克，狗头骨 1 个，龙骨 20 克，锅底灰 20 克。将狗头骨烧灰存性，龙骨煅，棉籽炒，与锅底灰共研细末，混合均匀。每取 24 克，用黄酒送下。
10. 贫血：棉花根 24 克，丹参 15 克，水煎，分 3 次服，每日 1 剂。
11. 慢性气管炎：棉花根 6 克，水煎 2 小时以上，每日分 3 次服，连服 10 天。
12. 吐血：棉花 6 克烧灰，枳壳 6 克（焙干研细末），米汤送服，1 日 3 次。
13. 崩漏：棉花灰 6 克，血余炭 10 克，百草霜 10 克，棕灰 10 克，莲花心 6 克，当归 10 克，茅花 6 克，红花 3 克。黄泥包煅存性，研细末，每次 6 克，黄酒冲服。

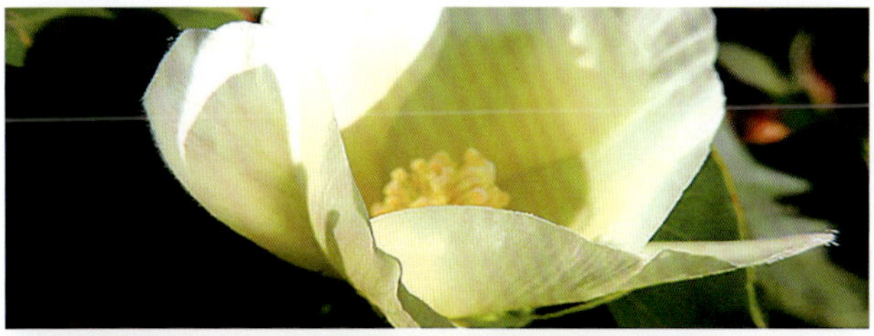
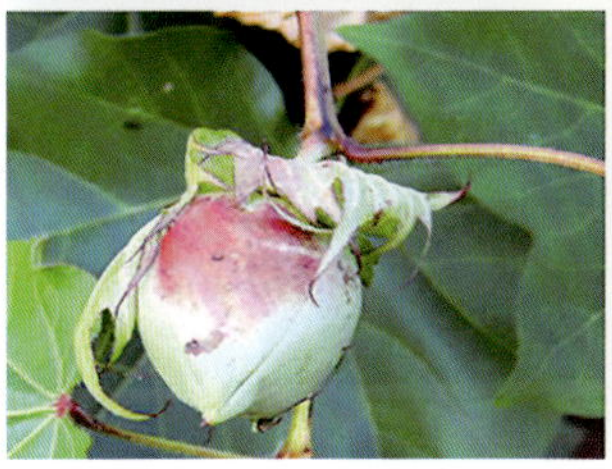
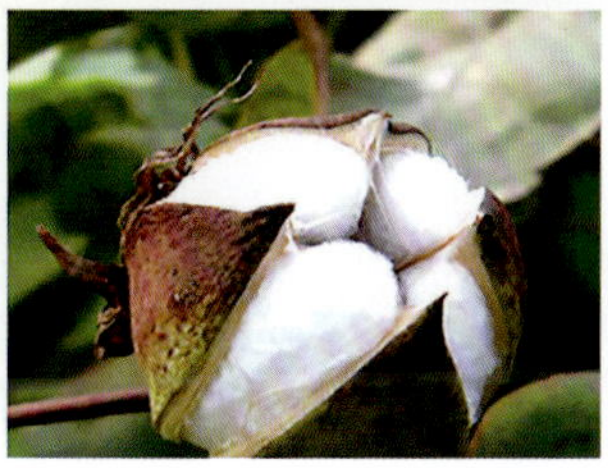
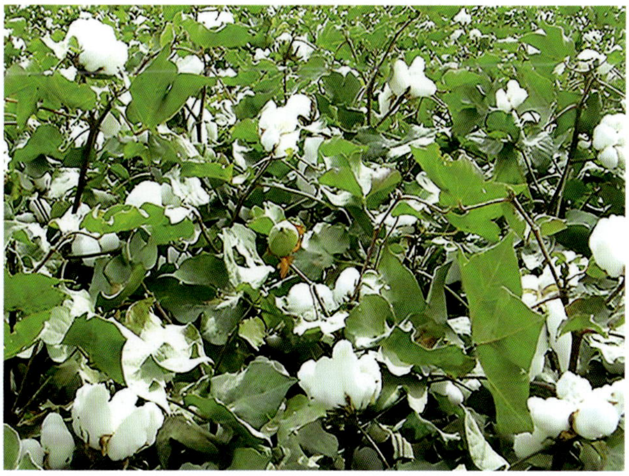

木鳖子 | Mu bie zi

Zend weif wub 正维污

甘温有毒木鳖子，色泽鲜红有毛刺。消肿散结退热毒，痈肿疔疮醋磨汁。

木鳖子，为葫芦科植物木鳖 *Momordica cochinchinensis*（Lour.）Spreng. 的成熟种子。
苗乡各地均有野生，也有少数栽培。野生者一般生于山坡林缘、山路边、田坎上、小溪旁。

别名 木蟹、土木鳖、壳木鳖、地桐子、藤桐子、鸭屎瓜子、木鳖瓜、木必子、老鼠拉冬瓜、木鳖藤、漏苓子、糯饭果。

采制 药用种子。秋末果实成熟时采摘，晒至半干，剖开果实，剥取种子；或将果肉装入盆内浸泡，用清水淘洗，除去果瓤及外膜，取出种子，晒干或烘干备用。用时连壳打碎，或去壳取仁。

性味与归经 味苦、微甘，性凉，有毒。入肝、脾、胃经。

功效 消肿散结，祛毒。

主治 痈肿、疔疮、瘰疬、痔疮、无名肿毒、癣疮、风湿痹痛、筋脉拘挛。

用法用量 内服：煎汤，0.6～1.2 克，或入丸、散剂。外用：适量，研末调敷、磨汁涂，或煎水熏洗。

禁忌 孕妇及体虚者忌服，忌猪肉。木鳖子和鸡蛋一起用，可以抑制木鳖子的毒性。

附方

1. **一切诸毒，红肿赤晕不消者：** 木鳖子（去壳）60 克，草乌 15 克，小粉 120 克，半夏 60 克。上 4 味于铁铫内，慢火炒焦，黑色为度，研细瓶装。临用时取药末适量，以新汲水调敷，1 日 1 次，自外向里涂之，须留疮顶，令出毒气。
2. **疮疡、疔毒初起、瘰疬、臁疮：** 木鳖子（去壳）5 个，白嫩松香（拣净）120 克，铜绿（研细）3 克，乳香、没药各 6 克，蓖麻子（去壳）21 克，巴豆肉 5 粒，杏仁（去皮）3 克。石臼内捣成膏，浸凉水中。随疮大小，搓成薄片，贴疮上。
3. **痔疮：** 木鳖子、荆芥、朴硝各 10 克。水煎取汁，装入盆内，先熏肛门处，待药水变温时，外洗痔肿处，1 日 1 次。
4. **小儿丹瘤：** 木鳖子新者去壳，研如泥，淡醋调敷之，1 日 3～5 次。
5. **倒睫拳毛、风痒、翳烂：** 木鳖子仁捶烂，以丝帛包作条，左患塞右鼻，右患塞左鼻，再以蝉蜕 6 克，水煎取汁，分 3 次服。
6. **阴疝偏坠痛甚：** 木鳖子 1 个磨醋，加黄柏末、芙蓉末调匀，敷患处。

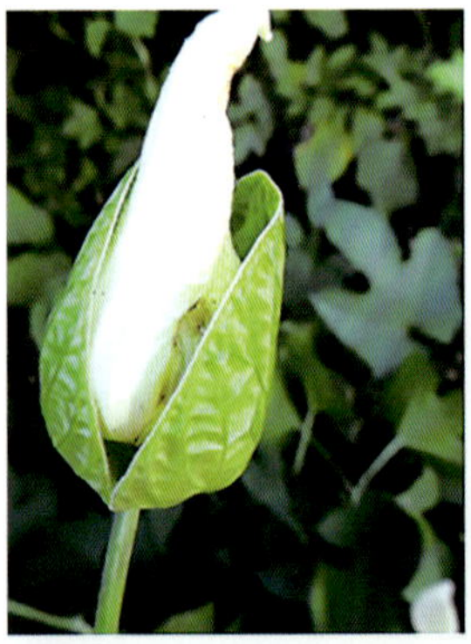
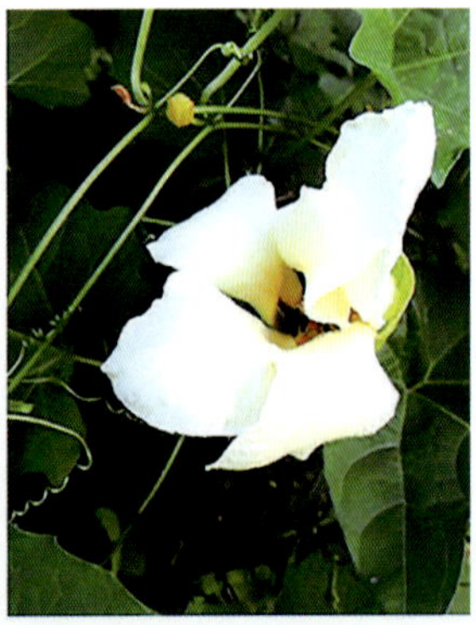
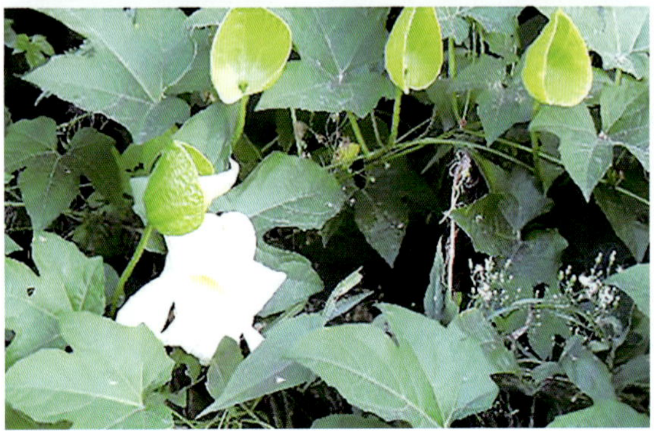
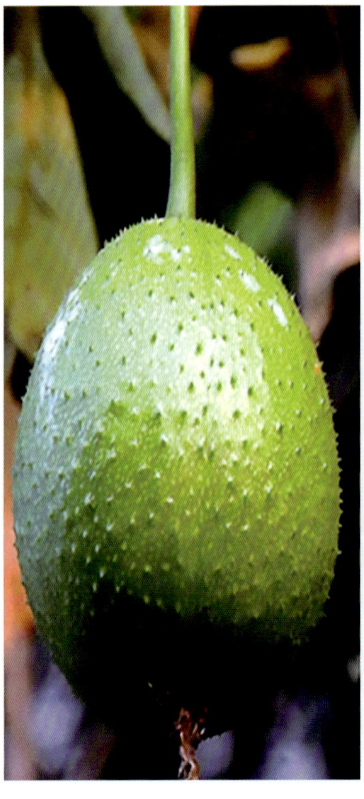
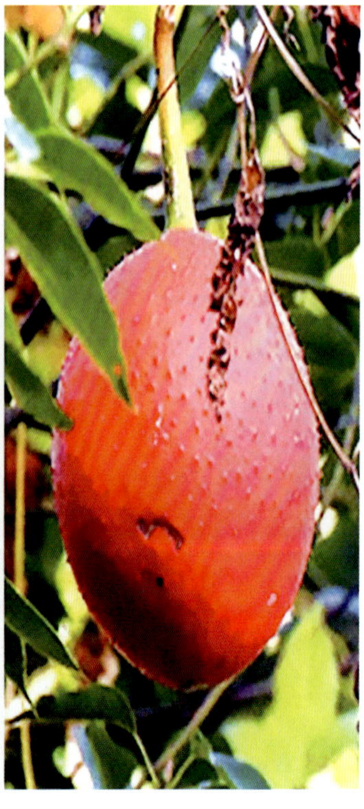

木油子 | Mu you zi

Ndut mongx youx 都木油

西晃峰峦乌柏树，霜冻未至叶先红。便秘腹水肝硬化，疔疮鸡眼乳腺恸。

木油子，为大戟科植物乌桕属植物乌桕 *Sapium sebiferum*（L.）Roxb. 的种子。

苗乡各地均有野生，一般生于旷野、塘边、山路边或疏林中。

别名 乌桕、腊子树、柏子树、木子树、乌桖、桊子树、桕树、木蜡树、木油树、木梓树、虹树、蜡烛树、油籽树、洋辣子树。

采制 以根皮、树皮、树叶、种子入药。根皮及树皮四季可采，洗净泥土，晾干水分，切片，鲜用或晒干备用。叶多随采随用，一般鲜用。果实秋后成熟时节采摘，晒干备用。

性味与归经 味甘，性凉，有小毒。入肺、脾、肾、大肠经。

功效 解毒，杀虫，利尿，通便。

主治 血吸虫病、肝硬化腹水、大小便不利、毒蛇咬伤。外用治疔疮、鸡眼、乳腺炎、跌打损伤、湿疹、皮炎。

用法用量 内服：煎汤，根皮 3 ～ 9 克，叶 10 ～ 15 克，种子 6 ～ 10 克。外用：叶片、种子适量，捣烂敷患处，或煎水洗患处。

禁忌 溃疡病患者禁服。乌桕有小毒，过量服用会引起呕吐。

附方

1. **湿疹：**鲜木油子适量，杵烂，包于纱布内，搽患处。
2. **竹木刺入肉：**木油子种子、蓖麻子各适量，和冷饭粒捣烂，敷患处，刺即逐渐浮出，用钳子夹出。
3. **手足皲裂：**木油子、辣椒树各适量，煎水洗患处，1 日 1 次。
4. **疮疡、背痛：**木油子叶、刺大木叶、芙蓉叶各适量，共焙干研末，用酒加蜜糖和匀，调成糊状，敷患处。
5. **扁担疮（肩部生疮）：**鲜木油子叶适量，和白蜡蒸透，洗敷患部。
6. **皮肤湿疹溃疡：**木油子叶约半斤，煎水候暖，慢慢洗之。
7. **头部湿疹：**木油子叶、密陀僧末各适量。生油调匀，煮沸候冷，搽患处。
8. **脚癣：**木油子叶煎汁洗之，止痒极效。
9. **阴道炎：**木油子枝、叶适量，煎水熏洗。
10. **蛇咬伤：**木油子鲜嫩叶连幼芽心若干个，捣烂绞汁，取一小杯冲酒服。
11. **跌打新伤，遍身疼痛：**木油子鲜嫩叶连幼芽心 7 个，揉碎，酒送服；或鲜嫩叶连心约五钱，合乌糖和酒共捣烂。绞汁，炖温内服。
12. **便秘：**木油子叶适量，在炭火上烤热，垫坐臀下，少时即通。

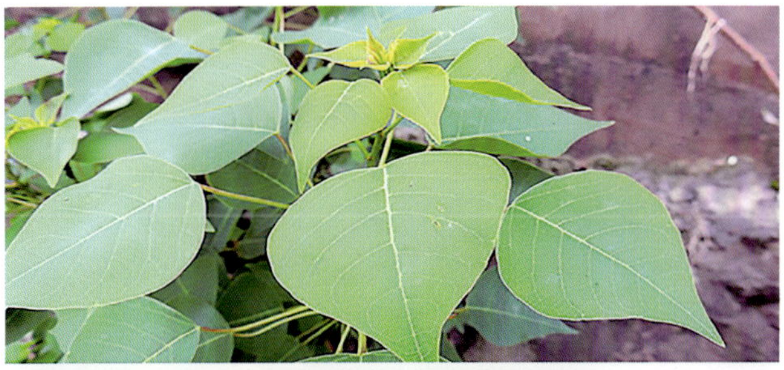
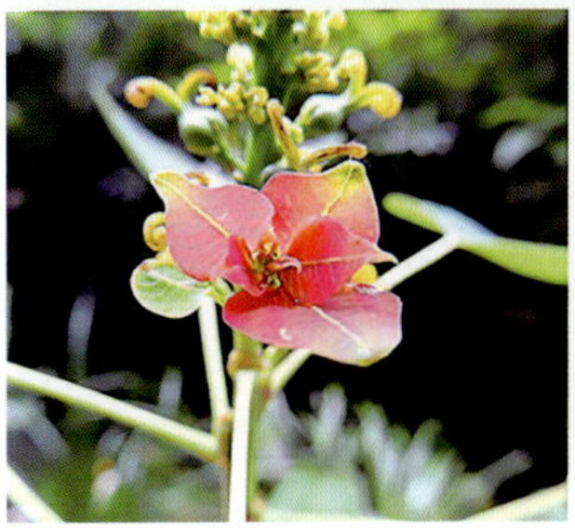
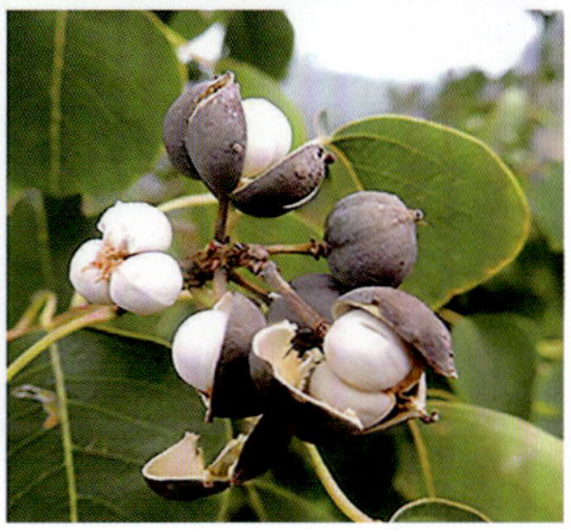
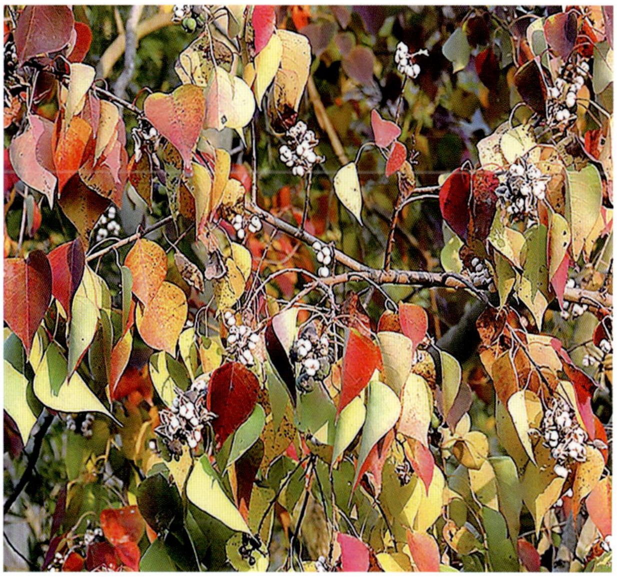

南枸杞 | Nan gou qi

Reib qab mloul 鋭叉谋

枝叶丛生石寿树，河边沙地秋果熟。阳痿遗精须发白，骨蒸痨嗽胃萎缩。

南枸杞，为茄科植物南枸杞 *Lycium chincnse* Mill. 的成熟果实。

苗乡各地均有野生，一般生于小溪旁、河流边、荒草地等处，以潮沙地、沙洲中较多见。

别名 仙人杖、娘儿红、石寿树、天精、地仙、地骨皮。

采制 药用花、叶、果、根。花和叶在春、夏、秋季采摘，随采随用，以鲜用为主。根茎四季可采，采回后，洗净泥土，剥取外皮，晒干备用。果实秋后或初冬采摘，采回后拣净杂质，晒干备用。

性味与归经 味甘，性平。入肝、肾经。

功效 滋补肝肾，益精养血，明目消翳，润肺止咳。

主治 肾虚骨痿、阳痿遗精、久不生育、早老早衰、须发早白、血虚萎黄、产后少乳、目暗不明、内外障眼、内热消渴、老热骨蒸、虚痨咳嗽、干咳少痰。

用法用量 内服：煎汤，6～12 克，或嚼服，或熬膏，或浸酒，或入丸、散剂。外用：南枸杞叶适量，捣烂外敷或煎水洗。

禁忌 外感湿热、脾虚有湿及泄泻者忌服。多吃枸杞会造成眼睛红肿、羞明怕光、视力模糊。高血压且性情急躁者不宜食用枸杞。

附方

1. **病后体虚**：南枸杞 9 克，黄精 12 克，党参、当归各 9 克，水煎，分 3 次服。
2. **鼻窦炎**：南枸杞根 30 克，生甘草 10 克，水煎代茶饮，连服 30 天以上。
3. **齿痛**：南枸杞根皮 15 克，猪瘦肉 30 克，同煮熟，吃猪肉，喝汤。
4. **五劳七伤**：南枸杞叶 600 克，羊腰子一对（细切），大米 300 克，葱白 14 根。煮粥，空腹食用。
5. **体虚白带**：南枸杞 10 克，拉尿果、无根藤子各 10 克，熟地黄 15 克，水煎服。
6. **肾虚囊冷**：南枸杞 30 克，鹿鞭、狗鞭各 1 根，切碎，同炖熟，分 3 次服用。
7. **痔疮水肿**：鲜南枸杞叶适量，水煎取汁，趁热熏洗患处。
8. **肥胖症**：南枸杞 30 克，加水浓煎，分 6 次服，每日 1 剂，连服 60 天。
9. **虚淋**：南枸杞根 30 克，猪瘦肉 60 克，同炖熟，吃猪肉喝汤。
10. **弱病**：南枸杞 30 克，牛鞭 1 具（切碎），同炖烂，加食盐少许，分 2 次食用。
11. **少妇白带**：嫩南枸杞尖 20 克，鸡蛋 1 个，同炒熟，顿服，每日 3 次。
12. **妊娠呕吐**：南枸杞 30 克，黄芩 5 克，开水冲服，1 日 2 次。
13. **萎缩性胃炎**：南枸杞 10 克，空腹嚼食，每日 2 次，连服 60 天。
14. **夜间口干**：南枸杞 10 克，雪梨 30 克，临睡前嚼服。

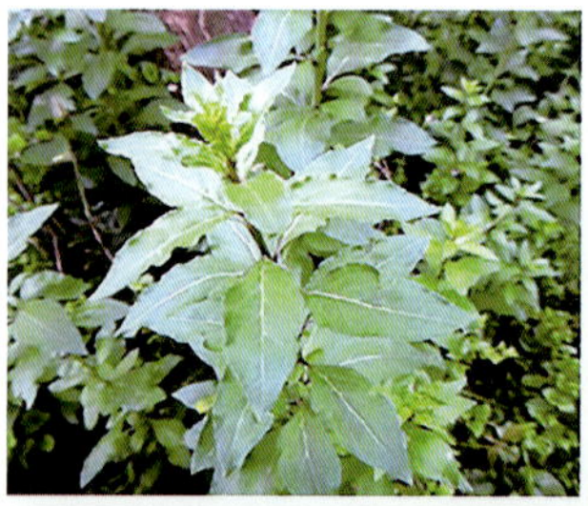
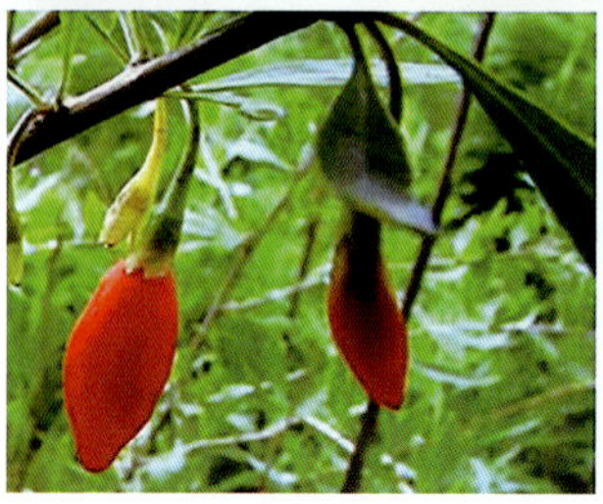
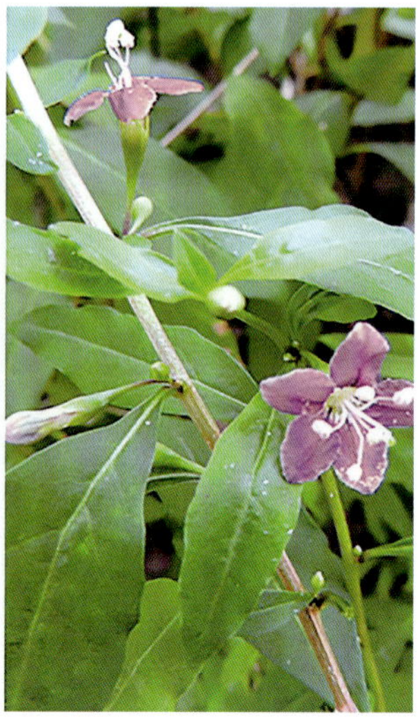
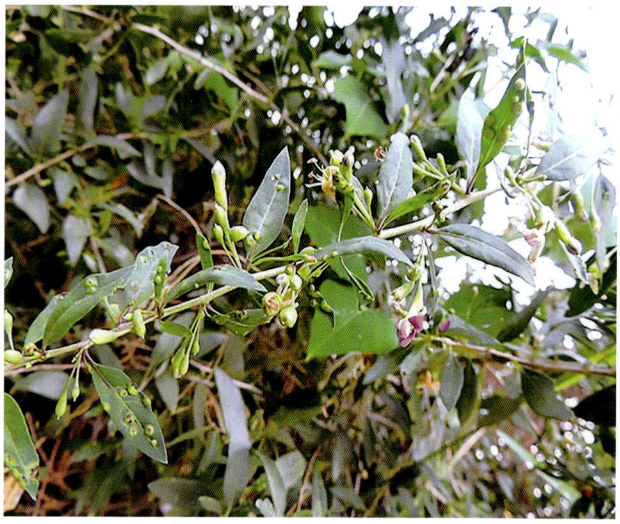

南天竹 | Nan tian zhu

Ghob hiod ghunb 阿罗棍

悬崖峭壁石缝中，任尔东南西北风。黄疸淋浊热似火，咳喘跌打瘀血通。

南天竹，为小檗科植物南天竹 *Nandina domestica* Thunb. 的果实、根茎。

苗乡山区均有野生，一般野生于疏林及灌木丛中，也多栽于庭园。

别名 南天竺、红杷子、天烛子、红枸子、钻石黄、天竹、兰竹。

采制 南天竹的果实、根茎、叶均可入药。根茎四季可采，采回后洗净泥土，切段，晒干备用。叶一般现采现用，以鲜用为主。果实待秋后变红时采摘，晒干备用。

性味与归经 味苦，性寒，有小毒。入肺、肝、大肠、膀胱经。

功效 镇咳止喘，兴奋强壮。根、茎：清热除湿，通经活络。果：止咳平喘。

主治 感冒发热、湿热黄疸、胃肠炎、尿路感染、红眼赤痛、咳嗽气喘、百日咳、食积泄泻、腰肌劳损、跌打损伤。

用法用量 内服：煎汤，根、茎 15 ～ 250 克，果 10 克。外用：适量，捣烂外敷，或煎水洗患处。

禁忌 全株有毒，体虚者慎用。

附方

1. **小儿哮喘：** 经霜南天竹子、腊梅花各 10 克，水蜒蚰 1 条，水煎，分 3 次服。
2. **百日咳：** 南天竹干果实 10 ～ 15 克，水煎取汁，加冰糖 10 克，分 3 次服。
3. **下疳久而溃烂，名蜡烛花：** 南天竹子烧存性 3 克，冰片 1.5 克，麻油调搽。
4. **解砒霜毒：** 南天竹子 120 克，或干品 30 克，水煎取汁，分 3 次服。
5. **八角虱：** 南天竹子适量，同水银捣烂，涂搽局部，1 日 1 次。
6. **咳嗽：** 南天竹子 15 ～ 25 克，水煎取汁，加冰糖 10 克，分 3 次服。
7. **湿热黄疸：** 南天竹鲜根 50 ～ 100 克，土茵陈 15 克，水煎取汁，分 3 次服。
8. **坐骨神经痛：** 南天竹根茎 50 ～ 100 克，土牛膝 10 克，水煎，分 3 次调酒服。
9. **肺热咳嗽：** 南天竹鲜根 30 克，枇杷叶 30 克，水煎取汁，分 3 次服。
10. **尿血：** 南天竹叶 10 ～ 15 克，黄毛根 15 克，雀儿脑 10 克，墨斗草 15 克，水煎取汁，分 3 次服。服药期间禁食辛辣食物。
11. **百日咳：** 南天竹果实 10 ～ 15 克，铁包金 10 克，报木子 10 克，水煎取汁，加冰糖 10 克，分 3 次服。服药期间禁食酸冷食物。
12. **火眼肿痛：** 南天竹叶 30 克，冬桑叶 10 克，水煎取汁，洗患眼，每日 1 ～ 2 次。

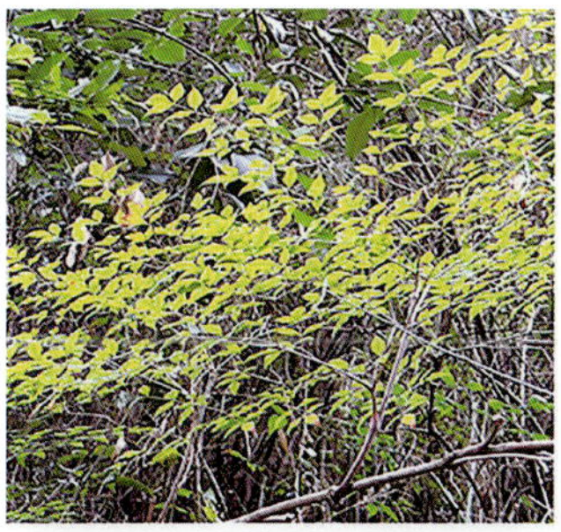
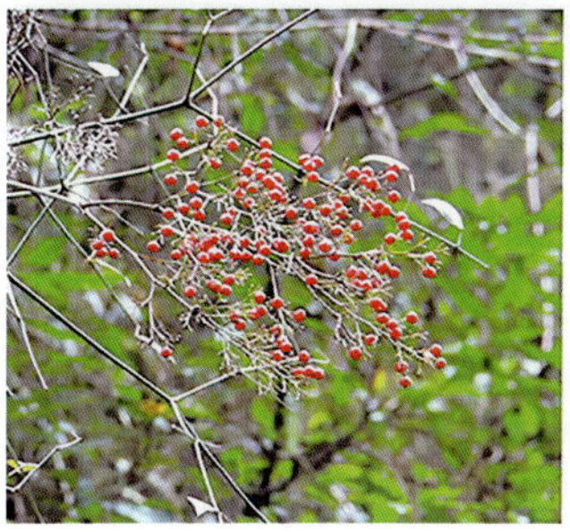
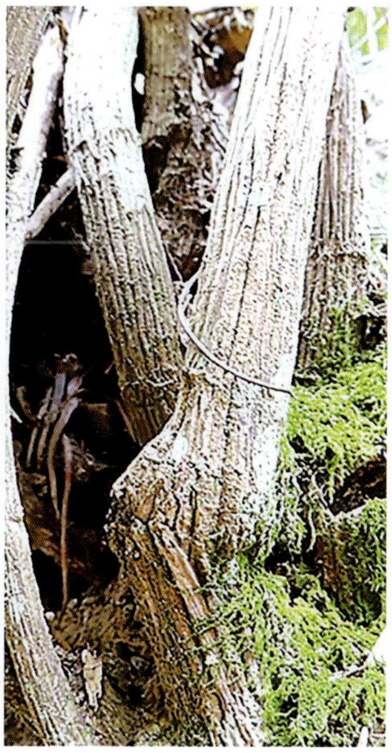
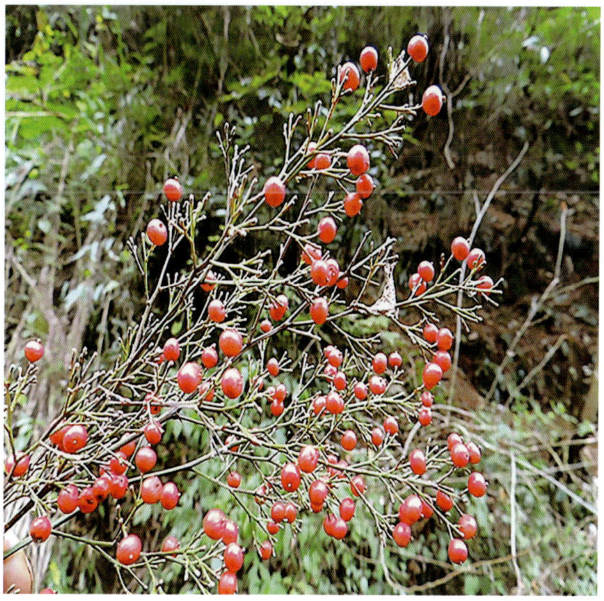

牛奶子 | Niu nai zi

Bid cab nos 比茶脑

果似母牛奶头尖，疏林田坎山路边。清热利湿疗咳嗽，白带崩漏痢疾迁。

牛奶子，为胡颓子科植物牛奶子 *Elaeagnus umbellata* Thunb. 的果实。

苗乡山区均有野生，一般生于低矮的疏林下、山路边或田坎、旱土、山坡干燥地或河边砂地。

别名 阳春子、甜枣、麦粒子、岩麻子、密毛子、芒珠子、禾了子、春花胡颓子、豆子树、海梅树、牛奶奶、秋胡颓子、剪子果。

采制 药用果实、根茎、嫩叶。果实在深秋快成熟时采摘，采回后，拣净杂质，一般鲜用，也可晒干备用。根茎四季可采，挖回后洗净泥土，削去外皮，切段，晒干备用。嫩叶在夏、秋季节采摘，采回后洗净泥土，切片，一般鲜用。

性味与归经 味酸、苦，性凉。入肺、大肠、肾经。

功效 清热利湿，止泻止血。

主治 咽喉肿痛、肺热咳嗽、腹痛泄泻、肠炎痢疾、尿积淋浊、经多崩漏、赤白带下、奶痈奶花。

用法用量 内服：煎汤，干品 10 ～ 15 克，鲜品加倍，或鲜果 30 克，洗净捣烂，开水冲服。

禁忌 牛奶子性凉，体质虚寒之人少用。

附方

1. 白带：牛奶子根 30 ～ 60 克，乌饭树根 30 克，枣树根 15 克，水煎取汁，与猪肉 100 克同炖熟，吃猪肉，喝汤，1 日 3 次。服药期间禁食酸冷食物。
2. 水泻：牛奶子根 15 克，白蒿 10 克，铁扫帚 10 克，枫木尖 6 克，水煎取汁，分 3 次服；或牛奶子果 10 克，捣烂，加红糖 15 克，开水冲服，1 日 3 次。
3. 痢疾：牛奶子根 10 克，马齿苋 10 克，水煎取汁，分 3 次服；或牛奶子叶 6 克，大蒜头一小个，水煎取汁，分 3 次服。
4. 干咳：牛奶子 15 克，半夏 6 克，沙参 15 克，铁包金 10 克，枇杷叶 6 克，水煎取汁，兑蜂蜜少许，分 3 次服。
5. 淋症：牛奶子根，杉树浆 6 克，白线鱼 1 条，白果 4 克，水灯草 10 克，水煎取汁，分 3 次服。服药期间禁食辛辣食物。
6. 崩漏、带下：牛奶子根 15 ～ 30 克，益母草 15 克，墨斗草 15 克，雀儿脑 10 克，水煎取汁，分 3 次服；或牛奶子根 15 克，煮鸡蛋 3 个，分 3 次食。
7. 乳痈：牛奶子根 60 克，银花 15 克，蒲公英 30 克，水豆腐 1 块，水煎服。
8. 咽喉干燥：牛奶子 15 克，雪梨 30 克，黄毛根 15 克，生吃，慢慢咽汁。

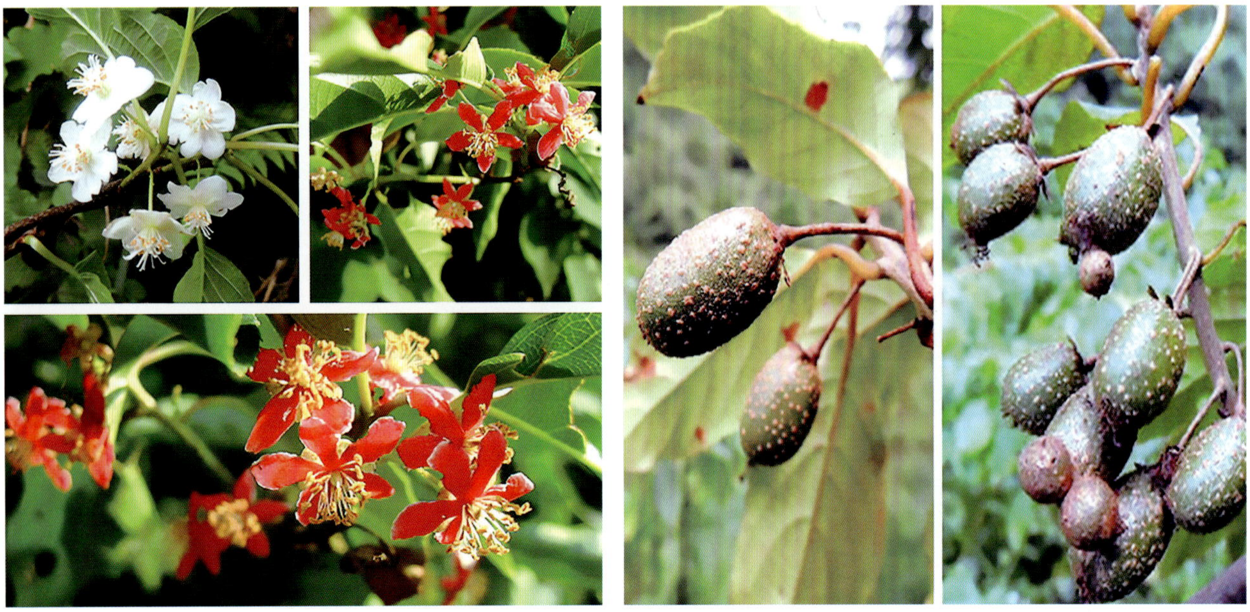

扒船泡 | Pa chuan pao

Bid liul jangs 比柳江

跨涧越沟过江龙，扒船时节酸啾啾。牙齿疼痛有特效，吐泻盗汗以此收。

扒船泡，为蔷薇科植物插田藨 *Rubus coreanus* Miq. 的全株、果实。

苗乡各地均有生长，一般生于山地小溪边、水沟旁、稻田边、水渠边。

别名 龙船泡、划船泡、倒触伞、过江龙、乌泡天、八月泡、狗屎泡、乌莓。

采制 药用根茎、果实、嫩叶。春、夏、秋三季可采嫩叶，四季采根茎。采回后，洗净泥土，拣净杂质，切段，鲜用或晒干备用。果实在成熟期采摘，一般采摘半成熟的果实，采回后用开水烫过，晒干备用。成熟的果实一般鲜用，现采鲜吃。

性味与归经 根茎：味微辛、酸、苦，性平。果：味甘、酸，性温，无毒。入肺、胃经。

功效 收敛止血，活血，止痛，解热利尿。

主治 牙痛、外伤出血、吐泻、百日咳、倒经、痢疾、腹痛、心腹胀满等。

用法用量 内服：煎汤，15～30克。外用：嫩叶适量，捣烂外敷患处。

禁忌 扒船泡微酸涩，胃酸过多之人慎用。

附方

1. **外伤出血：**扒船泡嫩叶适量，捣烂，外敷患处。
2. **龋齿疼痛：**扒船泡嫩叶、乌泡嫩叶各半，共捣烂取汁，以棉签蘸药汁塞于牙痛处。另用此药汁滴入同侧眼内，闭目数分钟后，即有白色分泌物附着在眼结膜上，用缝衣针柄将分泌物刮去，齿痛即渐止。苗医称其为“取虫”。
3. **上吐下泻：**扒船泡根15克，水煎服。
4. **盗汗：**扒船泡根15克，猪肉30克，炖熟吃，1日3次。
5. **百日咳：**扒船泡根12克，破铜钱12克，鹰爪风根3克，头晕药12克，煎服。
6. **倒经：**扒船泡根30克，乌泡根30克，茅根、金银花各15克，煎水兑红糖服。
7. **心腹胀满：**扒船泡根10～15克，水煎服。
8. **腰痛、全身关节痛：**扒船泡根30克，酒120克，以酒浸药，早晚温服。
9. **感寒腹痛：**扒船泡根15克，水煎服。
10. **吐泻：**扒船泡果实10克，老鸦酸10克，三月泡10克，水煎服。
11. **痢疾：**扒船泡根15克，水煎服。
12. **流感：**扒船泡枝叶30克，金银花藤20克，水煎当茶饮。
13. **劳伤吐血：**扒船泡根20克，水煎兑酒服。
14. **摆白（男性尿道排出白色分泌物或女性白带多）：**扒船泡15克，斑鸠窠30克，杉木浆15克，水煎兑酒服。

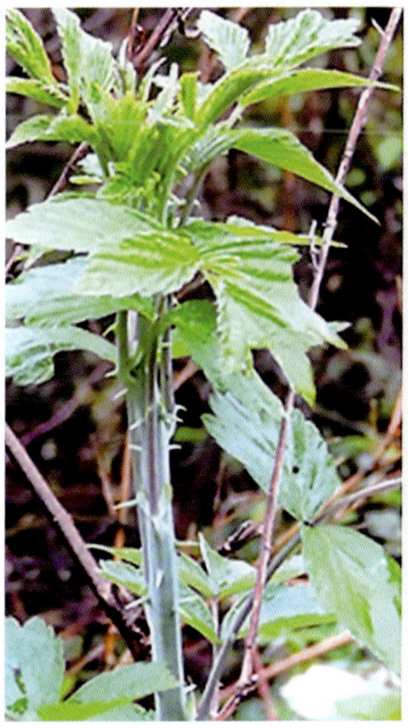
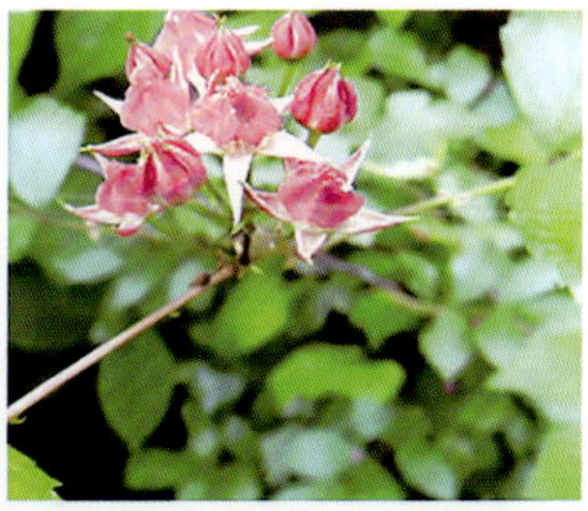
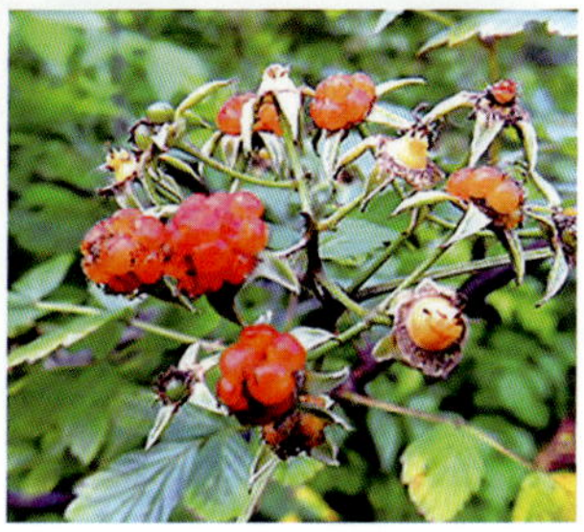
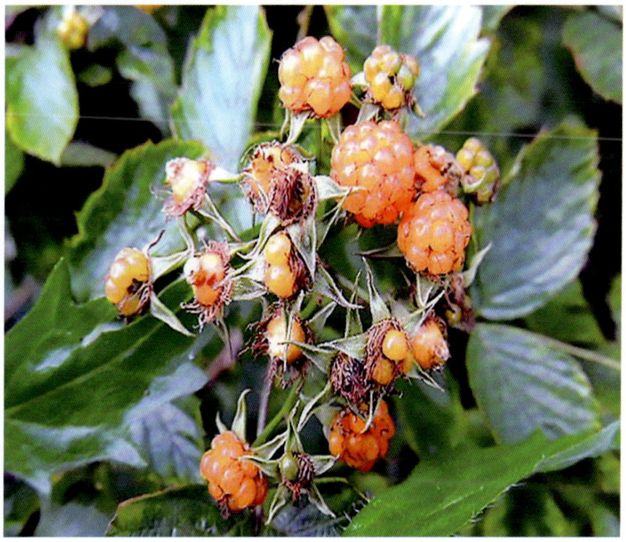

皮树果 | Pi shu guo

Ndut giot guat 都绞寡

远望翠绿深，近看楮实红。头眩乳汁少，蛇伤腰腿痛。

皮树果，为桑科楮属植物构树 *Broussonetia papyrifera*（Linn.）L' Hér. ex Vent. 的果实。苗乡各地均有野生，生命力极强，不论悬崖、绝壁、土墙、砖缝、乱石堆均能生长。

别名 构桃树、构乳树、楮树、楮实子、沙纸树、谷浆树、假杨梅。

采制 药用果实、树皮。夏末秋初采摘果实，鲜用或晒干备用。冬春季采根、皮，洗净泥土，切片，晒干备用。树叶现采现用，一般鲜用为主。

性味与归经 味甘，性寒。入肝、肾经。

功效 果实：补肝肾，强筋骨，明目，利尿。根皮：利尿消肿，祛风除湿。

主治 果实：用于腰膝酸软、肾虚目昏、阳痿、水肿。根皮：用于水肿、筋骨酸痛。外用治神经性皮炎及癣症。

用法用量 内服：水煎，果实 6 ～ 12 克，树皮 10 ～ 15 克。外用：适量，果实、树叶捣烂外敷，或割伤树皮，取鲜汁外搽。

禁忌 皮树性寒，体质虚寒者慎用。茎叶有柔毛，对人体有一定刺激性，采收时应注意防护。

附方

1. **蜘蛛咬伤**：用皮树幼茎和叶柄流出的汁液涂搽，每日 3 ～ 4 次，连涂 3 天痊愈。
2. **头目眩晕**：皮树子、杜仲、牛膝各 12 克，枸杞子、菊花各 9 克，水煎取汁，分 3 次服。服药期间禁食酸冷食物。
3. **催乳**：皮树子 10 克，小人参 10 克，活虾米 6 克，猪蹄 30 克，水煎取汁，加甜酒水 30 毫升，分 3 次服。
4. **腰痛**：小皮树 30 克，血见利 1.5 克，四两麻 3 克，共研末瓶装备用。临用时取药末 6 克，温酒冲服，1 日 3 次。
5. **水肿气满**：小皮树皮 10 ～ 15 克，风藤 5 克，甘草 3 克，山楂 6 克，水煎服。
6. **疥癣**：鲜小皮树叶适量，洗净灰尘、泥土，捣烂绞汁，搽患处，每日 3 次。
7. **肾炎水肿**：皮树根、千年矮、路路通、铁扫帚各 10 克，小仔鸡 1 只，同蒸熟，吃鸡肉，喝汤。忌铁器。头肿先吃鸡头，脚肿先吃鸡脚。
8. **蛇虫咬伤**：取小皮树皮中白胶汁，涂搽患处，每日 3 次；或鲜皮树叶适量，洗净灰尘、泥土，捣烂外敷患处。

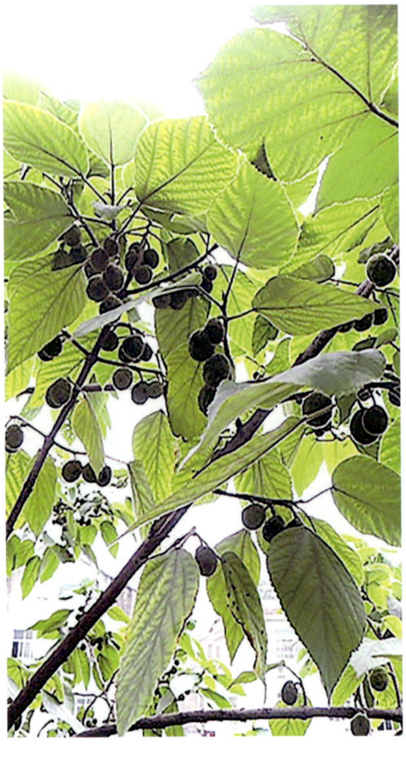
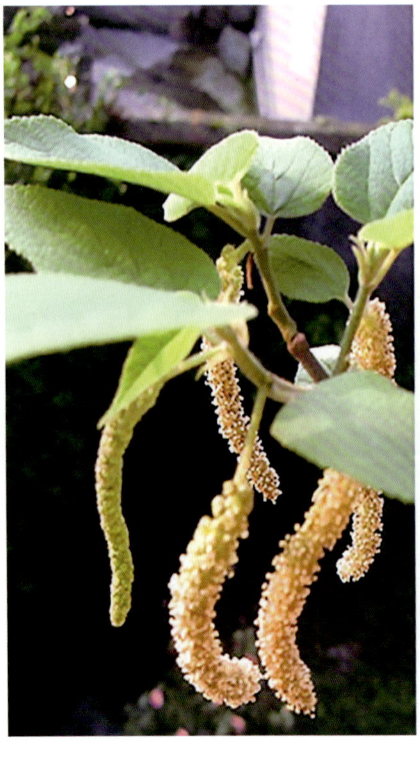
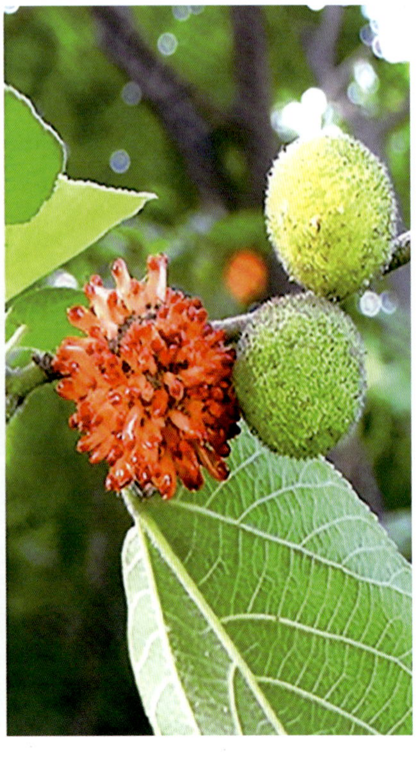

葡萄 | Pu tao

Bid ghand ghunb 比干棍

晶莹剔透似明珠，苗乡山寨四处栽。补气养血怔忡除，生津除烦淋浊乖。

葡萄，为葡萄科葡萄属植物葡萄 *Vitis vinifera* L. 的果实。

苗乡各地均有栽培，也有不少野生者。苗乡人把栽培的葡萄称为“葡萄”，而把野生的葡萄，称为“野葡萄”。两种葡萄用法、用量、用途各不相同。

别名 提子、草龙珠、山葫芦、蒲桃、李桃、蒲陶、晶明珠。

采制 药用果实。夏末秋初果熟时采收，拣净杂质，洗净粉尘、鲜吃或晒干备用。

性味与归经 味甘、酸，性平。入肺、脾、肾经。

功效 补气血，强筋骨，生津液，除烦渴，利小便。

主治 气血虚弱、肺虚咳嗽、心悸盗汗、风湿痹病、淋病、浮肿。

用法用量 内服：煎汤，20～30 克，捣汁服或浸酒。外用：适量，捣烂敷。

禁忌 脾胃虚寒者不宜多食，多食可引起腹泻。

附方

1. 热淋：葡萄 1500 克，蜂蜜、食盐各适量。将葡萄去皮切片，用蜂蜜泡 10 分钟，焙干，再浸再焙，连续 3 次。然后每次嚼服数片，盐水送服，每日 3 次。
2. 细菌性痢疾：葡萄干、龙眼肉、党参各 30 克，焙干研末。每服 30 克，加开水冲泡 30 分钟温服，日 2 次，连服 3 天。
3. 肾虚腰痛：葡萄、人参各 3 克，白酒浸一夜。次早起取汁 20 毫升，温开水冲服，1 日 2 次。更取药酒涂手心，摩擦腰脊部。
4. 尿积、尿血：葡萄汁 20 毫升，藕汁 20 毫升，生地黄汁 20 毫升，蜂蜜 10 毫升，混合调匀，水煎热，每次 10 毫升，1 日 2 次。
5. 除烦止渴：生葡萄 30 克，洗净，剥皮生吃，或捣烂取汁，每次服 30 毫升。
6. 吹乳：大葡萄干 1 枚，于灯火上烤干，研细末，热酒调服，1 日 3 次。
7. 牙龈肿痛：葡萄干 10 克，去核，以烟硝填满，煅为炭，置地上冷却后，研细末搽之。有口水则吐出，不可下咽。
8. 心悸盗汗：葡萄干 10 克，百合 10 克，水灯草 10 克，水煎服。
9. 肺热咳嗽：鲜葡萄 20 克，洗净生吃，徐徐咽汁。禁忌辛辣。
10. 气血虚弱：葡萄干 10 克，大红枣 10 克，小人参 10 克，红糖 6 克，水煎服。
11. 胃热口苦：鲜葡萄 20 克，鸭梨 30 克，洗净生吃，1 日 2 次。

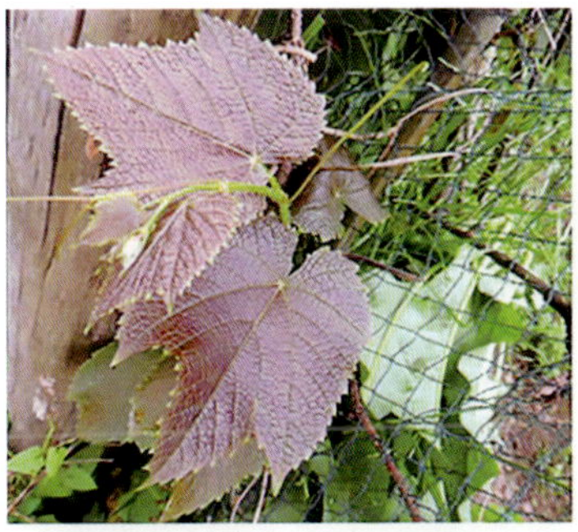
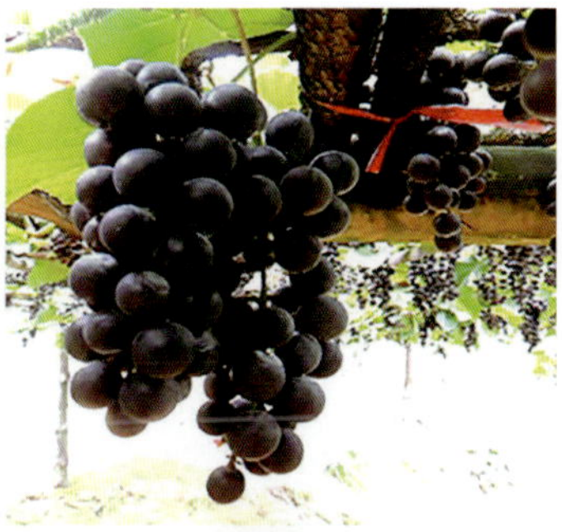
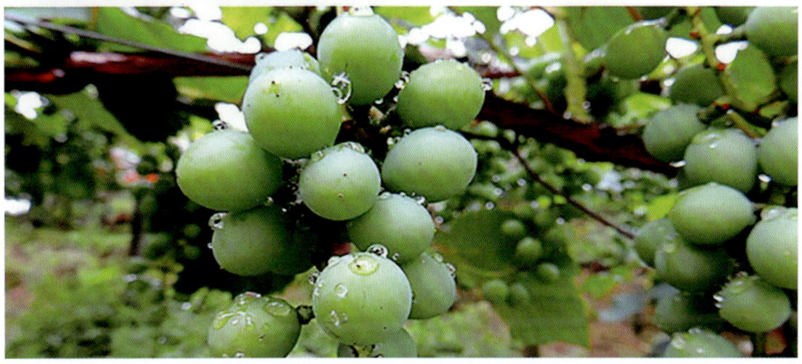
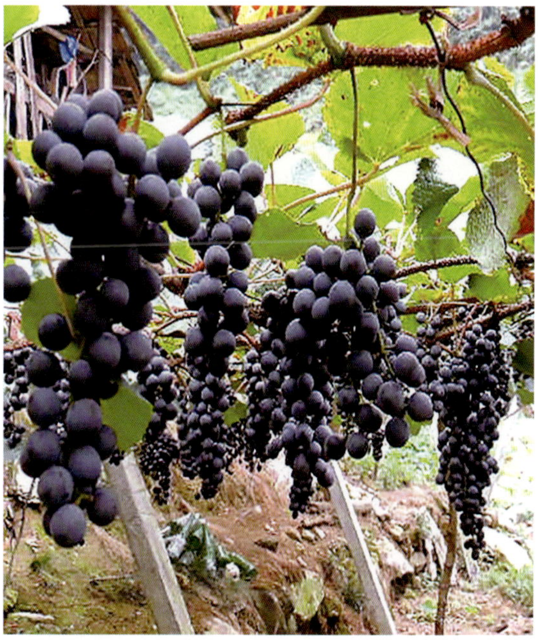

茄子 | Qie zi

Ghu angt 故昂

紫皮乌亮数落苏，药食两用四季收。清热散瘀痈毒除，肠风便血胸闷瘳。

茄子，为茄科植物茄 *Solanum melongena* L. 的果实。

苗乡各地均有栽培，一般栽培在菜园、路边以及山坡上。

别名 茄、乌茄子、紫茄子、落苏、昆仑瓜、草鳖甲、矮瓜、吊菜子、青茄、紫茄、白茄。

采制 药用果实、茎叶。一般以嫩果为主。在果实有刀把大小，果皮嫩艳时采摘，鲜用或切片，晒干备用。老果则切开成四片，果蒂处不切断，然后用竹签撑开，挂在阴凉、通风处，阴干备用。

性味与归经 味甘，性凉。入脾、胃、大肠经。

功效 清热散瘀，消肿止疼，活血止血。

主治 热毒痈疮、皮肤溃疡、口舌生疮、痔疮下血、衄血、肠风下血、冻疮。

用法用量 内服：煎汤，20～30 克，或入丸、散剂，或泡酒。外用：适量，捣烂外敷，或整个烧热外熨患处。

禁忌 脾胃虚寒，容易腹泻、哮喘的人慎用。不可与螃蟹、黑鱼搭配服用。

附方

1. 肺热痰多：老茄子 30 克，蒸熟，加少量食盐、蒜末调匀，当菜吃。
2. 肠风泻血：茄子大者 3 个，湿纸裹，于煻火内煨熟，取出入磁罐子，趁热以无灰酒一升半沃之，便以蜡纸封闭，经三宿，去茄子，暖酒空心分服。
3. 热疮：生茄子 1 枚，割取头盖，挖空如瓶子。然后将“瓶口”对准疮顶，盖上，利用药性及吸力，拔除脓毒。
4. 妇人乳裂：秋月冷茄子裂开者，阴干，烧存性，研末，水调涂。
5. 老烂脚：取新鲜紫色茄子之皮，局部外敷，每日 1～2 次。
6. 皮肤溃疡：取茄子煨煅存性，研成细末，加入冰片混匀，撒创面，纱布包扎。
7. 奶痈：将茄子焙干，研成细末，撒于凡士林纱布上，外敷患处，1 日 2 次。
8. 冻疮初期：取老茄子 1 个，与热灰中烧熟，趁热熨敷患处。
9. 头痛胸闷：嫩茄子 1 个，于蒸锅中蒸熟，加蒜粒、米醋调匀，当菜吃。经常食用，对心脑血管疾病有很好的辅助治疗作用。
10. 肾炎：用茄子晒干研细末，每次 1 克，温开水吞服，1 日 3 次。
11. 内痔出血、直肠出血：老茄子 30 克，焙干研细末，每次 1 克，温开水送服，1 日 3 次。
12. 蜜蜂蜇伤：鲜茄子 1 个，洗净捣烂，敷患处。

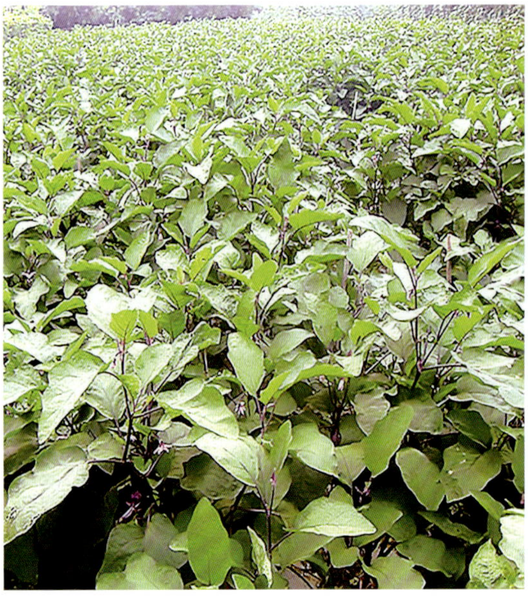

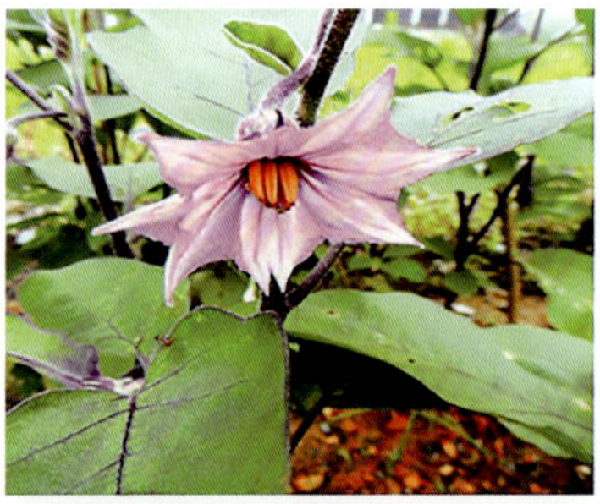

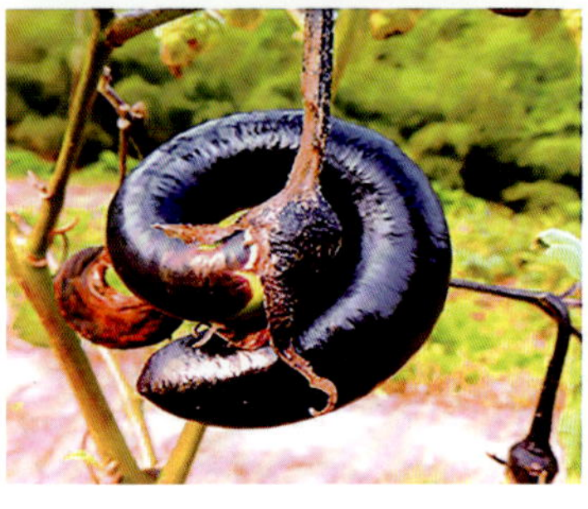

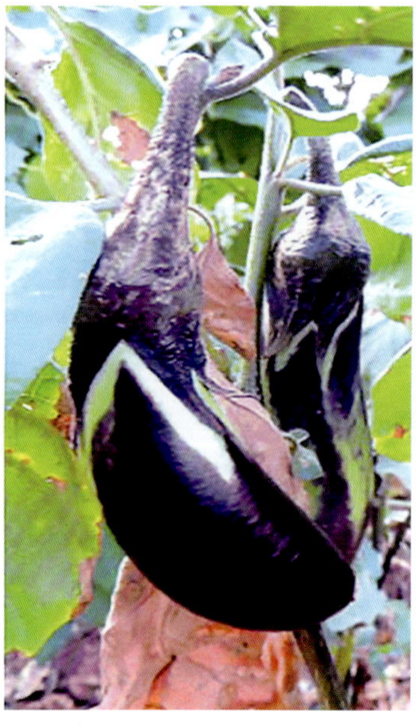

楸树 | Qiu shu

Ndut chongl 都通

村前宅后黄土喇，野生楸树自成荫。诸般癌症肾结石，痢疾白带眼生疔。

楸树，为紫葳科梓属植物楸树 *Catalpa bungei* C. A. Mey. 的果实、树皮。

苗乡各地均有生长，一般散生于村前、宅后及沟谷、山坡中下部。

别名 旱楸蒜台、金丝楸、梓桐、水桐。

采制 楸树以果实和树皮、根皮、叶等入药。秋季采摘果实，切段，阴干备用。春、夏、秋挖根剥皮，洗净，切片，晒干备用。夏季采叶，晒干，研细末备用。

性味与归经 味苦，性凉。入肺、胃、大肠经。

功效 清热解毒，散瘀消肿。

主治 果实主治：尿路结石、尿路感染。外用树皮、根皮主治：跌打损伤、骨折、痈疮肿毒。外用叶主治：疮疡脓肿。

用法用量 内服：果实 50 ～ 100 克。外用：叶、根皮、树皮适量，捣烂敷患处。

禁忌 孕妇忌服。

附方

1. **红眼病：** 楸树叶、淡竹叶各 10 克，黄连 3 克，水煎取汁，分 3 次服；或用楸树皮 15 克，水煎洗眼。
2. **食道癌：** 楸树皮适量，鸡蛋 3 个，同煮至鸡蛋熟，再将鸡蛋剥壳，放入煮鸡蛋的药水中，浸泡 3 天。每次吃鸡蛋 1 个，1 日 3 次，并喝其药汁。
3. **肺癌：** 楸树皮 100 克，草河车、女贞子、白花蛇舌草、淡竹叶各 30 克，水煎取汁，分 3 次服，每日 1 剂。
4. **小儿白秃：** 摘楸树叶、嫩芽一把，捣烂取汁，敷患处，1 日 2 次。
5. **肠炎、痢疾：** 楸树皮、白头翁、黄柏各 10 克，黄连 3 克，水煎取汁，分 3 次服。服药期间禁食酸、冷食物。
6. **胃癌：** 将楸树皮半斤切碎，与鸡蛋 3 个，同煮熟。每次吃鸡蛋 1 个，每天 3 次，并喝煮鸡蛋的药汁。
7. **慢性细菌性痢疾：** 楸树皮 12 克，生地榆、香椿皮各 10 克，水煎服。
8. **上颌窦癌：** 取楸树半成熟的果实外皮 500 克，浸入白酒 100 毫升中，15 天后过滤取汁备用。每次喝药酒 10 ～ 20 毫升，1 日 3 次，连喝 1 年。
9. **麦粒肿、大便干燥：** 楸树皮 10 克，大黄 6 克，水煎服。并用药渣水外敷麦粒肿患处，1 日数次。

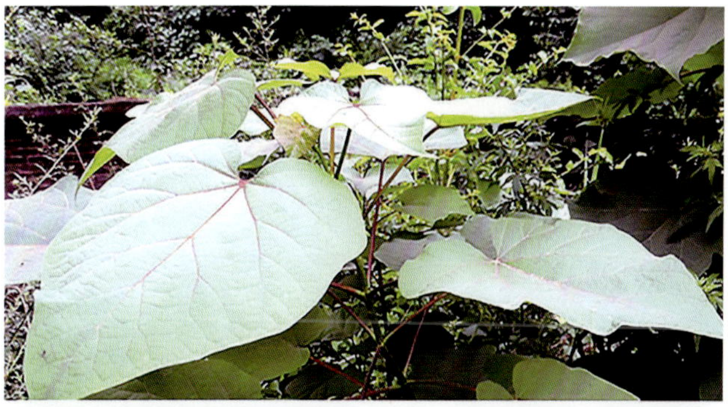
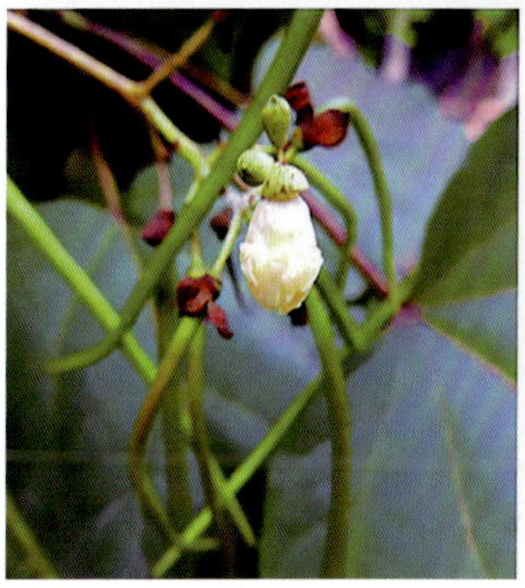
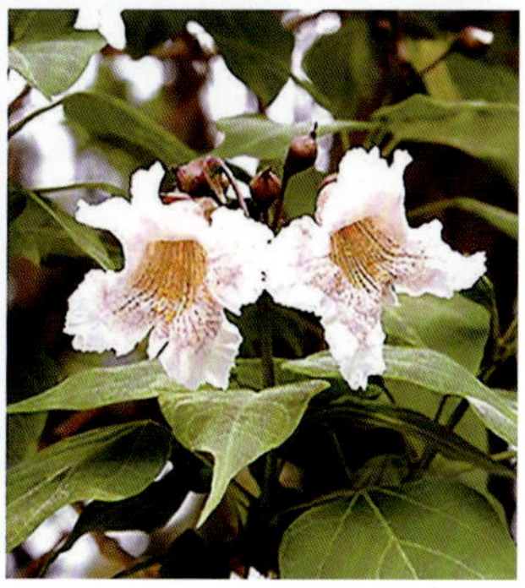
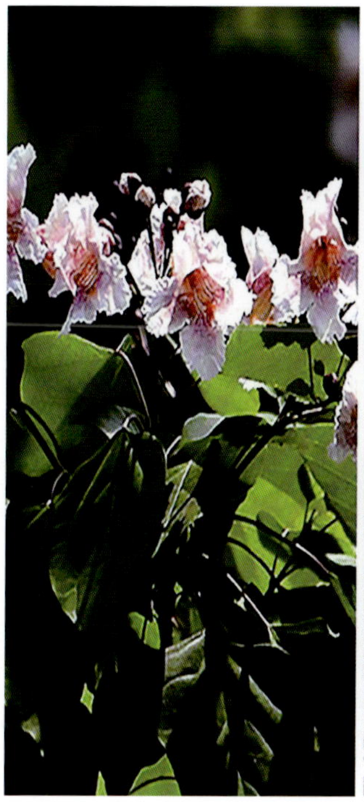
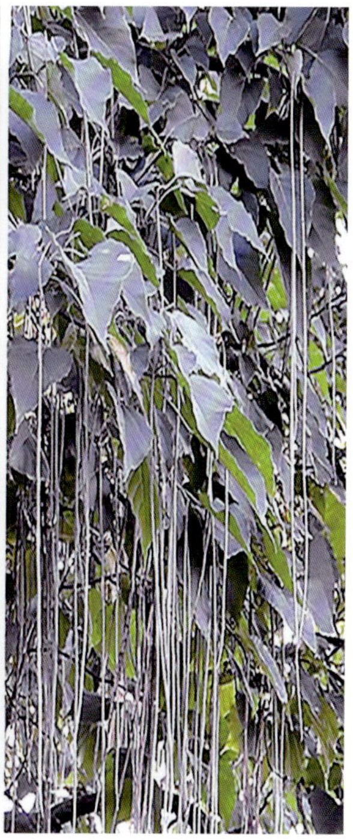

三月泡 | San yue pao

Bid nghoab 比果

三月树莓味道好，晶莹艳红赛玛瑙。补肾助阳涩精带，温肠止泻夜尿少。

三月泡，为蔷薇科悬钩子属植物华东覆盆子 *Rubus chingii* Hu 的果实、根茎。

苗乡各地均有野生，一般生于山谷小溪旁、山路边、田坎边、荒草地或山坡疏林中。

别名 覆盆、覆盆子、树梅、树莓、野莓、木莓、小托盘。

采制 三月泡以果实、根茎入药。果实在夏初由绿变绿黄时采收，除去梗、叶，置沸水中略烫或略蒸，取出，干燥备用。根茎秋冬季采挖，洗净泥土，切段，晒干备用。

性味与归经 味甘、酸，性温。入肾、膀胱经。

功效 补肝肾，缩小便，助阳，固精，明目。

主治 肾虚遗尿、小便频数、阳痿早泄、遗精滑精、虚劳、目暗。

用法用量 内服：煎汤，6～12 克，或浸酒、或熬膏，或入丸、散。外用：适量，捣烂敷或研细末撒。

禁忌 肾虚有火，小便短涩者慎服。强阳不倒者忌之。

附方

1. **阳事不起：** 三月泡 100 克，酒浸，焙研为末，每早酒服 9 克。
2. **肺气虚寒：** 三月泡 20 克，取汁，少加蜜，顿服；或三月泡 30 克，粳米 60 克，熬为稀粥，热服。
3. **腹痛呕吐：** 三月泡根 10～15 克，水煎取汁，分 3 次服。
4. **水泻：** 三月泡根 10 克，乌泡尖 6 克，水煎取汁，分 3 次服。
5. **小儿消化不良：** 三月泡根 30～60 克，金樱子根 15 克，加糖少许，水煎服。
6. **腹泻：** 三月泡、水杨柳、乌泡、辣蓼、青蒿各 10 克，水煎服。
7. **吐泻：** 三月泡 10 克，扒船泡果实 10 克，老鸦酸 10 克，水煎服。
8. **淋巴结核：** 三月泡根 60 克，猪瘦肉 30 克或鸡蛋 1 个，蒸服。
9. **风湿骨痛：** 三月泡根 100 克，大血藤 30 克，蜈蚣 2 条，浸酒内服或外搽。
10. **预防痢疾：** 三月泡根、天青地白、十大功劳各等量，水煎，分 3 次服。
11. **泻痢下血：** 三月泡 10 克，雀儿脑 15 克，捣烂，淘米水冲服。
12. **肾炎水肿：** 三月泡干根 15～30 克，水煎取汁，分 3 次服。
13. **摆白：** 三月泡根、天青地白各 30 克，头发灰 10 克，鸡蛋清 4 个，红糖 60 克，水煎取汁，分 3 次服。
14. **血崩山：** 三月泡 10 克，野鸡泡根 10 克，雀儿脑 10 克，水煎，冲红糖服。
15. **泻痢下血：** 鲜三月泡 10 克，鲜雀儿脑 15 克，捣烂，淘米水冲泡，取汁服。
16. **尿路结石：** 三月泡根适量，野菊花叶适量，研末，井水调取汁，分 3 次吞服。
17. **尿积：** 三月泡根 10 克，连钱草 15 克，海金沙 10 克，水煎取汁，分 3 次服。

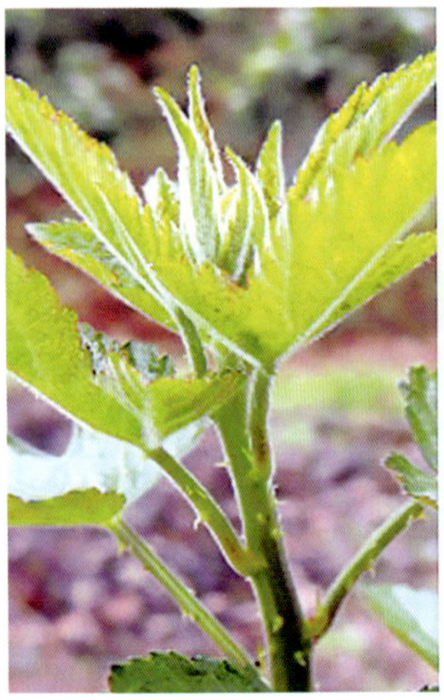
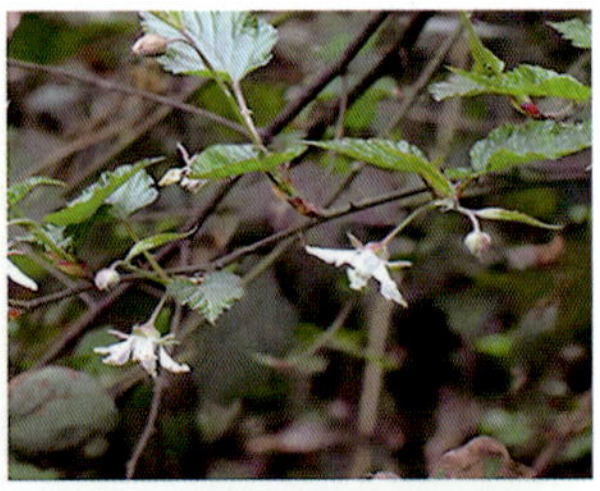
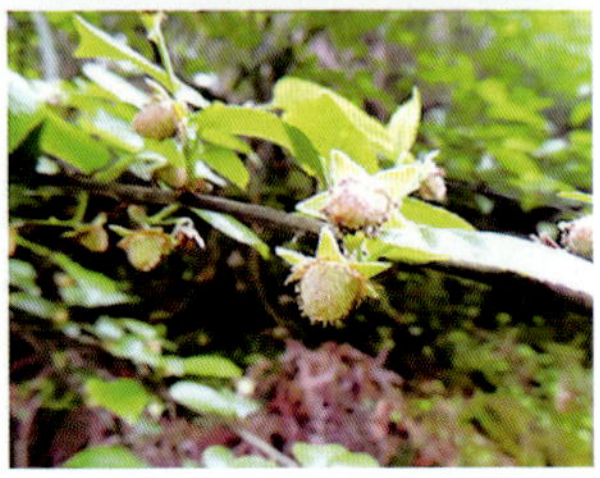
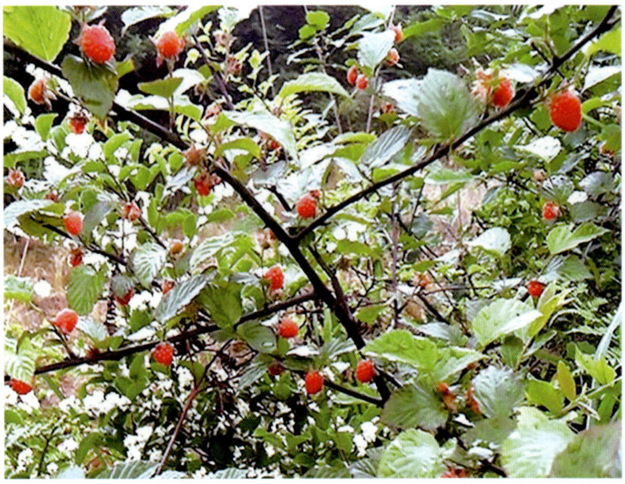

山核桃 | Shan he tao

Bid ndut shan xie 比都山蟹

皮厚肉少味道香，深山峡谷悬崖上。通润经脉养气血，化痰定喘补肾阳。

山核桃，为胡桃科山核桃属植物山核桃 *Carya cathayensis* Sarg. 的果实。

苗乡山区有野生，一般生于高山、峡谷、溪涧等树林中，或悬崖、石壁之上。

别名 小核桃、野核桃、山蟹、山核、小胡桃、野胡桃。

采制 药用根皮、果皮、果仁。秋季山核桃成熟时采收果实，采回后进行脱皮处理。然后将果皮、果肉分别晒干，置于通风阴凉处。根皮四季可采，采回后洗净泥土，切片，晒干备用。

性味与归经 味甘、性温。入肺、肾、大肠经。

功效 通润血脉，补气养血，润燥化痰，益胃补肾，温肺定喘。

主治 腰痛骨软、精神不振、失眠多梦、咳嗽哮喘、便秘腹胀、白发脱发、记忆力下降、病后虚弱。

用法用量 内服：水煎，10～15 克，或生吃 1～2 个。外用：适量，捣烂外敷或榨油外搽。

禁忌 山核桃忌与浓茶同服。山核桃含油脂较多，火性大，多吃易上火，令人出现恶心的症状，因此凡发热、咳喘、烦躁不安、吐血、腹泻者禁服。

附方

1. **老年哮喘：**山核桃仁 10 克，夜关门 10 克，香樟 10 克，水煎取汁，加蜂蜜 10 克调匀，每日早晚各服 1 次。
2. **水泻：**山核桃仁 10 克，白蒿 10 克，石榴根皮 10 克，淘米水煎取汁，分 3 次服。服药期间禁食酸冷食物。
3. **习惯性便秘：**山核桃仁 5 个，每晚临睡前食用，连服 30 天。
4. **白发脱发：**山核桃仁 10 克，墨斗草 15 克，女贞子 10 克，冬桑叶 15 克，水煎取汁，分 3 次服。服药期间多吃黑豆、黑芝麻。
5. **血亏食少：**山核桃仁 10 克，隔山消 10 克，朱砂莲 15 克，红体子 15 克，淘米水煎汁，分 3 次服。服药期间多吃红色食物，如花生米、红枣等。
6. **小儿骨迟：**山核桃仁 3 克，龙骨 3 克，粽叶草 3 克，千年矮 3 克，淘米水煎取汁，分 3 次服。
7. **神经衰弱、失眠多梦：**山核桃仁 15 克，百合 20 克，柏子仁 10 克，猪心子 1 个，同煮熟，吃猪心子，喝汤，1 日 3 次。连服半个月。
8. **腰膝酸软、阳痿早泄：**山核桃仁 15 克，杜仲 10 克，燕子尾 10 克，狗鞭 1 只，鸡卵子 1 对，同煮熟，吃狗鞭、鸡卵子，喝汤，1 日 3 次，连服 20 天。

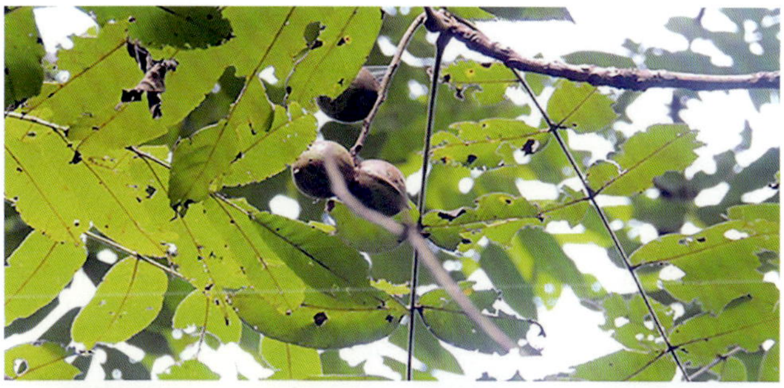
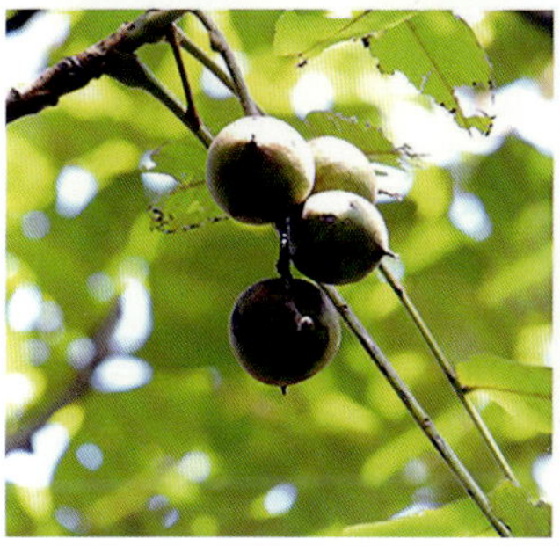
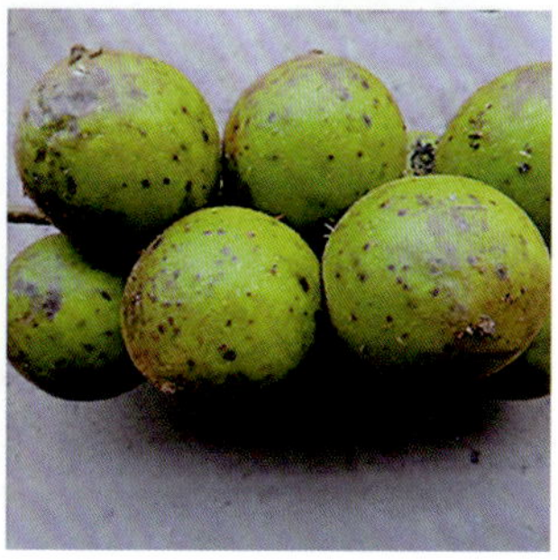
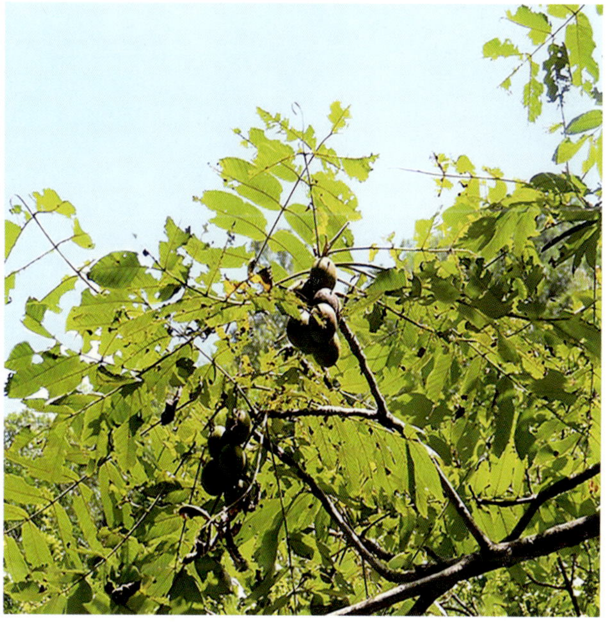

山姜子 | Shan jiang zi

Bid gangl leb 比杠耐

麻辣辛温山姜子，山林路边揽青枝。寒湿腹痛暑热痧，癞头晕车肿四肢。

山姜子，为樟科植物木姜子 *Litsea pungens* Hemsl. 的果实。

苗乡各地均有野生，一般生于山路边、疏林中、果园边以及荒坡之上。

别名 三姜子、山江子、三江子、木江子、木姜子、毛叶木姜子、大木、木香子、木浆子、山胡椒、澄茄、荜澄茄、毗陵茄子、毕茄。

采制 药用果实、枝叶。农历6月至7月间，在山姜子果实饱满，还未完全成熟时采摘，连果枝摘下，晒干，干燥后摘下果实，拣净杂质，再行晒干备用。叶片在茂盛时采摘，采回后洗净灰尘，切丝，晒干备用。茎枝四季可采，采回后削去老皮，切片，晒干备用。

性味与归经 味辛辣、性温。入脾、胃、肾、膀胱经。

功效 温中散寒，行气止痛。

主治 胸腹疼痛、呕吐反胃、食欲不佳、寒疝腹痛、小儿腹胀、发痧、晕车晕船、寒湿水肿、无名肿毒、头部癞疮。

用法用量 内服：煎汤，2～4克，或入丸、散剂。外用：适量，研末擦牙，或水煎取汁，以鼻吸气。

禁忌 山姜子性温，阴虚火旺之人忌食。干燥综合征、结核病、糖尿病、肺热咳嗽患者忌食。

附方

1. 寒气腹痛：山姜子5～12克，小杆子10克，香薷6克，水煎取汁，分3次服。
2. 小儿腹胀：山姜子果、茎6克，隔山消6克，水煎取汁，分3次服。服药期间禁食辛辣、油腻食物。
3. 感寒腹痛：山姜子果15克，银薄荷10克，香樟子6克，苏叶6克，水煎取汁，分3次服。服药期间禁食酸冷食物。
4. 痧症：山姜子果及叶10克，水煎服。
5. 晕车呕吐：干山姜子10克，备身上，遇晕车时，取3～5粒放口中，慢慢嚼服。
6. 伤风感冒：山姜子叶6克，苏叶6克，千年矮10克，水煎取汁，分3次服。
7. 水肿：山姜子茎叶60克，冬瓜皮10克，生姜皮3克，水煎作茶饮。
8. 鸡屎癞：山姜子叶，九里光10克，接骨草10克，冰片2克，煎水洗头。
9. 哮喘：山姜子4克，胡颓子叶、夜关门各15克，水煎服。忌食酸、辣物。
10. 噎食不纳：山姜子、白豆蔻等分。焙干研细末，每用少许，以舌舐之。
11. 中暑：山姜子4克，辣子蛇药4克，刺风蛇药10克，水煎服。

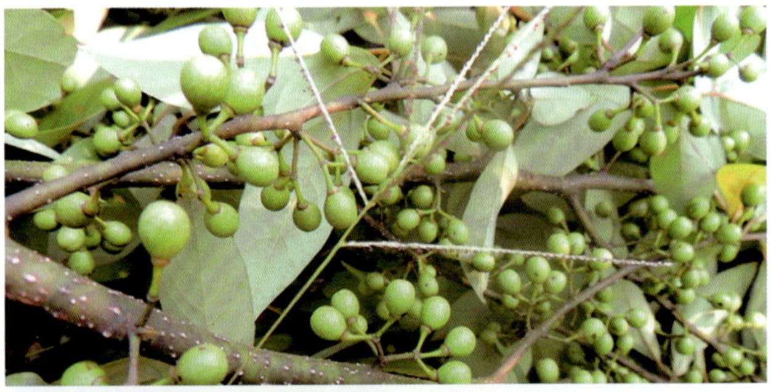
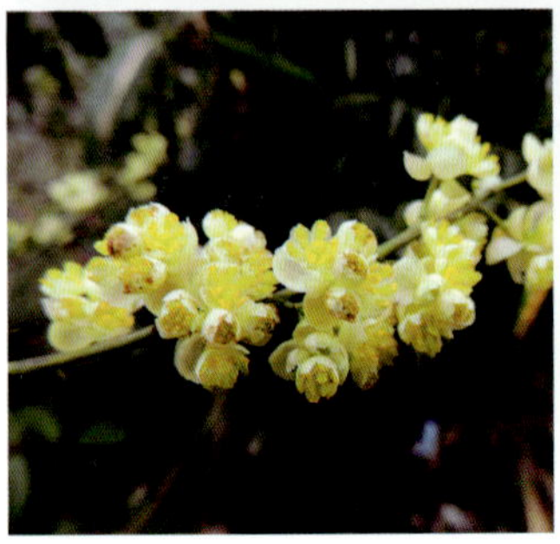
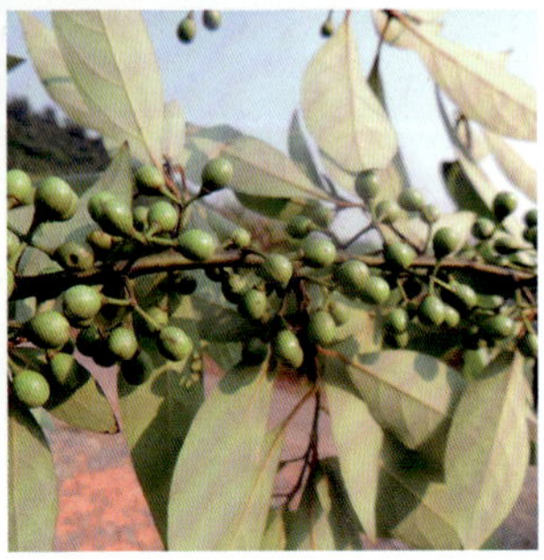
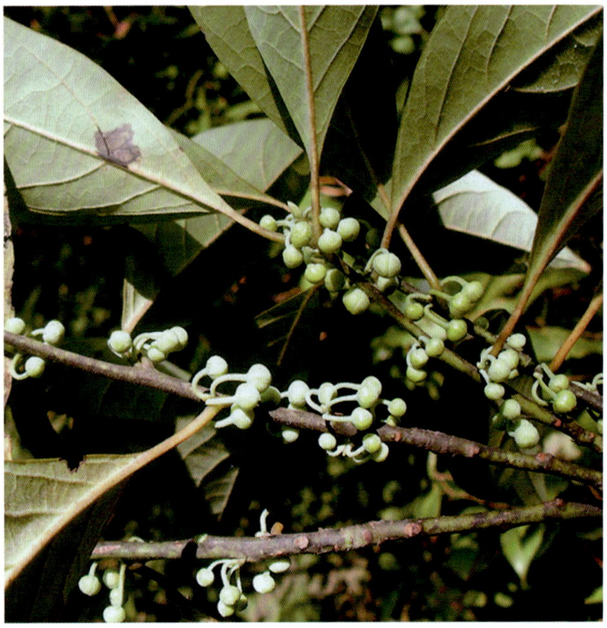

山柳树果 | Shan liu shu guo

Ndut fad xangd 都化香

叶似柳树果如球，高山荒坡杂林中。果治伤痛煎水服，叶杀蛆虫撒水沟。

山柳树果，为胡桃科植物化香树 *Platycarya strobilacea* Sieb. et Zucc. 的果实。

苗乡各地均有野生，一般生于坡顶山林中、山路边、溪谷旁以及荒坡树林中。

别名 化香树、花木香、还香树、皮杆条、山麻柳、栲蒲。

采制 山柳树以树皮、枝叶、果实入药。树皮、枝叶随采随用，洗净，鲜用或晒干备用。果实（化香树球）在秋后成熟时采摘，晒干备用。

性味与归经 山柳树果：味辛，性温。入肺、脾、大肠三经。山柳树树皮、枝叶：味苦，性寒，有毒。

功效 山柳树果：顺气祛风，消肿止痛，燥湿杀虫。山柳树树皮、枝叶：解毒，止痒，杀虫。

主治 山柳树果主治：内伤胸胀、腹痛、筋骨疼痛、跌打损伤、痈肿、湿疮、疥癣。山柳树树皮、枝叶主治：疮疖肿毒、阴囊湿疹、顽癣。

用法用量 山柳树果，内服：煎汤，10～20克；外用：适量，煎水洗或研细末调敷。山柳树树皮、枝叶，只可外用，不可内服，煎水洗或捣汁外搽，或烧烟熏，或煮水撒在粪坑、污水中，用以杀蛆、灭孑孓。

禁忌 化香树叶有毒，禁止内服。

附方

1. **内伤胸胀、腰痛及筋骨疼痛：**山柳树干果序 15 克，山楂根 15 克，煎汁冲烧酒，早晚空腹饮用。
2. **牙痛：**山柳树果 15 克，细辛 3 克，水煎取汁，每次含药汁一口。吐出痰涎。每日 3～4 次。
3. **脚生湿疮：**山柳树果序适量，研成细末，和食盐少许调匀，外搽患处。
4. **小儿头疮：**山柳树果序 20 克，枫树球 30 克，硫黄 6 克，研细末，茶油调搽。
5. **癣疥：**山柳树果序 30 克，煎水外洗，1 日 3 次。

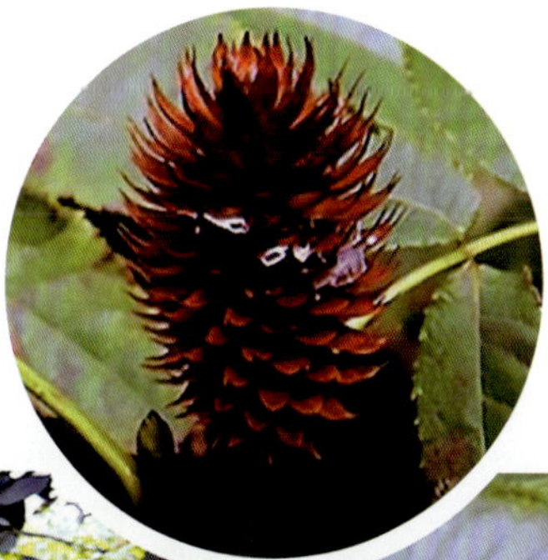
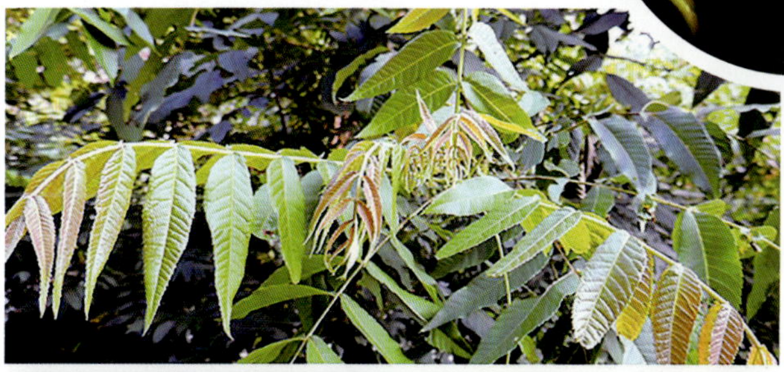
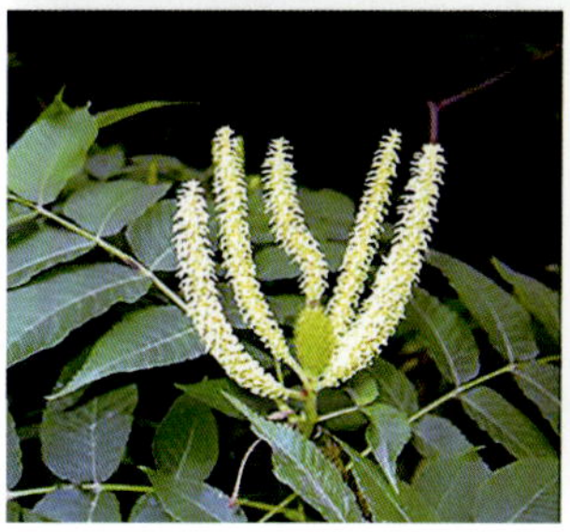
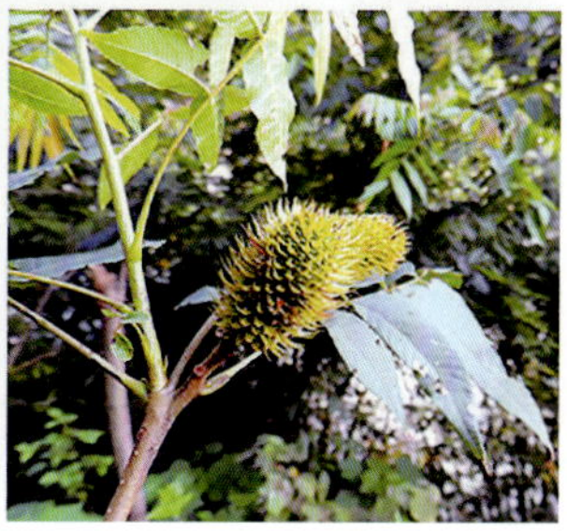
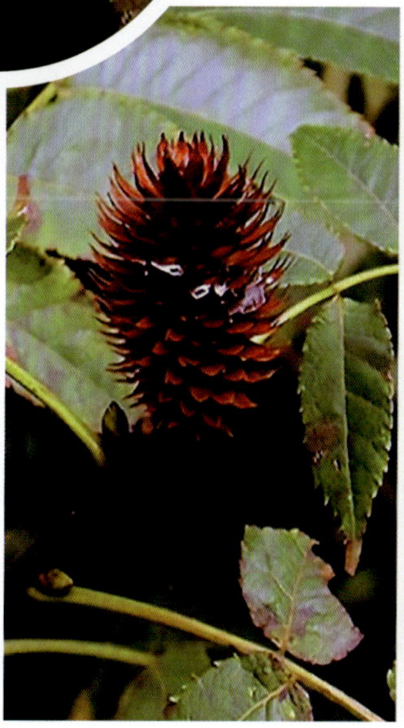
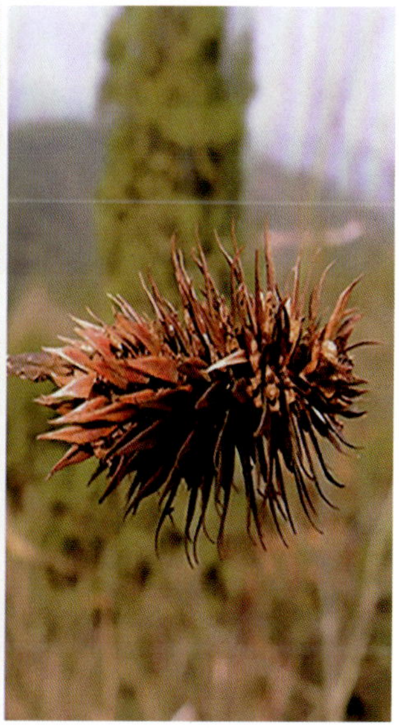

山柿子 | Shan shi zi

Bid xiaob maml 比小满

深山老林寻野珍，枝高果小林间玭。腹泻痢疾咳嗽久，眩晕头痛呃逆深。

山柿子，为柿科柿属植物野柿子 *Diospyros kaki* Thunb. var *silvestris* Makino. 的果实。

苗乡山区均有野生，一般生于山地自然林、次生林中、山坡灌木丛中，也有的野生于悬崖石壁之上。

别名 野柿子、山柿、油柿、麻禾藤。

采制 药用果实、根茎、枝叶。根茎全年可采，采回后洗净泥土，切片，晒干备用。枝叶：春夏采集，一般鲜用。果实秋后采摘，晒干，剥去外皮，敲开核壳，取里面的果仁，晒干备用。

性味与归经 味酸、涩，气清香，性寒。入肺、脾经。

功效 调理脾胃，清热止咳，涩肠止泻。

主治 脾胃虚弱、消化不良、干咳少痰、腹泻腹痛、旧年痢疾、高血压、便秘、呃逆。

用法用量 内服：煎汤，3 ～ 10 克。

禁忌 山柿子味酸涩，会影响身体对铁质的吸收，不宜多吃。喝酒后不能吃山柿子，空腹不能吃山柿子。

附方

1. **紫癜风：**山柿子叶 100 克，焙干研细末，每次 3 克，每日 3 次，温开水冲服。
2. **噎膈：**山柿子蒂 10 克，水煎，分 3 次服。服药期间禁食油腻、煎炸食物。
3. **寸白虫：**山柿子树根 10 克，臭李子茎叶 12 克，陈石灰 3 克，水煎，分 3 次服。
4. **高血压：**山柿子叶 500 克，研成细末，每次 6 克，每日 3 次，温开水冲服。
5. **甲状腺肿大：**山柿子 10 克，海藻 6 克，猪叫喉头 1 副，同煮熟，吃猪喉头，喝汤，1 日 3 次。
6. **便秘、便结：**山柿子 10 克，隔山消 10 克，橘子皮 6 克，水煎取汁，分 3 次服。服药期间禁食辛辣食物。
7. **慢性支气管炎、干咳无痰：**山柿子 10 克，金荞麦 10 克，铁包金 10 克，三两银 2 克，水煎含服，1 日 3 次。
8. **动脉硬化、头痛：**山柿子 10 克，瓜板 10 克，鹰爪风 10 克，野菊花 10 克，水煎，分 3 次服。禁食油腻、酸冷食物。
9. **腹泻、腹痛：**山柿子 10 克，山姜子 3 克，小管仄 10 克，石榴皮 3 克，水煎服。
10. **旧年痢疾：**山柿子 10 克，臭牡丹根 10 克，血报木 10 克，白蒿 10 克，煎服。
11. **老年咳嗽：**山柿子 10 克，山核桃 10 克，黑木耳 6 克，水煎，分 3 ～ 4 次服。

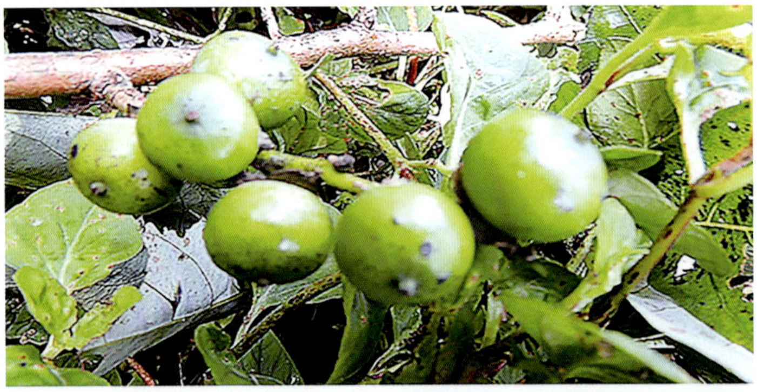

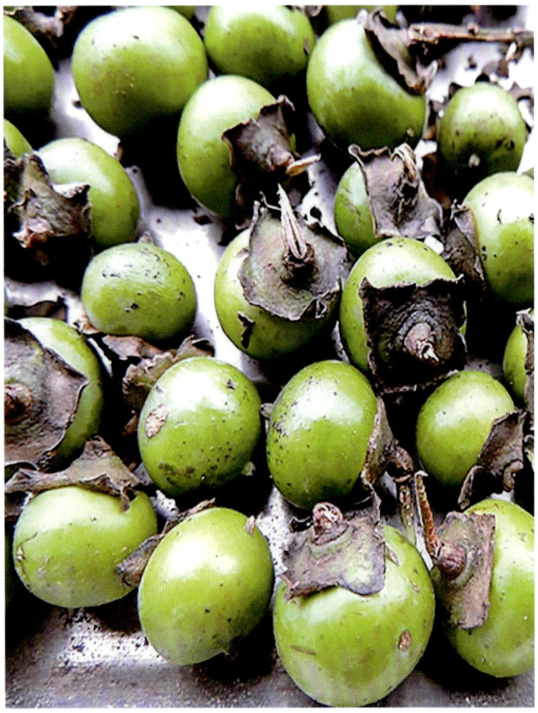

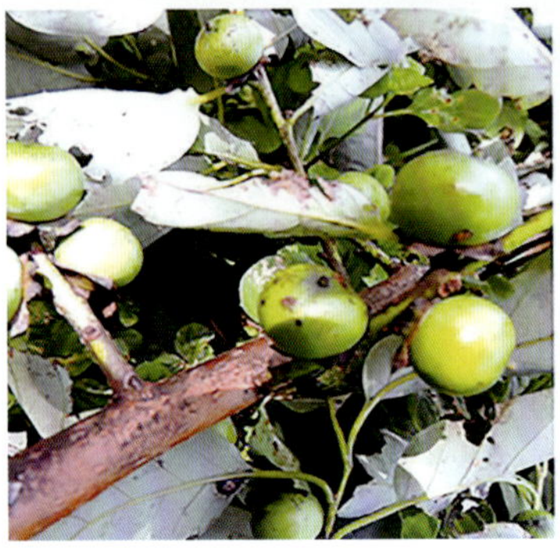

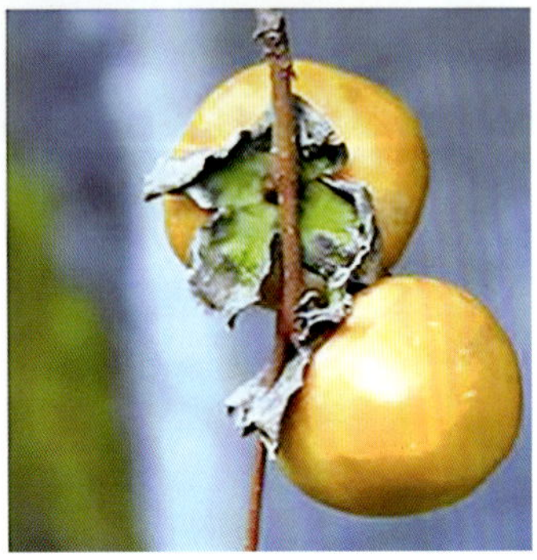

石榴 | Shi liu

Bid ndut shix lious 比都石榴

多子多福番石榴，甘温酸涩性能收。生津止渴止泻痢，涩精提肛便血休。

石榴，为石榴科植物石榴 *Punica granatum* L. 的果实、花朵及果皮。
苗乡各地均有栽培。一般生长在庭院里、菜园边及果园边。

别名 酸石榴、安石榴、西榴、酸榴、若榴、金罂。

采制 以果实、花朵及果皮入药。5月至6月采摘花朵，晒干备用。秋季果实成熟时采摘果实，趁鲜食用，或在吃石榴时，留下石榴皮，撕碎，晒干备用。

性味与归经 味甘、酸、涩，性温。入大肠、肾经。

功效 生津止渴，收敛止泻，驱虫止血。

主治 久泻、久痢、便血、脱肛、滑精、崩漏、带下、虫积、疥癣。鲜石榴主治：皮肤干燥、面色无华、口燥咽干、烦渴。石榴皮主治：久泻、久痢、便血、崩漏及遗精、脱肛、虫积腹痛、疥癣等。石榴花主治：止血、止带。

用法用量 内服：煎汤，3～5克，或入散剂。外用：煎水熏洗或研末调涂。

禁忌 石榴不适宜患便秘、尿道炎、糖尿病及实热积滞者。石榴不可与西红柿、螃蟹同食。

附方

1. **慢性痢疾：**石榴皮3克，地榆炭10克，白蒿10克，水煎服。
2. **遗精：**石榴皮3克，龙骨10克，五味子5克，水灯草10克，水煎服。
3. **脱肛：**石榴皮10克，团鱼头1个，千年老鼠屎10克，共焙干研末。青布浸桐油烤热，沾药末外搽患处。
4. **脱肛：**石榴皮100克，白矾15克，水煎半小时，熏洗肛门，每日2次。
5. **白发：**酸石榴100克，五倍子150克，芝麻叶50克。阴干研粗末，置铁器内，加水捣烂，取汁外搽。
6. **耳内流脓水：**石榴花适量，焙干研末，吹入耳内，每日2～3次。
7. **鼻疳、衄血：**石榴花或根皮6克，水煎取汁，分3次服。
8. **腹痛腹泻：**石榴皮6克，马兰6克，鸡冠花10克，三月泡根10克，水煎服。
9. **久咳：**石榴皮、诃子、葶苈子、甘草各50克，加水浓煎2次，取液混合，加蜂蜜50～100克，再浓缩成膏，每服3克，1日3次，连服3～5天。

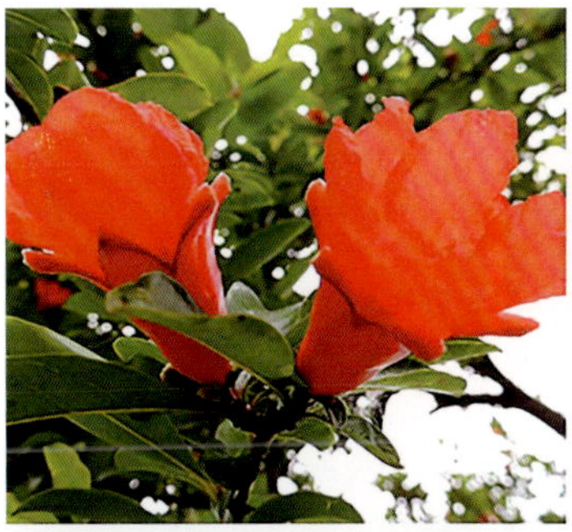
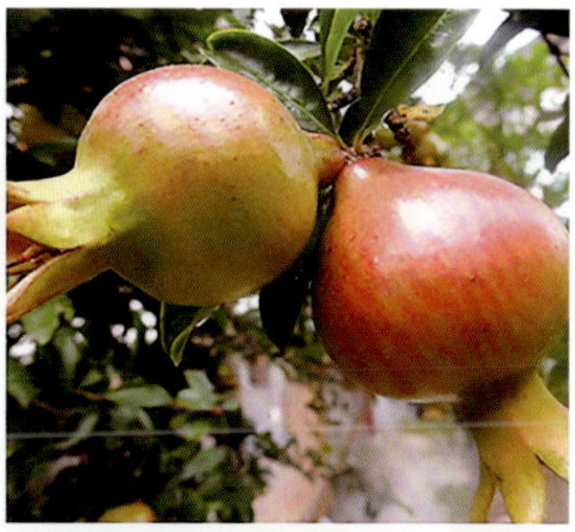
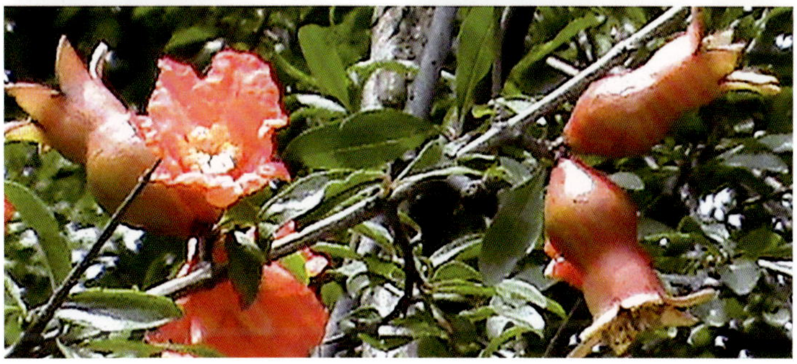
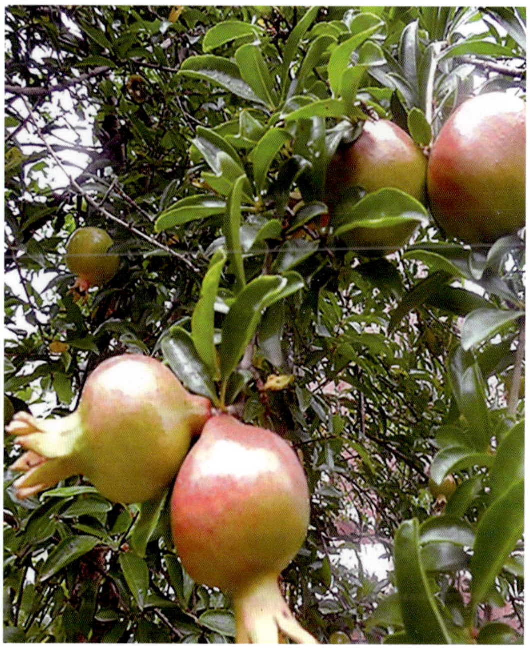

柿子 | Shi zi

Bid maml 比满

甘涩性寒香柿饼，秋风萧瑟果色金。肺热消渴咳带血，呃逆反胃血气奔。

柿子，为柿科柿属植物柿子 *Diospyros kaki* Thunb. 的果实。

苗乡各地均有栽培，也有野生。一般栽培在房前屋后，菜园或果园中，野生在杂树林中或者荒坡上。

别名 朱果、猴枣、半果、米果、猴果、红柿、香柿、毛柿、懒柿子。

采制 以果实、果蒂、柿叶、柿霜入药。柿子叶随采随用，一般鲜用为主。果实秋后变深黄色时采摘，鲜吃，或压饼食用，俗称“柿饼”。

性味与归经 味甘、涩，性寒。入肺、脾经。

功效 清热润燥，生津止渴，止咳化痰，健脾止泻。

主治 肺热咳嗽、咽喉疼痛、口干口渴、呕吐泄泻、大便干结、干咳少痰、高血压、慢性支气管炎、动脉硬化、痔疮出血。

用法用量 水煎：内服，10 ～ 15 克，或生吃 1 ～ 2 个。

禁忌 不宜食用未成熟的柿子。食后不宜饮白酒、菜汤或白开水，以免引起胃石症。生柿子不宜与螃蟹、甘薯、鸡蛋同吃。吃柿子后不可喝醋，以免引起腹痛、呕吐。

附方

1. **高血压、咽喉疼痛：**柿饼 3 个（去蒂），清水和冰糖适量，蒸至柿饼变软后食用，1 次 1 个，1 日 3 次。
2. **干咳少痰、咯血咽痛：**柿饼 3 个（去蒂、切碎），大米 100 克，同煮粥，用冰糖或红糖调味食用。
3. **甲状腺肿大：**青柿子 1000 克，洗净去柄，切碎捣烂绞汁，放在铁锅中熬膏，加蜂蜜一倍，再煎至浓稠，瓶装备用。每次 1 汤匙，开水冲服，1 日 2 次。
4. **尿积、血尿：**柿饼 1 个，灯心草 6 克，水煎，加白糖调味食用，每日 2 次。
5. **百日咳：**柿饼 1 个，生姜 4 克。柿饼切两半，生姜切碎夹在柿饼内，小火焙熟，去生姜，食用柿饼。
6. **吐血、咳血：**青柿子 1 个，用酒煮熟，食用柿子，每日 2 ～ 3 次。
7. **胃出血：**柿饼焙干研细末，每次 15 克，开水送服，1 日 3 次。
8. **血崩：**柿饼 5 个，烧炭存性，研成细末，用甜酒冲服。禁食辣椒、白酒。
9. **呃逆：**柿蒂 6 个，水煎取汁，分 2 次服，1 日 1 剂。
10. **痔疮出血：**柿蒂 6 个，地榆炭 15 克，水煎服，1 日 3 次。
11. **小儿脐疮：**柿蒂 3 个，焙干研细末，外撒患处，布条包扎。
12. **血小板减少症：**柿子叶 3 克，花生衣少许，焙干研细末，温开水冲服，1 日 3 次，连服 60 天。

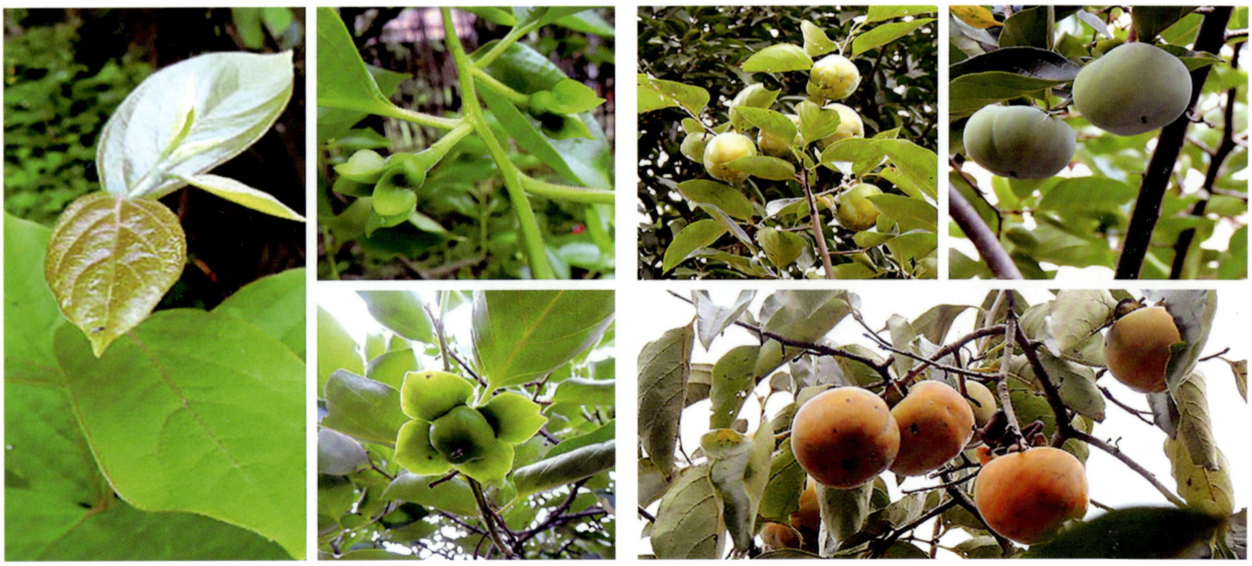

水稻 | Shui dao

Reib nax nef 鋭那奴

神农传下水生稻，润养子民劳苦高。脾虚食少消渴症，积滞盗汗米汤尿。

水稻，为禾本科稻属植物水稻 *Oryza sativa* L. 的种子。

苗乡水稻种植面积很广。

别名 禾、草禾、刚禾、糯禾、稻、稻谷、谷子、谷芽、稻芽。

采制 药用全草、根茎，谷芽。全草、稻秆随采随用。水稻根（糯稻根）收割后采挖，除去残茎，洗净，鲜用，或晒干备用，或将稻秆烧灰，淋汁外用。谷芽须人工发芽，晒干备用。

性味与归经 味甘，性平。入脾、胃、肺经。

功效 稻谷：补中养胃，益精强志，聪耳明目，止渴止泻。谷芽：消食化积，健脾开胃。稻根：益胃生津，退虚热，止盗汗。

主治 稻谷主治：脾胃虚弱、不饥食少、食积不消、腹胀口臭。谷芽主治：食积停滞、胀满泄泻、脾虚少食、脚气浮肿。稻根主治：阴虚发热、自汗盗汗、口渴咽干、肝炎、丝虫病等。

用法用量 内服：煎汤，15～30 克。外用：稻根、稻草灰，捣烂或煎水外洗。

禁忌 脾虚食少者慎食糯稻。

附方

1. **偏头痛**：水稻草（烧灰）、玉兰花树皮各适量，捣烂敷痛处。
2. **插秧时手腕肿痛**：水稻秧一把，火上烤软，揉手腕痛处。
3. **慢性胃炎、胃酸缺乏**：水稻根 10 克，石斛 10 克，麦门冬 3 克，黄荆 10 克，水煎服，每日 1 剂。
4. **产后盗汗**：水稻根 30 克，泥鳅 100 克。先将泥鳅宰杀洗净，用食用油煎至金黄，另用清水 2 碗煮水稻根，当煮至一半时，放入泥鳅煮汤，吃时放酱油、食盐、味精等，连汤带鱼同吃。
5. **食牛肉成积**：水稻草一握，切段，煎浓汤，热饮，1 日 2～3 次。
6. **小儿磨牙**：用干净水稻草梗 10 克，切成段，在小儿睡着后，放入小儿牙齿中，任其咬磨，3～5 天自愈。
7. **糖尿病**：水稻草秆 10 克，绿豆壳 10 克。将其切碎炒黄，沸水泡，当茶饮，可长期服用。服药期间禁食甘腻食物。
8. **止渴、止虚汗**：水稻根 30 克，干桃子 10 克，烧灰浸水，取上清液饮用，1 日 3 次。服药期间禁食辛辣食物。
9. **米汤尿（丝虫病）**：水稻根 120 克，红枣 10 枚，水煎取汁，分 2 次服，连服 20 天。
10. **急性传染性肝炎**：水稻根 45 克，生甘草 5 克，水煎去渣，加白糖 15 克，分 2～3 次服。
11. **高脂血症**：水稻根 90 克，决明子、丹参各 30 克，水煎，分 3 次服。

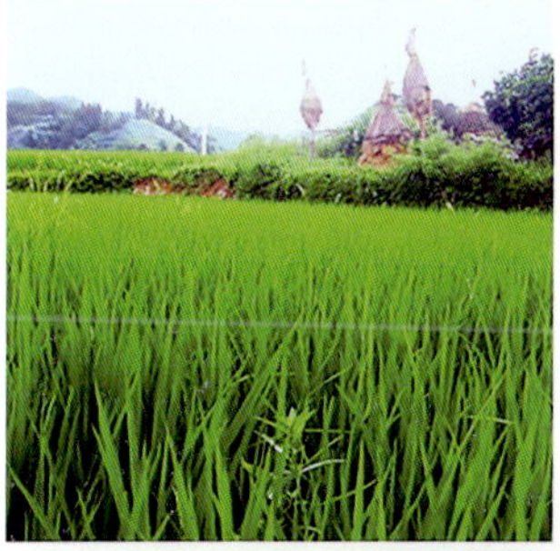
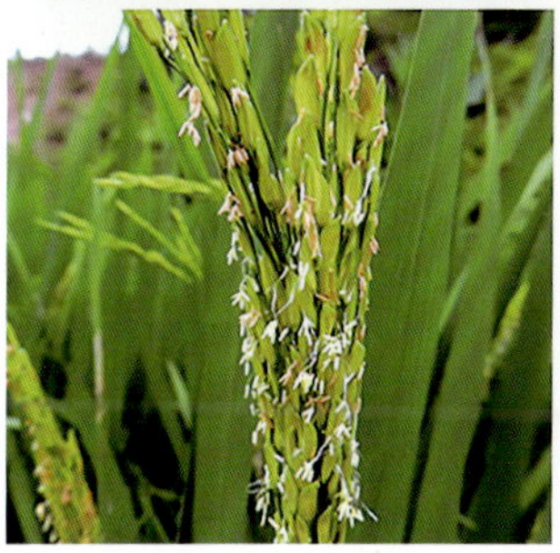
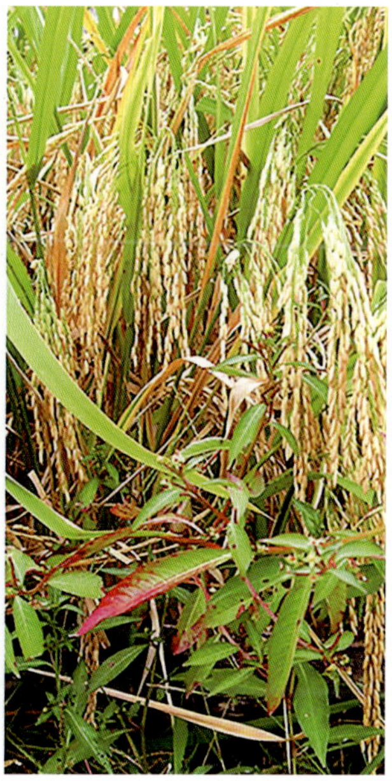
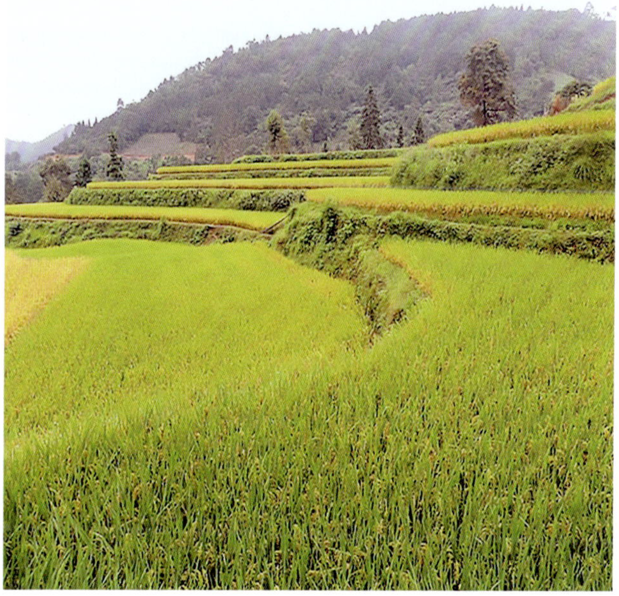

丝瓜 | Si gua

Fab hsab 花沙

夏日炎炎似火烧，绵瓜青青枝头吊。肠风脱肛玉茎烂，白带崩漏喉咙哮。

丝瓜，为葫芦科植物丝瓜 *Luffa cylindrica*（L.）Roem. 的果实。

苗乡各地均有栽培，一般是先播种、培育秧苗，然后分栽。一般栽培在菜园边、山路旁、果园边及房前屋后。

别名 天丝瓜、天罗、蛮瓜、绵瓜、布瓜、丝瓜络、天骷髅。

采制 药用新鲜及老化果实、嫩叶。鲜嫩丝瓜夏秋季采摘，刮去粗皮，洗净鲜用。老丝瓜在秋后果实干枯时采摘，剥取外皮，抖落种子，切段备用。丝瓜叶随采随用，一般鲜用。

性味与归经 味甘，性寒，无毒。入肝、胃经。

功效 清热化痰，凉血解毒，通络美容，抗癌。

主治 身热烦渴、痰喘咳嗽、肠风痔漏、崩漏白带、热淋血淋、疔疮痈肿、乳汁不通、脚气水肿、无名肿毒。

用法用量 内服：煎汤，10 ～ 15 克。外用：适量，捣汁涂或研末调敷。

禁忌 丝瓜不宜生吃。

附方

1. **肠风：**丝瓜 100 克，烧灰存性，每次服 6 克，白酒调，空心服。
2. **痔漏脱肛：**丝瓜 100 克烧灰，多年石灰、雄黄各 15 克，研为细末，以猪胆、鸡子清及香油和调，贴患处，收上乃止。
3. **肛门酒痔：**丝瓜 100 克，烧存性，研细末。每次 6 克，白酒调服。
4. **白带：**丝瓜、棕榈各等分，研为细末。每次 6 克，空心酒调服，1 日 3 次。
5. **风热腮肿：**丝瓜烧存性，研末，水调搽之，1 日 3 次。
6. **痈疽破溃不敛，疮口深：**丝瓜适量，捣汁，频抹之。
7. **玉茎疮溃：**丝瓜连子 30 克，捣汁，和五倍子末 10 克调匀，频搽之。
8. **经脉不通：**干丝瓜 1 个，焙干研细末，用白鸽血调成饼，晒干，再研末，每服 6 克，空心酒下。
9. **乳汁不通：**丝瓜连子 100 克，烧存性，研细末，每次 6 克，甜酒调服。
10. **风虫牙痛：**经霜干丝瓜 1 个，烧存性，研细末，搽痛处，1 日数次。
11. **急性喉炎，喉痛声哑：**经霜丝瓜 1 条，切碎，泡开水服。
12. **百日咳：**丝瓜藤切断，自然滴下之水一小杯，炖热加冰糖服。
13. **哮喘：**生小丝瓜（连蒂）数条，切断，放砂锅内煮烂，取浓汁服。
14. **天疱疮、黄水疮、热疖、荨麻疹：**生丝瓜叶，捣烂取汁，涂患处。
15. **坐板疮：**用丝瓜皮 60 克，焙干研为末，烧酒调匀涂搽。
16. **疝气疼痛：**老丝瓜（去皮），放瓦上焙干存性研末，用黄酒调服 10 克。
17. **乳汁不足：**嫩丝瓜 100 克，煮汤服食。
18. **手足冻疮：**用老丝瓜烧存性，调腊猪油涂搽。

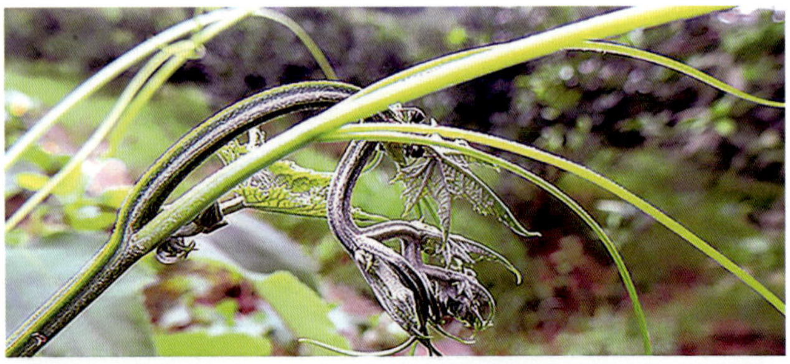
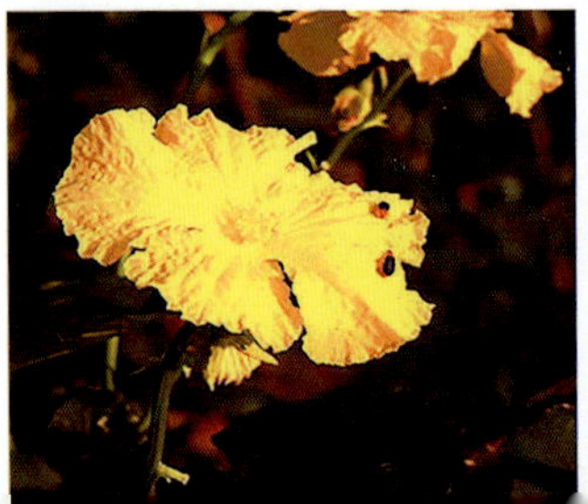
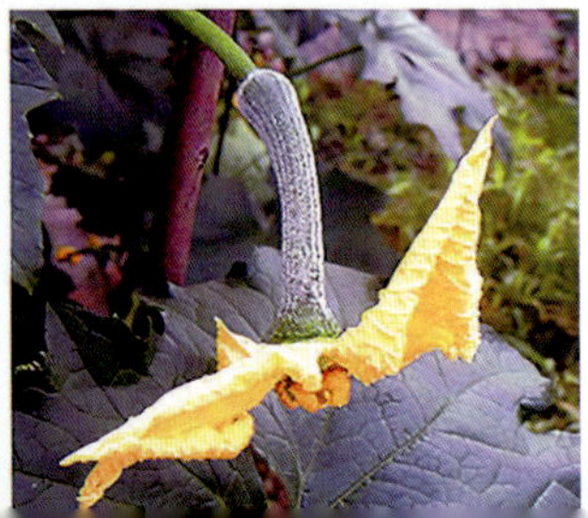
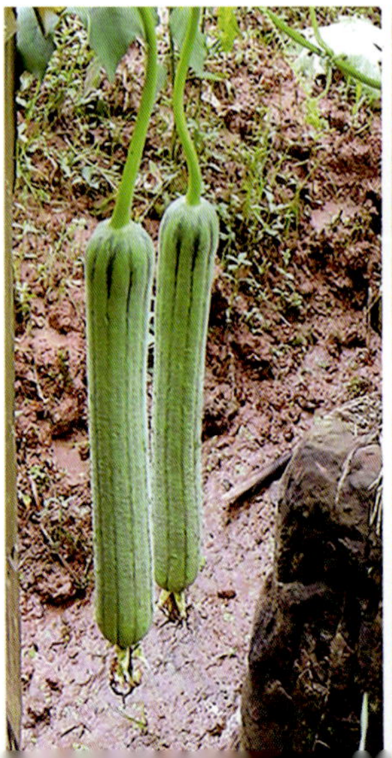
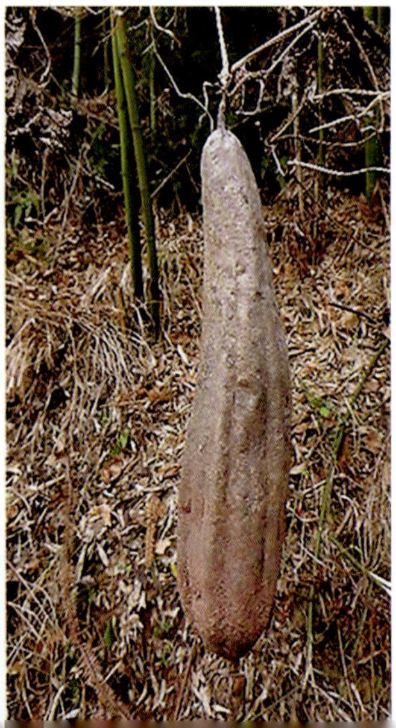

四季豆 | Si ji dou

Si ji dou 四季豆

紫红淡红花不同，扁平荚果绿叶中。暑热吐泻儿疳积，痧症腹痛腿抽风。

四季豆，为豆科植物四季豆 *Phaseolus vulgaris* L. 的嫩荚、种子。

苗乡各地均有栽培，一般是春季下种，种植在菜园中、山路边、果园边等。

别名 菜豆、豆角、白饭豆、云扁豆、龙爪豆、龙骨豆、芸豆、白豆、二生豆。

采制 四季豆主要以嫩豆荚作为蔬菜和药物。在夏初时节果实刚饱满时采摘，一般鲜用。老豆荚在完全成熟时采摘，晒干，剥取果壳，选出种子，再晒干备用。

性味与归经 味甘、淡，性微温。入脾、胃经。

功效 解气消胀，健脾益胃，利水消肿，抑癌抗瘤。

主治 脾虚夹湿、食少便溏、湿浊下注、妇女带下、暑湿伤中、吐泻转筋。

用法用量 内服：煎汤，嫩果荚 30 ～ 50 克，干种子 10 ～ 15 克。

禁忌 扁豆一定要煮熟才能食用，否则会引起中毒。腹胀、胃寒者忌食。

附方

1. **痧症腹痛：** 嫩四季豆、木瓜各 15 克，水煎取汁，兑食醋少许，分 3 次服。
2. **暑季热渴：** 嫩四季豆 30 克，水煎取汁，顿服。
3. **燥伤肺胃或热或咳者：** 鲜四季豆 15 克，山沙参 9 克，玉竹 6 克，生甘草 3 克，冬桑叶 5 克，麦冬 9 克，花粉 5 克，水 5 杯，煮取 2 杯，每日 2 次。
4. **暑热吐泻：** 嫩四季豆 30 克，水煎取汁，顿服。
5. **小儿渴泻：** 嫩四季豆、香薷、厚朴、茯苓、泽泻、麦芽各 6 克，水煎取汁，分 3 次服。
6. **小儿疳积：** 嫩四季豆 60 克，淮山 60 克，大米 50 克放锅中煮粥，3 次温服。
7. **中暑呕吐、腹痛腹泻：** 四季豆 12 克，黄荆叶 9 克，藿香 9 克，水煎服。
8. **浮肿：** 四季豆 15 克，黄精 15 克，玉竹 10 克，当归 10 克，龟胶 10 克，党参 10 克，煮鸡蛋食。
9. **打摆子：** 四季豆花、桃树叶、黄荆叶、大黄、桐树尖，共一撮捶烂，敷头、手。
10. **霍乱转筋：** 四季豆种子 30 克，研为细末，每次 6 克，陈醋和服。
11. **毒蛇咬伤：** 四季豆子 15 克，瓜子金 10 克，煎水内服，四季豆叶捣烂外敷。
12. **妊娠水肿：** 四季豆 15 克，秋豆角 10 克，红糖 10 克。将前两味煎水，去渣取汁，调入红糖和匀，分 2 次服，每日 1 剂，连服 3 ～ 4 天。
13. **糖尿病：** 四季豆、黑木耳各 60 克，研成细粉，每服 9 克，1 日 2 ～ 3 次。

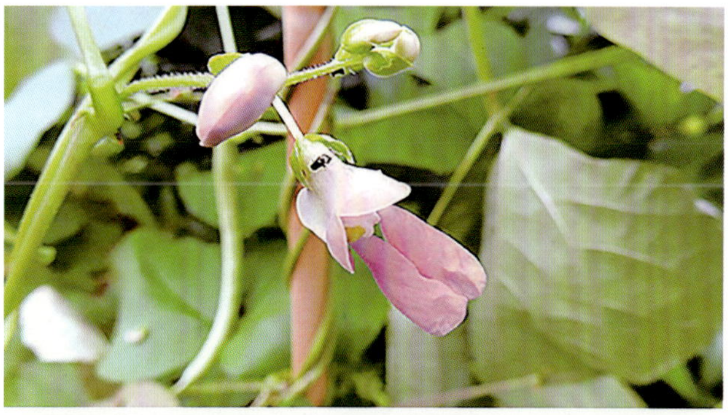

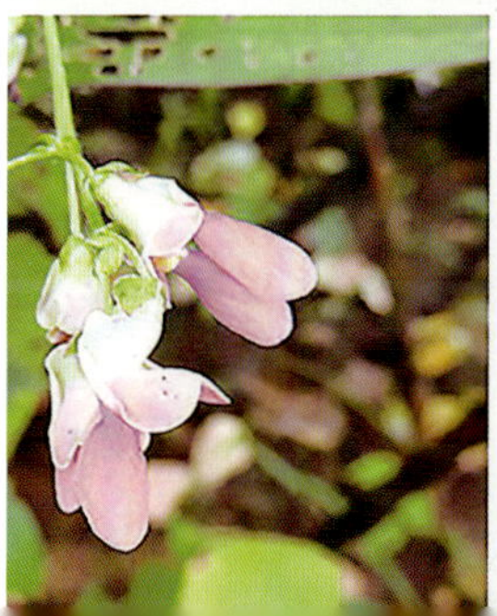

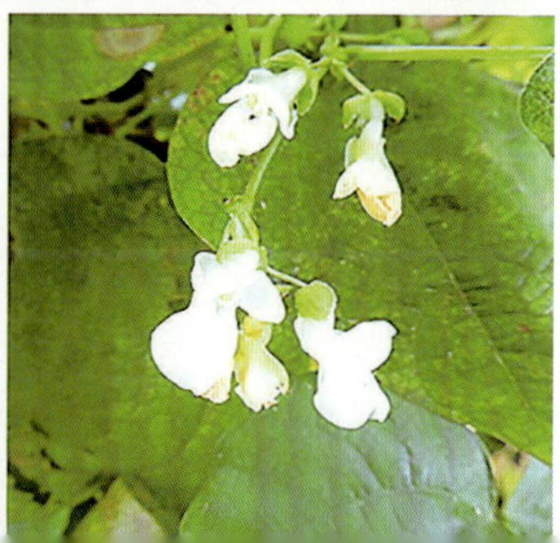

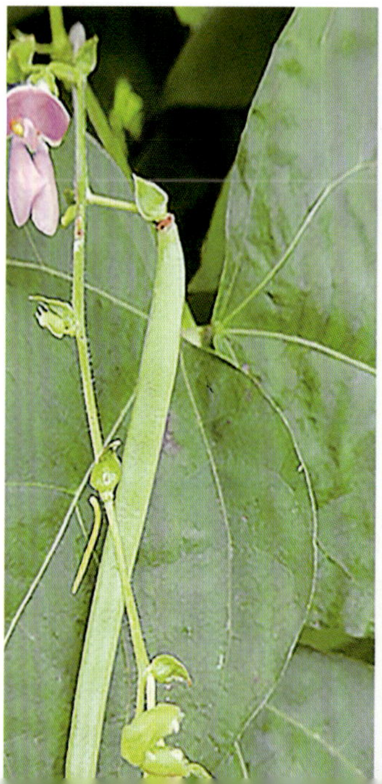

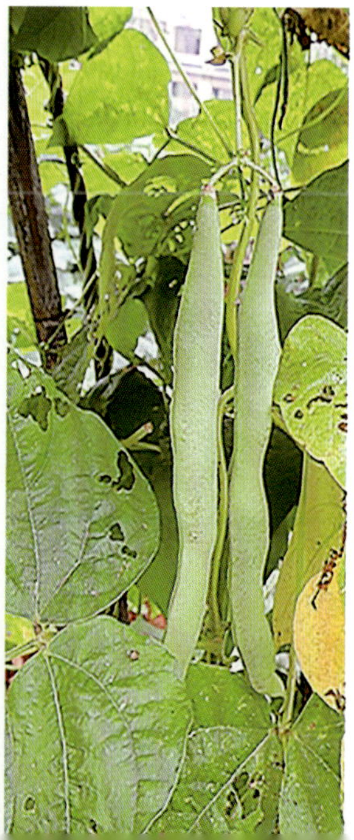

桃子 | Tao zi

Bid ghueax 比故

百花争春此为先，桃花源头渡船烂。祛瘀消肿桃仁研，通经活络碧桃干。

桃子，为蔷薇科植物桃树 *Amygdalus persica* L. 或山桃树 *Amygdalus davidiana*（Carrière）de vos ex Henry 的果实。苗乡各地均有野生，也有不少栽培。野生者多数生于山路边、田坎上以及荒草地、疏林中。栽培者一般栽在培育果园中、菜园边、房前屋后等地。

别名 黄桃、佛桃、水蜜桃、碧桃干、碧桃、干桃子。

采制 苗医常用根茎、桃叶、桃花、果实、树胶等。根茎四季可采，随采随用，或切段，晒干备用。叶夏秋季采集，随采随用，一般鲜用。果实成熟后采摘，鲜吃，或晒干备用。

性味与归经 桃子：味甘、酸，性温。根：味甘，性平。入肺、肝、脾经。

功效 果实：补心，解渴，充饥，生津。根：清热利湿，活血止痛，截疟，杀虫。桃叶：祛风湿，清热，杀虫。桃花：活血，利水，通便。

主治 果实主治：低血糖、暑热口渴、肺热、肝热、胃炎食少。成熟桃晒干称碧桃干，主治：溢汗、出血。嫩果晒干称碧桃，主治：吐血、心疼、妊妇下血、小儿虚汗。根主治：黄疸、关节炎、腰痛、跌打损伤、丝虫病。桃叶主治：疮疖、湿疹、荨麻疹、阴道滴虫；煎水洗治风湿、皮肤病、汗斑湿疹。桃花称白桃花，主治：经闭、水肿、小便不利。

用法用量 内服：桃子 50 克，鲜吃，桃干 10 克，水煎服。桃树根 15 克，水煎服。桃花 3 ～ 5 克，水煎服。外用：桃叶现采现用，捣烂外敷或煎水洗。

禁忌 桃花、桃仁：孕妇禁服。桃子：凡内热生疮、痤疮、糖尿病患者禁服。

附方

1. 鼻生蛀虫：桃树根皮、生姜各适量，煎水含漱，再捣烂，敷患处。
2. 唇裂：桃仁捣泥，和猪脂敷之，1 日 1 次。
3. 牛儿风（腮腺炎）：桃叶适量捣汁，加石灰适量，调匀外敷。
4. 对口疮：桃树嫩叶捣烂，敷患处。
5. 腰痛：桃树梢、杉树梢各 10 克，荞子草 6 克，淫羊藿 6 克，松油 3 克，水煎服。
6. 风子（睾丸肿痛、鞘膜积液）：干桃子、干茶泡、干楝果、桎木子各适量，煎水，先吃后热敷。
7. 睾丸肿大：枯桃子 6 克，秤杆木子 10 克，报春子树 6 克，红牛膝 6 克，瓜蒌壳 6 克，凤凰衣 6 克，水煎服。
8. 脚转筋：桃树枝、柳树枝、椿树枝、桑树枝、槐树枝各适量，煎汤洗脚。
9. 寒喘：桃仁 3 克，杏仁 3 克，胡椒 7 克，姜汁、葱白各适量，捣烂敷脚心。
10. 四肢僵直：桃树根、柳树根、枫树根、蒙花树根各适量，煎水洗。
11. 伤内病：桃树根白皮 60 克，泡酒一七，每次 20 毫升，临睡前服。
12. 阴道滴虫：桃树叶适量，煎水冲洗阴道。
13. 虚汗：碧桃干 9 ～ 15 克，水煎服。
14. 糖尿病：桃树胶 25 克，玉米须 30 克，加水共煎，当茶饮。

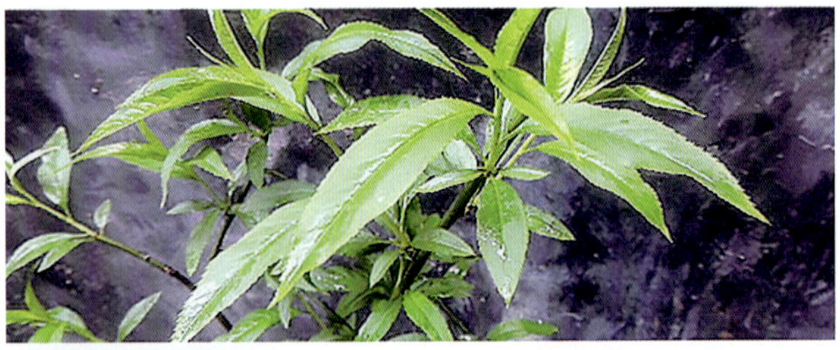

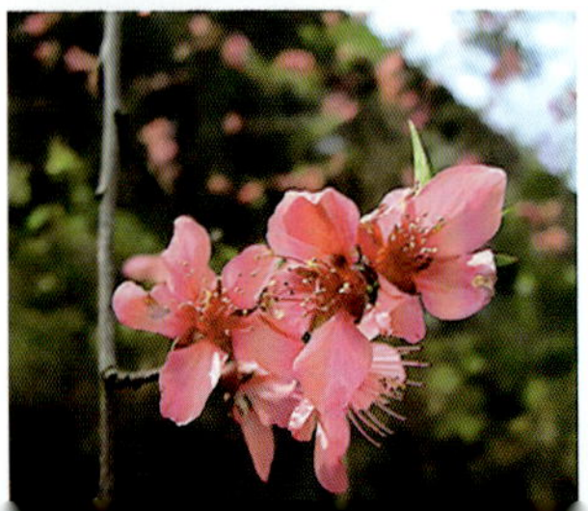

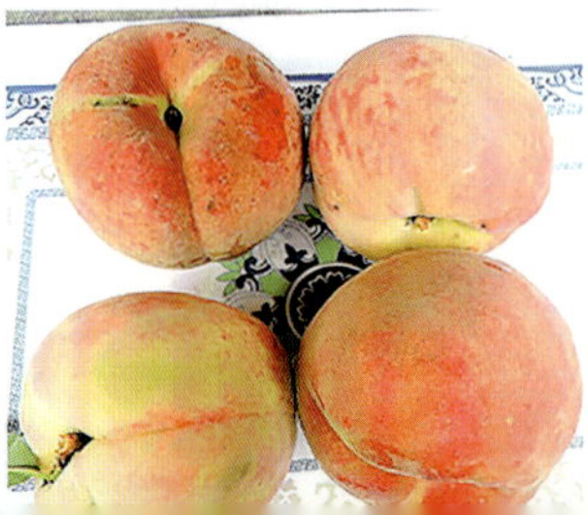

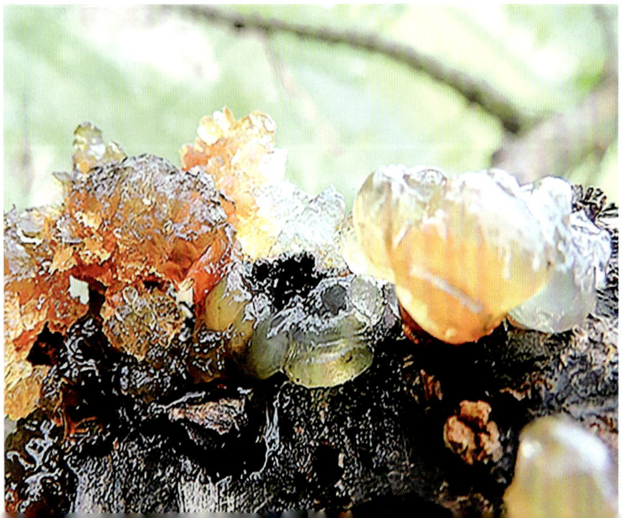

藤梨果 | Teng li guo

Bid mongs 比猛

藤茎粗大野羊桃，形似猕猴满身毛。食少便秘果煎水，风湿癌肿采根熬。

藤梨果，为猕猴桃科植物猕猴桃 *Actinidia chinensis* Planch 的果实。

苗乡各地均有野生，也有大量栽培。野生藤梨果一般生于山坡林缘或灌木丛中。

别名 猕猴桃、狐狸桃、藤梨、羊桃、毛木果、奇异果、麻藤果、杨桃、山洋桃、毛梨桃、野梨、洋桃、猴仔梨。

采制 除以果实入药外，它的叶子、根茎亦可作为药用。果实一般深秋成熟时采摘，鲜吃或密封保存，或制成果脯、果酒、果干食用。叶片夏秋季采摘，随采随用。根茎四季可采，挖回后洗净泥土，切片，晒干备用。

性味与归经 果：味酸、甘。根、根皮：味苦、涩，性寒。入肺、脾、胃、大肠经。

功效 果：调中理气，生津润燥，解热除烦。根、根皮：清热解毒，活血消肿，祛风利湿。

主治 果主治：消化不良、食欲不振、呕吐、烧烫伤。根、根皮主治：风湿性关节炎、跌打损伤、丝虫病、肝炎、痢疾、淋巴结核、痈疖肿毒、癌症等。

用法用量 内服：煎汤，25～100克，或鲜食，或榨汁服。

禁忌 脾胃虚寒者不宜食用。藤梨果不宜空腹吃。

附方

1. 水肿：藤梨果根10～15克，水煎，分3次服，1日1剂。
2. 妇人乳痈：鲜藤梨果叶1握，加酒糟、红糖捣烂，外敷，每天早晚各1次。
3. 乳腺癌：藤梨果根30克，野葡萄根30克，八角莲3克，魔芋脑根3克，水煎，分2次服，每日1剂，连服5～7天。
4. 胃炎、食道炎：藤梨果100克，红枣25克，红茶3克，将藤梨果洗净，与大枣一同加水煮开，30分钟后加入红茶，再煮1分钟倒出，当茶饮用。
5. 烫伤：藤梨果叶适量，捣烂，加石灰少许，敷患处，1日2次。
6. 胞衣不下：藤梨果根30克，捣烂，开水泡服，不下再服。
7. 消化不良：藤梨果干60克，加水1000毫升，煎至1碗，分3次服，每日1剂。
8. 咽喉疼痛：鲜藤梨果1～2个（约50克），洗净去皮，鲜吃，每日3次。
9. 尿积病：鲜藤梨果200克，洗净去皮，切碎后榨汁服用，每日2次。

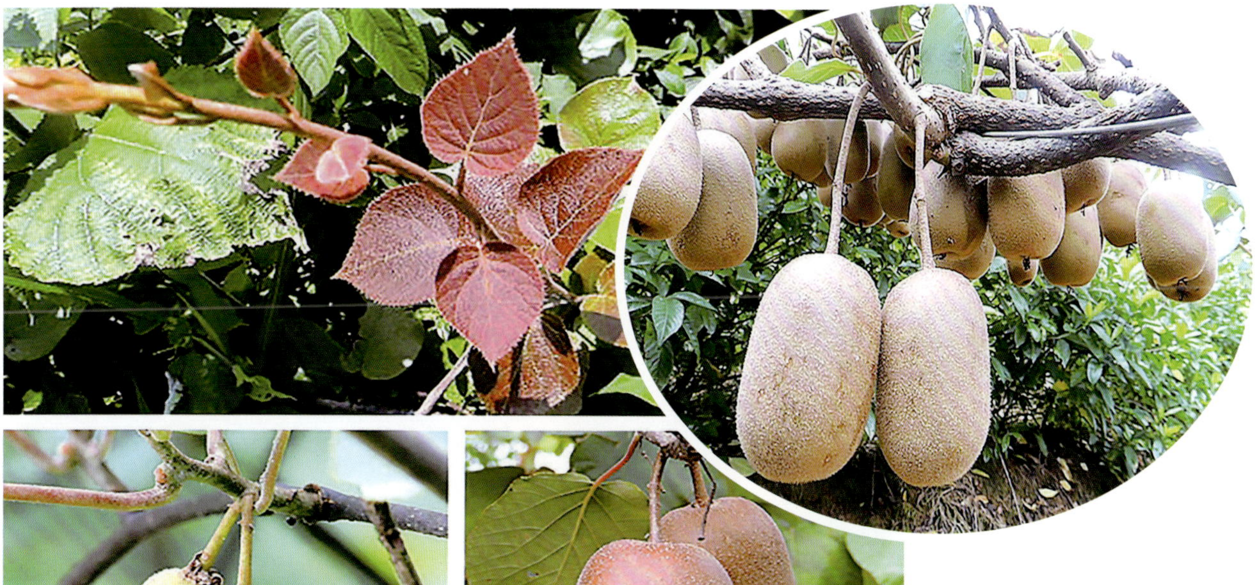

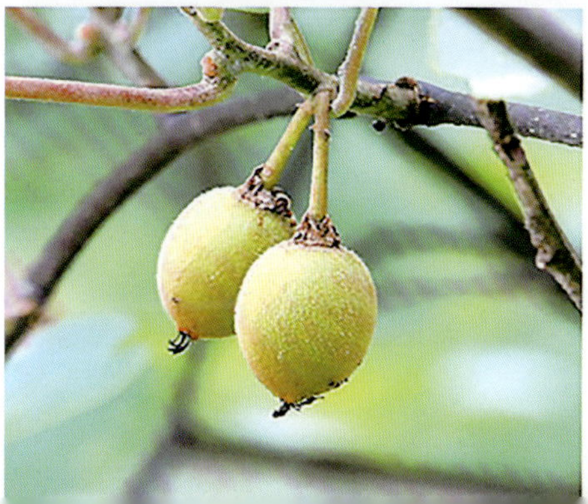

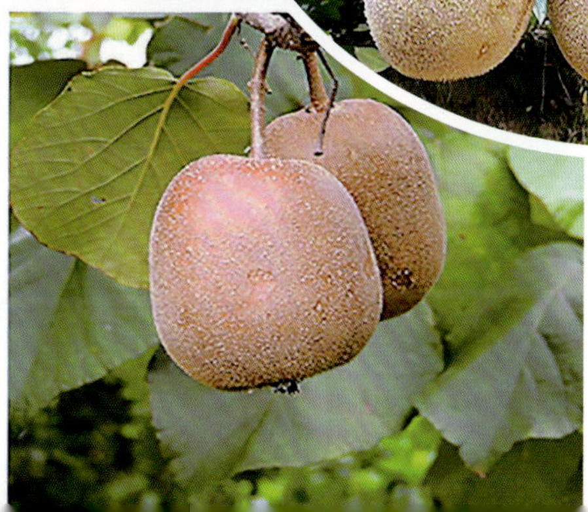

甜瓜 | Tian gua

Bid bai tangx guab 白糖瓜

初夏果瓜喷喷香，入口甘甜似白糖。津伤烦渴饮食少，风湿麻木口鼻疮。

甜瓜，为葫芦科植物甜瓜 *Cucumis melo* L. 的果实。

苗乡各地均有栽培。

别名 冰糖瓜、白糖瓜、甘瓜、香瓜、果瓜、熟瓜。

采制 药用果实。夏秋季甜瓜果皮变黄色时采摘，一般鲜用、生吃，或切成薄片，加少许食盐凉拌后食用，也有保存一段时间后食用。甜瓜的根、茎、叶、花、果蒂、果皮、种子均可供药用。

性味与归经 味甘，性寒。入心、胃经。

功效 清暑热，解烦渴，利小便。

主治 暑热烦渴、胸膈满闷、食欲不振、口鼻生疮、风湿麻木、四肢疼痛、热结膀胱、小便不利。

用法用量 内服：果实 50 ～ 100 克，去皮生食；也有去皮，凉拌后食用的。花 10 ～ 20 克，煎汤内服。外用：根、茎、叶适量，捣烂外敷患处。

禁忌 脾胃虚寒，腹胀便溏者忌服。甜瓜不宜与田螺、螃蟹、油饼等同食。

附方

1. 急性阑尾炎：甜瓜子 30 克，白糖适量，捣烂研细，用开水冲服，1 日 3 次。
2. 肾病水肿：甜瓜 100 克，洗净去皮生吃，或去皮后切成薄片鲜吃，1 日 3 次。
3. 夏热烦渴：甜瓜 10 克，洗净去皮后生吃或切片食用，1 日 3 次。
4. 口鼻生疮：甜瓜每次半个，约 100 克，洗净去皮，切片生吃，1 日 3 次。
5. 预防软骨病：甜瓜 200 克，削皮绞汁，小儿每次 30 毫升，1 日 2 次。
6. 便秘：鲜甜瓜 500 克，洗净，削皮，生吃，每天早晚各服 1 次。
7. 头癣：甜瓜叶适量，洗净捣烂，外敷患处，1 日 1 换。
8. 肥大性鼻炎：甜瓜蒂 30 克，烧存性，研成细末。每用少许，吹入鼻腔内，1 日 3 次。
9. 风湿麻木：甜瓜根 20 克，土牛膝 10 克，大血藤 10 克，马蹄香 3 克，水煎取汁，分 3 次服。药渣煎水外洗患处。
10. 暑热痱子：鲜甜瓜叶、鲜苦瓜叶、鲜丝瓜叶各适量，捣烂取汁，外搽患处，1 日 3 次。
11. 暑热津伤，饮食减少：甜瓜花 20 克，洗净，撕碎，加食盐、葱花等佐料，煲汤食用。

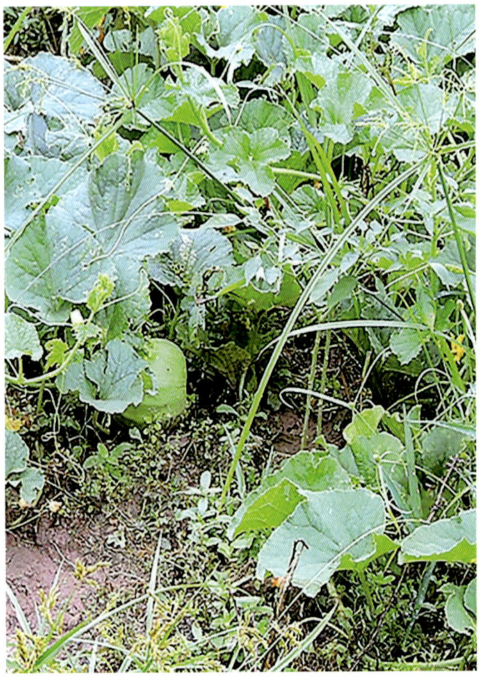
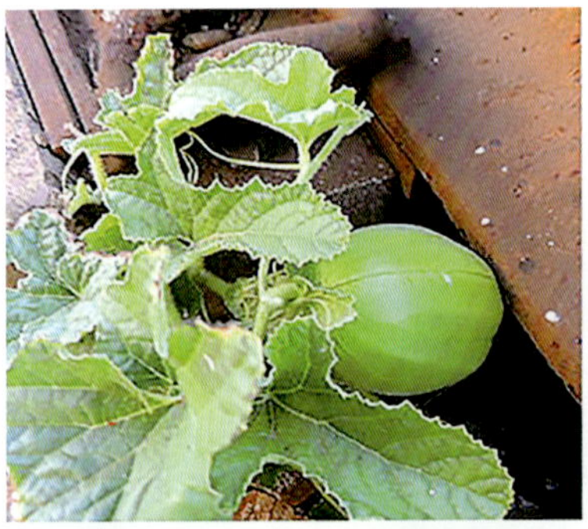
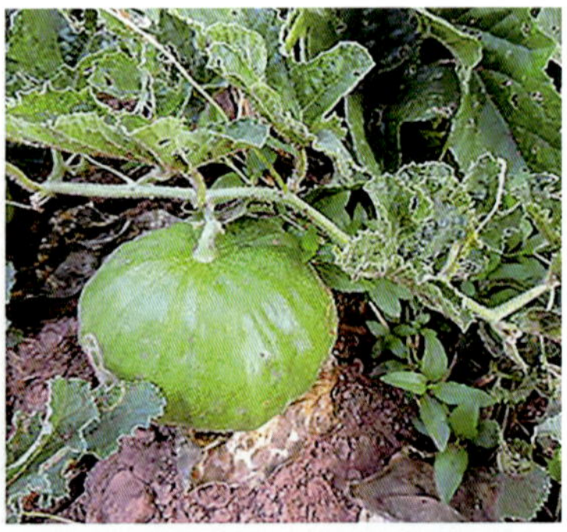
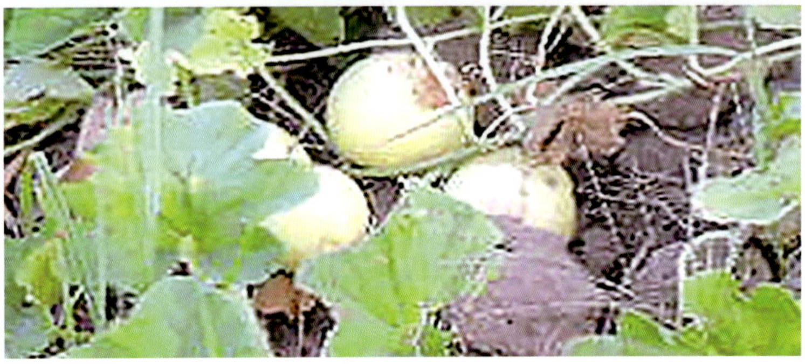

桐皮树子 | Tong pi shu zi

Ghab jongx det hsob nox 嘎龚豆搓洛

闲庭缓步赏秋光，夜半雾露梧桐香。斑秃泄泻胃脘痛，背痈疝气与痔疮。

桐皮树子，为梧桐属植物梧桐树 *Firmiana simplex*（Linnaeus）W. Wight 的种子。

苗乡各地均有野生，也有少数栽培。野生者一般生于山路边、峡谷中、田坎旁以及菜园、果园边。栽培者一般培育在房前屋后、菜园旁。

别名 中国梧桐、梧桐树、桐麻、青桐、国桐、九层皮、麻桐、青皮桐、桐麻树、白梧桐、苍桐。

采制 药用种子、花叶、根茎。花、叶夏季采摘，随采随用。根茎四季可采，随采随用。种子秋后采摘，生吃或晒干备用。

性味与归经 梧桐子味甘，性平，无毒。入心、肺、胃经。梧桐叶味苦，性寒。入肺、肝经。

功效 梧桐子：补气养阴，平肝明目，乌须黑发。

主治 梧桐子主治：胃痛、腹胀、小儿口疮、白发、无名肿毒。梧桐叶主治：高血压、风湿痛、跌打骨折、哮喘及外伤出血等。梧桐花主治：烫伤、头癣、无名肿毒、水肿、小便不利等。梧桐树皮主治：风湿痹痛、肢体麻木。梧桐根主治：肢体麻木、腰膝疼痛、痿弱无力、跌打损伤、闭经、月经不调、行经腹痛、咳嗽以及各种皮肤无名肿毒等。

用法用量 内服：梧桐子煎汤，3～9克，或研末2～3克。梧桐叶煎汤，10～30克。外用：梧桐子适量，煅存性研末敷。梧桐叶适量，鲜叶敷贴，煎水洗或研末调敷。

禁忌 咳嗽多痰者勿食用。多食令人耳聋，有耳病者不宜服用。

附方

1. 头癣斑秃：桐皮树鲜花适量，捣烂外敷患处。
2. 脱肛：桐皮树皮适量，水煎浓汁，温洗患处，每日2～3次。
3. 高血压：桐皮树嫩叶30克，煎水当茶喝，每日3～4次。
4. 口舌溃烂：桐皮树子30克，烧存性，研成细末，蜂蜜调涂，每日数次。
5. 风湿骨痛、跌打骨折、哮喘：桐皮树子15克，水煎服。
6. 背痈：桐皮树叶适量，煅烧成灰，细罗，蜂蜜调敷，干即易。
7. 痔疮： 桐皮树叶7张，硫黄1.5克，以水、醋各半煎汤，先熏后洗。
8. 桐木脚杆：桐皮树鲜叶洗净，用针密刺细孔，米汤冲泡，敷患处，日换2次。
9. 刀伤出血：桐皮树叶一把，研成细末，外敷伤口。
10. 泄泻不止：桐皮树叶不拘多少，用水煎沸，只浴两足后跟，其泻即止。
11. 疝气：桐皮树子炒香，去壳食用。

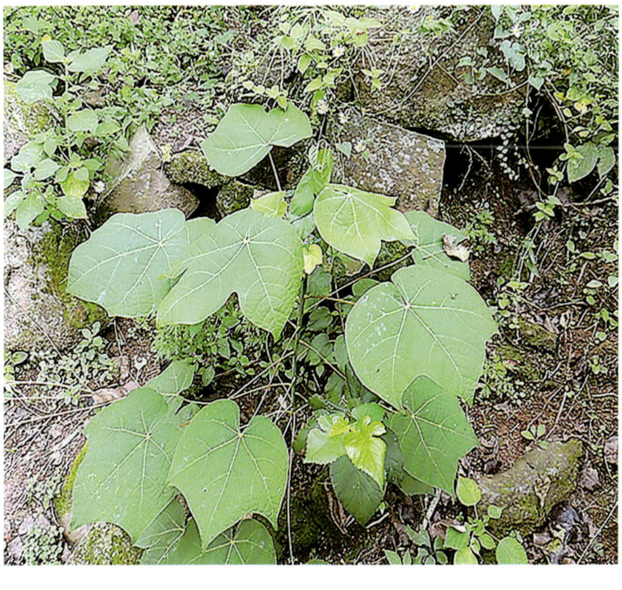
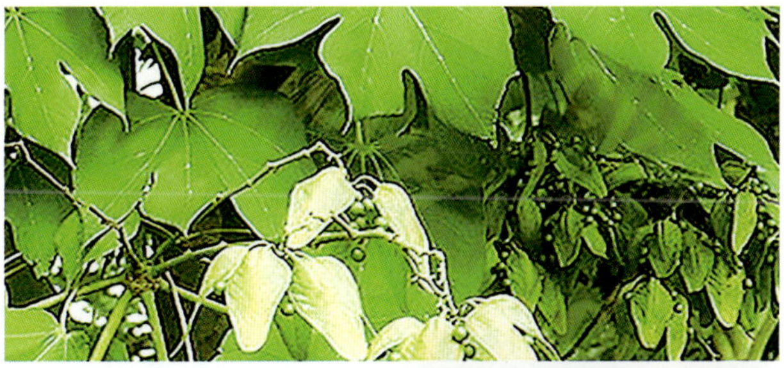
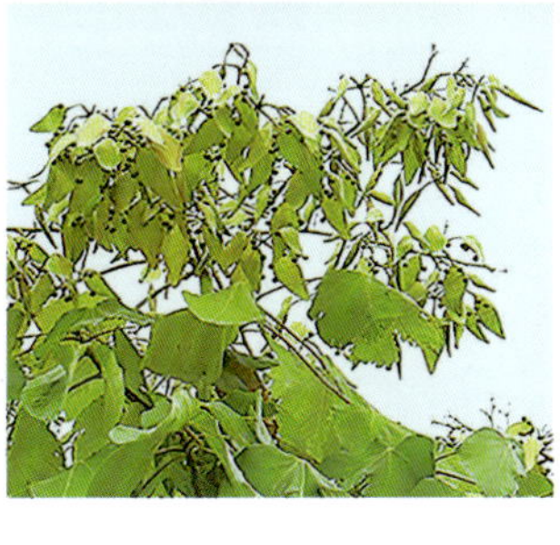
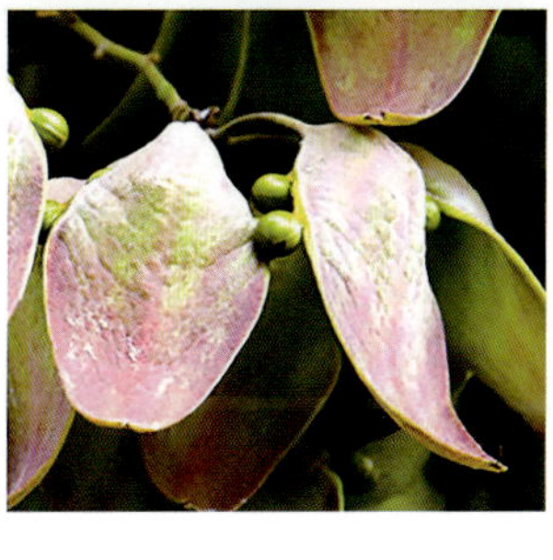

桐子 | Tong zi

Ndut bid uox 都比摇

苗岭深山出神油，味甘性寒起沉疴。去腐生肌油热搽，祛风化痰水煎喝。

桐子，为大戟科植物油桐 *Vernicia fordii*（Hemsl.）Airy Shaw 的果实。

苗乡各地均有栽培，也有少数野生。野生桐树多半由桐树种子散落后蔓生。

别名 桐油树、桐子树、罂子桐、荏桐、油桐。

采制 药用果实、叶片、花朵、根茎、油脂。叶、花、根随采随用，以鲜用为主。种子在秋季果实成熟时收集，除皮收集种子晒干。也可榨油入药。

性味与归经 味甘，性微寒，有小毒。入心、肝、脾、肺、肾五脏。

功效 花：清热解毒，生肌。根：消积驱虫，祛风利湿。叶：解毒，杀虫。种子：吐风痰，消肿毒，利二便。桐油生用催吐、化痰，熟用润肠通便。

主治 种子主治：风痰喉痹、瘰疬、疥癣、烫伤、脓疱疮、丹毒、食积腹胀、二便不通；外治毒疮、疥癣、烫伤。花主治：死肌败肉、诸风头眩、头痛、四肢游风、目赤肿痛等。根主治：蛔虫病、腹胀、风湿筋骨痛、湿气水肿。叶主治：疮疡、癣疥、烧烫伤。桐油主治：食物中毒、痰涎壅盛、大便秘结。

用法用量 种子：水煎，内服，3～6克；外用适量，捣烂外敷。根茎：水煎，内服，30克。花：水煎，内服，6～10克；外用适量，捣烂外敷。叶：外用适量，捣烂外敷或煎水洗。桐油：水煎，内服，6～10克；外用适量，熬热涂搽。

禁忌 桐树全株有毒，种子毒性较大，树皮及叶次之，新鲜的毒性较大。种子榨油后的油饼仍然有毒，比桐油毒性大。

附方

1. **脱肛：**桐子树叶、金银花叶、花椒叶、九里光叶各适量，用布包，浸入淘米水一夜，取出，放火内煨热，待冷榨汁，以汁搽患处。
2. **小儿疳痨：**桐子树嫩根、柳树嫩根、茅根各10克，水煎服。
3. **水肿：**桐子树白皮、狗牙根各12克，水煎服。桐木树根30克，水煎服。
4. **风痰喉痹：**以桐树子适量，研成细末，吹入喉中，每日数次。
5. **筋骨疼痛：**桐子树球5枚，刺楸树皮15克，麻木3克，地菜子10克，煮青壳鸭蛋食。
6. **打摆子：**桐子树尖、桃树叶、黄荆叶、扁豆花、大黄共一撮，捶烂，敷头、手。
7. **疝气：**枯油桐子3枚，樱桃5枚，川芎15克，茅根24克，水煎服。
8. **外伤出血：**嫩桐子树尖，用柴刀背捣烂敷于伤口，血立止。
9. **骨折、脱臼：**桐子树根、梦花根、懒柳木根、四方剑、小血藤叶各适量，捣敷。
10. **烧烫伤：**桐子树花100克，浸在桐油150毫升中，一七后取汁外搽患处。
11. **锈铁钉刺伤脚底：**鲜桐子树果和红糖捣烂敷贴。
12. **二便不通：**桐子树种子1粒，水磨服，大约半粒磨水50克。

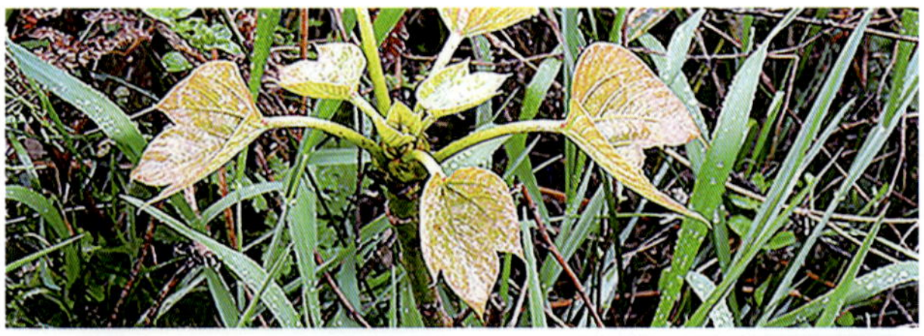
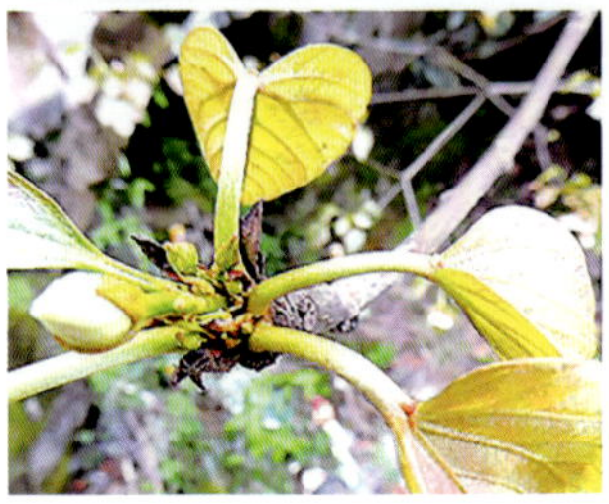
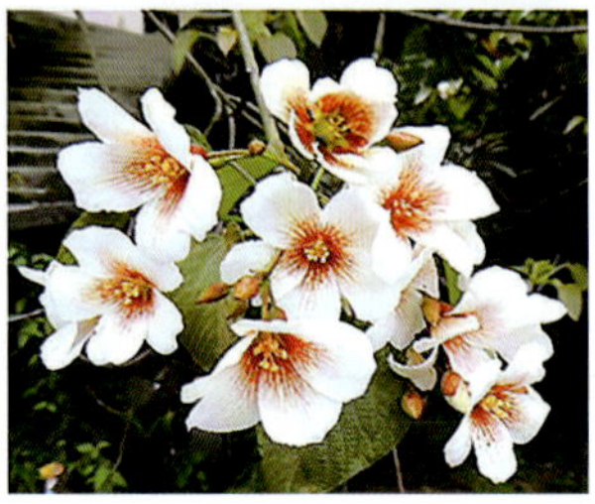
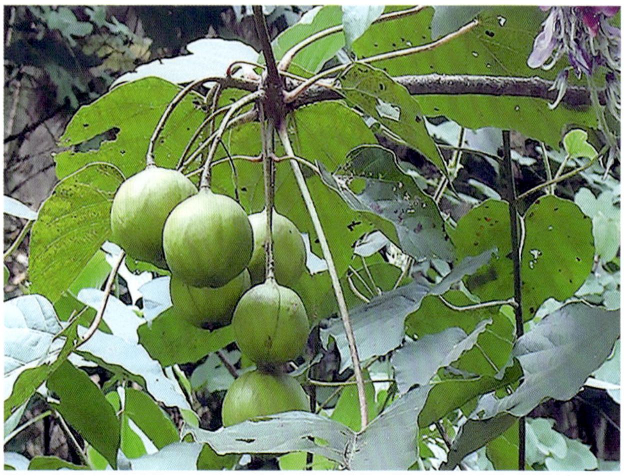

豌豆 | Wan dou

Bid wan dou jia 比豌豆荚

寒气逼人山谷间，唯有豌豆茎叶鲜。气虚食少乳汁稀，肠炎痢疾与面瘢。

豌豆，为豆科植物豌豆 *Pisum sativum* L. 的种子、嫩芽。

苗乡各地均有种植。

别名 寒豆、麦豆、雪豆、毕豆、麻累、国豆、蜱豆。

采制 药用果实、嫩芽。春季生长迅速时，采摘嫩茎；接近成熟时采摘嫩果荚，一般鲜用；完全成熟后，采摘果实，晒干去壳，再晒干备用。

性味与归经 味甘，性平。入脾、胃经。

功效 补气止泻，利尿消肿，解乳石毒。

主治 霍乱转筋、脚气水肿、乳汁不通、脾胃不适、恶心呕吐、脘腹胀满、肠炎痢疾、口渴食少。

用法用量 内服：煎汤，每次 30 ～ 60 克，或研细末，入散剂。外用：适量，煎水外洗，或捣烂外敷患处。

禁忌 豌豆多吃会腹胀。尿路结石、皮肤病和慢性胰腺炎患者不宜食用。

附方

1. **热淋**：豌豆苗 30 克，薏苡仁 50 克，味精、食盐、麻油各少许，粳米 50 克。先将粳米与薏苡仁煮粥，沸后加入豌豆苗同煮，待熟加入调料，分 3 次服。
2. **产妇缺乳**：嫩豌豆 250 克，加水煮熟，少加盐，淡吃喝汤。
3. **高血压、冠心病**：鲜豌豆苗适量，洗净榨汁，每次饮 50 毫升，1 日 2 次。
4. **便秘**：鲜豌豆 200 克煮烂，捣成泥，与炒熟的核桃仁 200 克，加水 200 毫升，煮沸，每次吃 50 毫升，温服，1 日 2 次。
5. **吐泻转筋**：豌豆 120 克，陈皮 10 克，言须菜 60 克，加水煎汤，分 3 次温服。
6. **糖尿病**：豌豆 30 克，绿豆 30 克，瓜板粉 30 克，苦瓜干 20 克，同煮熟，1 日分 2 次服。
7. **水肿、酒精中毒**：豌豆苗 100 克，洗净，沥干。把水倒入锅里烧热，加水、精盐、味精，沸滚时把汤倒进盛有豌豆苗的大碗内，当菜食用。
8. **舌炎、口角溃疡、肝炎、癌症**：嫩豌豆粒 150 克，鲜蘑菇丁 100 克，锅置火上，倒入油，油热时，把豌豆粒、蘑菇丁、酱油、精盐等一起入锅，用武火快炒，炒熟即成，佐餐用。
9. **肺癌、胃癌、肠癌患者出现脾虚水肿**：豌豆粒 150 克，冬瓜 150 克，黄瓜 100 克，洗净切丁，猪肉丁 200 克，同炒熟，佐餐用。
10. **腹胀、消化不良**：鲜豌豆粒适量，洗干净生吃，细嚼慢咽，每天 2 ～ 3 次。
11. **中气不足**：豌豆粒 50 克，羊肉 100 克，共炖熟，当菜吃。
12. **白内障**：豌豆 20 克，乌梅 3 个，甜菜根 15 克，水煎至豆烂，去渣取汁。每天 2 次，代茶饮。
13. **美容**：适量的豌豆，水煎后取汁洗脸，经常洗可以除掉脸上黑斑。

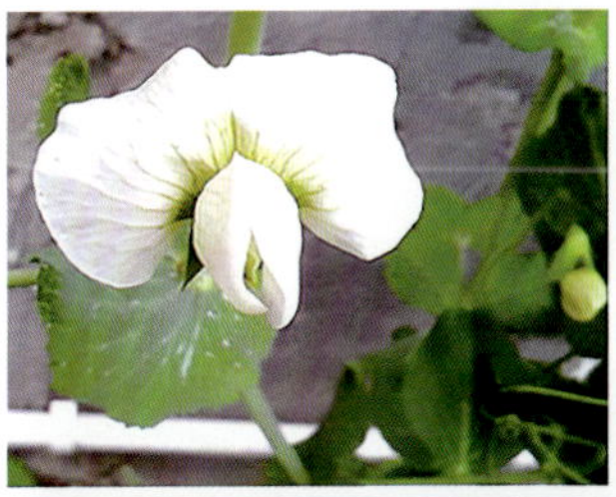
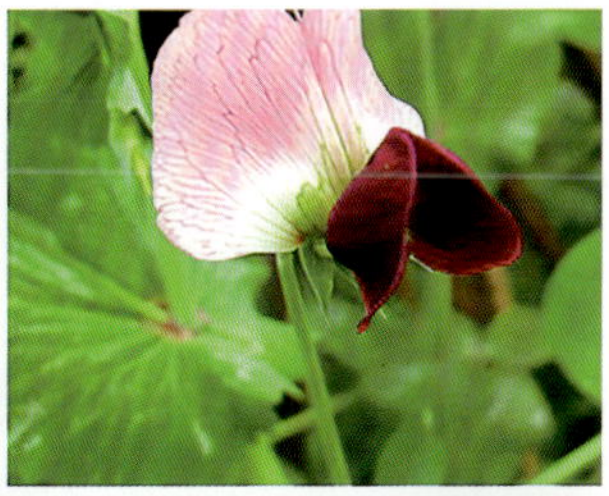
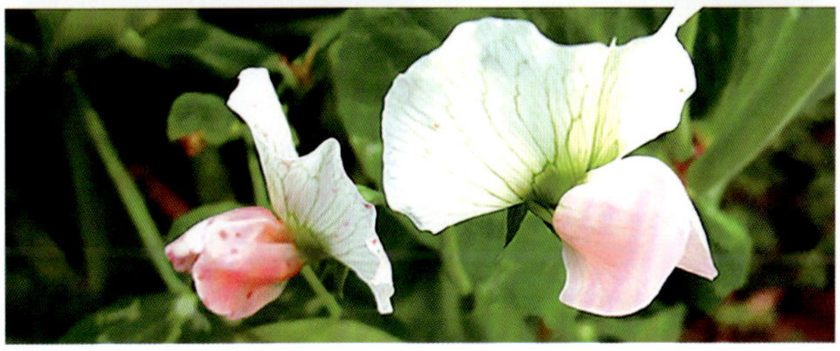
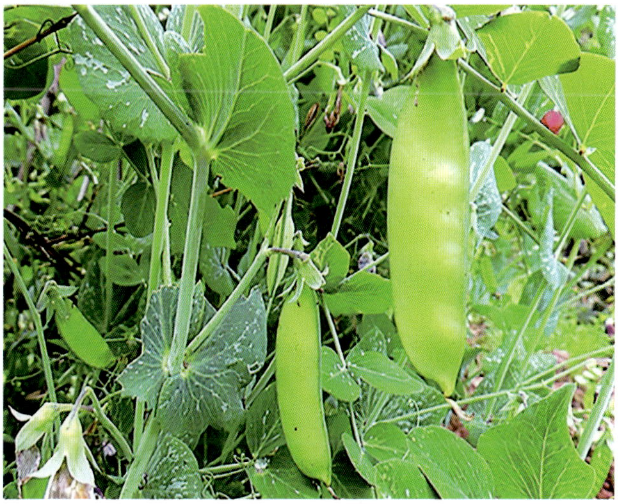

碗瓜 | Wan gua

Bid punb guab 比蒲瓜

白碗挂在瓜棚下，脆嫩枝叶夜开花。肾虚淋浊肝腹水，暑热便秘高血压。

碗瓜，为葫芦科植物瓠瓜 *Lagenaria siceraria*（Molina）Standl. var. *depressa*（Ser.）Hara 的变种。苗乡各地均有栽培，一般栽培在菜园里、果园边、山路旁。

别名 葫芦瓜、蒲瓜、夜开花、大葫芦、蒲种壳。

采制 以嫩瓜、果皮入药。嫩瓜在柔毛开始脱落、表皮鲜亮时采摘，一般鲜用。成果的碗瓜在果实成熟，外皮变白色时采摘，晒干去除内部的瓜瓤、种子，将瓜壳撕碎，晒干备用。

性味与归经 味甘，性寒。入肺、胃、肾经。

功效 清热除火，利尿消肿，养颜护肤，抑癌抗瘤。

主治 水肿腹水、烦热口渴、疮毒、黄疸、淋病、痈肿等。可用于辅助治疗水肿腹胀、烦热、口渴、翻花疮、疮毒以及肾炎、肝硬化腹水等症。另有润肤的优点，能抗病毒并防癌。

用法用量 内服：煎汤，10～30 克。外用：嫩叶适量，捣烂外敷患处。

禁忌 脾肾虚寒者慎用。

附方

1. **高热烦渴：** 碗瓜嫩瓜捣烂取汁，竹叶菜 15 克，西瓜皮 30 克，水煎取汁，分 3 次服，每次一小碗。
2. **疮毒发热：** 碗瓜嫩瓜 30 克，金银花 15 克，蒲公英 15 克，水煎取汁，分 3 次服。另用碗瓜嫩瓜适量，切片，外敷患处。
3. **黄疸、淋病：** 碗瓜 20 克，尿珠子 10 克，水灯草 10 克，茅根 10 克，水煎取汁，分 3 次服。服药期间禁食辛辣食物。
4. **肝腹水：** 陈碗瓜壳 10 克，包谷须 10 克，枞葫芦 10 克，冬瓜皮 20 克，生姜皮 6 克，淘米水煎，取汁，分 3 次服。
5. **肾炎水肿：** 陈碗瓜壳 10 克，益母草 10 克，水灯草 10 克，黄茅根 0 克，土蟮 10 克，水煎取汁，分 3 次服。
6. **腹胀便秘：** 陈碗瓜壳 10 克，瓜蒌壳 10 克，陈皮 6 克，老萝卜 10 克，煎服。
7. **高血压口渴、便秘：** 碗瓜 20 克，鲜葛根 10 克，鲜茅根 20 克，榨汁频服。
8. **疖肿：** 嫩碗瓜叶、镰仄草嫩叶各适量，捣烂外敷患处。

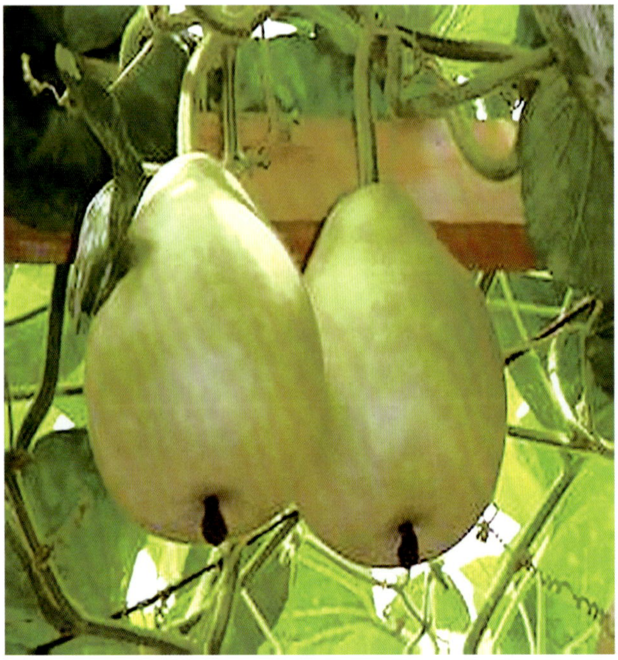

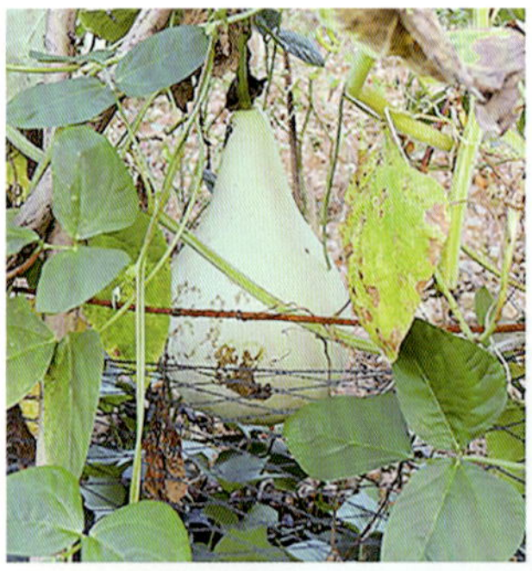

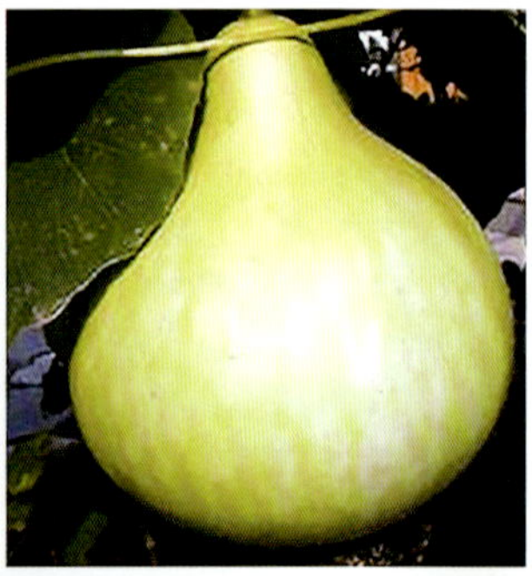

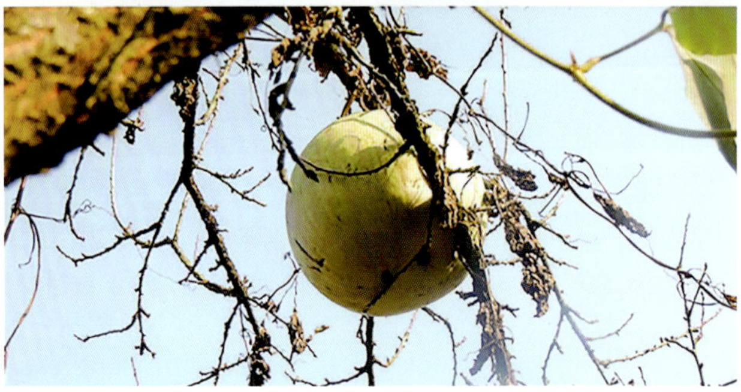

无花果 | Wu hua guo

Bid bax ghuenb 比巴恩

珍惜水果数文仙，无花结实世间鲜。痔疮赘瘤白汁涂，乳稀食少干果煎。

无花果，为桑科植物无花果 *Ficus carica* Linn. 的果实。

苗乡各地均有栽培，一般栽培在果园、菜园旁或庭院中。

别名 文先果、奶浆果、树地瓜、映日果、明目果、蜜果、天生子、文仙果、品仙果、挣果。

采制 以果实及叶片入药。果实生吃以颜色变红、捏之软时采摘，剥去外皮鲜食。无花果干于果实刚成熟时采摘，摘回后用开水烫过，然后晒干备用。叶片现采现用，一般鲜用。

性味与归经 味甘，性凉。入肺、胃、大肠经。

功效 清热生津，健脾开胃，解毒消肿。

主治 咽喉肿痛、燥咳声嘶、乳汁稀少、肠热便秘、食欲不振、消化不良、泄泻痢疾、痈肿、痔疮、癣疾。

用法用量 内服：煎汤，30～60 克，或生食 1～2 枚。外用：煎水洗、研末调敷或吹喉；鲜叶或嫩茎汁，外搽患处。

禁忌 脂肪肝、腹泻患者禁服。

附方

1. 痔疮肿痛、出血：无花果 2 个，水煎或空腹时生食，1 日 2 次；或鲜无花果 120 克，猪瘦肉 90～120 克，炖熟，不加作料，食肉喝汤。另用叶柄的白色乳汁涂于患处；或无花果叶煮汤，坐浴。
2. 小儿蛔虫、钩虫：无花果根或茎叶 60 克，煎浓汤，早晨空腹一次服下。
3. 下肢溃疡、疮面恶臭：无花果干燥果实适量，磨细粉，撒布疮面，加以包扎。
4. 赘疣（肉瘊）、脚痒：用未熟的无花果肉绞汁，或茎叶捣汁，涂患部，1 日 2～3 次。
5. 误食鱼蟹类中毒：无花果树嫩叶，洗净捣烂绞汁，每服半杯，温开水和服。
6. 胃弱，消化不良：无花果干果切小粒，炒半焦，加白糖，开水冲泡，代茶饮。
7. 妇女子宫颈炎：无花果叶煮汤坐浴。
8. 经年腹泻不愈：无花果鲜叶 60 克切碎，加入红糖同炒研末，开水送服，1 次服完。
9. 白癜风：无花果叶切细，烧酒浸泡，涂患部，1 日 2～3 次。
10. 乳汁稀少：无花果 30 克，奶浆藤 30 克，黄花菜根 15 克，炖猪蹄服。
11. 喉刺痛：无花果鲜果晒干，研末，吹喉。
12. 肺热声嘶：无花果 15 克，水煎调冰糖服。
13. 疝气：无花果 2 个，小茴香 10 克，水煎服。
14. 哮喘：无花果捣汁半杯，开水冲服，每日 1 次，以愈为度。

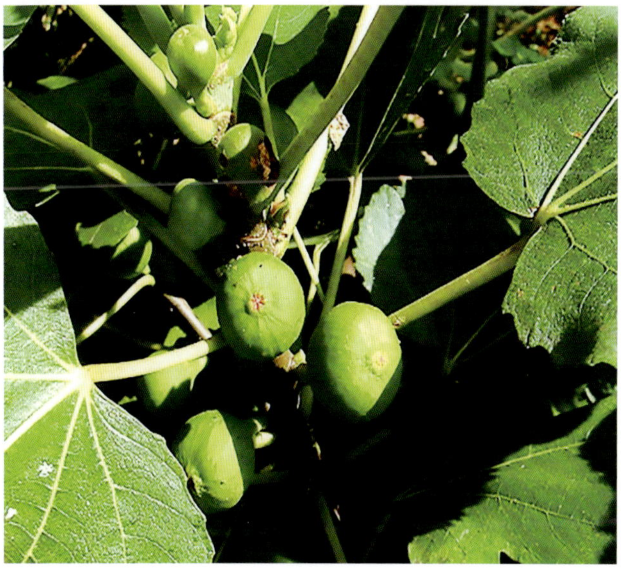

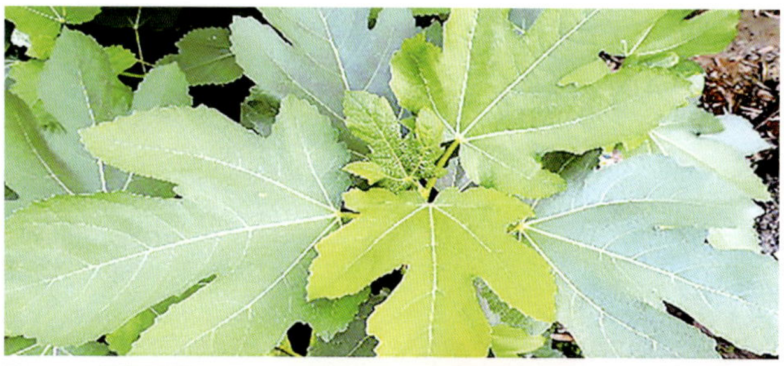

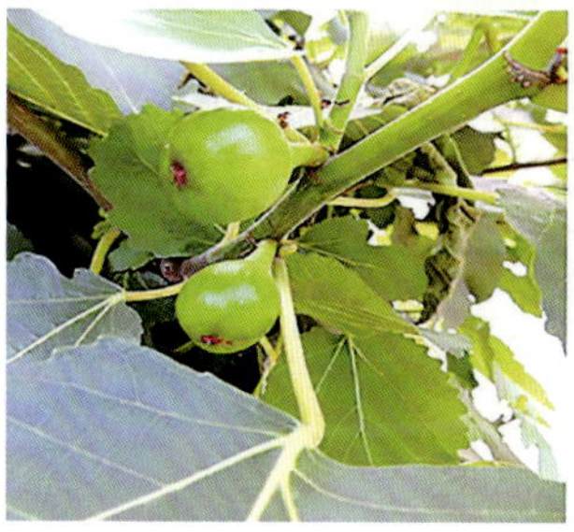

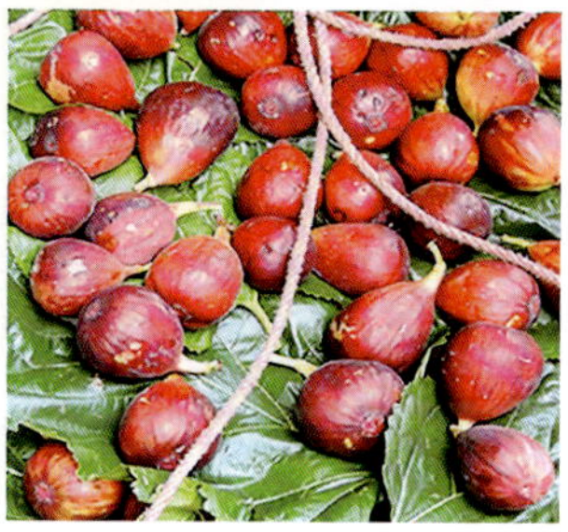

西瓜 | Xi gua

Bid shuid guab 比水瓜

暑热津伤啃水瓜，宽胸利膈助消化。肾炎头晕口舌痛，烫伤酒毒泻水花。

西瓜，为葫芦科植物西瓜 *Citrullus lanatus*（Thunb.）Matsum. et Nakai 的果实。

苗乡各地均有栽培，一般栽培在沙质土壤中。

别名 寒瓜、天生白虎汤、夏瓜、水瓜。

采制 药用瓜瓤、瓜皮、瓜子。西瓜在果皮发亮，敲之有清脆声音发出时采摘，一般鲜用瓜瓤。西瓜果皮、种子则在食用西瓜后收集，鲜用或晒干后备用。

性味与归经 味甘，性寒。入心、胃、膀胱经。

功效 清热解暑，生津止渴，利尿除烦。

主治 西瓜果瓤治胸膈气壅、满闷不舒、小便不利、口鼻生疮、暑热、中暑，可以解酒毒。西瓜皮与芒硝经加工制成“西瓜霜”专供药用，可治口疮、口疳、牙疳、喉蛾。西瓜皮用来治肾炎水肿、肝病黄疸、糖尿病。西瓜子有清肺润肺的作用，可治吐血、久嗽。籽壳治肠风下血、血痢。

用法用量 内服：瓜瓤生吃或榨汁饮用，100～150 克。西瓜子，水煎 10 克～15 克。西瓜皮、西瓜叶一般鲜用，煎水服，10～30 克，或捣烂外敷患处。

禁忌 中寒湿盛者忌服。糖尿病患者慎服。

附方

1. 头昏：西瓜皮 10 克，鸡蛋 1 枚，猪油适量，共炒熟食，每日早晚各 1 次。
2. 口疮：西瓜一个，白糖少许。西瓜去子，切成条，暴晒至半干，加白糖搅匀腌渍，再暴晒至干，再加白糖少许食用。
3. 口疮：西瓜浆水，徐徐饮之；冬天用西瓜皮烧灰敷之。
4. 咳血：西瓜 10 克，丝瓜根 6 克，丝茅根 12 克，梨子皮 10 克，枇杷叶 6 克，桑叶 6 克，水煎取汁，分 3 次服。
5. 烫伤：西瓜叶适量，烤热，捣汁外搽；或取西瓜瓤连汁，敷于患处。
6. 兽咬肿痛：西瓜瓤、南瓜瓤各适量，调水敷患处。
7. 急性肾炎：西瓜 1 个（约 1500 克），大蒜 30～45 克。先在西瓜皮上挖一个洞，大蒜去皮纳入西瓜内，塞住洞口，用瓦罐盖好，隔水蒸熟，趁热吃蒜和瓜瓤。
8. 胆囊炎：红瓤西瓜 14 克，冻粉 2 克，白糖 60 克，香油 1～2 滴。西瓜瓤挤出汁，加白糖 15 克，放冻粉煮化，放凉，切成小块，淋上糖水、香油即可食用。
9. 肥胖症：西瓜皮、黄瓜皮、冬瓜皮各 200 克。去粗皮、水焯待冷，切成条状，加少许盐、味精拌匀，当冷盘佐餐用。

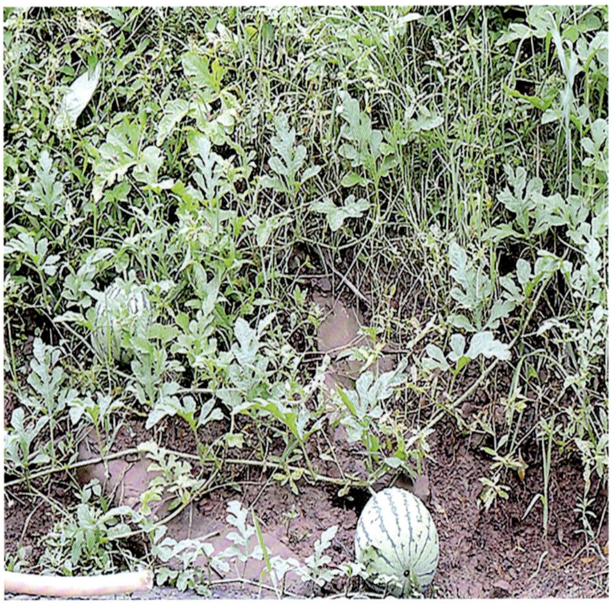
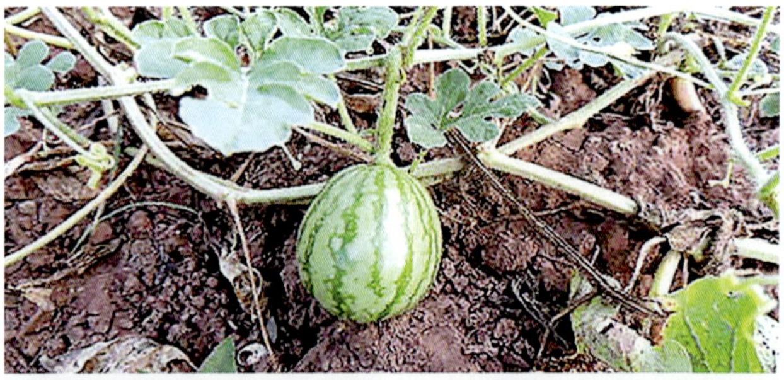
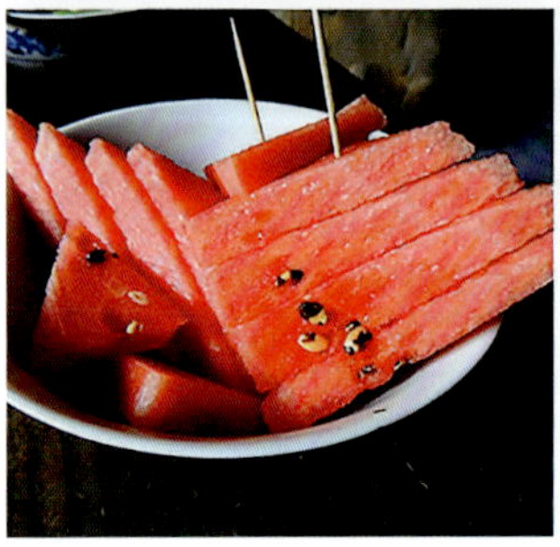
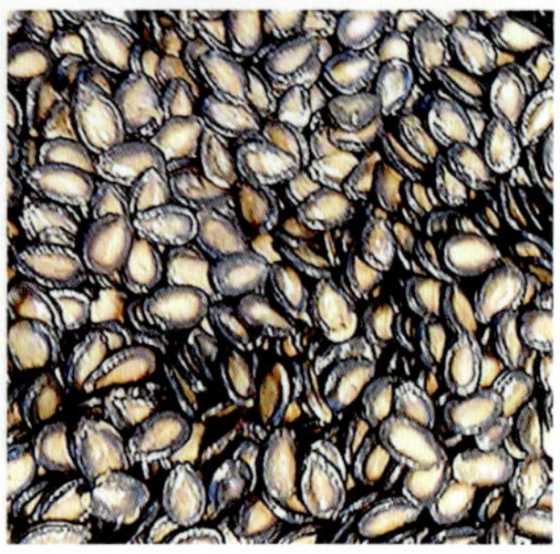

线瓜 | Xian gua

Fab hsab 花沙

有棱有角称线瓜，瓜棚篱笆开黄花。暑热烦渴咳黄痰，热淋血淋痔漏发。

线瓜，为葫芦科植物棱角丝瓜 *Luffa acutangula*（L.）Roxb. 的果实。

苗乡各地均有种植。种植的方式与丝瓜相同，一般栽种在房前屋后、山路边、菜园旁以及村旁空闲地等处。

别名 棱角丝瓜。

采制 药用嫩果、嫩叶。夏秋季采摘，刮去粗皮，洗净鲜用。嫩叶随采随用，一般以鲜用为主。

性味与归经 味甘，性寒。入肝、胃经。

功效 清热化痰，凉血解毒。

主治 暑热烦渴、肺热咳嗽、肠风痔漏、热淋血淋、脚气水肿、水火烫伤、痈肿疮疖、无名肿毒。

用法用量 内服：煎汤，20～30 克，或烧灰，研细末吞服，每次 3～6 克。外用：嫩瓜、嫩叶适量，捣烂外敷。

禁忌 线瓜不宜生吃。体质虚寒者慎用。

附方

1. 皮肤病：鲜线瓜叶适量，洗净，搓碎，布包，在患处摩擦，至发红为止，每天 1 次，连用 7 天。
2. 肠风痔漏：老线瓜 100 克，烧炭存性，研成细末，瓶装备用。每次服 6 克，白酒送服，每日 3 次。
3. 风热腮肿：嫩线瓜 1 个，烧炭存性，研为细末，冷开水调匀，外敷患处，1 日 3 次。用药期间禁食辛辣食物。
4. 无名肿毒：鲜线瓜叶适量，洗净，捣烂如泥，外敷患处，1 日 2～3 次。
5. 百日咳：鲜线瓜 60 克，捣烂取汁，加蜂蜜少许，温开水冲服，1 日 3 次。
6. 咽喉痛哑：鲜线瓜 1 条，洗净切碎，新烧开水冲泡，取汁服用，1 日 3 次。
7. 黄水疮：鲜线瓜叶适量，捣烂取汁，涂搽患处，1 日数次。
8. 坐板疮：线瓜皮 60 克，焙干研细末，冷开水调涂，1 日数次。
9. 暑热烦渴：鲜线瓜 30 克，黄毛根 20 克，竹叶菜 10 克，水煎，分 3 次服。

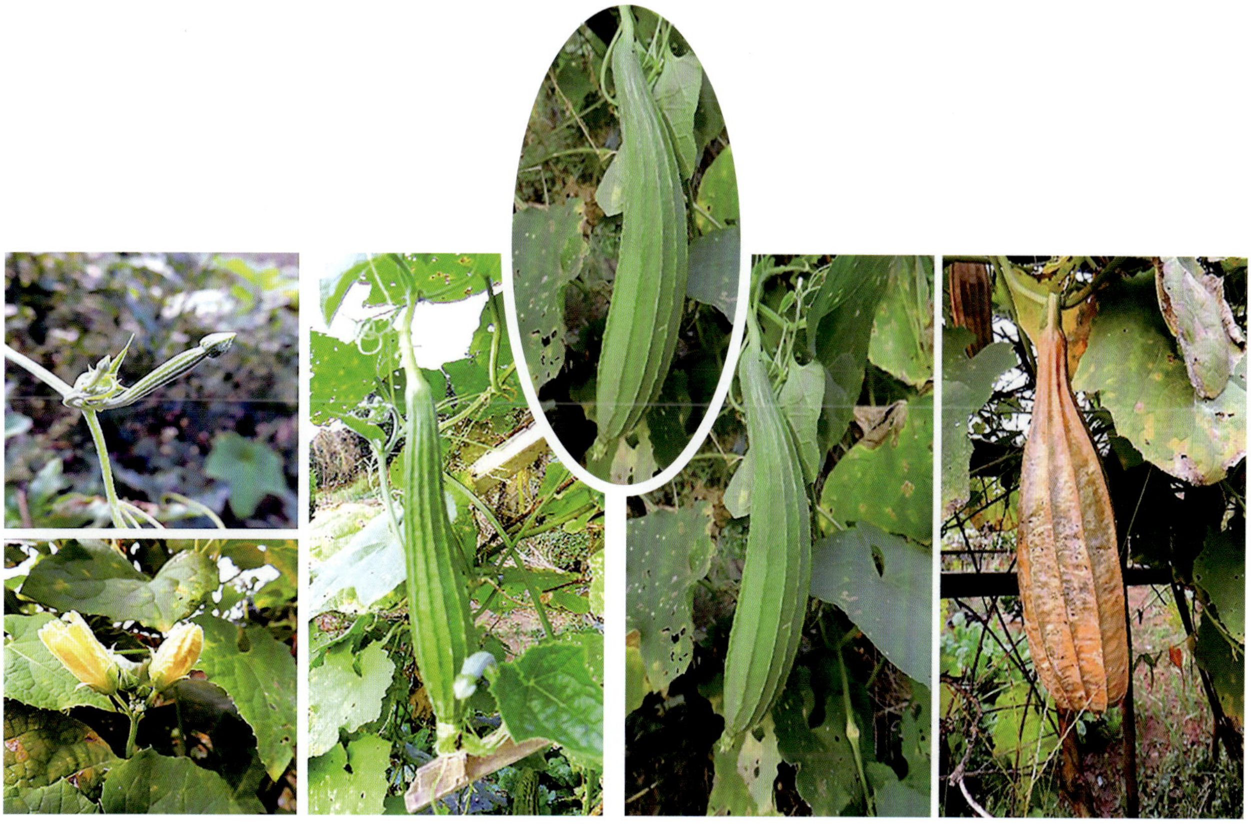

杏子 | Xing zi

Ghob mhub bix bongb 阿胡比柄

山杏村前宅后栽，杏仁中毒杏皮解。咳嗽气喘咽喉痛，头疮鼻烂癫狗桀。

杏子，为蔷薇科植物杏 *Armeniaca vulgaris* Lam. 或山杏 *Armeniaca vulgaris.* var. *ansu* 的干燥成熟果实。

苗乡各地均有栽种，一般栽种在村寨前后，房前屋后，或菜园边、果树林中等处。早春开花，花紫红色或粉红色，少数白色。花后结圆形果实，一般在夏季成熟。花谢后开始长出新叶，深秋之后，杏子叶开始枯萎、掉落，但枝条及根茎存活。以老根及种子繁殖。

别名 杏、苦杏仁、北杏仁、杏核仁、杏人、木落子、杏梅仁、甜梅。

采制 药用种仁、树皮。杏子成熟季节，收集人们吃杏子后剩下的果核，晒干，敲破核壳，取出内部的核仁，晒干备用。树皮随采随用，一般鲜用。

性味与归经 味苦，性微温，有小毒。入肺、大肠经。

功效 祛痰止咳，降气平喘，润肠通便。

主治 咳嗽气喘、胸满痰多、喉痹声嘶、血虚津枯、肠燥便秘。

用法用量 内服，煎汤，3 ～ 10 克，宜打碎先煎，或入丸、散剂。外用：适量，捣烂外敷患处。

禁忌 杏仁有小毒，用量不宜过大，婴儿慎用。阴虚咳嗽、泻痢便溏者禁服。

附方

1. **头疮：**杏仁、花椒、马枇杷、玉蜀黍（患黑穗病者）各适量，研末，香油调涂患处，1 日 1 次。
2. **胬肉攀眼：**杏仁 10 克，去皮尖，研膏，人乳化开，点入眼角内，1 日 3 次。
3. **鼻孔生疮溃烂：**杏仁 6 克，轻粉 3 克，共研细末，每用少许吹鼻内，1 日 3 次。
4. **小儿脐风：**脐烂成风，杏仁适量，去皮，研极烂，敷患处，1 日 2 次。
5. **咳嗽：**杏仁 10 克，葱白 3 克，苏叶 6 克，胡桃肉 10 克，水煎取汁，分 3 次服。服药期间禁食酸冷食物。
6. **咳嗽气喘：**杏仁 3 克，桃仁 3 克，胡椒 7 克，姜汁、葱白各适量。捣烂，敷脚心，每晚 1 次。
7. **狂犬咬伤：**杏果适量，捣烂，敷伤处。
8. **狗咬伤：**杏仁、甘草各适量捣烂，加红糖调匀敷患处，每日 1 次。
9. **小儿蛲虫：**杏仁 10 枚。将杏仁炒熟，捣烂，用纱布包裹，使杏仁油外浸至纱布上，用油纱布每晚搽肛门 1 ～ 2 次，连搽 4 ～ 5 晚。
10. **小儿肺炎：**杏仁 10 克，大米 30 克。杏仁去皮尖，水研滤汁与大米加水，共煮粥服用。
11. **咽喉肿痛：**杏仁 30 克，去皮，烤熟，加桂枝 6 克，研细末，共调匀如膏，每次含拇指大 1 粒。
12. **气喘水肿：**杏仁 30 克，去皮尖，捣烂，加大米 100 克，熬成粥，分 3 次服完。
13. **杏仁中毒的解救：**取杏树皮 30 克，水煎取汁，分 3 次服。

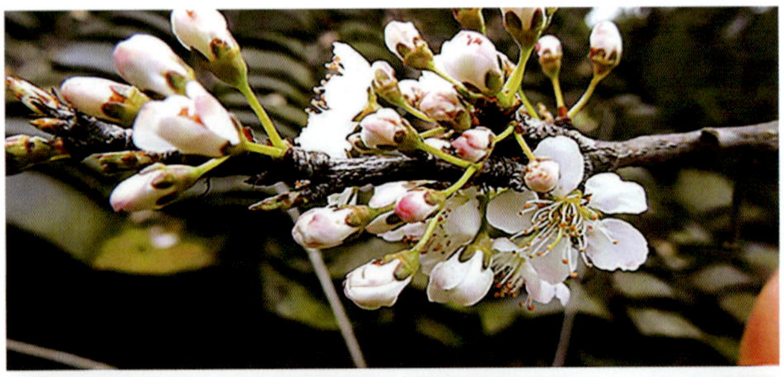
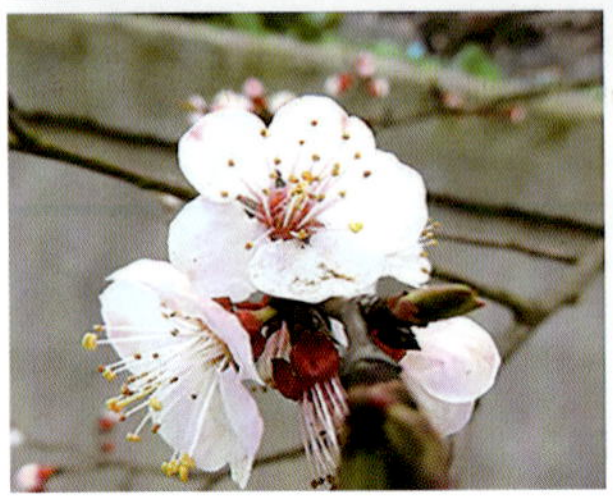
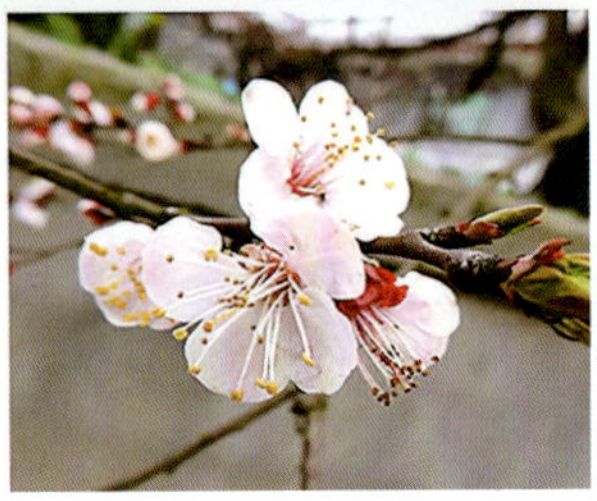
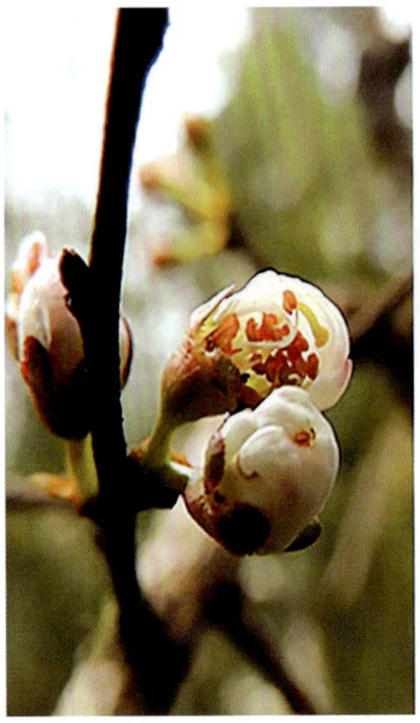
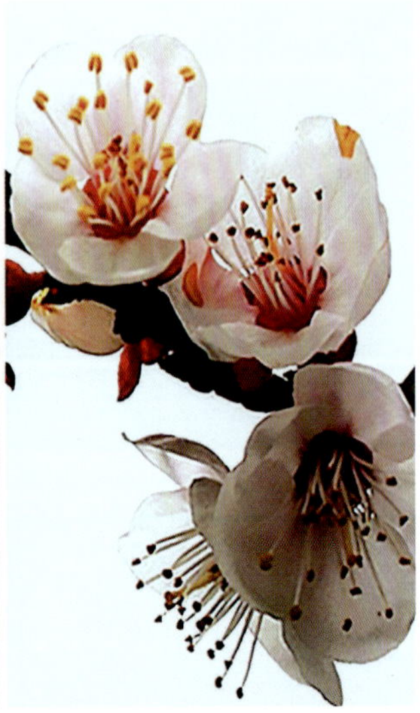

徐叶子 | Xu ye zi

Mis lox zit 米辣子

荸葖深褐粒粒晶，山地路旁翩翩生。麻辣善驱腹中寒，头痛口疮儿缩阴。

徐叶子，为芸香科植物吴茱萸 *Evodia rutaecarpa*（Juss.）Benth. 及其变种的成熟干燥果实。苗乡各地少有野生，各地药农多有栽培。

别名 米辣子、吴茱萸、吴萸子、吴芋、吴于、吴萸、茶辣、漆辣子、伏辣子、曲药子、气辣子、臭泡子、臭辣子树。

采制 药用果实。秋后果实快要成熟时采摘，因为成熟后，果实开裂，种子弹出，药用效果较差。摘回后，拣净杂质，晒干备用。

性味与归经 味辛、苦，性大热，有小毒。入肝、脾、肾经。

功效 疏肝下气，温中散寒，燥湿助阳。

主治 头顶疼痛、胸腹胀满、呕吐反酸、阳虚泄泻、吐泻转筋、寒疝脚气。外治口舌生疮。

用法用量 内服：煎汤，3～5 克，或入丸、散剂，或泡酒。外用：适量，蒸热，研末调敷，或煎水外洗患处。

禁忌 吴茱萸性热，过量使用易致上火，阴虚火旺之人、孕妇禁用。

附方

1. **脾胃虚寒：**徐叶子、干姜各 30 克，焙干研细末，每服 3 克，温开水送服，1 日 2 次。
2. **阴部生疮湿烂：**徐叶子 100 克，水 300 毫升，煮开 3 次，去渣，用药水洗疮面，1 日 3 次。
3. **头顶疼痛：**徐叶子 30 克，水 100 毫升，煮取 60 毫升，用棉布蘸药水，抹洗痛处，1 日数次。
4. **慢性腹泻：**徐叶子 10 克，泡 10 分钟后，煎取汁，加食盐少许，分 3 次温服。
5. **小儿缩阴：**徐叶子、硫黄各 15 克，大蒜 10 克，碾烂成饼状，涂其下腹部，再用蛇床子 30 克，烧烟熏之。
6. **口疳口疮：**徐叶子 3 克，研细末，调涂足心，每晚 1 次。

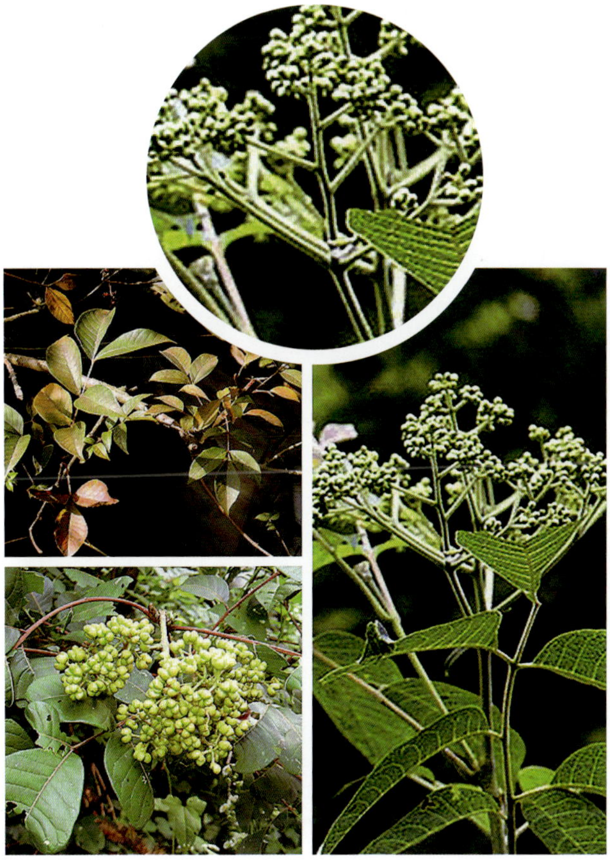

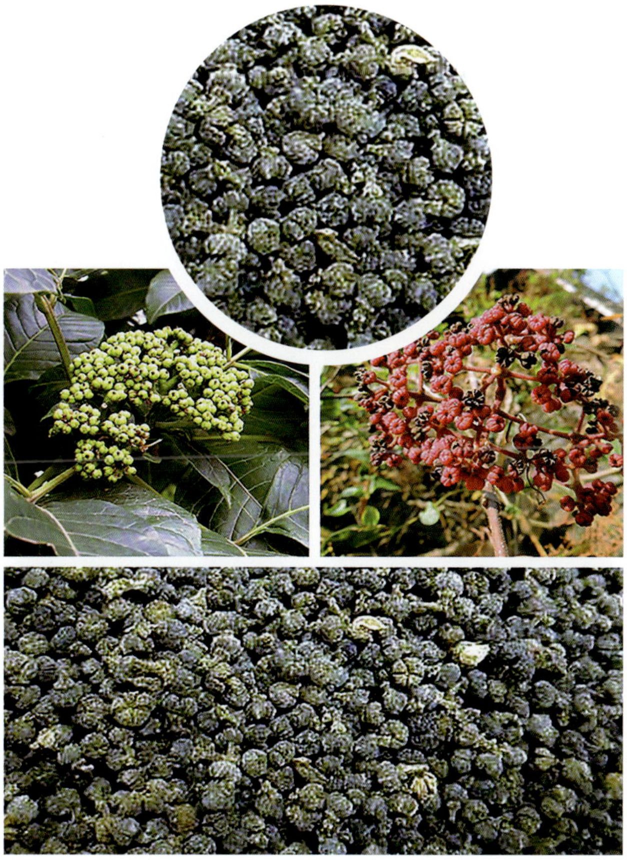

燕麦 | Yan mai

Bid yans mal zix 燕唛子

苗乡即食燕麦团，补虚健脾度荒年。自汗盗汗大便结，体胖头晕怀中揣。

燕麦，为禾本科植物燕麦 *Avena sativa* L. 的种子。

苗乡各地均有栽培，一般播种在山坡沙土、旱地、高山稻田等处。

别名 燕唛、燕唛子、油麦、玉麦、莜麦、铃铛麦、皮燕麦、雀麦、野麦、裸燕麦。

采制 药用种仁。5 月下旬，割下麦穗，晒干，打下麦粒，然后除去外壳、杂质，晒干保存。食用时可加入米饭中煮熟，或炒熟研成细末保存，食用时取燕麦粉适量，加白糖少许，调成团状食用。

性味与归经 味甘，性平。入肝、脾、胃经。

功效 益肝和胃，益气补虚，止汗润肠。

主治 脾虚食少、脂肪肝、糖尿病、浮肿、习惯性便秘、体虚自汗、多汗、易汗、盗汗、高血压、高血脂、动脉硬化等。

用法用量 内服：煎汤，6～10 克，或焙干研细末，温开水调服。

禁忌 麸质过敏者要小心食用。多吃胀气。

附方

1. 虚汗：野燕麦 120 克，大米 60 克，研末，开水冲服。
2. 自汗：野燕麦 30 克，白芍 10 克，五味子 3 克，大枣 3 枚，生姜 1 片，水煎取汁，分 3 次服。
3. 盗汗：野燕麦 240 克，红枣 500 克，生姜 30 克，地榆 30 克，熬浓汁，分 4 次服，每日 1 次。
4. 肥胖症：燕麦粉 50 克，加清水搅和成面团，做成面片或面条，放入开水锅中，煮熟即可食用；或将燕麦炒熟，研为细末，用冷开水调和成团，每次切一小块，当零食吃。
5. 便秘：燕麦团 30 克，隔山消 10 克，陈皮 3 克，开水泡服，每日 2 次。
6. 高血脂、高血压：燕麦 30 克，葛根 10 克，山楂 15 克，荷叶 20 克，水煎取汁，分 3 次服。
7. 脾虚食少：燕麦 30 克，臭牡丹根 10 克，小人参 10 克，水煎取汁，分 3 次服。
8. 糖尿病：用炒熟的燕麦粉 100 克，研细末。每次取 20 克，用温开水调成团状，饥饿时，当零食吃。
9. 多汗症：用野燕麦苗 30 克，水煎取汁，当茶喝，并用冷水洗面、洗脚。

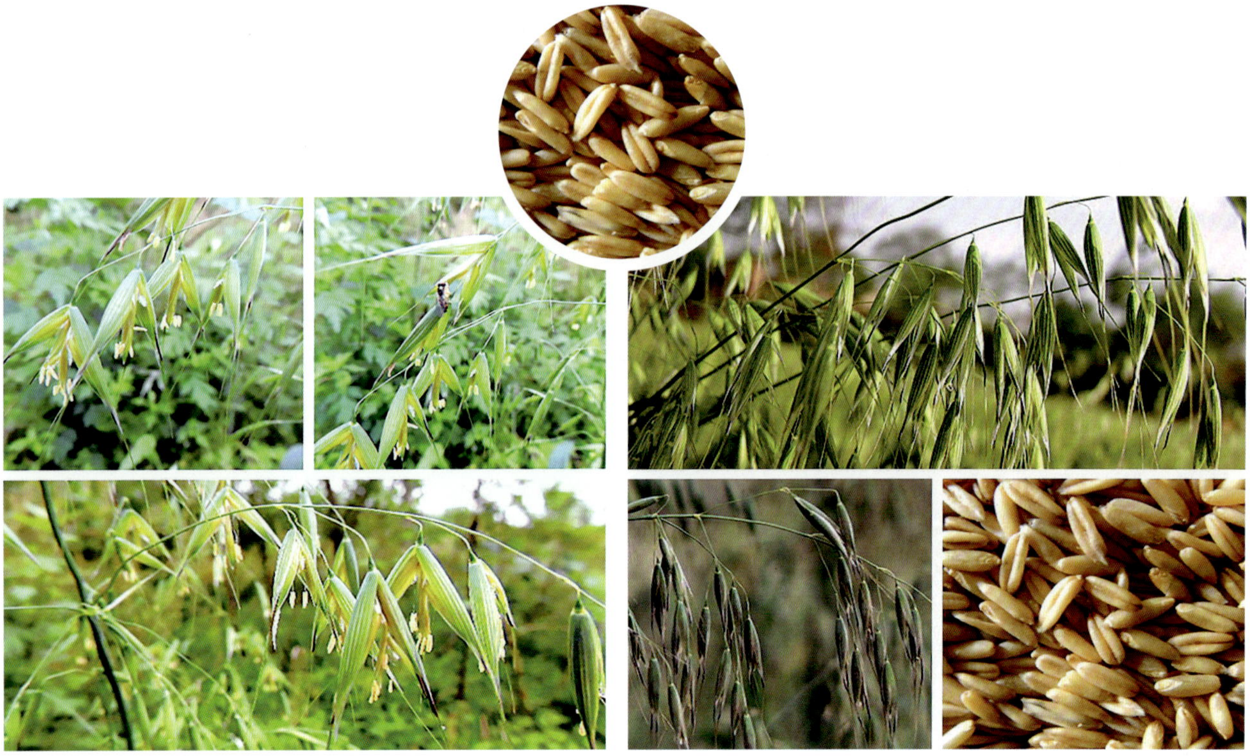

洋辣子 | Yang la zi

Bid reib langx taox 比鋭狼桃

红柿黄柿西洋来，山寨路旁随意栽。雀斑晒伤皮肤病，高热齿衄与贫血。

洋辣子，为茄科植物西红柿 *Lycopersicon esculentum* Mill. 的新鲜果实。

苗乡各地均有栽培，也有少数野生。栽培者多半种植在菜园中、果园边、山路旁以及房前屋后等地。

别名 西红柿、番茄、洋柿子、狼桃、番李子、番柿、六月柿、洋海椒、喜报三元。

采制 药用果实。夏秋季在果实成熟，果皮发亮时摘下，一般鲜用。

性味与归经 味甘、酸，性凉。入肝、胃、肺经。

功效 清热解毒，生津止渴，养阴凉血，健胃消食。

主治 急慢性肝炎、急慢性肾炎、肝虚视蒙、贫血头晕、心慌心悸、口干舌燥、烦热口渴、食欲不振、胃热口苦、牙龈炎、牙周炎、鼻出血、口疮便秘、牙龈出血以及高血压、冠心病、小儿佝偻病、夜盲症、眼干燥症。

用法用量 内服：煎汤，30 ～ 50 克，或洗净泥土，生吃。

禁忌 急性肠炎、菌痢以及溃疡病病人不宜服用。

附方

1. 雀斑：将洋辣子弄碎成酱汁状，加入适量砂糖搅拌，敷面上 15 分钟后，用温水洗净，每日 1 次。
2. 晒伤：将洋辣子弄碎成酱汁状，涂在脸上 15 分钟后，用温水洗净，每日 1 次。
3. 去死皮：将洋辣子弄碎成酱汁状，沾在化妆棉上，然后涂在洗净的脸上，停留约 15 分钟，之后用温水洗净便可。
4. 皮肤病：将鲜熟洋辣子适量，去皮和籽后，捣烂敷患处，每日 3 ～ 4 次，连用 7 天。用药期间禁食辛辣食物。
5. 美容、防衰老：将鲜熟洋辣子适量，捣烂取汁，加少许白糖，每天用其涂面。
6. 高血压：每天早晨选 1 ～ 2 个鲜熟洋辣子，空腹蘸白糖吃。
7. 贫血：将洋辣子、苹果各 1 个，芝麻 15 克，一次吃完，每日吃 1 ～ 2 次。
8. 胃溃疡：可将榨取的洋辣子和马铃薯汁各半杯混合后饮用，每天早晚各 1 次。
9. 肝炎：取洋辣子丁一匙，芹菜末、胡萝卜末、猪油各半匙，拌入沸粳米粥内烫熟，加入盐、味精适量食用。
10. 预防中暑：用 1 ～ 2 个洋辣子切片，加食盐或糖少许，熬汤热饮。
11. 退高烧：将洋辣子汁和西瓜汁各半杯混合饮用，每小时饮 1 次，可退高烧。
12. 牙龈出血：将洋辣子洗净，当水果吃，连吃 15 天。

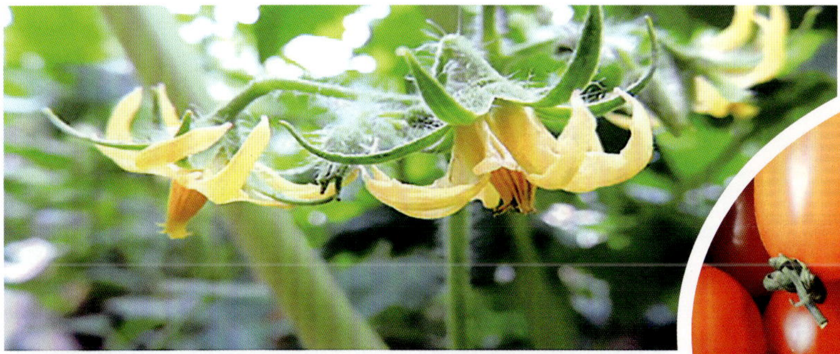

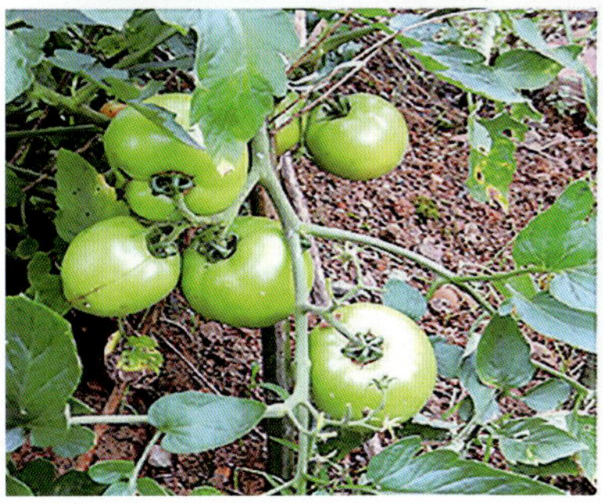

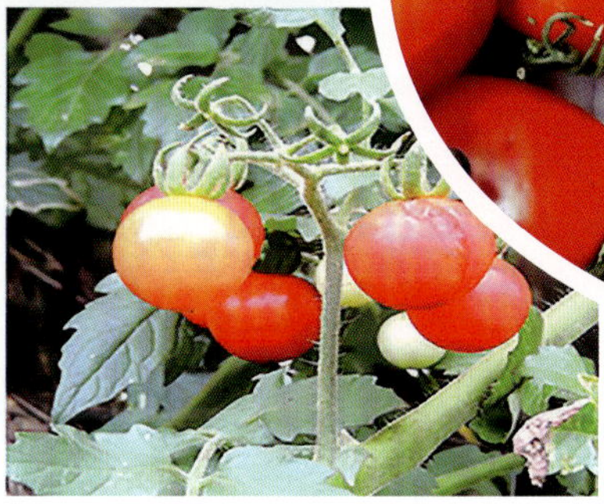

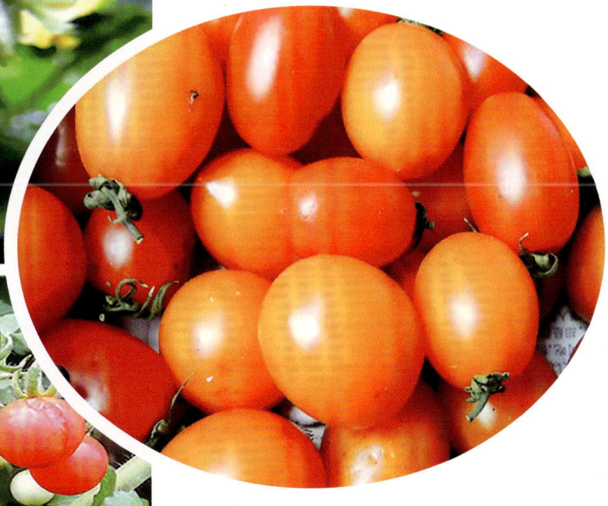

杨梅 | Yang mei

Ndut gind xaob 都坚笑

甘酸可口白蒂梅，经冬不谢路边生。暑热烦渴腹中痛，痢疾腹泻酒伤身。

杨梅，为杨梅科植物杨梅 *Myrica rubra*（Lour.）S. et Zucc. 的果实。

苗乡山区有少数栽培，一般栽种在山坡向阳之处，菜园中，果园里或山路边等处。

别名 树梅、圣生梅、白蒂梅、朱红。

采制 药用果实、根皮、鲜叶。初夏果实成熟时采收，摘回后，拣净杂质，一般鲜吃，或制成杨梅酒服用。根皮、嫩叶随采随用，一般鲜用。

性味与归经 味甘、酸，性温，无毒。入肺、胃经。

功效 生津解渴，和胃消食，解酒。

主治 咽喉肿痛、暑热烦渴、吐泻、痢疾、腹痛、醉酒。外用治刀伤出血、跌打伤、筋骨痛。

用法用量 内服：鲜吃、浸酒、腌食。外用：捣敷，烧存性研末搐鼻。

禁忌 杨梅味甘酸，溃疡病患者慎食。牙痛、胃酸过多、心火旺的患者不宜多吃。糖尿病患者禁食。

附方

1. **咽喉肿痛：**杨梅根 9 克，八爪龙 6 克，水煎取汁，分 3 次服。
2. **暑热烦渴：**杨梅 20 克，西瓜皮 30 克，竹叶菜 15 克，水煎，当茶喝。
3. **夹疱：**杨梅树皮 15 克，威灵仙根 15 克，水煎取汁，分 3 次服。
4. **背花：**杨梅果或叶、半边莲、青木香根等分，捣烂外敷患处。
5. **腰扭伤疼痛：**杨梅根 60 克，水煎，兑酒少许，分 3 次内服。
6. **风湿腰腿痛：**杨梅 15 克，川续断 15 克，独活 6 克，桑寄生 30 克，水煎服。
7. **防治血吸虫病：**杨梅树皮（去外皮用绿皮）0.5 克研末，开水送服，20 天为 1 疗程。
8. **痢疾：**杨梅 30 克，烧存性，研为细末，分 3 次，开水冲服。
9. **预防中暑：**杨梅 10 克，水煎取汁，分 3 次服。
10. **腹部胀满：**杨梅 30 克，用食盐腌制。临用时，取 8 粒，现烧开水泡服。
11. **头痛不止：**杨梅 30 克，烧存性研细末。临用时取少许，搐鼻取嚏。
12. **跌打损伤：**杨梅 60 克，食盐 30 克，捣烂如泥，做成梃子，晒干，装竹筒内。遇有伤者，即用此药填之。伤口不深者，用时要研细末敷之。
13. **风湿筋骨痛：**杨梅根 10 克，大血藤 10 克，土牛膝 10 克，铁马鞭 10 克，蓑衣藤 10 克，香樟根 10 克，水煎外洗患处，1 日 2 次。
14. **酒醉：**杨梅 10 克，绿茶 4 克，鸡爪子（枳椇子）10 克，水煎取汁，分 3 次服。外用水豆腐 1 块，敷在患者胸部。

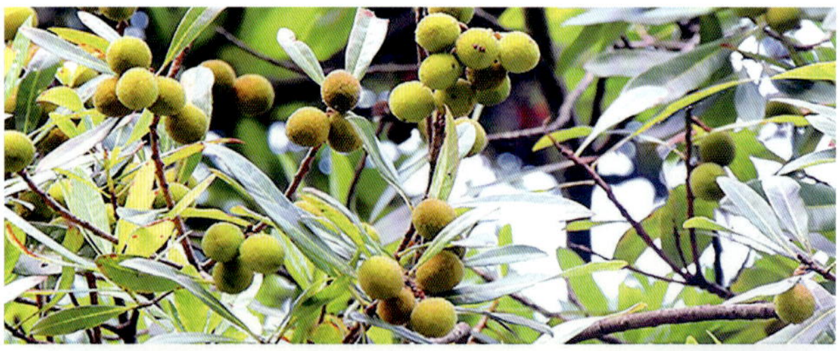
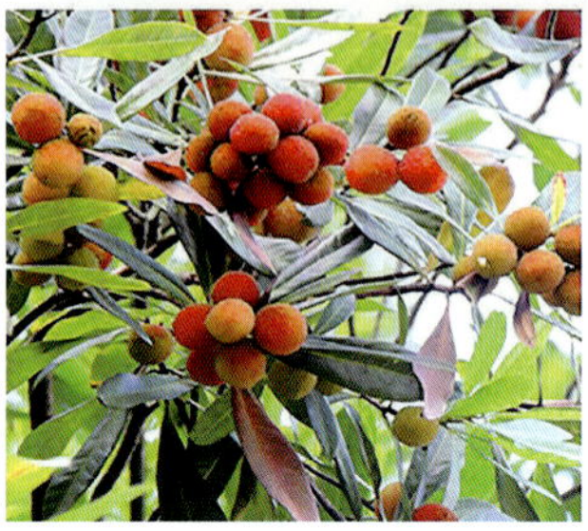
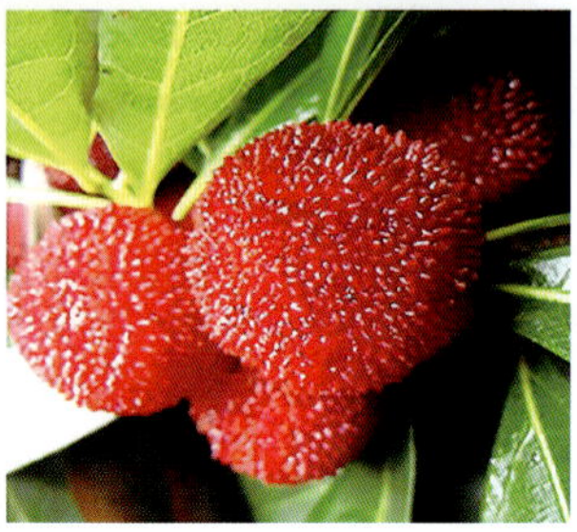
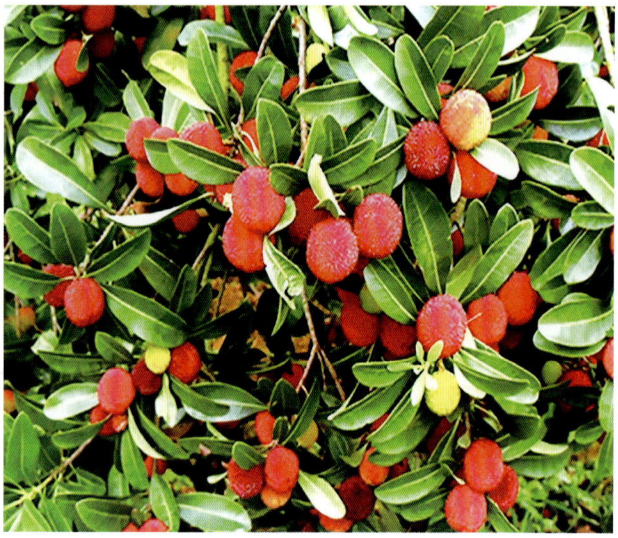

羊奶子 | Yang nai zi

Bid cab nos 比茶脑

羊奶子开花，半春子得咭。咳喘泻痢疾，痔疮与奶花。

羊奶子，为胡颓子科植物蜜花胡颓子 *Elaeagnus conferta* Roxb. 的果实、根、叶。
苗乡各地均有野生，一般生长于河岸、沼泽灌木丛中或高山林下。

别名 胡颓子、黑瞎子果、山茄子、蓝果。

采制 羊奶子以叶片、果、嫩枝入药。春季采茎叶，秋季摘果实，秋冬季挖根，鲜用或切片，晒干备用。

性味与归经 味酸、涩，性平。入肺、大肠经。

功效 清热解毒，止咳平喘，止血治痢。

主治 咳嗽、哮喘、乳痈、腹泻、痢疾、白带崩漏、淋证、跌打损伤、痈肿疮疖、痔疮肿痛。

用法用量 内服：煎汤，干品 10 ～ 15 克，鲜品加倍。外用：适量，捣烂外敷患处，或煎水外洗患处。

禁忌 羊奶子味酸，胃酸过多者慎用。

附方

1. **干咳：** 羊奶子 30 克，半夏 3 克，沙参 15 克，水煎取汁，兑蜂蜜少许，分 3 次服。服药期间禁食酸冷食物。
2. **水泻：** 羊奶子根 15 克，水煎取汁，分 3 次服；或用羊奶子果 3 克，捣烂，兑红糖少许，开水冲服，1 日 3 次。
3. **乳痈：** 羊奶子根 60 克，银花 15 克，蒲公英 30 克，芙蓉花嫩叶适量，水煎取汁，分 3 次服。药渣捣烂，外敷患处。
4. **淋症：** 用羊奶子根 15 克，水煎取汁，分 3 次服；或羊奶子根（醋炒切片）30 ～ 60 克，炖猪精肉吃。
5. **痢疾：** 羊奶子根 3 克，马齿苋 3 克，水煎取汁，分 3 次服；或羊奶子叶 3 克，大蒜头 1 小个，水煎取汁服。
6. **崩带：** 羊奶子根 15 克，杉木浆 6 克，白线鱼 1 条，白果子 4 克，水煎取汁，分 3 次服，或煮鸡蛋食。
7. **痈肿疮疖：** 羊奶子嫩叶、半边莲嫩叶、芙蓉花嫩叶各适量，捣烂外敷患处，每日 1 剂。用药期间禁食辛辣食物。
8. **哮喘：** 羊奶子根 10 克，香樟根 10 克，羊合草 6 克，瓜蒌子 10 克，水煎，分 3 次服。
9. **跌打损伤：** 羊奶子根 15 克，大血藤 10 克，小血藤 10 克，铁马鞭 10 克，水煎，分 3 次服。药渣煎水，兑白酒少许，热敷患处。
10. **痔疮肿痛：** 羊奶子嫩叶、芙蓉花叶、半边莲各适量，水煎取汁，分 3 次服。

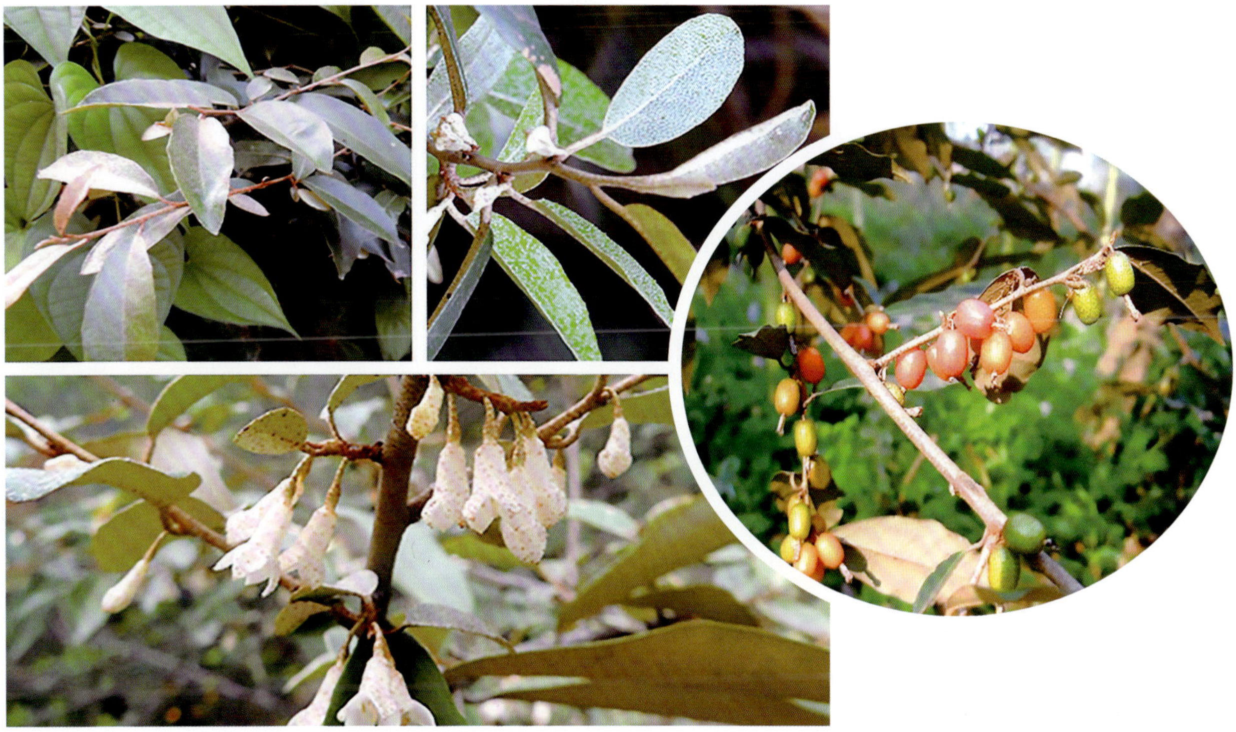

野花椒 | Ye hua jiao

Bid sheid nbeat 比西板

麻辣有毒野花椒，山野路旁刺脚高。胃寒腹痛蛔虫病，腹胀水肿毒蛇瞧。

野花椒，为芸香科花椒属植物野花椒 *Zanthoxylum simulans* Hance. 的果实。

苗乡各地均有野生，生于山坡、路旁或灌木丛中、平地、低丘陵或略高的山地疏林或密林下。

别名 花椒、岩椒、青花椒、土花椒、高脚刺、铁边鸟不踏、臭椒。

采制 以根、果实及叶入药。6 月至 7 月采收成熟的果实，晒干，将果皮与种子分开，果皮为花椒，种子为椒目。根、叶随采随用，一般鲜用。

性味与归经 味辛，性温，有小毒。入肝、胃经。

功效 果皮：温中止痛，驱虫健胃。种子：利尿消肿。根：祛风湿，止痛。

主治 果皮主治：胃痛、腹痛、蛔虫病。外用治湿浊、皮肤瘙痒、龋齿疼痛。种子主治：水肿、腹水。根主治：胃寒腹痛、牙痛、风湿痹痛。

用法用量 内服：煎汤，果皮、根 3 ～ 5 克，种子 3 ～ 6 克，叶 6 ～ 30 克，或泡酒，或烧存性研末。外用：果皮、根、叶适量，煎水洗或捣烂敷患处。

禁忌 野花椒味辛性温，内有湿热者慎用。

附方

1. **感冒头痛：**野花椒根 10 ～ 15 克，水煎取汁，分 3 次服。
2. **白喉：**取野花椒叶背虫囊内的虫 3 ～ 5 只，焙干研末，吹喉，1 日 2 ～ 3 次。
3. **牙齿肿痛：**野花椒树皮 3 克，嚼烂含口中，吐出痰涎。
4. **腹痛腹泻：**野花椒根皮 3 克，口嚼咽汁，或用口嚼烂，敷在脐部。
5. **胃痛、腹胀痛：**野花椒叶 10 克，吴茱萸 6 克，同捣烂，敷在肚脐上。
6. **小儿发热：**野花椒 3 克，野油麻 3 克，野高粱 3 克，野芫荽 3 克，野胡萝卜 4 克，金银藤 10 克，蓑衣藤 3 克，灶心土 10 克，水煎取汁，分 3 次服。
7. **泄泻：**野花椒根皮 3 克，用刀背捣烂，敷在脐部。泻止即除去。
8. **惊风：**野花椒 3 克，凤尾草 10 克，枫寄生 6 克，水煎取汁，分 3 次服。
9. **疥疮：**野花椒根皮、硫黄、长叶绿豆根皮各适量，捣烂外搽。
10. **无名肿毒：**野花椒叶 30 克，水煎取汁，温洗患处，1 日 2 ～ 3 次。
11. **疡子：**野花椒、五爪龙、黄瓜香、蛤蟆草、榆腊叶各适量，捶烂外敷。
12. **黄肿病：**野花椒 6 克，牡荆子 10 克，贯众 10 克，苦楝皮 6 克，水煎服。
13. **风湿关节痛：**野花椒根皮 100 克，焙干研末，泡酒 500 毫升，一周后服用。
14. **蛇咬伤：**野花椒皮，口嚼烂，敷伤口。
15. **蛔虫病：**野花椒、苦楝树皮、蛆子草各 6 克，水煎取汁，分 3 次服。
16. **跌打损伤：**野花椒叶 15 ～ 30 克，水煎取汁，兑黄酒少许，分 3 次服。
17. **巴硅癀：**鲜野花椒叶 30 克，用酒炒 3 次，和糯米饭捣烂，调酒敷患处。

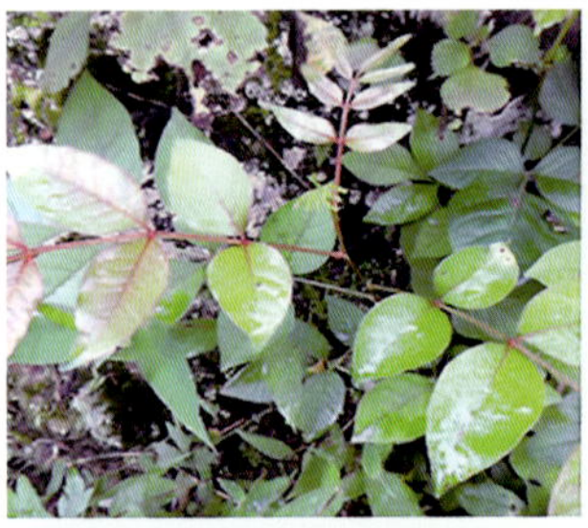
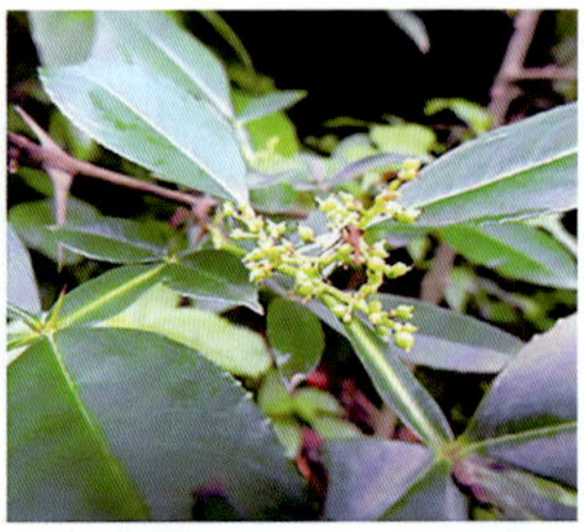
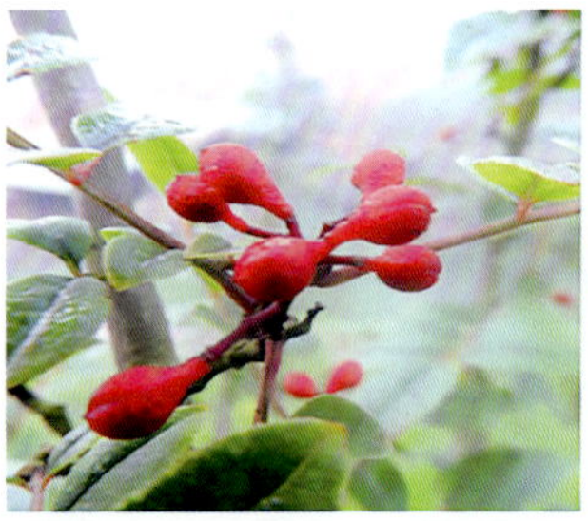
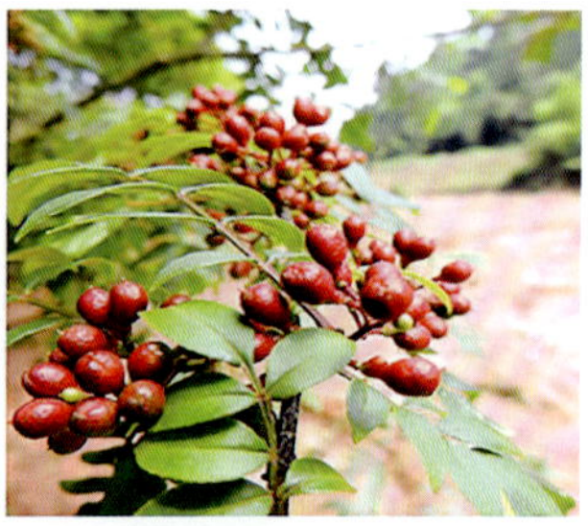
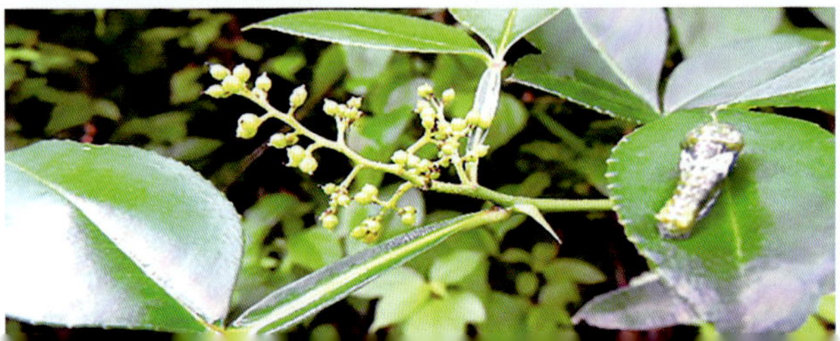
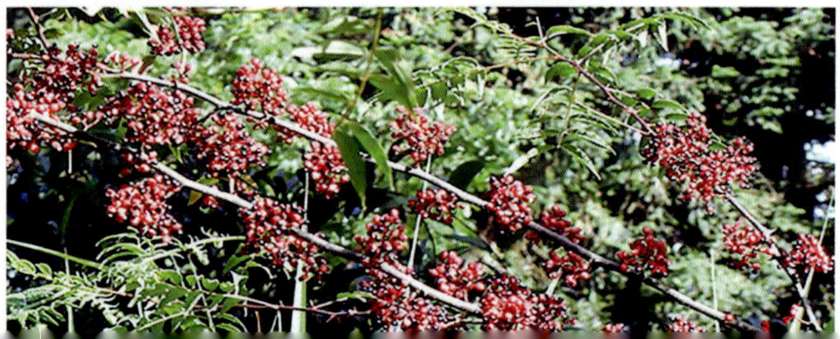

野枇杷 | Ye pi pa

Bid nbat rud 比巴茹

叶似佛掌镇三山，果如毛桃疏林边。体虚浮肿饮食少，肺痨咳嗽与肝炎。

野枇杷，为桑科榕属植物粗叶榕 *Ficus hirta* Vahl 的果实及根。

苗乡各地山区均有野生，多生于山坡旷地、山谷、水旁或路旁的灌木丛中。

别名 五指毛桃、佛掌榕、粗叶榕、五爪龙、五爪毛桃、五爪牛奶、土黄芪、南芪、土五加皮、五指榕、五指牛奶、五指香、五叉牛奶。

采制 以果实、根入药。根秋季采挖，洗净泥土，切片，晒干备用。果实秋后采摘，晒干备用。

性味与归经 味甘、辛，性平。入肺、肝、脾经。

功效 健脾补肺，利湿舒筋，止咳化痰。

主治 脾虚浮肿、病后体弱、食少无力、肺痨咳嗽、自汗盗汗、风湿痹痛、产后无乳、急慢性肝炎、肝硬化腹水、妇女白带、胃脘胀痛、胸痛、无名肿毒。

用法用量 内服：煎汤，30 ～ 60 克。外用：适量，捣烂外敷患处。

禁忌 野枇杷果实有滑肠作用，脾虚腹泻者慎用。

附方

1. **咳嗽：**野枇杷根 30 克。洗净切碎，水煎 2 次，分 3 次服，连服 7 天。
2. **疟疾：**野枇杷根、马鞭草各 15 克。加水 500 毫升，文火煎 2 小时，去渣取液 300 毫升，发作前 2 小时服，连服 5 天。
3. **肺结核：**矮地茶 7.5 克，穿破石、百部、白及、野枇杷各 3 克，桑白皮 1.5 克。共研细粉，炼蜜为丸。每饭后服 3 克，每日 3 次，连服 3 个月。
4. **便秘：**野枇杷果实 30 克。将药焙干，研成细末，每服 6 克，每日 3 次，温开水下。
5. **神经衰弱：**野枇杷根、含羞草、葫芦茶各 50 克，白酒 1000 毫升。浸泡 10 天后，每服 20 毫升，1 日 3 次。10 天为 1 疗程，连服 1 ～ 2 个疗程。
6. **气紧：**野枇杷叶适量，泡童便服。
7. **急性黄疸型肝炎：**野枇杷 250 克，穿破石 1000 克，葫芦茶 90 克，加水浸煮两次，浓缩至 1500 毫升，加白糖 300 克，静置过滤。每天服 90 毫升，分 2 次服，连服 30 天。
8. **产后无乳：**野枇杷 60 克，炖猪脚 1 只，吃猪脚喝汤，1 日 3 次。
9. **白带：**野枇杷 30 克，杉木浆 30 克，水煎，分 3 次服。
10. **体虚浮肿：**野枇杷根 30 克，小人参 10 克，臭牡丹根 10 克，淘米水煎，分 3 次温服。
11. **自汗盗汗：**野枇杷 30 克，桑树皮 10 克，燕麦茎叶 30 克，水煎服。

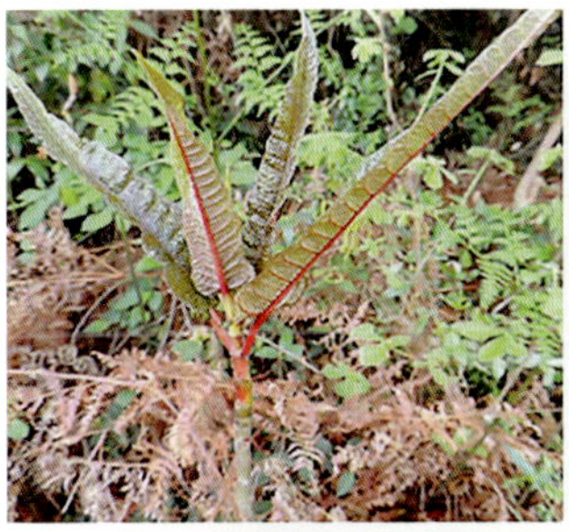
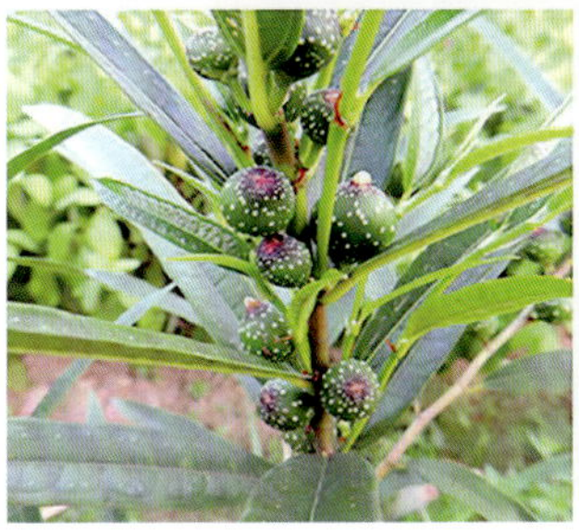
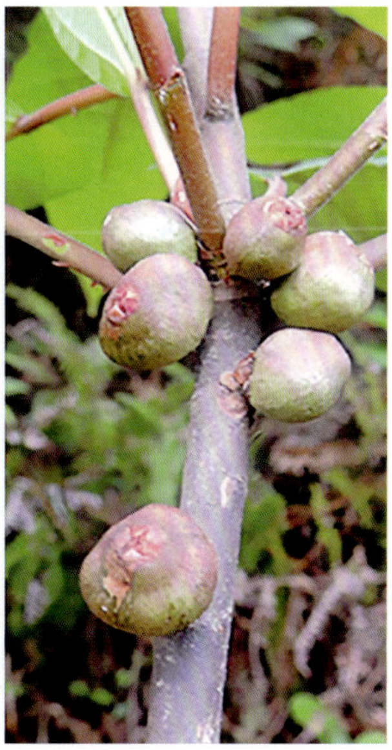
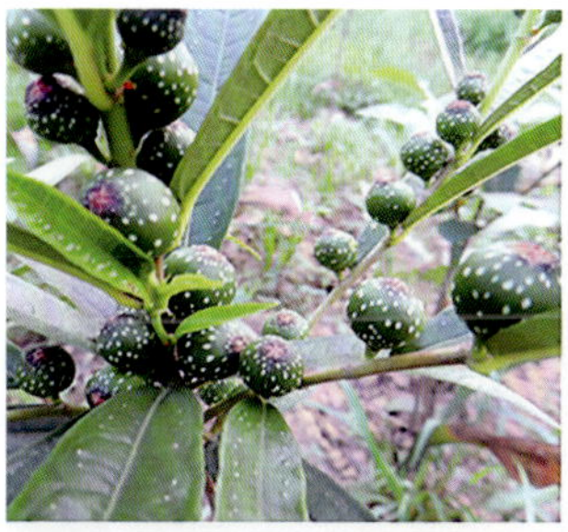
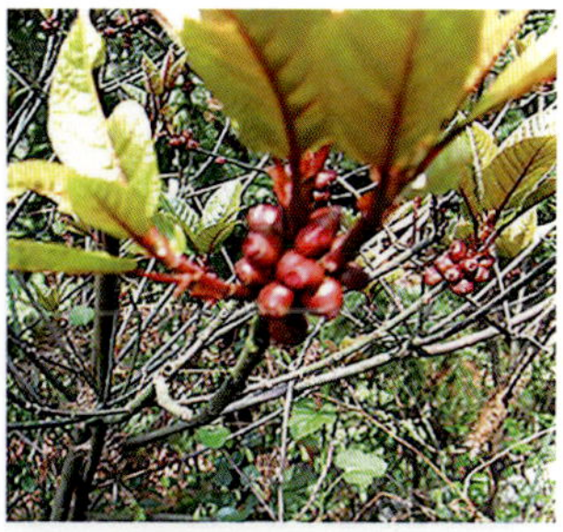
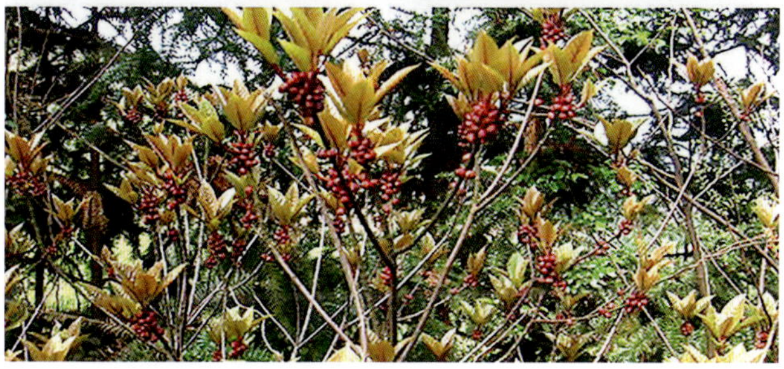

野葡萄 | Ye pu tao

Bid ghand ghunb 比干棍

攀爬匍匐野葡萄，枝叶翠绿果实娇。跌打瘀血风湿痛，骨折圭痈屙黄尿。

野葡萄，为葡萄科植物光叶蛇葡萄 *Ampelopsis heterophylla*（Thunb.）Sieb. et Zucc. var. hancei Planch. 的根、根皮。苗乡各地有野生，一般生于荒坡灌木丛中、田坎、水渠、果园以及菜园边缘。

别名 绿葡萄、爬山虎、山葡萄、蛇葡萄、乌葡萄、山菩提、蛇白蔹、见毒消、接骨藤、见消肿、外红消、梦中消、禾花子藤、过山龙。

采制 药用根皮、果实。秋季采挖根部，洗净泥土，切片或剥取根皮切片，晒干，鲜用随时可采。果实秋后颜色变深绿色或黑色时采摘，鲜用或晒干备用。

性味与归经 味苦、涩，性寒，有小毒。入肺、肾经。

功效 清热解毒，散瘀消肿。

主治 湿热黄疸、痢疾、肠炎、无名肿毒、跌打损伤、外伤瘀血、风湿腰痛、中耳炎、痰湿流注、皮肤风疹、小儿水肿。

用法用量 内服：水煎，野葡萄根 30 ～ 60 克，分 3 次服。外用：适量，捣烂或焙干研细末，涂敷患处。

禁忌 野葡萄根有小毒，体质虚弱者慎用。

附方

1. 无名肿毒：野葡萄根皮适量，捣烂敷患处，或焙干研细末，凉开水调敷。
2. 跌打瘀肿：野葡萄根皮、石菖蒲各等分，焙干研细末，冷开水调匀，敷患处。
3. 头晕头痛：野葡萄根的木心（地木风）30 克，臭牡丹 45 克，鸡屎藤 45 克，水煎服。
4. 疮疡肿毒：野葡萄果实适量，煎水洗患处。
5. 外伤肿痛、风湿性腰痛、胃痛、痢疾、肠炎：野葡萄根 9 ～ 15 克，水煎，分 3 次服；或用野葡萄根 60 克，浸酒 500 毫升，每次 20 毫升，1 日 3 次。
6. 骨折：鲜野葡萄 60 克，蛤蟆草 50 克，铁马鞭 50 克，大血藤 60 克，血三七 60 克，水冬瓜 60 克，捣烂，加酒少许调匀，外敷患处。
7. 枪伤、水火烫伤：野葡萄根研细，加入鸡蛋清调匀，外敷患处。
8. 外伤出血：野葡萄根适量，焙干研细末，外撒创口上，布条包扎。
9. 慢性骨髓炎：野葡萄根皮 500 克，研为细末，加鸡蛋清 4 个，麻油 30 克，白酒 25 毫升搅匀，外敷患处，1 日 1 次。
10. 慢性肾炎：野葡萄叶粉 15 克，加鸭蛋清内搅匀，茶油煎炒，另取野葡萄枝 30 克煎汤，一半代茶，送服叶粉、鸭蛋，一半外洗腰部皮肤。
11. 小便涩痛、肝炎、胃热呕吐、风湿性关节炎：野葡萄藤 30 ～ 60 克，水煎服。
12. 中耳炎：鲜野葡萄藤 1 根，洗净，截取 1 段，一端对患耳，另一端用口吹之，使汁滴入耳内。

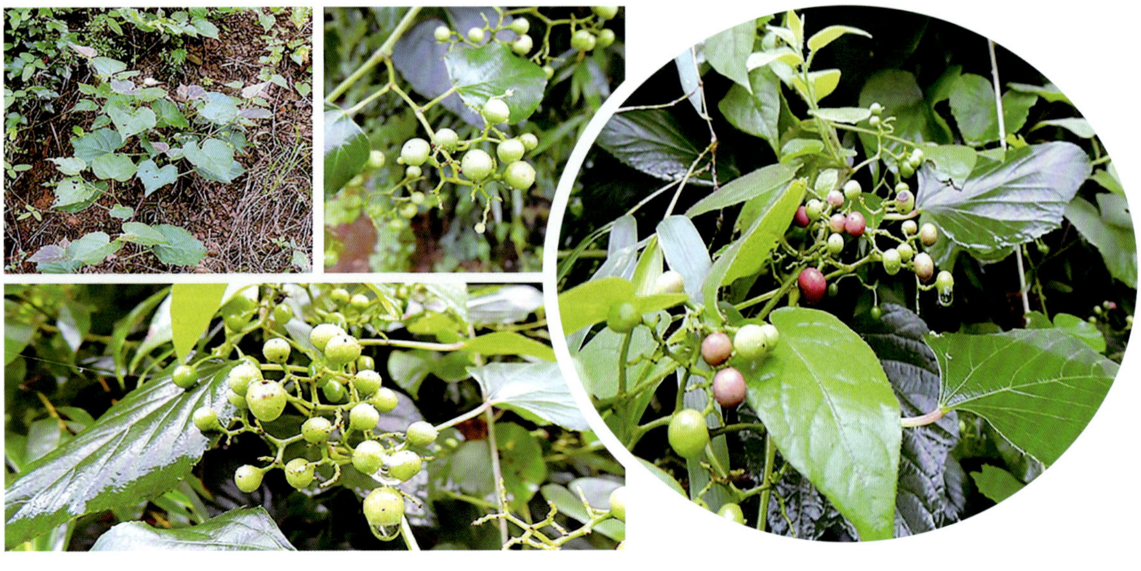

野茄子 | Ye qie zi

Reib benx ghuangt 鋭盆广

浑身倒刺野茄子，红黄果实猪不吃。风热咳嗽神经痛，风湿跌打与龋齿。

野茄子，为茄科植物刺天茄 *Solanum indicum* L. 的果实。

苗乡各地均有野生，一般生于山间疏林下、村庄旁的山路边或荒坡上、沙地、河滩上等。

别名 刺茄子、刺天茄、刺茄、紫花茄、天茄子、苦颠茄、细颠茄、苦天茄、天针对地针、灯笼泡、根天雷。

采制 根全年可采，采回后，拣净杂质，洗净泥土，切片，鲜用或晒干备用。果实秋后采集，切开，晒干备用（如不切开，很难晒干）。叶现采现用。

性味与归经 味微苦，性寒，有小毒。入肺、心、肝、肾经。

功效 根：清热除湿，散风解热，祛瘀消肿。果实：解毒消肿，祛风止痛。

主治 根主治：神经性头痛、鼻炎、咽喉痛、淋巴结炎、肝炎、风湿身痛、跌打疼痛、胃痛、牙痛、乳腺炎、腮腺炎，外用于痈肿疔毒。果实主治：风热头痛、脓肿溃疡。叶主治：乳癌溃烂。

用法与用量 内服：水煎服，干品 10 ～ 30 克，鲜品 30 ～ 60 克。外用：适量，捣烂涂或研末调敷。

禁忌 本品有小毒，用量不宜过大。

附方

1. **疮毒未出脓**：野茄子叶适量，七叶一枝花根适量，焙干研细末，蜂蜜调匀，外敷患处，1 日 1 换。
2. **牙痛**：野茄子鲜果适量，捣烂，塞痛牙处。吐出口水，不可下咽。
3. **前列腺炎**：野茄子 15 克，龙眼肉 30 克，水煎 2 次，取液混合，分 3 次服，连服 30 天。
4. **痨子**：野茄子 6 克，慈姑 10 克，夏枯草 10 克，羊角刺 10 克，猪精肉 100 克，同煮熟，吃猪肉，喝汤，1 日 3 次。
5. **传染性肝炎**：野茄子 6 克，鱼眼草 10 克，马鞭草 3 克，水煎服，每日 3 次。
6. **跌打损伤**：野茄子果实适量，捣融如泥，包敷患处，1 日 1 换。
7. **疔疮痈肿**：野茄子叶适量，捣融，布包患处，1 日 1 换。
8. **胃气痛**：野茄子果实 30 ～ 60 克，水煎，分 3 次服。
9. **风热咳嗽**：野茄子 30 克，五加皮 15 克，水煎，分 3 次服。
10. **神经性头痛**：野茄子 6 克，鹰爪风 10 克，马蹄香 3 克，夏天无 4 克，水煎服。
11. **风湿骨痛**：野茄子 6 克，大血藤 10 克，小血藤 10 克，燕子尾 10 克，水煎，分 3 次服。药渣煎水，外洗痛处。
12. **撑耳癀**：野茄子叶适量，捣烂，外敷患处，1 日 1 换。

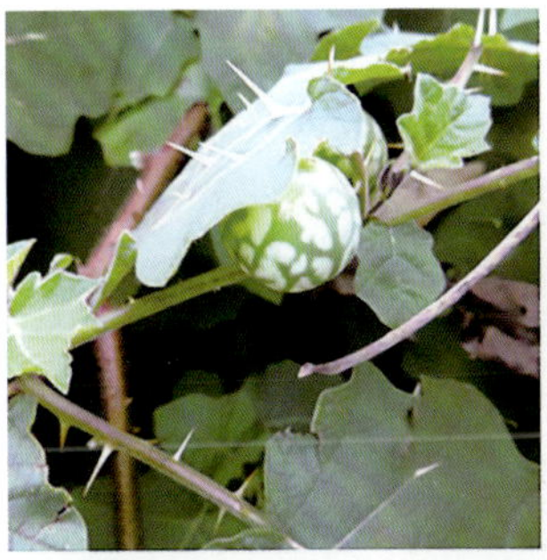
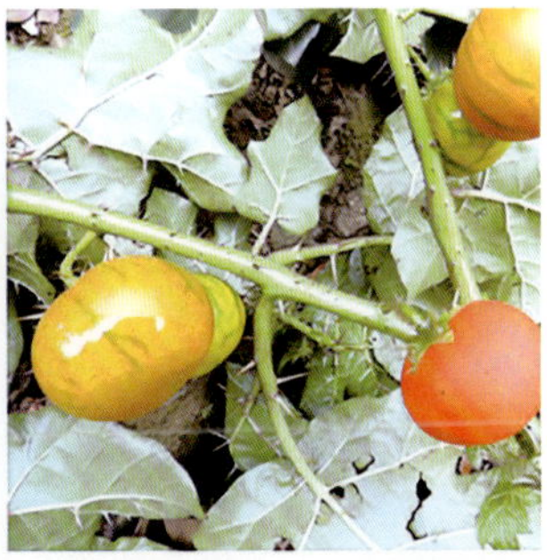
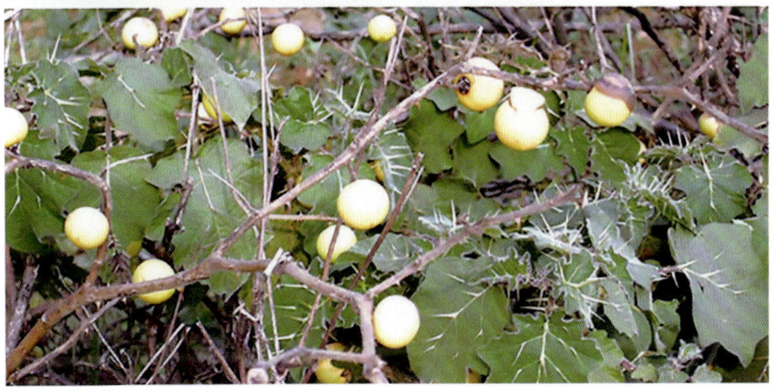
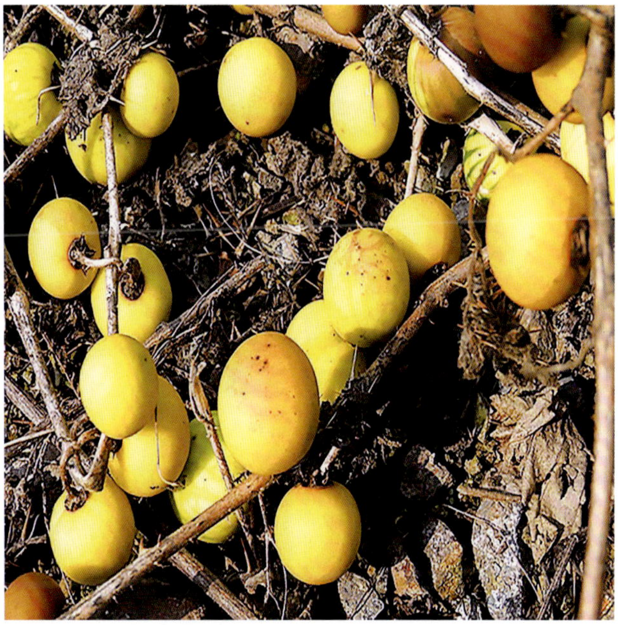

油麻子 | You ma zi

Bid reib younb mad 比鋭油麻

药食两佳黑芝麻，味美奇效人人夸。须发早白腰腿软，风瘫夜咳蜘蛛喇。

油麻子，为胡麻科草本植物芝麻 *Sesamum indicum* Linn. 的种子、油脂。

苗乡各地均有栽培。

别名 油麻、芝麻、黑芝麻、白芝麻、胡麻、脂麻、巨胜子。

采制 药用种子、油脂。秋季成熟时采收，晒干，打下种子，晒干，榨取油脂备用。

性味与归经 味甘，性平。入肝、肾、肺、脾经。

功效 补血明目，祛风润肠，生津通乳，益肝养发。

主治 肾阴亏虚、精血不足、须发早白、眩晕耳鸣、腰膝酸软、四肢无力、产后血虚、高血压、高血脂、夜间咳嗽、津亏便秘、产后乳少、小便带血等症。

用法用量 内服：炒熟食，每次 10 ～ 15 克，或研细末，或磨酱，或榨油。外用：适量，嚼烂外敷或捣烂外敷患处。

禁忌 大便溏泄者慎用。

附方

1. **阴部湿痒：**油麻叶、朝阳花、朱砂各适量，共研细末，干搽。
2. **脚部冻疮：**白油麻花，须于三伏时采收，浸于烧酒瓶中，勿令泄气，直至冬天。冻疮将发时，取以涂搽患处。虽已红肿有块，亦能消散。
3. **乳少：**黑油麻 150 克，炒熟研细末，每次 10 克，用黄酒或猪蹄汤送服。
4. **中风半身不遂：**黑油麻秆 60 克，豨莶草 15 克，臭梧桐根 30 克，排风藤 12 克，水煎服；或油麻壳 15 克，以酒煎服，取其出汗。
5. **赤淋：**油麻子、杉树油各 30 克，焙干研细末，每次 6 克，兑红糖，淘米水冲服。
6. **翻花疮：**油麻子、葵花、臭牡丹、牡丹花各适量，共捣烂，敷患处。
7. **喘咳：**黑油麻秆 30 克，柚子皮 60 克，水煎，加冰糖服。
8. **肝肾两虚，腰腿无力：**黑油麻 30 克，粳米 60 克，加水煮成稀粥，顿服。
9. **夜咳：**生油麻子 15 克，冰糖 10 克，共放碗中，开水冲服。
10. **干咳：**黑油麻 120 克，白糖 30 克，共炒熟研细末，每次 10 克，温开水冲服。
11. **便血：**黑油麻 500 克，红糖 500 克。黑油麻炒焦研细末，入红糖搅匀，随意吃。
12. **蜘蛛咬伤及诸虫咬伤：**取油麻子少许，研烂，外敷患处。
13. **水火烫伤：**油麻子壳适量，烧存性研细末，用麻油调涂患处。如局部渗出、潮湿，可以用细粉干撒。
14. **须发早白：**黑油麻、何首乌、枸杞子各 25 克，白菊花 15 克，水煎，分 3 次服。

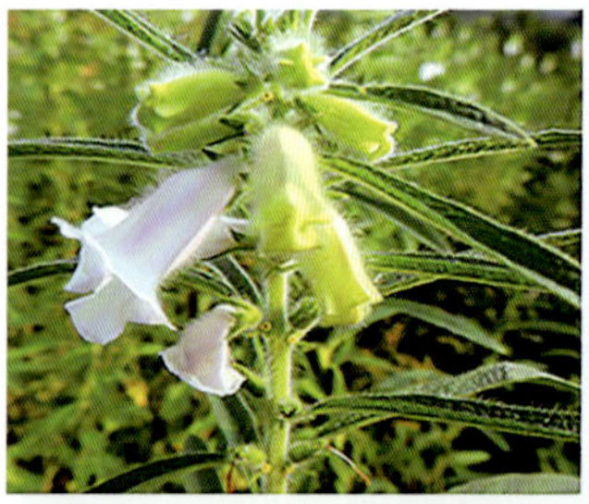
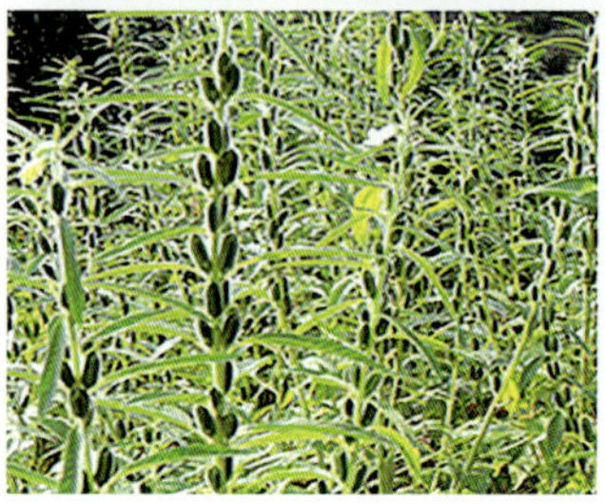
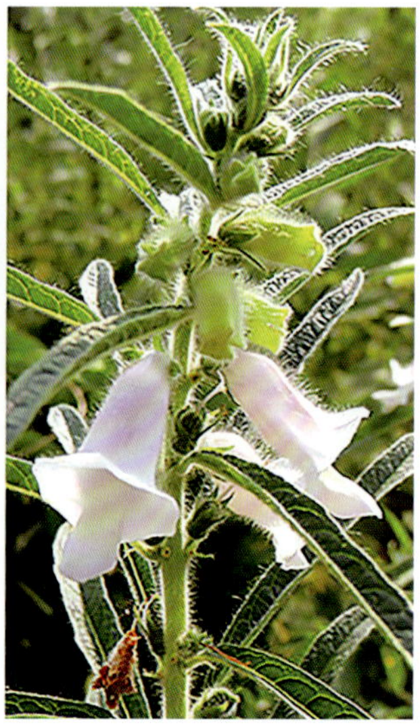
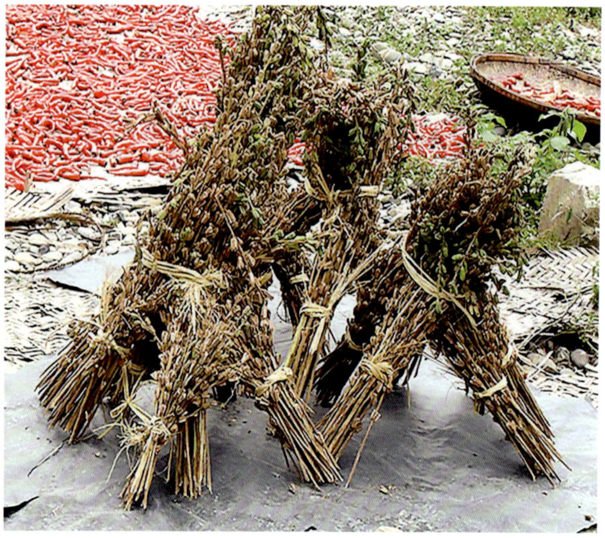

榆腊树 | Yu la shu

Ndut bex lax 都白蜡

春不荣华秋不枯，村前寨后赏英姿。须发早白腰膝软，水火烫伤老年痴。

榆腊树，为木樨科植物女贞 *Ligustrum lucidum* Ait. 的果实、树叶。

苗乡各地均有野生，也有少数栽培，野生者多半生于低矮山坡、山路边以及灌木丛中、小溪小河边等地。栽培者常作为观赏树栽培在房前屋后、村寨周边等。

别名 榆腊木、榆树、女贞子、女贞实、冬青子、白蜡树子。

采制 药用种子、树叶。冬季果实成熟时采收，采回后拣净杂质，洗净泥土，蒸熟后，再晒干备用。树叶则随采随用，一般以鲜用为主。

性味与归经 味甘、苦，性凉。入肝、肾经。

功效 补肝肾阴，乌须明目。

主治 肝肾阴虚、头昏目眩、遗精耳鸣、腰膝酸软、须发早白、老年性便秘、冠心病、高脂血症、高血压、慢性肝炎、阴虚内热。

用法用量 内服：煎汤，10～15 克，或熬膏，或入丸剂。外用：适量，熬膏点眼。榆腊树叶一般以外用为主，捣烂敷，或嚼烂含。

禁忌 脾胃虚寒泄泻及阳虚者忌服。

附方

1. 鱼鳃（肛周炎）：榆腊树叶、吊杆草各适量，嚼烂，含口中。吐出口水。
2. 口腔溃疡：榆腊树叶少许，捣烂兑淘米水，含口中，药汁可咽服。
3. 腰背酸痛：鲜榆腊树枝 30～60 克，加猪脊骨，水、酒各半炖食，1 日 3 次。
4. 悬痈：用针刺破，以榆腊树叶少许，嚼烂含口中，吐出口水。
5. 热淋：榆腊树皮 10～15 克，水煎，分 3 次服。
6. 烧伤：细榆腊树叶、酸鹫泡叶各适量，捶烂外敷；或榆腊树，红吊杆草，酸鹫泡，生萝卜各适量，捶烂外敷。
7. 老年斑：榆腊树子 200 克，白酒 500 毫升。将榆腊树子洗净，蒸后晒干，放入低度白酒中浸泡，1 周后开始服用。每日 1 至 2 次，每次 1 小盅。
8. 神经衰弱：榆腊树子、旱莲草、桑椹子各 30 克，水煎，分 3 次服；或榆腊树子 1000 克，浸米酒 1000 毫升，每天 1 次，每次 20 毫升，睡前服。
9. 风热赤眼：榆腊树子 300 克，捣汁熬膏，净瓶收存，埋地中 7 日。临用时取少许，点入眼内，1 日 2 次。
10. 视物昏花：榆腊树子、草决明、鸡公苋子各 30 克，水煎，分 3 次服。
11. 肺痨潮热：榆腊树子 10 克，地骨皮 6 克，青蒿 5 克，夏枯草 8 克，水煎服。
12. 淋浊尿痛：榆腊树子 12 克，生地黄 18 克，龟板 19 克，当归、茯苓、石斛、花粉、萆薢、牛膝、车前子各 6 克，黄毛根 15 克，水煎，分 3 次服。
13. 口疮舌肿：榆腊树叶适量，捣烂取汁，含浸吐涎。
14. 一切眼疾：榆腊树叶适量，捣烂如泥，加朴硝少许调匀，外贴眼皮上。

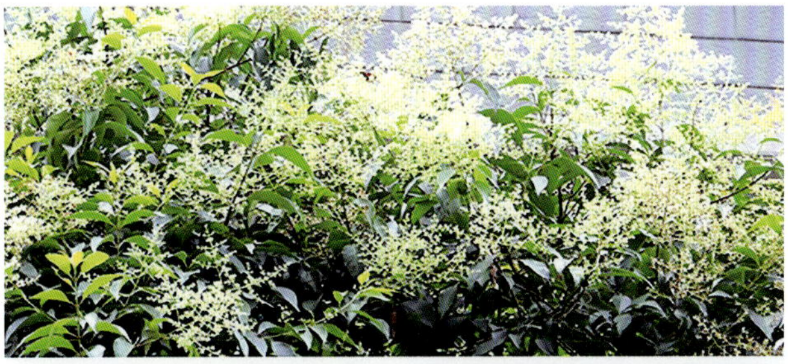
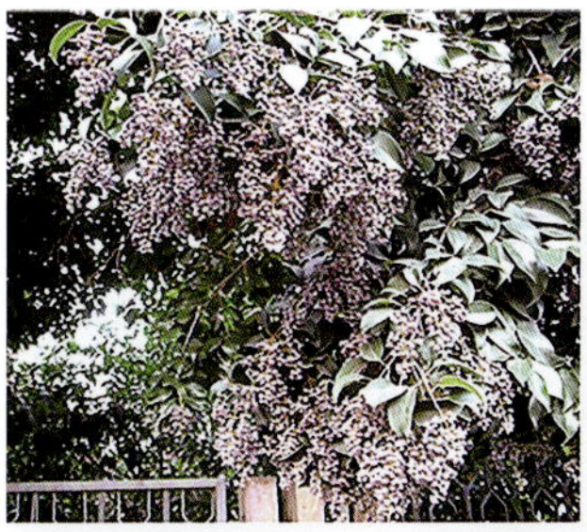
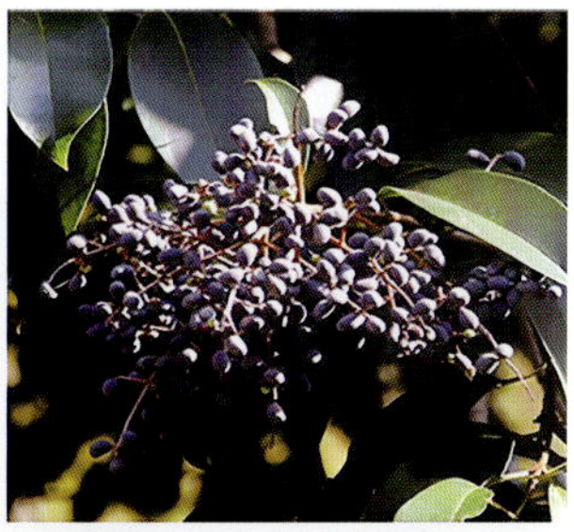
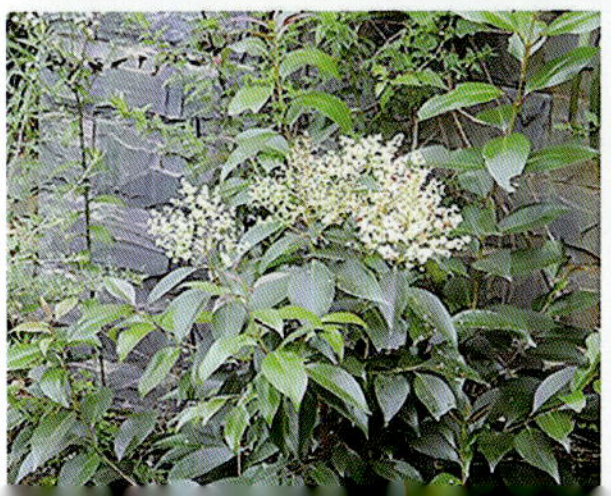
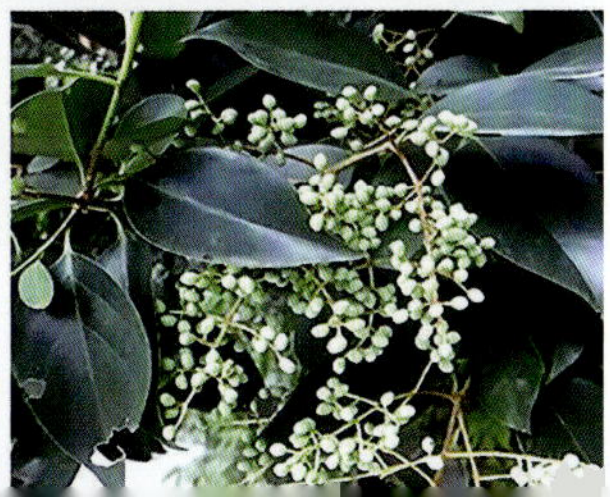
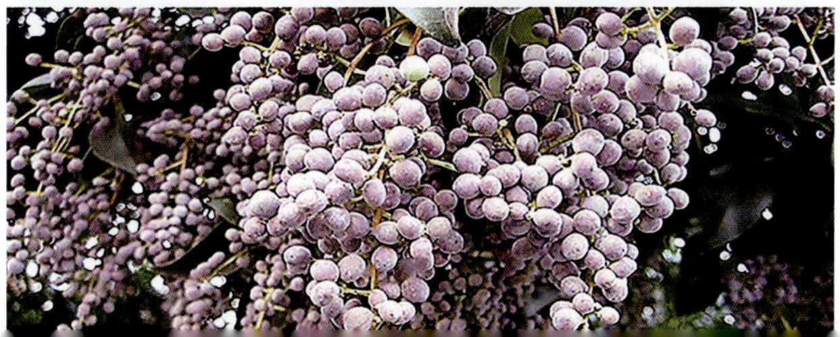

枣子 | Zao zi

Bid ndeb zhal 比代扎

黄土岭上叶婆娑，秋风吹来果满桠。疳积肺痨吐衄血，老人遗尿蒸熟洽。

枣子，为鼠李科植物枣树 *Ziziphus jujuba* Mill. 的果实。

苗乡各地均有野生，也有少数栽培。栽种者多半栽种在沙质土壤中或贫瘠的黄土岭上。

别名 红枣、大红枣、小红枣、干枣。

采制 药用果实，树根、树皮、树叶、枣核。果实在秋季成熟时采收，拣净杂质，晒干，用时破开或去核。根、树皮四季可采，采回后洗净泥土，拣净杂质切片，晒干备用。枣树叶在夏秋季茂盛时采摘，一般鲜用。

性味与归经 果味甘，性温；树皮味苦、涩，性温；根味甘，性温。入脾、胃经。

功效 果：补中益气，养血安神；树皮：消炎，止血，止泻；根：行气，活血，调经。

主治 果实：用于脾虚食少、乏力便溏、妇人脏躁。树皮：用于气管炎、肠炎、痢疾、崩漏；外用治外伤出血。树根：用于月经不调、红崩、白带。

用法用量 内服：煎汤，果 6 ～ 15 克；树皮、根 10 ～ 15 克。外用：适量，煎水洗，或烧存性研末调敷。

禁忌 肝炎病人禁服。凡有痰湿、积滞、齿痛、虫病者，均不相宜。

附方

1. **晕脑风：**枣子 10 克，黄芪 10 克，桂枝 6 克，芍药 10 克，生姜 3 克，水煎服。
2. **偏头痛：**枣子 3 枚，鬼针草 30 克，水煎取汁，分 3 次温服。
3. **秃疮：**枣树枝条 10 枝，捆好，一头烧火，使另一头油汁液滴下，装好备用。患处洗净后，以生姜片搽至皮肤发红时，再用枣枝液涂搽，每日 1 ～ 4 次。
4. **小儿鼻血：**枣子 15 颗，浸泡 1 小时，文火炖烂，分 3 次服汤吃枣，每日 1 剂。
5. **口腔炎：**硼砂 10 克，枣子 15 克，葱头（连须）3 个，冰片 1 克。前 3 味煎水去渣，加冰片，搽口腔。
6. **齿痛：**枣子、鸡脚风尾草、贯众、凤尾草各 15 克，水煎取汁，分 3 次服。
7. **乳疳：**枣树根 60 克，猪肺 100 克，同煮熟，分 3 次吃猪肺、喝汤。
8. **风热痢疾：**枣树根 15 ～ 30 克，水煎服。
9. **百日咳：**枣子 12 枚，胡萝卜 120 克，水煎取汁，加白糖调味，当茶频频饮用。
10. **干咳：**用枣子、红糖、胡椒、生姜、猴樟木各适量，冲阴阳碗吃。
11. **肺痨吐血：**枣子 60 克，矮地茶 30 克，猪肺 1 个，共炖内服。
12. **水肿：**枣树皮 100 克，炒焦研末，每次 2 克，以车前草 10 克水煎，冲药末服。
13. **避瘟：**枣子、苍术末共捣为丸如弹子大，时烧之可免时疫。
14. **劳伤：**枣子 20 枚，雀儿脑 30 克，水煎取汁，分 3 次服。
15. **白带淋症：**枣树根 15 克，乌饭树根 30 克，牛奶子根 30 ～ 60 克，煎水炖猪肉食。
16. **弱病：**枣子（去核）20 克，泥鳅 400 克，生姜 2 片。泥鳅洗净去肠杂，加枣、姜共水煮，以 1 碗水煎至半碗即成。每日 1 剂，分 2 次服，连服 5 ～ 7 日。
17. **梅毒：**枣子 240 克，杉木炭 120 克，将枣煮烂，加入杉炭为丸，分数次服。
18. **肝炎、胆囊炎：**枣子 60 克，大蓟根 15 ～ 30 克，水煎取汁，分 3 次服。
19. **心悸：**枣子 15 克，猪心 1 个。猪心带血破开，放枣子加水蒸熟，中午食之。
20. **慢性肝炎：**枣子 10 枚，垂盆草 30 克，当归 9 克，水煎取汁，分 3 次服。
21. **老人遗尿：**枣子 60 克，仙茅 15 克，黑豆 60 克，放入猪尿脬中蒸熟吃。
22. **吃生枣成积：**将大麦炒熟，研为细末，加糖混合，干食之，取泻。

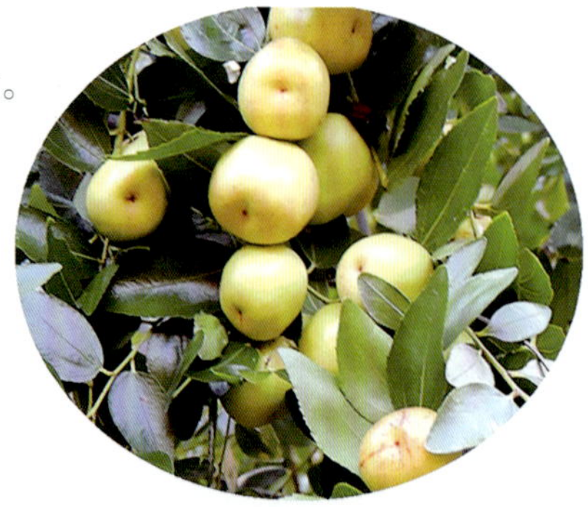

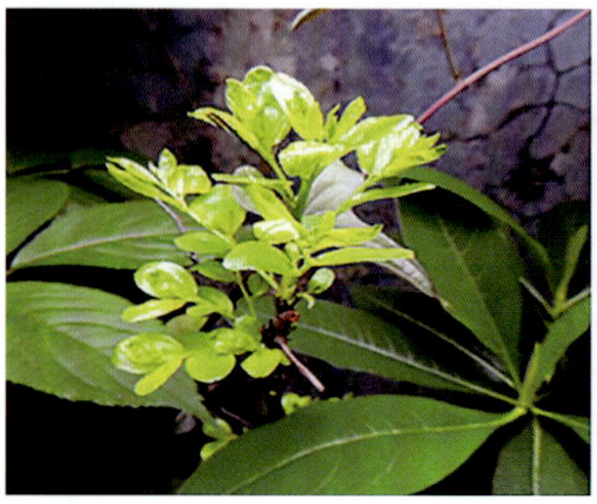

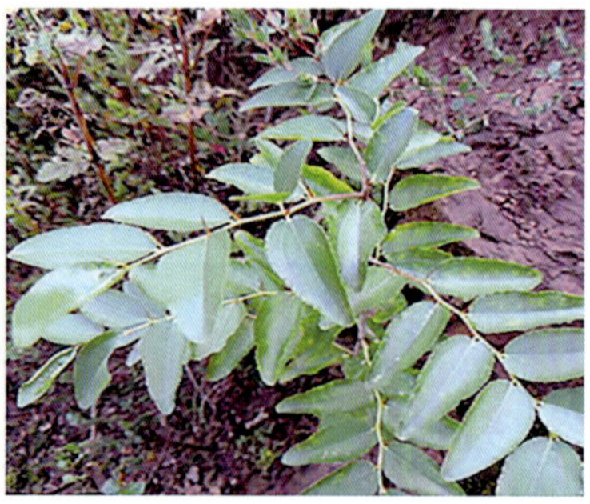

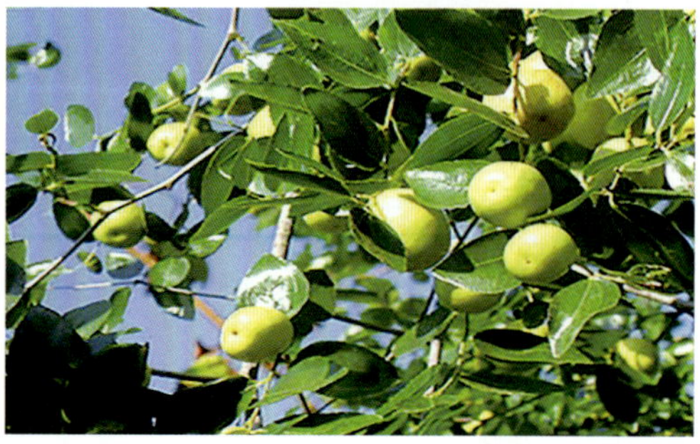

紫珠 | Zi zhu

Ndut ngint bid 都芩比

浑圆紫红似珍珠，收敛止血功效殊。诸般血症与紫癜，痈疽疱疹祛丹毒。

紫珠，为马鞭草科植物紫珠 *Callicarpa bodinieri* Levl. 的嫩叶、果实或全株。

苗乡各地山区均有野生，一般生于高山疏林中、林缘及灌木丛中。

别名 紫荆、紫珠草、止血草、赶风紫、白棠子树、华紫珠。

采制 以种子及全株入药。种子秋后颜色变紫色时采摘，晒干备用。夏秋季采叶，拣净杂质，鲜用或晒干备用。根全年可采，洗净泥土，切片，晒干备用。

性味与归经 味苦、涩，性凉。入肝、肺、胃、大肠经。

功效 收敛止血，清热解毒，通经和血。

主治 呕血、咯血、衄血、便血、尿血、牙龈出血、胃肠出血、子宫出血、月经不调、崩漏、白带、产后血气痛、皮肤紫癜、缠蛇丹毒、虚劳、外伤出血、痈疽肿毒、毒蛇咬伤、烧伤。民间用根治目红、发热、口渴、痢疾、皮肤瘙痒。

用法用量 内服：煎汤，干品 10 ～ 15 克，鲜品 30 ～ 60 克，或研末冲服，每次 3 克，1 日 3 次。外用：适量，鲜品捣敷或研末撒患处。

附方

1. **偏头痛：**紫珠子 20 克，女贞子、陈皮各 10 克，水煎取汁，分 3 次服。
2. **鼻出血：**紫珠子 15 克，研末内服，或水煎取汁，分 3 次服。
3. **胸痛吐血：**广东紫珠 15 克，茜草 10 克，仙桃草 10 克，黄茅根 3 克，水煎取汁，分 3 次服。
4. **肺癌：**紫珠叶 50 克，化血丹 20 克，研为细末，每次 5 克，每天 3 次，鸡蛋清兑温开水调服，连服 30 天。服药期间忌香燥辛热食物。
5. **胃癌：**紫珠叶 50 克，金花果、金荞麦、化血丹、鸡血藤各 20 克，共研细末，每天 4 次，每次服 10 克，用鸡蛋清兑温开水调服。
6. **食道静脉出血、胃溃疡出血：**紫珠 15 克，研末内服或煎水服。
7. **外伤出血：**紫珠鲜叶适量嚼烂外敷，或干叶研末，撒于伤处，外加包扎。
8. **咽喉肿痛：**鲜紫珠叶 30 克，洗净，水 2 碗煎 1 碗服，或煎作茶常服。
9. **肺结核咯血：**紫珠叶、白及各等量，共研细粉。每服 6 克，每日 3 次。
10. **肝硬化：**紫珠枝叶 125 克，鸡蛋 4 个，蛋放药汁中煮熟后，去壳再煮 10 小时，使蛋发黑，每次吃蛋 1 个，每日 2 次。共吃蛋 100 个。
11. **血小板减少性紫癜：**紫珠叶、猪殃殃、细毛鹿茸草各 15 克，地菍、栀子根各 30 克，水煎服。
12. **子宫功能性出血：**紫珠叶、地菍、梵天花根各 30 克，加红糖 30 克，水煎，分 3 次服，连服数日。

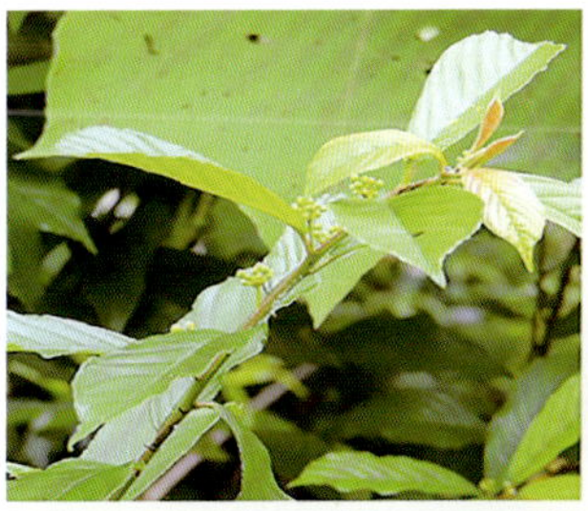
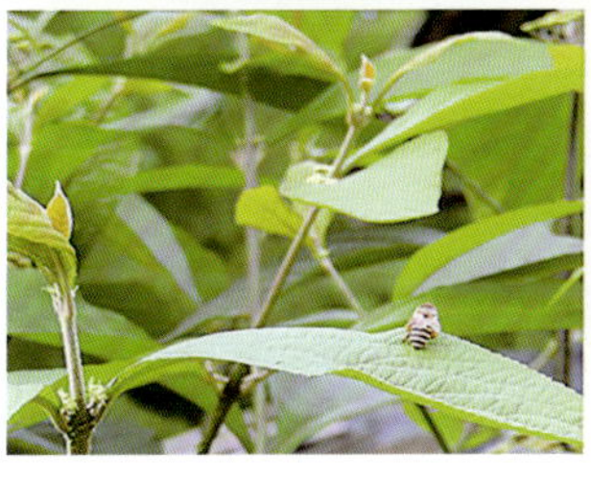
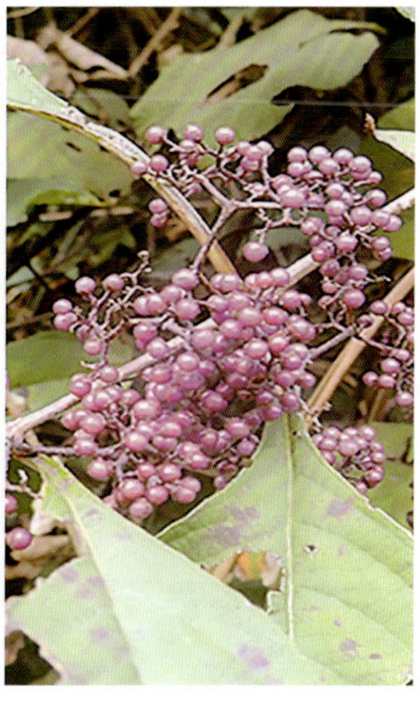
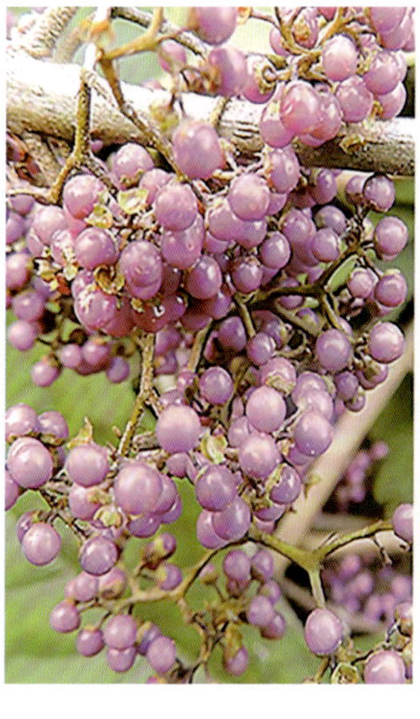
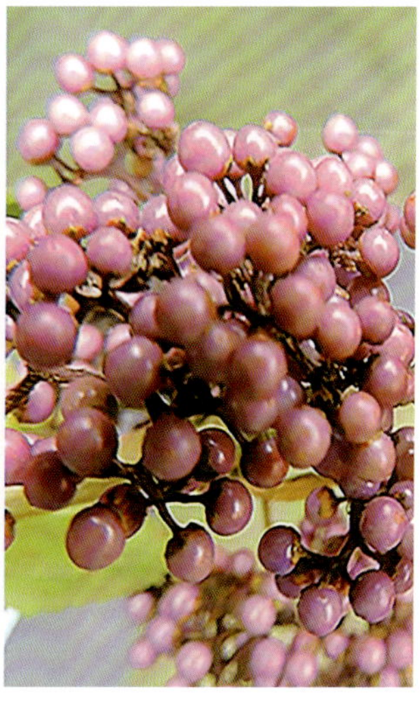

棕树 | Zong shu

Ndut giad sob 都加哨

傲雪经霜四季青，千刀万剐铁骨铮。创伤出血淋吐衄，痢疾带下与倒经。

棕树，为棕榈科植物棕榈树 *Trachycarpus fortunei*（Hook.）H. Wendl.。

苗乡各地均有栽培，也有少数野生。栽培者常栽培于庭院、路边及花坛之中。

别名 棕榈、并榈、唐棕、唐棕榈、山棕、棕衣树、陈棕、棕板、棕骨、棕皮。

采制 以果实、叶柄、树根、花蕾入药。采棕时割取旧叶柄下延部分及鞘片，除去纤维状的棕毛，晒干。树根四季可采，洗净泥土，切段，鲜用或晒干备用。花朵在未开放时摘取，切开，晒干备用。果实待秋后成熟时摘取，剪去茎枝，晒干备用。

性味与归经 味苦、涩，性平。入肺、肝、大肠经。

功效 收涩止血，清热止带。

主治 棕树花主治：血崩、带下、肠风、泻痢、瘰疬。棕树皮主治：吐血、衄血、便血、血淋、尿血、血崩及外伤出血。棕树根主治：吐血、便血、崩漏、带下、痢疾、淋浊、水肿、关节疼痛、瘰疬、流注、跌打肿痛。棕树子主治：肠风、崩漏、带下、泻痢、遗精。

用法用量 内服：煎汤，花、叶柄 3 ～ 9 克，根、果实 10 ～ 30 克，棕树叶柄一般炮制后用。外用：叶柄适量，焙干研细末，外撒患处。

禁忌 孕妇禁服。

附方

1. **扯哈：** 棕树子 60 克，麻黄 120 克，黑附片 45 克，黄牛肉 1500 克，将前 3 味药用布包好，同黄牛肉共煮至肉烂，去药包，放盐少许，吃肉喝汤。
2. **痔疮出血：** 棕树子 250 克，苎麻根 250 克，白及 15 克，共研末，水叠为丸，每次 10 克，每日 3 次。
3 **倒经：** 棕树子 15 克，韭菜子 30 克，侧柏叶 15 克，烧灰研末，每服 10 克，开水送服，1 日 3 次。
4. **热渴：** 棕树根 30 克，芭蕉根 60 克，苎麻根 30 克，路边黄 15 克，车前草 15 克，水煎取汁，分 3 次服。
5. **血淋：** 棕树根 30 克，猪精肉 500 克，炖至肉烂为止，食肉喝汤，1 日 3 次。
6. **鼻血不止：** 棕树叶柄适量，烧灰，临用时取少许，吹入流血的鼻孔内。
7. **外伤出血：** 干棕树适量，去粗皮，烧炭存性。研细末备用，用时干撒伤口。
8. **蛔虫病：** 棕树根 10 克，兰花根 6 克，斑鸡窠 10 克，水煎取汁，分 3 次服。
9. **风湿痛：** 棕树根 100 克，威灵仙 30 克，桂枝 10 克，水煎取汁，分 3 次服。
10. **血崩：** 棕树根、果上叶、茜草、红鸡冠花、茅根各 30 克，水煎服。
11. **痢疾下血：** 棕树皮 100 克，晒干，烧存性，每次服 6 克，1 日 3 次。

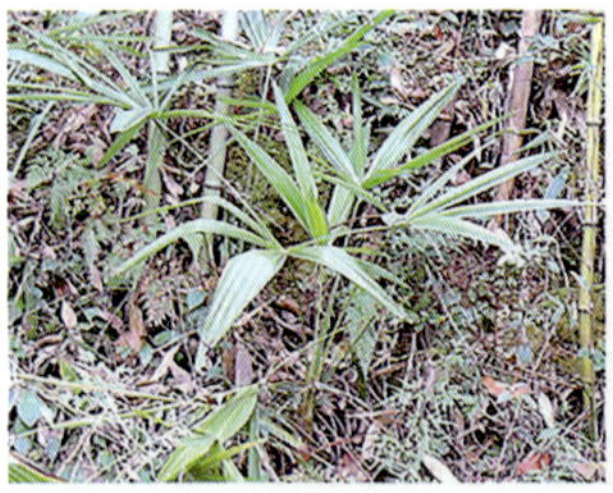
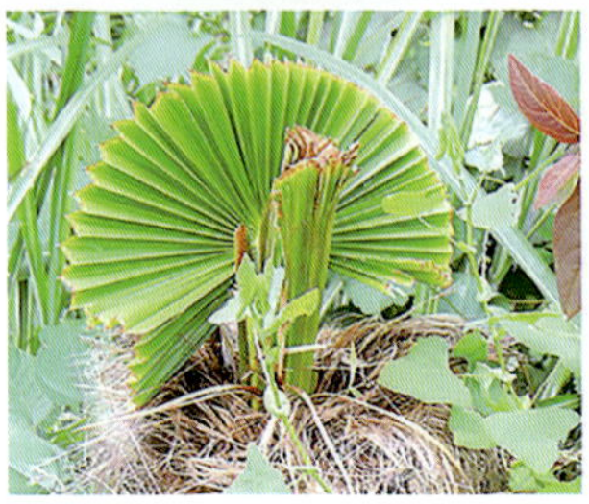
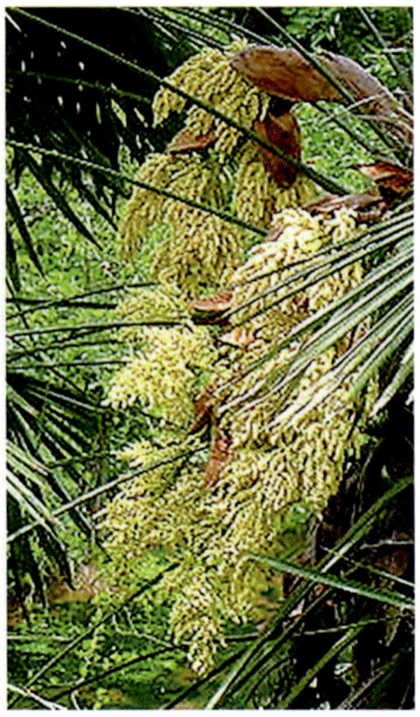
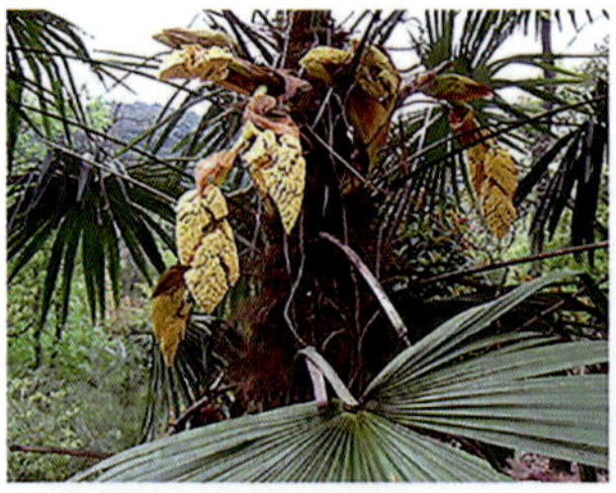
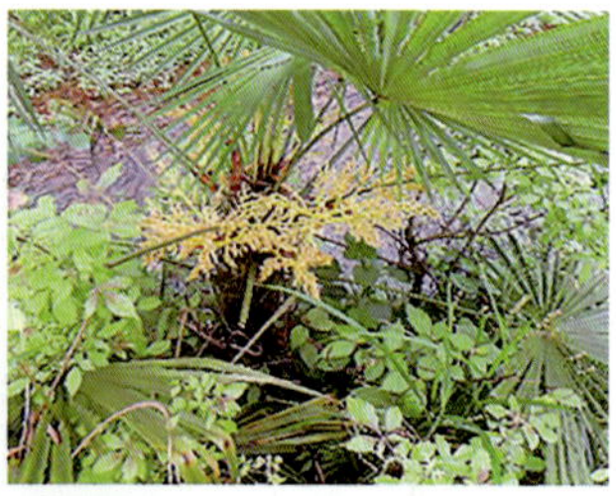
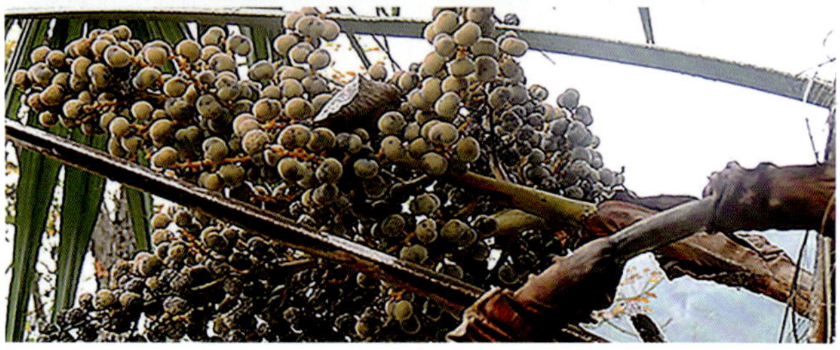

藤茎类苗药

巴岩风 | Ba yan feng

Hleat xid roub 禾溪柔

藤条巴在岩石中，风吹雨打不放松。祛风除湿又止痛，风湿热痹有奇功。

巴岩风，夹竹桃科络石属植物贵州络石 *Trachelospermum bodinieri*（H. Lév.）Woods. ex Rehder 的带叶藤茎。苗乡山区有野生，一般生长在深山岩壁上、树林中，藤条攀爬在岩壁或树木上。

别名 络石藤、石龙藤、对叶藤、石南藤、过墙风、爬山虎、骑墙虎、风藤、软筋藤。

采制 药用藤茎。秋冬至次春采割，除去杂质，切段，鲜用或晒干备用。

性味与归经 味苦，性微寒。入心、肝、肾经。

功效 祛风除湿，通络止痛，清热凉血，解毒消肿。

主治 风湿热痹、筋脉拘挛、腰膝酸软、肺热吐血、肺痨、喉痹、痈肿、跌扑伤损、外伤出血。

用法用量 内服：煎汤，6～12 克。外用：适量，鲜品捣烂，外敷患处。

禁忌 巴岩风性寒，寒痹及体质虚弱、易寒易泻之人慎用。

附方

1. **筋骨疼痛：**巴岩风 50～100 克，浸酒 500 毫升，7 天后饮用，每晚 20 毫升。
2. **风湿性关节炎：**巴岩风、五加皮根各 50 克，土牛膝 25 克，水煎取汁，加白酒 20 毫升调匀，分 3 次服。
3. **肺痨：**巴岩风 50 克，地苍 50 克，猪肺 200 克，同炖熟，喝汤吃猪肺。
4. **肺热吐血：**巴岩风叶 50 克，雪见草、乌韭各 25 克，水煎取汁，分 3 次服。
5. **喉痹阻塞，喘息不宁：**巴岩风 100 克，水煮 200 毫升，分 4～5 次服用。
6. **外伤出血：**巴岩风适量，焙干或晒干研细末，外撒患处，布条包扎。
7. **咳嗽喘息：**巴岩风 15～30 克，水煎取汁，分 3 次服，或浸酒服。
8. **痛风：**巴岩风、青风藤、忍冬藤、海风藤、鸡血藤各 15 克，川乌 3 克。热甚加生石膏，肢体麻木加鲜桑枝，风毒盛加乌梢蛇。加水浓煎，睡前 1 次顿服。
9. **风湿痛：**巴岩风 30 克，石楠藤 30 克，八角枫 10 克，徐长卿 15 克，浸酒 500 毫升，一七后，每晚服 20 毫升，并用药酒搽患处。
10. **风湿骨痛：**巴岩风、鸡血藤、地苍、松节各 30 克，桑枝 15 克，水煎，分 3 次服。
11. **神经衰弱：**巴岩风 15 克，何首乌 30 克，合欢皮 15 克。水煎取汁，晚上 1 次服，每日 1 剂，连服 10～15 剂。

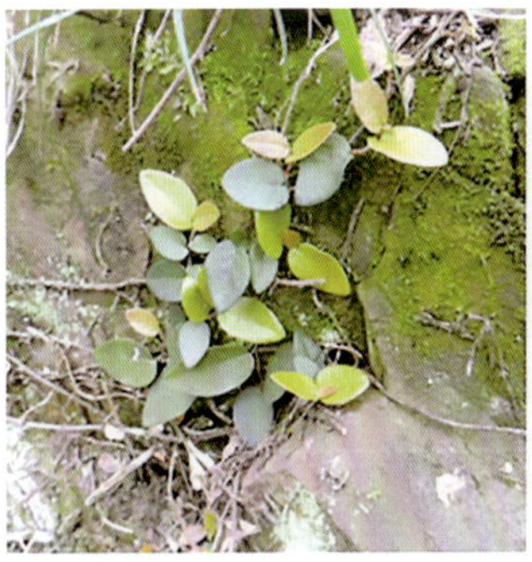
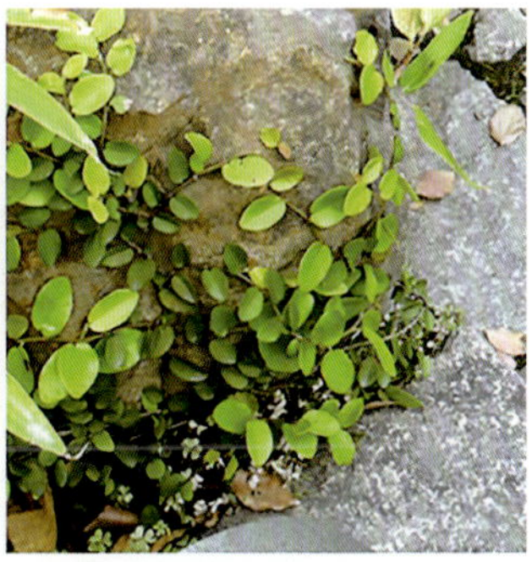
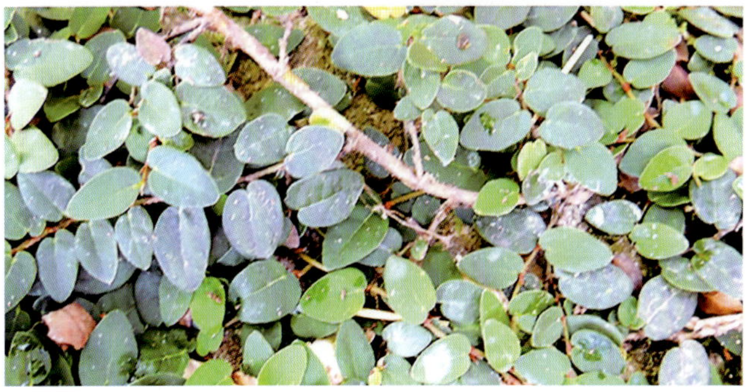
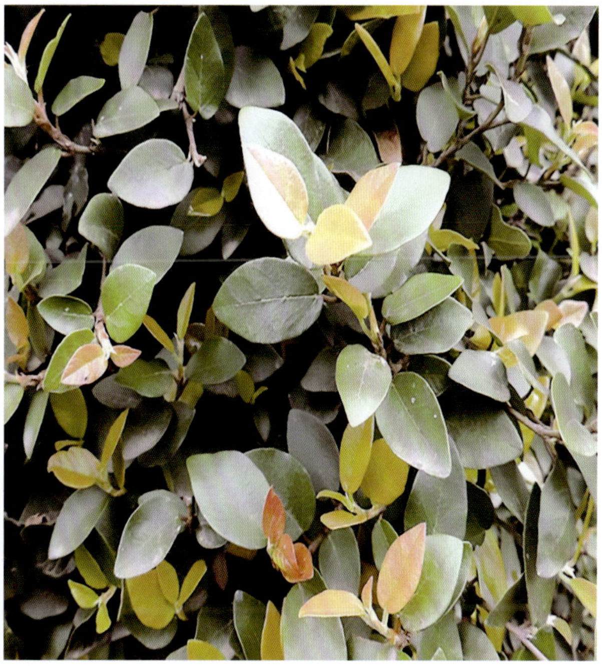

大血藤 | Da xue teng

Hleat ghob nqind 那嘎青

攀缘枝条活血藤，茎内汁液血样浓。活血通络跌打伤，败毒消肿盲肠痈。

大血藤，为大血藤科大血藤属植物大血藤 *Sargentodoxa cuneata*（Oliv.）Rehd. et Wils. 的藤茎或根。

苗乡各地均有野生，一般生长在山区阴暗、潮湿的树林中、疏林下或岩石壁上，常攀缘在灌木或乔木、岩石壁上。

别名 血藤、红皮藤、千年健、大活血、五花血藤、红藤、活血藤、血通、血木通、过血藤、血灌肠、花血藤、五花血通、红菊花心。

采制 药用藤茎或根茎。早春季节或深秋之后，砍取藤茎，削去老皮，切段，鲜用或晒干备用。

性味与归经 味苦，性平。入肝、大肠经。

功效 活血通络，败毒消痈，祛风杀虫。

主治 急慢性阑尾炎、风湿痹痛、心腹绞痛、赤痢、血淋、月经不调、小儿疳积、蛔虫病、跌打损伤等。

用法用量 内服：煎汤，干品 15 ～ 25 克，鲜品加倍，或焙干研细末，开水冲服，或浸酒饮用。外用：适量，鲜品捣烂外敷。

禁忌 大血藤味酸涩，具有活血之功，体虚及无瘀血之人慎用。孕妇禁服。

附方

1. **肠痈：**大血藤 10 克，金银花 15 克，鱼腥草 10 克，尿珠子 10 克，水煎服。
2. **血虚经闭：**大血藤 25 克，益母草 15 克，叶下红 20 克，香附子 10 克，水煎取汁，兑红糖少许热服，1 日 3 次。
3. **血山崩：**大血藤、仙鹤草、黄毛根各 25 克，水煎取汁，分 3 次服用。
4. **急慢性阑尾炎、阑尾脓肿：**大血藤 100 克，犁口草 50 克，水煎汁，分 3 次服。
5. **小儿蛔虫病：**大血藤 100 克，焙干研细末，每次 6 克，温开水冲服。
6. **跌打损伤：**鲜大血藤、鲜岩姜各适量，共捣烂，兑白酒少许，外敷患处，1 日 2 次。
7. **筋骨疼痛：**大血藤、小血藤、杜仲、木瓜、五加皮、鸡屎藤根各 10 克，泡酒服。
8. **产后腹痛：**大血藤、小血藤、益母草、小人参各 10 克，艾叶 6 克，煮猪脚吃。
9. **劳伤腰痛：**大血藤 10 克，鸡血藤 15 克，朱砂莲 6 克，续断 10 克，单面针根 3 克，算盘子根 10 克，桑白皮 10 克，荞子七 3 克，茅根 10 克，水煎服。

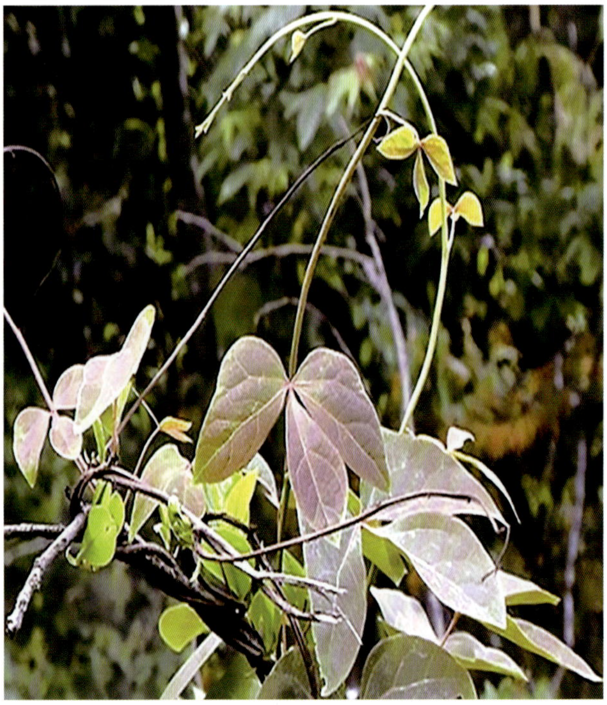

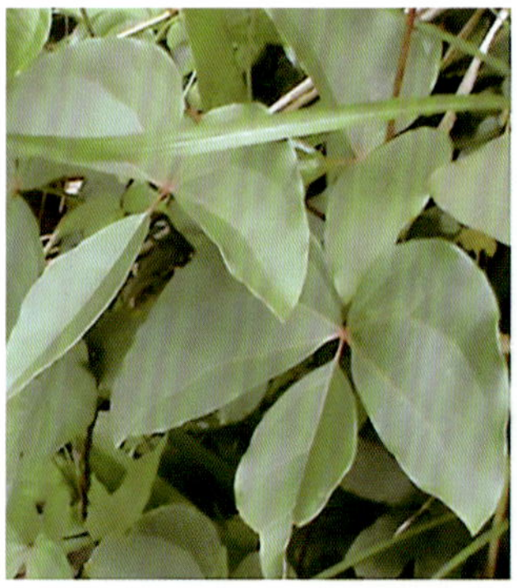

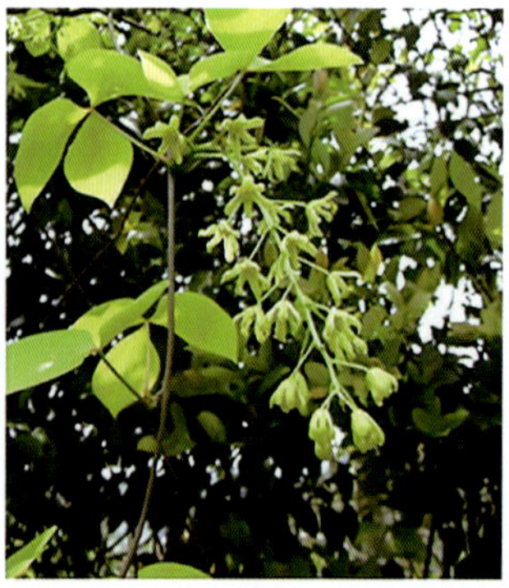

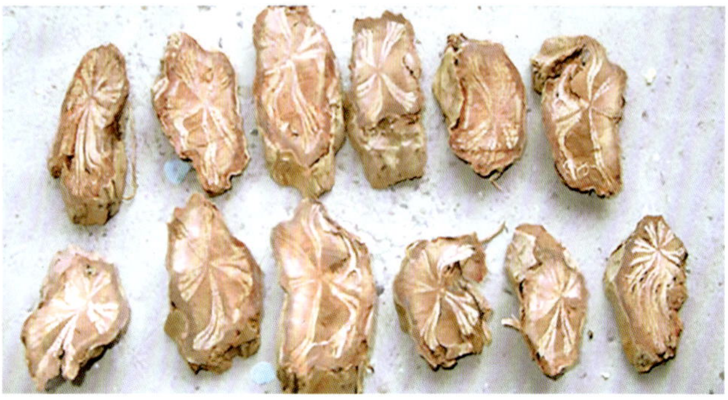

地枇杷 | Di pi pa

Bid nbat doub 比巴豆

隐花香果地枇杷，繁枝茂叶在山崖。尿积咳嗽煎藤茎，梦游遗精煮地瓜。

地枇杷，为桑科榕属植物地石榴 *Ficus tikoua* Bur.。

苗乡各地均有野生，一般生于山区的田坎、沙地、路边、树林或荒草丛中。

别名 地瓜藤、地石榴、地胆紫、霜坡虎、地棠果、地板藤。

采制 以全株入药。全年可采，割取地上部分，拣净杂质，洗净泥土，切段、片，鲜用或晒干备用。

性味与归经 全株味苦、微甘，性平。入肺、胃经。

功效 清热利湿，化痰止咳。

主治 消化不良、急性胃肠炎、痢疾、胃肠溃疡、尿积、白带、感冒咳嗽、风湿性筋骨疼痛等。

用法用量 内服：煎汤，15～30 克。外用：适量，煎水外洗患处。

禁忌 地枇杷果实含糖分较高，糖尿病患者慎用。

附方

1. **小儿消化不良：** 地枇杷 6 克，煳锅巴 10 克，萝卜籽 19 克，淘米水煎服。
2. **腹痛腹泻：** 地枇杷 10 克，雀儿脑 10 克，水杨柳 10 克，水煎兑米汤服。
3. **尿积：** 地枇杷 10 克，尿珠子 10 克，白茅根 10 克，水煎兑白糖服。
4. **感冒咳嗽：** 地枇杷 10 克，小夜关门 10 克，玉叶金花 10 克，水煎服。
5. **风湿骨痛：** 地枇杷根茎 30 克，水煎服。药渣煎水外洗患处。
6. **压伤、背痛：** 宝铎草、木通、地枇杷、剥皮血各适量，水煎服或冲酒服。
7. **腰痛：** 懒柳木、接骨木、大五爪风、三角风、地枇杷各适量，水煎服。
8. **睾丸肿大：** 地枇杷 3 克，定海针根 10 克，茅根 3 克，淫羊藿 6 克，水煎服。
9. **阴虚发热，咳嗽吐血：** 地枇杷茎 15～20 克，水煎服。
10. **拉肚子：** 地枇杷、报木根各 10 克，煎水内服。
11. **麻疹疮毒：** 鲜金银花藤 30 克，白茅根 20 克，地枇杷 10 克，水煎服。
12. **胃溃疡：** 苦参、地枇杷各 50 克，红糖 30 克，水煎 2 次，取液混合，分 3 次服。
13. **梅毒：** 地枇杷 30 克，野枇杷 30 克，大麦冬 15 克，小麦冬 20 克，水煎服。
14. **断骨：** 蒙花根、懒柳木根、地枇杷根、四方箭、小血藤、吊杆草各适量。先将断骨接好再将上药捶烂敷上，上夹板固定好。

附注 地枇杷的果实，为地枇杷的隐花果。夏季采收尚未成熟的隐花果，晒干备用。性味：味甘，性微寒。功效：清热解毒，涩精止遗。主治：肺热咳嗽、咽喉肿痛、梦遗滑精、盗汗自汗，小便淋浊。使用方法：煎汤，9～30 克，或用开水泡饮。

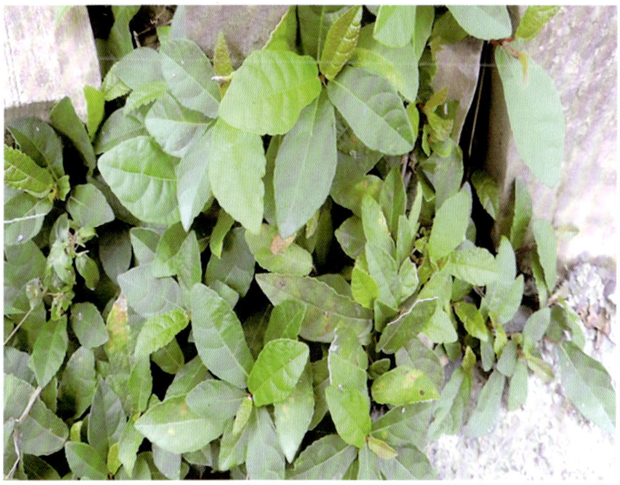
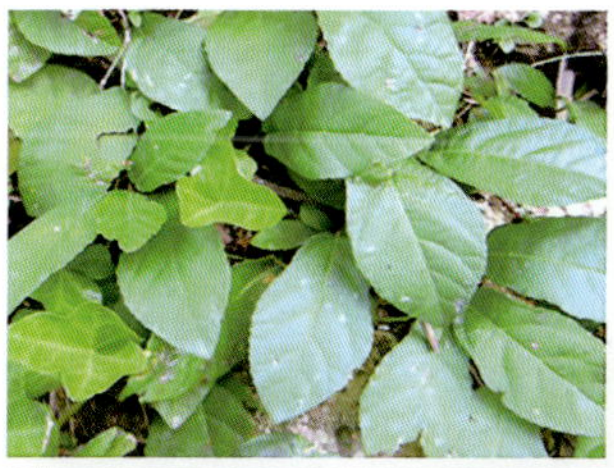
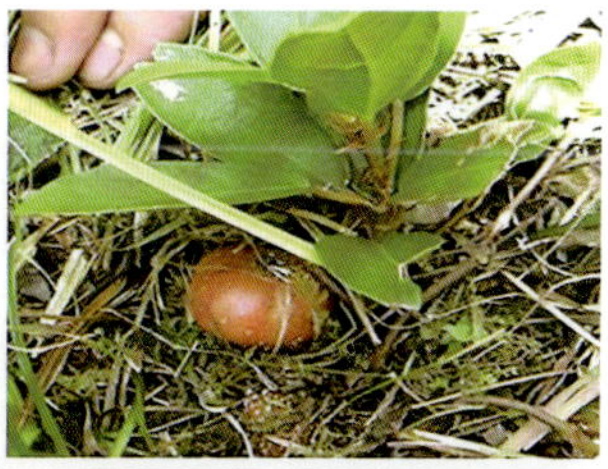
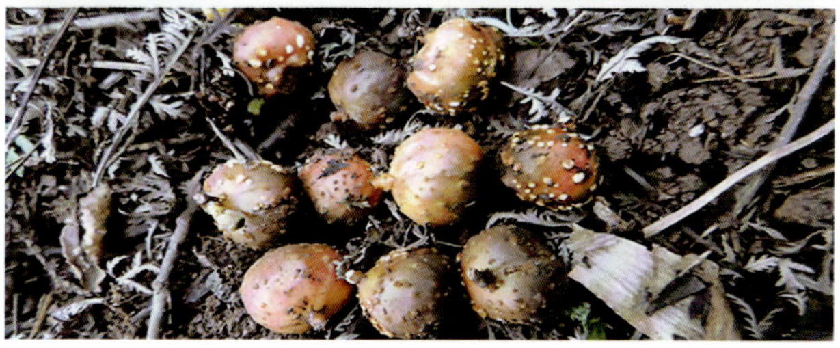

飞龙掌血 | Fei long zhang xue

Ghaob sanb nqind 阿散青

浑身尖刺见血飞，悬崖绝壁能生根。散瘀止血跌打伤，祛风止痛肋神经。

飞龙掌血，为芸香科植物飞龙掌血 *Toddalia asiatica*（L.）Lam.。
苗乡各地均有野生，一般生于山区丘陵、陡坡、山路旁、灌丛中或疏林中。

别名 血莲肠、见血飞、血见愁、大救驾、三百棒、见血散、散血丹、飞龙斩血、黄椒、小金藤、通城虎、溪椒、三文藤、牛麻簕、鸡爪簕、大金根、入山虎、画眉跳、散血飞、黄椒根、牛丹子。

采制 药用茎、根、叶。全年可采，挖取根茎，洗净泥土，剥取根皮或全根切片，晒干备用；割取茎条，削去老皮及荆刺，切段片，晒干备用。

性味与归经 味辛、微苦，性温，无毒。入肝、肾经。

功效 散瘀止血，祛风除湿，消肿解毒。

主治 根皮主治：跌打损伤、风湿性关节炎、肋间神经痛、胃痛、月经不调、痛经、闭经、风湿疼痛、吐血、衄血、子宫出血、刀伤出血、疮疖肿毒；外用治骨折、外伤出血。叶：外用治痈疖肿毒、毒蛇咬伤。

用法用量 内服：煎汤，根皮 19～15 克，茎枝 6～10 克，或泡酒，或研末吞服。外用：鲜叶研末撒敷或捣烂外敷。

禁忌 孕妇忌用。

附方

1. **吐血、衄血：** 飞龙掌血 10 克，一口血 4 克，白茅根 15 克。共研细末，水煎取汁，分 3 次服。
2. **风湿肿痛、肋间神经痛：** 飞龙掌血干根皮 15 克，水煎取汁，分 3 次服。亦可用飞龙掌血茎枝 30 克，大血藤 30 克，土牛膝 20 克，浸酒服。
3. **崩漏：** 飞龙掌血、艾叶各 10 克，陈棕炭、百草霜各 12 克，水煎取汁，兑白糖 15 克，分 3 次凉服。
4. **经闭、胃痛：** 飞龙掌血 10 克，香叶根 10 克，山姜枝 10 克，水煎，分 3 次服。
5. **跌打损伤：** 飞龙掌血 10 克，月月红根 5 克，土牛膝 10 克，水煎兑酒服。
6. **接筋续骨：** 飞龙掌血鲜根 15 克，大黄 10 克，螃蟹 5 只，共捣烂包敷患处。
7. **刀伤出血，伤口疼痛：** 飞龙掌血 6 克，冰片 2 克，研成细末，外敷患处，布包。

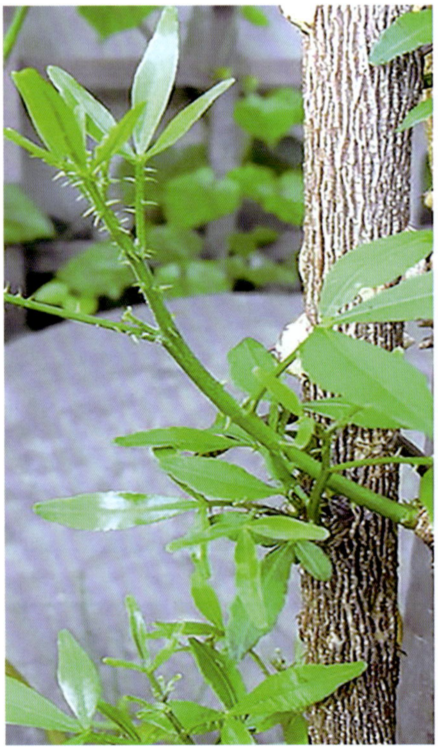
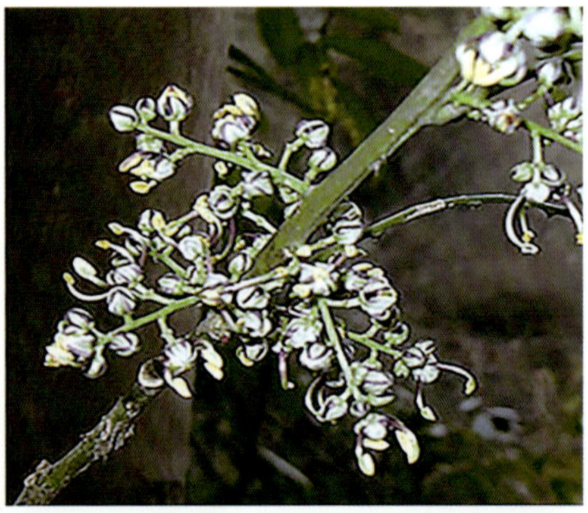
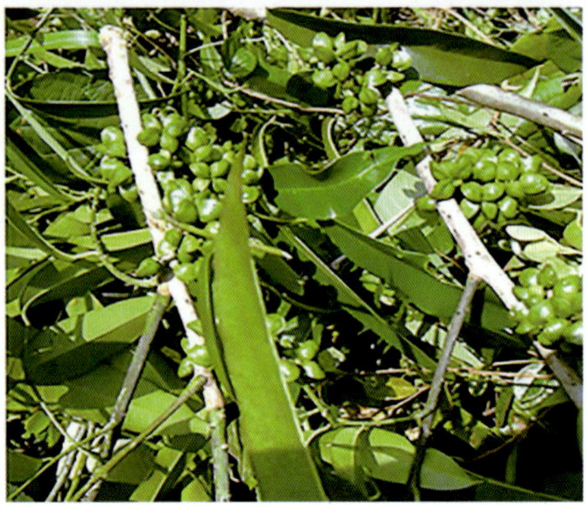
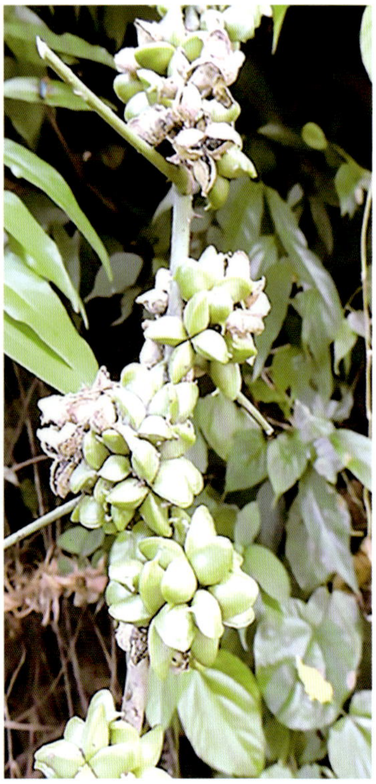

过墙风 | Guo qiang feng

Hleat xid roub 禾溪柔

翻壁上墙爬悬崖，枝叶重叠开白花。祛风除湿腰腿痛，头痛咳喘效堪夸。

过墙风，为夹竹桃科植物络石 *Trachelospermum jasminoides*（Lindl.）Lem. 的藤茎。
苗乡各地均有野生，一般生于老宅基地的院墙、古树上。

别名 络石藤、络石、石盘藤、石薜荔、悬石藤、石龙藤、对叶藤、骑墙虎、风藤、软筋藤。

采制 药用藤茎。全年可采，割取藤茎，除去杂质，切段，晒干备用。

性味与归经 味苦，性微寒。入心、肝、肾经。

功效 祛风除湿，通络止痛，清热凉血，解毒消肿。

主治 风湿热痹、筋脉拘挛、腰膝酸痛、喉痹、痈肿、跌扑损伤。

用法用量 内服：煎汤，6～15 克，单味可用至 30 克，或浸酒，或入丸、散剂。外用：适量，研末调敷，或捣汁涂。

禁忌 畏寒易泻者禁服。

附方

1. **风湿关节痛：**过墙风根茎 15 克，水煎服；或过墙风根 30 克，浸酒 1 斤，早晚服。
2. **缠蛇带：**过墙风，捶烂外敷。
3. **偏正头痛：**过墙风根茎 30 克，煮鸡蛋食。
4. **腰痛：**过墙风、接骨风、懒柳木、九节风、三角风、五爪风、羊角风、四扇风、巴岩风、豆瓣风、腊梅木、一枝蒿各适量，水煎服。
5. **脚膝肿痛：**过墙风、牛膝、木瓜、豨莶草各 10 克，猪脚 1 只，切碎，与药物同炖熟，吃猪脚，喝汤。
6. **咳嗽喘息：**过墙风茎叶 15 克，水煎服。药渣煎水外敷咽喉、胸部。
7. **白癜风、疬疡及风恶疮癣：**过墙风、木连藤各适量，切断取汁，敷疮上。
8. **呕泻：**过墙风、藿香、剪刀草、路边荆、半边莲、蓼草根、龙须草、蛤蟆草各 10 克，水煎取汁，分 3 次服。
9. **断骨：**过墙风、田三七、乌泡刺、杨靴鸡、啥菜、何首乌、节儿根、小血藤各适量。将上药捶烂，加水，酒炒热，桐油调匀，敷伤处，夹板固定。第一次药物全部用根，第二次全部用枝叶。
10. **肺结核：**过墙风 30 克，地苍 30 克，猪肺 120 克，共炖熟，吃猪肺，喝汤。
11. **外伤出血：**过墙风适量，晒干研末，撒敷，外用布条包扎。
12. **坐骨神经痛：**过墙风 60 克，水煎服。药渣煎水，外洗患处。

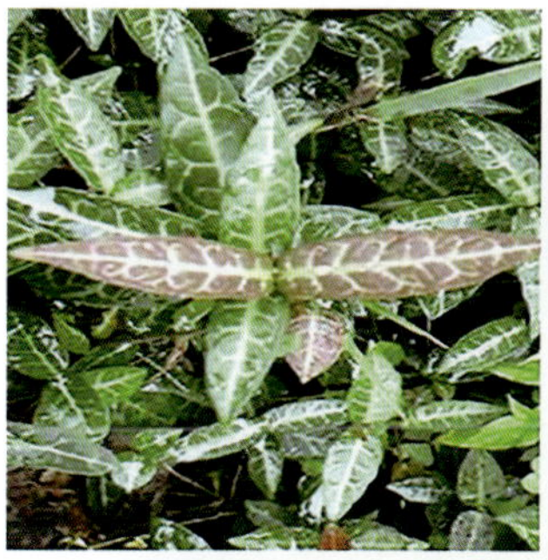
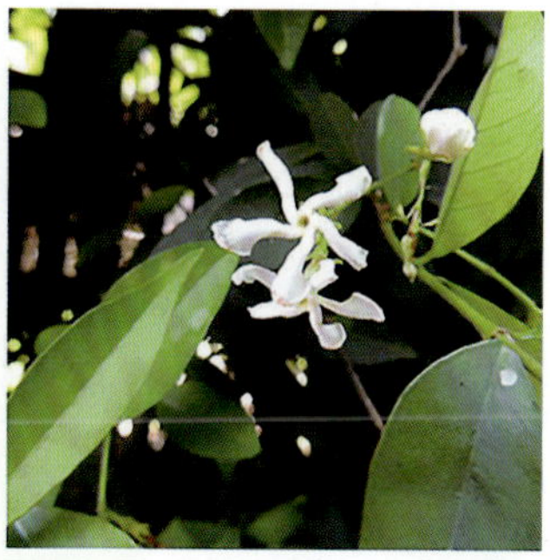
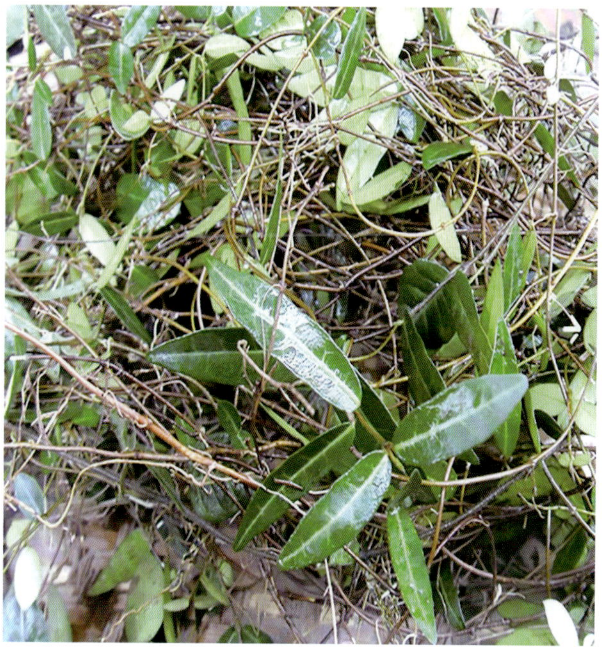
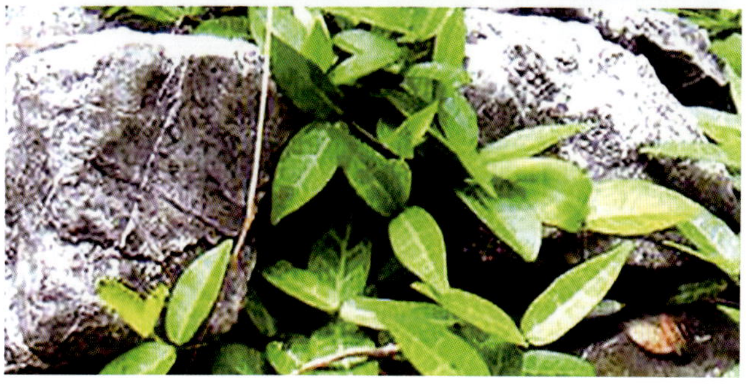

黑风藤 | Hei feng teng

Hleat yous mal teng 油麻藤

苗乡奇花黑风藤，花似鸟儿满枝飞。活血舒筋瘫痪起，滋阴降火眼目清。

黑风藤，为蝶形花科油麻藤属植物禾雀花 *Mucuna birdwoodiana* Tutch. 的藤茎。

苗乡各地均有野生，也有少数栽培。一般生长在悬崖、石壁之上。

别名 禾雀花、白花油麻藤、黑浆藤、黑藤、鸡头花、雀头花、雀儿花。

采制 黑风藤四季可采，砍断藤茎，削去外粗皮，切片，晒干备用。

性味与归经 味苦、甘，性温。入肝、肾、肺经。

功效 活血舒筋，滋阴补肾，化痰止咳，清肝明目。

主治 腰膝酸痛、麻木瘫痪、骨结核、腰椎疼痛、风湿性关节炎、月经不调、月经过少、疳热视蒙、痰饮咳嗽等症。

用法用量 内服：煎汤，10～15 克。外用：适量，煎水外洗患处。

禁忌 黑风藤性温和，一般人均可应用。

附方

1. 风湿性关节炎：黑风藤、土牛膝、野木瓜、铁马鞭各 10 克，水煎服。
2. 腰膝酸痛、骨结核：黑风藤 15 克，扯丝皮 10 克，蜈蚣 2 只，大血藤 10 克，香血藤、蓑衣藤根、小血藤各 10 克，水煎取汁，分 3 次服。药渣煎水，外洗患处，1 日 2 次。
3. 火眼疼痛：黑风藤、蓬壳草、水灯草各 10 克，猪肝 100 克，黄毛根 10 克，水煎取汁，分 3 次服。药渣煎水，熏洗眼部，每日 2 次。
4. 肺热咳嗽：黑风藤、桑皮、铁包金、玉叶金花各 10 克，水煎取汁，分 3 次服。药渣趁热布包熨咽喉部、胸部。
5. 月经偏少：黑风藤 10 克，益母草 15 克，月月红 6 克，红鸡冠花 10 克，水煎取汁，兑红糖 30 克，分 3 次热服。
6. 肝肾阴虚：当黑风藤花朵开始凋谢的时候，摘下花朵，阴干或晒干备用。每日泡 3～5 朵，当茶喝，或加入食料中，煲汤喝。有滋补肝肾的作用。

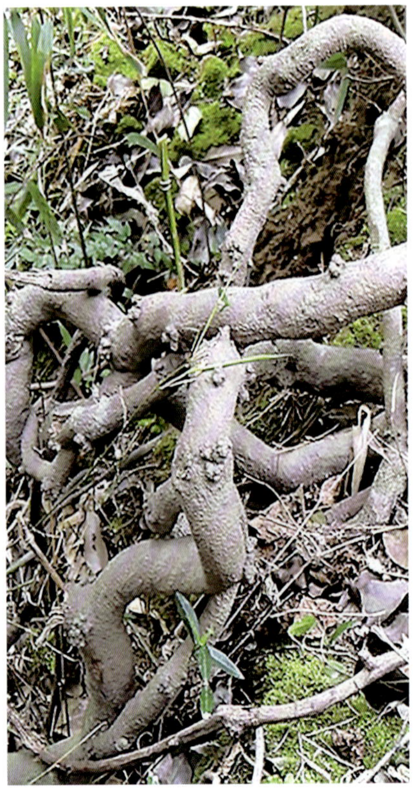

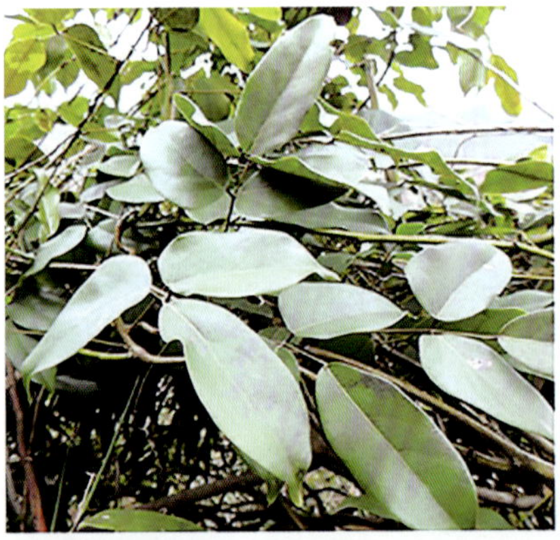

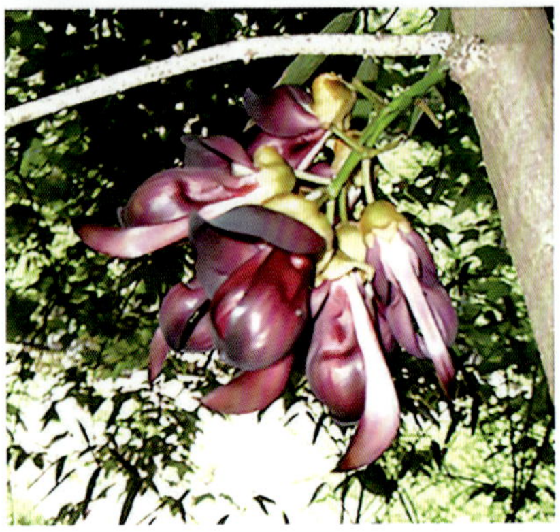

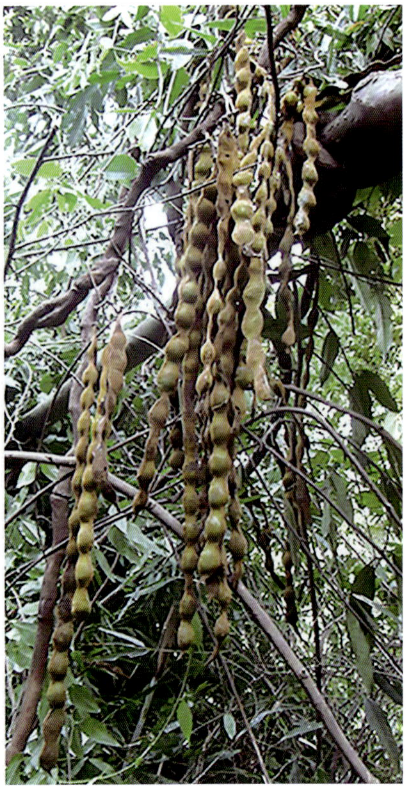

鸡屎藤 | Ji shi teng

Hleat jout bud 那酒布

腥臭难闻鸡屎藤，秋后收割茎叶根。祛风除湿化食积，肝炎腹泻毒能清。

鸡屎藤，为茜草科植物鸡屎藤 *Paederia scandens*（Lour.）Merr. 的全草及根。

苗乡各地均有野生，一般生于山坡疏林下、路旁、沟边以及田坎边草丛中，菜园、果园的篱笆上等处。

别名 鸡香藤、臭鸡屎藤、臭藤根、牛皮消、鸡矢藤、臭藤、五香藤、臭狗藤、香藤、白毛藤。

采制 秋后果实成熟时割取全草入药，除去杂质，切段，干燥，过筛，晒干。秋季挖根，洗净，切片，晒干。

性味与归经 味甘、酸，性平，无毒。入心、肝、脾、肾经。

功效 祛风除湿，消食化积，解毒消肿，活血止痛。

主治 内服治疗：风湿痹痛、食积腹胀、小儿疳积、腹泻、痢疾、中暑、黄疸、肝炎、肝脾肿大、咳嗽、瘰疬、肠痈等。外敷治疗：无名肿毒、脚湿肿烂、烫火伤、湿疹、皮炎、跌打损伤、蛇咬蝎螫等。麻阳苗医还用其治疗白带、小儿消化不良等。

用法用量 内服：煎水，10～15 克，外用：适量，捣敷，或煎水洗。

附方

1. **气郁胸闷、胃痛**：鸡屎藤根 50～100 克，水煎服。
2. **食积腹泻**：鸡屎藤 50 克，水煎服。
3. **小儿疳积**：鸡屎藤干根 25 克，猪小肚 1 个，水炖服。
4. **妇女虚弱咳嗽、白带腹胀**：鸡屎藤根 120 克，红小芭蕉头 120 克，炖鸡服。
5. **红痢**：鸡屎藤根 200 克，路边姜 100 克，炖肉服。
6. **小儿脱肛**：鸡屎藤近根之头，老者，酒蒸晒 10 次，和羊肠煮食之。
7. **关节风湿痛**：鸡屎藤根或藤 50～100 克，酒水煎服。
8. **阑尾炎**：鲜鸡屎藤根或茎叶 50～100 克，水煎服。
9. **背花**：鸡屎藤适量，酒水煎服，用渣或另用鲜叶捣烂敷患处。
10. **跌打损伤**：鸡屎藤根、藤 50 克，酒水煎服。
11. **有机磷农药中毒**：鸡屎藤 50 克，绿豆 50 克，水煎成 3 大杯，先服 1 大杯，2～3 小时服 1 次。药后有呕吐腹泻反应。
12. **扁桃体炎**：鲜鸡屎藤 120 克，水煎后加红糖服用。
13. **神经性皮炎**：以鸡屎藤叶或嫩芽搽患处，每次 5 分钟，每日 3 次。
14. **慢性骨髓炎**：鲜鸡屎藤 30 克，红孩儿 15 克，加红糖适量，每日煎服 2 次。

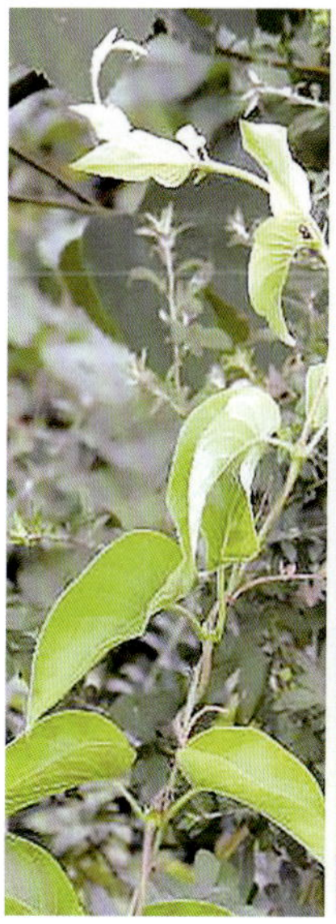
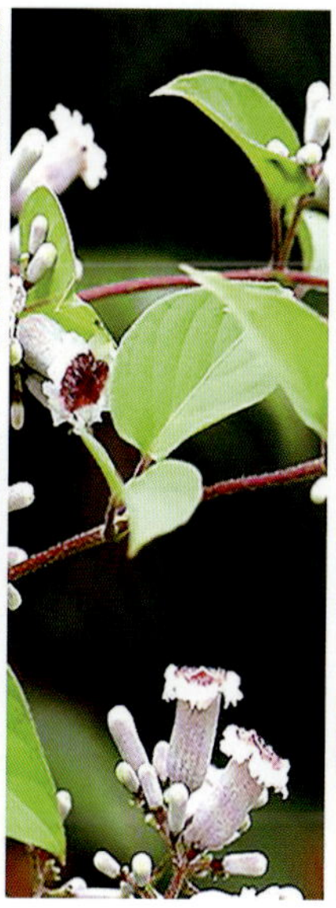
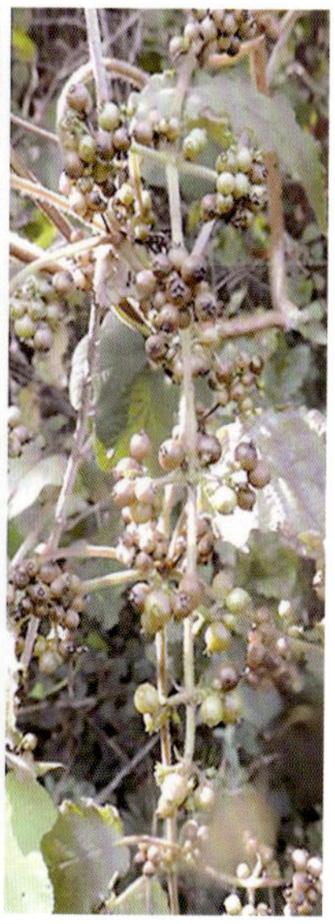
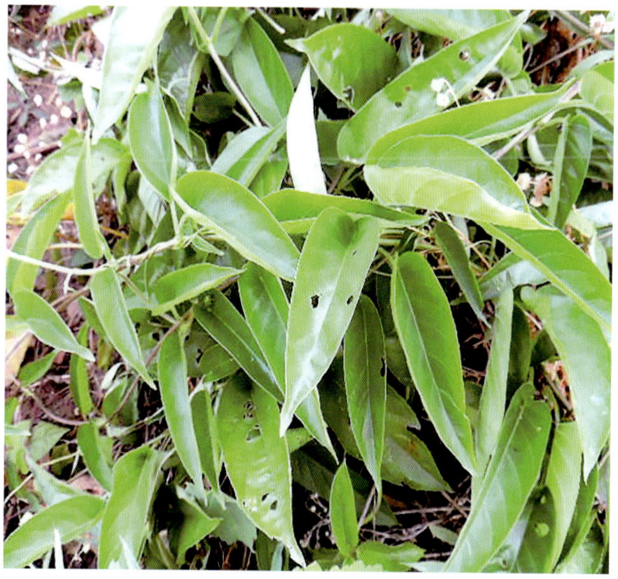

满山香 | Man shan xiang

Fiux giod ghunb 胡椒棍

攀崖爬树石南藤，新老茎叶层垒层。风湿痹痛腰膝软，咳嗽气喘兼痛经。

满山香，为胡椒科胡椒属植物石南藤 *Piper wallichii*（Miq.）Hand. – Mazz. 的全株。

苗乡各地均有野生，一般生长在密林深处或山沟、小溪阴湿的树干上、岩石壁上。

别名 石南藤、巴岩香、爬岩香、风藤、暂爬岩香、南藤、丁公藤、搜山虎、蓝藤、满天香、小风藤、石楠藤。

采制 满山香以茎、叶或全株入药。全株全年可采。茎和叶夏秋季采集，扯回后拣净杂质，洗去泥土，切段，晒干备用。

性味与归经 味辛，性温。入肺、肝、肾经。

功效 祛风除湿，强健腰膝，止痛止咳，通经活络。

主治 风湿痹痛、扭挫伤、腰膝无力、痛经、风寒感冒、伤寒、咳嗽气喘、内外伤出血、刀枪伤、骨折、小便失禁。

用法用量 内服：煎汤，10 ～ 15 克。外用：适量，捣烂外敷或煎水外洗患处。

禁忌 阴虚火旺者慎服。

附方

1. **伤寒：** 一柱香 10 克，满山香 10 克，土薄荷 15 克，土防风 10 克，水煎取汁，分 3 次热服。
2. **外伤出血：** 满山香藤、四楞通各 100 克，焙干研细末，瓶装备用。临用时取药末适量，撒布伤口。
3. **内外伤出血：** 满山香 40 克，重楼 20 克，金铁锁 20 克，白及 20 克，还魂草 10 克，焙干研细末，瓶装备用。临用时取药末适量，外撒患处，布条包扎。
4. **刀枪伤：** 满山香、飞龙掌血、奶黄花叶、天冬茎、马蹄香、野黄豆叶、三条筋叶各等量，焙干研细末，瓶装备用，临用时取药末适量，冷开水调敷伤口。
5. **骨折：** 满山香 10 克，亮叶香 20 克，三股筋 30 克，兰木树皮 40 克，焙干研细末，温开水调成糊状外包患处，杉木皮固定。
6. **小便失禁：** 满山香 10 克，上搜山 10 克，尿珠子 10，散血莲 6 克，血报木 10 克，桑白皮 10 克，蛤蟆草 10 克，水煎取汁，分 3 次服。
7. **风湿骨痛：** 满山香 10 克，大血藤 10 克，小血藤 10 克，土牛膝 10 克，夏天无 4 克，水煎取汁，分 3 次服。药渣煎水外熨患处，1 日 2 次。
8. **咳嗽气喘：** 满山香 10 克，香樟 10 克，马蹄香 3 克，金荞麦 10 克，水煎取汁，分 3 次服。服药期间禁食酸冷食物。
9. **痛经：** 满山香 10 克，鸡冠花 10 克，月月红 6 克，益母草 10 克，水煎取汁，冲红糖 10 克，甜酒水 20 毫升，分 3 次服。

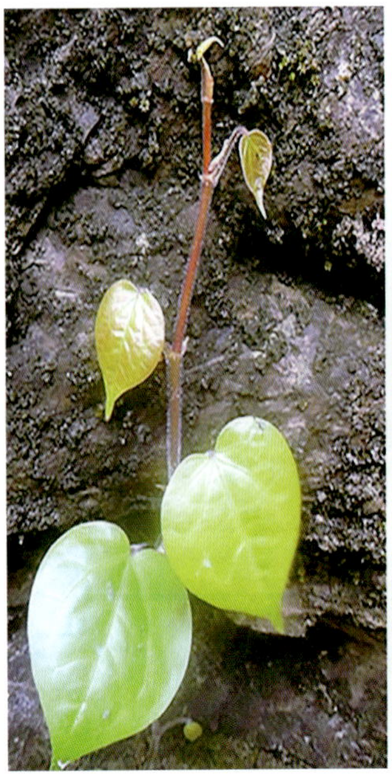
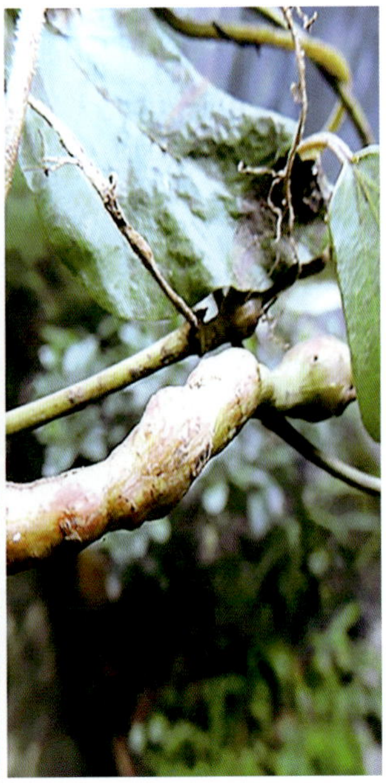
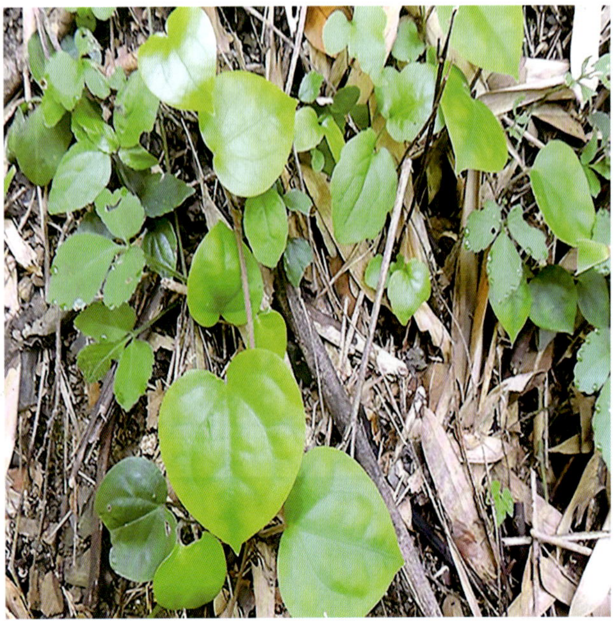

爬墙虎 | Pa qiang hu

Hleat bab shanb hud 巴山虎

金秋红叶赛春花，岩石古木满墙爬。风湿麻木腰腿痛，跌打损伤泡酒咭。

爬墙虎，为葡萄科植物爬山虎 *Parthenocissus tricuspidata*（S. et Z.）Planch. 的藤茎。
苗乡各地均有野生，也有栽培。野生者一般生于山林中、悬崖上，栽培者一般栽种在院墙边。

别名 爬山虎、飞天蜈蚣、假葡萄藤、捆石龙、枫藤、走游藤、巴山虎。

采制 爬墙虎以藤茎入药。秋后落叶前采割藤茎，削去老皮、枯枝、须根，切段，晒干备用。

性味与归经 味甘、涩，性温，有小毒。入肝、肾经。

功效 祛风通络，活血解毒。

主治 风湿关节痛、肢体麻木、腰腿疼痛、风湿水肿。外用于跌打损伤、痈肿疔毒。

用法用量 内服：水煎，10～15 克，或泡酒服。外用：适量，根皮捣烂，酒调敷患处。

禁忌 爬墙虎有小毒，内服不可超量。体虚之人慎用。

附方

1. **腰痛：**爬墙虎 10 克，接骨木 10 克，三角风 10 克，五爪风 10 克，四扇风 10 克，腊梅木 10 克，水煎取汁，分 3 次服。
2. **风湿关节痛：**爬墙虎 10 克，土牛膝 10 克，夏天无 4 克，山姜枝 10 克，马蹄香 3 克，水煎取汁，分 3 次服。药渣加樟脑 2 克，煎水，外洗患处。服药期间禁食酸冷食物。
3. **肢体麻木：**爬墙虎 10 克，威灵仙 10 克，满山香 10 克，蜈蚣 1 只，水煎取汁，分 3 次服。外用草木灰，煎水温洗患处。
4. **风湿水肿：**爬墙虎 10 克，生姜皮 10 克，枫葫芦 10 克，香樟 10 克，水煎取汁，分 3 次服。
5. **跌打损伤：**爬墙虎 30 克，土牛膝 30 克，铁马鞭 20 克，大血藤 10 克，小血藤 10 克，水煎服。外用瓦针将伤损处刺破，放出瘀血，然后药渣煎水，温洗患处；或用爬墙虎、铁马鞭适量，捣烂外敷患处。
6. **疔疮痈肿：**鲜爬墙虎茎叶、鲜芙蓉叶各适量，洗净泥土，捣烂，外敷患处。
7. **陈旧性损伤：**爬墙虎 10 克，土牛膝 10 克，夏天无 4 克，大血藤 10 克，千年松 6 克，泡酒 500 毫升。一七后开始服用，每晚 20 毫升，温开水送服。
8. **带状疱疹：**鲜爬墙虎根 30 克，磨汁，外搽患处，1 日数次。

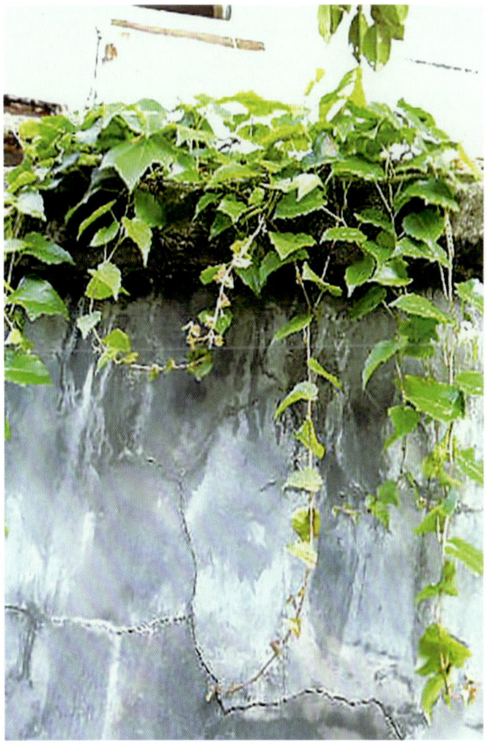
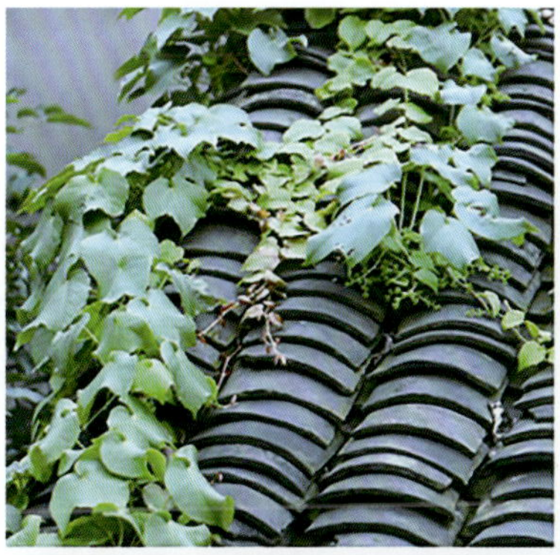
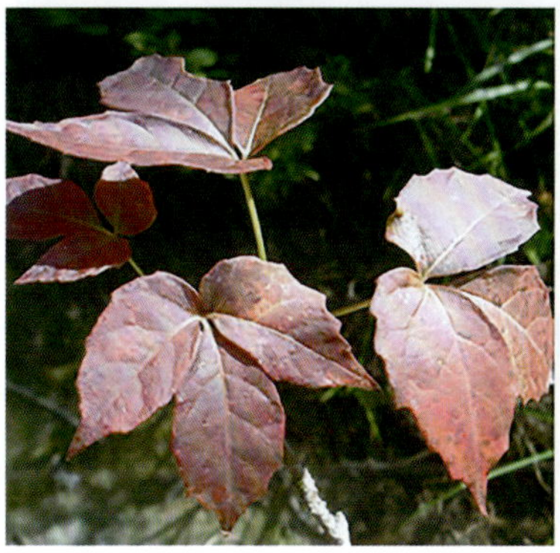
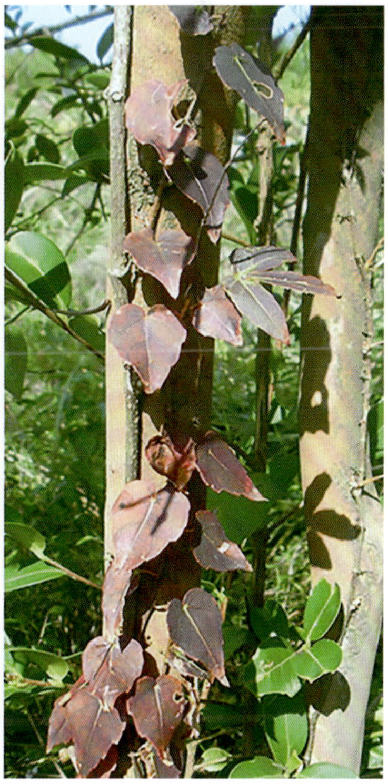

爬岩藤 | Pa yan teng

Hleat blab zhad 那罢叉

四季常绿善爬岩，夏秋黄白果无花。味甘性平能解毒，止血止痛效不差。

爬岩藤，为桑科植物珍珠莲 *Ficus sarmentosa* Buch.-Ham. ex J. E. Sm. var. *henryi* Corner 的粗茎、果实。

苗乡山区均有野生，一般生长在树林下或山路边的岩石壁上。

别名 爬崖藤、崖石榴、珍珠莲、匍匐榕、木莲葛、崖荔枝、小木莲、风不动、拎壁藤。

采制 药用粗茎、果实。根茎全年可采，采回后洗净泥土，拣净杂质，切薄片，晒干备用。9 月至 12 月采果实（无花果），晒干备用。

性味与归经 味苦、微涩，性寒。入肺、肝、肾、膀胱经。

功效 根茎：凉血解毒。枝叶：止血止痛，利尿。果实：散毒消肿，止血止痛，利尿，通乳。

主治 根茎：风湿性关节炎、痛风、乳腺炎、热淋。枝叶：腹痛、血淋、尿积、背痛。果实：冠心病心绞痛、少乳、睾丸偏坠、久利便血、痔疮肿痛。汁液：白癜风、口腔炎、恶疮、癣疥。

用法用量 内服：水煎，根茎 15 ～ 30 克，枝叶 10 ～ 15 克，果实 6 ～ 10 克。

附方

1. **乳腺炎：** 爬岩藤 30 ～ 60 克，水煎，分 2 次服。药渣煎水温洗患处。忌辛辣食物。
2. **风湿性关节炎：** 爬岩藤 30 克，伸筋草 30 克，大血藤 24 克，三花利 15 克，威灵仙 15 克，水煎取汁，分 3 次服。药渣煎水，加樟脑 2 克，外洗患处。
3. **下肢无力：** 爬岩藤 30 克，千斤拔 15 克，土牛膝 15 克，薏苡仁 15 克，五花利 15 克，水煎取汁，分 3 次服。药渣煎水，加白酒少许，温洗患处或外敷患处。
4. **乳管不通，乳汁稀少：** 爬岩藤果实 30 克，猪前蹄 100 克。先将猪蹄切碎，煮熟，再放入爬岩藤果实，文火熬汤，分 3 ～ 4 次服用，并用温水热敷乳房。
5. **血淋、热淋：** 爬岩藤叶 15 克，黄毛根 15 克，蛤蟆草 10 克，水煎，分 3 次服。

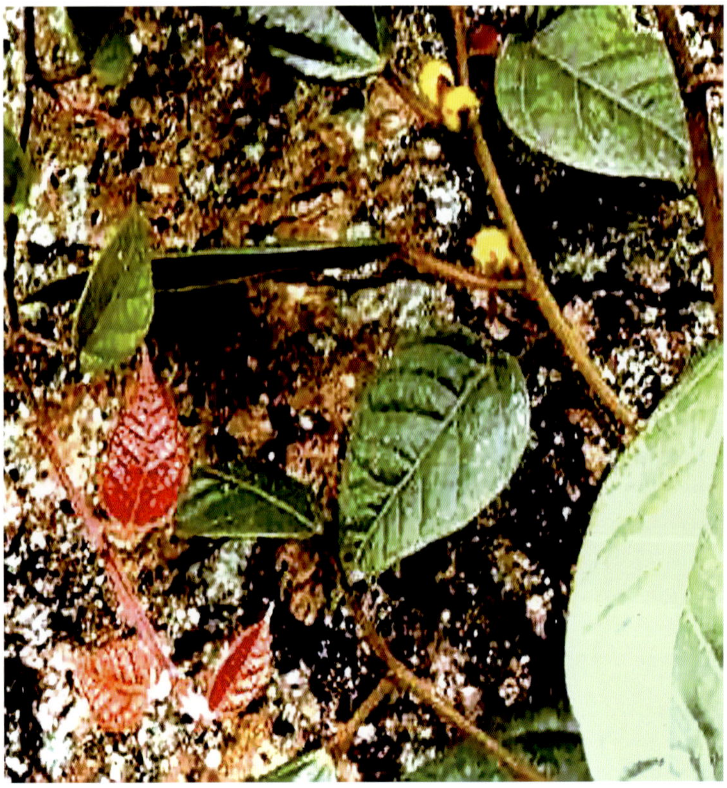

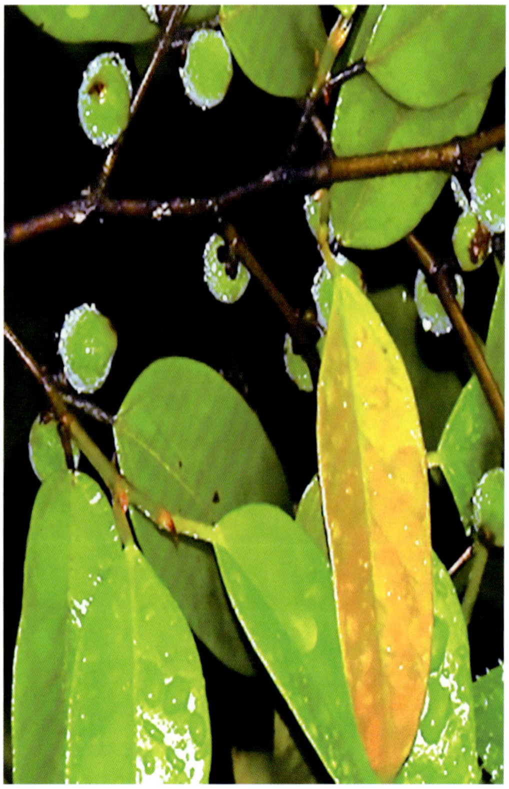

三角风 | San jiao feng

Hleat lox qex 那罗切

三角两角在墙角，爬岩上树枝叶朵。跌打骨折风湿痛，头痛便血脚筋缩。

三角风，为葡萄科植物大叶爬山虎 *Parthenocissus heterophylla*（Bl.）Merr. 的根或茎。苗乡山区均有野生，一般生于山野杂树林中、岩壁上、房前屋后、山路边、古树旁、墙壁上。

别名 爬山虎、上树蜈蚣、异叶地锦、小叶红藤、吊岩风、三皮风。

采制 药用全株。全年可采。采回后拣净杂质、枯叶，剪去根须，切段，晒干备用。

性味与归经 味苦，性温。入肝、肺、肾经。

功效 祛风除湿，通经活络，止血，解毒。

主治 风湿痹痛、偏头痛、鼻出血、便血、咳嗽哮喘、跌打损伤、风湿疮毒、缩筋、骨折。

用法用量 内服：煎汤，15～30 克。外用：适量，捣烂外敷，或煎水外洗，或磨汁外涂患处。

禁忌 三角风味苦，脾胃虚寒之人慎用。

附方

1. **鼻衄：**三角风全株 30 克，水煎取汁，分 3 次服，1 日 1 剂。
2. **咳嗽心烦：**三角风根 120 克，猪肉 60 克，同煮熟，分 3 次食肉、喝汤。
3. **扯哈：**三角风 15 克，樟树根皮 6 克，铁马鞭 10 克，射干 10 克，四扇风 6 克，水煎取汁，分 3 次服。
4. **无名肿毒：**三角风叶或皮适量，捣烂，敷患处。
5. **风湿痛：**三角风 30 克，海风藤 15 克，海桐皮 30 克，水煎取汁，分 3 次服。
6. **狂犬咬伤：**三角风根 30～60 克，猪精肉 60 克同煮熟，分 3 次食猪肉，喝汤。
7. **跌打损伤：**三角风全株适量，捣烂，加白酒少量调匀，敷患处。
8. **丝虫病：**三角风全株 30 克，苦楝子 10 克，水煎取汁，分 3 次服，1 日 1 剂。
9. **两脚缩筋：**三角风 30 克，益母草 12 克，煎水洗擦患处。
10. **风湿性关节炎：**三角风 10 克，四扇风 10 克，过墙风 10 克，土牛膝 10 克，水煎取汁，分 3 次服。
11. **偏头痛：**三角风根 30 克，鹰爪风 10 克，黄荆条子 10 克，煎服。药渣外敷。
12. **便血：**三角风根 100 克，黄酒 100 克，加水煎服，1 日 4 次，分 2 天服。
13. **带状疱疹：**鲜三角风 30 克，磨汁外涂患处，1 日数次。
14. **骨折：**三角风根、白泡刺根、土牛膝各 10 克，加白酒 100 毫升，捣融，先将骨折端接好，固定，再将药物炒热，外包患处，一般不换药。

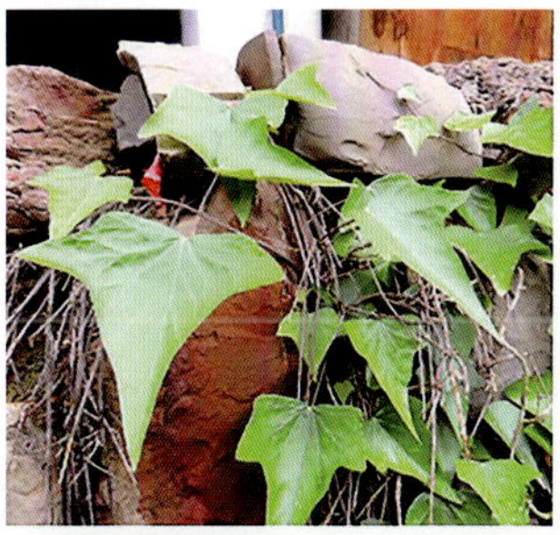
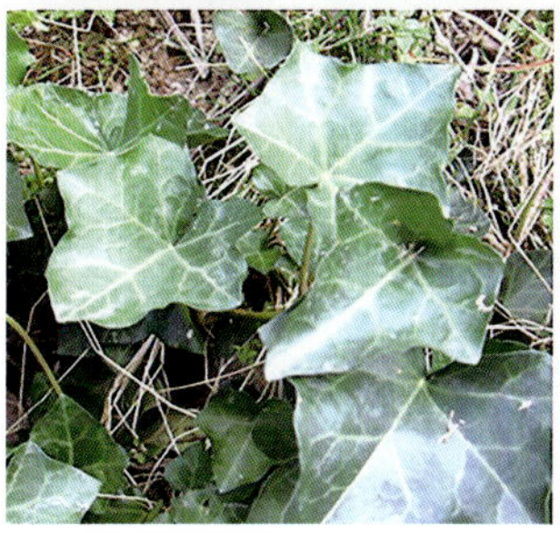
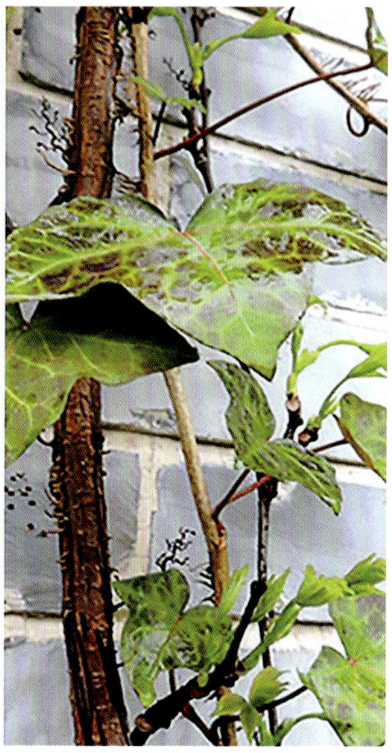
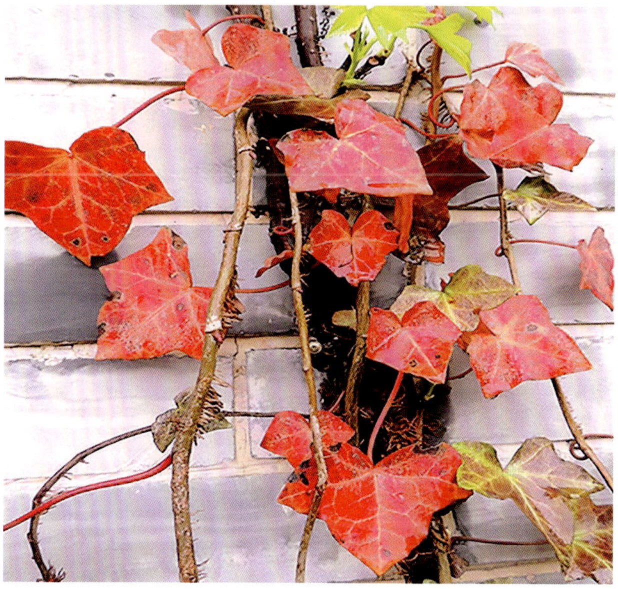

无根藤 | Wu gen teng

Reib mlengs liangl 鋭蒙凉

百藤有根它无根，杂树枝叶养其身。刺痒肝肾效果好，阳痿胎动莫看轻。

无根藤，为旋花科菟丝子属植物菟丝子 *Cuscuta chinensis* Lam. 的藤茎、种子。

苗乡各地均有野生，一般生长在阳光充足的山路边、灌木丛中、田坎上、菜园里、果园中。

别名 无根草、豆寄生、无娘藤、菟丝子、黄丝藤、金黄丝子、马冷丝、巴钱天、黄鳝藤、菟儿丝、蜈蚣麻黄、金丝藤、无桠藤、扪根藤。

采制 秋季，将成熟的无根藤连藤带子一起割下，放在簸箕中晒干，待种子散落干净时，将藤茎、种子分别收取，晒干备用。也有连藤带子一起使用的。

性味与归经 味辛、甘，性平，无毒。入肝、肾、脾、膀胱经。

功效 补肾益精，养肝明目，安胎。

主治 适用于肝肾不足的腰膝酸痛、腿脚软弱、阳痿遗精、小便频数、尿有余沥、头眩眼花、视物不清、耳鸣耳聋以及妇女带下、习惯性流产、胎动不安等。

用法用量 内服：煎汤，干品 10～12 克，藤茎鲜品加倍。也可将藤茎或种子焙干研细末，温开水吞服或入丸、散剂。

禁忌 凡阳虚火旺、口干舌燥、大便燥结者禁服。

附方

1. **肩疮：** 无根藤全草 15 克，水煎服。
2. **痘疮：** 无根藤全草 12 克，水煎服。
3. **预防伤内（虚劳咯血）：** 无根藤、怀毛笤、桂皮、赶山鞭、岩川香、三角风各 6 克，水煎取汁，分 3 次服。
4. **跌伤：** 无根藤 3 克，牡丹根 15 克，朱砂 2 克，田七 2 克，巴岩姜 3 克，天冬 3 克，水煎取汁，分 3 次内服。药渣煎水，兑白酒少许，外敷患处。
5. **蛇咬伤：** 无根藤、乌毛虫各适量，共焙干研细末，茶油调敷。
6. **心慌身倦：** 无根藤 12～15 克，焙干研细末，草鞋灰半只，两者混合后，以鸡蛋清调敷心窝处。
7. **肝气痛：** 无根藤 6 克，半夏 3 克，芭蕉心 3 克，黄花菜根 10 克，水煎取汁，兑白酒少许，分 3 次服。
8. **消渴不止：** 无根藤 60 克，瓜板根 100 克，共煎汤，当茶饮。
9. **眉炼癣疮：** 无根藤 50 克，焙干研细末，陈茶油调敷患处。

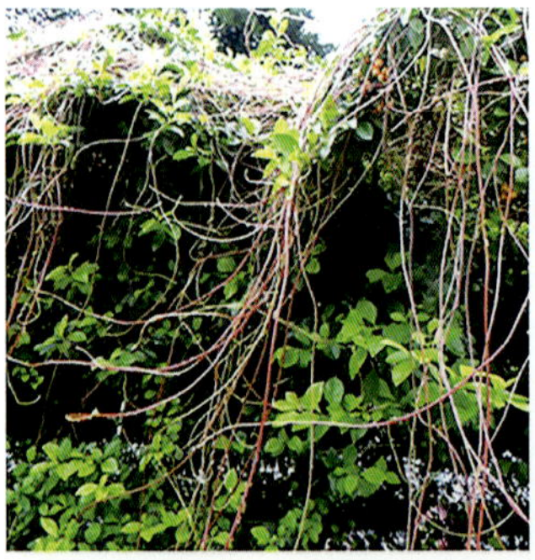
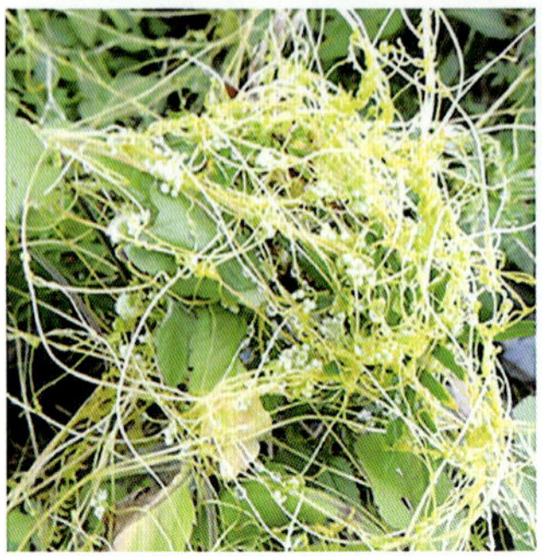
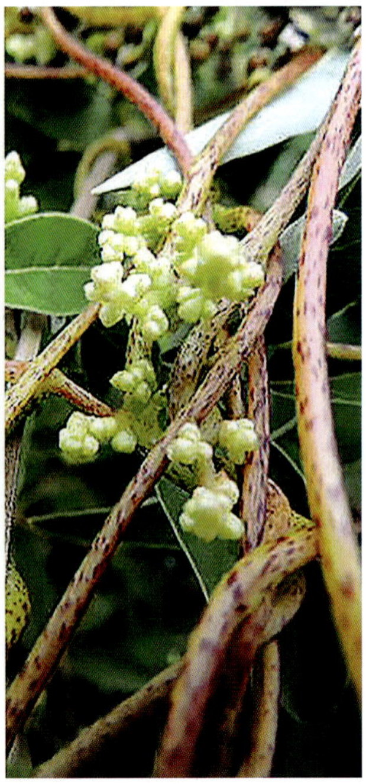
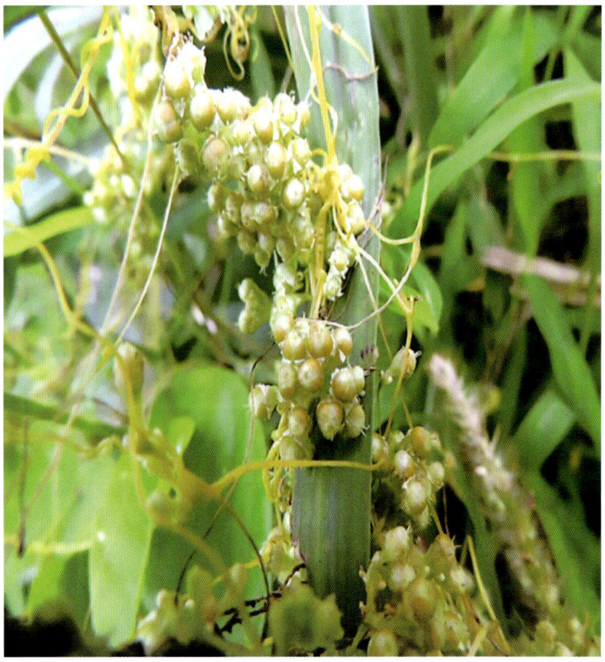

小血藤 | Xiao xue teng

Hleat xinb qingd 那信清

四季常青小血藤，岩坎石缝能生根。活血散瘀疗外伤，祛风除湿调月经。

小血藤，为五味子属铁箍散 *Schisandra propinqua* var. *sinensis* Oliv. 的藤茎、枝叶。

苗乡各地均有野生，多生于海拔 400 ～ 1500 米的山坡、山沟林下、灌木丛内，或长在低矮的山坡、田坎、菜园边。

别名 小血、钻骨风、五香血藤、天青地红、秤蛇根、秤砣消。

采制 药用全株。四季采根茎，洗净泥土，拣净杂质，切段，晒干或鲜用。夏秋季采藤、叶，一般鲜用。

性味与归经 味辛，性平，无毒。入肝、膀胱经。

功效 活血散瘀，解毒消肿，止血止痛。

主治 风湿麻木、筋骨疼痛、跌打损伤、月经不调、腹胀、胃痛、劳伤吐血、疔疮痈肿。

用法用量 内服：煎汤，10 ～ 15 克，或浸酒。外用：适量，捣烂敷或煎水洗。

禁忌 根茎反甘草。体虚、血虚之人慎用。

附方

1. **风湿筋骨疼痛、跌打损伤：**小血藤根 30 克，大血藤 30 克，土牛膝 10 克，泡酒内服，每晚 10 毫升。
2. **气滞腹胀：**小血藤，水煎取汁，加白酒少许，分 3 次温服。
3. **跌打骨折：**小血藤茎叶、镰仄草、铁马鞭各适量，加白酒少许，捣烂外敷。
4. **疮疖、乳痈红肿及刀伤出血：**小血藤嫩叶，捣烂敷，或用口嚼烂敷患处。
5. **吊楼：**小血藤、胡奶果叶、退水草、吊杆草、五爪风各适量，捶烂外敷患处。
6. **痄腮：**小血藤叶、半边莲、芙蓉叶各适量，捣烂敷患处。
7. **产后腹痛：**小血藤 10 克，大血藤 10 克，益母草 15 克，艾叶 6 克，小人参 15 克，煮猪脚吃，1 日 3 次。
8. **发痧腹痛：**小血藤根皮 30 克，焙干研末，每次 2 克，温开水冲服，1 日 3 次。
9. **坐骨神经痛：**小血藤 10 克，牛膝 10 克，木瓜 15 克，当归尾 6 克，大血藤 10 克，散血莲 10 克，朱砂莲 10 克，泡酒 500 毫升，7 天后，每晚服 15 毫升。
10. **急性肾炎：**小血藤 15 克，蛤蟆草 30 克，小通草 15 克，木通 15 克，黄柏 10 克，土蟮 3 条，水煎取汁，分 3 次服。
11. **猫脑壳（膝关节红肿热痛）：**小血藤、狗牙齿、猫耳朵各适量，捣烂外敷患处，1 日 1 次。
12. **真月家病：**小血藤、大血藤、散血莲、三月泡根、叶下红、益母草、啥菜、四方剑各 10 克，水煎取汁，分 3 次服。

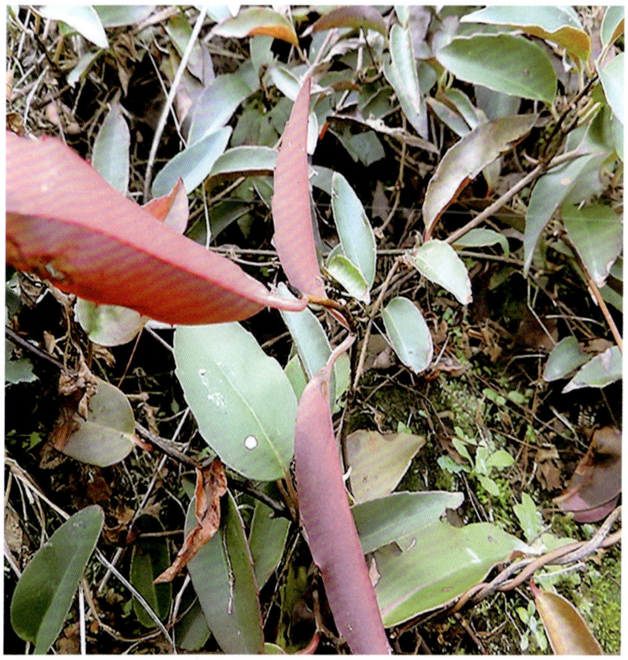

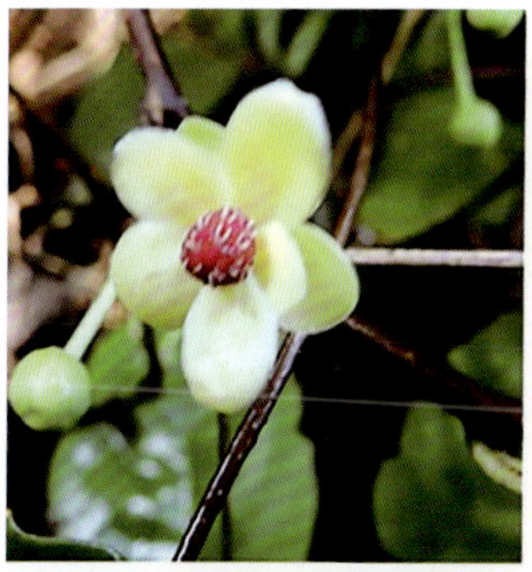

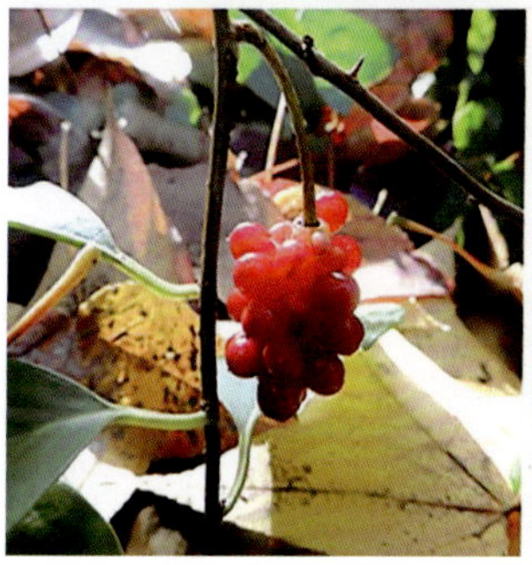

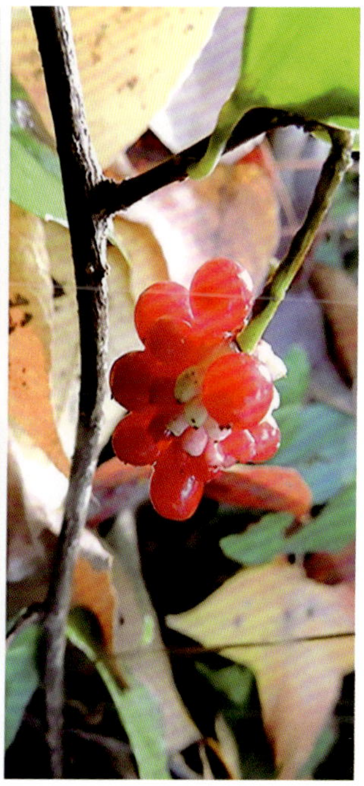

燕子尾 | Yan zi wei

Guo gang yuan longx 过岗圆龙

叶似燕尾满山飞，藤如蛟龙林中追。风湿痹痛热石淋，白喉偏瘫疼如锥。

燕子尾，为豆科羊蹄甲属龙须藤 *Bauhinia championii*（Benth.）Benth. 的藤茎。

苗乡山区有野生，一般生于岩石山坡疏林或灌木丛中、山谷、沟边。

别名 龙须藤、轮环藤、牵藤暗消、羊蹄藤、乌郎藤、九龙藤、五花血藤、梅花入骨丹、黑皮藤。

采制 药用藤茎、嫩叶。全年可采，砍下藤茎或挖出根茎，除去须根，洗净泥土，切段，鲜用或晒干备用。春夏季采摘嫩叶，洗净，鲜用或晒干备用。

性味与归经 味苦、涩，性平。入肺、肾经。

功效 祛风除湿，活血止痛，健脾理气。

主治 咽喉肿痛、白喉、热淋、石淋、牙痛、胃痛、小儿疳积、风湿痹痛、偏瘫、白带、痢疾、痈肿疮毒、毒蛇咬伤。

用法用量 内服：煎汤，9～15 克。外用：嫩叶适量，捣烂外敷患处。

禁忌 孕妇忌服。

附方

1. **神经衰弱：**燕子尾、树头芭蕉、花椒树、桑寄生草各 10 克，竹胆、春花叶各 3 克，水煎服，1 日 4 次。
2. **风湿关节痛、腰腿痛：**燕子尾根 30 克，腰痛加续断 12 克，水煎取汁，分 3 次服。药渣水煎外洗患处，1 日 2 次。
3. **发痧腹痛：**燕子尾 30 克，水煎取汁分 3 次服。
4. **小儿疳积、病后体虚：**燕子尾根 15 克，蒸瘦肉或猪肝食。
5. **风湿关节炎：**燕子尾、掌叶榕、山苍子根、千斤拔、半枫荷、黑老虎根各 15 克，水煎取汁，分 3 次服。
6. **痢疾：**燕子尾 30 克，山芝麻 60 克，漆大姑 15 克，鸭蛋 1 个，水煎服。
7. **跌打扭挫伤：**燕子尾、鸡骨香、黑老虎根各 15 克，乌药 10 克，水煎，冲酒服。
8. **腰腿痛：**燕子尾、薏苡仁各 30 克，穿破石根、千斤拔各 15 克，水煎服。
9. **偏瘫：**燕子尾根 30 克，加黄酒、猪肉共煮熟，吃肉喝汤。
10. **钻骨飞痨（骨突然刺痛）：**燕子尾根、茎适量，炖酒内服，每次 10 毫升。外用药汁搽患处，1 日 2 次。
11. **咽喉肿痛、白喉：**燕子尾 15 克，三两银 2 克，威灵仙 10 克，白凉棚 10 克，煎服。
12. **石淋、热淋：**燕子尾 30 克，黄毛根 10 克，蛤蟆草 10 克，啥菜 10 克，水煎服。
13. **痈肿疮毒：**嫩燕子尾叶片适量，洗净泥土，捣烂敷患处。

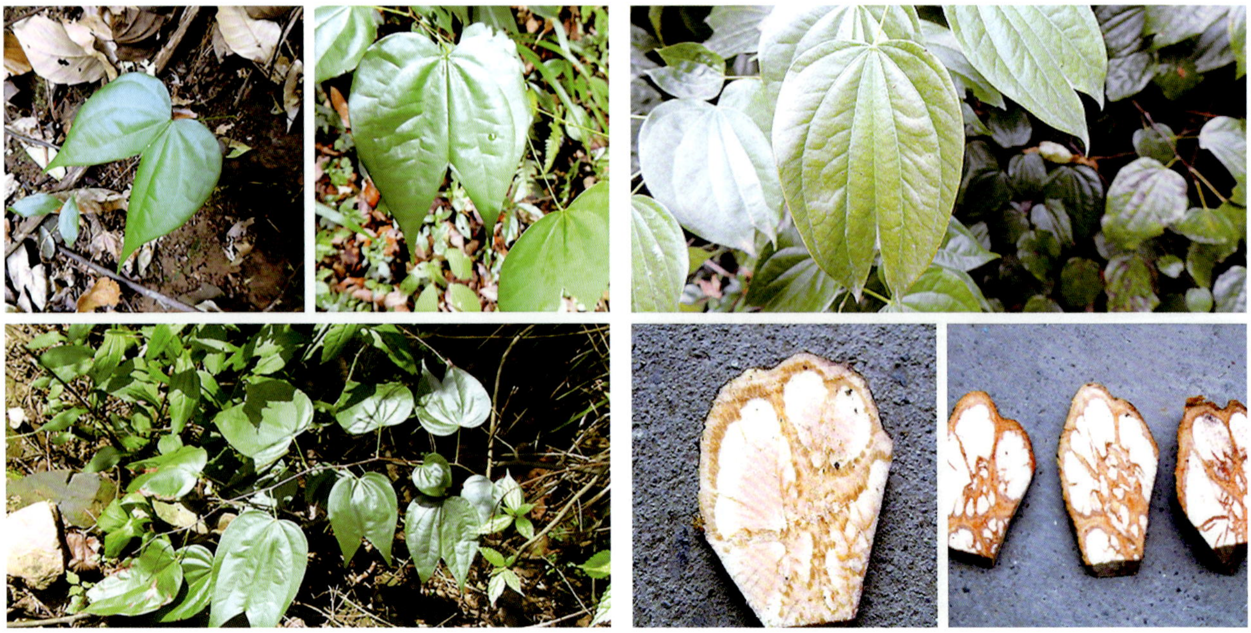

羊脚藤 | Yang jiao teng

Ndut bad beus 都巴保

晨开夜合羊脚藤，悬崖绝壁扎根茎。收敛止血又止带，风湿骨痛喘有声。

羊脚藤，为豆科植物粉叶羊蹄甲 *Bauhinia glauca*（Wall ex Benth）的根茎。

苗乡各地均有野生，一般生于山坡、悬崖、小溪边、阴沟旁、疏林中。

别名 大夜关门、早关门、五花血藤、羊爪风、羊蹄风、牛蹄风、粉叶羊蹄甲。

采制 以根茎入药。四季可采割，割回后削去枝叶、外部粗皮，切斜片，晒干备用。

性味与归经 味甘、涩，性微寒。入肺、胃、大肠经。

功效 收敛止血，化痰止咳，祛风止痛，收涩止带。

主治 咳嗽吐血、风湿骨痛、癫痫、便血、盗汗、哮喘、子宫脱垂、白带、遗尿。

用法用量 内服：水煎，10～30克，或浸酒。外用：嫩叶适量，捣烂外敷，或研细末外撒。

禁忌 羊脚藤性寒，脾胃虚寒者慎用。

附方

1. 妇女红白带：叶下红15克，铁马线10克，夜关门6克，臭牡丹6克，羊脚藤6克，水煎服。
2. 咳嗽吐血：羊脚藤根15克，白及6克，雀儿脑10克，水煎取汁，分3次服。
3. 风湿骨痛：羊脚藤根茎30克，大血藤30克，土牛膝10克，浸入白酒500毫升中。一七后，每晚饮10毫升。
4. 癫痫：羊脚藤茎30克，石膏10克，石灰6克，水煎取汁，分3次服。
5. 大便出血：羊脚藤根茎15克，雀儿脑10克，水煎取汁，分3次服。
6. 子宫脱垂：羊脚藤根茎10克，小人参10克，臭牡丹根10克，水煎取汁，分3次服。服药期间禁食酸冷食物。
7. 遗尿：羊脚藤根10克，拉尿珠10克，拉尿果3个，猪尿脬一个，水煎取汁，分3次服。
8. 白带：羊脚藤根茎10克，杉木浆6克，白线鱼1条，水煎服。
9. 盗汗：羊脚藤10克，野苋菜15克，乌莓苏子5个，水煎服，每日服3次。
10. 扯哈：羊脚藤10克，铁包金10克，荞麦三七10克，香樟10克，水煎服。
11. 伤口不敛：羊脚藤叶若干，乌泡叶若干，阴干研末，香油调敷。
12. 肺热咳嗽：羊脚藤10克，铁包金10克，桑树皮10克，枇杷花6克，煎服。

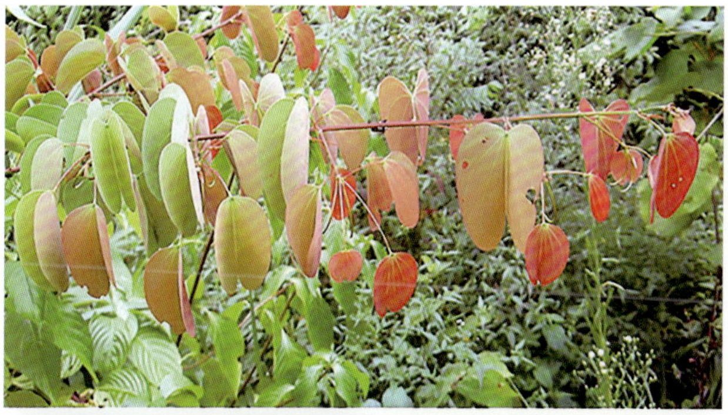

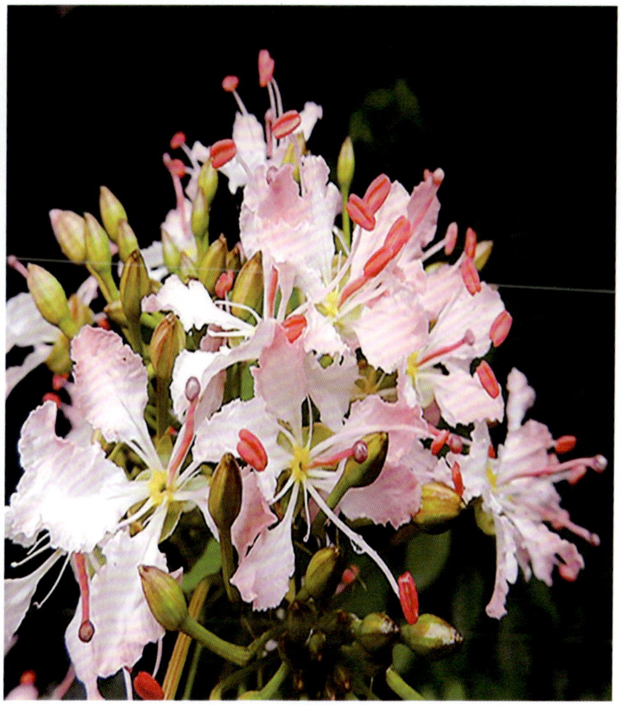

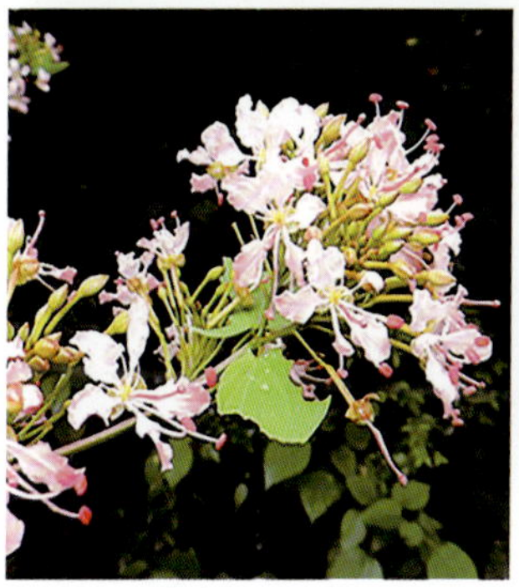

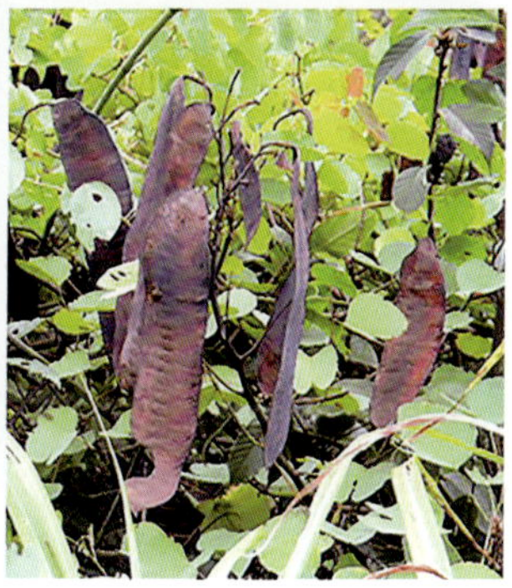

花类苗药

芭蕉 | Ba jiao

Ndut jeub 都就

大圣要过火焰山，须借公主芭蕉扇。化瘀通经除崩带，滋阴去火心自安。

芭蕉，为芭蕉科植物芭蕉 *Musa basjoo* Sieb. et Zucc.。

苗乡各地均有野生，也有少数栽培。一般生于山谷悬崖、溪流等水源丰富、土地肥沃、土质疏松的沙土地。

别名 牛心子、巴且、天苴、绿天、扇仙、香蕉、甘露树、大叶芭蕉、芭蕉头。

采制 药用芭蕉的花、根茎、果实。芭蕉根四季可挖，挖回后洗净泥土，削去外皮，一般生用。芭蕉花在未开放前采摘，摘回后撕去外层苞片，切丝，鲜用或晒干备用。芭蕉果在成熟后采摘，一般鲜用。

性味与归经 芭蕉花味甘、淡、微辛，性凉。入肺、肝、心、胃经。

功效 化痰软坚，平肝，化瘀，通经。

主治 胸膈饱胀、脘腹痞疼、吞酸反胃、呕吐痰涎、头目昏眩、心痛怔忡、妇女经行不畅。

用法用量 内服：煎汤，花 6 ～ 10 克，或烧存性研末。根茎，干品 15 ～ 30 克，鲜品 30 ～ 60 克，或捣汁。外用：根茎适量，捣敷，或捣汁涂，或煎水含漱。

禁忌 阳虚脾弱无实热者，忌用。

附方

1. **心痹痛：** 芭蕉花烧存性，研细末，盐汤送服，每次 6 克，1 日 3 次。
2. **反胃、腹痛：** 芭蕉花 6 克，水煎服。忌吃鲤鱼、羊肉、生冷、鸡鸭蛋、大蒜。
3. **怔忡不安：** 芭蕉花 1 朵，煮猪心食。
4. **肺痨：** 芭蕉花 60 克，猪肺 250 克。水炖，服汤食肺，每日 1 剂。
5. **心绞痛：** 芭蕉花 50 克，猪心 1 个，水炖服。
6. **胃痛：** 芭蕉花、花椒树上寄生茶各 15 克，煨水服，1 日 2 次。
7. **口干烦热、消渴、骨节烦热：** 芭蕉生根捣烂，取汁服。
8. **撑耳癀：** 芭蕉叶、根适量，捣烂外敷患处，每日 2 ～ 3 次。
9. **高血压：** 芭蕉根适量，水煎服。
10. **痢疾：** 芭蕉花 30 克，研烂，冲开水服，或加适量蜂蜜服。
11. **关节肿痛：** 鲜芭蕉根适量，捣烂敷患处。
12. **血崩白带、胎动不安：** 芭蕉根 60 ～ 90 克，瘦猪肉适量，水炖服食。
13. **乳腺炎：** 芭蕉鲜根适量，捣烂敷患处或绞汁涂患处。
14. **血淋涩痛：** 用芭蕉根、旱莲草各 10 克，水煎服，1 日服 2 次。
15. **颈淋巴结结核：** 芭蕉根 60 克，水煎服；或取鲜根适量，捣烂敷患处。
16. **水火烫伤：** 芭蕉叶适量，研为细末，已破用香油调搽，未破用鸡蛋清调敷。
17. **风火牙痛及虫牙痛：** 用芭蕉根取汁 1 碗，煎热含漱。

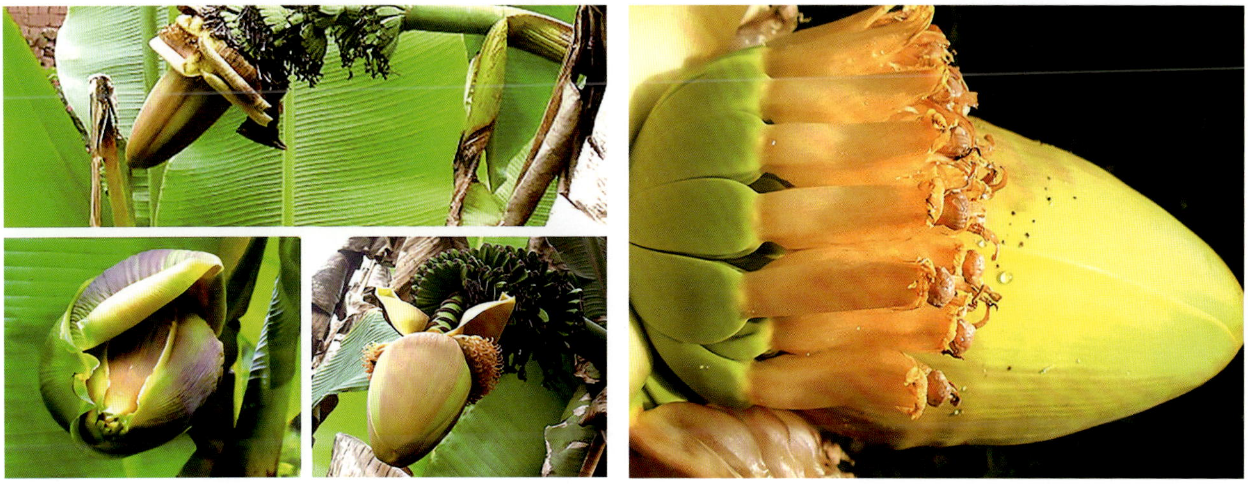

白鸡冠花 | Bai ji guan hua

Benx ghuand zhad gheab ghuea 本官渣高故

叶绿花白鸡冠头，品种珍稀庭院秋。凉血止血把花摘，明目降压种子收。

白鸡冠花，为苋科植物鸡冠花 *Celosia cristata* L. 的白色品种。

苗乡各地均有栽培。一般栽培在菜园里、山路边或庭院中。

别名 鸡髻花、鸡骨子花、老来少、鸡公花、鸡角枪、鸡冠头。

采制 白鸡冠花以种子与花序入药。8 月至 10 月间，花序充分长大，并有部分果实成熟时，剪下花序，晒干。分别收集花序、种子。花序装入篾箩，置通风干燥处保存；种子置瓷罐内保存。

性味与归经 味甘、涩，性凉。入肝、大肠经。

功效 花：凉血止血，止带止痢。种子：解毒，收涩，明目，降压。

主治 花主治：吐血、崩漏、便血、痔血、赤白带下、久利不止等症，是一味妇科良药。种子主治：肠风便血、赤白痢疾、崩带、淋浊、眼疾等症。

用法用量 内服：煎汤，10 ～ 30 克，或入丸、散剂。外用：适量，煎水熏洗。

附方

1. 鼻衄：白鸡冠花 30 克，煮猪肺，分 3 次服，吃猪肺，喝汤。
2. 风丹（荨麻疹）：白鸡冠花全草，水煎内服及外洗。风丹苍白色者用白鸡冠花，红色者用红鸡冠花。
3. 血淋：白鸡冠花 30 克，烧炭，分 3 次，用米汤送下。
4. 血瘀痛经：白鸡冠花 30 克，泽兰 15 克，牡丹皮 12 克，水煎服。
5. 妇人红崩下血：白鸡冠花子 6 克，大蓟 15 克，土艾叶 10 克，木耳 6 克，用水酒煨服。
6. 白带：白鸡冠花、蕨根、白茶花各 9 克，水煎服。
7. 白浊：白鸡冠花 15 克，满天星 15 克，胡椒 2.4 克，猪心 1 个。水煎前 2 味，取汤一大碗，煮猪心至肉烂，加胡椒，吃猪心，喝汤。
8. 白带：白鸡冠花 15 克，野百合 30 克，水杨柳 15 克，白花乌豆 30 克，木通 30 克，土茵陈 15 克，煮鸡蛋服。
9. 便血、痢疾：白鸡冠花 9 ～ 15 克，水煎取汁，分 3 次服。
10. 细菌性痢疾：白鸡冠花 9 克，马齿苋 30 克，白头翁 15 克，水煎服。
11. 经来不止：白鸡冠花、红鸡冠花各 30 克，晒干研细末，每次服 4 ～ 8 克，空腹甜酒冲服。服药期间禁忌鱼腥、猪肉。
12. 咳血、吐血：鲜白鸡冠花 12 ～ 24 克（干品 6 ～ 15 克），猪肺 1 只（不可灌水），鸡冠花撕碎，猪肺切片，共炖 1 个小时，饭后分 2 ～ 3 次食用。
13. 夜盲、目疾：白鸡冠花子 15 ～ 20 克，红枣 7 枚，水煎取汁，分 3 次服用。服药期间禁忌辛辣食物。

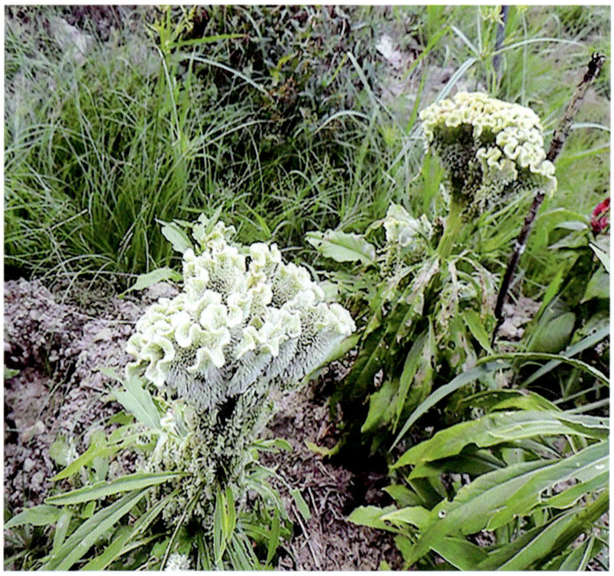

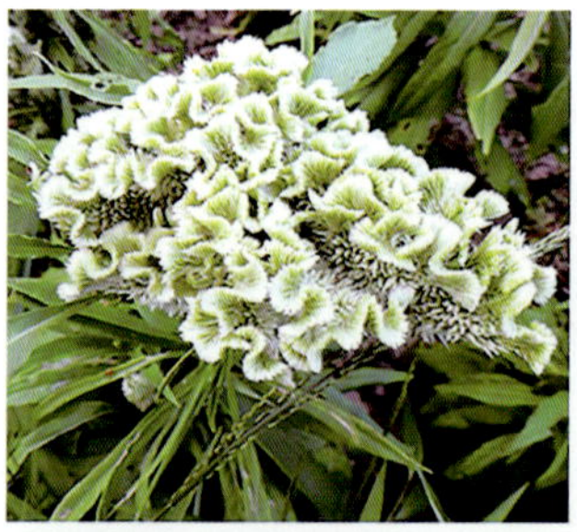

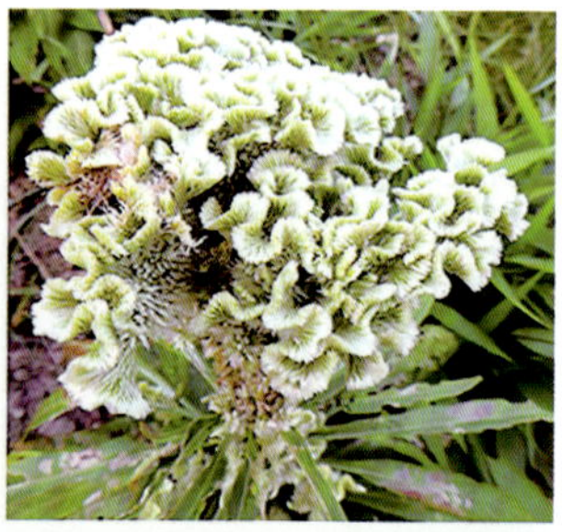

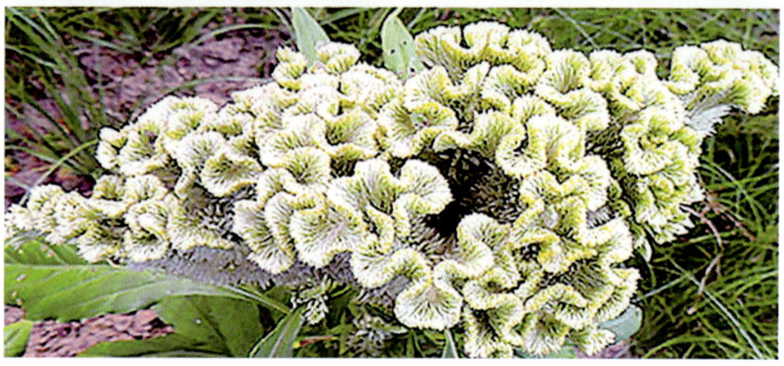

长春花 | Chang chun hua

Benx si ji kai 本四季开

五瓣星形长春花，月月花开疏林下。味苦性凉有小毒，解毒抗癌效不差。

长春花，为夹竹桃科植物长春花 *Catharanthus roseus*（L.）G. Don 的全株或花。

苗乡各地均有栽培，也有少数野生。栽培者主要栽培在庭院、花园或花盆中，野生者一般生于疏林下、山路边、荒草地等处。

别名 日日花、日日春、日日新、日春花、四季开、四时春、雁来红、日月草、三万花。

采制 药用全株。全年可以采割，采回后洗净泥土，拣去杂质、枯叶，切段，晒干备用。

性味与归经 味苦，性凉，有毒。入肝、肺、肾、心经。

功效 凉血降压，清热解毒，抗癌软坚，镇静安神。

主治 高血压、白血病、痄腮、肿瘤、胃溃疡、便秘、水肿、骨刺。

用法用量 内服：水煎，干品 3 ～ 15 克，鲜品 15 ～ 30 克，分多次服用。

禁忌 因本品有毒，用量不宜过大，也不宜长期服用，以免中毒。

附方

1. 重感冒：长春花 15 克，苏叶 6 克，葛根 10 克，九头狮子草 10 克，水煎服。
2. 白血病：长春花 15 克，旱莲草 15 克，板蓝根 30 克，绞股蓝 10 克，六月雪 10 克，水煎，分 3 次服。
3. 妇女白带多：长春花 30 克，杉木尖 10 克，白鸡冠花 10 克，水煎服。
4. 高血压：长春花 15 克，夏枯草 24 克，葛根 10 克，钩藤 10 克，木蝴蝶 10 克，水煎，分 3 次服；或长春花 15 克，决明子 10 克，豨莶草 15 克，枸杞根 15 克，水煎，分 3 次服，连服 30 天。
5. 白喉、喉炎：长春花根 60 克，三两银根 2 克，威灵仙 10 克，水煎含服，1 日多次；或长春花叶适量，水煎取汁含服。
6. 食道癌：长春花根 24 克，白花蛇舌草 24 克，猫耳朵 15 克，龙葵 15 克，水煎取汁，含服，1 日多次。禁服辛辣食物。
7. 子宫癌：长春花根 15 克，败酱草 10 克，益母草 15 克，白英 24 克，土茯苓 20 克，水煎，分 3 次服。服药期间禁忌同房。
8. 胃溃疡：鲜长春花叶 5 片，洗净，剁碎后加水调匀，用纱布过滤后饮用。
9. 水火烫伤：长春花 50 克，萝卜秧 30 克，蛋清 1 ～ 2 个。前两味药物水煎取汁，加蛋清调匀后，外涂患处，1 日 3 ～ 4 次。

附注 长春花全株有毒，饮用过后可引起白细胞和血小板减少、手足痉挛等症状。因此不宜多服和久服，无肿痛和炎症者少用。

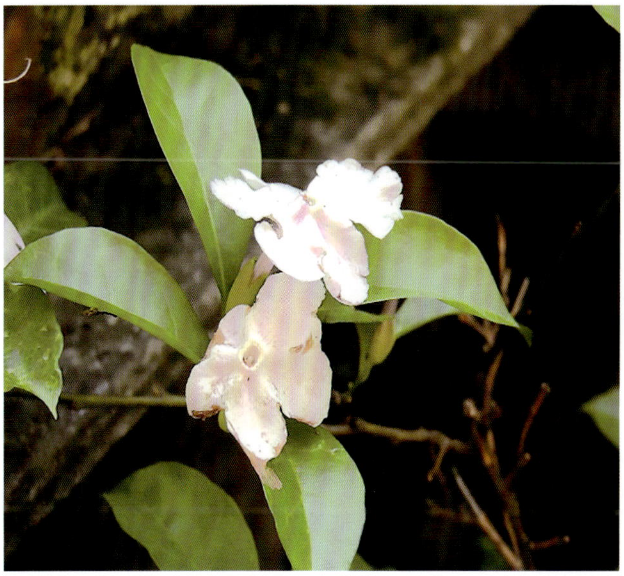
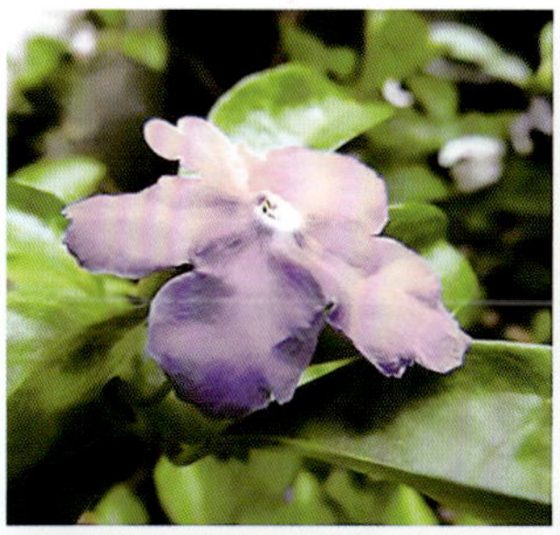
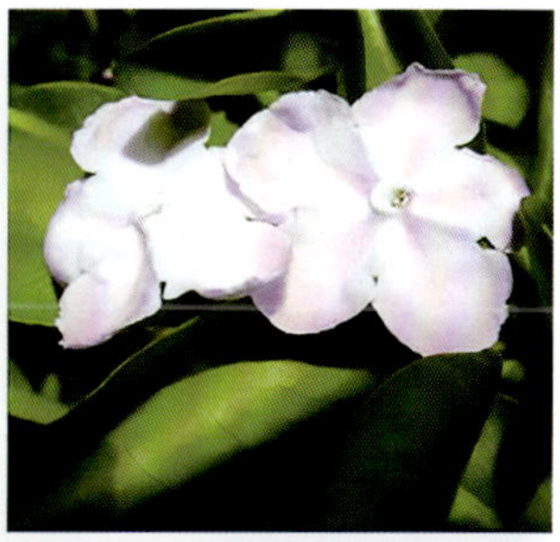
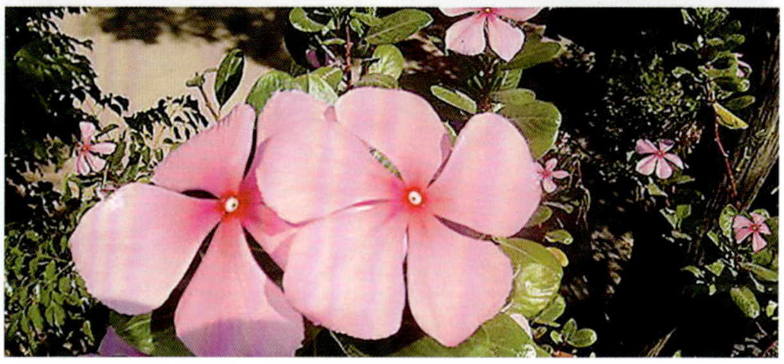

刺槐花 | Ci huai hua

Benx ndut jinb yaos shux 本都金药树

洁白无瑕刺槐花，浑身有刺当篱笆。清热凉血治痢疾，诸般血症效不差。

刺槐花，为豆科植物刺槐 *Robinia pseudoacacia* Linn. 的花。
苗乡各地均有野生，一般生在荒山野地、河边路旁、房前屋后、菜园边、果园边等处。

别名 洋槐、胡藤、金药树、护房树、豆槐、槐花、槐米。

采制 药用花。夏季花蕾形成或初开时采摘，拣净杂质、枝梗等，摊开晾干水分，鲜用或晒全干收藏备用。一般将未开放之花蕾称为“槐米”，将已开放之花朵，称为“槐花”。临用时，清炒至表面深黄色，称“炒槐花”；炒至表面焦褐色，称“槐花炭”。

性味与归经 味甘、苦，性微寒。归肝、大肠经。

功效 凉血止血，清肝泻火。

主治 便血、咯血、痔血、血痢、崩漏、吐血、衄血、肝热目赤、头痛眩晕。

用法用量 内服：煎汤，干品 5 ～ 9 克，鲜品 9 ～ 15 克，或泡茶饮。

禁忌 刺槐花性味平和，一般人群均可应用。

附方

1. 便血：刺槐花 10 克，野鸡脚 10 克，枫树嫩叶 6 克，水煎取汁，分 3 次服。
2. 痢疾：刺槐花 10 克，水灯草 10 克，白蒿 10 克，淘米水煎，滤汁 300 毫升，分 3 次服。
3. 吐血：刺槐花 10 克，一口血 3 克，雀儿脑 10 克，锅底灰 10 克，水煎取汁，放冷，分 3 次服。
4. 妇女血崩山：槐花炭 10 克，炒毛蜡烛 10 克（包），益母草 15 克，黄花败酱草 10 克，铺地霍 10 克，水煎，兑红糖，放冷服。服药后静卧休息。
5. 痔疮：槐花 10 克，雀儿脑 10 克，藕节 10 克，煎水内服。外用千年老鼠屎 3 克，蘸桐油烤热熨患处；或用团鱼头烤干研末，调桐油外敷患处。
6. 牙齿出血：刺槐花 10 克，绿茶 4 克，茅根 10 克，煎水含服。

附注 刺槐花中毒的治疗：

刺槐花中毒，多半是食用槐花时掺入刺槐幼芽及幼叶，或因机体对刺槐过敏，或烹调不当，或食用过多，以及食后再经日光照射等因素而发生中毒反应。

中毒多发生在食后 2 ～ 20 天之间，其表现为脸和手部浮肿，局部刺疼、灼痛或胀痛，发痒，全身无力。

槐花中毒的解救方法：用食醋 60 毫升，蒲公英 120 克，水煎服，暂时避免日光照射，2 ～ 3 天即可缓解。

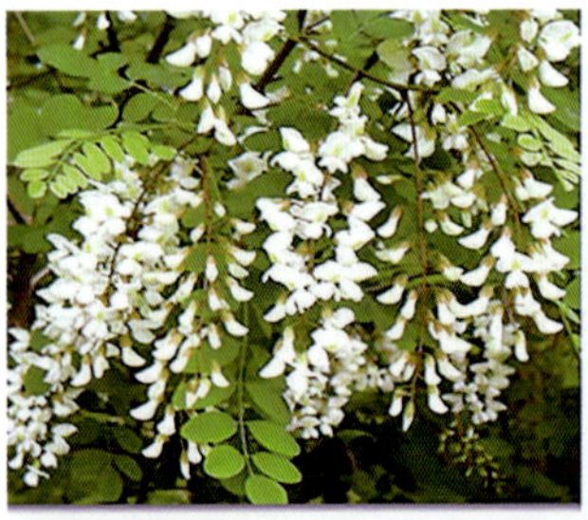
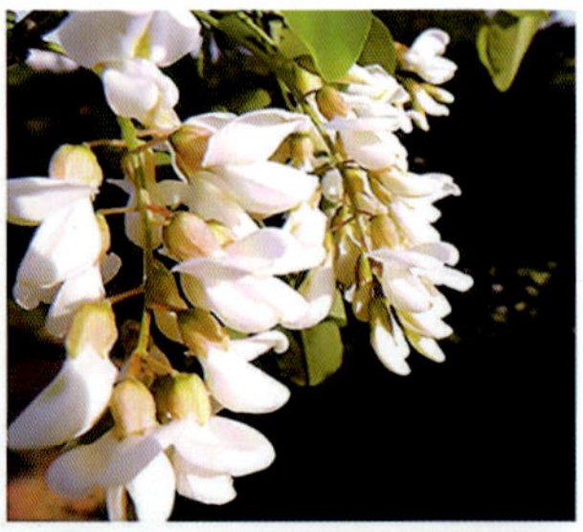
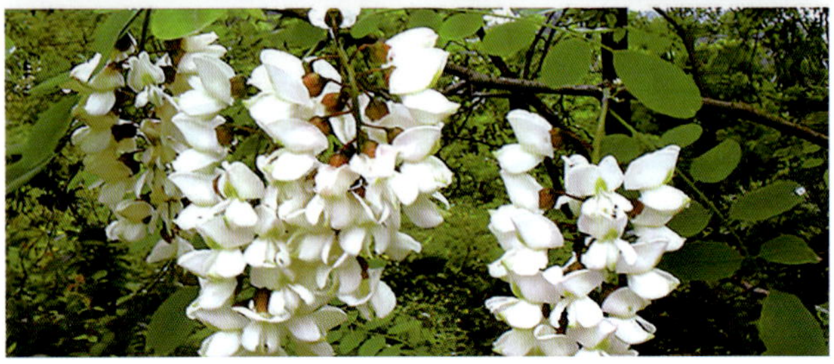
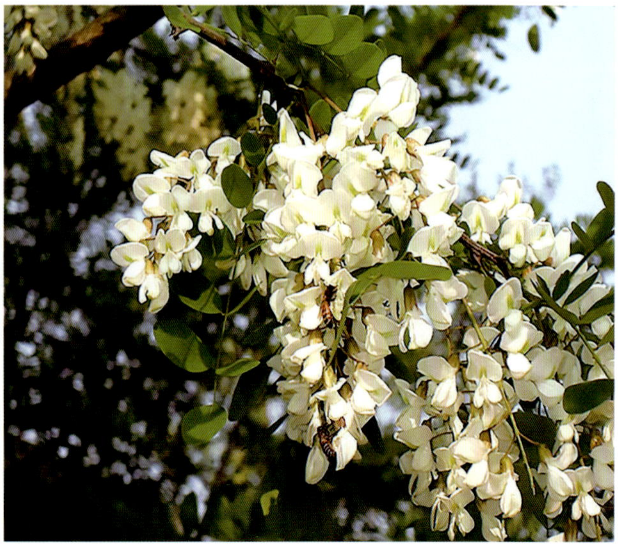

杜鹃花 | Du juan hua

Benx ndut ying shan hong 本都映山红

姹紫嫣红与淡黄，春末夏初满山香。鼻衄经闭风湿痛，咳嗽便秘跌打伤。

杜鹃花，为杜鹃花科植物杜鹃 *Rhododendron simsii* Planch. 的花。

苗乡各地均有野生，也有不少品种作为观赏植物栽培。野生杜鹃一般生长在山路边、荒坡上以及悬崖之上。

别名 红踯躅、山踯躅、山石榴、映山红、艳山红、艳山花、山归来、杜鹃花、红杜鹃、清明花。

采制 药用花以及根、叶。春末采花，夏季采叶，秋冬采根，洗净泥土，拣净杂质，切段，鲜用或晒干备用。

性味与归经 根：味酸、涩，性温，有毒。叶、花：味甘、酸，性平。入肝、脾、肾经。

功效 根：祛风除湿，活血祛瘀，通便止咳。花、叶：清热解毒，化痰止咳，活血调经。

主治 根主治：风湿关节炎、跌打损伤、淋巴结结核、便秘、百日咳、闭经；外用治疗外伤出血。花、叶主治：月经不调、闭经、崩漏、跌打损伤、风湿骨痛、吐血衄血、支气管炎、风疹；外用治疗痈肿疔毒。

用法用量 内服：水煎，根 6 ～ 10 克，花、叶 9 ～ 15 克。外用：适量，根研粉，花、叶鲜品，捣烂敷患处。

禁忌 孕妇忌服。

附方

1. **白带：**杜鹃花 6 克，杉木浆 6 克，白线鱼 1 条，水煎取汁，分 3 次服。
2. **鼻出血：**杜鹃花 10 克，雀儿脑 10 克，黄茅根 10 克，水煎取汁，分 3 次服。并用冷水敷后颈部。
3. **月家病、经闭干瘦：**杜鹃花 30 克，益母草 14 克，月月红 10 克，鸡冠花 10 克，水煎，加甜酒、红糖冲服。
4. **跌打损伤、筋骨疼痛：**杜鹃花子 2 克，研成细末，热酒吞服，每日 3 次；或黄杜鹃根 0.6 克，水煎服。
5. **虫牙：**黄杜鹃花 7 朵，水煎口含，吐出痰涎。
6. **疟疾：**黄杜鹃花 0.3 克，嫩松树梢 15 克，水煎取汁，分 3 次服。
7. **风湿筋骨疼痛：**黄杜鹃根 3 ～ 6 克，水煎服；或黄杜鹃果 3 枚，酒 1 斤，同煎，分 3 次服。
8. **外伤疼痛：**黄杜鹃花、白芷、川乌、草乌、细辛各适量，研末酒泡，搽皮肤，可起到止痛、麻醉作用。
9. **习惯性便秘：**杜鹃花根 10 克，威灵仙 10 克，水煎，加桐油 4 滴，热服。不通再服。
10. **痈肿疔毒：**杜鹃花叶适量，芙蓉花 6 朵，捣烂外敷患处，1 日 2 次。
11. **支气管炎、咳嗽：**杜鹃花 10 克，铁包金 10 克，夜关门 10 克，香樟根 10 克，水煎服。药渣煎水，外敷颈部、胸背部。禁忌酸冷食物。

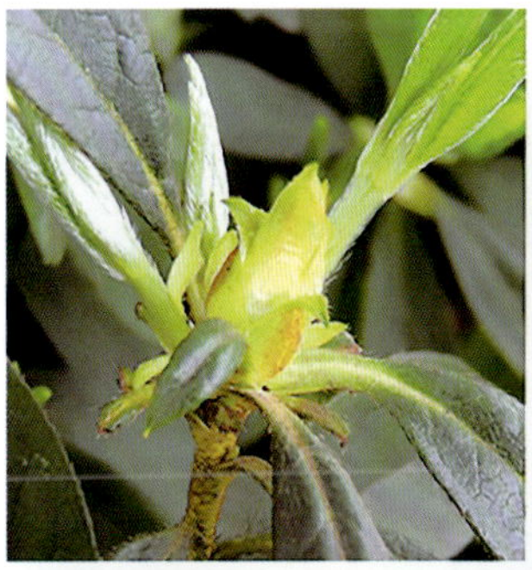
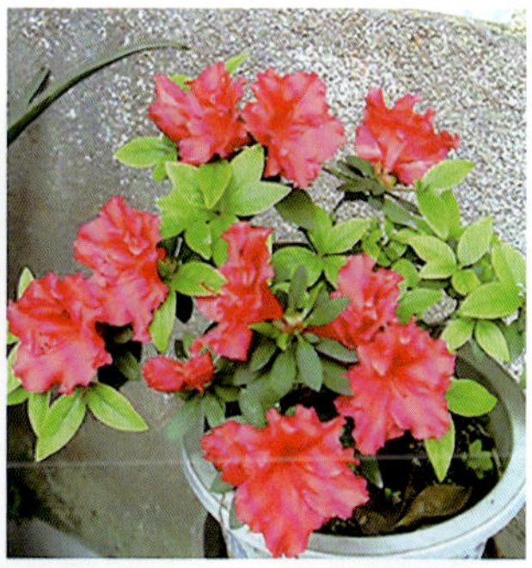
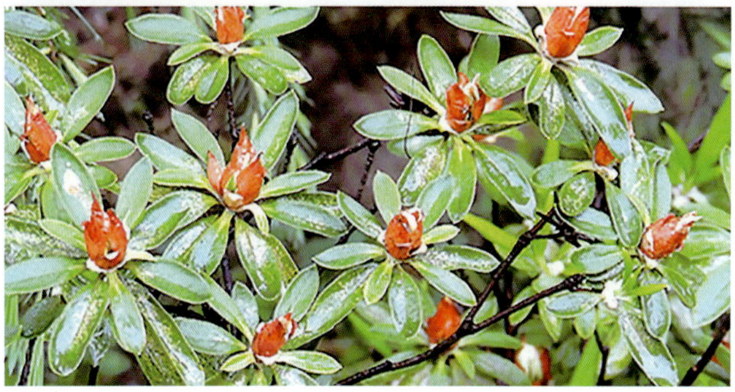
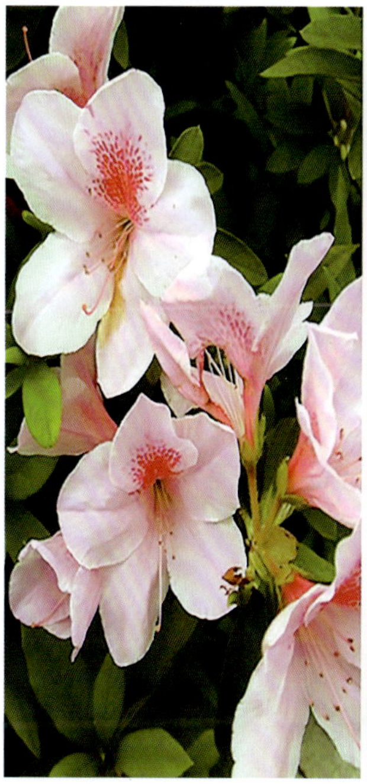
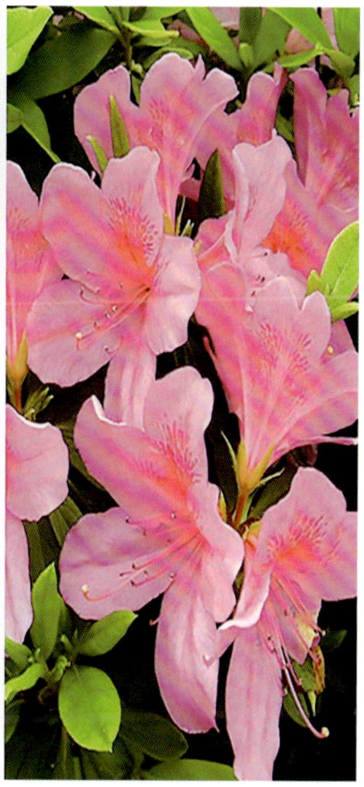

芙蓉花 | Fu rong hua

Benx jangs yangb 本将样

美丽娇艳芙蓉花，秋后河边览芳华。清热排脓又凉血，肺热咳嗽疗疮疤。

芙蓉花，为锦葵科植物木芙蓉 *Hibiscus mutabilis* Linn. 的花。
苗乡各地均有野生，一般生长在河边、水渠边、沙地中。

别名 木芙蓉、木芙蓉花、地芙蓉花、拒霜花、七星花、霜降花、木莲、醉酒芙蓉、大叶芙蓉。

采制 以花、根、叶入药。夏秋季摘花蕾，晒干，同时采叶阴干，研粉贮存。秋冬季挖根，挖回后洗净泥土，切片，鲜用或晒干备用。

性味与归经 味辛，性凉。入肺、胃、肝经。

功效 清热解毒，凉血止血，消肿排脓。

主治 肺热咳嗽、月经过多、白带过多、毒蛇咬伤、跌打损伤。外用治疗痈肿疔疮、奶痈、瘰疬、腮腺炎、水火烫伤等。

用法用量 内服：煎汤，干品 15 克，鲜品 30 克。外用：适量，以鲜叶、花捣烂敷患处或干叶、花心研末，用茶油、醋或浓茶调敷。

附方

1. 无名肿毒：芙蓉叶、苍耳等分，研末，蜂蜜调匀，敷患处。
2. 肺痈：芙蓉鲜花 60 克（干花减半），鱼腥草 15 克，水煎取汁，加冰糖 10 克调匀，分 3 次服。
3. 血热崩漏：芙蓉花 20 克，莲蓬壳 10 克，水煎取汁，分 3 次冷服。
4. 月经过多：芙蓉花、莲蓬壳等分研末，每次 6 克，1 日 3 次，米汤送服。
5. 咳嗽：芙蓉花 60 克，猪心肺适量，共炖熟后，加红糖 60 克，食肉饮汤。
6. 水火烫伤：芙蓉鲜花，晒干研末，用芝麻油调匀涂患处，每日 2～3 次。
7. 腮腺炎：芙蓉叶研末，用鸡蛋清调匀，敷患处，1 日 2 次。
8. 乳腺炎：芙蓉鲜根、鲜叶等分，共捣烂，用白酒调敷患处。
9. 疮痈肿痛：芙蓉鲜花 30～60 克（干花减半），冰糖 15 克。将芙蓉鲜花加水煎煮，取汁加冰糖溶化，代茶频频饮服。
10. 妇女白带多：芙蓉花 50 克，鸡冠花 30 克，水煎服，每日 1 剂。
11. 痛风：芙蓉叶、芙蓉花各 30 克。将芙蓉叶、花择净，放入药罐中，加清水适量，浸泡 5～10 分钟后，水煎取汁，放入浴盆中，待温时足浴，每日 2 次，每次 20～30 分钟，每日 1 剂，连续 2～3 周。
12. 风湿：芙蓉花、桑寄生各 10 克，放入药罐中，加水浸泡 10 分钟后，水煎取汁，放入浴盆中，待温时足浴，每日 2 次，每次 20 分钟，连用 2～3 周。

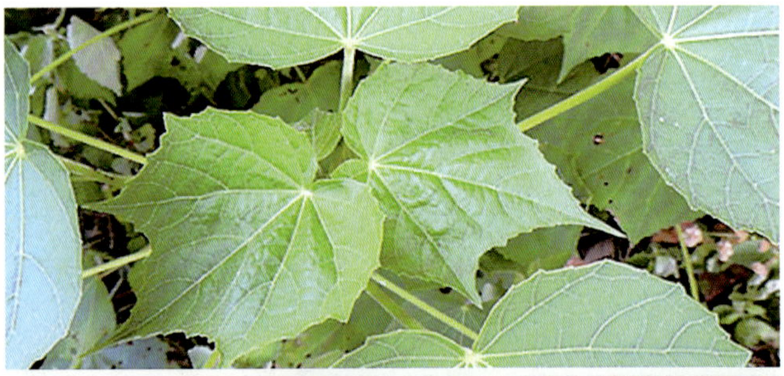
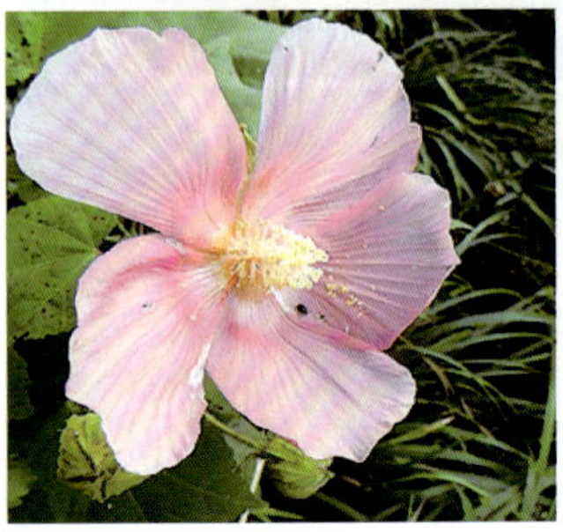
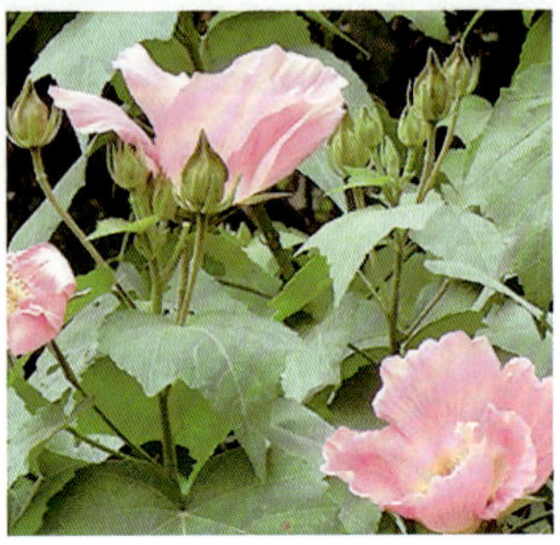
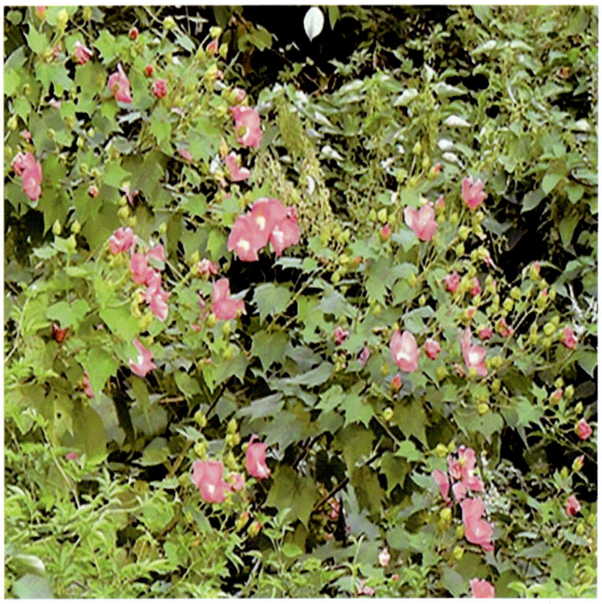

扶桑花 | Fu sang hua

Benx ndut zhuang yuan hong 本都状元红

翠绿叶片大红花，江南热土是老家。味甘性平调经血，诸般热毒效堪夸。

扶桑花，为锦葵科植物朱槿 *Hibiscus rosa-sinensis* Linn. 的花。

苗乡各地均有野生。野生者多半生于山路边、荒草地、田坎旁、菜园边、果园边或疏林中。

别名 佛桑、扶桑、红扶桑、大红花、赤槿、日及、红木槿、桑槿、火红花、假牡丹、状元红。

采制 药用其根、叶、花，四季可采。根采回后，洗净泥土，切斜片，晒干备用。花、叶随采随用，一般以鲜用为主。

性味与归经 根味涩，性平；叶味微涩；花味甘，性平。入肺、肝、心、肾经。

功效 干花：清肺化痰，凉血解毒，调经。根：解毒，调经，治软便。叶：消肿，解毒，止血。

主治 花主治：痰火咳嗽、鼻衄、痢疾、痈肿、毒疮、口腔炎、腮腺炎、白浊。根主治：腮腺炎、咳嗽气喘、腹痛腹泻、瘰疬、热淋尿痛、月经停闭、崩漏、白带、宫颈癌等。叶主治：鼻衄、痈肿、毒疮。

用法用量 内服：水煎，花、根，15～30克。外用：叶片适量，一般现采现用，捣烂敷患处。

附方

1. 热淋尿痛：扶桑根15克，黄毛根10克，水灯草10克，竹叶菜10克，水煎，分3次服。
2. 腮腺炎：鲜扶桑根皮30克，鲜木芙蓉叶30克，石蒜根少许，捣烂，外敷患处。
3. 妇女月经不调：扶桑根15克，香附子6克，月季花10克，益母草15克，水煎，分2次服。
4. 白带过多：扶桑根15克，田边菊15克，湖南果根24克，千斤拔15克，水煎，分3次服，连服3～5天。
5. 眼红眼痛：扶桑根10克，紫花地丁12克，野菊花6克，放玻璃杯中，用开水冲泡10分钟，分3～4次服用，连服3～5天。
6. 乳痈：鲜扶桑花15克，鲜紫花地丁15克，鲜蒲公英15克，共捣烂，外敷患处。注意暴露乳头，以利乳汁通畅。
7. 痈肿疮毒：鲜扶桑叶、鲜苦买菜、鲜木芙蓉叶各15克，捣烂，外敷患处。
8. 腹痛腹泻：扶桑根24克，田边菊10克，白蒿10克，水煎，分3次服。
9. 颈痈：扶桑花15克，野菊花15克，芦荟15克，红砂糖适量，米饭团适量，共捣烂，外敷患处。
10. 鼻衄：扶桑花蕊40朵，猪小肠60克。将扶桑花蕊洗净，晒干，猪小肠洗净，切段，水酒各半炖烂，分数次服用。外用扶桑叶揉烂，塞鼻孔中。

附注 全株有毒，可引起血细胞减少等症状，因此不宜多服和久服。

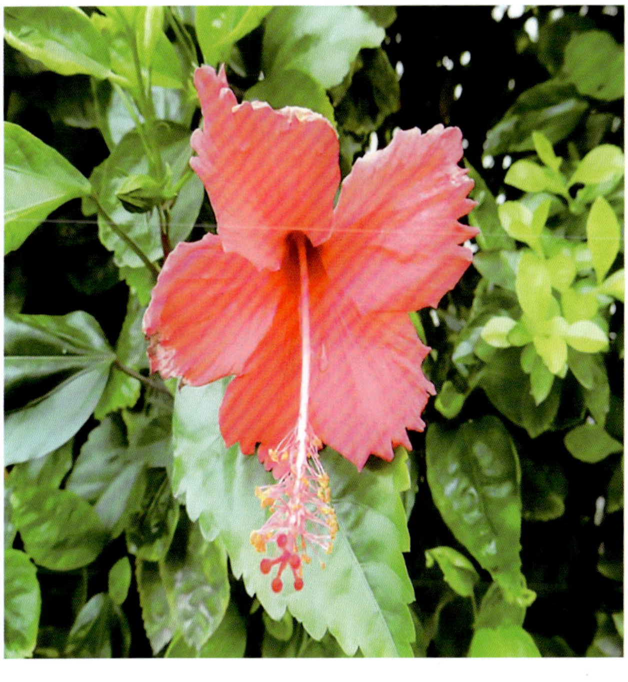

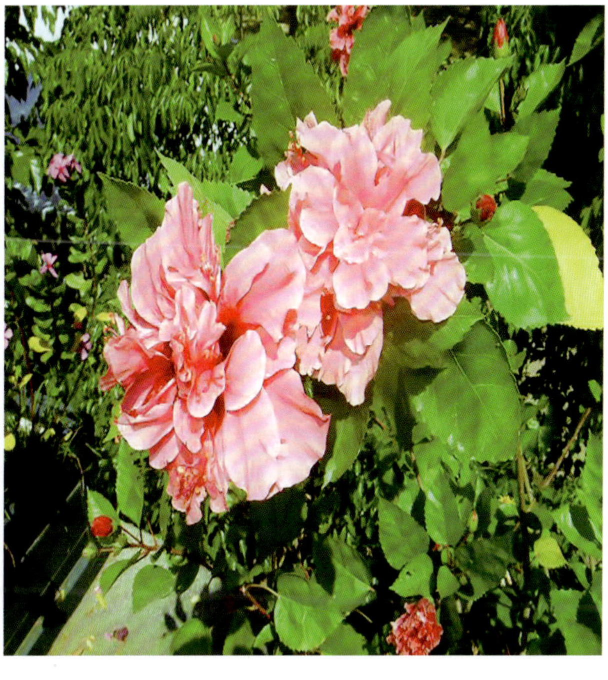

桂花 | Gui hua

Benx ndut jinb guil 本都金桂

八月骄阳似火烧，房前桂花初开苞。止咳化痰散寒结，牙痛经闭风湿消。

桂花，为木樨科木樨属常绿乔木桂花树 *Osmanthus fragrans*（Thunb.）Lour. 的花。

苗乡各地均有野生，也有不少栽培者。野生者多半生于房前屋后、山路边或悬崖上、疏林中。栽培者多半栽培在庭院、花园、道路旁，或菜园边等处。

别名 木樨花、九里香、岩桂、木樨、丹桂、岩桂花。

采制 以花、果实及根入药。秋季采花，冬季采果，拣净杂质，鲜用或晒干备用。四季采根，洗净泥土，切段，鲜用或晒干备用。

性味与归经 花：味辛，性温。果：味辛、甘，性温。根：味甘、微涩，性平。入肺、肝、大肠经。

功效 花：散寒消结，化痰止咳，健胃生津。果：暖胃，平肝，散寒。根：祛风湿，散寒。

主治 花主治：牙痛口臭、咳喘痰多、肠风血痢、经闭腹痛、食欲不振。根主治：风湿筋骨疼痛、腰痛、风湿麻木、肾虚牙痛。

用法用量 内服：干花 1 ～ 3 克，泡茶或浸酒饮用；果实 6 ～ 10 克，根 30 ～ 60 克，煎汤。外用：果实适量，煎水含漱或蒸热外熨。枝叶：煎汁敷患处，可活筋骨止疼痛，治风湿麻木等症。

禁忌 桂花性温，凡心肺有热，口干舌燥者慎用。

附方

1. **口臭、咽干：** 桂花 60 克，蒸馏成露，外搽患处，1 日数次。
2. **外感风邪、肾虚：** 桂花枝 10 克，芍药 10 克，生姜 3 片，大枣 3 枚，甘草 3 克，水煎取汁，分 3 次服。服药期间禁食酸冷食物。
3. **虚寒胃痛：** 桂花果 6 克，干姜 6 克，小茴香 5 克，香椿子 10 克，水煎取汁，分 3 次服。服药期间禁食酸冷食物。
4. **风湿腰痛：** 桂花根 30 克，大血藤 10 克，小血藤 10 克，木瓜 15 克，水煎取汁，分 3 次服。药渣煎水加樟脑 2 克，外洗患处。
5. **风湿麻木：** 桂花叶 20 克，梦花根 10 克，红牛膝 10 克，吉祥草 10 克，水煎取汁，分 3 次服。药渣煎水，加樟脑 2 克，熏洗患处。
6. **肾虚牙痛：** 桂花根 30 克，花椒 6 克，水煎取汁，含漱，1 日数次。
7. **经闭腹痛：** 桂花 6 克，大血藤 10 克，鸡冠花 10 克，益母草 15 克，水煎服。

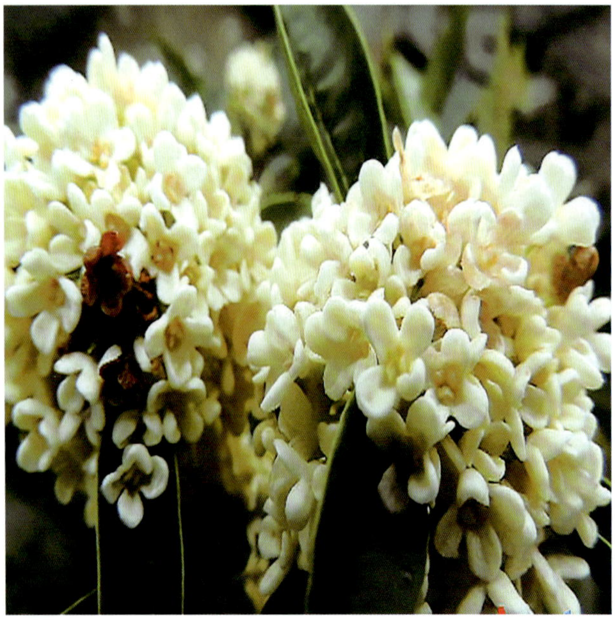

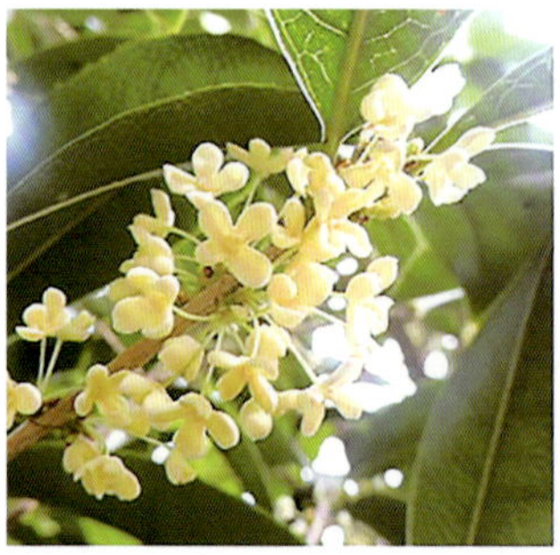

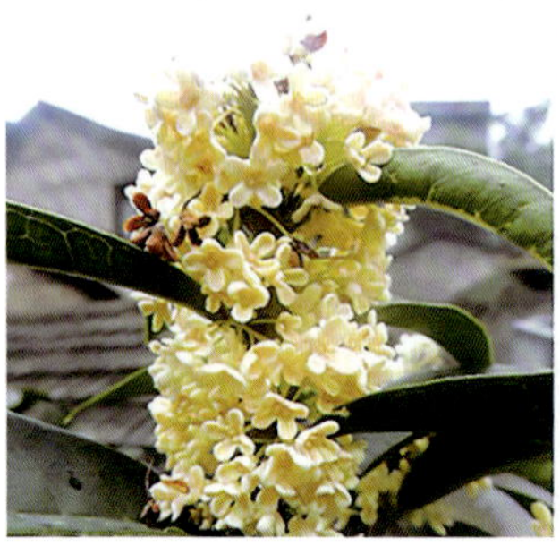

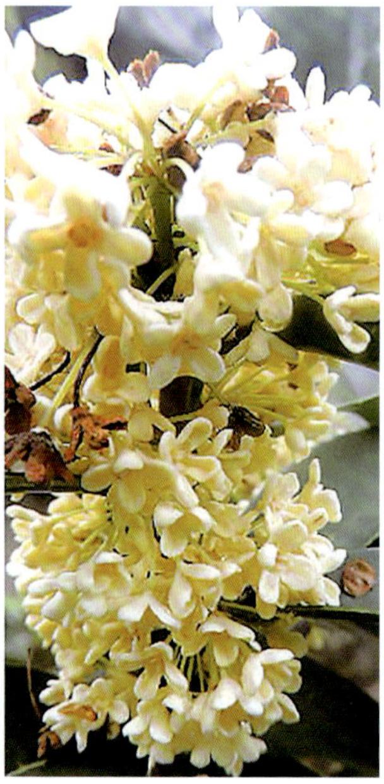

黄槐花 | Huang huai hua

Huang huai hua 黄槐花

阳春三月闹喳喳，金秋桂香才开花。肠炎痢疾便有血，血淋崩漏高血压。

黄槐花，为豆科黄槐属植物黄花槐 *Cassia surattensis* Burm. 的花。
苗乡各地均有栽培，一般栽培在村边、山路旁或公园里、花圃中。

别名 黄花槐、粉叶决明、金药树、护房树、豆槐、槐米、槐蕊。

采制 苗医以嫩叶、树枝、花蕾、花、种子入药。秋季采集槐花，已经开放的槐花称为“槐花”，尚未开放的花苞称为“槐米”，采回后，拣净杂质，鲜用或晒干备用。嫩叶夏秋季采摘，一般鲜用。种子秋后果实成熟后采摘，晒干后打下种子，再晒干备用。槐枝在夏秋季采割，切成小段，鲜用或晒干备用。

性味与归经 味甘、苦，性微寒。归肝、大肠经。

功效 花蕾：清肝泻火，凉血止血。嫩叶、种子：泻下导滞，入血敛降，体轻微散，具有凉血止血，清肝泻火的功效。叶：清凉解毒，润肺。

主治 肠风便血、痔血、血痢、尿血、血淋、崩漏、吐血、衄血、肝火头痛、目赤肿痛、喉痹、失音、痈疽疮疡。

用法用量 内服：煎汤，花 10 ～ 15 克，叶、种子 3 ～ 10 克，叶还可泡水，当茶喝。外用：嫩叶适量，捣烂外敷，或煎水外洗。

禁忌 脾胃虚寒及阴虚发热而无实火者、糖尿病人、过敏性体质的人慎服。消化系统不好的人，尤其是中老年人不宜过量食用。

附方

1. **肝火目赤：** 黄槐花 6 克，夏枯草 10 克，菊花 10 克，黄芩 10 克，水煎取汁，分 3 次服。
2. **便血、尿血、痔血：** 黄槐花 10 克，仙鹤草 10 克，白茅根 10 克，水煎取汁，分 3 次服。药渣兑水，放冷，外洗患处。
3. **腹泻：** 黄槐花 10 克，地榆 10 克，白蒿 10 克，葛根 10 克，淘米水煎，频服。
4. **痔疮肿痛：** 黄槐树枝 20 ～ 30 克，千年老鼠屎 6 克，水煎至药液呈绿色，先熏后洗痔疮处，1 日 2 次。
5. **喉痹、失音：** 黄槐花 10 克，三两银 2 克，威灵仙 10 克，虫衣 6 克，水煎取汁，分多次含服。服药期间禁食辛辣食物。

附注 槐花：凉血止血宜炒用，清肝泻火宜生用。

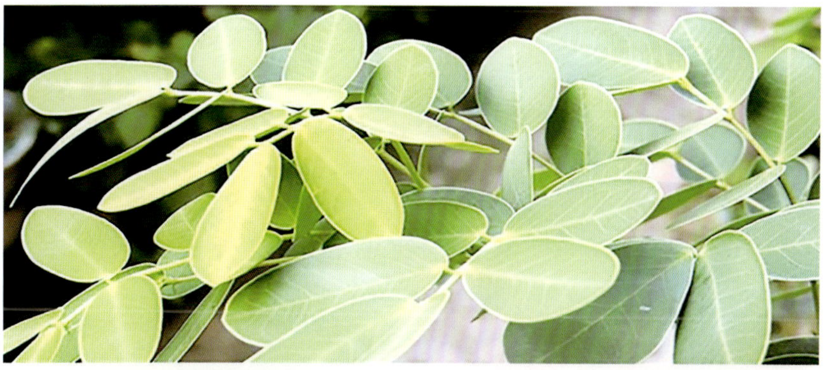

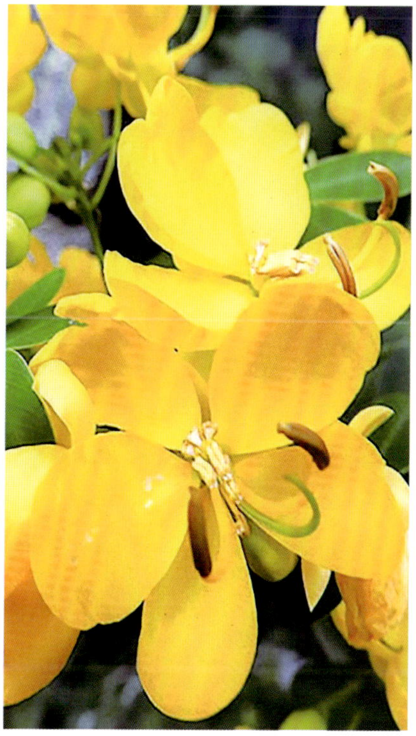

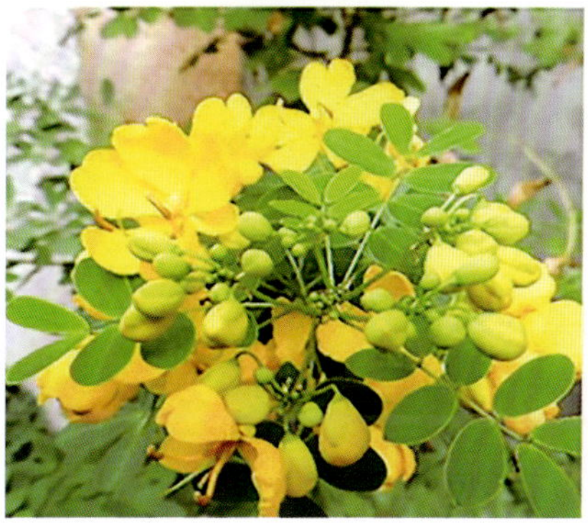

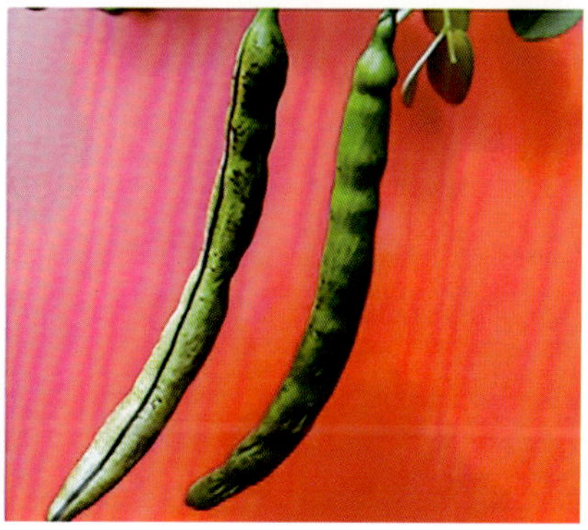

鸡冠花 | Ji guan hua

Benx guand zal gheab 本官扎干

峨冠披红庭院中，味涩甘凉调任冲。收红止带除痢疾，明目降压产后痛。

鸡冠花，为苋科植物鸡冠花 *Celosia cristata* L. 的干燥花序。

苗乡各地均有栽培，也有少数野生者。栽培者一般栽培在庭院、菜园、路边或花盆中。

别名 鸡髻花、老来红、芦花鸡冠、笔鸡冠、大头鸡冠、凤尾鸡冠、鸡公花、鸡角根、红鸡冠花。

采制 药用花序或全草。秋末、冬初剪下花序，或拔出全草，煎成小块，晒干备用，也可以收集种子，用于治疗眼疾。

性味与归经 味甘、涩，性凉。入肝、大肠经。

功效 花序：凉血止血，止带止痢。种子：消炎收敛，明目降压。

主治 花序主治：功能性子宫出血、白带过多、赤白带下、肠风便血、痔血、吐血、咳血、赤白痢疾、崩漏、淋浊、经闭不孕，是一味妇科良药。种子可治：青光眼、白内障、夜盲、目翳、视力下降、高血压等。

用法用量 内服：煎汤，花序 6 ～ 10 克，种子 6 ～ 9 克，全草 10 ～ 15 克，或入丸、散。外用：全草，煎水熏洗。

禁忌 鸡冠花味甘性凉，体虚有寒者慎用。

附方

1. 便血、痢疾：鸡冠花 10 克，雀儿脑 10 克，镰仄草 10 克，淘米水煎服。
2. 红白痢疾：鸡冠花 10 克，马齿苋 30 克，白蒿 10 克，水杨柳 10 克，水煎服。
3. 月经过多、滴漏不止：红鸡冠花、益母草各等分，晒干研细末。每次 5 克，甜酒调服，1 日 3 次。
4. 风它（风疹）：鸡冠花全草 30 克，接骨草 20 克，水煎，分 3 次内服。药渣煎水外洗患处。
5. 鸡蒙眼：鸡冠花子 15 ～ 20 克，红枣 7 枚，水煎服。
6. 五痔：鸡冠花全草、凤眼草各 30 克，磨为粗末。每用 15 克，加水煎三五沸，热洗患处。

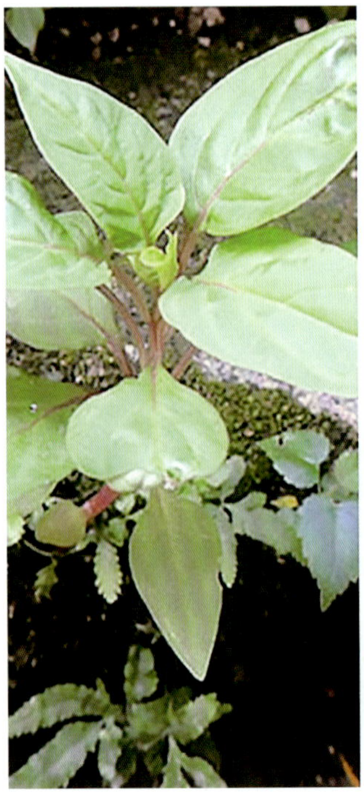

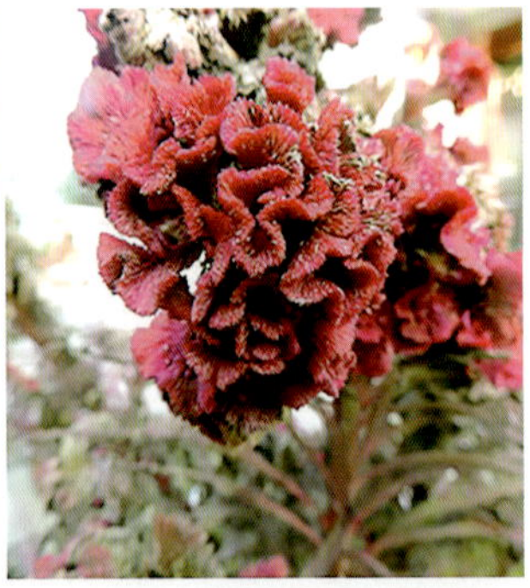

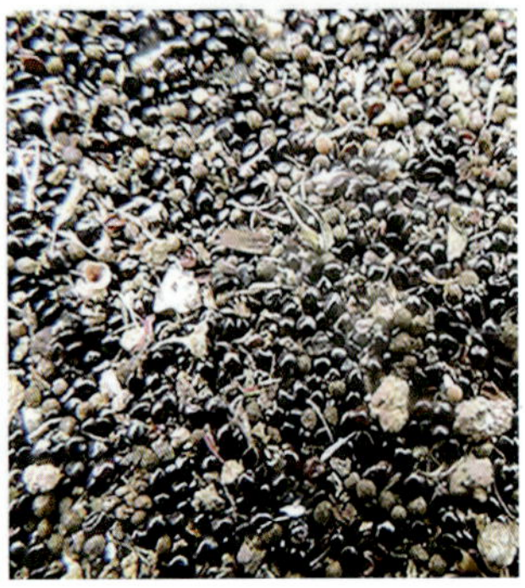

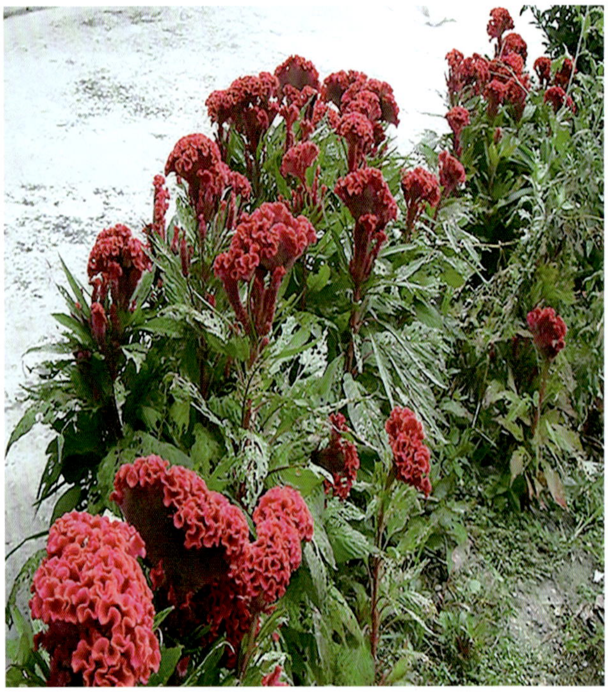

金银花 | Jin yin hua

Benx hleat ngongx 本兰翁

凌冬不谢品质高，花开二宝漫山坳。清热解毒疗痈疽，温病高热烦渴消。

金银花，为忍冬科植物忍冬 *Lonicera japonica* Thunb. 的干燥花蕾或初开的花。

苗乡各地均有野生，一般生于山坡树林中、路边、菜园边、荒草地等处。

别名 银花、双花、二花、二宝花、山银花、岩银花、忍冬花。

采制 夏初花朵开放前采摘，采回后拣净杂质，晾干水分，晒干备用，密封保存。金银花极易生虫，要注意多翻晒。金银花藤也可作为药用。

性味与归经 味甘，性寒。入肺、心、胃经。

功效 清热解毒，凉散风热。

主治 痈肿疔疮、喉痹、丹毒、热毒血痢、风热感冒、温病发热。

用法用量 内服：水煎，每次 6 ～ 15 克。外用：适量，煎水洗，或研细末撒。

禁忌 金银花性寒，虚寒之人慎用。

附方

1. **腹泻：** 金银花藤 30 克，马齿苋 60 克，水煎取汁，分 3 次服，每日 1 剂。
2. **麻疹未透：** 金银花 30 克，白菊花 30 克，葛根 15 克，粳米 30 克。前 3 味煎水，取汁与粳米同煮粥，加入冰糖少许调味，1 日 2 ～ 3 次。
3. **高热痉挛：** 金银花 6 克，牛蒡子 30 克，黄连 3 克，水煎取汁，分 3 次服。
4. **防治暑疖：** 金银花 30 克，土茯苓 15 克，薄荷 6 克，甘草 6 克，水煎服。
5. **痈疽生头顶：** 金银花 120 克，蒲公英 30 克，当归 60 克，玄参 30 克，水煎服。
6. **红眼病：** 金银花 15 克，扳倒甑 60 克，蒲公英 30 克，水煎取汁，分 3 次服。
7. **蚊虫口烂（鼻腔、口唇红肿溃烂）：** 金银花、荞子草、白薇、夏枯草、老鸦酸各适量，共捣烂，用香油或茶油炒热，布包，含口中数次。
8. **咽喉肿痛：** 金银花 15 克，蛤蟆草 30 克，桔梗 6 克，生甘草 5 克，水煎服。
9. **白喉：** 金银花 6 克，土牛膝 10 克，甘草 6 克，水煎服，每次半调羹，1 日数次。
10. **高热烦渴：** 金银花 30 克，竹叶菜 60 克，青鱼胆草 30 克，三颗针根 15 克，水煎服。
11. **撑耳癀：** 金银花、板蓝根、葫芦茶各 15 克，水煎 2 次，分 2 次服，连服 5 天。
12. **颈项强痛：** 金银花 30 克，野菊花 30 克，大青根 30 克，秤星树根 30 克，水煎取汁，分 3 次服。
13. **阴囊水肿：** 金银花、蝉蜕各 40 克，紫苏叶 15 克，车前子 10 克。水煎取液，温洗患处，每次 30 分钟，日洗 3 次，1 剂药可用 2 天，连洗 2 剂。
14. **脚湿痹、偏瘫：** 金银花藤叶、接骨木叶各适量，煎水趁热熏洗患肢。

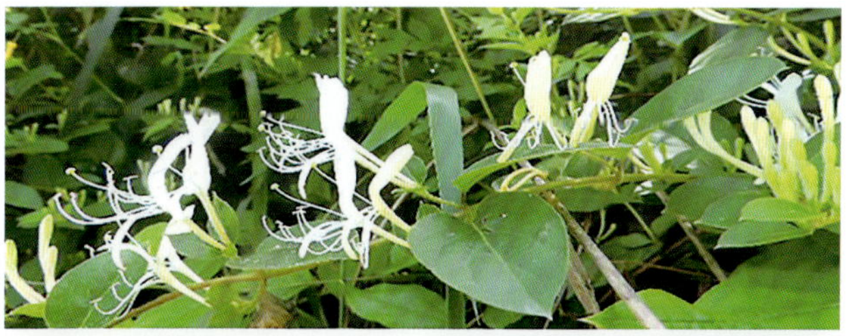
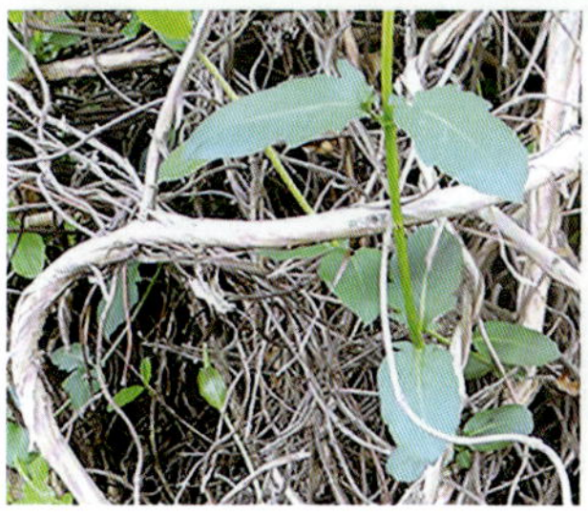
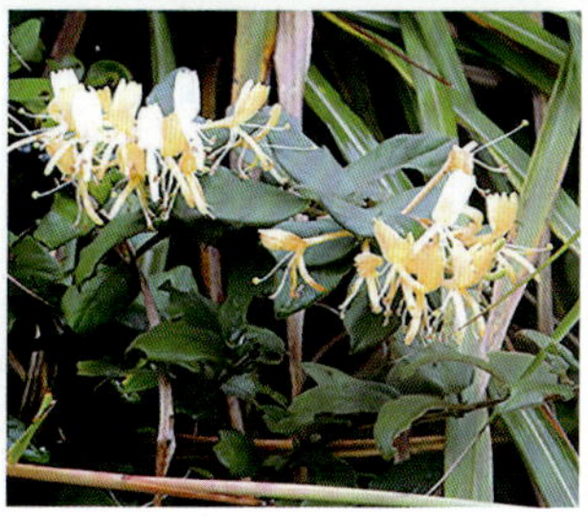
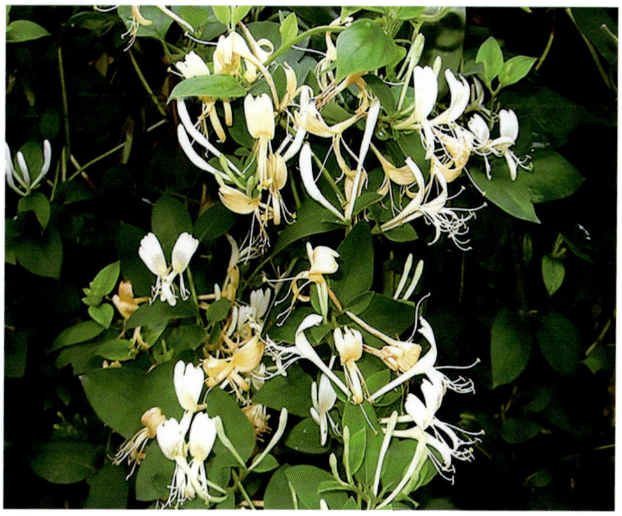

菊花 | Ju hua

Benx reib jiab ju hua 家菊花

春风荡漾茁新芽，金秋十月绽黄华。清热明目咽喉肿，平肝息风高血压。

菊花，为菊科植物菊 *Chrysanthemum morifolium* （Ramat.） Tzvel. 的花序。

苗乡各地均有栽培。每年秋季以分蔸繁殖，多半盆栽，或地栽。菊花既可以作为观赏花，美化环境，也可以作为药用。苗医在应用菊花时，以白菊花、黄菊花为主。

别名 寿客、金英、黄华、秋菊、陶菊、艺菊、金精、甘菊、真菊、金蕊、家菊、馒头菊、甜菊花、药菊、菊华、九华、黄花。

采制 药用花、枝叶。花秋后采摘，采回后拣净杂质，晒干备用。枝叶随用随采，一般鲜用。

性味与归经 味辛、甘、苦，性微寒。入肺、肝经。

功效 散风清热，平肝明目。

主治 风热感冒、头痛眩晕、目赤肿痛、咽喉肿疼、眩晕耳鸣、痈疮疔毒、心胸烦热、高血压等。

用法用量 内服：煎汤，5～10 克，泡茶或入丸、散。外用：适量，捣烂敷。

禁忌 菊花性凉，气虚胃寒、食少泄泻者慎服。

附方

1. 耳鸣：菊花 6 克，煅蚌壳 15 克，冬桑叶、夏枯草各 10 克，水煎服。
2. 头顶痛：菊花叶 30 克，水煎服。
3. 粉刺：菊花 30 克，黄芩 30 克，用清水 50 毫升，共煎煮，趁热洗面部，然后再用清水洗一次。每日 1 次，连洗 10 余次即见效。
4. 目赤肿痛、夜盲症：菊花 10 克，叶下珠 30～60 克，鸭肝 2～3 具，煮熟，食鸭肝喝汤。
5. 目痛：白菊花 10 克，甜菜子、黄芩、黄连各 6 克，水煎服。
6. 青盲内障：菊花 10 克，石决明 15 克，青葙子、桑叶各 10 克，生甘草 3 克，水煎服。
7. 指疔初起：菊花叶、紫苏叶各适量，捣烂外敷。
8. 鹤膝风：菊花叶 120 克，冷饭 60 克，共捣烂敷。
9. 预防乙型脑炎：菊花、生石膏、银花、连翘、桑叶各 10 克，水煎服。
10. 刀伤：黄菊花、红金鸡尾、红吊杆草、路边荆各适量，口嚼外敷。
11. 白浊：白菊花（冬用根，夏用花）30 克，公猪肚 1 具，白饭豆 100 克，胡椒 1 岁 1 粒（最多不超过 25 粒），共煮至猪肚烂，加油盐少许，吃肚喝汤。
12. 鹤膝风：陈艾、菊花各 100 克，马蹄香 20 克，研成细末，做成护膝佩戴。
13. 早期高血压：菊花 10 克，茶叶 3 克，开水冲泡，当茶喝。
14. 秋燥犯肺：菊花 10 克，桑叶、枇杷叶各 5 克，研粗末，沸水冲泡，代茶饮。
15. 风热感冒、咽喉肿痛：菊花、金银花、茉莉花均少许，泡水作茶饮。
16. 高脂血症：菊花 10 克，加山楂、金银花各 10 克，代茶饮。

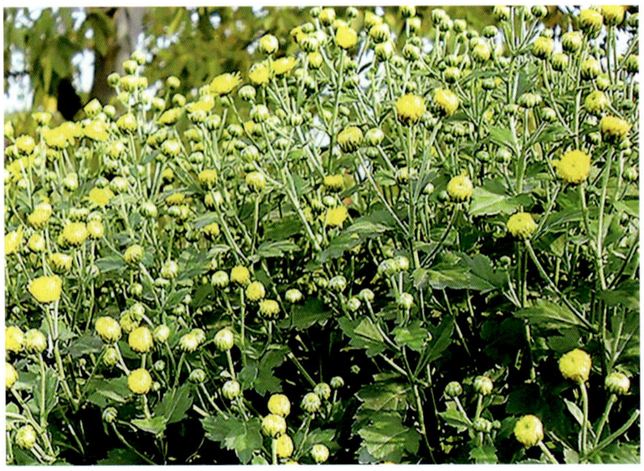
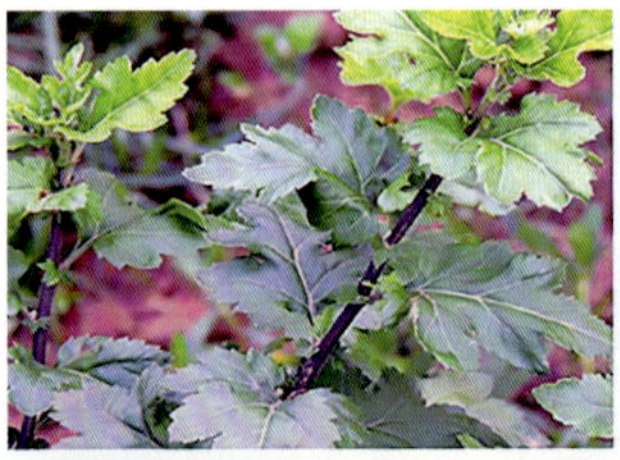
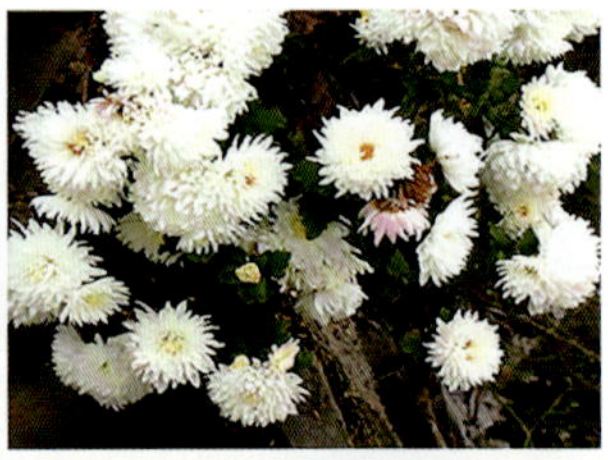
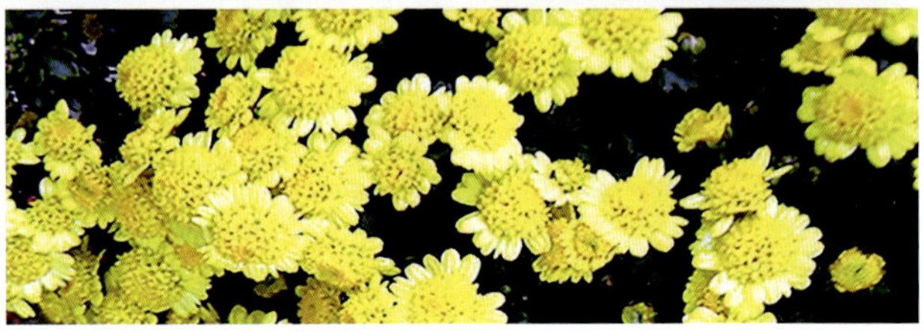

兰花 | Lan hua

Benx reib chuen lanb 本鋭春兰

幽谷清香寻兰花，密林深处藏身家。提神醒脑解郁闷，身怀六甲远离它。

兰花，为兰科兰属植物兰花 *Cymbidium* ssp. 药用其花、根茎。

苗乡各地均有野生，也有不少栽培。野生者多丛生于阴暗湿润、土壤肥沃的高山峻岭中，树木繁茂的山谷溪边、树林之下。栽培者一般栽培在花园中、庭院里、花盆里。

别名 中国兰、国香、兰草、山兰、兰华、芝、春兰、惠兰、建兰、墨兰、寒兰、幽兰。

采制 兰花的根、叶、花、果、种子均有药用价值。苗医以其花、根入药。花在刚开放时采摘，采回后拣净杂质，鲜用或阴干备用。兰花根四季可采，采回后洗净泥土，拣净杂质，切段，鲜用或阴干备用。

性味与归经 味辛、甘，性温，无毒。入肺经。

功效 兰花具有芳香开窍，提神醒脑，健脾开胃，益气生津，祛风除湿，散寒止痛的作用。兰花根具有顺气，和血，利湿，消肿的作用。

主治 兰花根主治：肺热咳嗽、肠风下血、血崩白带、肺痨肺痈、关节扭伤、骨折。兰花叶可治百日咳，素心兰花瓣可催生，兰花梗治疗恶癣，兰花果能止呕，兰花种子治疗目翳。惠兰全草治疗妇科病，春兰全草治疗神经衰弱、蛔虫病、痔疮等。

用法用量 内服：煎汤，兰花 6 克，兰花根 10 克。外用：适量，捣烂外敷。

禁忌 兰花、兰花根有堕胎作用，孕妇禁用。

附方

1. **肺痨咳嗽咯血：**鲜兰花根 15 克，捣烂取汁，兑冰糖炖熟，分 3 次温服。
2. **尿积、血尿：**鲜兰花根 30 克，水灯草 10 克，红糖 20 克，水煎，分 3 次服。
3. **白带多：**兰花根 6 克，铺地霍 10 克，粑合 20 克，藕节 10 克，水煎服。
4. **跌打损伤、外伤出血：**新鲜兰花根 50 克，铁马鞭 10 克，镰仄草 30 克，捣烂外敷患处。外用布带包扎。
5. **百日咳：**兰花叶 10 克，地枇杷 10 克，铁包金 10 克，水煎，兑鸡胆 1 个，分 3 次，加热服用。
6. **肺热咳嗽、胸痛胸闷：**兰花全草 10 克，瓜蒌壳 10 克，桑树皮 10 克，芦根 10 克，水煎服。药渣煎水，外敷胸部、背部。
7. **眩晕、耳鸣：**兰花 6 克，雀儿脑 10 克，夜交藤 10 克，菊花 10 克，水煎服。
8. **肺热久咳、阴虚少痰：**兰花 6 克，牛眼珠 10 克，芦根 10 克，地枇杷 10 克，水煎服。药渣煎水外敷颈部。禁忌辛辣、燥热之物。
9. **夏日咳嗽：**兰花 6 克，水灯草 10 克，枇杷叶 10 克，镰仄草 10 克，煎水，当茶喝。
10. **喉癌：**兰花 6 克，山豆根 10 克，茅根 10 克，蒲公英 20 克，水煎服。药渣煎水，外敷喉部。
11. **食道癌放疗后：**兰花 6 克，半枝莲 20 克，白花蛇舌草 20 克，夏枯草 10 克，威灵仙 10 克，水煎服。药渣煎水外敷喉部。
12. **肌肉肿瘤：**鲜兰花根 100 克，洗净，捣烂敷患处，1 日 1 次。
13. **干咳不止：**兰花蕊 30 朵，水煎取汁，加冰糖少许，分 2 次服，连服 3 ～ 5 天。
14. **神经衰弱：**兰花根 50 克，美人蕉嫩芽 20 克，徐长卿 20 克，水煎服，分 3 次服，连服 10 ～ 15 天。
15. **头昏目眩：**兰花蕊 30 克，菊花 15 克，牛眼珠根 15 克，雀儿脑 20 克，水煎，分 3 次服，连服 4 ～ 6 天。

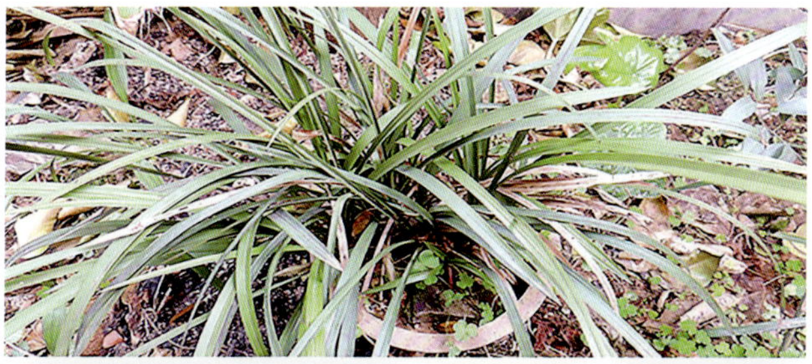
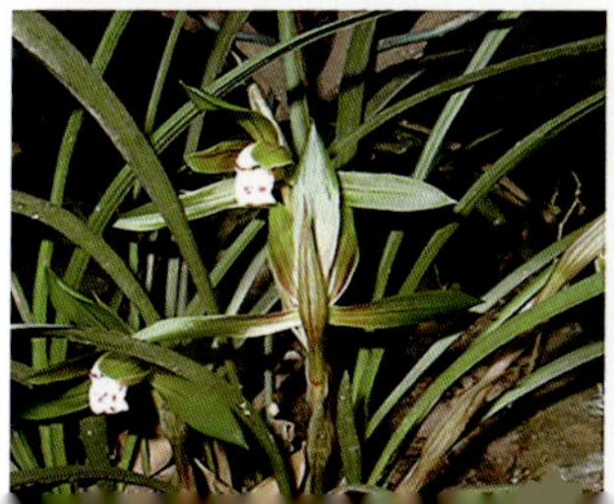
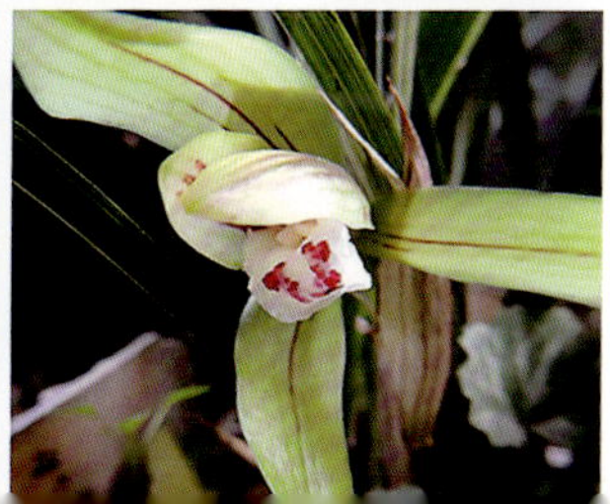
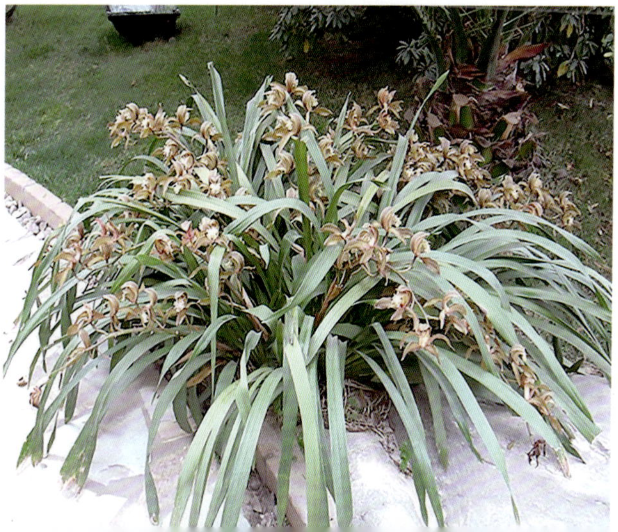

莲花 | Lian hua

Benx ub hel huas 荷花

泽国佳丽水芙蓉，冰清洁白池塘中。清心泻火疗失眠，伤损呕血兼淋崩。

莲花，为莲科莲属植物莲 *Nelumbo nucifera* Gaertn. 的花。

苗乡各地均有栽培，一般栽培在水田、池塘、小溪、河湾等处。

别名 荷花、荷、芙蓉、水芙蓉、水芝、水花、水芸、水旦、水华、菡萏、芙蕖、鞭蓉、溪客、玉环。

采制 药用荷叶、花瓣、莲藕、莲蓬、种子。6 月至 7 月间采收含苞未放的大花蕾或开放的花，阴干。

性味与归经 味苦、甘，性凉；入心、肝经。

功效 散瘀止血，去湿消风。

主治 损伤呕血、血淋、崩漏下血、天疱湿疮、疥疮瘙痒。

用法用量 内服：煎汤，6～9 克，研末，1～1.5 克。外用：适量，贴敷患处。

禁忌 莲性凉，体质虚寒之人慎用。

附方

1. **坠损积血、呕血不止：** 干莲花为末。每次 6 克，童便冲服。
2. **天疱湿疮：** 鲜莲花，揉融贴患处。
3. **心火失眠：** 莲子心 6 克，水灯草 10 克，水竹叶 6 克，白茅根 10 克，水煎服。
4. **尿积尿痛：** 鲜莲叶 10 克，黄毛根 10 克，镰仄草 10 克，三爪风 10 克，煎服。
5. **中暑：** 莲花 3 克，镰仄草 10 克，水灯草 10 克，水竹叶 10 克，薄荷 3 克，金银花 10 克，水煎当茶喝。
6. **脾虚腹泻：** 白莲 10 克，薯仄 10 克，水菖蒲 4 克，水杨柳 10 克，水煎服。

附注 莲的全身均可作为药用

莲花：味苦，性凉。可活血止血（红莲）、去湿消暑（白莲）。用于暑热烦温，咳血咯血、小儿中暑等。外用可治天疱疮。荷花花瓣、嫩叶可佐食。

莲子（去心）：味甘、涩，性平。可补脾益胃、补肾固精（红莲）、健脾止泻（白莲）。主治脾虚食少、肾虚滑精。白莲还可治孕妇腰痛及习惯性流产。莲子营养丰富，生食、熟食均宜。莲子有安神作用，常用做汤羹或蜜饯，为中国民间滋补佳品。

莲心：味苦，性寒。可清心安神，治高血压、舌炎很好。

莲蓬：味苦涩，性温。可消炎止血，调经祛湿，治疗鼻衄、咳血等。

莲叶：味苦，性平。可解暑清热，升发清阳。泡茶解暑，常饮可减肥消积。

莲梗：能理气宽胸。

莲藕：能清肠消炎。

藕节：能解酒。

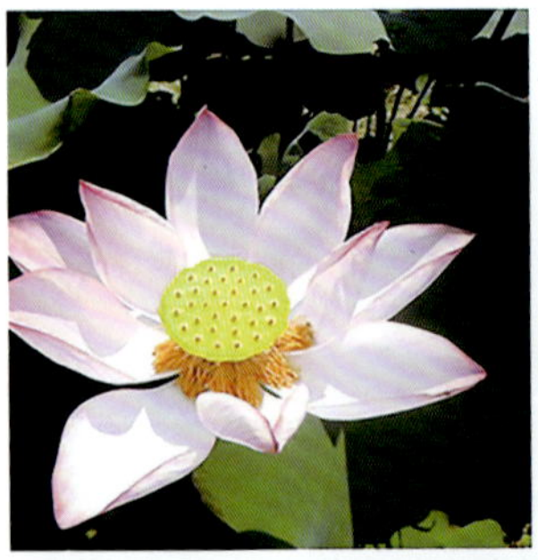
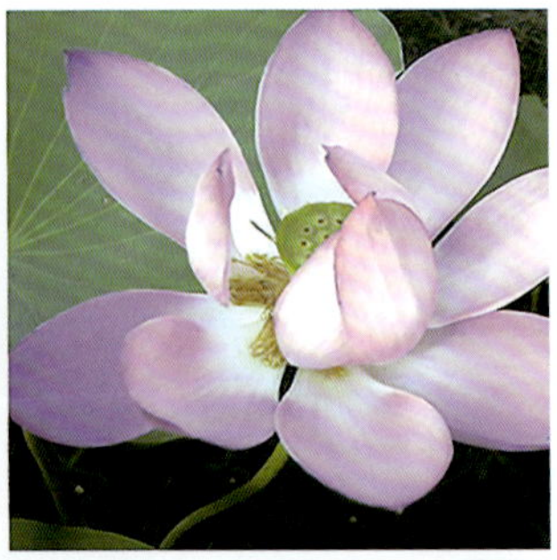
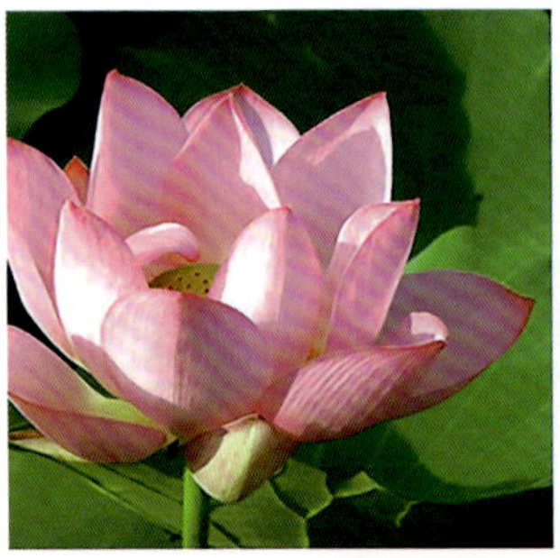
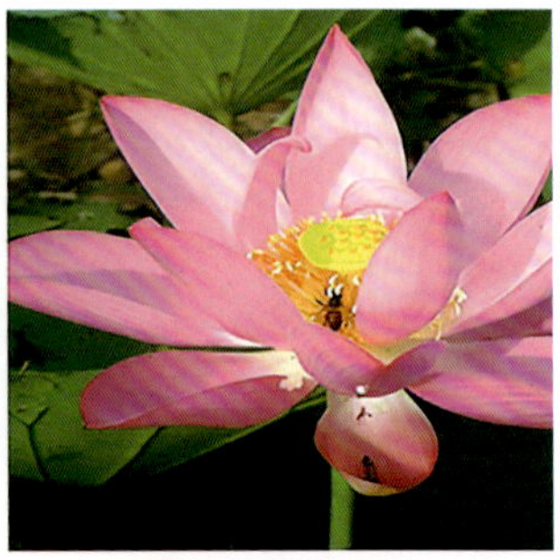
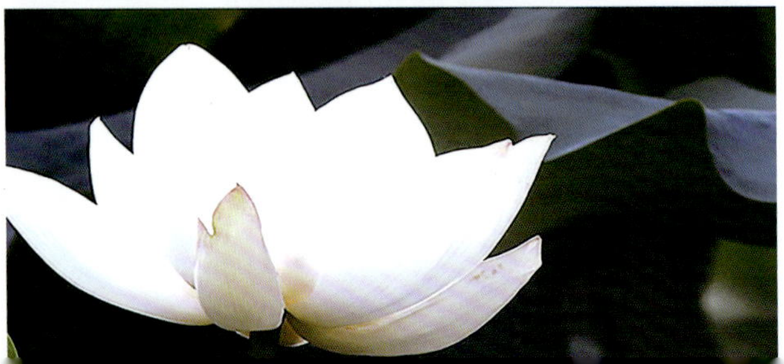
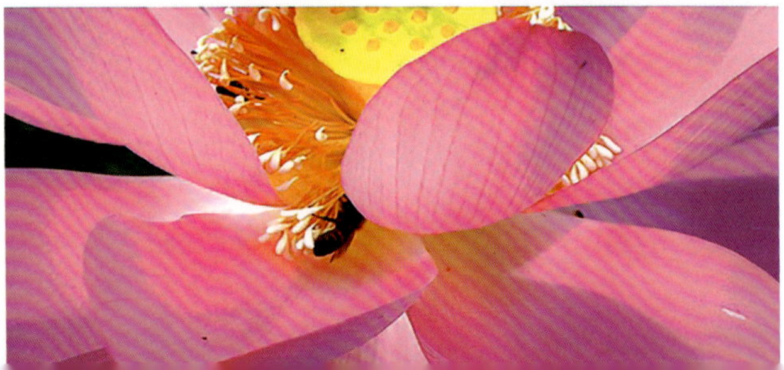

凌霄花 | Ling xiao hua

Shang shu wu gong 上树蜈蚣

志在凌云不懈松，攀缘腾挪上高空。祛瘀通经散癥瘕，凉血止痒驱湿风。

凌霄花，为紫葳科攀缘藤本植物凌霄 *Campsis grandiflora*（Thunb.）Schum. 的花。

苗乡山区有少数生长，一般生于路边、疏林中以及老宅子、古树旁。

别名 凌霄、瞿陵、陵苕、武威、五爪龙、吊墙花、上树龙、杜凌霄花、陵霄花、紫葳、紫葳花、堕胎花、碎骨花、藤萝花、藤萝草。

采制 凌霄以藤茎、花、根入药。藤茎四季可采割，拣净杂质，切段，晒干备用；花盛放时采摘，拣去杂质，晒干备用。

性味与归经 味甘、酸，性微寒。入肝、心包经。

功效 凌霄花：祛瘀通经，凉血祛风。凌霄根茎：活血散瘀，解毒消肿。

主治 凌霄花：血滞经闭、产后乳胀、癥瘕结块、全身瘙痒、半身不遂、肢软无力。凌霄根茎：风湿痹痛、跌打损伤、骨折脱臼、急性胃肠炎。

用法用量 内服：水煎，3～15 克，或为散剂。外用：适量，捣烂敷患处。

禁忌 气血虚弱者及孕妇禁用。

附方

1. **血滞经闭：** 凌霄花 5 克，月月红 6 克，土牛膝 10 克，水煎服；或凌霄花若干，研为细末，每次服 6 克，饭前以温酒调服。
2. **皮肤瘙痒：** 凌霄花 10 克，水煎服。另用凌霄花、土大黄各等量，加枯矾少许，研细末，茶油调匀，外搽患处。
3. **崩漏下血：** 凌霄花末，每次服 6 克，1 日 3 次，以温酒调服。
4. **鼻疖：** 凌霄花、栀子等分，研为细末，每次 6 克，饭前茶水调服，1 日 2 次。外用凌霄花末，茶油调涂。
5. **癫痫：** 凌霄花末，每次 9 克，温酒调，空心服，1 日 3 次。
6. **草药中毒：** 凌霄花 10 克，黑豆 20 克，一同蒸熟，拣去花，留豆。每次服用黑豆 3～5 粒，温开水吞下，1 日 3 次。
7. **跌打损伤：** 凌霄花适量，捣烂敷患处；或以凌霄花 10 克，风仙花 15 克，黄酒 50 毫升，加水煮三五开，取汁饮用，并用药渣捣烂敷患处。
8. **糜烂性脚癣：** 鲜凌霄花适量捣烂，取汁搽患处。
9. **火疔疮：** 凌霄花 10 克，蟑螂 2 只，捣烂敷患处。
10. **风湿骨痛：** 凌霄根 10 克，土牛膝 10 克，黑风藤 10 克，夏天无 4 克，煎服。

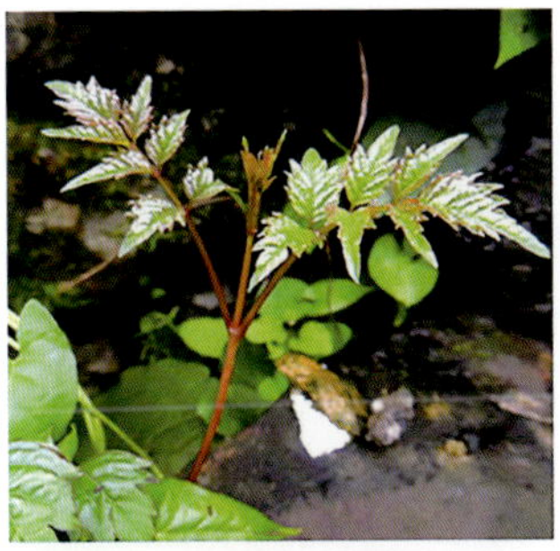
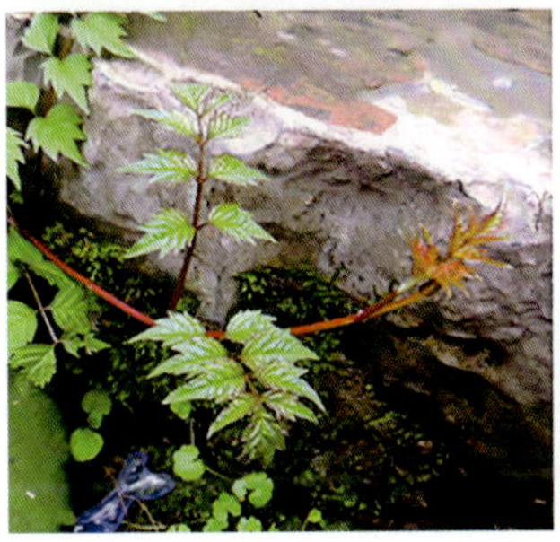
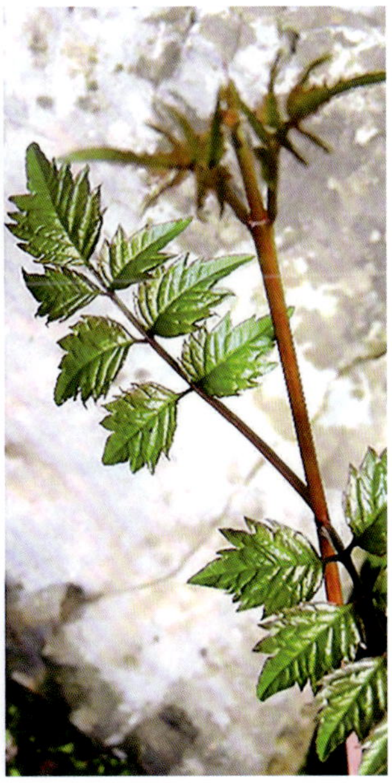
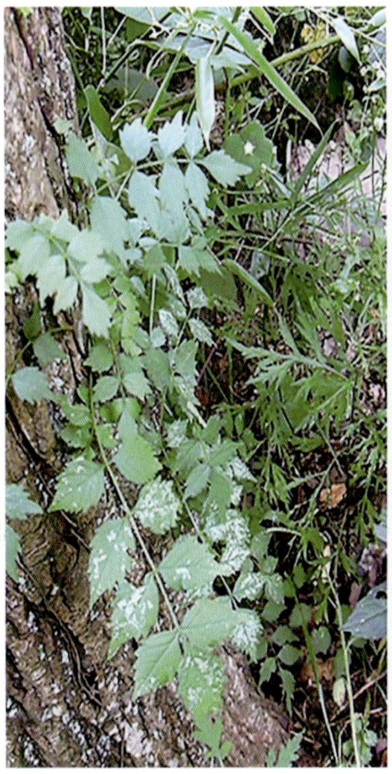
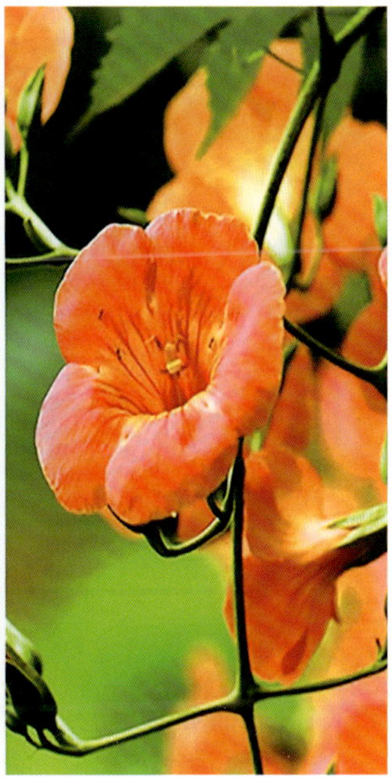

曼陀罗花 | Man tuo luo hua

Benx nguangt ghunb 本广棍

辛温有毒山茄花，含苞待放及时揸。镇痛止咳效果好，体弱孕妇远离它。

曼陀罗花，为茄科植物曼陀罗 *Datura stramonium* Linn. 的花和种子。

苗乡各地均有野生，也有作为观赏植物栽培的。野生者一般生长在路边、垃圾地、河岸、沟旁、田间、菜园旁、山坡荒地中。

别名 洋金花、蔓陀罗花、千叶蔓陀罗花、层台曼陀罗花、山茄花、胡茄花、山茄子、大闹扬花、枫茄花、大喇叭花、马兰花。

采制 叶、花、种子均可入药。每年夏季，花朵开放时采摘，拣净杂质，阴干备用。也可酒制：曼陀罗花 100 克，白酒 12 克，生姜丝 12 克，搅拌均匀，放入热锅中慢火炒至微焦，取出放凉，置瓷罐中密封保存。

性味与归经 味辛，性温，有大毒。入肺、肝经。

功效 平喘止咳，麻醉镇痛，祛风解痉。

主治 花主治哮喘咳嗽、偏头痛、脘腹冷痛、损伤疼痛、风湿痹痛、寒湿脚气、癫痫、惊风、阴疽。外科用于手术麻醉。叶和种子可用于镇咳、镇痛。

用法用量 内服：煎汤，花 0.5 ～ 1 克，叶 3 克～ 6 克，种子 3 ～ 6 克，或浸酒，或做卷烟吸。外用：适量，煎水温洗患处。

禁忌 本品有毒，内服宜慎。体弱、青光眼、高血压、心脏病及肝肾功能不全者和孕妇禁服。

附方

1. 胃痛：曼陀罗花 0.6 克，青木香 6 克，水煎取汁，分 3 次服。服药期间禁食酸辣食物，并密切观察病情变化及病人反应。
2. 虫牙痛：曼陀罗花 6 克，烟叶 6 克，混合卷成烟状备用。牙痛时吸烟 2 ～ 3 口，痛止即停。
3. 风湿关节疼：曼陀罗花 30 克，白酒 500 克，泡半个月。每次饮药酒 5 毫升，每日 2 次。服药酒期间，禁食酸冷食物。并用药酒外搽患处，1 日 2 次。
4. 骨痛、顽癣：曼陀罗花 9 克，九里光 20 克，接骨草 20 克，土茯苓 30 克，水煎取汁，温洗患处，1 日 2 ～ 3 次。
5. 老年性慢性咳嗽：曼陀罗花 6 克，卷入烟丝中备用，咳嗽发作时，取烟卷点燃，吸烟 2 ～ 3 口。咳停即止，不可多吸。
6. 腹痛腹泻：曼陀罗种子 20 克，白酒 50 毫升，浸泡 1 周，酌量内服。
7. 精神分裂症：曼陀罗花 2 克，钩藤 30 克，甘草 10 克，红花、川乌各 5 克，冰糖 30 克。水煎取汁，分 4 次服，连服 30 天。
8. 偏头痛：曼陀罗花 2 克，夏天无 4 克，鹰爪风 10 克，蔓荆子 10 克，水煎服。
9. 损伤疼痛：曼陀罗花 2 克，大血藤 10 克，小血藤 10 克，土牛膝 10 克，水煎服。

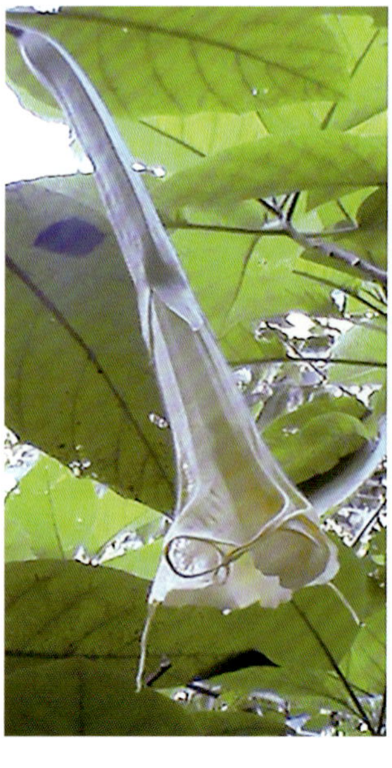
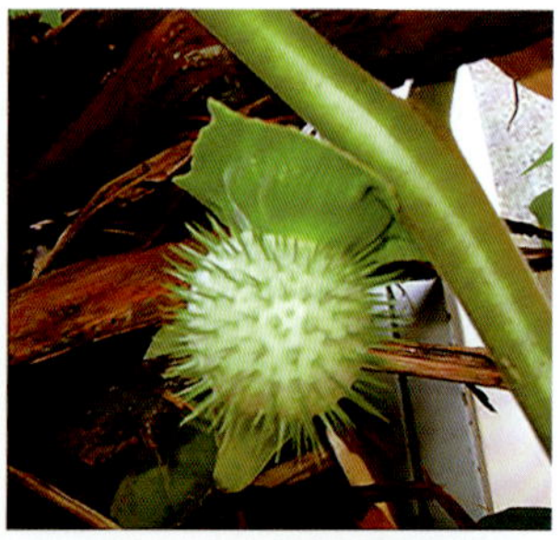
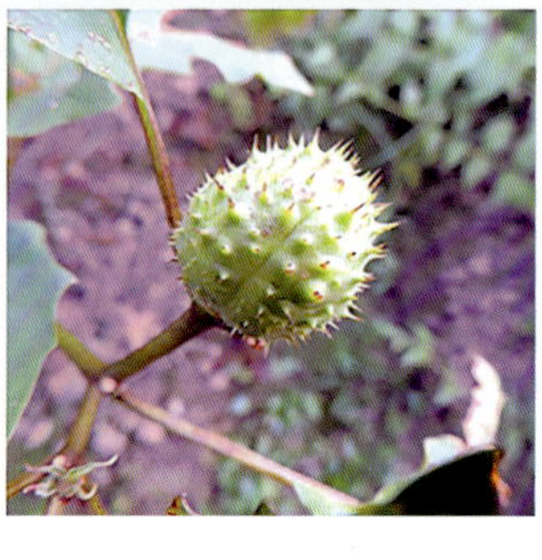
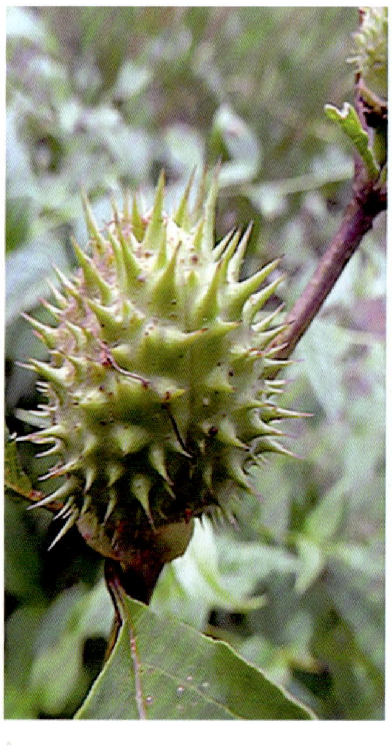
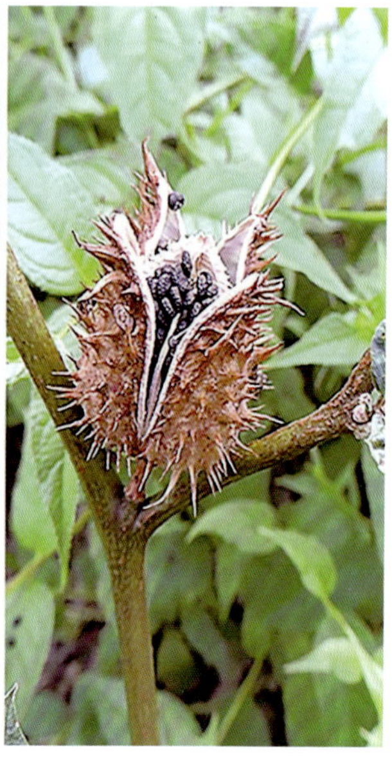

毛蜡烛 | Mao la zhu

Reib lax zux ghunx 锐蜡烛棍

形似蜡烛生水边，凉血止血功用专。鼻衄崩漏产时难，跌扑瘀血阴茎烂。

毛蜡烛，为香蒲科植物香蒲 *Typha orientalis* C. Presl，狭叶香蒲 *Typha angustifolia*、宽叶香蒲 *Typha latifolia* L. 或其同属多种植物。

苗乡山区有野生，部分药农也有栽培。野生者一般生于山塘、冬水田、溪流边等水源丰富、土壤湿润的地方。

别名 蒲黄、香蒲、蒲厘花粉、蒲花、蒲棒花粉、蒲草黄。

采制 药用花粉。夏季花将开放时采收蒲棒上部的黄色雄性花穗，晒干后碾轧，筛取细粉；或用文火炒成炭状，瓶装备用。

性味与归经 味甘、辛，性平。归肝、心经。

功效 凉血止血，活血消瘀。

主治 生用治经闭腹痛、产后瘀阻作痛、跌扑血闷、疮疖肿毒；炒黑止吐血、衄血、崩漏、泻血、尿血、血痢、带下、咯血、外伤出血、脘腹刺痛、跌打肿痛、血淋湿痛。外治重舌、口疮、聤耳流脓，耳中出血，阴下湿痒。

用法用量 内服：水煎，3～15 克，包煎；或入丸、散剂。外用：适量，炒黑研细末外撒，或调敷患处。

禁忌 孕妇禁用。

附方

1. **口臭：**毛蜡烛 10 克，煮取汁，或饮、或敷，甚效。
2. **舌血：**毛蜡烛 10 克，煎汁 3 杯，每服 1 杯，1 日 3 次；或用乌贼骨、毛蜡烛各等分，炒黄研末涂之。
3. **阴茎糜烂：**毛蜡烛花（烧灰）2 枝，冰片 3 克，胆草 10 克，白蜡 3 克，龙衣 6 克，共研末，麻油调搽。
4. **创伤、湿疹：**毛蜡烛花粉适量，研细末，撒患处。
5. **痔血：**毛蜡烛花粉 10 克，水煎取汁，分 3 次服。
6. **血崩：**炒毛蜡烛 6 克，棕树子（炒黑）6 克，侧柏叶（炒黑）10 克，乌泡刺根 60 克，水煎取汁，分 3 次服。
7. **带下崩漏：**毛蜡烛花粉 10～15 克，雀儿脑 10 克，水煎取汁，分 3 次服。
8. **难产：**毛蜡烛、地龙（洗焙）、陈橘皮等分为末，另收。临用时各炒 3 克，新汲水服。
9. **产后恶露不下，腹痛：**毛蜡烛 10 克，五灵脂 6 克，研末，红糖或红酒送服。
10. **闭瘀伴发腹痛：**毛蜡烛 15 克，青木香 10 克，五灵脂 10 克，水酒各半煎服。
11. **脐血：**毛蜡烛适量，炒枯研末，掺之。外用纱布包扎。
12. **坠损瘀血：**毛蜡烛 10 克，水煎取汁，加白酒少许，分 3 次服。
13. **吐血、唾血：**毛蜡烛 30 克，捣为散，每服 10 克，温酒或冷水调。
14. **肺热咳血：**毛蜡烛 10 克，黄茅根 10 克，雀儿脑 10 克，水煎冷服。
15. **鼻衄不止：**毛蜡烛 60 克，石榴花 30 克，焙干研末，每次 3 克，1 日 3 次。

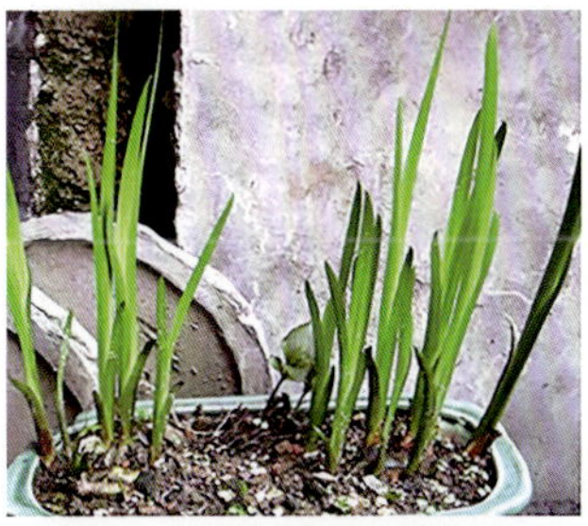
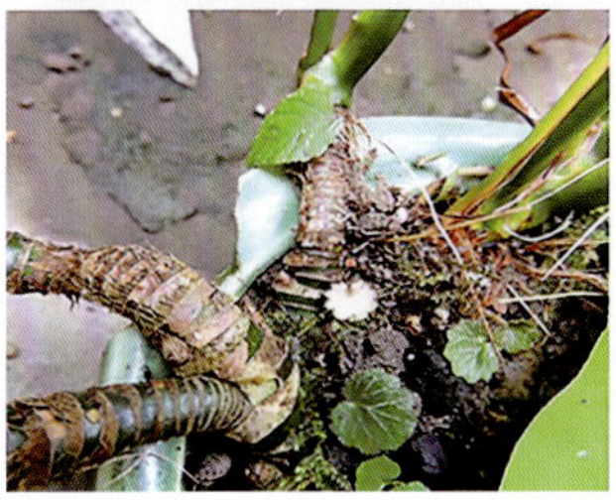
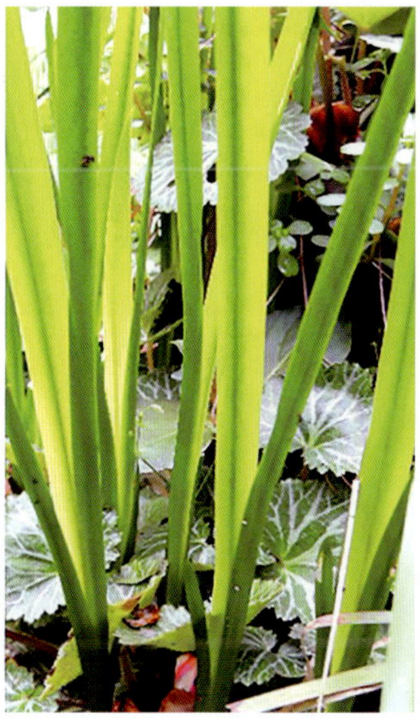
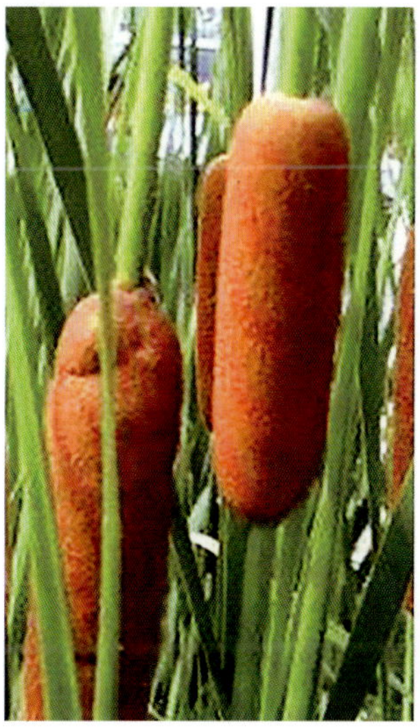
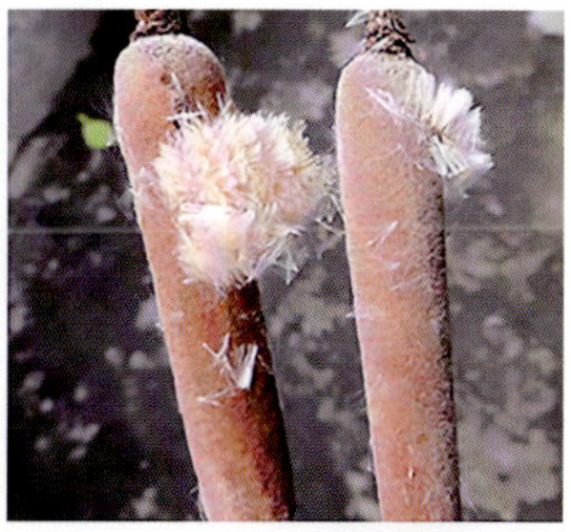
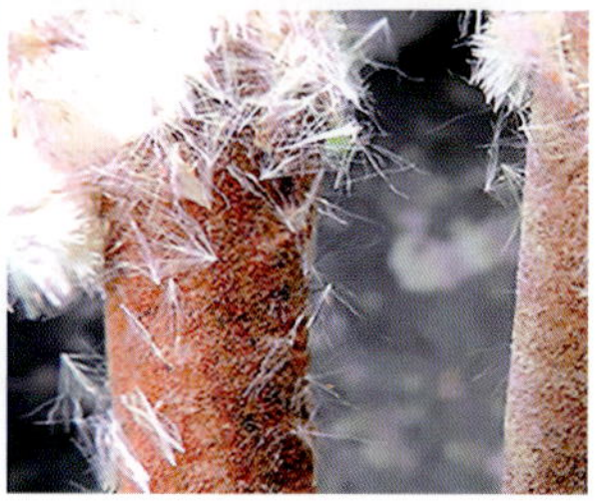

梅花 | Mei hua

Benx ndut hong meid 本都红梅

傲雪经霜看梅花，枝叶未绿华已发。疏肝解郁去心火，开胃生津作凉茶。

梅花，为蔷薇科樱属植物梅 *Prunus mume* （Sieb.） sieb.et zucc. 的花蕾。

苗乡各地均有栽培，也有不少野生者。多半栽种在花园、绿化带、房前屋后等。野生梅花多数生长在悬崖、岩壁之上，或疏林中、田坎边、山路旁等处。

别名 红梅、红梅花、白梅、宫粉梅、黄梅、腊梅。

采制 药用花蕾。春季花未开时采集，拣净杂质，鲜用或晒干备用。

性味与归经 味甘、微苦，性温。入肺、肝、胃经。

功效 活血解毒，利肺化痰，疏肝解郁，开胃生津，补血祛斑。

主治 郁闷心烦、失眠多梦、心悸胸痛、肝胃气痛、肺热咳嗽、胃热津伤、梅核气、瘰疬疮毒、头目痛、黄褐斑、雀斑、肝斑、色斑、暗疮。

用法用量 内服：煎汤，2～6 克，或入丸、散剂。外用：适量，鲜品捣烂敷。

禁忌 红梅性温，虚热以及月经量多的患者慎用。

附方

1. **肺虚久咳：**腊梅花 9 克，红茶 3 克，开水冲泡，当茶喝。
2. **胃气痛：**腊梅花 6 克，或腊梅根 10 克，萝卜籽 10 克，水煎取汁，分 3 次服。
3. **中耳炎：**腊梅花蕾 10 克，浸入麻油或菜籽油中，5 天后，用油滴耳，每次 2～3 滴，1 日数次。
4. **风寒感冒：**干腊梅根 15 克，生姜 3～5 片，水煎取汁，加红糖冲溶，分 3 次喝。
5. **水火烫伤：**腊梅花若干，浸入菜籽油中。7 天后，取油涂搽患处，1 日数次。
6. **暑热烦渴：**腊梅花、扁豆花、荷花各 10 克，西瓜皮 30 克，黄毛根 10 克，水煎取汁，分 3 次服。
7. **目赤肿痛：**腊梅花 6 克，菊花 9 克，九里光 10 克，笔通草 10 克，水煎服。
8. **肺热咳嗽：**白梅花 6 克，铁包金 10 克，玉叶金花 10 克，大夜关门 10 克，水煎取汁，分 3 次服。
9. **胃热津伤：**白梅花 6 克，黄毛根 10 克，牛眼珠 10 克，竹叶菜 10 克，水煎取汁，分 3 次服。服药期间禁食辛辣食物。
10. **梅核气：**黄梅花 6 克，三两银 2 克，威灵仙 10 克，薄荷 6 克，水煎含服。
11. **瘰疬疮毒：**黄梅花 6 克，三爪风 10 克，芙蓉花 10 克，五爪风 10 克，水煎取汁，分 3 次服。服药期间禁食辛辣、油腻食物。
12. **黄褐斑、雀斑、色斑：**红梅花 6 克，红鸡冠花 10 克，益母草 15 克，水煎取汁，分 3 次服。药渣煎水，温熨面部。

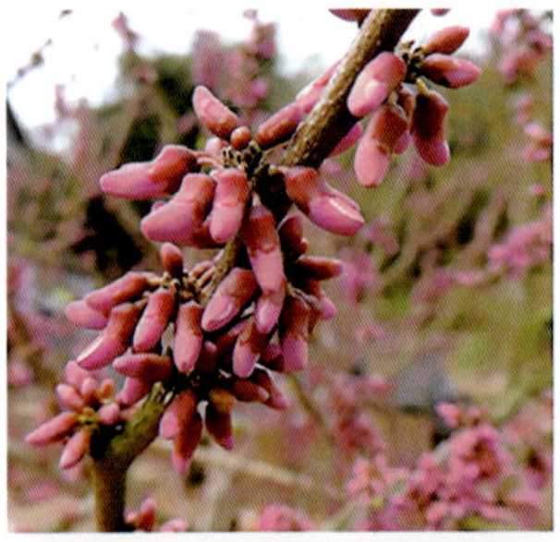
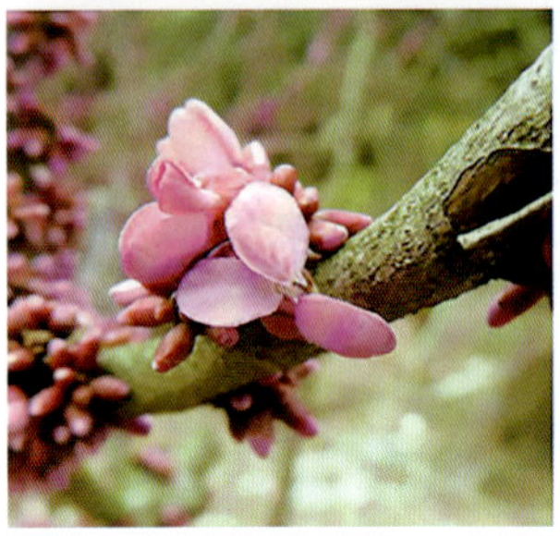
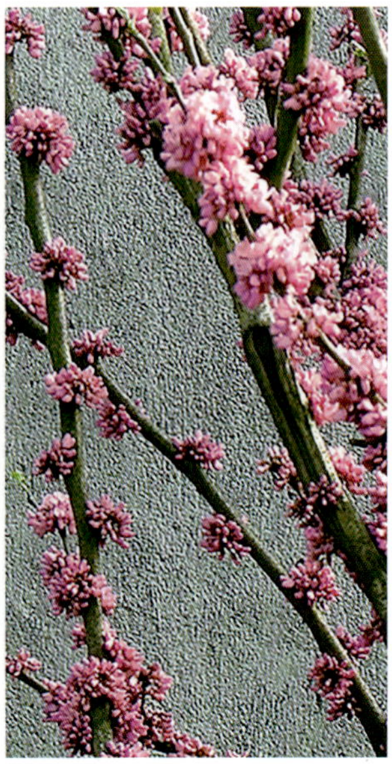
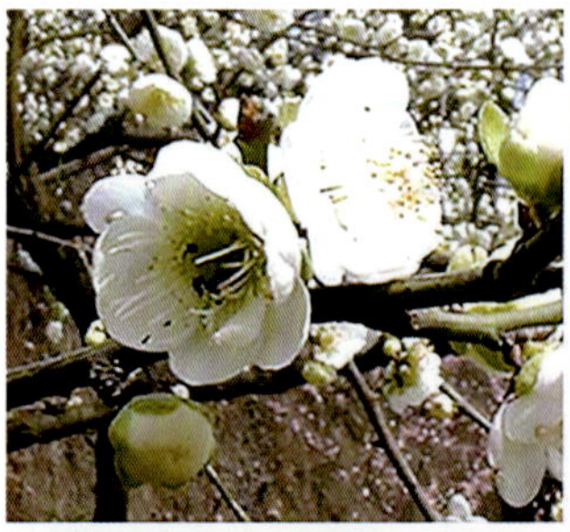
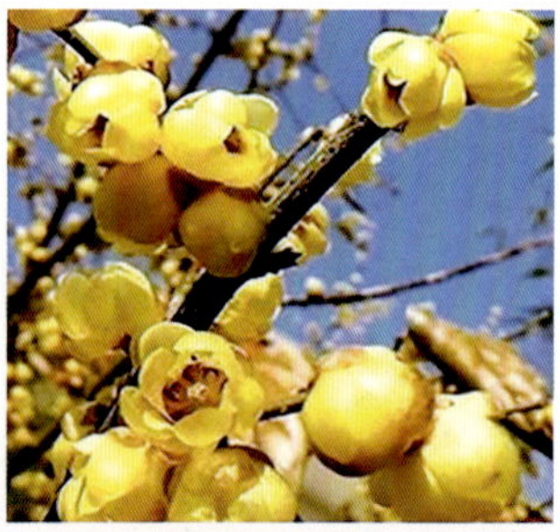
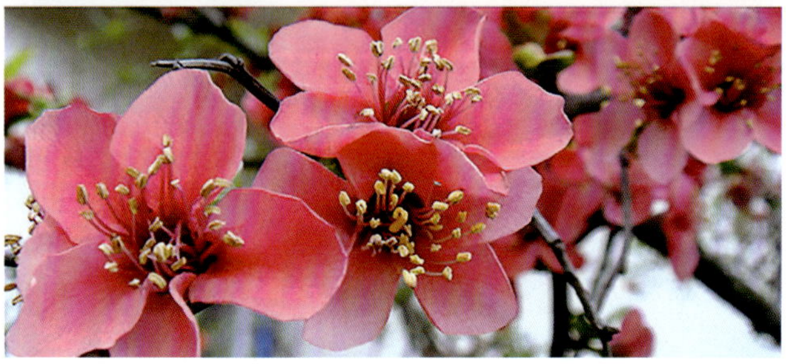

梦花 | Meng hua

Benx ndut bid xib 本都比西

新春首观结香花，清香满园尽枝桠。滋养肝肾善明目，清咽涩精效不差。

梦花，为瑞香科植物结香 *Edgeworthia chrysantha* Lindl. 的花蕾。

苗乡各地均有野生，也有不少栽培者。野生者一般生于山谷林下及灌木丛中，栽培者一般栽种在庭院中、菜园边、果园旁以及小路边。

别名 金腰带、黄瑞香、结香、喜花、打结花、梦冬花、迎春花、雪里开、蒙花、一身保暖、岩泽兰、水菖花、蒙花珠、新蒙花、野蒙花、白蚁树、檬花树、雪花树。

采制 以花蕾、根茎入药。冬末或初春花未开放时摘取花序，拣净杂质，晒干备用。根茎四季可采，采回后洗净泥土，晾干水分，切段，鲜用或晒干备用。

性味与归经 味甘，性平，无毒。入肾、肝经。

功效 滋养肝肾，明目消翳，养阴安神，舒经活络。

主治 青盲、翳障、多泪、小儿疳眼、羞明、梦遗、虚淋、失音、跌打损伤、经脉拘挛。

用法用量 内服：煎汤，3～15克，或研末。外用：适量，水煎外洗患处。

附方

1. **青光眼：**梦花3克，野菊花10克，水灯草10克，笔通草10克，水煎取汁，分3次服。药渣煎水外熨眼部。
2. **云皮（云翳）：**梦花10克，笔通草10克，鸡肝30克，野菊花10克，水煎取汁，分3次服。药渣煎水外敷眼皮上。
3. **梦遗：**梦花6克，笔通草10克，水灯草10克，合欢皮10克，夜交藤10克，小血藤10克，水煎取汁，分3次服。
4. **小儿疳积：**梦花2克，水杨柳3克，六月雪3克，隔山消3克，煳锅巴10克，水煎取汁，分3次服。
5. **跌打损伤：**梦花枝10克，大血藤10克，小血藤10克，红牛膝10克，铁马鞭10克，水煎取汁，分3次服。药渣捣烂，兑白酒少许，外敷伤处。先将患处用瓦针刺破，以利瘀血外泄，然后敷药。
6. **外伤后肢体僵硬：**梦花根30克，吉祥草30克，红牛膝10克，木瓜15克，啥菜根10克，水煎取汁，分3次服。药渣捣烂，兑白酒煎热，外洗患处。
7. **虚淋：**梦花6克，土牛膝10克，棉花根15克，水灯草10克，黄毛根10克，土蟮10克，水煎取汁，分3次服。
8. **失音：**梦花4克，三两银2克，薄荷6克，威灵仙10克，虫蜕6克，水煎服。

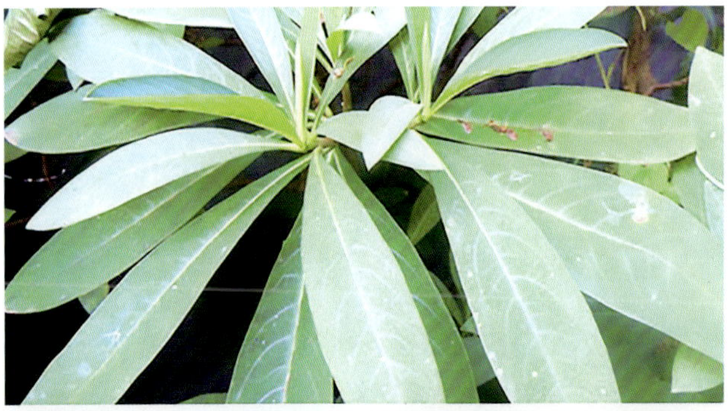

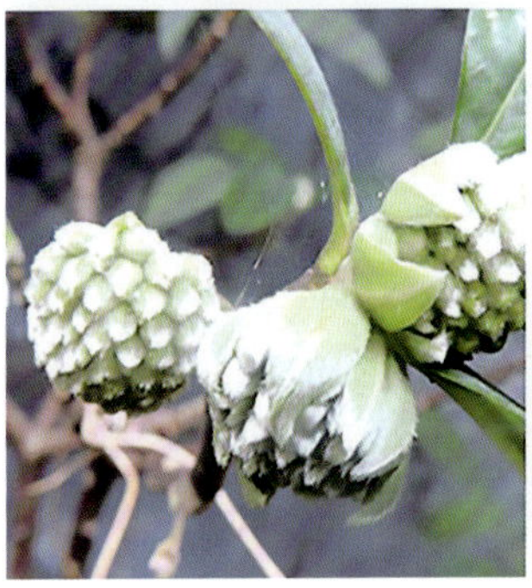

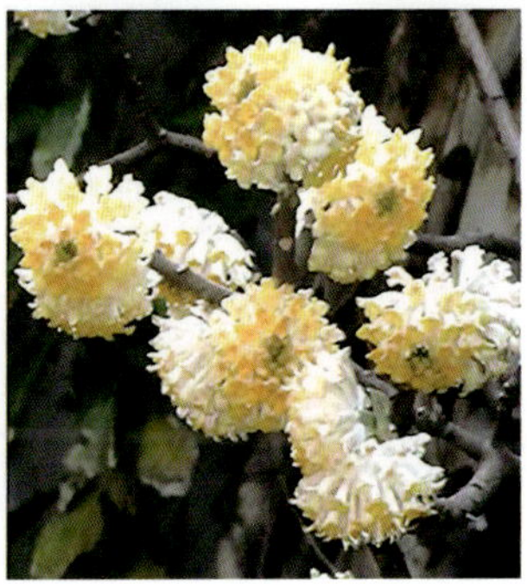

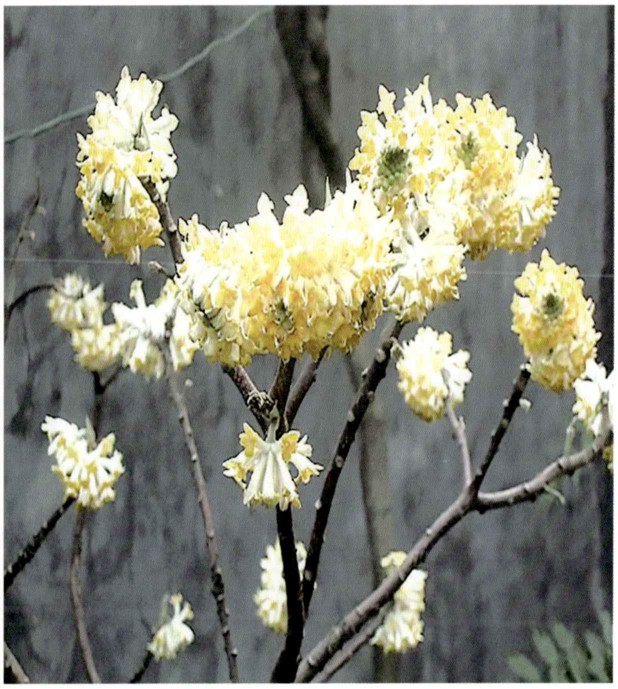

茉莉花 | Mo li hua

Benx ndut mol linb 本都沐丽

洁白芳香茉莉花，金秋季节缀枝桠。头痛失眠掘老根，目赤发热摘嫩花。

茉莉花，为木樨科植物茉莉 *Jasminum sambac*（L.）Ait. 的花。

苗乡各地均有栽培，一般栽培在庭院、花园，或盆、缸中。

别名 茉莉、木梨花、梦你花、沐丽花、夜素馨、远客。

采制 药用根、叶、花。根全年可采，洗净泥土，切段，晒干备用。夏秋季采摘花蕾或鲜花，用竹筐箩摊开晒干，密封保存。叶片现采现用。

性味与归经 花味微甘、辛，性温。根有毒。入肺、肝、大肠经。

功效 花：清热解表，理气和中，解郁止痛。根：麻醉，止痛。叶：清热，解表，利湿。

主治 花：外感发热、目赤肿痛、下痢赤白、疮毒肿瘤。根：头痛失眠、齿痛、筋骨损伤、骨折疼痛、痈肿疮毒。叶：外感发热、腹胀腹泻。

用法用量 内服：水煎，花 3 ～ 6 克，根 10 ～ 15 克，叶 3 ～ 5 克。外用：适量，捣烂外敷患处。

附方

1. **外感发热、咳嗽：** 茉莉花根或叶 6 克，连钱草 15 克，葱白 3 根，姜片 6 克，水煎，分 3 次服。
2. **目赤肿痛：** 干茉莉花 3 ～ 5 克，水煎取汁，外洗眼睛，1 日 2 次。
3. **腹胀反酸：** 茉莉干花或叶 3 ～ 6 克，山楂 15 克，谷芽 12 克，麦芽 12 克，陈皮 10 克，鸡内金 6 克，水煎，分 3 次服。
4. **下痢腹痛：** 干茉莉花 3 克，煎水 50 毫升，分 2 次服用。
5. **肝炎、肝硬化：** 茉莉花 100 朵，白糖 200 克。先将茉莉花放在铁锅中蒸熟，再与白糖调成膏，每次 20 毫升，1 日 3 次。
6. **跌打损伤、骨折：** 茉莉花根、鲜酢浆草、鲜茜草各等量。先将损伤、骨折处复位，再将鲜药捣烂，加白酒调匀，炒热敷于患处，外用夹板固定。
7. **头痛失眠：** 茉莉花 3 克，葛根 10 克，白芷 10 克，六月雪 10 克，水煎，分 3 次服。药渣煎水，温熨头痛处。
8. **抑郁症：** 茉莉花 3 克，绿茶 3 克，白玉兰花 3 朵，沸开水冲泡，当茶喝。
9. **痈肿疮毒：** 鲜茉莉花叶适量，捣烂如泥，外敷患处，1 日 1 换。
10. **牙齿疼痛：** 茉莉花 3 ～ 6 克，细辛 3 克，水煎取汁，含漱，每日数次。
11. **筋骨损伤：** 茉莉花根 10 克，土牛膝 10 克，夏天无 4 克，水煎取汁，分 3 次服。药渣煎水，温洗患处。
12. **下痢赤白：** 茉莉花 3 克，白蒿 10 克，铁扫帚 6 克，枫木尖 3 克，水煎服。

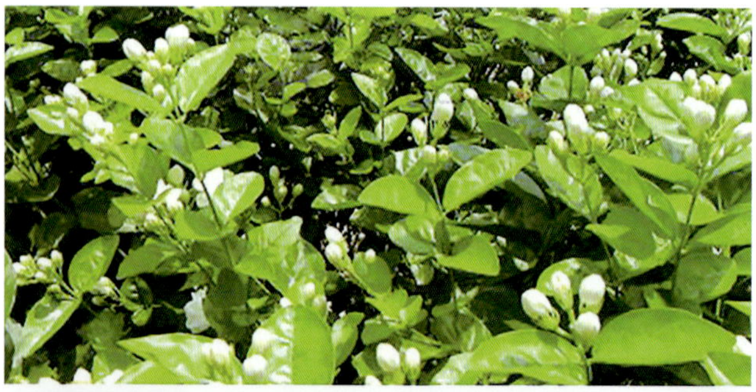
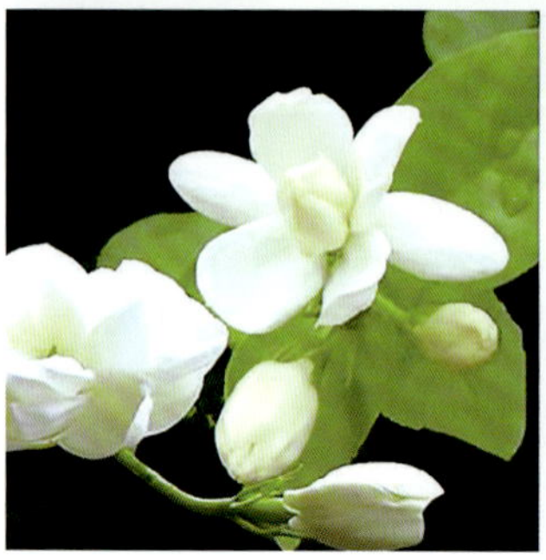
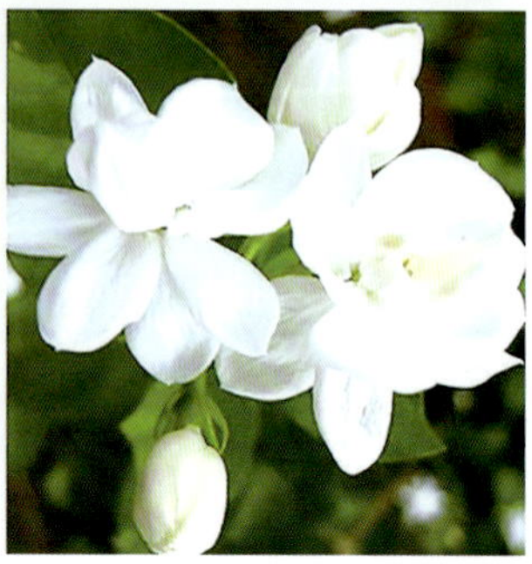
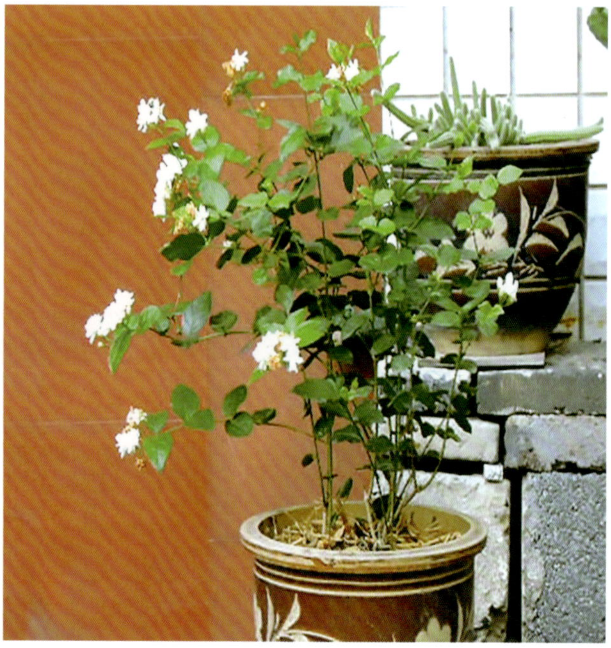

木槿花 | Mu jin hua

Ndut benx niead ub 都本岩务

紫红靓丽木槿花，菜地果园作篱笆。赤白痢疾与咳血，皮肤瘙痒灰指甲。

木槿花，为锦葵科植物木槿 *Hibiscus syriacus* Linn. 的花，其嫩叶及种子亦可作药用。

苗乡各地均有野生，也有不少栽培。野生者一般生山路边、树林中、田坎旁以及荒野、小溪边等处。栽培者多半栽培在房前屋后、或栽种在菜园、果园边。

别名 里梅花、朝开暮落花、白槿花、白玉花、藩篱花、猪油花、大碗花、碗盖花、水槿花、槿玲花、槿树花、扦金花、木荆花、芭壁花、木红花、白木棉花、白水绵花。

采制 药用花、嫩叶、种子。花在夏秋季开放时采收，阴干或晒干备用。嫩叶随采随用，以鲜用为主。种子在秋后果实成熟时采摘，晒干后打出种子，再晒干备用。

性味与归经 味苦，性寒。入脾、肺、肝经。

功效 清热利湿，凉血解毒。

主治 肠风泻血、赤白下痢、痔疮出血、肺热咳嗽、肺痈吐脓、肺痨咳血、赤白带下、风湿水肿、疮疖痈肿、水火烫伤。

用法用量 内服：煎汤，干品 3 ～ 9 克，鲜者 30 ～ 60 克。外用：适量，焙干研细末，外撒患处，或鲜品捣烂调敷。

禁忌 木槿花性寒，脾胃虚弱者慎用。

附方

1. **肠风泻血：**木槿花 20 克，葛根 10 克，焙干研末，每用 6 克，开水冲服。
2. **赤白痢疾：**赤痢用红木槿花 10 克，红鸡冠花 10 克，水煎，兑红糖水服。白痢用白木槿花 10 克，白鸡冠花 10 克，水煎，兑白糖水服。
3. **皮肤瘙痒：**木槿花 30 克，土茯苓 30 克，醋泡 7 天后，用棉签蘸药汁搽患处。
4. **风湿水肿：**木槿花 10 克，红牛膝 10 克，大血藤 10 克，水煎取汁，分 3 次服。
5. **鼻出血：**白木槿花 10 克，麻雀 1 只，同煮熟，吃麻雀肉，喝汤，1 日 3 次。
6. **肺热咳嗽：**白木槿花 10 克，瓜蒌子 10 克，鲜芦苇根 30 克，水煎服。
7. **肺痈：**白木槿花 10 克，鲜则耳根 30 克，同猪肺煮熟，吃猪肺，喝汤。
8. **赤白带下：**木槿花 10 克，益母草 15 克，白果子 4 克，水煎取汁，分 3 次服。
9. **疮疖痈肿：**木槿花嫩叶、半边莲各适量，捣烂外敷患处，1 日 1 ～ 2 次。
10. **水火烫伤：**木槿花嫩叶、榆腊树嫩叶各适量，洗净，捣烂，外敷患处。

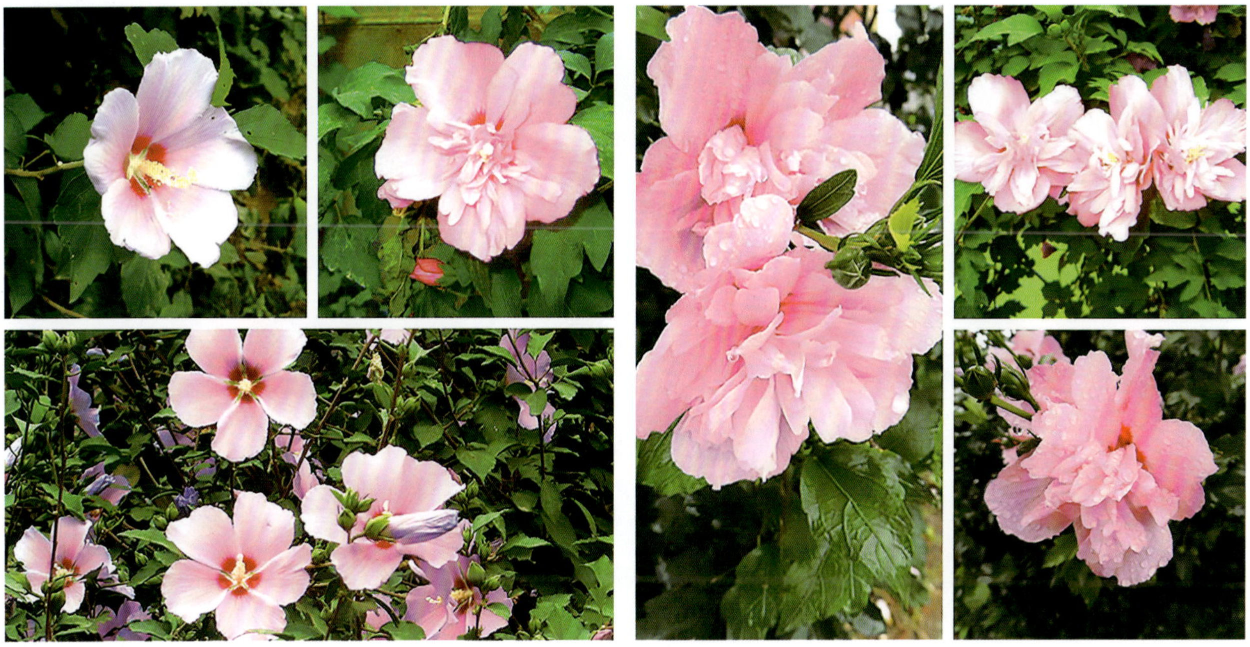

泡桐花 | Pao tong hua

Benx ndut kong tongx 本都空桐

质地疏松木心空，紫花朵朵春风中。咳嗽痰喘跌打伤，面疮紫癜撑耳风。

泡桐花，为玄参科泡桐属植物泡桐 *Paulownia australis* Gong Tong 或毛泡桐 *Paulownia tomentosa*（Thunb.）Steud. 的花。苗乡各地均有野生，也有少数栽培。野生者一般生于低矮的山谷、村庄旁、马路边、荒坡上等。栽培者一般栽种在村旁山坡、马路边等处。

别名 桐木树、白桐、水桐树、空桐树、空桐、荣桐、大果泡桐、白花泡桐、毛泡桐。

采制 药用花朵、根皮、果实。花朵在春季开花时采摘，鲜用或晒干备用。根皮在秋季采挖，洗净泥土，鲜用或切片，晒干备用。果实在秋天成熟后采摘，切片，晒干备用。

性味与归经 果实：味甘、苦，性平。花：味苦，性寒。根皮：味微苦，性凉。入肺、肝经。

功效 果实：化痰，止咳，平喘。花：清肺利咽，解毒消肿。根皮：祛风止痛，解毒活血。

主治 果实：慢性支气管炎、咳嗽咯痰。花：上呼吸道感染、支气管肺炎、急性扁桃体炎、菌痢、急性肠炎、急性结膜炎、腮腺炎、疖肿、肺热咳嗽、疮癣。根皮：风热痹痛、筋骨疼痛、疮疡肿毒、跌打损伤。

用法用量 内服：水煎，花、果 10 ～ 25 克，根皮 15 ～ 30 克。外用：花、果鲜品适量，捣烂敷，或制成膏剂涂搽；根皮鲜品适量，捣烂敷患处。

附方

1. **水肿**：泡桐根皮 15 克，水麻叶 6 克，通草 10 克，豆腐 1 块，水煎，分 3 次热服。
2. **跌打损伤**：泡桐根皮 15 克，梓树根皮 6 克，号筒杆 3 克，大血藤 10 克，共捣烂，加酒调敷患处。
3. **腮腺炎**：泡桐花 24 克，水煎取汁，加白糖 30 克，分 3 次冲服。
4. **面疮**：晚上以温水洗脸，再取鲜泡桐花数枚，双手揉搓至出水，在患部反复涂搽，直到无水时为止，然后上床睡觉，第二天清晨洗脸，同法连用 3 天。
5. **过敏性紫癜**：泡桐花 100 克，焙干研细末。每天 6 克，温开水冲服。
6. **轻度烧伤**：泡桐叶、芝麻油各适量。将泡桐叶洗净晒干，研细末，瓶装备用。临用时取药末适量，与麻油调匀，外涂患处，每日 3 次。
7. **咽喉肿痛**：泡桐花 10 克，三两银 2 克，威灵仙 10 克，水煎取汁，分 3 次服。

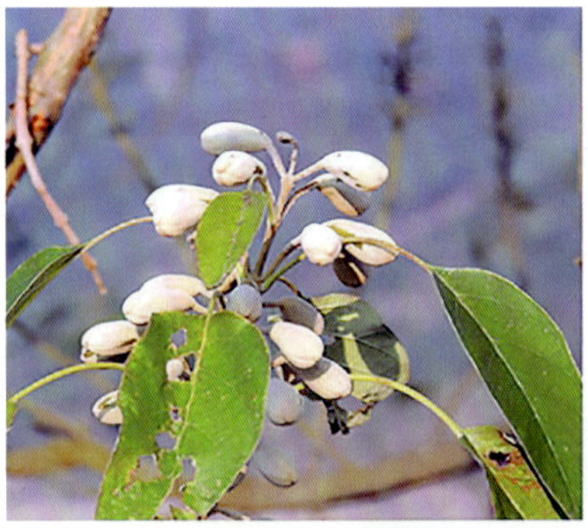
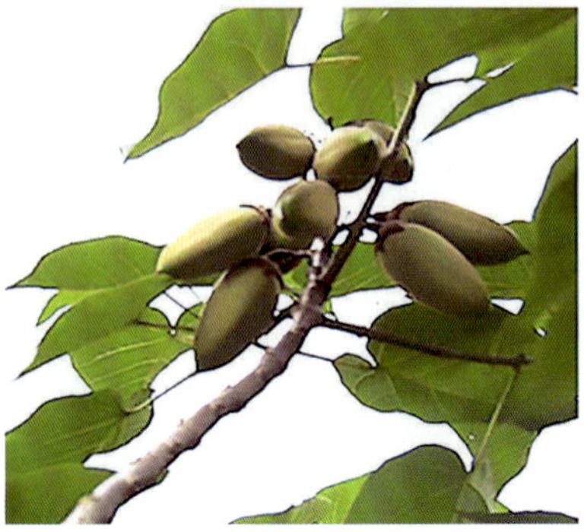
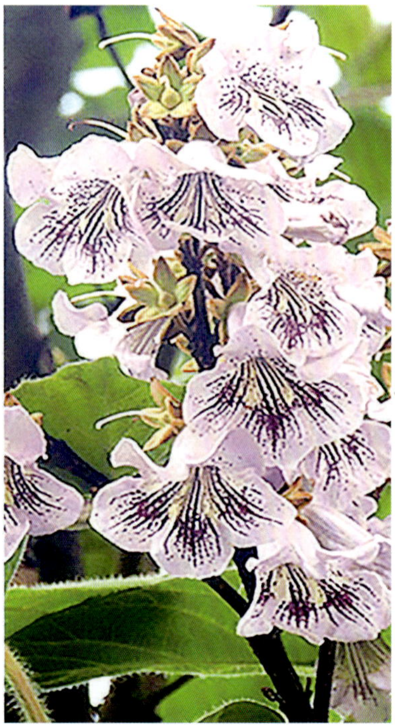
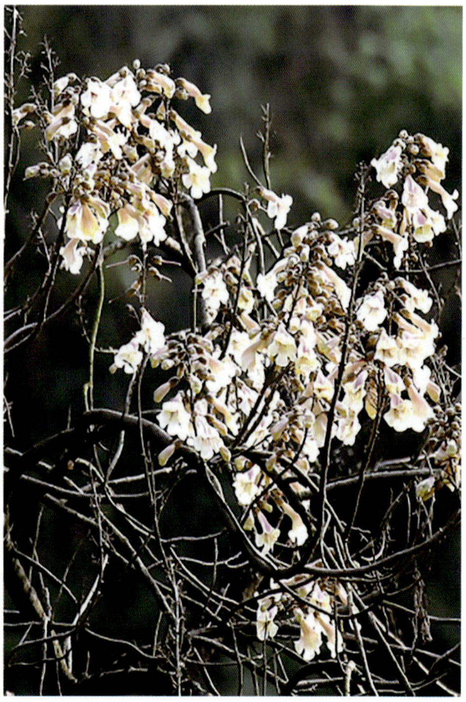

枇杷花 | Pi pa hua

Ndut bid bax 都比八

果中之皇南枇杷，酸甜可口味道佳。疏风止咳选嫩叶，清热润肺摘鲜花。

枇杷花，为蔷薇科植物枇杷 *Eriobotrya japonica*（Thunb.）Lindl. 的花。
苗乡各地均有栽培，也有不少野生。栽培者一般栽种在村寨四周，菜园边、山路旁等处。野生者一般生长于山路边、树林中、田坎上。

别名 琵琶花、蜜丸、土冬花。

采制 以花蕾、果实、叶入药。冬春季采摘枇杷花，拣净杂质，晒干备用。夏初采摘枇杷果，鲜用。枇杷叶春夏季采摘，采回后剔去柔毛，切丝，鲜用或晒干备用。果核、树根也有药用价值。

性味与归经 枇杷花、枇杷叶：味甘、淡，性微温。枇杷果：味甘、酸，性凉。入肺、胃经。

功效 枇杷花、枇杷叶：疏风止咳，温肺通窍。枇杷果：祛痰止咳，生津润肺，清热健胃。

主治 枇杷花、枇杷叶：伤风感冒、鼻塞流涕、虚劳久嗽、痰中带血。枇杷果：咽干烦渴、咳嗽吐血、呃逆等。

用法用量 内服：煎汤，枇杷花、枇杷叶 6～10 克，或研末，每次 3～6 克，吞服，或入丸、散剂。枇杷果 30～50 克，生吃，或榨汁饮用。外用：适量，枇杷果皮或果肉，捣烂外敷。

禁忌 枇杷果性淡质滑，年老体弱者少吃，脾胃虚寒者慎用。

附方

1. **口干烦渴：**鲜枇杷果 50 克，洗净，生吃，每日 1～2 次。
2. **咽喉红痛：**鲜枇杷 50 克，洗净去皮，熬半小时后，滤汁，加冰糖 5 克，分 3 次服用。
3. **头风，鼻流清涕：**枇杷花、辛夷各 30 克，焙干研细末，每次温酒送服 6 克，1 日 2 次。
4. **枯痨咳嗽，痰中带黑血：**枇杷花 6 克，鲜地棕根 120 克，珍珠七 60 克，石竹根 60 克，淫羊藿 60 克，炖肉服。
5. **小儿感冒咳嗽：**枇杷叶 3 克，水杨柳 3 克，小夜关门 3 克，虫蜕 2 克，水煎取汁，分 3 次服。
6. **老年夜咳：**枇杷花 15 克，蜂蜜 10 克，开水冲泡，频频含服。
7. **风湿关节痛：**枇杷根 10 克，黑风藤 10 克，土牛膝 10 克，水煎，分 3 次服。
8. **咳嗽痰多、胸闷气喘：**枇杷果核 10 克，萝卜子 10 克，紫苏子 10 克，水煎服。

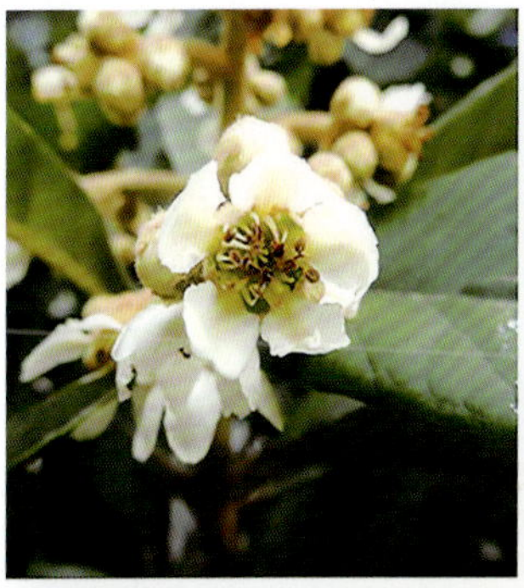
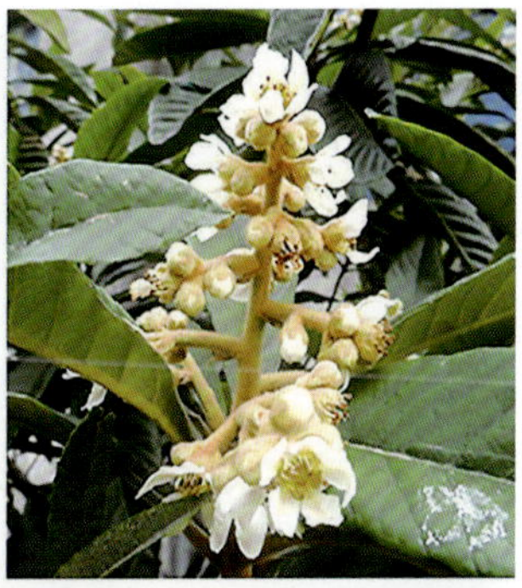
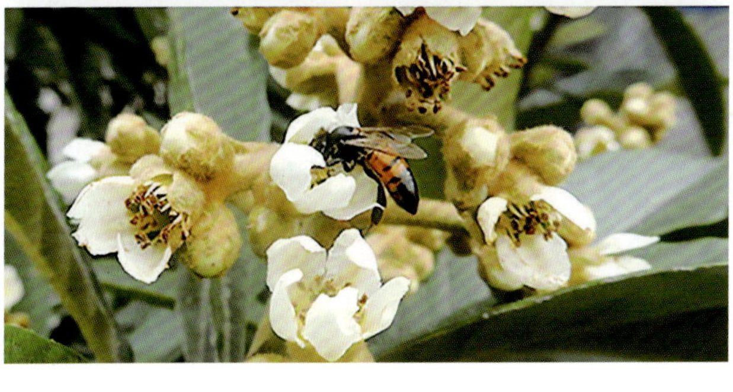
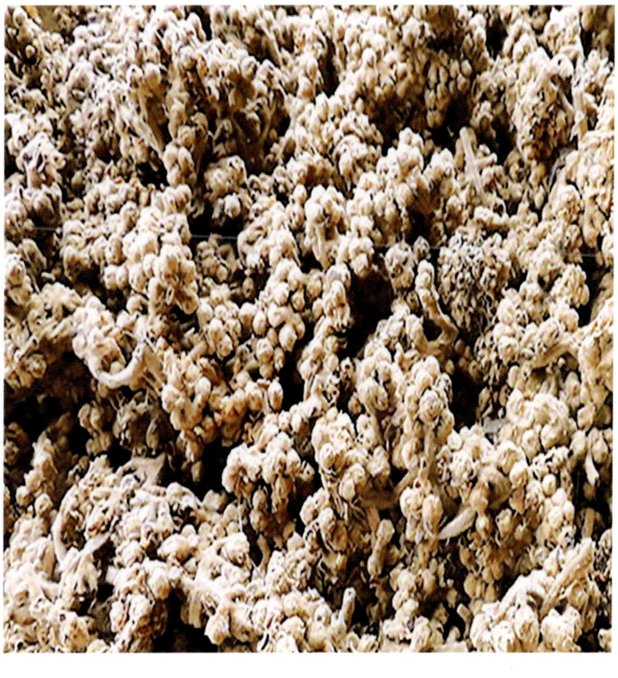

山茶花 | Shan cha hua

Benx ndut gil 本都机

四季常青在山崖，春暖乍寒开白花。吐血衄血红白痢，鼻疳痔血奶开叉。

山茶花，为山茶科植物山茶 *Camellia japonica* L. 的花。

苗乡各地均有野生，也有少数栽培。野生者一般生于山野、峡谷、向阳山坡、岩石壁上。

别名 野茶花、红茶花、宝珠山茶、宝珠花、一捻红、耐冬。

采制 药用花蕾，春分至谷雨为采收期。一般在含苞待放时采摘，摘回后拣净杂质，晒干或烘干，用纸包封，置干燥通风处。

性味与归经 味甘、苦、辛，性凉。入肝、肺经。

功效 凉血止血，散瘀消肿。

主治 胃热吐血、肺热衄血、妇女血崩、痔疮出血、小儿鼻疳、肺热咳嗽、肠风泄泻、赤白痢疾、白带淋浊、血淋砂淋、月经不调、乳头开裂、跌扑损伤、水火烫伤。

用法用量 内服：煎汤，5 ～ 10 克，或研末，温开水吞服。外用：适量，焙干研细末，麻油调敷。

禁忌 山茶花味苦，脾胃虚弱者慎用。

附方

1. **妇女白带：**山茶花 6 克，月季花 6 克，猪蹄壳 6 克，棕包根 10 克，灶心土适量，水煎取汁，分 3 次服。
2. **白带：**白茶花、白鸡冠花、蕨根各 9 克，水煎取汁，分 3 次服。
3. **下路野鸡：**用鲜山茶花一抓（约 5 克），益母草 15 克，鸡冠花 10 克，雀儿脑 10 克，水煎取汁，分 3 次服。服药期间禁食辛辣食物。
4. **小儿鼻疳：**山茶花 10 克，石榴花或根皮 6 克，水煎取汁，分 3 次服。
5. **吐血咳嗽：**宝珠山茶花，瓦上焙黑色，调红砂糖，日服 3 ～ 4 次；或宝珠山茶花 10 朵，红花 15 克，白及 30 克，红枣 120 克，水煎 1 碗服之，药渣煎水再服。
6. **赤白痢疾：**大红宝珠山茶花 30 克，阴干为末，加白糖拌匀，每次 3 克，饭锅上蒸熟服，每日 3 ～ 4 次。
7. **痔疮出血：**宝珠山茶 30 克，槐花 30 克，同焙干，研为细末，每次 6 克，温开水冲服，每日 3 次。
8. **乳头开裂、疼痛：**宝珠山茶 30 克，金银花 30 克，同焙干，研为细末，每次 3 克，用麻油调匀，外搽患处。
9. **月经不调：**红茶花 6 克，鸡冠花 10 克，月月红 6 克，水煎取汁，分 3 次服。

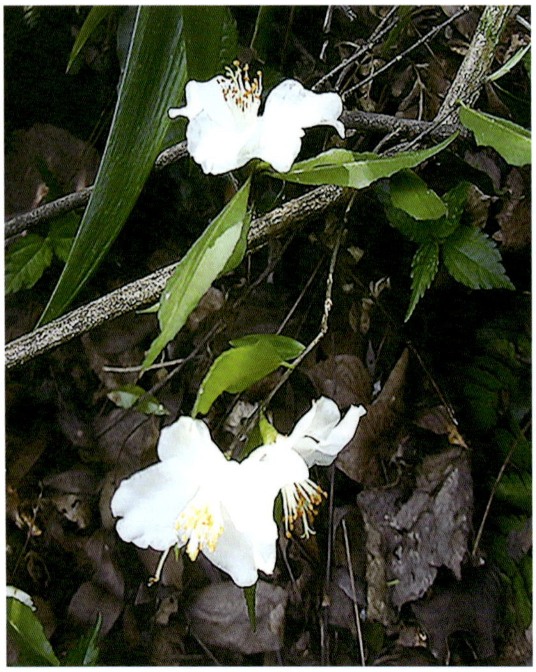

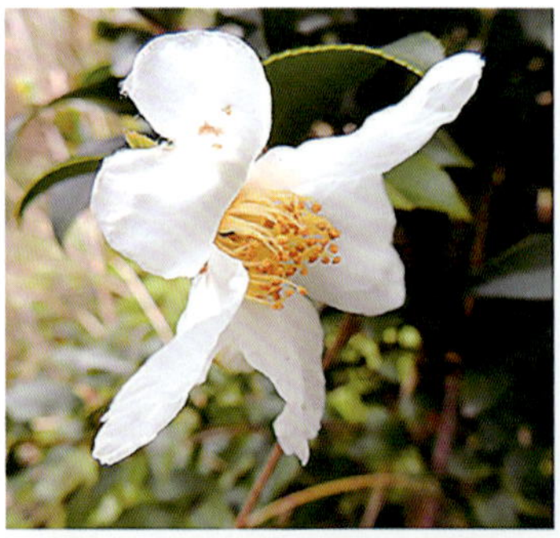

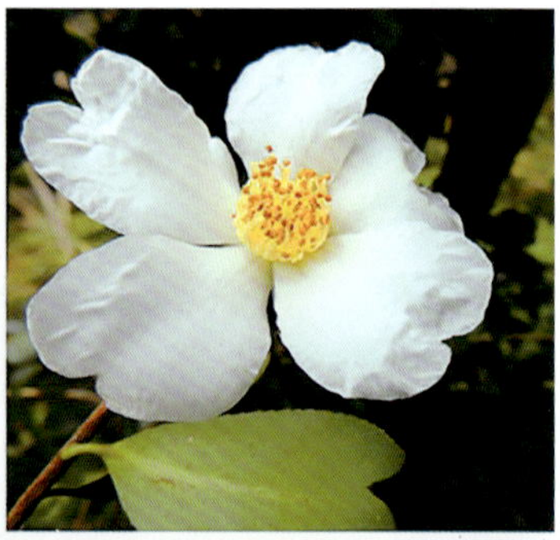

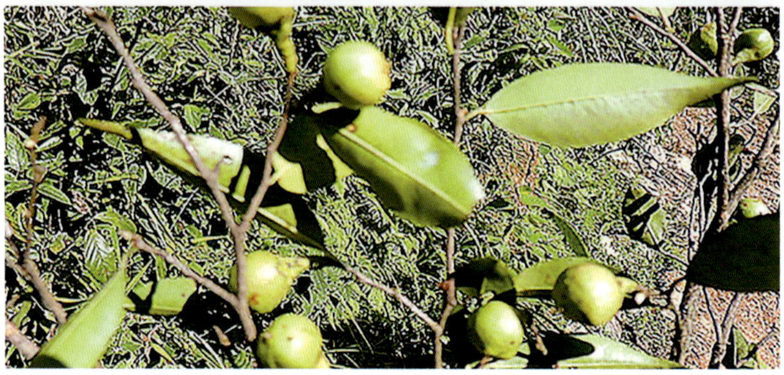

羊藿 | Yang huo

Tu lis kail huan 土里开花

药食两用羊藿花，凉拌小炒味不差。宫寒经少白带浊，风湿腰痛煎水咭。

羊藿，为姜科姜属植物蘘荷 *Zingiber mioga*（Thunb.）Rosc. 的花序。

苗乡各地均有野生，也有不少栽培。野生者一般生于山坡林边湿地、沟谷丛林下。栽培者一般栽种在庭院里、菜园旁、山路边以及果园中等处。

别名 穰荷、野山姜、茗荷、囊荷、阳荷、蘘草、野姜、洋火姜、香叶姜、阳荷姜、羊藿姜、盐藿。

采制 药用根茎、花序、嫩芽。根茎四季可采，采回后洗净泥土，晾干水分，切片，晒干备用。花序开放时采摘，鲜用或切片、晒干备用。嫩芽随采随用，一般鲜用。

性味与归经 味辛、淡，性温，无毒。入肺、胃、脾经。

功效 活血调经，镇咳祛痰，消肿解毒，消积和胃。

主治 老年咳嗽、痰喘、咽喉肿痛、肾虚白浊、宫寒经冷、月经不调、闭经、白带、风湿腰腿痛、遗尿、瘰疬、指头炎（蛇脑仄）、老年便秘、糖尿病、疮疡肿毒、风疹、风寒牙痛、脘腹冷痛、跌打损伤。

用法用量 内服：水煎，根茎 20 ～ 30 克，茎 19 ～ 15 克，花序 1 次 1 ～ 2 个，或捣烂取汁饮用，或焙干研细末，开水冲服。外用：适量，捣烂外敷患处，或煎水外洗，或捣烂取汁，含漱。

禁忌 羊藿性温，内有实热者慎用。

附方

1. **老年咳嗽、气喘：**羊藿花序 2 个，香樟根 10 克，矮地茶 10 克，水煎取汁，兑蜂蜜少许，分 3 次服。
2. **瘰疬：**羊藿根茎 60 克，射干鲜根茎 30 克，水煎取汁，分 3 次服。药渣捣烂，外敷患处。
3. **瘰疬：**羊藿叶、虎耳草、水杨柳各适量，捣烂，兑淘米水少许，外敷患处，1 日换药 1 次。
4. **胃脘冷痛：**羊藿根 15 克，三姜子 4 克，马蹄香 3 克，水煎取汁，分 3 次服。
5. **宫寒经冷：**羊藿根 15 克，香附子 6 克，艾叶 6 克，老姜 3 片，水煎取汁，兑红糖 20 克，分 3 次服。
6. **风湿腰腿痛：**羊藿根 20 克，扯丝皮 10 克，夏天无 4 克，桂皮 6 克，水煎取汁，分 3 次服。药渣煎水，外熨患处，1 日 2 次。

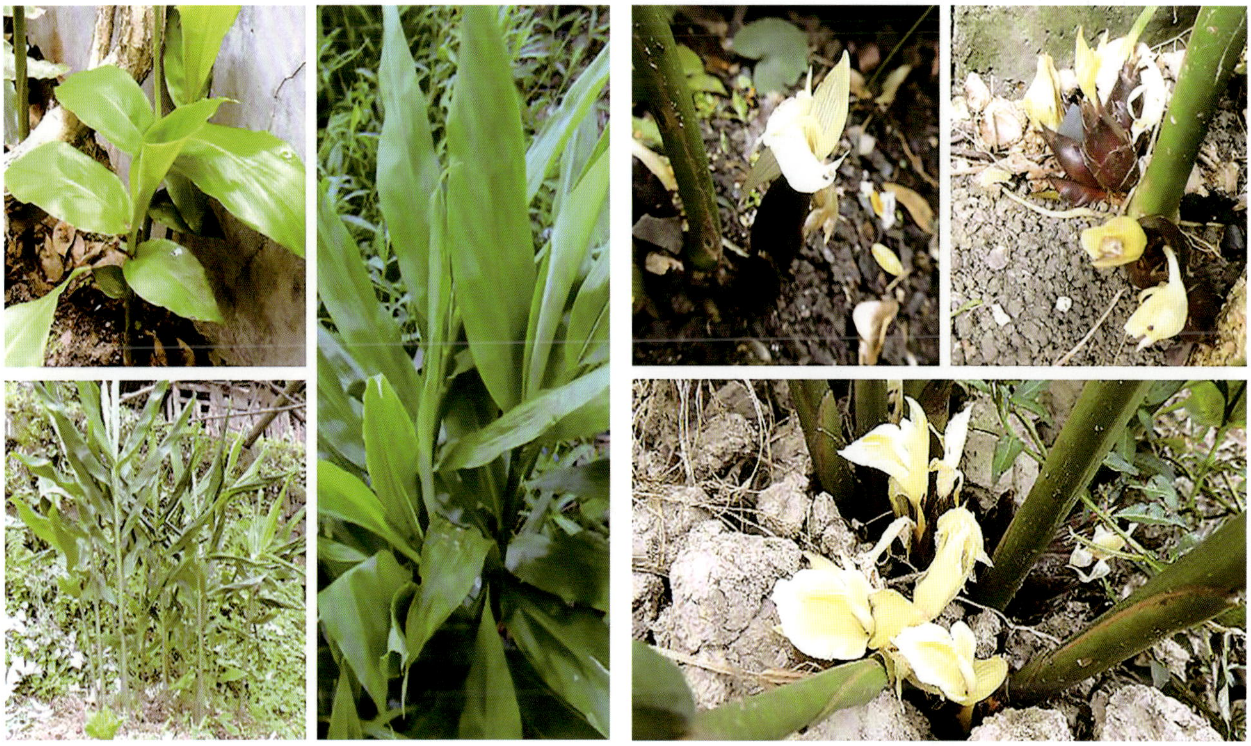

野菊花 | Ye ju hua

Reib sheid mlob 鋭赊庙

满坡金黄野菊花，味苦性凉效不差。高热肺炎头眩晕，咽痛目赤高血压。

野菊花，为菊科多年生草本植物野菊 *Dendranthema indicum*（L.）Des Moul.、北野菊 *Chrysanthemum lavandulaefolium*（Fisch.）Makino. 或岩香菊 *Dendranthema lavandulifolium*（Fisch. ex Trautv.）Ling & Shih. 的初开放花朵。苗乡各地有野生，多数生于山坡草地、灌木丛、河边水湿地、田坎边、路旁。

别名 山菊花、路边菊、北野菊、岩香菊、野黄菊花。

采制 药用花朵。秋季采摘刚开放之花朵，拣净杂质、叶片、茎秆，晒干或烘干备用。

性味与归经 味苦、辛，性凉。入肺、肝经。

功效 疏风清热，解毒消肿，疏风平肝。

主治 风热感冒、肺炎、咽喉肿痛、高血压病、小儿高热抽搐、胃肠炎、目疾、眩晕、疔痈、口疮、丹毒、湿疹、咽炎、瘰疬、天疱疮、皮炎等。

用法用量 内服：煎汤，干品 6～12 克，鲜者 30～60 克。外用：适量，捣烂外敷，煎水漱口或淋洗。

禁忌 野菊花性凉，脾胃虚寒之人慎用。

附方

1. 风热感冒：野菊花、金银花、连翘、牵牛子各 10 克，薄荷、甘草各 6 克，水煎服。
2. 急性咽炎：鲜野菊花 30 克，水煎频服，并用叶 30 克捣烂外敷或水煎外洗。
3. 高血压（肝热型）：野菊花、草决明各 15 克，泡水代茶饮。
4. 瘰疬、目赤肿痛：野菊花 10 克，夏枯草 10 克，决明子 10 克，水煎服。
5. 疔疮：野菊花和黄糖捣烂贴患处。如生于发际，加冰片、生地龙同敷。
6. 痈疽脓疡：野菊花 30 克，蒲公英 30 克，紫花地丁 30 克，连翘 30 克，石斛 30 克，水煎服，1 日 3 次。
7. 泄泻腹痛：野菊花 10 克，水杨柳 10 克，煎汤，1 日 3 次内服。
8. 预防流脑：野菊花 500 克粉碎，加水 1000 毫升，煎水取汁，每次 1～2 滴滴鼻，每日 2 次。
9. 肺炎、阑尾炎：野菊花 30 克，一点红 15 克，金银花藤 30 克，积雪草 15 克，犁头草 15 克，白茅根 15 克，水煎服，每日 1 剂。
10. 尿急：野菊花 30 克，斑鸠窝 30 克，白茅根 10 克，水煎服，每日 1 剂。
11. 肺结核：野菊花 15 克，地胆草 30 克，兰香草 30 克，水煎服，每日 1 剂。
12. 头癣、天疱疮：野菊花、苦楝根皮、苦参根各适量，水煎外洗。

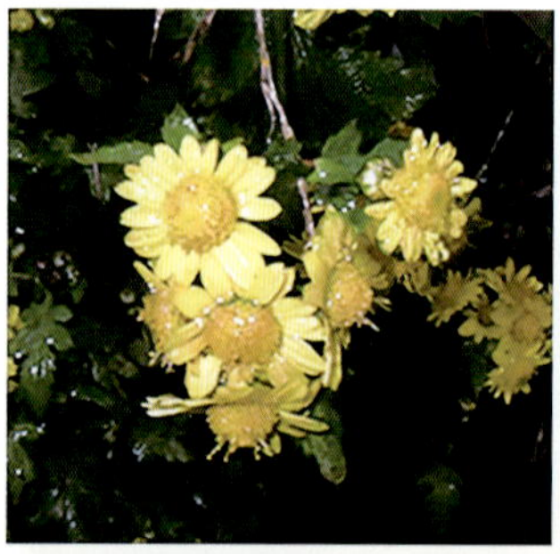
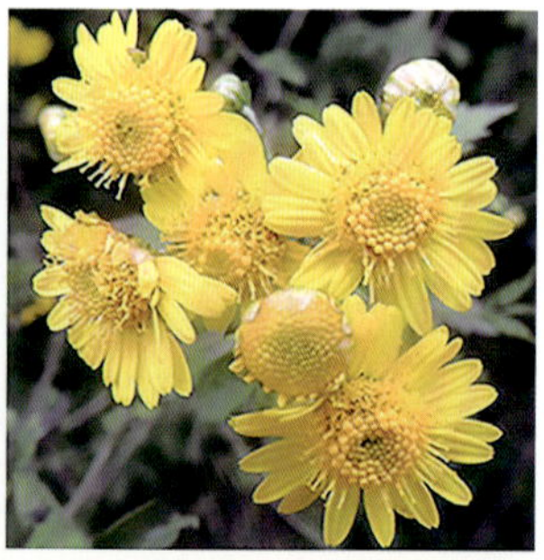
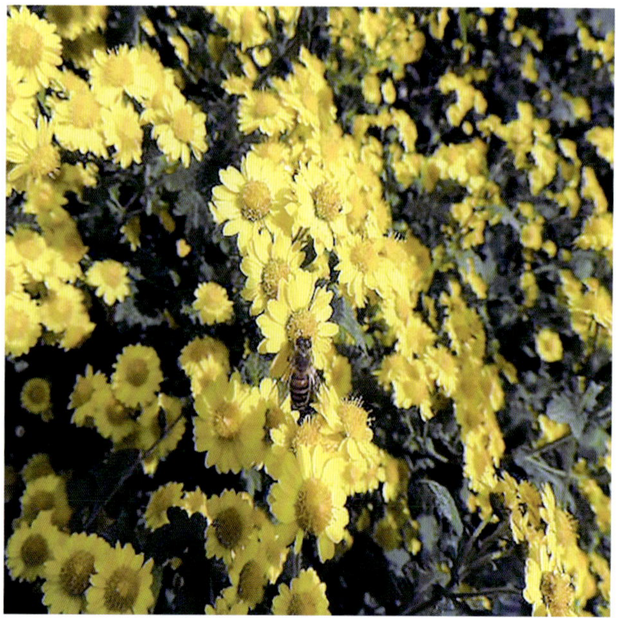
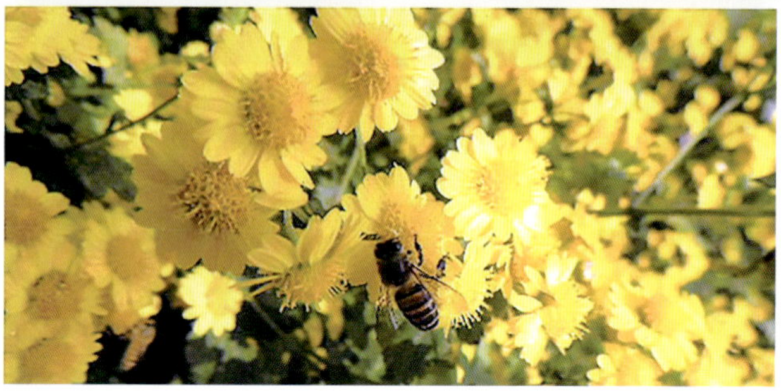

夜来香 | Ye lai xiang

Ndut wanb xiang yul 都晚香玉

昵体落山香气浓，驱蚊赶虫趁南风。目赤肿痛眼屎黏，麻疹入眼不放松。

夜来香，为萝藦科夜来香属植物夜来香 *Telosma cordata*（Burm. f.）Merr.。药用叶、花、果实。

苗乡各地均有栽培，一般栽培于庭院、菜园、果园边等地，少有野生，野生者多生长在林地或灌木丛中。

别名 夜香花、夜兰香、夜丁香、日下香、晚香玉。

采制 以花、叶、果实入药。花、果分别于花期、果期采集，采回后，拣净杂质，晒干备用。叶随时可采，一般鲜用。

性味与归经 味甘、淡，性平。入肺、肝经。

功效 清肝明目，去翳，拔毒生肌。

主治 花、果实主治：目赤肿痛、夜多眼屎、视物不清、麻疹入眼、角膜云翳、忧郁失眠等。鲜叶主治：外治已溃之疮疖脓肿、下肢溃疡、预防中暑、外伤糜烂。

用法用量 内服：水煎，花 3 ～ 6 克；果 1 个（破开）。外用：鲜叶适量，开水烫后，贴敷患处。

禁忌 夜来香不宜放在室内，因为它的香气会使人感到不适。

附方

1. **臁疮糜烂，长期不愈：**以夜来香鲜叶适量，捣烂后，加入猪肥肉适量，再捣均匀，外敷患处，1 日 1 次。
2. **风湿病：**夜来香 30 克，铁筷子 15 克，红牛膝根 15 克，大血藤 15 克，泡酒服，每次 15 毫升，每日 2 次。
3. **筋骨疼痛：**夜来香、散血草、透骨消、大马蹄、巴岩姜各 15 克，水煎取汁，分 3 次服。药渣捣烂，加樟脑 2 克，外熨患处。
4. **咽喉炎：**夜来香 4 克，三两银 2 克，水煎取汁，分 3 次含服。
5. **急慢性结膜炎、角膜炎：**夜来香花或叶 3 ～ 5 克（鲜品加量），水煎取汁，分 3 次服。药渣煎水，用布条蘸药汁，外敷眼皮上，1 日 2 次。
6. **疮疖溃烂：**夜来香花或叶适量，焙干研细末，每用少许，调猪油至匀，敷患处；或鲜叶适量，捣烂，敷患处。
7. **麻疹入眼：**夜来香花 3 克，笔通草 10 克，白菊花 10 克，水煎汁，分 3 次服。
8. **角膜云翳：**夜来香花 10 克，虫蜕 6 克，决明子 10 克，笔通草 10 克，水煎服。
9. **外伤感染，创口难愈：**夜来香叶适量，加白糖适量，捣烂，外敷患处，1 日 1 次。注意莫沾生水。
10. **预防中暑：**夜来香叶 6 克，细叶香薷 3 克，蛤蟆草 10 克，水灯草 10 克，水煎取汁，当茶喝。

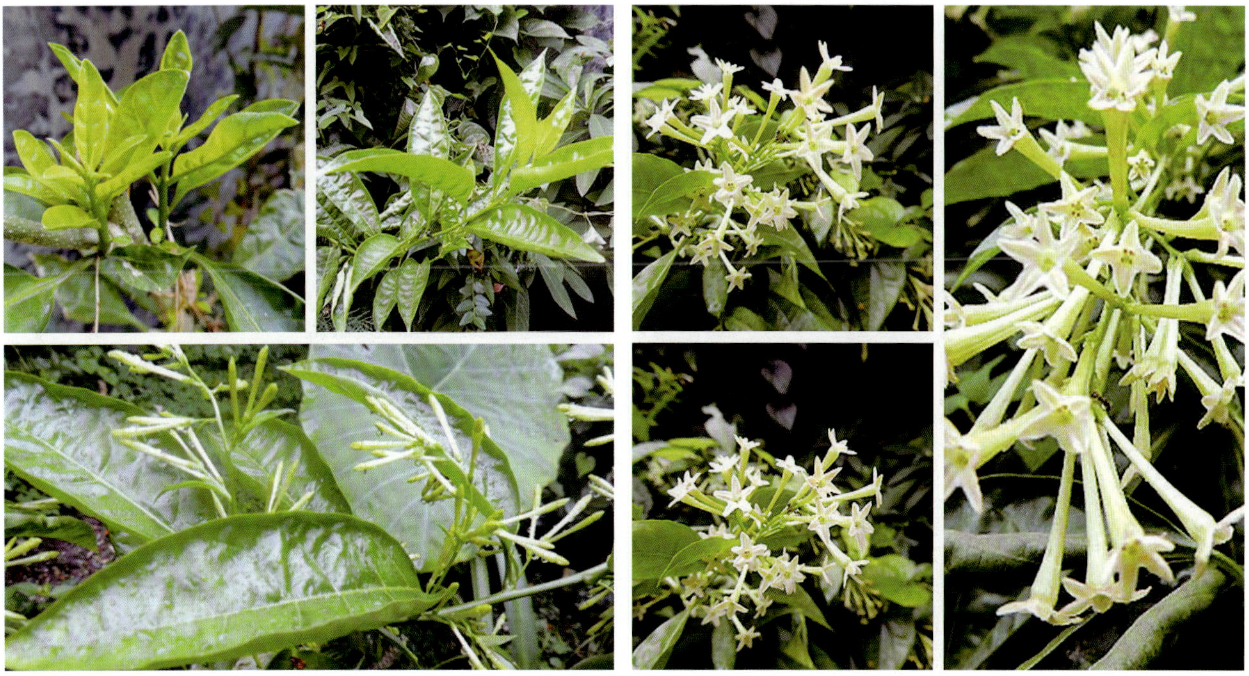

野梦花 | Ye meng hua

Benx jab bet 本抓摆

雪里开花寒风吹，根皮柔韧软骨筋。咽喉肿痛乳癌起，跌打外伤痛神经。

野梦花，为瑞香科植物唐古特瑞香 *Daphne tangutica* Maxim. 的花。

苗乡各地有野生，也有少数栽培。野生者被称为“野梦花”，栽培者大多数被称为“梦花”。

别名 雪冻花、瑞香、雪花皮、山棉皮、对雪开、雪地开花、雪冬花、金腰带、铁牛皮、暖骨风、红总管。

采制 药用花蕾、全株。春季采花，四季采根皮及叶入药。采回后，洗净泥土，晾干水分，切段、片，晒干备用。

性味与归经 味辛，性平，无毒。入肝经。

功效 祛风除湿，活血止痛，缓解痉挛。

主治 风湿性腰腿痛、风湿性关节炎、坐骨神经痛、牙齿痛、跌打损伤、咽喉肿痛、牙痛、乳腺癌初起。

用法用量 内服：水煎，6～12 克，或研细末吞服，或浸酒饮用。外用：适量，煎水外洗患处。

禁忌 野梦花味辛，胃肠功能不好者慎用。

附方

1. 咽喉肿痛：野梦花的花或根 12 克，放碗中捣烂，加开水擂汁，分 3 次内服。
2. 齿痛：野梦花的花或根皮 6 克，鸡蛋 2 个，共水煎，候蛋熟，吃蛋喝汤。外用野梦花的花数朵，捣烂，含牙痛处。
3. 坐骨神经痛：野梦花根 10 克，当归 10 克，防风 10 克，牛膝 10 克，木瓜 10 克，五加皮 10 克，寄生 10 克，木通 10 克，丝瓜络 5 克，一口钟 5 克，鸡爪七 3 克，独活 10 克，石南藤 10 克，大血藤 10 克，虎杖 10 克，地骨皮 8 克，荞子七 5 克，附子 5 克，泡酒服。
4. 坐骨神经痛：野梦花树皮 10 克，水煎取汁，兑白酒少许，分 3 次服，连服数日。服药期间禁食酸冷食物。
5. 乳癌初起：野梦花 15～60 克，捣烂，加少许鸡蛋白调匀，敷患处，1 日 1 次。
6. 风湿痛：野梦花树皮 6 克，桂枝 10 克，水煎服，并用树叶煎水外洗患处。
7. 跌打损伤：野梦花树皮或根皮 30 克，童便浸对时（24 小时），晒干，与生川乌 3 克，自然铜 3 克，共研细末，每日服 2 次，每次服 3 克，开水送服。
8. 风湿性关节炎：野梦花根 10 克，大血藤 10 克，小血藤 10 克，土牛膝 10 克，夏天无 4 克，水煎服，1 日 3 次。

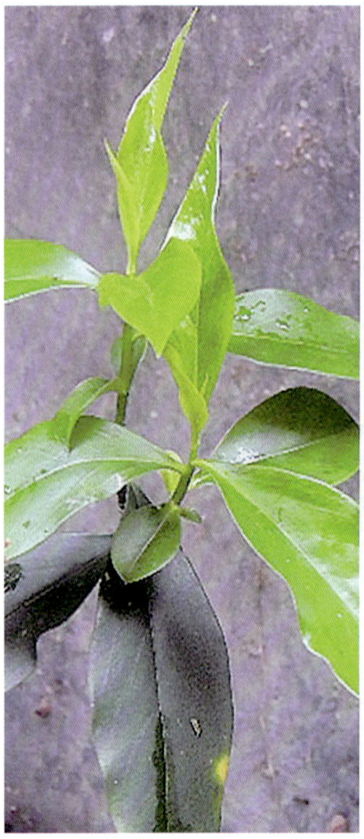
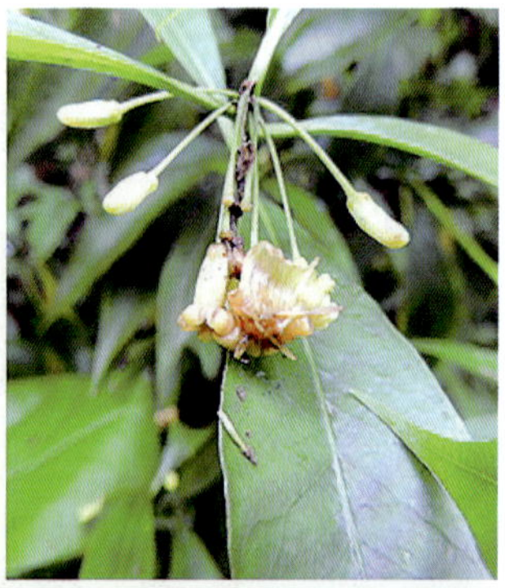
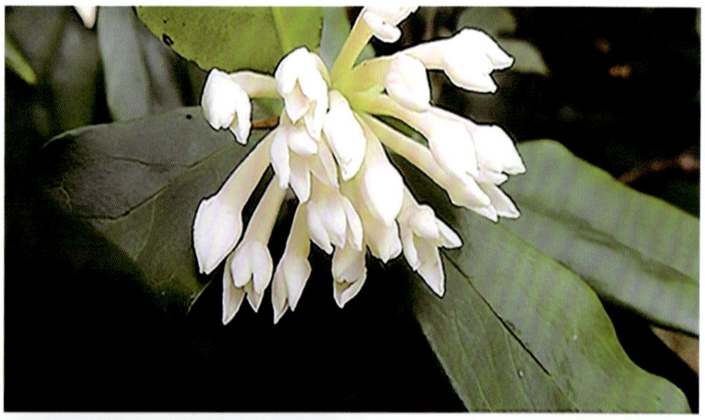
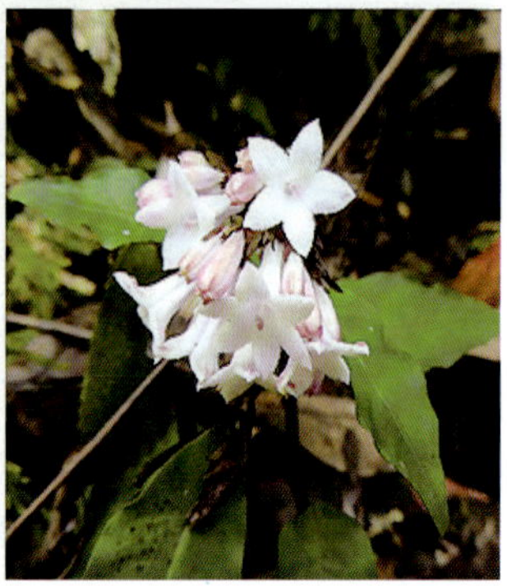
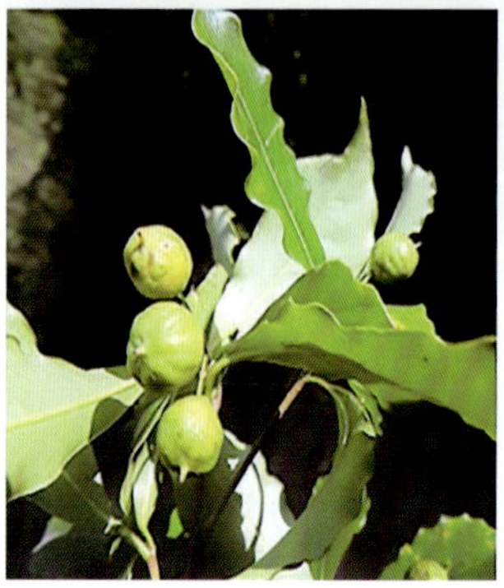
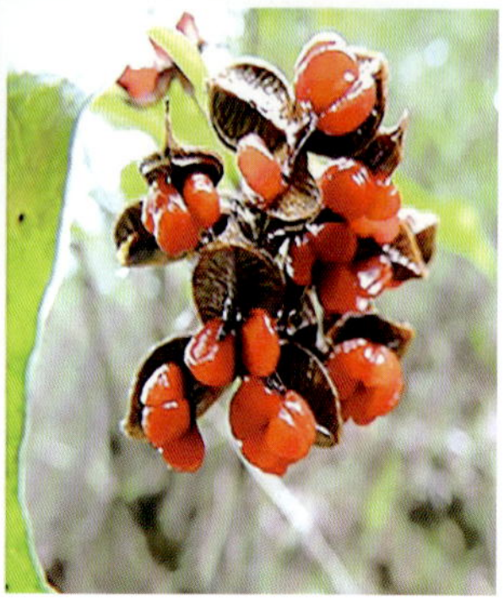

玉兰花 | Yu lan hua

Benx ndut mul lanb 本都木兰

洁白如玉庭院前，幽香四溢胜春兰。风寒鼻塞偏头痛，经痛不孕莫等闲。

玉兰花，为木兰科植物玉兰 *Magnolia denudata* Desr. 的花。

苗乡各地均有栽培，一般栽培在房前屋后、山寨旁以及道路两侧、花园路边、草坪角隅、亭台前后等地。

别名 玉兰、木兰、白兰、白玉兰、应春花、望春花。

采制 药用其花蕾。早春三月于花前蕾期采摘，鲜用，或置通风良好处，阴干备用。

性味与归经 味辛，性温。入肺、肾经。

功效 祛风散寒，通窍降压，宣肺通鼻。

主治 外感头痛、鼻塞、急慢性鼻窦炎、过敏性鼻炎、高血压、缩阴症、牙痛、风寒咳嗽、痛经、月经不调、不孕症等。

用法用量 内服：煎汤，6～10 克，或入丸、散剂。外用：适量，研末塞鼻，或水浸蒸馏滴鼻。

禁忌 阴虚火旺者忌服。

附方

1. **偏头痛：**玉兰花树皮、糯稻草（烧灰）各适量，捣烂敷痛处。用药期间禁食酸冷食物，头部避免受风寒。
2. **缩阴：**玉兰花 6 克，团鱼头 5 克，茅根 6 克，巴茅心 2 根，水煎取汁，分 3 次服，再以食盐少许，搽肚脐眼。
3. **高血压：**玉兰花 6～10 克，瓜板根 10 克，芹菜 15 克，水煎取汁，分 3 次服。服药期间禁食油腻食物、动物内脏。
4. **喜药：**玉兰花蕾，每岁 1 朵（如 20 岁用 20 朵）。每日清晨，水煎取汁，空心用温开水服，连服 7 天。
5. **急慢性鼻炎、鼻窦炎：**玉兰花、苍耳子各 10 克，用纱布包煎，取其浓缩汁滴鼻，每日 3～4 次。
6. **痛经：**玉兰花蕾 10 朵，益母草 15 克，鸡冠花 10 克，加水煎 2 次，去渣取汁，加甜酒水少许，于经前分 2 次服用。
7. **牙痛：**玉兰花 10 克，马蹄香 3 克，黄毛根 10 克，夏天无 4 克，水煎取汁，分 3 次含服。
8. **风寒咳嗽：**玉兰花 6 克，金荞麦 10 克，辣子蛇药 4 克，水煎取汁，分 3 次服。

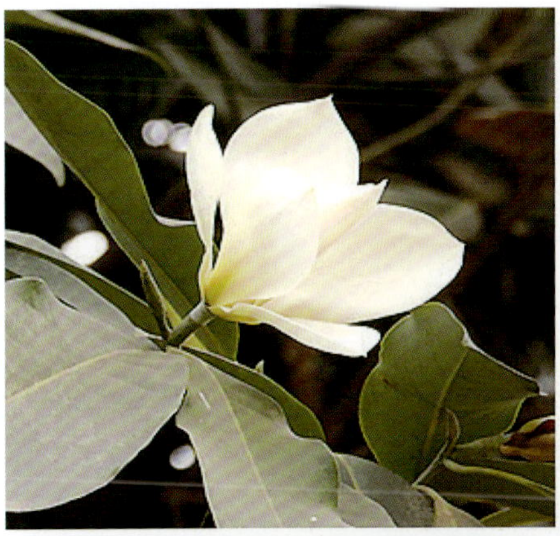
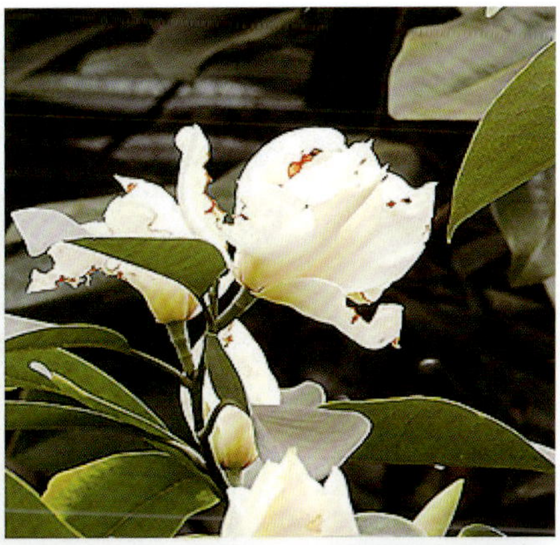
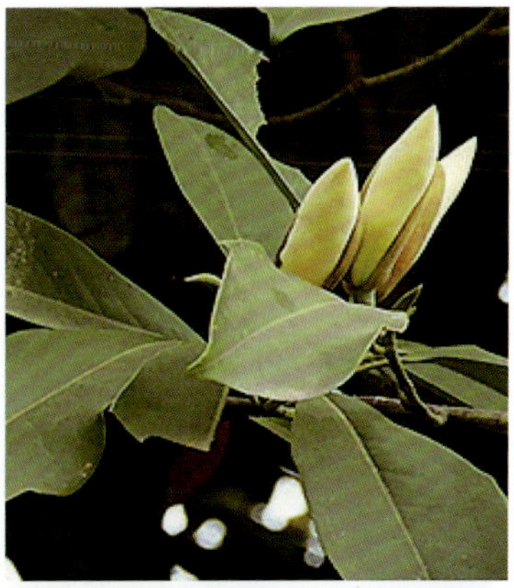
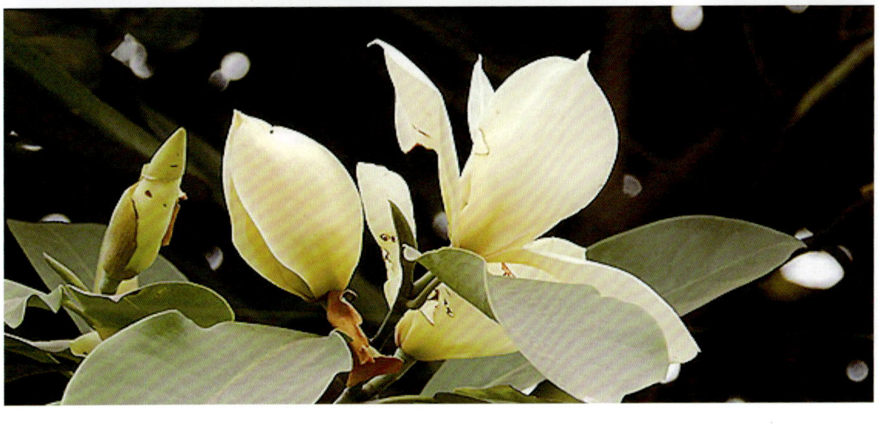
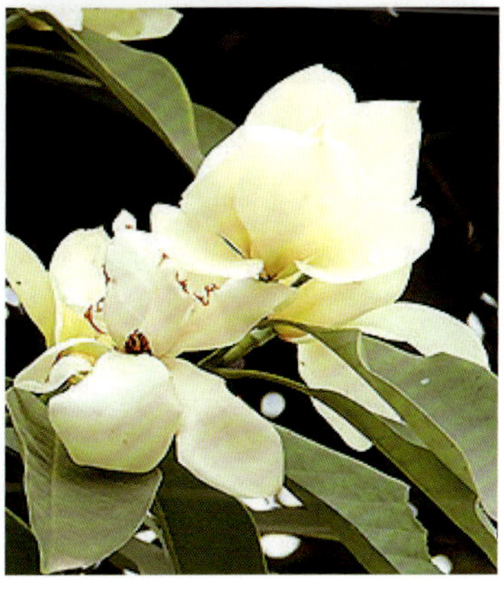

月月红 | Yue yue hong

Hleat hleat deus 那那倒

紫红淡红月月开，村前寨后四处栽。闭经痛经月不调，跌伤瘀肿瘰疬摘。

月月红，为蔷薇科植物月季花 *Rosa chineses* Jacq. 的花。

苗乡各地均有栽培，一般栽培在房前屋后，村中的路边或山路旁，菜园边等。

别名 月季花、月月缸、四季花、斗雪红、月贵红、月贵花、月记、月月开、长春花、月月花、艳雪红、绸春花、月光花、四季春。

采制 药用花。在清晨花刚开放时采摘，放竹筛中阴干，密封保存备用。

性味与归经 味甘，性温，无毒。入肝经。

功效 活血调经，消肿解毒。

主治 月经不调、痛经闭经、跌打损伤、血瘀肿痛、痈疽肿毒、瘰疬、水火烫伤。

用法用量 内服：煎汤，3～6 克，或研末服。外用：适量，捣烂外敷患处。

禁忌 月月红有活血作用，月经过多者慎用。

附方

1. 筋骨疼痛、脚膝肿痛：月月红嫩叶适量，捣烂，敷患处。
2. 无名肿毒：月月红花适量，捣烂，敷患处。
3. 真月家病：月月红 6 克，惊吓草 6 克，大血藤 10 克，小血藤 10 克，血报木 10 克，胡椒 2 克，尿泡子 10 克，雀儿脑 10 克，笔通草 10 克，野棉花根 10 克，水煎取汁，兑烧酒少许，分 3 次服。
4. 产后伤风：月月红 6 克，薏苡仁 10 克，鹅毛筒 6 克，吴茱萸 6 克，算盘子 10 克，笔通草 10 克，石菖蒲 10 克，车前草 6 克，水煎取汁，分 3 次服。
5. 跌打损伤：月月红嫩叶适量，捣烂，敷患处。另用月月红花瓣 15 克，晒干研末，每服 3 克，酒冲服，1 日 3 次。
6. 月经不调：月月红 6 克，通塔 6 克，水煎取汁，分 3 次服；或取鲜月月红 6 克，放入保温杯内，开水冲泡，连服数次。
7. 经闭：月月红 6 克，八角枫 6 克，土大黄 10 克，木通 6 克，叶下红 10 克，大金刀、马齿苋各 10 克，水煎服；或月月红根 15 克，钩藤根 15 克，小血藤根 15 克，大藿香 15 克，泡酒 500 克，3 天后服，早晚各服 10 毫升。
8. 赤白带下：月月红根 10～15 克，水煎取汁，分 3 次服。
9. 喜药：月月红 20 克，益母草 30 克，水煎取汁，兑甜酒少许，分 3 次服。
10. 子宫脱垂：取鲜月月红花 30 克，与适量红酒炖服，分 3 次服。
11. 瘰疬未破：月月红花 3 克，沉香 4 克，炒芫花 9 克，一起搓碎，装入鲫鱼腹中，用线缝合，然后用水、黄酒各半炖熟，食鱼肉，喝汤。
12. 月经不调：鲜月月红花 20 克，鸡冠花、益母草各 15 克，开水泡服，1 日 3 次。
13. 肺虚咳嗽咯血：月月红 10 克，冰糖 10 克，炖熟，分 3 次服用。

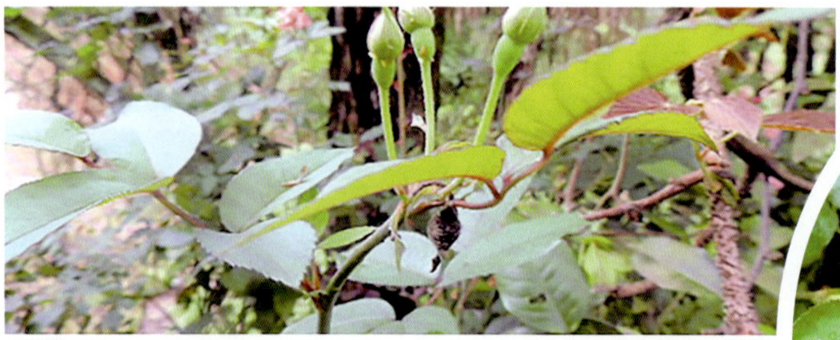
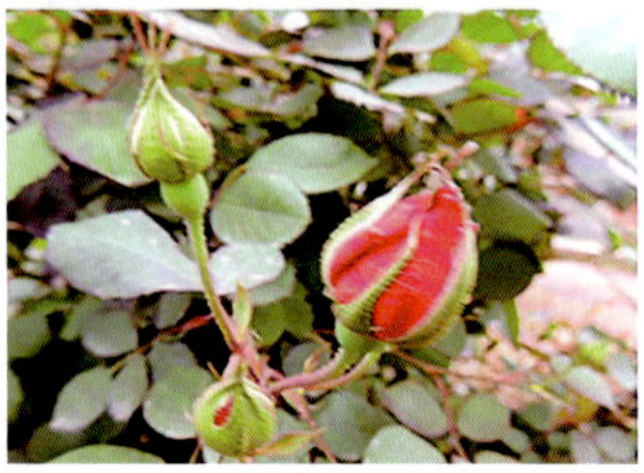
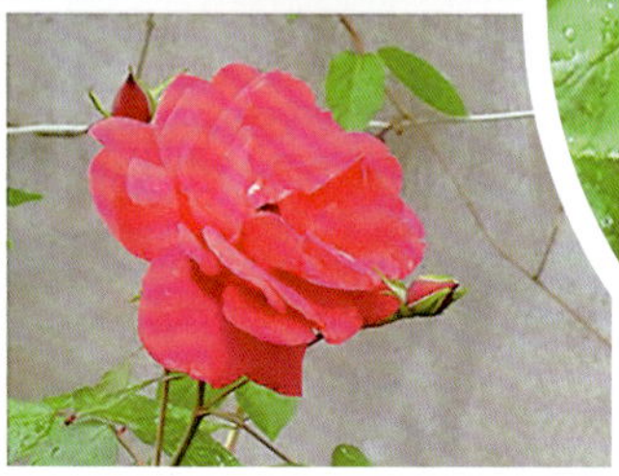
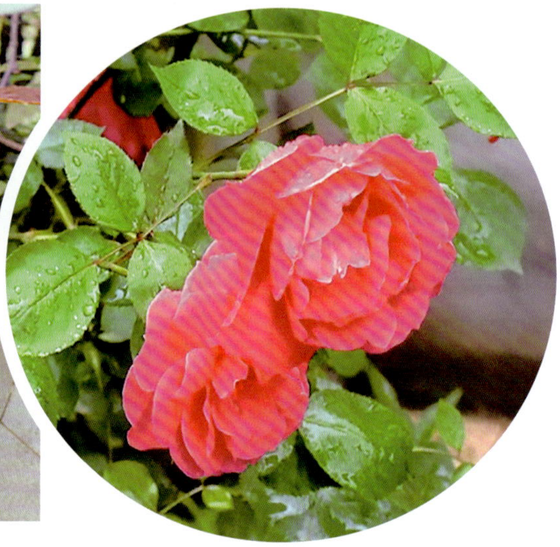

指甲花 | Zhi jia hua

Reib bot zheit doul 銳保腿儿

甘温有毒指甲花，毒蛇蜈蚣都怕它。跌打骨折腰腿痛，毒蜂蛇咬灰指甲。

指甲花，为凤仙花科植物凤仙花 *Impatiens balsamina* L. 的花。

苗乡各地均有栽培，也有少数野生。栽培者多半栽培在房前屋后、花盆中或路边草地里。

别名 凤仙花、金凤花、灯盏花、好女儿花、海莲花、指甲桃花、金童花、竹盏花、急性子（子）、透骨草（全草）。

采制 药用花蕾、根、茎、叶、种子。花：夏、秋季盛开时采收，洗净，鲜用或晒干。茎叶茂盛时采摘，一般鲜用。根茎四季可采挖，洗净泥土，鲜用或晒干备用。

性味与归经 花：味甘，性温，有小毒。归肾经。全草：味苦、辛，性温。种子（急性子）：味甘，性温，有小毒。根：味甘，性平。归肾经。

功效 花：祛风，活血，消肿，止痛。全草：活血化瘀，利尿解毒，通经透骨。种子：通经，催产，祛痰，消积块。根：祛风止痛，活血消肿。

主治 花：主治风湿偏废、腰胁疼痛、妇女经闭腹痛、产后瘀血未尽、跌打损伤、痈疽、疔疮、鹅掌风、灰指甲等。种子（急性子）：主治闭经、难产、骨鲠咽喉、肿块积聚。全草：主治关节肿痛，跌打损伤，瘰疬，痈疽疔毒。根：主治风湿关节疼痛，跌打损伤，咽喉骨鲠。

用法用量 内服：煎汤，花干品 1.5～3 克，鲜品 3～9 克，种子 6～9 克，根 9～15 克。外用：适量，捣烂涂敷患处。

禁忌 指甲花有小毒，孕妇禁服。

附方

1. **毒蛇咬伤：**指甲花全草捣烂取汁 60 毫升，加热酒 30 毫升兑服，服后卧床盖被出微汗。
2. **黄蜂蜇伤：**指甲花根 30 克，八角莲 15 克，青木香 15 克，捣烂，敷伤处周围。
3. **跌打损伤：**嫩指甲花茎叶 30 克，捣烂如泥，以白酒调匀，外敷患处。用于跌打损伤、刀砍斧劈等，止痛见效极快。
4. **肩周炎：**指甲花 15 克，五角星根 40 克，倒崖根 20 克，川芎、细辛、茜草、桂皮各 15 克，白酒 2 斤。酒中浸泡 7 天后，每服 20 毫升，1 日 3 次。并用药酒揉患处，至皮肤发红，每日 2 次。
5. **灰指甲：**鲜指甲花瓣适量，捣碎后加大蒜汁适量调匀，涂指甲上，1 日 3 次。
6. **四肢麻木：**指甲花、柏子仁、木瓜、大血藤各 10 克，煎水淋洗，1 日 3 次。
7. **蛇虫咬伤：**干指甲花 3 克，泡酒，内服 1 小时后，患处麻木便可解。
8. **百日咳：**鲜指甲花 7～15 朵，加冰糖少许，水煎取汁，分 3 次服。
9. **白带：**指甲花 15 克（或根 30 克），墨鱼 30 克，水煎取汁，分 3 次服。
10. **鹅掌风：**鲜指甲花适量，捣烂取汁，外搽患处，1 日 2～3 次。

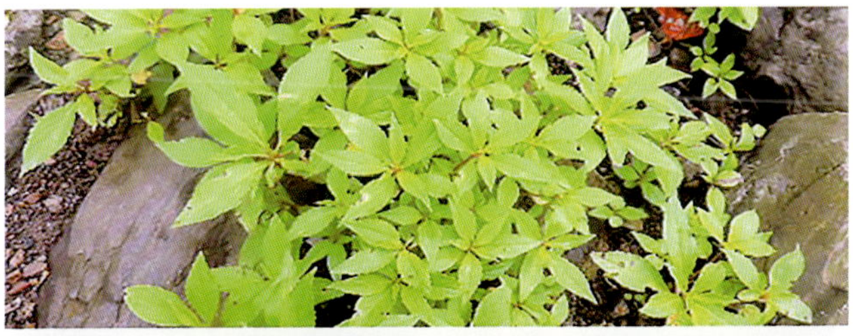
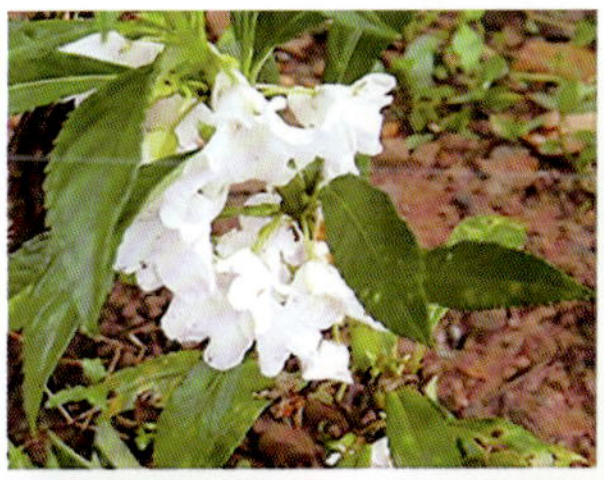
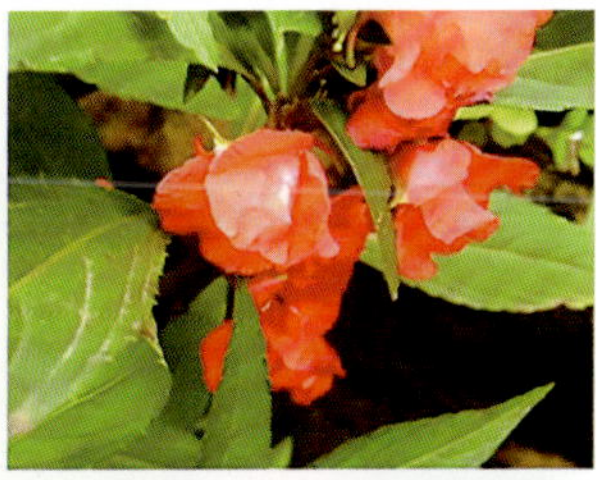
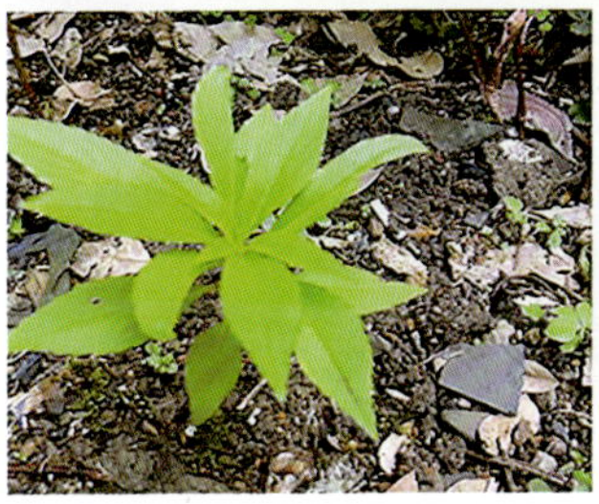
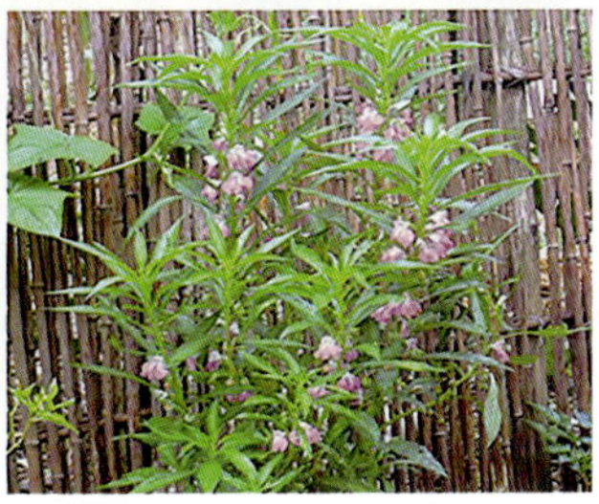
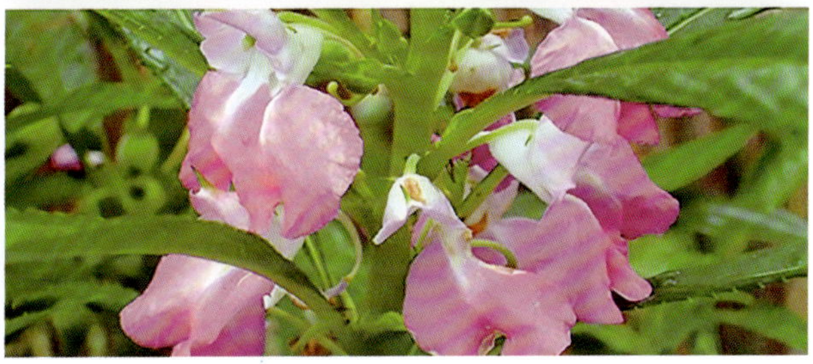

紫玉兰 | Zi yu lan

Benx ndut mul lianb 本都木莲

枝繁花茂早迎春，树形婀娜庭院深。诸般鼻疾头腰痛，牙痛腻虫可除根。

紫玉兰，为木兰科植物紫玉兰 *Magnolia liliiflora* Desr. 的花。

苗乡各地均有栽培，一般栽培在庭院、街道两旁、花园里。

别名 紫玉兰花、木兰、木笔、木莲花、迎春花、辛夷、木笔、望春、女郎花、林兰、木栏、桂栏、杜兰、迎春、木笔花、毛辛夷、辛夷桃。

采制 紫玉兰以花蕾入药，冬末春初花未开放时采收，除去枝梗，阴干。

性味与归经 味辛，性温。入肺、胃经。

功效 宣肺通窍，行气止痛。

主治 风寒头痛、牙痛、腰痛、脑痛、眉毛风、鼻窦炎、鼻息肉、痰湿鼻塞、鼻疖、鼻腻虫。

用法用量 内服：煎汤，3～10克，或入丸、散剂。外用：适量，焙干研末塞鼻，或捣烂取汁，滴鼻腔内。

禁忌 阴虚火旺者禁服。

附方

1. **鼻渊：**紫玉兰15克，苍耳子8克，香白芷30克，薄荷叶5克。共焙干研细末，每服6克，用葱或清茶，食后调服，1日3次。
2. **鼻窦炎：**紫玉兰10克，鸡蛋3个。同煮熟，每次吃鸡蛋1个，喝汤，1日1剂，分3次服。
3. **鼻息肉：**紫玉兰60克，桑树皮60克，黄菊子15克，白芷、则耳根各30克，共焙干研细末，每次6克，每日3次，用萝卜煮水送服。
4. **痰湿鼻塞：**紫玉兰10克，皂角10克，石菖蒲6克，共焙干研细末。每用少许，纱布裹好，塞鼻腔内，以通为度。
5. **鼻疖：**紫玉兰30克，老鼠刺15克，金银花30克，共焙干研细末，每次10克，每日3次，冷开水送服。
6. **牙痛：**紫玉兰30克，蛇床子60克，青盐15克，共焙干研末。牙痛时取少许，搽在痛牙处，1日3次。
7. **鼻腻虫：**紫玉兰10克，白附子5克，三步跳5克，天花粉、白芷、僵蚕各6克，薄荷3克，水煎取汁，分3次服，1日1剂。并用药渣煮水，外洗患处。
8. **风寒头痛：**紫玉兰6克，鲜则耳根15克，银薄荷10克，小管仄10克，生姜5克，水煎取汁，分3次服。
9. **眉毛风：**紫玉兰6克，鹰爪风10克，旧草帽少许（烧灰、冲服），水煎取汁，分3次服。

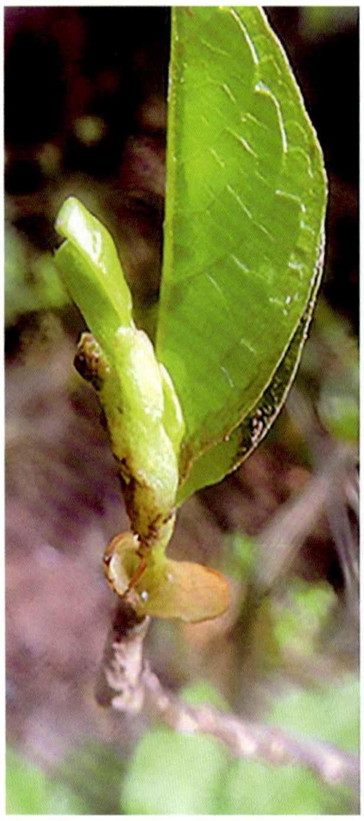
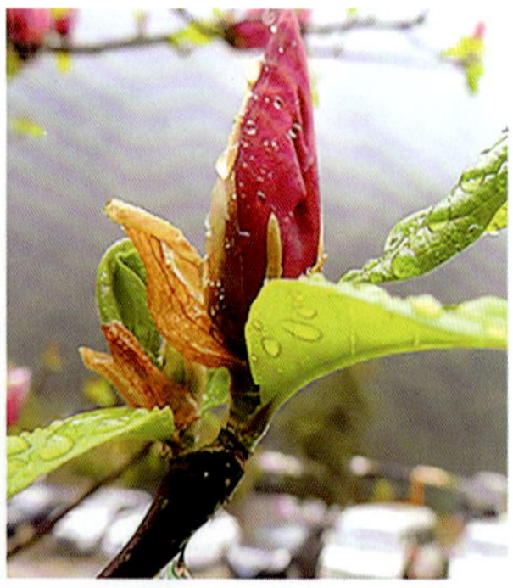
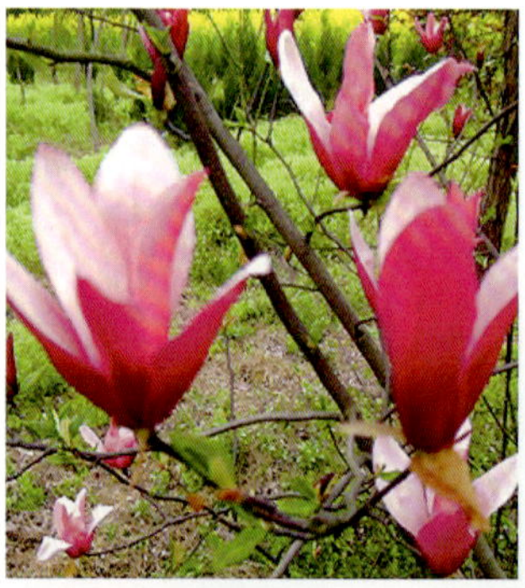
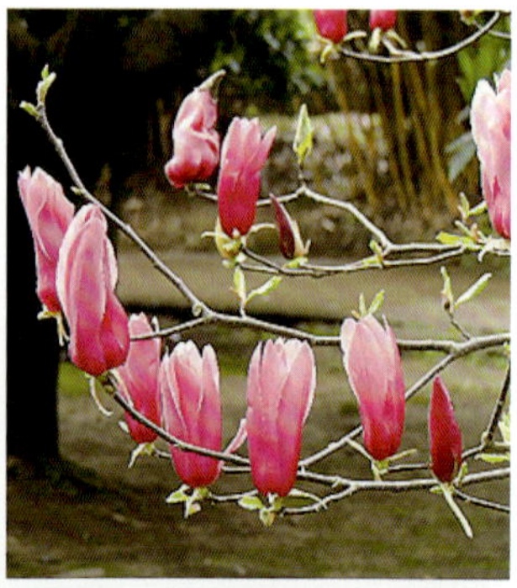
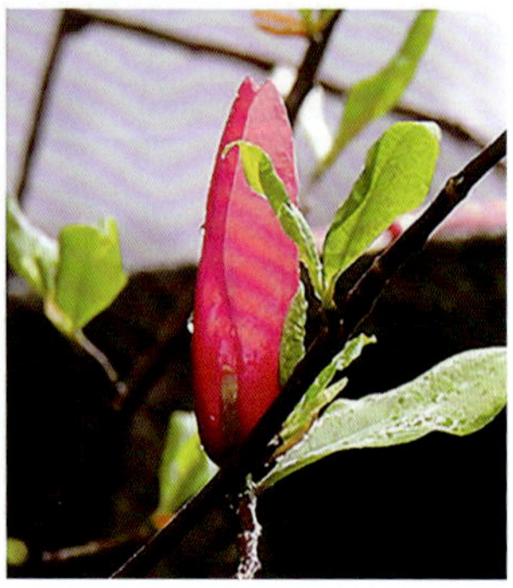
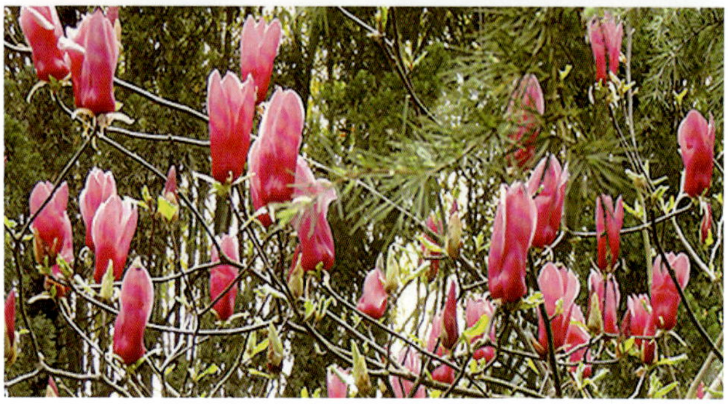

叶类苗药

白背叶 | Bai bei ye

Ndut nggad mangb 都嘎忙

叶背淡白满身毛，果如猫屎一条条。宫垂肛脱儿疝气，瘰疬喉蛾疯狗咬。

白背叶，为大戟科野桐属白背叶 *Mallotus apelta*（Lour.）Muell.-Arg. 的根、叶。

苗乡各地均有野生，一般生于黄土坡、沙土地或疏林下、小溪旁、山路边。

别名 猫娘屎、白楸、白背桐、白朴树、白泡树、白鹤树、白背木、野桐、木梗天青地白、白毛树、白林树、谷皮柴、白桃叶。

采制 根全年可采，洗净，切片，晒干备用。叶多鲜用，或夏秋季采集，晒干，研粉备用。

性味与归经 味微苦、涩，性平。入脾、肾、膀胱经。

功效 根：柔肝活血，健脾化湿，收敛固脱。叶：清热，止血，收涩，消瘀。

主治 根：慢性肝炎、肝脾肿大、肠炎、子宫脱垂、脱肛、淋浊、白带、妊娠水肿、跌打扭伤。叶：外用治中耳炎、疖肿、跌打损伤、外伤出血。

用法用量 内服：煎汤，根 15 ～ 30 克。外用：根适量，研末撒，或浸酒搽，或煎水洗；叶适量，鲜叶捣烂外敷，或干叶研粉敷患处。

禁忌 白背叶味苦涩，胃肠功能差者慎用。

附方

1. **小儿尿路结石：**白背叶根 6 克，水煎取汁，分 3 次服。
2. **刀斧砍伤：**白背叶适量，捣烂敷患处，1 日 1 次，布条包扎。
3. **淋浊：**白背叶根 15 克，茯神 12 克，茯苓 10 克，水煎，空腹服。
4. **红眼病：**鲜白背叶根 30 克，洗净，切碎，猪肝 60 克，加水炖服。
5. **喉蛾：**白背叶根 30 克，蜂糖适量浸透，取汁液含服。
6. **糖耳（化脓性中耳炎）：**白背叶根研细末，白酒适量，浸出浓液滴耳内，并外搽。
7. **腰部扭伤：**鲜白背叶根 30 克，洗净切碎，加猪瘦肉 60 克，水酒各半煎服。
8. **慢性肝炎、肠炎、脱肛、子宫下垂：**干白背叶根 15 克，猪大肠 30 克，煎服。
9. **白带、淋浊、疝气：**白背叶根 15 克，水煎取汁，分 3 次服。
10. **瘰疬：**干白背叶根 60 克，猪瘦肉 60 克，水煎取汁，分 3 次服。
11. **鹅口疮：**鲜白背叶适量，水蒸取汁，用棉签蘸药水外搽，1 日 3 次。
12. **外伤出血、溃疡：**白背叶 100 克，晒干研末。取适量贴上，外用布条包扎。
13. **皮肤湿痒：**白背叶适量，水煎取汁，趁热洗患处，1 日 2 次。
14. **溃疡：**鲜白背叶捣烂，用麻油或菜油调敷患处，1 日 1 次。
15. **跌打扭伤：**鲜白背叶适量，捣烂敷患处，1 日 1 次。
16. **疯狗咬伤：**白背叶 60 克，水煎服。从被咬之日起，每日 1 剂，连服 7 日，以后每隔 7 日服 1 剂。

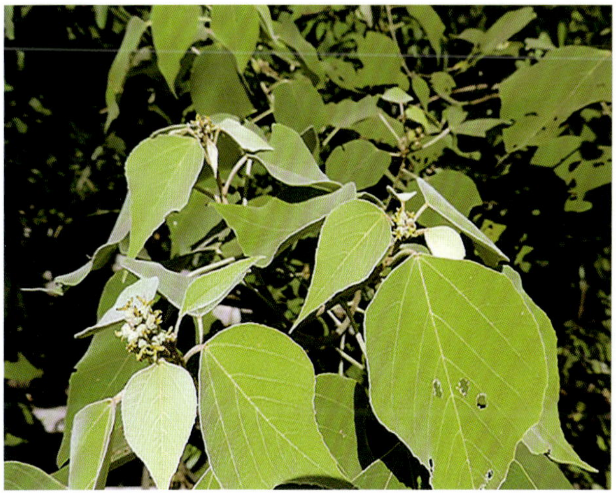
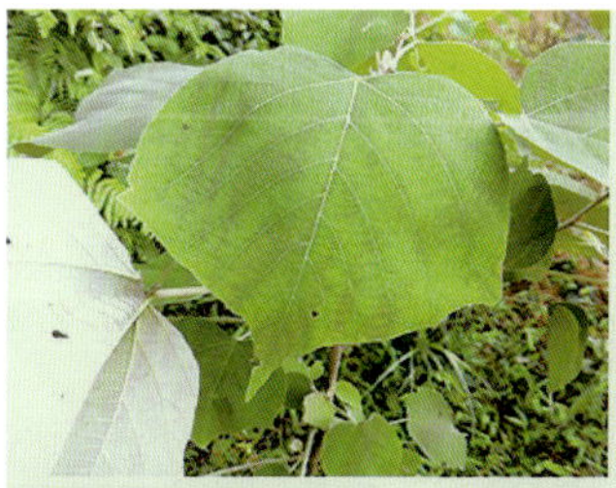
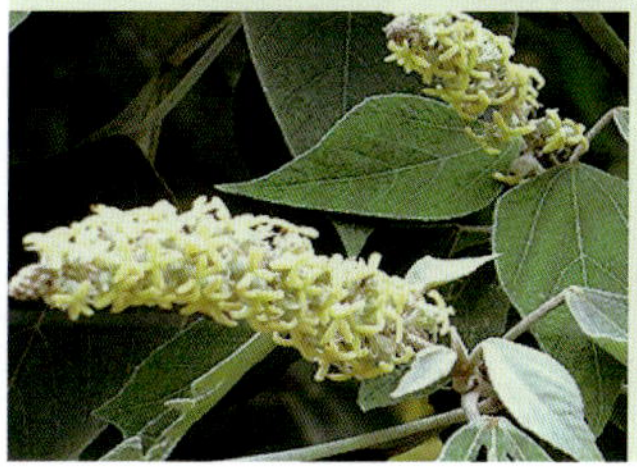
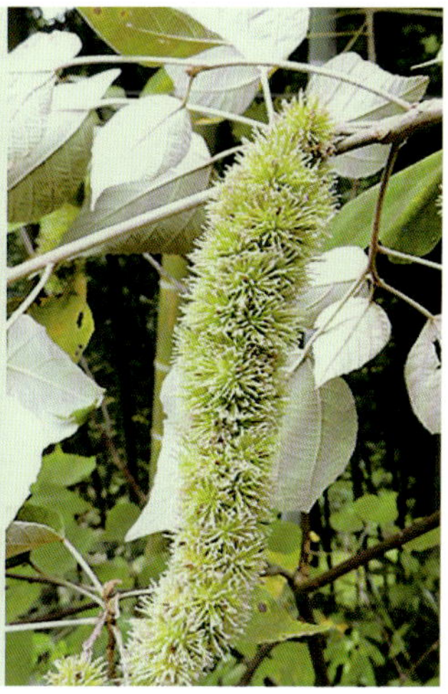

宝石花 | Bao shi hua

Hmiux reib shib lianb 谬鋭石莲

宝石生根世间少，玲珑剔透似莲花。酷暑严寒浑不怕，治病疗伤乐万家。

宝石花，为景天科石莲花属多肉植物石莲花 *Corallodiscus flabellatus*（Craib.）Burtt. 的叶。苗乡各地均有栽培。一般栽培在花盆中，或房前屋后的屋檐下。

别名 石莲花、土三七、粉莲、胧月、仙人荷花、初霜、莲花掌、落地生根。

采制 宝石花一般用叶，现采现用。

性味与归经 味甘、淡，性凉。入肝、肾经。

功效 平肝凉血，降压止痛。

主治 肝硬化、高血压、尿酸、痛风、赤白带下、面部黑斑、牙周痛、皮肤病、便秘等。

用法用量 内服：煎汤，6～10 克。外用：适量，鲜叶捣烂外敷患处。

禁忌 腹泻者慎用。

附方

1. **慢性咽喉炎：** 宝石花 6 克，三两银 2 克，水煎取汁，分 3 次服。
2. **慢性鼻炎：** 宝石花 6 克，笔通草 10 克，水菖蒲 3 克，水煎取汁，分 3 次服。
3. **肝硬化：** 宝石花 10 克，猫须草 6 克，阴行草 10 克，柑橘叶 6 克，水煎取汁，分 3 次服。服药期间禁食酸冷食物。
4. **高血压：** 每日清晨直接摘下宝石花叶 3～5 片，洗净，嚼烂，温开水吞服。
5. **痛风尿酸：** 宝石花 10 克，羊藿叶 6 克，土牛膝 10 克，铁马鞭 10 克，水煎取汁，分 3 次服。
6. **赤白带下：** 宝石花 6 克，败酱草 10 克，鸡冠花 6 克，杉木尖 10 克，水煎取汁，分 3 次服。
7. **刀伤出血：** 宝石花叶适量，揉碎，敷在伤口上，外用布条包扎。
8. **水火烫伤：** 宝石花叶适量，洗净，捣烂，涂敷在伤处，以保持湿润为度。
9. **跌伤、擦伤、破皮：** 用宝石花嫩叶适量，洗净捣烂，加茶油少许调匀，敷在伤处，隔日即愈。
10. **大便秘结：** 宝石花嫩叶 20 克，隔山消 10 克，水煎取汁，分 3 次服。
11. **面部黑斑：** 宝石花嫩叶，洗净，揉烂，每日早晚涂搽面部。

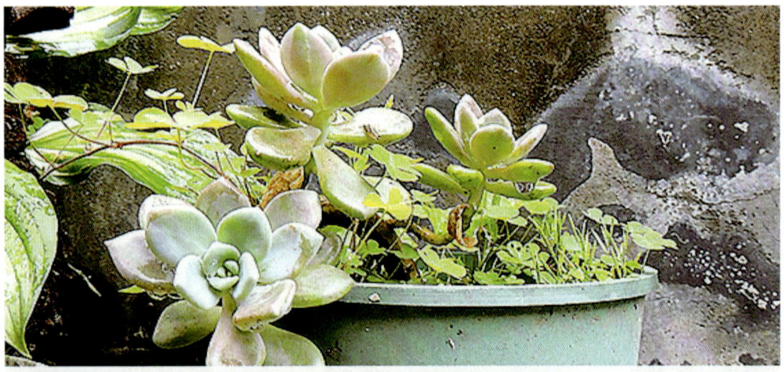
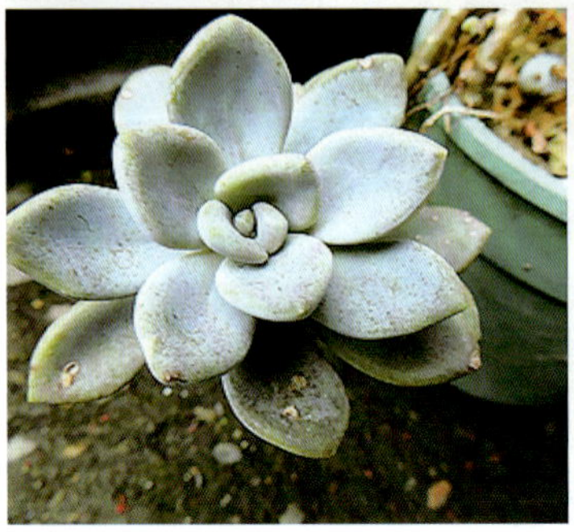
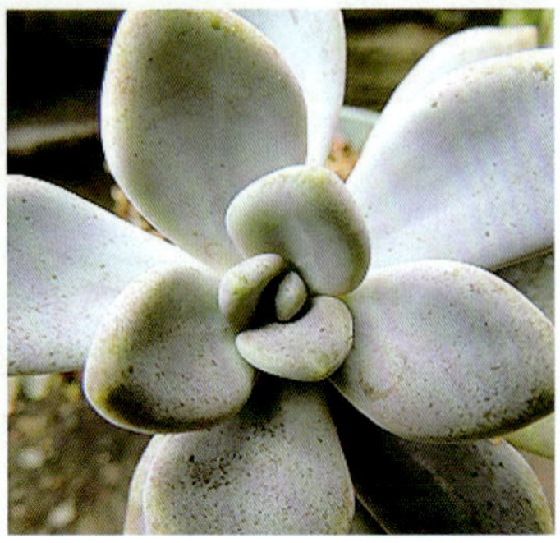
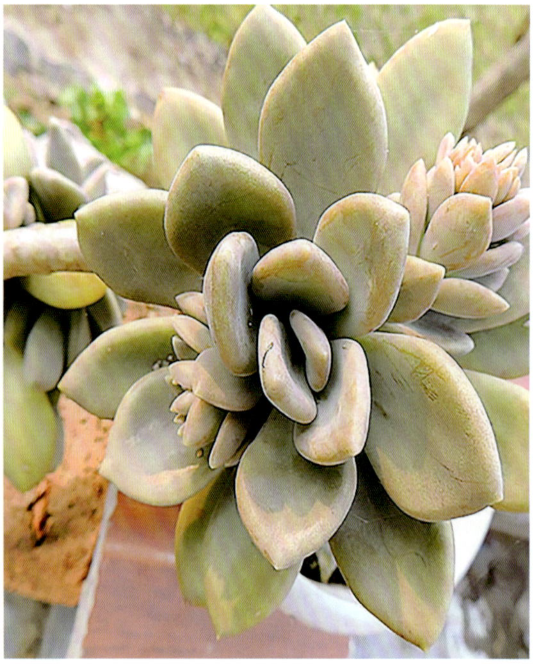

草烟叶 | Cao yan ye

Cot yand 从烟

猪牛不吃草烟叶，房前屋后任意生。毒蛇咬伤烟油敷，肠炎背花煎水闷。

草烟叶，为茄科植物烟草 *Nicotiana tabacum* L. 的叶。

苗乡各地均有栽培，一般栽培菜园边、果园旁、山路边以及房前屋后等地，也有少数野生。苗医常用烟叶、烟丝、烟矢（烟屎，老旱烟杆内积存的黑色油膏）入药。

别名 菸草、菸、相思草、金鸡脚下红、长命草、淡巴菰、烟叶、返魂烟、仁草、八角草、穿墙草、土烟草、和气草。

采制 夏末待烟叶由深绿色变为淡黄色，叶尖下垂时采收。由于叶的成熟有先后，可分数次采摘，采后先晒干或烘干，再经回潮、发酵，干燥后即成。应用时可切成烟丝，或研成粉末，吸食。

性味与归经 味辛，性温，有毒。入肺、大肠经。

功效 行气止痛，解毒杀虫。

主治 食滞饱胀、气结疼痛、痈疽、疔疮、疥癣、蛇虫咬伤。

用法用量 内服：煎汤，3～5克，或捣汁，或点燃吸烟。外用：适量，煎水洗或研末调敷。

禁忌 肺病咳嗽、吐血及一切喉证忌服。

附方

1. **痄腮：**烟矢 30 克，涂敷患处，日换 1 次，连敷 7 天。
2. **痧症、疔毒：**用烟矢少许，兑水服。
3. **疟疾：**烟矢 0.5 克，发作前用米酒冲服，1 日 2 次，连服 3 天。
4. **蜈蚣螫伤：**烟矢或半边莲适量，外敷患处。
5. **毒蛇咬伤：**烟矢 0.1～0.15 克，冷开水 1 碗冲服。服时觉味甜，无呕吐恶心的为毒重，可隔 3～4 小时再服 1 次。
6. **蛲虫病：**烟矢少许。将烟矢溶于 10～20 毫升温开水中，临睡前用棉花蘸塞入肛门内，连用 3 日。
7. **肠炎：**烟矢 3～5 克。取烟杆中之新鲜烟矢，用洁净天然矿泉水送服。
8. **无名肿毒、对口疮：**烟草鲜叶适量，和红糖少许，捣烂敷之。
9. **背花：**鲜烟叶 10～15 克，酒水煎服，另取鲜烟叶和鲜海蛏肉捣烂外敷。
10. **外伤出血：**草烟末适量，敷创口上，外用布条包扎。
11. **毒蛇咬伤：**先挤去恶血，用生烟叶捣烂敷之。无鲜叶，用干者研末敷，即烟矢、烟灰皆可。
12. **疯狗咬伤：**草烟鲜叶一握，洗净，捣烂绞汁 1 汤匙，和红酒炖服。
13. **乳痈初起：**鲜烟叶适量，捣烂浸热酒，敷患处。

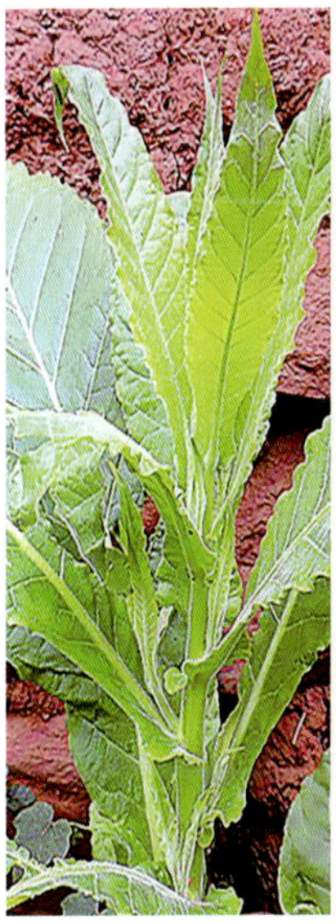
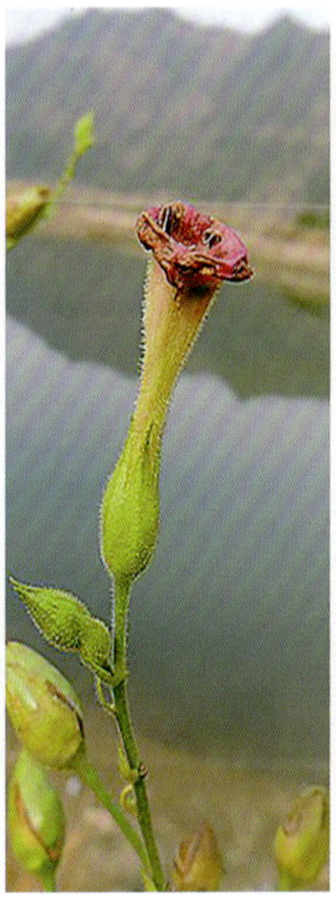
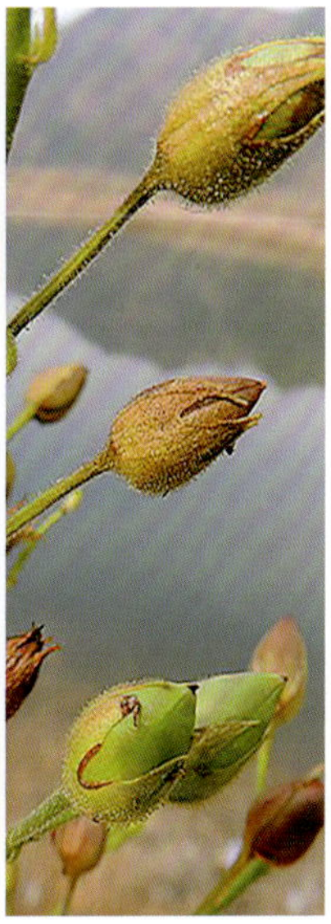
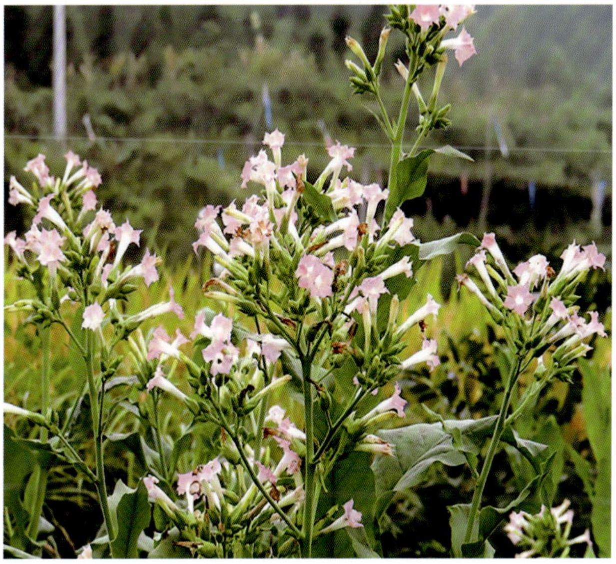

茶叶 | Cha ye

Ghob nux gid 阿奴给

润喉破孤闷，发汗肌骨轻。解酒文思灵，祛积胃肠清。

茶叶，为山茶科木本植物茶 *Camellia sinensis*（L.）O. Ktze. 的芽叶。
苗乡各地均有栽培，山坡高岭也有少数野生茶叶树。一般野生或栽培于山谷、高山岭上或疏林下。

别名 细茶、苦茶、茗、腊茶、牙茶、茶芽、酷奴。

采制 药用芽叶。春、夏、秋季采收初发的嫩叶，以清明前后采收者为好。鲜用或晒干备用。

性味与归经 味微苦、甘，性凉。入肺、胃、心经。

功效 清头目，醒精神，解烦渴，利小便，消食积，解毒。

主治 风热上犯、头晕目昏、暑热烦渴、饮酒过度、多睡好眠、神疲体倦、小便短赤、水肿尿少、油腻食积、消化不良、腹泻痢疾。

用法用量 水煎：内服，3～15 克，或开水泡服。外用：适量，鲜品捣烂敷。

禁忌 失眠者禁用。

附方

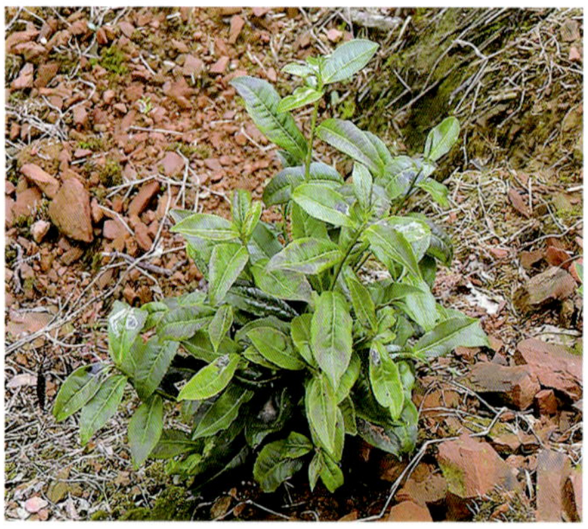

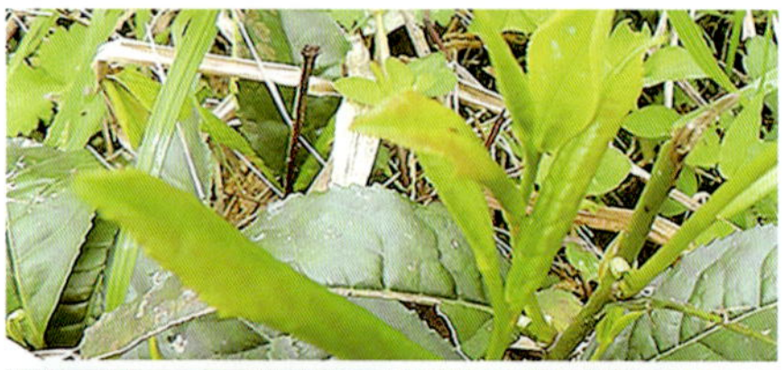

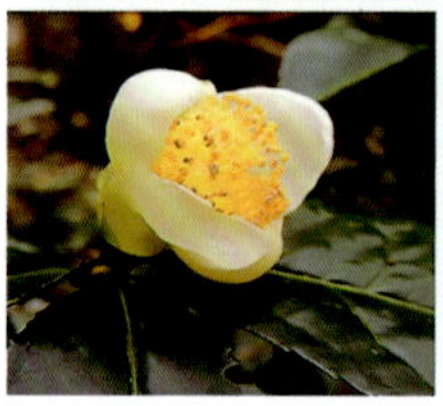

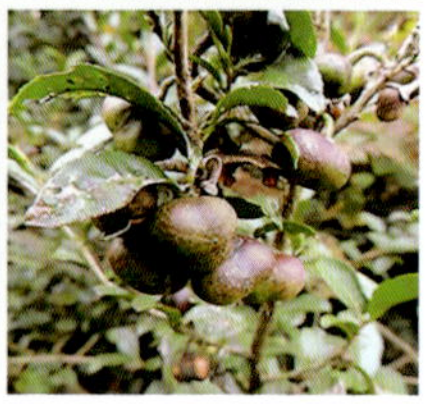

1. 风寒头痛：细茶叶 30 克，辣子根 5 个，谷精草 15 克，水煎熏痛处，日 2 次。
2. 头痛：茶叶 10 克，加水浓煎，趁热温服，多次频饮，连服 1～2 天。
3. 火眼赤痛：茶叶、嫩生姜各 3 克，拌大米饭捣成糊，敷于眼皮上，绷带包扎。
4. 白喉：茶树芽 3 枝，三两银 2 克，生吃嚼烂，咽汁。
5. 虫牙痛：茶叶根 4 克，山莓树根 4 克，白杨树皮 6 克，水煎取汁，漱口。
6. 白痢腹胀：陈茶叶 10 克，马鞭草根 30 克，马齿苋 30 克，青木香 10 克，煎服。
7. 阴部湿痒：陈茶叶 10 克，苦参 30 克，黄柏 15 克，蛇床子 30 克，地肤子 15 克，放进瓦罐内煎水，先熏洗 10 分钟左右，然后将药水倾入盆内，坐浴洗涤。
8. 红肉病（皮肤全无，只见红肉）：茶叶水外洗。洗后用糯米粉干撒。
9. 久咳：甜茶叶 6 克，山姜根 15 克，秋海棠 6 克，地枇杷根 6 克，天青地白 6 克，加生姜煎服。
10. 吐泻：青茶 3 克，大蛇药 6 克，阴蛇风 6 克，五爪风 6 克，蛤蟆草 8 克，藿香 10 克，苏叶 6 克，水煎服。
11. 泄泻：野茶树叶 10 克，枫树叶 6 克，水煎服。
12. 腹泻：陈茶叶 6 克，路边荆根 30 克，仙鹤草 15 克，车前草 10 克，水煎兑红糖服。
13. 小儿疳积：陈茶叶 10 克，铁扫把 10 克，山豆根 10 克，威灵仙 6 克，牛皮冻 10 克，海金砂 10 克，淡竹叶根 12 克，煮鸡蛋食。
14. 晕车呕吐：山茶叶晒干，每取少许泡开水，兑红糖少许搅匀装瓶中，乘车时频频服。
15. 肿毒：鲜茶叶适量，捣烂敷患处。茶叶树皮、根煎水洗。
16. 疟疾：茶叶 3 克，鲜地骨皮 30 克，加水浓煎，发作前 2 小时顿服，连服 3 天。
17. 肠炎：茶叶、大黄各 10 克，红糖 25 克，沸水冲泡，代茶频饮，连饮 3 天。
18. 赤白痢疾：茶叶 3 克，委陵菜 15 克，马齿苋 15 克，水煎服。
19. 跌打损伤：茶叶煎水洗，并将茶叶渣捣烂，外敷患处。
20. 关节扭伤：红茶叶、鲜家麻叶、鲜陆英叶、生姜各适量，捣烂外敷，每日 1 次。
21. 火烫伤：茶叶 15 克，山葡萄叶 30 克，蜡树叶 30 克，捣汁搽患处。
22. 风湿性心脏病：老茶叶树根 50 克，燕尾草 30 克，将茶叶树根洗净切碎，燕尾草切碎，加水浓煎，睡前 1 次顿服，连服 30 天。
23. 高血压：绿茶、菊花、三七花各 10 克，沸水浸泡，代茶频饮，喝完为止，连服 30 天。
24. 早泄：茶叶 5 克，人参 15 克，水煎服，每日 1 剂，分 2 次服。
25. 失眠：绿茶 15 克，酸枣仁粉 10 克，早晨 8 时前用沸水泡茶饮，晚上睡前用温开水冲服酸枣仁粉，连服 7 天。
26. 嗜睡：用新茶泡浓汁服，内加少许白糖，白日饮多次，但睡前禁服。

椿木芽 | Chun mu ya

Uab yangl 蛙样

清香美味椿木芽，性寒无毒烫后恰。清热解毒健脾胃，润肤明目治脱发。

椿木芽，为楝科植物香椿树 *Toona sinensis* （A. Juss.） Roem. 的嫩芽。

苗乡各地均有野生，也有少数栽培。野生者多半生于山野路边、疏林中、房前屋后等处。栽培者一般栽培在菜园边、果园旁、房前屋后。

别名 香椿芽、椿木、椿树、椿木芽、香椿头、香桩头、大红椿树、春天、春苗。

采制 药用叶芽、树叶、树皮、种子。每年春天，椿木树开始发芽，采集新鲜的嫩芽，用开水烫过，鲜用或晒干备用。夏季，树叶成熟，摘取树叶，切段，鲜用或晒干备用。树皮，在砍伐树木时，剥下树皮，刮去外面的老皮，切段，鲜用或晒干备用。椿木种子在深秋之后，用竹竿打下，鲜用或晒干备用。

性味与归经 味苦、辛，性寒，无毒。入肺、胃经。

功效 清热解毒，健胃理气，润肤明目，杀虫。

主治 肺热咳嗽、胃炎腹痛、脱发、目赤、虫病、疮癣、疥癞、痔疮、湿疹、遗精、滑精、关节疼痛、跌打损伤、食欲不振、坏血病等。

用法用量 内服：水煎，6～10 克，外用：适量，捣烂搽，或煎水外洗。

禁忌 椿木芽作药用、食用时必须先用开水烫过。一般人均可食用。

附方

1. **脱发：**鲜椿木芽、鲜巴岩姜根茎各适量，洗净捣烂，涂搽脱发处，每日 1～2 次，可促使头发新生。
2. **胃溃疡：**椿木芽 250 克，搓碎后以红枣泥和为丸。每丸重约 3 克，每次服 2 丸，每日服 2 次，温开水送服。
3. **糖尿病：**椿木芽 12 克，用清水煮熟后食用，或用沸水冲泡饮用，每日 1 剂，连用 7 天。
4. **疔疮肿毒：**椿木芽适量，加等量大蒜及少许盐，捣烂外敷。
5. **慢性痢疾：**椿木树皮 120 克，陈皮 30 克，白术 60 克，焙干研末，每次用开水送服 9 克，每日服 2 次。
6. **尿急病：**椿木树皮、车前草各 20 克，茯苓 10 克，黄芩 10 克，地榆、鱼腥草、生地黄、半枝莲、大青叶各 30 克，水煎服，每日 1 剂；也可用椿树根皮、车前草各 30 克，黄柏 9 克，水煎服，每日 1 剂。
7. **滴虫性阴道炎：**椿木树根皮、蛇床子各 25 克，蒲公英 20 克，枳实 12 克，水煎去渣，坐浴，每次 30 分钟，或反复冲洗阴道，每日 1 次。
8. **赤白痢疾：**椿木叶 60～120 克，白蒿 10 克，铁扫帚 6 克，水煎，分 3 次服。
9. **胃寒口臭：**椿木芽 10 克，薄荷 6 克，细辛 3 克，水煎取汁，分 3 次含服。

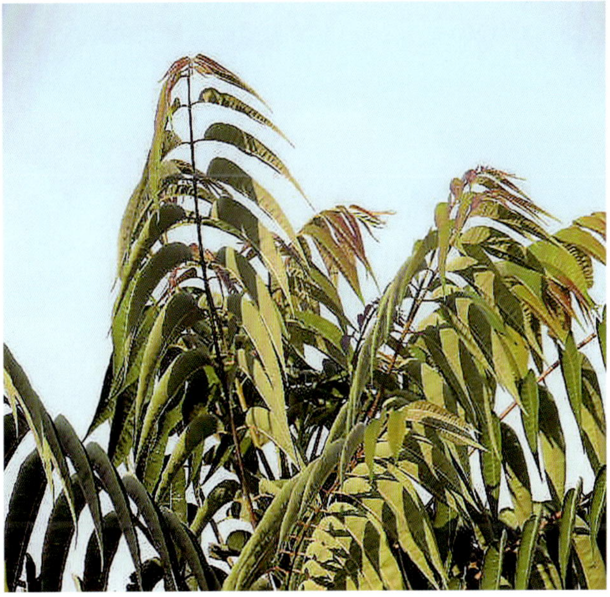

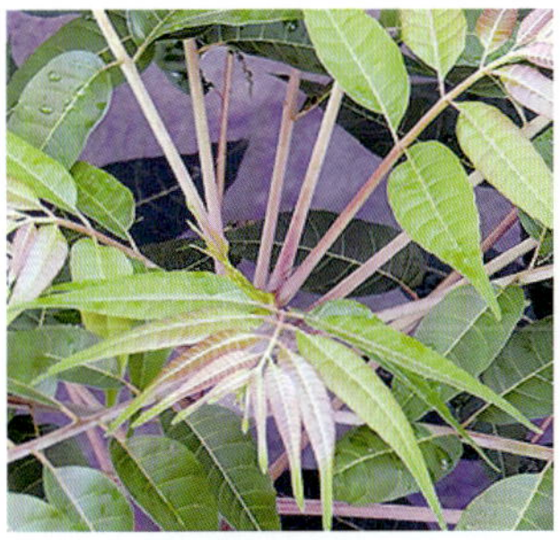

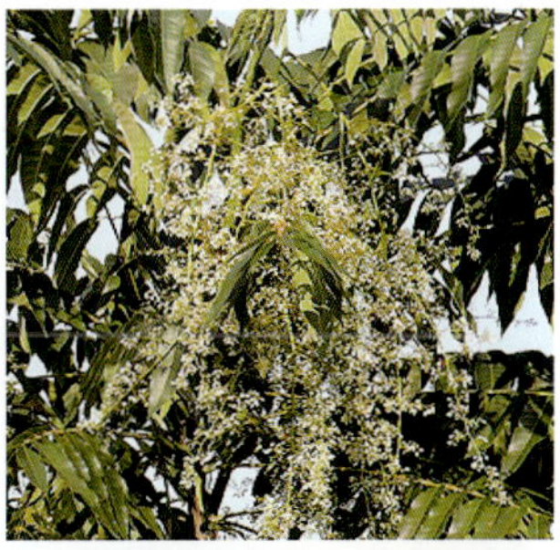

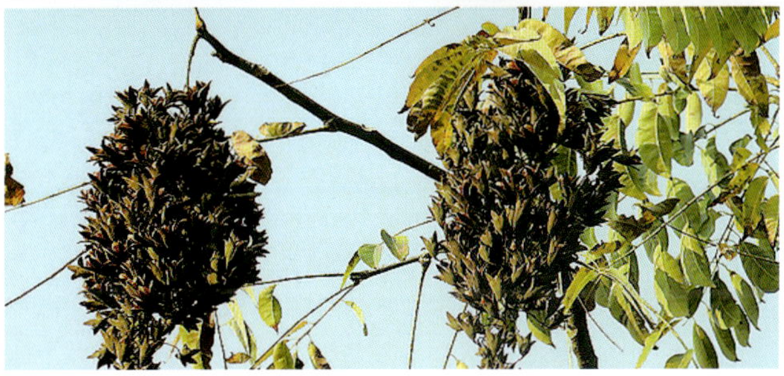

大青叶 | Da qing ye

Hmiux reib songx lanb 谬鋭菘蓝

枝叶青青山路边，味苦性寒效可刊。高热烦渴咽喉痛，血淋黄疸脑膜炎。

大青叶，为马鞭草科大青 *Clerodendrum cyrtophyllum* Turcz. 的叶。
苗乡各地均有野生，一般生于山路边、草地、疏林中或山坡上。

别名 大青、路边青、土地骨皮、山靛青、鸭公青。

采制 药用枝、叶。夏秋季枝叶茂盛时采割，拣净杂质、枯叶，切段，鲜用或晒干备用。

性味与归经 味苦，性寒。入肝、心、胃经。

功效 清热解毒，凉血止血，消斑。

主治 外感热病、热盛烦渴、咽喉肿痛、口疮、黄疸、热毒痢、急性肠炎、痈疽肿毒、衄血、血淋、外伤出血、流行性感冒、急性胃肠炎、肺炎、吐血、衄血、喉痹。

用法用量 内服：煎汤，干品 10 ～ 15 克，鲜品 30 ～ 60 克，或捣汁服。外用：捣敷或煎水洗。

禁忌 脾胃虚寒者禁用。

附方

1. **头痛**：大青叶 15 克，水煎服。
2. **预防乙脑、流脑**：大青叶 25 克，黄豆 50 克，水煎服，每日 1 剂，连服 7 天。
3. **乙脑、流脑**：大青叶 25 ～ 50 克，海金沙根 50 克，水煎服，每日 2 剂。
4. **口腔炎、舌炎**：蜂蜜 1 调羹，大青叶 10 克，煎汤含漱。
5. **喉风喉痹**：大青叶 15 克，水煎服。
6. **颈项强直**：大青叶煎浓汁，以毛巾浸汁围项部。
7. **丹毒**：大青叶 10 ～ 15 克，水煎服。
8. **急性胃肠炎**：大青叶、番石榴叶、鸭跖草、火炭母各 10 克，水煎，分 2 次服。
9. **蛇咬伤**：铁苋菜、半边莲、大青叶各 30 克，水煎服。
10. **蜂刺伤**：大青叶捣汁，搽患处。
11. **湿热黄疸**：大青叶 100 克，茵陈、秦艽各 50 克，天花粉 40 克。水煎服。
12. **非黄疸型肝炎**：大青叶 100 克，丹参 50 克，大枣 10 枚，水煎服。
13. **小儿痢疾**：大青叶 30 克，捣烂取汁，分 4 次服。
14. **肺炎高热喘咳**：鲜大青叶 50 ～ 100 克，捣烂绞汁，炖热服，1 日 2 次。
15. **血淋**：鲜大青叶 50 ～ 100 克，生地黄 25 克、水煎调冰糖少许，分 2 次服。
16. **小儿口疮**：大青叶 18 克，黄连 12 克，细切，水 3 升，煮取一半，分 3 次服。
17. **淋巴腺炎**：大青叶、木芙蓉叶各 250 克，蒲公英 150 克，水煎取汁 200 毫升，每服 20 毫升，每日 3 次。

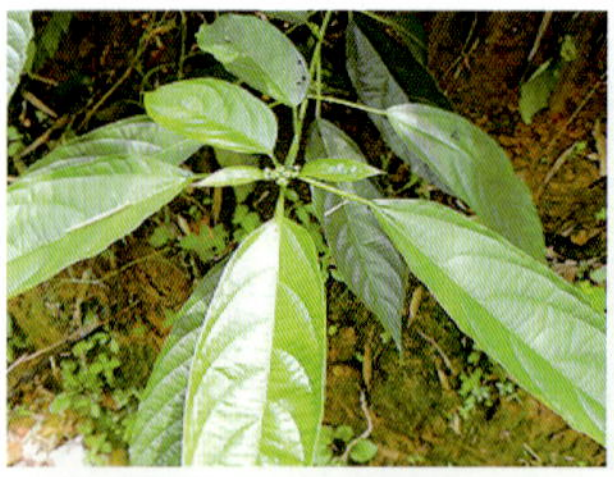
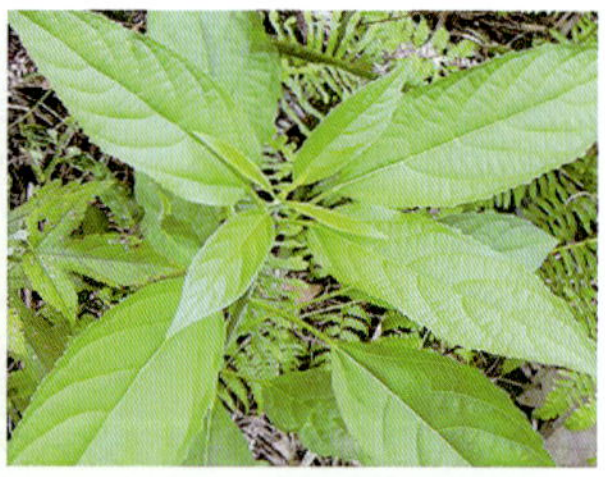
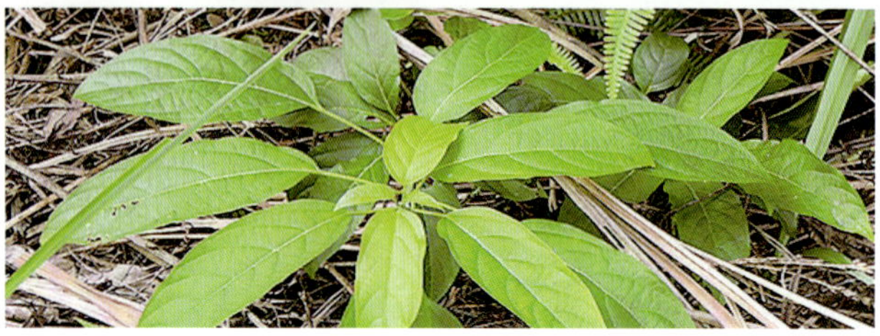
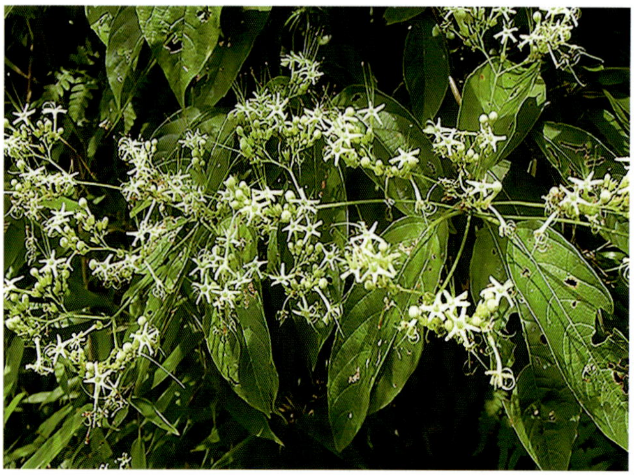

夹竹桃 | Jia zhu tao

Ndut nux hlol 都奴号

翠叶似竹花似桃，山野路边显妖娆。强心利尿祛痰喘，祛瘀止痛杀虫条。

夹竹桃，为夹竹桃科植物夹竹桃 *Nerium indicum* Mill. 的花、叶及枝皮。

苗乡各地均有栽培，一般栽培在马路边、河边、房前屋后等地。

别名 柳叶桃、桃叶桃、九节肿、大节肿、白羊桃、红花夹竹桃、状元竹、柳竹桃、柳条花、三季红、洋桃、柳叶树、洋桃梅、四季红、红羊皮、三李白。

采制 药用树叶、枝皮、花。全年可采，一般结合修剪、整枝，收集树叶、枝皮，鲜用或晒干备用。花则在开花季节采摘，鲜用或晒干备用。

性味与归经 味苦，性寒，大毒。入心、肺、肾经。

功效 强心利尿，祛痰定喘，祛瘀镇痛，杀虫。

主治 心脏病并心力衰竭、喘息咳嗽、癫痫、跌打肿痛、血瘀经闭。外用治甲沟炎、斑秃，还可毒杀苍蝇、孑孓、蛆虫。

用法用量 内服：煎汤，0.3～1 克；或焙干研末，每次 0.05～0.1 克，1 日 3 次；或鲜叶 3～4 片，水煎，分 3 次服。外用：嫩叶适量，鲜品捣烂敷患处，或将枝叶捣烂，洒在臭水沟、厕所内。

禁忌 孕妇忌服。不宜多服久服，过量则中毒。用夹竹桃后，最常见的反应为呕吐，如发现病人有呕吐、心慌、脉搏缓慢、脉象不齐等反应时，应立即停药，并送医院治疗。

附方

1. **心脏病并心力衰竭：** 取不老不嫩的夹竹桃绿叶，用湿布拭净，于 60～70 摄氏度低温烘干，研末。成人第一日 0.03～0.036 克，分 2～3 次服；第二日、第三日，每日 0.024～0.036 克，分 2～3 次服，至病情好转，可减为每日 0.01 克，或至更少，持续到症状完全消失。
2. **癫痫：** 夹竹桃叶（开白花者）1～3 岁 1 片，4～14 岁 3～5 片，成人 9 片。片糖（红糖）适量，水煎取汁，分 3 次服。
3. **癫痫：** 夹竹桃小叶 3 片，铁落 60 克，水煎，日服 3 次，分 2 日服完。
4. **哮喘：** 夹竹桃叶 7 片，黏米一小杯，同捣烂，加片糖 10 克，同煮粥食之。
5. **甲沟炎：** 先用牙签将肿处挑破，挤出脓血，再摘夹竹桃鲜叶 2 片，捣烂外敷。
6. **毒杀苍蝇：** 夹竹桃叶适量，切碎，拌在食物中诱毒苍蝇。
7. **毒灭孑孓：** 夹竹桃叶适量，切碎，加水 4 倍，煮 20 分钟，撒于有孑孓的水中。
8. **毒杀蛆虫：** 夹竹桃叶适量，切碎，撒于厕所中。

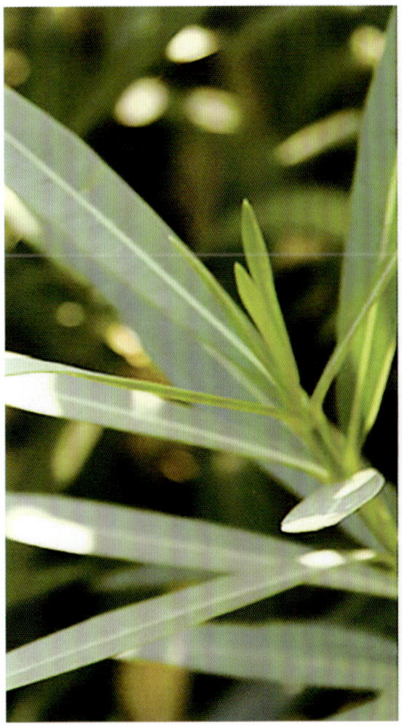
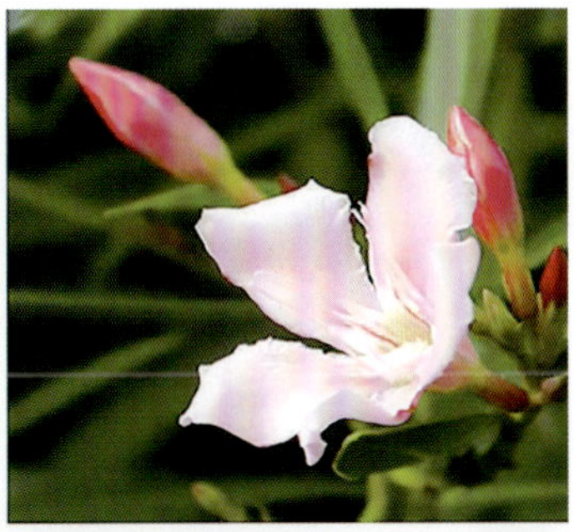
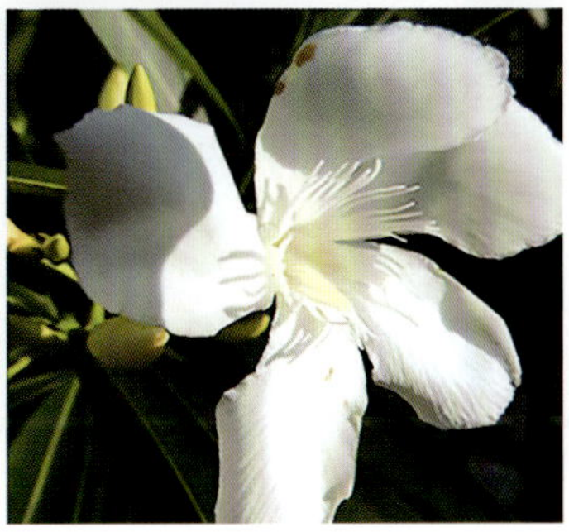
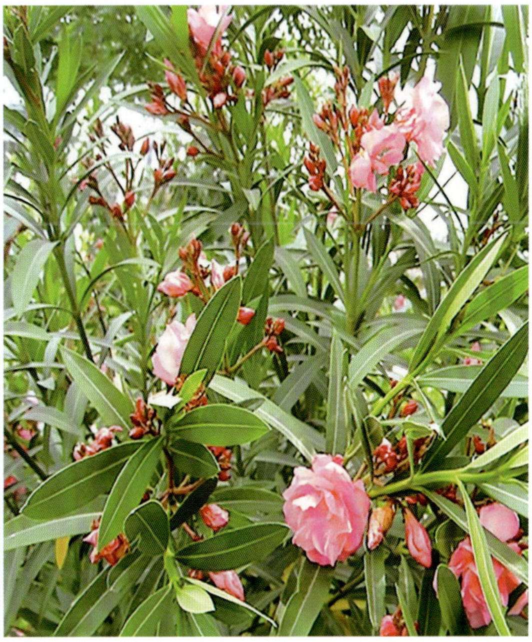

龙胡子 | Long hu zi

Kong ques baol danx 孔雀抱蛋

苗乡舞龙它做须，破铜烂铁当美姬。止咳止血兼化痰，肝炎癌肿与痢疾。

龙胡子，为苏铁科植物云南苏铁 *Cycas siamensis* Miq. 的叶。

苗乡各地均有栽培，一般栽培于花盆、花缸中，或栽种在庭院、花圃内。

别名 铁树、苏铁、凤尾蕉、象尾菜、暹罗苏铁、节节萝卜、朱蕉、朱竹、铁连草、红叶铁树、红铁树。

采制 药用根、叶、茎、花、果实。根、茎、叶全年可采，切段，晒干备用。初夏采花，秋季采果实，晒干备用。

性味与归经 味甘、涩，性平，有小毒。入肺、胃、肝经。

功效 叶：清热，止血，散瘀。花：清热解毒，镇咳化痰。根：滋补强壮，抗癌。

主治 叶主治：痢疾、吐血、便血、胃痛、尿血、月经过多、跌打肿痛。花主治：肺痨咯血、先兆流产、月经过多、尿血、痔血、痢疾、风湿骨痛、跌打肿痛。根主治：慢性肝炎、急性黄疸型肝炎、高血压、难产、痈疮、肿毒。

用法用量 内服：煎汤，9～15 克，或研末。外用：研末敷。

禁忌 苏铁种子及茎顶部的树心有毒，使用时应加以注意。

附方

1. **鼻衄：** 龙胡子、侧柏叶各 30 克，鲎尾炭 6 克，前 2 味煎水，冲鲎尾炭顿服。
2. **宫颈癌出血：** 龙胡子，侧柏叶各 30 克，抱树莲（贴生石苇）60 克，鲎尾炭 6～10 克（鲎壳亦可），前 3 味水煎，冲鲎尾炭服。
3. **胃癌：** 龙胡子、龙葵各 60 克，藤梨根 90 克，石打穿、马不宿、鬼箭羽、无花果各 30 克，九虫香 9 克，水煎 2 次，取液混合，分 3 次服，连服 30 天。
4. **肺癌：** 龙胡子、夏枯草、生牡蛎、石见穿、徐长卿、野菊花、留行子、望江南、鱼腥草、蒲公英各 30 克，水煎 3 次，去渣滤液，分 3 次服，连服 30 天。
5. **肝癌：** 龙胡子 12 克，白花蛇舌草、田基黄各 30 克，山慈菇、半枝莲、白芍、牡蛎各 15 克，柴胡 12 克，鳖甲 10 克，川楝子、甘草各 6 克，水煎，分 2 次服。
6. **红白痢疾：** 龙胡子 30 克，石榴皮 10 克，马齿苋 30 克，水煎取汁，分 3 次服。
7. **便血：** 龙胡子 30 克，猪瘦肉 120 克，煮熟，分 3 次服，禁食辛辣食物。
8. **妇女卵巢囊肿：** 龙胡子 80 克，红枣 10 个，煮汤服用，1 日 3 次，连服 30 天。
9. **肺痨咯血：** 龙胡子花 15 克，冰糖适量，煮汤温服，1 日 3 次。
10. **月经过多：** 龙胡子 100 克，烧存性研细末，每次 3～6 克，黄酒送服。

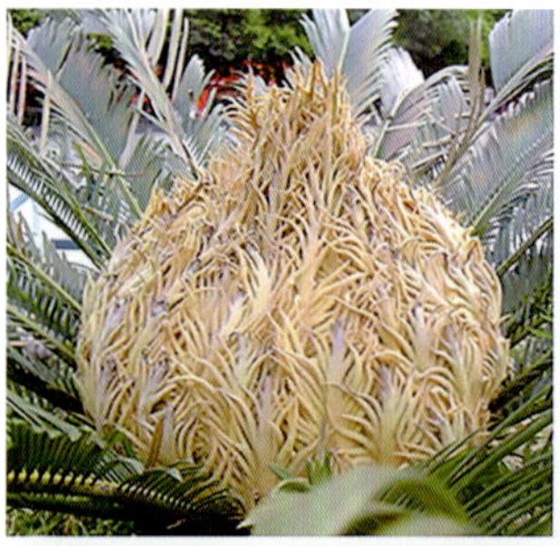
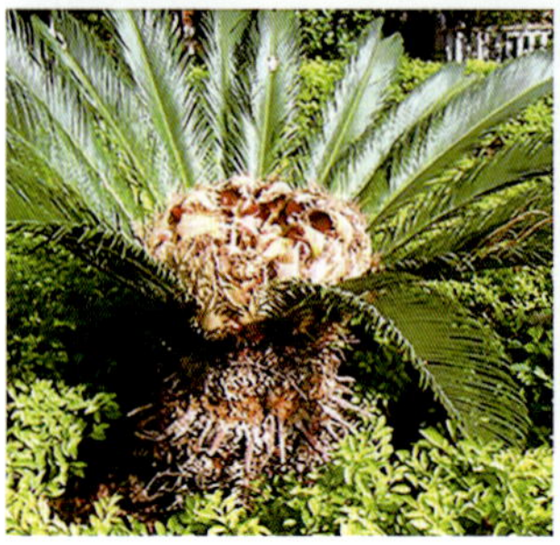
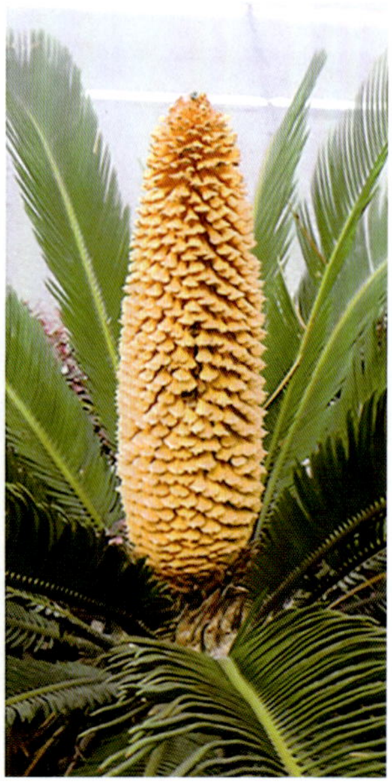
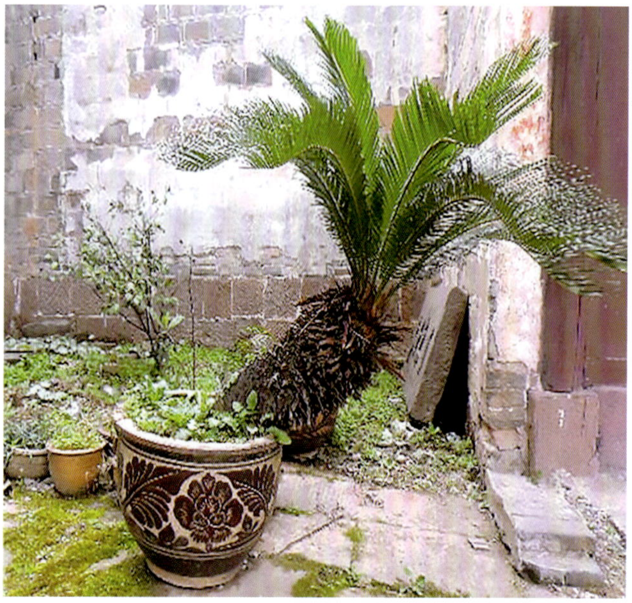

芦荟叶 | Lu hui ye

Reib nuob huid 谬鋭奴会

盆中草药名芦荟，美容护肤美名扬。清心通便除烦热，烫伤眩晕胃溃疡。

芦荟叶，为百合科多年生常绿草本植物芦荟 *Aloe vera* L. var. *chinensis*（Haw.）Berg. 的叶片。苗乡各地均有栽培。

别名 卢会、讷会、象胆、奴会、劳伟。

采制 临用采鲜叶，洗净，削皮，或鲜用，或焙干研末备用。

性味与归经 味苦，性寒，无毒。入肝、肺经，冲脉。

功效 镇肝清心，止渴生津，聪耳明目，健胃通便，消牙肿，解火毒。

主治 肺热烦闷、肝热目赤、胸闷心悸、小儿癫痫、疳积、脱发、大便秘结、粉刺、雀斑、痤疮以及烫伤、刀伤、虫咬、解巴豆毒等。

用法用量 内服：煎汤，10～20 克。外用：适量，取汁涂，或捣烂敷患处。

禁忌 体质虚弱、脾胃虚寒者慎服。妊娠期和经期的妇女应避免服用。

附方

1. **口腔溃疡：**将新鲜芦荟叶洗净烘干，研成粉末涂在口腔溃疡处，每日 4～6 次，一般 5～10 天可愈。
2. **蚊虫叮咬：**取新鲜芦荟叶片洗净，从中间分开，剪去边上的刺，直接涂在被叮咬处，即刻见效。
3. **傍甲癀（甲沟炎）：**鲜芦荟叶捣烂取汁涂患处；或将鲜芦荟叶焙软剖开，套于患指。
4. **脚癣：**用白酒泡芦荟，待芦荟色泽由绿变黄，取酒滴于脚癣患处，1 日数次。
5. **高血压：**芦荟叶去刺洗净，切成细丝，每次 15 克，每日 4 次，温开水冲服，一般服用 2～3 日可见效。
6. **疔疮痈肿：**将芦荟叶洗净，晾干。患处洗净，用小刀切下一片芦荟，贴于患处，胶布固定，每天 2～3 次。
7. **胃溃疡：**芦荟叶 10 克捣烂，加白酒 20 毫升，蜂蜜 5 毫升，搅匀后放置 15 天，过滤取汁，每日 3 次，每次服 1 酒盅。
8. **烫伤：**鲜芦荟叶片，剥皮取汁，敷于烧伤部位，用纱布覆盖，每日 2～3 次。
9. **便秘：**芦荟叶切细捣烂，每次饭前 15 克，每日 3 次，温开水冲服；或每晚睡前取芦荟鲜叶 5 克，蜂蜜 30 克，开水冲服。
10. **外伤出血：**芦荟 50 克，研成细粉，装瓶备用。临用取芦荟粉少许，撒于伤口处，绷带包扎。
11. **蜂螫伤：**鲜芦荟叶适量，捣烂敷于患处。

附注 龙舌兰和芦荟植物形态相似，龙舌兰是有毒的，不要误食。芦荟含有草酸钙和多种植物蛋白，使用前可做皮肤试验，睡前将芦荟汁涂于右臂上，次早视之，如无异常，仍可使用，如发红或有斑疹，用清水洗净，勿使用。

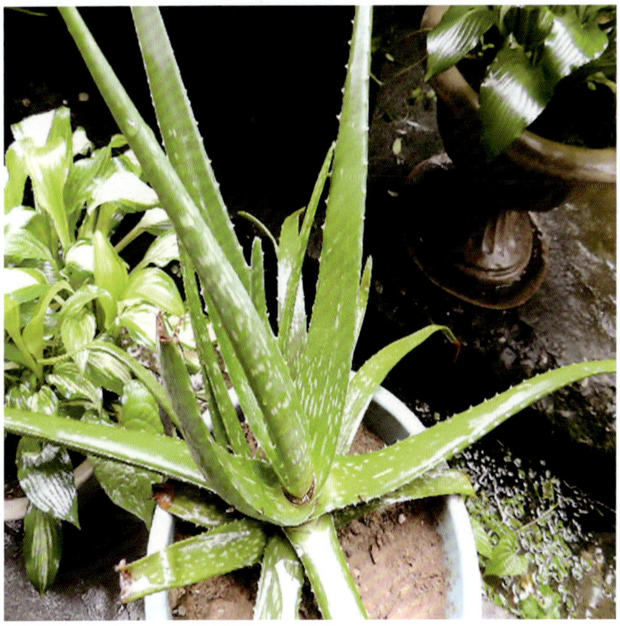
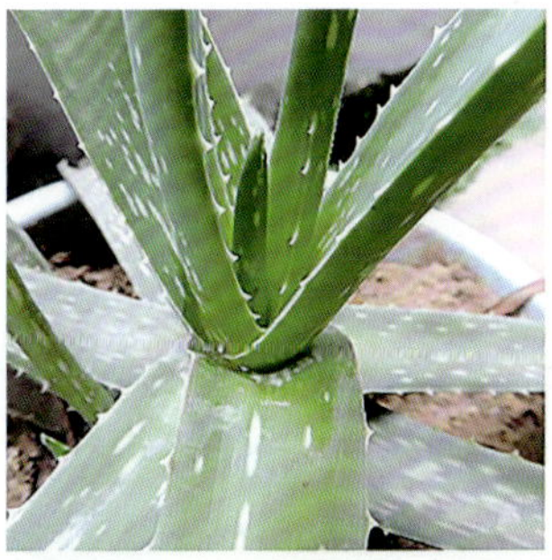
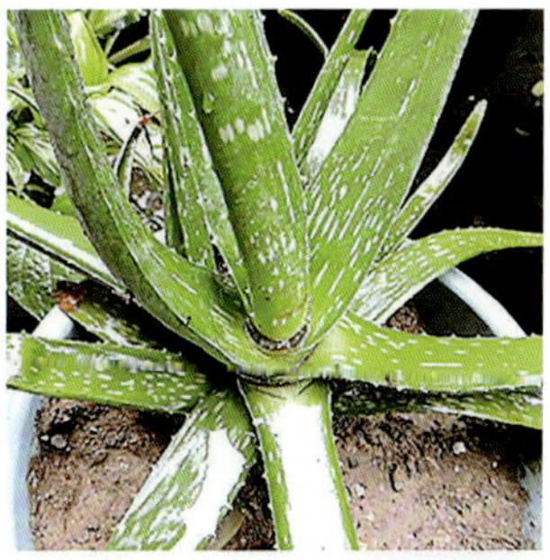
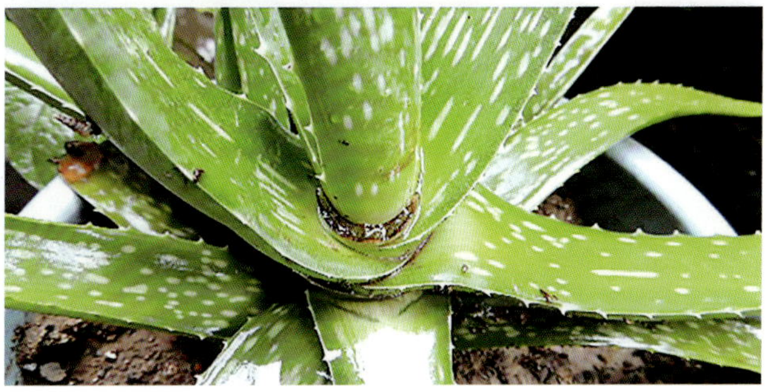

仙人掌 | Xian ren zhang

Shenb xand band doul 仙板豆

细刺似麻仙人扇，石壁沙滩郁郁长。水火烫伤毒蛇咬，癫痫胃痛与穿掌。

仙人掌，为仙人掌科植物仙人掌 *Opuntia stricta*（Haw.）Haw. var. *dillenii*（Ker-Gawl.）Benson 的根及茎。苗乡各地均有栽培，一般栽培在花盆中，或栽种在房前屋后等处。

别名 观音掌、神仙掌、仙巴掌、仙人扇、霸王树、火焰、火掌、玉芙蓉、仙肉、仙仙、观音刺。

采制 药用根茎。全年均可采集，可鲜用，也可切片，晒干备用。

性味与归经 味苦，性寒。入肝、肺、胃、大肠经。

功效 行气活血，清热解毒，润肠通便，降糖降脂。

主治 心胃气痛、腹中痞块、肠炎痢疾、痔疮肿痛、发热咳嗽、咽喉痒痛、肺痈咳血、疔疮痈肿、水火烫伤、毒蛇咬伤等。

用法用量 内服：煎汤，鲜者 30～60 克，或研末吞服，或浸酒饮用。外用：适量，捣敷或研末调敷。

禁忌 虚寒者忌用，并忌铁器。苗乡祖传经验警示后人：其汁入目，使人失明。

附方

1. **腮腺炎：** 仙人掌 1 片，去刺捣烂，敷患处；或从中剖开，贴于患处。
2. **穿掌：** 仙人掌适量，削去刺、皮，捣烂敷患处，1 日 1 换。
3. **咳嗽气喘：** 鲜仙人掌 30～50 克，蜂蜜 50 克，将仙人掌去刺、削皮，洗净切片，蘸蜂蜜放砂锅中，水煮 2 次，取液混合，分 2 次服，连服 5～7 天。
4. **奶痈：** 鲜仙人掌、鲜半边莲、鲜木芙蓉、鲜芝麻叶、鲜灯笼草各适量，洗净泥土，捶烂外敷。
5. **胃溃疡：** 仙人掌 200 克，洗净，去刺，削皮，切薄片晒干，研成细末，每服 1 克，每日 2 次，温开水下，连服 30 天。
6. **年久胃痛：** 鲜仙人掌 50 克，猪肚 250 克。将仙人掌洗净，去刺削皮，放砂锅内与猪肚共煮熟，加调味品，食肉饮汤，每日 1 剂，连服 2 剂。
7. **胃下垂：** 鲜仙人掌 60 克，瘦猪肉 30 克。将仙人掌洗净，削皮切碎，瘦猪肉切碎，共煮烂。睡前 1 次顿服，每日 1 次，30 天为 1 疗程，连用 3 个疗程。
8. **挤压综合征、便秘：** 鲜仙人掌 60 克，水煎取汁，分 3 次服。
9. **水火烫伤：** 仙人掌适量，去刺削皮，捣汁涂搽患处，1 日数次。
10. **蛇虫咬伤：** 仙人掌适量，去刺削皮，捣汁，搽患处，1 日数次。
11. **癫痫：** 仙人掌 500 克，未叫小公鸡 1 只，将仙人掌去刺削皮，洗净切片，与公鸡共炖烂，隔日 1 剂，食鸡饮汤，连服 5 剂。

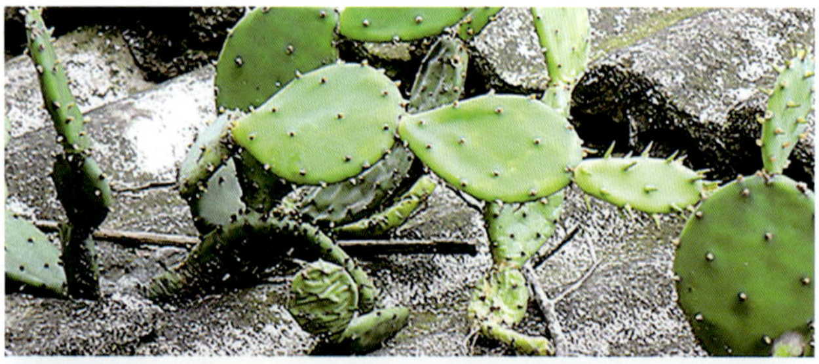

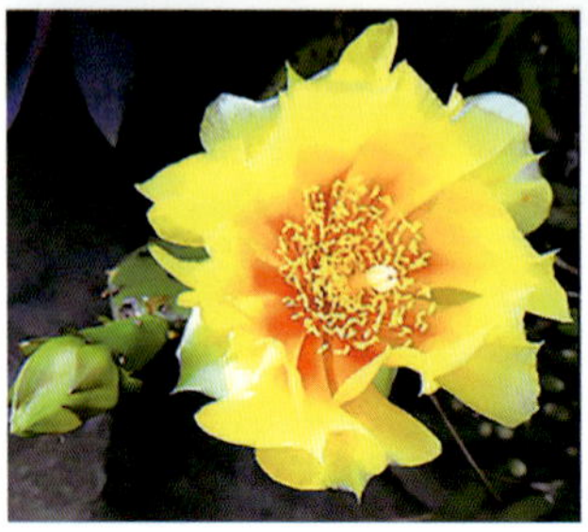

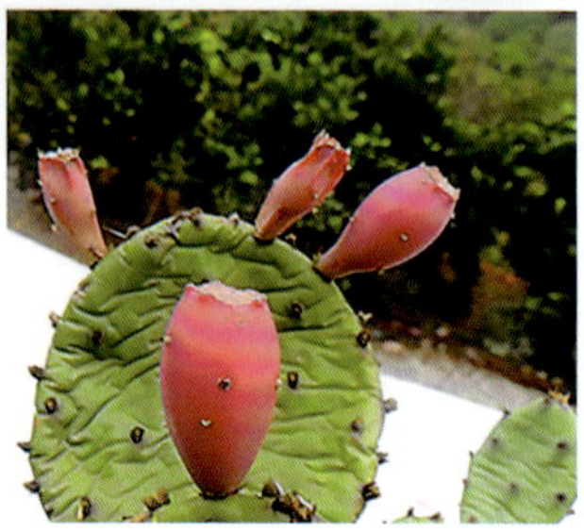

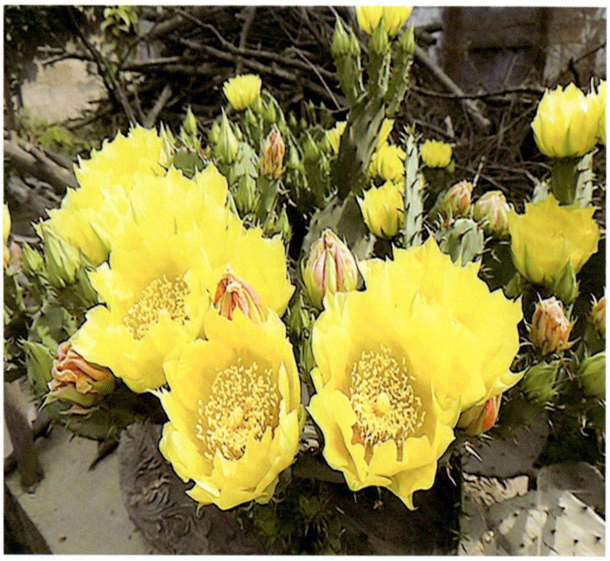

羊角刺 | Yang jiao ci

Ndut ghab nenl 都嘎能

四方尖刺似羊角，山巅疏林此物多。虚热头晕腰腿痛，肺痨瘰疬白癜风。

羊角刺，为冬青科植物枸骨 *Llex cornuta* Lindl. et Paxt. 的干燥叶。

苗乡各地均有野生，一般生于海拔较高的山坡、谷地、溪边杂木林或灌丛中。

别名 枸骨叶、猫儿刺、枸骨刺、八角茶、老鼠刺、老虎刺、狗古艻、八角刺、老鼠柏、狗青艻、猫公刺、狗公刺。

采制 药用叶片、根茎。秋季采叶，拣净杂质，晒干备用。根茎四季可采，采回后洗净泥土，切片，晒干备用。

性味与归经 味苦，性凉。入肝、肾经。

功效 清虚热，益肝肾，祛风湿。

主治 阴虚劳热、咳嗽咯血、头晕目眩、腰膝酸软、风湿痹痛、白癜风。

用法用量 内服：煎汤，9～15 克。外用：适量，捣汁或熬膏涂敷。

禁忌 脾胃虚寒及肾阳不足者慎服。

附方

1. **痄腮：**羊角刺根七蒸七晒，每次 30 克，水煎取汁，分 3 次服，每日 1 剂。
2. **乳头疼痛：**羊角刺根 15 克，蒲公英 15 克，路边荆 30 克，夏枯草 10 克，大青 30 克，水煎取汁，分 3 次服。
3. **腰及关节痛：**羊角刺叶 30 克，捣烂取汁，加白糖，生姜汁冲服，1 日 3 次。
4. **风湿性关节痛：**羊角刺根 30 克，黄荆根 30 克，八角枫根 15 克，水煎，分 3 次服。
5. **寒热往来：**羊角刺叶 12 克，野苋菜 15 克，大青根 15 克，路边荆 12 克，木通 10 克，钩藤 12 克，水煎取汁，分 3 次服。
6. **百日咳：**羊角刺根 10 克，夜关门 10 克，水煎取汁，分 3 次服。
7. **白癜风：**羊角刺叶烧存性，研末，每用适量，加黄醋调成糊状，外敷患处。
8. **肺痨：**羊角刺嫩叶 30 克，烘干，开水泡，当茶饮。
9. **荨麻疹：**羊角刺根 21 克，水煎取汁，分 3 次服。药渣煎水外洗患处。
10. **瘰疬：**羊角刺全草 240 克，水煎取汁，分 3 次服。药渣外敷患处。
11. **淋巴结核：**羊角刺根、野南瓜根、爬墙藤各 30 克，天葵子 15 克，水煎服。
12. **淋症：**羊角刺根 10 克，白果根 10 克，檀树根 6 克、金樱子根 10 克，猪精肉 100 克，同煮熟，分 3 次吃肉，喝汤。
13. **风湿性腰痛：**黄荆根 30 克，八角枫根 15 克，羊角刺根 30 克，水煎服。

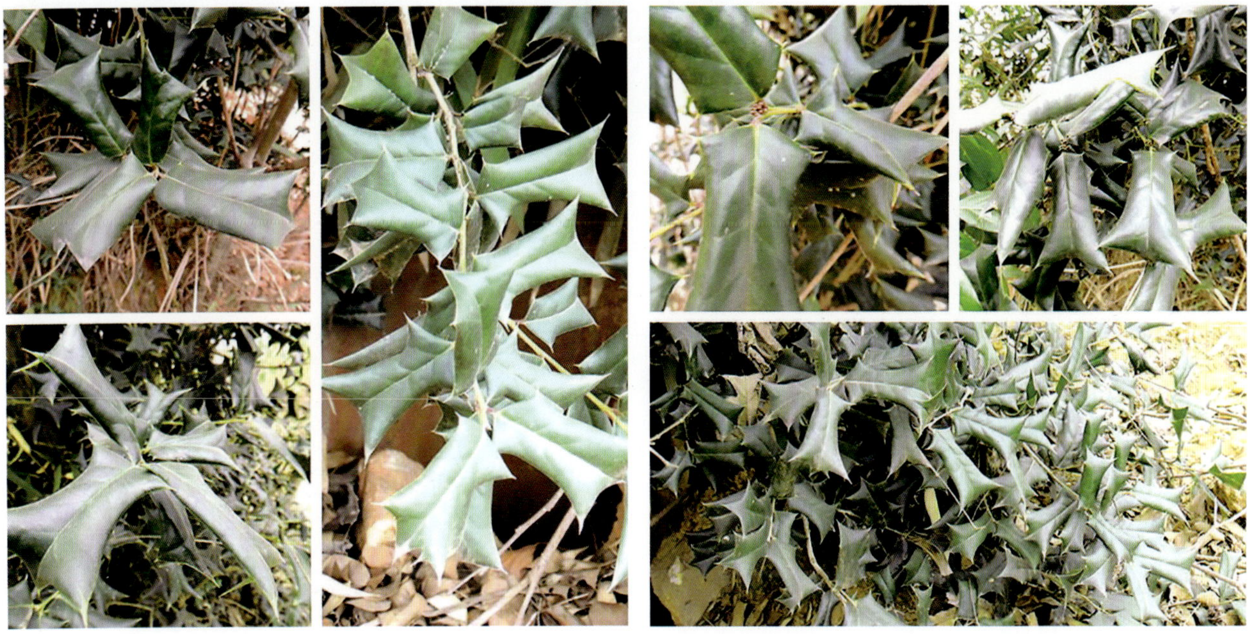

菌类、虫类苗药

茶泡、茶耳 | Cha pao、cha er

Bid nggoub ndut xanb gil 比构都现鸡

好似灯笼树上挂，又像耳朵拇指大。清热生津肺胃热，子胀腿肿效不差。

茶泡，茶耳 *Tremella foliacea* Fr. 为油茶树因菌类引发的植物病状。

苗乡山区都有野生，一般长在有新芽、新叶、嫩果的仔茶树上。

别名 茶树泡、油茶泡；茶耳、茶银耳、茶挂耳、茶耳朵。

采制 药用成熟的茶泡、茶耳。清明前后，采摘快成熟的茶泡、茶耳，生吃，或用开水焯过，揉干水分，炒熟食用。

性味与归经 味甘，性平。入肺、胃经。

功效 提神醒脑，生津止渴。

主治 热病头昏、肺热津伤、咽喉肿痛、胃热口干、尿少尿痛、水火烫伤、睾丸肿痛、痈肿疮毒。

用法用量 内服：生吃或水煎，20 ～ 30 克。外用：适量，捣烂外敷患处。

禁忌 脾胃虚寒者慎用。未成熟的茶泡、茶耳不能生吃，霉变或生虫的茶泡、茶耳不能吃。

附方

1. **风子：** 干茶泡 10 克，干桃子 10 克，干楝果 10 克，桎木子 6 克，煎水，先喝药水，后用药渣煎水热敷患处。
2. **桐木脚杆：** 干茶泡 10 克，干桃子 10 克，干石榴 6 克，食盐少许，水煎取汁，分 3 次服。
3. **热病头昏：** 新鲜茶耳或茶泡 30 克，黄毛根 10 克，则耳根 10 克，生吃，或水煎取汁，分 3 次服。
4. **肺热津伤：** 新鲜茶泡或茶耳 30 克，竹叶菜 10 克，生梨 30 克，生吃，或水煎取汁，分 3 次服。
5. **咽喉肿痛：** 成熟茶泡或茶耳 50 克，洗净灰尘，剥去外皮，生吃，慢慢嚼食，1 日 3 次。
6. **高热口渴：** 新鲜茶泡或茶耳 30 克，则耳根 15 克，葛根 10 克，水煎，分 3 次服。
7. **水火烫伤：** 新鲜茶泡或茶耳适量，捣烂外敷患处，干燥则换，以湿润为度。
8. **尿少尿痛：** 新鲜茶泡或茶耳 30 克，黄毛根 30 克，生吃，咽汁，1 日 3 次。
9. **痈肿疮疖：** 新鲜茶泡或茶耳适量，捣烂如泥，外敷患处。

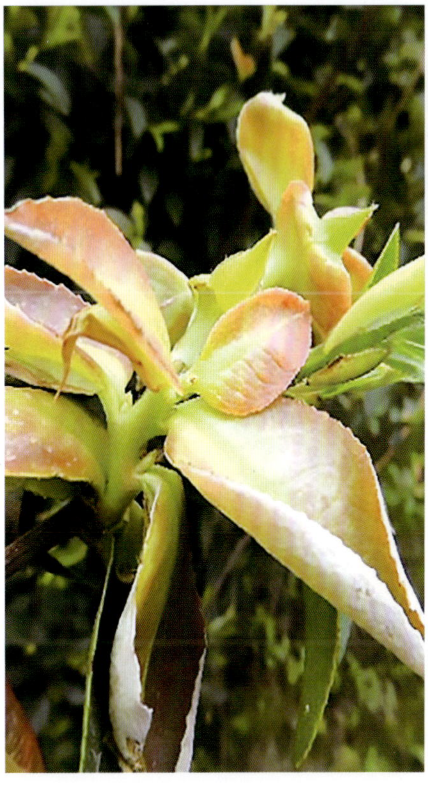
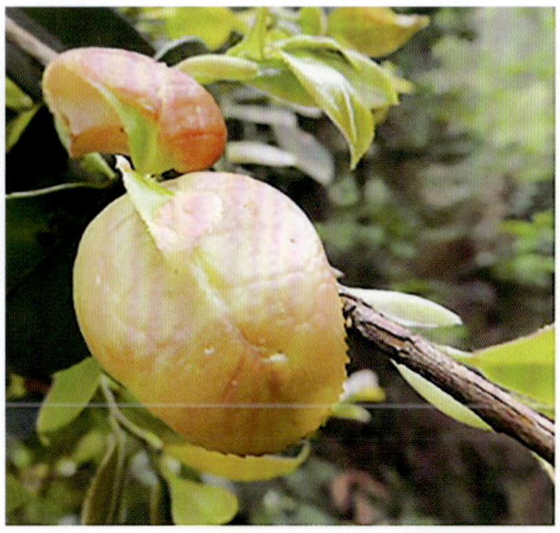
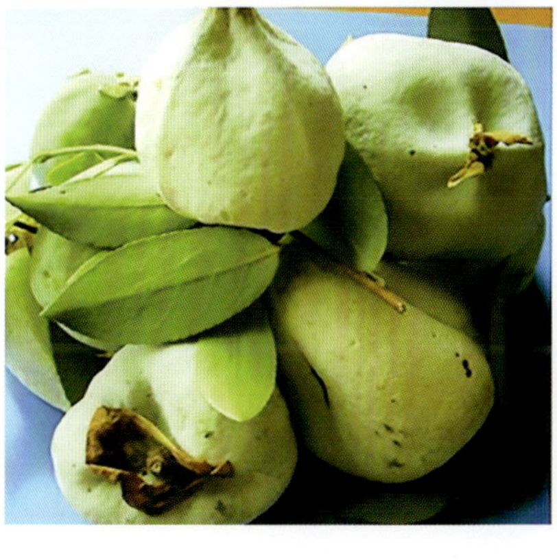
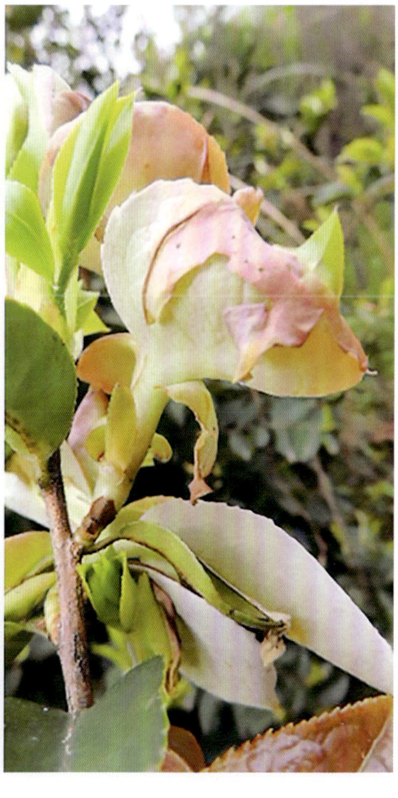

茶树菇 | Cha shu gu

Nggoub xanb gil 构现鸡

苗乡神菇杨柳菌，腐朽茶桩杨树根。风湿腰痛肾病肿，高脂高压夜尿崩。

茶树菇，为粪绣伞科田蘑属茶树菇 Agrocybe aegerit。
苗乡山区均有野生，一般生长在茶树林中。

别名 茶新菇、柱状田头菇、杨树菇、柱状环锈伞、柳松茸、杨柳菌、杨柳田头菇、柳树蘑、柳蘑。

采制 药用菌体。春秋季，大雨过后进山采摘，摘回后拣净杂质，洗净泥土，鲜用或晒干备用。

性味与归经 味甘，性温，无毒。入肝、肾经。

功效 滋阴清热，平肝明目，补肾利尿，健脾渗湿。

主治 小儿低热、腰背酸痛、胃冷腹痛、肾炎水肿、头晕呕吐、高血压、高血脂、腹泻、尿频、风湿病。

用法用量 内服：水煎，3～6克，或与腊肉、排骨等一起炒熟食用。

禁忌 茶树菇含纤维素较多，质地较硬，胃溃疡患者慎用。

附方

1. **小儿低热：** 茶树菇3克，桑树皮3克，白茅根3克，水煎服，1日多次。
2. **风湿腰背痛：** 茶树菇6克，扯丝皮10克，黑风藤10克，夏天无4克，煎服。
3. **胃冷腹痛：** 茶树菇6克，三姜子4克，辣子蛇药6克，香椿叶6克，水煎服。
4. **肾炎水肿：** 茶树菇6克，干土蟮10克，镰仄草10克，枞葫芦10克，冬瓜皮10克，水煎服。药渣煎水，热熨腰部及四肢。
5. **高血压、高血脂：** 茶树菇6克，干蕨菜10克，干笋子10克，加姜丝、丝葱各少许，炒熟作菜食用。
6. **腹泻、痢疾：** 茶树菇6克，枞葫芦10克，包谷棒10克，萝卜干10克，水煎服。禁食酸冷食物。
7. **尿频、夜尿多：** 茶树菇6克，拉尿珠15克，拉尿果6克，无根藤10克，水煎服。药渣煎水，热熨腰部。禁食酸冷食物。
8. **肝虚视蒙：** 茶树菇6克，光棍草10克，猪肝100克，加少许食盐，炒熟食用。

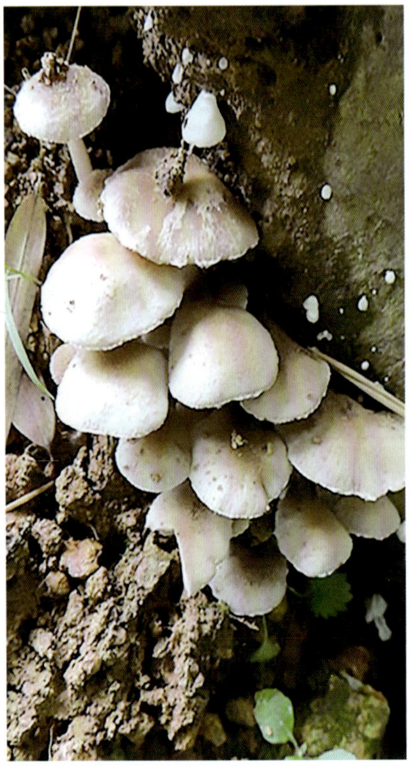

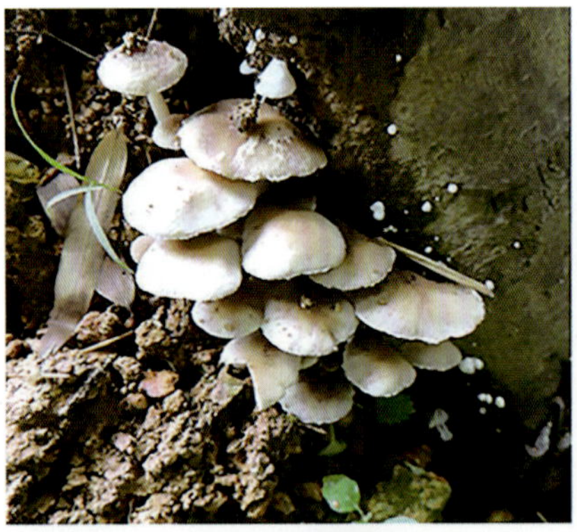

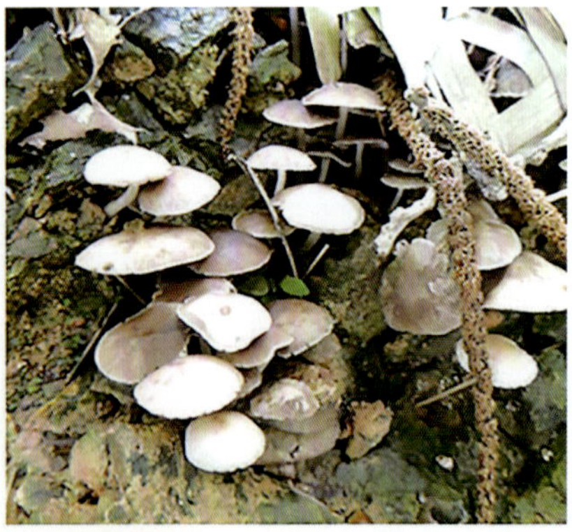

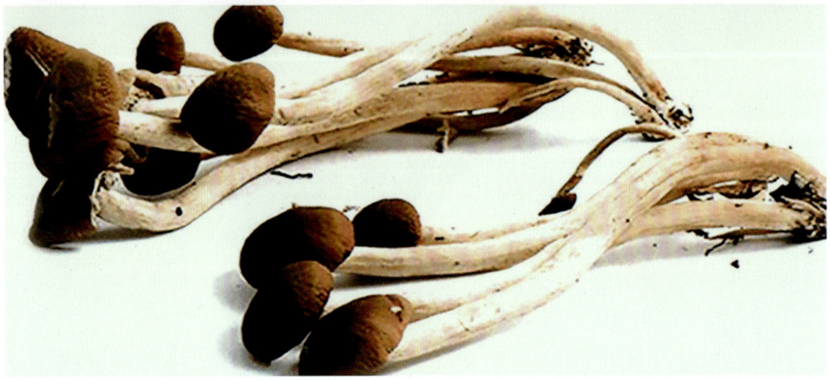

枞菇 | Cong gu

Nggoub nbed reud 构摆耳

枞树林下出山珍，橙黄乌亮味甘温。补益气血通经络，温肾健脾酒肉焖。

枞菇，为红菇科乳菇属真菌 *Lactarius deliciosus*（L.）Gray 的子实体。

苗乡各地均有野生，一般生于枞树林下，以幼枞树林较多。

别名 枞菌、松菌、枞树菇、枞树菌、松树菌、重阳菌、琼菌。

采制 药用子实体。夏秋季雨后采摘，采回后，洗净泥土，鲜用或晒干备用，或炸成枞菇油贮存，或洗净泥土，晾干水分，用食品袋装好，冷藏贮存。

性味与归经 味甘，性微温。入脾、胃、肺经。

功效 祛风散寒，舒经活络，补益气血，理气化痰。

主治 血虚萎黄、精神萎靡、产后恶露、脾虚食少、关节酸痛、百日咳。

用法用量 内服：水煎，10～30 克，或同鸡肉、猪肉炖服。枞菌油则作为佐料，在下面条、粉条时添加。

附方

1. 补益气血：鲜枞菇 30 克，腊肉 30 克，姜丝、大蒜各少许，一起炒熟食用。
2. 脾虚食少：新鲜枞菇 30 克，撕开、洗净，先在铁锅中加水烧开，再放入姜丝、大蒜煮开，最后放枞菇煮熟，起锅前加香葱、食盐、芝麻油等调味。吃枞菇，喝汤。
3. 精神萎靡：鲜枞菇 30 克，猪肉切片 30 克，青椒 20 克，姜丝 10 克，香葱 10 克，炒熟食用。
4. 百日咳：鲜枞菇 20 克，米汤半碗，冰糖 10 克，将鲜枞菇洗净，去皮捣烂，与米汤、冰糖调和，隔水蒸熟成糊状服食，每日 1 剂，连服 3～5 天。本方用于百日咳恢复期。
5. 产后恶露：枞菇 10 克，益母草 15 克，小血藤 10 克，红糖 10 克，水煎取汁，分 3 次服。
6. 关节酸痛：干枞菇 10 克，扯丝皮 10 克，狗肉 50 克，老姜 10 克，红辣椒 10 克，水酒各半煎至狗肉熟，吃狗肉喝汤，1 日 3 次。
7. 强身壮力：枞菇、春笋各 50 克，荸荠 20 克，调料适量，将枞菇洗净，下油锅用武火炒动片刻，荸荠去皮切片，春笋切片，同倒入锅内，加水少许，煮片刻，加调味品，淋油起锅。佐餐食用，1 日 3 次。

附注 1. 野生枞菇多半沾有杂菌，食用时应加姜丝、大蒜等调味、解毒。

2. 新采回来的枞菇，有的里面生长有小虫子，食用前应先撕开、洗净，用盐水浸泡，才能下锅。

3. 枞菇富含粗蛋白、粗脂肪、粗纤维、多种氨基酸、不饱和脂肪酸、核酸衍生物、维生素等。

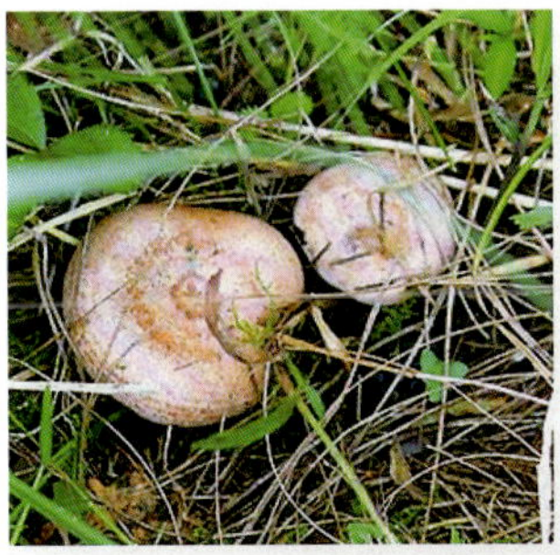
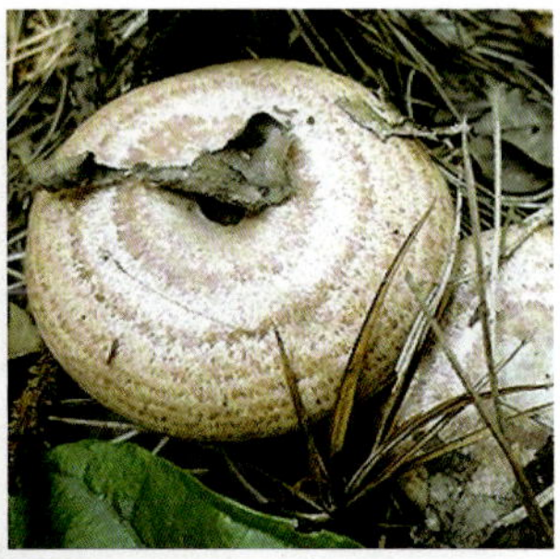
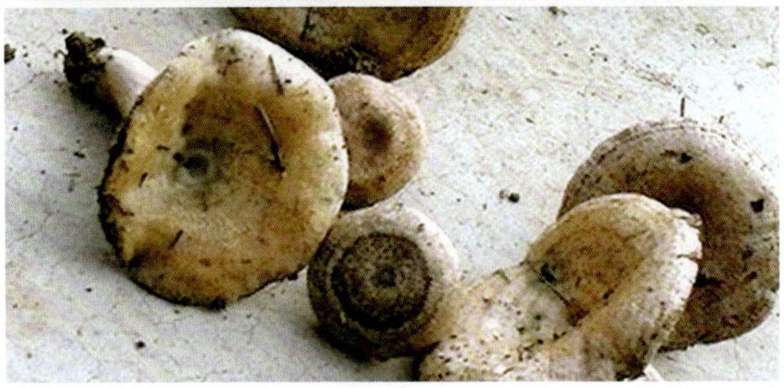
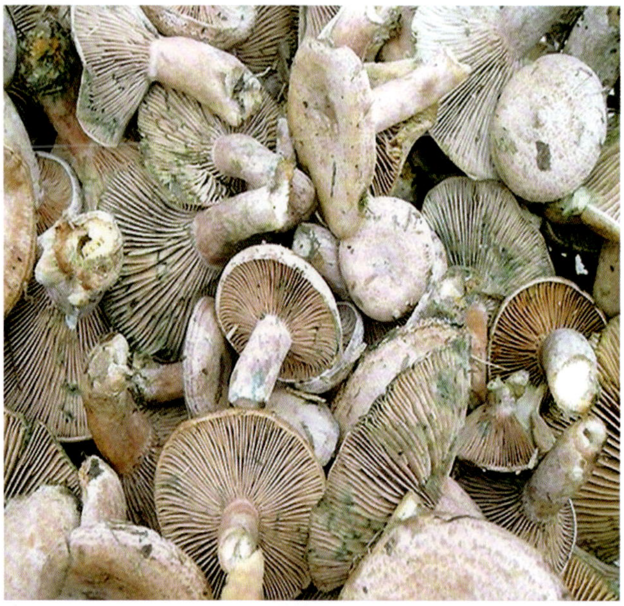

枞葫芦 | Cong hu lu

Bid dut dux 兵都独

苍松古柏灵气生，外黄内白葫芦身。宁心安神朱砂拌，健脾利水砂罐焖。

枞葫芦，为多孔菌科茯苓属真菌茯苓 *Poria cocos*（Schw.）Wolf 的干燥菌核。

苗乡各地均有野生，也有少数栽培。野生者生于海拔 1800 米以下的松树林中、灌木丛下、小河岸边或山谷中，也见于林缘与疏林中。

别名 茯苓、茯菟、茯灵、茯蕶、伏苓、伏菟、松腴、云苓、茯兔、松薯、松木薯、松苓。

采制 药用菌核体。野生茯苓于秋季至次年春季采挖，采回后洗净泥土，润后稍蒸，及时切开，皮壳与内体分开，切成块状或切厚片，晒干备用。白茯苓中心抱有细松根者，称“茯神”，切成方形薄片，晒干备用。

性味与归经 味甘、淡，性平。入心、肺、脾、肾经。

功效 宁心安神，败毒抗癌。茯苓皮功能利水肿。白茯苓功能渗湿健脾。茯神功能宁心安神。

主治 小便不利、水肿胀满、痰饮咳逆、呕逆、恶阻、泄泻、遗精、淋浊、惊悸、健忘等症，以及各种癌症的辅助治疗。

用法用量 内服：煎汤，10～15 克，或入丸、散剂，宁心安神用朱砂拌。外用：适量，捣烂外敷。

禁忌 肾虚多尿、虚寒滑精、气虚下陷、津伤口干者慎服。忌米醋。

附方

1. 三叉神经痛：枞葫芦、猪苓各 15 克，泽泻、桂枝各 12 克，木防己、白术各 9 克。药研细末，水泛为丸，每服 35 克，温开水下，1 日 2 次，连服 30 天。
2. 奶花：枞葫芦、黄瓜香、黄花草、野烟叶、胡奶果叶各适量，口嚼外敷患处。
3. 百日咳：枞葫芦 10 克，牛蒡子 10 克，荆芥炭 6 克，白芷 10 克，水煎汁，分 3 次服。
4. 气喘：枞葫芦 10 克，小贯众 15 克，荆芥 10 克，广陈皮 3 克，白芥子 10 克，乌药 10 克，水煎取汁，分 3 次服。
5. 气管哮喘：枞葫芦 45 克，蚯蚓 20～30 条，生麻黄 15 克（小儿用量酌减），先将蚯蚓水漂，加茯苓同捣烂，焙干研末，再用麻黄煎水做成丸。每次服 1.5 克，1 日服 3 次，连服 7～10 天。
6. 肺痨病：枞葫芦 10 克，果上叶 6 克，穿破石、铁包金、黄精、肺经草各 10 克，猴果 15 克，白果子 4 克，千年老鼠屎 3 克，金樱子 10 克，水煎取汁，分 3 次服。
7. 小儿厌食：枞葫芦 20 克，水菖蒲 3 克，怀山药 20 克，水煎服。
8. 水肿：枞葫芦、水芹菜各 30 克，红饭豆 100 克，加水 800 毫升，浓煎成 500 毫升，分 3 次服，每次加豆浆 50 毫升，连服 6 天。
9. 低血压：枞葫芦 15 克，五味子、甘草各 10 克，水煎 2 次，取液混合，分 3 次服，每日 1 剂，连服 5 天。

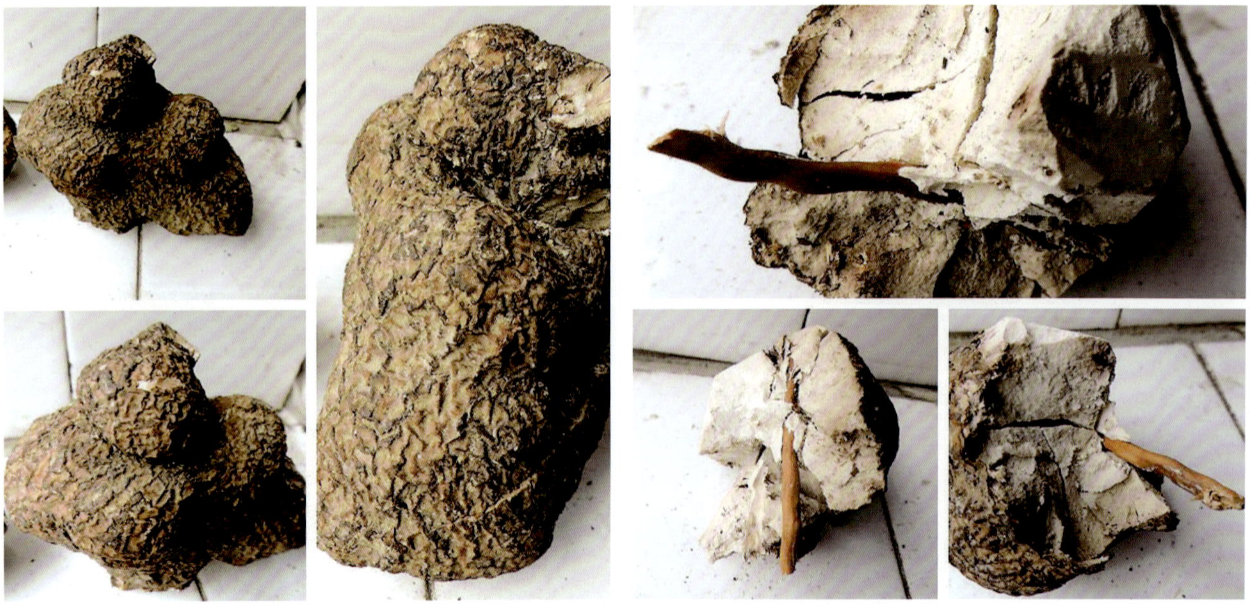

瓜板菇 | Gua ban gu

Nggoub xud 构俗

赤子连根在高坡，阔叶林下一摞摞。肺热咳嗽与咯血，醉酒崩漏直肠脱。

瓜板菇，为蛇菰科蛇菰属蛇菰 *Balanophora involucrata* Hook. f. 的干燥全体。

苗乡各地稀有野生。一般生于海拔 2000 米之下的山坡、山谷落叶阔叶林中或竹林之下，高山栎林、针阔混交林、铁杉林、云杉林中。

别名 蛇菰、葛菌、葛藤菌、地红果、仙人头、铺地开花、角菌、角花。

采制 全株入药。夏秋季采摘，洗净泥土，拣净杂质，切段，晒干备用。

性味与归经 味苦、涩，性寒，有毒。入肺、大肠经。

功效 清热解毒，凉血止血，化瘀消脂。

主治 肺热咳嗽、肝热吐血、妇女崩漏、痔疮肿痛、蛇头疔疮、直肠脱出、外伤出血、胃炎腹痛、醉酒等。

用法用量 内服：煎汤，15 ～ 30 克。外用：适量，捣烂外敷患处。

禁忌 瓜板菇有小毒，不可过量服用。

附方

1. **肺热咳嗽、咯血：** 瓜板菇、肺经草、鹿蹄草、岩白菜、黄毛根各 12 克，雀儿脑 10 克，水煎取汁，分 3 次服。服药期间禁食辛辣食物。
2. **妇女崩漏：** 瓜板菇 10 克，益母草 15 克，大蓟 12 克，映山红根 15 克，水煎服。
3. **外伤出血：** 瓜板菇 12 克，捣烂敷患处，外用纱布包扎。
4. **直肠脱出：** 瓜板菇 60 克，焙干研细末，每用少许调麻油，外敷患处。
5. **醉酒：** 瓜板菇 10 克，鸡爪子 10 克，观音茶 4 克，水煎取汁，分 3 次服。
6. **高血脂、动脉硬化：** 瓜板菇 10 克，观音茶 4 克，苦荞子 10 克，水煎取汁，分 3 次服。服药期间禁食油腻、高糖食物。

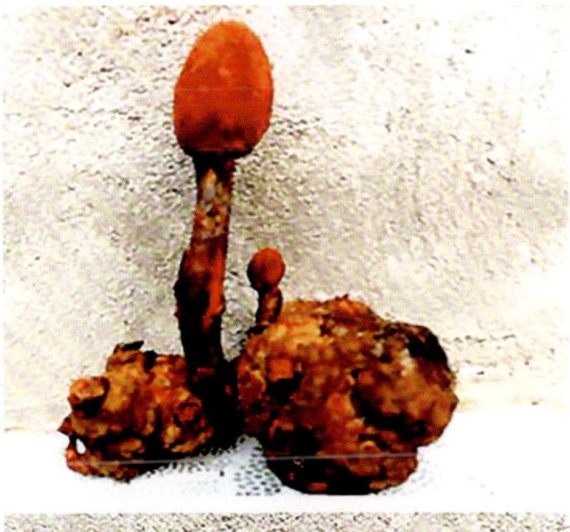
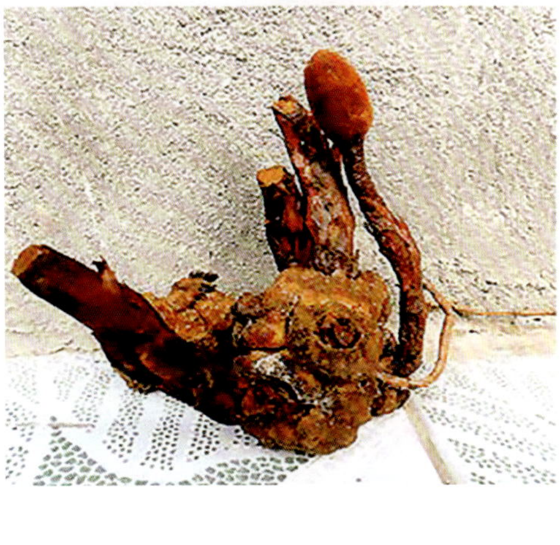
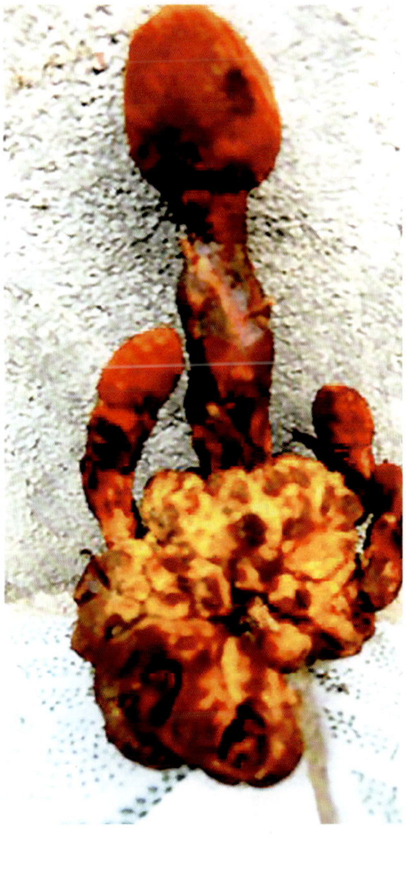
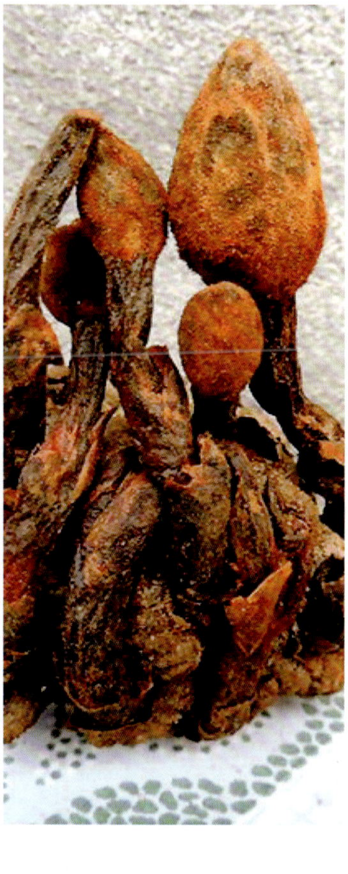

黑木耳 | Hei mu er

Nggoub mloul mangb 嘎谋芒

朽木之上长树鸡，色黑如耳属山珍。益气润燥乌黑发，凉血止泻菌痢停。

黑木耳，为木耳科植物木耳 *Auricularia auricula*（L.）Underw. 的子实体。

苗乡山区均有野生，也有少数栽培。野生者一般生于山林中阴暗潮湿处的各种朽木上。

别名 云耳、木蛾、木菌、树鸡。

采制 药用子实体。春、秋季节，下雨过后采集，采回后拣净杂质，洗去泥土，晒干备用。

性味与归经 味甘，性平。入胃、大肠经。

功效 凉血止泻，菌痢停，益气润肺，滋阴润燥，养胃健脾。

主治 头发早白、久病体虚、崩中漏下、虚劳咳嗽、痔疮出血、泻痢、便秘。

用法用量 内服：煎汤，50 克。外用：适量，捣烂外敷。

禁忌 大便稀溏者不宜食用黑木耳。

附方

1. **妇女体虚贫血：**黑木耳 50 克，红枣 30 枚，红糖少许，水煮熟，分 3 次，吃木耳、红枣，喝汤。
2. **新旧泻痢：**黑木耳 30 克，木贼 30 克，烧存性研末，每次 10 克，每日 2 次，温酒调服。
3. **血痢：**黑木耳 30 克，水煮熟，先将木耳蘸盐、醋吃下，再服其汁，每日 2 次。
4. **月经过多：**黑木耳 250 克，炒后研细末，每次 6 克，入血余炭 1 克，酒调服，每日 3 次。
5. **虚劳咳血：**黑木耳 5 克，粳米 60 克，红枣 5 枚，冰糖适量，煮粥，早晚服用。
6. **脑血管硬化：**黑木耳、白木耳各 10 克，洗净，浸软，置碗内蒸 1 小时，顿服，每日 3 次。
7. **痔疮、肛裂：**黑木耳 10 克，加水炖成汤，分 3 次，吃木耳喝汤，连服 30 天。
8. **口腔溃疡：**黑木耳 10 克，山楂 10 克，用水炖熟，吃木耳喝汤，每日 2 次。
9. **贫血：**黑木耳 20 克，鸡肝 100 克，洗净，切成小片，加适量油盐炒熟食用。
10. **鸡蒙眼：**黑木耳 20 克，胡萝卜 60 克，鸡肝 160 克，洗净，炒熟，吃药喝汤。
11. **急性菌痢：**黑木耳 20 克，盐、醋各适量，加水炖熟，吃木耳喝汤，每日 3 次。
12. **遗尿：**黑木耳 10 克，海参 30 克，大枣 10 个，加水煮熟，分 3 次服用。
13. **高血压：**黑木耳 6 克，柿饼 50 克，冰糖少许，煮烂，分 3 次服用。

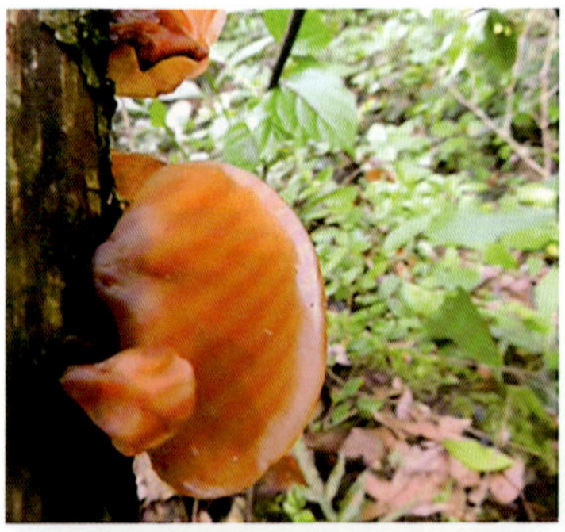
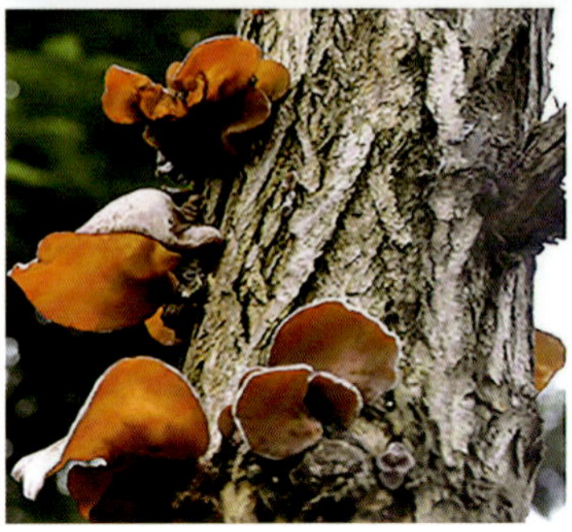
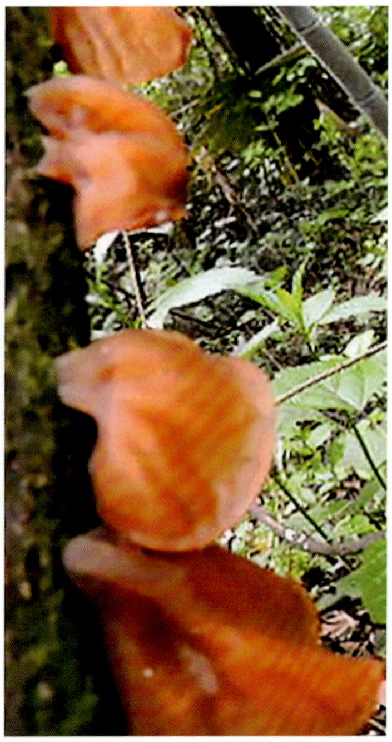
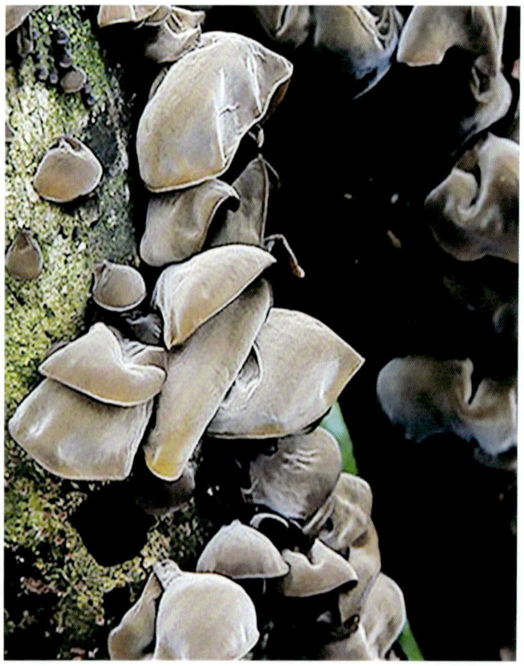

灰包菇 | Hui bao gu

Nggoub xid doub 勾西斗

山野路旁灰包菇，颜色灰暗筋如丝。清肺利咽开声音，凉血止血研末敷。

灰包菇，为灰包科真菌脱皮马勃 *Lasiosphaera fenzlii* Reich.、大马勃 *Calvatia giganteam*（Batsch ex Pers.）Lloyd 或紫色马勃 *C. lilacina*（Mont. et Berk.）Loya 的干燥子实体。

苗乡各地均有野生，一般长在山区阴暗潮湿的山路边、沙土地、荒草地、田坎边以及疏林下。

别名 马勃、马屁勃、灰菇、马屁包、牛屎菌、灰包菌、药苞、人头苞、牛屎菇、大气菌、灰菌、鸡肾菌、地烟。

采制 夏、秋两季子实体成熟时采集，去掉泥沙，晒干备用。用时撕碎。

性味与归经 味辛，性平，无毒。入肺经。

功效 清肺利咽，解毒消肿，凉血止血。

主治 喉痹咽痛、咳嗽失音、乳蛾、吐血、衄血、外伤出血、臁疮、冻疮。

用法用量 内服：煎汤，3～6 克，或入丸、散剂。外用：适量，研细末外撒，或调敷，或用作吹药。

禁忌 风寒痨咳、体虚失音者禁服。

附方

1. **臁疮久不收口：** 先用葱盐煮汤洗净，抹干，再用灰包菇末外敷，1 日 1 次，布条包扎。
2. **痈疽：** 灰包菇粉 6 克，连翘 10 克，水煎取汁，分 3 次服。外用灰包菇粉适量，米醋调敷，1 日 1 次。
3. **单双乳蛾：** 灰包菇粉、芒硝粉各 30 克，同研为细末。每用 3 克，吹入喉中，痰血吐出即愈。
4. **妊娠吐衄不止：** 灰包菇粉 15 克，浓米汤调服，每日 2 次。
5. **咽喉肿痛：** 灰包菇 3 克，三两银 2 克，薄荷 6 克，蓑衣藤根 10 克，水煎取汁，分 3～4 次含服。服药期间禁食辛辣食物。
6. **外伤出血：** 灰包菇粉适量，外撒患处，布条包扎。
7. **鼻出血：** 灰包菇一团，塞鼻孔内。并用毛巾沾凉水敷后颈部。
8. **肺热咳嗽：** 灰包菇 3 克，报木子 6 克，地枇杷 10 克，水煎取汁，分 3 次服。
9. **声音嘶哑：** 灰包菇 6 克，虫蜕 6 克，威灵仙 10 克，三两银 2 克，水煎取汁，分多次含服。服药期间禁食辛辣食物，并少说话。
10. **胃热吐血：** 灰包菇 6 克，黄毛根 10 克，小血藤 10 克，白糖 10 克，水煎取汁，分 3 次服。
11. **咽喉肿闭、吞咽困难：** 灰包菇 10 克，蛇蜕 1 条，同焙干研细末。每次 3 克，棉布包裹，含口中，徐徐咽汁。
12. **冻疮溃烂、久不收口：** 先用温盐水洗净患处，再取灰包菇粉适量，外撒患处，布条包扎，每日 1 次。

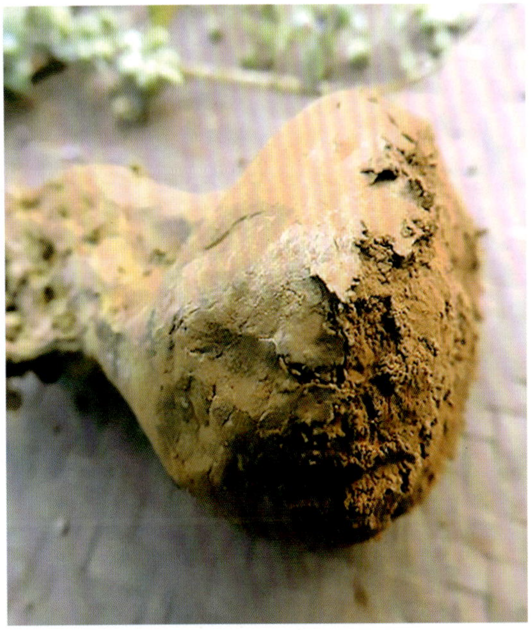
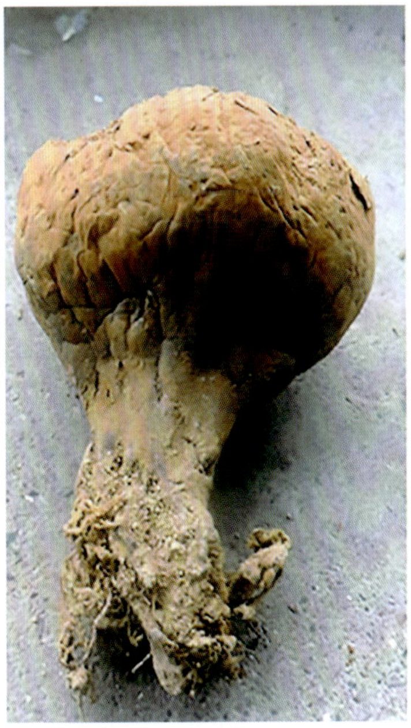
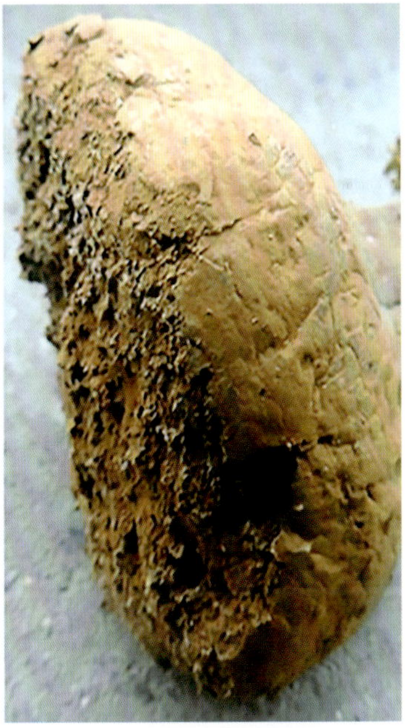

灵芝 | Ling zhi Jenb lait 敬奶

苗疆深山有仙草，紫褐菌盖灵光缈。五脏虚损元气弱，诸般病症兼用好。

灵芝，为多孔菌科灵芝属灵芝菌 *Ganoderma lucidum*（Leyss. ex Fr.）Karst. 的子实体。

苗乡山区有野生，主要生长在高山路边、岩洞口、果园中被砍伐的半腐烂的树桩上，如柑橘林、猕猴桃林等。

别名 灵芝草、菌灵芝、木灵芝、仙草、红芝、丹芝、瑞草、三秀、茵、芝、铁菌。

采制 药用子实体。入秋后雨量较少时寻找、采摘。采时连根拔出，采回后洗净根部泥土，晒干备用，也可以切成薄片，晒干备用。

性味与归经 味甘，性平，无毒。入心、肝、肺、肾、脾脏。

功效 益气血，安心神，健脾胃，坚筋骨。

主治 虚劳头晕、心悸怔忡、神疲乏力、久咳气喘、失眠多梦、消化不良、恶性肿瘤。辅助治疗肝炎、肝硬化、肾炎、肾盂肾炎、风湿性关节炎、慢性支气管炎、哮喘、胃病、十二指肠溃疡、心脑血管疾病、心肌炎、神经衰弱、鼻炎、糖尿病、前列腺肥大、高山病、心悸、手足冰冷、高血压、低血压、湿疹、汗疹、寒症瘀血、尿急尿频、盗汗、脑震荡后遗症、失眠、痔疮、便血、盆腔炎、子宫内膜炎、宫颈糜烂、营养不良等症。

用法用量 内服：煎汤，10～15 克，或研细末吞服，每次 2～6 克，或浸酒。

禁忌 实证慎服。

附方

1. **高血压：** 灵芝 6～9 克，水煎服。
2. **迁延性肝炎：** 灵芝 6 克，甘草 6 克，水煎服。
3. **慢性支气管炎：** 灵芝 9 克，沙参 10 克，百合 10 克，水煎服。
4. **支气管哮喘：** 灵芝 15 克，半夏 6 克，紫苏叶 6 克，厚朴 10 克，茯苓 10 克，水煎，加冰糖 10 克，分 2～3 次服。
5. **神经衰弱：** 灵芝 10 克，大麦 50 克，将灵芝剪碎加水，煎煮取汁，大麦磨碎，用灵芝汁煮，加白糖食用。可当早餐或晚餐食用，每日 1 次。
6. **高血脂：** 灵芝 100 克，黄豆 300 克，灵芝切片，黄豆炒熟，分别磨成细粉，再混合。每日服 9～15 克，每日 3 次，连服 15～30 天。
7. **血管硬化：** 灵芝 5 克，银耳、木耳各 3 克，冰糖适量，将 3 药洗净剪碎，入碗内，加冰糖和水，于蒸锅内蒸煮至稀烂。喝汤，吃木耳和银耳，1 次服完。

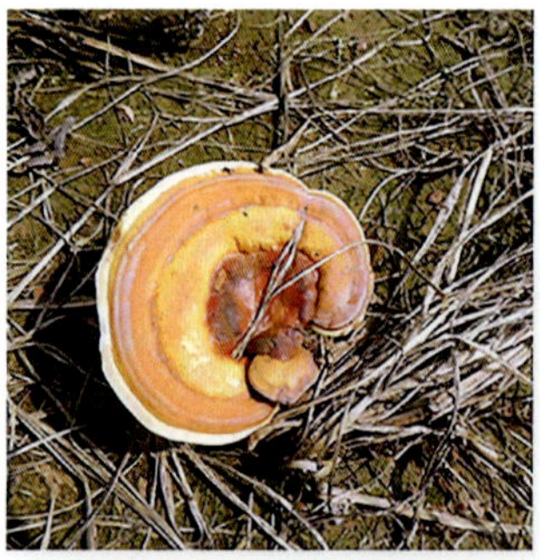
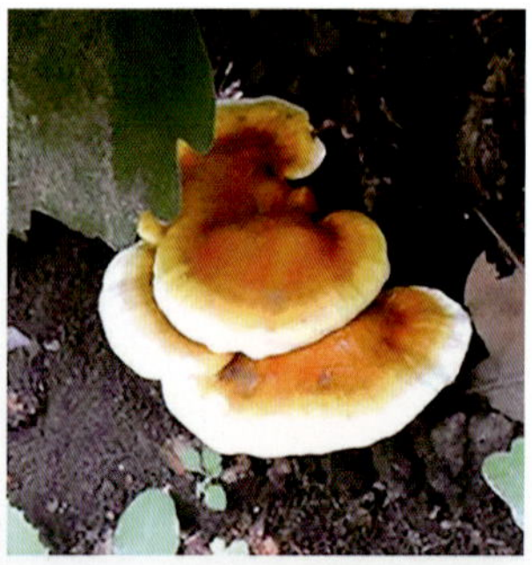
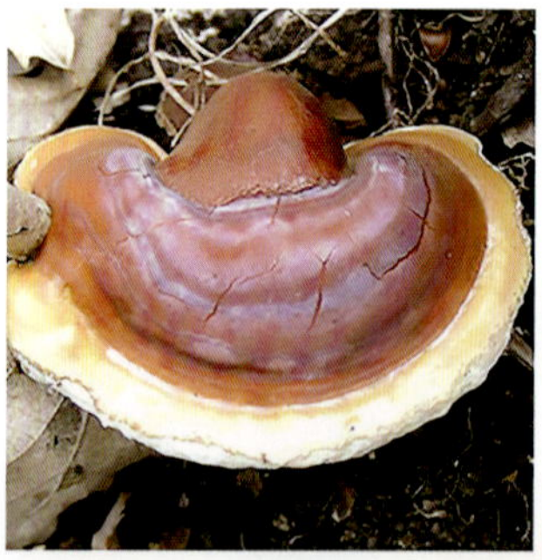
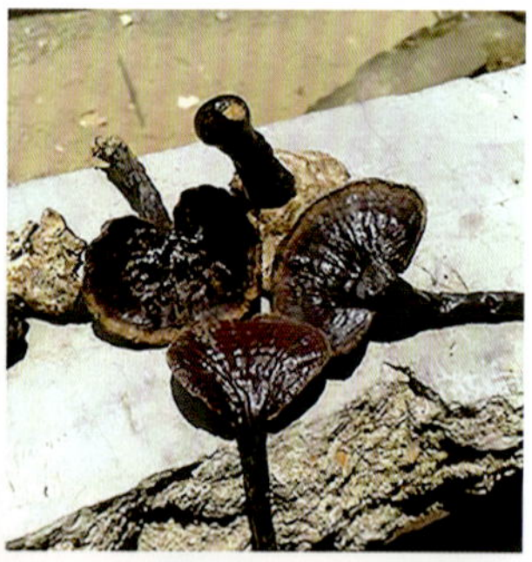
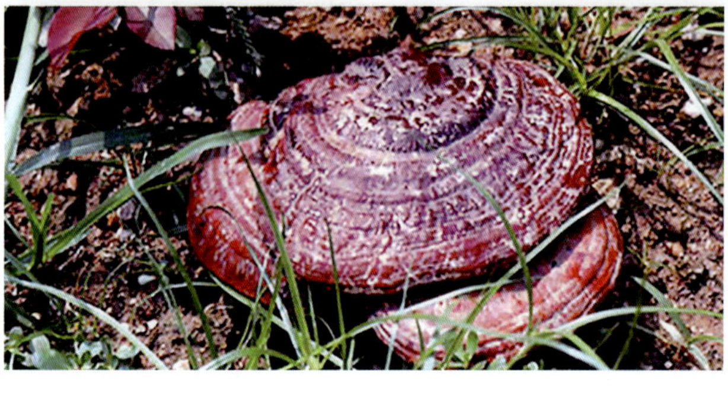
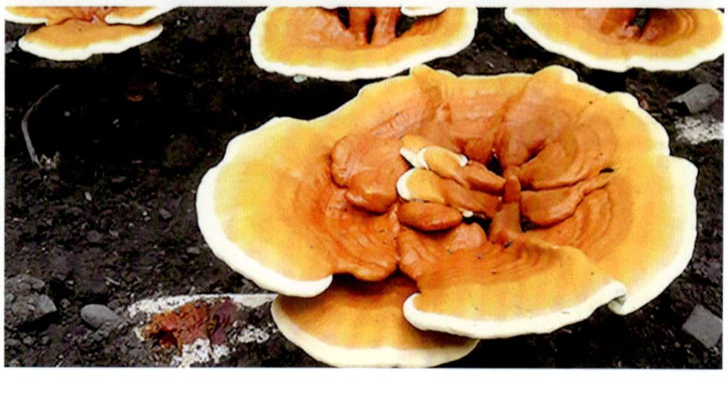

桑树菇 | Sang shu gu

Nggoub sangx erl 构桑耳

久年桑树灵性深，根生菌菇药效真。诸般肝病高糖脂，经闭血淋漏与崩。

桑树菇，为多孔菌科木层孔菌属真菌火木层孔菌 *Phellinus igniarius*（L. ex Fr.）Quel. 的子实体。

苗乡各地稀有野生，一般生于低矮山谷、河沟、小溪旁的树林中，或灌木林下，通常寄生在桑树、松树、杨树、桦树、栎树等树身腐朽之处。

别名 桑黄、桑菌、火木层孔菌、猢狲眼、桑耳、针层孔菌、桑臣、桑黄菇、树鸡、桑黄菰、梅树菌。

采制 药用子实体。全年可采，采回后洗净根部泥土，拣净杂质，晒干备用，临用时切片使用。

性味与归经 味甘、辛，性寒，无毒。入脾、肺、肝、肾经。

功效 补五脏，排毒气，软坚散结，活血止血，和胃止泻，抗癌降脂。

主治 脾虚腹泻、肝肺气虚、慢性肝炎、肝硬化、肝腹水、高血脂、动脉硬化、高血糖、脱肛泻血、崩漏带下、血瘀经闭、血淋、腹中肿块、过敏性鼻炎、湿疹等。

用法用量 内服：煎汤，10～20 克，或入丸、散剂。外用：适量，研细末调敷。

禁忌 桑黄性寒、木质化，脾胃功能差者慎用。

附方

1. **口内生菇（口中生蕈）：** 桑树菇 10 克，水磨喝，每日 2～3 次。用药期间禁食辛辣食物。
2. **脱肛泻血：** 桑树菇 10 克，香附子 6 克，焙干研末，米汤水调服，1 日 3 次。
3. **血淋尿血：** 桑树菇 10 克，黄毛根 10 克，土蟮 10 克，墨斗草 20 克，水煎取汁，分 3 次服。服药期间禁食辛辣食物。
4. **血虚崩漏：** 桑树菇 6 克，小人参 10 克，益母草 15 克，水煎取汁，分 3 次用母鸡汤送服。
5. **瘰疬溃烂：** 桑树菇 15 克，红豆 30 克，锅底灰 19 克，井边青苔 6 克，冰片 0.3 克，焙干研细末。每用少许，以鸡蛋清调敷患处，1 日 1 次。敷药前用蛤蟆草、艾叶、桑树皮各适量，煎水洗患处。
6. **乳腺癌：** 桑树菇 20 克，灵芝 20 克，枞葫芦 10 克，灰包菇 10 克，八月瓜 10 克，水煎取汁，分 3 次服。
7. **脾虚腹泻：** 桑树菇 10 克，隔山消 6 克，白术 10 克，拉尿果 15 克，小人参 15 克，石榴树根皮 6 克，水煎取汁，分 3 次服。
8. **肝硬化腹水：** 桑树菇 10 克，灵芝 6 克，土茵陈 10 克，陈葫芦 10 克，枞葫芦 10 克，水煎取汁，分 3 次服。服药期间禁食酸冷食物。
9. **高血脂：** 桑树菇 6 克，瓜板菇 10 克，隔山消 10 克，观音茶 4 克，水煎服。

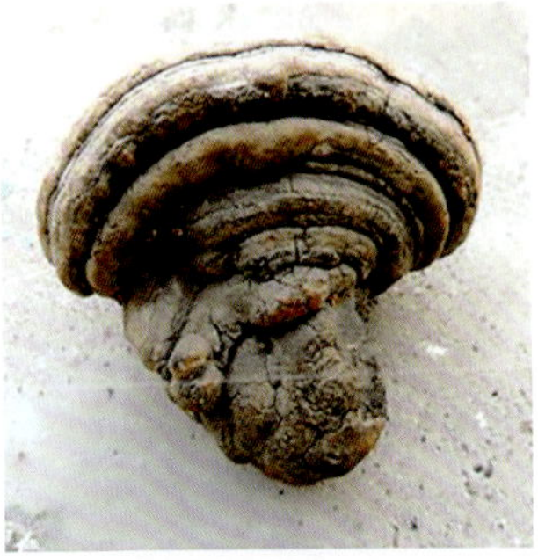
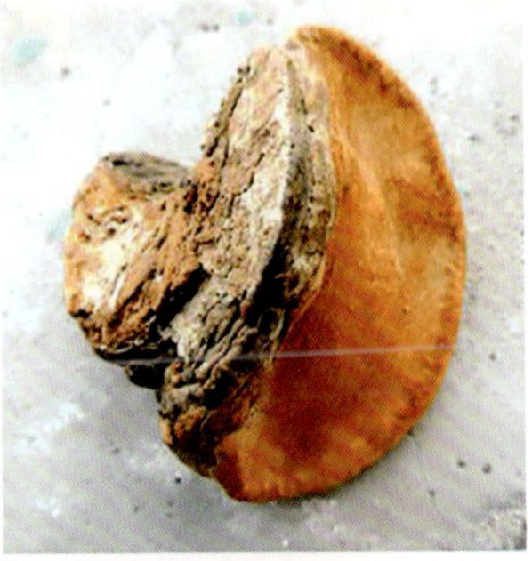
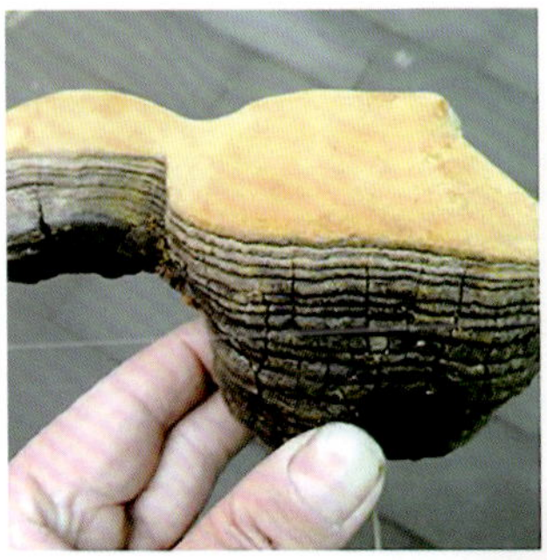
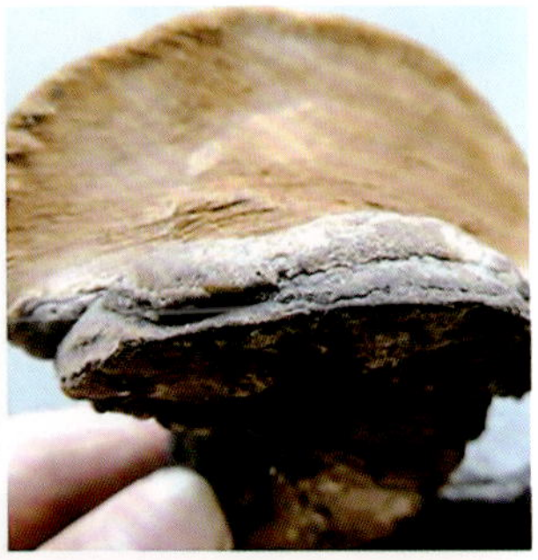
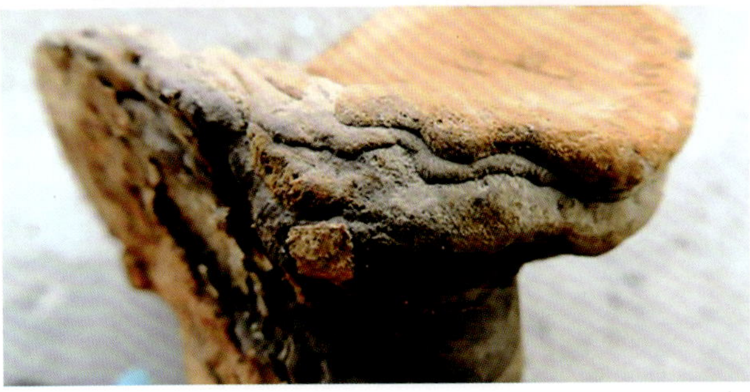
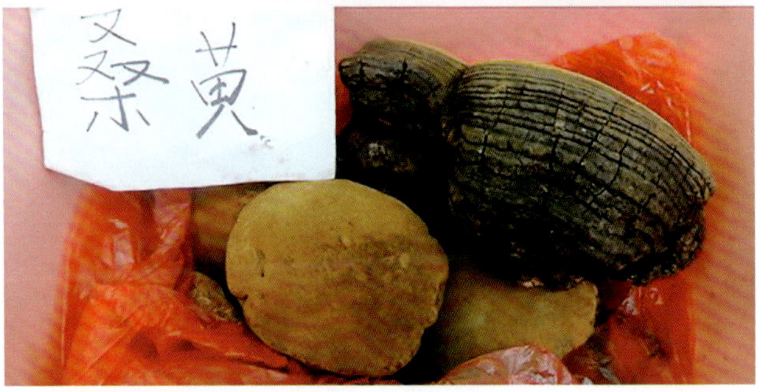

沙洛菇 | Sha luo gu

Nggoub did mus erl 构地木耳

春雷响过沙耳生，溪旁沙地亮晶晶。血虚肝热鸡蒙眼，久利脱肛夜遗精。

沙洛菇，为念珠藻科植物普通念珠藻 *Nostoc commune* Vauch. 的藻体。

苗乡各地均有野生，生于植被稀少的山丘、沙土地、岩石壁上，乱石滩、杂草丛中，山路边、田埂以及近水堤岸上，石缝中。

别名 地耳、地耳菜、雷公屎、沙耳、地木耳、地见皮、地踏菜、地软、地皮菜、野木耳、地钱、地衣、天仙菜、绿菜、葛仙米。

采制 一年四季均可采收，夏秋季常见。雨后天晴时采捡，拣净杂质，洗净泥土，鲜用或晒干备用。

性味与归经 味甘，性寒。入肝经。

功效 清热明目，收敛益气。

主治 目赤红肿、夜盲、烫火伤、久痢、脱肛等。

用法用量 内服：煎汤，10～15 克，或用白糖浸泡，取汁内服。外用：适量，研细末调搽或直接涂搽、贴敷。

禁忌 沙洛菇性寒，脾胃虚寒、腹泻便溏、妇女产后、痛经及经期妇女禁服。

附方

1. **肝热目赤、双目肿痛：** 干沙洛菇、野菊花各 15 克，蒲公英 30 克，加清水适量煮汤饮用，每日 2 次，连服数日。
2. **夜盲症：** 沙洛菇 20 克，鸡肝 30 克，清水洗净，随意做菜食用，每日 1 剂，连服 20 日。
3. **久痢脱肛：** 鲜沙洛菇 60 克，洗净，用白糖适量浸泡，取汁饮用，每日 3 次；或沙洛菇 10 克，小人参 15 克，棉花根 10 克，水煎取汁，分 3 次服。
4. **肝血虚少、目昏眼花：** 鲜沙洛菇 60 克（干品 10 克）、猪瘦肉 200 克，切成小块，加适量食用油、酱油、食盐调味，煮成菜食。
5. **水火烫伤：** 沙洛菇适量，焙干研细末，菜油调搽患处，每日 2～3 次。
6. **子宫脱垂、阳痿遗精、白带：** 鲜沙洛菇 100 克，韭菜 250 克，共炒熟，佐餐用，每日 1 剂，连服 15～20 剂。
7. **身体虚弱：** 鲜沙洛菇 100 克，猪瘦肉丁、油炸花生米各 50 克。将沙洛菇洗净，加入猪瘦肉丁、花生米，再放入调味品，最后淋上麻油，作为凉拌菜食用。
8. **便秘、阳虚干咳：** 鲜沙洛菇 200 克，猪肉 15 克，加水煮熟，吃猪肉喝汤，每日 3 次，佐餐食用。
9. **皮疹、丹毒：** 鲜沙洛菇 100 克，捣取汁，频涂患处，保持湿润。溃烂创口勿用。

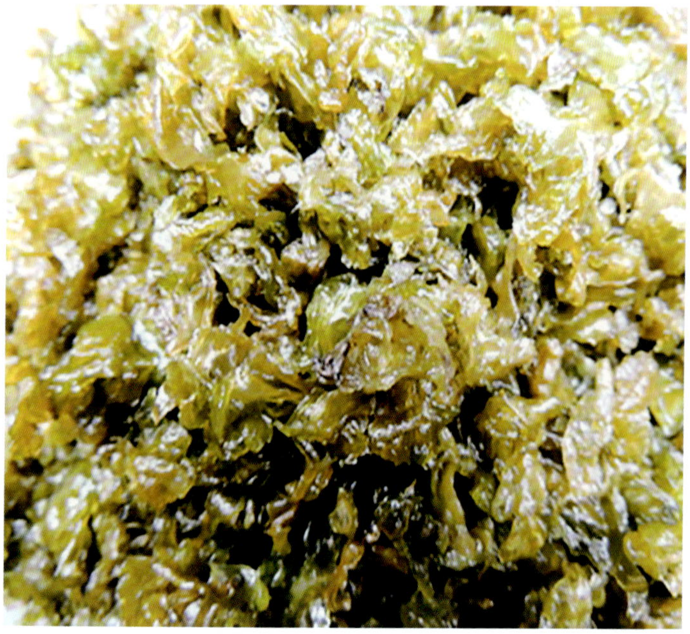

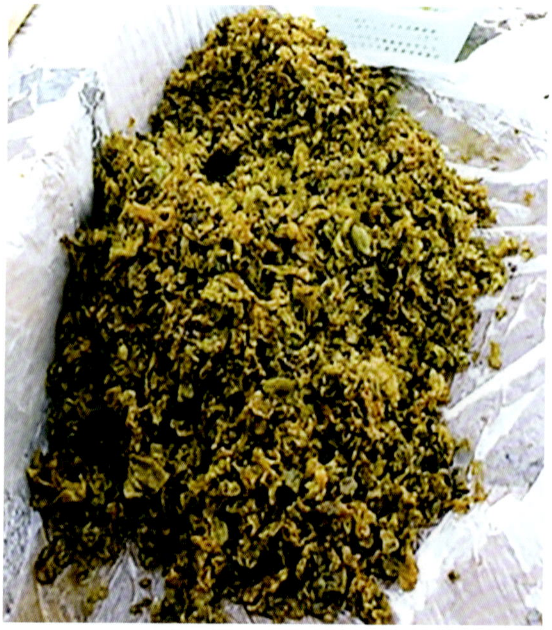

五倍子 | Wu bei zi

Bid pab 比帕

报木树上红叶桃，百般珍贵林间找。肺虚久咳多年痢，自汗盗汗泻精早。

五倍子，为漆树科植物盐肤木 *Rhus chinensis* Mill.、青麸杨 *R. potaninii.* Maxim.、红麸杨 *R. punjabensis* Mill. 叶上的虫瘿。苗乡各地均有野生，一般生长在深山老林、山谷之中或悬崖绝壁之上。

别名 百虫仓、文蛤、百药煎、棓子、木五倍子、乌盐泡、五倍柴、乌烟桃、红叶桃、倍子柴、角倍、木附子、漆倍子、旱倍子。

采制 药用虫瘿。夏末秋初采摘，肚倍 6～7 月、角倍 9～10 月采摘。采回后用开水稍烫一下或蒸至表面呈灰色，以便杀死虫瘿内的虫子，然后晒干备用。临用时敲开瘿壳，除去杂质，刮去毛茸、虫尸。

性味与归经 味酸、涩，性寒。入肺、大肠、肾经。

功效 收敛止血，敛肺降火，敛汗涩肠，固精，解毒。

主治 肺热咳嗽、肺虚久咳、自汗盗汗、遗精白浊、肾虚夜尿、多汗水肿、脱肛阴挺、久泻久利、肠风下血、便血痔血、外伤出血、皮肤溃烂、痈肿疮疖。

用法用量 内服：煎汤，3～10 克；研细末吞服，2～6 克；或入丸、散剂。外用：适量，水煎熏洗，研细末外撒，或调敷。

禁忌 外感风寒、肺有实热之咳嗽，积滞未清之泻痢忌服。

附方

1. **脱肛不收：** 五倍子 10 克，焙干研细末，加白矾 4 克，水煎取汁，外洗患处。
2. **产后肛脱：** 用淡盐水洗净患处，再用五倍子细末外撒，纱布推入，并用桐油外熨局部。
3. **盗汗：** 五倍子末 30 克，荞麦面 30 克，水调做饼，煨熟。待夜卧腹饥时，干嚼咽下，温开水送服。

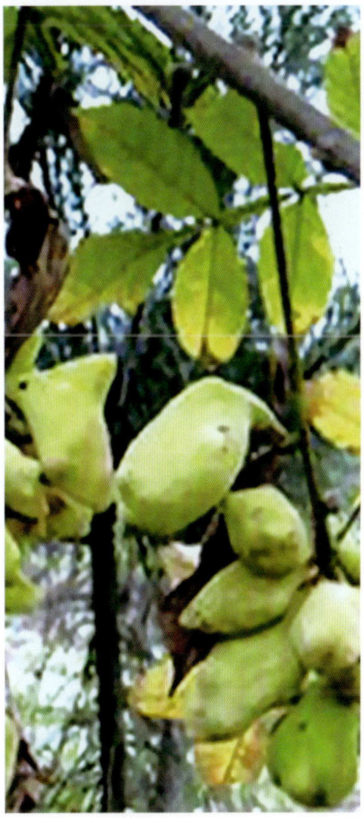
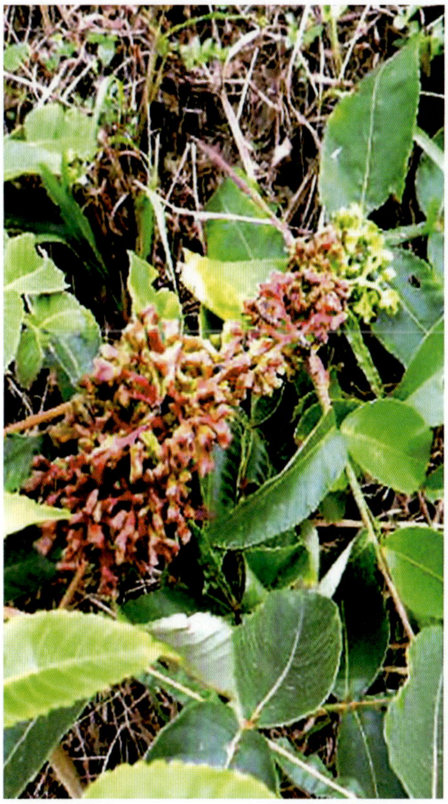
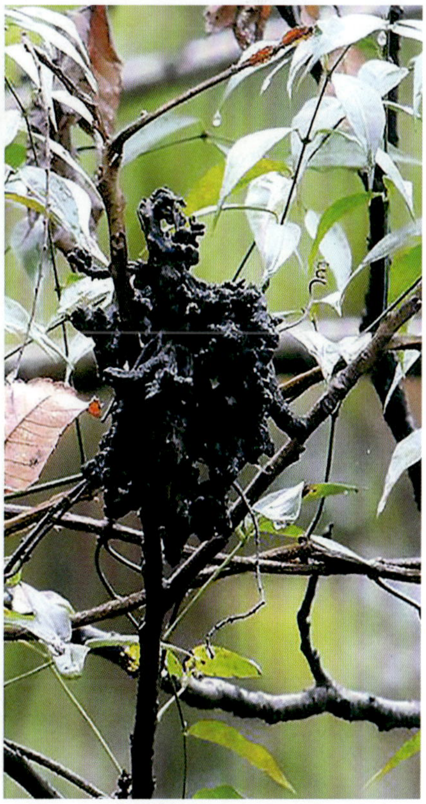

附 录

附录一　实用苗药学名索引

苗药药材名称	基源植物拉丁学名	页码
肿节风	*Sarcandra glabra*（Thunb.）Nakai	178
猪殃殃	*Galium spurium* L.	179
竹叶菜	*Commelina communis* L.	180
紫草	*Perilla frutescens*（L.）Britt.	181
紫竹兰	*Setcreasea pallida*（Rose）D. R. Hunt	182
粽叶草	*Setaria palmifolia*（J.konig）Stapf	183
矮搜山	*Iris tectorum* Maxim.	187
粑合	*Lilium brownii* var. *viridulum* Baker	188
八角莲	*Dysosma versipellis*（Hance）M. Cheng ex Ying	189
巴岩姜	*Drynaria roosii* Nakaike	190
八爷崽	*Asparagus cochinchinensis*（Lour.）Merr.	191
白玉莲	*Hemsleya amabilis* Diels	192
荸荠子	*Eleocharis dulcis*（Burm. f.）Trin.	193
草乌	*Aconitum kusnezoffii* Reichb. / *Aconitum carmichaelii* Debx.	194
常山	*Dichroa febrifuga* Lour.	195
臭牡丹	*Clerodendrum bungei* Steud.	196
穿破石	*Maclura cochinchinensis*（Lour.）Corner / *Cudrania tricuspidata*（carr.）Bu	197
刺红根	*Rosa cymosa* Tratt.	198
地萝卜	*Pachyrhizus erosus*（Linn.）Urb.	199
高笋	*Zizania latifolia*（Griseb.）Stapf	200
隔山消	*Cynanchum auriculatum* Royle ex Wight	201
瓜板	*Pueraria lobata*（Willd.）Ohwi	202
贯众	*Dryopteris crassirhizoma* NaKai	203
红苕	*Dioscorea esculenta*（Lour.）Burkill	204
猴樟木	*Cinnamomum camphora*（L.）Presl	205
胡萝卜	*Daucus carota* L. var. *sativa* Hoffm.	206
怀毛箸	*Cyperus rotundus* L.	207
黄茅草	*Imperata cylindrica*（L.）Beauv.	208
霍基泡	*Urtica fissa* E. Pritz.	209
金刚藤	*Smilax china* L.	210
金线吊葫芦	*Tetrastigma hemsleyanum* Diels et Gilg	211
芦苇	*Phragmites australis*（Cav.）Trin. ex Steud.	212
毛果砣	*Dioscorea bulbifera* L.	213
魔芋	*Amorphophallus rivieri* Durieu	214
牡丹	*Paeonia suffruticosa* Andr.	215
牛眼珠	*Ophiopogon japonicus*（L. f.）Ker Gawl.	216
破岩珠	*Tinospora sagittata*（Oliv）Gagnep.	217
千年老鼠屎	*Semiaquilegia adoxoides*（DC.）Makino	218
荞麦三七	*Fagopyrum dibotrys*（D. Don）Hara	219
荞子莲	*Persicaria runcinata var. sinensis*（Hemsl.）B. Li	220
青木香	*Aristolochia debilis* Sieb. et Zucc.	221
三步跳	*Pinellia ternata*（Thunb.）Breit.	222
三两金	*Ardisia crenata* Sims	223
三两银	*Ardisia crispa*（Thunb.）A. DC.	224

附录二 实用苗药苗语名称索引

苗药药材名称	汉语拼音	苗语拼音	近似汉译音
矮地茶	Ai di cha	Jia bib lik jib	加比利吉
矮桃草	Ai tao cao	Ghab sanb nqend ub	阿散青务
芭茅草	Ba mao cao	Ghob nul	阿奴
白蒿	Bai hao	Reib shed wub	鋭赊务
败酱草	Bai jiang cao	Reib zangd naib	鋭丈奈
白辣蓼	Bai la liao	Reib miex ghueub	鋭美谷
白苏	Bai su	Reib sux maib	鋭苏麻
半边莲	Ban bian lian	Reid jid gieas	鋭借改
扳倒甑	Ban dao zeng	Reib zangd naib	鋭江勒
斑鸡窠	Ban ji ke	Reib jid xid	鋭敌西
笔通草	Bi tong cao	Reib did dongd kod	鋭笔筒壳
萹蓄	Bian xu	Reib mianx reib dead	鋭面鋭单
薄荷	Bo he	Reib ncab wub	鋭叉务
菜蕨	Cai jue	Reib jues mao	鋭蕨猫
秤杆蛇药	Cheng gan she yao	Reib xiangb longb	鋭降龙
刺米草	Ci mi cao	Reib cinb mil	鋭赐米
刺苋菜	Ci xian cai	Reib nqoul gheab	鋭秋嘎
刺仄菜	Ci ze cai	Reib minl ncab	鋭咪卡
刺仄蛇药	Ci ze she yao	Reib zheat bad giex liub	鋭歹巴经路
葱兰	Cong lan	Reib jiub liang	鋭韭莲
粗香薷	Cu xiang ru	Reib nggab shongb mangd	鋭嘎松芒
翠云草	Cui yun cao	Reib njul dut	鋭祝都
大老鸦酸	Da lao ya suan	Reib npieas xaob	鋭板酵
大毛菜	Da mao cai	Reib daib maob	鋭代毛
大蒜	Da suan	Bid guangl shud	比广苏
灯心草	Deng xin cao	Reib dend xinb	鋭灯芯
地地菜	Di di cai	Reib nex kheat	鋭奶改
地胡椒	Di hu jiao	Reib jid nghad	鋭鸡嘎
地锦草	Di jin cao	Reib biud keibliul	鋭朴克了
地杨梅	Di yang mei	Reib shil liub	鋭石榴
吊杆草	Diao gan cao	Reib gongt nggiox	鋭龚嘎
东风菜	Dong feng cai	Reib panb longs	鋭盘龙
冬苋菜	Dong xian cai	Reib nqoul cheab	鋭秋嘎
豆瓣风	Dou ban feng	Reib bot zheit	鋭保腿
肥猪草	Fei zhu cao	Reib zhangs nbeat	鋭涨板
凤凰蛋	Feng huang dan	Bid qiud jued	比球蕨
浮漂	Fu piao	Benx ndenb benl	本顿奔
疳积草	Gan ji cao	Reib hand gongs	鋭哈公
赶山鞭	Gan shan bian	Reib giad sob	鋭加扫
狗尾巴草	Gou wei ba cao	Reib ghuoud ncoud	鋭骨抽

苗药药材名称	汉语拼音	苗语拼音	近似汉译音
狗牙齿草	Gou ya chi cao	Reib xand ghuoud	鋭仙故
卦卦叶	Gua gua ye	Reib pot nzhab	鋭跑扎
过路黄	Guo lu huang	Reib xot qanx	鋭小钱
蛤蟆草	Ha ma cao	Reib zheat met	鋭打脉
号筒杆	Hao tong gan	Reib plead lieal	鋭偏莲
禾荪	He sun	Reib nax nef	鋭那奴
红蛤蟆草	Hong ha ma cao	Reib xued penb	鋭雪湓
红筷子	Hong kuai zi	Reib hlod nqint	鋭落清
红辣蓼	Hong la liao	Reib ghad tent wub	鋭阿太务
红苋菜	Hong xian cai	Reib ghans nqint	鋭砍清
虎耳草	Hu er cao	Reib jid dangt ghunb	鋭计档棍
黄瓜香	Huang gua xiang	Reib shib caib	鋭石菜
黄蛤蟆草	Huang ha ma cao	Reib ghueb yenb	鋭怪英
灰灰菜	Hui hui cai	Reib hong linb	鋭红藜
火炭母	Huo tan mu	Reib niex ghuenb	鋭涅棍
藿香	Huo xiang	Reib xab qib	鋭虾替
吉祥草	Ji xiang cao	Reib youx sad	鋭油沙
剪刀草	Jian dao cao	Reit bad ghol gheab	鋭巴果界
绞股蓝	Jiao gu lan	Vob ghab did	窩杠底
接骨草	Jie gu cao	Reib yabgx fut	鋭羊虎
金鸡尾	Jin ji wei	Minl ndat xanl	咪大专
惊吓草	Jing xia cao	Reib ncol lianx	鋭草莲
韭菜	Jiu cai	Ghuangl gix ceab	菇根策
九里光	Jiu li guang	Reib bad aot sed	鋭巴凹色
九头狮子草	Jiu tou shi zi cao	Reib jinb chai	鋭金钗
九盏灯	Jiu zhan deng	Reib jinb beis	鋭金钡
锯手草	Ju shou cao	Minl sead	咪沙
菊叶三七	Ju ye san qi	Reib sanb pend	鋭散青
蕨菜	Jue cai	Reib runb yil	鋭如意
空心菜	Kong xin cai	Reib kong tong	鋭空筒
苦麻菜	Ku ma cai	Reib jinb ying	鋭金颖
苦荞	Ku qiao	Ghoud menl anb	高门安
辣子蛇药	La zi she yao	Reib nggab shongb mangd	鋭嘎宋忙
懒蛇上树	Lan she shang shu	Niax niax bangx	牛牛榜
老鸦酸	Lao ya suan	Reib npleas xaob	鋭板酵
冷蕨藿	Leng jue huo	Reib shanb mangx	鋭山芒
犁口草	Li kou cao	Reib mlal lid	鋭麻力
连钱草	Lian qian cao	Reib jid dangt	鋭的党
镰仄草	Lian ze cao	Reib mas lans	鋭马兰
龙船花	Long chuan hua	Nggab qinb pans	嘎棋盘
龙葵	Long kui	Reib ghob ghed	鋭过街
芦葱	Lu cong	Reib nbad benx	鋭巴盆
萝卜菜	Luo bo cai	Hleat bout nqint	那波芩
马齿苋	Ma chi xian	Reib xand mel	鋭先脉
马脚草	Ma jiao cao	Reib nbad wans	鋭巴篼

苗药药材名称	汉语拼音	苗语拼音	近似汉译音
马蹄香	Ma ti xiang	Max ndil xangd	马滴香
猫耳朵	Mao er duo	Reib bid ghuoub	鋭比勾
毛藿香	Mao huo xiang	Reib nanb caob	鋭南风
美人蕉	Mei ren jiao	Benx deb joub	本呆就
苗伤药	Miao shang yao	Reib mil cex	鋭米菜
墨斗草	Mo dou cao	Reib njout shonb	鋭就寿
磨盘草	Mo pan cao	Reib jiongs max	鋭囧麻
牛打架	Niu da jia	Reib bad yul	鋭巴欲
牛大王	Niu da wang	Reib gob niex	鋭龚涅
牛奶浆草	Niu nai jiang cao	Reib guib das	鋭鬼打
牛舌子	Niu she zi	Reib mlad rongx	鋭马容
糯米草	Nuo mi cao	Reib xuanb mas	鋭玄麻
簰子	Pai zi	Reib paib zinb	鋭箪子
蓬壳草	Peng ke cao	Reib dend longx	鋭灯笼
破铜钱	Po tong qian	Reib minl zheit	鋭咪等
铺地霍	Pu di huo	Reib yex yanb	鋭野嫣
蒲公英	Pu gong ying	Reib wub mangb	鋭务芒
蕲艾	Qi ai	Reib xiang jus	鋭香菊
漆姑草	Qi gu cao	Reib mlat doud	鋭马儿
千层塔	Qian ceng ta	Reib yel haob	鋭野蒿
千年松	Qian nian song	Reib bib roub	鋭比柔
荞子草	Qiao zi cao	Reib deib nux	鋭对陇
芹菜	Qin cai	Reib blax gud	鋭把孤
青菜	Qing cai	Reib shongb mlob	鋭松毛
青蒿	Qing hao	Reib sheg mongl	鋭赊蒙
青鱼胆草	Qing yu dan cao	Reib jinb mloul	鋭定谋
秋海棠	Qiu hai tang	Reib hai tang	鋭海棠
雀儿脑	Que er nao	Reib npad	鋭巴
人字草	Ren zi cao	Reib beab mel ghunb	鋭巴麦棍
三爪风	San zhao feng	Bid giand nenb	比坚伦
扫帚草	Sao zhou cao	Reib pengx toub	鋭蓬头
啥菜	Sha cai	Reib shuil haox	鋭水蒿
山蚂蟥草	Shan ma huang cao	Reib god jib	鋭过记
鼠曲草	Shu qu cao	Reib dab ngod	鋭大哥
双鞭	Shuang bian	Reib bid mul	鋭比苗
双蝴蝶	Shuang hu die	Reib jinb mlol	鋭定谋
水灯草	Shui deng cao	Niangx hsongb mil	仰松迷
水葫芦	Shui hu lu	Reib ub hund lianb	鋭水浮莲
水黄连	Shui huang lian	Reib bid deud mel	鋭毕多埋
水金风	Shui jin feng	Reib bot zheit ghunb	鋭保腿棍
水芹菜	Shui qin cai	Reib blax gud	鋭把孤
水杨柳	Shui yang liu	Reib goub nbet	鋭勾摆
丝葱	Si cong	Reib hes shinb	鋭和事
四扇风	Si shan feng	Reib sanb pend	鋭散青
四眼草	Si yan cao	Benx ndenb benl	本顿奔

苗药药材名称	汉语拼音	苗语拼音	近似汉译音
四支箭	Si zhi jian	Reib kal was	鋭卡瓦
甜菜	Tian cai	Reib boud shinb	鋭波斯
天泡子	Tian pao zi	Bid gob ghed	比各该
天青地白	Tian qing di bai	Reib shongb bleat	鋭松本
田皂角	Tian zao jiao	Wu gong yang liu	蜈蚣杨柳
铁马鞭	Tie ma bian	Reib jangl nbeat	鋭江摆
铁苋菜	Tie xian cai	Reib bul gheub	鋭不多
茼蒿	Tong hao	Reib bad nanx giox	鋭巴南果
头晕药	Tou yun yao	Reib ded	鋭呆
土荆芥	Tu jing jie	Reib xad nqind	鋭吓请
土茵陈	Tu yin chen	Reib jab nbut	鋭的补
万年青	Wan nian qing	Reib mil miob	鋭咪密
莴笋	Wo sun	Reib chuenb	鋭春
乌韭	Wu jiu	Reib wus juen	锐乌蕨
五月苗	Wu yue miao	Guo shan longx	过山龙
五爪风	Wu zhao feng	Reib das goud	鋭打勾
响铃草	Xiang ling cao	Reib xiang liangx	鋭响亮
小管仄	Xiao guan ze	Naf had vud	那哈坳
小夜关门	Xiao ye guan men	Reib ghaob zhaob	鋭克朱
鸭脚板草	Ya jiao ban cao	Reib blax gud	鋭把孤
岩白菜	Yan bai cai	Reib shongb bleat	鋭松白
言须菜	Yan xu cai	Reib yanl xjd	鋭盐须
羊合草	Yang he cao	Reib jid ndud	鋭鸡都
阳雀草	Yang que cao	Reib zhout zhout	鋭舟舟
羊屎草	Yang shi cao	Bid ghuangd ghunb	比广棍
腰带七	Yao dai qi	Reib jiud jinb	鋭九筋
野茼蒿	Ye tong hao	Reib bad nanx giox	鋭巴南果
叶下红	Ye xia hong	Mil jid nzhagd	咪基渣
叶下珠	Ye xia zhu	Reib longs zhunb	鋭龙珠
野烟叶	Ye yan ye	Reib bad yul	鋭巴欲
野油菜	Ye you cai	Reib youx ceab ghunb	鋭油叉棍
一包针	Yi bao zhen	Reib qab reib gand	鋭叉鋭干
一点红	Yi dian hong	Vob nab yongd	窝喃涌
一壶酒	Yi hu jiu	Reib hlol ndenb	鋭谬嫩
一颗针	Yi ke zhen	Reib nggad jiub	鋭嘎柱
一口血	Yi kou xue	Reib ngueul nqind	鋭欧清
益母草	Yi mu cao	Reib ned nggab	鋭奶嘎
一枝蒿	Yi zhi hao	Jab dliub cot	加新错
一枝黄花	Yi zhi huang hua	Reib benx ghunx	鋭盆棍
银薄荷	Yin bo he	Rruib shot ghunb	鋭少棍
茵陈蒿	Yin chen hao	Reib shed bib	鋭赊比
雨伞草	Yu san cao	Reib lunx sanb	鋭轮伞
鱼秧草	Yu yang cao	Ghob yous mloul	阿友谋
则耳根	Ze er gen	Reib ndud	鋭都
肿节风	Zhong jie feng	Det nix ved dliob	豆里欧确

苗药药材名称	汉语拼音	苗语拼音	近似汉译音
猪殃殃	Zhu yang yang	Reib mod xud	鋭摸速
竹叶菜	Zhu ye cai	Reib khod bos	鋭考保
紫草	Zi cao	Reib ghangt bul	鋭广补
紫竹兰	Zi zhu lan	Reib zinb lou	鋭紫露
粽叶草	Zong ye cao	Reib suob suob	鋭梭梭
矮搜山	Ai sou shan	Reib blud nus shod	鋭不鲁烧
粑合	Ba he	Bad jiongx qil	比龚基
八角莲	Ba jiao lian	Reib bax gox	鋭把各
巴岩姜	Ba yan jiang	Dad gheab bleat	大界扁
八爷崽	Ba ye zai	Bid liol nex	比辽来
白玉莲	Bai yu lian	Reib nenb nqint	鋭伦清
荸荠子	Bi qi zi	Bad ghou blas	巴构喇
草乌	Cao wu	Bid gind	比精
常山	Chang shan	Nggab baib zinb	嘎摆子
臭牡丹	Chou mu dan	Reib jad nans	鋭假南
穿破石	Chuan po shi	Ndut dol jub rud	都豆久茹
刺红根	Ci hong gen	Deb dol zheit mangb	得都者芒
地萝卜	Di luo bo	Di luo bo	地萝卜
高笋	Gao sun	Reib gunb shous	鋭菰手
隔山消	Ge shan xiao	Reib bex ted	鋭簸投
瓜板	Gua ban	Hleat xinb xud	那信速
贯众	Guan zhong	Deb ndab zdul	代达专
红苕	Hong shao	Bid hongs shub	比红薯
猴樟木	Hou zhang mu	Ndut blol miui	都飘苗
胡萝卜	Hu luo bo	Hleat bous shed	和薄赊
怀毛箐	Huai mao qiang	Reib nins yongx	鋭女容
黄茅草	Huang mao cao	Benx coul band	本抽班
霍基泡	Huo ji pao	Reib ndad gunb	鋭达棍
金刚藤	Jin gang teng	Bid dut dut	比都督
金线吊葫芦	Jin xian diao hu lu	Bid nggab anb	比嘎暗
芦苇	Lu wei	Bad jongt lout cod	巴金娄葱
毛果砣	Mao guo tuo	Bid nangx ghunb	比郎棍
魔芋	Mo yu	Gif dof	格多
牡丹	Mu dan	Benx moud danb	本某单
牛眼珠	Niu yan zhu	Bid liod	比子
破岩珠	Po yan zhu	Bid nghab anb	比嘎暗
千年老鼠屎	Qian nian lao shu shi	Bid ghaid nenl	比阿能
荞麦三七	Qiao mai san qi	Ghod menl ghunb	阿梅棍
荞子莲	Qiao zi lian	Reib ghoud menl rud	鋭高门茹
青木香	Qing mu xiang	Jongx linx mel	龚铃迈
三步跳	San bu tiao	Bid sad qiaob	比沙跳
三两金	San liang jin	Jab bik lik jib	加比利吉
三两银	San liang yin	Rrib hleat holt	鋭拉老
散血莲	San xue lian	Reib sanb pend	鋭散青
沙参	Sha shen	Jongx wub mangb	龚务骂

苗药药材名称	汉语拼音	苗语拼音	近似汉译音
山苦瓜	Shan ku gua	Deb dob bid tiub	得都比提
山乌龟	Shan wu gui	Reib pot jib	鋭保地
苕芍药	Shao shao yao	Tian zhus mul danb	天竺牡丹
蛇包谷	She bao gu	Bid guil toux ghuenb	比鬼头棍
生姜	Sheng jiang	Benx shand	本山
石菖蒲	Shi chang pu	Ghob xangb khesb	阿尚兴
石蒜	Shi suan	Jia saib	加采
薯仄	Shu ze	Bid nax	比拿
水高粱	Shui gao liang	Jib ub ghaob reud	基各绕
酸筒杆	Suan tong gan	Ghaob gind nqet	阿今采
太子参	Tai zi shen	Tai zi shen	太子参
铁灯台	Tie deng tai	Reib giex niex	鋭界义
土蚕	Tu can	Bid reib bai chong	比鋭白虫
土大黄	Tu da huang	Reib mlal yul	鋭马欲
土卵子	Tu luan zi	Reib deid ghunb	鋭堆棍
土牛膝	Tu niu xi	Reib bid jaos	鋭比交
土人参	Tu ren shen	Vab eb benx	窩阿笨
威灵仙	Wei ling xian	Jongx mongb xiand	龚孟仙
蚊母树	Wen mu shu	Ndut mix xinb	都米心
乌泡	Wu pao	Bid ghoud lel	比格来
乌泡莲	Wu pao lian	Reib shub ub	鋭苏务
夏天无	Xia tian wu	Yi lil jinb danx	一粒金丹
小蓟	Xiao ji	Reib deb ncab	鋭代叉
小人参	Xiao ren shen	Reib hleat mab	鋭兰骂
小三七	Xiao san qi	Reib tous qingd	鋭徒清
血报木	Xue bao mu	Bid gheud eud	比勾啊
雪莲果	Xue lian guo	Bid dinb shenb	比地参
岩丸子	Yan wan zi	Reib xub bleat	鋭速板
胭脂花	Yan zhi hua	Banx liux jiaob	榜如姣
洋姜	Yang jiang	Bid yang jiangx	比阳姜
羊角七	Yang jiao qi	Bid ngoub	比狗
洋芋	Yang yu	Bid yang yus	比阳芋
野藠	Ye jiao	Bid yan chongx	比犽葱
野麻根	Ye ma gen	Bad jongt dad	巴炯达
野棉花	Ye mian hua	Reib minx fab ghuenb	鋭米化棍
野洋姜	Ye yang jiang	Jongx hand ghunx	龚山棍
玉簪花	Yu zan hua	Bid reib yu zanl	比鋭玉赞
玉竹	Yu zhu	Reib jongx hlod	鋭龚啰
桎木	Zhi mu	Zhi mub cha	桎木杈
朱砂莲	Zhu sha lian	Dous dous rud	都都茹
竹叶麦冬	Zhu ye mai dong	Reib nux hlod	鋭路箩
阿斯木	A si mu	Ndut nieax rans	都岩染
八角枫	Ba jiao feng	Bad jongb god rud ghuenb	巴金勾股
柏子木	Bai zi mu	Ndut gianb xangd	都见香
饱饭花	Bao fan hua	Ndut baos fanb	都饱饭

苗药药材名称	汉语拼音	苗语拼音	近似汉译音
扯丝皮	Che si pi	Ndut xinb sod	都信梭
秤砣消	Cheng tuo xiao	Bid xid giongb	比谢龚
刺大木	Ci da mu	Ndut zhangs	都涨
枞树	Cong shu	Ndut xoub mangl	都秀盲
峨眉通	E mei tong	Eu maol tongx	鹅毛通
枫木树	Feng mu shu	Ndut bid minx	都比明
甘子稿	Gan zi gao	Ndut ganb zin gaos	都竿子篙
观音柳	Guan yin liu	Ndut nqonb ghuond	都秋茹
桂皮	Gui pi	Ndut shanb guis	都山桂
黄荆条	Huang jing tiao	Ndut ghunx leb	都棍来
寄生木芽	Ji sheng mu ya	Ndut gil blead	都寄边
接骨木	Jie gu mu	Ndut gieb blad	豆介巴
懒利稿	Lan li gao	Ndut gux rul	都谷如
老鼠王	Lao shu wang	Ndut ghab nenl	都嘎能
凉棚草	Liang peng cao	Qing liang peng caol	青凉棚草
了哥王	Liao ge wang	Zaib yaox dail	贼腰带
柳树	Liu shu	Ndut nqoub ghuoud	都秋菇
七叶莲	Qi ye lian	Jongs chad nux	炯叉龙
千年矮	Qian nian ai	Reib ghuenb mes	鋭过买
三花利	San hua li	Dol bub chad	多布叉
三椏苦	San ya ku	Ndut sanb qiangx	都三枪
桑树	Sang shu	Ndut lious ginb	都柳菌
杉树	Shan shu	Ndut jianb	都建
水杨梅	Shui yang mei	Dad nlaol ub	搭奶
水竹	Shui zhu	Ndut xunb diunb	都许丢
太筒泡	Tai tong pao	Bid jiand dob	比坚到
铁包金	Tie bao jin	Ndut nis	豆拟
铁扫帚	Tie sao zhou	Yi weil yaos	一味药
通塔	Tong ta	Minl ghuoux	咪头
喜树	Xi shu	Ndut tub ban jiaos	都土八角
细叶老鼠王	Xi ye lao shu wang	Hmaib det nail	潘豆乃
小通草	Xiao tong cao	Deb ghuoux	代勾
夜合木	Ye he mu	Ndut bid mleax	都比没
叶下果	Ye xia guo	Ndut gou she tiao	都狗舌条
鹰爪风	Ying zhao feng	Hleat gheud	那勾
玉叶金花	Yu ye jin hua	Ab gangb luf	阿崗奴
八月瓜	Ba yue gua	Bid ghoud nzhead	比格炸
白果	Bai guo	Ndut bax gut	都白骨
半春子	Ban chun zi	Bid cab nos	比蚕农
板栗	Ban li	Ndut bid ros	都比乳
包谷	Bao gu	Bod reud	薄若
报木子	Bao mu zi	Bid pab	比帕
毕恭子	Bi gong zi	Bid manl manl	比满满
蓖麻子	Bi ma zi	Dab zheid yul	大堆欲
蚕豆子	Can dou zi	Bid fus doub	比佛豆

苗药药材名称	汉语拼音	苗语拼音	近似汉译音
草莓	Cao mei	Bid giand doub	比坚豆
茶子	Cha zi	Bid gil	比鸡
长豆荚	Chang dou jia	Bid dong tis jiaos	比冻体荚
朝天椒	Chao tian jiao	Qi jie mei lanjiaox	七姐妹辣椒
橙子	Cheng zi	Giod bid lious	果比柳
臭元	Chou yuan	Bid lious ghuenb	比厚骨
刺梨	Ci li	Bid xob dol	比笑多
茨落	Ci luo	Nggab song mangd	嘎松芒
刀豆	Dao dou	Bid daob bax doux	刀把豆
冬瓜	Dong gua	Ghob giot daob iet	阿根到
福瓜	Fu gua	Ab doub	阿斗
夫子瓜	Fu zi gua	Bid yel kai huas	夜开花
柑橘	Gan ju	Bid ndut ganb	比都柑
高粱	Gao liang	Ghaob reud	各绕
海棠	Hai tang	Zid ghal gaf	枳嘎戛
禾梨	He li	Bid mal won li	比麻倭梨
禾眉豆	He mei dou	Ghad nub deb reas	嘎得惹
核桃	He tao	Bid bet ndol	比和豆
红体子	Hong ti zi	Bid hongx fanb doub	比红番豆
葫芦瓜	Hu lu gua	Bid dai hunb lunb	比呆葫芦
胡乃果	Hu nai guo	Ndut bid dod	都比达
花椒	Hua jiao	Bid sheid	比西
黄瓜	Huang gua	Bid cinb wang guad	比刺王瓜
黄菊子	Huang ju zi	Ndut bid lul	都比鲁
黄牛刺	Huang niu ci	Nbongl ghent yaox	薄街单
黄秋葵	Huang qiu kui	Huangx qiu kuix	黄秋葵
黄体子	Huang ti zi	Bid deid ghueb	比堆怪
鸡公苋	Ji gong xian	Benx guand chax	盆观扎
鸡爪子	Ji zhao zi	Bid nkeh nkul	比看枯
救兵粮	Jiu bing liang	Mi hong zix	米红籽
苦瓜	Ku gua	Leb lainb guas	勒癞瓜
苦瓜蒌	Ku gua lou	Bid dob anb	比多暗
苦楝子	Ku lian zi	Ndut bid reab	都比然
葵花籽	Kui hua zi	Leb kui hua	勒葵花
喇叭花子	La ba hua zi	Reib mlangs mloul	鋭马谋
拉尿珠	La niao zhu	Bid miul qod	比谬挑
辣子	La zi	Wuf sob	乌索
蓝莓	Lan mei	Lanb meix	蓝梅
雷公稿	Lei gong gao	Ghob nux ndut liux nqind	嘎奴都棱苓
李仄	Li ze	Bid lid anb	比里安
凉粉果	Liang fen guo	Jaob bongb khab	教滨卡
菱角	Ling jiao	Jib ub reib lingx	金鋭菱
绿体子	Lü ti zi	Reib qingx doub	鋭青豆
落花生	Luo hua sheng	Chang sheng guos	长生果
蜜橘	Mi ju	Leb ndut jux	勒都橘

苗药药材名称	汉语拼音	苗语拼音	近似汉译音
棉花	Mian hua	Benx reib mianb	本鋭绵
木鳖子	Mu bie zi	Zend weif wub	正维污
木油子	Mu you zi	Ndut mongx youx	都木油
南枸杞	Nan gou qi	Reib qab mloul	鋭叉谋
南天竹	Nan tian zhu	Ghob hiod ghunb	阿罗棍
牛奶子	Niu nai zi	Bid cab nos	比茶脑
扒船泡	Pa chuan pao	Bid liul jangs	比柳江
皮树果	Pi shu guo	Ndut giot guat	都绞寡
葡萄	Pu tao	Bid ghand ghunb	比干棍
茄子	Qie zi	Ghu angt	故昂
楸树	Qiu shu	Ndut chongl	都通
三月泡	San yue pao	Bid nghoab	比果
山核桃	Shan he tao	Bid ndut shan xie	比都山蟹
山姜子	Shan jiang zi	Bid gangl leb	比杠耐
山柳树果	Shan liu shu guo	Ndut fad xangd	都化香
山柿子	Shan shi zi	Bid xiaob maml	比小满
石榴	Shi liu	Bid ndut shix lious	比都石榴
柿子	Shi zi	Bid maml	比满
水稻	Shui dao	Reib nax nef	鋭那奴
丝瓜	Si gua	Fab hsab	花沙
四季豆	Si ji dou	Si ji dou	四季豆
桃子	Tao zi	Bid ghueax	比故
藤梨果	Teng li guo	Bid mongs	比猛
甜瓜	Tian gua	Bid bai tangx guab	白糖瓜
桐皮树子	Tong pi shu zi	Ghab jongx det hsob nox	嘎龚豆搓洛
桐子	Tong zi	Ndut bid uox	都比摇
豌豆	Wan dou	Bid wan dou jia	比豌豆荚
碗瓜	Wan gua	Bid punb guab	比蒲瓜
无花果	Wu hua guo	Bid bax ghuenb	比巴恩
西瓜	Xi gua	Bid shuid guab	比水瓜
线瓜	Xian gua	Fab hsab	花沙
杏子	Xing zi	Ghob mhub bix bongb	阿胡比柄
徐叶子	Xu ye zi	Mis lox zit	米辣子
燕麦	Yan mai	Bid yans mal zix	燕唛子
洋辣子	Yang la zi	Bid reib langx taox	比鋭狼桃
杨梅	Yang mei	Ndut gind xaob	都坚笑
羊奶子	Yang nai zi	Bid cab nos	比茶脑
野花椒	Ye hua jiao	Bid sheid nbeat	比西板
野枇杷	Ye pi pa	Bid nbat rud	比巴茹
野葡萄	Ye pu tao	Bid ghand ghunb	比干棍
野茄子	Ye qie zi	Reib benx ghuangt	鋭盆广
油麻子	You ma zi	Bid reib younb mad	比鋭油麻
榆腊树	Yu la shu	Ndut bex lax	都白蜡
枣子	Zao zi	Bid ndeb zhal	比代扎
紫珠	Zi zhu	Ndut ngint bid	都芩比

苗药药材名称	汉语拼音	苗语拼音	近似汉译音
棕树	Zong shu	Ndut giad sob	都加哨
巴岩风	Ba yan feng	Hleat xid roub	禾溪柔
大血藤	Da xue teng	Hleat ghob nqind	那嘎青
地枇杷	Di pi pa	Bid nbat doub	比巴豆
飞龙掌血	Fei long zhang xue	Ghaob sanb nqind	阿散青
过墙风	Guo qiang feng	Hleat xid roub	禾溪柔
黑风藤	Hei feng teng	Hleat yous mal teng	油麻藤
鸡屎藤	Ji shi teng	Hleat jout bud	那酒布
满山香	Man shan xiang	Fiux giod ghunb	胡椒棍
爬墙虎	Pa qiang hu	Hleat bab shanb hud	巴山虎
爬岩藤	Pa yan teng	Hleat blab zhad	那罢叉
三角风	San jiao feng	Hleat lox qex	那罗切
无根藤	Wu gen teng	Reib mlengs liangl	鋭蒙凉
小血藤	Xiao xue teng	Hleat xinb qingd	那信清
燕子尾	Yan zi wei	Guo gang yuan longx	过岗圆龙
羊脚藤	Yang jiao teng	Ndut bad beus	都巴保
芭蕉	Ba jiao	Ndut jeub	都就
白鸡冠花	Bai ji guan hua	Benx ghuand zhad gheab ghuea	本官渣高故
长春花	Chang chun hua	Benx si ji kai	本四季开
刺槐花	Ci huai hua	Benx ndut jinb yaos shux	本都金药树
杜鹃花	Du juan hua	Benx ndut ying shan hong	本都映山红
芙蓉花	Fu rong hua	Benx jangs yangb	本将样
扶桑花	Fu sang hua	Benx ndut zhuang yuan hong	本都状元红
桂花	Gui hua	Benx ndut jinb guil	本都金桂
黄槐花	Huang huai hua	Huang huai hua	黄槐花
鸡冠花	Ji guan hua	Benx guand zal gheab	本官扎干
金银花	Jin yin hua	Benx hleat ngongx	本兰翁
菊花	Ju hua	Benx reib jiab ju hua	家菊花
兰花	Lan hua	Benx reib chuen lanb	本鋭春兰
莲花	Lian hua	Benx ub hel huas	荷花
凌霄花	Ling xiao hua	Shang shu wu gong	上树蜈蚣
曼陀罗花	Man tuo luo hua	Benx nguangt ghunb	本广棍
毛蜡烛	Mao la zhu	Reib lax zux ghunx	锐蜡烛棍
梅花	Mei hua	Benx ndut hong meid	本都红梅
梦花	Meng hua	Benx ndut bid xib	本都比西
茉莉花	Mo li hua	Benx ndut mol linb	本都沐丽
木槿花	Mu jin hua	Ndut benx niead ub	都本岩务
泡桐花	Pao tong hua	Benx ndut kong tongx	本都空桐
枇杷花	Pi pa hua	Ndut bid bax	都比八
山茶花	Shan cha hua	Benx ndut gil	本都机
羊藿	Yang huo	Tu lis kail huan	土里开花
野菊花	Ye ju hua	Reib sheid mlob	鋭赊庙
夜来香	Ye lai xiang	Ndut wanb xiang yul	都晚香玉
野梦花	Ye meng hua	Benx jab bet	本抓摆
玉兰花	Yu lan hua	Benx ndut mul lanb	本都木兰

苗药药材名称	汉语拼音	苗语拼音	近似汉译音
月月红	Yue yue hong	Hleat hleat deus	那那倒
指甲花	Zhi jia hua	Reib bot zheit doul	鋭保腿儿
紫玉兰	Zi yu lan	Benx ndut mul lianb	本都木莲
白背叶	Bai bei ye	Ndut nggad mangb	都嘎忙
宝石花	Bao shi hua	Hmiux reib shib lianb	谬鋭石莲
草烟叶	Cao yan ye	Cot yand	丛烟
茶叶	Cha ye	Ghob nux gid	阿奴给
椿木芽	Chun mu ya	Uab yangl	蛙样
大青叶	Da qing ye	Hmiux reib songx lanb	谬鋭菘蓝
夹竹桃	Jia zhu tao	Ndut nux hlol	都奴号
龙胡子	Long hu zi	Kong ques baol danx	孔雀抱蛋
芦荟叶	Lu hui ye	Reib nuob huid	谬鋭奴会
仙人掌	Xian ren zhang	Shenb xand band doul	仙板豆
羊角刺	Yang jiao ci	Ndut ghab nenl	都嘎能
茶泡、茶耳	Cha pao、cha er	Bid nggoub ndut xanb gil	比构都现鸡
茶树菇	Cha shu gu	Nggoub xanb gil	构现鸡
枞菇	Cong gu	Nggoub nbed reud	构摆耳
枞葫芦	Cong hu lu	Bid dut dux	兵都独
瓜板菇	Gua ban gu	Nggoub xud	构俗
黑木耳	Hei mu er	Nggoub mloul mangb	嘎谋芒
灰包菇	Hui bao gu	Nggoub xid doub	勾西斗
灵芝	Ling zhi	Jenb lait	敬奶
桑树菇	Sang shu gu	Nggoub sangx erl	构桑耳
沙洛菇	Sha luo gu	Nggoub did mus erl	构地木耳
五倍子	Wu bei zi	Bid pab	比帕

附录三 实用苗药别名录

矮地茶： 平地木、叶底珠、叶下红、地茶风、紫金牛。
矮桃草： 蚊母草、仙桃草、蟠桃草、无风自动草、八卦仙桃草。
芭茅草： 芭茅菇、芭茅、五节芒、芒草、管芒、管草、寒芒。
白蒿： 大白蒿、白艾蒿、蓬蒿、大子蒿、臭蒿子、大头蒿、山艾。
败酱草： 黄花败酱草、黄花龙牙、野黄花草、山芝麻、黄花苦菜、麻鸡婆、将军草、野芹。
白辣蓼： 长鬃蓼、蓼子草、马蓼、假长尾叶蓼、假长尾蓼、山蓼。
白苏： 苏麻、苏麻叶、荏叶。
半边莲： 半边花、半边旗、顺风旗、单片芽、急解索、蛇利草、细米草、半边菊、小莲花草、金鸡舌、片莲花、偏莲、蛇啄草、长虫草。
扳倒甑： 苦荠公、苦斋、白花败酱草、胭脂麻、苦益菜、萌菜。
斑鸡窠： 海金沙、铁蜈蚣、金砂截、罗网藤、铁线藤、左转藤。
笔通草： 木贼、木贼草、锉草、节节草、节骨草、擦草、无心草。
萹蓄： 扁蓄竹、扁竹、编竹、扁畜、粉节草、扁竹蓼、乌蓼、野铁扫把、疳积药、七星草、竹节草、地蓼。
薄荷： 番荷菜、升阳菜、银丹草、鱼香草、南薄荷、草薄荷、水薄荷、土薄荷、鱼香菜、仁丹草、苏薄荷、蔢荷、夜息花。
菜蕨： 蕨菜、过沟菜蕨、过猫菜、蕨儿菜、龙须菜、蕨猫、山风尾、过山猫、蕨萁。
秤杆蛇药： 浸骨头、冷水草、小梁药、虎山叶、四台花、山兰、散血毒莲、雪汀菜、马拐、牛耳朵、水泡菜、白雌雄草、降蛇草、降龙草。
刺米草： 赐米草、四米草、四美草、金午时花、脓见愁。
刺苋菜： 刺苋、野苋菜、野刺苋、假苋菜、猪母刺、白刺苋。
刺仄菜： 大蓟、马蓟、老虎蓟、刺蓟、山牛蒡、刺萝卜、牛喳口、马刺草、野红花、老虎刺、草鞋刺、土红花、山萝卜、大刺儿菜、野刺菜。
刺仄蛇药： 杠板归、河白草、蛇倒退、梨头刺、蛇不过、蚂蚱簕、急解索、猫爪刺、蛇牙草、贯叶蓼。
葱兰： 葱莲、玉帘、白花菖蒲莲、韭莲、肝风草、风雨花、葱葱花。
粗香薷： 大香薷、大叶香薷、青香薷、清香薷。
翠云草： 金鸡独立草、翠翎草、矮脚凤毛、孔雀花、翠羽草、神锦花、鹤翎草、开屏凤毛、剑柏、岩萍、地柏叶、藤扁柏、水松、拦路枝、蓝地柏、龙鳞草、金扁柏、龙柏草、细风藤、金猫草、生扯拢、虱子草、蜂药。
大老鸦酸： 紫花酢浆草、红花酢浆草、大碱酸甜草、红花盐酸仔草、大本盐酸仔草、铜锤草、大酸味草、多花酢浆草。
大毛菜： 一年蓬、女菀、野蒿、牙肿消、牙根消、油麻草、治疟草。
大蒜： 蒜、葫、胡蒜、独蒜、独头蒜、独瓣蒜。
灯心草： 灯草、水灯芯、野席草、龙须草、水葱。
地地菜： 地菜、地丁菜、荠、荠菜、花花菜、净肠草、地米才、菱角菜、鸡脚才、鸡心菜、蓟菜、护生菜。
地胡椒： 石胡荽、野园荽、鸡肠草、鹅不食、地芫荽、满天星、沙飞草、大救驾、三节剑、山胡椒、球子草、小救驾，砂药草、白地茜、通天窍、雾水沙、蚊子草、白珠子草、鹅不食草。
地锦草： 铁线草、血风草、蚂蚁草、草血竭、血见愁草、奶汁草、铺地锦、铺地红、地蓬草、铁线马齿苋、红斑鸠窝、九龙吐珠草、地瓣草、铺地草、被单草、星星草、斑雀草。
地杨梅： 地石榴、地茄、多木影、提脚龙、遍地红、地莃草。
吊杆草： 两头根、钓鱼竿、吊线风、梅叶伸筋、倒地龙、吊杆风、叶下红、仙人搭桥、二头马兰、过山龙、天桥草、过天桥、一条筋、两头爬。
东风菜： 土苍术、钻山狗、盘龙草、山蛤芦、白云草、仙白草、尖叶山苦荬、山白菜、小叶青、仙蛤芦、菊花暗消、冷水丹、野芋头、疙瘩药、草三七、土白前。
冬苋菜： 冬葵、冬寒菜、葵菜、皱叶锦葵。
豆瓣风： 抱石连、鱼鳖金星、瓜子金、石瓜子、金星草、瓜米菜、肉石斛、抱树莲、鱼鳖草、瓜子菜。
肥猪草： 苋陆、马尾、章柳、大苋菜、湿苋菜、山包谷、红苋菜、苋菜蓝、肥猪菜、当陆、章柳根、见肿消、山萝卜、水萝卜、湿萝卜、狗头三七、牛萝卜、下山虎、牛大黄、野萝卜。

凤凰蛋：肾蕨、球蕨、雉鸡蛋、金鸡蛋、铁鸡蛋、山猪肾子、圆羊齿、夜明吐珠、耳基假石韦。
浮漂：浮萍、苹、萍、水萍、水花、浮群、藻、萍子草、水白、小萍子、浮萍草、水藓、九子萍、田萍、紫萍、青萍、水萍草、水上漂。
疳积草：虾公草、哈公草、蓝色草、节节红、土夏枯草、黄蜂草、观音草、六能草、肝火草。
赶山鞭：竹根七、蜘蛛抱蛋、牛尾伸筋、扁担伸筋、九龙盘、蓼叶伸筋、摇边竹、龙骨草、竹节伸筋、甘心蜈蚣、地蜈蚣、九节龙、蜈蚣草、一寸十八节。
狗尾巴草：绿狗尾草、狗尾草、莠、光明草、狗尾半支、谷莠子、洗草、犬尾草、犬尾曲。
狗牙齿草：狗牙半支、石指甲、三叶佛甲草、鼠牙半支莲、狗牙草、佛指甲、地蜈蚣草、太阳花、狗牙瓣、狗牙菜。
卦卦叶：肥猪草、肥猪苗、肥猪菜、粘苍子、黏糊菜、黄花仔、粘不扎、豨莶草。
过路黄：金钱草、真金草、走游草、金银花、黄花草、铺地莲、小叶金钱草。
蛤蟆草：车前草、车轮草、五更草、猪耳朵草。
号筒杆：泡通稿、博落回、号筒草、勃勒回、号筒青、滚地龙、山号筒、山麻骨、猢狲竹、空洞草、角箩吹、亚麻筒、三钱三、山火筒、山梧桐、泡通珠、边天蒿、通天大黄、土霸王、号桐树。
禾荪：二道禾、再生稻、再生禾。
红蛤蟆草：反背红、朱砂草、血盆草、叶下红、红青菜。
红筷子：柳兰、柳叶菜、糯芋、遍山红、山麻条。
红辣蓼：辣蓼草、琼柳草、蓼子草、斑蕉草、青蓼、蝙蝠草、辣马蓼、辣椒草。
红苋菜：苋、青香苋、汉菜、红菜、米苋、人旱菜、杏菜、荇菜、莹莹菜、玉米菜、米谷菜、云仙菜、雁来红、老来少、云香菜、云天菜。
虎耳草：金丝荷叶、吊金钱、石荷叶、金线吊芙蓉、老虎耳、天荷叶、丝棉吊梅、耳聋草、猪耳草、金钱荷叶、金线莲、佛耳草、搽耳草、猫耳朵、耳朵草、水耳朵、月下红、金丝草、耳朵红、铜钱草。
黄瓜香：匍伏堇、七星莲、天芥菜草、白菜仔、黄瓜草、白地黄瓜、黄瓜菜、石菜、雪里青、野白菜、小黄瓜香、提脓草、地白菜、王瓜香。
黄蛤蟆草：獐牙菜、当药、方茎牙痛草、凉荞、绿茎牙痛草、双斑獐牙菜、大车前、水红菜、翳子草、黑药黄、紫花青叶胆。
灰灰菜：灰菜、灰苋头、赤藜、中红藜、红藜、藜、灰苋菜、狗尿菜、胭脂菜、金锁天。
火炭母：火炭毛、乌炭子、山荞麦草、火炭星、红梅子叶、乌饭藤、花脸晕药、火炭藤、花脸七。
藿香：土藿香、排香草、大叶薄荷、兜娄婆香、猫尾巴香、山茴香、青茎薄荷、绿荷荷、川藿香、苏藿香、野藿香、鱼香、鸡苏。
吉祥草：洋吉祥草、解晕草、广东万年青、松寿兰、结实兰、竹叶草、佛顶珠、竹叶青、玉带草、九节莲、小青胆、小九龙盘、软筋草、竹节伤、竹根七、观音草、地蜈蚣、千里马。
剪刀草：野慈菇、水慈姑、茨菰、慈姑苗、燕尾草、白地栗、芽菇。
绞股蓝：天堂草、福音草、超人参、公罗锅底、遍地生根、七叶胆、五叶参、七叶参、小苦药、甘蔓茶、神仙草。
接骨草：接骨药、大血草、血管草、血满草、八棱麻、马鞭三七、壮阳草、红山花。
金鸡尾：井口边草、铁脚鸡、山鸡尾、石长生、凤凰草、凤尾蕨、野鸡尾、青蕨、鸡脚草、百脚草、龙须草、百脚鸡、金鸡爪、小叶凤尾草、小凤尾、乌脚鸡、线鸡尾、小凤尾草、九把连环剑、背阴草。
惊吓草：瓜子金、辰砂草、金锁匙、瓜子草、挂米草、高脚瓜子草、产后草。
韭菜：起阳草、懒人菜、长生韭、壮阳草、丰草、草钟乳、扁菜。
九里光：千里光、九里明、黄花母、九龙光、九岭光、千里及、千里急、黄花演、眼明草、黄花草、一扫光、百花草、九龙明、七里光、黄花枝草、白苏杆、箭草、青龙梗、木莲草、软藤黄花草。
九头狮子草：川白牛膝、九节篱、六角英、化痰青、绿豆青、竹叶青接骨草、辣叶青药、尖惊药、天青菜、金钗草、蛇舌草、四季青、三面青、菜豆青、肺痨草。
九盏灯：金锦香、张天罐、化痰草、金杯草、杯子草、紫金钟、天香炉、金石榴、柳叶花、芦柳叶花、向天石榴。
锯手草：四方剑、茜草根、牛蔓、芦茹、血见愁、地苏木、活血丹、红龙须根、沙茜秧根、五爪龙、满江红、九龙根、土丹参、红茜根、入骨丹、红内消。
菊叶三七：土三七、税三期、汉三七、紫背三七、金不换、血当归、破血丹、紫三七、艾叶三七、乌七。
蕨菜：龙爪菜、锯菜、三叉菜、蕨儿菜、粉蕨、如意菜、甜蕨、米蕨、就像菜。
空心菜：瓮菜、雍菜、蕹菜、无心菜、竹叶菜、通菜、通心菜、空筒菜、藤藤菜。
苦麻菜：苦买菜、麻菜、苣荬菜、苦菜、兔儿菜、兔子菜、小金英、鹅仔菜、黄鼠菜、限血丹、败酱菜、败酱、苦丁菜、活血草、小苦买菜、小苦菜。

苦荞：荞麦、乌荞子、花荞、荞子、三角荞、净肠草、花麦。

辣子蛇药：香薷、细叶香薷、小香薷、小叶香薷、紫花香茅、香菜、香茅、香茸、香绒、石香茅、石香薷、满山香、土香薷、土香草、香草、香茹、蜜蜂草、青香薷。

懒蛇上树：盘龙参、绶草、一线香、猪鞭草、猪潦子、龙抱柱、龙缠柱、扭兰、盘龙棍、过水龙、红龙盘柱、盘龙箭、海珠草、一支枪、一叶一枝花、盘龙花、九龙蛇、双肾草。

老鸦酸：扭筋草、酸溜溜、三叶酸草、醋母草、鸠酸草、小酸茅、醋啾啾、田字草、酸浆草、雀儿草、酸母草、小酸苗、酸草、三叶酸、三角酸、酸迷迷草、斑鸠草、酸味草、酸酸草、酸斑苋、咸酸草、酸酢草。

冷蕨萁：芒萁、乌萁、芒仔、穿路萁、小里白、芒萁骨、草芒、山芒、山蕨、反蕨叶、反蕨萁、蜈蚣草、硬蕨萁、狼萁草、蕨叶草。

犁口草：紫花地丁、紫地丁、心叶堇菜、犁嘴草、剪刀菜、铧尖菜、犁头草、铧头草、犁铧尖、犁咀菜、箭头草、如意草、玉如意、耳钩草。

连钱草：金钱草、活血丹、透骨消、金钱薄荷、落地金钱、遍地香、地钱儿、铜钱草、乳香藤、九里香、半池莲、遍地金钱、透风坳、胡薄荷、对叶金钱草、接骨消、神仙对坐草、地蜈蚣、蜈蚣草、野花生、肺风草。

镰仄草：马兰、马莱、马兰丹、马郎头、红梗菜、鸡儿菜、路边菊、田边菊、山白菊、泥鳅串、紫菊、螃蜞头。

龙船花：蜀葵、戌葵、吴葵、侧金盏、棋盘花、蜀其花、水芙蓉、栽秧花、胡葵、一丈红。

龙葵：野辣子、野茄子、天茄子、酸浆草、天沦草、苦葵、天茄苗儿、水茄、野辣椒树、龙眼草、黑茄、地泡子、山辣椒、山海椒。

芦葱：萱草、鹿葱、忘忧草、丹棘、漏芦、疗愁、益男草、黄花菜、黄花草。

萝卜菜：莱菔、芦菔、芦葩、白萝卜、红萝卜、青萝卜。

马齿苋：马齿菜、五行菜、酸苋、猪母菜、地马菜、马蛇子菜、长寿菜、老鼠耳、宝钏菜、蚂蚱菜。

马脚草：黄胆草、小半边莲、地不腊、小铜钱草、星子草、破钱草、滴滴金、翳子草、铺地锦、小金钱、满天星、明镜草、星秀草、小叶金钱草、小叶破铜钱、盘上芫荽、落地金钱、镜面草。

马蹄香：杜衡、马辛、南细辛、马蹄细辛、土细辛、花脸细辛、花叶细辛、翻天印、小花细辛、白斑细辛。

猫耳朵：白英、白毛藤、白草、毛千里光、毛风藤、排风藤、毛秀才、葫芦草、金钱绿毛龟、白毛箭、白石英。

毛藿香：藿香蓟、胜红蓟、南风草、牛屎草、蜻蜓饭、毛麝香、熊耳草、土藿香。

美人蕉：洋芭蕉、破血红、观音姜、小芭蕉头、状元红、白姜、兰蕉、水蕉、莲蕉、昙华、红蕉、虎头蕉、凤尾花、白芭蕉。

苗伤药：大泽、大泽兰、土三七、泽兰、血当归、救命王。

墨斗草：旱莲草、金陵草、莲子草、旱莲子、白旱莲、莲草、墨烟草、墨菜、白花蟛蜞菊、墨记菜、黑墨草、黑头草、水旱蓬、墨汁草。

磨盘草：金花草、磨挡草、耳响草、帽笼子、磨笼子、木磨子、磨盆草、苘麻、白麻、磨谷子、磨龙子、牛姑仔磨、磨爿果、半截磨、磨仔草、磨砻草、磨盘花、牛响草、金钱吊芙蓉。

牛打架：金挖耳、挖耳草、朴地菊、劳伤草、铁抓子草、野向日葵、铁骨消、翻天印、倒盖菊、黄牯牛打架。

牛大王：牛蒡、牛蒡子、大力子、鼠黏子、恶实、粘苍子、鼠剪子、万把钩、大牛子、鼠粘草。

牛奶浆草：见气消、柳州七、生死还阳、鬼打伞、搜山虎、铁凉伞。

牛舌子：龙舌兰、剑兰、剑麻、龙舌掌、番麻、金边龙舌兰、金边连、金边假菠萝。

糯米草：糯米团、捆仙绳、糯米菜、米浆藤、生扯拢、铁箍蔓草、玄麻根、红米藤、红饭藤、雾水葛、红石薯、猪仔菜、贯线草、小铁箍、小粘药、红头带、九股牛、小拔毒散。

箳子：稗子、箄子、蒎子、稗、稗草。

蓬壳草：夏枯草、夏枯球、灯笼头、棒槌草、锣锤草、牛牯草、六月干、夏枯头、大头花、灯笼草。

破铜钱：积雪草、地钱草、马蹄草、地细辛、地排草、崩口碗、落得打、大马蹄草、大碗、铜钱草、半边碗、透骨草、婆铜钱草。

铺地霍：野烟草、野烟叶、帕地霍、卜地霍、铺底合。

蒲公英：黄花地丁、婆婆丁、奶汁草、黄花三七、黄花草、尿床草。

蕲艾：艾叶、艾蒿、玉芙蓉、香菊、白艾、白香菊、蜂草、白芙蓉、海芙蓉、岩头白。

漆姑草：漆姑、星宿草、珍珠草、瓜槌草、牛毛毡、地松、大龙草、羊儿草、日本漆姑草、腺漆姑草。

千层塔：野蒿、白马兰、牙肿消、牙根消、治疟草、女菀、百花飞莲、千张草、白顶飞蓬、地白菜。

千年松：苔藓、小叶苔藓、岩毛、千年枞。

荠子草：元宝草、佛心草、狗屎香、对叶草、茅草香子、灯台、双合合、对月草、对月莲、宝心草、瓦心草、穿心草、对经草、红旱莲、宝塔草、烂肠草、蛇喳口、叶抱枝。

芹菜： 芹、旱芹、药芹菜、药芹、香芹、蒲芹、野芫荽、水芹、水英。

青菜： 青菜莛、青菜叶、青菜槁、青菜境、大青菜。

青蒿： 苦蒿菜、黄花蒿、蒿、草蒿、野兰蒿、黑蒿。

青鱼胆草： 蔓龙胆、鱼鳅藤、鱼胆草、对叶林、抽筋草。

秋海棠： 八月春、断肠花、相思草、断肠草、秋海棠根、一口血、红白二丸、大红袍。

雀儿脑： 仙鹤草、龙牙草、脱力草、瓜香草、老牛筋、狼牙草。

人字草： 鹿含草、鸡眼草、三叶草、马帚、苍蝇耻、三叶人字草、老鸦许、白斑鸠窝、掐不齐、公母草、铺地锦。

三爪风： 蛇泡草、蛇盘草、蛇果草、龙吐珠、宝珠草、三匹风、三叶莓、三爪龙、三脚虎、红顶果。

扫帚草： 地肤、地肤子、落帚、落帚草、绿帚、蓬头草、地麦、观音菜、孔雀松。

啥菜： 啥蒿菜、社菜、蒿菜、青蒿菜、野青蒿、水蒿菜。

山蚂蟥草： 草鞋板、小槐花、山蚂蟥、巴人草、水蛭草、豆子草、饿蚂蟥、粘衣草、路边鸡、路边肖、逢人打、扁草子。

鼠曲草： 佛耳草、绒毛草、鼠耳、鼠耳草、毛耳朵、水菊、金沸草、清明菜、清明蒿、白头草、绒毛草、黄花曲草、毛毡草。

双鞭： 果上叶、子上叶、双边、单边、单鞭、麦斛、一挂鱼、羊奶草、鸦雀嘴、灵芝角、石杨梅、万年桃、石枣子、青兰、瓜子莲、石龙石尾、七仙桃、小扣子兰、石蚊虫、石仙桃、黄石鞭、楼上楼、石莲子、根上子、石豆、石英、单叶石枣。

双蝴蝶： 花蝴蝶、蝴蝶草、山蝴蝶、金丝蝴蝶、穿藤金兰花、铁交杯、铜交杯、金交杯、大叶竹叶青、四脚喜、铁板青、胡地莲、肺形草、黄金线。

水灯草： 水灯心、水葱、老虎须、虎须草、赤须、猪矢草、碧玉草、曲尿草、野席草、龙须草。

水葫芦： 水浮莲、凤眼兰、凤眼蓝、大水萍、凤眼莲、洋水仙、水葫芦苗。

水黄连： 黄鸡脚、硬杆子水黄连、硬水黄连、多叶唐松草、盾叶唐松草。

水金风： 水凤仙、辉花菜、辉菜花、山季季草、亮杆芹。

水芹菜： 野芹菜、水芹、刀芹、蜀芹。

水杨柳： 柳叶白前、石蓝、嗽药、白前、大鹤瓢、水柳、蜜白前、炒白前、鹅管白前。

丝葱： 香葱、细香葱、小葱、冬葱、冻葱、北葱、火葱、分葱、菜伯、和事草、四季葱。

四扇风： 落地梅、四块瓦、四大天王、四儿风、红四块瓦、四叶黄、四匹瓦、大四块瓦、四片瓦。

四眼草： 四叶萍、田字草、田字萍、夜爬三、夜里船。

四支箭： 及己、獐耳细辛、四叶细辛、牛细辛、老君须、毛叶细辛、四季香、四皮风、麻斑药。

甜菜： 菠菜、波斯菜、赤根菜、鹦鹉菜、菠薐、菠、菠棱菜、红根菜、波斯草、拉筋草、飞薐菜、飞龙菜。

天泡子： 灯笼泡、挂金灯、灯笼草、灯笼果、打额泡、天泡草、小酸浆、黄姑娘。

天青地白： 毛女儿菜、清明草、细叶鼠曲草、父子草、小地罗汉、小叶金鸡舌、白招曲、小火草、野清明草、雷公青、菠萝草、叶下白、锦鸡舌、白草仔、小白根菊、乌云盖雪、棉花草。

田皂角： 合萌、水松柏、水槐子、水茸角、水通草、梗通草、夜关门、野含羞草、蜈蚣杨柳、野槐树、连根拔。

铁马鞭： 马鞭草、马鞭梢、白马鞭、风颈草、紫顶龙芽草、野荆芥、鹤膝风、铁马莲。

铁苋菜： 海蚌含珠、蚌壳草、人苋、血见愁、撮斗装珍珠、叶里含珠、海蚌念珠、叶里藏珠。

茼蒿： 同蒿、蓬蒿、同蒿菜、蓬蒿菜、蒿菜、菊花菜。

头晕药： 路边青、懒不争、香鸡归、老蛇骚、凤凰窝、乌骨鸡、水杨梅、南布正、五气朝阳草。

土荆芥： 红泽蓝、天仙草、臭草、钩虫草、虱子草、红泽兰、臭蒿、杀虫芥、藜荆芥、鹅脚草。

土茵陈： 阴行草、金钟茵陈、黄花茵陈、铃茵陈、芝麻蒿、鬼油麻、阴阳连、吊钟草、灵茵陈、吹风草、五毒草、角茵陈、罐儿茶、山茵陈、金花屏、黑茵陈、铁杆茵陈、草茵陈、八角茵陈。

万年青： 千年润、千年蒀、屋周、万年青根、冬不凋草、开口剑、斩蛇剑、白河车、牛尾七、冲天七、竹根七、铁扁担、青龙胆、九节莲、状元红、白重楼、铁棕榈、万年肥、包谷七、诸总管、搜山虎。

莴笋： 莴苣、春菜、生笋、千金菜、青笋、莴菜、香马笋。

乌韭： 大叶金花草、小叶野鸡尾、蜢蚱参、细叶凤凰尾、小金芯草、解毒藤、金粉藤、仙鹤尾、凤尾连、孔雀莲。

五月苗： 乌蔹莓、五叶莓、乌蔹草、五叶藤、五爪龙草、五龙草、母猪藤、血五甲、过山龙、绞股蓝、猪婆藤、五爪藤、鸡丝藤、五爪金龙、小母猪藤、五甲藤、铁秤砣、五将草、过江龙、地五加、野葡萄藤。

五爪风： 蛇含、蛇衔、小龙牙、紫背龙牙、紫背草、蛇包五披风、五匹风、五皮风、地五甲、五爪龙、地五加、五爪虎、五叶莓、地五爪、五虎下山、五星草、五虎草、五爪金龙、五叶蛇莓。

响铃草： 假地兰、响亮草、野花生、铃铛草、马铃草、黄花野百合、野百合、荷承草。

小管仄： 箭杆风、野姜黄、竹节风、小杆子、花叶山姜。
小夜关门： 三叶草、菌串子、白马鞭、赵公鞭、铁线八草、蛇倒退、蛇退草、半天雷、蝗虫草、公母草、退烧草、小种夜关门、风交尾、化食草、白关门草、光门竹、夜合草、三叶公母草、铁扫帚、阴阳草、关门草、夜闭草、穿鱼串、串鱼草。
鸭脚板草： 鸭脚板、辣子草、野芹菜、水辣菜、地胡椒。
岩白菜： 呆白菜、矮白菜、岩壁菜、石白菜、岩七、红岩七、雪头开花、滇岩白菜、岩菖蒲、蓝花岩陀、观音莲、矮菖蒲。
言须菜： 香菜、芫荽、盐荽、胡荽、满天星、香荽、延荽。
羊合草： 淫羊藿、仙灵脾、牛角花、放杖草、弃杖草、三枝九叶草。
阳雀草： 红花草子、紫云英、翘摇、红花草、草子。
羊屎草： 苍耳子、老鼠愁、苍子、胡苍子、苍棵子、苍耳蒺藜、苍浪子、老苍子。
腰带七： 文殊兰、包谷七、秦琼剑、文兰树、水蕉、海带七、玉米兰、开喉剑、罗裙带、扁担七、玉带风、斩蛇剑、腰带七、九筋草、破龙刀、金武剑。
野茼蒿： 昭和草、昭和菜、山茼蒿、革命菜、饥荒草、飞机草、神仙菜、救荒草、满天飞、野木耳菜、假茼蒿、东风菜。
叶下红： 红背叶、红背草、紫背草、红下叶、叶背红。
叶下珠： 珍珠草、叶下珍珠、叶后珠、十字珍珠草、夜合草、夜合珍珠、含羞草、龙珠草、田合、日开夜合、叶底珠。
野烟叶： 天门精、烟管头草、野烟。
野油菜： 野菜子、铁菜子、干油菜、山芥菜、地豇豆、拔签药。
一包针： 三叶鬼针草、四方枝、虾钳草、蟹钳草、对叉草、粘人草、粘连子、引线包、盲肠草、三八叉、针包草、一把针、脱力草、小鬼针。
一点红： 叶下红、羊蹄草、红背叶、山羊草、天毛草、野芥蓝、牛尾膝、喇叭红草、羊蹄角、散血丹。
一壶酒： 田基黄、地耳草、合掌草、跌水草、七寸金、一条香、金锁匙、红孩儿、寸金草、小王不留行、细叶黄、降龙草、七层塔、小元宝草、黄花仔、小对叶草、八金刚草、蛇细草、对叶草。
一颗针： 老鹳草、老鹳嘴、老鸦嘴、贯筋、老贯筋、老牛筋、老观草。
一口血： 血水草、黄水芋、金腰带、小号筒、小绿号筒、鸡爪莲、斗篷草、小羊儿、血水芋、一滴血、一点血、土黄连。
益母草： 母蒿、益母艾、红花艾、坤草、茺蔚、三角胡麻、九塔花、山麻、九节草。
一枝蒿： 蓍草、万寿菊、金菊、黄菊、千寿菊、花面菊、土一枝蒿、野一枝蒿、白花一枝蒿、蜈蚣草、马茴香、飞天蜈蚣、茅草一枝蒿、刀口药、刀口伤皮、蒿子跌打、四乱蒿、千叶蓍。
一枝黄花： 黄花细辛、黄花一枝香、野黄菊、山边半枝香、洒金花、千根癀、土泽兰、百条根、铁金拐、黄柴胡、签子草、小白龙须、黄花马兰、大败毒、红柴胡、黄花仔、一枝香、蛇头王、金钥匙、满山黄、黄花儿。
银薄荷： 白花茵陈、牛至、披萨草、蘑菇草、小叶薄荷、马郁兰、五香草、满山香、土香薷、香草、山薄荷、暑草、对叶接骨丹、黑接骨丹、滇香薷、小甜草、止痢草、满坡香。
茵陈蒿： 蒿子、臭蒿、香蒿、苦蒿、臭青蒿、香青蒿、细叶蒿、细青蒿、草青蒿、草蒿子、三庚草。
雨伞草： 伞草、破伞、破雨伞、破雨伞草、风车草、车轮草、伞莎草、伞叶莎草、轮伞莎草、轮伞草。
鱼秧草： 伸筋草、石松、狮子草、牛尾草、大顺神经、大伸筋、百部伸筋、水摇竹、过山龙、宽筋藤、金腰带、舒筋草、筋骨草、绿毛伸筋、蜈蚣草、盘龙草、穿山龙。
则耳根： 鱼腥草、节耳根、及耳根、鸡儿根、侧耳根、折耳根。
肿节风： 草珊瑚、接骨金粟兰、九节茶、九节花、竹节茶、接骨莲、观音茶、九节风、驳节茶、鸭脚节、山牛膝、珍珠兰、九节草、接骨丹、铜脚灵仙、节骨茶、竹茶。
猪殃殃： 锯锯草、活血草、小锯手草、拉拉藤、锯锯藤、细叶茜草、锯子草、小锯子草、小禾镰草、锯耳草。
竹叶菜： 鸭跖草、桂竹草、夜还魂、晒不死、兰花竹叶、鸡舌草、竹鸡草、竹叶兰、鸭食草、鸭仔草。
紫草： 紫苏、苏叶、鸡苏、草头子、赤苏、红苏、香苏、黑苏、苏麻、苏草、唐紫苏、大紫苏、皱叶苏、祖师草。
紫竹兰： 紫叶鸭跖草、紫叶草、紫株梅、紫锦草、紫鸭跖草、血见愁、鸭舌草、本山金线连、鸭舌黄、紫露草。
粽叶草： 台风草、粽叶狗尾草、大风草、风动草、龙船草、龙舟草、褶叶野稗、梭梭草、梭叶草、皱茅。
矮搜山： 矮搜山虎、下搜山、土知母、乌鸢、鸢尾花、扁竹、蓝蝴蝶、扇把草、铁扁担。
粑合： 百合、卷丹百合、红百合、药百合、百合蒜、强蜀、番韭、山丹、倒仙、重迈、中庭、摩罗、重箱、中逢花、大师傅蒜、蒜脑薯、夜合花。
八角莲： 旱八角、叶下花、一把伞、独叶一枝花、六角莲、独角莲、独脚莲、八角金盘、金魁莲、山荷叶。
巴岩姜： 岩姜、骨碎补、猴姜、肉碎补、石岩姜、毛姜、申姜、爬岩姜、岩连姜、崖姜、石碎补、槲蕨。
八爷崽： 天冬、天门冬、武竹、天冬草、三百棒、丝冬、老虎尾巴根、明天冬。

白玉莲： 百味莲、金盆、金龟盆、金银盆、苦金盆、金腰莲金盆、苦丁板、盘莲、雪胆、曲莲。
荸荠子： 荸荠、马蹄、地栗、乌芋、地梨、苾荠、通天草、蹄、水栗、乌芋、菩荠、慈菇、灯草莓、扑血子。
草乌： 鸭头、药羊蒿、鸡头草、百步草、乌喙。
常山： 鸡骨常山、南常山、白常山、鸡骨风、风骨木、大金刀、蜀漆、互草、恒山、七叶、翻胃木、黄常山、土常山、大常山、树盘根、一枝蓝、摆子药、鸡粪草、茗叶常山、四弟、赵子龙。
臭牡丹： 大红袍、臭八宝、大红花、臭枫草、逢仙草、臭灯桐、臭草、臭黄根、臭茉莉、臭芙蓉、臭梧桐、矮童子、野朱桐、臭珠桐。
穿破石： 柘根、川破石、地棉根、拉牛入石、柘藤根、黄蛇、铁篱根、黄龙脱皮、刺楮、山黄芪、野黄芪、九层皮、千层皮。
刺红根： 红根、次红根、山木香根、红刺根、小和尚头、红刺藤、细叶红根、小红根。
地萝卜： 凉薯、洋苕、葛薯、地瓜、凉瓜、沙葛、豆薯。
高笋： 茭粑、茭儿菜、篙芭、茭笋、菰笋、茭瓜、茭芦、高瓜、菰手、茭笋。
隔山消： 牛皮冻、牛皮消、一肿三消、奶浆藤、七股莲、隔山撬、隔山牛皮消、白首乌、白何首乌。
瓜板： 葛根、野葛根、瓜板根、瓜板垴、粉瓜板、水瓜板、瓜板花、葛根花、葛花、瓜板粉、葛粉。
贯众： 贯节、贯渠、百头、黑狗脊、贯中、贯钟、贯仲、管仲。
红苕： 苕、红薯、地瓜、白薯、山芋、番茹、甘薯。
猴樟木： 香樟、香通、走马胎、樟脑树根、土沉香、山沉香。
胡萝卜： 胡萝菔、黄萝卜、金笋、丁香萝卜、红芦菔、药萝卜、葫芦菔金、葫芦菔、红菜头、甘荀。
怀毛篙： 莎草、香附草、香头草、回头青、雀头香、莎草根、香附子、雷公头、香附米。
黄茅草： 黄毛草、白茅根、茅根、白茅营、丝茅、万根草、茅草。
霍基泡： 荨麻、蜇人草、咬人草、蝎子草、火麻草、红活麻、红火麻、红禾麻。
金刚藤： 拔葜、铁菱角、马加勒、筋骨柱子、红灯果、冷饭头、铁刺苓、金刚根、金刚骨、山梨儿。
金线吊葫芦： 三叶青、丝线吊金钟、三叶扁藤、石老鼠、小扁藤、石猴子、土经丸、三叶对。
芦苇： 芦茅根、苇根、芦柴根、芦菇根、顺江龙、芦通、苇子根、芦芽根、甜梗子。
毛果砣： 黄药、黄药根、黄药子、黄独、黄独子、金丝吊蛋、黄金山药、土卵、金线吊虾蟆、山慈菇、零余薯、黄虾蟆、毛卵砣、铁秤砣、木药子、大苦。
魔芋： 蒟蒻、蒻头、鬼芋、花梗莲、虎掌、魔芋垴、魔芋脑。
牡丹： 牡丹花、丹皮、牡丹根皮、丹根、吴牡丹根皮、条丹皮、木芍药皮、花王根皮、花相根皮、洛阳花根皮。
牛眼珠： 麦冬、沿阶草、书带草、麦门冬、阔叶麦冬、大麦冬、羊韭、马韭、羊荠、爱韭、禹韭、忍陵、不死药、阶前草、家边草、韭叶麦冬。
破岩珠： 金果榄、山慈菇、金牛胆、地苦胆、金狮藤、九莲子、青牛胆、金线吊葫芦、地苦胆、九牛胆、青鱼胆、九龙胆。
千年老鼠屎： 天葵子、紫背天葵子、金耗子屎、千年耗子屎、地丁子、天去子、野乌头子、鸡腿、散血珠、天葵根。
荞麦三七： 金荞麦、苦荞麦、野荞麦、天荞麦、金锁银开、荞麦当归、贼骨头、铁拳头、野南荞。
荞子莲： 花蝴蝶、花脸荞、花扁担、土三七、小晕药、花脸晕药、苦荞头草、荞黄连、甜荞莲、脚肿草、田枯七、蛇头草、南蛇头、蝴蝶草、化血丹、草见血、血当归、黄泽兰、花脸荞麦、亚腰山蓼、飞蛾七、散血丹、花月天、盘脚莲、金不换。
青木香： 马兜铃根、土青木香、独行根、蔸零根、云南根、独行木香、土木香、青藤香、蛇参根、百两金、土麝、铁扁担、痧药。
三步跳： 半夏、三叶半夏、地文、水玉、守田、地珠半夏、麻芋果、泛石子、地鹧鸪、地茨菇、老和尚头、地巴豆、无心菜根、天落星、麻芋子、地雷公、老瓜蒜、狗芋头、珠半夏。
三两金： 朱砂根、紫金牛、平地木、凉伞遮金珠、叶下红、叶底红、雪里珠、叶下珍珠、铺地凉伞、高脚罗伞、小罗伞、金锁匙、开喉箭、三条根、高茶风、铁凉伞、雪里开花、金鸡凉伞、大凉伞、红铜盘、高脚铜盘、珍珠伞、真珠凉伞。
三两银： 山豆根、高茶风、开喉剑、八爪金龙。
散血莲： 活血莲、眉风草、大叶凤凰尾巴草、凤丫蕨、凤丫草、眉凤草、羊角草、铁蕨、凤尾草。
沙参： 南沙参、泡参、泡沙参、白参、知母、羊乳、羊婆奶白参、羊婆奶、铃儿草、杏叶沙参、稳牙草、保牙草、土人参。
山苦瓜： 土瓜、王瓜、苦瓜莲、鸭卵瓜、凉瓜、耗子枕头、土花粉、老鸦瓜、吊瓜、山冬瓜、水瓜。
山乌龟： 金线钓乌龟、白药子、地不容、地芙蓉、地不荣、一文钱、金不换、地乌龟、吊金龟。
苕芍药： 大丽花、大丽菊、天竺牡丹、西番莲、大理菊、洋芍药、东洋菊、苕菊、地瓜花、大理花。
蛇包谷： 野魔芋、鬼南星、野芋头、蛇芋、蛇木芋、山苞米、山棒子。

生姜：姜、鲜姜、紫姜、老姜、白姜、均姜、干姜、姜皮、姜根、百辣云。

石菖蒲：菖蒲、昌本、昌阳、昌草、阳春雪、望见消、水剑草、苦菖蒲、粉菖、剑草、剑叶、山菖蒲、溪菖、石蜈蚣、水蜈蚣、香草。

石蒜：萨蒜、野蒜、乌蒜、银锁匙、独蒜、老鸦蒜、蒜头草、蟑螂花。

薯仄：薯娘、薯蓣、家山药、野山药、薯药、蛇芋、野白薯、白药子。

水高粱：山稗子、红果莎、旱稗、红稗、野鸡稗、红米、野高粱、山小米、土稗子、山高粱。

酸筒杆：虎杖、酸桃、蒤、大虫杖、苦杖、酸杖、斑杖、苦杖根、酸筒笋、酸通、蛇总管、大活血、紫金龙、酸汤杆、斑龙紫、九龙根、九股牛。

太子参：孩儿参、童参、四叶参、四叶菜、米参。

铁灯台：七叶一枝花、华重楼、七叶楼、草河车、白河车、蚤休、重楼、金线重楼、九道箍、金盘托荔枝、螺陀三七、土三七、海螺七、灯台七。

土蚕：宝塔菜、地蚕、草石蚕、地轱辘、螺丝菜、土蛹、土冬虫草、白冬虫草、白虫草、肺痨草。

土大黄：吐血草、箭头草、救命王、金不换、红筋大黄、铁蒲扇、大晕药、包金莲、止血草、牛大黄、土三七、血当归、萝卜七、血三七、化血莲。

土卵子：土栾儿、野豆子、野豆根、九牛子、子鸡生蛋、九子羊、地栗子、狗卵子。

土牛膝：倒钩草、倒梗草、山牛膝、倒扣草、倒扣簕、粗毛牛膝、杜牛膝。

土人参：水人参、参草、土高丽参、假人参、土洋参、土参、紫人参、瓦坑头、福参、土红参、飞来参、瓦参、红芍药、申时花、煮饭花。

威灵仙：能消、葳灵仙、葳苓仙、铁脚威灵仙、灵仙、黑脚威灵仙、九草阶、风车、鲜须苗、黑骨头、黑木通、铁杆威灵仙、铁掮帚、七寸风、铁脚灵仙、牛闲草、牛杆草、老虎须、辣椒藤、铁灵仙、灵仙藤、黑灵仙、黑须公、芝查藤根。

蚊母树：米心树、蚊子、中华蚊母、蚊母、杨柳叶蚊母树。

乌泡：倒生根、黄水泡、无刺乌泡、糖泡叶、马莓叶、老牛黄泡、牛毛泡刺、六月泡、乌龙摆尾、过江龙、寒莓。

乌泡莲：乌莲泡、水蜈蚣、蜈蚣七、裂叶秋海棠、岩红、红孩儿、血蜈蚣。

夏天无：一粒金丹、洞里神仙、野延胡、飞来牡丹、伏地延胡索、落水珠。

小蓟：猫蓟、青刺蓟、千针菜、刺蓟菜、刺儿菜、青青菜、枪刀菜、野红花、刺角菜、刺萝卜、刺儿草、小刺盖。

小人参：土人参、蔓桔梗、蔓人参、土党参。

小三七：费菜、三七、马三七、白三七、土三七、景天三七、田七、胡椒七、铜打不死、晒不干、养心草、倒山黑豆、七叶草、回生草、血草。

血报木：算盘子、野南瓜、山馒头、柿子椒、算盘珠、馒头果、水金瓜、血木瓜、磨盘树子、山金瓜、山油柑、狮子滚球、雷打柿。

雪莲果：万苕根、菊薯、雪莲薯、地参果。

岩丸子：独牛、石鼓子、一口血、酸杆杆、一面鼓、秋海棠、阴阳子。

胭脂花：紫茉莉、胭粉豆、水粉花、粉子头、夜娇娇、夜晚花、入地老鼠、夜来香、白牛膝、水粉子花、活血余、假洋参。

洋姜：菊芋、菊姜、五星草、菊藷、洋羌、番羌、鬼子姜。

羊角七：白及、甘根、连及草、臼根、白给、冰球子、白鸟儿头、地螺丝、千年棕、君求子、一兜棕、白鸡儿、皲口药、利知子。

洋芋：马铃薯、土豆、地蛋、山药蛋、阳芋、洋番薯、洋山芋。

野藠：山蒜、小根蒜、苦蒜、小么蒜、小根菜、野蒜、薤根、藠子、小独蒜、薤白头、野白头。

野麻根：野苎麻、青麻、白麻、野麻叶、大接骨、双合合、八稜麻。

野棉花：地桃花、满天星、清水胆、铁蒿、打破碗花花、土白头翁。

野洋姜：黄精、老虎姜、鸡头参、黄鸡菜、多花黄精、玉竹黄精、姜形黄精、鸡头黄精、野生姜、野仙姜、山生姜、山姜、老虎姜、爪子参、笔管菜、仙人余粮、救荒草、黄鸡根、鸡爪参。

玉簪花：白鹤花、内消花、白鹤仙、白萼、玉泡花、玉簪、白玉簪、小芭蕉、金销草、化骨莲。

玉竹：葳蕤、山玉竹、竹节黄、山姜、尾参、委萎、女萎、节地、乌萎、黄芝、地节、葳参、玉术、笔管子、竹七根、黄脚鸡、百解药、黄蔓菁、连竹、西竹、山苞米。

桎木：檵木、继木、枳木、纸末花、刺木花、檵木柴、檵柴。

朱砂莲：薯茛、薯良、血当归、酱头、避血雷、半血莲。

竹叶麦冬：淡竹叶、碎骨子、山鸡米、金鸡米、迷身草、竹叶门冬青、竹叶麦冬、金竹叶、长竹叶、山冬、地竹、野麦冬、淡竹米、林下竹、土麦冬。

阿斯木：马桑、蛤蟆树、上天梯、莲花献、千年红、紫桑、野马桑、红马桑、醉鱼儿、闹鱼儿、黑果果、黑虎大王、黑龙须、乌龙须（根）。

八角枫：八角金盘、木八角、白龙须、白金条、白筋条、五角枫。

柏子木：扁柏、侧柏叶、柏叶、丛柏叶、柏、崖柏、香柏、黄心柏、扁松、云片柏、松蟠、片松、喜柏。

饱饭花：紫薇、红紫薇、怕痒花、乌饭子、米饭花、紫薇花、满堂红、五里香、百日红、痒痒花、无皮树、紫金花、紫兰花、红微花、佛相花。

扯丝皮：杜仲、思仙、木绵、思仲、丝连皮、丝楝树皮、丝棉皮、玉丝皮、扯丝片、胶木、棉树皮、胶树。

秤砣消：何首乌、首乌、地精、红内消、山精、夜交藤根、铁秤砣、赤首乌、山首乌、药首乌、何相公。

刺大木：鸟不宿、刺老包、百鸟不落、小鸟不企、鸟不站、雷公刺、鸟不宿、鸟不踏、刺根白皮、鸟不停。

枞树：松树、马尾松、松胶香、白松香、松脂香。

峨眉通：禾眉通、娥眉通、禾米筒、蛾眉筒。

枫木树：枫木、枫香树、枫树、香枫、三角枫、枫仔树、灵枫、大叶枫。果实：路路通、枫木果、枫木球、枫实、枫果、枫子。树脂：枫木油、枫树脂、枫木浆、白胶香。

甘子稿：甘蔗、竹蔗、薯蔗、糖杆、竿蔗、糖梗、红甘蔗、薯蔗。

观音柳：柽柳、柽、垂丝柳、河柳、西河柳、西湖柳、红柳、阴柳、雨师、雨丝、赤柽。

桂皮：山桂、月桂、土肉桂、土桂皮、野桂。

黄荆条：黄荆、黄荆柴、蚊烟柴、七指风、土蔓荆、黄荆子。

寄生木芽：桑寄生、桑上寄生、寄生草、寄生树、桃树寄生、苦楝寄生、广寄生、槐花寄生、梧州寄生、寄生茶、松树寄生、板栗寄生。

接骨木：木蒴藋、接骨草、续骨木、扦扦活、七叶黄荆、放棍行、珊瑚配、铁骨散、接骨丹、七叶金、透骨草、接骨风。

懒利稿：有齿鞘柄木、水冬瓜、接骨丹。

老鼠王：老鼠刺、十大功劳、功劳木、土黄柏、刺黄柏、木黄连、黄天竹、猫儿刺、八角刺、刺黄芩、山黄芩、土黄连、西风竹。

凉棚草：醉鱼草、青凉鹏、白凉棚、鱼尾草、醉鱼儿草、闹鱼花、痒见消、鱼鳞子、药杆子、毒鱼藤、鲤鱼花草、药鱼子、白皮消、铁帚尾。

了哥王：金丝桃、黄杜鹃、九信药、九信草、山黄皮、山麻皮、山棉皮、毒鱼藤、假黄皮、了哥麻、山石榴、铁骨伞、毒除根、七麻根。

柳树：水杨柳、垂杨柳、清明柳、旱柳、河柳。

七叶莲：小叶鸭脚木、汉桃叶、手树、七加皮、七叶蘑、七叶烂、七叶藤、八叶五加、鸭脚树、狗脚蹄、没骨消。

千年矮：六月雪、路边荆、路边鸡、路边金、六月冷、光骨刺、过路黄荆、硬骨柴、天星木、路边姜、鸡骨柴、千年勿大、野黄杨树、永勿大、冻米柴、月月有。

三花利：山花竻、山花莲、白竻根、刺三甲、苦粉竻、刺三加、三甲皮、鸡脚菜、刺五爪、三叶五加、香藤刺、三五加、鹅掌竻。

三桠苦：三脚鳖、三支枪、白芸香、石蛤骨、三岔叶、消黄散。

桑树：水桑、榨桑、桑叶、桑椹、桑枝、桑皮。

杉树：杉、正杉、刺杉、天蜈蚣、千把刀。

水杨梅：水朵鸡、水鱼木、水石榴、水金铃、鱼串鳃、绣球柳、沙金子、白消木、水红桃、水荔枝。

水竹：水竹叶、许丢、丢瓤、丢油、淡竹叶、丢马鞭、许丢笋、旭彪。

太筒泡：虎婆刺、刺梅、刺波、虎刺梅、悬钩子、虎梅刺、虎刺莓、空心泡、圆果悬钩子、薄瓣悬钩子。

铁包金：狗脚利、提云草、小桃花、老鼠草、老鼠耳、乌金藤、乌李楝、乌龙根、小号铁包金、乌石米。

铁扫帚：马棘、玉草、野绿豆、马料梢、山皂角、野蓝枝子。

通塔：大通草、通脱木、大通、通草、通花根、白通草、方通、通大海、五加风、宽肠、大通塔、大木通、泡通、通花、五角加皮、通花五加、大叶五加皮。

喜树：旱莲、水栗、水桐树、天梓树、旱莲子、千张树、野芭蕉、水漠子、旱莲木、南京梧桐、水冬瓜、秋青树、圆木、土八角、千丈树。

细叶老鼠王：狭叶十大功劳、十大功劳、铁八卦、山黄连、福氏十大功劳、功劳木、木黄连、竹叶黄连、土黄连、黄天竹、西风竹、猫儿头。

小通草：小通、喜马拉雅旌节花、中国旌节花、云南旌节花、凹叶旌节花、西域旌节花、阔叶旌节花、水凉子、萝卜药、通草、通花。

夜合木： 合欢树、合欢木、合欢皮、合欢花、合欢、合昏、夜合、夜合欢、夜合树、绒花树、乌绒树、苦情花、马缨花、夜关门。

叶下果： 叶下珠、叶屈珠、小粒蒿、花扫条、马扫帚牙、小孩拳、狗舌条、八颗叶下珠、山帚条条。

鹰爪风： 双钩藤、钩藤、吊藤、双钩藤钩子、钓藤、钩耳、倒挂金钩、挂双钩藤、双双钩藤、双勾、金钩藤、钩钩、单勾、嫩钩钩。

玉叶金花： 山甘草、土甘草、凉口茶、白蝴蝶、白叶子、百花茶、大凉藤、蝴蝶藤、黄蜂藤、白纸扇、野白纸扇、仙甘藤、蜻蜓翅、生肌藤、凉藤子、小凉藤。

八月瓜： 八月扎、八月炸、木黄瓜、预知子、牛腰子果、猪腰子、九月炸、通草果、拉。

白果： 银杏、白果子、公孙树子、鸭脚树、鸭脚子、蒲扇。

半春子： 胡颓子、幽谷巨人、甜棒槌、雀儿酥、鸡卵子树、斑楂、三月枣。

板栗： 栗、栗子、毛栗子、风腊、大栗、栗果。

包谷： 玉米、玉茭、苞谷、苞芦、玉蜀黍、苞米、棒子。

报木子： 盐肤木、盐霜柏、盐酸木、五倍子树、五倍柴、山梧桐、木五倍子、乌桃叶、乌叶树、乌岩泡、乌烟桃、敷烟树、蒲连盐、山盐箐、披腊木叶、飞天蜈蚣、老公担盐、破凉伞、枯烟萁、藕节树、七倍子、报母树。

毕恭子： 野柿子、山柿子、毕功子、必恭子、金弹子、黑塔子。

蓖麻子： 天麻子果、红蓖麻、蓖麻仁、红麻、草麻、八麻子、牛蓖、萆麻子、蓖麻仁、大麻子、红大麻子。

蚕豆子： 佛豆、胡豆、南豆、马齿豆、竖豆、仙豆、寒豆、湾豆、夏豆、罗汉豆、川豆。

草莓： 红莓、杨莓、地莓、大草莓、洋莓、地果。

茶子： 茶树子、茶籽、茶子、茶子实。

长豆荚： 豇荚、长豇荚、豆角、长豆角、豆角儿、紫皮豆荚、冻豆角。

朝天椒： 小辣椒、细辣椒、五色椒、五彩椒、尖椒、海椒、簇生椒。

橙子： 柚子、文旦、香栾、壶柑、朱栾、内紫、雷柚、碌柚、胡柑。

臭元： 酸柑子、臭柑子、酸橙、药柑、抛柑、枳壳、金实、木奴、新会柑、瑞金奴。

刺梨： 茨梨、木梨子、送春归、次酸梨子、九头鸟、文先果、缫丝花。

茨落： 茴香、谷茴香、香子、怀香、小茴香、香丝菜、茴香子、谷香、浑香。

刀豆： 刀豆角、刀豆子、大刀豆、挟剑豆、野刀板藤、葛豆。

冬瓜： 白瓜、冬瓜仁、瓜犀。

福瓜： 南瓜、麦瓜、番南瓜、番瓜、倭瓜、北瓜、金冬瓜、伏瓜、金瓜、饭瓜、老缅瓜。

夫子瓜： 瓠瓜、付子瓜、长瓠、扁蒲、瓠子、蒲瓜、大黄瓜、葫芦、葫芦瓜、夜开花、长瓜。

柑橘： 蜜橘、黄橘、红橘、大红袍、大红蜜橘。

高粱： 蜀黍、高粱米、芦粟、桃黍、蜀秫、木稷、番黍、荻粱、红粮。

海棠： 贴梗海棠、木瓜海棠、光皮木瓜、木瓜花、木梨、木李、贴梗木瓜、铁脚海棠、铁杆海棠、铁脚梨、川木瓜、宣木瓜。

禾梨： 梨子、白梨、雪梨、野梨、沙梨、青梨、梨果、山梨、玉乳、雪梨，白梨，沙果梨，沙梨，花盖梨，鸭梨。

禾眉豆： 扁豆、南扁豆、禾眉豆荚、沿篱豆、膨皮都、茶豆、南豆、小刀豆、树豆、藤豆。

核桃： 胡桃、胡桃仁、胡桃肉、羌桃、胡桃楸、铁核桃、万岁子、长寿果。

红体子： 红小豆、饭豆、米豆、赤小豆、朱小豆、金红小豆。

葫芦瓜： 瓠瓜、长瓜、蒲瓜、夜开花、大葫芦。

胡乃果： 湖南果、金樱子、糖罐子、刺梨子、金罂子、山石榴、山鸡头子、糖罐、糖果、糖刺果、金罂子、金壶果。

花椒： 秦椒、大椒、蜀椒、南椒、巴椒、汗椒、川椒、乌不宿、画眉跳架。

黄瓜： 刺黄瓜、白黄瓜、青黄瓜、胡瓜、刺瓜、青瓜。

黄菊子： 山栀子、卮子、鲜支、木丹、支子、小卮子、黄鸡子、黄荑子、黄栀子。

黄牛刺： 云实子、云实籽、员实、云英、草云母、老虎刺尖、杉刺、水皂角、阎王刺、牛王茨、药王子、瓜刺、乌不落、乌不栖、黄花刺、红总管、翻天云、刺皂角。

黄秋葵： 芙蓉葵、毛茄、秋葵夹、黄葵、补肾菜、羊角豆、洋辣椒、咖啡黄葵。

黄体子： 黄豆、大豆、菽、黄大豆、青大豆、黑大豆、黑豆、乌豆。

鸡公苋： 青葙子、野鸡冠花子、土鸡冠花子、牛尾花子、鸡冠苋、狼尾花、大尾鸡冠花。

鸡爪子： 枳椇子、木蜜、树蜜、鸡距子、癞汉指头、背洪子、拐枣、天藤、木珊瑚、鸡橘子、曹公爪、棘枸、白石枣、万寿果、鸡爪梨、甜半夜、龙爪、碧久子、金钩钩、酸枣、鸡爪果、枳枣。

救兵粮： 火棘、火把果、救军粮、救命粮、赤阳子、红子、豆金娘。

苦瓜： 癞瓜、金荔枝、癞葡萄、癞蛤蟆、红姑娘、凉瓜、君子菜。
苦瓜蒌： 栝楼、瓜蒌、野瓜蒌、狗屎瓜、药瓜、栝楼蛋、天瓜、狗苦瓜、野苦瓜、吊瓜、老鸦瓜。
苦楝子： 川楝子、土楝实、苦心子、楝枣子、楝果子、土楝子、楝子、苦苓子、金铃子、炼枣子、练枣子。
葵花籽： 望日葵、向日葵、朝阳花、迎阳花、丈菊。
喇叭花子： 牵牛花子、草金铃、金铃、黑牵牛、白牵牛、丑牛子、黑丑、白丑、二丑、牵牛子。
拉尿珠： 薏珠子、回回米、川谷米、草珠子、菩提子、薏米、米仁、薏仁、苡仁、苡米、草珠儿、六合米、珠珠米、菩提珠、药玉米、水玉米、六谷子、尿端子、尿珠子、催生子、益米。
辣子： 辣椒、番椒、海椒、辣茄、辣角、秦椒、红海椒、大椒、辣虎、广椒、川椒。
蓝莓： 蓝梅、越橘。
雷公稿： 雷公条、山胡椒、见风消、见毒消、败毒消、见肿消、雷公叶、震天雷、黑胡椒、雷公母、野胡椒、油金柚。
李仄： 李、李子、李实、胭脂李、桃李、杒李、石灰李、猪血李。
凉粉果： 薜、木莲、木莲藤、石壁莲、木瓜藤、木壁莲、爬墙虎、风不动、常春藤、石龙藤、石壁藤、追骨风、爬岩风、大鼓藤、抬络藤、老鸦馒头藤、凉粉藤、薜荔络石藤、爬山虎、巴山虎、墙壁藤、小薜荔、抱树莲。
菱角： 水栗、菱实、芰、水菱、风菱、乌菱、芰实、灵果。
绿体子： 绿豆、绿豆子、青小豆、箓豆、植豆。
落花生： 花生、长生果、地豆、落花参、落地松、地果、唐人豆、金果、长寿果、长果、金果花生、花生豆、花生米。
蜜橘： 柑橘、宽皮橘、黄橘、红橘、大红袍、大红蜜橘。
棉花： 草棉、蜜根、土黄芪、白叠子、陆地棉、海岛棉、树棉。
木鳖子： 木蟹、土木鳖、壳木鳖、地桐子、藤桐子、鸭屎瓜子、木鳖瓜、木必子、老鼠拉冬瓜、木鳖藤、漏苓子、糯饭果。
木油子： 乌桕、腊子树、桕子树、木子树、乌桖、桊子树、桕树、木蜡树、木油树、木梓树、虹树、蜡烛树、油籽树、洋辣子树。
南枸杞： 仙人杖、娘儿红、石寿树、天精、地仙、地骨皮。
南天竹： 南天竺、红杷子、天烛子、红枸子、钻石黄、天竹、兰竹。
牛奶子： 阳春子、甜枣、麦粒子、岩麻子、密毛子、芒珠子、禾了子、春花胡颓子、豆子树、海梅树、牛奶奶、秋胡颓子、剪子果。
扒船泡： 龙船泡、划船泡、倒触伞、过江龙、乌泡天、八月泡、狗屎泡、乌莓。
皮树果： 构桃树、构乳树、楮树、楮实子、沙纸树、谷浆树、假杨梅。
葡萄： 提子、草龙珠、山葫芦、蒲桃、李桃、蒲陶、晶明珠。
茄子： 茄、乌茄子、紫茄子、落苏、昆仑瓜、草鳖甲、矮瓜、吊菜子、青茄、紫茄、白茄。
楸树： 旱楸蒜台、金丝楸、梓桐、水桐。
三月泡： 覆盆、覆盆子、树梅、树莓、野莓、木莓、小托盘。
山核桃： 小核桃、野核桃、山蟹、山核、小胡桃、野胡桃。
山姜子： 三姜子、山江子、三江子、木江子、木姜子、毛叶木姜子、大木、木香子、木浆子、山胡椒、澄茄、荜澄茄、毗陵茄子、毕茄。
山柳树果： 化香树、花木香、还香树、皮杆条、山麻柳、栲蒲。
山柿子： 野柿子、山柿、油柿、麻禾藤。
石榴： 酸石榴、安石榴、西榴、酸榴、若榴、金罂。
柿子： 朱果、猴枣、半果、米果、猴果、红柿、香柿、毛柿、懒柿子。
水稻： 禾、草禾、刚禾、糯禾、稻、稻谷、谷子、谷芽、稻芽。
丝瓜： 天丝瓜、天罗、蛮瓜、绵瓜、布瓜、丝瓜络、天骷髅。
四季豆： 菜豆、豆角、白饭豆、云扁豆、龙爪豆、龙骨豆、芸豆、白豆、二生豆。
桃子： 黄桃、佛桃、水蜜桃、碧桃干、碧桃、干桃子。
藤梨果： 猕猴桃、狐狸桃、藤梨、羊桃、毛木果、奇异果、麻藤果、杨桃、山洋桃、毛梨桃、野梨、洋桃、猴仔梨。
甜瓜： 冰糖瓜、白糖瓜、甘瓜、香瓜、果瓜、熟瓜。
桐皮树子： 中国梧桐、梧桐树、桐麻、青桐、国桐、九层皮、麻桐、青皮桐、桐麻树、白梧桐、苍桐。
桐子： 桐油树、桐子树、罂子桐、荏桐、油桐。
豌豆： 寒豆、麦豆、雪豆、毕豆、麻累、国豆、蜱豆。
碗瓜： 葫芦瓜、蒲瓜、夜开花、大葫芦、蒲种壳。
无花果： 文先果、奶浆果、树地瓜、映日果、明目果、蜜果、天生子、文仙果、品仙果、挣果。
西瓜： 寒瓜、天生白虎汤、夏瓜、水瓜。

线瓜：棱角丝瓜。
杏子：杏、苦杏仁、北杏仁、杏核仁、杏人、木落子、杏梅仁、甜梅。
徐叶子：米辣子、吴茱萸、吴萸子、吴芋、吴于、吴萸、茶辣、漆辣子、伏辣子、曲药子、气辣子、臭泡子、臭辣子树。
燕麦：燕唛、燕唛子、油麦、玉麦、莜麦、铃铛麦、皮燕麦、雀麦、野麦、裸燕麦。
洋辣子：西红柿、番茄、洋柿子、狼桃、番李子、番柿、六月柿、洋海椒、喜报三元。
杨梅：树梅、圣生梅、白蒂梅、朱红。
羊奶子：胡颓子、黑瞎子果、山茄子、蓝果。
野花椒：花椒、岩椒、青花椒、土花椒、高脚刺、铁边鸟不踏、臭椒。
野枇杷：五指毛桃、佛掌榕、粗叶榕、五爪龙、五爪毛桃、五爪牛奶、土黄芪、南芪、土五加皮、五指榕、五指牛奶、五指香、五叉牛奶。
野葡萄：绿葡萄、爬山虎、山葡萄、蛇葡萄、鸟葡萄、山菩提、蛇白蔹、见毒消、接骨藤、见消肿、外红消、梦中消、禾花子藤、过山龙。
野茄子：刺茄子、刺天茄、刺茄、紫花茄、天茄子、苦颠茄、细颠茄、苦天茄、天针对地针、灯笼泡、恨天雷。
油麻子：油麻、芝麻、黑芝麻、白芝麻、胡麻、脂麻、巨胜子。
榆腊树：榆腊木、榆树、女贞子、女贞实、冬青子、白蜡树子。
枣子：红枣、大红枣、小红枣、干枣。
紫珠：紫荆、紫珠草、止血草、赶风紫、白棠子树、华紫珠。
棕树：棕榈、并榈、唐棕、唐棕榈、山棕、棕衣树、陈棕、棕板、棕骨、棕皮。
巴岩风：络石藤、石龙藤、对叶藤、石南藤、过墙风、爬山虎、骑墙虎、风藤、软筋藤。
大血藤：血藤、红皮藤、千年健、大活血、五花血藤、红藤、活血藤、血通、血木通、过血藤、血灌肠、花血藤、五花血通、红菊花心。
地枇杷：地瓜藤、地石榴、地胆紫、霜坡虎、地棠果、地板藤。
飞龙掌血：血莲肠、见血飞、血见愁、大救驾、三百棒、见血散、散血丹、飞龙斩血、黄椒、小金藤、通城虎、溪椒、三文藤、牛麻簕、鸡爪簕、大金根、入山虎、画眉跳、散血飞、黄椒根、牛丹子。
过墙风：络石藤、络石、石盘藤、石薜荔、悬石藤、石龙藤、对叶藤、骑墙虎、风藤、软筋藤。
黑风藤：禾雀花、白花油麻藤、黑浆藤、黑藤、鸡头花、雀头花、雀儿花。
鸡屎藤：鸡香藤、臭鸡屎藤、臭藤根、牛皮消、鸡矢藤、臭藤、五香藤、臭狗藤、香藤、白毛藤。
满山香：石南藤、巴岩香、爬岩香、风藤、暂爬岩香、南藤、丁公藤、搜山虎、蓝藤、满天香、小风藤、石楠藤。
爬墙虎：爬山虎、飞天蜈蚣、假葡萄藤、捆石龙、枫藤、走游藤、巴山虎。
爬岩藤：爬崖藤、崖石榴、珍珠莲、匍匐榕、木莲葛、崖荔枝、小木莲、风不动、拎壁藤。
三角风：爬山虎、上树蜈蚣、异叶地锦、小叶红藤、吊岩风、三皮风。
无根藤：无根草、豆寄生、无娘藤、菟丝子、黄丝藤、金黄丝子、马冷丝、巴钱天、黄鳝藤、菟儿丝、蜈蚣麻黄、金丝藤、无桠藤、扪根藤。
小血藤：小血、钻骨风、五香血藤、天青地红、秤蛇根、秤砣消。
燕子尾：龙须藤、轮环藤、牵藤暗消、羊蹄藤、乌郎藤、九龙藤、五花血藤、梅花入骨丹、黑皮藤。
羊脚藤：大夜关门、早关门、五花血藤、羊爪风、羊蹄风、牛蹄风、粉叶羊蹄甲。
芭蕉：牛心子、巴且、天苴、绿天、扇仙、香蕙、甘露树、大叶芭蕉、芭蕉头。
白鸡冠花：鸡髻花、鸡骨子花、老来少、鸡公花、鸡角枪、鸡冠头。
长春花：日日花、日日春、日日新、日春花、四季开、四时春、雁来红、日月草、三万花。
刺槐花：洋槐、胡藤、金药树、护房树、豆槐、槐花、槐米。
杜鹃花：红踯躅、山踯躅、山石榴、映山红、艳山红、艳山花、山归来、杜鹃花、红杜鹃、清明花。
芙蓉花：木芙蓉、木芙蓉花、地芙蓉花、拒霜花、七星花、霜降花、木莲、醉酒芙蓉、大叶芙蓉。
扶桑花：佛桑、扶桑、红扶桑、大红花、赤槿、日及、红木槿、桑槿、火红花、假牡丹、状元红。
桂花：木樨花、九里香、岩桂、木樨、丹桂、岩桂花。
黄槐花：黄花槐、粉叶决明、金药树、护房树、豆槐、槐米、槐蕊。
鸡冠花：鸡髻花、老来红、芦花鸡冠、笔鸡冠、大头鸡冠、凤尾鸡冠、鸡公花、鸡角根、红鸡冠花。
金银花：银花、双花、二花、二宝花、山银花、岩银花、忍冬花。
菊花：寿客、金英、黄华、秋菊、陶菊、艺菊、金精、甘菊、真菊、金蕊、家菊、馒头菊、甜菊花、药菊、菊华、九华、黄花。
兰花：中国兰、国香、兰草、山兰、兰华、芝、春兰、惠兰、建兰、墨兰、寒兰、幽兰。
莲花：荷花、荷、芙蓉、水芙蓉、水芝、水花、水芸、水旦、水华、菡萏、芙蕖、鞭蓉、溪客、玉环。

凌霄花：凌霄、瞿陵、陵苕、武威、五爪龙、吊墙花、上树龙、杜凌霄花、陵霄花、紫葳、紫葳花、堕胎花、碎骨花、藤萝花、藤萝草。

曼陀罗花：洋金花、蔓陀罗花、千叶蔓陀罗花、层台曼陀罗花、山茄花、胡茄花、山茄子、大闹扬花、枫茄花、大喇叭花、马兰花。

毛蜡烛：蒲黄、香蒲、蒲厘花粉、蒲花、蒲棒花粉、蒲草黄。

梅花：红梅、红梅花、白梅、宫粉梅、黄梅、腊梅。

梦花：金腰带、黄瑞香、结香、喜花、打结花、梦冬花、迎春花、雪里开、蒙花、一身保暖、岩泽兰、水菖花、蒙花珠、新蒙花、野蒙花、白蚁树、檬花树、雪花树。

茉莉花：茉莉、木梨花、梦你花、沐丽花、夜素馨、远客。

木槿花：里梅花、朝开暮落花、白槿花、白玉花、藩篱花、猪油花、大碗花、碗盖花、水槿花、槿玲花、槿树花、扦金花、木荆花、芭壁花、木红花、白木棉花、白水绵花。

泡桐花：桐木树、白桐、水桐树、空桐树、空桐、荣桐、大果泡桐、白花泡桐、毛泡桐。

枇杷花：琵琶花、蜜丸、土冬花。

山茶花：野茶花、红茶花、宝珠山茶、宝珠花、一捻红、耐冬。

羊藿：穰荷、野山姜、茗荷、蘘荷、阳荷、蘘草、野姜、洋火姜、香叶姜、阳荷姜、羊藿姜、盐藿。

野菊花：山菊花、路边菊、北野菊、岩香菊、野黄菊花。

夜来香：夜香花、夜兰香、夜丁香、日下香、晚香玉。

野梦花：雪冻花、瑞香、雪花皮、山棉皮、对雪开、雪地开花、雪冬花、金腰带、铁牛皮、暖骨风、红总管。

玉兰花：玉兰、木兰、白兰、白玉兰、应春花、望春花。

月月红：月季花、月月缸、四季花、斗雪红、月贵红、月贵花、月记、月月开、长春花、月月花、艳雪红、绸春花、月光花、四季春。

指甲花：凤仙花、金凤花、灯盏花、好女儿花、海莲花、指甲桃花、金童花、竹盏花、急性子（子）、透骨草（全草）。

紫玉兰：紫玉兰花、木兰、木笔、木莲花、迎春花、辛夷、木笔、望春、女郎花、林兰、木栏、桂栏、杜兰、迎春、木笔花、毛辛夷、辛夷桃。

白背叶：猫娘屎、白楸、白背桐、白朴树、白泡树、白鹤树、白背木、野桐、木梗天青地白、白毛树、白林树、谷皮柴、白桃叶。

宝石花：石莲花、土三七、粉莲、胧月、仙人荷花、初霜、莲花掌、落地生根。

草烟叶：菸草、菸、相思草、金鸡脚下红、长命草、淡巴菰、烟叶、返魂烟、仁草、八角草、穿墙草、土烟草、和气草。

茶叶：细茶、苦茶、茗、腊茶、牙茶、茶芽、酷奴。

椿木芽：香椿芽、椿木、椿树、椿木芽、香椿头、香桩头、大红椿树、春天、春苗。

大青叶：大青、路边青、土地骨皮、山靛青、鸭公青。

夹竹桃：柳叶桃、桃叶桃、九节肿、大节肿、白羊桃、红花夹竹桃、状元竹、柳竹桃、柳条花、三季红、洋桃、柳叶树、洋桃梅、四季红、红羊皮、三李白。

龙胡子：铁树、苏铁、凤尾蕉、象尾菜、暹罗苏铁、节节萝卜、朱蕉、朱竹、铁连草、红叶铁树、红铁树。

芦荟叶：卢会、讷会、象胆、奴会、劳伟。

仙人掌：观音掌、神仙掌、仙巴掌、仙人扇、霸王树、火焰、火掌、玉芙蓉、仙肉、仙仙、观音刺。

羊角刺：枸骨叶、猫儿刺、枸骨刺、八角茶、老鼠刺、老虎刺、狗古艻、八角刺、老鼠柏、狗青艻、猫公刺、狗公刺。

茶泡、茶耳：茶树泡、油茶泡；茶耳、茶银耳、茶挂耳、茶耳朵。

茶树菇：茶新菇、柱状田头菇、杨树菇、柱状环锈伞、柳松茸、杨柳菌、杨柳田头菇、柳树蘑、柳蘑。

枞菇：枞菌、松菌、枞树菇、枞树菌、松树菌、重阳菌、琼菌。

枞葫芦：茯苓、茯菟、茯灵、茯蕶、伏苓、伏菟、松腴、云苓、茯兔、松薯、松木薯、松苓。

瓜板菇：蛇菰、葛菌、葛藤菌、地红果、仙人头、铺地开花、角菌、角花。

黑木耳：云耳、木蛾、木菌、树鸡。

灰包菇：马勃、马屁勃、灰菇、马屁包、牛屎菌、灰包菌、药苞、人头苞、牛屎菇、大气菌、灰菌、鸡肾菌、地烟。

灵芝：灵芝草、菌灵芝、木灵芝、仙草、红芝、丹芝、瑞草、三秀、茵、芝、铁菌。

桑树菇：桑黄、桑菌、火木层孔菌、猢狲眼、桑耳、针层孔菌、桑臣、桑黄菇、树鸡、桑黄菰、梅树菌。

沙洛菇：地耳、地耳菜、雷公屎、沙耳、地木耳、地见皮、地踏菜、地软、地皮菜、野木耳、地钱、地衣、天仙菜、绿菜、葛仙米。

五倍子：百虫仓、文蛤、百药煎、棓子、木五倍子、乌盐泡、五倍柴、乌烟桃、红叶桃、倍子柴、角倍、木附子、漆倍子、旱倍子。

主要参考书籍

1. 湖南中医学院 . 湖南农村常用中草药手册 [M]. 长沙：湖南人民出版社，1970.

2. 欧志安 . 湘西苗药汇编 [M]. 长沙：岳麓书社，1990.

3. 邱德文，杜江 . 中华本草 · 苗药卷 [M]. 贵阳：贵州科技出版社，2005.

4. 唐海华 . 苗族药物学 [M]. 贵阳：贵州民族出版社，2006.

5. 滕建甲，黄爱辉 . 苗家实用药方 [M]. 北京：中医古籍出版社，2007.

6. 滕建甲，黄爱辉 . 苗乡采药习俗与方法 [M]. 北京：中医古籍出版社，2014.

7. 陆柯敏 . 苗族医药学 [M]. 贵阳：贵州民族出版社，1992.

8. 田振华，杜江，邓永翰 . 苗药学 [M]. 北京：中医古籍出版社，2008.